临床护理精品系列

临床外科护理学

（第2版）

主　编　朱建英　韩文军　钱火红　张伟英
主　审　仲剑平　周晓平
副主编　胡　敏　侯明君　吴月凤　李海燕
编　者　（以姓氏笔画为序）

丁洁安　万　蓬　王小芳　王园园　王利丽　王彤彤　王金萍
王海霞　甘丽芬　冯　苹　吕　娇　吕桂芬　朱　洁　朱小霞
朱建英　伍仙玉　任　凭　刘　芳　刘　燕　严晓霞　苏　红
杜　萍　李　珂　李冬梅　李海燕　肖妮妮　吴月凤　吴东红
邱　群　邱文娟　汪小冬　汪海燕　沈美芳　宋瑞梅　张　闯
张　瑜　张　燕　张伟英　张玲玲　张爱芹　张婧然　张雅坤
陆小英　陈　静　陈凤梅　陈玉婷　陈丽文　陈建芳　周万芳
周玲君　周洁松　孟宪丽　赵　洁　赵　越　赵继军　胡　敏
侯明君　宫　克　夏　洁　顾月霞　柴会荣　钱火红　倪宝英
倪胜贤　倪逸倩　徐　立　徐洪莲　高　青　高　音　高德华
唐春霞　谈锦艳　陶晓玲　黄建业　曹　园　曹　杰　崔　静
梁新蕊　彭　琳　韩　芸　韩文军　程　欣　傅利勤　雷永慧
颜　哲

科学出版社

北　京

内 容 简 介

本书分为上下两篇，共17章。上篇为总论，用10章阐述了外科护理学的历史和发展、外科病房的设置与管理，外科患者的心理特点及护理、围手术期护理、疼痛护理、外科输血、外科营养、外科急症护理、移植护理，以及常用外科护理技能等内容。下篇为各论，用7章分别对普通外科、骨科、胸心外科、泌尿外科、神经外科、血管外科、烧伤外科疾病的病因与发病机制、临床表现与诊断、治疗原则、常见护理问题、康复与健康教育等进行了系统介绍。本书具有探新、求精、务实的特点，同时还附有大量图片，图文并茂，便于读者学习和理解。

本书可供临床护士及护理院校学生参考使用。

图书在版编目(CIP)数据

临床外科护理学/朱建英等主编.—2版.—北京：科学出版社，2017.4
(临床护理精品系列)
ISBN 978-7-03-052530-7

Ⅰ.临… Ⅱ.朱… Ⅲ.外科学－护理学 Ⅳ.R473.6

中国版本图书馆CIP数据核字(2017)第074701号

责任编辑：张利峰 / 责任校对：张小霞
责任印制：肖　兴 / 封面设计：龙　岩

科学出版社出版
北京东黄城根北街16号
邮政编码：100717
http://www.sciencep.com

北京通州皇家印刷厂 印刷

科学出版社发行 各地新华书店经销

*

2008年8月第　一　版　由人民军医出版社出版
2017年4月第　二　版　开本：787×1092 1/16
2017年4月第一次印刷　印张：49 1/2
字数：1 156 000

定价：198.00元

(如有印装质量问题，我社负责调换)

序　一

外科学(Surgery)是在医学发展过程中逐渐形成的,它起源于公元前约460年的希波克拉底(Hippocrates)时期。后来,在解剖学、病理生理学、麻醉学、感染病学的发展基础上,又产生了外科手术学,以手术作为一种主要治疗手段来帮助患者去除病变,恢复健康。外科学随着整个医学的发展而前进,医学研究成果的不断涌现,又为外科学的发展提供了新的有利条件。目前,医学研究工作对人体疾病的认识已深入到分子生物学的亚细胞分子水平;医用新材料、新器械也在被迅速开发和利用。因此,外科学的范围在不断扩大,在现有各个专业基础上,还会有新的专业逐渐形成。时代在发展,知识在更新,外科治疗方法已经有了很大改进,有些手术方法已经和新技术结合起来,手术操作几乎达到了“无孔不入,无微不至”的地步。

人们常说:医疗工作中“三分治疗、七分护理”,可见护理工作在治疗疾病过程中的重要性。外科护理工作的水平与质量会直接影响患者的康复过程和外科学的发展进程。随着新型外科器具在临床的应用,要求外科护理人员必须与时俱进,熟悉和掌握更多、更新的护理知识与技能,以适应外科各专业发展的需要,为患者提供安全和更高质量的护理服务。

第二军医大学附属长海医院的外科护理人员一直密切关注着医学技术的前进步伐,积极开展相关的实践与研究,力求探索出一套与新技术、新手术相匹配的护理方法。《临床外科护理学》这部专著是她们辛勤耕耘与智慧的结晶,体现了护理界在外科护理方面的崭新学术成就,是一本新颖而实用的书籍。殷切希望外科护理人员在临床实践中,及时总结宝贵经验,不断充实和提高,为促进外科伤病员的早日康复做出积极贡献!

上海长海医院外科一级教授

仲剑平

2016年12月于上海

序 二

近代护理就其起源而言是从外科护理开始的。

19 世纪 60 年代，护理学的奠基人南丁格尔率领的救护小组，在克里米亚战争中将伤员的病死率从 50%降至 2.2%，首次向世界展示了护理学在疾病转归中的重要作用，护理工作的成效得到了全世界的认同。

百余年来，护理理念、护理技术日新月异的发展使得这门学科愈显丰富和专业。外科护理学作为护理学的重要分支，在理论技术和专业功能等方面发挥着不可替代的作用。百余年的发展给外科护理打下了坚实的基础，同时也注入了不竭的动力。尤其是进入 21 世纪以来，外科诊疗新技术、新方法的应用在客观上要求外科护理必须适应其发展的步伐；而孜孜以求的护理人也从主观上不断充实和更新着自身的知识。“以病人为中心”是医疗服务理念的根本，广大护理人员必须通过学习来完善和提高自身技能。《临床外科护理学》正是适应了这一形势的需要应运而生，可以作为一本实用的参考书。

通读本书样稿之后，我感到由衷的高兴和感动，高兴的是这样一本有价值的好书即将问世，同时又感动于所有编写人员的辛勤劳动。本书的三个特点给我留下了深刻的印象：一是探新，从国内外多方资料入手，结合本专业发展趋势和动向，将最新、最前沿的信息传递给读者；二是求精，限于篇幅的原因，编者们对自己的专业层层筛选，将优势特色技术融入本书，这些文字可谓精心撷取，字字珠玑；三是务实，本书注重科学性、先进性和实用性相结合，编写人员将多年积累的宝贵经验毫无保留地与读者分享，为我国从事外科护理专业的人员提供了最有价值的参考。

本书由朱建英、韩文军、钱火红、张伟英等一批资深护理学者执笔完成，编写人员具有扎实的理论基础、丰富的临床经验和积极的革新思想，她们的创造性劳动成就了本书的价值，“青出于蓝而胜于蓝”。作为护理战线上的一名老兵，我为有这样一批优秀的接班人感到欣慰，并向为本书付出辛勤劳动的所有同志表示敬意，衷心祝贺《临床外科护理学》再版圆满成功！

中国人民解放军护理专业委员会第六届主任委员

李树贞

2016 年 12 月

前言

随着现代外科医学的发展，外科护理学理论与技术体系的内涵在不断更新，从过去重点护理手术后患者到如今对围手术期患者实施整体护理，专业范围得以扩大并精细化。手术患者老龄化、病情复杂危重化、治疗技术和理念的更新、患者健康教育和人文关怀的需求都对临床护理人员提出了更高的要求。为了帮助护理专业人员更好地适应外科护理实践的需要和推动外科护理技术的进一步提高，我们深深感到十分需要一本全新的外科护理专业书籍，因此我们特别组织了临床经验丰富的护理专家，参考国内外大量相关专著和最新文献，立足国内医院的实际，编写了这本《临床外科护理学》，以供护理专业人员参考。本书自2008年首次出版以来，作为工具书为广大临床护士提供了必要的帮助，受到广大同行的欢迎。为进一步满足临床需求，我们组织了本书的再版编写，并根据专业发展进行了相应内容的增减。

全书共分为总论和各论两大部分。总论为外科护理的理论部分，分10章阐述了外科护理学的发展、外科病房的设置与管理，针对外科患者的围手术期、心理、疼痛、营养、移植等方面的护理一一进行论述，详细介绍了常用的外科护理技术，并在现有理论基础上加入了新的研究成果。各论分7章，重点选择目前以最新诊疗技术、外科手术和微创手术有效救治并延长患者生命、提高生活质量的疾病进行了编写，如动脉瘤、心脏瓣膜病、冠心病、肥胖症、脊柱侧弯、烧伤及恶性肿瘤等疾病。编写过程中编者注意深入浅出，重点突出，采用大量图片，使全书生动形象，便于读者学习和理解，同时融入循证护理思想，帮助临床护理人员培养良好的思维判断能力。

本书可作为外科护士教学、在职教育、自学、责任制整体护理临床实践指导等的参考书，希望能有助于广大临床护理人员掌握最新的外科护理知识，最终服务于广大患者。

各位编者在编写本书过程中始终坚持科学严谨的态度，力求结构合理、内容准确和充实，并反映外科护理理论和实践的前沿。编写过程中参考了国内外大量文献，在此特对原著者表示诚挚的感谢。对于书中的不足之处，谨请专家和同道不吝指正，以使本书日臻完善。

上海长海医院　朱建英

2016年12月

目 录

上篇 总 论

下篇　各　论

上　篇

总　论

第1章

绪 论

外科学(surgery)是临床医学的一个重要组成部分,外科学与内科学的范畴是相对而言的。一般来说,外科主要是以手术治疗为主,内科主要是以药物治疗为主。随着科学技术的发展,外科疾病和内科疾病之间的界限逐渐模糊,治疗手段也愈来愈趋向交叉和融合。

第一节 外科学的历史与进展

从历史渊源上来说,我国最早期的外科主要是处理身体的外部疾病,如疖、痈、皮肤的肿块等,在古代因此称为外科。外科学的英语单词为"surgery",该词来自拉丁文"chirurgia",由希腊文"Cheir"(手)和"Ergon"(工作)组合而成,意思是"手的技术",这说明外科的一个重要特点就是动手操作。所以西医的"外科"在狭义上是指通过手术或手工来治疗疾病的学科。

一、外科学的历史

(一)古代外科学

古代文明中,医学在世界各地的发展参差不齐,当时的医学为经验医学,是外科与内科的统一,外科治疗也仅仅是运用简单的工具处理皮肤表面的问题。

最早期的埃及医者具有"医巫兼治"的特点,如迄今发现最早的外科传统医学文献史密斯埃及纸草文(*Edwin Smisth Egyptain Papyrus*)则由神化的古埃及监管医术的法老王大臣伊姆霍提普(Imhotep)抄写成文,而写于公元前约1500年的埃伯斯纸草文(*Ebers Papyrus*)中多次出现类似咒文、咒符和古怪处方。

在古代巴比伦及古印度,均有运用刀及其他工具进行治疗疾病的文字记录,其中古印度的《妙闻集》描述医者专用器械达125种之多。

古希腊,被后世尊奉为"医学之父"的希波克拉底从自发的唯物观点去认识和治疗疾病,在其《文集》的《外科论》分篇中,对外科手术的场所、患者、术者、助手、器械及光纤均有翔实的记述,对欧洲乃至整个世界的医学发展影响极大。

(二)我国古代外科学

在我国医学史上外科开始得很早,公元前14世纪商代的甲骨文中就有"疥""疮"等文字的记载。

周代(公元前1066—公元前249年),外科已成为一门独立的学科,外科医师称为"疡医"。

秦汉时代的医学名著《内经》已有"疽篇"的外科专章。

汉末，杰出的医学家华佗(141－203年)擅长外科技术，使用麻沸汤为患者进行死骨剔除术及剖腹术。

南北朝，龚庆宣著的《刘涓子鬼遗方》(483年)是中国最早的外科学专著，其中有金疡专论，反映了当时处理创伤的情况。

隋代，巢元方著的《诸病源候论》(610年)中，叙及断肠缝连、腹疝脱出等手术并采用丝线结扎血管；对炭疽的感染途径已认识到"人先有疮而乘马"所得病，并指出单纯性甲状腺肿的发生与地区的水质有关。

唐代，孙思邈著的《千金要方》(652年)中，应用手法整复下颌关节脱位，与现代医学采用的手法相类似。

宋代，王怀隐著的《太平圣惠方》(992年)记载了用砒剂治疗痔核。

金元时代，危亦林著的《世医得效方》(1337年)已有正骨经验，如在骨折或脱臼的整复前用乌头、曼陀罗等药物先行麻醉；用悬吊复位法治疗脊柱骨折。

明代是我国中医外科学的兴旺时代，精通外科的医师如薛己、汪机、王肯堂、申斗垣、陈实功和孙志宏等遗留下不少著作。陈实功著的《外科正宗》中，记述刎颈切断气管应急用丝缝合刀口；对于急性乳腺炎(乳痈)和乳癌(乳岩)也有较确切的描述。孙志宏著的《简明医彀》中，已载有先天性肛管闭锁的治疗方法。

清初设有专治骨折和脱臼的医者；《医宗金鉴》中的"正骨心法"专篇，总结了传统的正骨疗法；清末高文晋所著的《外科图说》(1856年)是一本以图释为主的中医外科学。

(三)近代外科学

由于动物解剖学的开展，外科在古代西方各地得到了不同程度的发展。

公元前4世纪，古希腊著名哲学家亚里士多德常解剖小动物以观察其结构，并开设课堂讲学，他是比较动物学的先驱。

至中世纪(476－1453年)，由于教会控制着欧洲各国的上层建筑，神学渗透到一切文化领域，外科医学受到了完全的约束和限制，外科医师也一度兼任军队理发师的职责。

中世纪末，"文艺复兴"时期，罗马教皇一世(1414－1484年)颁发尸体解剖训令后，人体解剖学的研究得到了长足的发展。

公元16世纪(1540年)，英国正式成立外科医师行会，其后将外科医师与理发师分开营业(1745年)；直至1800年英王乔治三世特许建立"伦敦皇家外科学院"；40年后维多利亚女王才统一成立"全英皇家外科学院"。从此，世界各地的外科医师开展工作和研究的范围越来越大，其地位也日渐提高。

在外科逐渐脱离宗教期间，有几位划时代的学者为外科学的开拓和发展做出了突出贡献。

意大利解剖学家G. B. Morgagni (1682—1771年)坚持临床结果不明的病例需结合尸检，从根本上突破了宗教的束缚，使外科医学家的临床经验更具有实际基础。

瑞士外科学者A. von Haller(1708－1777年)对生理学的深入研究，促成了在解剖学的基础上向外科生理学的飞跃，使外科伤病变化更加符合唯物辩证法。

美国牙科医师W. T. G. Morton(1819—1868年)于1846年在哈佛大学医学院麻省总医院首次采用乙醚麻醉实施无痛手术(图1-1-1)，使外科手术治疗伤病变得更得心应手。

1892年，德国Schleich首先提倡用可卡因做局部浸润麻醉，但由于其毒性高，不久即被普鲁卡因所代替，至今普鲁卡因仍为安全有效的局部麻醉药。

伤口"化脓"是19世纪初外科医师所面临的最大困难之一。1846年，匈牙利Semmelweis首先提出在检查产妇前用漂白粉水将手洗净，使他所治疗的产妇死亡率自10%降至1%，成为抗菌技术的开端。

1867年英国Lister采用苯酚(石炭酸)

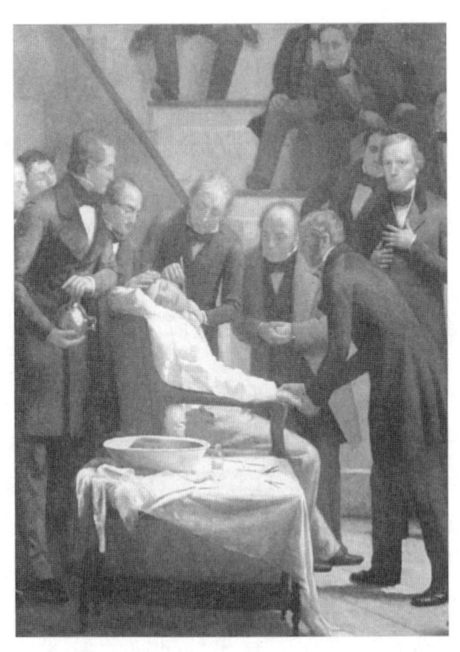

图1-1-1 首次无痛手术

溶液冲洗手术器械，并用苯酚溶液浸湿的纱布覆盖伤口，使截肢手术的死亡率自40%降至15%，奠定了抗菌术的基本原则。

1877年德国Bergmann对15例膝关节穿透性损伤伤员，仅进行伤口周围的清洁和消毒后即加以包扎，有12例痊愈并保全了下肢。他认为，不能将所有的伤口都视为感染的，而不让伤口再被污染更为重要。在这个基础上他采用了蒸汽灭菌，并研究了布单、敷料、手术器械等灭菌措施，在现代外科学中建立了无菌术。

1889年德国Furbringer提出了手臂消毒法，1890年美国Halsted倡议戴橡皮手套，这样就使无菌术臻于完善。

手术出血也曾是妨碍外科发展的另一个重要因素。1872年英国Wells介绍了止血钳，1873年德国Esmarch在截肢时倡导用止血带，他们是解决手术出血的创始者。1901年美国Landsteiner首先发现人类红细胞ABO血型，从此可用输血来补偿手术时的失血，开创了输血医疗事业。初期采用直接输血法，但操作复杂，输血量不易控制。1915年德国Lewisohn提出了混加枸橼酸钠溶液使血不凝固的间接输血法，以后又有血库的建立，才使输血变得简便易行，输血技术也得到不断地充实和完善。

至19世纪中叶，外科技术突破了镇痛、止血和预防感染3个难关，外科学获得了迅猛的发展，也从此开拓了现代外科疾病手术治疗的新时代。

(四)现代外科学

20世纪，现代外科学在各个领域都获得了长足的发展。1929年英国Fleming发现了青霉素，1935年德国Domagk提倡用百浪多息(磺胺类药)，此后各国研制出一系列抗菌药物，为外科学的发展开辟了一个新时代。再加上麻醉术的不断改进，输血和补液日益受到重视，这样就进一步扩大了外科手术的范围，并增加了手术的安全性。50年代初期，低温麻醉和体外循环的研究成功，为心脏直视手术开辟了发展道路。60年代开始，由于显微外科技术的进展，推动了创伤、整形和移植外科的发展。70年代以来，随着各种纤维光束内镜的出现，加之影像医学的迅速发展(从B型超声、CT、MRI、DSA到SPECT、PET)，外科疾病的诊治水平大大提高；特别是介入放射学的开展，以及应用显微导管进行超选择性血管插管，将诊断和治疗深入到病变的内部结构。此外，生物工程技术正对医学起着更新的影响，而医学分子生物学的进展，特别是对癌基因的研究也已渗入到外科领域中。

早期传统的外科学没有分工，随着科学的迅速发展，人们发现外科学不仅仅是研究手术的学科，现代外科学不但包括疾病的诊断、治疗及预防的知识和技能，而且还要研究疾病的发生和发展规律，此时任何一个外科医师已不可能掌握外科学的全部知识和技能。为了继续提高水平，现代外科学进一步分为若干专科，如普外科、骨科、泌尿外科、胸心外科、血管外科、整形外科、烧伤外科等。随着现代医学基础学科研究的不断深入，在理论概念、诊疗方法、术式技术、仪器设备等一系列领域都有焕然一新的革命性变化，加之各种前沿交叉学科的互相渗透，外科疾病在病因、病理、诊断及多种联合治疗方面都呈现出崭新的面貌，更新了传统范畴，使之从基础到临床、从理论到实践都迈进了新的时期。

二、现代外科学的发展

自 20 世纪末至 21 世纪初，现代外科学在以下几个方面发生了巨大的变化并取得了极大的发展。

(一)循证医学改变了传统的临床医学思维模式

循证医学（evidence based medicine，EBM）由加拿大 McMaster 大学的 Gordon Guyatt 博士于 1992 年正式提出。随后引起国际医学界的广泛关注，相关文章迅速增加，从 1992 年仅 1 篇发展到 1998 年的 1000 多篇。

1. *基本要求* 循证医学有 3 个要素：①收集最新最好的科学研究依据，一般是通过基础医学研究和以患者为中心的随机化双盲临床试验，找到更敏感、更准确的疾病诊断方法，更有效、更安全的治疗手段，以及更方便、更价廉的疾病防治办法；②熟练的临床经验，运用临床医师积累的临床经验，迅速对患者的健康状况做出综合评价，提出可能的诊断以及拟采用的治疗方案；③就诊患者的特殊情况，即针对每位患者就医的选择、对疾病的担心程度以及对治疗手段的期望制订治疗方案。

2. *基本观点* 循证观点的提出及发展为医学及相关领域带来了重大的变革。广义的循证观强调做任何事情都应以事实为根据，进行循证决策，不断补充新证据，与时俱进，并做好后效评价，止于尽善。而狭义的循证医学是一个循证实践的医学过程，它强调医师对患者的诊断和治疗应依据当前可得到的最好的临床研究证据，结合自己的临床专业知识、技能和经验，同时尊重患者的选择和意愿，注重全面系统地收集证据和严格规范地评价证据，以使患者获得当前最好的治疗效果。

(二)器官移植的重大突破

器官移植（organ transplantation）已不仅仅局限于以往的同种异体或自体移植，由于细胞生物学及分子生物学的发展突飞猛进，器官移植供体的来源无限扩大，而且移植物还可按照组织、器官的缺陷情况进行任意塑形和功能优化，以达到完美的组织修复和功能替代。随着外科手术、免疫移植药物、器官和细胞分离保存技术的迅速发展，器官移植技术已成为器官衰竭终末期有效、常规的治疗手段。

据不完全统计，截至 20 世纪末，全世界已施行肾移植近 50 万例，开展肝移植 6 万例，术后 5 年存活率大于 70%，而心脏移植、单肺移植、双肺移植、心肺联合移植也逐年快速递增。

到目前为止，器官移植研究中最看好的是转基因动物，猪是目前异种器官移植的主要研究供体。近年来，国外专家通过基因消除或基因重组等方法，分别培育出了肢体或器官改变的动物。随着定向诱导分化技术的成熟，干细胞也将成为移植组织或器官的主要来源。

(三)微创技术渗透入外科各专科领域

微创外科（minimally invasive surgery，MIS）又称为微侵袭外科，是指施行微小的组织损伤达到理想的治疗目的。凡是能减少组织的手术损伤，有利于机体功能的恢复和治疗的措施都属于微创外科的范围。微创外科始于 20 世纪初叶，直到 1998 年 Wickham Fitzpalrick 才有比较完整的微创外科的概念。近 20 年，微创外科渗透到外科的各个领域,并逐步形成了完善的体系观点,是医学史上的一次革命。

随着时代的变迁,微创技术已成为近年来外科技术中发展最快的尖端技术之一。它应用特制的精细器械和缝合材料,采取无创或微创操作,在手术显微镜下进行微血管、神经、淋巴管以及深部组织器官的手术,使凭借目力无法开展的精细手术取得成功。该技术涵盖了显微外科技术、腔镜技术、微导管技术、X刀技术、γ刀技术、立体定向引导功能技术、激光技术、射频技术、冷冻技术、微波技术,以及当今正在蓬勃发展的纳米技术。如今微创外科已涉及外科各专科,如腹部外科、胸心外科、泌尿外科、整形外科、关节外科、男性生殖系外科和神经外科等。

21世纪,微创外科已出现与传统外科平分秋色的态势,并将成为现代外科的必然走向。

(四)快速发展的机器人与远程微创外科学

对医用机器人技术的研究始于20世纪80年代,美国斯坦福大学研究中心(Stanford Research Institute,SRI)在军方支持下率先开始了对机器手臂、远程控制系统的研究。直到1993年,美国的另一个公司Computer Motion才率先研发出世界上第一个持镜手术机器人系统,并命名为伊索(Aesop)。1995年,SRI推出Intuitive Surgical Systems,并进一步改进手腕式控制系统,于1997年改名为达芬奇外科手术系统。1998年,Computer Motion公司的遥控机器人系统宙斯(Zeus)问世并在2年后获得了FDA认证。2003年,Intuitive Surgical公司收购Computer Motion公司,成为全球唯一一家生产手术机器人系统的公司,在线可控外科手术系统也仅剩达芬奇外科系统。目前,达芬奇系统已发展至第3代,即da Vinci Si。它由操作平台,机械臂、摄像臂和手术臂组成的移动平台,三维成像视频影像平台三者组成。相对于传统腹腔镜,其优点包括:图像与手柄方向一致,恢复了自然的手眼方向一致,恢复了自然的手眼协调;主刀医生可随意调整镜头,直接看到想看的;真实的直视三维立体影像,放大10~15倍的高清晰影像;仿真手腕具有7个自由度,比人手灵活;可滤除颤抖,比人手稳定等。缺点主要是无触觉感知,无法判断组织性质;价格昂贵,维护复杂。迄今为止,全球达芬奇装置已近4000台,而且还在以每年20%的速度增加。

2001年9月,美国纽约的外科医生通过宙斯机器人远程系统,为7000km以外的法国患者成功施行了腹腔镜胆囊切除术。它的成功标志着机器人技术和远程技术进入了一个崭新的时代。

(五)重症监护的发展极大提高了救治急危重症患者的成功率

重症监护病房(intensive care unit,ICU)是现代医院中必不可少的医疗单位。自20世纪40年代开始建立手术后恢复病房,特别是1962年建立的冠心病危重病房,在抢救工作中取得显著效果,使危重症监护(critical care)的概念应用于有急性生命威胁的各种疾病和综合征患者的抢救、治疗和护理工作中。高科技医疗仪器设备的发展亦为医学科研和临床诊治技术的飞跃发展提供了强有力的基础。根据现代化医学的要求和医院发展的规律,大中型医院必须建立起ICU,采用高尖技术和医疗仪器设备集中对危重患者进行监护、诊断和治疗。

危重病一直是医学研究和临床医疗的重大课题,也是影响外科疾病治愈率的主要难题。多年来,危重病因其基本病因的不同而被分散到不同的医学专业,使人们对危重病缺乏统一的认识和理解,也极大地影响到危重病的治疗。重症监护病房(ICU)的出现,使危重患者的治疗更为系统和及时,在外科术后监护及危重患者的治疗中发挥着越来越重要的作用。随着医学理论的发展、科研技术水平的提高以及临床医疗的迫切需求，重症医学(critical care medicine)在医学领域显示着越来越活跃的生命力。

20世纪末，外科学在各个方面及领域的创新与发展必将在21世纪得到更为广阔的延伸。

第二节 外科护理学的发展及展望

随着外科学的发展，外科护理技术及理论也随之由简单到复杂，由专科护理转变成综合性的外科系统护理及整体护理，构成了外科独特的护理体系。

一、外科护理的起源

护理的英文"nursing"源于拉丁文"nurtrix"，即养育、照顾之意。早在远古时代，氏族部落初步分工，男人从事渔猎、耕种等生产活动，妇女则管理家务、哺育子女、照顾家庭中的幼弱。人们有伤病，便留在家中由妇女给予治疗和呵护，如伤口包扎、止血、热敷、按摩等，这是人类最早期的外科护理，医护一体是古代护理的特点之一。公元前后及中世纪，医疗多处于宗教的控制之下，在东方佛教、西方基督教支配下，救护病残者成为宗教的慈善事业，护理工作多由献身于宗教事业的妇女担任。但由于妇女得不到良好的教育、医疗水平落后以及宗教的限制，护理工作一直停滞不前。

二、近代外科护理的产生及发展

近代外科护理是在中世纪之后生物医学发展的基础上起步的，细菌学、消毒法、麻醉术等一系列医学发明和重大突破，为建立近代护理学奠定了理论基础，提供了实践发展的条件。

近代护理学诞生于19世纪60年代，它是以外科护理为先驱问世的，其奠基人是英国的南丁格尔(图1-2-1)。在克里米亚战争中，南丁格尔负责的救护小组使伤员的病死率从50%下降到2.2%，首次向社会显示了护理在医学发展中的重要作用，并使护理工作得到了全社会的认同。此后，南丁格尔以此为起点，创建了护理专业，推动了全世界近代护理学的发展。

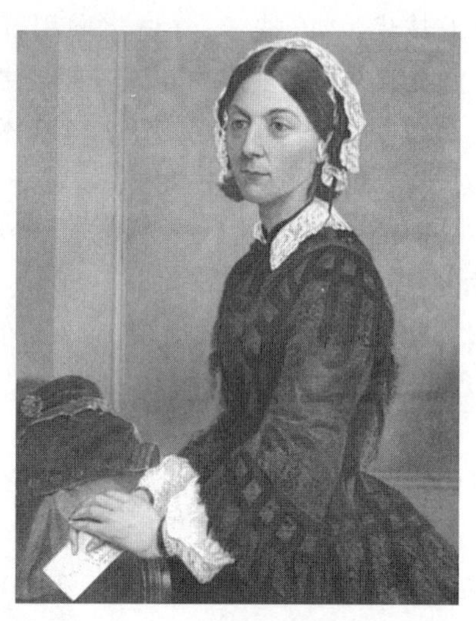

图1-2-1 弗洛伦斯·南丁格尔

近代护理学的发展经历了3个阶段。第1阶段，以疾病护理为中心。此期护理已开始成为一种专门的职业，并在长期的实践中逐渐形成了一套较为规范的护理常规与技术操作规程，但是以疾病为中心的护理思想导致了护理工作局限在只见病不见人的狭隘的护理理念中。第2阶段，以患者为护理中心。随着20世纪社会科学理论和学说的影响，新的医学模式——生物-心理-社会模式的产生，护理工作逐渐转向以患者为中心，此期护理学的知识体系逐步形成，护理工作中开始实施整体护理，给予患者生理、心理及社会的全面照顾，然而在此阶段，护士主要的工作场所还局限在医院内，其服务的对象还是以患者为主。第3阶段，以人的健康为中心。此期护理学已发展成为现代科学体系中独立的综合人文、社会、自然科学知识的应用学科，在此阶段，随着生命科学的不断发展及理论的更新，近代外科护理学不断被注入新的元素及内涵，逐渐走向成熟的现代护理学。

三、现代外科护理学的发展

现代外科护理学是现代护理学的一大分支，现代护理学作为医学科学的重要组成部分，经历了漫长、艰辛的创业时期，如今已成为现代科学体系中一门涵盖自然科学和社会科学知识的综合性学科。外科护理学与外科学是分不开的，为适应现代外科学的发展，现代外科护理学的发展主要表现在以下几个方面。

(一)护理专业范围扩大化及精细化

外科护理学与外科学紧密相连，在与其他学科彼此促进、交叉、重叠的同时，大大丰富了外科学和外科护理学的内涵与外延，同时对护理工作者提出新的多方面的要求。外科学不断向更高更精细的领域扩展，外科护理学也因此开拓了许多新的领域。

心血管外科护理从20世纪40年代初开展的动脉导管结扎术的护理，到50、60、70年代相继开展的二尖瓣扩张分离术、体外循环心内直视手术、瓣膜置换、冠状动脉旁路移植的护理观察，以及在70年代后期至90年代，成功进行的心脏移植以及心脏监护、血流动力学监护、各种辅助循环、体外膜肺等新技术的开展。同时，先进护理仪器的引进与应用，加快促进了心血管外科护理模式及内容与国际护理进一步接轨。

虽然器官移植在我国起步较晚，但在20世纪70年代后期则有了较大的进展，90年代初，近百家医院开展了肾移植手术，病例已万计。在肾移植手术护理实践中，我国护理工作者总结出一整套科学、规范并成熟的经验，显示出较高的护理水准。肝移植、心肺移植的相继开展，胰腺、甲状旁腺、脾移植等已在临床上应用并取得较好的疗效。与之相随的手术室护理范围有了很大扩展，并进入一个崭新的领域。移植病房的无菌管理，术后排斥反应的观察以及患者心理适应等诸多课题，使护理科研跃上更高层次。断肢再植、拇指乃至全手再造与功能重建以及手外科护理获得了持续的发展。人工关节置换使许多患者能早期下床活动，其功能训练给护士提出了新的课题。格拉斯哥昏迷分级计分法的运用，使颅脑损伤程度的判断更为精确，并符合实际。显微神经外科的发展以及神经外科监护室各种仪器的不断更新，使护理质量与水准显著提高。精湛的围手术期护理，使外科医师敢于扩大手术适应证，对低于2kg的早产儿或耄耋老者实施手术治疗已不鲜见。

外科重症监护病房的出现与发展，给现代外科护理带来了新的挑战。重症监护病房是对危重患者实施集中、连续、强化的监测、救治和护理的场所，配备了各种精密的监护治疗设备，由受过专门训练的医护人员对危重患者进行24h整体监护与治疗。外科危重患者的抢救与监护要求护理人员不仅能严密观察患者的病情变化，根据各种监护数据及患者的心理反应做出综合判断，还能熟练掌握各种基础护理技术、抢救复苏技能及各种高新仪器及设备的应用，对护理人员的知识结构、专业素质提出了更高的要求。

(二)现代外科围手术期护理的新特点

随着医学科学的进步，外科护理的工作范围与形式也随之不断扩大和变化。从过去重点护理手术后患者，逐步进展到对围手术期患者实施整体护理，即围绕手术前期、手术期及手术后期3个阶段患者出现的问题进行针对性护理，对患者关心的健康问题进行教育及指导，对术后可能发生的并发症进行预防和处理，并将出院后的健康指导及宣教也纳入到现代外科护理范畴，完善和补充了现代外科护理内容，重点表现如下。

1. *手术患者老龄化* 随着生活水平的提高和医学科学的发展，人类的平均寿命不断延长，根据医院住院病例的统计，外科手术患者中老年患者的比例逐年提高。由于老年人各系统脏器的生理功能呈慢性退行性衰退，伴发疾病多，常伴有心血管系统疾病、糖尿病等；老年人对疾病的反应和敏感性下降，主诉和体征常不典型；老年人的心理状态也有其特殊性。因此，了解老年人的疾病特点，研究老年患者的护理问题是外科临床护理的新课题。

2. *病情复杂危重化*　20 世纪基础医学、临床医学不断发展，使临床外科领域不断扩大，专业研究日益深入，许多过去认为无法医治的疑难病症，现在均可通过外科手术进行治疗。外科医师逐步进入颅脑、心脏、纵隔、肺、肝、血管等以往被认为是手术禁区的领域。因此外科患者的病情日益复杂、危重，要求外科临床护理不断提高技术水平。

3. *外科治疗技术与理念迅速更新发展*　现代工业、新型材料、电子技术与医学紧密渗透，使许多精密新型的医疗治疗仪器、新型药物和更新的外科用品用于临床，不断开辟着外科治疗的新天地，要求外科护士必须不断学习以掌握新知识及新业务。此外，由于现代循证医学的开展，许多以往传统的理念得到了改正或改进，也要求护理人员的观念能够与时俱进，弃旧扬新。

4. *对患者实施健康教育的需求增加*　第 2 次卫生革命确立的“大卫生”观念，要求卫生工作从个体走向群体，以医疗为中心扩大预防，医院从医疗型逐步转向医疗、预防、康复、保健综合型服务。随着医学模式的转变和患者对护理服务的需求提高，健康教育成为刻不容缓的任务。人口的增加及患者住院日期的缩短，使许多术后康复与护理由医院转入社会或家庭。因此，住院期间有计划地对患者进行健康教育，才能确保患者出院后安全康复。

（三）护理观念注入更多的人文元素

随着人类文明的进步，人文关怀已成为现代医学文明和现代化医院的一个重要标志。由于多年来护理过于技术化的倾向以及护理人力资源的客观不足，使护理抛弃了其最初的人文精神和理念。随着人们物质文化水平的提高、法律意识的增强以及医学模式和护理学科的自身发展，人文关怀再次成为护理工作的核心之一。人文关怀的核心是“以人为本”，人文精神就是对人的生、老、病、死全过程的关怀和尊重，把患者的需要作为一切护理工作的出发点和归宿。在外科护理临床工作中，通过精湛的技术、周到的服务、亲切的语言、得体的举止、细致的照料，使患者在围手术期的身心都能得到全面的关怀和护理。

（四）通过循证提高护理质量

近年来，循证护理（evidence-based nursing，EBN）已经在我国护理领域迅速推广。EBN 是从循证医学中派生出来的一个新概念，这一短语在 20 世纪 90 年代初才进入护理领域。作为一种新的临床护理思维方式，其基本含义是以有价值、可信的科学研究结果为证据，提出问题，寻找实证，运用实证，对患者实施最佳护理。长久以来，经验和直觉护理在护理人员的头脑中根深蒂固，随着护理学的发展及护理模式的转变，仅凭经验进行护理已经不能适应科学护理的发展，现代护理实践需要运用最新、最可靠的科学依据和最有效的护理方法为服务对象提供最佳的服务。

四、现代外科护理学的展望

随着社会经济的发展和人民生活水平的提高，患者对健康的需求不断增长，要求得到更好的健康服务以获得较高水平的健康，提高生命质量。同时，医学模式的转变丰富了医疗卫生服务的内涵，高新技术在医学领域的应用促进了诊疗技术的发展，这些都对医疗卫生服务提出了更高的要求，对护理工作在医疗卫生事业中的作用与功能、护理服务理念、工作内涵、服务模式以及护理专业人员的素质、能力和技术水平等诸多方面产生深远的影响。

根据2005年国家卫生部组织制定并下发的《中国护理事业发展规划纲要(2005—2010年)》,在未来几年内,我国外科护理事业必将在以下几个方面得到深远的发展。

(一)外科护理队伍建设更加合理化、规范化

根据诊疗技术的发展和临床护理工作的需要,合理设置护理岗位,统筹护士人力资源,保证临床护理岗位的护士配备。各级各类医院在达到国家规定的护士编制标准的基础上,遵循以人为本、能级对应、结构合理、动态调整的原则,按照护理岗位的任务、所需业务技术水平、实际护理工作量等要素科学配置护士,逐步在医院实施以实际护理工作需要为基础的配置方法,加强对护士人力资源的科学管理。

将进一步贯彻落实《护士条例》,维护护士合法权益,增强护士依法执业的法律意识,强化卫生行政部门和医疗卫生机构法定职责的有效落实,将使我国医疗机构的护士执业更规范、更合理。

同时完善医疗机构护士配备基本标准,建立并实施护士培训和定期考核制度。进一步加大依法监督力度,保障护士合法权利,规范护理执业行为。建立和完善护士队伍准入、执业管理、培训、考核、晋升和职业发展的基本制度框架,为稳定和发展护士队伍提供保障。

(二)建立和发展外科临床专科护士

根据临床专科护理领域的工作需要,有计划地培养临床专业化护理骨干,分步骤在重点临床专科护理领域,包括重症监护、急诊急救、器官移植、手术室护理、造口护理、疼痛护理、静脉输液等专科领域开展专业护士培训,建立和完善以岗位需求为导向的外科护理人才培养模式,提高外科护士的专业素质,从而提高外科护理队伍的整体技术水平。

在完善医院护理岗位设置的基础上,确定临床专科护理岗位,坚持“以用为本”,以岗位需求为导向。建立和完善专科护理岗位培训制度,卫生部制定统一的培训大纲和培训标准,加强培训基地建设,省级以上卫生行政部门负责实施专科护理岗位护士的规范化培训工作,并制定具体培训计划,规范培训内容和要求。至2015年,在全国已建立10个国家级重症监护培训基地,10个国家级急诊急救护理技术培训基地,5个国家级手术室护理专业培训基地。“十二五”期间培养了2.5万名临床专科护士。在“十三五”发展规划纲要的指引下,外科临床专科护士也必将获得长远的发展。

(三)应用网络资源,加强护理领域的国际交流与合作

国家“十二五”护理事业发展规划纲要明确提出:应加强与国际及港澳台地区的合作与交流。加强我国护理领域的国际合作与交流,学习和借鉴国外的护理理念、专业技术经验、教育和管理模式,积极正确与国际社会在护理人才培养、业务技术和教育等方面的交流与合作。如今,计算机技术正逐步渗透到现代护理中,而网络作为全球性动态信息的传播工具,无疑将成为21世纪护士获取最新护理信息、进行不同文化间护理学术交流最经济、最有效的媒介。这种快捷的信息获取和交流必将使我国外科护理尽快地融入国际化护理的大潮中。而加强护理领域的国际交流与合作,学习和借鉴国外先进的服务理念、专业技术经验、教育和管理模式,将促进和推动我国外科护理事业的发展。

回顾护理学发展史,我们认识到护理工作是人类的一项崇高事业;展望未来,外科护理学的发展前景无限广阔,外科护理工作者应满怀信心,奋发进取,做有追求、有学问、有创造精神的跨世纪的护理事业接班人,为现代外科护理学的发展作贡献。

(朱建英　胡　敏　陈玉婷)

参考文献

[1] 赵玉沛.2005年普通外科进展回顾与展望.中华外科杂志,2006,44(7):434-440.

[2] 董大明,王岩松,刘彬.用循证医学的思维方式解决外科工作中的实际问题.中华外科杂志,2005,43(24):1619-1620.

[3] 中国护理事业发展规划纲要(2011—2015年).中华护理杂志,2012,47(3):286-288.

[4] 胡雁.正确认识循证护理,推动护理实践发展.中华护理杂志,2005,40(9):714-717.

[5] 何梦雪,胡雁,应峻,等.我国干预性护理研究论文的质量评价.中华护理杂志,2012,47(7):588-590.

[6] 姜洪池,代文杰,陆照阳.普外科微创理念与实践.中华外科杂志,2006,44(5):292.

[7] 刘大为.重症医学的发展与面临的挑战.中华外科杂志,2006,44(17):1153-1155.

[8] 程薇.对发展我国护理信息化建设的思考.中华护理杂志,2006,41(6):533-534.

[9] 郑民华,马君俊.微创技术推动现代外科发展的现状.临床外科杂志,2013,21(1):9-10.

[10] 于波,陈纲.普通外科学专业发展现状及设想.解放军医药杂志,2013,25(8):1-5.

[11] 胡雁,李晓玲.循证护理的理论与实践.上海:复旦大学出版社,2007:12-13.

[12] 李春雨,王建武,贾晋太,等.机器人手术发展历史回顾.中华医史杂志,2010(4):229-233.

[13] McCarthy PM.Going live:implementing a telesurgery program. AORN J,2010,92(5):544-552.

[14] 景在平.腔内血管学的发展.中华外科杂志,2007,45(33):1585-1586.

[15] 陈世萍.分析外科护理发展趋势及管理的新思路.中国伤残医学,2014,22(19):166.

[16] 李新刚.普通外科医疗的发展和展望.今日健康,2014,13(6):387.

[17] 叶颖江,申占龙,王杉.胃癌的外科治疗与微创理念.中国医刊,2014,49(9):13-15.

[18] 郑民华,马君俊.微创技术推动现代外科发展的现状.临床外科杂志,2013,21(1):9-10.

第2章

外科病房设置与管理

病房(hospital room)是医院的基层单位,是患者接受检查、治疗、护理和休养的场所。外科病房应根据各专科治疗、护理特点及患者的需求进行具体规划和建设。根据患者的特点及治疗的要求将外科病房分为外科普通病房和外科重症监护病房。

第一节　外科普通病房设置与管理

外科普通病房是面向新入院、手术前以及手术后病情较轻的患者,其设置与管理应遵循“以患者为中心”的服务理念,以患者的需求为出发点。

一、外科普通病房的设置

(一)病房建设

外科普通病房分为患者病室与附属房间两个部分。病室方向朝南,附属房间方向朝北,治疗室、医生办公室、护士站应设在病房中间位置,以便于工作和观察患者。病房墙角和地角砌成钝角,地面可用地砖或其他便于清洁又防滑的材料。病房走廊应注意采光、通风,两侧设扶栏以利于患者安全行走与功能锻炼(图 2-1-1)。

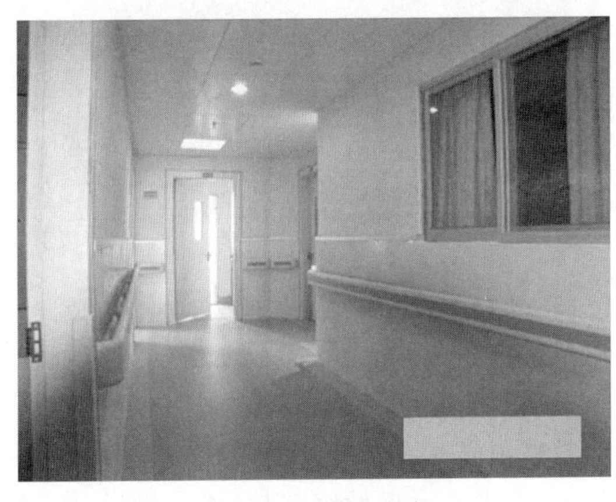

图 2-1-1　病房走廊

外科普通病房按需求设置床位,一般为35～50 张。分为双人间、三人间与六人间不等。附属房间包括治疗室、换药室、检查室、储藏室、洗漱室、污物间、厕所、医生办公室、护理站、示教室、会议室、医生值班室、护士值班室等。

1. 普通病房　病室要宽敞明亮,两床间距不少于 1m,若放置两排横式病床,则两床尾端相距应不少于 1.5m。室内阳光充足,空气流通,有空调。床下尾端附有脸盆架和便器架,头端网架提供给患者放置杂物等不常用物品。床头柜供患者放置常用物品,如水杯、毛巾、纸巾、暖壶等,以保证病房的整洁、有序、统一。病房顶部装有输液架轨道(图 2-1-2),室内安装电源插座、地灯、吊灯、床头灯、吸引装置和氧气管道设备(图 2-1-3)。

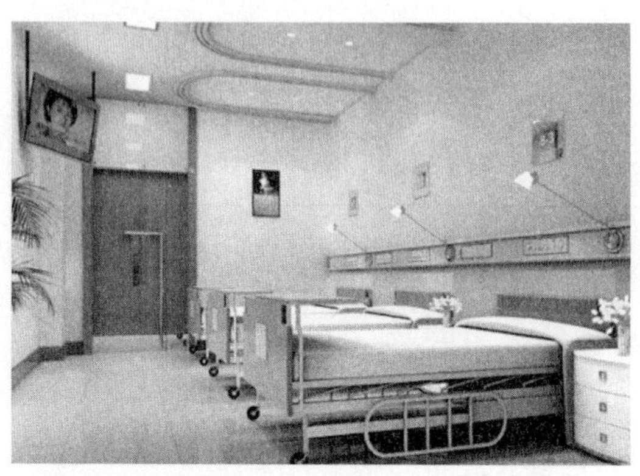

图 2-1-2　普通病房设置

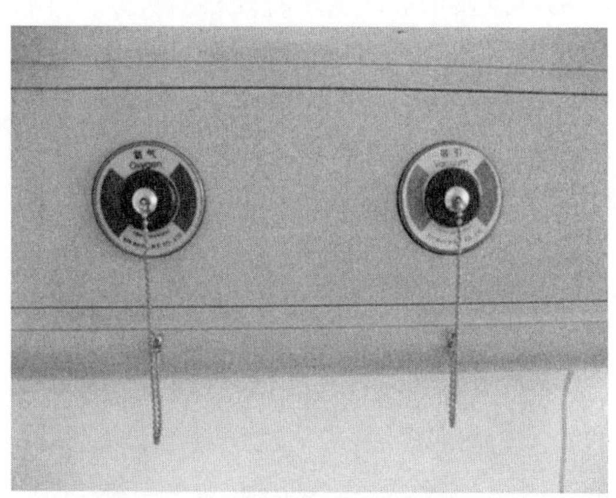

图 2-1-3　墙壁吸氧和吸引装置

病房内还可设置健康宣教栏（图 2-1-4），宣教栏内放置有塑封好的入院指导、护理等级公式、术前术后健康宣教、出院指导、本科室常见疾病的健康教育、饮食指导等，方便患者及家属取阅，辅助护士的健康教育，加强患者对自我疾病的认识。

2．*抢救室*　设在护理站附近，主要收治危重患者和大手术后患者。室内除有普通病房装置外还摆放有抢救车（内装有抢救药品和用物）、监护仪、立灯、电动吸引器等。相邻床位间应用隔离布帘。

3．*护理站*　护理站设在病房中间，邻近抢救室，以利于观察和抢救患者（图 2-1-5）。护理站设有办公桌椅、住院患者一览牌、电话

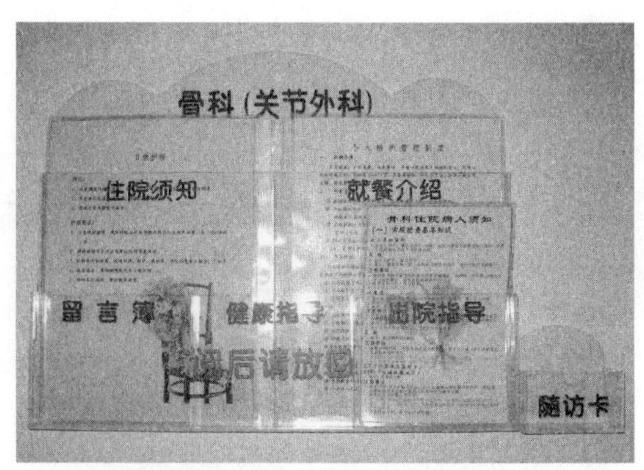

图 2-1-4　普通病房健康宣教栏

机、记事板、电子音控对话机、联网电脑、打印机、护理表格柜、病历车、微波炉（方便患者加热食品）等。

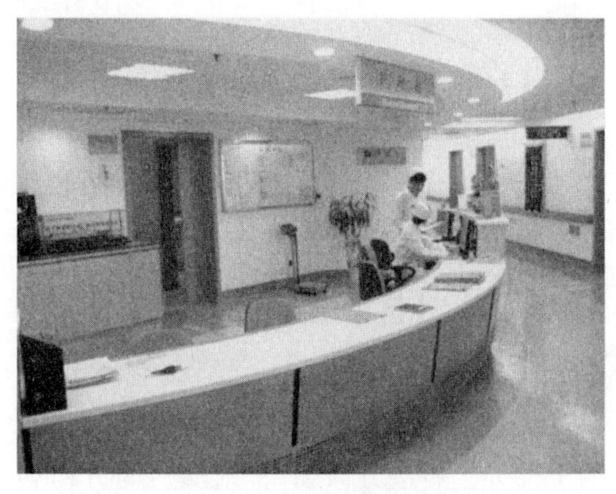

图 2-1-5　护理站

4．*医生办公室*　与护理站相邻，便于联系。内设办公桌椅、记事板、存放患者影像学检查资料的柜子及看片灯（图 2-1-6）、医疗表格柜（图 2-1-7）、联网电脑及打印机等。

5．*治疗室*　邻近护理站，主要用于治疗前准备工作。治疗室分为内外两间，内间为治疗间，设有治疗台、治疗车、治疗柜（存放无菌液体及无菌治疗用品）、药柜、冰箱等。外间为处置间，存放分类垃圾桶、消毒浸泡桶、清洁护理用具等。内外间均设有紫外线空气消毒设备及长柄开关洗手池等。

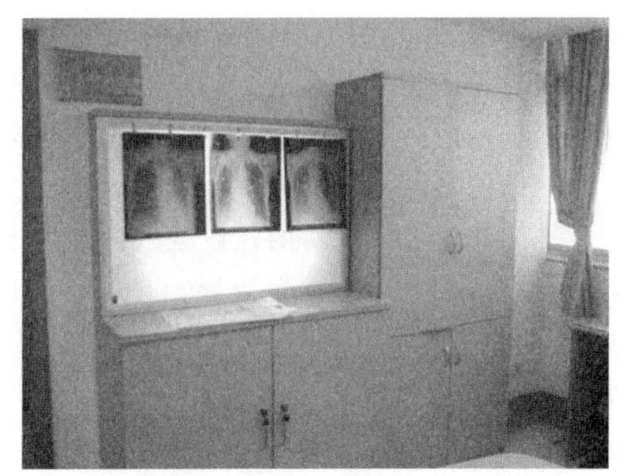

图 2-1-6　看片灯

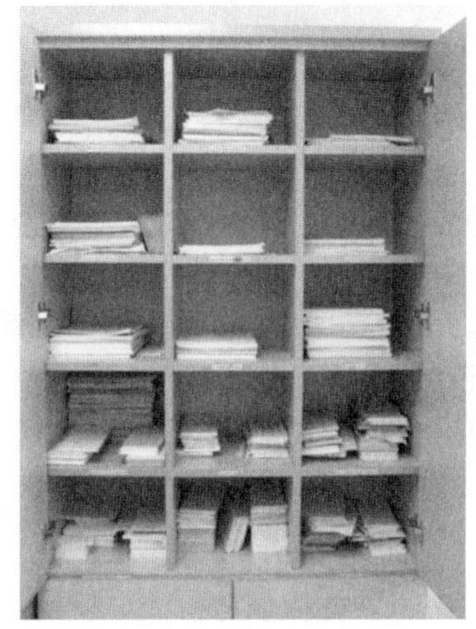

图 2-1-7　医疗表格柜

6. 换药室　设在治疗室旁侧，可分为内外两间，内间作为换药及小治疗用，设有诊察床、操作台、无菌敷料柜等。外间设有外用药柜、污物处置柜、洗手池等。

7. 洗漱室、浴室　除一般洗浴设施外，设有手握扶栏，防止行动不便患者滑倒，并设有安全报警装置，如出现意外或寻求帮助时患者可以呼救。

8. 厕所　病室和病房内的厕所设有扶手、蹲便器和坐便器、信号灯、洗手池等。

9. 污物间　专为处理污物用，内设有清洗拖把用的洗涤池、污衣袋及袋架、引流瓶及引流管浸泡消毒池、便盆浸泡消毒池及便盘架、粪尿倾倒池、地面有排水孔。

10. 储藏间　设有柜架，存放有各类临床用品及办公用品，用以及时补充消耗。要求房间通风良好，物品摆放整齐有序，便于寻找。

11. 示教室(会议室)　内设有桌、椅、黑板、书报架、电视、饮水机、多媒体放映设备等。

12. 医护值班室　由休息室、盥洗室和厕所配套组成，休息室内设有休息床、更衣柜、饮水机等。

(二)外科普通病房的人力配备

1. 医师配备　普通外科病房医师组成应包括高级、中级和初级医师，分别担当主诊医师、主治医师及管床医师，实行床位三级主管负责制。一般医护比为 1∶2。病房内要求有 1 名获得医师执照的医师 24h 值一线班，1 名中高年资的医师值二线班。

2. 护士配置　普通外科病房应设护士长 1 名，病区护理人员与床位数之比应至少大于 1∶0.4。整体护理病房对于护士的业务能力有更高的要求。要有高年资、高学历、经验丰富、理论知识过硬的护士担当指导、协调、帮助、监督的角色，以完成日常工作中较复杂的护理行为，指导下级人员提高理论水平和实际工作能力，并注意开展科研工作；对于中级及初级护理人员，在工作中应完成比较简单的技术操作和护理活动，并不断总结护理经验，充实理论知识，尽快提高护理水平。病区护理人员的层次是否合理，直接影响病房的护理质量和整体护理的开展。稳定的层次结构应该是正立的三角形：即较少的高级人员，中级人员多于高级人员，初级人员最多。一般情况，专业技术职务比例，护师以上人员占 40%。护士学历较以往已有较大提高，本科学历以上护士已由过去的 1%提高到 5%左右，现已基本取消中专学历护士的培养，新毕业护士多为大专学历，这有益于提高整体护理水平，加快临床型护理人才的培养。

二、外科普通病房的管理

(一)护理模式——系统化整体护理模式

整体护理是以患者为中心,视患者为生物、心理、社会多因素构成的开放性有机整体,以满足患者身心需求、恢复健康为目标,运用护理程序的理论和方法,实施系统、全面的护理思想和护理实践活动。整体护理思想实际上是一种以人为主体的指导思想,其护理目标是根据人的生理、心理、社会、文化、精神等多方面的需要,提供合适个人的最佳护理。

人作为自然界的一分子,需要与周围环境交换物质、能量、信息,整体护理的一大准则就是整体地对待人体与周围环境的关系。同时,每个个体在成长过程中的生理、认知、情感、精神、道德、社会性等都是相互关联的,因此,护理工作应包含个人成长过程中的各阶段各方面。这些是整体护理模式的部分理论基础。

整体护理的具体工作方法——护理程序,是指护理人员以满足护理对象的身心需求、恢复或增进健康为目标,运用系统方法实施计划性、连续性、全面整体护理的一种理论与实践模式,是综合的、动态的、具有决策与反馈功能的过程。护理程序一般分为5个步骤,即评估、诊断、计划、实施和评价。评估是有计划、有目的、有系统地收集患者资料的过程;护理诊断是对护理对象生理、心理、社会文化、精神等各方面所出现的健康问题反映的说明,这些健康问题的反映属于护理职责范畴,可以用护理的方法来解决。制定护理计划是为了确认护理对象的护理重点和目标,按照护理问题的重要性和紧迫性制定相应的短期、长期目标以及为达到目标护士可为患者提供的工作项目、具体实施方法等,即护理措施。实施是将计划付诸实现,在实施阶段需连续收集患者情况,不断发现新的护理问题,重新评估护理对象,制定新的计划和措施。评价是有计划、有系统地将患者的健康现状与预期护理目标进行比较的活动。评价的重点是患者的健康状况,对此评价的责任由责任护士承担。

整体护理模式病房的建设是以护理程序为核心,以现代护理观为指导,科学安排工作,合理配备人力,做到定岗定人,职责分明,提供一切以患者为中心的全方位优质服务,确保护理质量的整体提高。

做好外科病房的整体护理需要有多方面因素的有机结合。外科病房收治普外、脑外、泌尿外、骨科、胸外、烧伤等多种不同程度、急性病较多、年龄层次不同的患者;同时存在基础护理工作量大、患者辅助检查多、患者病情变化复杂的状况,对护士的自身素质、文化涵养、职业道德以及临床观察能力和综合判断能力要求都较高。

(二)整体护理病房护理人员的组织结构

建设整体护理模式病房,科学配备和合理使用护理人力资源,充分调动各级护理人员的积极性,充分发挥其主人翁意识和潜能,使之积极主动为患者排忧解难,对患者进行连续、系统的全方位服务。

根据临床工作的内容和需要具体可设临床护理组长、临床责任护士、办公室护士、治疗加药护士、晚夜班护士等。为使临床工作忙而不乱,各级各班护理人员职责分明、各负其责,做到事事有人管、人人有专责,最大限度地提高护士的工作效率和质量,需要制定有科学性和具体要求的各级护理人员职责条文,这是整体护理实施中的重要内容之一。

1. 临床护理组长

(1)与责任护士一起接待新入院患者,主动迎接患者,介绍自己的姓名,检查、督促责任护士对新入院患者进行入院评估。

(2)检查护理诊断是否正确,检查并指导制定护理计划,检查、督促护理计划的落实情况。

(3)参加组织危重患者的抢救工作。

(4)参加患者的心理护理和健康教育，组织护理查房。

(5)每日、每班检查本组监护、危重患者护理的实施情况，进行床头交接班。

(6)检查、弥补责任护士工作的不足，如是否正确执行医嘱、服药、注射、处置及各种特殊治疗前的准备工作、特殊治疗后的交接记录和床旁处置等。

(7)负责对本组护士的工作安排及当班疑难问题的解决，督促指导组员进行工作，做到责任到人、任务落实。

(8)定期征求患者意见，及时反馈。了解本组患者对护士工作的满意度情况，表扬工作积极、受到患者好评的护士。

(9)认真完成分管患者的病历书写并修改护理病历。

(10)协助护士长负责本病区护士和进修护士的业务培训与考核，参与护理专业实习生的临床带教工作。

2. 临床责任护士

(1)热情接待患者，进行入院介绍，并主动向患者介绍自己的姓名、责任医师的姓名和病房环境等，发放本科室的疾病宣传册给患者阅读，并在本班内完成新入院患者的入院评估。

(2)列出正确的护理诊断或护理问题，并根据护理诊断制定切实可行的护理措施。

(3)按照护理计划和护理组长分工，直接负责所管患者的一切护理工作，在本班工作结束前向组长及下一班护士进行书面和床头交班，确保护理工作的连续性。

(4)经常深入病房，与患者交流，了解患者思想和病情动态变化，对患者实施身、心整体护理，及时解决患者的各种需求。对患者或家属进行健康教育和指导，鼓励患者或家属参与护理过程，对患者进行康复训练，并给予康复指导。

(5)主动与医师配合，准确执行医嘱。及时有效地与医师交流患者的需要，参加主治医师及教授对所负责患者的查房，以全面了解病情及特殊治疗意图，便于对患者进行健康指导。

(6)严格执行三查七对制度，杜绝差错发生。

(7)护理技术操作熟练，积极参加各类业务学习和各项新技术的讲座。

(8)仔细观察病情，积极配合医师进行危重患者的抢救工作。

(9)评估原有护理问题，找出新的健康问题，提出相应的护理诊断与计划，对护理问题的解决情况进行评估。危重患者每班、病情重者每天、一般患者每周做住院评估 1 次，并按时完成护理病历的书写。

3. 办公室护士

(1)负责急救药品、物品、毒麻药的管理。

(2)负责请领物品及保管，病区设施、仪器维修的联系。

(3)准确转抄医嘱、处理医嘱、督促临床护士执行医嘱，在医嘱与护士、护士与药品之间做好把关工作。

(4)整理出院病历，保证护理病历的准确、完整。

(5)负责检查卫生以及被服、营具的清点与管理。

(6)接待前来住院的患者，及时通知经治医师和床位护士；对来访者做好介绍、解释、提供咨询等工作。

(7)信息查询：为患者提供医疗费用查询，化验、检查结果和各种检查预约查询。

(8)签收各种报告单、病历、信件、通知等。

4. 准备班护士

(1)做好药品的检查、保管、登记工作，负责新药使用的介绍、培训。

(2)按医嘱准确无误地配药，注意配伍禁忌。

(3)负责治疗室、换药室的消毒隔离、无

菌操作及清洁卫生工作。

(4)负责检查各类无菌物品是否在有效期内,及时更换即将过期的物品。消毒各类待消毒物品,填充护理工作常用物品。保证临床工作的需求。负责各种治疗物品、器械的清洁消毒与清点。

(5)及时、准确请领药品。和办公班、临床班一起把好药物阳性关。

(6)检查各消毒液浓度,保证物品消毒的有效性。

(7)准备下一班肌内注射、静脉滴注和口服药物。

5. 晚夜班护士

(1)负责物品清点交接。检查毒麻药、普通及贵重药品、无菌包、抢救物品、仪器等,如有缺少要追查补齐。

(2)做好晚夜间入院及急诊入院患者的接待及护理评估。

(3)负责执行晚夜间治疗及护理。

(4)做好危重患者的护理,包括生命体征的观察、体位的舒适、各引流管道的护理和抢救。

(5)核对日间医嘱。晚班负责准备夜班抽血管、大小便标本盒及将明日检查与注意事项告知患者。夜班负责晨间抽血、当日手术患者的备皮。

(6)晚班负责九时熄灯,请退探视人员,清点陪客人数。

(7)负责本班用物的浸泡、消毒、清洁、整理。负责办公室、治疗室、换药室的清洁。

(8)书写本班各患者的护理记录及病情变化、处置及结果。

(三)人员排班

外科普通病房集中收治本病区专科疾病患者,大都存在手术量大,基础护理繁重,治疗处置较多的现状。如何达到工作效能最大化,为患者提供持续24h连续不断的最佳服务,各护理成员能够得到充足休息就成为整体护理模式中的一个重要问题。护理管理者必须根据本病区特点、工作任务、人员数量及各人员技术水平统一筹划,合理安排,最大限度地增加病房工作的安全性和护理质量,减少轮班给护士生活带来的影响。

1. 根据手术量和病房患者病情轻重程度合理安排人力,保证护理工作的安全性、连续性。

2. 根据护理人员的不同层次结构来排班,新老搭配,实现职能匹配与传帮带的作用。

3. 掌握工作规律,实行弹性排班。在手术日及急诊日适当安排较多人员及经验较丰富的人员值班,晚夜间及节假日备二线班,做好应急准备。周末、节假日等非手术日可以适当减少护理人员,但要确保患者得到持续的照顾。

4. 尽量避免长时间连续工作,防止工作效率的降低及对护理人员身体的损害。

5. 勿将排班作为奖罚工具,避免增加护理人员的紧张度和猜疑。

6. 由于轮休制,护士无法很好地安排下周的生活、学习,可以让护士在排班前书面或口头告知护士长对于下周休息日的要求及理由,在和病房工作不冲突的前提下尽量满足。

(四)人员培训与考核

护士规范化培训是护理专业毕业生顺利完成从理论知识到实际工作能力转变的重要措施,对提高护士专业技术水平和整体素质有着非常重要的意义。培训方式应该是多种多样、灵活多变的,如利用床边教学查房、晨间提问、小讲课、专题讲座、继续教育等形式开展。随着医疗技术的不断进步和护理技术的发展,越来越强调规范培训、终身学习的重要性,这对于提高护理质量、规范护理行为是不言而喻的。

1. 护理三基能力求扎实　护理人员多存在学历层次偏低、基本功不扎实这一现状,应把加强护理基础知识、基础理论、基本技能的培训作为护理培训的首要任务。

2. 专科护理能力求过硬　专科护理技能培训在注重思想道德、职业信念、职业素质与法制教育的基础上，突出能力培养，包括适应能力、动手能力、分析能力、判断能力，加强临床护理理论知识与实践相结合，促使护士理论知识逐渐向能力转化，通过专科护理技能培训，激发了护士的学习热情，提高了各层次护理人员的专业技术和临床操作技能，增强了分析问题及解决问题的综合能力。

3. 科研创新能力求突破　护理科研是推动护理学科发展、提高临床护理质量的重要手段。护理专业要发展，必须重视临床护理人员科研能力的培养。而临床护理人员只有树立科学思维的头脑，才会在临床实践中洞察事物、发现问题、分析问题和解决问题，从而通过护理科研提高质量。因此，在临床实践中护理管理人员要搭建科研平台，通过组织科研理论学习、健全科研管理组织以强化护士的科研意识并加强科研能力。

4. 自学专业能力求提高　规范化培训激发了护士学习专业的热情，业务活动内容的针对性增强了护理人员的学习兴趣，促使护理人员对学习产生一种强烈的求知愿望，新知识的充实扩展了护理人员的知识面，更新了护理观念，进一步改善了护理人员的学历结构。学历结构的提高，体现了护理学科的独立性，她们将获得的知识用来解决工作中遇到的问题，增强了护士的职业自信心和成就感。

5. 整体护理服务求深入　从全体护士长、护理骨干到全体护士，由上到下、以点带面，逐步展开培训，引导全体护士更新观念，转变模式，将整体护理程序、护理理念、服务宗旨、服务承诺落在实处，使护患双方建立起“我的患者”与“我的护士”的概念，规范以“患者为中心”的护理行为，提高护理服务的定位层次。

长海医院在对医院护士的规范化培训中采取以护理部为依托的基础知识、基础理论、基本操作考核与以科室为依托的专科理论、专科操作考核、工作技能的培养相结合的方式，根据护士的工作年限、工作特点制定相应的规范化培养计划(附 1)，增强了可操作性，使培训工作有章可循。培养计划具体可分为培训目标和具体实施。

(五)三级查房制度

1. 三级查房的意义　整体护理病区开展三级查房是护理工作中一项有实践指导意义和临床教学意义的护理活动。

(1)提高护理质量：通过三级护理查房，97%的上一级护理人员能对下一级护理人员进行检查、指导，发现和分析问题，归纳和总结经验，提出预防性护理措施，防止有危险的护理问题和并发症的发生，使患者获得更为安全、优质的护理。同时，三级查房还能强化低年资护士对基础护理质量、环节质量的重视，保证护理质量不断提高。

(2)提高护理人员专业知识水平和专科临床护理技能：通过三级查房，主查者能及时检查和了解临床护士对护理程序的运用情况，帮助解决护理工作中的难点、疑点、弱点，结合查房主题介绍新知识、新理论，推广新技术、新方法，提高专科理论水平。

(3)有利于护理效果的考核和评价：通过三级护理查房，护理部督导组能够全面地了解和掌握护理组人员的整体素质，客观评价临床工作的质量现状，针对护理效果进行评价，提出护理工作存在的不足。

(4)满足了临床教学需要：三级护理查房能够提高护士的临床技能和业务知识水平，对护士树立整体护理观念、培养独立处理问题的能力、实现从理论到实践的过渡有重要意义。

(5)提高了患者对护理工作的满意率：三级查房的过程中患者感受到医务人员对自己的关注，接受了更多自身疾病的相关知识。

2. 三级查房的方法

(1)组织形式：总护士长每季度查房 1

次,要求片内护士长及护士参加,起到指导和示范作用;护士长每月查房1次,根据病区专科特点或护理薄弱环节,有针对性地选择病例,必要时可增加次数,全病区半数以上护士参加;病区护理组长上午对每一位患者进行评估,提出相关护理问题及护理措施并具体实施,下午在完成各项常规护理工作后,组长带领分管护士对本组所有患者进行护理查房,检查护理措施的效果。

(2)病例选择:选择罕见、危重、疑难、新业务、新技术及护理问题较多的病例。由总护士长或护士长提前计划,通知责任护士准备及科室护士参加,便于查阅有关资料,提高查房质量。

(3)查房时间:在不影响患者休息、安全、舒适及不加重心理负担的前提下进行,同时避开护理工作的高峰时间,使更多的护士有机会参加。

(4)查房地点:以床边查房为主,危重患者(包括死亡病例讨论)及恶性疾病的教学查房可以根据实际情况选择在示教室进行。

(5)查房用物准备:病历、交班本、血压计、听诊器、洗手液及专科特殊检查用品。

(6)查房时位置站立要求:主查者位于病床右侧,以突出其查房主持人角色,便于体检;全体护士位于病床左侧,其中责任护士位于前排;其余护理人员立于床尾,面对主查人、全体护士及患者。这种站立式使护士感受到查房的严肃性和认真程度,护士的着装仪表是否符合要求也一目了然。

(7)患者准备:查房前应向患者说明查房目的,征得患者同意,取得配合。

(8)查房程序:①一听,听取责任护士汇报患者的基本情况、简要病史、手术名称、当前治疗、阳性体征、现存护理问题、目标及措施。汇报时要求有条理、思路清晰、吐字清楚。②二查,查体、查病历。主查人对患者进行补充询问和护理查体,既能了解责任护士对患者阳性体征的判断是否准确,又使自己能够掌握患者阳性体征,为分析做准备。查体时注意保暖并保护患者个人隐私。注意检查护理问题是否确切,护理措施是否到位、及时,有效性如何(患者的满意度,对健康宣教的理解与掌握),护理病历记录是否及时、完整、准确。③三提问,上下级相互提问,互动交流,上级可以了解下级对患者综合情况的掌握程度及疾病相关知识的掌握程度,及时发现实际存在的疑难护理问题。④四分析,主持人对获取的综合信息进行系统、准确的分析后,针对疑难护理问题,结合基本理论、基本知识、基本技能,深入浅出地进行讲解、示教;并结合护理问题把护理前沿的新知识融进去以启发下级人员的思维态势,拓宽知识广度,增强解决危重疑难问题的能力,提高护理人员的理论水平及综合分析能力。⑤五评价,对责任护士及其余护理人员对患者所实施的护理作出概括性总结,在肯定护理效果的同时,提出需要注意和纠正的问题。

3. 注意事项

(1)在实施三级查房中采用以解决患者存在问题为基础的学习和讨论,以解决患者实际问题为目标,而不是传统的通过典型病例的病因、临床表现、治疗原则、护理方法的学习去提高护理人员认识疾病的能力。查房应使护士对患者护理问题相关的基础知识、临床思维、护理体检、操作技能、自学能力、教育能力等诸多方面都有了一个学习、训练和提高的机会。

(2)主持者应扮演好组织者、教育者、咨询者等多种角色。作为一个组织者要使查房内容更丰富、气氛更和谐、参与者更主动积极;作为教育者应具有严谨的科学态度和创造精神,善于启发参与者的思考,寻找出更为合理切实的护理措施,能用最先进的知识回答护士及患者提出的问题,介绍国内外先进经验,拓宽知识面,激励其学习热情和敬业精神。作为咨询者,主查者要向患者家属讲解有关疾病知识,对其紧张焦虑等心理问题进行疏导，教会其运用自我保健知识促进康复。

(3)查房成功与否与主持者的知识、教学、管理能力密切相关，是发挥各种角色的基础。主持者除具有充实的理论知识和相关护理技能外，还要不断获取本学科及相关学科理论前沿知识，了解学科新动态和新观点，并运用于临床护理实践中。

三、外科术后病房的建设和管理

外科术后病房是指各外科病房将本专业范围内的危重患者、大手术后需严密监测生命体征的患者进行集中管理和加强监测治疗的病房，加强了对患者原发病的治疗、专科处理和对病情演变的预测。将大手术后患者及由重症监护病房(ICU)转入的患者集中在术后病房内监护、治疗可明显降低病死率。

(一)病房建设

外科术后病房与本科室普通病房设置在同一病区内，一般设置 6～10 张床位。术后病房靠近护理站，便于观察和抢救。病房空间要足够大，相邻床位间设置有隔帘，以减少患者间的相互干扰，有良好的通风和消毒条件(图 2-1-8)。同时术后病房内还应设有中央空调和空气加湿器，以保持病房内适宜的温度及湿度，还需配备中心供氧和中心负压吸引装置。

病床应为自动遥控床，带有保护栏、遥控器(便于患者调节舒适体位)以及车轮(方便搬移患者)。每张床边配置一台监护仪，护理人员通过床边监护仪的显示屏监测患者的心电图、呼吸频率、血压、氧饱和度及颅内压的变化。同时每张床边还配置有输液泵、微泵等精密输液仪器，以便更精确地使用一些对推注速度和药物剂量要求比较严格的药物，如多巴胺、胰岛素、艾通力等。

除此以外，各科室的术后病房根据自身需求可配置呼吸机、冰毯、脑电图监护仪、除颤仪、中心监护仪等。有的术后病房门上方还安装有自动闭合器，此门可缓慢匀速地关闭，有良好的静音效果，保证了术后重症患者的休息和睡眠。

(二)人员配置与管理

一个术后病房的医护人员中需配置有本专科经验丰富的医生 1 名。护士人数与床位数之比为 1∶1，要求有丰富的工作经验和扎实的理论基础，清晰敏捷的思维，镇定沉着的心理素质和强健的体魄以应对术后病房高强度、高难度的护理工作，确保医疗质量安全以及监护的合理性。

1. 熟练掌握专业理论及技能　当班护士除有扎实的基础理论及专业理论外，还要有熟练的抢救技术，如心肺复苏、气管插管及气管切开术后护理、各种仪器的使用及故障排除、了解心电监护导联的放置、心律失常的判别、能准确解释检验数据等。

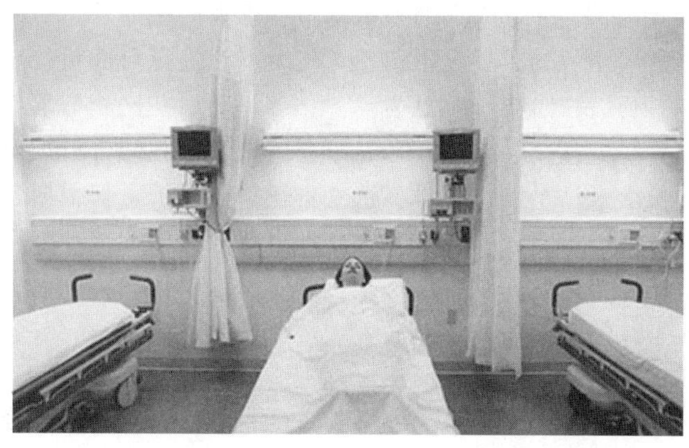

图 2-1-8　术后监护病房设置

2. 系统的分析应变能力　术后病房内的患者手术创伤大，病情变化快，各类监护仪上的参数只能显示病情变化的一些数据，而如何根据这些数据和患者的主诉、体征进行综合分析、预测病情的发展就显得极为重要。因此，术后病房的护士要具有一定的系统分析及应变能力，揭示病变的实质及发展规律，给予预见性的护理措施。

3. 具有非语言交流能力　大手术后患者因病情危重、身体衰弱而不思言语。因此，如何从患者的面部表情、体态、眼神和手势等表现中去了解患者的情感及需求也是术后病房护士应具备的能力之一。同时，护士也要注意自己的肢体语言，与患者交谈时注意力要集中，态度要和蔼、充满关切，并尽量使用鼓励性手势进行交流，使患者对疾病康复充满信心，并增加对医护人员的信任。

4. 具有一定的统筹能力　术后病房护理工作繁重、护理操作难度大、各类仪器使用多，在多头绪的工作中分清主次、协调好各方面的关系是术后病房能否顺利运行的关键。

5. 全心全意为患者服务　术后监护病房无家属陪护，患者病情重、自理能力缺乏且大多需绝对卧床休息。因此，加强生活护理、及时满足患者的需求、提高舒适度对于增强患者康复的信心、预防并发症、提高满意度都十分重要。护士和护工要及时协助患者大小便，摆放舒适体位，协助翻身叩背，认真细致地做好口腔、会阴护理等，这就要求护士不怕苦不怕累，具有较高的慎独精神，全心全意为患者服务。

以上各种能力的要求是一个护士经过多年的临床护理实践与学习培训磨炼而成的，绝不是一蹴而就的。所以要想胜任术后病房的护理工作就需要在平日的工作中积累点滴经验，多思考，多提问，多学习，坚定岗位信念，真正从内心爱护患者，尊重生命。

（三）管理制度

1. 消毒隔离制度　术后病房重症患者的机体免疫功能下降，易发生自身感染及交叉感染，且由于大量抗生素的应用，病房内常驻菌群大多为对抗生素耐药的菌株。因此，为降低感染率，术后病房须通风、明亮、宽敞，保持室温在22～26℃，湿度在50%～60%。病室按时进行空气消毒，病房内桌椅、地面每日清洁，监护仪器、输液用具每日用75%乙醇擦拭，定期对空气和用具做细菌培养。工作人员必须严格执行消毒隔离制度。谢绝家属频繁入室探望，每日根据情况可探视1～2次。重视各环节各部位的感染控制。

2. 岗前培训制度　在成为一名合格的术后病房护士前，对护理人员应进行严格的培训与考核。主要内容有：进行全面的体格检查以及病史采集；了解心电监护导联的位置、故障排除、心律失常的判别；能够快速独立地进行心肺复苏；机械通气的维护、故障排除、记录以及掌握停机使用指征（在有呼吸机或麻醉机的病房）；准确地解释检验数据；熟知本科室常用药物及抢救药物的作用、使用剂量、不良反应及注意事项等；熟练掌握护理基础操作技能及本专科常用护理操作等。

3. 交接班制度　入住术后病房的患者大多为大手术后、病情危重者，监护设备多、管道多、病情变化多、用药复杂。交接班需在床边进行。走至患者床边时先从礼貌称呼患者开始，后由交班护士向接班护士及护士长报告患者的生命体征、手术名称、病情、各管道及引流液量与性状、出入液量、特殊病情变化等。随后共同查看管道在位情况、皮肤的完整性及晨晚间生活护理是否到位等。并由责任护士或护士长根据患者当日病情提出护理重点及相应的护理措施。完善交接班制度对于护理工作的完整衔接、良好运行起着关键作用，因此要求在交接班时态度严肃、精神饱满、思维清晰完整而无遗漏，本着对患者负责的精神认真完成交与接的工作。当交而未交的由交班者负责，当查而未查的由接班者负责。

附 1　普外科临床护士培养计划(2007 年 7 月－2008 年 6 月)

第 1 年护士

一、目的

1. 掌握普外科常见病的护理：术前、术后护理，特别是病情观察。

2. 在主班的指导下独立上各种班次：正常班、两头班、加药班、6～2 班、换药室班、晚班。

3. 掌握 15 项基本操作及专科部分技术操作。

4. 掌握入院指导，手术前后指导，检查前后指导及出院健康指导。

5. 接受 1～2 次教学查房，做 1 次健康宣教。

二、具体安排

1. 1～3 个月试工期

(1)第 1 个月：具体带教教员带上 2 个班次(包括正常班、6～2 班、两头班、8～4 班)，后由主班带教下，熟悉各班的工作程序、职责及要求。要求做好入院介绍、术前术后指导、出院指导规范化。

(2)第 2 个月：能承担两头班、早班班次，在主班的检查、督导下，能较熟悉地完成各项基础操作及掌握其基本理论。

(3)第 3 个月：能深入病房，主动与患者沟通，善于观察患者情况，做到服务主动化、优质化；加强锻炼换药班、加药班、晚班。能独立完成护理入院病历的书写。

2. 第 4 个月　熟悉术后监护室患者的护理，包括怎样接收患者，监护仪的使用、引流管的衔接，学会观察危重患者的病情变化。

3. 第 5 个月　能应付急诊及抢救患者，积极参与配合抢救，初步判断病情，并给予相应的处置。

4. 第 6～7 个月　在 1～5 个月的基础上，掌握普外科常见病的理论，会观察病情，按疾病考核标准接受教员查房 1 次、卫生宣教 1 次，由护士长主持、评价。

5. 第 8～10 个月　加强完善护理病历，不断提高专科理论水平，在工作中学会危重患者的监护及参加特别护理工作。

6. 第 11～12 个月　能较全面系统地掌握普外科常见病的护理，术前、术后护理，并能知道理论支持，完成并达到 15 项操作的考核标准，能独立配合抢救工作，学会用系统化整体护理的理论指导自己的工作，会写护理病历，善于总结工作中的不足，并改进。接受护士长查房 1 次。

第 2～3 年护士培养计划

一、目的

1. 提高在各种班次中出现问题的应对与处理能力，提高护理质量，做到工作有计划、操作有规程、质量有标准、落实有措施、行为有规范。

2. 熟练掌握 15 项基本操作，重点考核置胃管(鼻肠营养管)、置尿管、心肺复苏、吸痰。

3. 刻苦学习、努力钻研业务，熟知普外科常见病手术前后的准备、护理，各种引流管的观察及护理，掌握急、难、重症护理的原则，并能灵活运用，提高个人急救能力。

4. 掌握各类护理文书的标准书写及记录，能够熟练应用所学知识进行健康宣教、教学查房，并参与带教与小讲课。

二、具体安排

1. 1～3 个月

(1)第 1～2 个月：掌握并熟知普外科常见病的理论知识及术前、术后护理，引流管的观察及护理，熟悉外科常用临床化验的正常值及临床意义。

(2)第 3 个月：熟悉各班工作职责，严格遵守操作规程，严防差错事故发生，对各种班次中出现的紧急状况具备应对与处理能力。

2. 4～6 个月

(1)第 4 个月:熟练并规范进行护理、治疗操作,包括置胃管(鼻肠营养管)、置尿管,严格查对制度。

(2)第 5～6 个月:①熟悉掌握危重患者抢救程序及注意事项;②熟悉常见抢救药品的药理作用、用法、剂量及注意事项;③熟悉心电监护、电动负压吸引、中心负压吸引、简易呼吸器等仪器的使用及工作原理;④熟悉危重患者的病情判断及常用观察指标;⑤培养抢救现场医护人员良好的配合能力;⑥熟练掌握临床患者基础生理护理;⑦熟练掌握危重患者各管道护理;⑧掌握危重患者心理护理,培养与患者及家属的沟通能力;⑨熟练掌握急救物品管理制度。

3. 7～9 个月

(1)第 7 个月:钻研业务知识,提高专科理论水平,熟悉各种护理新技术,如肠外营养、周围静脉穿刺置管术(PICC)、重要脏器功能的监测及护理等。

(2)第 8～9 个月:提高护理安全意识的学习,加强工作的计划性,在工作中不断完善护理水平,不断加强以患者为中心的服务理念,提供优质的临床服务。

4. 10～12 个月　强化基础护理及各项操作的训练,通过专科操作的考核,全面系统深入地掌握普外科常见病的术前、术后护理及各种问题的处置,对抢救的配合熟练,参加带教并参与小讲课,尝试书写经验总结、个案护理,提高个人能力。

第 4～5 年护士培养计划

一、目的

提高普外科护理的专业水平,熟练掌握 15 项基本操作,具有较高的实施整体护理的能力,可以独立担当主班,会讲课、会查房、会临床教学、会管理,培养成为一名优秀的临床护理人员。

二、具体安排

1. 1～3 个月　给予强化专科及基础的正规操作,树立正确的操作流程。

2. 4～6 个月　给予专科理论的培训,进行常规专科理论知识的考核。开展常规查房、教学查房,并给予小讲课,使其掌握扎实的理论基础,并树立临床教学的观念。

3. 7～9 个月　制定带教计划,担任带教教员,实施带教工作。

4. 10～12 个月　担任各种班次的主班工作,检查并自查工作期间的工作质量,进行自我工作的总结鉴定,并做出整改计划。

6 年以上护士及护师培养计划

一、目的

提高普外科护理的专业水平,具有较高的实施整体护理的能力,会临床教学、会讲课、会查房、会科研、会管理,成为一名优秀的临床护理师。

二、具体安排(表 2-1-1)

表 2-1-1　6 年以上护士及护师培训的具体安排

培训考核内容	培训人	培训时间(学时)	考核方法	考核标准
急救知识及操作	护理部	2	能培训下级护士	操作演示
特护及特护组长工作	钱火红	3	讲课	参加特护工作考评
临床组长工作	钱火红	3	讲课	工作考评,患者反馈
担任查房主查	钱火红	1	查房	护士长参与并讲评
进行小讲课或举办三类继续教育	钱火红	2	讲课	护士长参与并讲评
临床带教	钱火红		操作性	优秀临床带教教员
论文撰写与科研	护理部	2	讲课	每年发表文章 1 篇

(张雅坤　曹　杰)

第二节　外科重症加强治疗病房设置与管理

重症监护病房(intensive care unit, ICU)又称加强医疗病房或集中治疗病房,是将危重患者集中管理的病室,配备具有丰富抢救危重患者经验的专业医护人员和先进的监测与治疗仪器设备,以提高危重患者的治愈率,降低发病率和病死率。ICU 根据医院的特点及条件决定,可分为综合性 ICU、专科 ICU、部分综合性 ICU。

外科重症加强治疗病房(surgery intensive care unit,SICU)为典型的部分综合性 ICU,主要收治外科各专科或各手术科室的术后危重患者,这些患者除了具有专科特点外,还具有外科手术后的共性。

一、SICU 设置

(一)病房建设

1. 位置的选择　SICU 要接收很多手术后的患者,因此应设立于手术室附近。此外,为便于抢救及迎接外科病房患者,应尽量靠近血库以及相关外科病房。

2. 病床数　目前国内外对 SICU 的病床数没有统一的要求,病床数的多少应视医院的资源和水平而定。根据 Bridgeman 公式,SICU 的床位数=(SICU 每年收容患者数×平均住 SICU 天数)/(365×预定床位占有率)。

3. 病房规划　SICU 设置应包括:①中央护理站、换药室、治疗室、污物间、消毒室;②病床(床单位配备基本的设施);③隔离病房;④护士/医生值班室;⑤其他非病床区(其面积为病床区的 2～3 倍);⑥化验室,仪器室;⑦会议室、会客室;⑧储物间;⑨更衣间;⑩合格的出口通道及防火设施。SICU 床单位基本设施(图 2-2-1)应包括:①病床及床边护理站,病床不宜顶墙放置,床头处应留有至少 60cm 的空隙;②监护仪、呼吸机、输液泵;③患者常用物品储物柜;④氧气及吸痰设备;⑤手动式复苏器及其他急救用具;⑥照明装置及多功能电源插头。

4. 病房通气、温度、湿度及照明的调节　保持空气流通。室内气流保持在每小时 10～12 次气体交换循环;室内温度为 17～22℃,湿度为 70%～80%。在隔离病房,其通气系统应具备调节正负压的功能,以适应患者的需要。每个床单位的照明装置应选择可调节的照明灯,并选择经过颜色校正、能正确辨认皮肤颜色的接近自然光的灯光。

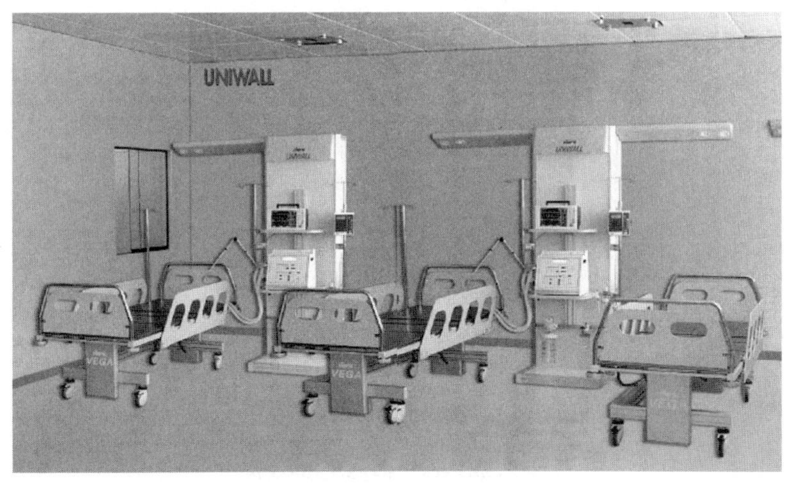

图 2-2-1　ICU 病床设置

5. 病房空间 每张病床应有 $20m^2$ 面积，病床间距离应在 2m 以上，非病床区面积为病床区面积的 2～3 倍。

6. 护理站的设置 原则上护理站应设在病房的中央，以稍高出地面能够直接观察到所有患者为佳，围绕中央站，病床以扇形排列为好(图 2-2-2)。

(二)SICU 的仪器配备

1. SICU 的必配设备

(1)每床配备完善的功能设备带或功能架(图 2-2-3)，提供电、氧气、压缩空气和负压吸引等功能支持。每张监护病床装配电源插座 12 个以上，氧气接口 2 个以上，压缩空气接口 2 个和负压吸引接口 2 个以上。医疗用电和生活照明用电线路分开。每个 ICU 床位的电源应该是独立的反馈电路供应。ICU 最好有备用的不间断电力系统(UPS)和漏电保护装置；最好每个电路插座都在主面板上有独立的电路短路器。

(2)配备适合 ICU 使用的多功能电动床(图 2-2-4)，其基本要求为床头及床尾板可轻松装卸，两侧应有牢固的护栏，床身可根据需要进行特定的倾斜和弯曲(图 2-2-5)，应有高强度、高抗磨的中控静音脚轮系统，使床位移动灵巧、方便、轻松，而固定时又牢固和稳定。此外，ICU 床单位还应配备防压疮床垫，目前的防压疮床垫均采用微电脑控制主机使气垫循环充气(图 2-2-6)，床垫表面波动起伏，从而减轻身体局部长期受压。

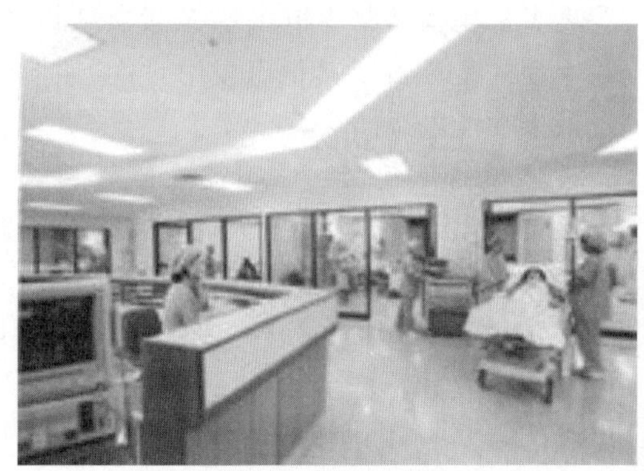
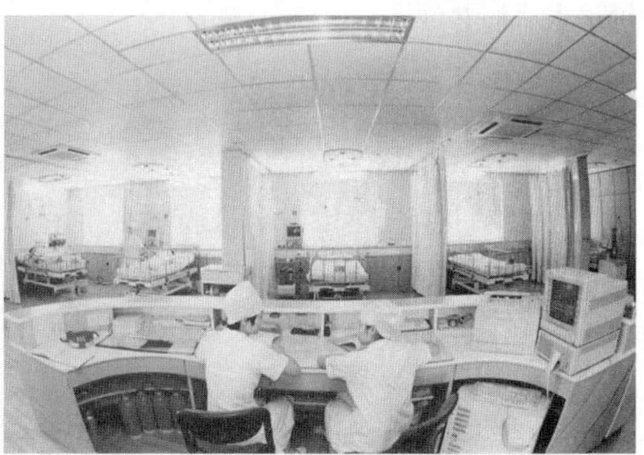

图 2-2-2 ICU 护理站

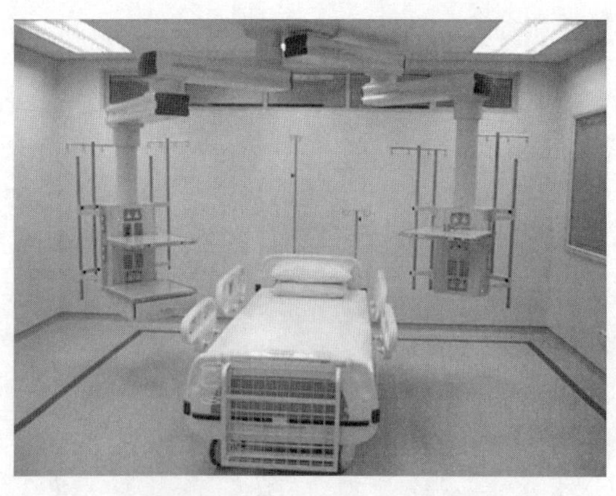

图 2-2-3 ICU 旋转式多功能架

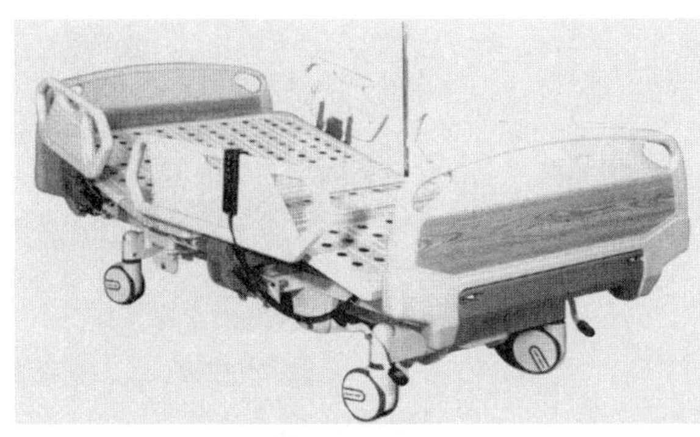
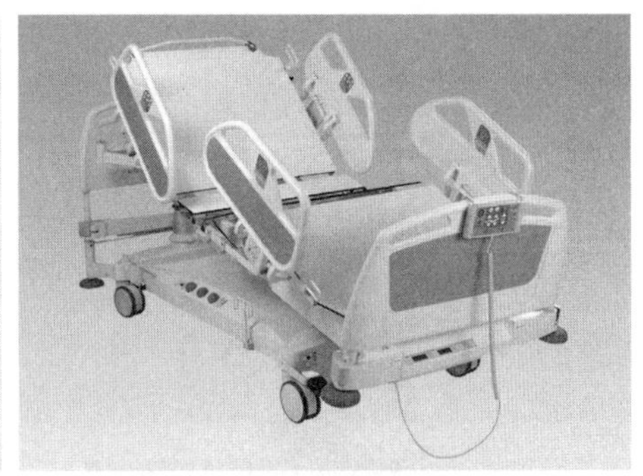

图 2-2-4　ICU 多功能电动床

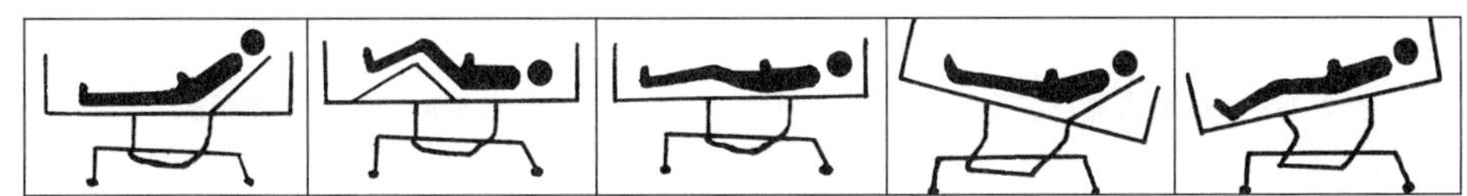

图 2-2-5　电动床基本倾斜和弯曲要求

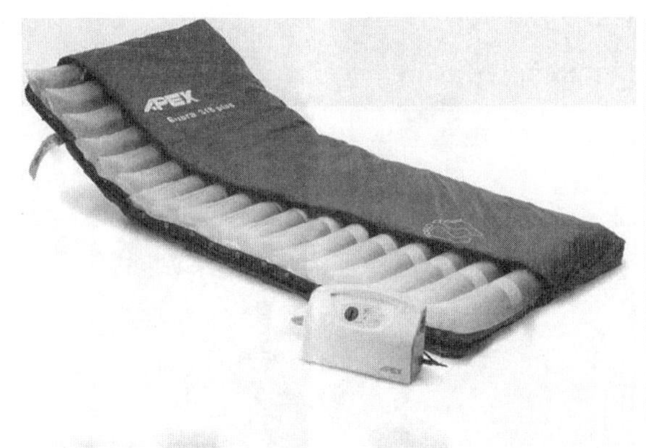

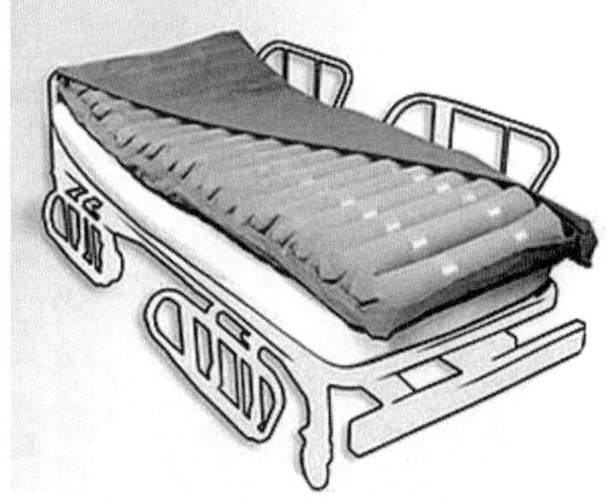

图 2-2-6　防压疮气垫

(3)每床配备床旁监护系统，进行心电、血压、脉搏、血氧饱和度等基本生命体征的监护(图 2-2-7，图 2-2-8)，应备有创压力监测以便必要时使用。为便于安全转运患者，每个 ICU 单元至少配备便携式监护仪 1 台(图 2-2-9)。

(4)三级医院的 ICU 应该每床配备 1 台呼吸机(图 2-2-10)，二级医院的 ICU 可根据实际需要配备适当数量的呼吸机，每床配备简易呼吸器(图 2-2-11)。为便于安全转运患者，每个 ICU 单元至少应有便携式呼吸机 1 台(图 2-2-12)。

(5)每床均应配备输液泵(图 2-2-13)和微量注射泵(图 2-2-14)，其中微量注射泵每床应配备 2 套以上。另配备一定数量的肠内营养输注泵。

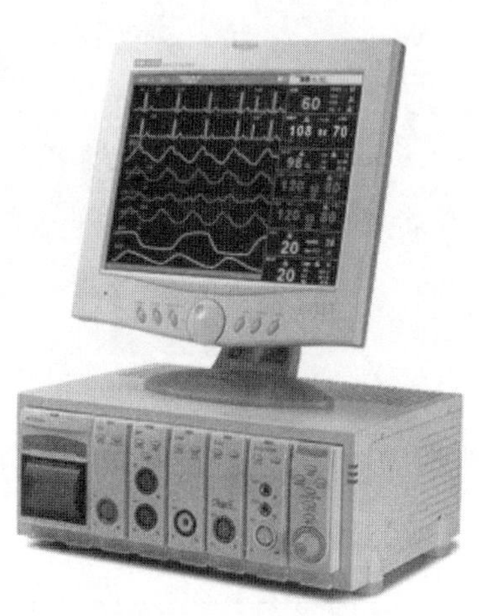

图 2-2-7　插件式监护仪

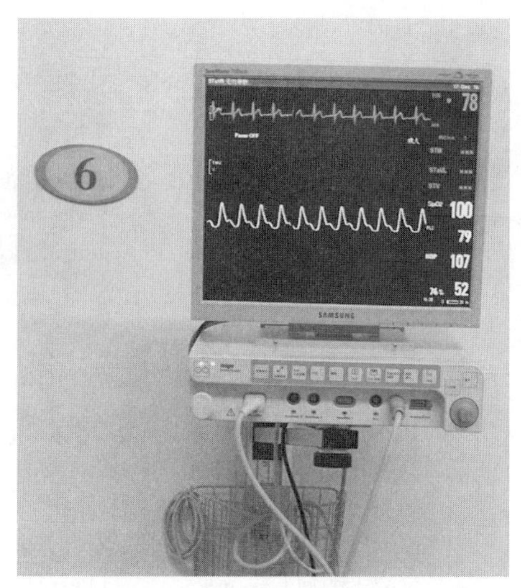

图 2-2-8　墙壁式监护仪

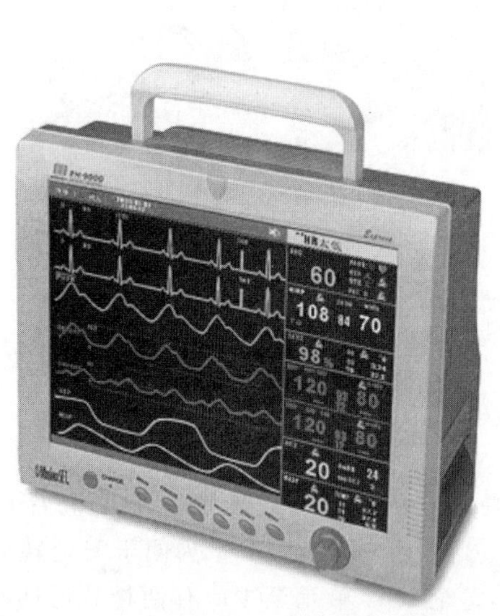

图 2-2-9　便携式监护仪

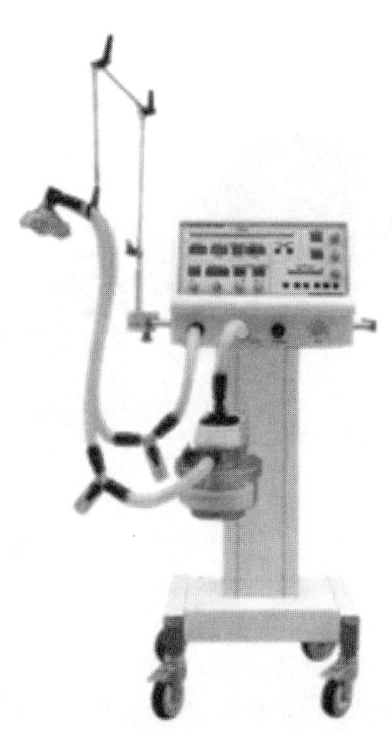

图 2-2-10　呼吸机

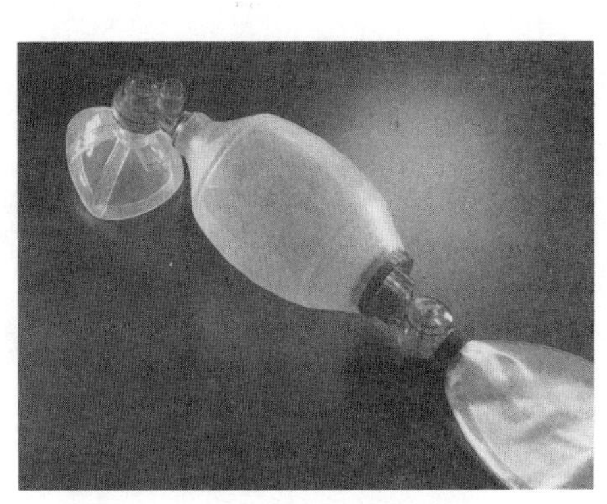

图 2-2-11　复苏呼吸气囊

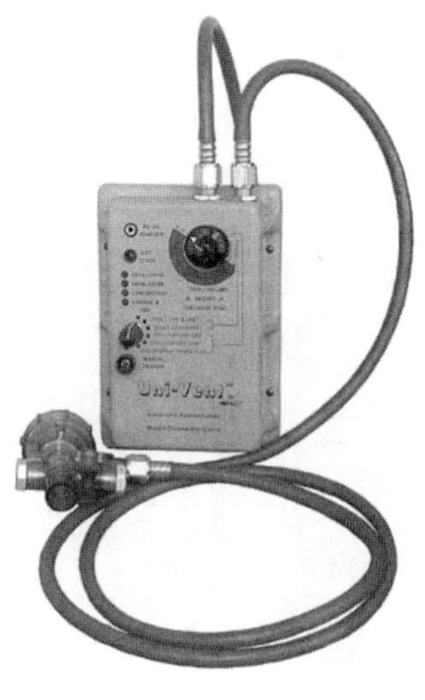

图 2-2-12　便携式呼吸机

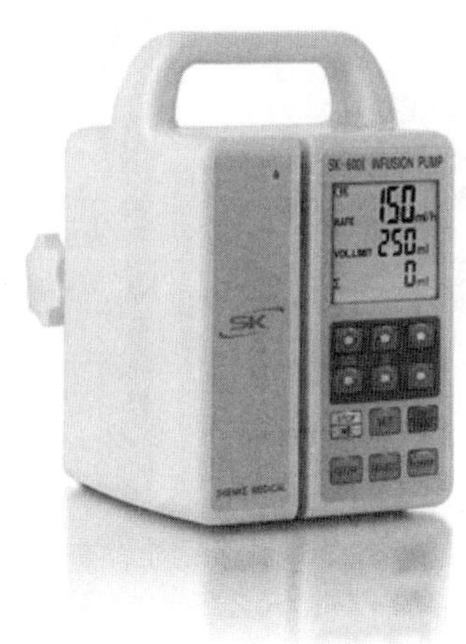

图 2-2-13　输液泵

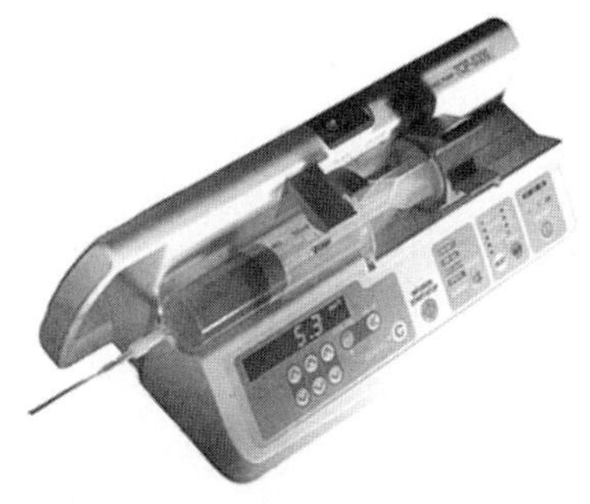

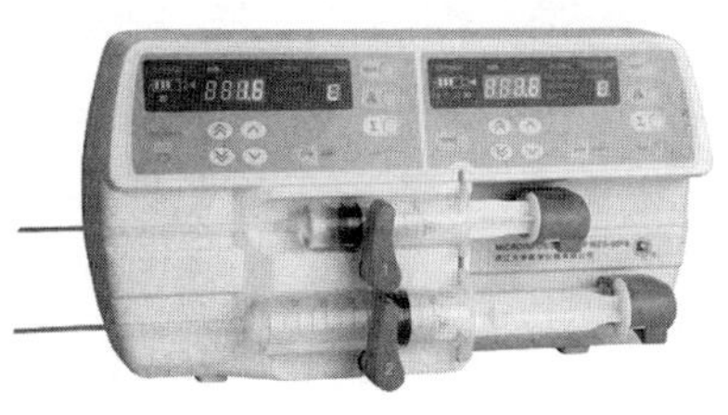

图 2-2-14　微量注射泵

(6)其他设备：血糖仪(图 2-2-15)、心电图机(图 2-2-16)、除颤仪(图 2-2-17)、血气分析仪(图 2-2-18)、纤维支气管镜(图 2-2-19)、血液净化仪(图 2-2-20)、连续性血流动力学与氧代谢监测设备、心肺复苏抢救装备车(车上备有喉镜、气管导管、各种接头、急救药品以及其他抢救用具等)、体外起搏器、电子恒温设备等。

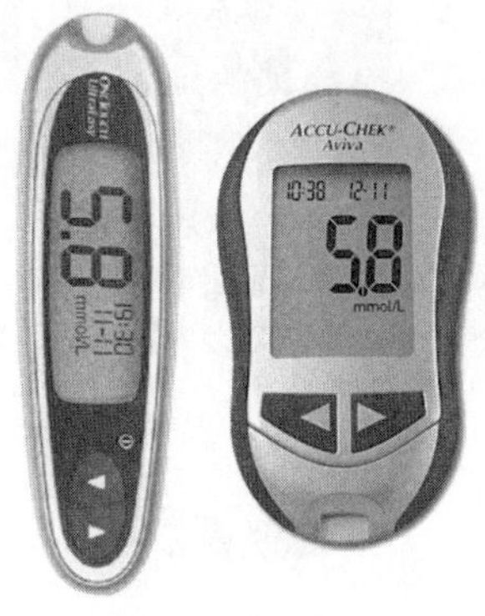

图 2-2-15　血糖仪

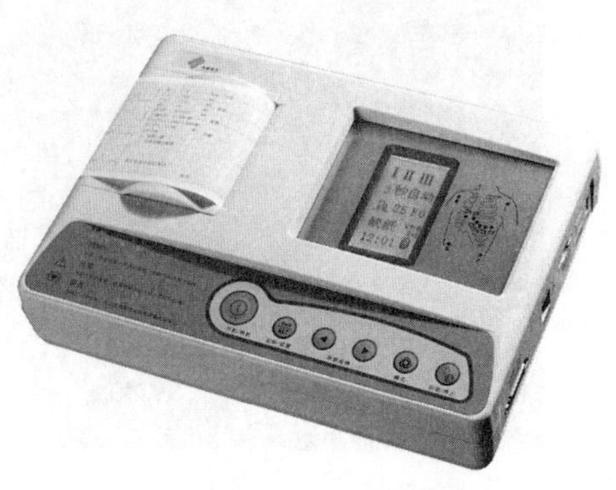

图 2-2-16　心电图机

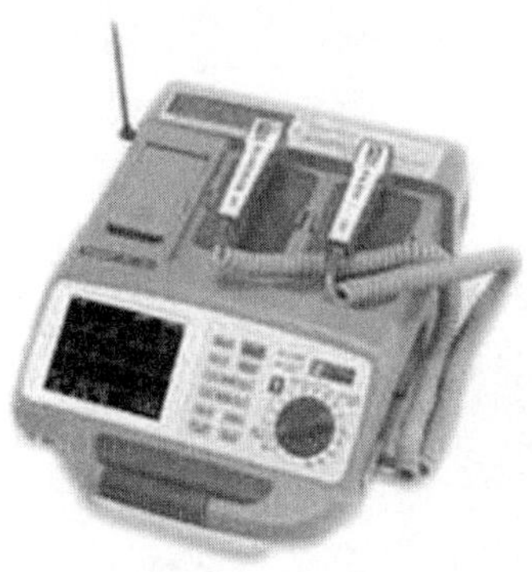

图 2-2-17　除颤仪

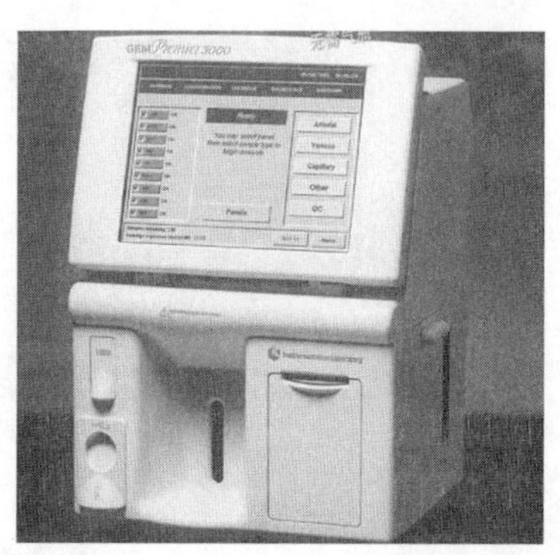

图 2-2-18　血气分析仪

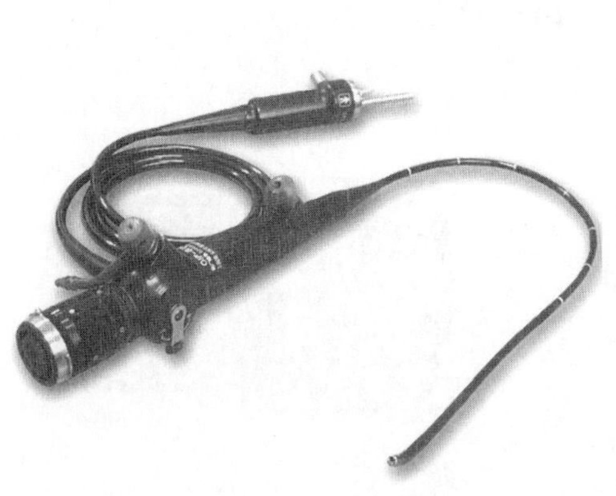

图 2-2-19　纤维支气管镜

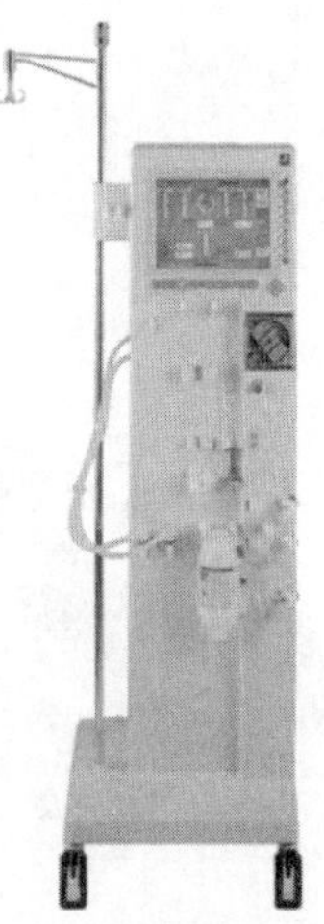

图 2-2-20　血液净化仪

医院或 ICU 必须有足够的设备，随时为 ICU 提供床旁 B 超、X 线、生化和细菌学等检查。

2. SICU 的选配设备　除上述必配设备外，有条件者视需要可选配以下设备：①简易生化仪和乳酸分析仪；②闭路电视探视系统，每床一个成像探头；③脑电双频指数监护仪(BIS)；④输液加温设备；⑤胃黏膜二氧化碳张力与 pHi 测定仪；⑥呼气末二氧化碳、代谢等监测设备；⑦体外膜肺(ECMO)；⑧床边脑电图和颅内压监测设备；⑨主动脉内球囊反搏(IABP)和左心辅助循环装置；⑩防止下肢深静脉血栓(DVT)发生的反搏处理仪器以及胸部震荡排痰装置。

二、SICU 人力配备

1. 医师配置　SICU 的医师编制人数与床位数之比为 0.8～1∶1以上。SICU 医师组成应包括高级、中级和初级医师，每个管理单元必须至少配备 1 名具有高级职称的医师全面负责医疗工作，并要求有正规训练的 SICU 专科医师 24h 值班，日常工作中可有部分轮转、进修医师。

2. 护士配置　SICU 的护士应相对固定，应设专职护士长 1～2 名，护士人数根据对护理量的计算而定，计算方法是以每个患者每周所需护理工作时间，病房每周所需总护理小时数除一个护士每周可能提供的工作时间数(按 40h 计算)，得出所需护士人数(表 2-2-1)。护士与床位的比例一般应为 3∶1～4∶1，当危重患者较多时，还要适当增加护士人数。其目的是使每个班次内，平均每个患者有 1 名护理人员，以保证高质量的护理工作，因为在同等素质的情况下，工作人员的数量与护理质量是相关的。在 SICU 内，1∶1和2∶1护士比例的护理效果并不简单地等于减少 50%，可能会减少得更多。因为由超负荷的工作所承受的精神紧张、噪声干扰和过度疲劳会对工作人员的精神、心理和生理等方面造成严重的危害，结果使工作效率不是呈倍数，而可能是呈指数地下降。护士长以下应设立 3 名助理护士长，以使每个班次都有专人负责管理。此外，鉴于 SICU 内患者的生活护理相当繁重，每个班次至少应配备 1 名卫生员。

3. 其他人员　SICU 可以根据需要配备适当数量的医疗辅助人员，有条件的医院可配备相关的技术与维修人员。

三、SICU 管理

(一)排班制度

SICU 患者收治的不确定性和抢救发生的随机性决定了 SICU 护理人员的排班必须灵活机动，以确保各班护理人员与工作量相匹配，确保各项护理工作的落实和护理质量的稳定。SICU 护士排班除按普通病房一样安排各班次人员，还应注意以下几点。

表 2-2-1　病情危重程度与护理工作量

病情危重程度	病人情况	护理工作量(h/d)
病危	护士不能离开床边，患者常有一个或多个脏器功能衰竭，随时可有生命危险	≥16
病重	严重创伤、大手术后，或有脏器功能障碍等，若不能有效控制病情则可发展成病危	8～16
一般	病情基本稳定，无明显危险因素	4～8
自理	患者生活能自理，无生命危险	≤4

1. 合理排班,注意人员搭配 由于SICU患者病情危重复杂、抢救多,因此在排班时必须保证新老护士的搭配,每个班至少安排1名经验丰富、理论基础扎实的老护士作为主班护士,负责督促、检查本班各项工作的完成情况,并带领新护士应对处理各种病情变化与突发事件。

2. 根据患者收治情况灵活排班 在SICU排班过程中,应从实际出发,以患者的护理需要为中心,加强人性化管理,灵活按需要排班。如SICU夜间和中午为薄弱环节,可适当安排有独立工作能力的护士上加强班。另外,安排护士负责晨晚间基础护理。

3. 适应SICU特点,安排好二线班 由于SICU要随时收治和抢救各专科危重患者,为了确保SICU各项监护治疗的有序进行,避免突发抢救时人员不足,SICU除正常班次外,应安排好二线班。并要求二线人员就近值班,一旦需要加班能立即到岗补充当班护士力量。

4. 成立抢救小组,应对突发性事件 由于SICU不仅收治手术后患者,还要面对全院外科危重患者的救治和突发事件的应对,因此,成立抢救小组是应对突发事件、保证SICU医护秩序稳定的策略。

(二)仪器管理制度

国外的监护病房配备专门负责仪器维修和保养的工程师,目前我国SICU正处于一个新兴和发展阶段,与国外相比仍有一定差距,尤其是仪器管理方面,大多停留在护士兼管的水平上,因此,正确使用和维护仪器的正常性能是SICU护理工作中举足轻重的一项工作内容。为了加强仪器的管理,首先在SICU内选择一个有高度责任心的护士兼职负责仪器的领用、登记和保养工作。要求专管护士有较全面的知识,能全面掌握SICU各种仪器的性能、使用方法及一些常见故障的判断、简单的维修。具体仪器管理制度如下。

1. 设立贵重仪器登记册 记录仪器的名称、购进日期、产地、价格、附件、保修时间及维修记录。

2. 设立仪器使用登记簿 准确记录仪器的使用时数,作为机器使用率的评估依据。对于有使用时数限制的部件如呼吸机的细菌过滤器等,应按时处理或更换。另外,记录仪器在使用过程中出现的故障及维修更换情况。

3. 建立SICU仪器外借登记本 SICU的监护与治疗仪器一般不外借,在特殊情况下外借需经上级批准并在借物本上注明借用科室、经手人和外借仪器及各配件的名称、拟归还时间,归还时需由护士长或专管护士对仪器及各配件进行验收,防止仪器或配件丢失,并注明归还日期和经手人。

4. 做好仪器定期监测 每月对常用的仪器进行全面检测1次,由专管护士和医师共同进行,并记录检查结果。以人工呼吸机为例,需定期检测的项目有:空气压缩机的工作压力情况;呼吸机的实测浓度;呼吸机内源性PEEP;可调潮气量与实测潮气量的误差;警报系统;所有参数调节旋钮的灵敏度及正确性等。当需要使用该仪器时,先查看各项检测数据是否符合要求,对提示有误差的仪器,使用时进行相应的调节以纠正误差。另外,如在仪器使用的过程中发现故障,应及时通知专管护士送设备科维修,维修后及时领回,以确保SICU抢救工作的正常运行。

(三)护理人力配备的管理

1. SICU护士的素质要求 由于SICU护理工作的特殊性,因此对SICU护士提出了更高的要求。其素质标准可概括为:①有为护理事业奋斗的献身精神及开拓精神;②有一定的人体健康与疾病的基础知识以及病理生理学知识;③有较广泛的多专科护理知识和实践经验;④善于创新及运用逻辑思维发现问题及总结经验;⑤实际工作及接受新事物能力较强,操作敏捷,善于钻研,工作细致耐心;⑥掌握各种监护仪器的使用、管理、检测参数和图像的分析及临床意义。

2. SICU 护士的人员培训　在专科护士培训方面,国外均有专业的系统化培训计划和考核标准。在欧洲,英国护士从专科学校毕业后需进行 6～12 个月的专业(ICU 课程)培训并取得 ICU 合格证书后方可进入 SICU 工作;在美国,专职培训人员继续教育办公室每年公布 2 次不同培训科目和实践。各种专业的护理学术团体向护士提供专业技能和知识训练,护士需通过严格考试获得有关证书,如重症监护注册护士(CCRN)、美国护士注册中心(ANCC)等。在中国香港地区,不同级别的护士均有相应的发展、进修和培训计划,如对临床实习生进行临床辅导及带教;对新入职的护士有启导计划;对在职的员工每年进行在职训练及护理继续教育,每年 15 分;此外还有 ICU 基础课程,专业进修课程,ICU 文凭课程以及国外深造课程。

20 世纪 80 年代初期,我国各省市举办了不同专业的培训班,使 SICU 护士得到了不同程度的继续教育。但是目前,国内尚无统一的 ICU 护士培训中心,现有的 SICU 护士无专业证书,与国际危重病护理学的发展要求有所差距。从 2002 年开始,由中华护理学会、香港危重病学会、中国协和医科大学共同举办的"危重症护理学文凭课程班"使一部分护士取得 ICU 护士资格证书并走上工作岗位。为 ICU 专科护士资格认定奠定了基础。而全国其他省市也相继开展了危重症护理学课程及讲座,如自 2004 年开始由上海市护理学会举办的 ICU 适任培训班已为上海市培训了 ICU 专业护士,使 ICU 护理专业程度得到了明显提高。

由于 SICU 收治的患者病种复杂且病情危重,因此,护士在进入 SICU 工作之前,必须经过特殊基础理论和临床护理技能的训练。每个 SICU 都有其长期形成的工作氛围,为了使新护士能融入到 SICU 的工作环境和职责中,可指定专人带教,并采取循序渐进的培训方法。

(1)基础培训:重点是素质教育,包括心理素质教育和职业素质教育,旨在提高心理适应能力和工作责任心。SICU 收治患者病情的特殊性对从事 SICU 工作的护士心理素质和职业素质提出了更高的要求。面对紧张的工作环境,随时出现的抢救患者,变化多端的危重患者,情绪稳定性差的护士可能由于心理准备不足,心理防线易被陡然升高的瞬间压力所冲垮。为此,一般对刚进入 SICU 工作的护士宜安排 1 个月的基本素质培训(也称基础培训),由高年资、责任心强的护师以上人员,采用一帮一、结对子的方法,以自己的言行去影响教育新护士。如在抢救重症患者时不计较时间和个人得失,对患者细心耐心,同志之间团结友爱,互帮互助,虚心好学,对损害患者和集体利益的言行及时给予批评帮助。另外,包括 SICU 工作环境的熟悉,监护设备的用途和应用方法的了解及初步掌握实际操作,监护室基本设施的使用,接收和转送患者的准备工作,熟悉 SICU 工作常规,使他们能在平时工作中提高心理适应能力。同时对他们进行护士职业道德规范的教育,提倡敬业精神、慎独精神,提高工作责任心。要求白班和夜班一个样,护士长在与不在一个样,检查与不检查一个样,因为只有具备稳定的心理素质,才能在处理突发事件和现场抢救患者时处变不惊,才能有助于专业技能的正常发挥,而敬业精神、慎独精神则是工作的原动力。

(2)专业知识培训:专业培训的目的是使 SICU 护士不仅具有单一的专业知识,而且较全面地掌握 SICU 的特殊技能和理论知识。因此,护士进入 SICU 工作经过第一阶段基础培训后,从第 2 个月起宜采用以实践为重点的专业强化培训。每人负责床位 1～4 张,同时进行 SICU 护理课程学习(表 2-2-2),并跟班实践。授课教员由 SICU 理论水平较好、实践经验丰富的护师担任，还可通过每天的晨会提问，每月一次护理查房，每月一次业务讲课、读书交流和死亡病例讨论，有针对性地强化有关监护知识。

表 2-2-2　SICU 授课内容

编号	授课内容	学时
1	SICU 的发展	2
2	SICU 的建设与管理	2
3	SICU 病区的消毒隔离制度	2
4	SICU 监护单的书写要求	1
5	GLAS 评分与 APACHEⅡ评分法	1
6	心肺脑复苏	2
7	多脏器功能衰竭的护理	2
8	气道管理与氧疗	2
9	麻醉后护理	2
10	营养支持	2
11	各种导管的护理	2
12	监护仪的观察和应用	3
13	呼吸机的观察和应用	3
14	除颤仪的应用	1
15	输液泵、微量泵的应用	1
16	降温床、降温帽的应用	1
17	血气、生化、血糖仪的应用	1

对于输液泵、呼吸机等的使用经常利用交接班时间进行现场操作示范与交流。互教互学，既可以巩固掌握知识，又不影响正常工作。一般经过 3 个月的培训后，由护士长组织对 SICU 常用设备操作(如监护仪、呼吸机、CPCR 等)及相关理论进行考核，合格者转入综合培训。

(3)综合能力培训：综合能力培训的目的是通过基础培训及专业知识培训，能初步掌握 ICU 常用的监测与急救技术，提高对危重患者病情变化的观察和判断能力，由原来单纯执行医嘱的辅助角色，转变为抢救工作的组织者和救治者。在此阶段要求护士达到对患者的病情变化有预见性，对患者的预后要有科学的估计，做超前的准备工作。要有全面、精湛、熟练的多学科知识，要用整体护理观念指导护理实践。在护理程序的 5 个环节中，估计和评价这 2 个环节是护士在观察患者，收集有关患者生理心理、主客观等各方面资料信息的基础上做出的。

同时，由于 SICU 抢救工作是集体的劳动和智慧，只有全体人员齐心协力、能力互补，才可以使 SICU 成为有高尚医德、浓厚集体意识、高尚群体目标加精湛技术的医护战斗集体。因此，在此阶段，还要求护士注重与协作者的人际关系的培养。

(4)SICU 专科护士：SICU 的收治对象以外科手术后危重症患者为主，同其他临床外科科室相比具有多病种、跨专业、病情复杂多变等特点，因而也造成了 SICU 护理抢救任务重、对护士技术要求高等特点，为了提高 SICU 的抢救质量、满足患者不断提高的服务要求、适应现代急救技术的发展需求，必须建立一支高素质的护士队伍。而加强 SICU 专科技术培训，培养 SICU 专科护士是建立高素质护理队伍的必要前提。

SICU 专科护士必须具备从事 SICU 护理工作 5 年以上的经历；通过护理部每年组织的专科知识考核；熟练掌握 SICU 的各项操作技能，如心肺复苏、气管插管、呼吸机的应用、心电监护等，并能应用 SICU 的新技术、新项目，对 SICU 患者的抢救、治疗及护理具有丰富的知识和经验；能胜任 SICU 实习学员的带教等。在实际的临床护理过程中，SICU 专科护士必须能系统全面地了解和掌握患者的病情变化和可能出现的并发症，以预测患者的预后转归，变以往被动机械地执行医嘱为除执行医嘱外，主动地观察病情、分析患者存在的主要问题，并对一些可能出现的情况加强防范，提高患者的治愈率和抢救成功率。

(四)SICU 感染控制的管理

在 SICU，院内感染的发生率很高，其原因有：①集中了许多病情重、感染多的患者；②患者的免疫功能较低；③有创治疗较多；④抗生素被广泛滥用，致病菌产生抗药性；

⑤无菌操作制度不严；⑥环境及医疗仪器受污染；⑦交叉感染。

因此，积极预防和控制感染是 SICU 的重要工作内容，必须常抓不懈。在管理上，SICU 应该有一套严密的消毒隔离制度，重视各环节各部位感染控制，包括：①室内环境清洁整齐，宽敞明亮，装有过滤通风及调温设备，能保持一定的温度和湿度；②病房建设合理，每张病床留有足够的空间，床位间设有活动的隔帘，需要时可以减少交叉感染的机会，应设有隔离病房；③定期进行室内空气和仪器用具消毒，并能定期对空气和用具进行细菌培养并考核消毒效果，发现问题及时处理；④做好仪器、医疗用物、床上用品的终末消毒，一切医疗废弃用品均应经消毒后处理；⑤工作人员应严格执行消毒隔离制度，如洗手制度、无菌操作技术、穿戴隔离衣、鞋、帽等；⑥尽量减少人员流动，适当限制家属探视；⑦规范洗手（图 2-2-21）。大量流行病学调查表明，医院感染多为直接或间接经手传播，该途径较空气传播更具危害性。因此，在控制 ICU 感染的众多措施中，手部的清洁和消毒是最重要和最简便的措施之一，洗手是切断通过医务人员操作而导致感染的关键。为了使广大医护人员能够掌握正确的洗手方法并自觉进行手部消毒，医院在加强手部消毒方法宣传及培训的同时，还应将洗手图示张贴在洗手池上方，治疗车、护理车、床旁均应配备快速手消毒液，正确洗手，防止交叉感染。

（五）探视制度

SICU 工作与普通病房的一个最大区别在于探视制度，为了保持病室安静，让患者得到充分休息，保持环境清洁，防止交叉感染，也有利于医护人员从事医疗护理工作，免受打扰，SICU 往往对家属的探视有所约束及规定。目前就监护病房患者家属的探视形式来说有以下几种。

1. 完全开放式探视　完全开放式探视又可分为 2 种，一种为以患者家属的意愿为第一需要，家属认为合适的时间即可来看望

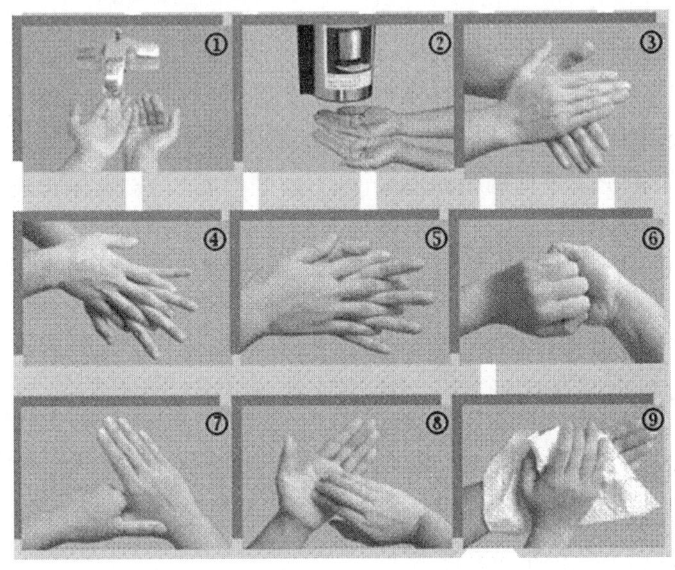

图 2-2-21　规范洗手步骤

①流动水淋湿双手及前臂；②使用洗手液；③掌心对掌心揉搓；④右（左）掌心揉搓左（右）手臂；⑤指缝间揉搓；⑥指背在掌心间揉搓；⑦各手指做轮状揉搓；⑧右（左）手指尖对左（右）掌心来回揉搓；⑨冲水后，用纸巾把手擦干

患者，并在他们认为需要离开的时候离开病房。由于家属可以亲眼看到患者，所以他们的情绪相对比较平稳，缓解了其紧张和焦虑程度，但相对增加了病区管理的难度，流动人员的增多，一方面会增加病室环境的混乱，另一方面探视者的任何一个小失误都可能引起严重后果；另一种是以患者的需要为主导的完全开放式探视，这种探视制度是指只要患者表示希望某人来探望，则随时可以请责任护士帮助联系，要求探视。该制度以患者的意愿为第一需要，充分发挥了患者的主观能动性，实际上由于患者在监护室内身体比较虚弱，他们也不希望有过多的探视者。所以，患者要求来探视的也多半是其直系亲属或者患者非常想念的人。因此，这种探视制度不会给病区管理带来较大困难，而且探视者也会承担起向其他家属传递信息的工作，减少了护士的工作量，但是这种探视制度必须建立在患者清醒的基础上。

2. 半开放式探视　即由医护人员根据患者的病情来判断是否允许家属探视。这种制度没有绝对的限制性政策，护士作为探视的判断者决定探视可否。通常患者在清醒时提出的探视需要会获得准许，但是当患者无法提出该需要时，则由护士根据病情判断是否允许探视。

3. 限制性探视　是指对探视人数、探视开始时间、探视持续时间等因素均加以限定的探视制度。这种探视是建立在医院统一的探视政策基础上再结合各 ICU 的特点而确定的详细制度。过多的探视者、过长的探视时间会影响病区环境，不利于患者休息。因此，限制式探视既有利于病区管理，使探视的时间相对集中，又满足了患者和其家属的需要。

4. 严格的杜绝探视　是指无特殊情况均应杜绝家属进入 ICU 探视患者的制度。这是目前我国大多数医院的中心 ICU 及专科 ICU 的探视制度，其目的是保持 ICU 病房环境清洁安静，利于患者休息，减少患者院内感染的发生。但是这种制度可能会增加患者及家属的焦虑（特别是长时间入住 ICU 的患者）。因此，应采取适当的辅助措施以减少其负面影响。

目前，许多研究证明开展 ICU 探视的重要性以及对患者及其家属的益处，因此国外已有越来越多的 ICU 允许家属探视。在我国，目前仍然有相当一部分医院的 ICU 病房仍然杜绝家属探视。其目的在于保持病房安静，让患者得到充分休息，保持环境清洁，防止交叉感染，也有利于医护人员从事医疗护理工作，免受打扰。然而患者较长时间与亲人分离，会感到孤独、无助，再加上手术的创伤，可能加重患者的挫折感和焦虑。在美国，患者家属已不再是单纯的探视者，而成为医护人员的合作伙伴，如何发挥家属的作用，其关键是促使家属和护士互为一体，互相促进，互相补充。因此，适当地允许家属探视，既可以降低患者及家属的焦虑程度，又可减轻护士的工作量。

（韩文军　胡　敏　赵　越）

参考文献

[1] 叶文琴，朱建英. 现代医院护理管理学. 上海：复旦大学出版社，2004.

[2] 朱建英，叶文琴. 整体护理三级查房模式的探讨. 护理管理，2004，10(1)：63.

[3] 朱建英，叶文琴. 现代创伤骨科护理学. 北京：人民军医出版社，2006.

[4] 陈俐，张恩华. 初级护理人员综合培训和管理的探讨. 解放军医院管理杂志，2001，8(6)：454-455.

[5] 孙秀萍，陈洪祥. 加强人员培训推进整体护理进程. 吉林医学，2005，1(26)：38-39.

[6] 王玉莲. 弹性工作制在外科监护室护理管理中的应用. 中华护理杂志，2001，5(36)：397.

[7] 阮洪，江燕. 医院护理人员培训发展体系的建立. 上海护理，2004，9(4)：47-48.

[8] 中华医学会重症医学分会. 中国重症加强治

疗病房建设与管理指南(2006).中华外科杂志,2006,44(17):1156-1157.

[9] 王宇,马朋林.ICU 的形成与发展.医学与哲学,2006,27(2):7-9.

[10] 李丽,叶志霞.ICU 仪器使用安全的目标管理.解放军护理杂志,2006,23(5):94-95.

[11] 李新华.重症监护病房医院感染预防控制与管理.中国医院,2006,10(9):54-55.

[12] 刘冰,李武平,张永生.ICU 感染的监测与控制.中国卫生质量管理,2004,11(4):30-31.

[13] 朱晓玲,郑业伟,王颖.ICU 护理人员培训现状分析及对策.中国实用护理杂志,2006,22(1):55-56.

[14] 赵继军,席惠君,苑锦清.重症监护病房家属探视的可行性与必要性.解放军护理杂志,2001,18(6):21-22.

第3章

外科患者的心理特点及护理

疾病是严重的心理冲击源。在住院期间,患者会产生各种各样的心理反应和心理问题,而外科患者的心理状态有着较为特殊的心理需要及心理反应。外科中常见的外伤、感染及经内科治疗无效需手术治疗等,对患者来说都是比较强烈的应激源,会产生一定的心理反应,并直接影响到患者疾病的发生、发展与转归,影响到手术的效果和预后。因此,临床护理人员对此应有足够的认识,应详细准确地分析外科患者的心理变化规律,有的放矢地实施心理干预,以提高治疗效果及患者的生活质量。

一、外科疾病与心理社会因素

(一)外伤与心理社会因素

据调查,外科中常见的外伤发生率与心理社会因素有一定关系。在调查车祸肇事者的心理特点时发现,多数人有轻率、任性、积极、热情,不愿受约束,有强制性、偏执性和攻击性等特点,即所谓"事故倾向个性"。调查还发现,心理社会刺激与车祸的发生关系密切。97例车祸致死的司机中,20%在事故前6h有急性情绪障碍,如与家人争吵等。用社会再适应量表调查证明,骨折的发生与生活事件有关,因此,也有人将骨折看作是与心理社会因素有关的疾病,而不良行为(如酗酒)更容易导致意外事故。

(二)外科感染性疾病与心理社会因素

外科感染性疾病的直接原因是致病菌,但是致病菌往往只有在躯体防御功能低下时才繁殖致病。心理应激能降低机体的免疫功能,这就在外科感染疾病中起到了间接致病作用。许多外科患者来自内科,由于病情发展的需要而求助于手术治疗,诸如溃疡病的胃切除术、冠心病的冠状动脉旁路移植术、高血压及脑血管病的脑部手术等,其原发病就属于心身疾病,因而心理社会因素在其发病中的作用是不言而喻的。

(三)外科手术与心理社会因素

个性特征、情绪状态、应对能力、社会支持、生活事件数量等心理社会因素对外科手术患者的心理应激强度、手术顺利程度及术后康复状况都有影响。

Jenkins等对463例接受心脏冠状动脉旁路移植术或心脏瓣膜手术的患者进行了术前与术后的研究,发现低水平的焦虑、抑郁、敌意,很少的生活事件,高水平的自尊、活力,大量的活动和爱好,较多的社会参与,高水平的社会支持均可以预示患者在术后6个月时的彻底康复。

通过对50例心脏移植手术患者及其配偶的追踪研究发现,配偶的同情、关心和支持,经常的情感表达,对付应激的能力,情绪的稳定性,高的挫折耐受力,低的攻击性可以成为预示手术成功的指标。

对上颌面手术患者的实验研究发现，接受围手术期指导的患者与对照组相比术中失血量减少 30%，术中血压较低，术后康复较快。对腹部手术患者的实验研究表明，由于在手术前指导患者手术过程进行想象，实验组患者与对照组相比，增进了应对手术应激的感觉，手术后疼痛体验较少，要求用的镇痛药较少，且自我感觉能更好地应对疼痛。

Ray 和 Fitzgibbon 在手术住院的男女患者中调查了由不同角色提供的不同形式的社会支持对降低应激的效应显示。当外科医师向患者提供信息、保证与方向时，患者体验不到焦虑；护士、配偶及病友在提供方向、消遣与自我增强时，患者的焦虑分也可降低。可见社会支持有利于减轻术前焦虑、改善手术应激效应，另外，社会支持可以通过广泛的角色形象从许多途径来提供。

二、外科患者的临床心理变化特点

因疾病住院，患者改变了其正常的生活状态和生活方式。生活节奏、周围环境的变化对患者的内心世界是一种强烈的冲击，患者要改变原来的精神状态和生理状态来适应这种变化。再加上疾病给患者带来的痛苦体验，不仅会使患者的注意力集中到病体上，还会影响到他的心理状态，改变他的社会适应能力、自我评价以至人格特征。通过临床观察发现，外科患者常出现以下心理特征。

(一)负性情绪反应

临床常见的负性情绪状态包括焦虑、抑郁、孤独等。多见于有皮肤完整性受损和需要手术治疗的外科患者，患者会对自己的病情和即将做的治疗感到束手无策、焦虑与抑郁。焦虑患者常见的表现有四肢及全身震颤、出汗、语速急促、声音发颤、烦躁不安、食欲下降和失眠等。住院患者，面对陌生的医院环境，焦虑程度容易加重。过度的抑郁焦虑可使患者内分泌失调，容易造成肌肉过度紧张、大汗淋漓、心慌气闷、血压升高、脉搏和呼吸加快、心律失常、诱发心力衰竭和心绞痛、咽部异物感、功能性消化不良、肠易激综合征、紧张性多尿、夜尿、排尿困难等多系统躯体的功能性障碍，并使原有疾病的症状变得更为复杂、难治，增加患者生理和心理上的痛苦。部分患者还会因丧失劳动力，或因疾病导致的形象变化，而变得悲观失望、独行言寡、厌恶社交，将自己孤立起来，甚至对生活失去信心，产生自杀念头。

沈晓红等研究显示，患者的术前焦虑与术后的心身康复呈线性相关，提示术前焦虑对术后心身康复有不利影响，减轻患者的术前焦虑可以促进患者术后的心身康复。Kaplan 等研究报道，53%透析患者会有抑郁、焦虑反应；而器官移植和美容整形外科的患者术后初期，也都表现为严重的忧郁和悲伤。

(二)恐惧情绪

由于医院是各种疾病集中的医疗场所，患者会看到自己未曾预料的人和事，从而加重对疾病的担心，因此大部分患者在住院后都会产生恐惧感。害怕新的环境和人际关系，如害怕面对医师护士及周围的环境和病友等；害怕各种医疗设备；害怕治疗与检查；害怕疼痛，特别是对一些侵入性的治疗措施，如导尿、各种插管等存有顾虑；害怕会失去身体的某一部分；害怕被医师或护士忽视等。对于需要手术治疗的患者，恐惧心理尤为明显，如患者在手术前 1 天晚上会表现为难以入睡，心跳加快，心情不能平静，必须依靠药物才能睡眠。一旦进入手术室，患者就会出现面色苍白、四肢冰冷等恐惧症状。对医疗费用的担心、害怕会给家人增加负担，也是患者产生恐惧的原因。恐惧是外科患者常见的心理反应，为了使患者能更好地配合治疗，解除其恐惧情绪不失为重中之重。如急性外伤早期，患者常处于“情绪休克”状态，常表现为出人意料的镇静和冷漠，后期一旦得知无生命危险，反而可能表现出极度的恐惧、激动或悲伤等心理反应。

(三)依赖性和退行性行为反应

依赖、退行性行为是住院患者最常出现的行为反应。患者在患病时自然会受到亲人和周围人们的照顾,成为人们关心、帮助的对象。此时,部分患者就会变得对事无主见,自信心不足,从而变得软弱无力,事事都依赖别人。患者的行为会变得幼稚,如有些成年患者在静脉输液、换药时会大声喊叫或因疼痛而哭泣。

(四)主观感觉异常,疑心加重

患者来到陌生的环境,心理处于高度的紧张状态,对周围的声、光、温度、湿度、疼痛等容易出现感觉过敏,如怕光、怕嘈杂、怕听到其他患者的喊叫声等,只要周围环境发生一点点变化都会引起患者的感觉不适。过分注意躯体的变化,对疼痛的敏感性增强,只要发现自身有一点变化就会感到紧张不安,并不断向医师和护士询问。有些患者还会根据医师和护士的细微表现来猜测自己的病情。

(五)情绪不稳定

外科患者以外伤、急诊为多,患者从健康人到患者这一角色的转换比较快,其心理处于一种高度紧张和焦虑状态,虽然自己成为患者已成事实,但在心理上还没能完全接受患者角色这个现实。心理与现实、角色与角色之间的冲突,导致患者情绪不稳定,遇事易激动,容易与医师、护士发生口角冲突。这通常是人在与疾病和环境变化的抗争中不能自拔而激起的情绪发泄。

三、建立心理干预模式

在日常生活中,当每个人面对健康丧失的时候,都可能出现不同程度的心理失调,尤其是住院患者。大量实践证明,大多数患者的心理失调都属于暂时现象,通过个体自身的调节可逐渐恢复正常;但有部分患者可能出现强烈或持久的心理失调,从而延缓患者的疾病转向康复之进程,甚至造成较为严重的健康危害。基于国外临床心理干预研究现状,结合我国临床护理特点,推荐下述一套简单的心理干预程序,供临床广大护士借鉴和运用,帮助患者解决心理问题。

(一)甄别性评估,确定主要干预对象

患者入院之初,运用"非精神科住院患者心理评定量表"(表 3-0-1)对其进行心理状况的初步筛查,了解患者因疾病所致的心理反应程度,区分心理问题的轻重缓急,及时甄别显存或潜在心理危机的干预对象。

表 3-0-1　非精神科住院患者心理评定量表

尊敬的患者:

您好,为了提高我们的护理质量,给您提供全身心的优质护理,请您仔细阅读以下 38 条文字,把意思弄明白,然后根据您最近一段时间的实际感觉,用圆圈标出最符合您的一种情况。每题必须选一个答案。您的所有资料将保密,请您放心填写。谢谢合作!

1.我觉得比平常容易紧张和着急

①没有或很少有　②有时有　③相当多时间有　④绝大部分时间有

2.我感到我正在受惩罚

①没有或很少有　②有时有　③相当多时间有　④绝大部分时间有

3.我想大叫或摔东西

①没有或很少有　②有时有　③相当多时间有　④绝大部分时间有

4.我经常与人争论

①没有或很少有　②有时有　③相当多时间有　④绝大部分时间有

5.我经常责怪自己

①没有或很少有　②有时有　③相当多时间有　④绝大部分时间有

续表

6.一想到疾病的后果，我就感到害怕
①没有或很少有　②有时有　③相当多时间有　④绝大部分时间有
7.我担心会发生不好的事
①没有或很少有　②有时有　③相当多时间有　④绝大部分时间有
8.我对将来感到悲观
①没有或很少有　②有时有　③相当多时间有　④绝大部分时间有
9.我感到一阵阵的恐惧
①没有或很少有　②有时有　③相当多时间有　④绝大部分时间有
10.想结束自己的生命
①没有或很少有　②有时有　③相当多时间有　④绝大部分时间有
11.我想找人发泄怒火
①没有或很少有　②有时有　③相当多时间有　④绝大部分时间有
12.我感到发抖
①没有或很少有　②有时有　③相当多时间有　④绝大部分时间有
13.我感到害怕
①没有或很少有　②有时有　③相当多时间有　④绝大部分时间有
14.我感到孤独
①没有或很少有　②有时有　③相当多时间有　④绝大部分时间有
15.我有想摔坏或破坏东西的冲动
①没有或很少有　②有时有　③相当多时间有　④绝大部分时间有
16.我感到他(她)人对我不公平
①没有或很少有　②有时有　③相当多时间有　④绝大部分时间有
17.我感到人们围着我但并不关心我
①没有或很少有　②有时有　③相当多时间有　④绝大部分时间有
18.我感到烦乱
①没有或很少有　②有时有　③相当多时间有　④绝大部分时间有
19.我希望身边有人陪伴
①没有或很少有　②有时有　③相当多时间有　④绝大部分时间有
20.我觉得闷闷不乐，情绪低沉
①没有或很少有　②有时有　③相当多时间有　④绝大部分时间有
21.我认为如果我死了别人会生活得好些
①没有或很少有　②有时有　③相当多时间有　④绝大部分时间有
22.我不能控制地大发脾气
①没有或很少有　②有时有　③相当多时间有　④绝大部分时间有
23.我对治疗感到害怕(放疗、手术等)
①没有或很少有　②有时有　③相当多时间有　④绝大部分时间有
24.我对他人现在毫无兴趣
①没有或很少有　②有时有　③相当多时间有　④绝大部分时间有
25.我的思想处于混乱状态
①没有或很少有　②有时有　③相当多时间有　④绝大部分时间有
26.当我考虑我目前的病情时，我就陷入紧张状态
①没有或很少有　②有时有　③相当多时间有　④绝大部分时间有

续表

27.我感到缺乏交谈 ①没有或很少有　②有时有　③相当多时间有　④绝大部分时间有
28.我感到我是一个彻底失败的人 ①没有或很少有　②有时有　③相当多时间有　④绝大部分时间有
29.我感到命运对我不公平 ①没有或很少有　②有时有　③相当多时间有　④绝大部分时间有
30.我对周围的仪器设施感到害怕 ①没有或很少有　②有时有　③相当多时间有　④绝大部分时间有
31.我有想打人或伤害他人的冲动 ①没有或很少有　②有时有　③相当多时间有　④绝大部分时间有
32.我对身体的不适(如疼痛、麻木、恶心等)感到恐惧 ①没有或很少有　②有时有　③相当多时间有　④绝大部分时间有
33.我感到寂寞 ①没有或很少有　②有时有　③相当多时间有　④绝大部分时间有
34.对事物不感兴趣 ①没有或很少有　②有时有　③相当多时间有　④绝大部分时间有
35.我感到坐立不安、心神不定 ①没有或很少有　②有时有　③相当多时间有　④绝大部分时间有
36.我常常想起过去快乐的日子 ①没有或很少有　②有时有　③相当多时间有　④绝大部分时间有
37.我害怕一个人待在病房 ①没有或很少有　②有时有　③相当多时间有　④绝大部分时间有
38.我想找人倾诉 ①没有或很少有　②有时有　③相当多时间有　④绝大部分时间有

(二)双管齐下进行心理干预

1. 确定患者心理问题的原因　实施心理干预之前,首先应确定导致患者心理问题的主要原因是什么,患者最担心的问题是什么等。经研究,对于住院患者有一定共性规律,患者的疾病认知度是护士重点关注的对象,包括患者对病因、治疗、预后、躯体症状、功能等诸多环节的认知。患者对任何一个环节的疾病认知的偏差,都可能成为其负性情绪的导火线,也是护士对患者实施心理干预的切入点。对于由社会支持、外界环境等引发的不良心境,应另行寻找有效应对措施。

2. 提高患者的应对效能　在确定患者的整个心理状况,明确其主要心理问题后,应针对患者的心理状态及其原因实施干预,并密切关注患者自身的应对方式(表 3-0-2)。患者自身的应对方式在整个心理应激过程中具有重要的介导作用,关系到患者对护士所实施心理干预的认同、合作程度及效用。了解患者自身的应对方式,尽可能让每个患者主动地以最适宜的应对方式去面对问题并参与其心理干预全过程,以达成护患双方的通力合作与努力,从而提高患者应对疾病的心理调适能力是值得临床推广的干预手段。

表 3-0-2　简易应对方式问卷

说明：以下列出的是当你在生活中经受到挫折打击，或遇到困难时可能采取的态度和做法。请你仔细阅读每一项，然后在右边选择答案，“不采取”为 0，“偶尔采取”为 1，“有时采取”为 2，“经常采取”为 3，请在最适合你本人情况的数字上打“√”。

遇到挫折打击时可能采取的态度和方法	不采取	偶尔采取	有时采取	经常采取
1.通过工作学习或一些其他活动解脱	0	1	2	3
2.与人交谈，倾诉内心烦恼	0	1	2	3
3.尽量看到事物好的一面	0	1	2	3
4.改变自己的想法，重新发现生活中什么重要	0	1	2	3
5.不把问题看得太严重	0	1	2	3
6.坚持自己的立场，为自己想得到的斗争	0	1	2	3
7.找出几种不同的解决问题的方法	0	1	2	3
8.向亲戚朋友或同学寻求建议	0	1	2	3
9.改变原来的一些做法或自己的一些问题	0	1	2	3
10.借鉴他人处理类似困难情境的办法	0	1	2	3
11.寻求业余爱好，积极参加文体活动	0	1	2	3
12.尽量克制自己的失望、悔恨、悲伤和愤怒	0	1	2	3
13.试图休息或休假，暂时把问题(烦恼)抛开	0	1	2	3
14.通过吸烟、喝酒、服药和吃东西来解除烦恼	0	1	2	3
15.认为时间会改变现状，唯一要做的便是等待	0	1	2	3
16.试图忘记整个事情	0	1	2	3
17.依靠别人解决问题	0	1	2	3
18.接受现实，因为没有其他办法	0	1	2	3
19.幻想可能会发生某种奇迹改变现状	0	1	2	3
20.自己安慰自己	0	1	2	3

四、临床心理干预对策

(一)建立良好的护患关系

良好的护患关系是心理干预取得成效的关键。从患者入院开始，护士应热情地接待患者并进行自我介绍，让患者明白他在与谁对话、互动，告知患者他可以获得的解答与帮助。随时指导患者熟悉周边环境、人员和制度等，使其尽快适应住院生活、消除陌生感和恐惧感。护士应尽量记住患者的姓名、使其感到自己已被充分地接纳与尊重。护士还应通过美好的语言、端庄的举止、亲切的问候等给患者心理支持，让患者感到真诚与温暖，增加安全感和信任感，使其能与护士倾心交谈，畅述心里话，以减轻不良的心理反应。入院后，护士应把关注患者的日常生活问题作为探讨其心理问题的切入点，如有无睡眠障碍等。另外，还可从患者亲属处了解患者在病前病后的变化，通过全方位的评估来判断患者的心理活动状态。也可以通过问卷方法(表 3-0-3)了解患者的个性便于有效沟通。

表 3-0-3　艾森克个性问卷

本测验由许多与你有关的问题组成。当你阅读每一题目时，请考虑是否符合你自己的实际情况和看法。如果情况符合，请选择“是”。请尽快填写你看完题目后的第一印象，不要在每一道题目上用太多时间思索。答案无所谓对与不对。

1. 你是否有许多不同的业余爱好？A 是 B 否
2. 你是否在做任何事情以前都要停下来仔细思考？A 是 B 否
3. 你的心境是否常有起伏？A 是 B 否
4. 你曾有过明知是别人的功劳而你去接受奖励的事吗？A 是 B 否
5. 你是否健谈？A 是 B 否
6. 欠债会使你不安吗？A 是 B 否
7. 你曾无缘无故觉得“真是难受”吗？A 是 B 否
8. 你曾贪图过分外之物吗？A 是 B 否
9. 你是否在晚上小心翼翼地关好门窗？A 是 B 否
10. 你是否比较活跃？A 是 B 否
11. 你在见到一小孩或一动物受折磨时是否会感到非常难过？A 是 B 否
12. 你常常为自己不该做而做了的事，不该说而说了的话而紧张吗？A 是 B 否
13. 你喜欢跳降落伞吗？A 是 B 否
14. 通常你能在热闹联欢会中尽情地玩吗？A 是 B 否
15. 你容易激动吗？A 是 B 否
16. 你曾经将自己的过错推给别人吗？A 是 B 否
17. 你喜欢会见陌生人吗？A 是 B 否
18. 你是否相信保险制度是一种好办法？A 是 B 否
19. 你是一个容易伤感情的人吗？A 是 B 否
20. 你所有的习惯都是好的吗？A 是 B 否
21. 在社交场合你是否总不愿露头角？A 是 B 否
22. 你会服用奇异或危险作用的药物吗？A 是 B 否
23. 你常有“厌倦”之感吗？A 是 B 否
24. 你曾拿过别人的东西吗(哪怕一针一线)？A 是 B 否
25. 你是否常爱外出？A 是 B 否
26. 你是否从伤害你所宠爱的人而感到乐趣？A 是 B 否
27. 你常为有罪恶之感所苦恼吗？A 是 B 否
28. 你在谈论中是否有时不懂装懂？A 是 B 否
29. 你是否宁愿去看书而不愿去多见人？A 是 B 否
30. 你有要伤害你的仇人吗？A 是 B 否
31. 你觉得自己是一个神经过敏的人吗？A 是 B 否
32. 对人有所失礼时你是否经常要表示歉意？A 是 B 否
33. 你有许多朋友吗？A 是 B 否
34. 你是否喜爱讲些有时确能伤害人的笑话？A 是 B 否
35. 你是一个多忧多虑的人吗？A 是 B 否
36. 你在童年是否按照吩咐要做什么便做什么，毫无怨言？A 是 B 否
37. 你认为你是一个乐天派吗？A 是 B 否
38. 你很讲究礼貌和整洁吗？A 是 B 否

续表

39. 你是否总在担心会发生可怕的事情？A 是 B 否
40. 你曾损坏或遗失过别人的东西吗？A 是 B 否
41. 交新朋友时一般是你采取主动吗？A 是 B 否
42. 当别人向你诉苦时，你是否容易理解他们的苦衷？A 是 B 否
43. 你认为自己很紧张，如同“拉紧的弦”一样吗？A 是 B 否
44. 在没有废纸篓时，你是否将废纸扔在地板上？A 是 B 否
45. 当你与别人在一起时，你是否言语很少？A 是 B 否
46. 你是否认为结婚制度是过时了，应该废止？A 是 B 否
47. 你是否有时感到自己可怜？A 是 B 否
48. 你是否有时有点自夸？A 是 B 否
49. 你是否很容易将一个沉寂的集会搞得活跃起来？A 是 B 否
50. 你是否讨厌那种小心翼翼地开车的人？A 是 B 否
51. 你为你的健康担忧吗？A 是 B 否
52. 你曾讲过什么人的坏话吗？A 是 B 否
53. 你是否喜欢对朋友讲笑话和有趣的故事？A 是 B 否
54. 你小时候曾对父母粗暴无礼吗？A 是 B 否
55. 你是否喜欢与人混在一起？A 是 B 否
56. 你若知道自己工作有错误，这会使你感到难过吗？A 是 B 否
57. 你患失眠吗？A 是 B 否
58. 你吃饭前必定洗手吗？A 是 B 否
59. 你常无缘无故感到无精打采和倦怠吗？A 是 B 否
60. 和别人玩游戏时，你有过欺骗行为吗？A 是 B 否
61. 你是否喜欢从事一些动作迅速的工作？A 是 B 否
62. 你的母亲是一位善良的妇人吗？A 是 B 否
63. 你是否常常觉得人生非常无味？A 是 B 否
64. 你曾利用过某人为自己取得好处吗？A 是 B 否
65. 你是否常常参加许多活动，超过你的时间所允许？A 是 B 否
66. 是否有几个人总在躲避你？A 是 B 否
67. 你是否为你的容貌而非常烦恼？A 是 B 否
68. 你是否觉得人们为了未来有保障而办理储蓄和保险所花的时间太多？A 是 B 否
69. 你曾有过不如死了为好的愿望吗？A 是 B 否
70. 如果有把握永远不会被别人发现，你会逃税吗？A 是 B 否
71. 你能使一个集会顺利进行吗？A 是 B 否
72. 你能克制自己不对人无礼吗？A 是 B 否
73. 遇到一次难堪的经历后，你是否在一段很长的时间内还感到难受？A 是 B 否
74. 你患有“神经过敏”吗？A 是 B 否
75. 你曾经故意说些什么来伤害别人的感情吗？A 是 B 否
76. 你与别人的友谊是否容易破裂，虽然不是你的过错？A 是 B 否
77. 你常感到孤单吗？A 是 B 否
78. 当人家寻你的差错，找你工作中的缺点时，你是否容易在精神上受挫伤？A 是 B 否
79. 你赴约会或上班曾迟到过吗？A 是 B 否

续表

80. 你喜欢忙忙碌碌地过日子吗？A 是 B 否
81. 你愿意别人怕你吗？A 是 B 否
82. 你是否觉得有时浑身是劲，而有时又是懒洋洋的吗？A 是 B 否
83. 你有时把今天应做的事拖到明天去做吗？A 是 B 否
84. 别人认为你是生机勃勃吗？A 是 B 否
85. 别人是否对你说了许多谎话？A 是 B 否
86. 你是否容易对某些事物容易冒火？A 是 B 否
87. 当你犯了错误时，你是否常常愿意承认它？A 是 B 否
88. 你会为一动物落入圈套被捉拿而感到很难过吗？A 是 B 否

(二)针对主要原因进行干预

1. 针对错误疾病认知的干预　护士在发现患者对疾病存在错误认知后，应该运用认知治疗的原理，及时纠正患者的认知错误。向患者正确讲解相关疾病知识，及时回答患者有关病情的提问，让患者意识到自身的焦虑或抑郁等不良情绪都是由于他对疾病的错误认知造成的。认知干预可以贯穿在健康宣教之中。另外，护士在进行每一项操作时应该尽量向患者做好解释，让其了解操作的目的和意义。

2. 针对患者社会支持的干预　患者的社会支持包括多个方面，主要指患者的亲人、朋友及医护人员。亲人、朋友的支持能让患者感到亲情的温暖，也能更多地唤起患者的生命价值感和责任感，增加患者战胜疾病的勇气。而医护人员的支持和帮助，能让患者感到生命的安全和治疗的希望，一定程度上可增强患者战胜疾病的信心。对于缺乏社会支持的患者，应该提供更多的关心和帮助，尽量满足其各种需求，通过倾听等方式与其进行有效沟通，帮助其建立新环境中和谐的人际关系，以减轻其住院生活期间的孤独和寂寞感。

3. 针对不良就医环境的干预　应为患者创造一个安静、优美的住院环境。病房和床单位应干净、整洁，物品摆放做到井井有条且便于患者取用。病区走廊可以适当增设健康宣教栏及报刊等读物。保护患者隐私，减少各种恶性刺激，进行有创操作时应注意患者的防护，尽量用屏风遮挡；对于危重患者，应该安排相对独立的空间；遇到抢救或者死亡患者处理时，更应该让其他患者远离。

4. 针对患者应对方式的干预　研究发现，综合医院住院患者的消极应对方式与焦虑、抑郁呈显著正相关，积极应对方式仅与焦虑呈负相关。因此护士可以借用怀旧疗法的理论和观点，从了解患者过去的应对方式入手，包括主动行为应对、主动认知应对、回避性应对 3 种方式。大多数首次住院的患者，因住院治疗等经验和技巧相对缺乏，护士可以和患者一起进行讨论和回顾在过去的时间里，患者的家人是否有过类似的经验，或者可以扩展到患者朋友的范围，向患者亲密的人询问既往遇到此类情况时患者当时是如何处理的，是如何帮助他人顺利渡过难关的。通过这种类似角色扮演的方式，让患者从第三者的角度来重新审视所遇到的问题，调动患者应对的资源，激发其应对潜力。

5. 针对患者不良心理状态的干预　对于焦虑的干预，应用认知行为疗法。首先鼓励患者表达自己的主观感受，将内心的不愉快和担心告诉护士或者亲人，护士对患者的体验应接受和认同；其次，教会患者放松的方法，如腹式呼吸，呼吸时要求轻松、舒缓、深长、均匀、平静，通过示范让患者掌握。抑郁是综合医院外科住院患者常见的负性情绪。护士应帮助患者与同室病友建立良好的人际关系，在病房里形成彼此支持鼓励的良好氛围。组织相同疾病、治疗成功的患者进行交谈，以达到示范性效果。在住院过程中，应尽量让患者自理日常起居，增加其自我效能感，让患者参与自身的治疗护理讨论，尊重他的意见。同时，运用分散注意力的方法，与患者及家属一起回顾患者的优点和长处，从多方面入手，帮助患者消除不良的心理状态，树立战胜疾病的信心。

总之，外科患者在临床治疗上仅靠先进的医疗设备和得力的治疗手段是不够的。不良的心理情绪对疾病的治疗康复极为不利，作为护理人员，要学会根据不同患者的心理状态和文化层次，采用不同的护理干预手段实施临床护理，减轻患者的精神压力和身体上的痛苦，使其以最稳定的心理状态接受治疗与护理。

（宫　克　高　音　徐　立）

参考文献

[1] 姜亚琼，刘晋苏，李玉华.对普外模式病房围术期患者焦虑、抑郁状况的调查研究.黑龙江护理杂志，2000，6(11)：1-2.

[2] 宋爱东.全程护理干预对老年手术患者心理状况的影响.中国医药指南，2011，9(13)：199-200.

[3] Nan KJ，Wei YC，Zhou FL，et al.Effects of depression on parameters of cell-mediated immunity in patients with digestive tract cancers. World J Gastroenterol，2004，10(2)：268-272.

[4] 刘春霞，付燕，刘亚丽.肾移植病人心理健康状况的影响因素及护理.护理研究，2006，20(12)：3208-3210.

[5] 程永娟，刘长节，谢丽娇.住院病人的心理卫生与医院护理人员行为关怀分析.第一军医大学分校学报，2010，28(1)：75-77.

[6] 李婵，谭朝霞.医院导诊应注重患者的心理特征.国际医药卫生导报，2012，28(1)：179-182.

第4章

外科围手术期护理

外科是以手术为主配合其他综合措施诊治疾病的临床科室。围绕手术进行的围手术期护理是外科护理的主要内容，围手术期护理质量直接影响到手术的效果。

第一节 概 述

一、围 手 术 期

围手术期(perioperative period)一词始见于 20 世纪 70 年代的国外文献中，与传统的“术前准备”“术后处理”单独概念不同，它是以患者为中心，包括手术前、中、后 3 个阶段并将这 3 个阶段的处理衔接贯穿为一整体，使患者获得最佳的手术治疗效果。1981 年第 26 版 Dorland 的医学词典解释围手术期是“从患者需手术治疗住院时起到出院时为止的期限”。1988 年 11 月，中国人民解放军第一届普通外科围手术期学术会议对围手术期一词做了解释:“围手术期是指从确定手术治疗时起，至与这次手术有关的治疗结束为止的一段时间。”

由于围手术期定义的转变，围手术期处理在广度及深度上得到了延伸和扩展。从时间上围手术期可划分为:①手术前期，从做出手术决定开始到患者离开病房进入手术室;②手术期，从患者进入手术室到离开手术室进入复苏室;③手术后期，从患者离开手术室进入麻醉复苏室(或术后监护病房)直至出院。围手术期处理是外科学的一个非常重要的环节，科学的围手术期处理可明显改善手术的结局。

二、围手术期护理

围手术期护理是指从患者确定入院手术治疗时起，对患者从心理、生理、社会等整体出发，贯穿手术前、手术中、手术后直至与这次手术有关的治疗基本结束为止所实施的护理。围手术期护理遵循现代整体护理观，“以患者为中心”，正确及时评估患者出现的生理和心理问题，并采取有效的措施，其最终目标是帮助患者获得最佳的手术治疗效果以及在手术期间获得最满意的照顾。随着外科手术治疗范围的扩大及治疗手段的深入，手术操作越来越复杂和精细，对围手术期护理工作的要求越来越高。此外，随着医疗模式的转变以及患者对护理服务需求的提高，传统的术前准备和术后护理已经不能满足现代外科护理的发展。因此，系统而完善的围手术期护理在整个外科临床工作中占有十分重要的地位。

围手术期护理的内容可概括为以下 3 点:①术前护理，维持各系统器官功能的护理与训练、心理护理等，使患者以最佳状态进入手术；②手术时配合，使患者安全耐受手术确保手术成功；③术后护理，术后监护、并发症预防与护理、促进功能恢复护理等，使患者尽早顺利康复。

第二节　手术前护理

手术前护理的主要目标是提高患者对手术的耐受力，确保患者以最佳的身心状态接受手术治疗。根据疾病对病人的威胁程度，将手术时机分为择期手术、限期手术和急诊手术三种。对于择期手术病人，应充分利用术前时间将病人的全身情况调整至最佳状态，以提高手术成功的可能性，降低手术风险。

一、术前评估

(一)一般评估

首先，应按照护理程序收集并熟悉患者的基本信息(表 4-2-1)，包括患者姓名、年龄、入院诊断、一般生理状况(如身高、体重、体温、血压、脉搏、呼吸等)、职业、家庭状况及心理状态。

表 4-2-1　护理评估表

上海长海医院

入院护理评估记录单

科别：　　　　病别：　　　　床号：　　　　住院号：　　　　ID 号：

项目	内容
一般资料	姓名：　　性别：　　年龄：　　岁　民族：　　文化程度： 入院时间：　　入院方式：　　就诊方式： 入院医学诊断：　　过敏史： 资料来源：　　通知医生时间：　　医生姓名：
护理体检	T：　　℃　P：　　次/分　R：　　次/分　BP：　　mmHg 神志：　　义齿：　　牙龈： 皮肤： 口腔黏膜：　　视力：　　听力：　　语言： 导　　管：　　类型　引流液　颜色　性状　多少　ml
生活状况	基本膳食：　　禁忌：　　偏好：　　治疗饮食： 食欲：　　睡眠：　　排便： 排尿：　　嗜好：
心理社会评估	情绪状态：　　对疾病认识：　　住院顾虑： 费用支付：　　职业：　　婚姻状态： 宗教信仰：　　居住： 特殊人群：
疼痛评估	评估工具：　　疼痛部位： 疼痛评分：　　分　　汇报医生：
自理能力评估	评估工具：Barthel 指数评定量表　自理能力 附：进食、洗澡、修饰、穿衣、控制大便、控制小便、如厕、床椅转移、平地行走、上下楼梯 10 个项目进行评估，将各项得分相加即为总分
营养评估	营养评估 汇报医生：
出院评估	出院去向：　　出院后照顾者： 交通工具需求：

住院评估护士签名：　　　　入院评估时间：

出院评估护士签名：　　　　出院评估时间：

(二)评估影响手术的健康因素

术前评估总的目标是为患者接受手术创造尽可能多的有利条件。在实施任何治疗前,应了解患者的健康史并进行体格检查,记录生命体征,以利于术前给予及时的处理措施,选择最佳的手术方案,为术后与术前的比较提供依据,提高手术效果和尽可能地预防术后并发症。评估检查时,凡对患者手术有影响的因素均应考虑,因此应从以下几个方面来评估患者的健康状况。

1. 营养和体液　营养是促进术后伤口愈合、抵抗感染及预防术后并发症的重要因素。从营养角度来理解,就是要对病人进行营养评定和营养风险评估,对营养不良或者具有营养风险的病人进行营养支持,待营养状况改善甚至正常后才能进行手术。评估患者营养状况的信息有:肥胖、营养低下、体重减轻、营养不良、特定营养成分缺乏、代谢异常、药物影响等。

营养不良特别是蛋白-能量营养不良对于外科患者围手术期的健康恢复产生至关重要的影响。主要表现在:①基础氨基酸供给不足导致愈合缓慢;②低蛋白血症导致胶体渗透压下降,使有效血容量相对不足,患者在术中术后对失血的耐受明显下降;③营养不良的外科患者免疫应答能力受损,感染性并发症与器官功能障碍发生率增高;④营养不良时呼吸肌萎缩,心脏功能下降,手术应激时不能有效代偿机体增加的氧耗,致使组织缺氧。对于肥胖患者,由于脂肪中血管较少,血液循环相对较差,术后伤口愈合不佳并且容易感染。此外,肥胖者机体对外界刺激的应变能力降低,对疾病的抵抗力一般较差,因而手术后发生肺部感染、下肢血栓性静脉炎的机会也较多。因此术前应正确而有效地评估患者的营养状态,其评定内容包括骨骼肌、内脏蛋白质、脂肪的储备及免疫功能。评定方法包括体重测量、血浆蛋白水平测定和免疫功能测定等。

(1)体重评定:如果体液稳定,体重的变化大致可以反映骨骼肌、内脏蛋白质、脂肪的储备变化,与能量代谢平衡密切相关,因此,体重评价不失为一种简单实用的方法。但是对于水钠潴留、胸腹腔积液、肥胖等患者,体重评价应慎重。

体重评价可以结合体重、身高,分别计算理想体重的百分比和身体质量指数(body mass index,BMI)。实际工作中,常用 Broca 改良公式计算理想体重:

理想体重(kg)=[身高(cm)－100]×0.9。

如果实测体重是理想体重的±10%,为正常范围;下降 10%～20%、20%～40%、40%以上分别为轻度、中度和重度营养不良。此外了解近期体重变化也有重要意义,有无水肿等因素影响,而 3 个月体重下降 10%、20%和 30%,分别提示有轻度、中度和重度营养不良。

(2)内脏蛋白测定:反映体内的蛋白质状况,常用的蛋白测定结果见表 4-2-2。

(3)免疫功能测定:营养不良时亦伴有免疫功能的下降,常用指标有淋巴细胞总数[正常值为(1.5～3.0)×10^9]。

医疗条件缺乏或患者为老人时,脱水、血容量不足以及电解质失衡会导致严重的问题,严重的水电解质紊乱通常难以及时发现。

表 4-2-2　常用血浆蛋白浓度和意义(g/L)

蛋白质	正常浓度	轻度营养不良	中度营养不良	重度营养不良
白蛋白	35～50	28～35	21～27	<21
转铁蛋白	2.0～4.0	1.5～2.0	1.0～1.5	<1.0

轻微的容量不足可以在术中得到补偿，而较严重的体液失衡和电解质紊乱必须在术前给予纠正，以便患者在最佳状态下接受手术。

2. 药物成瘾及酗酒史　有饮酒史的患者往往存在营养不良和增加手术危险的其他系统脏器功能的问题，而且乙醇在体内代谢的时间为 72h，乙醇浓度与患者术后死亡率的高低有关。因此，护士应通过耐心及客观的询问才能得到患者真实的健康史。当患者过度饮酒时，机体对损伤的抵抗力下降，应尽可能延迟手术直至乙醇基本代谢。对于急诊小手术，可选用局麻、脊髓麻醉或区域神经阻滞麻醉，必须采用全身麻醉时，实施麻醉前应留置胃管以防呕吐和误吸。

3. 呼吸状况　是否能进行充分的气体交换是影响手术治疗的因素之一，维持良好的呼吸功能是术前准备的目标。如果患者没有基础肺部疾病或明显的临床症状，且肺部检查正常，则无需进行更为深入的术前评估。Ferguson 提出对以下患者必须进行术前肺功能评估：①胸部手术；②上腹部手术；③有大量吸烟史和咳嗽病史；④肥胖；⑤年龄大于 70 岁；⑥有呼吸系统疾病。

对于有肺部基础疾病或临床表现的患者，病史采集和体格检查往往足以评估手术风险，肺功能检查不作为常规的术前检查。通常有以下肺功能监测指标。①动脉血气分析：是评价肺功能最容易获得和最有效的定量指标。通过血气分析可以了解患者术前通气情况、酸碱平衡、氧合状况以及血红蛋白浓度，还可了解患者疾病的严重程度、病程的急慢性和患者肺功能的基础水平。②肺功能测定：主要包括肺容量测定、肺通气功能测定和肺换气功能测定，主要评价指标有潮气量（VT）、残气量（RV）、功能残气量（FRC）、肺活量（VC）、肺总量（TLC）、最大肺活量（FVC）、时间用力肺活量（FEV）等。通常认为，如果 FEV_1（第一秒最大呼气容积）＜500ml 或 FVC＜1L，则发生术后肺部并发症的风险极大。③运动心肺功能试验：通过运动负荷的增加，心肺系统及氧运送系统的负荷增加，可以较全面地判断患者对手术的耐受力。

4. 心血管系统　心脏储备能力和代偿能力降低，可导致心血管系统对麻醉和手术创伤的应激代偿能力明显减弱。常用的 NYHA 心功能分级法对正确评定患者的心功能尚不够完善，应结合客观指标来评定。Goldman 心功能评分法可预测心脏病患者行非心脏手术时的危险因素。年龄＞70 岁，围术期心脏原因死亡危险性增加 10 倍；老年人急诊手术，心脏并发症增加 4 倍。合并冠心病者应详细了解有无心绞痛史、发作情况、治疗效果；有无急性心肌梗死史（AMI）、距本次手术的时间。合并高血压者应了解其高血压严重程度、血压控制情况、有无靶器官损害。重度高血压和难以控制的严重高血压并伴有靶器官损害者，围手术期危险性明显增加。心血管功能检查有心电图（ECG）、Holter 监测、心脏超声检查、心肌酶谱、心肌肌钙蛋白（cTnt、cTnI）、放射性检查等。

对于年龄大于 60 岁，肥胖，有吸烟史、家族心脏病史、糖尿病和高血压的患者，均应做心功能的评定。

（1）心功能分级：①一级，一般体力活动不受限制，日常活动不引起任何心力衰竭的症状和体征，为心功能代偿期；②二级，体力活动轻度受限制，一般体力活动可引起乏力、心悸和呼吸困难等症状；③三级，体力活动明显受限制，轻度体力活动时即可出现心力衰竭的症状和体征；④四级，体力活动重度受限制，患者完全丧失体力活动的能力，即使在休息情况下仍出现心力衰竭的症状和体征。

（2）心力衰竭程度分类标准：①轻度，在休息或轻体力活动情况下，心脏功能可完全代偿，不出现心力衰竭的症状和体征；②中度，在一般体力活动时，出现心功能代偿不全的症状，如心慌、气短，同时可出现水肿、肝大、肺充血、肺底部啰音等体征，休息后好转；③重度，即便在安静休息情况下，心泵功能仍不能满足机体的需要，除出现上述症状和体征外，可发生急性肺水肿。

5. *肝肾功能* 维持良好的肝肾功能，确保药物、麻醉药、代谢产物及毒素得到充分的处理和排出，是术前准备的目标。肝脏对麻醉药的生物转化非常重要，因此肝功能障碍影响麻醉药的代谢。由于急性肝脏疾病可导致手术的高死亡率，因此术前应仔细评估各项肝功能检查。

术前常规肝功能检查包括谷草转氨酶、谷丙转氨酶、碱性磷酸酶、胆红素、白蛋白及凝血功能。通过常规检查可发现某些早期或亚临床肝炎。对于以往有肝炎病史或有肝炎高危风险者，肝炎病毒(包括甲、乙、丙型肝炎病毒)标志物的检测应作为常规。

肝功能状态评估临床最常用的是Child-Pugh肝功能分级(表4-2-3)。Child-Pugh分级可判定肝功能的状态，预测手术的风险。A级：各项总分≤5分，对手术耐受良好。B级：总分为6～9分，手术有一定限制，充分术前准备情况下可耐受肝叶切除等手术。C级：总分≥10分，无论术前准备如何，对各类手术均耐受极差，应严格限制。

由于肾脏是麻醉药及其代谢产物的主要排泄途径，而酸碱度和新陈代谢也是麻醉管理需要考虑的重要因素，因此，当患者患有急性肾炎、急性肾功能不全伴有少尿或无尿或其他急性肾脏疾病时，应禁忌手术，除非是挽救患者生命的紧急手术或提高肾功能的手术。

术前肾功能障碍是预测术后急性肾衰竭最有价值的因素。术前血尿素氮或血清肌酐增高，可初步确定具有肾功能障碍病史，或存在其他肾病。此类病例在围手术期容易发生肾缺血和肾毒性损害。

反映肾功能的主要指标有：内生肌酐清除率、血尿素氮、血肌酐、尿比重、尿渗透压、尿酚红排泄试验等，其中以前3项最为重要，内生肌酐清除率、血尿素氮、血肌酐主要反映肾小球的滤过功能，而尿比重、尿渗透压、尿酚红排泄试验是检查肾小管功能的主要指标，直接反映肾脏的浓缩功能。

6. *内分泌功能* 糖尿病患者在手术过程中有发生低血糖和高血糖的危险。麻醉期间或术后糖类补充不足或胰岛素补给过量均可引起低血糖。高血糖会增加伤口感染的机会，因此术前监测血糖是非常重要的。应在术前3～4d测尿糖、尿酮体、血糖、钾、钠、氯、尿素氮、二氧化碳结合力及心电图等，通过检查对糖代谢、心肾功能有比较清楚的了解。

使用糖皮质激素治疗的患者有发生肾上腺功能不全的危险。因此，对于那些曾使用糖皮质激素的患者，必须向麻醉师或手术医师汇报患者的用药史，另外还应检测患者是否有肾上腺功能不全的症状。

甲状腺功能亢进未控制的患者有发生甲状腺危象(甲状腺功能亢进引起)和呼吸功能衰竭(甲状腺功能减退)的危险。因此术前应评估患者有无甲状腺功能亢进病史。

表4-2-3 肝硬化患者的Child-Pugh肝功能评分标准

项目	1分	2分	3分
白蛋白(g/L)	＞35	28～35	＜28
总胆红素(μmol/L)	＜34	34～51	＞51
腹水	无	轻	重
肝性脑病	无	1～2级	3～4级
凝血酶原活动度(%)	＞50	30～50	＜30

7. 免疫功能　术前免疫功能评估的一个重要作用是确定患者是否有过敏史，包括是否为过敏体质。鉴别并记录药物过敏史和不良反应非常重要。仔细询问导致患者发生过敏反应的过敏原，包括药物、输血、对照剂、橡胶和食物，并描写由这些物质引起过敏反应时的症状和体征。

免疫抑制通常发生在使用糖皮质激素治疗、肾移植、放射治疗、化疗以及影响免疫系统的疾病中，如获得性免疫缺陷疾病（AIDS）和白血病。当出现轻微的症状和低热时应引起重视。因为患有免疫抑制的患者非常容易发生感染，术后需要更严格的无菌操作。

8. 用药史　用药史对患者手术和麻醉期间的给药有一定影响，而且药物间可能存在相互作用，因此应了解每位患者的用药史。记录患者正在使用或曾经使用过的药物，包括非处方药及中药，并与麻醉医师做好交流。

阿司匹林是内科医师或患者自己为预防心肌梗死、脑卒中和其他疾病时经常使用的非处方药物，因为阿司匹林等非处方药物和其他药物及麻醉药间有相互作用，因此询问此类药物的用药史非常重要。应将用药史记录在病历中供麻醉师和手术医师参考。

某些普遍使用的中药如陈皮、麻黄、银杏、人参、甘草等在围手术期应给予重视。因为中药与其他药物存在相互作用，因此护士应详细地询问并记录使用情况，并告知手术医师和麻醉医师。

9. 体格检查　所有患者在进入手术室前，病历中均应有体格检查记录，体格检查在术前或手术日进行，然后麻醉师根据结果对其体格状态进行评分，评估手术危险性。

10. 实验室检查　术前实验室检查包括许多生理指标的测定：X 线胸片、心电图、血液检查（包括全血细胞计数、血红蛋白、尿素及电解质）、血型及交叉配血试验（根据出血可能）、神经系统检查、尿液检查、动脉血气及血氧定量测定、凝血酶原及促凝血酶原激酶时间、空腹血糖、肌酐和血尿素氮、肺功能及妊娠情况等。

二、术前准备

（一）心理准备

1. 心理应激　手术对护士来说已司空见惯，但对患者来说则充满了恐惧和焦虑。即使是经过良好准备的患者，面对手术仍会产生心理及生理上的应激反应。虽然适当的应激有利于患者对手术的适应和促进术后恢复，但如果对应激源的反应太大，则会影响患者的术后恢复。

由于手术会使患者的角色、身体完整性或生活方式产生改变，因此术前焦虑是患者的正常心理反应，而心理上的焦虑直接影响到患者的躯体功能。毫无疑问，面对手术患者会产生各种各样的恐惧感，包括对未知情况的恐惧，对死亡、麻醉、疼痛以及癌症的恐惧；另外，担心术后失业、自己会给家庭增加负担及担心躯体残疾均可增加患者的紧张。人们会用各种方式来表达恐惧，如有些患者会反复询问相同的问题，有些会通过假装看报或看电视来故意避免交谈，还有些患者会与人讨论一些生活琐事。

2. 心理社会干预措施

（1）早期术前指导：尽早进行术前指导能帮助患者减轻焦虑，提前介绍呼吸机、引流管或其他仪器设备等都可以帮助患者减轻术前焦虑。

（2）认知应对策略：认知应对策略可帮助患者消除紧张、克服焦虑、减轻恐惧和身心放松。在术前评估期间，护士应帮助患者去识别那些能减轻焦虑的应对措施。

（3）音乐疗法：除了认知应对策略，音乐疗法不失为一种简单易行、无害的减少术前焦虑的方法。可以让患者选择自己喜欢的音乐，在安静无干扰的环境下欣赏音乐。

（4）尊重精神文化信仰：精神信仰在人们应对恐惧和焦虑时起到重要作用。信念的支持作用很大，对患者的文化信仰表示尊重有利于增加护患间的沟通和信任。因此，应尊重和支持每位患者的信仰。例如，有些患者会因自身的文化背景而羞于表达疼痛。医务人员不能对患者及家属的行为大惊小怪，要给予尊重。当患者因宗教原因而拒绝输血时，应在术前再三确认并记录，同时告知相关人员。

(5)社会支持系统：术前应评估患者的家庭及社会支持系统情况，了解对患者具有影响力和说服力的亲属或朋友，调动患者日常陪护者的情绪，为患者接受手术做好健康的心理建设和准备。

(6)有效交流：倾听是护士最重要的沟通技巧，尤其是在了解病史资料时。重要的信息可在交谈中采用交流和沟通技巧而获得。护士的从容形象、善解人意和精心护理可增强患者战胜疾病的信心。总之，护士应通过移情、倾听和指导帮助患者减轻忧虑。

(二)知情同意

在非急诊手术实施前，患者需自愿签订知情同意书。签订知情同意书能避免患者在不知情的情况下手术，也可保护医师免受未经许可手术的索赔。知情同意书对患者的利益给予最大关注，包括合理用药、伦理道德以及法律准则方面的问题。护士可以指导患者签订同意书并作为签订现场见证人。

道德准则是知情同意的重要内容。在签订手术同意书前，护士应证实患者对同意书的内容和涵义已完全了解。应确认患者完全自愿接受手术，并告知患者即使已经签字仍可以随时撤销，拒绝手术。如果患者需要更多的信息才能确定是否签订同意书，护士应告知医师。此外，护士应确认患者是在没有服用精神兴奋药的情况下签订知情同意书，因为精神类药物可能会影响患者的判断和做决断的能力，此时签订的知情同意书无效。

当患者已到法定年龄且具有自主行为能力时应亲自签订同意书。当患者尚未成年、存在意识障碍或无自主能力时，可指定1名家庭成员（首选直系亲属）或法定监护人代签。对于急诊病例，当手术是挽救患者生命的必要措施，或为了防止更严重的损害，而本人无法签字时，应该尽量联系其家属。若无直系亲属签字，医师可以直接根据治疗需要实施手术，但必须在病历中注明进行治疗的必要性。

不应强烈要求或强制患者签知情同意书。患者有权拒绝手术，但必须文字记录在病历中并签字，医师据此选择其他治疗方案。

(三)提高手术耐受性

1. 营养不良　营养不良的手术患者，其手术风险远远大于营养良好的患者，因此往往需要在手术前给予营养支持。术前纠正营养不良的重点是纠正低蛋白血症，口服高蛋白食物为最好的途径；为防止补充的蛋白质作为热能消耗，在补充蛋白质时应注意摄入足够的热量，给予高热量、高蛋白质膳食（热量为12 552J/d，蛋白质为150～200g/d）；不能进食时可鼻饲或静脉输入。此外尚需对患者解释营养与手术的密切关系，耐心鼓励患者进食或执行营养支持，并根据患者情况及时调整饮食。

2. 呼吸功能障碍　对于呼吸功能不全的患者，应在术前给予呼吸功能锻炼的指导（见本章术前指导）以及相关护理。对有吸烟习惯的患者应劝其术前戒烟1～2周，以减少呼吸道的刺激及分泌物产生。有急性呼吸道炎症者，应待治愈1～2周后再行手术。训练患者做深呼吸，教会准确咳嗽和咳痰方法（即深吸气后再咳嗽），必要时行蒸汽或雾化吸入及使用抗生素；对慢性咳嗽患者祛痰镇静；对常发哮喘患者术前口服地塞米松减轻支气管黏膜水肿。

3. 心功能障碍　维持良好的心血管功能以满足患者围手术期所需的氧供、体液和营养是术前准备的目标。

(1)改善全身状况，维持内环境稳定。

(2)对于高血压患者,应先控制好血压再进行手术。

(3)改善冠心病患者心肌缺血状况,调整心肌氧供需平衡。预防围手术期发生心肌梗死或再梗死。有心肌梗死的患者,距手术时间越近,术后再梗死的发生率越高。而对于急性心肌梗死的患者,6 个月内不施行择期手术,6 个月以上没有心绞痛发作者在监护条件下可施行手术。

(4)控制心力衰竭、改善心功能,处理心律失常。心力衰竭患者,最好在心力衰竭控制3～4 周后,再施行手术。

由于心血管系统疾病增加了术后并发症的发生,因此这类患者需要更细心周到的护理和照顾。有时应根据患者心脏的承受力调整手术方案。如当一位冠心病患者并发降结肠梗阻时,行结肠造口术比广泛的结肠切除术更有利,因后者需要的麻醉时间长,对心功能的影响较大。

4. *肝脏疾病*　对于 Child-Pugh 肝功能分级为 B 级的患者,术前应积极采取措施,提高手术耐受力。对于合并急性肝炎或慢性活动性肝炎的患者,择期或限期手术必须延期,并接受严格的内科治疗如应用干扰素、拉米夫定和护肝、对症治疗等。对于感染有乙型肝炎病毒的患者,应待 e 抗原阳性转阴性或 e 抗体阴性转阳性和肝功能恢复正常后方才考虑手术。阻塞性黄疸常伴细胞外液减少、急性胃黏膜病变、心肌收缩力下降和免疫抑制,术后肾功能不全、切口并发症和感染性并发症的发生率增加。其处理原则包括:①控制或预防内毒素血症,可口服利胆盐、抗生素、果糖等;②预防性应用抗生素和质子泵抑制药;③静脉内应用甘露醇以预防肾功能损害;④充分水化,足量输注平衡液补充细胞外液。胆总管结石所致阻塞性黄疸患者如合并肝功能不全,采取内镜下括约肌切开术和(或)鼻胆管引流。

营养不良肝功能不全患者摄入不足、蛋白质合成障碍、血浆氨基酸谱比例失调(支链氨基酸不足)、肝糖原异生受限、必需脂肪酸缺乏时,临床上表现为明显的热量和蛋白质营养不良,应于术前给予极化液(葡萄糖、胰岛素和钾盐混合液),还可静脉补充白蛋白,除了纠正热量和蛋白质营养不良以外,治疗的关键是积极去除原发病因。

肝功能不全多合并凝血功能障碍,其处理方法包括:①维生素 K_1 10mg 肌内注射,2/d;②对于肝细胞功能不良的患者,可输注新鲜冰冻血浆,以期使凝血酶原时间(PT)较正常对照延长不超过 3s;③血小板计数低于 50×10^9/L 时,可输注血小板。

5. *肾脏疾病*　轻、中度肾功能损害患者,经过适当的内科疗法处理,都能较好地耐受手术;重度损害者,可以经过有效的透析疗法处理,最大限度地改善肾脏功能。

6. *糖尿病*　术前应对糖尿病患者进行合理的治疗以使病情稳定。具体措施包括:术前除判断一般外科危险因素外,尚应正确掌握糖尿病合并症引起的主要脏器损害程度,并积极治疗糖尿病;轻症糖尿病单靠饮食疗法即可控制;饮食疗法不能控制的糖尿病应改用普通胰岛素治疗;原使用口服降糖药者,应在术前 1d 改用普通胰岛素治疗;原用长效胰岛素者,应于术前改用普通胰岛素治疗,以便调节胰岛素用量。术前糖尿病的控制标准通常为使空腹血糖保持在 8.9mmol/L 以下,24h 尿糖定量低于 10g,无酮症和酸中毒。

严重糖尿病酸中毒或昏迷状态患者又合并消化性溃疡或出血、急性绞窄性肠梗阻时,若推迟手术可危及生命或使肠段坏死,此时需内、外科医师密切合作,一方面积极处理酮症酸中毒,一方面在麻醉医师配合下进行抢救手术。

对急性胆囊炎、急性胆管炎或胃穿孔伴有急性腹膜炎等的糖尿病患者,应立即测血清丙酮和电解质、血糖和尿糖等,并立即静脉输入生理盐水，进行其他各项术前准备，若测定结果有严重的酮症酸中毒时，可先积极处理酮症酸中毒，手术可推迟数小时后进行。

7. 肾上腺皮质功能不全 除慢性肾上腺皮质功能不足患者外，凡是正在应用激素治疗或6～12个月内曾用过激素治疗超过1～2周者，肾上腺皮质功能就可能受到不同程度的抑制。可在手术前2d开始，给予氢化可的松100mg/d；第3天即手术当日再用300mg。

皮质醇增多症，由于长期高皮质醇血症给机体的新陈代谢、免疫功能和电解质的平衡带来了严重影响，引起了一系列的病理生理变化，因此，在手术前，必须对因糖皮质激素过量对机体所造成的损害进行有效的处理和纠正，使患者的内稳态在手术前调整到最佳状态。

三、术前一般护理

(一)饮食管理

术前禁食水的目的是防止误吸，长时间禁食水是没有必要的。现在提倡在术前晚开始禁食水。然而，美国麻醉协会在术前饮食管理方面给出了新的提议，该项提议针对不同年龄的患者及吃不同食物的患者，如成人在吃过油腻食物后应禁食8h，进食牛奶后禁食4h，大多数患者在择期手术前2h允许进食少量清流食。

(二)肠道准备

灌肠并不是必要的术前准备，如果行腹部或盆腔手术，可以在术前晚给予清洁灌肠或缓泻药，也可在术晨重复进行。灌肠的目的是获得良好的手术显影，以防损伤肠腔或阻止肠内容物污染伤口。如果条件允许，可让患者如厕或使用床边马桶(而非便盆)来解出粪便。此外，给予抗生素有助于减少肠内菌群。

对于肠道手术者，传统的肠道准备方法为：术前3d开始无渣饮食，同时口服肠道抗生素，术前晚清洁洗肠。近年来，肠道准备开始摒弃洗肠术，采用术前3d开始进食半流食，术前2d口服肠道抗生素，同时应用中药制剂(大承气冲剂)做肠道准备。目前肠道准备的趋势为：术前3d开始行肠内营养(无渣型肠内营养制剂)，术前1d口服肠道抗生素或中药制剂，必要时行胃肠外营养。

(三)皮肤准备

术前皮肤准备的目标是在不伤害皮肤的情况下减少细菌。传统的剃毛备皮只是简单地剃除表面毛发，无助于清除细菌，反而更容易损伤手术野皮肤，破坏皮肤的完整性，使细菌易于侵入定植生长。不剃毛备皮是指除彻底清洁手术区域皮肤外不剔除毛发，或仅对手术切口区域可能影响手术操作的毛发如较长的汗毛、阴毛、腋毛等予以剔除或剪除。

如果不是急诊手术，应指导患者在术前数天用具有去污和杀菌作用的洗浴用品清洁皮肤。必须去除毛发时，研究表明用电动剃毛机比较安全。

(四)备血

大手术者常规进行血型鉴定与备血，采血必须双人校对双人执行。护士应指导患者或家属办理相关用血手续并签订《输血治疗知情同意书》。

(五)术前指导

1. 呼吸指导 呼吸训练有助于使肺最大限度地扩张，改善术前肺功能，并保证麻醉后达到理想的血氧饱和度，预防肺部术后并发症。术前呼吸训练方法有深呼吸法、进行有效咳嗽练习以及吹气球练习。

(1)深呼吸法(图4-2-1)：分别进行坐位练习胸式深呼吸和平卧位练习腹式呼吸。胸式深呼吸时患者半卧位，背部和肩部靠着枕头，吸气时双肩放松，气体由鼻吸入，然后屏气2s左右，呼气时用口慢慢呼出，2～4/d，每次10～20min，于术前1周开始。腹式呼吸是指吸气时膈肌顶端变平，上腹部随着气体的进入而扩大，呼气时，腹肌收缩；训练时患

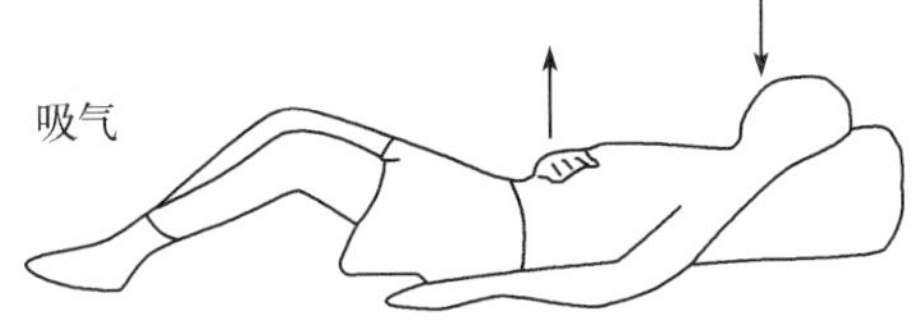

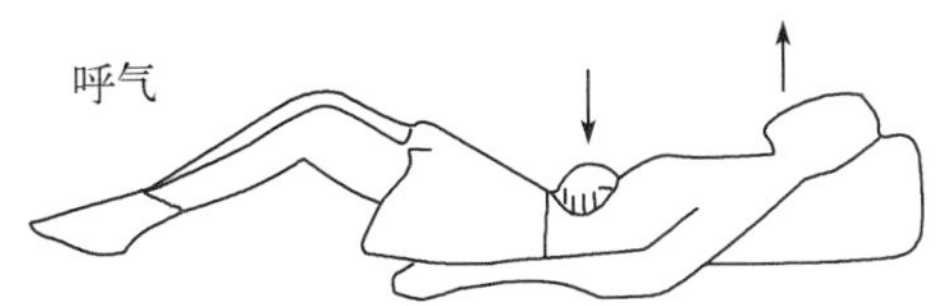

图 4-2-1　深呼吸法

者平躺，手握成空心拳，轻轻地放在双侧肋缘处，也可将双手交叉放在前胸来感觉呼吸运动，随着胸廓的收缩轻轻而充分地呼气，然后通过鼻和嘴深吸气，使腹部上抬，肺内充满空气，屏气 5s，通过鼻和嘴呼出气体，每次做 15 次，休息后重复 5 次，术前 1d 练习 2 次。

(2)指导有效咳嗽练习：坐位，身体略向前倾，此时可用双手辅助模拟按压切口两侧，就像夹板一样起到保护作用，腹式呼吸，嘴略张开，深吸气，3 次短吸气后猛地咳出；嘴张开，快速深吸气后再进行 1～2 次较强的咳嗽。咳嗽的声音应以胸部震动而发出，3/d，每次练习 10 下左右。向患者解释通过有效咳嗽可预防术后肺不张、肺部感染，应告知患者术后咳嗽可能会有些不舒服或疼痛，但不影响伤口愈合。

对于接受能力较弱的患者如老人和儿童等，可通过指导患者进行吹气球练习的方法来达到增加肺活量和最大通气量，从而改善肺功能的目的。具体方法为：鼓励患者一次性将气球吹得尽可能大，放松 5～10s，然后重复以上动作，每次 10～15min，3/d。

2. *活动指导*　早期活动有助于促进血液循环，防止静脉血流淤滞，改善肺功能等效果。应告知患者术后应进行早期活动，首先定时翻身，其次进行下肢运动练习，包括髋、膝关节的屈伸及足部旋转运动。

(1)指导腿部运动(图 4-2-2)：①半卧位，做下述简单锻炼以增加血液循环；②膝盖弯曲，抬高下肢保持几秒钟，然后伸直，放低；③每条腿做 5 次，另一条腿重复；④然后脚做环行运动，向内、向外再向内；⑤重复做 5 次。

(2)指导翻身：①翻身时上面的腿弯曲，用枕头支撑；②抓住对侧床栏，以同样的方法翻向另一边；③翻身时锻炼腹式呼吸和咳嗽。

3. *镇痛指导*　镇痛方法有患者自控镇痛泵(PCA)、硬膜外置管给药镇痛及患者自控硬膜外镇痛(PCEA)。术前应与患者一起讨论其自愿选择的镇痛方法。指导患者使用痛尺评估疼痛程度，以利于术后有效止痛。

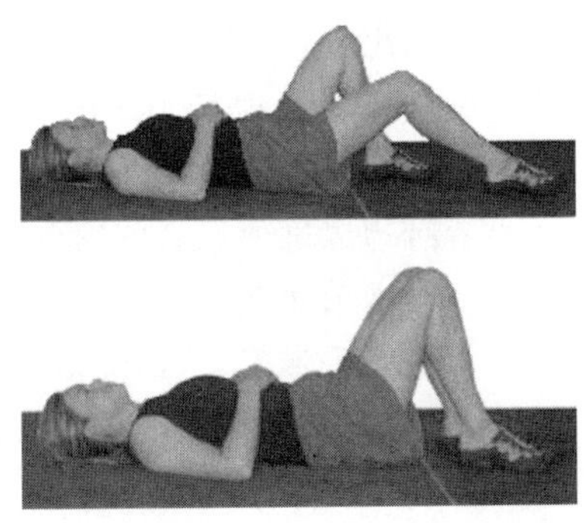
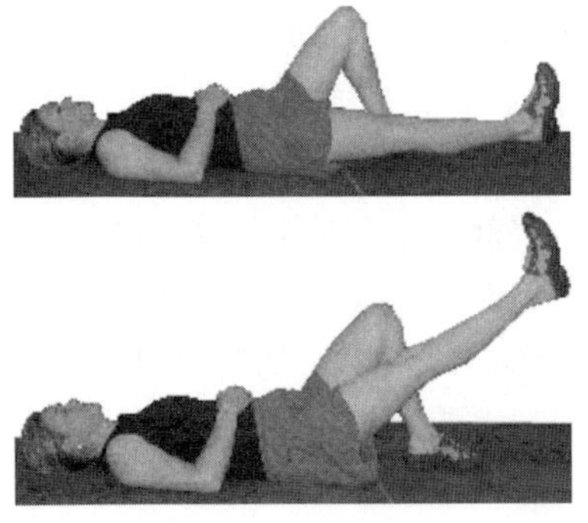

图 4-2-2　床上腿部运动

（六）麻醉前访视

根据手术部位和患者的具体情况选择麻醉方法，同时还应考虑麻醉医师的习惯、经验和医院的条件等。麻醉前对患者进行访视和评估是完善术前准备和制定最适合患者的麻醉方案的基础。手术前一日，麻醉医师与护士应对患者进行访视，详细了解患者的病史、检验结果和精神状态，并通过病史复习和体格检查，评估患者对麻醉及手术的耐受性；向患者简单介绍麻醉施行方案及配合方法，以提高其对麻醉的认知配合能力，缓解其焦虑情绪；与患者或其委托代理人签订《麻醉知情同意书》。

（七）手术当日准备

1. *着装*　多数医疗机构要求患者仅穿病员服，不穿任何内衣。告知患者不可化妆、涂指甲油，以免影响术中对皮肤颜色的观察及血氧饱和度的监测。患者的贵重物品应交给家属保管或上锁。所有假体包括义齿（假牙）、眼镜及角膜接触镜（隐形眼镜）等必须取走以防遗失和损伤患者。

2. *泌尿系统准备*　应嘱患者排空膀胱，术前排空膀胱有利于防止患者麻醉后无意识的排尿，也可避免术中损伤膀胱，减少术后尿潴留的发生。若所行手术的手术部位邻近膀胱如妇科手术，手术前应给予留置导尿管。

3. *术前用药*　术前用药的目的是减轻焦虑、镇静催眠、提高痛阈、与麻醉药物产生协同作用、防止恶心呕吐、抵抗自主神经反射、减少麻醉药用量、减少呼吸道及胃肠道分泌作用。①苯丙二氮䓬类：咪达唑仑（咪唑安定）、地西泮（安定）及劳拉西泮（氯羟安定），用于减轻焦虑、镇静镇痛和催眠。②麻醉药：哌替啶、芬太尼及吗啡，减轻术前不适。③H_2受体阻滞药：西咪替丁、法莫替丁及雷尼替丁，用于抑制胃酸分泌。④抗酸药：枸橼酸钠，用于增加胃的pH。⑤止吐药：甲氧氯普胺、氟哌利多，用于促进胃排空，减少恶心呕吐。⑥抗胆碱能药：阿托品、格隆溴铵（胃长宁）及东莨菪碱，用于减少口腔及呼吸道分泌物，镇静及防止心动过缓。另外包括抗生素、肝素、眼药水和一些处方用药。

给药方式包括口服、静脉注射、皮下注射和肌内注射。口服药必须在患者进入手术室前60～90min给予，且只能饮少量水送服。肌内、皮下注射应在进入手术室前30～60min（至少为20min）进行。静脉给药通常在患者一到手术室就进行。告知患者给予的药物有助于放松，当睡意出现时意识并未丧失。在病历中记录所用药物。

仔细检查术前医嘱是否完全执行，明确手术当天应给予患者的药物。必要时手术当天针对性给予心血管药、抗高血压药及治疗哮喘药物。

4. *文书准备*　打印术前医嘱单，确认未遗漏任何治疗和操作。在术前用药前，应确认所有术前医嘱、操作及医疗文书均已完成。检查手术知情同意书是否签字、病历中是否有实验室检查资料、体格检查报告、术前指导内容、基本生命体征及相关护理记录，完善《术前护理评估记录单》（表4-2-4）。按手术需要将病历、X线片、胸腹带及有关药物带往手术室，与手术室医护人员进行交接并填写《手术患者交接核查表》（表4-2-5）。

5. *转移至手术室*　麻醉前30～60min用床或平车将患者转移至手术室。平车应尽量舒适，并配备有足够保暖的被褥，以防患者在空调间受凉，并提供给患者一个小枕头。转运期间患者的安全应放在首位，必须仔细核对确认患者为拟行手术的患者，一旦发现有错，应立即改正。在术前应始终有人陪护在患者身边以确保患者的安全。

（八）术前暂停核对

为确保手术安全，消除错误的手术部位、错误的手术患者、错误的手术操作，目前提倡执行术前“暂停时刻（Time Out）”制度。即当患者躺在手术床上准备摆放手术体位、实施麻醉或皮肤消毒前，手术医生、麻醉医生、

表 4-2-4　术前护理评估记录单

上海长海医院

术前护理评估记录单

姓名______　科别______　病区______　床号______　住院号______　ID 号______

病情评估	T　℃　P　次/分　R　次/分　BP　mmHg 神志： 皮肤： 疼痛：　疼痛部位：　疼痛评分：
一般评估	睡眠： 肢体功能： 自理能力： 月经期(限填写女病人)：
心理评估	情绪： 配合情况：□完全配合　□部分配合　□无法配合
营养评估	营养状况：□正常　□BMI<18.5 且一般情况差　□在过去 3 个月内体重丢失>10% □存在严重疾病　□在过去 1 周内每日摄食减少>33%　□超重　□肥胖
用药评估	特殊用药：□糖皮质激素：　□降血糖药： □降血压药：　□抗癫痫药： □抗凝药：　□其他： 药物过敏：□青霉素　□先锋霉素　□其他：
认知程度	对疾病的认知：□知晓　□部分知晓　□不知晓 对手术的认知：□知晓　□部分知晓　□不知晓
术前准备	①□咳嗽训练　□床上大小便训练　□淋浴　□肠道准备　□手腕识别带　□手术部位标记 ②□备皮　□禁食、禁水　□排空膀胱□术前用药　□其他 去除以下物品：□内衣　□义齿　□眼镜　□隐形眼镜　□贵重物品

术前评估护士签名：　评估时间：　年　月　日　时　分

术后评估护士签名：　评估时间：　年　月　日　时　分

表 4-2-5　手术患者交接核查表

第二军医大学附属长海医院

手术患者交接核查表

科室__________床号__________姓名______性别______年龄______住院号__________

拟手术名称(病房护士填写)____________________日期____________________

手术名称(手术室护士填写)____

项目名称		手术前(数量)		手术后(数量)	
		病房	手术室	手术室	病房
带入物品	病历(份)				
	影像片(张)				
	胸、腹带(根)				
	颈托(个)				
	造口袋(只)				
	识别带(根)				
	衣、裤(套)				
	胃管(根)				
	尿管(根)				
	血型鉴定单				
留置管道	外周静脉				
	中心静脉(PICC)				
	动脉置管				
	胃管				
	尿管				
	伤口引流管				
	PCA				
神志	清醒				
	未醒				
药品					
皮肤情况					
护士签名/时间					

皮肤情况仅描述受压部位情况,有争议应在 2h 内汇报总护士长;如有其他情况应及时沟通处理

巡回护士全部暂停手中一切工作，一起核对患者的姓名、性别、年龄、住院号、手术名称、手术部位等相关信息，三方人员确定无误，签名之后才能开始麻醉和手术。

第三节　手术后护理

术后护理的主要目标是通过严密的观察和有效的护理干预，预防、发现并处理术后并发症，促进术后各器官功能恢复。

一、麻醉复苏期护理

手术操作结束，患者从麻醉中复苏的阶段为复苏期，复苏以血压平稳、呼吸良好、意识清醒为标志。对于麻醉尚未完全清醒患者，随时有发生窒息、意外损伤、出血和休克的可能，护士应严密守护至患者清醒能准确回答问题为止。

有条件的医院，麻醉科均设有麻醉后恢复室（recovery room）又称为麻醉后监测治疗室（postanesthesia car unit，PACU），是对麻醉后患者进行严密观察和监测，直至患者的生命指征恢复稳定的单位。恢复室内常规配备心电监护仪，辅助呼吸器具（气管切开包、气管插管包、呼吸机、吸引器），维持循环器具（动静脉切开包、输血用品），心脏复苏器具（按压板、除颤器、起搏器），以及各种急救药品，并配备专门的麻醉护士实施监护。

术后患者转入 PACU 后护理包括：①与手术医生详细交接班，包括手术名称、术中情况、引流情况、预计可能出现的并发症以及护理要点；②评估患者的生命体征，观察患者的意识、活动、呼吸、循环、皮肤色泽并准确记录；③保持患者呼吸道通畅，防止呕吐物误吸，及时吸除呼吸道分泌物；④预防舌后坠，应将下颌部向前向上托起；⑤患者烦躁、发绀、呼吸困难应尽快找出原因，对症处理；⑥应用约束带保护栏，严防引流管脱出或敷料被拉扯、坠床；⑦密切观察瞳孔、神经反射、脉搏、呼吸等来评估麻醉深度，待患者神志意识清楚、各项指标恢复正常后拔除插管。

患者转出 PACU 的标准包括：①恢复知觉和定向力；②气道通畅，无呕吐和误吸的危险；③呼吸循环功能已稳定。若患者术后生理功能较长时间不稳定或出现严重并发症，应转入 ICU 继续监护治疗。

二、术后早期护理

（一）术后搬运

搬运术后患者需十分谨慎，应至少有 5 人参与（图 4-3-1）。头部一般由麻醉医师扶持，如为颈椎手术应由骨科专科医师扶持头部，每边应视患者情况 1～3 人不等。搬运时应将两侧床单或毛毯卷曲，然后抬两侧。动作轻稳，步调一致，尽量减少震动，头部托住不使前屈、过伸和摇摆，避免因体位改变引起病情变化。

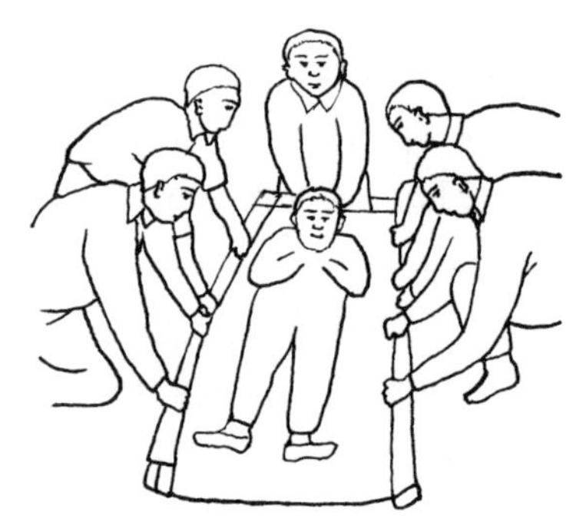

图 4-3-1　搬运

应随时注意切口情况，绝大多数切口能对抗一定的张力，但应尽量避免增加切口张力，移动患者时应缓慢而仔细，不宜压迫手术部位。注意保护输液肢体，保护和固定引流管，勿使其牵拉或滑脱。尤其注意骨科脊柱、关节手术后患者必须由手术医师把握搬运体位，必要时用床单或大单协助搬运以保持稳定；胸腔闭式引流管注意用两把止血钳对夹以防脱落产生气胸。一旦患者被放到床上，应立即加盖轻质的毯子以保暖，同时架床栏以防患者坠床。

（二）体位

一般根据麻醉或手术的性质、部位，按医嘱安置手术后体位。按照麻醉方式，全麻未清醒者，为防止舌后坠和误吸，一般取平卧，头偏向一侧；腰麻、硬膜外麻醉，术后需去枕平卧 6h，避免脑脊液从蛛网膜下腔针眼处漏出，致脑脊液压力降低引起头痛。患者清醒后一般可采取斜坡卧位。

1. *颅脑手术* 如术后昏迷或全麻作用尚未完全消失，应采取侧卧位，将患者头和颈转向健侧，便于口腔内分泌物流出，保证气道通畅。如病情稳定，保护性反射恢复，可抬高床头 15°～30°有助于颅内压降低。但对幕上或幕下一侧巨大肿瘤切除后的患者，力求头的患侧保持在上方 24h，并待数小时后再把头部抬高。

2. *脊髓手术* 术后平卧 2～3h，清醒后再变换体位。

3. *颈部较大手术* 患者清醒后，如血压平稳采取低半斜坡卧位，头部抬高 30°～45°，以改善静脉回流，减少血肿形成，保证气道通畅。

4. *乳腺手术* 特别是乳癌根治术后，患者清醒后取斜坡卧位，并抬高术侧上肢，以利于静脉血及淋巴液回流。

5. *胸腔手术* 一般取仰卧位，头偏向一侧。仰卧位能防止对胸部扩张的限制，减少通气不足的危险，并可避免腹内脏器上顶膈肌，压迫纵隔。待患者各种反射恢复，生命体征平稳后，把头部抬高 30°～45°，加强肺的膨胀和利于胸管引流。特殊术后 24～48h 内，可遵循以下准则：肺叶、肺段或肺组织楔形切除后，为了使术侧剩余肺能充分膨胀，患者可卧于非手术侧，但全肺切除的患者，应术侧向下。一般不主张全侧位，应采用仰卧位或1/4侧卧位。胸骨正中切开者，术后取仰卧位最舒适。

6. *心血管手术* 术后病情稳定，麻醉基本消失时可将患者置于半斜坡卧位。

7. *腹部手术* 患者清醒后取半斜坡位或中凹卧位，以减轻对腹部缝合线的张力，同时也利于呼吸。

8. *泌尿系手术* 术后体位与一般外科手术相同，但某些特殊手术，如嗜铬细胞瘤术后患者，需平卧 24～48h，在此期间不可随便改变体位。肾固定术及肾部分切除术后患者宜平卧 7～14d。

9. *整形外科手术* 某些整形外科手术后，需注意患肢制动和抬高（15°～20°），要注意减轻缝合皮管的张力，改变体位时防止皮瓣蒂部受压。

（三）交接内容

接患者的护士应与麻醉医师交接以下信息：诊断和已实施的手术方式；相关用药史及过敏史；患者年龄、一般情况及生命体征；术中麻醉药及其他药物的使用情况（如阿片类及其他麻醉药、肌松药、抗生素）；影响术后护理的术中意外（如大出血、休克、心搏骤停）；病理结果（如果是恶性的，护士应了解患者是否已知晓）；液体给予情况，评估失血及需补充液体的量；所有导管、引流管、导尿管及其他辅助管道；外科医师及麻醉医师的特殊交代（如血压或心率应控制在何种水平）。

（四）护理评估

护理评估是临床护士工作的重要内容。对于手术后患者，床位护士在患者安置妥当并完成交接班后应立即对患者进行自理能力评估（表 4-3-1）、病情危重程度预警评估（表 4-3-2）及护理危险因素评估（包括坠床、管道滑脱、压疮、深静脉血栓形成等）（表 4-3-3），从而采取相应防范措施以确保患者安全度过术后恢复期。

表 4-3-1　患者日常生活功能状态评估表

上海长海医院

患者日常生活功能状态(Barthel 指数评定量表)

姓名________　　科别________　　病区________　　床号________　　住院号________　　ID 号________

项目	进食			洗澡		修饰		穿衣			控制大便			控制小便			如厕			床椅转移				平地行走				上下楼梯			总分	自理能力等级	护士签名	护士长签名
生活状态	完全独立	需部分帮助	需极大帮助	完全独立	需部分帮助	完全独立	需部分帮助	完全独立	需部分帮助	需极大帮助	完全独立	需部分帮助	需极大帮助	完全独立	需部分帮助	需极大帮助	完全独立	需部分帮助	需极大帮助	完全独立	需部分帮助	需极大帮助	完全依赖	完全独立	需部分帮助	需极大帮助	完全依赖	完全独立	需部分帮助	需极大帮助				
分值/日期	10	5	0	5	0	5	0	10	5	0	10	5	0	10	5	0	10	5	0	15	10	5	0	15	10	5	0	10	5	0	100			

1. 总分≤40 分，重度依赖；2. 总分 41～60 分，中度依赖；3. 总分 61～99 分，轻度依赖；4. 总分 100 分，无需依赖

表 4-3-2　危重患者病情预警评估表

上海长海医院

危重患者病情预警评估表

姓名________　科别________　病区________　床号________　住院号________　ID 号________

项目	心率(/min)						收缩压(mmHg)					呼吸频率(/min)					体温(℃)			意识				并发症预警	总分	护士签名	护士长签名
病情预警	≤40	41～50	51～100	101～110	111～129	≥130	≤70	71～80	81～100	101～199	≥200	<9	9～14	15～20	21～29	≥30	<35.0	35.0～38.4	≥38.5	清楚	对声音有反应	对疼痛有反应	无反应				
分值/日期	2	1	0	1	2	3	3	2	1	0	2	2	0	1	2	3	2	0	2	0	1	2	3				

1. 评分 5～8,高危警报。2. 评分≥9 分,极高危警报。3. 并发症预警:①出血;②感染;③深静脉栓塞;④压疮;⑤脏器衰竭;⑥导管滑脱;⑦跌倒坠床;⑧消化道瘘

表 4-3-3　护理危险因素评估表

上海长海医院

护理危险因素评估表

姓名________　科别________　病区________　床号________　住院号________　ID 号________

住院伤病员跌倒/坠床危险因素评估表

项目	年龄		活动能力	沟通能力	意识状态		行为	眩晕		排泄		听/视觉障碍	跌倒病史	步态平衡	使用药物	照顾者	睡眠		单项高危	总分	护理措施	护士签名	护士长跟踪签名	总护士长签名/日期
危险因素	65—70岁	＞70岁	能力下降，需他人或辅助器协助	无法表达或无法了解所说	持续意识障碍	偶有意识障碍	躁动不安	有眩晕病史	目前有眩晕	导尿或肠造瘘	频繁如厕	有	有跌倒史	步态不稳（中枢神经系统疾病所致）	麻醉药、抗组胺药、抗高血压药、抗癫痫药、抗痉挛病、镇静催眠药、肌松药、缓泻药、利尿药、降血糖药、抗抑郁药、抗焦虑药、抗精神病药。服用两种以上药物	有照顾者但经常不在或无照顾者	昼夜颠倒	失眠						
分值 / 日期	1	2	2	1	3	2	1	2	2	1	3	2	5	4	2	2	1	1		37				

护理措施：①悬挂警示牌；②告知家属；③宣教注意事项；④起床有人搀扶；⑤使用床栏；⑥使用约束带；⑦24h 专人陪护；⑧着防滑鞋

上海长海医院

护理危险因素评估表

姓名________ 科别________ 病区________ 床号________ 住院号________ ID号________

住院伤病员导管滑脱危险因素评估表

危险因素	胸管/心包引流管	气管插管/切开导管	动静脉插管	脑室引流管	深静脉导管/PICC	T管/PTCD	双套管/腹腔引流管	负压球/鼻胰管	三腔管/脓肿引流管	造瘘管/鼻空肠管	导尿管/肛管	胃管/鼻胆管	睡时多无意识活动	外周静脉输液管	吸氧管	轻度烦躁	中度烦躁	重度烦躁	意识不清/不配合	幼儿	呃逆/呛咳	沟通障碍	肥胖颈部短	总评分	护理措施	护士签名	护士长跟踪检查并签名(导管在位通畅情况及护理措施实施情况)	总护士长签名/日期
分值 日期	3	3	3	3	3	2	2	2	2	2	2	2	1	1	1	3	5	7	2	5	2	2	2	60				

护理措施:①悬挂警示牌;②告知家属;③宣教注意事项;④导管固定;⑤24h专人陪护;⑥使用镇静药物;⑦使用约束带;⑧使用手套或袜套;⑨加用床栏

上海长海医院

护理危险因素评估表

姓名________　科别________　病区________　床号________　住院号________　ID 号________

住院伤病员压疮危险因素评估表

项目	年龄	营养状况			感觉			皮肤受湿			活动度			皮肤异常			全身情况		手术过程				总分	护理措施	护士签名	护士长签名
危险因素	＞70岁	体重＞75 kg	低蛋白血症/糖尿病	恶病质	感觉功能障碍	感觉迟钝/部分	昏迷/全麻	偶有受湿	经常受湿	持续受湿	自主活动受限	躁动	完全制动	皮疹	严重皮肤病	全身水肿	重要脏器衰竭	多脏器衰竭	手术时间＞2h	手术时间＞8h	体外循环＞1h	低温状态＞2h				
分值 日期	1	2	3	4	2	3	4	2	3	4	3	4	4	2	3	4	4	6	1/h	1.5/h	1/h	1/h				

护理措施：①翻身每 2 小时 1 次；②气垫床；③保持床单位平整干燥；④加垫避免局部受压；⑤交替卧位；⑥保持皮肤局部干燥；⑦悬挂警示牌

上海长海医院

住院伤病员深静脉血栓形成风险评估表

姓名________ 科别________ 病区________ 床号________ 住院号________ ID号________

项目	年龄					体重指数(BMI)			活动					创伤风险(术前评分)					特殊风险			高危疾病								外科手术								总分	护理措施	护士签名	护士长签名
危险因素	10—30岁	31—40岁	41—50岁	51—60岁	>60岁	低体重<18.5	正常体重18.5～24	超重>24	自由活动	自行使用助行工具	需要他人协助	使用轮椅	绝对卧床	头部受伤	胸部受伤	脊柱受伤	骨盆受伤	下肢受伤	口服避孕药		怀孕/产褥期	贫血			慢性心脏病	心肌梗死	恶性肿瘤	静脉曲张	既往静脉血栓/脑血管病史	小手术<30 min	大手术	急诊大手术	胸部手术	腹部手术	泌尿系统手术	神经系统手术	骨科(腰部以下)手术				
																			20—35岁	>35岁		镰刀形红细胞贫血症	红细胞增多症	溶血性贫血																	
分值/日期	0	1	2	3	4	0	1	2	0	1	2	3	4	1	1	2	3	4	1	2	3	2	2	2	3	4	5	6	7	1	2	3	3	3	3	3	4				

护理措施：①分级弹力袜；②抗血栓袜；③弹力绷带；④下肢静脉泵；⑤变换体位；⑥抬高下肢 20°～30°；⑦屈伸下肢；⑧健康教育；⑨药物预防；⑩其他

(五)早期监测

为了保证术后患者顺利康复,应根据患者的病情需要实施监测,随时了解病情的动态变化。简单手术或健康状况良好的患者,可以少用或不用复杂和有创性的监测,对重大疑难手术,心、肺、肾功能减退的患者术后应加强监测。

1. *心电监测*　任何术前有心功能不全的患者,术后均应采取床旁连续 24～48h 的心电监测,病情稳定后再改为间隙性监测。

术后 24h 内心率变化较大,理想的心率为 80～100/min。如超过 130/min 或低于 60/min,则可能影响血流动力学。术后心率增快的常见原因有血容量不足或存在出血、低血钾、心功能不全、高热、药物作用或其他原因引起的缺氧和疼痛等。心率减慢的常见原因为异搏心律、电解质紊乱及传导阻滞等。心律失常在术后 3d 内较常见,常见原因有:①低钾血症或其他电解质紊乱;②心肌缺血、缺氧;③代谢紊乱;④药物作用。

2. *动脉压监测*　动脉压监测有直接测压及间接测压 2 种,若患者病情不稳,应行有创动脉压持续监测,待患者病情稳定后改用间接测压法。

若患者术后一般情况良好,也应每 15 分钟测压 1 次,如病情稳定,改为 1～2h 测压 1 次,连续观察 24h。一般术后 6～8h,患者血压波动较大,常因血容量不足所致。8h 后,除非有明确的出血,要考虑心功能或呼吸功能问题以及可能导致心肺功能减退的各种因素。术后低血压常见原因有:①血容量不足,术后早期或有出血的患者;②心功能不全、心肌损害或心脏压塞(心包填塞)等;③代谢性酸中毒;④缺氧。

术后对血压的要求依患者和病情的不同而异,一般要求达到术前的 90%。对于术前高血压的患者,术后的血压也应保持在原有水平才能保持一定的肾小球滤过压,从而维持尿量。

3. *呼吸功能监测*　呼吸功能监测主要包括呼吸监测、呼吸机使用的监测以及血气分析。呼吸监测主要是对呼吸频率、幅度及呼吸状态的监测,呼吸机使用的监测有潮气量、气道压力、吸入氧分压以及 SpO_2 的监测。动脉血气分析可以直接测定 PaO_2 和 $PaCO_2$,更直观地监测肺功能及动脉血氧合情况。

术后除有并发症外,呼吸频率应为 12～30/min。若术后呼吸频率超过 30/min,常见原因为:①伤口疼痛;②呼吸道不畅(分泌物潴留或部分肺不张);③肺部炎症;④肺功能不全;⑤过度的治疗操作,如吸痰时间过长,次数过多;⑥呼吸机频率调节不当;⑦输液过多,引起肺间质水肿;⑧存在血、气胸,引起肺容量减少等。若呼吸频率低于 12/min,常见原因为:①呼吸性碱中毒;②药物抑制,如吗啡等;③神经系统并发症。

4. *尿的监测*　定时监测尿量、尿比重与 pH。通过留置导尿管收集尿量,可以每小时测定 1 次尿量,了解肾脏灌注情况。

术后正常尿比重为 1.010～1.030,测量尿比重的用具有 2 种:传统的玻璃浮标比重计(图 4-3-2)及新型电子尿比重测量计(图 4-3-3)。

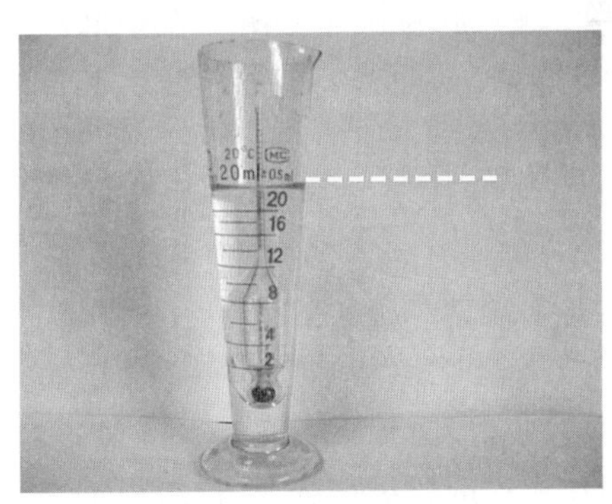

图 4-3-2　玻璃浮标比重计

传统玻璃浮计测量尿比重时要注意:①选用盛尿的玻璃管不宜太细,保证比重计和容器壁不能相贴;②尿量不能过少,以比重计漂离容器底 1cm 以上为宜;③眼睛平视,

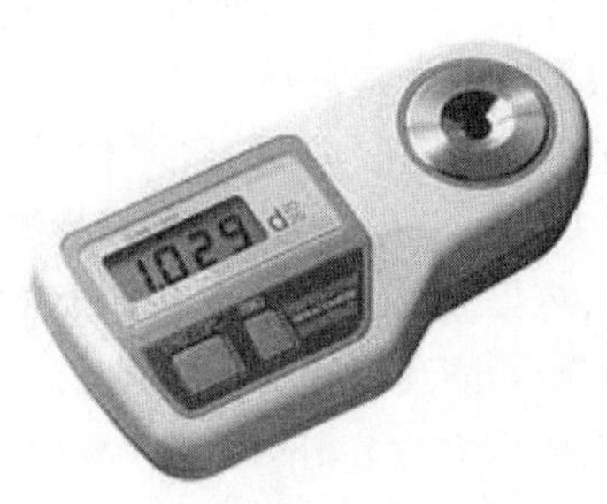

图 4-3-3　电子尿比重测量计

要与尿液平面及比重计的刻度对齐。

新型电子尿比重测量计只需一滴尿，即可快速而准确地得出尿比重，并能自动进行温度补偿。

5. 体温监测　术后 24h 应每 2～4 小时测量体温 1 次，此后每 6 小时测温 1 次，直至体温正常持续 1 周，改为 2/d。全麻术后复苏期患者体温可能较低，此时应注意保暖。复苏期后患者体温应逐渐回升，由于手术及创伤应激，有时术后体温高达 40℃，仍可为术后反应，但 48h 后若仍不下降，则提示感染或其他不良反应存在。术后体温过高或过低均对机体不利，应及时查明原因，予以处理。

6. 神经肌肉阻滞监测　在全麻和术后必须监测神经肌肉功能恢复程度，其传统监测有：①测定随意肌的肌力，如抬头、握力、睁眼、伸舌；②间接测定呼吸运动，如潮气量、肺活量、分钟通气量、吸气产生最大负压；③X 线下观察横膈活动等。

7. 中枢神经系统监测　最常用的是意识、各项反射、瞳孔大小及对光反射的监测。意识按照程度分级可分为清醒、模糊、嗜睡、昏睡、浅昏迷及深昏迷。但是对于全麻术后患者，在无中枢神经等器质性改变的情况下，仍有其他意识状态，如谵妄、烦躁等。应根据患者具体情况以及各种深浅反射及瞳孔的监测来准确判断患者的意识。一般来说，由于麻醉药物尚未完全代谢而未清醒的患者，其各项反射以及瞳孔均应正常。

（六）术后早期活动

无论患者在术后早期能否下床活动，均可通过床上活动增加血液循环。床上活动方式有：手臂运动（全关节范围活动，尤其是肩关节的外展和外旋运动）、手及关节运动、足部运动（防止深静脉血栓，足下垂和脚趾畸形，同时有利于维持循环）、下肢屈曲和抬高（为步行做准备）、腹部及臀部运动。

应鼓励患者尽早下床活动。早期步行能减少并发症的发生，如肺不张、坠积性肺炎、胃肠功能紊乱和循环系统紊乱，能增加肺的通气量，减少气管内分泌物在肺内的淤滞，同时能增加肠鸣音和肠蠕动，减少术后腹胀的发生。早期步行还可促进四肢的血液循环，防止血液淤滞，从而减少血栓性静脉炎的发生或静脉血栓的形成。

术后帮助患者逐渐增加活动量是护士的重要职责。为了帮助患者在术后早期下床活动，护士可采取以下措施：①摇高床头，帮助患者从平卧位逐渐到坐位，直到眩晕消失；②让患者坐在床边，两腿下垂并运动；③帮助患者在床边站立。一旦患者适应站立，就可以开始行走。护士可在一旁给予搀扶和鼓励。

活动以患者不感到疲倦为宜。首次步行的距离应随手术方式和患者身体状况、年龄的不同而异。患者第 1 次下床活动时应注意是否发生直立性低血压（又称体位性低血压），它通常发生在术后患者血容量和卧位有改变时，其症状和体征为患者收缩压下降 20mmHg 或舒张压下降 10mmHg，主诉软弱无力，眩晕或发生晕倒。老年患者由于继发性血管紧张度改变易发直立性低血压。护士可通过评估患者眩晕感和首次仰卧位、坐位、站立位及站立2～3min 后的血压来检验是否发生直立性低血压。逐渐改变体位可增加循环系统的适应时间。如果患者感觉眩晕，应让其平卧，几个小时后再下床。

为确保出院后安全，患者需要能够步行一定的距离（房间的长度），能独立上床和下床，能独立如厕。先尽量让患者自己做，做不到时再给予协助。患者和护士可一起制定活动计划表，包括在房间和走廊走动。评估患者活动前、活动中及活动后的生命体征，帮助患者决定增加活动的速度。

三、术后饮食

手术和麻醉方式直接影响患者胃肠活动的恢复，而恢复饮食应根据患者的情况逐渐进行。对于非胃肠道手术患者，清醒后可以尝试给予少量水，如果无不良反应，可逐渐加量。次日可给予流质饮食。软食应在清流食后逐渐给予，患者进软食后无不适则可给予普食。

术后禁食水以及逐渐恢复饮食的时间应在落实过程中不断调整。对肠道手术患者，传统的饮食恢复步骤即每次增加 30ml，对于保护已麻痹的肠道吻合口无太大的意义。最近研究显示，在胃肠道手术后 24h 给予肠内营养可以接受，完全禁食是毫无意义的。一旦恶心和呕吐得到控制，患者又完全清醒，越早恢复正常饮食，胃肠功能恢复就越快。进食可刺激产生消化液，促进胃肠功能恢复和肠蠕动。

充分的营养是术后恢复的基础。术后营养不良会导致伤口延迟愈合、压疮和机体免疫力降低，因此，术后应尽早恢复正常的营养摄入。对于大多数非胃肠手术和无手术并发症的患者，术后可立即恢复正常饮食。但是对于那些严格限制饮食或绝对禁食的患者，则应通过肠内、肠外两种方式加强营养支持。

四、促进切口愈合

手术部位的评估包括检查切口的对合情况及邻近部位缝合的完整性，有无发红、变色、温度改变、肿胀、触痛及引流。同时，还应观察切口周围有无胶布过敏或绷带固定引起的损伤。外科手术切口的愈合经历 3 个阶段：炎症期、增生期和成熟期。不同切口的愈合机制也不同，有一期愈合、二期愈合和三期愈合。一般根据切口部位、局部血液供应情况及患者年龄、营养状况来决定缝线拆除时间。一般头、面、颈部术后 4～5d 拆线，下腹部、会阴部 6～7d，胸部、上腹部、背部、臀部 7～9d，四肢 10～12d（近关节处可延长一些），减张缝线 14d。有时可先采用间隔拆线。青少年患者可缩短拆线时间，年老、营养不良、糖尿病患者可延迟拆线时间。为促进切口愈合，护理干预还包括对手术引流的管理及换药。

（一）引流管护理

引流是指在缝合切口前放置的起到吸引作用的开放或闭合引流。引流的目的是引出可成为细菌生长温床的血液和渗液。在负压吸引中，持续的小负压可增强引流效果并使皮瓣与深部组织紧贴，以消除死腔。

在术后恢复过程中，出血的危险将逐步减少，但是在引流部位则仍可能发生。因此，应密切观察和记录引流的性状和量。换药时如发现切口周围有渗液和异味，则提示有并发症发生，将延迟伤口愈合。拔掉引流管后若有大量的引流液或渗液从切口处流出，则提示在深部组织或体腔有瘘或窦道存在。本来无血性引流液的切口部位若有血性液体引出，则提示切口裂开。虽然引流管能增加感染机会，但是在肠或胆道术后应常规放置造瘘管。引流系统可分为开放引流和闭合引流。

开放式引流（图 4-3-4）为被动引流，是依赖体位和重力引出分泌物。通常用于浅表组织的脓肿、瘘管或窦管引流脓液和血肿，这种引流通常用敷料覆盖，如有必要也可以接引流袋。引流管可用缝线固定在皮肤上，在引流管未缝合固定在皮肤上时可采用大的无菌安全别针固定引流管，防止其回纳入体内。对开放引流需要保持高度的警惕，注意减少或避免渗液腐蚀皮肤而造成皮肤坏死。另外，应小心谨慎，勤洗手，注意无菌操作，避免交叉感染。

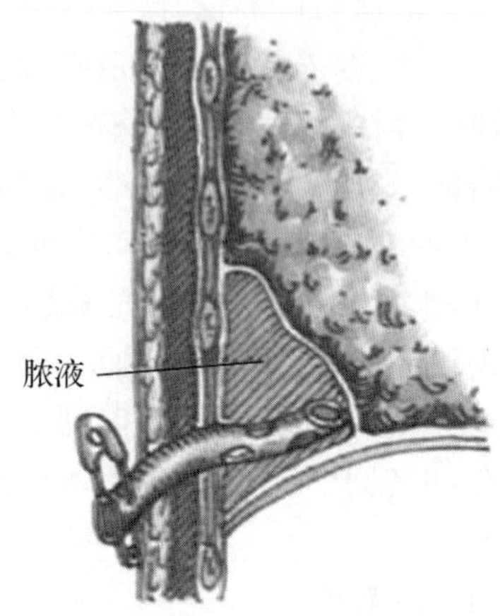

图 4-3-4 开放式引流（引流管末端开放）

闭合式引流（图 4-3-5）为通过皮肤将引流管置入体内以达到引流的目的。该引流管的头端放置在有或潜在有分泌物的部位（如吻合口），或放置在由于切除了部分组织或器官而留下的容易集聚渗液的空腔部位（如乳房切除术），引流管末端与引流袋相连。闭合引流有许多优点，它不仅能减少引流管及引流部位的感染，而且有助于护士记录引流液的量及性状。如果没有特殊禁忌，告知患者引流管不会影响其步行和床上活动。

虽然伤口引流的类型及功能不同，但其管理原则有相似性，如监测引流状况，避免引流管打折；确保引流管道在位通畅，无回缩或移位；确定引流液潴留装置在切口的低位，以保证有效引流；观察测量和记录引流液的量、颜色、黏稠度、气味及有无疼痛，一旦患者主诉疼痛应报告医师；严格无菌操作；向患者解释并鼓励活动；一旦达到引流目标即可拔除引流管，或停止引流一段时间后无不适即可拔除引流管；在拔管前应让患者有所准备并适当应用镇痛药。

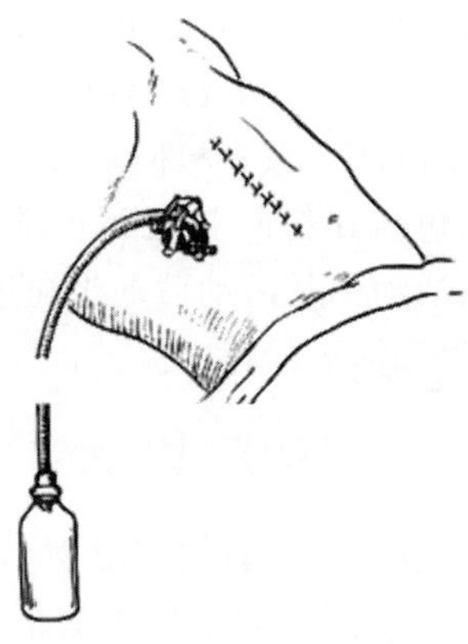

图 4-3-5 闭合式引流（末端连接封闭的容器）

（二）伤口换药

术后更换敷料通常由外科医师来执行，但护士应了解配合换药的相关知识。选择伤口敷料时应考虑如下因素：①为伤口愈合提供适当的环境；②吸收引流液；③覆盖或固定伤口；④保护伤口同时避免新生的上皮组织受到机械损伤；⑤保护伤口，防止细菌感染，避免受粪、尿、呕吐物污染；⑥加压包扎，促进止血；⑦提高患者生理与心理上的舒适感。

换药前应向患者做好解释，并告知换药只是有轻微不适的简单操作。注意换药的时间（如不在吃饭或有探视者在场时换药），保护患者隐私，不应将患者完全暴露。护士应避免在患者面前谈及切口瘢痕，以免给患者带来负面影响，应告知伤口会不断缩小和褪色。

换药前后应洗手，戴一次性手套。揭胶布或敷料的黏性部分时应与皮肤表面平行，并向毛发生长的方向拉去，而不是呈直角拉。用乙醇或非刺激性溶剂擦拭胶布印或污迹可以达到无痛且快速擦除的效果。取下旧敷料并丢弃在指定的生物垃圾桶里。要注意未戴手套时，手不要接触敷料，因为有传播病原微生物的危险。

如果患者对胶布过敏，可用抗过敏的胶

布固定敷料。许多胶布都是多孔透气的，可防止皮肤因潮湿而泛白。使用胶布的正确方法是先从敷料的中间固定胶带，然后再固定两边，从中间向两边均匀拉紧。错误的方法是先固定一边，然后拉紧跨过敷料固定另一边。这种方法可使皮肤受到持续强烈的牵拉，产生剪切效应，导致表皮层向侧方滑动并与深层皮肤分离。有些伤口在换药后开始水肿，使胶布固定的皮肤产生相当的张力。如果胶布固定牢固无伸张力，伸展的绷带就会对皮肤产生剪切损伤，导致局部脱毛或产生水疱。在活动度大的部位或其他需要对抗压力的部位可以采取弹力绷带固定。

五、各种不适的处理及护理

（一）疼痛

几乎所有患者在术后都要经历疼痛，许多因素包括应激、情感、认知和情绪等都会影响患者的疼痛体验。术后患者疼痛的严重程度和患者对疼痛的耐受程度与切口部位、手术过程、手术创伤、麻醉药种类和镇痛药物管理都有联系。术前准备（包括给予肯定的信息和心理支持）是减轻焦虑以及术后疼痛的重要因素。

疼痛和术后并发症之间有确定的内在联系。强烈的疼痛会导致紧张，并影响循环和免疫系统。当疼痛被传导时，肌张力增加，局部血管收缩导致缺血，缺血进一步加重疼痛。当疼痛脉冲到达中枢神经系统时，交感神经被激活，心肌需氧和耗氧增加。研究显示当疼痛患者缺乏有效镇痛时发生心功能不全是其他人的 3 倍以上，而感染的发生率在 5 倍以上。下丘脑的应激反应也增加血黏度和血小板的聚集，导致静脉血栓形成和肺栓塞。

医师经常采用不同的药物和剂量来控制不同程度的疼痛。护士应参与讨论并为患者提供药物镇痛，同时评估给药的效果，在给药后 30min 进行评价，对采取自控镇痛的患者也应进行效果评价。

1. *阿片类止痛药*　大约有 1/3 的患者主诉重度痛，1/3 中度痛，1/3 轻度痛或无痛。统计结果并不表示最后一类主诉无痛的患者真正无痛。

阿片类止痛药是术后常用的止痛和减轻焦虑的药物。预防性给药比需要时给药更能有效缓解疼痛，即间断性给予镇痛药，而非等到患者疼痛严重或无法忍受时才给药。许多患者（包括一些医务工作者）过分担心止痛药成瘾。研究证明，术后短期内为控制疼痛使用阿片类药物发生成瘾的概率是非常低的。

2. *患者自控镇痛*　为了消除术后恢复期疼痛的负面影响，护士应考虑预防疼痛的发生而非疼痛出现后再进行控制，应鼓励患者使用自控止痛泵（PCA）。有效的镇痛能保证患者更快地恢复。PCA 允许患者在疼痛时自行给药。PCA 可通过静脉或硬膜外置管给药，给药的量和间隔时间由 PCA 控制。自己给药可使患者参与到治疗中，消除延迟给药，维持止痛药物的治疗水平。

大多数患者是 PCA 的适用人群，使用 PCA 需要患者理解根据自我需要给药和掌握给药的方法。当感到疼痛时，患者可使用镇痛泵的手控按钮给药。PCA 可减轻因躯体移动、咳嗽和深呼吸时造成的疼痛，从而减少肺部并发症。

3. *其他镇痛措施*　对于一些难以控制的疼痛，可通过皮下置管系统镇痛，即将硅胶导管埋在皮下，导管外接一个可以持续给予定量局部麻醉药的微量注射泵，麻醉药的用量由医师决定。

由于手术的部位和手术类型的影响，术后数周切口周围区域完全无痛是不可能的，但是疼痛程度会随着时间的推移逐渐减弱。因此，术后继续控制疼痛非常重要。有效的疼痛管理应让患者参与到护理中来，做深呼吸锻炼、腿部运动和耐受力锻炼。疼痛控制无效可导致术后并发症，延长患者的住院时间。护士应不断评估疼痛水平、镇痛效果和影响患者对疼痛耐受度的因素。非药物止痛，如放松，按摩，冷疗或热疗，变换体位，转移注意力，用冷毛巾敷面，洗浴液按摩背部都可作为药物止痛的有效补充，暂时有效地缓解不适，使给药变得更有效。

（二）体温异常

术后恢复阶段患者有发生恶性高热和低热的风险。患者麻醉后容易寒战和发抖。从术中至术后都应重视体温过低的管理。患者体温过低时应向医师汇报。为防止寒战的发生，应维持房间适宜的温度和使用毛毯。其他处理措施包括足够的供氧、充足的水分、适当的营养，同时还需进行心电监测，监测是否有心律失常。老年患者以及在低温环境下长时间手术的患者更容易发生体温过低。

术后最初 48h 内应每 4 小时测量 1 次体温，至稳定后可以减少测量次数。若有发热，应拍 X 线胸片，对伤口分泌物、尿或血液做培养。若培养结果证实发热为感染引起，应肌内注射或静脉滴注抗生素。体温超过 41℃时，给予退热药或恒温毯（图 4-3-6）进行物理降温。

（三）恶心、呕吐和呃逆

胃肠不适（恶心、呕吐、呃逆）和如何恢复饮食是患者和护士共同面对的问题。患者麻醉后经常发生恶心呕吐，尤其是妇女、肥胖患者（脂肪细胞造成大量的麻醉药堆积）以及手术时间较长的患者。导致术后呕吐的原因还有胃内积液、积气以及胃肠功能尚未恢复。

对于容易导致呕吐的手术，应在术前、术中或术后留置鼻胃管。另外，对于饱胃的急诊手术患者也应留置胃管。

术后呃逆往往是由于膈肌痉挛而导致，膈肌痉挛是由于膈神经受到直接刺激，如胃膨胀、膈下脓肿、腹腔感染或腹胀；间接刺激如毒血症或尿毒症的毒素刺激，或引流管和肠梗阻的反射性刺激。这些呃逆发作通常较弱、短暂且可自行停止。一旦呃逆持续发作，患者将非常痛苦并带来严重的不良反应，如呕吐、吻合口瘘和伤口裂开等，此时应给予硫代二苯胺类药物、进行中医针灸等以控制持续性呃逆。

（四）腹胀

术后任何患者都可能发生腹胀，即由于在肠腔内聚集了大量的气体而引起，有些患者可能由于手术禁食导致低血钾而产生腹胀。根据手术的方式和范围，若术中影响到腹腔脏器，则可使胃肠道在 24～48h 内失去正常蠕动。即使未进任何食物，空气和消化液也会进入胃肠。如果没有肠蠕动波的推进，它们会在肠道内聚集，尤其在结肠内积聚，产生饱胀腹痛。使用制动、麻醉药和阿片类药物都可增加腹胀的发生。

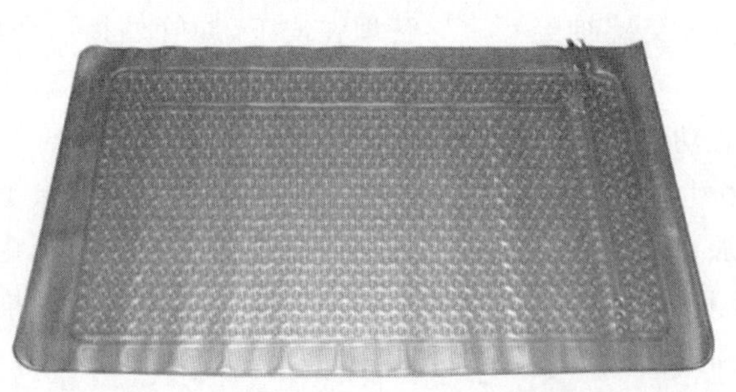
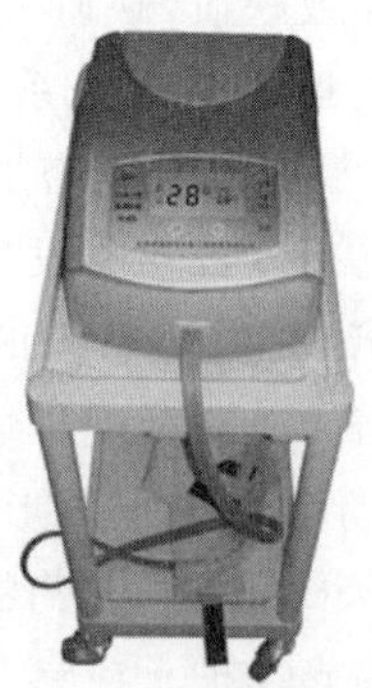

图 4-3-6 恒温毯及恒温装置

腹部手术后，应让患者尽早翻身、运动和步行以避免腹胀发生。如果预期术后可能发生腹胀，应在术前留置鼻胃管，并直到胃肠功能完全恢复(肛门排气)。护士还可通过腹部听诊肠鸣音情况来确定胃肠功能是否完全恢复，肠鸣音恢复提示可以进食。

(五)尿潴留

术后发生尿潴留的原因有多种。麻醉药、抗胆碱药、阿片类药物都可影响患者对膀胱充盈的感知及产生尿意，抑制排尿及膀胱的完全排空。腹部、骨盆及髋部手术由于疼痛可导致继发性尿潴留。另外，一些患者因难以适应床上大小便而发生尿潴留。

患者一回到病房，护士就应评估其膀胱充盈程度及是否有尿意，患者应在术后 8h 内排尿，如果急于排尿而无法排出，或膀胱胀而无尿意或不能排尿，留置导尿并非唯一可行的办法，应尝试各种办法帮助患者排尿(如听流水声，用温水敷会阴部)，如手术无禁忌可试着让患者在床上坐起排尿，如床边下蹲排尿或床边站立排尿，但是要避免因药物或直立性低血压的影响而导致坠床或晕倒。冷的便盆可刺激尿道括约肌使之紧张，应使用温度适宜的便盆。如果患者在指定的时间内仍然不能排便，则应给予插导尿管，待膀胱排空后拔掉。因为留置导尿会增加感染的机会，因此最好采用间断导尿。

即使能自主排尿的患者，尤其是卧位排尿者，膀胱可能未完全排空，护士应记录尿量，触诊耻骨上缘膀胱充盈情况来判断残余尿情况或通过超声检查来评估残余尿量。

(六)便秘

术后便秘非常常见，其症状可有小的不适也可造成严重的并发症。术后运动的减少和胃肠道摄入的减少及阿片类止痛药的使用都会使肠蠕动减弱甚至被抑制而造成便秘。另外术后几天疼痛及创伤也会在数天内抑制肠蠕动。早期步行，提高胃肠道摄入及软化粪便(遵医嘱)对改善肠功能有联合效应。护士应该评估患者是否有腹胀及有无肠鸣音存在，直至完全恢复肠功能。如果没有腹胀且肠鸣音正常，进食 3d 后仍未排便者，可在当晚给予一些缓泻药。如果患者已有肠蠕动或排气，有便意却未能排出者，可适当使用开塞露或遵医嘱给予小量不保留灌肠，效果较好。

六、并发症的预防

(一)呼吸道并发症

阿片类药物引起的呼吸抑制和疼痛可减弱肺膨胀能力，而活动量的减少也增加了呼吸道并发症尤其是肺不张(肺不完全膨胀)、肺炎和低氧血症的发生率。心功能减弱导致分泌物在肺底滞留，出现肺不张，老年患者更易发生。制动及不能走动的患者有发生肺不张的危险。临床症状通常无特异性，可表现为发热、脉搏及呼吸频率增快和咳嗽，体格检查叩诊呈浊音和肺底听诊有湿啰音。若病情加重可危及生命。

术后患者低氧血症有急性和慢性之分。慢性低氧血症表现为氧饱和度低，但呼吸正常。急性低氧血症发生突然，患者可有脑功能障碍、心肌缺血和心脏停搏。大手术(尤其是腹部手术)、肥胖及原有肺部疾病的患者易发生低氧血症。可通过监测脉搏、血氧饱和度来测定低氧血症。影响测量的因素有末梢凉、震颤、房颤、灰指甲和黑色或蓝色指甲油(此 2 种颜色会干扰测量数据，其他颜色则不会)。

采取预防措施和及时评估有利于预防肺部并发症的发生，如肺功能测定，深呼吸和咳嗽训练。痰鸣音提示肺内有痰液，需要通过咳嗽和深呼吸排出。当痰痂完全阻塞一侧支气管时，其以下的肺组织完全萎陷，产生大片肺不张。

为了清除分泌物和预防肺炎，护士应鼓励患者至少每 2 小时做几次深呼吸和咳嗽使痰液排出。此种肺部锻炼应从患者回病房开始直至出院。即使患者尚未完全清醒，也可让其做几次深呼吸，有助于患者排出麻醉药物和分泌物，预防肺泡塌陷（肺不张）。小心地按压腹部和胸部切口有利于帮助患者降低因害怕用力咳嗽使切口裂开的焦虑程度。咳嗽前给止痛药有利于患者更有效咳嗽，给氧可预防或缓解低氧血症。为了使肺膨胀，应鼓励患者做深吸气运动，产生40mmHg的负压即可使肺完全膨胀，还可采用胸部理疗法。

头部损伤或行颅内手术的患者应避免咳嗽（因咳嗽有增加颅内压的危险）。眼部手术有增加眼压的危险，整容手术的患者有增加细微组织张力的危险，均应避免咳嗽。对腹部或胸部手术患者，应指导患者在咳嗽时按压切口。

大多数的术后患者，尤其是老年人和胸腹部有切口的患者，可使用肺活量测定仪，为患者制定训练目标。患者先呼气，然后缩唇慢慢吸气，尽量使肺活量测定仪上的活塞达到设定目标。其优点是能鼓励患者积极参与到治疗中；其训练方法符合生理学特性和具有可重复性。建议清醒患者每小时做10次深呼吸，以预防肺部并发症。早期步行可增加新陈代谢和肺通气，改善躯体功能，应鼓励患者尽早下床。早期活动与锻炼对预防老年人发生肺部感染尤为重要。

（二）出血

出血不常见但却是严重的手术并发症，能导致死亡。出血分为隐性出血和急性出血，在术后早期或术后几天内均可出现。当出血量较大时，患者会感到恐惧、躁动和口渴；皮肤湿冷、苍白；脉率快，体温低，呼吸深快，呼吸困难甚至有窒息感。如果大出血没有得到处理，心排血量降低，动脉压、静脉压及血红蛋白水平迅速下降，口唇和球结膜苍白，患者虚弱，但是直到临近死亡，意识都很清醒。

确定出血原因、及时止血、输注血液或血制品是最早的治疗措施。常见部位是手术部位和切口出血，若切口出血应立即给予无菌纱布加压包扎，若病情允许应将出血部位抬高，高于心脏水平。在出现休克样前期症状时，将患者置休克卧位（平躺，头和四肢抬高20°）。若找不到明显的出血点，或引流管短时间流出较多新鲜血液，必要时应急诊行探查手术。

（三）感染（切口感染）

手术切口破坏了皮肤的完整性和它的保护功能。深部组织的暴露给病原体入侵创造了条件，增加了潜在的生命危险。切口感染增加了住院时间与医疗费用，同时可发展为其他并发症。在术后患者的感染中，切口感染最普遍，占院内感染的67%，其中33%为深部组织和切口周围感染。最近研究表明术后2h内在切口局部给氧可以减少术后感染的发生。

导致切口感染的因素很多。一个因素是切口的类型，手术切口可根据污染程度分类。其他影响因素包括患者自身相关因素及手术操作因素。患者相关因素包括病变部位、年龄、营养状态、糖尿病、吸烟、肥胖、其他感染、内源性微生物的进驻以及自身免疫反应的改变、发病的时间及严重程度等。手术相关性因素包括术前皮肤准备、手术人员、灭菌的方法及手术持续时间、抗微生物的防御措施、无菌操作、外科技术、异物的引流、手术室的通风及术中外源性微生物的入侵等。要阻止切口感染应减少上述危险因素。虽然影响切口感染的因素多发生在术前和术中，但在手术前，就应对营养切口愈合的因素进行评估，找出可能导致污染及感染的潜在因素，及时采取措施，促进愈合。

一般切口感染都发生在术后5d内，切口感染的症状和体征包括：脉搏快、体温高、白细胞计数增多，切口出现红、肿、热、痛及压痛。如果感染较深则以上体征不明显。β-溶血性链球菌或梭状杆菌感染虽然少见，但发展快，病死率高。如果是β-溶血性链球菌或艰难梭状杆菌感染，则需要特别护理并采取隔离措施。

一旦切口感染确诊，外科医师应在无菌条件下拆开一针或数针缝线，用无菌剪或止血钳分离切口边缘，打开切口，放置引流管。如果感染较深，应切开并置管引流，同时应用抗生素，加强伤口护理。

（四）切口裂开

切口裂开（切口部分或全层裂开）和脏器膨出（腹腔内容物从切口处突出）是较常见的手术并发症，在腹部手术患者中尤为多见。切口裂开的原因有缝线脱落、感染、腹胀或剧烈咳嗽，缝合张力过大，局部血供不良等。行腹部手术的老年人、糖尿病、营养低下或肺及心血管系统有疾病的患者更容易发生。

一旦切口部分裂开，早期仅仅表现为有血性液体从伤口渗出。如果切口突然全层裂开，肠管涌出腹腔，患者会主诉有东西出来，且有大量渗液，同时伴有疼痛和呕吐等症状出现。

一旦发生切口裂开，应保护好切口，如切口全层裂开，应将患者静卧平躺以减少器官的膨出。膨出的脏器应用生理盐水浸湿的无菌敷料覆盖并立即通知外科医师。恰当地运用腹带及敷料包扎是非常好的预防措施，尤其对于虚弱的或腹壁厚的腹内压高的手术患者。

（五）深静脉血栓形成

深静脉血栓形成（deep vein thrombosis，DVT）是围手术期常见的并发症，90％的静脉血栓形成发生在术中以及术后 48h 内。美国普外手术后的发病率为 40％，而危重患者的 DVT 发生率高达 80％，其引起的肺栓塞和栓塞后综合征严重威胁患者生命。近年来，亚洲人群静脉血栓的发病率逐渐增高。

1849 年，Virchow 阐述的血液淤滞、高凝状态和血管结构损伤的“血栓形成三角”原因，依旧是目前公认的静脉血栓栓塞形成的病因。手术应激抑制纤维蛋白溶解，导致血液呈高凝状态。脱水、低心排血量、四肢缺血及卧床增加血栓形成的危险。通常情况下，静脉血栓主要形成于下肢和盆腔。在下肢深静脉血栓形成的早期，静脉内的血栓漂浮在管腔中，极不稳定，遇有外力或血流冲击时，血栓非常容易脱落，脱落的栓子经下腔静脉，随血流进入右心房，再从右心室被打入肺动脉，则造成肺栓塞。下肢深静脉血栓患者发生肺栓塞的概率在 50％左右，而其中 90％的患者因为栓子小而无症状或症状稍轻，临床上极易被忽视；另外 10％的患者，由于引起栓塞的栓子较大，阻塞了肺动脉主干或大的分支，从而引起大面积或次大面积肺梗死，导致严重的后果。致死性肺栓塞是一种十分凶险的情况，患者常在数小时内死亡。

采取适当的措施，静脉血栓和肺动脉栓塞也是可以有效预防的。目前已有多个国际相关指南建议应采取前瞻性的预防措施指导静脉血栓栓塞高危人群。现在普遍采用药物预防和物理预防对 DVT 的高危人群进行干预，但因患者自身出血性疾病和药物不良反应性出血的干扰，药物预防的使用时机受到很多限制。DVT 的物理预防是利用充气或外力加压原理，通过挤压相关部位，促进血液流动，减缓静脉淤滞，减少 DVT 发生，适用于围手术期、慢性病等不能自主运动的 DVT 高危人群，尤其是凝血功能障碍、不能使用药物预防的患者。国内外最新版预防 DVT 权威指南推荐的 3 种物理预防措施是间歇充气加压（intermittent pneumatic compression，IPC）、梯度压力弹力袜（graduated compression stockings，GCS）和足底静脉泵（venous foot pumps，VFP），其主要机制是模仿机体活动时腿部或足底肌肉收缩对下肢静脉造成压迫，从而促使下肢静脉血液回流，防止其淤滞，减少深静脉血栓形成的高危因素。

早期行走和定时腿部锻炼可以有效预防深静脉血栓，并且这些运动适合任何患者。应避免任何物体压迫腿部，如卷起的毛毯、枕头等。对一些易感患者,即使是长时间坐在床边也有可能增加发生血栓的危险,因为此时膝盖以下部分的血液循环不良。应保证患者有足够的水分,鼓励患者增加水分的摄入,可提供果汁和水,防止脱水。

(六)皮下血肿

皮下血肿可因手术中止血不彻底、小血管结扎线脱落等原因造成,表现为手术切口皮下组织会有一些潜在的出血点,此型出血可自行停止并形成血凝块。较小的血凝块可自行吸收,不需处理;较大血块会使伤口膨出,愈合延迟。应进行拆线、清除,然后在伤口内填塞一些小纱布,经肉芽组织增生或再次缝合后伤口愈合。

七、出院宣教

出院指导的目的是促进医院护理顺利向社区和家庭护理过渡。缺乏指导会延迟患者在家中的康复。出院计划的制定至关重要,出院计划应从入院时就开始。出院指导的内容应在评估患者及家属的需求、患者的家庭情况、影响患者康复的生理、社会心理以及知识缺乏情况的基础上有的放矢地给予指导。

应尽早让患者知道预出院时间,医师最好提前48h通知患者及其家属。出院前让患者掌握伤口护理、引流管自我管理、活动和锻炼以及作业疗法。出院患者还应掌握以下几个方面的知识:洗澡、穿着、饮食、排便、复诊等。

指导患者及家属掌握出院后可能出现的症状和体征及处理对策。另外,护士还应向患者提供一些可以给予支持和帮助的组织系统,在许多医院,可以采取术后随访电话来解答疑问、评价恢复情况、消除患者及家庭的疑虑。

第四节 快速康复护理

近年来,针对外科患者的围手术期处理,国际上开展了一系列的循证医学研究,关于手术创伤与应激、手术后患者代谢、内环境变化等病理生理学改变及其对手术结局的影响,有了更深刻的认识。研究发现,传统的围手术期处理方法有许多是不科学的,甚至弊大于利。随着对围手术期研究的进一步深入,快速康复外科(fast track surgery)的理论逐渐形成。快速康复外科是将围手术期有循证医学证据的措施整合在一起,将麻醉、护理和外科等学科的最新研究证据完美结合的一种集成创新理念,是通过对传统围手术期处理方法的改进、整合,最终目的是减少围手术期创伤刺激,使手术无痛、无应激,使器官功能得到保护,内环境保持稳定,并发症发生概率降低,从而达到加速术后康复的效果。以往胃肠道肿瘤手术患者通常术后7～10d才能康复出院,而应用快速康复外科的理念,患者术后3～6d就可以康复出院。

外科患者的诊治过程总是伴随着创伤与应激。从获知诊断到住院,患者往往会产生心理应激,出现紧张、焦虑或恐惧等情绪,其后的各种术前检查(如内镜、活检)和胃肠道准备(禁食、清洁洗肠)都可能导致创伤和痛苦,至麻醉和手术时患者的应激水平则达到顶峰。应激反应可引起机体的下丘脑-垂体-肾上腺皮质系统和交感-肾上腺髓质系统被激活,血浆糖皮质激素、儿茶酚胺浓度升高,分解代谢增加,糖异生增强,出现胰岛素抵抗和血糖升高。少量、多次的创伤刺激叠加起来,最终可使应激的强度明显增高,持续时间延长,有可能导致严重的代谢紊乱和器官功能障碍,如内脏缺血、酸中毒、心律失常、凝血异常和应激性溃疡等,不但影响创伤愈合和组织修复,严重时甚至导致死亡。此外,应激状态下机体的免疫力下降,更容易发生感染并发症。

快速康复外科的主要措施包括如下内容。

1. 手术前不再常规进行机械性灌肠或口服泻药行肠道准备,以避免导致患者脱水及电解质失衡。

2. 患者手术前不再整夜地禁食,在手术前2h喝含碳水化合物的饮品,这样不仅可以缓解术前口渴、饥饿和烦躁,而且有利于抑制手术后的分解代谢。

3. 不再等到手术后4～5d患者肠道通气或排便后才恢复口服进食,而是鼓励其在手术后的第1天就开始少量口服清流食,到手术后的3～4d可以恢复口服半流饮食,减少或停止静脉输液。

4. 减少以往手术时常规放置的多种导管,如鼻胃减压管或腹腔引流管等,以减少患者的疼痛,增加患者的舒适度。

5. 特别强调手术中全身麻醉插管的同时加用硬膜外麻醉以及留置硬膜外导管在术后48h内进行持续给药止痛,应用中胸段硬膜外神经阻滞麻醉,可以阻断交感神经兴奋,减轻创伤应激反应。患者在充分镇痛的情况下,手术后第1天即可以离床活动,早期的下床活动可以促进机体合成代谢,有利于体力恢复及营养的补充;硬膜外使用罗哌卡因等神经阻滞药还有促进肠蠕动的作用;尽量避免吗啡等阿片类镇痛药的应用,可以减少发生术后肠麻痹。

快速康复外科目前已应用于胃肠外科、胸心外科、泌尿外科及骨科等领域,均取得了良好的效果,患者术后3～4d即可康复出院。然而加速康复外科的实际应用是非常具有挑战性的。要改变传统的已被广泛接受的围手术期处理方法,应用新的理念和措施,不但需要认真地进行计划实施,还需要多学科协作(multi-disciplinary team,MDT),尤其是麻醉师和护理人员的加入。围手术期护理在快速康复外科理念中是不可缺少、至关重要的一环,围手术期护理的好坏直接关系到患者能否快速康复。快速康复外科理念应当广泛根植于护理人员的意识中,以便更好地为患者服务。

(韩文军　彭　琳　杜　萍)

参考文献

[1] 冯金星,陈丽芳,胡书凤.严重脊柱侧凸伴肺功能不全患者围手术期的护理研究进展.当代护士:学术版(中旬刊),2013,(7):11-13.

[2] 聂卫华,王英丽,蔺晨.围手术期静脉血栓栓塞性疾病防治护理的研究进展.中华现代护理杂志,2012,18(27):3337-3339.

[3] 邹莉,金孝炬.围术期低体温临床研究进展.吉林医学,2015,36(1):116-118.

[4] 山慈明,尹慧珍,杜书明,等.围手术期深静脉血栓形成的物理预防研究进展.中华护理杂志,2014,49(3):349-354.

[5] 陈志强.围手术期快速康复的研究进展与展望.中国中西医结合外科杂志,2012,18(6):547-552.

[6] 张敬东.病人围手术期营养支持治疗的研究进展.医学理论与实践,2013,26(6):731-732.

[7] 朱桂玲,孙丽波,王江滨,等.快速康复外科理念与围手术期护理.中华护理杂志,2008,43(3):264-265.

[8] 江志伟,黎介寿.快速康复外科——优化的临床路径.中华胃肠外科杂志,2012,15(1):12-13.

[9] 王振军.重视加速康复理念,优化围手术期处理.中华全科医师杂志,2010,9(6):369-371.

第5章

外科围手术期患者的疼痛护理

第一节　概　　述

一、概　　念

1979年国际疼痛研究协会(International Association for the Study of Pain,IASP)对于疼痛所下的定义是:"疼痛是一种令人不快的感觉和情绪上的感受,伴随着现有的或潜在的组织损伤。疼痛经常是主观的,每个人在生命的早期就通过损伤的经历学会了表达疼痛的确切词汇,这无疑是身体局部或整体的感觉,而且也总是令人不快的一种情绪上的感受。"疼痛包含两重意思:痛觉和痛反应。痛觉是一种意识现象,属于个人的主观知觉体验,会受到人的心理、性格、经验、情绪和文化背景的影响,患者表现为痛苦、焦虑;痛反应是指机体对疼痛刺激产生的一系列生理病理变化,如呼吸急促、血压升高、瞳孔扩大、出汗、骨骼肌收缩等。随着人性化护理服务的开展以及现代医疗技术的进步,疼痛管理逐渐受到医学、道德、法制等社会各方面的重视。2002年第十届世界疼痛大会正式将疼痛确定为继体温、脉搏、呼吸、血压之后的第五生命体征。2004年IASP确定每年的10月11日为世界镇痛日,并提出"免除疼痛是患者的基本权利"的口号,并每年提出"世界镇痛年(Global Year Against Pain)"的主题,关注不同类型的疼痛,2007年世界镇痛年的主题定为"术后疼痛"。中华疼痛研究学会(Chinese Association for the Study of Pain,CASP)确定2004年开始每年的10月11日至17日是"中国镇痛周"。

围手术期疼痛治疗类属于IASP分类中的"急性疼痛"(最近产生并可能持续时间较短的疼痛,与明确的损伤或疾病有关)范畴,有效的疼痛管理是提高患者围手术期生活质量的重要环节。具体内容包括术前的积极疼痛处理,为患者提供最佳的疼痛控制方案,提前对患者和家属进行教育和准备,规范化的疼痛评估和监测,新治疗模式、新技术、新药物的应用等。现代围手术期镇痛治疗的概念又有所扩大,不仅包括镇痛本身,还包括术后早期下床活动、早期进食等措施。

护士作为与患者最密切接触的群体,在疼痛管理中发挥着日益重要的作用。护士是患者疼痛状态的主要评估者、止痛措施的具体落实者、其他专业人员的协作者、疼痛患者及家属的教育者和指导者。因此护士应具备与本科疾病有关的疼痛知识,这样才能更好地履行职责,发挥自身在疼痛管理中的作用。

二、外科围手术期疼痛的发生机制

围手术期可分为术前、术中和术后 3 个阶段，在这 3 个阶段中特有的因素促使了急性术后疼痛的发生和发展。这些因素包括：术前有害性刺激和疼痛；术中皮肤、肌肉、神经等的切割所引起的伤害性传入冲动；术后伤害性传入冲动，如炎症反应和某些手术神经损伤后的异位神经元活动。这些因素均能促使外周和中枢敏感化的发生，每一个因素均是术后镇痛的作用靶位。减少这 3 个阶段上述因素的不良影响将有助于外周和中枢敏感化的诱导和维持，从而阻止敏感化的形成将有助于降低术后镇痛药的需求量。

术后疼痛往往是患者一生中经历的最为严重的疼痛之一。术后疼痛是围手术期疼痛的主要原因，也是疼痛管理的重点内容。术后疼痛是机体在手术后对有害刺激的一种主观感受，是感受神经元产生疼痛感知、传播疼痛的感觉。术后麻醉药的药效作用消失后就会出现疼痛感觉，引起术后疼痛的常见致痛因素有化学因素和物理因素。化学因素包括内源性致痛化学物质和降低痛阈的化学物质。物理（机械力学）因素包括水肿、肿胀、梗阻、牵拉、挛缩、张力、撕裂、感染、炎症、压力等。每一类型的疼痛可由多种致痛因素作用引起，但多以某种因素为主，疼痛的多因素性增加了术后疼痛研究和管理的困难。

术后疼痛以伤害感受性为主，也存在中枢致敏的作用。在外周，炎性介质（如前列腺素、组织胺、5-羟色胺和缓激肽）增加了伤害感受器的敏感性。中枢致敏是脊髓后角功能性重组的结果。这两个过程都导致对有害性刺激的夸大作用、高反应性以及在未受损组织内的扩散和痛阈的降低，使正常的刺激阈值下也会产生疼痛。

三、外科围手术期疼痛对机体的影响

术前疼痛会影响患者的睡眠、心理、机体功能等，增加手术的危险性。而术后疼痛不仅使患者遭受痛苦，更重要的是可对机体造成明显的不良影响，使重症监护室（ICU）和住院时间延长、患者满意度降低、生活质量下降、产生各种并发症等。

（一）对心血管系统的影响

疼痛刺激可引起患者体内的一些内源性递质和活性物质释放，从而影响心血管功能。机体释放的内源性物质包括：①副交感神经末梢和肾上腺髓质释放的儿茶酚胺；②肾上腺皮质释放的醛固酮和皮质醇；③下丘脑释放的血管升压素（抗利尿激素）；④肾素-血管紧张素系统激素。这些激素将直接作用于心肌和血管平滑肌，并且通过使体内水钠潴留间接地增加心血管系统的负担。

血管紧张素Ⅱ可以引起全身血管收缩，而内源性儿茶酚胺可使心率加快、心肌耗氧量增加以及外周血管阻力增加，因此，可导致术后患者血压升高、心动过速和心律失常，某些患者甚至可能引起心肌缺血。醛固酮、皮质醇和抗利尿激素引起患者体内水钠潴留，在某些心脏储备功能差的患者甚至可能引起充血性心力衰竭。

（二）对呼吸系统的影响

实施胸腹部手术的患者，由于疼痛引起的肌张力增加可造成患者的肺顺应性下降，通气功能下降（上腹部手术，术后疼痛可使肺活量减少 40%），发生肺不张，导致患者缺氧和二氧化碳蓄积。在大手术或高危患者中，术后疼痛可能导致功能残气量的明显减少（仅为术前的 25%～50%）。早期缺氧和二氧化碳蓄积可刺激每分通气量代偿性增加，但长时间的呼吸做功增加可能导致呼吸功能衰竭。可见，术后疼痛可延缓术后患者呼吸功能的恢复，某些患者由于低通气状态而发生肺实变和肺炎等呼吸系统并发症。

（三）对机体免疫功能的影响

疼痛引起的应激反应可导致机体淋巴细胞减少，白细胞增多，中性白细胞趋向性减弱和网状内皮系统处于抑制状态,这与白介素-2产生减少有关。此外,麻醉恢复期患者体内的嗜中性粒细胞趋向性减弱,抑制了单核细胞的活性,手术后体液免疫功能降低,不能产生特异性抗体。这些因素使患者术后对病原体的抵抗力减弱,手术后感染和其他并发症的发生率大大增加。

在肿瘤患者中,术后疼痛等应激反应可使体内杀伤性T细胞的功能下降和数量减少。应激反应引起的内源性儿茶酚胺、糖皮质激素和前列腺素分泌增加等均可造成机体免疫功能的改变,甚至导致术后残余肿瘤细胞的扩散。

(四)对凝血功能的影响

手术后疼痛引起的应激反应对机体凝血功能的影响包括使血小板黏附能力增强,纤维蛋白溶解功能降低,使机体处于高凝状态,临床上有心血管、脑血管疾病或已有凝血机制异常的患者,有导致脑血栓或心血管意外的可能。实施血管手术的患者,凝血机制的改变可影响手术的效果。如手术部位血管床血栓的形成,大面积血栓形成并脱落,则可导致肺栓塞、脑血栓或心肌梗死。

(五)对内分泌的影响

疼痛可引起体内多种激素的释放,产生相应的病理生理改变。除了一些促进分解代谢的激素(如儿茶酚胺、皮质醇、血管紧张素和抗利尿激素)外,应激反应尚可引起促肾上腺皮质激素(ACTH)、生长激素(GH)和胰高血糖素的增加。另一方面,应激反应可导致促进合成代谢的激素(如雄性激素和胰岛素)水平的降低。肾上腺素、皮质醇和胰高血糖素水平的升高,使糖原分解,并有降低胰岛素的作用,最终会导致高血糖,蛋白质和脂质分解代谢增强,使术后患者发生负氮平衡,不利于机体的康复。醛固酮、皮质醇和抗利尿激素使得机体潴钠排钾,从而影响体液和电解质的重吸收,亦可引起外周和肺血管外体液的增加。此外,内源性儿茶酚胺使外周伤害感受末梢更敏感,使患者处于一种疼痛—儿茶酚胺释放—疼痛的不良循环状态中。

(六)对胃肠道和泌尿系统的影响

研究表明,疼痛引起的交感神经系统兴奋可能反射性地抑制胃肠道功能,使平滑肌张力降低、括约肌张力增高,临床上表现为术后胃肠绞痛、腹胀、恶心、呕吐等不良反应。腹部手术后,膀胱平滑肌张力下降,且患者通常由于疼痛而不能很好地利用腹压,容易引起尿潴留,增加了相应并发症(如与导尿有关的泌尿系感染等)的发生率。

(七)对康复进程的影响

疼痛可使患者手术部位的肌张力增加,不利于术后的早期下床活动,因此可能会影响机体的恢复过程,延长住院时间。同时,疼痛刺激可使患者出现失眠、恐慌、焦虑、无助的感觉,这些心理因素同样会影响患者术后的康复进程。

四、外科围手术期疼痛护理的意义

术前、术中的疼痛控制可有效减轻患者的焦虑状态,促进机体术前在睡眠、营养、功能状态等方面的准备,是保证患者手术安全、防止中枢致敏的发生、减轻术后疼痛的重要措施。术后镇痛是提高围手术期患者生活质量的重要环节,据统计,75%手术患者有比较明显的术后疼痛。既往,对术后疼痛的处理未能引起护理工作者的足够重视,患者也往往将术后切口疼痛视为术后一种不可避免的经历。目前随着现代护理观念的更新,术后急性疼痛逐渐引起了护理人员的高度重视,护理人员已将术后镇痛视为提高患者安全性、促进患者术后早日康复的重要环节,术后急性疼痛的处理已成为护理学的重要组成部分。

术后镇痛不仅旨在减轻患者手术后的痛苦,而且在于提高患者自身防止围手术期并发症的能力,对提高患者围手术期的安全性十分重要。国外多种临床试验结果表明,积极的术后镇痛治疗可以缓解患者的紧张情绪，降低围手术期心血管系统并发症的发生率；有助于患者术后深呼吸和咳嗽，降低肺不张、肺部感染的发生率；有助于患者早期下床活动，降低下肢血栓形成及肺栓塞的发生率，并有利于恢复肠道通气；可增强患者的免疫力、改善睡眠、促进机体恢复等。远期效果有生活质量提高、整体功能增强、减少发展成慢性疼痛的机会等。

第二节　外科围手术期疼痛的分类与影响因素

一、疼痛分类

(一)术前疼痛

主要是疾病引起的疼痛，包括外伤性疼痛、感染引起的疼痛、空腔脏器绞痛、缺血性疼痛、晚期肿瘤引起的疼痛等。一般在手术治疗后得到缓解，本章不做重点介绍。

(二)术后疼痛

术后疼痛大致可分为3类：①伤口痛；②躯体痛；③内脏痛。躯体痛如头痛，内脏痛如胃痛等。手术切口所致的疼痛主要是从皮肤的感觉而来的浅表性、局限性的锐痛，此种疼痛在皮肤缝合过紧时加剧，另外亦可因创面炎症、皮下血肿而增强。

(三)慢性手术后疼痛

慢性手术后疼痛(chronic postsurgical pain，CPSP)是外科手术后引起的疼痛综合征，指术后至少存在2个月的连续性或间歇性疼痛，除外慢性感染、恶性肿瘤复发等原因引起的疼痛。虽然不属于围手术期疼痛管理的范围，但是作为影响患者生活质量的慢性疼痛，应该引起护理人员的重视。CPSP发病机制相当复杂且难以预防，可能存在的易感因素包括：遗传因素、年龄、肥胖、心理因素、术前疼痛、麻醉药物与麻醉方式，以及手术操作等。特别注意到许多种类的手术后，有不同的急性疼痛转变为慢性疼痛综合征的发生率(2%～50%)。疼痛的类型包括由于术后功能紊乱造成的疼痛性质变换不定的疼痛，如外伤性头痛；由于压迫或牵拉脊神经所致的电击样痛或相关的内脏痛；由于截肢引起的幻肢痛等。疼痛一般非常剧烈，而且难以治疗，严重影响患者的生活质量和工作效率，甚至导致少数患者自杀。

对于慢性手术后疼痛运用单一疗法很难见到成效，因此，应当对即将接受手术的患者进行规范化的评估，在术前正确评估患者风险并做好充分准备，在麻醉过程中应有效避免疼痛扩大化(如大剂量使用阿片类药物、使用抗痛觉过敏药物或技术等)，在术后进行充分、长期的疼痛检测与对症处理。此外，应当通过密切关注患者疲劳、困惑、精力集中障碍、情绪抑郁、恶病质及炎性反应的临床表现来检测疼痛，并针对性予以数周或数月的疼痛护理，以有效降低CPSP的发病率。对于术后后期疼痛的患者，应给予充分的理解，并进行必要的心理支持和知识教育，使患者建立信心，配合治疗。在认知和行为上接受疼痛的现实，帮助患者维持正常的社会生活。

二、影响因素

(一)患者因素

包括患者的性别、年龄、社会文化背景、受教育程度等。男性对疼痛的耐受性强，一般老年人及小儿对疼痛反应较为迟钝。此外，患者的心理因素在疼痛中起着十分重要的作用，包括性格(内向型性格的人对疼痛的耐受性强)、过去的经历、注意力的集中与分散、情绪(焦虑、烦躁可加剧疼痛)、对疼痛的认知、用药史、PCA泵的使用知识等均与术后疼痛密切相关。

(二)手术因素

术后疼痛与手术种类、手术创伤的程度和部位有关。上腹部腹腔内手术,切口一般比较大,手术操作涉及范围广,加之深呼吸或咳嗽动作时均会牵涉腹肌活动,疼痛比较剧烈。胸腔内手术,因切口较长,又撑开肋间隙或切断肋骨,胸腔创伤大,因此术后伤口稍有疼痛患者就很容易察觉。头、颈、四肢和体表手术后疼痛较轻,一般不需用麻醉镇静药,患者能耐受。一般胸腹部手术后疼痛最为剧烈,肛门直肠手术其次,这些部位的疼痛与肌肉痉挛有关。

(三)麻醉因素

术后疼痛的发生及其程度和持续时间,与麻醉方法、用药种类及剂量有关,局部麻醉、神经干(丛)阻滞、蛛网膜下腔阻滞、硬膜外阻滞等,一旦局麻药的药效作用消失,手术创口即刻会出现疼痛感觉,特别是用普鲁卡因最明显。利多卡因的药效消失缓慢。布比卡因是目前最长效作用的局麻药,药效可维持8h左右,术后伤口疼痛出现较其他局麻药为晚,且较轻微,能耐受,不需要止痛药处理。

静脉复合麻醉或吸入性全身麻醉的术后疼痛情况,主要与麻醉诱导和麻醉维持期间所用镇静药和止痛药的种类、剂量有关,吸入性全身麻醉术后出现疼痛的时间较静脉应用普鲁卡因、肌松药复合全麻为晚。

三、疼痛评估

由于人类对疼痛有明显的个体差异,而个体又因环境、情绪、时间的不同对疼痛刺激有不同的反应,因此不能比较2个人疼痛轻重,而只能评估个体的疼痛变化。护士必须相信无论采用哪种评估方法,都应该要求患者自己进行评估。因为疼痛是一种主观感受,而且因人而异。疼痛的评估是疼痛控制中最关键的一步,通过评估可以了解疼痛的原因、部位、程度、性质以及减轻或加重的因素,同时还要观察患者的精神状态和心理反应。疼痛评估的基本原则是依靠患者的主诉,全面、动态地评估疼痛。

(一)疼痛程度的评估

1. 0～10数字疼痛量表(numerical rating scale, NRS)　此方法从0～10共11个点,表示从无痛到最痛,0分表示不痛,10分表示剧痛,请患者自己评分。此方法个体随意性较大,宜用于疼痛治疗前后效果测定对比(图5-2-1)。

2. 0～5描述疼痛量表(verbal rating scale, VRS)

0级:无疼痛。

1级:轻度疼痛,可忍受,能正常生活睡眠。

2级:中度疼痛,轻度干扰睡眠,需用止痛药。

3级:重度疼痛,干扰睡眠,需用麻醉止痛药。

4级:剧烈疼痛,干扰睡眠较重,伴有其他症状。

5级:无法忍受,严重干扰睡眠,伴有其他症状或被动体位。

3. 长海痛尺　见图5-2-2。

上海长海医院(第二军医大学附属第一医院)根据自己的临床经验及应用体会,制定出新的评估工具——长海痛尺。它解决了单用0～10痛尺评估时随意性过大的突出问题,解决了单用0～5痛尺评估时精度不够的问题,易于为护士和患者接受,提高了疼痛评估的准确性。

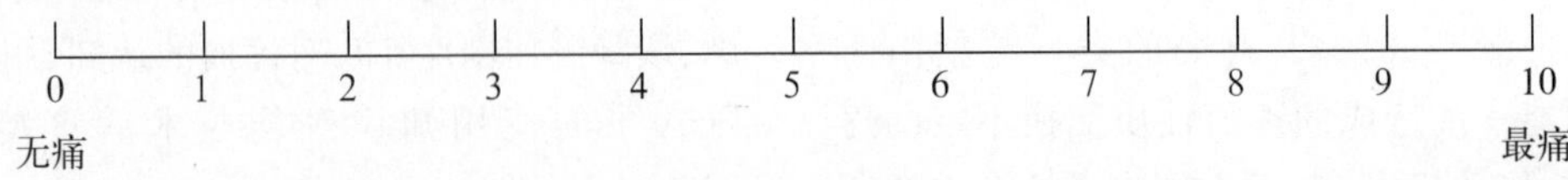

图5-2-1　0～10数字疼痛量表

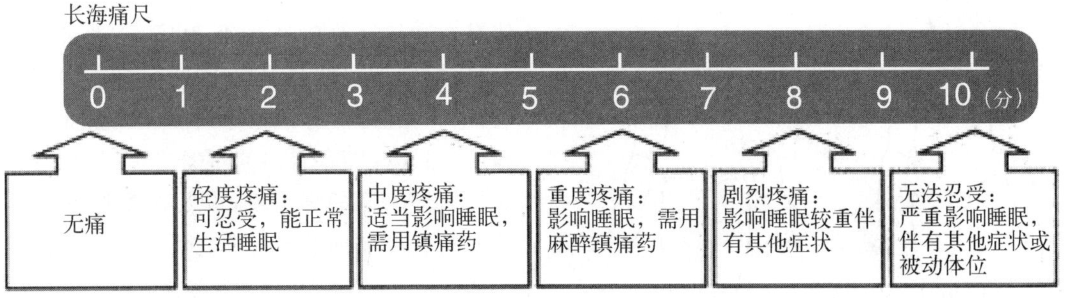

图 5-2-2　长海痛尺

4. Prince-Henry 评分法　此方法主要用于胸腹部大手术后的患者和气管切开插管不能讲话者，术前训练患者用手势表达疼痛的程度，从 0～4 分为 5 级，此方法简便可靠，易于临床应用，评分方法如下。

0 分：咳嗽时无疼痛。

1 分：咳嗽时才有疼痛发生。

2 分：深度呼吸时即有疼痛发生，安静时无疼痛。

3 分：静息状态下即有疼痛，但较轻，可以忍受。

4 分：静息状态下即有剧烈疼痛，难以忍受。

5. 面部表情评分法　见图 5-2-3。

面容 0：表示面带笑容全无疼痛；面容 1：极轻微疼痛；面容 2：疼痛稍明显；面容 3：疼痛较明显；面容 4：重度疼痛；面容 5：最剧烈疼痛，但不一定哭泣。适用于术后麻醉未完全清醒者、昏迷患者、有精神疾病者、老年人和婴幼儿等。

(二)疼痛部位的评估

多数疼痛性疾病，疼痛的部位就是病变的所在部位。详细了解、反复询问疼痛部位对疼痛的诊断非常重要。除分清头面、颈项、肩臂、胸、腹、背、腰骶、臀髋、下肢等躯体部位外，还要确定疼痛发生的具体部位，如头面部痛，要问准是哪一侧、哪一部位，是额部、顶部、后枕部还是眼部、唇部、下颌部等。有时患者同时有几处疼痛或者某一范围内疼痛，则应看其范围是否与神经支配一致。深部组织疾病如深部软组织损伤、骨性疾病等其疼痛部位及范围往往并不确切。

给患者提供人体正反面线条图，请患者在疼痛的部位画上阴影，并在最痛的部位画“×”(图 5-2-4)。

(三)镇痛效果评估

镇痛效果评估是有效缓解疼痛的重要步骤，也是护理程序的步骤之一，包括：①评估静息和运动时的疼痛强度，只有运动时疼痛减轻才能保证患者术后躯体功能的最大恢复；②定时评估并记录疼痛程度及其治疗反应，包括用药后不良事件和不良反应；③在疼痛未有效控制前，评估每次镇痛药物使用后的治疗效果。原则上静脉给阿片类药后

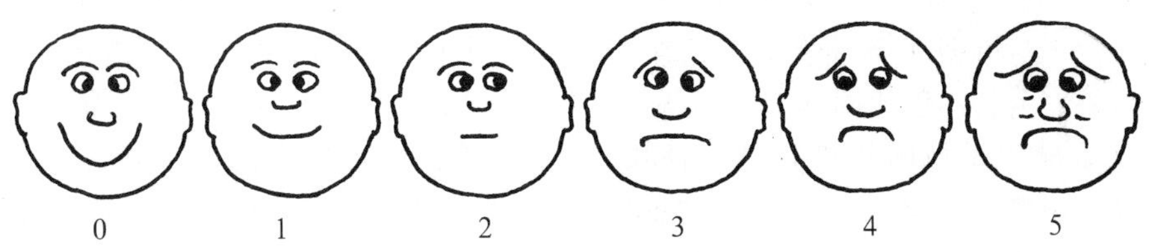

图 5-2-3　面部表情评分法

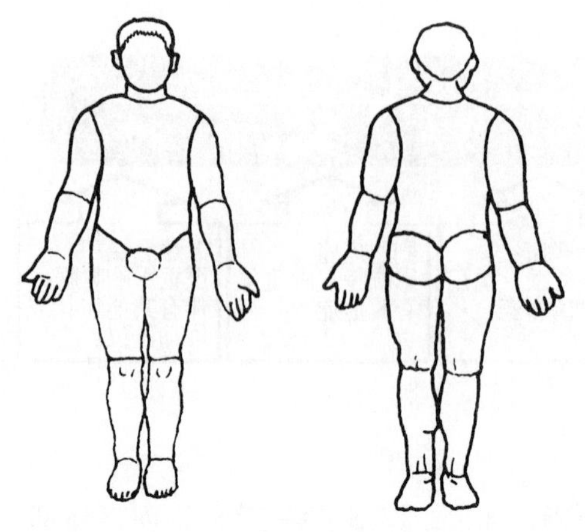

图 5-2-4　疼痛部位描述图

5～15min、口服镇痛药后 1h，即药物达最大作用时行治疗效果评估，对于 PCA 患者应该了解按压次数与无效按压次数、是否寻求其他镇痛药物；④对突如其来的剧烈疼痛，尤其伴有生命体征改变时，如低血压、心动过速或发热，应立即评估和治疗，同时对可能的切口裂开、感染、深静脉血栓等情况做出新的诊断和治疗；⑤疼痛治疗结束时应由患者对医护人员处理疼痛的满意度，以及对整体疼痛处理的满意度分别做出评估。可使用的评估工具如下。

1. 百分比量表　见图 5-2-5。

2. 四级法　①完全缓解（CR），疼痛完全消失；②部分缓解（PR），疼痛明显减轻，睡眠基本不受干扰，能正常生活；③轻度缓解（MR），疼痛稍减轻，但仍感到有明显疼痛，睡眠生活仍受干扰；④无效（NR），疼痛无减轻感。

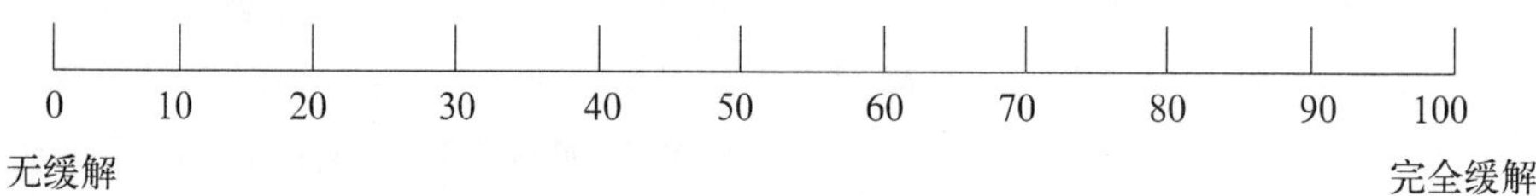

图 5-2-5　百分比量表

第三节　外科围手术期患者的疼痛治疗

一、疼痛治疗的原则

术前对存在疼痛的患者应进行积极处理，达到满意的止痛效果，以保证患者良好的睡眠、营养、心理及机体功能状态，保证手术的顺利进行。由于术前疼痛产生的原因差异性很大，治疗的方法也大不相同，在此不做具体介绍。另外，有研究报道术前的超前镇痛可防止术后中枢致敏的发生，减轻术后疼痛，具体见本章第五节。术中使用安乃近和双氯芬酸也可显著减少术后阿片类药品的使用量。但麻醉与镇痛是不同的概念，患者在手术中往往接受了满意的麻醉，但术后并未得到充分的镇痛，术后早期成为患者痛苦艰难的经历。因此这里重点介绍术后疼痛的治疗。

（一）术后疼痛治疗的主要原则

1. 应在稳定患者重要脏器功能的前提下，提供完善的镇痛措施，最大限度地减少患者的痛苦和改善重要脏器的功能。

2. 根据手术部位和性质，若估计术后疼痛较剧的患者，在麻醉药物作用未完全消失前，应主动作预防给药，如硬膜外腔预先置管保留，手术结束时向硬膜外腔注入长效局麻药或麻醉性镇痛药。

3. 当患者术后疼痛评分≥5 分时，应及时选择药物或物理疗法给予镇痛处理，把疼痛控制在≤4 分的水平。

4. 术后应用镇痛药的患者，应首先采用非麻醉性镇痛药和镇静药联合应用，视镇痛效果然后决定是否加用麻醉性镇痛药。

5. 手术后应用镇痛药物期间，应首先注意观察和检查手术局部情况，明确疼痛发生的原因。

6. 应选用毒性低、对生理指标影响小、药物依赖性较低的镇痛药物，用药期间注意生命体征的观察。

(二)术后疼痛治疗的目标

良好的术后镇痛应是个体化的，而且与手术方式、创伤范围、疼痛强度相关。综合各种外科手术的镇痛要求，术后镇痛的目标应是：①充分保证患者安全；②最大程度地镇痛，包括术后即刻镇痛，无镇痛空白期，持续镇痛，避免或迅速制止突发性疼痛；③清醒镇痛；④制止运动痛；⑤最小的不良反应，无难以耐受的不良反应；⑥最好的生活质量和患者满意度。

二、药物治疗

(一)阿片类镇痛药

阿片类镇痛药可通过外周和中枢多途径起到镇痛作用。传统的药物主要有吗啡、哌替啶和芬太尼。哌替啶因不良反应较大，已渐淘汰。吗啡和芬太尼镇痛作用强、价廉，仍是目前国内开展术后镇痛治疗的主要药物。此外，还有一些阿片类镇痛药的新型制剂，如吗啡缓释胶囊、芬太尼贴剂等，也有人将其试用于某些患者的术后镇痛治疗。全身应用阿片类药物是治疗中度至重度疼痛的主要方法，也是衡量其他镇痛方法疗效的标准。应用原则是先给予足够的药物，以达到有效镇痛的血药浓度，然后间断、规律、小剂量给药，维持稳定的血药浓度。

1. 吗啡　吗啡的镇痛作用特别强，皮下注射5～10mg即可明显地减轻或消除疼痛，可持续4～5h。其机制是由于吗啡作用于中枢神经系统的不同部位所致。可消除恐惧、惊吓和焦虑等状态，产生良好的镇静作用。其不良反应有恶心、呕吐，抑制呼吸以及尿潴留等。

2. 哌替啶　也称杜冷丁，可治疗各种疼痛，尤以内脏痛效果最显著。等效镇痛剂量是吗啡的1/10，作用时间比吗啡短。哌替啶常与异丙嗪、氯丙嗪合用，称为冬眠合剂。不良反应有口干、心动过速、兴奋、瞳孔扩大，进而出现谵妄、幻觉、失去定向力等，少数发生恶心、呕吐、头晕、头痛、尿潴留等。

3. 芬太尼　芬太尼是纯阿片受体激动药，镇痛效果强，是吗啡的80～100倍，作用迅速，但持续时间短，仅为30min。不良反应有呼吸抑制、肌肉僵硬。由于芬太尼脂溶性高，作用时间短，临床常用芬太尼做静脉或硬膜外持续注射，用于术后患者自控镇痛，镇痛效果好。

4. 舒芬太尼　于1970年合成，属于选择性μ受体激动药，镇痛效果是吗啡的1000倍。由于其脂溶性高(约为芬太尼的2倍)，240min输注后时量相关半衰期为33.9min，而能迅速进入脑髓和其他组织，消除半衰期为160min(芬太尼为200min)，在组织中无明显蓄积现象，在脂肪和肌肉组织易清除。在脑中只有微量的非特异性结合，所以易于消除，没有持续的镇静作用。由于其镇痛强度为芬太尼的7～10倍，非常适用于术后镇痛，目前已有静脉、硬膜外腔、鞘内等途径给药的经验和报道，还有与局麻药合用的PCA给药模式、产科镇痛，显示出较强的镇痛特性和优点。

5. 阿芬太尼　于1976年合成，脂溶性低于芬太尼，血浆蛋白结合率为92%，清除半衰期为1.2～1.5h。注射阿芬太尼后1min，血药浓度即达峰值，起效较快，但作用时间短，镇痛时间仅为10min，镇痛效果约为芬太尼的1/5，吗啡的6～7倍。由于大量病例总结发现术后阿芬太尼的最低有效镇痛浓度差异很大，所以PCA是阿芬太尼比较适合的镇痛给药方式，尤其适用于处理急性事件疼痛。

6. *瑞芬太尼*　于1990年合成，1996年被FDA批准用于临床。它是一种超短效亲脂性芬太尼衍生物，稳态分布容积为0.39L/kg，长时间输注无蓄积作用。瑞芬太尼镇痛作用呈剂量依赖性，但有封顶效应，血浆浓度为5～8μg/L时作用达到顶峰。由于瑞芬太尼制剂中含有甘氨酸（一种抑制性神经递质），故不能用于硬膜外腔和鞘内镇痛。国外有研究瑞芬太尼PCA用于分娩镇痛（虽然瑞芬太尼能通过胎盘屏障，在新生儿体内被迅速降解，不至于造成新生儿呼吸抑制），但镇痛的有效性和母体呼吸抑制的高发生率明显相关，因此镇痛的安全性值得进一步大样本研究。

（二）非阿片类镇痛药

用于术后镇痛的非阿片类药物包括非甾体抗炎药（NSAIDs）、局麻药、α_2肾上腺素受体激动药、甲基天冬氨酸（NMDA）受体抑制药、辅助药（催眠药、抗惊厥药、抗心律失常药、抗抑郁药）、糖皮质激素、曲马朵、神经妥乐平及高乌甲素等。

1. NSAIDs　其原理是抑制前列腺素的合成，没有中枢止痛作用。止痛效果中等，可用于各类手术后轻度或中度疼痛的治疗，也可作为其他镇痛药的辅助用药。传统的NSAIDs如阿司匹林、布洛芬等对COX-1和COX-2都有抑制作用，目前认为对COX-1的选择性抑制可导致胃肠道、肾等的不良反应，而对COX-2的选择性抑制则发挥镇痛和抗炎作用。新型的COX-2抑制药只选择性抑制COX-2，因此不良反应较少，可替代传统NSAIDs，但有报道COX-2抑制药可增加血栓和栓塞并发症的发生，如心肌梗死、肺梗死，并增加冠状动脉旁路移植患者的病死率，因此在心血管患者中应减量或慎用。其最常见的不良反应是胃炎、消化性溃疡和肾功能抑制。由于抑制了前列腺素的合成，因此可起到抗炎的作用。因阿司匹林对血小板聚集有特异性抑制作用，而引起凝血障碍，延长出血时间。因此，在肾脏手术、肝脏手术、移植术、肌肉皮瓣植入术或接骨术后的早期不建议使用NSAIDs。

2. *局部麻醉药*　局部麻醉药用于手术后镇痛治疗主要是通过椎管内用药、区域神经丛或外周神经干的阻滞，通常与阿片类药物联合应用。适用的局部麻醉药主要包括布比卡因、左旋布比卡因和罗哌卡因。布比卡因作用时间长、价格低廉，是目前国内的主要用药。左旋布比卡因的药理特性与布比卡因类似，但其心脏毒性低于布比卡因，并且已可国内生产。罗哌卡因的显著特点是产生有效镇痛的药物浓度对运动神经无阻滞作用，可使感觉和运动神经阻滞分离，且毒性低于布比卡因和左旋布比卡因，是目前用于术后镇痛的最佳局部麻醉药。另外，近年还有局部麻醉药的缓释制剂问世，主要用于手术切口镇痛。

3. *α_2肾上腺素受体激动药*　可乐定和右旋美托咪啶能抑制脊髓后角水平的伤害性刺激的传导，使突触前膜除极，抑制突触前膜P物质及其他伤害性感受性肽类的释放，具有镇痛、镇静、抗焦虑、抗呕吐作用。主要用于辅助其他局部麻醉药或阿片类镇痛药在椎管内用药用于术后镇痛的作用，并可更完善地抑制术后过高的应激反应。其缺点是可引起低血压及嗜睡。

4. *NMDA受体抑制药*　代表药物为氯胺酮，由于其不良反应较大，一般不单独用于术后镇痛。常与阿片类、NSAIDs复合应用治疗术后顽固性疼痛。缺点是可能导致意识障碍和精神方面的不良反应。

5. *曲马朵*　是人工合成的中枢性镇痛药，兼有弱阿片和非阿片两种性质。临床给药途径多样，但以PCA应用较多。不良反应发生率高，与给药剂量及途径有关，常见的为镇静、口干、出汗、恶心、呕吐、头痛及眩晕等。

6. 糖皮质激素　糖皮质激素是由肾上腺皮质束状带分泌，其主要为抗炎作用，能减轻炎症早期的渗出、水肿、毛细血管舒张，白细胞浸润及吞噬反应，从而改善红、肿、热、痛等症状。临床上常用的有醋酸氢化可的松、醋酸泼尼松龙混悬剂、地塞米松等。

三、针对性治疗

（一）理疗

可作为疼痛治疗的辅助方法，冷疗能使局部炎性肿胀减轻；热疗可缓解肌肉痉挛，均有减轻疼痛的作用。临床一般采用冷敷、热敷、按摩等方法。此外，某些仪器如 TDP 治疗机、微波治疗机也广泛应用于临床。

（二）针刺疗法

针刺止痛是指将银针刺入经络或穴位，用捻转或电刺激的方法即可达到止痛目的。主要用于慢性疼痛、外科手术疼痛。

（三）经皮电神经刺激法（TENS）

其基本原理是建立在闸门控制学说之上。通过附在皮肤上的电极将脉冲传给人体，以产生舒适的兴奋感与按摩感，同时抑制疼痛和其他损害性刺激传入而止痛。这种方法对局限性疼痛效果好，其效果随应用时间延长而降低。

（四）神经阻滞术

包括破坏性神经阻滞与非破坏性神经阻滞 2 种类型。常用的药物有局麻药、糖皮质激素和神经破坏药。局麻药可使受阻滞神经支配区域产生暂时麻醉而止痛；糖皮质激素能抑制炎症反应，减轻渗出和水肿，从而使疼痛减轻；神经破坏药如 80%～100% 乙醇和 5%～10% 酚甘油溶液能使神经产生退行性变，使痛觉消失。

（五）冷冻镇痛

1974 年 Neslon 首次报道直视下冷冻肋间神经治疗术后切口疼痛。1986 年 Maiwand 等采用自制改进的冷冻探头进行 600 例术中肋间神经冷冻治疗开胸手术后的切口疼痛，止痛总有效率达 93%，其中完全无痛达 83%，取得了满意的效果。

主要用于开胸、季肋下或腰部切口疼痛。具体方法是手术中暴露肋间神经后，用特殊冷冻传感器探头，将肋间神经根处进行冷冻处理，冷冻温度为 -50℃ 左右，冷冻持续时间为 90s，使其发生暂时性变性，疼痛信号传递受阻，痛觉消失，但经过一段时间后，神经功能可以自行恢复，很少会遗留永久性伤害。目前国内已有在开胸手术中尝试使用冷冻镇痛。

四、患者自控镇痛泵的应用

20 世纪 60 年代，Roe 发现阿片类药物小剂量静脉注射比肌内注射镇痛效果更好，且用药量明显减少。1968 年，Sechzer 首次提出了“按需镇痛”（demand analgesia）概念，即根据患者的疼痛需要静脉注射小剂量阿片类药物用以镇痛，结果使许多患者得到了满意的镇痛，但却增加了护理人员的工作量。直至 1976 年，第一台 PCA 泵问世，给广大医护人员和患者带来了福音。PCA 是指医师根据患者的情况设定合理的处方，利用反馈调节，患者自己支配给药镇痛，把错误的指令减少到最低限度。与传统肌内注射麻醉性镇痛药相比，它具有血药浓度维持恒定，用药量少，镇痛效果好，有利于病情恢复，可以根据个体对止痛药的不同需求投放用药等特点，是疼痛治疗方法学上的一个重要里程碑。

（一）基本技术参数

PCA 泵主要由 4 个部分组成：注药泵、自动控制装置、输注管、报警装置（图 5-3-1，图 5-3-2）。其常用药物为麻醉镇痛药以及止吐药。在了解 PCA 泵的临床应用前，应明确以下几个相关技术参数。

1. 负荷剂量　指 PCA 开始时首次用药剂量。

2. 追加剂量（单次给药剂量）　PCA 开始后，患者未能完全消除或疼痛复发时所追

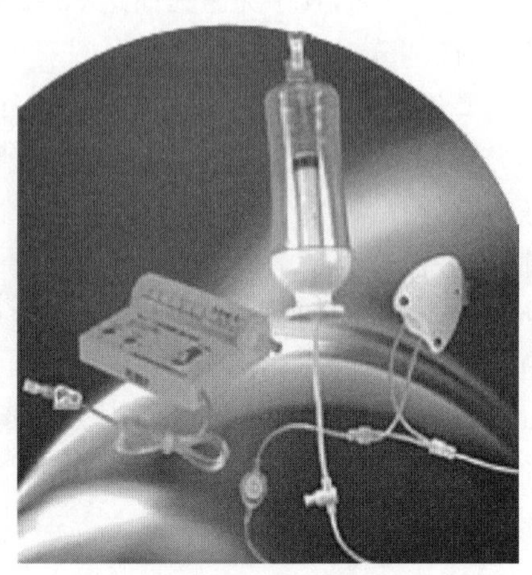

图 5-3-1 压力镇痛泵

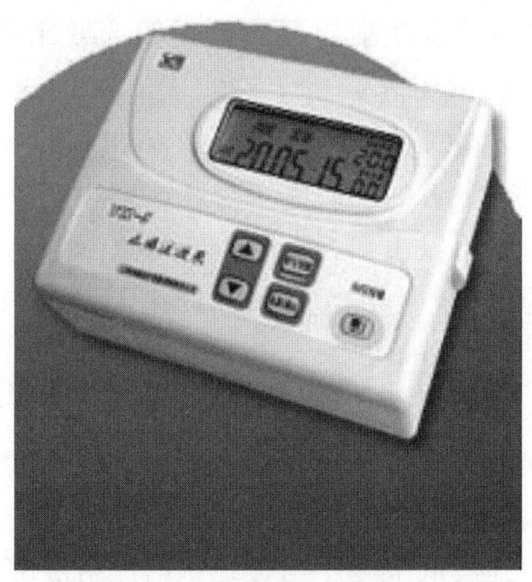

图 5-3-2 电子镇痛泵

加的药物剂量。

3. 锁定时间 即 2 次 PCA 用药的时间间隔。设定锁定时间的目的在于防止在前次所用药物峰效应前重复用药而造成过量中毒。锁定时间的长短应根据所用药的药理性质和使用途径而定。

4. 背景剂量 又称为持续用药量，由 PCA 泵自动持续输入一定量的镇痛药，从而使血浆镇痛药浓度更为恒定，达到满意镇痛，该给药剂量即为背景剂量。

5. 单位时间最大剂量 由于患者间个体差异较大，为防止反复用药而造成过量中毒，PCA 期间多以 1h 或 4h 为间隔限定最大单位时间使用量。

6. PCA 的注药速率 可依据药物剂量、浓度以及患者对药物的需要量进行调整，最快速率可达 100ml/h，一般设定在静脉 PCA 1～2 ml/h，硬膜外 PCA 6～12 ml/h。

（二）常见 PCA 种类

PCA 可分为静脉 PCA（PCIA）、硬膜外 PCA（PCEA）、皮下 PCA（PCSA）和外周神经阻滞 PCA（PCNA），其中 PCIA 和 PCEA 最为常见。PCA 所使用的药物主要是阿片类（吗啡、舒芬太尼、芬太尼）和曲马朵。

1. 静脉 PCA（PCIA） ①方法简便：只需保留一条通畅的静脉通路，将 PCA 泵通过三通开关与静脉通路相连，镇痛药就可按设定速率进入体内。②起效快：经静脉给药，药物起效最快，一般 2～3min 即可出现效果。③适用范围广：适用于全身任何部位的术后镇痛。④需用药量较大：与椎管内给药相比，PCIA 需用较大的药量才能获得满意的止痛效果，并且对运动性疼痛的镇痛效果较差；⑤对全身影响较大：由于药物作用为非针对性而是全身性的，同时用药量较大，因此对全身的影响较大，尤其是以单一药物进行镇痛时更为明显，如大剂量应用阿片类药物有可能影响胃肠运动功能的恢复。

2. 硬膜外 PCA（PCEA） ①用药量小：阿片类药用量小于 PCIA，尤其是低脂溶性的吗啡；②镇痛效果可靠：阿片类镇痛药与局部麻醉药联合应用，对静息性和运动性疼痛均有满意的镇痛效果，是目前所有镇痛技术中效果最好的方法；③作用范围局限：镇痛作用范围与硬膜外阻滞范围密切相关，适用于胸部及以下部位的镇痛；④阻断神经传导：由于伤害性刺激、交感神经等被阻滞，从而可有效减轻应激反应，改善心肌血供，促进胃肠功能恢复；⑤全身影响小，并发症或不良反应少；⑥硬膜外穿刺困难或禁忌的患者不能使用。

3. 皮下 PCA(PCSA)　适用于硬膜外隙和静脉穿刺困难的疼痛患者。方法简单易行,感染等并发症易于早期发现,装置简单,用标准 PCA 泵连接穿刺到皮下的给药装置即可。PCIA 应用的阿片类药物也可用于 PCSA,但需注意哌替啶对组织有刺激性,因此不用于 PCSA。常见并发症为穿刺部位肿胀疼痛,更改穿刺部位即可。

4. 外周神经阻滞 PCA(PCNA)　常用于神经丛和神经干的阻滞,如颈丛、臂丛、腰丛、股神经、坐骨神经等。以局麻药、皮质类固醇类药以及维生素为主。镇痛效果可靠,几乎无全身影响,不良反应少。是近几年临床逐渐开展的镇痛技术,尤其适用于高龄和危重患者。

5. PCA 的新技术　将靶控输注(target-controlled infusion,TCI)概念与 PCA 相结合进行术后镇痛的技术。TCI 技术以药代动力学和药效动力学原理为基础,以血浆或效应室浓度为指标,由计算机控制给药输注速率的变化,达到临床需要调节麻醉、镇痛深度的目的。TCI 较传统恒速给药方式更易维持药效的稳定,在提高疗效的同时明显降低药物不良反应的发生率。由于药物的生物学效应取决于效应室而非血浆的浓度,TCI 的靶浓度概念比药物剂量更为科学。自控-靶控(PCA-TCI)镇痛新技术是将患者自控和靶控输注有机结合的创新技术,PCA 泵所调节的参数由剂量改变为靶浓度,能使患者体内镇痛药物迅速达到设定的血药浓度,患者可通过 PCA 对血药浓度自如调控,最大限度地符合按需法则和给药个体化规律。尽管目前靶控镇痛技术仍处于探索阶段,但随着电子注射泵性能的提高和药代动力学研究的深入,这一新技术有可能在临床镇痛治疗上获得广泛的应用。

五、心理治疗

疼痛作为一种主观感觉,受心理社会因素影响更大。很多研究都证实,心理性成分对疼痛性质、程度和反应以及镇痛效果都会产生影响,因此疼痛的心理治疗占有重要的地位。而临床中护士承担着心理治疗的主要任务,在心理治疗中发挥着重要的作用,护士应教会患者心理治疗的方法,指导患者进行简单的心理治疗,这有助于提高患者的自主性,起到辅助疼痛药物治疗的作用。以下仅介绍几种简单的、可操作性强的方法。

1. 音乐疗法　播放患者喜欢的音乐,把音乐调在合适的音量上,让患者把注意力集中到音乐上,目光集中在某一固定的点或物体上,跟着音乐在脑海中想象。

2. 注意力转移　指把注意力放在疼痛以外的刺激上。这种刺激可以是听觉的、视觉的、或触觉、动觉的(即听、看、触、动)。用视觉分散法如看电视、读小说;听力分散法如听音乐、听故事;触觉分散法如轻轻按摩伤口周围的皮肤等。告知患者根据自己的性格和生活习惯选择适合个体的行为方式来减轻疼痛反应。

3. 想象疗法　启发患者将痛的感觉转化为“压迫感”“震动感”和“冷热感”或者用某种形状、颜色甚至声音来想象疼痛,然后逐渐减轻想象的强度,比如将疼痛想象成一个明亮的红色气球,然后让它慢慢褪色、变暗。

4. 放松疗法　指导患者进行各种放松训练,如深呼吸、慢节律呼吸、打呵欠、回忆平静的经历,并辅以轻音乐等,使之从疼痛状态中解放出来。一个很简单的放松方法,先握紧拳头,深吸一口气屏住片刻,然后慢慢呼出,全身肌肉放松,然后开始打呵欠。

药物疗法和心理疗法的联合应用是疼痛管理的有效方法,护士应加强与患者的沟通,增加与患者间的信任感,依据患者的情况选择不同的方法。

第四节　外科围手术期疼痛患者的护理措施

一、PCA 泵护理

由于PCA泵使用的药大多数含有阿片类镇痛药，难免会带来一些不良反应，如恶心、呕吐、呼吸抑制、尿潴留、睡眠障碍和镇静、躯体麻木和运动障碍以及对循环系统的影响。因此应做好并发症的观察及相应的护理措施。PCA泵的顺利实施，有赖于外科医师、麻醉医师以及护士等各有关专业人员的密切配合。PCA的护理工作主要包括以下几个方面。

（一）评估患者的基本情况

全面了解患者病情，协助医师确定患者是否适合使用PCA，除了要考虑其生理状况外，还应考虑智力、文化水平、年龄、经济承受能力等。对不适合使用PCA泵的患者，应选择其他止痛方法。

（二）指导患者正确使用 PCA 泵

实施PCA前，应与患者及家属解释PCA的作用原理，说清可能出现的不良反应，征得患者本人及家属同意后方可应用。术后指导患者或家属正确使用PCA泵，既要避免由于知识缺乏和误解而在术后不痛时不停地自行给药，也要避免因害怕药物成瘾等而不能及时给药的情况。

（三）确保 PCA 有关设备正常工作

应用PCA时，若硬膜外给药，导管固定在后背，应让患者保持正确卧姿，防止导管被压、牵拉、折断导致管道不通或导管脱出，另一方面也必须注意防止皮肤受压而发生压疮。通过静脉给药者应保持静脉通畅，并尽可能使用单独的静脉通路，若确需通过PCA的静脉通路滴注其他液体，必须严格控制最初的给药速度，防止将管道内镇痛药快速注入体内而发生危及生命的情况。

（四）定时监测和记录生命体征

监测呼吸、循环系统功能是PCA泵护理的重点。护士应经常巡视患者，每小时测量呼吸、血压、脉搏1次并记录，直到PCA泵使用结束。

（五）记录镇痛方案及镇痛效果

护士应详细记录患者的止痛治疗方案，患者的用药剂量以及止痛效果。如果出现镇痛不全，应及时通知有关医师，酌情追加止痛药。

（六）防治感染

PCA是一种有创的治疗措施，有发生穿刺点感染和硬膜外隙感染的可能，尤其是慢性疼痛，疗程较长，感染机会也更大。所以穿刺时要注意无菌操作，穿刺点应消毒密封，定期检查。若穿刺点出现感染征象，可用抗生素软膏涂抹穿刺点皮肤。如发现硬膜外隙有感染征象，应立即拔除导管，进行抗感染治疗处理。

（七）防治并发症

1. *呼吸抑制*　临床表现为患者的意识状态改变、嗜睡、呼吸深度减弱。因此，接受疼痛治疗的患者应尽量行氧饱和度的监测，对使用硬膜外或PCA泵镇痛的患者应定期监测生命体征，以确保患者的安全。初次将麻醉性镇痛药注入硬膜外腔后，第一个4h应每小时监测呼吸频率1次，之后可改为每2小时监测1次，连续16h，以后只要继续硬膜外给药，就应每4小时监测1次。当患者呼吸频率少于8/min、氧饱和度小于90%，收缩压值低于90mmHg时，应及时向医师汇报，同时面罩给氧6L/min，唤醒并鼓励患者做呼吸，病情严重者则需进行辅助或控制呼吸，同时使用纳洛酮。呼吸抑制是硬膜外镇痛令人担心的并发症之一，对此类患者应建立护理常规，对年龄较大（大于60岁）、镇痛药用量大及全身情况较差(尤其有肺功能减退和肝肾功能障碍)的患者,应特别警惕呼吸抑制的发生。

2. *恶心、呕吐*　常出现于给药后4～6h,术后可预防性使用止吐药。在观察中应注意,某些抗生素或手术中的麻醉作用也会引起较为严重的恶心呕吐,因此应注意辨别区分。对于严重的恶心呕吐的患者,需及时联系麻醉医师和临床医师以进行止吐治疗,不应轻易地停止疼痛治疗。若患者术后尚未完全清醒,则让其平卧位,头偏向一侧,以防呕吐物误吸入气管,造成窒息。

3. *尿潴留护理*　多见于男性,多发生于镇痛治疗后的24～48h内,临床表现为患者排尿困难,下腹部胀满。对于尿潴留患者,可按摩下腹部、热敷膀胱区、听流水声、温水冲会阴等措施,大多数患者能自行排尿。对于极少数仍不能自行排尿的患者,可给予留置导尿。在留置导尿期间,应间断夹闭尿管,同时稍向下拉尿管以刺激膀胱逼尿肌收缩,排出残余尿液,训练膀胱功能,以确保拔除尿管后可很快自行排尿。有一部分患者由于不习惯在病床上排尿而出现排尿困难等现象,针对这些问题应仔细分析辨别,做出适当的指导。

4. *皮肤瘙痒*　阿片类镇痛药物对某些特异性机体有致敏作用,可引起皮肤瘙痒。为剂量依赖性,剂量越大,发生率越高。也有部分患者因为术后身体虚弱,出汗较多也会出现全身瘙痒,应向患者做好解释工作。当患者有皮肤瘙痒时,应首先排除患者对镇痛药过敏的可能性,确诊为与镇痛药过敏有关的皮肤瘙痒后进行对症处理,防止抓伤皮肤,中度瘙痒可给予抗组胺类药物治疗。重者需减量或停药,更换其他镇痛药物。

5. *体位性低血压*　造成术后体位性低血压的因素是多方面的,如麻醉的影响、有效循环血量不足、心功能下降、术后长时间卧床等,采用硬膜外镇痛会增加其发生率。临床上对这类患者应查明原因,进行针对性处理。

6. *过度镇静*　硬膜外腔使用麻醉性镇痛药后还需定时进行镇静评分,第一个4h应每小时监测1次,然后每2小时监测1次,连续8h,以后只要继续硬膜外给药,就每4小时监测1次镇静程度。临床可采用镇静程度评分标准(表5-4-1),2～3分为镇静药物剂量较为适宜的状态。镇痛治疗期间应及时根据评分结果调整镇痛药剂量。

7. *硬膜外感染*　与硬膜外导管有关的感染并不常见,临床上应注意置管操作的严格无菌,术后留管镇痛期间,每日查看置管局部并保持无菌,更换针眼处敷料1/d,一旦疑有感染时立即终止硬膜外镇痛,必要时采取相应的对症处理。

护士应监测镇痛药物给药间隔时间及其疼痛控制效果,为每位患者确定特定有效的管理措施并及时实施,减少并发症的发生。

二、镇痛护理

(一)重视对患者的教育和心理指导

患者的积极参与是取得良好镇痛效果的关键。护士应介绍疼痛的评估、治疗等相关

表5-4-1　镇静状态评分标准

镇静状态	评分	镇静状态	评分
清醒、烦躁	1	入睡、对呼唤反应迟钝	4
清醒、安静	2	嗜睡、不易唤醒	5
欲睡、对呼唤反应好	3		

知识，让患者了解术后疼痛情况、疼痛控制的重要性，消除患者和家属对术后疼痛控制存在的错误观念，如术后疼痛是正常的，不用进行处理，止痛药物会成瘾，会影响伤口愈合等。加强患者的心理疏导，让患者相信术后疼痛可以很好地缓解，以消除患者的恐惧、焦虑心理，并与患者和家属共同商定术后疼痛治疗的方案。

(二)定时随访和评估

要达到良好的镇痛效果，就应及时评估疼痛程度的变化，观察镇痛的不良反应及患者的恢复情况。由于护士经常换班，因此需要量化疼痛的程度(如VAS、NRS)并记录在病历中。

(三)加强合作和协调管理

术后疼痛管理涉及麻醉医师、外科医师和护士等多学科工作人员，护士作为疼痛管理工作的协调者，患者疼痛的代言人，应及时向医师汇报疼痛情况，督促医师及时进行疼痛处理。

(四)避免激发或加剧术后疼痛的因素

1. *激发或加剧术后疼痛的可能因素* ①精神因素：如精神压力过大、极度悲伤或恐惧、性格忧郁。②环境因素：如闷热的天气、高分贝的噪声、强烈的光线、特殊的气味、污浊的空气、人多嘈杂的环境等。③身体因素：不良姿势、过度疲劳、低氧状态、药物作用等。

2. *护理对策*

(1)创造安静的休养环境，调节光线，减少噪声，去除异味，注意保持适宜的温度和湿度。

(2)加强心理护理，寻找并消除精神因素，保持患者安定、镇静。

(3)保持良好的体位姿势，定时更换卧位，尽量保持舒适。腰椎穿刺后应去枕平卧以避免头痛。

(4)分散注意力：可通过躯体或精神上的活动，使患者转移对疼痛的注意力。可闭上眼睛做深呼吸，或播放悦耳的音乐、朗读优秀的文艺作品，创造欢乐的气氛，或与亲近的家属、朋友进行轻松愉快的对话等。

(5)对于疼痛影响呼吸和翻身者，应协助翻身、拍背、咳嗽，防止各种并发症的发生。

(五)早期观察并及时处理镇痛治疗的并发症

镇痛治疗后尤其是经椎管内镇痛时，可能出现的并发症有呼吸抑制、尿潴留、恶心呕吐、便秘、低血压和过度镇静等，对上述并发症的早期发现与及时处理十分重要。护士应监测止痛药物的给药间隔时间及其疼痛控制效果，为每位患者确定特定有效的护理措施并及时实施，减少并发症的发生。

(六)避免护理操作增加患者的疼痛程度

术后患者主诉切口疼痛，它往往与咳嗽、深呼吸、上下床和体位改变等活动关系密切，其中咳嗽和身体移动时影响最大。术后最初阶段时，患者能进行有效的咳嗽和深呼吸，但一旦在咳嗽和深呼吸时感受到了急剧的压榨样或撕裂性伤口疼痛，就会自然而然地因害怕疼痛和担心切口裂开而拒绝咳嗽。因此，患者必须接受这方面的宣教，向患者讲述正确的咳嗽方法，并向他保证正确的咳嗽不会导致伤口裂开或内脏凸出。当然，要使患者完全明白操作方法，只靠言语方面的指导是远远不够的，还应做好以下几点：①演示具体的咳嗽方法；②解释咳嗽后疼痛的发生机制，使患者对疼痛有思想准备；③患者进行咳嗽深呼吸训练时陪伴左右，使患者增强信心。咳嗽时可用毛巾、枕头或直接用手按压伤口，施加一定的压力，可在一定程度上有效缓解咳嗽引起的疼痛。另外，身体移动可引起疼痛，因此减少对切口部位的压力或牵拉作用又可有效缓解切口疼痛。

三、健康宣教

围手术期疼痛管理开始于手术前，手术前是提供疼痛教育的最佳时机，应强调术后疼痛处理的重要性，识别患者的教育需求，提高患者对疼痛的认知水平，缓解患者紧张焦虑的情绪，这对于术后疼痛的控制具有很大的帮助。加强疼痛健康教育，使患者了解疼痛相关知识，以弥补医务人员与患者对疼痛理解的不一致性，使患者主动参与疼痛管理，及时报告疼痛程度，并积极配合治疗和护理。对疼痛的健康宣教应贯穿于整个围手术期，具体宣教内容如下。

1. 向患者讲述疼痛对机体可能产生的不利影响。

2. 术前评估患者及家属对疼痛相关知识的了解程度，了解既往疼痛史和预期疼痛处理应达到的目标。

3. 强调大部分术后疼痛可以缓解，并且有多种方法可供选择，患者有权享受术后无痛经历。

4. 告知患者或家属镇痛药物的作用、效果和不良反应等，解除排斥心理。

5. 向患者说明何时表达疼痛反应及如何表达，疼痛反应包括疼痛强度、性质、持续时间和部位，并说明这些主诉将成为疼痛治疗的依据，护士将根据主诉所反映的疼痛特点采取必要的护理措施。

6. 向患者介绍自我镇痛方法，在止痛药治疗的同时辅助使用其他方法缓解疼痛，如使用放松、想象、冷敷和热疗等方法。

7. 向接受 PCA 治疗的患者讲述给药的方式和时机，患者应在感觉疼痛开始时自行给药，注入下一剂量药，以达到良好的止痛效果。

8. 告知患者及时向护理人员叙述心中的疑虑和担忧，避免因过分担心疾病的康复导致高度焦虑，从而降低耐受性，加重疼痛。

第五节　外科围手术期疼痛管理的进展

一、急性疼痛服务中心

术后镇痛涉及麻醉医师、外科医师和护士，只有加强合作和协调，才能达到更好的镇痛效果。目前，国内开展术后镇痛质量不高的原因，并不仅是新技术或新药品发展和应用不足，而是由于手术后镇痛护理不当所致。在美国、德国、英国等发达国家，从 20 世纪 80 年代中期开始，相继成立了急性疼痛服务中心（acute pain service，APS），由麻醉医师、外科医师、专门训练的护士及药剂师等组成，专职负责疼痛的治疗和护理，大大提高了术后的镇痛效果，降低了并发症的发生率，使手术后镇痛治疗的安全性有了根本的改善。

APS 的作用包括：①术后疼痛、创伤后疼痛及分娩疼痛的治疗；②推广术后镇痛的必要性和疼痛评估方法；③提高患者的舒适度和满意度；④降低术后并发症的发生率。目前 APS 管理模式有两种：即以麻醉医师为基础（anesthesiologist-based）的管理模式和以护士为基础（nurse-based）的管理模式。Rawal 和 Berggren 提出的以护士为基础、以麻醉医师为督导的急性疼痛服务体系（Nurse-based，Anesthesiologist-supervised APS，NBAS-APS），能充分发挥护士的作用，被认为是目前最佳的急性疼痛管理模式。NBAS-APS 模式的主要内容：成立包括麻醉医师、外科医师、护士的疼痛管理委员会，协调并领导全院的疼痛管理工作；成立以护士为基础的疼痛管理小组；对疼痛管理护士进行全面的疼痛知识培训；由护士对患者进行疼痛知识宣教；由护士定期进行疼痛评估；让护士及时使用必要时镇痛医嘱。该模式的主要特点在于充分发挥护士在疼痛管理中的作用。研究结果显示，实施 NBAS-APS 管理模式后，能有效提高镇痛效果和患者的总体满意度。

二、多模式镇痛

多模式镇痛(multimodel analgesia)是指联合应用不同作用机制的镇痛药物或不同的镇痛措施,通过多种机制减少术前、术中和术后 3 个阶段的不良影响产生镇痛作用,以获得更好的镇痛效果和最低的不良反应,这是术后镇痛技术的主要发展方向。疼痛的形成主要包括中枢神经系统的整合和感受、周围神经对伤害性刺激的传导以及神经末梢对疼痛信号的触发。多模式镇痛就是通过联合应用能减弱中枢神经系统疼痛信号的阿片类药物和区域阻滞或神经阻滞,以及抑制神经末梢疼痛信号触发的 NSAIDs 而实现的。

与世界卫生组织(WHO)癌性疼痛阶梯治疗相仿,在术后多模式镇痛对策中也可以实施阶梯治疗。每一个患者的治疗应从第一步开始,并根据疼痛的强度决定是否实施下一步骤的用药或方法。一般小型体表外科手术如活检手术,其术后疼痛可能较轻;而较大或更广泛的手术如矫形外科手术、上腹部手术或胸腔手术,其术后疼痛可能更严重。术后多模式镇痛阶梯治疗的第一步包括连续给予一种非阿片类镇痛药(对乙酰氨基酚、非甾体抗炎药或环氧化酶-2 选择性抑制药)和小型外科手术时切口局麻药浸润;第二步包括对中度术后疼痛的外科手术,按需加入阿片类镇痛药;第三步包括对于涉及更广泛的外科手术患者,施行创伤程度大的操作的患者或可能术后需大剂量阿片类药的患者联合主要的外周神经阻滞、神经丛阻滞和维持释放阿片类镇痛药。

三、个体化镇痛方案

根据患者的个体需要,定时评估和调整镇痛方案。由于个体对疼痛的感受及疼痛治疗的反应差异很大,与个体对疼痛的敏感性、焦虑程度、年龄、性别和既往疼痛体验等多方面的影响有关。因此,镇痛方案要因人而异,并在镇痛治疗过程中及时对疼痛程度进行评估,观察镇痛的不良反应,以便及时调整镇痛方案,达到个体化镇痛的目的。应尽可能使患者参与方法的选择,理想的疼痛治疗目标是达到疼痛的完全缓解,如不能完全缓解,应将疼痛控制在可以忍受和相对舒适的水平。另外,在进行镇痛治疗的同时,还需加强全身情况监测,以免因镇痛而掩盖其他症状。

四、超前镇痛

在手术等伤害性刺激作用于机体引起的疼痛出现之前,就采取镇痛措施,以阻止感受性伤害的传入及中枢神经系统敏感化,达到消除或减轻术后疼痛、延长镇痛时间及减少镇痛药使用的目的,这种镇痛方法为超前镇痛。常用的方法有:局部麻醉药和外周神经阻滞药、非甾体抗炎药、NMDA 受体阻滞药、阿片类药物等。

适应证:在患者同意的情况下,颈部以下的大手术均可采用超前镇痛,包括骨科大手术、上腹部手术和开胸手术。但对于以前就有疼痛伴存的患者,尚未确认超前镇痛是否有效。

预先给药,超前阻止或减轻中枢神经系统对疼痛刺激的任何"记忆"的发展,减轻术后疼痛应当是理想的术后疼痛治疗方法。对术前已有炎症和疼痛的患者,术前应给予镇痛和抗炎措施当无疑问,至于术前无痛的一般手术患者,术前即给予镇痛措施,其疗效的研究结果不尽相同。因此,超前镇痛的临床效应还存在争议,其作用机制、给药方式、时间、剂量等尚有待于进一步研究。

五、重症监护病房中的疼痛护理

在 ICU 充分镇痛具有重要意义,很多术后镇痛措施都可以用于 ICU。在 ICU 内如果急性疼痛未得到控制，其危险性更高，而且ICU拥有更多的有创诊断技术。在这些情况下，疼痛可以加剧患者因疾病或损伤产生的应激反应。疼痛、焦虑、失眠等相互作用，常常给患者带来生理和心理的负面影响。

对于ICU内患者，大多语言表达有一定困难，如气管切开手术者、病情危重有意识障碍者，在评估患者有无疼痛时往往有很大的难度，对于有意识但无法表达的患者，可采用Prince-Henry评分，于术前训练患者用手势表达疼痛的程度，从0～4分共分5级，分别用手指表示。对于有意识障碍者，有研究表明，测定肺活量的改变、皮肤温度变化、某些生化物质水平等可作为一些客观指标确定疼痛的存在，另外也可通过观察患者的表情变化、行为等来判断。护理人员可以通过观察患者的行为表现来评估疼痛，主要使用于语言沟通障碍或意识障碍的患者。常用的评估工具有疼痛行为量表（Behavioral Pain Scale，BPS），重症监护疼痛观察工具（Critical-care Pain Observation Tool，CPOT），非语言成人疼痛评估量表（Nonverbal Adult Pain Assessment Scale，NVPS）等。近来的研究显示，应用客观疼痛评估工具，能改善ICU患者的疼痛管理和临床结局，包括优化了镇痛镇静药物的使用、缩短了机械通气时间和ICU入住时间等。

（赵继军　周玲君）

参考文献

[1] 赵继军.疼痛护理学.北京：人民军医出版社，2002.

[2] 杨金利，李仲廉，韩影献，等.急性疼痛治疗学.北京：人民军医出版社，2006.

[3] 谭冠先.疼痛诊疗学.2版.北京：人民卫生出版社，2005.

[4] 薛富善，袁凤华.围手术期护理学.北京：科学技术文献出版社，2001.

[5] 邓海波，郭淑丽，梁晓坤.控制疼痛对促进胸外科患者呼吸治疗过程的观察.现代理，2004，10(10)：908.

[6] 连庆泉，李军.围手术期疼痛治疗的新理念.现代实用医学，2005，17(2)：116-118.

[7] 彭章龙，于布为.外科术后镇痛.临床外科杂志，2006，14(9)：592-594.

[8] 赵凤瑞，田燕雏，梁朝阳，等.冷冻肋间神经预防开胸术后胸痛.中华胸心血管外科杂志，1999，15(2)：101.

[9] 赵继军.疼痛护理学.2版.北京：人民军医出版社，2010.

[10] 韩济生.疼痛学.北京：北京大学医学出版社，2012.

[11] 刘延青，崔健君.实用疼痛学.北京：人民卫生出版社，2013.

[12] 黄人健，周秀华.外科护理学.北京：人民军医出版社，2013.

[13] 赵为禄，罗傅全，雷恩骏.围手术期医学.西安：西安交通大学出版社，2012.

[14] 刘延军，顾小萍，马正良.慢性手术后疼痛的研究进展.中国医师进修杂志，2014，37(32)：74-76.

[15] 黎阳，彭丹晖，黄冰，等.靶控输注镇痛研究进展.中国临床新医学，2014，7(8)：774-778.

[16] 谢素美.综合护理干预对外科患者术后疼痛程度的影响分析.护士进修杂志，2014，29(3)：282-283.

[17] 徐婷婷，戈婵，潘雅俊.普外科手术患者术后疼痛相关因素研究.护士进修杂志，2014，29(6)：562-565.

[18] 徐建国.成人术后疼痛治疗进展.临床麻醉学杂志，2011，27(3)：299-301.

[19] 徐建国，吴新民，罗爱伦，等.成人术后疼痛处理专家共识.临床麻醉学杂志，2010，26(3)：190-196.

[20] 李同，徐军，裴学坤.不同麻醉方法开胸术后肋间神经冷冻镇痛的临床观察.临床麻醉学杂志，2012，28(11)：1120-1121.

[21] Apfelbaum J MA，Connis RT，et al.Practice guidelines for acute pain management in the perioperative setting：an updated report by the American Society of Anesthesiologists Task Force on Acute Pain Management.Anaesth，2012，116(2)：248-273.

[22] 娄强翠，陈前波，肖桃丽，等.术前疼痛认知教

育对病人疼痛认知度及术后镇痛效果影响的 Meta 分析. 护理研究，2010，24（6）：1496-1499.

[23] 刘冬华，闫华，任晓风，等.急性疼痛服务组织的构建与实践.护理学杂志，2012，27(12)：68-70.

[24] 陈杰，张海燕，吴晓英，等.成人危重症患者客观疼痛评估的研究进展.中华护理杂志，2014，49(1)：355-359.

第6章

外科输血

第一节 概 述

输血医学是一门多学科交叉的新型学科。人们把与血型有关的知识用于社会实践,最早可追溯至13世纪,我国法医学家宋慈曾进行“滴血试亲”试验,虽然由于条件限制,“滴血试亲”不可能得到科学的正确结果,但其设想却成为近代血型与输血疗法的先驱。18世纪初,英国医师Blundell首先将人的血液输给大出血的产妇获得成功,开创了输血疗法的先河。1900年,Landsteiner医师发现ABO血型系统以来,使输血疗法进一步完善,疗效有了保障。目前,输血作为临床治疗的一种重要手段,广泛地应用于临床医疗。

随着现代科技的飞速发展,各种高科技不断向输血领域渗透,输血医学正在发生日新月异的变化,输血已从全血到成分输血,从替补性到治疗性,从自体到异体,从血液到生物制品。然而近年来临床用血日益增多,血源日趋紧张,尤其是稀有血型供血困难,异体输血费用升高,加之异体输血可能带来不良反应和传染性疾病的传播,边远地区医疗条件的不足,均说明异体输血不应该是提供血源的唯一途径。而自体血回输由于简便、安全、有效,可以减少或避免异体输血反应及并发症,并且可节约血源,因此正越来越受到医学界的重视。

自体血回输是指受血者与供血者为同一个体。它是将术前所采集患者的体内血液或术中、术后所回收的因手术或创伤而丢失的血液再回输到患者体内的方法。1818年,Blundell的首次输血技术即是自体血回输的雏形。1915年以后,由于血库的建立,使自体血回输曾一度被淡化,直到20世纪60年代,自体血回输技术才被重新认识和应用,并进行临床和实验室的研究。

输血技术是一个复杂的过程,它需要临床医师、检验人员及护理人员相互配合,才能保证其安全、高效。护理人员是输血治疗的关键执行者,现代输血技术要求护理人员既具有高度的责任心,还要熟练掌握成分输血的理论知识,具备丰富的临床经验,做到科学护理,从而保证用血者的安全、有效。

第二节 静脉输血

静脉输血(blood transfusion)是一种替代性治疗,是将血液通过静脉输入人体内的技术，是战时急救、平时创伤和疾病治疗的重要手段之一，可以补充血容量、改善循环、增强携氧能力、提高血浆蛋白、增进凝血功能。而成分输血在临床的广泛应用，不仅节约了大量血源，也显著减少了由输注全血引起的不良反应。

一、适应证与禁忌证

(一)适应证

1. 补充血容量　用于各种原因引起的急性大出血，以增加有效循环血量，升高血压，增加心排血量，预防和治疗休克。

2. 纠正贫血　用于血液系统疾病引起的严重贫血及某些慢性消耗性疾病患者，以增加血红蛋白含量，提高血液携带氧的能力，改善组织器官的缺氧状况。

3. 补充血浆蛋白　用于低血浆蛋白血症患者以及大出血、大手术的患者，以增加蛋白质，改善营养，维持胶体渗透压，减少组织渗出和水肿，保持有效循环血量。

4. 补充凝血因子和血小板　用于大出血和血友病患者，以改善凝血作用，有助于止血。

5. 补充抗体、补体等血液成分　用于细胞或体液免疫力缺乏的患者，以增加机体抵抗力，提高机体抗感染能力。

6. 排出有害物质　用于一氧化碳、苯酚等化学物质中毒，血红蛋白失去携氧能力或不能释放氧气供组织利用时，以改善组织器官的缺氧状况。溶血性输血反应及重症新生儿溶血病时，可采用换血法。为排出血浆中的自身抗体，也可采用换血浆法。

(二)禁忌证

对急性肺水肿、肺栓塞、充血性心力衰竭、恶性高血压、真性红细胞增多症等，应禁忌输血。对肾功能不全的患者进行输血也应慎重。

二、血型及血液制品种类

(一)血型的种类及分型依据

1. ABO 血型　在人体血液的红细胞内含有 2 种凝集原，分别称为凝集原 A 和凝集原 B，根据红细胞内所含凝集原的不同，将人的血液分成 4 型。红细胞内含凝集原 A 者，血型为 A 型；含凝集原 B 者，血型为 B 型；含凝集原 A 和 B 者，血型为 AB 型；红细胞内不含凝集原 A 和凝集原 B 者，血型为 O 型。而在人的血清中另含 2 种与 A、B 凝集原相对抗的凝集素，分别称为抗 A 和抗 B 凝集素。A 型血的血清中含抗 B 凝集素，B 型血的血清中含抗 A 凝集素，AB 型血的血清中不含凝集素，O 型血的血清中含抗 A、抗 B 两种凝集素(表 6-2-1)。

2. Rh 血型　人类红细胞除了含有 A、B 抗原外，还有 C、c、D、d、E、e 6 种抗原，凡红细胞含 D 抗原者，称为 Rh 阳性。临床上一般用抗 D 血清来确定 Rh 血型。若受检者红细胞被抗 D 血清凝集，则受检者为 Rh 阳性，不被凝集者为 Rh 阴性。中国人 99% 为 Rh 阳性，1% 为 Rh 阴性。Rh 血型的发现，证明了 Rh 因子可引起新生儿溶血的诊断，以及由于 Rh 血型不合可引起溶血反应的事实。

表 6-2-1　血型分型依据

血型	红细胞凝集原	血清凝集素
A 型	A	抗 B
B 型	B	抗 A
AB 型	A+B	无
O 型	无	抗 A+抗 B

(二)血型鉴定和交叉配血试验

A、B、O、AB 血型的鉴定，是采用已知的抗 A、抗 B 血清来检查红细胞的抗原，并确定人的血型。也可采用正常人的 A 型和 B 型红细胞作为指示红细胞，检查血清中的抗体来确定血型。同时采用这 2 种方法检查,可起到核对作用,应防止用弱抗原核定血型。

为了确保输血的安全,输血除了做血型鉴定外,还必须将供血者和受血者血液做交叉配血试验,即将受血者血清和供血者红细胞混合(称直接交叉试验),再将供血者血清和受血者红细胞混合(称间接交叉试验),结果必须均无凝集现象方可进行输血。无论直接还是间接交叉配血试验,只要有一侧发生凝集就表示血型不合,不能输血。

虽然从理论上讲,O 型血可输给其他各型血而不发生凝集,而 AB 型血可以接受其他各型血,但在临床上仍以输同种血为原则。

(三)血液制品种类

血液由红细胞和血浆两大部分组成。随着输血技术的发展,从输全血到输成分血,血液制品的种类大大增加。

1. 全血　是指采集的血液未经任何加工而全部于保养液中待用的血液。可分为新鲜血和库存血。

(1)新鲜血:是指在 4℃的保养液中保存 1 周的血,它基本上保留了血液原来的各种成分,可以补充各种血细胞、凝集因子和血小板,对血液病患者尤其适用。

(2)库存血:每袋含全血 200ml,保存液 50ml,在 4℃冰箱内冷藏,可保存 2～3 周。库存血中的有效成分随保存时间的延长而发生变化,其中红细胞平均每天的损坏率为 1%左右,白细胞仅能存活 3～5d,血小板易凝集破坏,24h 后逐渐减少,3d 后无治疗价值。含保存液的血液 pH 为 7.0～7.25,随着保存时间的延长,葡萄糖分解,乳酸增高,pH 逐渐下降,保存到 21d 时,pH 为 6.8。另外,由于红细胞、白细胞的逐渐破坏,细胞内钾离子外溢,使血浆钾离子浓度升高。因此输注大量库存血时,要警惕酸中毒和高血钾的发生。

(3)自体血:输自体血(autotransfusion):不需做血型鉴定和交叉配血试验,不会产生免疫反应,既节省血源,又防止发生输血反应。

2. 成分血　是指将采集的新鲜血液加工分离提纯后得到的各种成分。

(1)血浆:是全血经过分离后的液体成分,主要成分为血浆蛋白,不含血细胞,无凝集原,可分为以下几种。①新鲜血浆:－4℃保存,有效期为 24h,含所有凝血因子,适用于缺乏凝血因子的患者。②冰冻血浆:目前常用的保存方式有 2 种,－20℃以下低温保存,保存期为 1 年,称为新鲜冰冻血浆,临床较为常用,适用于血容量及血浆蛋白较低的患者;当新鲜血浆保存期超过 1 年时,称为普通冰冻血浆,有效期为 4 年,应用时放在 39℃温水中融化。③干燥血浆:冰冻血浆放在真空装置下加以干燥而成,保存时间为 5 年,应用时可用适量等渗盐水或 0.1%枸橼酸钠溶液溶解,适合战时使用。④冷沉淀:血浆冷沉淀中含有Ⅷ因子及纤维蛋白原,可治疗缺乏Ⅷ因子及纤维蛋白原而出血不止的患者或血友病患者。

(2)红细胞:分为以下几种。①浓缩红细胞:是新鲜全血经离心或沉淀后去除血浆后余下的部分,可直接输入,也可加等渗盐水配成红细胞悬液备用。适用于贫血和一氧化碳中毒的患者。②洗涤红细胞:即红细胞经等渗盐水洗涤 3 次后,再加入等渗盐水,含抗体物质少,适用于脏器移植术后及溶血性贫血患者。③冰冻红细胞:冰冻红细胞是将新鲜全血经离心分离出血浆、白细胞、血小板后,用生理盐水洗涤,使用红细胞冰冻保护剂保存于－70～－80℃或－140℃,临床使用时经复温、洗涤去除保护剂,制成红细胞悬液。④去白细胞的红细胞:从全血或压积红细胞内去除白细胞的方法较多,其去除效果各不相同,但任何一种方法都不可能把白细胞全部除去。一般认为去除 70%以上即可避免因白细胞凝集所致的发热反应。

(3)白细胞浓缩悬液:经分离后再添加羟

乙基淀粉注射液，可增加粒细胞的获得率，4℃保存，24h内有效。适用于白血病患者。

(4)血小板浓缩悬液：分离出的血小板血浆，22℃保存，24h内有效。适用于血小板缺乏的患者。

(5)白蛋白制剂：从血浆中提取，临床上常用20%、25%的白蛋白制剂，能提高机体血浆蛋白及胶体渗透压，用于治疗外伤、肾病、肝硬化和烧伤等低蛋白症。

(6)各种凝血制剂：如抗血友病球蛋白(AHG)、凝血酶原复合物等，可针对性地补充某些凝血因子的缺乏。

(7)免疫球蛋白和转移因子等：含有多种抗体，可增加机体免疫力。

3. 血液代用品

(1)血浆代用品：为具有类似血浆胶体特性的人工胶体溶液，能暂时起到扩充血浆容量的作用，临床使用不仅能补充循环血量和周围血管的血容量，还能起到预防和治疗休克的作用。临床上较常用的有右旋糖酐、羟乙基淀粉、羧甲基淀粉及明胶衍生物等。

(2)红细胞代用品：目前国外开展的“人工血”研究，是将具有携氧能力的物质作为血液代用品，如“人工血红蛋白”“人工细胞”等，使输血理论与技术向更深的方向发展。

三、成分输血

由于血液内含有许多功能不同的成分，且具有多种生理功能。成分输血(blood component transfusion)是根据患者的需要，输注1种或数种成分血。1份血可分成1种或多种成分输给不同患者，一个患者可接受来自不同供血者的同一成分，这样可发挥更大的临床治疗作用。这种现代输血技术，无论从医学生理学理论或从免疫学角度均表现出极大的优越性，是输血领域的新进展。

(一)血液成分分离法

1. 连续自动单采分离法　即连续自动地进行血液分离。血液从供血者的一侧肢体静脉流出，通过自动分离器把所需的血液成分分离出来，其余部分再从另一侧肢体静脉输回供血者体内，如此反复循环，采集适量成分血保存。这种方法安全可靠，效果好，易被供血者接受。

2. 非连续手工分离法　采集200ml全血后，置于有血液保存液的血袋中，再通过分离器将血液做成分分离，并各自保存。

(二)成分输血的特点

1. 成分血中单一成分少而浓度高。

2. 有的成分血，如白细胞、血小板等，存活期短，为确保成分血的效果，以新鲜血为宜，且在24h内必须输入体内。

四、输血原则和输血前准备

(一)输血原则

1. 根据输血指南建议：Hb＞100g/L不需要输血；Hb＞70g/L可输入浓缩红细胞；Hb为70～100g/L应根据患者的具体情况来决定是否输血。对于可输可不输的患者尽量不输。

2. 无论输全血或输成分血，均应采用同型血。

3. 患者如果需要再次输血，则必须重新做交叉配血试验，以排除机体已产生的抗体。

4. 在紧急情况下，如无同型血，可用O型血输给他人，AB型血者可接受其他血型血，但必须保证直接交叉配血试验不凝集，而间接交叉配血试验可有凝集。因为输入的量少，输入的血清中的抗体可被受血者体内大量的血液稀释，而不足以引起受血者的红细胞凝集，故不出现反应。因此在这种情况下，必须一次少量输入，最多不超过400ml，而且输入速度要慢。

(二)输血前准备

1. 认真填写输血申请单，抽血送血库做血型鉴定和交叉配血试验。

2. 根据输血医嘱，凭提血单提血，并和血库人员共同认真做好“三查十对”。三查：

血的有效期、血的质量、输血装置是否完好；十对：受血者的科别、床号、姓名、血型及交叉配血试验结果，供血者姓名、储血号、采血日期、血型及交叉配血试验结果。核对完毕，在交叉配血试验单上签上核对者姓名。

3. 血液从血库取出后，勿剧烈震荡，以免红细胞大量破坏而引起溶血。库血不能加温，以免血浆蛋白凝固而引起反应。在输血量较多时，可在室内放置 15～20min 后再输入。

五、静脉输血技术

(一)间接输血术

目前均采用密闭式输血法。

1. *素质要求*　仪表端庄、服装整洁、洗手、戴口罩帽子。

2. *物品准备*

(1)配血用物：治疗盘(安尔碘、棉签、5ml 一次性注射器、止血带)、输血申请单、普通干燥管、弯盘。

(2)取血用物：治疗盘(包括治疗巾)、病历、提血单。

(3)输血用物：一次性输血器、生理盐水、输血前用药(遵医嘱)、治疗盘(安尔碘、棉签、止血带)、弯盘、止血钳(视需要而定)、输液卡、静脉穿刺针、3M 贴膜、输液架、小夹板及绷带(视需要而定)。

一次性输血器，其装置和密闭式输液器基本相同，只是用滤血器代替墨非滴管，滤血器的网孔可去除大的细胞碎屑和纤维蛋白等微粒，而血细胞、血浆等均能通过滤网。

3. *实施*　见表 6-2-2。

表 6-2-2　间接输血术

	操作步骤	注意点与说明
配血	1. 洗手、戴口罩、核对医嘱、准备用物 2. 按照患者病历或电脑基本信息填写申请单、贴试管 3. 2 名护士至患者床边仔细核对患者姓名、性别、年龄、病案号、病室/门急诊、床号、血型。核对无误后抽取血标本，抽血完毕，以核对者/执行者形式在申请单背面双签名 4. 将血标本及申请单送至血库	1 次只能抽取 1 个患者的血 抽血标本要求 2 名护士床边核对并双签名
取血	1. 洗手、戴口罩、核对医嘱、准备用物 2. 根据医嘱及患者信息填写提血单 3. 携带治疗盘和病历至血库，与血库人员做好交接查对：①交叉配血报告单，受血者科别、姓名、病案号、血型(包括 Rh 因子)、血液成分、有无凝集反应；②核对血袋标签，献血者姓名、血型(包括 Rh 因子)、血液有效期、血袋号；③检查血袋有无破损遗漏、血袋内血液有无溶血及凝块。核对无误后，在交叉配血报告单反面双签名后领回	1 人 1 次只能提取 1 位患者的血 取血应由 2 人核对并双签名
输血	1. 洗手、戴口罩、核对医嘱、准备用物 2. 核对，解释；根据医嘱输血前用药，按周围静脉输液技术进行穿刺，成功后先输入少量生理盐水 3. 由 2 名护士至患者床边核对，确定无误后，以手腕旋转动作将血袋内血液轻轻摇匀 4. 用安尔碘消毒血袋皮管 2 次，将生理盐水更换下来，再次核对。开始速度宜慢，观察局部及全身情况 15min，无不良反应再根据病情调滴速；告知患者及家属相关注意事项(滴速不可自行调节，如有不适要及时告知医护人员) 5. 输血结束，先滴入少量生理盐水，再拔针，按压片刻 6. 协助患者舒适体位，整理床单位，清理用物(血袋及输血器放在专用收集桶内保留 24h)，将交叉配血报告单夹在病历中	输血应由 2 人核对 输血过程中应密切观察输血速度、有无输血反应，加强巡视 输血袋用后需保存 24h

（二）直接输血术

直接输血术是指在供血者与受血者血型（包括 Rh 因子）及交叉配血试验确认后，将供血者的血液抽出，立即输给患者的一种技术，常用于婴幼儿、少量输血或无库血而患者急需输血时。

1. *用物*　静脉注射用物 2 套；治疗盘（内铺无菌巾），4%枸橼酸钠等渗盐水适量，50ml 注射器及针头（放无菌治疗盘内）数副。

2. *实施*　见表 6-2-3。

六、注意事项

1. 在取血和输血过程中，严格执行查对制度和无菌技术。

2. 如用库血，需认真查对库血质量。正常血液分 2 层，上层血浆呈黄色，下层血细胞呈暗红色，两者间界限清楚，无凝块。如血浆变红，血细胞呈暗紫色，界限不清，提示有溶血，不能使用。

3. 血液自血库取出后应在 30min 内输入，避免久放使血液变质或污染。

4. 输注 2 个以上供血者的血液时，应间隔输入少量等渗盐水，避免产生免疫反应。

5. 无论输全血或输成分血，均应采用同型血。在紧急情况下，如无同型血，则可用 O 型血输给他人，AB 型血者可接受其他血型血，但直接交叉配血试验应不凝集，而间接交叉配血试验可有凝集。

6. 患者如果需要再次输血，则必须重新做交叉配血试验，以排除机体已产生抗体。

7. 血液内不可随意加入其他药品，如钙剂、酸性或碱性药品；高渗或低渗液体，以防血液凝集或溶解。

8. 血液从血库取出后，勿剧烈震荡，以免红细胞大量破坏而引起溶血。库血不能加温，以免血浆蛋白凝固而引起反应。在输血量较多时，可在室内放置 15～20min 后再输入。

9. 输血过程中应密切观察患者有无局部疼痛，有无输血反应，如有严重反应，应立即停止输血，并保留余血，以备检查分析原因。

10. 如果经中心静脉途径输血，输血完毕应以脉冲式冲静脉管路，防止管道堵塞。

11. 输注成分血时，还应注意以下几点。

（1）除红细胞、冰冻血浆以外必须在 24h 内输完（从采血开始计时）。

（2）除血浆和白蛋白制剂外，其他各种成分血在输入以前均需进行交叉配血试验。

（3）输成分血的全过程应在严密监护下进行。

（4）成分输血时，由于一次输入多个供血者的成分血，故在输血前根据医嘱给抗过敏药物，以减少过敏反应的发生。

表 6-2-3　直接输血术

操作步骤	注意点与说明
1. 向供血者和患者做好解释	以解除顾虑取得合作
2. 洗手、戴口罩、核对医嘱、准备用物	
3. 请供血者与患者分别卧于床上，露出一侧手臂	每 50ml 血中，用 4%的枸橼酸钠等渗盐水 5ml
4. 用 60ml 无菌注射器抽取抗凝剂 5ml 后接 14～16 号套管针排气，抽取供血者血液至 55ml	操作由 3 人共同协作，1 人抽血，1 人传递，1 人做静脉推注；更换注射器时，注意阻断套管针，防止血液外溢
5. 直接将血液缓慢推入患者已穿刺好的静脉中	
6. 输血结束后，拔出套管针，用小纱布按压穿刺点片刻，用 3M 贴膜覆盖针眼	如连续输血，可更换注射器而不需拔出针头
7. 协助患者舒适体位，整理床单位，清理用物	

(5)如患者在输成分血的同时，还需输全血，在此情况下，应先输成分血，后输全血，以保证成分血新鲜输入。

12. 输血速度：成人一般控制在5～10ml/min；老年人或心功能较差者一般控制在1ml/min；小儿在每分钟10滴。通常情况下每次输血不应该超过4h。

七、输血反应及防治

(一)发热反应

1. 原因分析　①致热原引起，如保养液或输血用具被致热原污染；②受血者在输血后产生白细胞抗体和血小板抗体所致的免疫反应；③操作时违反无菌原则，造成污染。

2. 症状观察　可在输血过程中或输血后1～2h内发生，有畏寒或寒战、发热，体温可达40℃，伴有皮肤潮红、头痛，一般无血压下降，症状持续1～2h后缓解。

3. 护理措施

(1)预防：严格管理血库保养液和输血用具，有效预防致热原，严格执行无菌操作。

(2)处理：反应轻者，减慢滴速即可使症状减轻，严重者应停止输血，密切观察生命体征，给予对症处理，并通知医师。必要时按医嘱给予解热镇痛和抗过敏药，如异丙嗪或盐酸肾上腺皮质激素等。

(二)过敏反应

1. 原因分析　①患者为过敏体质，平时对某些物质会产生过敏，输入血液中的异体蛋白质同过敏机体的蛋白质相结合，形成全抗原而致敏；②输入血液中含有致敏物质，发生抗原抗体结合的免疫反应。

2. 症状观察　大多数患者在输血后期或即将结束时发生，轻度过敏有皮肤瘙痒、荨麻疹、轻度水肿(可在眼睑、口唇)。中度反应可发生喉头水肿而引起呼吸困难、支气管痉挛而致两肺闻及哮鸣音。重度反应可出现过敏性休克。

3. 护理措施

(1)预防：勿选用有过敏史的献血员；献血员在采血前4h内不宜吃高蛋白和高脂肪的食物，宜用清淡饮食或糖水。

(2)处理：按反应轻重给予处理，轻者减慢输血速度，给予抗过敏药物。重者应立即停止输血，根据医嘱给予0.1%肾上腺素0.5～1ml皮下注射，静注氢化可的松、地塞米松等抗过敏药物。喉头水肿严重者，协助医师做气管内插管或气管切开。如出现休克，按抗休克处理。

(三)溶血反应

1. 原因分析　①输血前红细胞已被破坏溶解，如血液贮存过久，输血时加温，振荡过剧，血液内加入了高渗或低渗溶液，或影响pH变化的药物，或受到细菌污染，细菌以枸橼酸钠为营养，消耗枸橼酸钠而使血液凝固，红细胞溶解；②输入异型血，即供血者与受血者血型不符而造成血管内溶血，这是输血反应中最为严重的一种，反应快，输入10～15ml即出现症状；③Rh因子不符所致溶血，ABO血型虽系同型，但会因为Rh因子系统不同而引起溶血。Rh阴性者第1次输入Rh阳性血液后，不发生反应，但输血后2～3周即有抗Rh阳性的抗体产生，下次再接受Rh阳性血液，即可产生溶血反应。

2. 症状观察　典型症状是在输血10～20ml后(约5min)发生。开始阶段，由于红细胞凝集成团，阻塞部分小血管，可引起头胀痛、面部潮红、恶心呕吐、心前区压迫感、四肢麻木、腰背部剧痛。第二阶段，由于凝集的红细胞发生溶解，大量血红蛋白散布到血浆中，以致出现黄疸和血红蛋白尿(尿呈酱油色)；同时伴以寒战、高热、呼吸急促和血压下降等休克症状。最后阶段，一方面由于大量溶解的血红蛋白从血浆进入肾小管，遇酸性物质变成结晶体，使肾小管阻塞；另一方面抗原和抗体的相互作用，又引起肾小管内皮缺血、缺氧而坏死脱落，致使肾小管阻塞，出现急性肾衰竭的症状，表现为少尿或无尿，患者常因为尿毒症而导致死亡。

3. 护理措施

(1)预防：认真做好血型鉴定和交叉配血试验，输血前认真查对。严格执行血液保存制度，不可采用变质血液。

(2)处理：①立即停止输血，更换所有的输血导管。保留血标本和剩余血送检验室重新鉴定，并通知医师。②保持静脉输液通道，快速补充血容量，给予利尿药和升压药等。③静注碳酸氢钠碱化尿液，防止血红蛋白结晶阻塞肾小管。④双侧腰封，并用热水袋敷双侧腰部，以解除肾血管痉挛而保护肾脏。⑤严密观察生命体征及尿量，对尿少、尿闭者，按急性肾衰竭处理。⑥中凹位，吸氧。⑦抗休克。⑧控制感染。

(四)大量快速输血后反应

1. 原因分析 ①由于输血速度过快，短时间输入过多血液，使循环血容量急剧增加，心脏负荷过重而引起；②长期反复输血或超过患者原血液总量的大量输血，由于库血中的血小板已基本破坏，使凝血因子减少而引起出血；③输入大量库血的同时也输入了大量的枸橼酸钠，当肝功能不全时，输入体内的枸橼酸钠尚未被氧化即和血中游离钙结合而使血钙下降。

2. 症状观察

(1)急性肺水肿症状：患者突然胸闷、呼吸急促、咳嗽、面色苍白、出冷汗、心前区有压迫感或疼痛、咳粉红色泡沫样痰，严重时肺部广布湿啰音，心率快，心律不齐。

(2)出血倾向：皮肤出血，穿刺部位大片淤血，或手术后伤口渗血。

(3)枸橼酸钠中毒反应：出现手足抽搐，心率缓慢，血压下降，心室纤维颤动，甚至发生心搏停止。

(4)血浆酸碱失衡：pH 常低于 7.35。

3. 护理措施

(1)避免快速输入库存冷血，以免心脏突然降温，引起室颤。

(2)严格掌握输血量，在输入几个单位的库血时，应间隔输入一个单位的新鲜血。

(3)大量输入库血在 1000ml 以上时，可加用 10%的葡萄糖酸钙 10ml 做静脉注射。

(五)其他

如空气栓塞，微血管栓塞，细菌污染反应，远期观察还有因输血传染的疾病，如病毒性肝炎、疟疾、艾滋病、梅毒等。严格把握采血、贮血和输血操作的各个环节，是预防上述输血反应的关键。

第三节 自体血回输

一、自体血回输的分类及适应证

根据采血方法的不同一般分为预存式自体血回输、血液稀释式自体血回输和回收式自体血回输 3 种。

(一)预存式自体血回输

预存式自体血回输是术前分次预存一定量的自身血液(全血或成分血)，在术中或术后输还给患者的方法。适用于符合条件的择期大手术患者及含有多种红细胞抗体、有严重输血反应、从事放射高度危险工作及忌用他人血液的患者。尤其对于稀有血型，如 Rh 因子阴性或对异体蛋白易发生过敏反应的体质，术中又需要输血者更适合。一般于术前 2 周及 1 周对患者行肘静脉采血，每次采血为总血容量(血容量占患者体重的 8%)的 12%～15%。2 次采血的时间间隔不少于 5d，术前3d停止采血。采集血液经枸橼酸-枸橼酸盐-葡萄糖(ACD)血液保养液抗凝后置血库 4℃保存。

(二)血液稀释式自体血回输

血液稀释式自体血回输是于麻醉后、手

术开始前在手术台上行静脉或动脉采血，同时快速补充血浆增量剂(如晶体液或代血浆，晶体液与胶体液比例为1∶2)以维持血容量不变、稀释患者的血液，然后在手术中、后期或手术结束时把血液输还给患者的方法。有学者认为应用晶体液和右旋糖酐液将血液稀释到血细胞比容(Hct)为0.3时，可引起血黏度降低和心排血量增加，对组织的供氧效果最好。在较低的血红蛋白(Hb)水平、血液稀释状态下做手术能达到供氧、供能的目的。患者在血容量正常而血液稀释的生理状态下施行手术，术中流失的是稀释血，故可以大大减少红细胞量的丢失。另外，回输给患者的是几小时内的新鲜血，血液成分没有明显改变，因此不影响血液凝固，也不妨碍伤口的愈合。本法适用于凝血酶原时间正常、心功能Ⅲ级及肝、肾功能无明显异常，预计术中失血>300ml、Hb>100g/L、Hct>0.3的患者。一般采血量按7.5～20.0 ml/kg体重计算，相当于患者总血容量的20%～30%，以血Hct不低于0.3为限。手术中失血量超过300 ml时开始回输自体血。

(三)回收式自体血回输

回收式自体血回输是指通过血液回输仪将术中或术后丢失的自体血回收，经洗涤、过滤、浓缩后输还给患者的方法。适用于体腔积血或术中失血较多的患者，如腹腔或胸腔钝性损伤、大动脉瘤破裂、脾破裂、肝移植、异位妊娠破裂、全髋关节置换术、脊柱侧弯矫形术、脊椎或脊髓肿瘤摘除术等。回输的方法主要有2种，一种是采用血液回输机自动回输，此法应具有一定的设备条件。在手术开始时启动血液回输机，先用肝素生理盐水预冲回收系统，肝素抗凝使每毫升回收血中含有5 U肝素，采用负压吸引，将患者手术野的所有血液(包括术中的出血、渗血、洗涤带血纱布的生理盐水及手术切口生理盐水冲洗液等)收入储存器内。经过多层过滤、大量生理盐水冲洗、离心净化后，得到的45%～60%的红细胞生理盐水混悬液注入血液袋内在术中回输给患者。目前国产自体2000型回输机，因成本比较低，在临床上使用较为广泛。另一种是简易回输方法，用无菌负压吸引器采血，100ml加入3%的ACD血液保养液25ml，经过滤后回输给患者，整个过程需严格无菌操作。

二、自体血回输的禁忌证

(一)恶性肿瘤污染的血液

美国医学会规定对恶性肿瘤的患者禁忌自体血回输。但在紧急情况下，当挽救生命成为第一需要而又不能得到急需的血源时，自体血回输的应用价值则远远超过了它可能引起的某些并发症。

(二)局部、全身感染或潜在感染病灶

对于胃肠道损伤，特别是结肠损伤，开放性损伤(>4h)者一般禁用自体血回输技术，因细菌可能通过血液收集过程和回输过程传播。但在抢救腹部创伤、严重失血性休克患者需紧急输血而又血源短缺的情况下，为了维持患者的生命，可采用自体血回输，并立即使用大剂量有效抗生素以加强抗感染治疗，同时严密观察病情变化，以防败血症的发生。有学者认为，紫外线照射能预防细菌污染，故在血液回输前应常规给予紫外线照射。

(三)可能有血液传播的传染性疾病

此类患者采用自体血回输时需非常慎重。回输血带来的危害不是针对患者本身，而是自体血收集和回输的操作者和机器本身。如果对这类患者进行自体血回输，所有预防措施都应积极采取，以避免或减少对机器、器械的污染；同时自体血回输的操作人员应是训练有素的专业人员，收集的血液不应离开手术室。目前自体血回输器均采用一次性耗材，可消除交叉感染和污染的问题。

(四)重要器官功能不全

如合并心功能不全和心力衰竭，阻塞性肺疾病以及肝、肾功能不全，严重贫血，凝血

因子缺乏，低蛋白血症，老年（多有重要器官的代偿功能减低）及小儿患者。

三、自体血回输的护理

（一）心理护理

向患者尤其因宗教或其他原因拒绝异体输血者说明自体血回输的优点，告知患者自体血回输是目前公认的具有临床实用价值的治疗方法。自体输血可避免异体输血引起的不良反应和并发症，术中回输的自体血，红细胞新鲜，红细胞存活的时间与正常的接近，2,3-二磷酸果糖含量较高，携氧功能较库血佳，不产生对血液成分的免疫反应，尤其无需检验血型和交叉配血实验。急诊手术尤其是伴有大出血的患者，可迅速、有效地补充血容量，提高抢救成功率；既节省了血源，又减轻了患者的经济负担；可促进新陈代谢，提高患者的造血功能，有利于术后伤口的愈合。同时向患者讲解血液采集、回输的方法及在此过程中可能出现的反应，使患者在采血前有良好的心理准备，能在采血、回输时积极配合。

（二）采血前准备

采血前完善各种检查，如心电图、B超、血常规及肺、肝、肾功能的检查。采血前1d检测血红蛋白（Hb）、血细胞比容（Hct）、红细胞计数（RBC）、血小板计数（PLT）、平均动脉压（MAP）、心率（HR）、凝血酶原时间（PT）、部分活化凝血活酶时间（APTT）及纤维蛋白原（FBG）等。采血前1d，患者饮食以清淡为主，不宜食用脂肪及蛋白质含量过高的食物。对于预存自体血的患者，采血前2周至采血前1d给予硫酸亚铁300 mg口服，3/d。

（三）采血护理

血液稀释式自体血回输时，应建立2条静脉通道。一条用于采集血液，另一条与采血同时等量、等速输入血浆增量剂；在采血过程中需严密观察患者有无面色苍白、恶心、心慌、血压下降等不良反应，一旦出现，说明采血的速度过快，短时间内血液丢失过多，组织灌注不足，应立即放慢采血速度，同时加快输液速度，补充胶体等血浆增量剂，必要时联合应用少量的缩血管药物，以便快速恢复有效循环血量。回收式自体血回输时，一般仅能回收术区6h以内的血液。

（四）采血后的护理

继续密切观察患者的生命体征，有无面色苍白、恶心、心慌、血压下降等，一旦出现，应积极处理。保持病室的舒适、安静，以保证患者足够的睡眠，防止患者因免疫力下降而增加感染机会。鼓励多食优质蛋白、高热量、高维生素及含铁丰富易消化食物，以促进血红蛋白的合成。预存式自体血回输时，采血后患者应平卧4～6h，并常规补充晶体液，输液量与采血量比例为2:1。

（五）回输护理

回收式自体血回输时，负压不可过高，一般不超过50mmHg，同时应尽可能避免空气与血液混合输入，以减少对红细胞的破坏。回输血液时，应严密观察血压、脉搏、体温、尿量的变化，遇有血压改变、发热、寒战等反应时立即停输；及时检测输血后1d、1周的血红蛋白、Hct、红细胞、PLT、MAP、HR、PT、APPT及FBG等；一般应先输最后采的血，而后输先采的血，以便最大限度地发挥红细胞的功能；回输血液时仍应强调无菌操作，防止污染。

四、自体血回输的并发症及预防措施

（一）凝血障碍

Horst等研究证明，输入洗涤红细胞与输入异体血后测定PT、APPT、FBG差异并无显著性意义。但回输自体血超过15U即3000ml时（1U＝200ml），要认真监测凝血指标，如果超过3500ml，要同时补充新鲜冰冻血浆或富含血小板血浆。对于大出血的患者，应考虑在术前采集血小板，以弥补术后凝血功能不足。

(二)血红蛋白血症

体腔血在回收、回输的过程中,因负压吸引、离心等原因红细胞不可避免地受到破坏,引起不同程度的溶血,血浆游离血红蛋白升高。但 Kalra 等研究发现,回收血未经滤过清洗前,血浆游离血红蛋白浓度较高(为0.42mg/L),红细胞洗涤后回输,血液中游离的血红蛋白浓度为0.28mg/L。患者无血尿发生,术后1周血浆游离血红蛋白水平接近术前值,但尿中的血红蛋白仍然稍高。因此认为充分清洗红细胞是减少血尿的重要方法。李高基等认为发生血红蛋白尿时无需特殊处理,3h 后可以自行缓解。

(三)高氯性酸中毒

术中自体血回收,用大量生理盐水进行红细胞的收集,清洗后回输,可导致高氯性代谢性酸中毒,甚至出现低血钙、低血镁。因此,在回输血量大时应监测电解质和酸碱平衡,并加以调节。用平衡液、林格液代替生理盐水可减轻或避免上述并发症发生。

(四)低蛋白血症

由于回收过程中的大量清洗,回收血中血浆蛋白大量丢失,故大量输注自体回收血时,可导致低蛋白血症,使血浆胶体渗透压降低。因此,输注过程中,必须适当补充胶体或白蛋白以维持血浆胶体渗透压及有效循环血量。

自体血回输技术在临床已被广泛应用。这一技术的使用减少了对库血的需求,提高了救治成功率和患者存活率;同时也避免了输入库血的有关并发症。需要指出的是,自体血回输虽有很多优点,但回输过程中仍有尚未解决的问题。如血液经分离、洗涤处理后,凝血因子、血小板均被破坏;虽经大量生理盐水洗涤后,肝素清除率可达97.2 %±0.5% ,但仍有少量肝素进入人体内,故大量回输时需特别注意监测凝血指标。对于择期手术且预计术中出血量大的患者,联合应用上述3种输血法,可明显改善患者的全身状况,有利于患者的预后。从血液采集、贮存至回输,整个过程均应强调无菌操作,防止血液污染。

(刘 芳 韩 芸)

参考文献

[1] 孟庆宝.临床输血管理若干问题及解决策略.北京:中国输血杂志,2010,23(9):734-736.

[2] 侯文权,侯文锋,杨晓红,等.输血安全管理探讨.检验医学与临床,2012,9(18):2365-2366.

[3] 杨义中.加强临床输血安全管理的体会.中国医学创新,2010,7(31):184-185.

[4] 孟庆艳,胡宏波.加温输血的研究进展.医学理论与实践,2013,26(5):595-596.

[5] 许德义,张哲,彭明喜,等.输血不良反应的实验研究及临床调查.中国输血杂志,2010,23(增刊):90.

[6] 刘景汉,汪德清.临床输血学.北京:人民卫生出版社,2011:283.

[7] 王亚宁,刘丽蕊,刘贞,等.输血路径在临床输血护理中的应用评价.护士进修杂志,2012,27(4):308-310.

[8] 李乃鱼.临床输血过程管理.中国卫生质量管理,2011,18(6):70-73.

第7章

外科营养

第一节 概 述

外科营养学(nutriology)是在现代外科学基础上发展起来的一个分支。营养支持(nutritional support,NS)的临床应用始于20世纪初,其发展则集中于20世纪下半叶。1952年Aubaniac首次报道了10年中应用锁骨下静脉插管的输液方法,这标志着人们在肠外营养(parenteral nutrition,PN)输入途径方面迈出了决定性的一步。随后Greenstein于1957年成功研制了适合于宇航员服用的要素饮食,其成分为不需消化即可吸收的单体物质,要素膳的发明促进了肠内营养的迅速发展。1968年Dudrick提出了全胃肠外营养(total parenteral nutrition,TPN)方法,开创了肠外营养的辉煌时期。同时有关机体正常或疾病代谢的研究也随之增多,有的已深入到分子生物学水平。各类基础性和应用性研究结果不断出现,如"营养过剩"和"营养不足"对患者是同样有害的,"如果肠道有部分功能,首选肠内营养"的营养支持观点的提出等。因此,当今的营养支持已不仅仅限于满足患者能量和氮源的需要,而是要维持细胞的代谢,保持组织器官的结构与功能,进而调控免疫、内分泌等功能并修复组织,促使患者康复。同时营养支持的研究面也越来越广,已涉及代谢支持、代谢调理的研究,以及营养素的药理、免疫及生态免疫等方面,使得研究更加深入与细化,更能合理地促进患者康复。

第二节 外科患者的代谢变化及营养评定

一、禁食时机体代谢的改变

正常成人一般每日约需能量1800kcal,由食物供给。禁食时,机体的代谢虽有降低,但仍需消耗能量。此时,机体只能动用自身的营养储备。体内糖类的储存很有限(肝糖原约200g,肌糖原约300g),蛋白质是体内各器官、组织的组成成分,一旦被消耗将影响脏器功能,因此不可以作为能量储备。由于脑组织、神经组织、红细胞和肾髓质等所需的能量几乎都需由葡萄糖供应,禁食24h后,肝糖原即被耗尽,而肌糖原仅能被肌肉本身所利用。于是,蛋白质开始糖异生,每日约需耗损蛋白质75g。因此,在最初几日内,每日尿内排出氮714~1071mmol(10~15g)。脂肪虽是机体最大的能源储备,但机体需要一个过程才能利用脂肪供能。故禁食时间延长后，脑组织等逐渐适应于氧化酮体作为能量的来源。蛋白质的糖异生减少，从而降低了氮的耗损，故每日尿内氮的排出可减至214～286mmol(3～4g)。体内蛋白质的消耗将对机体的功能和结构带来影响，出现体重下降、抵抗力减弱和肌无力等。在禁食的早期，如果每日从静脉给予葡萄糖100g，虽然供给的热量很有限，仅375kcal，但能够明显地减少蛋白质的糖异生，起到节省蛋白质的作用，使每日尿氮的排出减至143～357mmol(2～5g)，补给葡萄糖还能防止脂肪代谢所产生的酮症。

二、创伤或感染时机体代谢的改变

机体对创伤、手术或感染的代谢反应表现为高代谢和分解代谢。体内蛋白质分解加速、尿氮增加、脂肪动用加快、体重减轻。其程度与创伤和感染的严重程度成正比。此时，机体能量消耗增加，胰岛素反应不足，处理葡萄糖的能力降低。创伤后或严重感染时，能量需求可增加100%～200%。大面积烧伤患者的能量需求可高5000kcal/d。手术也是一种创伤，手术后都要经过分解期，无并发症的手术，分解期一般持续3～7d，患者处于负氮平衡状态，热量消耗增加。无并发症的胃大部切除术后，患者的尿素氮可增至1428mmol/d(20g/d)，持续8～10d，表示每日损失蛋白质120g，约相当肌肉500g；能量需求增加20%～50%。故此类患者的体重在术后常比术前减轻5kg以上。

三、营养评定

营养评定(nutritional assessment)是通过人体组成测定、人体测量、生化检查、临床检查及多项综合营养评定方法，来判定人体营养状况，确定营养不良的类型及程度，估计营养不良所致后果的危险性，并监测营养支持的疗效(表7-2-1)。

(一)人体测量

1. 体重　体重过度降低或增加均可视为营养不良，其评判标准为在6个月内因非主观原因比平时体重降低或增加10%左右，或比过去1个月的体重降低或增加5%，或体重为理想体重的±20%。其中体重增加可能系水潴留所致，而实际瘦组织群量仍减少，其次也可为肥胖所致。肥胖属营养不良的另一类型，在此不做详述。体重计测定前需先调零，测定时必须保持时间、衣着、姿势等方面的一致性。

2. 体重指数(body mass index，BMI)　体重指数=体重/身高^2(kg/m^2)。亚洲人正常值为18.5～23，BMI<18.5为偏瘦，BMI在23.1～25为超重，BMI>25为肥胖。

3. 三头肌皮褶厚度(skin-fold thickness，TSF)　TSF是间接测定机体脂肪贮存的一个指标(图7-2-1)。测量方法：患者坐位，臂自然下垂。患者也可平卧，臂在胸前交叉。用一种特制的夹子以一定的夹力(10g/mm^2)捏住肩峰与尺骨鹰嘴连线中点处的上臂伸侧皮肤，测定其厚度。正常值：男性11.3～13.7mm；女性14.9～18.1mm。

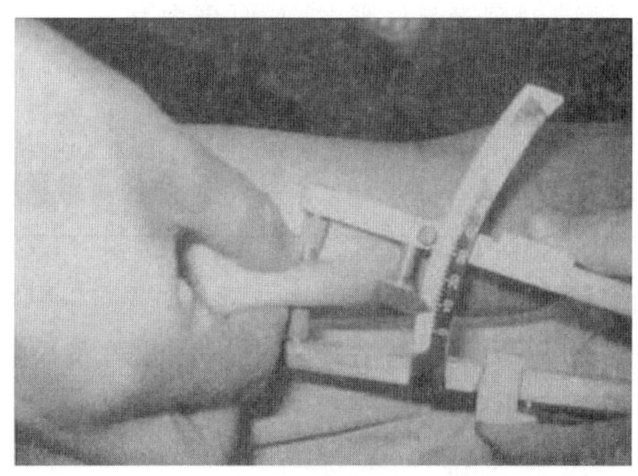

图7-2-1　测三头肌皮褶厚度

4. 上臂围与上臂肌围

(1)上臂围(arm circumference，AC)测量方法：患者采取前述测TSF的姿势，用卷尺测定上臂中点处的周长(图7-2-2)。

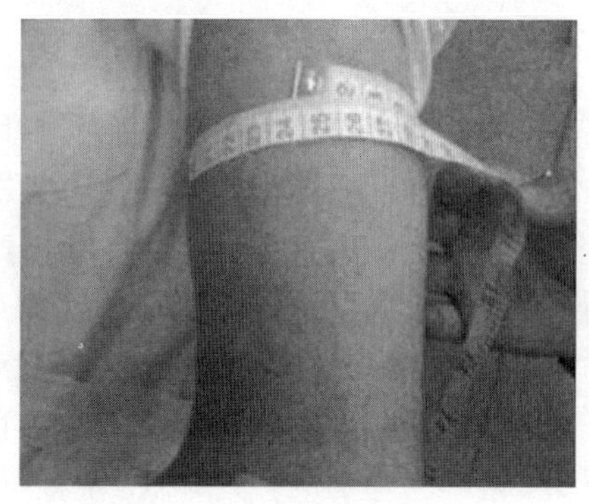

图 7-2-2　测上臂围

(2)上臂肌围(arm muscle circumference, AMC) 测量方法:AMC＝AC(cm)－3.14×TSF(cm)。正常值:男性 22.8～27.8cm;女性 20.9～25.5cm。

5. 生物电阻抗(BIA)测定　根据各类组织不同的传导性能,测算人体总液量、细胞外液和细胞内液量,利用所测体内液体量可算得脂肪和非脂肪组织(瘦组织群)含量。

(二)生化及实验室检查

1. 血浆蛋白

(1)血清白蛋白:持续的低白蛋白血症被认为是判定营养不良的可靠指标。

(2)血清前白蛋白:与白蛋白相比,前白蛋白的生物半衰期短,血清含量少,故在判断蛋白质急性改变方面较白蛋白更为敏感。

(3)血清转铁蛋白(transferrin, TFN):TFN 在肝合成,生物半衰期为 8.8d,且体内含量少,约为 5.29g。高蛋白摄入后,TFN 的血浆浓度上升较快。TFN 的测定方法除放射免疫扩散法外,还可采用:转铁蛋白＝总铁结合力×0.87－43 公式计算。

2. 淋巴细胞总数　即周围血液中淋巴细胞总数(白细胞总数×淋巴细胞百分率)。

3. 氮平衡(nitrogen balance, NB)　NB 常用于营养治疗过程中观察患者的营养摄入是否足够和了解分解代谢的演变。氮平衡和热量的摄入密切相关,负氮平衡既可由氮摄入不足引起,也可因热量摄入不足造成。方法:收集患者的 24h 尿液,测定尿素氮的量,以 g/L 表示。

24h 尿内尿素氮(g)＝尿素氮(g)×24h 尿量(L)。

24h 总氮丧失量(g)＝24h 尿内尿素氮(g)＋3g(代表从粪、肺、皮肤等损失的非尿内尿素氮)。

24h 摄入氮量＝蛋白质摄入量(g)/6.25。

氮平衡＝24h 摄入氮量－24h 总氮丧失量。负数表示负氮平衡。

4. 肌酐身高指数(creatinine height index, CHI)　CHI 是衡量机体蛋白质水平的灵敏指标,其优点在于:①成人体内肌酸和磷

表 7-2-1　营养指标的正常值和营养不良时的数值

检查项目	正常值	营养不良		
		轻度	中度	重度
体重(理想正常值的%)	＞90	80～90	60～79	＜60
体重指数	18.5～23	17～18.4	16～16.9	＜16
三头肌皮褶厚度(正常值的%)	＞90	80～90	60～80	＜60
上臂肌围(正常值的%)	＞90	80～90	60～80	＜60
肌酐身高指数(正常值的%)	＞90	80～90	60～80	＜60
白蛋白(g/L)	＞30	25～30	20～24.9	＜20
转铁蛋白(g/L)	2.0～4.0	1.5～2.0	1.0～1.5	＜1.0
总淋巴细胞计数($\times 10^9$/L)	＞1500	1200～1500	800～1200	＜800
免疫皮肤试验	＋	＋	＋	－
氮平衡测试(g/d)	±	－10～－5	－15～－10	＜－15

酸肌酸的总含量较恒定；②运动和膳食的变化对尿中肌酐含量的影响甚微；③经 K40 计数测定，成人 24h 尿肌酐排出量与瘦体组织量一致；④在肝病等引起水肿等情况而严重影响体重测定时，CHI 不受此影响，故显得价值更大。

肌酐身高指数＝24h 实际排出的尿肌酐量（mmol/L×100％）/标准的 24h 尿肌酐排出量（mmol/L）。

CHI 测定方法：连续 3d 保留 24h 尿液，取肌酐平均值并与相同性别及身高的标准肌酐值比较，所得的百分比即为 CHI。

（三）临床检查

即通过病史采集及体格检查来发现营养素缺乏的体征。体格检查的重点在于发现：①恶病质；②肌肉萎缩；③毛发脱落；④肝大；⑤水肿或腹水；⑥皮肤改变；⑦维生素缺乏体征；⑧必需脂肪酸缺乏体征；⑨常量和微量元素缺乏体征等。

（四）综合营养评定

1. 预后营养指数（prognostic nutritional index，PNI）

计算公式：PNI（％）＝158－16.6×ALB－0.78×TSF－0.20×TFN－5.80×DHST

ALB，血清白蛋白（单位：g％）；TSF，三头肌皮褶厚度（单位：mm）；TFN，血清转铁蛋白（单位：mg％）；DHST，用植物血凝素行迟发型超敏皮肤反应试验（硬结直径＞5mm 者，DHST＝2；＜5mm 者，DHST＝1；无反应者，DHST＝0）。

评定标准：若 PNI＜30％，表示发生术后并发症及死亡的可能性很小；若 30％≤PNI＜40％，表示存在轻度手术危险性；若 40％≤PNI＜50％，表示存在中度手术危险性；若 PNI≥50％，表示发生术后并发症及死亡的可能性较大。

2. 营养危险指数（nutrition risk index，NRI）

计算公式：NRI＝10.7×ALB＋0.0039×TLC＋0.11×Zn－0.044×Age

TLC：淋巴细胞计数；Zn：血清锌水平；Age：年龄。

评定标准：若 NRI＞60，表示危险性低；若 NRI≤55，表示存在高危险性。

3. 营养评定指数（nutrition assessment index，NAI）

计算公式：NAI＝2.64×AMC＋0.60×PA＋3.76×RBP＋0.017×PPD－53.80

AMC，上臂肌围（单位：cm）；PA，血清前白蛋白（单位：mg％）；PPD，用纯化蛋白质衍生物进行迟发型超敏皮肤试验（硬结直径＞5mm 者，PPD＝2；＜5mm 者，PPD＝1；无反应者，PPD＝0）。

评定标准：若 NAI≥60，表示营养状况良好；若 40≤NAI＜60，表示营养状况中等；若 NAI＜40，表示营养不良。

4. 住院患者预后指数（hospital patients prognostic index，HPI）

计算公式：HPI＝0.92×ALB－1.00×DH－1.44×SEP＋0.98×DX－1.09

DH：延迟超敏皮肤试验（有 1 种或多种阳性反应，DH＝1；所有均呈阳性，DH＝2）；SEP：败血症（有败血症，SEP＝1；无败血症，SEP＝2）；DX 表示诊断患有癌症（有癌，DX＝1；无癌，DX＝2）。

评价标准：若 HPI 为＋1，表示有 75％的生存概率；若 HPI 为 0，表示有 50％的生存概率；若 HPI 为－2，表示仅有 10％的生存概率。

5. 微型营养评定（mini-nutrition assessment，MNA） 是一种简单、快速，适用于评价患者（特别是老年人）营养状况的方法，由 Guigoz、Vallas 和 Garry 于 1994 年提出。MNA 评价内容包括：①人体测量；②整体评定；③膳食问卷；④主观评定等。上述各项评分相加，若 MNA≥24，表示营养状况良好；若 17≤MNA≤23.5，表示存在发生营养不良的危险；若 MNA＜17，表示有确定的营养不良。

6. 主观全面评定(subjective over-all assessment,SGA) 特点是以详细的病史与临床检查为基础,省略人体测量和生化检查。其理论基础是:身体组成改变与进食改变、消化吸收功能的改变、肌肉的消耗、身体功能及活动能力的改变等相关联。在重度营养不良时,SGA与身体组成评定方法有较好的相关性。此方法简便易行,适于在基层医院推广。

7. 营养风险评价法(nutritional risk screening,NRS) 为欧洲肠外肠内学会(ESPEN)于2002年推出的住院患者的营养评定方法,其中突出对是否存在营养不良的风险进行评价,并由此确定是否需要进行营养支持。该方法简便、易行、无创、费用低。其评分方法由3个部分组成:疾病严重程度评分+营养状态降低评分+年龄评分(若70岁以上加1分)。

(1)NRS(2002)对于疾病严重程度的评分及其定义。

1分:慢性疾病患者因出现并发症而住院治疗,患者虚弱但不需卧床,蛋白质需要量略有增加,但可以通过口服补充来弥补。

2分:患者需要卧床,如腹部大手术后,蛋白质需要量相应增加,但大多数人仍可以通过肠外或肠内营养支持得到恢复。

3分:患者在加强病房中靠机械通气支持,蛋白质需要量增加而且不能被肠外或肠内营养支持所弥补,但是通过肠外或肠内营养支持可使蛋白质分解和氮丢失明显减少。

(2)NRS(2002)对于营养状况降低的评分及其定义。

0分:正常营养状态。

轻度(1分):3个月内体重丢失5%或食物摄入为正常需要量的50%~75%。

中度(2分):2个月内体重丢失5%或前1周食物摄入为正常需要量的25%~50%。

重度(3分):1个月内体重丢失5%(3个月内体重下降15%)或BMI<18.5或者前1周食物摄入为正常需要量的0~25%。

注意:3项问题任一个符合就按照其分值,几项都有按照高分值。

评分结果与营养不良风险的关系:当总评分≥3,或总评分<3分但患者存在胸腔积液、腹水、水肿且血清白蛋白<35 g/L者,均表明患者有营养不良或有营养不良风险,即应该使用营养支持;总评分<3分,每周复查营养评定。

四、营养不良的分类和特征

(一)成人消瘦型营养不良(adult marasmus)

为能量缺乏型。表现为人体测量指标值下降,但血清蛋白水平可基本正常。

(二)低蛋白血症型营养不良(hypoprotein malnutrition)

又称水肿型或恶性营养不良(Kwashiorkor),为蛋白质缺乏型。主要表现为血清蛋白水平降低和组织水肿、细胞免疫功能下降,但人体测量指标值基本正常。

(三)混合型营养不良(mixed malnutrition)

兼有上述2种类型的特征,属蛋白质-能量缺乏型。是一种严重的营养不良,可伴有脏器功能障碍,预后较差。

第三节 肠内营养

肠内营养(enteral nutruition,EN)支持系指经口或喂养管提供人体代谢所需的营养素的一种方法。肠道不但是消化吸收器官,还具有屏障功能和分泌等多种功能,能够防止细菌、毒素和其他有害物质进入体内。胃肠道内有活力的细菌穿过黏膜上皮到达其他部位如肠系膜淋巴结、肝、脾、腹膜腔、淋巴液及血液的过程叫细菌易位(bactedal translocantion)。肠道细菌易位易导致的肠源性感染,如何有效地保护肠道黏膜屏障的完整性,降低肠源性感染的发生率,是临床提高危重患者救治成功率的关键之一。

一、肠黏膜的屏障功能

正常情况下胃肠道内含有 10^9～10^{12} 潜在致病菌性 G^- 细菌以及大量毒素,这些物质被阻隔在肠腔内,肠功能障碍时,肠黏膜屏障功能减弱,可致细菌易位。

(一)肠黏膜屏障

包括4个部分。

1. *肠黏膜的机械屏障*　由完整的肠黏膜构成,肠黏膜上皮细胞间的紧密连接能够抵御细菌和其他有害物质的侵入,同时肠黏膜表面的黏液能阻止细菌进入血液循环。

2. *肠黏膜的化学屏障*　胃肠道分泌的大量消化液有明显的杀菌作用。

3. *肠黏膜的免疫屏障*　肠道是体内最大的免疫器官,肠道免疫组织在维持肠道免疫监视功能、清除损伤的上皮细胞、促进上皮再生、保持肠道肠黏膜结构完整性等方面具有重要作用。

4. *肠黏膜的生物屏障*　在正常的肠道环境中,厌氧菌比 G^- 细菌多100～1000倍,发挥抑制肠道致病菌过度生长和防止其黏附于肠黏膜上皮的所谓定植抗力作用。

正常菌群改变后,上述保护作用消失。正常的肠蠕动也是重要的防御因素,可以维持正常的肠道细菌数量并减少致病菌,抑制了肠蠕动就可导致细菌易位的发生。

消化道是人体一个重要而且是最大的免疫器官,也是机体应激反应的中心器官,必须给予肠黏膜上皮细胞充分的、直接的营养,才能保证这个庞大的免疫系统的完整性和稳定性。肠黏膜细胞的增长需要与食糜直接接触,这是早期给予肠内营养的一个重要依据。

(二)肠内营养促进肠道功能的作用机制

1. 维持肠黏膜细胞的正常结构、细胞间连接和肠黏膜细胞的绒毛高度,保持黏膜的机械屏障。

2. 维持肠道固有菌群的生长,保持黏膜的生物屏障。

3. 有助于肠道细菌正常分泌IgA,保持黏膜的免疫屏障。

4. 刺激胃酸及胃蛋白酶分泌,保持黏膜的化学屏障。

5. 刺激消化液和胃肠道激素的分泌,促进胆囊收缩、胃肠蠕动、增加内脏血流,使代谢更符合生理过程,减少了肝、胆并发症的发生率。尤其是当病情危重,机体抵抗力下降,肠道低血流状态导致肠黏膜营养性损害,同时危重状态下代谢受损,完全胃肠外营养(total parenteral nutrition,TPN)易使代谢偏离生理过程,代谢并发症增加,此时肠内营养显得尤为重要。

二、胃肠内营养的适应证及禁忌证

(一)适应证

有营养支持指征并有胃肠道功能的患者都可接受肠内营养支持。

1. *蛋白-热量营养不良*　由于营养摄入不足导致,如:①不能经口进食≥5d;②癌症,口腔癌、食管癌、胃癌、胰腺癌;③进食障碍,食欲较差、厌食症、严重的精神压抑;④AIDS(获得性免疫缺陷综合征);⑤严重的慢性阻塞性肺疾病。

2. *意识障碍*　卒中、脑部创伤。

3. *吞咽困难*　口咽部肿瘤手术、晚期的食管动力性疾病、假延髓性麻痹、下颌骨骨折需要长期机械性通气支持的肺功能衰竭。

4. *肌无力*　四肢瘫痪、重度瘫痪、脊髓性神经病。

5. *高分解代谢*　大面积烧伤、多发性躯体创伤、重度脑外伤、脓毒症或系统炎症反应综合征。

(二)禁忌证

腹泻、休克、肠梗阻、活动性消化道出血、严重肠道感染等均是肠内营养的禁忌证；吸收不良者应当慎用。

三、肠内营养制剂

(一)肠内营养制剂的分类

种类齐全的胃肠内营养可以满足任何一位患者的特殊需要。根据各种产品的组成不同，将其分为3类：①整蛋白制剂(非要素膳)；②短肽或氨基酸为主的制剂(要素膳)；③膳食纤维。

1. 整蛋白制剂(非要素膳)　非要素膳配方含较多残渣，黏滞度和渗透压较高，营养比较全面，输入胃后较少引起胃肠道不良反应。由于营养物具有黏性，所以需通过一根较粗管道输入。能量由多糖(以奶类为基础或富含乳糖)和脂类供给，脂类可以是长链、中链三酰甘油(甘油三酯)，甚至短链脂肪酸。蛋白质由全牛奶、鸡蛋或者豆制品供给。一些经过调味品处理后的配方比较可口，可以经口给予。

2. 短肽或氨基酸为主的制剂(要素膳)　要素膳系化学组成明确膳的一种，含有人体必需的各种营养素，溶于水后可形成溶液或较稳定的悬浮液。要素膳的组成系单体或要素形式的物质，不需消化或经轻微水解即可在小肠上端吸收，可供口服或管饲之用。它适合于消化功能受损或者机体代谢状态需要的酶解底物在所给予的自然食物中不存在的患者。这种营养物以不含乳糖的多糖提供能量。与所谓的“理想”蛋白质(如白蛋白)相比较，要素饮食提供比例更高的支链氨基酸、谷氨酰胺或精氨酸。这种配方食物残渣较少、营养成分不够全面、口味又差且是高渗的，因此必须通过管饲供给。

要素膳可分营养支持用及特殊治疗用两类。前者根据脂肪的含量可分为：①低脂肪的，其脂肪含量仅够满足必需脂肪酸(essential fatty acid,EFA)的需要及作为脂溶性维生素的溶剂；②高脂肪的，其脂肪含量除能提供EFA外，尚能提供一部分热量。特殊治疗用的要素膳分为用于肝功能衰竭、肾衰竭、创伤及其他各种疾病的要素膳。特定配方要素膳是仅仅包含简单或少许主要的营养物，可提供蛋白质、脂肪和糖类的配方。根据定义可知，这种混合物不能提供完全的营养，只是选择性地应用于一些特殊营养需求或者仅能耐受某种营养素的患者。

3. 膳食纤维　膳食纤维是指不能为人体消化酶所水解的植物多糖和木质素的总称。主要在盲肠发酵，为结肠提供能量，促进肠道菌群繁殖、增加粪便体积，降低胆固醇以及与多种化学成分结合并促进排出。适用于不耐受葡萄糖、肾衰竭、结肠疾病、便秘或腹泻患者。目前临床常用的能全力就是一种含6种膳食纤维(50%可溶性纤维和50%不可溶性纤维)的肠内全营养制剂。

除了给予患者常用的肠内营养制剂以满足机体需要以外，临床上为保证营养物质的充分消化吸收，可将患者丢失的消化液加以收集回输，尤其是消化道外瘘的患者。

(二)要素膳的投给方式

要素膳喂养必须使患者有充足的时间以适应膳食，以便逐步达到可以满足营养素的需要量，一般需要3～4d的“起动期”。投给方式常有以下3种。

1. 一次投给　将配好的膳食置于注射器中，缓缓地注入胃内(图7-3-1)，每日4～8次。也可改用经口啜饮，每日6～8次，每次200～400ml。如嫌有异味，可加钙或调味剂，与其他流食或饮料混合亦可。一次投给的优点为不受连续输注的约束，类似于正常膳食的间隔。

2. 间歇重力滴注　将配制的膳食置于塑料输注袋或吊瓶内，经输注管接于喂养管，缓缓滴注(30ml/min)，每次持续30～60min，每次250～500ml，每日4～6次。如

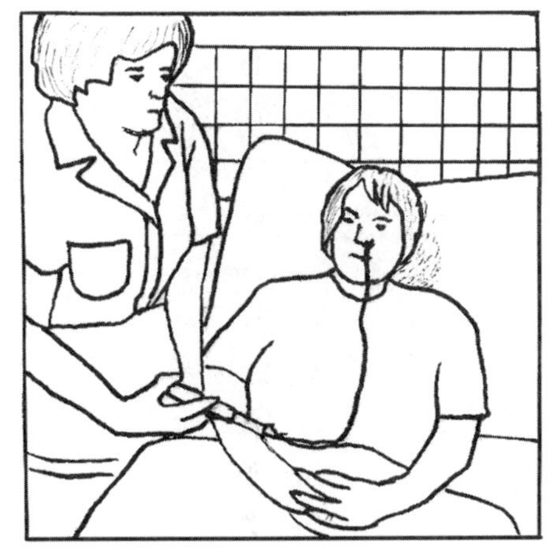

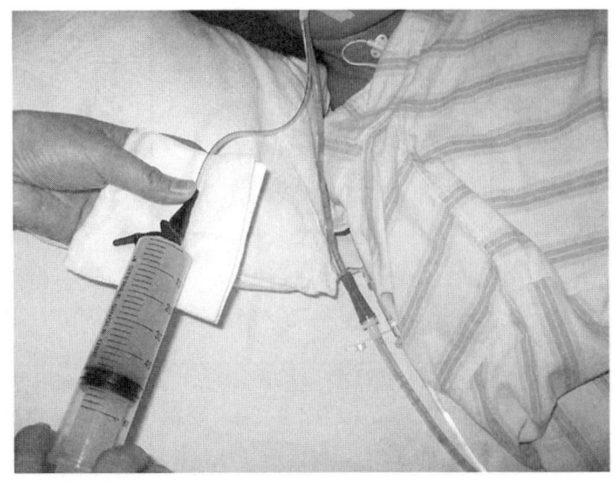

图 7-3-1　要素膳一次投给方法

患者胃肠道正常或病情不严重时，多数可以耐受。此种方式的优点较连续输注有更多活动时间，类似于正常膳食的间隔时间，所以较为常用。

3. 连续输注　与间歇重力滴注相同，但需用输注泵持续 12～24h 输注（图 7-3-2）。在不用输注泵时，亦可借重力连续滴注，不过速率应经常校正。适用于危重、十二指肠、空肠近端或空肠造口喂养的患者。

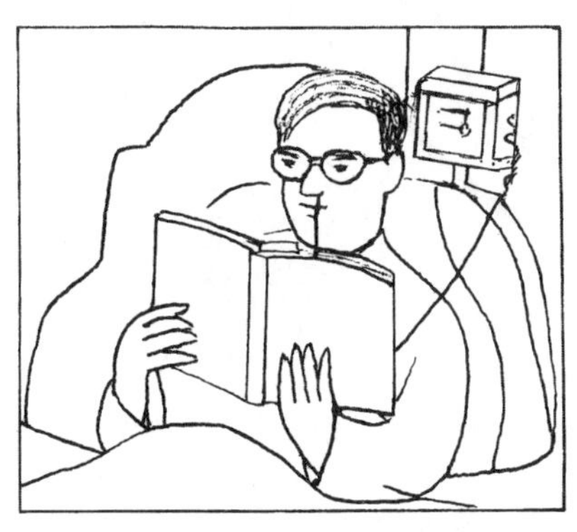

图 7-3-2　要素膳连续输注方法

四、肠内营养的投予途径

肠内营养选择什么样的营养支持途径取决于患者的疾病、喂养时期长短、精神状态及胃肠道功能等。营养支持可根据营养素进入的部位选择胃肠内的投予途径。

（一）营养素进入胃

为幽门前补给，取决于胃的排空功能。

1. 经口途径　提供普通饮食或热量、蛋白质增加的饮食。

2. 经鼻胃管途径　人工放置，尖端经鼻腔进入到达胃（图 7-3-3）。位置必须经胸部 X 线（能抽取 10ml 以上胃液或肠液）明确证实其不在肺内。

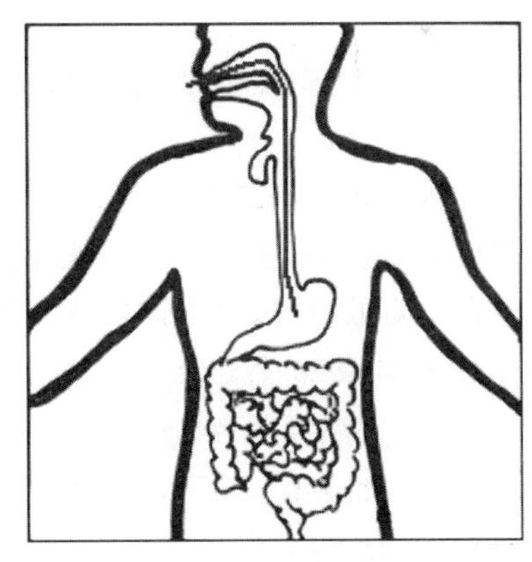

图 7-3-3　经鼻胃管

3. 经胃造瘘管途径　胃造瘘管（图 7-3-4）可通过开放手术（图 7-3-5）、腹腔镜手术、内镜下经皮胃造口术（PEG）或经荧光屏透视检查下放置。胃内补给具有易活动、较舒适

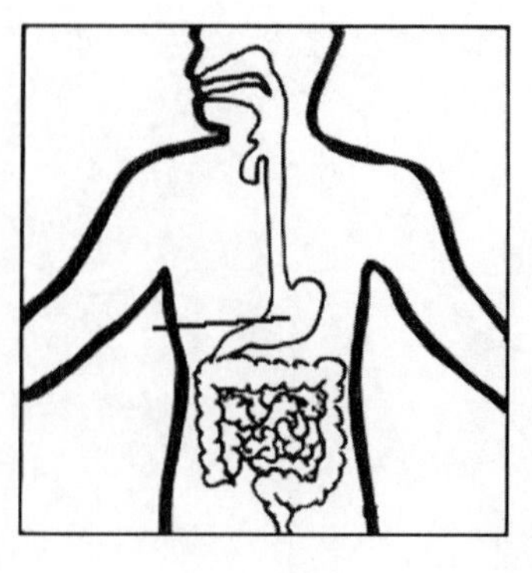
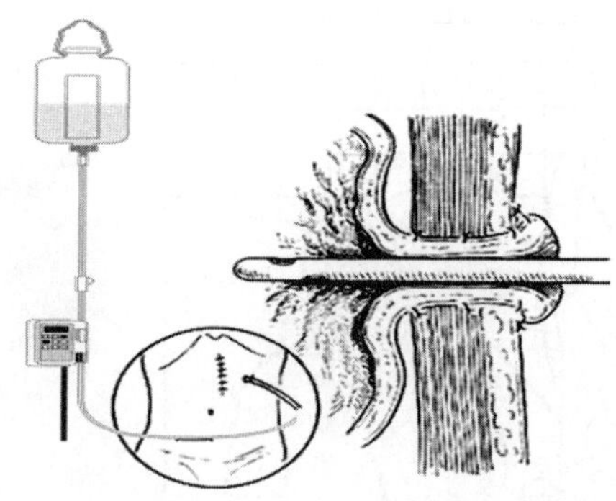

图 7-3-4 经胃造瘘管

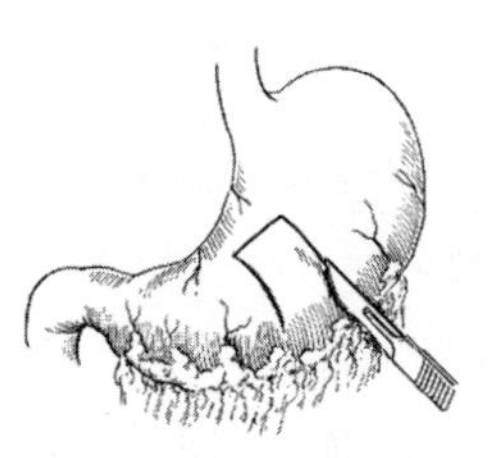
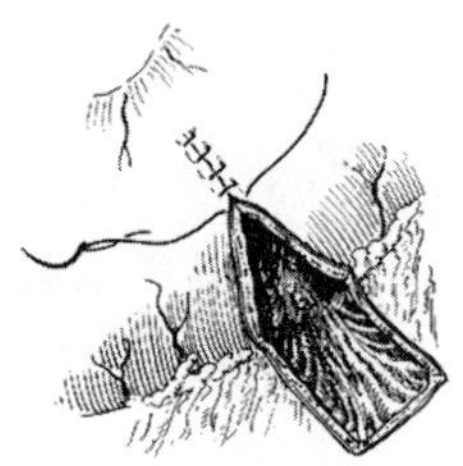
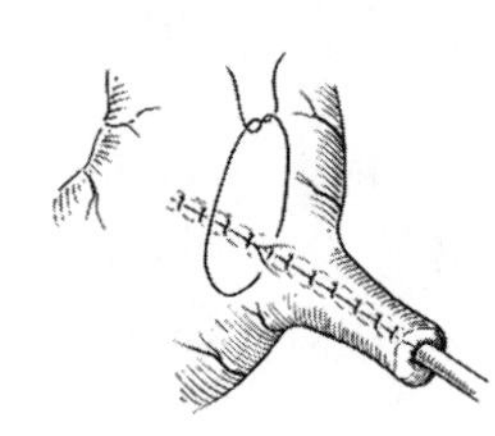
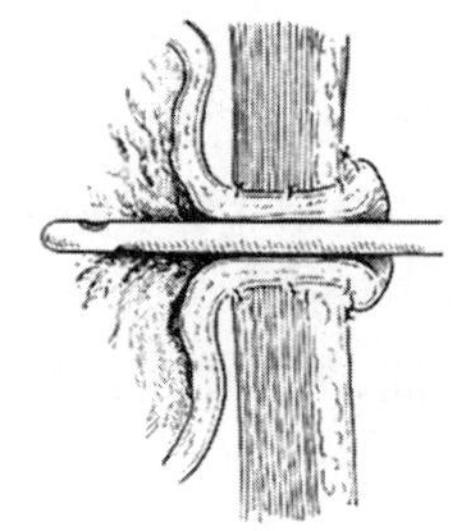

图 7-3-5 胃切开造瘘术

的优点，将食物送入胃可保证小肠可吸收表面得到最大的利用，对于小肠残留量有限的患者更要着重考虑。同时胃是一个食物混合的贮存器，它的张力可调节，因此选择胃内进食时，就可有较大空间的饮食选择和补给技术的选择。

(二)营养素进入十二指肠

幽门后补给营养，主要取决于如何保持一根管道在一定的位置，且不被反流入胃。

1. 经鼻十二指肠管途径 人工放置或由荧光屏监测，尖端经鼻腔进入到达十二指肠内(图 7-3-6)，经常在一定剂量盐酸甲氧氯普胺的帮助下，通过腹部 X 线或末梢 pH 探针确定其位置，常需要多次的复位。

2. 经胃十二指肠管途径 开腹手术放置，可同时起到胃减压及经十二指肠补给食物的作用。十二指肠内给食法，因减少了胃液分泌(幽门后补给)可有效地消除胃潴留、反流、呕吐、食物误吸等问题。

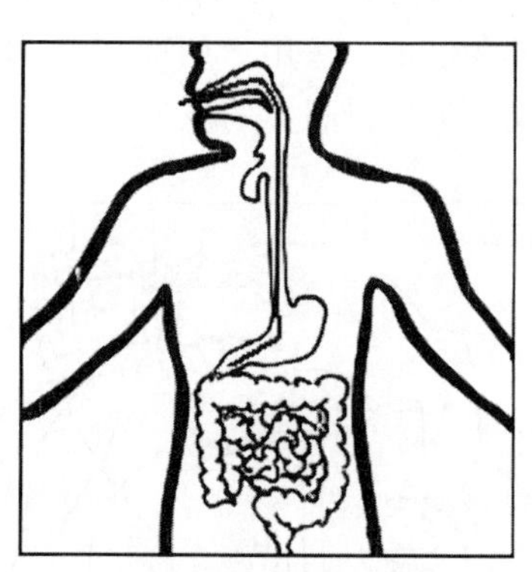

图 7-3-6 经鼻十二指肠管

(三)营养素进入空肠

可从屈氏韧带远侧进行喂养，营养物几乎没有反流入胃的机会(在腹膜炎时并发严重的肠麻痹可能发生)。

1. 经鼻空肠管 在 X 线监视下，将带有金属导丝的营养管自鼻腔经胃、十二指肠，置入空肠(图 7-3-7)，拔出导丝，注入造影剂，确认营养管前端已进入屈氏(Treitz)韧带后 30

cm 以远的空肠部位。也可采用在胃镜引导下鼻空肠营养管实施肠内营养。

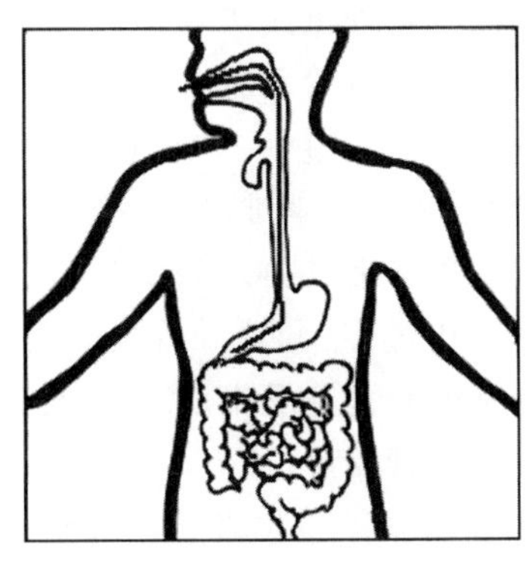

图 7-3-7 经鼻空肠管

2. 空肠造口术 在开腹手术(图 7-3-8)或腹腔镜手术时放置。

3. 针样导管空肠造口术 由于造口小只能用于要素饮食。

选择胃肠内补给途径的基本要点是选择从患者胃肠道的哪一部位进入,这个决定受预期的补给持续时间以及患者是否准备手术的影响,目前临床上应用最多的是鼻胃插管和空肠造口 2 种途径。

临床常用 EN 支持空肠造口喂养途径的优点是:①少发生反流引起的误吸和呕吐;②EN支持与胃、十二指肠减压可同时进行,对胃、十二指肠外漏和胰腺疾病的患者尤为适宜;③营养管可长期放置,适于需长期营养支持患者;④患者能同时经口进食;⑤患者无明显不适,机体和心理负担小,活动方便。空肠造口手术可在原发疾病手术的同时附加完成,亦可单独施行,现代外科技术使空肠造口的手术死亡率接近于零。

五、常见护理问题

可因肠营养管、营养制剂、给药方式、患者的耐受程度、情绪状态、机体抵抗力或者护理不当等造成机械性、感染性、代谢性方面的护理问题。

(一)鼻、咽部和食管黏膜损伤

1. 相关因素 ①喂养管质硬、管径粗,置管时用力不当或者置管时间过长;②胶布粘贴过紧等压迫损伤鼻咽部黏膜。

2. 临床表现 ①患者鼻、咽喉部红肿、疼痛;②痰中带血丝;③吞咽困难、声音嘶哑。

3. 护理措施

(1)插管时应选用质地软、口径细的聚氨酯和硅胶导管。

(2)操作过程中应仔细轻柔,遇有阻力应查明原因,不可贸然硬插。

(3)一旦发生上述情况,可暂时拔出导管,解除压迫和刺激,待症状消失后再行插管,亦可选用其他途径,如胃造口或空肠造口行肠内营养。

(4)改善固定方式,避免胶布粘贴过紧的影响(图 7-3-9)。

(5)使用金霉素眼药膏涂搽鼻部黏膜,既

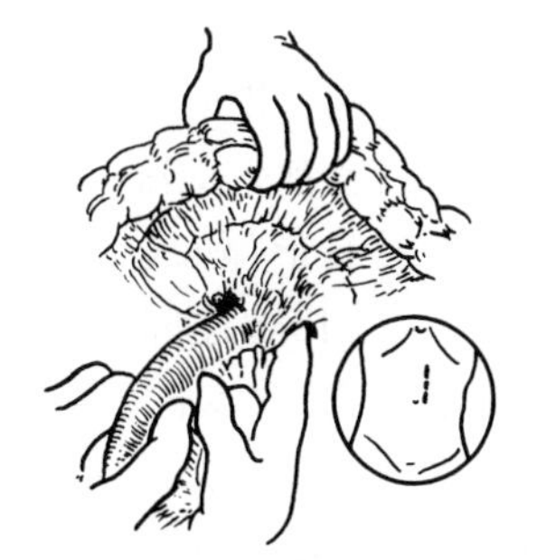
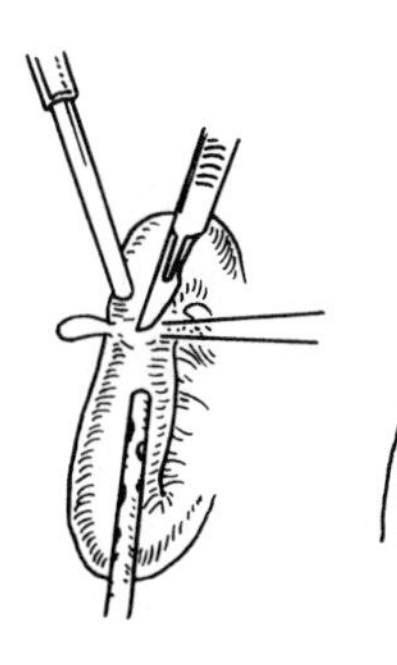
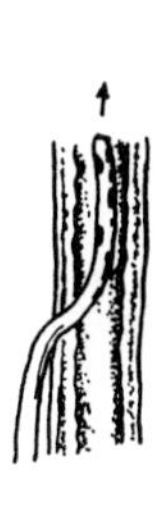
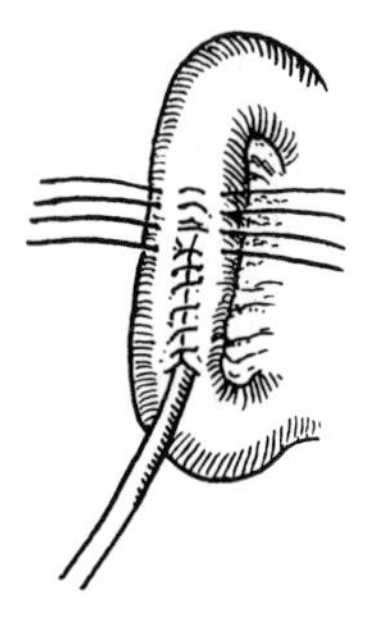
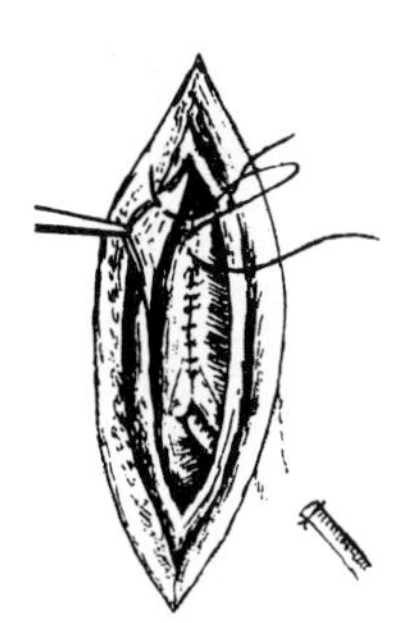

图 7-3-8 空肠造口术

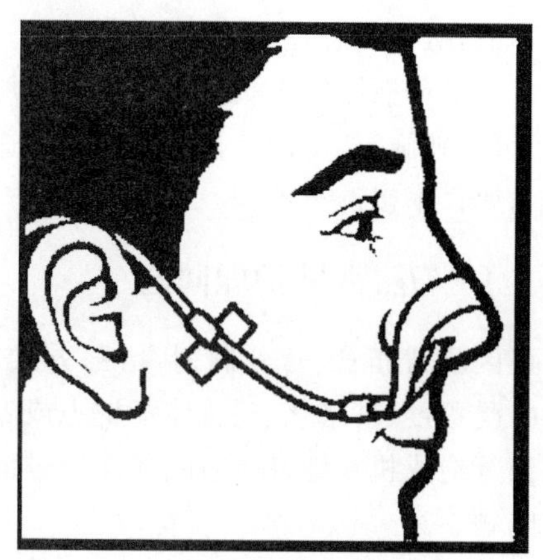

图 7-3-9　经鼻营养管的固定

可起到润滑作用，又可消炎消肿。

(6)使用面罩式雾化吸入或蒸汽吸入以减轻鼻咽部和食管黏膜的水肿，促进炎症消散。

(二)喂养管堵塞

1. 相关因素　①喂养管管径太细，应用时间长；②营养液不匀；③营养液黏稠，滴速较慢，黏附于管壁；④营养液中含残渣或纤维素较粗；⑤注入药物未研碎；⑥药液与营养液反应或者不相溶，形成凝结块；⑦管道使用前后未用饮用水冲洗干净；⑧可因腹压增高肠内容物反流至喂养管引起堵塞。

2. 临床表现　①营养液推注或滴入困难；②回抽困难。

3. 护理措施

(1)喂养管发生堵塞后可应用温水、可乐、尿激酶等冲洗来溶解蛋白及纤维凝块，必要时可用导丝疏通管腔。

(2)堵塞时用温水行“压力冲洗”和“负压抽吸”交替进行的方法，同时反复挤捏管道的体外部分，并调整患者体位。

(3)经肠内喂养管给药时尽量采用水溶性药剂。

(4)管饲药物时要研碎。

(5)鼻饲前后用 20ml 温水冲洗管腔，持续滴注时 4h 冲洗 1 次可防止堵管。

(6)注意疏通管道的外装置连接，防止外管道堵塞。

(7)注意固定外接口，防堵管塞子脱落而引起胃肠内容物外流或堵塞管腔。

(三)误吸及食管反流

1. 相关因素　①胃排空延迟或障碍，胃肠功能紊乱；②吞咽困难、误咽；③气管插管、反射减退及昏迷者；④咳嗽、呃逆；⑤营养液给予速度过快过多；⑥喂养管尖端反向于胃底或食管常引起食管反流，甚至误吸；⑦腹胀导致误吸及食管反流。

2. 临床表现　①患者急剧呛咳、呼吸困难、发绀，甚至窒息；②心率加快、X 线示肺部浸润影；③咳出草绿色痰液；④口中溢出草绿色胃液；⑤肺部有湿啰音甚至哮鸣音。

3. 护理措施

(1)评估患者意识状况、吞咽反射情况，评估有无误吸的高危因素存在。

(2)喂食与喂食后半小时抬高患者的床头 30°～45°(图 7-3-10)，尽量采用间歇性或连续性灌注而不用一次性灌注，每次注食速度不能过快、过急，且每次注入量应小于 200ml。

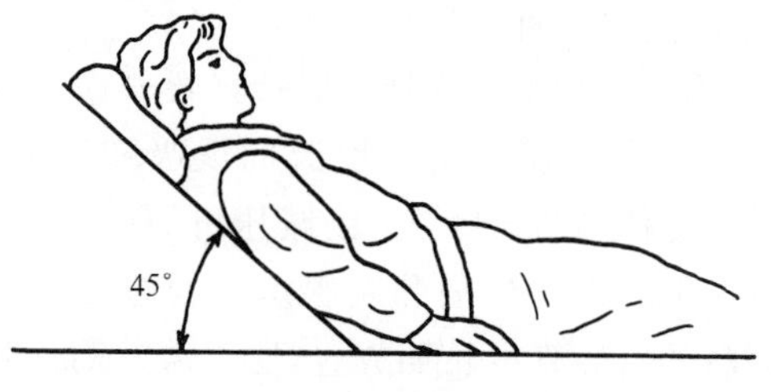

图 7-3-10　半卧位

(3)教会正确的咳嗽方法，以防过度咳嗽导致恶心呕吐而引起误吸及食管反流。

(4)定时检查胃残余液量，若残留量＞200ml 提示有胃潴留，需延长输注间隔或行胃肠减压。可加服胃动力药，如多潘立酮(吗丁啉)、西沙必利促进胃排空。对胃蠕动功能不佳等误吸发生高危者，应采用空肠造口行肠内营养。

(5)每次鼻饲前一定要确定鼻饲管在胃内，其方法是抽出通过 pH 试纸测定证明的胃液、将管末端浸入水中观察有无气泡、试推20ml生理盐水观察反应三步法来检查，以保证管饲的安全。

(6)气管切开的患者鼻饲前要吸净气道内痰液，并注意吸痰动作应轻柔，尽量减少刺激，注食前将气囊充气2～5ml，并尽量安排在鼻饲前15min进行，鼻饲后1h尽量不吸痰，以防食物反流误入气管。

(7)昏迷患者注食后，1h内尽量少翻动患者，如需搬动，动作宜轻、稳，以免食物反流，引起误吸。

(8)对于发生误吸者应立即停用肠内营养，改行肠外营养；同时抬高床头30°～45°，吸痰、清理呼吸道，抽回反流物；及时通知医师，必要时可行气管镜检查，用生理盐水冲洗吸出，积极治疗肺水肿；吸氧，观察患者呼吸状况，并记录；遵医嘱使用抗生素，预防感染。

(四)喂养管放置不当、错位或移位

1. 相关因素　①主要发生在鼻胃或鼻十二指肠及鼻空肠置管者，插管时误将喂养管置入气管、支气管内，严重者可穿破肺组织及脏层胸膜；有食管与气管瘘，胃、空肠吻合口瘘的患者易发生错位。②牵拉脱出或脱落。③剧烈咳嗽、呕吐。④喂养管固定不牢。

2. 临床表现　①误入气管而出现急剧呛咳、发绀、呼吸困难、心率加快等症状；②X线示肺部浸润影，可有大片肺湿啰音甚至哮鸣音；③严重者可出现气胸、血气胸、脓胸、气管胸膜瘘及肺出血而出现相应的症状与体征；④错位导致营养液进入腹腔引发腹膜炎、腹腔内感染，严重者可引起全身感染、休克甚至死亡；⑤喂养管移位可致腹胀、呕吐、腹泻等胃肠道症状，脱出者则终止肠内营养。

3. 护理措施

(1)由技术娴熟的专业护士和医师放置。

(2)拍X线片确定导管位置，鼻胃管须抽出经pH试纸测试为胃液以证实在胃内。

(3)置管过程中无阻力或阻力过大应停止置管，鉴定管子是在胃肠道内再放置到预定位置。

(4)妥善固定好喂养管。

(5)每次喂养前确定喂养管在位后才可注入营养液。

(6)喂养操作时动作规范、轻柔，防止过度牵拉。

(7)每班检查喂养管刻度，防止脱出或错位。

(8)对于意识不清、不合作的患者要适当进行肢体约束。

(9)告知患者及家属喂养管的重要性，对于带管回家的患者应指导患者或家属管饲操作的注意事项，预防并发症的发生，做好健康宣教。

(五)腮腺炎、中耳炎

1. 相关因素　由于长期置管使鼻腔堵塞，妨碍鼻窦口的通气引流及压迫咽鼓管开口而发生。

2. 临床表现　①头胀、头晕、头痛；②耳痛、耳鸣、听力下降；③脸颊部红、肿、热、痛，咀嚼困难。

3. 护理措施

(1)应采用质地柔软、口径细的喂养管，注意清洁鼻腔，每日应用润滑或抗生素溶液向插管侧鼻孔内滴入。

(2)教会患者单侧擤鼻，避免双侧擤鼻导致中耳炎的发生。

(3)一旦发生腮腺炎、中耳炎，应拔除喂养管改用其他途径喂养或自另外一侧鼻孔插管继续肠内营养，同时采取相应的措施进行治疗。

(六)造瘘管周围瘘或感染

1. 相关因素　①老年及抵抗力下降患者肠黏膜萎缩；②喂养管过细而致肠液外漏。

2. 临床表现　①表现为导管周围有胃液或肠液溢出；②导管四周皮肤糜烂，红、肿、热、痛甚至化脓。

3. 护理措施

(1)选择粗细合适的造瘘管,使导管与窦道匹配。

(2)造瘘口处用油纱保护,及时更换敷料,保持清洁干燥。

(3)严格无菌操作,预防外源性感染。

(4)注意观察有无胃液或肠液的漏出及造瘘口周围皮肤变化。

(5)对于局部皮肤已感染者应及时固定、更换导管,并用抗生素软膏和护肤油膏控制感染和保护皮肤。

(七)恶心、呕吐

1. 相关因素 输注速度过快、乳糖不耐受、膳食有怪味、脂肪含量过多。

2. 临床表现 腹胀、恶心、呕吐。

3. 护理措施

(1)营养液浓度应从低到高、量由少到多、速度由慢到快进行补充,先用等渗的5%葡萄糖溶液(GS)或5%葡萄糖氯化钠溶液(GNS) 500ml,低速率(40～60ml/h)滴注,以后逐渐可用肠内营养制剂并增加浓度,常量2000～2500ml,80ml/h,待3～5d后可达100～125ml/h,一般达到能满足机体可耐受的浓度、体积与速率常需7～10d,最好采用输液泵24h均匀输入法。

(2)溶液温度保持在40℃左右可减少对胃肠道的刺激。

(3)每天刷牙或口腔护理2次以增加舒适感,减少恶心、呕吐的发生。

(4)帮助患者取半卧位,以缓解症状。

(5)对胃蠕动功能不佳者,可加服胃动力药,如多潘立酮、西沙必利促进胃肠排空。

(6)必要时遵照医嘱肌内注射甲氧氯普胺(胃复安)。

(八)腹泻

1. 相关因素 ①低蛋白血症和营养不良;②缺乏乳糖酶、脂肪酶;③应用高渗性膳食;④食物污染;⑤管饲液的温度太低或太高,浓度过高,输注速度过快;⑥由于大量使用广谱抗生素,使肠道内菌群失调。

2. 临床表现 ①阵发性、间歇性腹痛;②排便次数增多或频繁;③排便量增多,稀便,多呈黄绿色。

3. 护理措施

(1)一旦发生腹泻应首先查明原因,去除病因。

(2)评估腹泻状况,观察排便的量、性状,并留取标本送检,必要时做排便培养及大便球杆菌比例。

(3)含乳糖酶、脂肪酶的肠内营养膳食。

(4)营养液无菌操作,避免污染食物。

(5)粉剂营养物要用灭菌温水(60～70℃)稀释至一定体积,不断搅拌均匀,每日仅配制1日的用量,冰箱(0～4℃)放置。

(6)每24小时更换塑料袋或吊瓶与输注管。

(7)注意输注的浓度、速度和量,使胃肠道逐渐适应。

(8)使用医用输注加温器控制滴入温度在40℃左右。

(9)肠道菌群失调的患者应停止抗生素的使用,并及时调整药物。

(10)必要时对症给予收敛和止泻药。

(九)腹胀、便秘

1. 相关因素 ①长期卧床,肠蠕动减弱;②部分营养液不含膳食纤维,致使粪便在肠内滞留过久,水分被过多吸收,造成便秘。

2. 临床表现 ①腹胀,腹痛;②粪便干结、排便困难或不尽。

3. 护理措施

(1)鼓励床上活动,并给予半卧位。

(2)适当应用缓泻药或行开塞露通便,必要时可行少量不保留灌肠。

(3)及时调整营养液配方,增加含纤维素丰富的蔬菜和水果的摄入。

(4)必要时给予药物,促进胃肠道蠕动。

(十)水、电解质紊乱

1. 相关因素 由于膳食用量不足或过

大、腹泻等原因，可导致脱水、低钠或高钠血症、高钾或低钾血症等。

2. 临床表现 见第8章第三节。

3. 护理措施 见第8章第三节。

(十一)高血糖和低血糖

1. 相关因素 ①高血糖常见于接受高热量喂养者及合并有糖尿病、高代谢状态、皮质激素治疗的患者；②低血糖多发生于长期应用肠内营养而突然停止者。

2. 临床表现 ①测血糖值＞7.8mmol/L或血糖值＜2.8mmol/L；②出现心悸、乏力、出冷汗、饥饿感、面色苍白、震颤、恶心呕吐等，较严重的低血糖常有中枢神经系统缺糖的表现，如意识模糊、精神失常、肢体瘫痪，大小便失禁、昏睡等；③重者出现高血糖酮症酸中毒，低血糖昏迷。

3. 护理措施

(1)密切观察高血糖与低血糖的症状与体征，及时发现、报告，及时处理。

(2)糖尿病患者或糖耐量异常者，控制营养液的浓度和输入速度、控制含糖营养液的输入，并监测尿糖、血糖变化，一旦出现尿糖和酮体，应行胰岛素治疗。

(3)肠内营养治疗的停用应逐渐进行，必要时可适当补充葡萄糖，以防发生低血糖。

第四节 肠外营养

胃肠外营养不但是营养学的一个分支，而且包括了治疗学、病理生理学、代谢调理学在内的医学应用基础学科。完全胃肠外营养(total parenteral nutrition，TPN)即不使用已有的胃肠道(严重病变的或无小肠的)，而全部营养要素经由胃肠道以外的途径供给机体。营养要素以静脉制剂形式科学地混合在一起称全静脉营养混合液(total nutrient admixture，TNA)，TNA通过静脉途径提供给人体完全、充足的营养素，以达到维持机体代谢、伤口愈合、正常的生长发育的目的。静脉途径一般采用中心静脉置管(central venous catheters，CVC)或经周围静脉中心静脉置管(peripherally inserted central catheters，PICC)法为患者实施营养支持。

一、肠外营养的进展

自从1923年Florence Seibert发现致热原问题，使人们对静脉输液有了进一步的认识。1937年Robert Elman等首次将蛋白质分解形成水解蛋白，输入静脉获得了成功，解决了氮源问题。至1940年Alfreed Shohl等使用结晶氨基酸输入人体，其分子越来越小，更容易被吸收。1945年Bernard Zimmerman发表了应用下腔静脉输注高糖的报道。1952年Robert Aubenic报道了10年用锁骨下静脉插管中心静脉输液，在完全胃肠外营养途径方面是一个重要的进步。1959年Francis Moore在《外科病的代谢管理》中提出了最佳的热卡与氮之比为150∶1，为外科营养理论基础的奠定做出了贡献。1961年瑞典科学家Arvid Wretlind解决了脂肪乳剂的稳定性，为营养提供了很好的热源。1967年Stanley Dudrick和Douglus Wilmore医师用小狗做实验，第一个在小犬的身体上证实了TPN的效果，同年锁骨下静脉输高热量和氮源在小儿外科获成功，自此以后，静脉营养的应用越来越广泛。我国从20世纪70年代起分别在北京、天津、南京、上海等地建立了外科患者营养支持中心，至90年代，静脉营养制剂品种、规格齐全，而且在应用上更趋合理与有效。

二、营养制剂的应用进展

(一)糖类(碳水化合物)

葡萄糖是体内某些组织如脑组织、肾上腺髓质等所必需的能量底物，也是各类糖中最符合机体生理需要的糖类，是TNA最常选用的基本能量来源之一。它最大的优点是机体各个器官组织均能利用，可提供机体代谢所需的大部分能量，而且价格低廉。目前临床常用的规格是：5%葡萄糖、10%葡萄糖、25%葡萄糖、50%葡萄糖等。尤其是10%葡萄糖以上的糖类其渗透压很高，经外周静脉单独输注极易发生静脉炎。但高渗葡萄糖体积小，它既能满足人体需要，又不会因输注量过多而导致循环负荷过重。

（二）脂肪乳剂

脂肪是人体能量的主要贮存形式。1961年，瑞典的Arvid Wretlind制成了以大豆油为原料、卵磷脂为稳定剂的脂肪乳剂，开始用于临床。它提供给人体必需脂肪酸如亚油酸、亚麻酸，其对细胞膜的通透性有着重要作用，是前列腺素和胆固醇合成的原料，它能促进毛发生长和伤口愈合，维持血小板功能，防止脂肪肝。脂肪酸也可经过连续的β氧化生成酮体，心、肾、肌肉组织都能将它作为能量利用，但大量酮体可消耗体内碱贮备而导致酸中毒。近年来认为含有脂肪的肠外营养是一种安全、平衡、重要的营养支持复合物。优点在于：①与高渗葡萄糖、电解质溶液同时输入，可减少营养液浓度，减少对血管壁的损伤；②脂肪释放的能量是碳水化合物的2倍，可在输入液体总量不变的情况下获得更多能量。500ml 10%脂肪乳剂可产生1.88MJ（450kcal）的能量，一般输入量不超过3g/（kg・d）；③作为非蛋白质的能量来源，既可减少葡萄糖用量，降低与高糖输入有关的危险因素，又可提供必需脂肪酸（亚油酸与亚麻酸），避免必需脂肪酸的缺乏；④脂肪乳剂的呼吸商为0.7，比碳水化合物的呼吸商低，比等能量的糖溶液产生的二氧化碳少，有利于呼吸道受损的病人。

较常使用的剂型有10%、20%、30%的英脱利匹特，其内含12～18个碳原子，含有油酸、亚油酸和α-亚麻酸，约60%是必需脂肪酸。具有热量高、提供人体必需的脂肪酸和三酰甘油、可作为脂溶性维生素的溶剂和载体、无利尿作用，不从尿和粪中排出等优点。一般提供总能量的30%～50%，成人每天用量为1～2g/kg。对于脂肪代谢紊乱、动脉硬化、肝硬化、血小板减少等患者应慎用。30%的英脱利匹特与其他2种相比，磷脂与三酰甘油的比值更低，更接近天然的乳糜微粒的比值，更易被人体吸收和利用，但氧化代谢速度较慢。中链三酰甘油含8～10个碳原子，主要成分是辛酸和癸酸。其氧化过程不依赖肉毒碱，氧化利用率较快，不会沉积于器官组织中，较少影响脂蛋白代谢和网状内皮系统的功能。中链脂肪酸不产生脂肪聚集现象，更易被组织摄取，但其不含必需脂肪酸，因此临床上采用中、长链比值为1∶1的物理混合脂肪乳剂，结合了二者的特点，耐受性好，氧化更快。目前市场上出现了在长链或中链三酰甘油脂肪乳剂中添加维生素E的产品，利用了维生素E的抗氧化作用，维护生物膜的稳定性，以防受自由基或脂质过氧化产物的损害。短链脂肪酸83%由乙酸盐、丙酸盐和丁酸盐组成。短链脂肪酸吸收时刺激水、钠吸收；对大、小肠黏膜有营养作用；在长期使用TNA时，短链脂肪酸可预防肠道黏膜萎缩，使空肠、回肠黏膜重量增加，DNA、RNA和蛋白质含量明显增加。

近2年又出现了各种新型脂肪乳剂，如富含不饱和脂肪酸的80%橄榄油脂肪乳剂，含有更多的维生素E，可减少脂肪过氧化，且有益于维护免疫功能；又如鱼油脂肪乳剂，含ω-3多不饱和脂肪酸有助于减少心血管疾病的发生率，减少血小板活化，防止肿瘤生长，提高免疫功能，还有助于促进蛋白质的合成、改善氮平衡。

（三）复方氨基酸

氨基酸制剂是TNA中的唯一氮源，可以改善氮平衡，满足机体合成蛋白质的需要，促进组织生长和修复，维持循环蛋白量（血清蛋白),制造抗体及酶,在饥饿时也是一种供能物质。于1939年就已将酪蛋白、纤维蛋白等蛋白水解物作为氮源输入静脉中;1940年,Scohl等首先将结晶氨基酸溶液应用于临床。人体蛋白质由20种不同的氨基酸组成,其中8种人体不能合成(亮氨酸、异亮氨酸、缬氨酸、赖氨酸、苯丙氨酸、蛋氨酸、苏氨酸、色氨酸),必须由外界提供,称必需氨基酸。经过长期不断的研究,目前已有4代氨基酸制剂。

1. 第一代氨基酸制剂　以"Rose配方"为基础,含有必需氨基酸和甘氨酸、精氨酸和组氨酸,其中必需氨基酸含量达43.4%,但易引起过敏反应,水解过程中释放不溶于水的胱氨酸和酪氨酸而形成沉淀,现已被淘汰。

2. 第二代不平衡氨基酸制剂　由于溶液中的碱性氨基酸采用盐酸盐的形式,氯离子的浓度极易引起酸中毒,现亦被淘汰。

3. 第三代平衡型氨基酸制剂　含有血液中的各种氨基酸,比例适当,在溶液中去掉了氯离子,碱性氨基酸改成醋酸盐的形式,避免了高氯性酸中毒的发生,目前正广泛用于临床中。

4. 第四代专科用氨基酸制剂　主要包括肝病用氨基酸溶液,如15-氨基酸800、安肝平等,它主要含支链氨基酸(BCAA),包括亮氨酸、异亮氨酸和缬氨酸,是唯一在肝外代谢的氨基酸,具有节省肌肉蛋白质的作用。缬氨酸可生成糖原,亮氨酸可生酮,异亮氨酸两者兼而有之,同时它也是芳香族氨基酸(AAA)进入血-脑屏障的拮抗物,对肝性脑病有治疗作用;肾病用氨基酸制剂如肾必安、小儿专用氨基酸制剂如天津的爱咪特等,主要含半必需氨基酸精氨酸、组氨酸,可提高输液中其他氨基酸的利用率和耐受性,是婴儿及尿毒症患者所必需的;创伤用氨基酸制剂如15-氨基酸HBC等,内含BCAA较高,可达45%。

除以上制剂外,目前个别氨基酸制成的氨基酸溶液越来越受到重视,其中双肽就受到广泛注意。比如谷氨酰胺是许多重要代谢中的底物和调节物质,但具有不稳定性,所以将谷氨酰胺进行化学修饰形成二肽,不仅可单独使用,亦可与游离氨基酸混合使用,更符合免疫营养的要求。临床试验过程中证明二肽无任何不良反应,Furt等认为含有谷氨酰胺的二肽将成为21世纪中临床危重患者的常规氨基酸制剂。

(四)电解质

临床上已熟悉的电解质有10%氯化钾、3%氯化钠、25%硫酸镁、10%葡萄糖酸钙。机体在补充电解质时,磷的补充也是不可忽视的。磷在蛋白质代谢和能量代谢中是极为重要的,若不重视磷的补充,可能会出现低磷血症,发生低磷性昏迷。在计算磷的输入量时应注意脂肪乳剂中磷的含量。磷的添加剂分为无机磷和有机磷2类,以往使用的无机磷制剂如Addiphos,目前已被有机磷制剂格利福斯(Glycophos)所取代,因为其在配制中易与Ca^{2+}、Mg^{2+}形成沉淀。现使用的格利福斯可防止沉淀的产生,用于配制TNA更安全、可靠。如单剂必须稀释后使用,输液时间至少为8h。如忽视磷的补充,往往会产生低磷血症,值得注意的是,低磷血症往往已持续了好几天,患者还没有出现显著的临床症状。低磷症状表现为肌肉酸痛、软弱、神志恍惚、白细胞功能紊乱、血小板减少等。磷主要从肾排出,肾功能不全者慎用。

(五)维生素

维生素维持着人体正常代谢和重要的生理功能。目前临床上使用的维生素均为复方制剂,每支维生素制剂所含的维生素正好是成人每天的需要量,在使用上十分方便。如含4种脂溶性维生素A、维生素D_2、维生素E、维生素K_1的维他利匹特,因其在机体内有一定量的储备,可视患者的情况而定是否添加。过度添加可因过量蓄积导致中毒;不添加可造成缺乏而出现相应的症状,如缺乏维生素A而出现夜盲症;缺乏维生素E而出现细胞损伤、脑软化;缺乏维生素D而出现佝偻病、软骨病等。在添加时应注意，脂溶性维生素需先加入脂肪乳剂中进行充分混匀。含有9种水溶性维生素 B_1、维生素 B_2、维生素 B_6、维生素 B_{12}、维生素H、维生素C、烟酰胺、泛酸、叶酸的水乐维他，由于在机体中无储备，患者禁食时均需添加。不添加会出现维生素C缺乏而患维生素C缺乏病（坏血病）；维生素B缺乏可致（脚气病）；维生素 B_{12} 缺乏得恶性贫血等。在配制时先加入葡萄糖液或氨基酸溶液中；水溶性维生素在日光照射下可变性降价，应予避光保存。无论是脂溶性维生素或水溶性维生素都不可直接静脉推注。

（六）微量元素

微量元素是某些酶、维生素和激素的活性因子，主要参与氧的贮存和电子传递、遗传和自由基的调节。长期禁食予以TNA的患者应适当添加。临床使用较多的是微量元素复方制剂，如安达美含有铁、锌、锰、铜、氟、碘等9种微量元素。不添加可出现锌的缺乏而致腹泻、脱发、急症缺陷等；铜的缺乏导致小细胞贫血、白细胞减少；锰的缺乏可致厌食、恶心、呕吐等。安达美可加入葡萄糖液或氨基酸制剂中，但安达美加入葡萄糖液中易使葡萄糖液变成浅黄色，加入氨基酸制剂中易使氨基酸液变为浅蓝色，注意添加安达美时缓慢加入，配制过程中不断给予振摇以保证制剂的稳定性。

（七）胰岛素

在一般状况下，使用胰岛素与糖的比例为1∶8～12，但还要根据患者创伤、感染的应激程度、胰腺的功能进行综合考虑，并监测血糖、尿糖来调整胰岛素的用量，使尿糖保持在“±”至“+”之间。

三、能量的计算与补充

（一）能量的计算

1. 基础能量的计算　机体营养的基本需要量就是机体代谢的能量，通常先计算基础能量消耗，再推算某生物体的需要量，计算公式为Harris Benedic公式。

BEE*（男性）＝66.5＋13.7W＋5.0H－6.8A

BEE（女性）＝655.1＋9.56W＋1.85H－4.68A

*BEE（basal energy expenditure）为基础能量消耗；W＝实际体重（kg）；H＝身高（cm）；A＝年龄（岁）

换算成千焦（kJ）应乘以4.18，即：1千卡（kcal）＝4.18千焦（kJ）

通常情况下，完全燃烧1g葡萄糖可释放出4.1kcal的热量，完全燃烧1g脂肪可释放出9.1kcal的热量，虽然燃烧1g蛋白质也可释放出4.1kcal的热量，但补充氨基酸或蛋白质并不是让它作为能量来消耗，而是让它合成蛋白质，增强体质、愈合伤口、恢复健康。

2. 应激状态下的能量计算　应激状态下应给患者的热量为（1.25～1.75）×BEE，非蛋白热卡与氮之比为627kJ（150 kcal）∶1g氮，或按表7-4-1所示计算。

表7-4-1　热、氮需要量

	热量［kcal/（kg·d）］	氮量［g/（kg·d）］
基本需要	25	0.15
中等应激	30～35	0.2～0.3
重度应激	40～50	＞0.4

（二）能量的补充

1. 根据上述计算方法，可以测算出不同状况下患者能量的总需要量，根据总量再计算出糖、蛋白质、脂肪的需要量。

2. 糖的比例占热量的45%～60%，一般以4～6g/（kg·d）给予。

3. 蛋白质的比例占热量的15%～20%，一般以1.2～1.5g/（kg·d）供给；氮量＝蛋白质量（g）/6.25。

4. 脂肪的比例占热量的25%～50%，一般以1～1.5g/（kg·d）给予。

5. 创伤及感染早期每日每千克体重供给小于146kJ，非蛋白热卡可为1.65 BEE。恢复期氮量应适当增加，可供给高达18g/d。氮热之比为1g∶100kcal，糖脂之比以6∶4为佳。

四、全静脉营养混合液(TNA)的配制与应用

(一)TNA配制的要求

1. 配制TNA必须在无菌操作下进行，有条件者应在层流台(LAF)进行。无条件者也必须选择一洁净的房间，经过空气消毒，用含有1000mg/L有效氯消毒液擦拭操作台、液体瓶、拖地面。操作时，避免有人来回出入于操作室。

2. 在层流台中使用高效过滤器(HEPA)，其流速为0.5m/s，比人行走及开门所致内流还低，因而操作台应远离门窗。

3. 配制室的监控项目有压力、温度、相对湿度、换气次数以及空气微粒数；细菌培养用平板法监测微生物。

(二)TNA配制的方法

所有操作要严格执行无菌操作规程。有条件的医院，TNA的配制应由药房或制剂室完成或在病房内设有专门的配制室，并配备专职药师或护士。

1. 配液前准备　配液前将所用物品准备齐全，避免因多次走动而增加污染的机会。检查所有的药液有无变质、浑浊，有无絮状物，瓶子有无裂缝，瓶口有无松动，并经第2人核对后才可加药。3L袋的外包装输液袋、管道有无破损，并检查有效期。目前临床常用的是聚乙烯醋酸乙酯(ethylene vinyl acetate，EVA)制成的混合输液袋，袋身有容量刻度线。在4℃贮存1周无毒性。室温下24h能安全应用于临床。按袋内有无分隔可分为单腔袋、双腔袋、三腔袋，将混合后性质不稳定的溶液成分分装在隔层内，输注时将分隔挤破、混匀即可。

2. 混合的顺序　①把磷酸盐、电解质、胰岛素加入葡萄糖液中，一般胰岛素与葡萄糖的比例为1∶4，添加时要双人核对。②微量元素安达美加入氨基酸溶液中。③把水乐维他及维他利匹特(成人)加入脂肪乳剂中。然后用3L静脉营养大袋把加入添加剂的液体按葡萄糖、氨基酸、脂肪乳剂的顺序进行混合，并不断摇动，使之均匀混合。混合液中葡萄糖的最终浓度为10%～20%，能获得相容性稳定的TNA液(图7-4-1)。

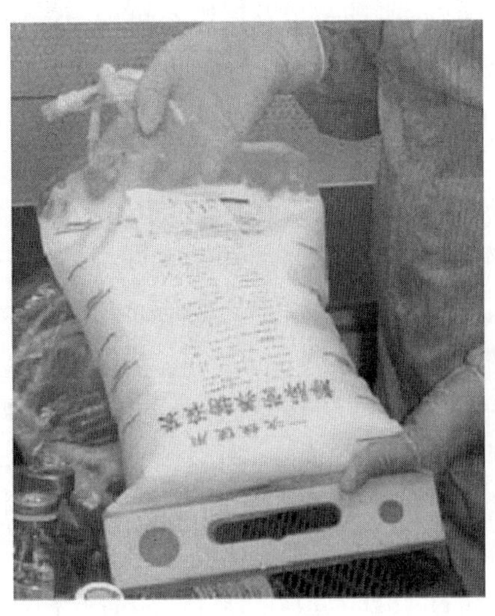

图7-4-1　全静脉营养混合液

(三)TNA的优点

1. 减轻护理工作，减少配制时间，简化输注设施。

2. 各种营养成分同时均匀输入，有利于机体更好地利用。避免过度营养，节约营养液，减少了费用。

3. 溶液稳定性好，便于使配制规范化、标准化。

4. 无空气进入袋内，降低气栓发生，减少营养液的污染机会。

5. 在临床应用中，减少了败血症、血栓性静脉炎的发生率。

(四)配制营养液时的注意事项

1. 不可将电解质溶液直接加入脂肪乳

剂内，以防脂肪乳剂被破坏。钙剂与磷酸盐应分别加在不同的溶液内稀释，以免发生磷酸氢钙的沉淀。故在加入葡萄糖和氨基酸以后应肉眼检查一下有无沉淀生成，确认无沉淀再加入脂肪乳液体。

2. TNA中不应加入其他药物，除非已证实不影响其相容稳定性的验证或报道。

3. TNA边加边摇匀。因为脂肪乳剂是由脂肪小球构成，这些小球易聚集使粒子的体积增大浮到表面发生分层现象，即时振摇是可逆的，但进一步发展则不可逆，输入静脉易发生脂肪栓塞。

4. 加入3L大袋内的溶液最终浓度为10%～20%，有利于混合液的稳定。

5. TNA最好现配现用，因为长时间的储存，葡萄糖分子中的羧基和氨基酸分子中的氨基发生了Mailland反应，颜色变棕黄，并且导致氨基酸利用率下降。氨基酸在强烈的灯照下，其所含蛋基酸、色氨酸、亮氨酸等均有不同程度的减少，所以要现配现用。用聚氯乙烯(PVC)袋时一般应在24h内输完，因为PVC袋有增塑剂及氯离子的释放，最多不得超过48h，且放在4℃的冰箱内保存。如是醋酸乙烯(EVA)袋可保存1周。

6. 配制后的静脉营养液若不及时输注或长时间放置就会出现游离的棕黄色脂性油滴，即为融合反应，其颗粒直径在0.4～0.5μm易发生聚集，大于5μm的脂肪颗粒超过总脂肪量的0.4%就不可输注，在5～50μm就具有致命性。所以静脉营养液必须新鲜配制及时使用，如由于某些特殊原因不能及时输注时，应储存于4℃的冰箱中，但存放时间决不可超过24h。

7. 阳离子可中和脂肪颗粒上磷脂的负电荷，使脂肪颗粒相互靠近，发生聚集和融合，最终导致水油分层。一般控制一价阳离子浓度小于150mmol/L，镁离子浓度小于3.4mmol/L，钙离子浓度小于1.7mmol/L。高浓度的钙与镁有竞争性拮抗作用，故加药时还应注意葡萄糖酸钙与硫酸镁分开加，稀释后再混合，如必须加在同一瓶药液内时，应先加硫酸镁，再加葡萄糖酸钙，以免造成硫酸钙的沉淀析出。

8. 配好的TNA营养大袋应标明患者姓名、床号、液体量与总量、胰岛素量、配制时间、配制者及校对者双签名。

(五)使用营养液时的注意事项

1. 在使用TNA过程中要严密观察滴速，一般在60滴/min左右。滴速过快易引起血糖升高，出现尿糖；过慢则完不成一天的输注量，影响患者的康复；时快时慢，影响能量利用。一般要求在10～12h内完成，个别情况如心、肾功能不全者宜慢滴，24h持续滴入。在滴入过程中，经常观察衔接处有无松动、脱落，局部有无外渗及肿胀，导管有无扭曲、管腔内有无血凝块、有无阻塞管腔等现象，并经常轻揉大袋，防止脂肪乳剂的油滴漂浮于液体表面，胰岛素附着营养大袋壁以致滴至最后引起低血糖及低血糖反应。脂肪乳剂单独使用时，输注速度应控制在1.5～2ml/min。

2. 建立营养液使用巡视卡，做到每小时巡视、记录1次。

3. 密切观察、记录患者出现的症状与体征，有无发冷、发抖、发热、手足冰冷、出冷汗等症状，防止患者出现脂肪乳剂、氨基酸的过敏反应和高血糖、低血糖等并发症。如在输注营养液半小时左右即出现发冷、发抖、发热，应怀疑导管感染，必要时予以拔除。如患者感心慌、脉搏加快，应检查营养液滴速是否过快。如患者呼吸急促，应考虑是否与输入高糖、高氮液体有关。

4. 密切观察患者的尿糖、血糖(CBG)变化，最好维持尿糖在“±”～“+”为佳，如在“+”以上，应及时通知医师，每增加一个“+”，给予皮下注射胰岛素4U。CBG应维持在5.0～11.0mmol/L为宜。

5. 抽血查肾功能、电解质、动脉血气分

析，隔日1次，平稳后改1～2/周，抽血查肝功1/周，称体重1/周，如患者的体重下降而白蛋白升高，说明TPN有效。

五、肠外营养途径的选择

胃肠外营养的途径根据输注营养液的量、浓度、渗透压、估计输注期限的长短而定，如输注的量较少、浓度低、渗透压小、输注的时间又小于5d者可选择外周较粗的静脉，使用留置套管针，相反则应选择中心静脉输注。目前，采用中心静脉置管（central venous catheters，CVC）风险较大，且只能保留1～2周，护士一般采用经周围静脉中心静脉置管（peripherally inserted central catheters，PICC）法为患者实施营养支持。PICC可适用于长期静脉输液、营养支持、肿瘤化疗及家庭病床的治疗，但实施PICC的前提需有较粗的贵要静脉、头静脉或正中静脉，最好选择上臂静脉，如这些静脉外观不清则要求使用红外线仪器或静脉超声仪配合才能穿刺置管。在使用过程中，不管是CVC还是PICC导管均有发生堵管的可能，但可以在无菌条件下进行原位换管，可延长同一途径的使用，减轻患者的痛苦，减少并发症的发生。

六、临床护理

肠外营养护理最重要的是并发症的观察与护理，常包括与中心静脉导管有关的并发症及护理和与代谢有关的并发症及护理2个方面。与中心静脉导管有关的并发症，如导管相关性感染、局部皮肤过敏、导管异位与位移、静脉炎、出血、导管阻塞、导管脱出、血栓形成、渗出与坏死、导管破损、导管拔除困难等的护理不在此叙述。与代谢有关的并发症及护理如下。

（一）糖代谢紊乱所致的并发症与护理

血糖浓度的维持取决于输入体内的葡萄糖量、人体的耐受量及排出量。一般正常人的葡萄糖摄取量约为0.5g/(kg·h)，在一些病理情况下，对葡萄糖的耐受力明显下降，可出现高血糖或低血糖。

1. *高血糖症*　短时间内大量输入葡萄糖可发生高血糖。这是由于营养液内葡萄糖浓度高、输注快、耐受差所致，如老年、儿童，严重外伤，感染败血症及糖尿病患者。高血糖常导致渗透性利尿并可诱发脱水，若不及时处理，严重者会发生高渗性非酮性昏迷，这常是致命的。其防治方法有：①降低葡萄糖的输注速度。②肠外营养时用脂肪乳剂满足部分能量需求，减少葡萄糖的用量。③对高血糖症者，应在肠外营养液中增加胰岛素补充，随时监测血糖水平。重症者应立即停用含糖溶液或肠外营养，同时输入胰岛素（10～20U/h），促使糖进入细胞内，降低血糖水平。需注意常同时存在的低钾血症，亦应予以纠正。一旦发生高渗性高血糖症，应停止肠外营养并纠正高渗状态，用低渗盐水（0.45%）或加用胰岛素以250ml/h速度输入，降低血渗透压、纠正高渗状态，控制血糖浓度在11.0mmol/L以下。④对于一些糖尿病、胰腺炎、胰腺手术、全身感染、肝病及使用皮质激素的患者应特别注意，防止发生高血糖及高渗性非酮性昏迷。

2. *低血糖症*　低血糖是由于外源性胰岛素用量过大或突然停止输注高浓度葡萄糖溶液（内含胰岛素）所致。在使用TNA过程中，若突然停止使用，此时胰岛素的作用仍持续存在，血糖浓度会降低而诱发低血糖。防治的方法有：①密切监测周围血糖的变化，测血糖每6小时1次。②使用TNA持续慢速滴入；③停输高渗糖时应继续补充5%或10%葡萄糖溶液，2～3h后停输。

（二）脂肪代谢异常的并发症与护理

1. *必需脂肪酸缺乏症*（EFAD）　长期肠外营养不补充必需脂肪酸，可影响人体的发育和伤口的愈合，产生皮炎、脱发等现象。目前临床上常用的中链脂肪乳剂中含有长链脂肪酸，既可供能又提供了足够的脂肪酸。若每天补充脂肪乳剂，就能预防 EFAD 的发生。

2. 高脂血症 肾功能不全、失代偿期糖尿病、某些肝病患者的脂肪代谢可能受受损害，肠外营养时会产生高脂血症。其预防方法是监测患者的脂肪清除率，以指导应用脂肪乳剂。

(三)氨基酸代谢异常的并发症与护理

1. 高氨血症 静脉内输注大量含有甘氨酸的氨基酸溶液，或给新生儿、肝病患者输注缺乏精氨酸的氨基酸溶液，会导致尿素合成障碍而引起血氨升高。输入结晶氨基酸，一般来说血氨升高的机会较小，但大量输入时亦会出现血氨升高。防治方法是按需选择氨基酸的模式输注，控制水解蛋白的大量输入。

2. 代谢性酸中毒 输入氨基酸后若不能及时补充能量，则氨基酸容易成为能量分解而产生氮质血症。由于氨基酸大都为氯化物或盐酸化合物，输入过多加上代谢障碍，体内可积聚大量氯化物而出现高氯性代谢性酸中毒。通过应用平衡氨基酸溶液或用磷酸盐、醋酸盐代替上述的盐酸盐氨基酸可减少代谢性酸中毒的发生。

(四)水、电解质、微量元素代谢的并发症与护理

1. 脱水或水潴留 是水、电解质失衡的常见并发症。脱水可导致休克、昏迷、肾衰竭等。水潴留则易导致心力衰竭和肺水肿。主要是计算或统计失误造成的。体液丢失包括显性的，如尿、胃液、腹液、胆汁、腹泻等；非显性的，如出汗、呼吸道挥发等。每日记录的出入量应包括已经输入体内的和已经排出的，不应把刚接上的液体也包括在内。

2. 钠失衡 常见的有低钠血症。主要是由于补充了大量不含钠或低钠的液体及消化道内钠的大量丢失所造成的，故使用 TNA 的前 3d，每日监测血钠 1 次，以后每周监测 2 次，以及时调整使用量。

3. 钾失衡 由于利尿、呕吐、腹泻等引起钾的丢失及补充量的不足而出现低钾血症，也可发生在葡萄糖及胰岛素输注导致钾离子进入细胞内。临床上出现心律失常、葡萄糖耐量降低、嗜睡等症状。补钾时输注钾的速度应小于 20mmol/h，防止速度过快、浓度过高而使钾骤然升高，出现高钾血症及心脏的停搏。特别是伴有酸中毒、肾功能不全、败血症、创伤、烧伤时更易发生高钾血症。其临床表现为心律失常、全身无力、疼痛、心搏骤停等，预防应每日监测血钾。一旦发生高血钾，宜输注葡萄糖加胰岛素或用阳离子交换树脂法来降低血钾浓度。

4. 微量元素缺乏 较多见的是锌缺乏，临床表现有口周及肢体皮疹、皮肤皱痕及神经炎等。长期肠外营养还可能因铜缺乏而发生小细胞性贫血；铬缺乏可导致难控制的高血糖发生。另外，注意补充钙、镁、磷，防止出现低钙血症、低镁血症、低磷血症。对病程长者，在肠外营养液中常规加入微量元素注射液，可预防微量元素缺乏症的发生。

(五)其他并发症

肠外营养常引起肝功能的改变，其中最主要的原因是葡萄糖的超负荷引起肝脂肪变性。临床表现为血胆红素浓度及转氨酶升高。为减少这种并发症应采用双能源，以脂肪乳剂替代部分能源，减少葡萄糖用量。复方氨基酸溶液中某些成分(如色氨酸)的分解产物以及可能存在的抗氧化剂(重硫酸钠)等对肝也有毒性作用。缺乏肠内食物刺激引起肝功能异常而造成的淤胆性黄疸及碱性磷酸酶的增高等。谷氨酰胺的缺乏可造成肠黏膜萎缩，肠黏膜受损后其更新修复能力及肠道防卫细菌及毒素的屏障功能减弱。严重时，可造成全身感染及多脏器功能障碍。另外，由于长期禁食，缩胆囊素作用减弱或消失，可造成淤胆，实施 TPN 达 3 个月者，胆石发生率可高达 23%。尽早改用肠内营养是预防胆石形成的最有效的措施。

(钱火红 高 青)

参考文献

[1] Osland E, Yunus RM, Khan S, et al.Early versus traditional postoperative feeding in patients undergoing resectional gastrointestinal surgery a meta-analysis[J].J Parenteral Ente Nutr, 2011, 35(4):473-487.

[2] Kondrup J, Rasmussen HH, Hamberg O, et al. Nutritional risk screening (NRS 2002): a new method based on an analysis of controlled clinical trials [J]. Clin Nutr, 2003, 22 (3): 321-336.

[3] 朱维铭.肠内营养的规范化问题.肠内与肠外营养,2013,20(4):193-195.

[4] 黄涛阳,张应辉,黄和.肠内营养剂的临床合理应用.医药导报,2011,30(10):1369-1372.

[5] 马云飞.肠内营养支持途径与并发症.实用医学杂志,2013,29(14):2400-2402.

[6] 美国静脉输液护理学会.中华护理学会翻译.输液治疗护理实践标准.2006(校订版).

[7] 黄琳,王振江,李玉珍.肠外营养制剂的新进展及其安全应用[J].中国执业药师,2010,7(3):8-12.

[8] Sobotka L. Nutritional support in neonatology: Basics in Clinical Nutrition. 3rd edition. Galen Semily(Czech Repiblic), 2004:425-439.

[9] 汤晟凌,梁晓美,谢雅清.全胃肠外静脉营养液的稳定性考察[J].中国药师,2014,17(7):1149-1156.

[10] Singer P, Berger MM, Van den Berghe G, et al.ESPEN guidelines on parenteral nutrition: intensive care [J]. Clin Nutr, 2009, 28 (4): 387-400.

[11] McClave SA, Martindale RG, Vanek VW, et al. Guidelines for the provision and assessment of nutrition support therapy in the adult critically Ⅲ patient: society of critical care medicine (SCCM) and American society for parenteral and enteral nutrition(ASPEN)[J].J Parenteral Ente Nutr, 2009, 33(3):277-316.

[12] 朱建英,钱火红.静脉输液技术与临床实践.北京:人民军医出版社,2015,4:256-262.

[13] 朱建英,现代创伤骨科护理学.北京:人民军医出版社,2007:1.

[14] 钱火红,徐琴.中心静脉导管置换术的临床应用.中华护理杂志,2004,39(2):143-144.

[15] 陈淑英,阮洪,程云.现代实用护理学[M].上海:复旦大学出版社,2007:643-648.

第8章

外科急症护理

第一节　急　腹　症

一、概　　述

急腹症(acute abdomen)是一种以急性腹痛为主要表现的临床急症,常伴有胃肠功能紊乱、急性全身症状等一系列表现,具有起病急、发展快、病情重、变化多、病因复杂等特点,需紧急处理。急腹症包括内、外、妇、儿等专业学科的许多疾病,以外科急腹症最多见,约占外科住院患者的30%。由于急腹症病情发展快,应在严密观察、及早做出诊断的同时,按照具体病情给予必要的处理。外科急腹症根据病因常分为:①急性炎症,如急性阑尾炎、胆囊炎、胰腺炎、憩室炎、急性输卵管炎(妇科);②急性穿孔,如胃十二指肠溃疡穿孔、外伤性胃肠穿孔、病理性胃肠穿孔(伤寒、癌肿等);③急性出血,如肝、脾或肠系膜血管破裂、宫外孕破裂(妇科)、肾挫裂伤或腹膜后血肿;④急性梗阻,如单纯性肠梗阻、胆道结石或胆道蛔虫症、泌尿系结石梗阻;⑤急性绞窄,如绞窄性肠梗阻(套叠、扭转)、肠系膜血管栓塞、卵巢囊肿蒂扭转(妇科);⑥损伤性急腹症(又称腹部外伤、创伤),如单纯腹壁损伤、内脏损伤、消化道异物及损伤。

二、急性腹痛的神经传导特点与类型

(一)腹痛神经传导的解剖特点

内脏神经的传入纤维属自主神经系统,其神经末梢的感受体广泛存在于空腔脏器的腔壁和实质脏器的被膜之中。来自腹腔各脏器的生理性和病理性刺激,通过自主神经传入中枢神经系统。腹腔内绝大部分脏器,包括食管下段的传入纤维循交感神经通路上行,经腹腔神经丛及内脏大、小神经,交感神经干神经节和白交通支,进入脊髓后神经节而达脊髓后角,交换第2神经元交叉至对侧,沿脊髓丘脑束上行至丘脑。简言之,内脏的感觉冲动随交感神经的传入纤维进入脊髓的背根(图8-1-1B-C)。腹部皮肤区域传入的感觉神经与内脏传入纤维,在脊髓灰质的同一区域内替换神经元,再过渡到脊髓对侧的白质内,随脊髓丘脑束上升,在丘脑内再替换神经元,最后传达到大脑皮质的躯体感觉区(图8-1-1A-C)。在这一感觉通路上,由腹部脏器传来的冲动将会提高相应脊髓中枢的兴奋性,从而影响邻近的中枢。因此,内脏的疼痛经常反映在同一脊节后根神经所传导的皮肤感觉区;反之,某些躯体病变的刺激冲动也能

通过同一感觉通路表现为腹痛，这种现象叫做“牵涉痛”。这一点，对于腹痛的鉴别诊断有重要意义。

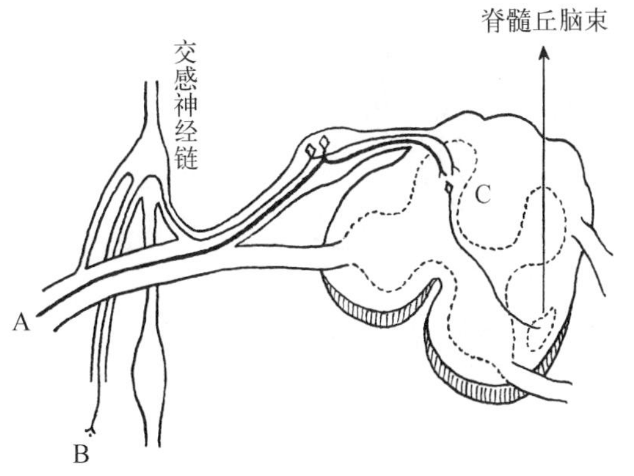

图 8-1-1　腹痛发生的神经传导

由于上述神经传导的解剖关系，内脏的疼痛反映到体表，常呈一定的脊髓节段性分布。我们可以根据体表的某些标志物来记住腹部相应脏器痛觉传导的神经分布（表 8-1-1）。

表 8-1-1　体表标志物与腹部内脏神经分布

体表标志	脊髓节段
剑突	胸$_6$
脐	胸$_{10}$
腹股沟	腰$_1$

一般来说，接受腹部皮肤感觉的脊髓节段为胸$_6$到腰$_1$节段。

1. 食管　脊髓节段为胸$_1$～胸$_6$，疼痛的部位常在胸骨后；疼痛常在病变水平；可伴有吞咽困难和吞咽疼痛。

2. 胃与十二指肠　脊髓节段为胸$_7$～胸$_9$，疼痛的部位通常在中上腹，有时可偏右或左侧，偶尔可在乳头水平和脐之间；疼痛加重时，范围可较广泛并放射至背部或肩胛间区。可具有以下特点：与饮食有关；可因进食、服用抗酸药或呕吐而减轻；常于夜间加重；消化性溃疡的疼痛常有节律性和季节性。

3. 胰腺　脊髓节段为胸$_{12}$～腰$_2$，疼痛位于上腹部，但有时范围广泛。一般说来，胰头病变的疼痛位于中线右侧；胰体病变的疼痛位于脐周或中线部位；胰尾病变的疼痛位于中线左侧。疼痛感觉常位于腰背部；疼痛通常为持续性且较重，但有时可以轻微。

4. 胆道　脊髓节段为胸$_6$～胸$_{10}$，主要为胸$_9$。胆囊的疼痛和压痛常位于右上腹；胆管的疼痛位于剑突下或中上腹，疼痛常放射到右肩胛区和肩胛间区，起病突然，为剧烈绞痛，常伴有发热与黄疸。

5. 小肠　脊髓节段为胸$_{10}$，疼痛部位在脐周，多为绞痛性质。

6. 结肠　脊髓节段为胸$_8$～胸$_{12}$。横结肠和乙状结肠的疼痛在脐与耻骨之间，升结肠的疼痛在脐右，降结肠的疼痛在脐左，直肠的疼痛在耻骨上或腰骶部。疼痛可为绞痛性质，疼痛可因排便或排气而减轻，有时伴有排脓血或黏液。

7. 肾与输尿管　脊髓节段为胸$_{12}$～腰$_1$。解剖部位在腹膜后，属于躯体痛，在患侧腰部可有压痛和叩击痛。泌尿系结石呈绞痛，向下放射至会阴部和大腿内侧；可伴有排尿痛或血尿。

8. 妇科疾病　与急腹症鉴别诊断有关的妇科疾病主要是异位妊娠（宫外孕）、卵巢囊肿或肿瘤扭转和卵巢破裂。特点如下：疼痛部位主要在下腹；异位妊娠与月经有关；可有停经史，疼痛发生在月经中期或中期后；可有内出血症状；阴道、腹部双合诊有时可触及有压痛的肿块。

另外，由于刺激所产生的冲动沿脏器的传入神经纤维经后根神经节传入相应的脊髓平面，因此当 2 个脏器传入神经的平面非常接近时，产生的内脏痛从部位上很难区别。如胃是胸$_7$～胸$_9$节段，而胆囊主要是来自胸$_8$～胸$_9$节段，二者在临床上常常难以区别，慢性胆囊炎疼痛常诊断为“胃病”。

（二）腹痛的类型

根据神经传导特点，腹痛可分为 3 种基

本类型。

1. 单纯性内脏痛　即真性内脏痛，病理性刺激完全由内脏传入纤维传导，躯体神经未参与。腹痛的性质为深在的弥散性隐痛，定位模糊，通常比较广泛或接近腹中线，但由于消化道各部分均起于位于中肠的胚胎原肠，大致有节段性的区分。前肠发育成胃、十二指肠、肝、胆和胰腺，中肠发育成空肠、回肠、升结肠和横结肠，后肠发育成脾曲以下的结肠，直至直肠下端但不包括肛管。因此，来自前肠器官的疼痛表现在上腹部，来自中肠器官的疼痛表现在脐周部，来自后肠器官的疼痛表现在下腹部(图 8-1-2)。疼痛不伴有局部肌紧张与皮肤感觉过敏，常伴有恶心、呕吐、出汗等迷走神经兴奋症状。

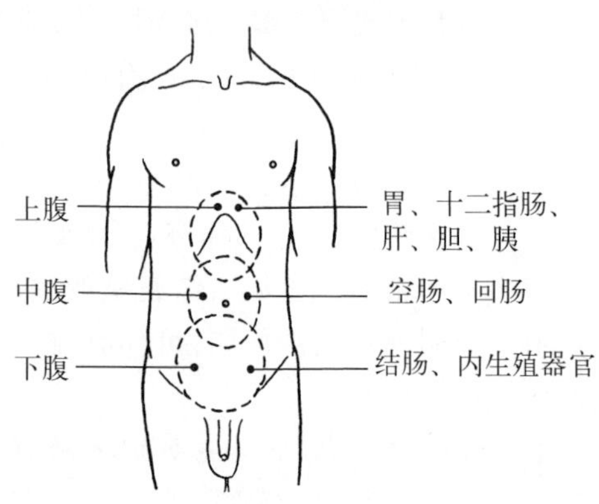

图 8-1-2　内脏痛的部位

2. 牵涉痛　交感神经与脊髓神经共同参与疼痛的机制，又分为牵涉性躯体痛和牵涉性内脏痛。前者实际上是一种体神经的机制，例如，当横膈中央部分受到刺激时，可放射到肩部，这是由于分布于横膈中部的膈神经进入颈椎$_{3\sim5}$节脊髓水平，该节脊髓神经沿着臂丛分布于肩部的缘故。而后者的疼痛特点为：①多为锐痛，程度较剧烈；②位置明确，在一侧；③局部可有肌紧张或皮肤感觉敏感。牵涉痛的发生机制见图 8-1-3。

此种疼痛在临床上的意义比较大，通常反映器官有炎症或器质性病变而非功能性。

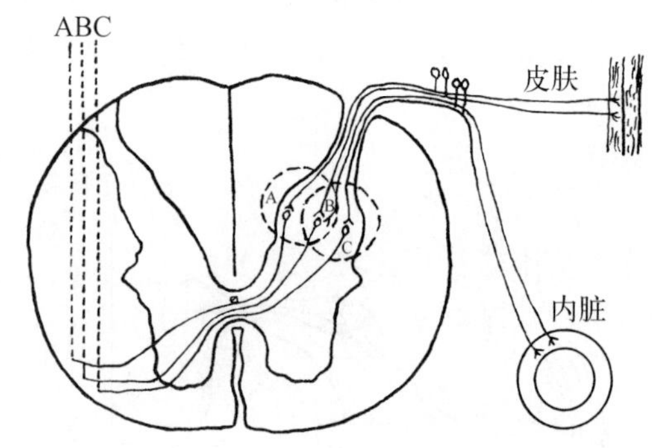

图 8-1-3　牵涉痛的发生机制

A. 传导体表感觉的后角细胞；B. 传导体表和内脏感觉的后角细胞；C. 传导内脏感觉的后角细胞

3. 躯体痛或壁层腹膜痛　即通常的体表疼痛，为壁腹膜受刺激后产生的痛觉，只有脊髓神经而无内脏神经参与疼痛的机制。脊髓神经的感觉纤维分布于腹膜壁层、肠系膜根部及后腹膜。病变侵犯到接近以上神经末梢的部位时，疼痛就反映到该脊节所支配的皮区。疼痛的特点为：①具有脊髓节段性神经分布的特点；②程度剧烈而持续；③伴有局部腹肌的强直、压痛与反跳痛，一般代表有腹膜受侵。

在临床工作中，我们所接触的腹痛实际上常为混合型，可有一种以上的疼痛机制参与。有时随着时间推移，腹痛的类型亦可发生变化，如阑尾炎早期，阑尾的管腔剧烈地收缩，企图排出粪石，表现为纯内脏疼痛，疼痛部位在脐周，可伴有恶心、呕吐；当炎症出现以后，痛觉感受阈降低，兴奋性增加，在传导途径中影响了脊髓后根中的体神经，遂发生牵涉痛，疼痛的部位转移到右下腹；最后，炎症的发展波及邻近的腹膜壁层，又出现壁腹膜痛，疼痛的程度更剧烈，且伴有局部的压痛、反跳痛和腹壁的肌紧张。

三、急腹症的评估与诊断

急腹症能否及时正确地诊断，尽早给予有效的治疗，直接影响其治疗效果甚或生命安危。因此要遵循迅速、准确、安全的原则，不要过分依赖复杂的检查，应按如下要求进行：详细询问病史和症状，准确的体格检查，必要的辅助检查，合理地综合分析判断。

(一)病史和症状

是诊断急腹症的重要依据之一。急腹症患者的现病史多较短，而且主要症状是腹痛，应抓住并围绕这个重点进行有针对性的询问，其次是伴有症状。

1. *起病情况*　有无先驱症状，内科急腹症常先有发热、呕吐而后才有腹痛，外科急腹症则往往先出现腹痛，相继出现发热等。如胃十二指肠溃疡穿孔，发病急骤，突然上腹剧痛，呈持续性，腹痛程度可依穿孔的部位、大小、内容物流入腹腔量有一定的差异。又如急性胰腺炎从腹痛开始至高峰之间需经历一段时间，虽然这段时间有时短暂，但一般都存在。诱发因素如多脂餐、饮酒、进餐后激烈活动等。

2. *腹痛部位*　一般腹痛起始和疼痛最明显的部位，往往是病变所在的部位。根据脏器的解剖位置，可做出病变所在器官的初步判断(表8-1-2)，并注意仔细询问有无转移性疼痛和放射痛。

3. *腹痛的性质*　一般可分为持续性、阵发性和持续性疼痛伴有阵发性加重3种，它可反映腹内脏器病变的性质。如持续性腹部钝痛或胀痛多反映腹内炎症性和出血性病变，也可为麻痹性肠梗阻、急性胃扩张；突然发生持续性锐痛、迅速蔓延波及全腹，多属空腔脏器穿孔，是由于壁腹膜受到炎症刺激所致；阵发性绞痛多表示空腔脏器有梗阻或痉挛，例如肠梗阻、胆石症、胆道蛔虫病或输尿管结石等；持续性绞痛牵涉腰背部要考虑到小肠扭转的可能；持续性腹痛伴阵发性加重，多表示炎症与梗阻并存，如绞窄性肠梗阻、胆总管结石等。在某一疾病的不同病程中腹痛性质还可相互转化，如阵发性绞痛转为持续性腹痛时，应考虑为梗阻性疾病合并炎症或有脏器坏疽、穿孔。

4. *腹痛的程度*　与刺激物的强度、病理的性质以及患者对疼痛的敏感性有密切关系。不伴有梗阻的炎症一般疼痛较轻，患者多能忍受；胃、十二指肠溃疡穿孔，由于腹膜受到胃肠液的化学刺激，患者出现难以忍受的剧烈刀割样痛；肠梗阻与胆石症引起的绞痛，一般都很剧烈，但在间歇期患者可无明显症状。腹痛程度一般能反映腹内疾病的轻重，但在病变组织迅速坏死时腹痛可以不重；而某些功能性疾病疼痛可以很剧烈，但无明显器质性改变。老年人对疼痛的敏感性低，往往自觉腹痛不重，与病变的实际严重程度很不相符，而婴幼儿不能主诉有无腹痛以及疼痛程度，故均应结合其他症状与体征来判

表8-1-2　腹痛部位的评估判断

腹痛部位		腹内病变
上腹部	右上	十二指肠溃疡穿孔、急性胆囊炎、胆石症、急性肝炎、急性腹膜炎、右膈下脓肿等
	中上	胆道蛔虫症、溃疡病穿孔、胃痉挛、急性胰腺炎、阑尾炎早期、裂孔疝等
	左上	急性胰腺炎、胃穿孔、脾曲综合征、脾周围炎、脾梗死、左膈下脓肿等
脐周		小肠梗阻、肠蛔虫症、小肠痉挛症、阑尾炎早期、回肠憩室炎、慢性腹膜炎等
下腹部	右下	阑尾炎、腹股沟嵌顿疝、局限性肠炎、肠系膜淋巴结炎、小肠穿孔、肠梗阻、肠结核、肠肿瘤等
	下腹	宫外孕破裂、卵巢囊肿扭转、盆腔及盆腔脏器炎症、盆腔脓肿、痛经等妇科疾病往往偏重于一侧
	左下	腹股沟嵌顿疝、乙状结肠扭转、菌痢、阿米巴性结肠穿孔、结肠癌等

断。急腹症中剧烈疼痛常见于肠扭转、粘连索带压迫引起闭襻性肠梗阻、卵巢囊肿扭转、尿路结石、急性胰腺炎、空腔脏器穿孔、胆结石及胆道蛔虫病等。

5. 腹痛的放射　胃、十二指肠溃疡穿孔开始呈剑突下疼痛，继而出现全腹痛，部分病例穿孔的漏出液沿右结肠旁沟流入右下腹，类似阑尾炎；阑尾炎的疼痛往往有转移性右下腹痛，脐周疼痛后转移至右下腹；胆囊炎疼痛放射至右肩部；胰腺炎病变在胰体尾部时疼痛以左上腹为主，并向左肩放射，病变累及全胰疼痛时向腰背部放射，常呈束带状。

6. 腹痛时患者喜取的体位　如脏器穿孔、破裂所致的腹膜炎，患者常采取侧卧屈曲位，厌动；胆道蛔虫、胆绞痛患者常有辗转反侧和抱腹等体征。

7. 胃肠道症状

(1)恶心、呕吐：常继腹痛之后发生上腹痛、发热、腹软、呕吐后腹部无体征时，多考虑为内科病。急腹症时早期呕吐多属反射性，如急性阑尾炎早期。当腹膜或肠系膜突然受到强烈刺激时，如胃、十二指肠溃疡穿孔、出血坏死性胰腺炎、小肠扭转等，呕吐出现早而剧烈，呕吐物多为胃内容物。如呕吐为持续性，呕吐物量不多时，应考虑有器官扭转和发生绞窄的可能。当呕吐伴随阵发性腹部绞痛时，常为空腔脏器梗阻的征象，如肠梗阻、胆道结石或输尿管结石引起的梗阻。晚期呕吐多属毒素吸收作用于中枢神经所致，发生于伴有严重感染、肠坏死、肠麻痹的急腹症，如腹膜炎、肠梗阻。

呕吐对肠梗阻的定位有一定诊断价值，高位肠梗阻时呕吐出现早且频繁，低位肠梗阻时呕吐出现晚，带粪臭味，腹胀较重。呕吐物的性质对诊断也有参考价值，呕吐物呈咖啡色、有腥臭味，可能系急性胃扩张；吐出大量鲜红色血液时，可能为食管静脉曲张破裂出血；吐咖啡色血液多因溃疡病出血；呕吐物含蛔虫而有上腹痛时，可能是胆道蛔虫病；呕吐物为无凝血块的暗褐色或紫色血性液体，则为肠坏死或绞窄的表现。

(2)大便情况：腹痛、腹胀、停止排气排便，可能是机械性肠梗阻。腹泻、里急后重主要是痢疾的症状，但如稀便和便秘交替出现，则要考虑结肠癌；阵发性腹痛后发生腹泻，多见于急性肠炎，但在儿童急性阑尾炎早期腹泻并不少见。柏油便常为上消化道出血，幼儿腹部阵痛伴果酱样便应考虑肠套叠。大便内有血和黏液，同时伴有急性绞痛，应想到绞窄性肠梗阻，如肠扭转等。老年人腹痛后出现稀的暗色血便，需考虑有肠系膜动脉栓塞或血栓形成的可能。

8. 感染症状　发热一般不是外科急腹症的早期症状，但在幼儿急性阑尾炎的早期可能有高热，在较大儿童则更可能是肠系膜淋巴结炎。急腹症症状出现后，发热表示有继发感染存在，如腹膜炎、腹腔脓肿等；但当发生休克时体温可骤降。如出现高热、寒战多有脓毒血症，若伴有黄疸，还应考虑胆总管结石并发胆管炎或肝脓肿的可能。老年人有严重感染时，体温可不升高。

9. 其他伴随症状　绞痛伴有尿频、尿急、尿痛或血尿，多考虑泌尿系感染和结石。腹痛伴有胸闷、咳嗽、血痰或伴有心律失常，应考虑胸膜、肺部炎症或心绞痛等。女性患者应询问月经和生育史。腹痛的发生与其伴随症状在时间次序上的关系颇为重要，如在腹痛初期伴有恶心、呕吐等胃肠功能紊乱症状，多提示为腹腔内病变。

10. 既往史　有些急腹症与过去的疾病有因果关系，了解这些疾病的既往史对诊断急腹症会有所帮助。询问既往史时应有针对性，如胃、十二指肠溃疡穿孔，在穿孔前多有溃疡病发作史；胆石症以往多有类似发作史；粘连性肠梗阻多有腹部手术史；询问女性患者的月经、生育史的意义在于，若为卵巢滤泡破裂出血一般在月经周期中间，而卵巢黄体破裂出血则在月经周期后期行经之前。

11. 年龄和性别　应注意不同年龄和性别的好发病。婴幼儿急腹症以先天性畸形闭锁、胎粪性腹膜炎等多见。儿童期以肠蛔虫症、肠套叠、嵌顿疝多见。青壮年以阑尾炎、溃疡病穿孔等较多见。中老年胃肠道肿瘤梗阻、穿孔、乙状结肠扭转应多考虑。从性别考虑，胃、十二指肠溃疡穿孔以男性多见，而胆囊炎、胆石症、胰腺炎以女性相对多见，生育期女性应注意宫外孕的可能。

(二)体格检查

急腹症患者的体检既应有重点，又不可忽视全面、系统。在确诊困难的情况下，更应动态观察，以便比较病情变化。

1. 全身检查　包括体温、脉搏、呼吸、血压、神志、体位、肤色(包括出血点、皮疹)、肢端循环情况、面色等；以及对心、肺、脑、肝、肾等重要脏器的检查，必要时还应做神经系统方面的检查。

2. 腹部检查　急腹症患者的腹部检查是最基本和最重要的。观察腹部体征时，必须是全腹部，否则容易造成误诊。

(1)视诊：腹部形态、腹式呼吸是否存在或减弱，有无胃、肠型及蠕动波。观察腹部外形，全腹膨隆多为肠梗阻、腹膜炎、肠麻痹的表现；局部隆起可能为闭襻性肠梗阻、肠扭转或肿瘤等；舟状腹常为胃、十二指肠溃疡急性穿孔早期的典型体征。肠型和蠕动波出现提示有幽门梗阻和肠梗阻。注意有无腹式呼吸运动受限，右上腹出现随呼吸移动的包块多为肿大的胆囊。有腹部手术史的患者，应注意以往手术切口瘢痕的愈合情况，是否有过腹壁切口裂开、切口感染、腹壁切口疝，应注意以往引流管的位置，并注意腹痛与原手术切口有无联系。

(2)触诊：检查应从无痛区开始，然后移至可能有病变的部位。先表浅触诊，后深部触诊。注意腹痛部位、范围、程度、压痛及反跳痛，腹肌紧张的范围和程度。腹部压痛表示腹腔脏器已有轻度炎症；肌紧张、反跳痛则表示炎症已波及壁腹膜。腹部固定性压痛和肌紧张最显著的部位往往是病变所在之处。例如急性阑尾炎早期，自觉疼痛可能在上腹部或脐周，但压痛仍在右下腹；胃、十二指肠急性穿孔后全腹有压痛及肌紧张，但在上腹病灶区域最为明显；胆囊炎时，右上腹胆囊区有明显压痛；蛔虫性肠梗阻和绞窄性肠梗阻往往可触及包块，蛔虫团有条索感，肠套叠肿块呈香肠样。非固定性压痛或腹肌紧张往往不是外科急腹症。压痛、肌紧张和反跳痛的有无、程度和范围，可反映病情的变化。在肠梗阻早期腹部仅有轻度压痛，而随着血运障碍的进展则压痛加重，当血运障碍严重或形成腹膜炎时则同时可有压痛、肌紧张和反跳痛。当局限性腹膜炎时仅在局部出现而弥漫性腹膜炎则遍及全腹。压痛、肌紧张的程度与范围一般可反映炎症的轻重，但因腹膜炎刺激物的质与量的不同而有所不同。在溃疡病急性穿孔早期，因腹膜炎受化学物的刺激可使腹肌呈“木板样”强直，而细菌性腹膜炎次之，出血性腹膜炎更次之。腹膜刺激征的轻重还与炎症脏器深浅、患者腹壁厚薄、个体反应性强弱和年龄等因素都有一定关系。此外，还应注意有无腹内肿块及其部位、形状、性质、大小及移动度，边缘清楚否，有无压痛等。常见肿块可有肿大胆囊、阑尾周围脓肿、肠套叠、蛔虫性肠梗阻、绞窄性肠梗阻、肿瘤、粪块、粘连成团的炎症肠管和大网膜或腹腔脓肿等，应注意肝、脾、肾、胆囊能否触及及其性质等。

(3)叩诊：注意有无肝浊音界消失和移动性浊音的存在。肝浊音界缩小或消失常见于胃肠穿孔，但应注意胃扩张、结肠充气也可使肝浊音界缩小，脾破裂时出现移动性浊音，其左上腹常由于血块凝结，叩诊可呈固定浊音。固定性浊音区伴有压痛或叩痛，应考虑是局限性脓肿。一般腹水在 500ml 以上即可叩出移动性浊音。急性胃扩张或麻痹性肠梗阻时，叩诊呈鼓音。肝脏和膈下感染有叩痛和肋间压痛及局部皮肤水肿。须注意肝、肾区有无叩击痛。

(4)听诊:必须持续听诊2min以上。在脐上下左右听诊,注意肠鸣音的频率、音调,判断其属正常、活跃、亢进、减弱或消失。要连续评估肠鸣音,重视音调的改变,如金属音、气过水声等,肠鸣音活跃可出现于进食前后,或肠炎、肠痉挛时;肠鸣音亢进,有时隔着腹部即可听到,多出现于饥饿状态、肠梗阻早期。机械性肠梗阻时,除肠鸣音亢进外,并有气过水声或金属音,有时可见肠型或蠕动波,同时有腹痛。若肠鸣音由亢进转为减弱少于3/min甚至消失,提示肠管已绞窄或坏死。肠鸣音减弱或消失还常见于腹膜炎、腹内感染、麻痹性肠梗阻、低血钾、腹膜后有广泛出血或感染时。在肯定肠鸣音消失前应反复多次听诊,确定肠鸣音消失原则上要连续听5min而寂静无声才能确定。此外,幽门梗阻或胃扩张时可听到振水音,腹水时腹部可闻及扩散的胸音(呼吸音及心音),胆囊局部渗出性腹膜炎时可听到摩擦音。

3. 直肠指检和其他　除腹部检查外,直肠指检对急腹症患者是一个不可缺少的诊断步骤,应予足够重视。应注意有无触痛、肿块,指套有无血迹。在盆腔炎、盆腔脓肿、腹膜炎、腹水、肿瘤时,可有触痛、盆腔饱满或触及肿块。女性患者直肠指检,若子宫有触痛时提示盆腔器官有炎症病变。对已婚妇女疑有异位妊娠、子宫肌瘤、卵巢囊肿扭转等妇科疾病时,应做妇科盆腔检查。

(三)辅助检查

常规的实验室检查、影像学检查以及特殊检查,一方面为诊断提供依据,同时可反映患者当时的病理状态。

1. 实验室检查　白细胞计数和分类提示有无炎症,红细胞、血红蛋白和血细胞比容连续测定有助于判断出血速度。尿液白细胞计数升高提示泌尿系炎症,出现红细胞显示泌尿系出血,可能源于肿瘤或结石损伤。尿胆红素阳性表明黄疸为梗阻性。血、尿和腹腔穿刺液淀粉酶明显升高有助于胰腺炎的诊断。腹腔穿刺液的涂片镜检见到革兰阴性杆菌常提示继发性腹膜炎,溶血性链球菌常提示原发性腹膜炎,革兰阴性双球菌提示淋球菌感染。人绒毛膜促性腺激素测定有助于判断异位妊娠。

2. X线检查　做胸腹X线检查的目的在于观察胸部有无病变,膈下有无游离气体,膈肌的运动度以及肠积气和液平面。有时需摄腹部平片(取立位或侧卧位),空肠黏膜的环状皱襞在空肠充气时呈"鱼骨刺"状环纹(图8-1-4),回肠扩张的肠襻多可见阶梯状的液平面(图8-1-5)。当怀疑乙状结肠扭转或肠套叠时可行钡灌肠检查。

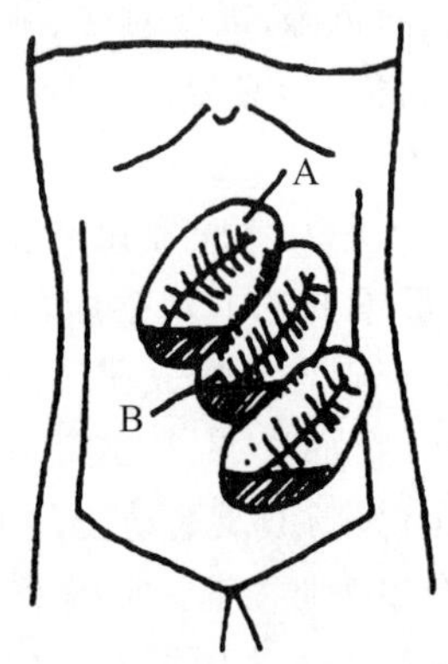

图8-1-4 "鱼骨刺"状环纹

A. 气体;B. 液体

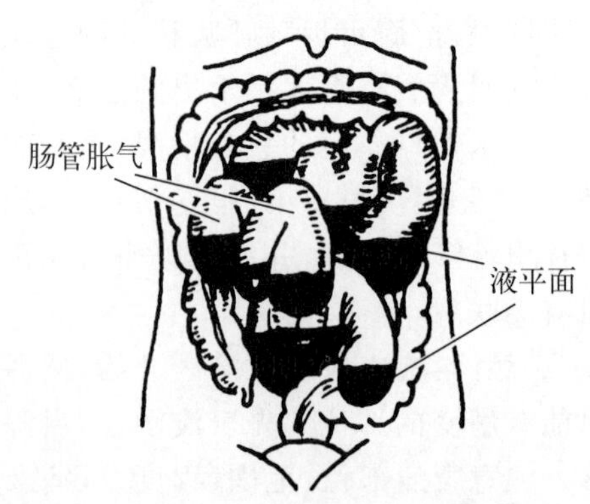

图8-1-5 阶梯状液平面

3. B型超声检查　近年来B型超声检查在急腹症的诊断中起重要作用，可以发现胆囊结石、胆管扩张和胰腺、肝、脾的肿大等。对于腹腔少量的积液，B超检查较腹部叩诊更为敏感。在宫外孕的诊断中，有时可看到子宫一侧胎儿的影像或输卵管内的积液。B超对于腹内的囊肿和炎性肿物也有较好的诊断价值。

4. 诊断性穿刺及其他　对于腹膜炎、内出血、腹水及腹腔脓肿等可试行诊断性穿刺。腹腔穿刺术的适应证包括：抽液做化验和病理检查，以协助诊断；大量腹水引起严重胸闷、气短者，适量放液以缓解症状；行人工气腹作为诊断和治疗手段；腹腔内注射药物；进行诊断性穿刺，以明确腹腔内有无积脓、积血。禁忌证包括：严重肠胀气；妊娠；因既往手术或炎症使腹腔内有广泛粘连者；躁动、不能合作或有肝性脑病先兆。目前较多采用超声定位下的细针穿刺，既准确又安全。对穿刺物应立即做常规、涂片显微镜检查及细胞培养。对妇科急腹症患者有时需做阴道后穹隆穿刺或腹腔镜检查。

5. CT、MRI、有创的腹腔镜及腹腔动脉造影　对诊断亦有较大帮助，但应根据患者及医院的实际情况妥善把握适应证。

当诊断不能确定，内科治疗不见好转而病情转危的紧急情况下，为挽救生命应考虑剖腹探查。

(四)诊断及临床表现

1. 常见的外科急腹症有炎症性、穿孔性、出血性和梗阻性。各类型外科急腹症特点如下。

(1)炎症性急腹症：①腹痛呈持续性，并由轻转重，由模糊到明确，如急性阑尾炎等；②常有腹膜刺激征；③可有全身中毒症状；④腹腔穿刺、X线及B超检查可提供诊断依据。

(2)穿孔性急腹症：①突发性腹痛，呈持续性，并由局部逐渐蔓延至全腹，如胃十二指肠溃疡急性穿孔等。如在炎症发作的基础上发生穿孔，则原来的腹痛可能突然加重，范围迅速扩大，如急性阑尾炎并发穿孔等。②有明显的腹膜刺激征。③肠鸣音减弱或消失。④腹腔穿刺或X线检查有助于诊断。

(3)出血性急腹症：①常有外伤或停经史，如外伤性实质性脏器破裂、异位妊娠破裂等；②腹膜刺激征不明显，可有移动性浊音、腹部膨隆、休克等腹内出血征象；③腹穿可抽出不凝血；④B超可探及腹腔内液性暗区及受损伤的脏器。

(4)梗阻性急腹症：①腹痛呈阵发性，多呈绞痛样，如急性机械性肠梗阻、尿路结石、胆石嵌顿；②腹膜刺激征不明显，如为肠梗阻可有肠鸣音亢进、气过水声，如胆管梗阻可扪及胆囊肿大，皮肤巩膜黄染，如为肾、输尿管结石，可有肾区叩痛等；③化验检查，X线、B超等检查对诊断有帮助。

2. 最常见的外科急腹症依次为急性阑尾炎、急性胆囊炎和胆管炎、急性肠梗阻、溃疡病急性穿孔、急性胰腺炎。这几种病占全部外科急腹症的80%以上，主要依据临床表现其诊断如下。

(1)急性阑尾炎：①转移性右下腹痛，常有恶心，呕吐；②右下腹固定性压痛及肌紧张，反跳痛；③白细胞总数及中性粒细胞增多。

(2)急性胆囊炎，胆囊结石：①常在进食油腻食物后发作，并有反复发作史；②剑突下或右上腹绞痛，阵发性发作，疼痛可放射至右肩背部，一般无畏寒，发热；③右上腹压痛，肌紧张，Murphy征阳性；④B超检查对确诊有重要价值。

(3)急性化脓性胆管炎：①右上腹部绞痛，寒战，高热，黄疸，重者可休克；②右上腹压痛，反跳痛及肌紧张；③白细胞总数及中性粒细胞明显升高；④B超检查可见胆总管扩张或发现结石。

(4)胃十二指肠溃疡急性穿孔：①多有溃

疡病病史；②突发性上腹部剧痛，以后疼痛逐渐扩散至全腹；③腹膜刺激征明显，肝浊音界缩小或消失；④白细胞总数及中性粒细胞增多；⑤X线检查多见膈下有游离气体。

(5)急性胰腺炎：①发病前多有暴饮暴食史或胆道疾病史；②突然发作上腹部剧痛，疼痛区域呈"腰带状"分布，并向背部放射；③腹膜刺激征可显著，亦可轻微；④血清淀粉酶、尿淀粉酶明显升高，腹穿可抽出血性腹水，腹水淀粉酶升高；⑤B超和CT检查对诊断有重要帮助。

(6)机械性肠梗阻：①腹部阵发性绞痛，恶心，呕吐，腹胀，停止排便、排气(痛、吐、胀、闭)；②腹部膨隆，可见肠型、蠕动波，肠鸣音亢进并有气过水声；③腹部X线检查可见肠管扩张，气液平面。

(7)尿路结石：①突发性一侧腹痛或腰部绞痛，间歇性发作，疼痛向会阴部，大腿内侧放射；②腰背部可有叩击痛，同侧腹部可有压痛，无腹膜刺激征；③肉眼或镜下血尿；④B超和X线检查对诊断有帮助。

(8)异位妊娠破裂：①有停经史，阴道不规则流血史；②急性下腹部疼痛，短时间可发展为全腹痛，重者可出现休克；③有腹膜刺激征；④腹腔或阴道后穹隆穿刺可抽出不凝血。

(9)卵巢囊肿蒂扭转：①常有下腹部包块史；②下腹部突然剧痛，伴恶心、呕吐；③下腹部或盆腔可触及包块，并有腹膜刺激征；④B超和CT检查可发现肿块。

四、外科急腹症的治疗

(一)急腹症诊断尚不明确时的处理原则

一般情况，急腹症于术前可明确诊断，但往往有些病例一时难以明确诊断(包括非典型急腹症)。其处理原则如下。

1. 严密观察，反复检查分析，尽早明确诊断，判断有无手术指征。

2. 慎用如下措施。①不轻率应用止痛药，以免影响病情观察；②禁止热敷，热敷可使血管扩张、肌腱和韧带松弛、解除痉挛和炎症局部神经末梢的压迫，从而使疼痛减轻、掩盖症状、加重出血；③未能排除肠坏死、肠穿孔等不用灌肠和泻药，可选用解痉药治疗。

3. 处理与病情监测观察同时进行。如防治休克，纠正水电解质和酸碱平衡失调；控制感染和防治腹胀。

4. 剖腹探查指征。在严密观察中，如有下列情况，应及时剖腹探查：①疑有腹腔内出血不止者；②疑有肠坏死或肠穿孔伴有严重腹膜炎者；③经密切观察和积极治疗后，腹痛不缓解，腹部体征不减轻，全身情况无好转反而加重者。

(二)外科急腹症的治疗原则

外科急腹症的治疗原则是以保全生命为主，同时最大限度地保全器官组织的功能。外科急腹症目前仍以手术治疗为主要的手段，通过手术切除病灶或解除梗阻因素、修补穿孔、清除局部坏死组织、造瘘等方法，并且达到充分的引流。

正确掌握外科急腹症的手术时机十分重要，特别是危重患者，及时的手术可能会挽救患者的生命，延误诊断会造成不可挽回的损失。特别是老年人，合并有重要脏器的功能不全，高血压、糖尿病，或伴有心脑血管疾病的高危患者，往往反应迟钝，一旦出现血压下降可迅速进入不可逆的休克状态。因此，在手术前结合患者的心、肺、肝、肾、脑等重要器官的情况，评价患者保守治疗的前景或是手术的耐受性尤为重要。

急诊手术前的准备也要遵从准确评价、果断处理、重点准备的原则。这主要包括对病情的准备，建立营养通道，纠正电解质失衡，心理准备等。

急腹症的腹腔镜治疗作为新兴的治疗手段也有着极大的发展空间。急诊的肠梗阻病例非常多见，而腹腔镜对于急性肠梗阻患者的治疗不受患者胖瘦、腹部厚度的限制，能够迅速鉴别出急性肠梗阻的病因，是粘连成角、肠管扭转或是套叠、腹壁疝，并可迅速解除梗阻的病因。对于病情较重的急腹症患者，腹腔镜的操作避免了开腹手术带来的体液丧失和对其他重要器官功能的干扰，节省手术时间。与开腹手术相比，腹腔镜手术后肠粘连、胃瘫等并发症的发生率较低。值得注意的一点是，腹腔镜治疗虽然具有微创的特点，但并不能取代开腹手术在急腹症治疗中的地位。

在急腹症的治疗过程中，全身与局部应用抗生素相结合，可有效地缓解症状，减少围手术期的感染机会。

很多急腹症采用中西医结合非手术治疗，但要掌握好适应证，严密观察。许多研究证明，中西医结合治疗有利于胃肠道功能的恢复，可缩短特殊营养支持的时间，有助于控制感染，减少并发症。

五、外科急腹症常见的护理问题

（一）疼痛

1. 相关因素　①组织创伤、炎症；②组织缺血、缺氧；③体位不适、局部受压过久；④癌瘤破裂，脏器穿孔、扭转、梗阻。

2. 临床表现　①主诉疼痛不适；②患者烦躁不安、恶心呕吐、多汗、呻吟、哭泣、表情痛苦等；③活动受限，被动体位，保护性体位；④心率增速，呼吸加快。

3. 护理措施

（1）患者主诉疼痛时应立即采取相应的处理措施，如给予舒适的体位、同情安慰患者、让患者做深呼吸，必要时给予氧气吸入。

（2）观察腹痛的部位、性质、程度、持续时间、放射部位及发作规律、伴随症状、诱发因素，为明确诊断提供依据。

（3）及时评估疼痛的程度，在病情允许的情况下，早期使用止痛药有效地缓解疼痛，但在明确诊断前禁用强镇痛药物，以免掩盖病情，也不可因疼痛暂时缓解而轻视病情发展。

（4）解释疼痛产生的原因及持续时间，解除患者的顾虑。

（5）按医嘱使用抗生素，预防和控制感染。

（6）严密观察病情变化，尽早确诊，积极完善术前准备，如留置胃管、尿管，备皮等。

（二）体液不足

1. 相关因素　①禁食、呕吐、出汗、胃肠减压；②脏器破裂出血；③肠梗阻致体内液体重新分布；④液体摄入不足。

2. 临床表现　①精神萎靡、多汗、脉速、心率快；②皮肤弹性差、脱水貌；③尿量减少、尿色深黄；④呕吐频繁、呕血、黑粪；⑤血压下降，脉压变小，出冷汗、面色苍白，甚至休克；⑥发生营养和代谢的失调。

3. 护理措施

（1）建立静脉通道，遵医嘱予患者静脉输液，补充足够的水、电解质，必要时输血浆或全血。

（2）制定合理的输液计划，合并休克者要掌握“缺什么、补什么、缺多少，补多少”和“边治疗、边观察、边调整”的总原则，输液程序按“先盐后糖，先晶后胶，见尿补钾”的原则，并根据患者的心肺功能及药物的药理作用调节速度。

（3）记录 24h 出入水量，为补液提供有效的依据。

（4）观察记录患者尿色、量，必要时记录每小时尿量。

（5）有胃肠减压者应及时抽吸出胃内液体和气体，并观察记录胃液色、量和性状（胃管护理见第 10 章）。

（6）注意观察患者皮肤、黏膜、末梢温度等情况。

（7）根据病情监测血压、脉搏、呼吸，每 30～60 分钟 1 次，并进行记录，必要时测定中心静脉压。

（8）营养补给的途径有肠内途径和肠外途径，尽量应用胃肠内营养，鼓励患者早进食，以减少胃肠道外营养的并发症，保持肠道免疫功能（外科营养见第 7 章）。

(三)自理缺陷

1. 相关因素 ①体力和耐力降低;②疼痛和不适。

2. 临床表现 ①患者精神差,活动无耐力,生活起居完全或部分不能自理,依赖家属或医护人员协助;②患者不能独自翻身、更换体位;③因害怕疼痛而不敢活动、更换体位。

3. 护理措施

(1)加强与患者沟通,做好心理护理,促进患者的自尊和自我决策能力。

(2)关心体贴患者,鼓励患者说出自理缺陷的感受,评估患者自理缺陷的程度,并协助患者完成生活护理。在诊断未明确前,减少走动或随意搬运,以免加重病情。

(3)为患者提供有关疾病预后的信息,指导和鼓励患者最大限度地完成生活自理。

(4)预防患者不活动的并发症:①保持肢体功能位置;②协助翻身,防止局部受压过久;③定期按摩受压部位,促进局部血液循环,防止压疮发生;④适当使用气圈、气垫床等保护性措施;⑤鼓励深呼吸、有效咳嗽,防止肺部并发症。

(四)焦虑

1. 相关因素 ①发病急、病情重;②从未患过此类疾病;③疼痛、出血;④诊断未明确,对死亡的恐惧;⑤环境刺激,如病室、抢救患者、手术室;⑥与各种诊疗性检查、手术有关。

2. 临床表现 ①患者自诉恐慌、忧虑、心神不安、哭泣、感到孤立无助,希望亲人的陪伴,担心生命受到威胁,希望尽快摆脱目前的处境,得到安全、有效、及时的诊治;②活动能力减退,冲动性行为和疑问增多;③全身颤抖,肌张力增高,易激动,注意力分散。

3. 护理措施

(1)患者入院时应热情接待并及时安置床位,注意患者入院时的步态、姿势、面色和神态,测量桡动脉搏动,初步估计患者病情的危急程度,立即通知医师为其诊治。

(2)提供安静、整洁、舒适的环境,避免各种不良刺激,选择能配合的家属陪伴。

(3)对患者的恐惧表示理解和同情,鼓励其说出自己心中的感受,并耐心倾听,给予帮助。

(4)操作轻柔,尽量减少引起患者恐惧的医源性因素。

(5)加强心理护理,转移注意力,使其身心放松,消除恐惧心理,激发患者的正性心态,最大限度地诱导心理适应,从而树立战胜疾病的信心,主动与医护人员配合。

(6)告知患者腹痛的机制和病因,简单的向患者及家属说明病情变化以及有关的治疗方法、护理措施的意义等,让患者能够正确认识到疾病的相关情况,但是应该避免在患者面前谈论病情的严重性,使患者能够积极主动配合医务人员的工作。

(五)营养缺乏:低于机体需求量

1. 相关因素 ①疼痛剧烈、禁食;②恶心、呕吐;③焦虑、紧张。

2. 临床表现 ①患者体重下降;②白蛋白、血红蛋白等检验指标下降。

3. 护理措施

(1)遵医嘱及时解除疼痛,给予静脉营养。

(2)患者病情好转后及时给予饮食,从易消化的流质饮食开始,宜给高蛋白、高维生素饮食,避免刺激性食物摄入。

(3)根据化验检查,适当补充血浆、白蛋白等。

(六)潜在并发症——出血

1. 相关因素 ①开放性腹部损伤;②腹腔脏器破裂、穿孔;③血管损伤。

2. 临床表现 ①患者烦躁不安、腹痛、腹胀、恶心、呕吐;②呕血、黑粪;③伤口出血;④面色苍白、出冷汗、脉速、血压下降、表情淡漠等休克先兆。

3. 护理措施

(1)严密观察记录患者呕血、便血、伤口

出血的色、量，以及各引流管引流液的量、颜色，协助医师积极处理。

(2)给予输液、止血、输血治疗，观察止血药物的疗效。

(3)监测患者血压、脉搏、呼吸，每 15～30 分钟 1 次，注意有无突发的剧烈腹痛、腹胀明显加重等异常情况。

(4)尽量减少搬动患者，保持适宜体位，防止窒息或加重休克。

(5)遵医嘱给予吸氧 2～4L/min，观察患者末梢循环情况。

(6)嘱患者绝对卧床休息，及时清除血迹，保持伤口敷料干燥，减少或消除不良刺激。

(7)同情安慰患者，消除其紧张心理，使其能积极配合治疗和护理。

(七)潜在并发症——感染

1. 相关因素　①脏器损伤；②各种穿刺、注射、检查等侵入性操作；③各种引流管、手术切口。

2. 临床表现　①穿刺、注射部位红、肿，甚至有脓性分泌物溢出；②发热，体温高于 38.5℃；③白细胞计数增高；④伤口红、肿，迁延不愈；⑤乏力，活动障碍；⑥口腔炎、泌尿系感染的症状；⑦引流液浑浊。

3. 护理措施

(1)接触患者前后均用消毒液洗手，防止交叉感染。

(2)为患者执行各项治疗、操作时严格遵守无菌技术。

(3)遵医嘱合理使用抗生素。

(4)密切观察体温变化，测体温每 4 小时 1 次，发热者应增加测量次数，并及时给予物理或药物降温处理。

(5)有引流管者，应更换引流袋 2/周，防止管道扭曲、受压，保持引流通畅，记录引流液的量和性状；有伤口者，应保持伤口敷料干燥，观察伤口愈合情况。

(6)禁食、发热、持续胃肠减压者，应予口腔护理，2/d，防止口腔炎的发生。

(7)鼓励床上活动，指导鼓励患者进行深呼吸，防止坠积性肺炎、下肢静脉血栓形成，病情平稳后取半卧位，并适当早期活动，及早恢复胃肠功能。

(8)留置导尿管者，应用 0.05%氯己定(洗必泰)做会阴护理，2/d。

(9)加强皮肤护理，多汗者及时擦干汗液、更换衣被，经常变换体位，按摩骨突部位，防止压疮的发生。

(10)加强营养支持治疗，补充足够水分，必要时输注白蛋白、血浆，增强患者抗病能力，促进伤口愈合。

(八)知识缺乏

1. 相关因素　①发病急、病情重、从未患过此类疾病；②对疾病的严重程度估计不够，未能及时就医；③搬运与运送患者体位不当，致使病情加重；④在未确诊前，对疼痛、饮食的处理原则不知道；⑤对诊断性检查的目的缺乏了解。

2. 临床表现　①患者、家属焦虑、恐惧，对疾病的病因缺乏了解；②患者缺乏自我保护能力，对突发的情况不能正确处理，以致延误最佳救治时机，如开放性腹外伤致肠管外露，由于未保护好外露的肠管导致肠管坏死、严重污染；③患者、家属拒绝进行某些诊断性操作而贻误诊断、抢救时机，如拒绝腹穿；④患者滥用腹部热敷致胃肠溃疡出血加重，甚至穿孔；⑤诊断未明确前使用强镇痛药物以致掩盖病情，耽误早期诊断，甚至加重病情；⑥胃肠穿孔的患者仍继续进食、进水，导致病情加重。

3. 护理措施

(1)告知患者及家属许多疾病属急腹症，如阑尾炎、胆囊炎、肠梗阻、胃及十二指肠溃疡穿孔、胰腺炎等，一旦发生腹痛，应及时就医。

(2)在诊断未明确前，告知患者及家属保守疗法的重要性。

(3)向患者及家属解释手术治疗的必要

性及诊断性检查的目的、重要性，取得合作。

(4)告知患者要随时反映腹痛的性质和变化情况，安慰体贴患者，认真倾听其主诉，并及时给予反馈。

(5)告知患者诊断未明确前使用强镇痛药会掩盖病情；滥用腹部热敷可使血管扩张、使肌腱和韧带松弛、解除痉挛和炎症局部神经末梢的压迫、使疼痛减轻，从而掩盖症状，加重出血会加重病情的发展；轻率应用止痛药，会影响病情观察；未能排除肠坏死、肠穿孔等不用灌肠和泻药，可选用解痉药治疗。

(谈锦艳 吕 娇)

第二节 休 克

一、概 述

休克(shock)一词源于希腊文，原意为打击、震荡。法国外科医师于1734年首次将休克一词用于医学，并认为休克是创伤后的一种机体状态。人类对休克的认识经历了不同的阶段。早期认为休克是机体遭受强烈病理刺激而产生的危急状态，对休克主要是全身症状的描述。20世纪初认识到休克是血液循环系统发生障碍所致，其基本表现为血压急剧下降。进入20世纪60年代，由于实验技术的发展，对于休克的认识进入微循环阶段。20世纪90年代以来，随着分子医学的发展，细胞、亚细胞、基因水平的方法被广泛引入休克的研究。1996年Bone提出致炎因子和抗炎因子平衡学说，引入了全身炎症反应综合征(systemic inflammatory response syndrome，SIRS)和代偿性炎症综合征(compensatory anti-inflammatory response symdrome，CARS)的概念。目前休克研究在细胞因子、炎性介质的改变及相互关系，细胞内基因的修饰、核转录表达调控方面迅速发展。

二、病因与分类

多年来休克按临床来源分为失血性休克(hemorrhagic shock)、烧伤性休克(burn shock)、创伤性休克(traumatic shock)、感染性休克(infectious shock)、心源性休克(cardiogenic shock)、过敏性休克(anaphylactic shock)、神经源性休克(neurogenic shock)等，一目了然地指明了休克的临床来源。近年来国内外趋于一致的新认识是将休克按发生原因的病理生理改变分类，这是人们对休克的认识已从临床描述向病理生理水平过渡的必然结果，新分类法用了新名称，但也沿用了一些旧名称，这可能引起一些混乱，但好处是能为更好地理解和治疗休克提供直接的依据。

1. 心源性休克(cardiogenic shock) 作为循环动力中心的心脏尤其是左心室发生前向性功能衰竭造成的休克，其诊断的主要依据是心脏指数(cardiac index，CI)＜1.8L/(min·m^2)、肺动脉楔压(pulmonary capillary wedge pressure，PCWP)＞18mmHg、收缩压(systolic blood pressure，SBP)＜80mmHg、尿排出量(urinary output，UO)＜20ml/h。临床来源主要有3类：①心肌收缩力减弱，见于急性心肌梗死、扩张型心肌病及感染性休克时的心肌抑制等；②心脏机械结构异常，如严重二尖瓣关闭不全、室壁瘤及各种原因造成的严重左室流出道梗阻等；③严重心律失常。

2. 低血容量性休克(oliguric hypovolemic shock) 因各种原因导致的患者血管内容量不足是这类休克的主要临床病理生理改变，见于出血、腹泻、创伤后等。

3. 分布性休克(distributive shock) 这类休克的共同特点是外周血管失张及阻力血管小动脉失张使大血管内压力损失，容量血管失张使回心血量锐减，这两种情况可以单独或合并存在。血流在毛细血管或静脉中潴留，或以其他形式重新分布，而微循环中有效灌注不足。过敏性休克、感染性休克以及神经源性休克等都属于这一类。

4. 心外阻塞性休克（extracardiac obstructive shock）　心脏以外原因的血流阻塞，临床见于急性心脏压塞、缩窄性心包炎、肺栓塞、原发性肺动脉高压、主动脉缩窄等。血流阻塞导致左室舒张期不能充分充盈，从而降低心排血量。

外科常见的休克为低血容量性休克和感染性休克。目前认为，一位休克患者可能同时合并多种休克，称为混合性休克。如低血容量性休克合并分布性休克（感染或药物中毒）、心源性休克合并低血容量性休克等。这些混合性休克的临床表现是各类休克症状的综合，也可在治疗一种休克时呈现出另一种休克的特征。

虽然各类休克的原始动因不同，但疾病过程本质相同。休克是各种强烈致病因子作用于机体导致的急性血液循环衰竭，其特点是微循环的灌注不足导致细胞代谢障碍和细胞损伤引起的全身性病理过程。

三、病理生理

目前对休克发病学机制的认识大体上可归纳为以下 3 方面：①微循环障碍学说；②休克的细胞机制；③体液因子在休克发生、发展中的变化与作用。其中微循环障碍学说是大多数休克的共同发病学基础，对理解休克的发生发展是非常重要的。

（一）休克微循环变化的分期及其机制

虽然休克由于病因不同，发生发展过程各有其自身的特点，但有效循环血量减少使全身微循环灌注量急剧降低，则是各种休克发生的共同中心环节。休克不同时期的微循环改变及其对机体的影响不同。依据失血性休克和创伤性休克发生发展中微循环变化的经过和特征，可将休克分为 3 个阶段。其不同时期微循环变化的特征总结见表 8-2-1。

1. 微循环缺血期（休克早期、休克代偿期、缺血性缺氧期）　此期微循环状态的主要特征是缺血。表现为小血管持续痉挛，真毛细血管网大量关闭，微循环灌注量呈现少灌少流，灌少于流，组织呈缺血缺氧状态。

休克早期，机体上述变化缩减了血管容量，促使较多血液加入全身循环，对保证心脑等重要脏器供血，维持有效循环血量、回心血量及血压有一定的代偿意义，故本期也称之为代偿期。此期微循环改变的机制见图 8-2-1。

表 8-2-1　休克不同时期微循环变化的特征

分　期	特　　征
休克代偿期	微动脉、前括约肌、微静脉收缩
	毛细血管缺血、缺氧
	直捷通路及动静脉吻合支开放
休克失代偿期	血管平滑肌反应性下降
	微血管的收缩逐渐减退
	微静脉中白细胞黏着、红细胞聚集
	部分脏器中毛细血管开放、血液淤滞
休克难治期	血管反应性进行性下降
	微血管弛缓性呈麻痹扩张
	毛细血管血流停滞，且出现无复流现象
	部分患者可并发 DIC、MODS

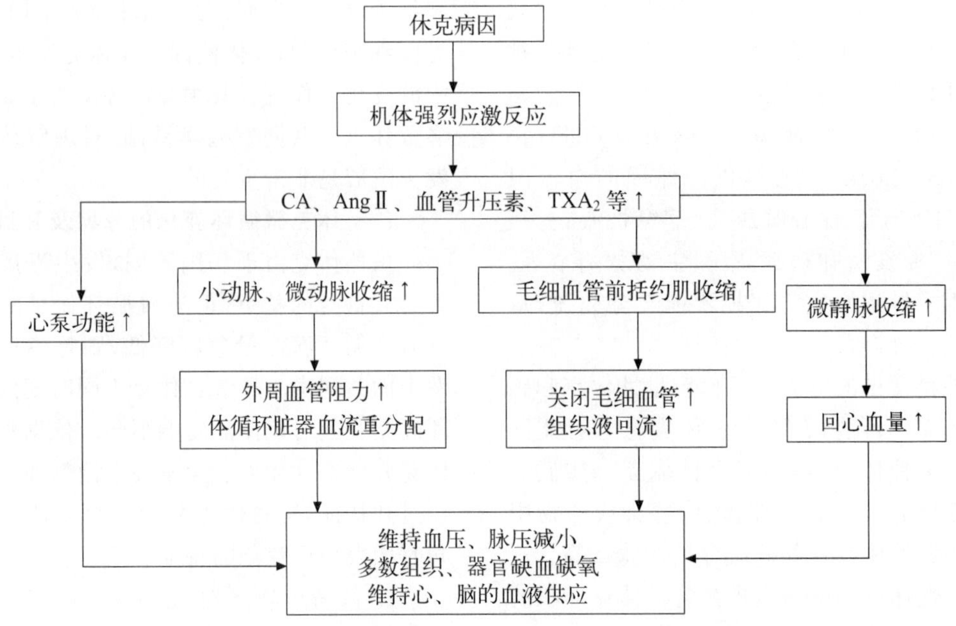

图 8-2-1 休克微循环缺血期的机制及对机体的影响

2. 微循环淤血期(休克期、可逆性失代偿期,淤血性缺氧期) 此期微循环状态的主要特征是淤血,表现为微血管大量开放,血液淤滞其中,微血管通透性增加,微循环处于灌入量大于流出量的状态。

此期休克早期形成的代偿机制逐渐丧失,机体进入恶性循环,有效循环血量进行性减少,血流阻力进行性增大,微循环灌注压降低,全身重要器官灌注量进行性减少,相继出现功能障碍。此期微循环的改变机制见图 8-2-2。

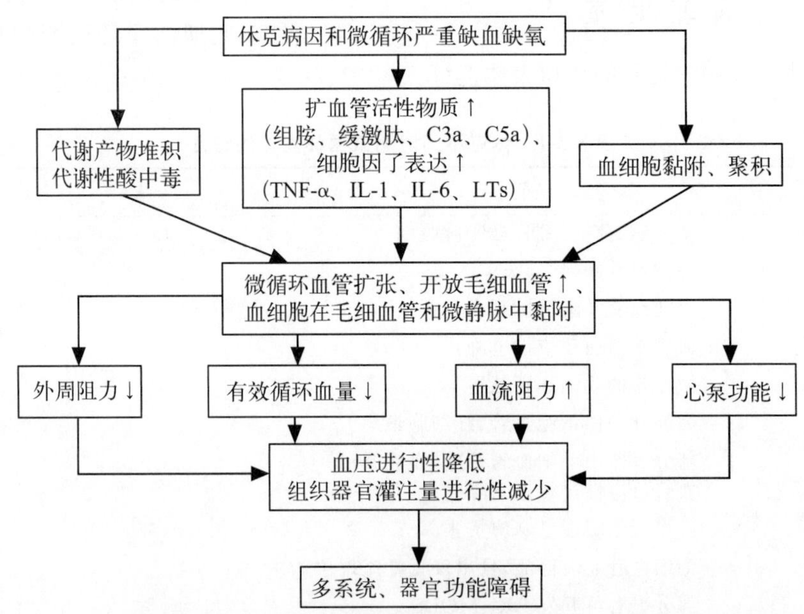

图 8-2-2 休克微循环淤血期的机制及对机体的影响

3. 微循环衰竭期(休克晚期、休克难治期)　休克失代偿期持续较长时间以后,休克便进入微循环衰竭期,此时即使采取输血补液及多种抗休克治疗措施,休克状态仍难以纠正,故该期又称为难治期。本期微循环状态的特征是衰竭。表现为微血管的反应性显著下降并出现弛缓性麻痹扩张,毛细血管内血流停滞,出现不灌不流状态,甚至有微血栓形成。

微循环的改变机制:微循环血管麻痹扩张,严重的血细胞黏附、聚集和广泛的微血栓形成使器官灌注量进一步减少,甚至局部停止。同时,广泛微血栓使回心血量减少,弥散性血管内凝血(disseminated intravascular coagulation,DIC)引起的出血导致血容量进一步减少,而加重组织灌注障碍。严重持续的全身组织器官低灌注、内环境紊乱和体内大量损伤性体液因子生成,导致全身炎症反应综合征,造成器官严重的代谢障碍和结构损伤,发生多个重要器官、系统功能衰竭,甚至不可逆而导致死亡。

(二)体液因子在休克发生发展中的作用

如上所述,休克发生发展的基本病理变化是组织微循环灌注障碍,后者又与神经体液因子的作用密切相关,因此,有人提出了休克因子的概念。休克时,参与休克发病的体液因子种类繁多,但大多数都是维持机体内环境恒定的正常成分,在一定条件下具有代偿意义,只有在不适当地增多时才有病理作用。除此之外,休克过程中还可能产生一些具有毒性的体液因子和炎症介质,这些介质的泛滥和炎症反应失控,可发展为全身炎症反应综合征,促进或加速了休克的发生和发展,如心肌抑制因子(myocardial depressant factor,MDF),肠因子,血栓素 A_2(thromboxane A_2,TXA_2),前列腺素 I_2(prostaglandin I_2,PGI_2),内啡肽,溶酶体酶等。目前越来越受到重视的因子有细胞因子,如肿瘤坏死因子(tumor necrosis factor,TNF),活性氧(如 O_2^-、OH^-、H_2O_2),过氧亚硝酸盐以及核转录因子 NF-κB 等。根据目前的研究资料表明,休克时增多的体液因子在休克发生发展中的作用为强烈收缩血管床、促使小血管舒张、增加微血管通透性、改变微血流状态、损伤组织细胞、促进炎性反应扩大的转录调节因子。

以上体液因子在休克发展过程中的发展变化就是休克微循环障碍和细胞损伤的基础。在体内,各种功能的调节很少是单因子的,往往是多种因子同时作用。休克时,体液因子网络控制并协调机体的反应。当体液因子含量过度增加,并产生一些对组织细胞具有毒性作用的体液因子时,调控网络的正常平衡丧失,致使机体功能受到严重损害,休克由代偿期进入失代偿期,向难治期发展。

(三)休克时细胞功能障碍及其机制

一些研究发现,休克时细胞膜电位变化可发生在血压降低之前,细胞功能恢复可促进微循环恢复。由此可见,仅仅用微循环障碍学说来解释休克时细胞的变化是不够全面的。休克时,细胞与器官的功能障碍除了继发于微循环障碍以外,也可以由休克原始动因直接损伤所致。因此,近年来特别重视休克发生发展中的细胞机制,提出了休克细胞(shock cell)的概念。休克时,细胞代谢障碍和功能变化的研究对阐明休克后期多器官功能衰竭和重症难治性休克机制有重要意义。

概括地讲,休克时细胞功能障碍的原因有两方面,一方面是休克过程中缺氧引起的继发性变化,另一方面是某些休克动因(如内毒素)直接作用于细胞引起的原发性变化。前者是大多数休克出现细胞功能障碍的主要方面,后者则以休克动因损害生物膜开始而引起细胞损伤。

1. 细胞代谢的变化

(1)物质代谢变化:以糖代谢紊乱最为突出。休克时微循环严重障碍,组织低灌注和细胞缺氧,细胞内从优先利用脂肪酸供能转向优先利用葡萄糖供能。由于缺氧，糖有氧氧化受阻，无氧酵解增强。糖酵解供能远比有氧时经三羧酸循环供能少。ATP 不足，细胞膜上的钠泵运转失灵，因而细胞内外 Na^+、K^+分布异常增多，从而导致细胞水肿和高血钾。

（2）酸碱内稳态失衡：休克时由于细胞缺氧、无氧酵解增强致乳酸生成显著增多，引起代谢性酸中毒。此外，由于灌注障碍、CO_2 不能及时清除也加重了酸中毒。酸中毒可加重心血管系统的功能障碍，激活细胞中溶酶体内的多种溶酶，造成细胞损害，促使休克进入不可逆阶段。

2. 细胞的损伤

（1）细胞膜受损：细胞膜是休克时细胞最早发生损害的部位。其主要变化是膜损伤引起离子泵功能障碍，细胞膜对离子的通透性增高，水、Na^+、Ca^{2+} 内流，K^+ 外流。从而导致细胞内水肿，跨膜电位明显下降。细胞丧失了调整自身容量的能力，是最早出现的功能紊乱之一。

（2）线粒体损害：休克时线粒体先出现功能损害，然后发生形态改变，线粒体肿胀，致密结构消失，钙盐沉积，其变化主要是电子传递功能的损害以及 ATP 酶活性下降使氧化磷酸化障碍，ATP 合成减少。线粒体的破坏预示着细胞的死亡。

（3）溶酶体破裂：休克时由于缺氧、酸中毒、内毒素等可直接损害溶酶体膜，使其肿胀、通透性增加，溶酶体内的多种水解酶释放和漏出。血浆溶酶体酶主要来自缺血的肠、肝、胰等器官。溶酶释放后的主要危害是引起细胞自溶、消化基膜、激活激肽系统，形成毒性多肽，其非酶性成分可以引起肥大细胞脱颗粒、释放组胺以及增加毛细血管通透性和吸引白细胞，加重休克的病理过程。休克时溶酶体的变化及其水解酶的释放，既能加重休克时循环的紊乱，也能带来细胞和器官功能衰竭。因此，它在休克的发生发展和病情恶化中起重要作用，有人提出将其称为休克发生的溶酶体学说。

3. 细胞坏死和凋亡　过去长期认为休克及多器官功能障碍综合征（multiorgan dysfunction syndrome，MODS）细胞死亡的形式是坏死。事实上，休克时机体的许多细胞，包括血管内皮细胞、嗜中性粒细胞、单核-巨噬细胞、淋巴细胞、主要脏器的实质细胞，除了可以发生变性坏死外均可发生凋亡。各种导致休克的因素，包括多种病原微生物及其毒素、创伤、烧伤、变性坏死组织、缺血缺氧、免疫复合物和急性胰腺炎等，均可通过激活核酸内切酶引起体内炎症细胞的活化。活化后的细胞可产生细胞因子、分泌炎症介质、释放氧自由基，攻击血管内皮细胞、嗜中性粒细胞、单核-巨噬细胞、淋巴细胞和各脏器实质细胞，除了可发生变性坏死外，均可能发生凋亡。休克时细胞凋亡是细胞损伤的一种表现，也是重要器官功能衰竭的基础之一。

（四）休克时内脏器官的继发性损害

1. 肺　低灌注和缺氧可损伤肺毛细血管的内皮细胞和肺泡上皮细胞，前者引起血管壁通透性增加和肺间质水肿，而肺泡上皮细胞受损后则导致肺表面活性物质生成减少，引起肺泡的表面张力增加，继发肺泡萎陷并出现局限性肺不张。功能正常的肺，不仅要有充足的血液灌注，还应有通气良好的肺泡，二者应有适当的比例（正常的通气/血流比为 0.8）。休克患者常发生通气/血流比例失调，在临床上表现为进行性呼吸困难，称为急性呼吸窘迫综合征（acute respiratory distress syndrome，ARDS），常发生于休克期内或稳定后 48～72h 内，约 1/3 休克患者因此导致死亡。

2. 肾　正常情况下，肾脏血流量占心排血量的 20%～25%。肾小球滤过压维持在 55～60mmHg 以上时，每 24 小时肾小球滤过率为 180～200L，其中 1%形成尿液。肾小球入球动脉的作用对滤过压影响较大，休克时有效血量降低，心排血量减少，肾血管痉挛，肾缺血，肾小管上皮细胞受损、坏死，造成急性肾衰竭。

3. 心脏　冠状动脉的平滑肌以β受体占优势，其血流灌注量80%来自舒张期。在休克代偿期，虽然体内有大量儿茶酚胺，但因冠状动脉不受儿茶酚胺的影响，因此冠状动脉收缩不明显，心脏血供不受影响。若休克进入抑制期，主动脉压降低，舒张压亦下降，使冠状动脉灌注量减少、心肌缺氧，心肌微循环障碍，血栓形成，发生局灶性心肌坏死，甚至出现心力衰竭。

4. 脑　休克早期，儿茶酚胺释放增加对脑血管作用甚小，故对脑血流的影响不大。但动脉血压持续进行性下降，最终也会使脑灌注压和血流量下降导致脑缺氧。酸中毒会引起脑细胞肿胀、血管通透性增强，继发脑水肿和颅内压增高，甚至导致脑疝。

5. 胃肠道　休克可造成胃黏膜血液的再分配。部分胃黏膜因缺血而呈现斑片状苍白，严重影响胃黏膜的功能，使细胞电位差降低，黏膜屏障作用破坏，氢离子大量逆扩散至黏膜内，使肥大细胞释放组胺，毛细血管通透性增加。黏膜屏障作用破坏的结果是黏膜充血、水肿。组胺的释放进一步促使胃酸分泌，更加重黏膜损害，最后形成弥漫的溃疡，可发生出血。

6. 肝　休克时肝因缺血、缺氧和血流淤滞而受损，肝血窦和中央静脉内有微血栓形成，致肝小叶中心坏死。结果，受损肝的解毒和代谢能力均下降，导致内毒素血症的发生，加重已有的代谢紊乱和酸中毒。

四、临床表现

1. 根据休克的发病过程，将休克分为微循环缺血期、淤血期以及衰竭期，各期表现特点不同(表 8-2-2)。

2. 感染性休克时血流动力学有低动力型(低排高阻力型)和高动力型(高排低阻力型)改变。前者表现为冷休克，后者为暖休克。两者临床表现见表 8-2-3。

表 8-2-2　休克各期的临床表现

项　目	微循环缺血期	微循环淤血期	微循环衰竭期
皮肤颜色、温度	面色苍白、手脚发凉、出冷汗	口唇黏膜发绀、四肢冰凉、湿润	皮肤黏膜严重发绀、四肢厥冷、瘀点、瘀斑
脉搏	快而有力	快而弱	弱，甚至摸不到
血压	正常或略高	低	常测不到
脉压	正常或减小	小	
神志	清楚，精神紧张	表情淡漠，反应迟钝	多有昏迷
尿量	少	少尿或无尿	常无尿
呼吸	深而快或浅而快	呼吸困难	呼吸衰竭
毛细血管充盈时间	<1s	2～5s	>5s
甲襞微循环	管襻数目减少，口径变细	管襻淤胀，血流速度变慢，红细胞聚集，襻周渗出	管襻淤胀，流速极慢，淤泥化，甚至停流，可见白微栓及出血

表 8-2-3 两种感染性休克临床表现的比较

临床表现	冷休克(低排高阻力型)	暖休克(高排低阻力型)
神志	躁动、淡漠或嗜睡	清醒
皮肤色泽	苍白、发绀或花斑样发绀	淡红或潮红
皮肤温度	湿冷或冷汗	温暖、干燥
毛细血管充盈时间	延长	1～2s
脉搏	细速	慢、有力
脉压(mmHg)	<30	>30
尿量(ml/h)	<25	>30

五、治疗原则

(一)一般治疗

1. 保持安静　禁止突然改变体位、少搬动、转送途中尽量防止颠簸。对有骨折的患者应进行妥善的固定,伤口进行适当的处理。剧痛的患者可应用止痛药,但伴有严重脑外伤、胸部或呼吸道损伤者应忌用。

2. 保持呼吸道通畅、给氧　昏迷者防止舌根后坠,应及时清除呼吸道分泌物。一般用鼻导管吸氧,流量为2～4L/min,严重缺氧或发绀应增加氧流量至4～6L/min,或根据病情采用面罩或正压给氧。严重呼吸衰竭不能维持呼吸功能者应进行气管插管,在动脉血气分析的指导下建立人工辅助呼吸。

3. 尽快建立静脉通路　由于浅表静脉较细、循环路径长、不利于快速补液,而且休克发生后浅表静脉萎陷导致穿刺往往失败延误了抢救时机,应采取锁骨下、颈内、股静脉穿刺,必要时静脉切开。根据需要开放多条静脉通道,同时可测量中心静脉压指导补液。

4. 保持正常体温　不宜加温,以免皮肤血管扩张导致重要器官的血流供给不足。降温只适用于感染性休克有高热的患者。

(二)积极消除病因

恢复有效循环血量和消除休克的病因是治疗休克全过程的2个主要环节,它们既相互联系又相互影响,必须正确处理好两者之间的关系,才能成功地治愈休克。为此,掌握好手术时机也是个关键。对于危及生命的紧急情况,例如实质性脏器损伤大出血、呼吸道梗阻、开放性气胸等,应立即手术,同时予以必要的补液和输血。对于那些必须经过手术才能缓解或去除病因者,例如急性梗阻性化脓性胆管炎、出血坏死性胰腺炎、急性化脓性腹膜炎等,应争取在休克前期或早期边抗休克,边手术,越快越好,越早越好。当休克已达中期则应先行快速补液,达到一定血容量后才能进行手术。对于晚期休克已合并有重要器官功能衰竭者,应以抗休克为主,待器官功能有所恢复、微循环稍有改善、机体对手术的耐受性较好时再考虑进行手术。

(三)补充有效循环血量

补充有效循环血量是纠正组织低灌注和缺氧的关键。故应迅速建立静脉通道,根据监测指标估算输液量及判断补液效果。输液的种类主要有2种:晶体液和胶体液。一般先快速输入扩容作用迅速的晶体液,再输入扩容作用持久的胶体液。近年发现3.0%～7.5%的高渗盐溶液在抗休克治疗中也有良好的扩容和减轻组织细胞肿胀的作用。

(四)纠正酸中毒和电解质紊乱

休克时酸中毒贯穿始终,因此应根据不同病理生理类型合理地纠正酸中毒,低血容量性休克时轻度的酸中毒随着液体的补足可自行逆转,一般不需要给予碱性药物。感染性休克因发病较重,是导致微循环障碍的主要原因,严重的酸中毒也影响血管活性药作用的发挥，因此应积极纠正酸中毒，常用的碱性药物为 5%碳酸氢钠溶液。

（五）应用血管活性药物

休克时，小动脉一般处于收缩状态，组织器官的血液灌注减少，组织缺氧，若应用血管收缩药可暂时升高血压，但可使组织缺氧加重，应慎重应用。血管扩张药能解除小动脉和小静脉痉挛，关闭动脉短路，疏通微循环，增加组织灌注量和回心血量。但可使血管容量相对增加而血压有不同程度的下降，从而影响重要脏器的血液供应，故只有在血容量基本补足的基础上应用。

（六）皮质激素的应用

主要用于感染性休克和其他严重休克。主要作用是：①扩张血管，改善微循环；②防止细胞内溶酶体破坏；③增强心肌收缩力，增加心排血量；④增进线粒体功能；⑤促进糖异生，减轻酸中毒。一般主张早期大剂量静脉滴注，一次用完，只用 1～2 次，以防引起不良反应。

（七）DIC 的防治

DIC 的治疗原则以积极治疗原发病为前提，改善微循环应尽早使用抗凝药以阻止 DIC 的发展。同时应考虑补充凝血因子。

六、监　　护

（一）一般监测

1. 体表外观

（1）颈静脉和外周静脉充盈情况：静脉萎缩提示血容量不足，静脉充盈过度提示心功能不全或输液过多。

（2）皮肤与黏膜的颜色、温度和湿度：可反映外周灌注情况。皮肤苍白、发绀伴斑状阴影，肢端皮肤湿冷、与躯干温差增大，均提示外周血管收缩，微循环灌注不足。如前胸或腹壁有瘀点或瘀斑，提示有 DIC 可能。

（3）毛细血管再充盈时间（即指压苍白实验）：以手指轻压前额、耳缘皮肤或胸骨柄部皮肤，移去后观察皮肤苍白恢复时间，正常为 <5s。若充盈时间显著延长，则处于休克发展期。

2. 脉搏和脉率

（1）脉搏：桡动脉触诊搏动减弱，浅而无力，致使计数脉率困难。严重者触不到脉搏。随着休克的好转，脉搏强度往往较血压先恢复。

（2）脉率：随着失血量增多，脉率亦增快，尤其青年人相关性更明显。有人观察到，失血量为血容量 25%时，脉率为 100/min；当失血量为血容量的 1/3 时，脉率为 116/min 左右。少数患者在失血初期脉率可能变慢，但最后均以加快为主。值得注意的是腹腔内或腹膜后急性出血，脉率的增加幅度相对较小，往往失血量达 50%时，脉率才增快到 100/min 以上，这可能与腹腔迷走神经直接受刺激有关。

3. 血压　血压反映心排出压力和外周血管的阻力，不能代表组织的灌注情况。在休克早期，由于外周阻力增加可能有短暂的血压升高现象，此时舒张压升高更为明显，心排血量低，收缩压相对减低，因而脉压减小，这是休克早期较为恒定的血压变化。当休克代偿不全时，出现血压下降。

4. 意识和精神状态　反映中枢神经系统的血液灌注。休克早期，脑组织血供尚好，缺氧不严重，神经细胞反应呈兴奋状态，患者常表现为躁动不安。休克中晚期，患者由烦躁转为抑郁或淡漠，甚至昏迷，表明神经细胞反应由兴奋转为抑制，病情由轻转重。原有脑动脉硬化或高血压病患者，血压下降至 80/50mmHg 左右时，出现反应迟钝。值得注意的是，个别体质良好的患者对缺氧的耐受性高，有时即使血压测不出，神志仍可清醒，但一般为时较短暂。

5. 呼吸频率和幅度　休克早期，因细菌毒素对呼吸中枢的直接影响或有效循环血量降低的反射性刺激而引起呼吸增快，继而因组织氧合血液灌注不足，生物氧化过程发生障碍，三羧酸循环受抑制，乳酸增多，出现代谢性酸中毒，呼吸深而粗。休克晚期，因中枢神经系统功能改变或并发急性呼吸窘迫综合征（休克肺），呼吸浅速，可出现呼吸困难、极度窘迫、发绀逐渐加重。

6. *尿量* 反映内脏，尤其是肾的血流灌注情况。早期是肾前性尿量减少，反映血容量不足；后期有肾实质性损害，不但出现少尿，甚至可发生无尿。通常收缩压在80mmHg上下时，平均尿量为20～30ml/h；尿量＞30ml/h，表示肾血流灌注好转。此外，判断病情时应予注意：①创伤危重患者复苏时使用高渗溶液者可能产生明显的利尿作用；②涉及神经垂体的颅脑损伤可出现尿崩现象；③尿路损伤可导致少尿与无尿。

（二）恢复有效循环血量

1. *建立静脉通路* 迅速建立2～3条静脉输液通道。如周围血管萎陷或肥胖患者静脉穿刺有困难时，应行中心静脉插管或静脉切开。安置中心静脉测压装置进行深静脉输液，既能解决快速输液，又能进行血流动力学观察。输液前应采集血液标本进行有关化验，并根据病情变化随时调整药物。输液速度应根据病情灵活掌握，一般成人60～80滴/min为宜。低血容量性休克且无心脏疾病的患者，速度可适当加快；老年人或有心肺疾病患者速度不宜过快，避免发生急性肺水肿。抗休克时，输液药物繁多，要注意药物间的配伍禁忌、药物浓度及滴速。此外，抢救过程中常有大量的临时口头医嘱，用药前后应仔细核对，用药后及时记录，避免差错。输液装置上应标明患者的床号、姓名、药名及剂量等。

2. *合理补液* 护理人员在执行医嘱时应根据病情灵活掌握输液速度，一般成人每分钟80滴为宜，低血容量性休克且无心脏疾病的患者，应加快速度；老年人或有心肺疾病患者速度应适当减慢，避免太快发生急性肺水肿、心功能衰竭、脑水肿等；但补液速度也不能过慢，以免使组织灌注和内环境难以及时改善而影响疗效。同时要注意输液量与质的合理安排，开始输液时，输液量和速度比决定补什么溶液更为重要，掌握好合适的输液速度是落实液体复苏的切实保证。由于休克的病因不同，患者个体间的差异较大，各脏器的损害程度不尽相同，没有一个补液公式能涵盖所有情况，只能边抢救边观察边决定使用的液体量与质，补液速度建议遵循如下原则。

（1）体重：体重意味着机体对液体的容纳能力。由于发热、休克、创伤、感染、组织缺氧、脏器功能衰竭等因素，引起血管通透性改变，大量的液体外渗到第三间隙；体重愈重，在应激状态下丢失的液体相对也愈多，补液不论在总量上或速度上都应跟上。

（2）中心静脉压（CVP）：正常值为6～12 cmH_2O，是表示右心前负荷的常用指标。CVP超过正常值，表示右心前负荷过高或心泵乏力、心功能不全，必须限量限速补液；低于正常值，表示容量负荷不足，需加快足量补液。应根据血压及血流动力学监测情况及时调整输液速度（表8-2-4）。

表8-2-4 中心静脉压与补液的关系

CVP	BP	原因	处理原则
低	低	血容量严重不足	充分补液
低	正常	血容量不足	适当补液
高	低	心功能不全或血容量相对过多	给强心药，纠正酸中毒、舒张血管
高	正常	容量血管过度收缩	舒张血管
正常	低	心功能不全或血容量不足	补液试验*

*补液试验：取等渗盐水250ml，于5～10min内经静脉滴注，若血压升高而中心静脉压不变，提示血容量不足；若血压不变而中心静脉压升高3～5cmH_2O，则提示心功能不全

(3)心脏功能：表明机体对补液的纳入和排出的运送能力。心功能状态对于补液的量和速度有严格要求，心功能愈差，心脏的排血能力愈低。补液过多过快，势必引起肺水肿和肺淤血，影响氧的弥散和输送，因此补液时必须考虑心脏功能。

(4)年龄：年龄越大或越小，机体对外界的生理调节能力越衰减或越不健全。特别是70岁以上的老人和15岁以下的儿童，因此在调节补液速度时必须考虑年龄因素。

(5)病种因素：病种不同，补液的量和速度也有区别。如有四肢创伤的失血性休克患者，液体的量就可以大些，速度可快些。有活动性出血的休克患者，特别是胸部创伤和心脏外伤患者，快速大量补液使血压升高，但病死率并没有下降；相反，以平均动脉压(mean arterial pressure，MAP)为50～60 mmHg的调节目标的限制性液体复苏却取得了良好的疗效。其原因就是：①在彻底止血前，按超常补液会造成血压升高，加重出血；②血液过度稀释，不易形成新的凝血块或者容易造成已形成的凝血块脱落，引发再出血；③可造成肺水肿、肺间质水肿，不利于氧的弥散；④血液过度稀释，血红蛋白降低，不利于氧的携带和运送等。

(6)疾病阶段：同为创伤性休克患者，在抗休克早期，补液量可适当大些，速度可适当快些，甚至可以在8h内输入全天总量的一半以上；但是在休克完全稳定后，就不宜再快速大量补液了，此时机体的应激状态得到显著改善，全身组织间的水分会回到血管，大量补液会增加心脏的负担，因此应减慢补液速度，注意总入量应小于出量。

3. 注意安全用药　抗休克时，输液药物繁多，要注意药物间的配伍禁忌及药物浓度。抢救过程中常有大量的临时口头医嘱，应与医师复述核查，用药前后应仔细核对，用药后及时记录，避免差错。输液装置上应标明患者的床号、姓名，药名及剂量等。

4. 记录出入量　输液时，尤其在抢救过程中，应准确记录输入液体的种类、数量、时间和速度等，并详细记录出入量以作为后续治疗的依据。放置导尿管，以观察和记录单位时间尿量，扩容的有效指标是使每小时尿量维持在30ml以上。

(三)改善组织灌注

1. 休克体位　保持安静，避免不必要的搬动。患者一般取平卧位，松解患者紧身的领口、衣服，头部和躯干抬高20°～30°，以利于患者的呼吸；下肢抬高15°～20°，以利于静脉回流。

2. 应用血管活性药物　①开始用升压药或更换升压药时血压常不稳定，应每5～10分钟测量血压1次，有条件者连续测量动脉压。根据血压的高低适当调节药物浓度。对升压药较敏感的患者，收缩压可由测不到而突然升高甚至可达200mmHg。当患者感到头痛、头晕、烦躁不安时应立即停药，并向医师汇报。应用升压药必须从最低浓度慢速开始，每5分钟测血压1次。待血压平稳及全身情况改善后，逐渐降低药物浓度，减慢速度后撤除，以防突然停药引起不良反应，此时改为每30分钟测血压1次。②静脉滴注升压药时，切忌使药物外渗，以免导致局部组织坏死。目前国际上推荐，使用血管活性药物时应采用中心静脉而不采用外周静脉途径。若注射部位出现红肿、疼痛，应立即更换滴注部位，可用金黄散湿敷。若外渗面积较大，可用普鲁卡因局部封闭，以免发生皮下组织坏死。③长期输液的患者，应每24小时更换一次输液管，并注意保护血管。选择血管时宜先难后易，先下后上。输液肢体宜适当制动，但必须松紧合适，以免回流不畅。

(四)保持呼吸道通畅

1. 保证氧供　观察呼吸形态、监测动脉血气、了解缺氧程度，遵医嘱给予吸氧，鼻导管给氧时用40%～50%氧浓度，6～8L/min的氧流量，以提高肺静脉血氧浓度。严重呼吸困难者，可行气管插管或气管切开置管，并尽早使用呼吸机辅助呼吸。

2. 避免误吸和窒息　休克时，用鼻导管或面罩吸氧时，尤应注意某些影响气道通畅的因素，如舌后坠，有颌面、颅底骨折，咽部血肿，鼻腔出血的患者，吸入异物及呕吐物后的患者；气道灼伤，过敏反应引起喉头水肿的患者；颈部血肿压迫气管及严重的胸部创伤的患者，为防止出现气道梗阻，应给予必要的急救护理措施。如神志已趋向不清的患者，舌根容易后坠而堵住喉头、阻塞呼吸，此时应以纱布包住舌头用舌钳将舌拉出，使呼吸道通畅。如因呼吸道分泌物多而阻塞呼吸者，可将患者头偏向一侧以便分泌物流出，同时应用吸引器抽吸。

（五）预防感染

休克病人长期卧床，加上失血过多，机体抵抗力降低，有潜在的感染存在，保持室温在20℃左右，室内要定期进行空气消毒，减少探视，避免交叉感染；严格进行无菌操作，防止操作污染；做好引流管护理，尤其中心静脉导管护理，预防中心静脉导管相关性感染；注意口腔护理，鼓励病人咳嗽、咳痰，保持呼吸道畅通；给予合理的膳食；遵医嘱合理应用抗生素。

（六）调节体温

多数患者有体温下降、怕冷等表现，加上快速输液，需要适当保暖，加盖棉被，必要时，可提高备用液体的温度，但不需在体表加温，不用热水袋，因体表加温可使皮肤血管扩张，破坏了机体调节作用，减少了生命器官的血液供应，对抗休克不利。但在感染性休克持续高热时，为了减少代谢，可采用降温措施，因低温能降低机体对氧的消耗，最好选择物理降温。尽量避免使用作用较强的解热镇痛药物，以免大量出汗和扩张血管而导致血容量进一步下降，加重休克。头部外伤的患者可用冰袋保护脑细胞，降低脑细胞的代谢。

（七）预防意外

对于烦躁或神志不清的患者，使用牙垫预防舌后坠及咬伤自己的舌头；加用床档保护具以防坠床；必要时四肢以约束带固定，防止非计划外拔管。

（八）心理护理

休克的强烈刺激，抢救措施繁多而紧急，加之仪器的使用，易使患者备感自己病情危重与面临死亡而产生恐惧、焦虑、紧张、烦躁不安。如果亲属的承受能力、应变能力也随之下降，则将严重影响与医疗、护理人员的配合。因此，应做好以下护理：①护士应积极主动配合医疗，认真、准确无误地执行医嘱；②医护人员保持镇静，忙而不乱，快而有序地进行抢救工作，以稳定患者和家属的情绪，并取得他们的信赖和主动配合；③待病情稳定后，及时做好安慰和解释工作，指导患者如何配合治疗及护理，调动其主观能动性，树立战胜疾病的信心；④保持安静、整洁舒适的环境，减少噪声，保证患者的休息；⑤做好家属工作，注意将患者病情的危险性和治疗、护理方案及预期治疗前景等向家属交代清楚，有效发挥家属对患者的社会支持作用。

（九）预防并发症

注意并发症的观察，休克肺、心力衰竭、肾衰竭及DIC是休克死亡的常见并发症。

1. 休克肺（ARDS）　应注意观察有无进行性呼吸困难、呼吸频率加快（$>$35/min）；有无进行性严重缺氧，经一般氧疗不能纠正，$PaO_2<70mmHg$ 并有进行性下降的趋势。特别常见于原有心、肾功能不全的患者，过度输入非胶体溶液更易发生。如有上述表现立即报告医师，以便及时处理。

2. 急性肾衰竭　如血容量已基本补足，血压已回升接近正常或已达正常，而尿量仍$<$20ml/h，并对利尿药无反应者，应考虑急性肾衰竭的可能。

3. 心功能不全　如血容量已补足，中心静脉压达 $12cmH_2O$，又无酸中毒存在，而患者血压仍未回升，则提示心功能不全。尤其老年人或原有慢性心脏病的患者有发生急性肺水肿的可能，应立即减慢输液速度或暂停输液。

4. DIC　如休克时间较长的患者，应注意有无抽血时针管内凝血，在输液过程中有无反复的针头堵塞，针眼部位出现渗血或扎止血带后出现皮下淤血等 DIC 的早期表现。还应注意观察皮肤有无瘀点、瘀斑或血尿、便血等，如出现以上症状时，应立即通知医师，立即做血小板、凝血酶原时间、纤维蛋白原等检查，并协助医师进行抗凝治疗。

5. 压疮　因大出血致营养不良，局部血液循环减弱，加上卧床受压，易出现压疮。用气垫床避免长时间受压；随时保持床单清洁、平整、干燥，每 2 小时给患者翻身或侧身 1 次，病情不允许（休克状态）翻身侧身时，应每小时按摩受压部位或用 50％红花乙醇按摩 1 次，长时间受压重点部位可预防性使用美皮康保护。

（王园园　陈建芳）

第三节　水电解质与酸碱失衡

一、概　　述

水是人体内含量最多的成分，体内的水和溶解在其中的物质构成了体液。体液中的各种无机盐、低分子有机化合物和蛋白质都是以离子状态存在的，称为电解质。人体的新陈代谢在体液中进行，体液的含量、分布、渗透压、pH 及电解质含量必须维持正常，才能保证正常的生命活动。

（一）体液的组成和分布

体液分为细胞内液和细胞外液两部分，其量因性别、年龄和胖瘦而异。成年男性的体液含量约占体重的 60％，成年女性的体液含量约占体重的 55％。小儿的脂肪较少，故体液量所占体重的比例较高，新生儿可达体重的 80％，14 岁以后儿童的体液量所占比重即和成人相仿。

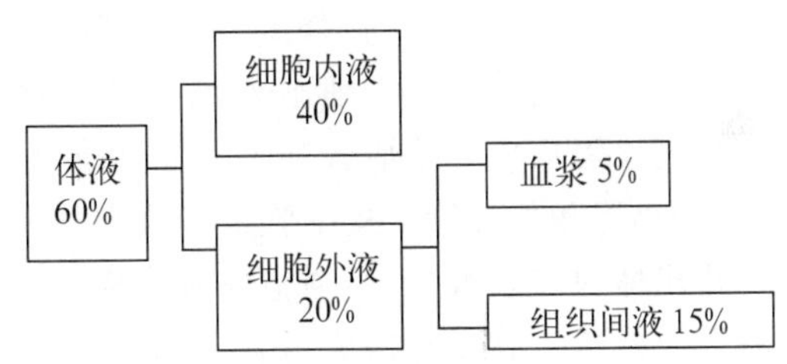

图 8-3-1　体液的含量分布

细胞内液量在男性约占体重的 40％，细胞内液大部分存在于骨骼肌群中。女性的肌肉不如男性的发达，故女性的细胞内液约占体重的 35％。细胞外液又可分为血浆和组织间液两部分。血浆量约占体重的 5％，组织间液量约占体重的 15％（图 8-3-1）。

电解质在细胞内外的分布和含量有明显差别。细胞外液中的主要阳离子为 Na^+，其次为 Ca^{2+}，主要的阴离子是 Cl^-、HCO_3^- 和蛋白质。细胞内液中的主要阳离子是 K^+ 和 Mg^{2+}，主要阴离子是 HPO_4^{2-} 和蛋白质。细胞外液和细胞内液的渗透压相等，一般为 290～310mmol/L。

（二）体液平衡及调节

1. 水平衡　正常人每天水的摄入量和排出量处于动态平衡。水的来源有饮水、食物含水、代谢水。代谢水又称内生水，是体内物质氧化生成的水。机体排水的途径包括皮肤不显性蒸发、呼吸道蒸发、粪便排水及肾脏排水。一般情况下，食物含水、代谢水、皮肤、呼吸道及粪便排水相对恒定，肾脏排水随饮水量的增减相应变化，但总的摄入与排出大致相等。

2. 体液平衡的调节　机体主要通过肾

来维持体液的平衡，保持内环境的稳定。肾的调节功能受神经和内分泌反应的影响。一般先通过下丘脑-神经垂体-血管升压素系统来恢复和维持体液的正常渗透压，然后通过肾素-醛固酮系统来恢复和维持血容量。但是，血容量锐减时，机体将以牺牲体液渗透压的维持为代价，优先保持和恢复血容量，使重要生命器官的灌注得到保证，维持生命。

（1）血管升压素（抗利尿激素）的调节：当体内水分丧失时，细胞外液渗透压增高，刺激下丘脑-神经垂体-血管升压素系统，产生渴感，增加饮水以及促进血管升压素分泌增加。远曲肾小管和集合管上皮细胞在血管升压素的作用下加强水分的再吸收，引起尿量减少，保留水分于体内，使细胞外液渗透压降低。反之，体内水分增多时，细胞外液渗透压降低，抑制口渴反应并使血管升压素分泌减少，远曲肾小管和集合管上皮细胞重吸收水分减少，排出体内多余水分，使细胞外液渗透压增高（图 8-3-2）。血管升压素分泌对体内水分变化的反应十分敏感，当血浆渗透压较正常增减不到 2%时，即有血管升压素分泌的变化，使机体水分保持动态的稳定。

（2）肾素和醛固酮的调节：当细胞外液减少，特别是血容量减少时，血管内压力下降，肾入球小动脉的血压也相应下降，位于管壁的压力感受器受到压力下降的刺激，使肾小球旁细胞增加肾素的分泌。同时，随着血容量减少和血压下降，肾小球滤过率也相应下降，以致流经远曲肾小管的 Na^+ 量明显减少。钠的减少能刺激位于远曲肾小管致密斑的钠感受器，引起肾小球旁细胞增加肾素分泌。此外，全身血压下降也可使交感神经兴奋，刺激肾小球旁细胞分泌肾素。肾素催化存在于血浆中的血管紧张素原，使其转变为血管紧张素Ⅰ，再转变为血管紧张素Ⅱ，引起小动脉收缩和刺激肾上腺皮质球状带，增加醛固酮的分泌，促进远曲肾小管对 Na^+ 的再吸收和促使 K^+、H^+ 的排泄。随着 Na^+ 再吸收的增加，Cl^- 的再吸收也增加，再吸收的水分也随之增多，结果是细胞外液量增加。循环血量回升和血压逐渐回升后，即反过来抑制肾素的释放，醛固酮的产生减少，于是 Na^+ 的再吸收减少，从而使细胞外液量不再增加，保持稳定（图 8-3-3）。

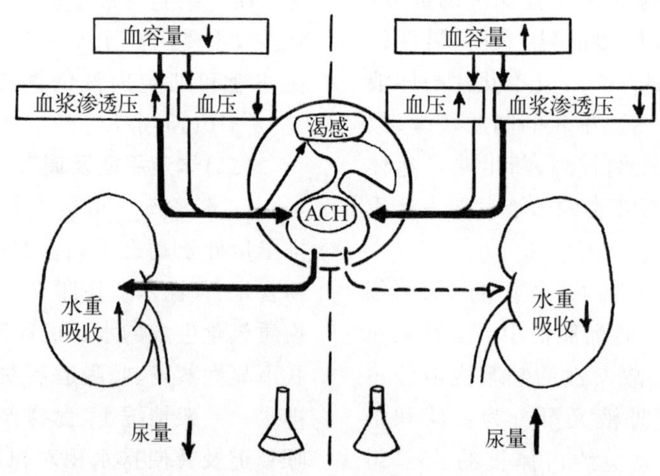

图 8-3-2　血管升压素的调节及作用

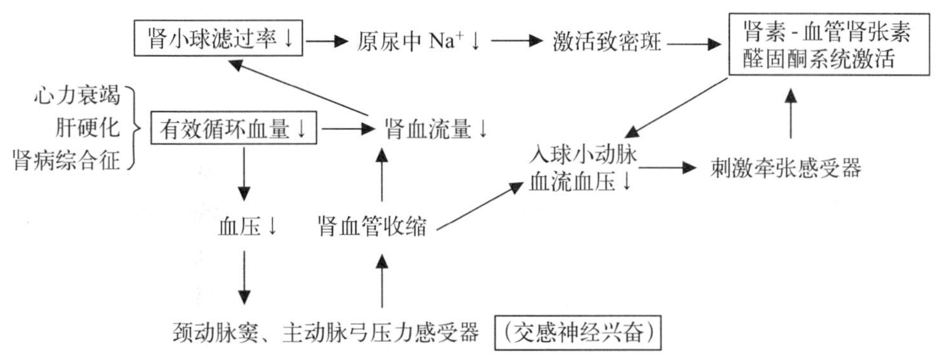

图 8-3-3　醛固酮分泌的调节及作用

(三)酸碱平衡及调节

正常人的体液保持着一定的 H^+ 浓度，也就是保持着一定的 pH(动脉血浆 pH 为 7.40±0.05)，以维持正常的生理和代谢功能。人体在代谢过程中，既产酸也产碱，故体液中 H^+ 浓度经常变动。但人体能通过体液的缓冲系统、肺的呼吸和肾的调节作用，使血液内 H^+ 浓度仅在小范围内变动，保持血液的 pH 在 7.35～7.45。

1. 缓冲系统　缓冲系统主要由弱酸和相应的碱成对组成。体液中有多种缓冲对，其缓冲能力各不相同。

(1)碳酸氢盐缓冲系统：在细胞外液由 $NaHCO_3$ 和 H_2CO_3 构成，在细胞内液由 $KHCO_3$ 和 H_2CO_3 构成。

(2)非碳酸氢盐缓冲系统：指碳酸氢盐缓冲对以外的各缓冲对，包括磷酸盐缓冲对、血浆蛋白缓冲对和血红蛋白缓冲对。血红蛋白缓冲对的缓冲力相对较强，但其缓冲力总和不及碳酸氢盐缓冲系统。

2. 脏器调节

(1)肺：通过改变 CO_2 的排出量调节血中 H_2CO_3 浓度，以维持血浆 pH 相对恒定。延髓呼吸中央化学感受器对动脉血二氧化碳分压($PaCO_2$)的变化和 pH 高度敏感。在缺氧状态下，中央化学感受器受抑制，而位于颈动脉体和主动脉体的周围化学感受器兴奋，促使肺排出 CO_2，从而降低 $PaCO_2$ 并调节血浆 H_2CO_3 浓度。正常情况下，中枢化学感受器的调节作用强于外周化学感受器的调节作用。通过中枢或外周的神经反射，肺能迅速灵敏地调节血浆碳酸浓度，维持 $NaHCO_3$：H_2CO_3 的浓度比 20:1。

(2)肾：肾的调节作用是最主要的酸碱平衡调节系统，能排出过多的酸性和碱性物质，以维持血浆 HCO_3^- 浓度的稳定。肾功能不正常时，既能影响酸碱平衡的正常调节，也能引起酸碱平衡紊乱。肾调节酸碱平衡的机制是：① H^+-Na^+ 的交换；② HCO_3^- 的重吸收；③分泌 NH_3 与 H^+ 结合成 NH_4^+ 排出；④尿的酸化而排出 H^+。

二、体液代谢失调

(一)水、钠代谢紊乱

1. 等渗性脱水　水、钠等比例丧失，血 Na^+ 和细胞外液渗透压保持在正常范围。因细胞外液量迅速减少，故又称为急性缺水或混合性缺水，是外科最常见的缺水类型。

(1)病因：①消化液的急性丧失，如大量呕吐、腹泻、肠瘘等；②体液丧失在感染区或软组织内，如腹腔内或腹膜后感染、肠梗阻、烧伤等；③大出血时血浆中的水和电解质均按正常比例丢失。

(2)病理生理：细胞外液量丢失，血容量可明显下降，出现血容量不足的表现。但因血浆晶体渗透压在正常范围，故细胞内液变化不大。因血容量减少，肾素-血管紧张素-醛固酮系统兴奋，钠、水重吸收增加，刺激血管升压素分泌，进一步增加水的重吸收。

(3)临床表现：患者有少尿、厌食、恶心、乏力等表现，但不口渴。舌干燥，眼球下陷，皮肤干燥、松弛。短期内体液的丧失达到体重的5%，即丧失细胞外液的25%时，患者出现脉搏细数、肢端湿冷、血压不稳或下降等血容量不足的症状。

(4)实验室检查：①血液呈现浓缩状态，红细胞计数、血红蛋白和血细胞比容明显增高，但失血者出现血液稀释现象；②尿钠、尿氯浓度和24h排出量减少，尿比重增高。

(5)治疗：尽可能同时处理引起等渗性缺水的原因，以减少水、钠的丧失。针对细胞外液量的减少，用平衡盐溶液或等渗盐水尽快补充血容量。

2. 低渗性脱水　指失钠多于失水，血清钠浓度低于135mmol/L，血浆渗透压也相应小于280mmol/L。

(1)病因：①胃肠道消化液持续丧失，如反复呕吐、胃肠道长期吸引或慢性肠梗阻，以致钠随着大量消化液丧失；②大创面慢性渗液；③肾排出水和钠过多，如应用排钠利尿药时，未注意补给适量的钠盐以致体内缺钠相对多于缺水。

(2)病理生理：①由于血浆渗透压降低，导致细胞外液和细胞内液渗透压差异，通过渗透机制的调节，细胞外液的水分向细胞内液转移，发生细胞水肿并使细胞外液容量进一步减少；②血浆渗透压降低，使血管升压素释放减少，肾脏排水增加，早期可排出较多低渗尿，以尽量保持细胞内外渗透压的平衡，因为该作用较细胞内外水分的转运发生要早，因此虽有脱水但尿量无减少；③低钠血症和血容量减少，还可刺激醛固酮分泌的增加，增加水、钠的重吸收。由于上述原因，低渗性脱水时细胞外液容量的减少更为显著，细胞外液容量减少的症状和体征较等渗性脱水更为明显；脑细胞水肿时可出现嗜睡或昏迷；患者无口渴的感觉(图8-3-4)。

(3)临床表现：因缺钠程度不同而不同。常见症状有头晕、视物模糊、软弱无力、脉搏细数、起立时容易晕倒等。根据缺钠程度，低渗性脱水可分为3度：①轻度缺钠，患者感疲乏、头晕、手足麻木，口渴不明显。尿 Na^+ 减少。血清钠<135mmol/L，每千克体重缺氯化钠0.5g。②中度缺钠，除上述症状外，尚

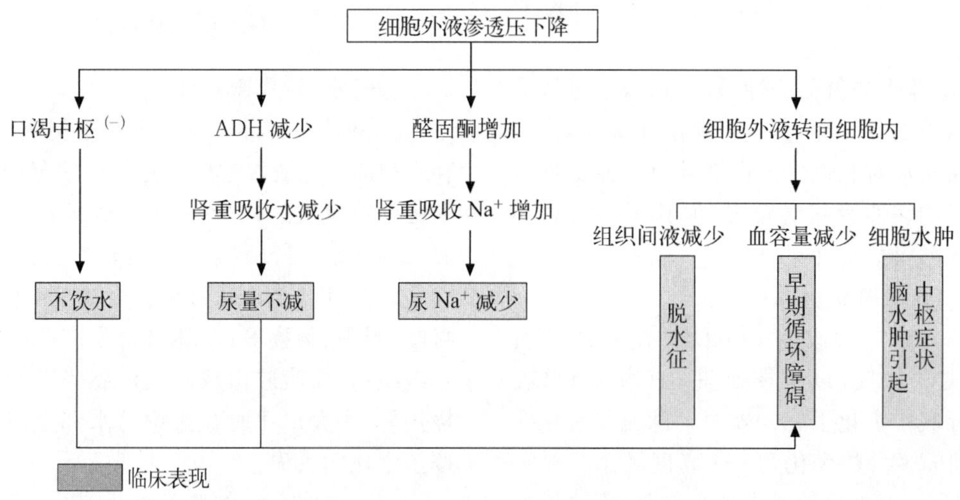

图8-3-4　低渗性脱水的病理生理变化及临床表现

有恶心、呕吐，脉搏细数，血压不稳定或下降；脉压变小，浅静脉萎陷，视物模糊，站立性晕倒；尿量少，尿中几乎不含钠和氯。血清钠＜130mmol/L，每千克体重缺氯化钠 0.5～0.75g。③重度缺钠，患者神志不清，肌痉挛性抽痛，肌腱反射减弱或消失；出现木僵，甚至昏迷；常发生休克。血清钠＜120mmol/L，每千克体重缺氯化钠 0.75～1.25g。

（4）实验室检查：①尿 Na^+、Cl^- 测定，常有明显减少；②血清钠＜135mmol/L，表明有低钠血症；③红细胞计数、血红蛋白、血细胞比容、血非蛋白氮和尿素均有增高；④尿比重常＜1.010。

（5）治疗：积极处理致病原因。针对细胞外液缺钠多于缺水和血容量不足的情况，采用盐溶液或高渗盐水静脉输注，以纠正体液的低渗状态和补充血容量。

3. 高渗性脱水　又称原发性缺水，缺水多于缺钠，故血清钠高于正常范围，细胞外液呈高渗状态。

（1）病因：①摄入水分不足，如食管癌的吞咽困难，危重患者的给水不足，鼻饲高浓度的要素饮食或静脉注射大量高渗盐溶液；②水分丧失过多，如高热大量出汗、烧伤暴露疗法、糖尿病昏迷等。

（2）病理生理：由于失水量大于失钠量，细胞外液渗透压高于细胞内液，细胞内液向细胞外液转移，导致以细胞内液减少为主的体液量变化：①渴觉中枢兴奋、引起渴感，患者出现口渴感而主动饮水以增加体内水分、降低渗透压；②刺激下丘脑渗透压感受器，血管升压素分泌增加使远曲小管和集合管重吸收水增多，引起尿量减少或无尿，尿比重升高，细胞外液量和渗透压得以恢复。若未能及时去除病因，循环血容量的显著减少可刺激醛固酮分泌，加强对钠、水的重吸收，以维持血容量（图 8-3-5）。

（3）临床表现：随缺水程度而有所不同。根据症状轻重，一般将高渗性缺水分为 3 度：①轻度缺水，除口渴外，无其他症状。缺水量为体重的 2%～4%。②中度缺水，极度口渴，乏力、尿少和尿比重增高，唇舌干燥，皮肤弹性差，眼窝凹陷，常出现烦躁。缺水量为体重的 4%～6%。③重度缺水，除上述症状外，出现躁狂、幻觉、谵妄，甚至昏迷等脑功能障碍的症状。缺水量超过体重的 6%。

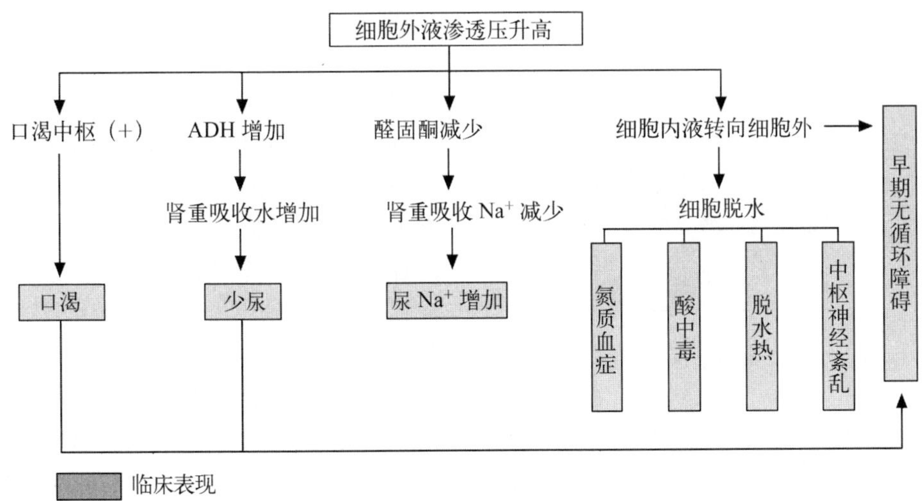

图 8-3-5　高渗性脱水的病理生理变化及临床表现

(4)实验室检查:①尿比重高;②红细胞计数、血红蛋白、血细胞比容轻度增高;③血清钠升高,在150mmol/L以上。

(5)治疗:尽早去除病因,使患者不再失液,以利机体发挥自身调节功能。不能口服的患者,静脉输注5%葡萄糖溶液或0.45%氯化钠溶液,以补充已丧失的液体。

4. 水中毒 又称水过多,总的入水量超过了排出量,水潴留体内,导致血浆渗透压下降和循环血量增多,又称水潴留性低钠血症或稀释性低钠血症。临床上较少见。

(1)病因:①肾衰竭,不能有效排出多余水分;②因休克、心功能不全等原因引起血管升压素分泌过多;③大量摄入不含电解质的液体或静脉补充水分过多。

(2)病理生理:①因入水量过多或排出过少,细胞外液量骤增,血清钠浓度降低、渗透压下降;②细胞内液的渗透压相对较高,水移向细胞内,使细胞内、外液渗透压均降低,量增大(图8-3-6);③细胞外液量的增加抑制醛固酮分泌,使远曲肾小管和肾小球对钠重吸收减少,尿中排钠增加,血清钠浓度随之降低,细胞外液渗透压也趋降低。

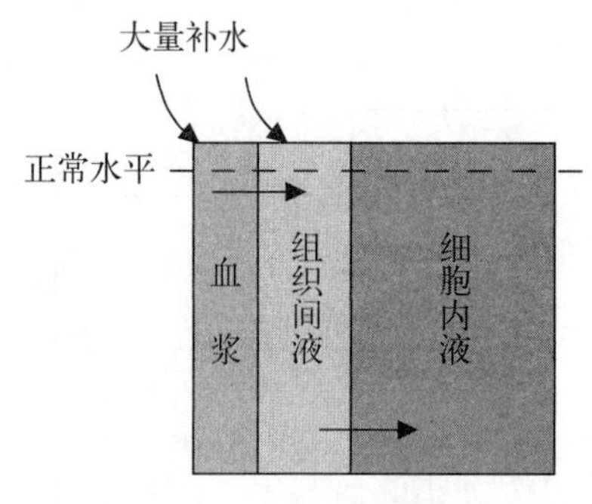

图 8-3-6 水中毒时的体液变动

(3)临床表现:分为急性水中毒和慢性水中毒两类。①急性水中毒发病急,因脑细胞肿胀和脑组织水肿可造成颅内压增高,引起神经、精神症状,如头痛、躁动、谵妄、惊厥甚至昏迷,严重者可发生脑疝并出现相应的症状和体征;②慢性水中毒可有软弱无力、恶心、呕吐、嗜睡等,但往往被原发病的症状所掩盖。患者体重增加,皮肤苍白而湿润,有时泪液和唾液增多,一般无凹陷性水肿。

(4)实验室检查:①红细胞计数、血红蛋白、血细胞比容和血浆蛋白量均降低;②血浆渗透压降低。

(5)治疗:①预防重于治疗。对于容易发生血管升压素分泌过多的情况,如疼痛、失血、休克、创伤和大手术等;急性肾功能不全的患者和慢性心功能不全的患者,应严格限制入水量。②对水中毒患者,应立即停止水分摄入,在机体排出多余的水分后,程度较轻者水中毒即可解除;程度严重者,除禁水外,应用利尿药促进水分排出。应用渗透性利尿药,如20%甘露醇200ml静脉快速滴注,减轻脑细胞水肿和增加水分排出;也可静脉注射利尿药,如呋塞米(速尿)和依他尼酸(利尿酸);同时也可静脉滴注5%氯化钠溶液,以迅速改善体液的低渗状态和减轻脑细胞肿胀。

(二)钾代谢异常

1. 低钾血症 血清钾的正常值为3.5~5.5mmol/L。低于3.5mmol/L称为低钾血症。

(1)原因:①钾摄入不足,人体钾的排出量和摄入量相关,即多进多排,少进少排,但不进时每日尿排钾量仍在10mmol以上。因疾病或治疗需要不能进食或禁食者,1周左右可发生低血钾。②钾排出过多,消化液中的钾浓度和血清钾相近,甚至明显高于血清钾,因此频繁呕吐、严重腹泻、胃肠减压、肠瘘及胆瘘等患者,钾可随消化液大量丢失;另外,凡是能增强远曲小管排泌钾的因素均导致经肾失钾。应用噻嗪类利尿药,如依他尼酸、呋塞米等,由于可抑制肾髓襻对氯与钠的重吸收,使到达远曲小管的钠离子增多,K^+-Na^+交换量增加,钾随尿排出增多。原发肾上腺皮质肿瘤或应激所致继发性醛固酮增多亦是促进尿钾排出的原因之一。③钾离子进入细胞内增多，常见于应用胰岛素时，因为胰岛素既促进糖原合成，又促进细胞摄钾。

（2）临床表现：①轻度急性低钾血症，患者仅感到倦怠和全身软弱无力，肌无力多起于下肢。②重度缺钾时，肌无力波及上肢、躯干及呼吸肌，腱反射减弱或消失，严重者呼吸肌麻痹引起呼吸衰竭。③胃肠道平滑肌活动减弱，出现食欲缺乏，恶心、呕吐，肠鸣音减弱、腹胀，严重者发生麻痹性肠梗阻。④心脏受累主要表现为传导和节律异常，典型的心电图改变为早期出现 T 波降低、变宽、双相或倒置，随后出现 ST 段减低、Q-T 间期延长和 U 波（图 8-3-7）。但低钾血症患者不一定出现心电图改变，故不能单纯依赖心电图改变来判定有无低钾血症的存在。⑤血清钾过低时，K^+ 由细胞内移出，与 Na^+、H^+ 交换增加，细胞外液的 H^+ 浓度降低；而远曲肾小管排 K^+ 减少，排 H^+ 增多，发生低钾性碱中毒，患者出现碱中毒症状，但尿呈酸性（反常性酸性尿），表现为头晕、躁动、昏迷、面部及四肢肌肉抽动、手足搐搦、口周及手足麻木、有时可伴软瘫。

（3）治疗：应尽早治疗造成低钾血症的病因，以减少或终止钾的继续丧失。参考血清钾测定的结果来补钾，原则为：①能口服尽量口服，病情危重或不能口服者静脉补钾；②静脉补钾常用 10%氯化钾，应稀释后经静脉滴注，禁止直接静脉推注，以免血钾突然升高，导致心搏骤停；③“见尿补钾”，一般尿量超过 40ml/h 或 500ml/d 方可补钾；④每日补钾量不宜超过 100～200mmol；⑤补液中钾浓度不宜超过 40mmol/L（氯化钾 3g/L）；⑥补钾速度不宜超过 20 mmol/h。

2. 高钾血症　血清钾高于 5.5mmol/L，称为高钾血症。

（1）原因：①进入体内（或血液内）的钾增多，如口服或静脉补钾过多过快，服用含钾药物，组织损伤以及大量输入保存期较久的库存血等；②肾排泄功能减退，如急性肾衰竭，应用保钾利尿药以及盐皮质激素不足等；③经细胞的分布异常，如酸中毒，应用琥珀酰胆碱以及输注精氨酸等，使细胞内钾释出至细胞外液。

（2）临床表现：①一般无特殊症状，有时有轻度神志模糊或淡漠、感觉异常和四肢软弱等；②严重高钾血症者有微循环障碍的表现，如皮肤苍白、发冷、发绀、低血压等，常出现心跳缓慢或心律不齐，甚至发生心搏骤停。高钾血症，特别是血钾超过 7 mmol/L 时，几乎都有心电图的改变，典型的心电图改变为早期 T 波高而尖，Q-T 间期延长，随后出现 QRS 增宽，P-R 间期延长（图 8-3-8）。

（3）治疗：高钾血症可致心搏骤停，除积极治疗原发疾病和改善肾功能外，还应采取如下措施。①立即停止输注或口服含钾药物，避免进食含钾量高的食物。②降低血清

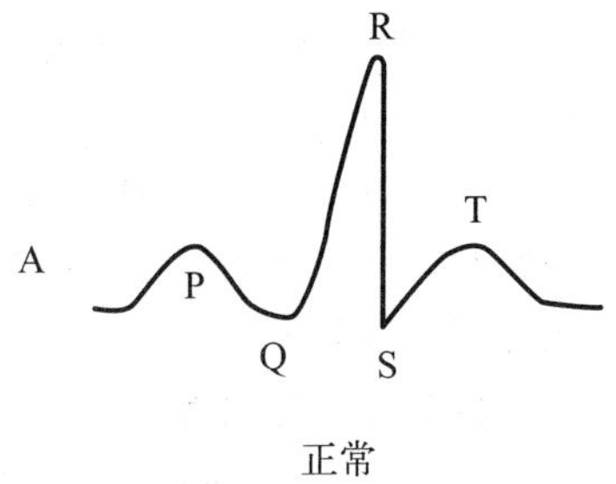

正常

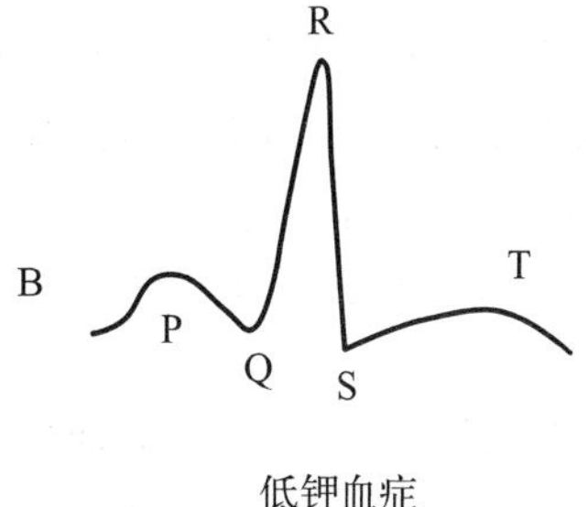

低钾血症

图 8-3-7　低钾血症心电图

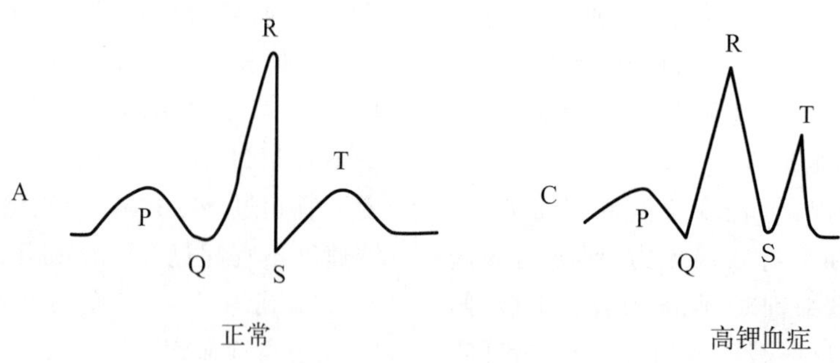

图 8-3-8 高钾血症心电图

钾浓度，给予胰岛素、葡萄糖或碱性溶液，使K^+暂时转入细胞内；应用阳离子交换树脂口服或灌肠，使钾从肠道排出。如上述疗法仍不能降低血清钾浓度时可进行腹膜透析和血液透析。③对抗心律失常，因钙与钾有对抗作用，能缓解K^+对心肌的毒性作用，因此采用10%葡萄糖酸钙加等量25%葡萄糖溶液静脉推注，其作用持续不足1h，必要时可重复推注。

（三）钙代谢异常

体内钙的99%以磷酸钙和碳酸钙形式存在于骨骼中，细胞外液中钙含量很少。体内钙近半数为离子状态，起维持神经肌肉稳定性的作用；其中40%与蛋白质结合，10%与阴离子结合成碳酸盐、磷酸盐或枸橼酸盐。血清钙浓度受甲状旁腺素、降钙素及维生素D的调节和影响。外科患者的钙代谢紊乱以低血钙多见。

1. 低钙血症　血清钙浓度低于2.25mmol/L。

（1）病因：①甲状旁腺功能减退，如外科切除或损伤，术后暂时性甲状旁腺激素释放障碍；②甲状旁腺激素功能正常或增高，如肾衰竭、肠吸收不良、急性重症胰腺炎、坏死性筋膜炎、胰腺及小肠瘘、维生素D缺乏。

（2）临床表现：低血钙可使神经和肌肉的兴奋性增高，表现为易激动、口周和指（趾）尖麻木及针刺感、手足抽搐、肌肉疼痛、腱反射亢进。

（3）治疗：积极处理原发疾病的同时用10%葡萄糖酸钙或5%氯化钙静脉注射，缓解症状。对需长期治疗的患者可口服钙剂和维生素D_3。

2. 高钙血症　血清钙浓度高于2.75mmol/L。

（1）病因：①甲状旁腺功能亢进是引起高钙血症的主要原因；②骨转移性癌特别是接受雌激素治疗的骨转移性乳癌、维生素D中毒、肾上腺皮质功能减退症、肢端肥大症、多发性骨髓瘤等非甲状旁腺介导的原因。

（2）临床表现：①血钙升高时，神经-肌肉兴奋性降低，表现为四肢肌肉松弛，腱反射减弱或消失；胃肠道平滑肌张力降低，表现为腹胀和便秘。②血钙增高可刺激胃酸及促胃液素分泌，故部分患者可合并溃疡病；钙容易沉积在含碱性胰液的胰导管及胰腺内，激活胰蛋白酶，导致胰腺炎发作。③泌尿系统可表现为多尿、肾区疼痛、肾小管内可形成钙化管型，堵塞小管管腔，可出现无尿，甚至发展至尿毒症。④中枢神经系统表现为记忆力减退、易疲劳。⑤骨骼系统出现不同程度的脱钙，发生四肢骨痛。

（3）治疗：以处理原发病及促进肾脏排泄为原则。可通过低钙饮食、补液、应用乙二胺四乙酸、硫酸钠等暂时减低血清钙浓度。

（四）镁代谢异常

正常成人体内镁总量约为1000mmol，约合镁23.5g。人体约有一半的镁存在于骨骼内，其余几乎都存在于细胞内，仅有1%存在于细胞外液中。血清镁浓度的正常值为 0.70～1.20mmol/L。其调节主要由肾完成，肾排镁和排钾相仿，即虽有血清镁浓度降低，肾排镁并不停止。

1. 镁缺乏

(1)病因：①镁的摄入量严重不足，胃肠道手术后患者禁食，仅给予一般的静脉营养，不注意补镁，可出现一过性轻度低镁血症；危重症患者则容易因长期摄入不足出现明显的低镁血症。②胃肠道消化液丢失过多，因镁在小肠及部分结肠吸收，当严重腹泻、胰腺炎、吸收不良、肠瘘、小肠大部分切除术后等加之进食少是造成缺镁的主要原因。③肾丢失过多，如慢性肾盂肾炎、肾小管性酸中毒、急性肾衰竭多尿期，或长期应用利尿药等使肾性丢失镁过多而发生低镁血症。④甲状腺功能亢进患者常伴低镁血症，原发性甲状旁腺功能亢进可引起症状性镁缺乏症。

(2)临床表现：①早期常有厌食、恶心、呕吐、神经衰弱及淡漠。镁缺乏加重时可有记忆力减退、精神紧张、易激动、神志不清、烦躁不安、手足搐动症样运动。严重缺镁者可有癫痫发作。因缺镁时常伴有缺钾及缺钙，故很难确定哪些症状是由缺镁引起的。②低镁血症时可引起心律失常。镁是激活 Na^+-K^+-ATP 酶必需的物质，缺镁可使心肌细胞失钾，在心电图可显示 P-R 及 Q-T 间期延长，QRS 波增宽，ST 段下降，T 波增宽、低平或倒置，偶尔出现 U 波，容易与低钾血症相混淆。③易合并低钙血症、低钾血症等。

(3)治疗：①纠正低镁血症，缺镁而无临床表现者，多不需紧急处理。但严重缺镁，特别是合并惊厥、意识障碍及心律失常时则需要紧急处理。常用制剂为 25%硫酸镁溶液静脉滴注。值得注意的是快速静脉滴注硫酸镁可导致低血压、呼吸肌麻痹，甚至呼吸、心搏骤停，因此应严格控制速度并密切监测。②纠正低钾、低钙和碱中毒，避免加重临床症状。③治疗原发病，是治疗低镁血症的根本措施。短时间内不容易解除基础病的患者可长期口服门冬氨酸钾镁。④预防低镁血症比单纯治疗更有意义，应对可能发生低镁血症的患者及早给予预防性剂量的镁治疗。

2. 镁过多

(1)病因：①主要发生在肾功能不足时，肾排出镁减少；②严重细胞外液不足和严重酸中毒，随着尿量减少镁的排出也减少。

(2)临床表现：①疲倦、乏力、腱反射消失和血压下降等。②血清镁浓度有较大增高时，心脏传导功能发生障碍，心电图显示 P-R 间期延长、QRS 增宽和 T 波升高，与高钾血症时的心电图变化相似。晚期可出现呼吸抑制、嗜睡和昏迷，甚至心搏骤停。

(3)治疗：①防治原发疾病，尽可能改善肾功能；②静脉注射葡萄糖酸钙或氯化钙溶液，因为 Ca^{2+} 在某些方面能与 Mg^{2+} 相拮抗，对抗镁对心脏和肌肉的抑制；③积极纠正酸中毒和缺水，停止给镁；④当血清镁浓度经处理无下降或症状无减轻时，应及早采用透析疗法。

三、酸碱代谢失衡

(一)代谢性酸中毒

代谢性酸中毒是以血浆 HCO_3^- 浓度减少为特征的酸碱平衡紊乱。

1. 原因　根据阴离子间隙是否增大，可将造成 HCO_3^- 浓度减少的原因分为两类。阴离子间隙又称未定阴离子浓度，粗略估算的正常值为 8～12mmol/L，由 Na^+ 浓度减去 Cl^- 浓度和 HCO_3^- 浓度得出。

(1)属于阴离子间隙正常的原因：①消化道丢失 HCO_3^-。胰液、肠液和胆汁中碳酸氢盐的含量均高于血浆，严重腹泻、小肠及胆道瘘、肠吸引术等均可引起 Na^+、HCO_3^- 大量丢失。②肾脏泌 H^+ 功能障碍，远曲肾小管性酸中毒(泌 H^+ 功能障碍)和近曲肾小管性酸中毒(HCO_3^- 的重吸收障碍)。③含氯酸性药物摄入过多，长期或大量服用氯化铵、盐酸精氨酸等含氯酸性药物。

(2)属于阴离子间隙增大的原因：①酸性物质摄入过多，过量服用阿司匹林等水杨酸类药物，使血浆中有机酸阴离子增加。②酸性物质产生过多，主要见于缺氧和其他代谢障碍性疾病，缺氧性疾病主要见于各种肺源性(低氧血症)、循环性(休克、低血压、心功能不全)、血液性(严重贫血、异常血红蛋白、CO中毒)和组织性(碱中毒)缺氧，结果导致有氧代谢障碍，乳酸产生增多，发生乳酸酸中毒。其他代谢性疾病，多发生于糖尿病、长期不能进食时；另外，体内脂肪分解过多，大量酮体积聚，引起酮症酸中毒。③酸性物质排出过少，主要见于急、慢性肾衰竭晚期，不能将内生性 H^+ 排出而积聚在体内。

2. *临床表现* 发生代谢性酸中毒的患者，多有明确而严重的原发病或诱发因素，因此多以原发病表现为主；但酸中毒一旦发生，容易导致代谢障碍和多器官功能损害，加重原发病。代谢性酸中毒特征性的表现是呼吸加深、加快，呼吸辅助肌有力收缩，呼吸频率可达50/min。呼气中有时带有酮味。患者面色潮红，心率加快，血压常偏低，严重时可出现神志不清或昏迷。患者有对称性肌张力减退、腱反射减弱或消失，同时常伴有部分严重缺水的症状。另外，代谢性酸中毒可减低心肌收缩力和周围血管对儿茶酚胺的敏感性，易发生心律不齐、急性肾功能不全和休克。尿液检查一般呈酸性反应。

3. *治疗*

(1)治疗原发病：去除引起代谢性酸中毒的病因是治疗的基本原则和主要措施，包括纠正水和电解质紊乱、恢复有效循环血量和改善肾功能等。

(2)应用碱性药物：①血浆 HCO_3^- 浓度为16～18mmol/L者，一旦去除病因和补液，缺水纠正后基本无需碱剂治疗。对血浆 HCO_3^- 低于10mmol/L患者，需应用碱性药物对症治疗。②碳酸氢钠溶液可直接补充血浆缓冲碱，作用迅速、疗效确切。乳酸钠可经肝代谢生成乳酸和 $NaHCO_3$，是作用较缓慢的碱性药物，但对肝疾病和乳酸酸中毒患者慎用。③在估计输入 $NaHCO_3$ 用量时，应注意考虑体内非 HCO_3^- 缓冲系统的缓冲作用对输入 $NaHCO_3$ 的影响。$NaHCO_3$ 输入后，50%很快被非 HCO_3^- 缓冲系统释出的 H^+ 结合。可用下列公式计算拟提高血浆 HCO_3^- 所需的 $NaHCO_3$ 的量：所需的 HCO_3^- 的量(mmol)＝[HCO_3^- 正常值(mmol/L)－HCO_3^- 测得值(mmol/L)]×体重(kg)×0.4。一般可将应输给量的50%在2～4h内输完，以后再决定是否继续输给剩余量的全部或一部分。④不宜过快地使血浆 HCO_3^- 超过14～16mmol/L，以免发生手足抽搐、神志改变和惊厥。另外，过快纠正酸中毒还能引起大量 K^+ 转移至细胞内，导致低钾血症。

(二)代谢性碱中毒

代谢性碱中毒是以血浆 HCO_3^- 增加、pH升高，在呼吸功能正常的情况下伴随 $PaCO_2$ 代偿性升高为特征的一种酸碱平衡紊乱。

1. *原因*

(1)H^+ 丢失过多：频繁呕吐、长期胃肠减压可使大量 H^+ 丢失。

(2)碱性物质摄入过多：常为医源性。口服或输入过量 $NaHCO_3$ 可引起代谢性碱中毒。摄入乳酸钠、乙酸钠、枸橼酸钠等有机酸盐，其在体内氧化可产生碳酸氢钠。1L库存血中所含的枸橼酸钠约可产生30mmol HCO_3^-，故大量输入库存血，尤其是在肾的排泄能力减退时，可引起代谢性碱中毒。

(3)缺钾：低钾血症时肾小管泌 H^+ 和重吸收 HCO_3^-，也是引起代谢性碱中毒的重要原因。机体缺 K^+ 时，细胞内 K^+ 外移以代偿血 K^+ 降低，细胞外液 H^+ 移入细胞，造成细胞外碱中毒和细胞内酸中毒。同时，因肾小管上皮细胞缺钾，使 K^+-Na^+ 交换减少，代之以 H^+-Na^+ 交换增强，H^+ 排出增多，HCO_3^- 重吸收增多，造成低钾性碱中毒。

(4)某些利尿药的作用：如噻嗪类、呋塞米等利尿药可以抑制肾髓襻升支对 Cl^-、Na^+ 的重吸收，而不影响远曲肾小管内 Na^+ 与 H^+ 交换。因此，随尿排出的 Cl^- 比 Na^+ 多，回入血液的 Na^+ 和 HCO_3^- 增多，引起低氯性碱中毒。

2. 临床表现　一般无明显症状，有时可有呼吸变浅、变慢或神经精神方面的异常，如谵妄、精神错乱或嗜睡等，严重时可出现昏迷。根据病史和症状可以初步诊断，根据血气分析可明确诊断并判断严重程度。

3. 治疗

(1)治疗原发病：积极去除引起代谢性碱中毒的原因。

(2)治疗电解质紊乱：低钾血症或低氯血症是常见诱因，一旦发生碱中毒也容易发生低钾血症或低氯血症，因此首先应纠正电解质紊乱，补充钾离子和氯离子，同时补足血容量。①对丧失胃液所致的代谢性碱中毒，可输注等渗盐水或葡萄糖盐水，恢复细胞外液量和补充 Cl^-，纠正低氯性碱中毒，使 pH 恢复正常；②对于碱中毒伴有低钾血症或低钾性碱中毒，需同时补给 KCl。

(3)给予含氯药物：对于严重的代谢性碱中毒患者，可给予少量含氯酸性药物，如氯化铵或 0.1mmol/L 盐酸，以消除碱血症对机体的危害。

(三)呼吸性酸中毒

呼吸性酸中毒系指肺泡通气功能减弱，不能充分排出体内生成的 CO_2，以致血液的 PCO_2 增高，引起高碳酸血症。

1. 原因　各种原因导致肺泡通气量减少，使 CO_2 排出受阻是引起呼吸性酸中毒的常见原因。

(1)CO_2 排出减少：①呼吸中枢抑制，见于颅脑损伤、脑炎、脑血管意外、麻醉药或镇静药过量等。因呼吸中枢抑制使肺泡通气量减少，常引起急性 CO_2 潴留。②呼吸肌麻痹，见于急性脊髓灰质炎、重症肌无力、重度低钾血症或家族性周期性麻痹、脊髓高位损伤等。因呼吸动力不足而导致肺泡扩张受限，CO_2 排出减少。③呼吸道阻塞，见于喉头痉挛或水肿、异物阻塞气管等。因呼吸道严重阻塞常引起急性 CO_2 潴留。④胸部疾病，见于胸部创伤、气胸、大量的胸腔积液和胸廓畸形等。因胸廓活动受限而影响肺通气功能。⑤肺部疾病，见于肺炎、肺气肿、肺水肿、支气管哮喘和急性呼吸窘迫综合征等广泛肺组织病变时。因肺泡通气量减少，使 CO_2 排出障碍。

(2)CO_2 吸入过多：较为少见。在通气不良的环境中，如矿井塌陷等意外事故，因空气中 CO_2 增多，使机体吸入过多 CO_2。

2. 临床表现

(1)胸闷、气促和呼吸困难，因缺氧可出现发绀和头痛。严重者可伴血压下降、谵妄、昏迷等。

(2)持续性头痛，系因 CO_2 潴留引起脑血管扩张，颅内压增高所致。严重脑缺氧可致脑水肿、脑疝，甚至呼吸骤停。

(3)突发心室纤颤，主要与严重的酸中毒导致的高钾血症有关。血钾浓度的急剧升高有导致心肌应激性改变、心律失常和心室颤动的危险。

3. 治疗

(1)改善肺泡通气功能：治疗原发病，尽快改善肺泡通气功能是防治呼吸性酸中毒的根本措施。例如，排出呼吸道异物、控制感染、解除支气管平滑肌痉挛、必要时气管插管或气管切开术，使用呼吸机改善换气。

(2)使用碱性药物：对 pH 降低较为明显的呼吸性酸中毒患者可适当给予碱性药物。但呼吸性酸中毒患者使用碱性药物应比代谢性酸中毒患者更为慎重。因为 HCO_3^- 与 H^+ 结合后生成的 H_2CO_3 必须经肺排出体外，在通气功能障碍时，CO_2不能及时排出，甚至可能引起$PaCO_2$进一步升高。

(四)呼吸性碱中毒

呼吸性碱中毒是指肺泡通气过度，体内生成的CO_2排出过多，以致血的$PaCO_2$降低，引起低碳酸血症。

1. *原因* 各种原因引起肺通气过度都可导致CO_2排出过多，引起呼吸性碱中毒。

(1)低氧血症：处于高原时，由于吸入气体中氧浓度降低或肺炎、肺水肿等外呼吸障碍，使PaO_2降低，缺氧刺激呼吸运动增强，CO_2排出增多。肺炎等疾病引起的通气过度还与刺激肺牵张感受器及肺毛细血管旁感受器有关。

(2)刺激中枢神经系统：中枢神经系统疾病或精神障碍、脑血管意外、脑炎、颅脑损伤及脑肿瘤等中枢神经系统疾病患者，可通过直接刺激呼吸中枢引起通气过度。特别是中脑和脑桥上部的损伤，可使控制通气的抑制通路受损。癔症发作时可引起精神性通气过度。

(3)机体代谢旺盛：见于高热、甲状腺功能亢进以及革兰阴性菌败血症患者。由于血液温度高和机体分解代谢亢进引起呼吸中枢兴奋，通气过度，使$PaCO_2$降低。

(4)呼吸机使用不当：使用呼吸机治疗通气障碍性疾病时，由于通气量过大使CO_2排出过多。

2. *临床表现* 由于$PaCO_2$降低，呼吸中枢受抑制，呼吸由深快转为浅快、短促，甚至间断叹息样呼吸，提示预后不良。由于组织缺氧，患者有头痛、头晕及精神症状。另外，因血清游离钙降低可引起感觉异常，如口周和四肢麻木及针刺感，甚至搐搦、痉挛等。

3. *治疗* 首先应积极治疗原发病和去除引起通气过度的原因。对发病原因不易很快去除或者呼吸性碱中毒比较严重者，可用纸袋罩于患者口鼻，令其再吸入呼出的气体(含CO_2较多)，或让患者吸入含5% CO_2的氧气，以提高血浆H_2CO_3浓度。对精神性通气过度患者可用镇静药。高热患者给予降温处理。原发肺部病变者除给予药物治疗外，应提高吸入氧浓度；重症患者多需给予机械通气治疗。

四、护 理

(一)维持适当的体液量

1. *体液量不足的护理*

(1)定时监测患者生理状况和各项实验室检查结果，加强对病情的动态观察。评估的内容如下：①评估加重血容量不足的危险因素，如肾疾病、胃肠道疾病、创伤、出血、严重烧伤、引流管瘘、全身感染、利尿治疗、高温、腹膜炎、意识模糊、抑郁、昏迷、腹泻、发热、呕吐或吞咽困难等；②评估血容量不足的症状和体征，并立即将结果向医师汇报，根据体液不足的程度按需给患者补液；③根据血常规、电解质、尿素氮等实验室检查结果，评估是否存在血容量不足，并向医师汇报；④评估患者每天丢失液体量。

(2)留置尿管，记录尿量1/h，留取尿液标本测尿比重。

(3)密切观察生命体征的变化，记录出入量、体温、体重及中心静脉压等。

(4)补液途径选择：轻度体液不足者，可口服或鼻饲补液；中、重度体液不足者，应静脉补液，并最好采用中心静脉置管。

(5)补液量：包括生理需要量、已丧失量和继续丧失量。①生理需要量是指正常代谢所需要的液体，成人每天生理需要量为2000～2200ml(表8-3-1)。②已丧失量指在制定补液计划前已经丢失的体液量，可按脱水程度补充(表8-3-2)。③继续丧失量又称额外丧失量，包括外在性和内在性丧失。外在性失液，系丢失于体外，应按不同部位消化液中所含电解质的特点，尽可能等量、等质地补充。内在性失液，如腹(胸)腔积液、胃肠道积液等虽严重但并不出现体重减轻，因此

表 8-3-1　人体每日水的生理需要量

体重	液体容量(ml/kg)	输入速度[ml/(kg·h)]
第一个 10kg	100	4
第二个 10kg	50	2
以后每个 10kg	20～50	1

表 8-3-2　根据脱水程度补充的液体量

脱水程度	补充液体量占体重的百分比(%)
轻度脱水	2～4
中度脱水	4～6
重度脱水	6 以上

需根据病情变化估计补液量。如体温升高 1℃,将从皮肤丧失低渗液 3～5ml/kg;成人体温达 40℃,需多补充 600～1000ml液体;中度出汗丧失 500～1000ml 体液(含钠 1.25～2.5g);出汗湿透一套衣裤约丧失体液 1000ml;气管切开者每天经呼吸道蒸发的水分为 800～1200ml。

(6)补液的种类:补液的性质取决于水、电解质及酸碱失衡的类型。高渗性脱水以补充水分为主;低渗性脱水以补充钠盐为主,严重者可补充高渗盐溶液;等渗性脱水补充等渗盐溶液。严重的代谢性酸碱失衡,需用碱性或酸性液体纠正。电解质失衡,应根据其丧失程度适量补充。

(7)补液的方法:每天及单位时间内的补液量及速度取决于体液丧失的量、速度及各脏器尤其心、肺、肝、肾的功能状态。若各脏器代偿功能良好,应按先快后慢的原则进行分配,即第 1 个 8h 补充总量的 1/2,剩余 1/2 总量在后 16h 内均匀输入。

(8)疗效观察:补液过程中护士必须严密观察治疗效果、注意不良反应。①精神状态:萎靡、嗜睡情况的改善状况;②缺水征象,皮肤弹性下降、眼窝内陷等表现的恢复程度;③生命体征,体温、脉搏、呼吸、血压、疼痛的改善情况;④辅助检查,尿量和尿比重、尿常规检查、血常规检查、血清电解质和肝肾功能等检验、中心静脉压等指标的变化趋势。

2. 体液量过多的护理

(1)定时监测患者的生理状况和各项实验室检查结果,加强对病情的动态观察。评估如下:①评估造成体液过多的危险因素,如肾衰竭、心功能衰竭、肝疾病(门脉回流受阻)、脑损伤、类固醇激素治疗、不配合利尿治疗、快速大量输注含盐溶液或引起醛固酮升高的疾病。②评估血容量过多的症状和体征,并将结果向医师汇报,及早使用利尿药治疗。如心血管系统,早期体征为洪脉、收缩压正常或偏高、颈静脉怒张、心动过速、可听到第三或第四心音、水肿、腹水;呼吸系统可见呼吸浅而快(早期症状)、咳嗽、端坐呼吸、呼吸困难、呼吸音减弱、泡沫痰;有皮肤发亮、张力大。晚期有意识改变。③评估提示有体液过多的实验室结果,并将结果汇报医师。

(2)控制水、钠的摄入:停止可能继续增加体液量的各种治疗,如应用大量低渗液或清水洗胃、灌肠等。

(3)注意观察并记录生命体征的变化,特别是有心肺并发症的患者,发现异常立即处理。

(4)根据病情按医嘱给予高渗溶液,如甘露醇和利尿药等以排出过多的水分,同时注意观察利尿药的不良反应。

(5)对易引起血管升压素分泌过多的高

危患者，如疼痛、失血、休克、创伤、大手术或急性肾功能不全者等，严格按治疗计划补充液体，切忌过量、过速。

(6)有腹水的患者，应每天记录腹围的变化。每天观察记录水肿的变化。

(7)做好皮肤护理，特别是对有水肿的患者，抬高水肿的部位。

(二)液体治疗的护理及监测

安全而成功的液体治疗，不仅依赖于护士静脉输液的知识和技巧，还要依靠维持输液期间护士的责任感。护士应注意正确输液，在规定时间将液体输给患者，并防止潜在危险的发生。

1. 静脉穿刺与无菌技术　在液体治疗时，静脉穿刺技术的优劣非常重要，良好的穿刺技术对血管创伤很小。操作者在静脉穿刺时应特别小心，防止对血管壁造成不必要的损伤。穿刺静脉时应尽量避免选择末梢静脉及关节屈曲处的静脉。采用套管针可防止针头移动。液体治疗期间，应严格无菌技术，液体一旦开启，必须在24h内使用，否则应予以丢弃。另外，为了减少连续输液期间深静脉炎的发生，应该每隔24～48h更换输液器，更换液体及输液器时严格无菌操作。

2. 输液通路　建立中心静脉输液通路是最佳选择，因中心静脉血流量为2～2.5L/min，既能对高渗性及pH小于5或大于9的高浓度药物及时稀释，避免对血管造成刺激，又能保证静脉输入通畅。另外，宜留置与血管相匹配的、足够大口径的留置针或导管。

3. 密切观察患者情况　输液期间密切观察患者情况，主管护士应访视患者1/h，检查输液速度、剩余液体量及穿刺部位情况。及时发现液体输液的中断，在凝块堵塞针头之前将其清除，以保持输液通畅。一旦发现输液中断，可按下列步骤进行检查：①检查穿刺部位有无渗出；②检查输注液体的平面；③检查输液管道有无扭曲；④检查输液器的调节器；⑤检查排气孔是否开放或有无排气孔。经常检查静脉，观察穿刺部位有无红肿、变硬等，一旦发现，应立即更换穿刺部位。

4. 输注速度的监控　在液体治疗时，临床医师必须根据输液种类、患者情况决定输液速度。护士应适当调整和维持输液速度。如医师没有确定输液速度，护士应根据患者情况确定输液速度。护士必须根据液体治疗中输液种类、效用及输注速度的有关知识来决定输液的速度。另外，还需了解影响输液速度的其他因素。

(1)体表面积：体表面积与体内许多基本的生理过程有关，并与机体总代谢量成正比，由此影响到输液量、电解质的量及输液速度。患者的体表面积越大，所需要液体和营养物质的量越多，利用率越大。常用的输液速度是3ml/(m^2・min)，但必须注意根据患者的个体差异进行调整。

(2)一般情况：心脏和肾功能在输液调控中发挥着重要作用，决定着输液速度的设定。低血容量患者必须快速补液，但对于心肾功能障碍患者，必须注意控制输液速度，防止心力衰竭或肺水肿的发生。在输液期间，护士应密切观察生命体征，根据患者情况调整输液速度。

(3)年龄：老年患者常存在不同程度的心脏和肾功能障碍，应缓慢输液，防止静脉压急剧上升。静脉压迅速增加预示即将发生水肿和心力衰竭。在快速大量输液的情况下，婴幼儿尤易出现水肿。

(4)液体成分：输注液体的成分对输液速度也有影响。当液体作为药物载体时，输液速度取决于药物种类及预期产生的作用。钾离子快速输注对心脏有不利影响，故应控制含钾液体的输注速度；在少尿或无尿情况下，给予含钾液体前必须了解肾功能状况。当通过输注葡萄糖液为机体提供热量时，输液速度应保证葡萄糖完全利用。正常成人葡萄糖的利用率为0.5mg/(kg・h)，儿童为1mg/(kg・h)。若输注速度超过机体对葡萄糖的利用率，葡萄糖在血液中的浓度增加，血浆渗透压增加，可引起渗透性利尿。

(5)耐受能力：个体对液体的耐受能力直接影响到输液速度的调控。在多数情况下，临床医师的医嘱为 24h 内输注液体总量。了解所用输液装置的速度及液体总量，便能很快计算出所需的输液速度。

5. 液体出入量的监控　准确记录各次饮食、饮水量和静脉补液量、大小便、呕吐和引流液等，准确记录 24h 出入水量，供临床医师参考，以便及时调整补液方案。

(三)提高患者活动耐力，降低受伤的危险

1. 血压监测　提醒血压偏低或不稳定者，在改变体位时动作宜慢，以免因直立性低血压造成眩晕而跌倒受伤。

2. 建立安全的活动模式　水、电解质紊乱患者可出现骨骼肌收缩乏力、活动无耐力并容易受伤，护士应与患者及家属共同制定活动方案，规定活动的时间、活动方式与活动量。

3. 加强安全防护措施　移除环境中的危险物品，避免意外伤害的发生；对定向力及意识障碍患者，建立安全保护措施，如床旁加床栏、适当约束及加强监护等。

(四)维持皮肤和黏膜的完整性

1. 定期观察患者皮肤和黏膜的状况，保持皮肤清洁干燥。

2. 对于虚弱或意识障碍者，协助翻身，每 2 小时 1 次，避免局部皮肤长期受压。按摩骨突部位，促进血液循环，防止压疮发生。

3. 保持床单位的清洁、平整、干燥。

4. 指导患者养成良好的卫生习惯，经常清洁口腔。对虚弱、意识障碍者以及严重口腔黏膜炎者，口腔护理 2/d，遵医嘱给予药物治疗。

(五)增强肺部气体交换功能

1. 持续监测患者的呼吸频率、深度、呼吸肌运动情况及评估呼吸困难的程度。

2. 协助患者采取舒适的卧位，如半坐卧位，以增加横膈活动幅度，利于呼吸。

3. 指导患者进行深呼吸及有效咳嗽训练。

4. 气道分泌物多者，给予雾化吸入 3/d，湿化气道和松动痰液以利于分泌物排出。

5. 必要时提供呼吸机辅助呼吸，加强气道护理。

(六)预防并发症

在纠正酸碱失衡的同时应加强临床观察，进行血气分析监测，防止并发症。

1. 应用碳酸氢钠纠正酸中毒时，若使用过量可导致代谢性碱中毒，表现为呼吸浅慢、脉搏不规则及手足抽搐。

2. 长期吸入高浓度氧纠正呼吸性酸中毒者，可能出现呼吸性碱中毒，表现为呼吸深快、肌肉抽搐、头晕、意识改变及腱反射亢进等神经肌肉应激性增强症状。

3. 慢性阻塞性肺疾病伴长期 CO_2 滞留者，可出现 CO_2 麻痹，表现为呼吸困难、头痛、头晕，甚至昏迷。

（吕　娇　王园园　张玲玲）

参考文献

[1] 吴孟超，李家顺.外科学及野战外科学.上海：第二军医大学出版社，2002.

[2] 周玲君，刘红香，赵继军.急腹症的早期止痛.中华急诊医学杂志，2006，15(1)：91-92.

[3] 刘文芳，王霞.外科急腹症的病情观察及护理.现代医药卫生，2006，22(9)：1298.

[4] 王志红.危重症护理学.北京：人民军医出版社，2003：393-405.

[5] 李艳梅.实用临床症状护理.北京：中国医药科技出版社，2004：40-50.

[6] 张秋实，张游.微循环与休克的血液动力学变化.中国医学物理学杂志，2006，23(2)：150.

[7] 刘大为.提高外科休克、感染与多器官功能障碍综合征的诊治水平.中国实用外科杂志，2006，26(12)：907.

[8] 吴耀建，曾岚.创伤性休克早期液体复苏的临床研究.中国急救医学杂志，2005，25(2)：135.

［9］ 吴恒义.创伤性休克治疗的新理念.中国急救复苏与灾害医学杂志,2006,1(4):138.

［10］ 陈强.失血性休克复苏的新认识.中国急救医学杂志,2005,25(3):201.

［11］ 苏荣,王建荣.输液温度对失血性休克肾功能的影响.军医进修学院学报,2005,25(6):409.

［12］ 李乐之,路潜.外科护理学.北京:人民卫生出版社,2013.

［13］ 王慧,李希静.外科急腹症护理体会.中国医药指南,2008,6(15):370.

［14］ 梁伟丽.早期诊断不明确的外科急腹症护理分析.中国基层医药,2012,19(8):1275.

［15］ 棘桂兰.创伤性休克患者在监护室的急救护理.中国医药科学,2012,2(2):147.

［16］ 林春华,向美容.低血容量性休克的护理.中国伤残医学,2014,22(4):307.

［17］ 李和翠.感染性休克患者的护理.世界最新医学信息文摘,2013,13(12):488.

［18］ 徐蕾,周焕荣.急诊重症肺炎并发感染性休克的临床分析及护理对策.检验医学与临床,2014,11(10):1430.

［19］ 李齐心.抢救宫外孕失血性休克的护理配合.当代护士,2013,10:57.

［20］ 谢嵬,杨殊莉.外科休克病人的护理.世界最新医学信息文摘,2014,14(1):392.

［21］ 冯敏芳.心源性休克患者的体会.中外医学研究,2011,9(6):70.

第9章

移植护理

第一节 概 述

20 世纪以来,随着器官移植技术、移植器官保存技术和免疫理论、免疫抑制药的发展,器官移植(organ transplantation)已成为临床治疗器官功能衰竭的有效手段。目前国际上各种器官的移植都已开展,虽然我国器官移植开展较晚,但是器官移植在我国进展较快,一些移植中心器官移植的效果已经接近和达到国际先进水平。

一、相关概念

1. 移植(transplantation) 指将身体的某一部分(如细胞、组织或器官),通过手术或其他途径移植到同一个体或另一个体的特定部位,使其继续存活。临床上用手术的方法将功能良好的有活力的器官移植到终末期患者体内,以替换因致命性疾病而丧失功能的相应生命器官,达到治愈目的,称为器官移植。

2. 移植物 指被移植的部分。

3. 供者 献出移植物的个体称为供者,又称供体,供者可以是活体或者尸体。

4. 受者 接受移植器官的个体叫做受者,又称宿主。

5. 移植术 进行移植的外科手术。值得注意的是,移植术不包括人工合成的高分子材料或者合成金属等物在体内的应用,如人工心脏瓣膜、人工关节、义肢、镶牙和种牙等,属于生物医学工程的范畴,不属于器官移植术。

6. 热缺血与冷缺血

(1)热缺血及热缺血时间:器官在未降温时的缺血或血流中断称为热缺血。从热缺血开始持续到器官恢复正常血供(器官未经历低温过程),或者从热缺血开始到器官温度明显降低(即冷缺血开始)的时间间隔称为热缺血时间。热缺血时因氧和各种代谢底物供应缺乏而器官的新陈代谢水平仍高,所以器官缺血损害出现较快、程度较重,因而为保存器官活力应尽量缩短热缺血时间。

(2)冷缺血及冷缺血时间:保存的器官在低温时的缺血称为冷缺血。从冷缺血开始至器官重新恢复血供的时间间隔(整个过程器官都在低温环境中)称为冷缺血时间。目前所有有效的器官保存方法都依赖于低温。低温下器官的新陈代谢明显降低、氧耗量减少,可增加器官对缺血的耐受性。器官保存的过程基本上是冷缺血的过程。

7. 移植护理 是通过护理人员对器官移植患者的严密观察和有效护理,帮助患者度过移植的危险期,指导患者康复,提高移植器官的存活率，从而达到最佳治疗效果。

二、移植的分类

（一）按遗传免疫学分类

器官移植可分为同质移植、同种异体移植和异种移植。同质移植是指供者和受者分属不同的个体，但两者具有完全相同的抗原结构的移植。如果供者和受者属于同一种属但不是同一个体，如人与人之间的移植称为同种异体移植。不同种属之间的移植，如人与猪之间的移植，称为异种移植。

（二）按移植方法分类

分为游离移植、带蒂移植、吻合移植和输注移植。

1. *游离移植*　移植时移植物完全脱离供体，其血管、淋巴管已全部切断，且移植时不进行吻合的移植方法，称为游离移植。此方法常用于各种游离的皮片移植。

2. *带蒂移植*　移植物与供体在解剖上大部分已切断，但始终有一带有血管（包括输入和输出血管）的蒂相连，使移植过程始终保持有效的血液循环的一种移植方法，称为带蒂移植。这种移植都是自体移植，如各种皮瓣移植。

3. *吻合移植*　是指移植物已完全脱离供体，所有血管已切断，但在移植术中将移植物的主要血管（包括动静脉）和受体的血管做了吻合，移植完毕时，移植物的血液供应已得到有效恢复的一种移植方法。临床上开展的各种同种异体肾、肝、心移植都是吻合移植。

4. *输注移植*　是指将有活力的细胞群悬液输入到受者的血液、体腔、组织、脏器内或包膜下的一种移植方法，如输全血、骨髓移植等。

（三）按移植物分类

可分为细胞移植、神经移植、骨移植、血管移植、脂肪移植、肌肉移植等。

（四）按解剖学分类

临床上常用的移植是按解剖学来分类的，一般分为细胞移植、组织移植和器官（脏器）移植 3 种类型。

1. *细胞移植*　将有活力的细胞群团制备成悬液，从一个个体输入到另一个个体内，称为细胞移植。接受移植的部位常为血液、体腔，临床最典型的例子就是输全血。

2. *组织移植*　组织移植包括皮肤、黏膜、脂肪、筋膜、肌腱、肌肉、角膜、血管、淋巴管、软骨和骨、神经等的移植。除皮肤外，这些组织在移植前的处理和移植过程中，组织内细胞的活力均已完全丧失或绝大多数丧失，因此均属于结构移植或非活体移植。

3. *器官移植*　是通过手术将一个有活力的器官移植到自身其他部位或另一个个体内。器官移植时一般需进行血管吻合，使移植器官迅速恢复血液供应。器官移植不同于细胞移植和组织移植，器官移植的特点是：①移植物从切取时切断血管直到植入时接通血管期间，始终保存着活力；②在移植术的当时即吻合了动、静脉，建立了移植物和受者间的血液循环；③如为同种异体移植，术后不可避免地会出现排斥反应。器官移植属于活体移植，器官内细胞必须保存活力，以便在移植术后能尽快地实现有效的功能。从移植技术来看，器官移植属于吻合移植。

三、器官移植的发展与现状

20 世纪初，血管吻合技术的发展使得器官移植成为可能。现代血管吻合技术是由诺贝尔奖获得者 Carrel 创立的。他于 1902 年在动物身上展开了广泛的血管吻合的器官移植试验并获成功。但是由于当时对器官移植后发生的免疫排斥反应缺乏认识，仍然无法使移植物获得长期存活。20 世纪 30 年代，Gorer 在研究小鼠血型时发现 H-2 血型与小鼠肿瘤移植排斥反应有关，以后的研究确定 H-2 就是小鼠的同种移植抗原或主要组织相容性抗原。直至 20 世纪 40 年代，英国外科医生 Medawar 应用家兔的皮肤移植实验模型,初次证实了同种皮肤移植排斥反应本质上是一种免疫反应现象。这些发现奠定了后来的移植免疫生物学的基础。

据 2012 年美国移植大会消息:截至 2011 年末,全球主要器官移植累计总数达到 1 276 048 例,其中肾移植累计例数占居首位,达 888 468 例,肝移植累计例数占居第 2 位,达 216 943 例,移植数量第 3 位的心脏移植累计 94 531 例,胰肾联合移植累计 30 222 例,胰腺移植累计 9417 例,肺移植累计 35 368例,小肠移植累计 1099 例。肾移植受者移植肾最长存活时间已达 50 年。

目前,器官移植面临的主要问题有:①移植物功能减退和丧失。影响这一问题的原因除了免疫学因素之外,非免疫学的因素也越来越受到重视,如长期口服免疫抑制药导致发生恶性肿瘤的概率增加。②供移植的器官严重短缺,很多患者因为未能得到合适的供移植器官而在等待中死亡。国外已有一些国家制定了脑死亡法和器官捐献法,这些大大推动了器官移植的发展,但仍不能缓解临床上需要进行器官移植患者的需求。

四、器官移植的术前准备

(一)供者与受者的选择

1. 供者选择　获取不同的移植器官对供者的选择不尽相同,其共同的选择要点如下。

(1)年龄:一般选择 18—60 岁的供者,无心血管、肝和肾疾病,全身无感染性疾病。如果供者基本状况良好,年龄也可扩大到 18 岁以下和 60 岁以上。

(2)ABO 血型:ABO 血型抗原不仅在红细胞而且在移植物的内皮细胞表达。因此为避免超急性排斥反应的发生,供者与受者的血型应当完全相同。由于供应器官的缺乏,也有不同血型移植成功的报道。这种情况下应选择血型相容的供者,如 O 型供者的器官可以给予 A 型的受者,B 型供者的器官可以给予 AB 型的受者。但是血型不相容的移植死亡率大于血型相容者,因而目前不主张选用血型不相容者。

(3)交叉配合与淋巴细胞毒性试验:交叉配合是指供者与受者间血清与淋巴细胞的相互交叉配合。淋巴细胞毒性试验是指受者的血清与供者的淋巴细胞之间的配合,这一试验是为了检查受者体内是否存在针对供者的淋巴细胞毒抗体。供者淋巴细胞死亡数≥10%为阳性,表明受者体内有抗供者的淋巴细胞毒抗体,移植后可能发生超急性或者急性排斥反应。肾移植淋巴细胞毒性试验必须为阴性才能施行。研究结果显示:肝移植术前应该进行淋巴病毒交叉配型试验,虽然在有预存 HLA 抗体的情况下进行肝移植亦有 50%的病人达到肝移植 1 年存活,但为了减少术后 1 个月内移植脏器丧失的百分率,最终达到较高的移植成功率,在供受体交叉配型阳性的情况下原则上应尽可能避免进行肝脏移植。

(4)人类白细胞抗原(HLA)配型:器官移植中引起排斥反应的主要原因是主要组织相容性复合体不相符。一般来说,HLA-A、HLA-B、HLA-DR 位点与移植成功与否密切相关,尤其与 HLA-DR 关系更为密切。需要指出的是 ABO 血型或 HLA 不相配的肝移植在某些病人中可以取得成功,即使如此,针对供者 HLA 抗原的预存抗体的存在是一个很明确的危险因素。原则上供受体 ABO 血型应该相同,至少应该符合输血规则,尽可能避免在存有针对供者 HLA 预存抗体的情况下进行肝移植,将 HLA 配型广泛应用于肝移植临床还有很长的路要走。

(5)移植器官的形态、质地以及功能:移植的器官应至少肉眼观察无畸形,且功能检查在正常范围内。行肝移植的供体要求无肝炎及其他慢性肝病史,无脂肪肝和肝硬化等。行肾移植的供体,不应有高血压、糖尿病,无器质性和功能性肾病。

(6)其他:供者应无系统性红斑狼疮等免疫方面的疾病,无血液病、恶性肿瘤、结核病、全身性的感染,身体健康,能承受大手术等。

2. 受者的选择 除需要移植的器官有病变外,受者的其他器官功能应良好,无全身性疾病,也无感染性疾病。一般情况良好,能承受移植手术。最终供者与受者的选择由负责器官移植的手术医师来确定。

(二)器官供体来源与处理

1. 器官供体来源

(1)活体捐献者:应以临床、免疫学、心理、情感等方面的标准来选择。一般来说以同卵孪生同胞间最佳,其次是异卵孪生、兄弟姐妹、父母和血缘相关的亲属,如以上亲属均不符合条件,可选择无血缘关系的供者。

(2)无心跳供体:器官得到重新利用前即明确发生心跳停搏的供体称为无心跳供体(NHBD),由于热缺血时间的延长会对移植物的活力以及术后的功能造成损害,因此无心跳供体并不是理想的移植供体。一旦供体血液循环终止、宣布死亡并获得家属同意后,就应当尽快对器官进行降温处理,这是重新利用NHBD器官最为重要的一步。受控的NHBD在去除通气支持、心跳停止后,即由供者手术团队在手术室中进行一系列器官复苏措施,而非受控的NHBD则维持循环终止的状态,到达医院后心肺复苏失败或者已经死亡。相对而言受控的NHBD器官受到缺血损害明显减轻,移植后具有更好的功能。

(3)有心跳的脑死亡供体:理想的脑死亡供体应能以最少量的正性肌力药物维持心血管系统的稳定,无长时间的低血压、缺血和低温。需做血型和组织配型,进行各器官功能、微生物学以及血清学等检测,各项指标均符合标准才能采用。

2. 移植器官的处理 器官移植要求移植有活力的器官。在常温下,器官缺血超过30min即可发生不可逆性损害,失去功能。一般认为将器官从37℃降至0℃可延长器官保存时间12～13h。目前常用的保存方法是冷贮存法,即将切取的脏器用特制的冷溶液先做短暂的冲洗,使其中心温度降到10℃以下,然后保存于2～4℃的塑料容器中,直至移植。长期以来,研究保存液的主要着眼点在克服因缺血带来的组织损害。现在临床应用最广的保存液是仿细胞内液型液,它的优点是:①阳离子浓度与细胞内相似,防止细胞膜两侧的钠钾离子交换,避免细胞内钾的丧失,保存细胞活性,节省细胞能量;②其高渗性可以防止细胞水肿。常用的有:CollinsⅠ、Ⅱ、Ⅲ、Ⅳ号液,Eurocollins液及Ross液和UW液。值得注意的是,低温保存的器官在血液循环重建后会出现许多病理改变,如再灌注损伤等,如何解决这些问题尚有待于进一步的研究。

五、器官移植的术后管理

所有的器官移植术后所要面临的2个主要问题就是排斥和感染。器官移植术后管理的共同内容包括排斥反应的观察、感染的控制和免疫抑制药的应用管理等。

(一)排斥反应的观察与护理

移植排斥反应(transplantation refection)是由移植抗原诱导的免疫应答所导致的移植物功能丧失或受者机体损害,是临床移植失败的主要原因和移植免疫学所致力克服的关键难题。移植排斥反应的发生机制和过程与一般免疫应答相似,但是参与细胞是一种特殊类型的Tc细胞,这种Tc细胞能识别并杀伤遗传学上无关供体表达外来抗原分子的移植物中的靶细胞,从而导致组织不相容移植物的排斥反应。另外NK细胞介导的直接细胞毒作用和ADCC、抗体介导的补体依赖性细胞毒作用和炎症效应以及细胞因子介导的系列炎症效应等也能造成排斥反应的损伤效应。

1. 排斥反应的类型 在同种异体移植中,排斥反应有宿主抗移植物反应和移植物抗宿主反应2种基本类型。临床最多见的是宿主抗移植物反应。

(1)超急性排斥反应:发生在移植物与受者血管接通的数分钟到数小时内,出现坏死性血管炎的表现,移植物功能丧失,患者有全身症状。发生的基本原因是受者循环系统内存在抗供者器官的抗体,常见于下列情况:①ABO血型不符;②由于多次妊娠或反复输血等使受者体内存在抗 HLA(人类白细胞抗原 A 系统)抗体;③移植物保存或处理不当等其他原因。超急排斥反应发生迅速,反应强烈,不可逆转;需立即切除移植物,否则会导致受者死亡。如果术前认真进行 ABO 及 Rh 血型检查和交叉配血试验,多可避免这种现象的发生。

(2)急性排斥反应:是排斥反应最常见的一种类型,通常发生在移植后 1 周至 3 个月内,个别病例在手术后数年发生。发生迅速,临床表现多有发热、移植部位胀痛和移植器官功能减退等。急性排斥反应出现的早晚和反应的轻重与供-受者 HLA 相容的程度有直接的关系,相容性高则反应发生晚、症状轻、有些可迟至移植后 2 年才出现。急性排斥反应经过及时恰当的免疫抑制治疗多可缓解。

(3)慢性排斥反应:属于迟发型变态反应,发生于移植后数月甚至数年,表现为进行性移植器官的功能减退直至丧失。本型反应虽然进展缓慢,但用免疫抑制治疗无明显的临床效果。

移植物抗宿主反应多发生于同种骨髓移植者,也可见于脾、胸腺和小肠移植中;此时患者的免疫功能极度低下,而移植物中丰富的免疫活性细胞则将受者细胞视为非己抗原,对其发生免疫应答;移植物的 T 细胞在受者淋巴组织中增殖并产生一系列损伤性效应。临床上有急性与慢性两型。急性型多见,多发生于移植后 3 个月以内,患者出现肝大、脾大、高热、皮疹和腹泻等症状,虽是可逆性变化,但病死率较高;慢性型可由急性型转来,患者呈现严重的免疫失调,表现为全身消瘦,多个器官损害,以皮肤和黏膜变化最突出,患者往往因严重感染或恶病质而死亡。

2. 排斥反应的处理　目前临床上抗排斥反应的治疗仍然以受体的免疫抑制治疗为主。

(1)手术治疗:包括胸导管插管淋巴引流、脾切除和血浆置换。胸导管插管淋巴引流操作复杂,疗效有限,已失去临床价值。脾切除有一定危险性,目前也已很少使用。血浆置换可以清除与排斥反应有关的因子,具有非特异性抗排斥反应的作用。

(2)放射治疗:通过杀伤参与排斥反应的效应细胞(特别是对放射线敏感的 T 细胞)来减轻移植排斥反应。主要包括全身照射、淋巴照射、移植物局部照射,作为预防急性排斥的措施。

(3)特异性抗原输注:主要包括术前输血、供者骨髓细胞输注和供者特异性细胞或肽段胸腺内接种。

(4)应用免疫抑制药:已作为器官移植的常规治疗。

3. 排斥反应的护理　排斥反应是移植术后特有的现象,急性排斥若发现或处理不及时,可导致死亡。因而要早发现,早处理。

(1)严密观察:做到“四勤”,勤巡视、勤观察、勤询问、勤思考。经常到患者床边了解情况,观察各项体征、监测指标,了解患者的精神、食欲状态。排斥反应早期患者往往只有精神、情绪、食欲等细微变化,切忌观而不察。经常询问患者的主诉,对于了解观察到的情况要勤于思考和分析,及时发现异常情况。

(2)准确判断:掌握患者移植术后可能发生的并发症、用药后反应以及各期排斥反应的发生时间与临床表现。认真做好病情交接,掌握治疗和注意事项,经常查看病程记录、会诊记录、护理记录,了解各项监测、检查指标。

(3)心理指导:移植手术后患者,常需留

置各种监测导管，加之大剂量免疫抑制药和抗生素的应用均会给患者的生理、心理造成干扰。各种症状交错出现，感染与排斥反应同时并存，导致患者的情绪不断波动，术后不适与烦躁不安可持续较长时间。因此，护理人员要耐心地做好病情解释与心理指导。健康宣教是根本，健康宣教应贯穿于患者围手术，注意宣教有效性和针对性，避免使用医学术语，让患者及家属对技术相关知识有比较深入的了解，从而消除其不良情绪，使其在完全放松、自愿的心境下，积极地配合治疗，减少并发症的发生。

（二）免疫抑制药的应用及护理

为了预防急性排斥反应，移植术前、术中和术后应常规应用免疫抑制药并长期服用。剂量随着病情好转逐渐减量，直至“最小有效量”。常用的药物有4类：化学合成抗代谢药和烷化剂（如硫唑嘌呤和环磷酰胺），肾上腺皮质激素药（如泼尼松、氢化可的松等），生物免疫抑制药（如抗淋巴细胞免疫球蛋白），抗生素类（如环孢素）。

1．免疫抑制药的种类及不良反应

（1）肾上腺皮质激素和硫唑嘌呤：目前，这两类药物仍为异体器官移植时常规应用的免疫抑制药物，但应用剂量尚无统一的标准，总的趋势是逐渐采用小剂量的激素治疗方法。该类药物会导致患者全身免疫力的下降，增加感染的发生率，严重时需减少用药剂量或者停用。其并发症有：①感染，包括肺、泌尿道、创口感染等；②骨髓抑制，主要表现为白细胞减少，与硫唑嘌呤有关；③胃肠道并发症，包括出血、穿孔，与大剂量的皮质激素有关；④高血压，多数由肾上腺皮质激素治疗引起，少数系肾动脉吻合口狭窄或原有肾病所致，也可为排斥反应的表现；⑤骨病，主要表现为骨的无菌性坏死，尤以股骨头无菌性坏死的发生率为高，系长期应用皮质激素所致；⑥癌症发生率较正常人群明显增高，可能与免疫抑制有关；⑦心血管疾病发生率较高，可能与应用皮质激素引起的脂肪代谢异常有关。

（2）环磷酰胺：能抑制淋巴细胞活性，减少抗体生成。使用该药时可引起恶心、呕吐等胃肠道反应。长期用药可发生白细胞、血小板、红细胞减少，大剂量使用可继发感染、恶性肿瘤，还可引起脱发、口腔溃疡、肝功能受损、肺间质纤维化、膀胱炎等。

（3）抗淋巴细胞免疫球蛋白：主要通过抑制T细胞引起的免疫反应，且能减轻排斥反应。其主要不良反应有：类流感样发热，畏寒，呼吸困难，肌内注射引起的局部疼痛等。抗淋巴细胞免疫球蛋白作为一种异性蛋白，使用前必须做过敏试验。过敏反应表现为荨麻疹，严重者可出现喉头水肿、呼吸困难和休克等。

（4）环孢素（环孢菌素A）：其优点是无骨髓抑制的不良反应，不影响人体免疫系统防御感染的能力，安全范围较其他免疫抑制药宽。环孢素的使用给器官移植带来了巨大变化。主要不良反应有：肾毒性发生率高，肝毒性、神经毒性、致高血压效应、多毛症、牙龈增生和震颤等。

（5）FK506：是免疫抑制家族的一个新的和有效的补充，有很多环孢素的许多特性，作用强度为环孢素的10～100倍，但是肾毒性小于环孢素。

2．应用免疫抑制药的护理　服用免疫抑制药之前，要仔细了解药物的性质、作用、给药方法、注意事项和药物的配伍禁忌。如泼尼松（强的松）在抑制免疫的同时，还可引起应激性溃疡等不良反应，宜饭后服用；硫唑嘌呤抑制骨髓作用明显，如果服用方法不正确更容易发生并发症，因而要严格遵医嘱服药并定期复查血象；服用吗替麦考酚酯（骁悉）的同时不能服用制酸药，否则减少吸收，孕妇忌用骁悉，可能有致畸作用；FK506为不溶于水的油性制剂，属脂溶性药物，如进中等程度脂肪餐后给药，其生物利用率下降，服

用此药物应空腹并在服药后2h内禁食，查血药浓度须在服药后12h未进餐前进行；环孢素同许多药物相互作用可影响其疗效或增加毒性，如异烟肼、利福平等药物不但可降低环孢素的血药浓度，还有降低抑制免疫的作用。环孢素与酮康唑或氟康唑合用可减少环孢素有效剂量的80%。因此，服用环孢素时必须在医师指导下定期监测环孢素血药浓度，按时、按量服药，护士要严格查对，确保患者服药到口，并叮嘱患者勿擅自停服或增减药量。同时，术后早期要密切观察药物的疗效，动态观察体温与血压变化，注意移植区的局部反应。另外，除了定期监测血象、免疫抑制药的血药浓度外，还要注意肾功能、肝功能及尿常规变化，一旦发现异常情况应及时向医师汇报。

(三)预防感染

移植前要对患者进行系统评估，如存在感染或处于带菌状态，要积极治疗，控制感染。

1. 实行保护性隔离　术后患者宜安排在隔离病房或单独的病室，应设专人护理，尽量减少人员流动。医护人员进出病室要换专用鞋子、隔离衣，戴消毒口罩、帽子，接触患者前后要严格洗手。严格执行消毒隔离制度，隔离室内用具应每日用消毒液擦拭，保持空气新鲜。儿童病房环境要求清洁、温暖、干燥，室温30～32℃，相对湿度40%左右。隔离治疗期间谢绝探视，室内工作人员也应适当限制。

2. 严格无菌操作，落实洗手制度　尽量减少侵入性操作的次数。操作前后严格洗手。遵医嘱预防性使用抗生素。

3. 加强生活护理　定时检查患者皮肤有无破损及毛囊炎，防止压疮的发生。患者的被褥、衣物应每天更换1次，如有污染应及时更换，保持床单平整、清洁。根据需要每天清洁皮肤数次，防止皮肤破溃。

4. 预防伤口感染　有创性导管应根据病情及时拔出。保持引流通畅，并准确记录引流液的性质及量。密切观察伤口敷料情况，注意伤口渗出物的颜色、性状及量，定时更换伤口敷料。若渗出液异常要及时报告医师处理。

5. 预防呼吸道感染　预防肺部感染，防止坠积性肺炎和肺不张等。翻身叩背，每2小时1次，协助患者排痰。痰液黏稠者可给予祛痰药物和雾化吸入。雾化器做到专人专用，防止交叉感染。术后3周避免刷牙，以防牙周损害而导致口腔感染，口腔护理2/d。每日三餐前后、睡觉前用1∶5000呋喃西林溶液和1∶2000的氯己定(洗必泰)溶液交替含漱，认真观察口腔内有无黏膜发白和出血点、破损和红肿等异常症状，根据情况可用益口漱口液，造血干细胞移植患者如果发生口腔溃疡可用巨和粒1.5mg＋0.9%氯化钠注射液100ml混合液含漱。每周做咽拭子培养，注意观察有无真菌生长，必要时用制霉菌素漱口。

6. 预防真菌感染　器官移植患者移植后的真菌感染是导致移植失败和死亡的主要原因之一。大剂量激素的应用常可掩盖临床感染症状，呈不典型的真菌感染表现。仅仅依靠临床表现或出现临床表现后再进行治疗，常常延误病情。因此，应系统评价患者移植前后与真菌感染有关的危险因素，采取相应的预防措施，一旦出现感染迹象要及早确诊。80%的真菌感染发生在移植后的前2个月。真菌感染常见于伤口、肺部、尿路、皮肤、口腔等处，传统的真菌镜检和培养仍是确诊真菌感染的基本手段。一次培养阴性并不能排除真菌感染的可能，尽可能多次采集多种标本进行培养。

7. 预防泌尿系统感染　会阴护理2/d。导尿时严格按照无菌操作，注意观察尿道口分泌物的颜色、量与质，防止泌尿系的逆行感染，及时更换尿袋。情况允许时应尽早拔除导尿管等易引发感染的管路。

六、出院宣教

移植患者由于长期服用免疫抑制药和激素，机体免疫水平低下，对各种细菌、病毒、真菌的抵抗力降低，患者极易发生各种感染，不但对身体和移植器官造成危害，而且加重经济负担，因此出院后预防感染、增强体质是重中之重。

1. 排斥反应的监控　排斥反应的发现主要依靠患者自身的感觉，因移植术后患者的自我监测相对比较复杂烦琐，因此，出院前应教会患者自我监护的方法。①准确测量并记录体重 1/d，最好在早饭前，大小便之后进行；②准确记录入量，根据尿量调节入量，保证每天生理需要量，防止脱水和水肿；③准确记录 24h 尿量，或分别记录白天和夜间尿量；④准确测量并记录体温 2/d，注意早晨起床时及午睡后的体温；⑤测量血压 4/d，分别为早晨起床时、上午 10：00 、午睡后及晚睡前的血压；⑥用自我触诊的方法观察移植器官，监测移植器官的大小、软硬度及有无触痛。严密注意排斥信号，如出现体温上升、血压高、尿量减少、体重上升、移植器官肿大、不明原因的乏力、腹胀、头痛、食欲减退、情绪不稳等，应立即到医院进行检查。

2. 遵医嘱正确服用免疫抑制药　①不能自行加药、减药和停药；②定时服药，不漏服，并保证剂量准确；③采用固定的饮料送服；④定期检测药物浓度；⑤服用免疫抑制药期间，应避免服用免疫增强药，如蜂王浆、鹿茸、人参等。

3. 饮食指导　术后早期应以高蛋白、高热量、高维生素、低脂肪饮食为主，荤素搭配，营养合理。①注意饮食卫生，食物新鲜，防止腹泻，不吃罐头食品；②术后早期的应激反应和大量激素的应用会造成体内蛋白分解，尤其是对于营养不良的患者，而严重的蛋白分解会导致伤口愈合不良，增加感染机会，所以应鼓励患者吃优质高蛋白饮食；③环孢素和大量皮质类固醇激素可引起高脂血症，体重增加可导致用药量的增加，所以要对脂肪的摄入量稍加限制，鼓励患者低脂饮食；④热量的摄入要适中，热量摄入减少会导致蛋白分解，而摄入过多又会导致脂肪的堆积；⑤要根据尿量和血压调节盐的摄入；⑥补充水溶性 B 族维生素和维生素 C，多吃新鲜瓜果；⑦补充微量元素，如铁等。

4. 预防感染　①不吸烟不喝酒；②术后 6 个月内尽量不出入公共场所，必要时戴口罩；③注意保暖，防止感冒；④讲究个人卫生，勤洗澡，勤换内衣裤，养成饭前便后洗手的好习惯；⑤尽量避免接触猫、狗等小动物，以免感染病毒、细菌、寄生虫；⑥坚持锻炼，体育锻炼有助于减轻免疫抑制治疗的一些不良反应，如高血脂、肥胖等，术后 3 个月后可进行适当的运动，如散步、慢跑等，晨起运动为佳；⑦养成良好的生活习惯，作息时间要规律；⑧防止擦伤、碰伤、抓伤、疖肿等，及时处理皮肤小伤口；⑨室内经常通风换气，保持空气新鲜；⑩恢复工作必须因人而异，慢慢适应工作环境，劳逸结合，不从事重体力劳动。

5. 遵医嘱定期复查

（韩文军　崔　静）

第二节　肾　移　植

一、概　　述

19 世纪初期，在奥地利、法国等国家的学者进行了犬肾自体、同种异体移植以及犬羊异种移植等一系列实验研究的基础上，苏联学者 Voronoy 于 1936 年首次开展了人类尸肾同种异体移植，但移植肾无功能，此后开展的肾移植手术均因无免疫抑制药而未能获得成功。1954年Murry首次成功地为同卵双生子间施行肾移植，并因此获得了1990年诺贝尔生物医学奖，开创了器官移植的新纪元。

20世纪50年代末至60年代初，免疫抑制药、组织配型和透析治疗的应用，使肾移植的成功率大为提高。70年代，随着器官保存技术的进步、组织配型的改进，使肾移植进入稳步发展阶段。80年代全面推广的环孢素A(Cyclosporin A ,CsA)免疫抑制维持治疗更显著地提高了移植肾的存活率，尸体供肾的1年存活率由原来的50%提高到80%左右。90年代以后，吗替麦考酚酯(Mycophenolate Mofetil，MMF，骁悉)、他克莫司(Tacrolimus，Tac，FK506)、西罗莫司等新型免疫抑制药的不断研发，使尸体供肾的1年存活率提高到90%以上，进一步推动了器官移植的发展。

我国的肾移植起步较早，1956年开始肾移植的动物实验，1960年吴阶平实施了首例尸体肾移植，移植肾存活近1个月。1972年广州中山医院成功进行了我国第1例亲属肾移植。此后国内各主要中心均陆续开展了肾移植。中国肾移植科学登记系统(CSRKT)资料显示：截至2013年10月我国已实施肾移植总数109 246例次，其中心脏死亡供体(DCD)肾移植2137例次。目前每年肾移植数量在5000～6000例次(每年肾移植总数仅次于美国)，尤其是供肾来源结构和以往比较有较大的变化，在2012年活体肾移植比例29%，心脏死亡供体(DCD)肾移植比例12%，而在2013年1月至10月全国共进行肾移植5097例次，其中DCD肾移植数量达到1241例次(占24%)，可以预见活体供肾和DCD供肾比例将会进一步增加。

近20年来，随着移植免疫学认识的不断深入，组织配型与肾脏保存方法的不断改进，免疫抑制药的临床应用，移植医师临床经验的不断积累，肾移植短期存活明显提高，但如何进一步提高移植肾的长期存活率仍需不断探索研究。

二、供者与受者的选择与要求

(一)供者的选择与要求

供者分为尸体供肾和活体供肾两大类。供者的评估、选择、准备、处理是移植成功的基础保证。供者血型原则上应同ABO输血要求，淋巴细胞毒性试验低于10%。目前还应进行群体反应性抗体(PRA)的检测及人类白细胞抗原(human leukocyte antigen，HLA)配型。在详细了解病史、体格检查和实验室诊断的同时应排除可能传播给受者的严重疾病并评估肾脏解剖与功能状态。

1. *尸体供肾*　分为脑死亡者(有心跳尸体供者)和心死亡者(无心跳尸体供者)。经批准获取肾脏后，必须详细了解病史、体格检查和实验室诊断，评估肾脏解剖和功能状态，排除可能传播给受者的严重疾病，如败血症或恶性肿瘤等。脑死亡尸体供肾摘取前应维持好收缩期血压＞90mmHg。取肾前1～2h，肌内注射肝素50 000U，防止肾血管床凝血，出现血栓。无心跳尸肾摘取时热缺血时间应尽量＜10min，冷缺血时间应＜24h。

2. *活体供肾*　由于活体供者健康情况良好，无低血压影响器官功能，几乎不存在热缺血导致缺血再灌注损伤，移植肾1年存活率可达95%左右，选择的条件是不损害供者身体状况及未来生活质量。活体供肾摘取术前应详细了解供者病史，进行全面体格检查和实验室辅助检查，评估肾脏功能，绝对保证供者的安全。活体供肾分为亲属活体供肾和非亲属活体供肾两大类。亲属供肾又可分为3类，第一类是同卵双生同胞间移植，术后不引起排斥反应，不需用免疫抑制药；第二类是非同卵双生同胞间移植，存在不同程度的排斥反应，但免疫抑制药用量减少；第三类是非近亲血缘间移植，存在排斥反应，需用免疫抑制药。而非亲属活体供肾移植后存在排斥反应，需用免疫抑制药，如夫妻间、好友间的移植。

(二)受者的选择及要求

终末期肾病(ESRD)是行肾移植的适应证，最常见的原发病主要是慢性肾小球肾炎、慢性肾盂肾炎、慢性间质性肾炎和囊性肾病。随着移植技术的不断发展，受者的年龄范围在不断扩大，文献中有3岁幼儿施行肾移植成功的报道，我国报道获得移植成功的最小年龄是9岁。高龄范围一般以60岁以下为宜。全身情况极差；不能耐受手术者；有急性感染灶存在的患者；活动性结核病；未治愈的溃疡病患者及肝炎或肝功能不全者为肾移植的绝对禁忌证。

受者术前处理的主要目的是改善终末期肾病患者的氮质血症，纠正水、电解质及酸碱失衡，纠正贫血，改善心功能，控制感染以及治疗心、肝、肺、胃肠道等全身各系统并发症，改善患者全身情况，稳定内环境，以便能够耐受手术并减少术后并发症，包括透析、输血等。手术前除按外科常规准备外，特殊的准备包括：①术前消毒液擦身，减少术后因大量免疫抑制药的使用导致抵抗力低下而引起的感染；②术前使用免疫抑制药以减少术中、术后排斥反应的发生，如吗替麦考酚酯(骁悉)0.75～1.0g或硫唑嘌呤(Aza)100mg口服，生理盐水+CD25单抗(赛尼哌50～75mg或舒莱20mg)静脉滴注；③术前东莨菪碱0.3mg肌内注射；④术中用物准备，包括甲泼尼龙(Methylprednisolone，MP)500mg、抗生素、白蛋白以及消毒备用的腹带等；⑤更换消毒的病号服。

(三)病室与物品准备

1. 病室要求　要求通风良好，格局符合消毒隔离要求，各项设备齐全，包括空调、空气净化装置、冰箱、微波炉等。

2. 物品准备　包括床单位用物、各类护理操作用物、化验检查用品、监护仪器、消毒隔离用物以及患者的生活用品等。

3. 药物准备　常备药物有：各类抗生素、抗病毒药、激素、免疫抑制药、止血药、利尿药、白蛋白、保肝药、胰岛素、血管扩张药、抗心律失常药等。配备足量的静脉输液液体。

4. 病室消毒　术前彻底清洁病室，消毒液擦拭病室内床、桌、椅及各种用物。备齐用物后进行空气消毒(1%～2%过氧乙酸用于空气消毒，8ml/ m^3密闭门窗加热熏蒸30～120min，或乳酸加等量的水配制成的消毒液，按24ml/10m^3，密闭门窗加热熏蒸，2h后开窗通风透气)。

三、心理护理

慢性肾衰竭患者因长期受疾病折磨身心非常痛苦，对肾移植手术十分迫切，同时寄予很高的期望，但又担心供肾质量及手术是否成功，担心长期服药费用，患者心里非常矛盾，往往出现情绪过度紧张、烦躁不安，甚至产生悲观情绪。护士应针对患者的心理变化，根据患者的不同文化背景及心理特征进行心理疏导，做好患者及家属的思想工作。

1. 告知肾移植手术已是非常成熟的手术，手术安全性高，成功率达95%以上，减少其顾虑及恐惧心理，取得患者及家属的配合和支持。

2. 向患者讲解术前的一些注意事项及术后会出现的一些护理问题，如伤口的疼痛问题，床上排便习惯的改变问题。

3. 告知患者免疫抑制药服用时间和服用方法等问题。

4. 向患者说明术后隔离期间家属难以探视的问题。

5. 让患者了解肾移植的相关知识，减轻对手术的恐惧和不安，保证在移植前具有良好的情绪与精神准备，取得患者的充分配合。

四、移植手术方式

(一)供肾的摘取

1. *尸体供肾* 平卧，腰部垫高后腹部正中大十字切口(图 9-2-1)，充分暴露后摘取供肾，避免损伤血管、输尿管。离体肾脏立即放入冰保存液(2～4℃)中，并用保存液经肾动脉灌注(图 9-2-2)，灌注压 100～120cmH_2O，时间为 3～5min，灌注量＜500ml/只，灌注满意(供肾色泽苍白、均匀一致，静脉流出液清亮)后放入无菌袋中，于 0～4℃保存(24～48h，最长可达 72h)。记录冷缺血、热缺血时间。

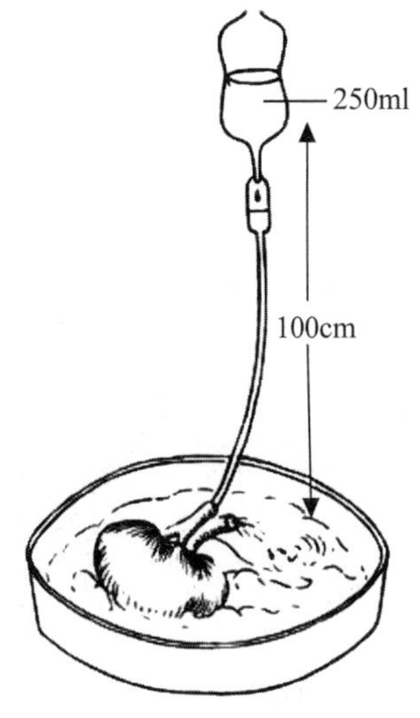

图 9-2-2 肾脏灌注

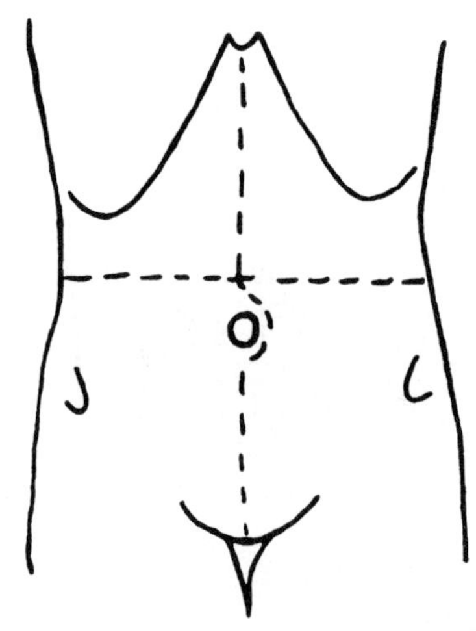

图 9-2-1 尸肾摘取切口

2. *活体供肾* 第 12 肋下经腰斜切口或第 11 肋间切口，也可经腹切口取肾，现在国内很多单位开展腹腔镜下取肾手术。离体肾灌注同尸体供肾。灌注满意后立即进行供肾的修复与肾移植手术。

(二)肾脏移植手术

1. *位置* 目前一般采用髂窝部位移植(图 9-2-3)，优点是：①位置表浅，减轻手术难度，并发症少；②术后便于观察局部移植肾情况；③便于行 B 超、移植肾的穿刺。首选右侧，因右髂窝位置较浅，术中显露理想，髂内动脉粥样硬化等病变较左侧少。

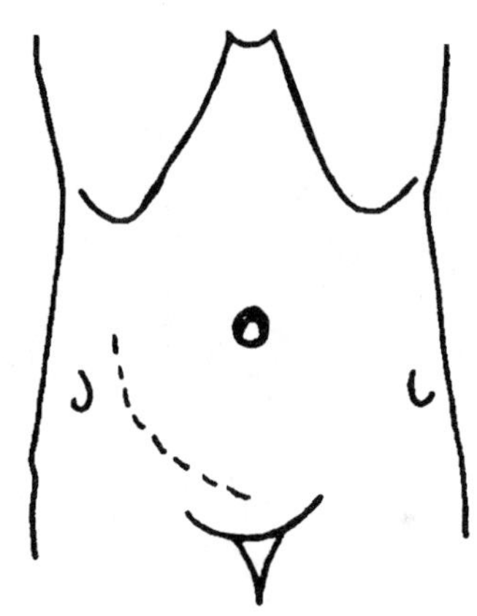

图 9-2-3 肾移植手术切口

2. *血管的重建* 主要是供肾的动静脉与受者髂窝动静脉的吻合。一般选用供肾静脉与受者髂外静脉端侧吻合，供肾的肾动脉与受者的髂内动脉端端吻合或髂外动脉端侧吻合或髂总动脉端侧吻合(图 9-2-4)。

3. *尿路的重建* 供者输尿管与受者膀胱吻合进行尿路重建(图 9-2-5)，必要时留置双“J”管。麻醉后手术开始即静脉滴注抗生素、甲泼尼龙，血管开放前静脉滴注 20%甘露醇 250ml，呋塞米 60～100mg，见尿后静脉注射白蛋白 10g，观察尿液排出情况。

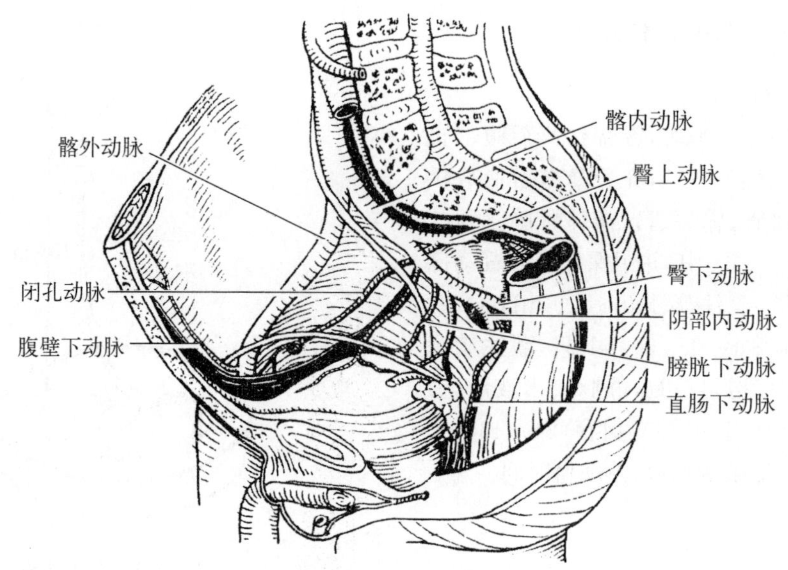

图 9-2-4 盆腔动脉

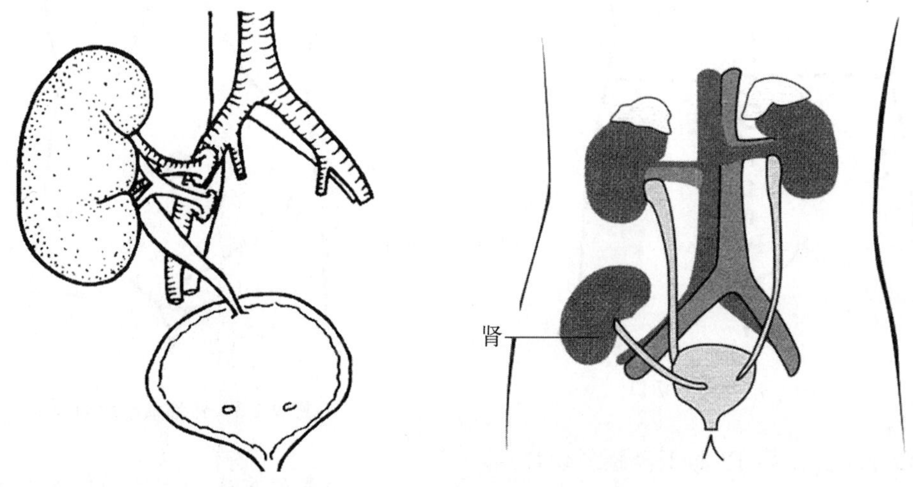

图 9-2-5 肾移植血管与尿路重建

(三)术后免疫抑制药的应用

1. 常用的免疫抑制药 临床上常用的免疫抑制药包括:①皮质类固醇类药物,如甲泼尼龙(MP)、地塞米松(DXM)、泼尼松(Pred);②烷基化药物,如环磷酰胺(CTX);③抗代谢类药物,如硫唑嘌呤(Aza)、吗替麦考酚酯;④T细胞导向的免疫抑制药物,如环孢素(CsA)、他克莫司(FK506)、西罗莫司(SRL);⑤生物制剂,如抗淋巴细胞球蛋白(ALG)、抗胸腺细胞球蛋白(ATG)、抗淋巴细胞血清(ALS)、抗人T细胞CD3鼠单抗(OKT3)等。

2. 免疫抑制方案 临床上常用的免疫抑制方案分为两大类。

(1)以环孢素为主的联合方案,包括:①环孢素+吗替麦考酚酯+激素;②环孢素+硫唑嘌呤+激素；③环孢素+激素；④环孢素+西罗莫司；⑤环孢素+西罗莫司+激素。

(2)以普乐可复为主的联合方案，包括：①普乐可复+吗替麦考酚酯+激素；②普乐可复+硫唑嘌呤+激素；③普乐可复+激素；④普乐可复+西罗莫司；⑤普乐可复+西罗莫司+激素。

3. 用药时间与方法

(1)手术前用药：手术前5～6h患者口服骁悉0.5～1.0g或硫唑嘌呤(Aza)100mg，根据患者情况用药。

(2)手术中用药：静脉滴注甲泼尼龙(MP)500mg+0.9%氯化钠100ml。

(3)手术后用药：临床上常采用三联免疫抑制方案，即MP(Pred)+骁悉(Aza)+环孢素(CsA)，主要是避免和减轻肾中毒，减少环孢素(CsA)用量。

术后第1、2天继续静脉滴注甲泼尼龙(MP)500mg+0.9%氯化钠100ml，以后逐日减量，停药后口服泼尼松80mg，每日减量5～10mg至20mg维持，每日1次。

术后72h内服用骁悉(体重>60kg者1.5g，体重<60kg者1.0g)或硫唑嘌呤50mg[1～1.5mg/(kg·d)]，每12小时服用1次。

术后72h如血清肌酐值降至300μmol/L以下开始使用环孢素(CsA)，用量按6～8mg/(kg·d)计算，分2次服用，每12小时服用1次。常用的环孢素(CsA)药物包括新山地明、赛斯平、金格福。同时检测环孢素谷值C_0、峰值C_2。其他常用药物有他克莫司(普乐可复、FK506)，常规剂量为0.15mg/(kg·d)，分两次服用，每12小时服用1次。用药期间监测FK506浓度，并根据血液浓度调整用药剂量。在免疫治疗中，患者体内的药物浓度必须达到一个稳定的状态才能达到其治疗效果。而各种免疫抑制药物的有效浓度和中毒浓度之间差距很小，一旦中毒对神经系统和肾脏都有损害，而且不同个体对药物的吸收和代谢差异很大，因此，需要定期监测血药浓度，既要达到治疗效果，又要防止药物中毒(表9-2-1)。

(4)肾移植后有些药物和食物会增加免疫抑制药物的血药浓度，而有些会降低浓度，所以肾移植后药物的使用一定要在医师的指导下进行。临床上常用提高血药浓度的药物有地尔硫䓬(恬尔心)、红霉素等。如血药浓度波动较大，应及时复查，在医师指导下用药，切不可自行频繁盲目的增加或减少药物剂量。总之，血药浓度只是一个参考指标，患者的主治医师最终还是要结合临床疗效和毒副作用来为患者调整药物剂量(表9-2-2至表9-2-4)。

表9-2-1 治疗窗药物浓度参考范围

时间	CsA		FK506	SRL
	谷浓度(C_0) ng/ml	峰浓度(C_2) ng/ml	谷浓度 ng/ml	谷浓度 ng/ml
第1个月	350～450	1200	10～15	8～10
第2个月	300～350	1000	8～10	5～8
第3个月	250～300	800	5～8	5～8
>4个月	150～250	750	5～8	5～8

表 9-2-2　影响环孢素 A 浓度和毒性的药物

影响	药物名称
升高浓度	大环内酯类：红霉素，罗红霉素 喹诺酮类：诺氟沙星、氟康唑、伊曲康唑、伏立康唑 钙离子拮抗药：地尔硫䓬(恬尔心)、维拉帕米、尼卡地平 激素：甲泼尼松龙、泼尼松龙、甲基睾丸素、口服避孕药 其他：甲氧氯普胺、泰能、五酯胶囊、秋水仙碱等
降低浓度	抗结核药：利福平、吡嗪酰胺、异烟肼 抗惊厥药：苯妥英、苯巴比妥 磺胺类：复方新诺明、保肝菌、联苯双酯、乙氧萘青霉素等
增加肾毒性	庆大霉素、链霉素、卡那霉素、甘露醇、环丙沙星、顺铂、氨基糖苷类抗生素、呋塞米(速尿)、阿昔洛韦、两性霉素 B、吲哚美辛、秋水仙碱、更昔洛韦、地高辛等
增加肝毒性	诺乙雄龙、口服避孕药、甲睾酮、红霉素等
增加肾毒性	阿曲库铵、甲基泼尼松龙、亚胺硫霉素、红霉素等

表 9-2-3　影响 FK506 浓度和毒性的药物

影响	药物名称
升高浓度	大环内酯类：红霉素、甲红霉素 喹诺酮类：诺氟沙星、氟康唑、伊曲康唑、伏立康唑 钙离子拮抗药：地尔硫䓬(恬尔心)、维拉帕米、尼卡地平 激素：泼尼松、炔诺酮、乙炔雌二醇 其他：甲氧氯普胺、泰能、五酯胶囊、奥美拉唑、西咪替丁等
降低浓度	抗结核药：利福平、异烟肼 抗惊厥药：苯妥英、苯巴比妥、卡马西平 其他：安乃静等
增加肾毒性	两性霉素 B、非甾体消炎药、万古霉素、阿昔洛韦、更昔洛韦、氨基糖苷类抗生素、阿司匹林、顺铂等

表 9-2-4　影响霉酚酸酯浓度的药物

药名	作用机制	可能的影响	处理
阿昔洛韦	降低代谢	提高阿昔洛韦浓度	与 MMF 合用时，阿昔洛韦的用量应降低 20%
制酸药	降低生物利用度	MPA(霉酚酸)的 AUC(生物利用度)降低 33%	服用 MMF 后方可给予制酸药
消胆胺	降低生物利用度	MPA 的 AUC 降低 40%	切勿和 MMF 合用
苯妥英钠	导致苯妥英钠与蛋白结合错位	抑制苯妥英钠与蛋白结合位点的结合	检测全血苯妥英钠总浓度和游离苯妥英钠浓度
水杨酸盐	导致 MPA 与蛋白结合错位	抑制 MPA 与白蛋白的结合	检测水杨酸盐的浓度，预防毒性反应
茶碱	导致茶碱与蛋白结合错位	抑制茶碱与蛋白结合位点的结合	检测茶碱的血药浓度，防止中毒

五、常见护理问题

(一)有体液不足或过多的危险

1. 相关因素　①术前尿毒症患者有不同程度的水钠潴留，血尿素氮值增高引起的渗透性利尿，取肾过程中供肾的低温保存损害肾小管影响重吸收功能以及术中利尿药的应用等原因使肾移植后需经历3～5d的多尿期，24h尿量可多达5000～10 000ml；②恢复肾功能的时间不同；③急性肾小管坏死。

2. 临床表现　①入量小于出量；②尿量减少；③患者有口干的主诉；④相关实验指标出现异常，严重时出现低血钾、低钠综合征、严重脱水等并发症，甚至危及患者生命。

3. 护理措施

(1)保持导尿管通畅，经常挤压管道，防止扭曲受压。

(2)每小时记录尿液的色、量、质。每小时尿量＜100ml或＞500ml汇报医师，根据医嘱及时处理。

(3)根据每小时尿量及时调整补液量，做到量出为入，根据尿液流出的滴数来调节静脉输入液体的速度，使两者滴数基本同步，以保证输入液体量。保持出入量基本平衡，必要时建立多条静脉通道，并注意保持通畅。补液原则一般为：尿量＜200ml/h，补液量＝尿量；尿量为200～500ml/h，补液量为尿量的80%；尿量＞500ml/h，补液量为尿量的70%，注意根据医嘱随时调整。

(4)观察血压变化，便于判断有无血容量不足导致的尿少。

(5)测体重1/d，注意使用固定的体重计。

(6)注意观察皮肤黏膜的血液充盈和水肿情况。

(7)正确执行医嘱，及时合理使用白蛋白、利尿药。

(二)潜在并发症——出血

1. 相关因素　①长期尿毒症造成不同程度的贫血、凝血功能障碍；②血管吻合口出血；③供肾表面或肾窦部位出血。

2. 临床表现　①伤口引流管引流出多量的血性液体；②切口渗血或血肿；③移植肾区肿胀、腹胀或腹膜刺激症状；④全身冷汗、脸色苍白、脉搏细数、血压下降甚至休克；⑤积血或血肿压迫输尿管导致尿路不畅，尿量减少，重者可引起急性梗阻性尿闭；⑥积血并发感染引起发热。

3. 护理措施

(1)密切观察患者的神志、生命体征的变化，测量体温、血压、脉搏、呼吸1/h，注意患者四肢感觉、皮肤色泽、甲床颜色。

(2)注意观察伤口引流液的量、性、质，伤口局部情况以及皮肤有无瘀斑、皮下出血。

(3)保持输液通畅，正确记录、总结每小时出入量，保证有效血容量。

(4)正确留取各项检验标本，及时了解结果，掌握患者病情的动态变化。

(三)潜在并发症——感染

1. 相关因素　①术前长期透析常存在贫血、凝血障碍、蛋白质消耗等导致抵抗力低下；②手术创伤；③大剂量激素和免疫抑制药的应用，自身抵抗力下降；④伤口及各类导管的留置。

2. 临床表现　肾移植后感染病原谱广泛，有细菌、真菌、病毒和寄生虫等，不同的病原体感染有不同的时间特征和表现。感染部位包括呼吸道、泌尿系统、切口局部、消化系统、皮肤黏膜等。

3. 护理措施　见本章第一节器官移植的术后管理相关内容。

(四)潜在并发症——排斥反应

1. 相关因素　见本章第一节器官移植的术后管理相关内容。

2. 临床表现

(1)超急性排斥反应(hyperacute rejection，HAR)：多发生在移植后数分钟至数小时内，一般发生在24h内。当供肾恢复血流后，移植肾由充盈饱满变为柔软，体积缩小，颜色由深红色出现紫纹，进而呈暗红或紫褐色并失去光泽，肾脏搏动消失，泌尿停止。HAR来势凶猛，为不可逆的排斥反应。目前尚无有效的治疗方法，只能行移植肾切除，预防超排是关键。HAR的发生率为1%～5%。

（2）加速性排斥反应（accelerated rejection，ACR）：加速性排斥反应多发生在肾移植后的2～5d内，排斥反应程度剧烈，病程进展快，移植肾功能迅速丧失，严重时移植肾破裂出血。临床表现主要是患者在术后移植肾功能恢复的过程中，突然出现尿量的减少或无尿，体温上升，高血压，伴有乏力、恶心、腹胀，移植肾肿胀、压痛，并出现明显的血尿，肾功能减退至丧失，原已下降的血肌酐值又迅速升高。彩色多普勒超声检查提示移植肾血供不良，阻力指数明显升高，体积增大；ECT检查可见移植肾血供差；确诊需要行肾穿刺活检。

（3）急性排斥反应（acute rejection，AR）：急性排斥反应是最常见的排斥反应类型，可发生在移植术后的任何时间，但多发生在移植后的3个月内，尤以1个月内最常见。典型的急性排斥反应表现为发热，体温＞38℃，伴有乏力、关节酸痛、体重增加、血压升高、尿量减少、移植肾胀痛、肿大。实验室检查可发现血肌酐和尿素氮升高、出现蛋白尿、尿量减少、尿比重下降、尿中有红细胞。彩超显示移植肾体积增大、血流减少、血管阻力增加。肾穿刺活检是目前诊断AR的金标准。

（4）慢性排斥反应（chronic rejection，CR）：慢性排斥反应是指由免疫因素所介导的移植肾功能缓慢减退，一般发生在肾移植3～6个月后，肾功能呈缓慢减退，血肌酐进行性升高，是影响患者长期存活的主要因素之一。慢性排斥反应目前尚无明确有效的治疗方法，对慢性排斥反应的预防更加重要。

3．护理措施

（1）做好患者的心理护理，适时讲解发生排斥反应的原因、药物治疗的效果等相关知识，减轻患者的紧张恐惧心理，增强信心，配合治疗与护理。

（2）正确、及时地执行各项抗排斥治疗，按医嘱合理安排药物使用时间。

（3）正确记录24h出入量，保持进出平衡，防止发生容量不足或水肿、心力衰竭或急性肺水肿。

（4）严密监测各项指标，包括体温、尿量、血压等变化。

（5）具体的处理与护理见本章第一节器官移植的术后管理相关内容。

（五）潜在并发症——免疫抑制药浓度过高或过低

1．相关因素　①药理学特性和药代动力学因素；②腹泻、呕吐、便秘等影响药物的吸收；③食物影响药物的生物利用度；④透析。

2．临床表现　实验室检查相关指标异常。

3．护理措施　①遵医嘱准确合理地安排用药时间。②指导患者正确服药。③注意患者主诉，注意有无呕吐等症状，汇报医师及时补药。④病情需要透析时应将该类药物透析后使用。

（六）潜在并发症——尿瘘

1．相关因素　①手术技术问题；②患者全身情况差等原因导致输尿管供血不足，诱发输尿管壁坏死而致漏尿；③排斥反应引起输尿管缺血坏死。

2．临床表现　①尿少或突然无尿、发热、局部疼痛、皮肤水肿、局部疼痛和压痛、伤口引流管引流出尿液或尿液从伤口渗出、局部包块；②肾功能减退、血肌酐升高；③B超检查显示局部有积液；④引流液生化检查肌酐水平与尿液相似。

3．护理措施　①术中输尿管内置双“J”

管。②保持引流管通畅，充分引流，有利于瘘口处自行闭合。③及时换药，保持伤口局部的干燥。

（七）潜在并发症——肾动脉栓塞

1. 相关因素　①髂动脉粥样硬化，内膜分层，肾动脉内膜破坏，内膜不完全断裂；②吻合血管后局部有粗糙面，血流形成湍流，致使血栓形成，肾内栓塞产生。

2. 临床表现　①突然少尿或无尿，伴随肾功能急剧恶化；②伴移植肾区疼痛及血尿，移植肾区压痛，移植肾缩小变软；③肾动脉造影，彩色多普勒血流显像仪，可见移植肾血管阻力指数增高，舒张区逆向血流及血液灌注减少。

3. 护理措施　①严密监测尿量及移植肾的症状、体征。②发现问题及时报告医师并给予相应处理。③尽快手术探查，及时取出栓子。

（八）潜在并发症——消化道溃疡或出血

1. 相关因素　免疫抑制药对消化道黏膜有强烈的刺激作用，大剂量应用激素可诱发或加重消化道溃疡甚至引起穿孔。

2. 临床表现　同消化道溃疡、出血表现。

3. 护理措施　①用药期间注意倾听患者主诉，了解有无恶心、呕吐、食欲减低、腹胀等症状。②观察患者大便的色、质、量，注意有无血便发生。③遵医嘱使用保护胃黏膜药物。

（九）潜在并发症——血液系统并发症

1. 相关因素　大剂量免疫抑制药物的使用引起骨髓抑制所致。

2. 临床表现　血象异常，如骁悉、硫唑嘌呤等可引起白细胞下降。

3. 护理措施　①用药期间定期检查血象。②观察患者有无出血、感染症状。③做好消毒隔离工作，必要时住层流病房，防止感染。

（十）潜在并发症——肝脏并发症

1. 相关因素　①使用免疫抑制药后各种肝炎病毒活化，使患者易受病毒感染造成；②硫唑嘌呤等药物可直接作用于肝脏，产生中毒性肝炎；③饮酒过量。

2. 临床表现　①血清学检查如肝功、乙肝三抗等有具体表现；②部分患者可出现皮肤和巩膜黄染、腹水、水肿、皮肤瘙痒等表现。

3. 护理措施　①定期检测肝功能。②使用保肝药物，做好用药护理。③根据肝脏功能恢复情况，遵医嘱调节硫唑嘌呤的用量。④注意消毒隔离措施的落实。

（十一）潜在并发症——精神异常

1. 相关因素　①长期使用免疫抑制药，该类药物对神经系统有直接毒性作用；②与肝、肾功能障碍及电解质失衡有关。

2. 临床表现　主要表现为头痛、失眠、颤抖、眩晕、精神异常、谵妄、幻觉，甚至癫痫发作。

3. 护理措施　①用药期间观察。②定期检测肝、肾功能与电解质。③遵医嘱及使用镇静、抗惊厥药物。④注意安全，防止意外发生。

六、康复与健康教育

1. 心理指导　由于各种因素及个体差异的存在，肾移植术后患者往往会有不同的临床表现，生化指标的恢复也不尽相同。有的患者会因疼痛，尿量、血压、肌酐等值的高低不一而出现各种各样的反应；有的患者认为移植了别人的器官，自己会成为别人的模板而顾虑重重；有的患者认为移植后自己就是健康人，有的患者则因为担心、惧怕而过度小心。护士应结合患者的心理变化与表现，实施个体化心理护理，指导患者正确认识疾病，了解工作、锻炼、社交、娱乐生活中的注意事项，掌握自我护理要点，合理安排作息时间。

2. 用药指导

(1)通过各种形式的宣教使患者明确所服用的各类药物的目的,正确认识规范服药的重要性和必要性,了解各类药物的作用与不良反应,掌握正确、准时服用各类药物的方法(表 9-2-5)。术后早期即使漏服 1 次剂量,也可能导致严重的排斥反应。一旦出现漏服情况,不能在下次服药时擅自增加剂量,否则会导致严重的不良反应。正确的方法是应马上补服同等剂量药物并推迟下次服药时间,但 2 次服药间隔时间不能少于 8h。

表 9-2-5　肾移植出院后常用免疫抑制药

药物名称	他克莫司(普乐可复,FK506)	环孢素	泼尼松(强的松)	吗替麦考酚酯(MMF)	硫唑嘌呤(Aza)
规格	胶囊:0.5mg×50 粒×1 盒 胶囊:1mg×50 粒×1 盒 针剂:5mg×1 支	25mg、50mg、100mg×50 粒×1 盒 10mg×60 粒×1 盒	5mg	250mg×40 粒×1 盒 500mg×40 粒×1 盒	50mg
每次剂量	遵医嘱(根据血药浓度调整)	遵医嘱(根据血药浓度调整)	遵医嘱(根据移植时间调整)	0.5～1g	50～100mg
服用方法	1/12h(早、晚 8 时,误差不超过 30min)	1/2h(早、晚 8 时,误差不超过 30min)	1/d(早上 8 时)	1/12h(早、晚 8 时,误差不超过 30min)	1/d(早上 8 时)
注意事项	1. 温开水送服 2. 不能与葡萄汁、西柚汁一起服用 3. 禁止与环孢素合用	1. 温开水送服 2. 不能与葡萄汁、西柚汁一起服用 3. 禁止与普乐可复合用 4. 铝箔包装打开后必须在 1 周内服用	1. 通常与普乐可复或环孢素一起使用 2. 停药前应逐步减量,不可骤然停药	1. 温开水送服 2. 通常与普乐可复或环孢素、糖皮质激素联合应用	1. 常作为普乐可复或环孢素的辅助治疗药物 2. 严重贫血、感染及肝肾功能受损者慎用
不良反应	震颤、头痛、失眠、肾功能异常、高血糖、感染、脱毛	肾毒性、感染、恶性肿瘤、肝毒性、神经毒性、多毛、牙龈增生、高血压、高血脂、高血糖	加重感染、满月脸、粉刺、肥胖、消化性溃疡、白内障、青光眼、糖尿病、高血压、骨质疏松、抑郁	骨髓抑制(中性粒细胞、血小板减少)、胃肠道反应(恶心、呕吐、腹泻)、感染、血尿酸升高(偶有)、高血钾、肌痛、嗜睡	感染、白细胞减少、肝功能障碍(黄疸)、胰腺炎、食欲缺乏、恶心、脱毛、口腔炎
血药浓度与监测方法	服药前(谷值 C_0)、服药后 2h(峰值 C_2),各抽血 1ml 置入含肝素(2 滴)的抗凝管内	服药前(谷值 C_0)、服药后 2h(峰值 C_2),各抽血 1ml 置入含肝素(2 滴)的抗凝管内			

(2)药物的吸收、代谢及排泄速度因人而异,为使免疫抑制药发挥最大的免疫抑制作用,出现最小的不良反应,必须通过采血测定药物在血中的浓度,并以此为基础调整药物的服用量,从而使其在血中保持适当的浓度。应根据医师的要求定期到移植中心采血监测免疫抑制药的血药浓度。

(3)呕吐与腹泻都会对免疫抑制药的血药浓度造成明显的影响,一旦发生,应正确记录腹泻、呕吐的时间、频率、数量、性状及伴随症状,及时通知移植中心,正确调整剂量(表9-2-6,表9-2-7)。

表 9-2-6 服药后呕吐时间与加服药物用量

服药后呕吐时间(min)	加服药物用量(%)
0~10	100
10~30	50
30~60	25
60 以上	0

表 9-2-7 腹泻与服药的药物用量

腹泻次数	加服用量(%)
水样便 5~6 次	50
水样便 3 次	25
糊状样便	0

3. 饮食指导

(1)饮食的原则应以高蛋白、高热量、高维生素、低脂肪和低盐为主。

(2)术后遵循少量多餐的原则,根据病情逐渐增加。

(3)早期禁食酸性、高糖食物。大剂量激素应用可诱发或加重消化道溃疡和糖尿病,防止消化道应激性溃疡出血和继发性糖尿病的发生。

(4)合理膳食:①注意蛋白质的摄入[1.2~1.5g/(kg · d)]。免疫抑制药可增加蛋白质的分解,抑制体内蛋白质的合成,使蛋白质消耗增加,可影响伤口的愈合,导致骨质疏松、糖尿病、肌肉萎缩等。应适量增加优质蛋白质(动物性蛋白)的摄入,如鱼、禽、蛋、瘦肉等,减少植物性蛋白的摄入(代谢后会产生大量氨,加重肾脏的负担),如大豆、花生等。②钠盐会导致水潴留及血压升高,因此应限制钠的摄入。烹调时注意少放盐,尽量使用精盐,避免油炸食品如薯片,少食罐装食品(大多含有大量的盐)。③注意补钙。免疫抑制药、泼尼松可抑制钙的吸收,增加钙的排泄,长期服用可导致骨质疏松,出现骨和关节疼痛、腰痛腰酸、小腿抽筋。饮食上除补充牛奶外,还要多吃含钙高的食物,如小虾皮、骨头汤、菠菜、芥蓝菜、豌豆等。维生素 D 能促进钙的吸收,因此补钙的同时应补充维生素 D。适量增加室外活动,多晒太阳。

(5)多食蔬菜和水果:维生素类可促进伤口愈合,减少渗出,同时对环孢素引起的牙龈肿胀、牙龈出血、口腔溃疡有预防和治疗作用。

(6)多饮水,注意饮食卫生:避免进食不洁食物以及不易清洗干净的水果,如杨梅、草莓等。

(7)避免生、冷及刺激性食物,忌烟酒。

(8)禁止食用葡萄:葡萄可影响细胞色素 P_{450} 酶系,从而改变环孢素代谢,易发生药物中毒。

(9)忌用提高免疫功能的食物:如木耳、香菇、大枣等,这些食物可能降低免疫抑制药的作用。

(10)禁用增强免疫力的滋补品:如人参或人参制品。滋补品可增强人体的免疫功能,促进机体识别外源性移植器官,导致排斥反应的发生。

(11)适当控制体重,维持理想体重:免疫抑制药需根据体重调整用药剂量,体重过重或过轻可导致药物中毒或用药量不足。

4. 性生活指导 肾移植成功的患者,在移植 3 个月后可有正常的性生活,但要适当控制，不能放纵。性生活前后要特别注意会阴部的卫生。采取避孕措施时建议使用避孕套，免疫抑制药会影响口服避孕药的效果，宫内节育器有增加感染的可能。肾功能正常可以生育，但肾移植后妊娠与分娩的并发症较多，因此，移植患者在决定妊娠之前，应向移植医师和妇产科医师仔细咨询，慎重考虑妊娠对移植肾及全身的影响以及免疫抑制药对胎儿的影响，做好充分的思想准备。

5. 日常生活指导

(1)注意休息，保证充足睡眠，生活规律，劳逸结合。

(2)适当锻炼，注意个人卫生，严格洗手、漱口，预防感冒。尤其是术后 3 个月内应避免出入公共场所，必要时戴口罩。

(3)避免与宠物接触。宠物能增加感染的机会，尤其是猫，有传染弓形虫的危险。

(4)移植肾位置表浅，注意保护，防止碰撞、挤压。着宽松衣裤，避免压迫移植肾。

(5)学会自我监测。每天定时测量体温、体重、血压、尿量，注意各种变化，如有异常立即就医诊治，以免耽误病情。

(6)保持健康心理。服用激素者易激怒，免疫抑制药使用后可出现多毛等症状，外形有所改变，注意自我调节，保持心情愉快。

(7)定时门诊随访。一般术后 3 个月内每周随访 1 次，术后 4～6 个月每个月随访 1 次，以后根据病情和医嘱安排随访时间。如有不适应及时就诊。如因各种原因到其他医院相关科室就诊时，应告知医师自己为移植患者，尽量使用肾毒性低的药物，减少对肾的损害。

（万　蓬　唐春霞）

第三节　心脏移植

一、概　　述

1967 年 12 月，南非开普敦 Barnar 医师成功地进行了世界上第 1 例人体原位心脏移植，虽然移植后患者因肺部感染仅存活了 18d，但这次手术的成功却引起了人们对于心脏移植的关注。然而，在其后很长的一段时间里，因为移植后器官的排斥和供体、受体选择标准等一系列问题得不到很好的解决，使心脏移植的发展停滞不前。直到 1981 年环孢素(Cyelosporme)应用于临床，1984 年开始广泛应用于心脏移植，从此心脏移植进入了飞速发展的阶段。目前全世界每年大约有 3 500 人接受心脏移植。心脏移植后总的 1 年、3 年、5 年和 10 年生存率分别为 79.4%、71.9%、65.2% 和 45.8%。心脏移植已成为晚期充血性心力衰竭的有效治疗手段。

我国的心脏移植手术起步较晚，第 1 例人体心脏移植手术于 1978 年由上海瑞金医院的张世泽等医师完成，患者存活了 109d，开创了我国心脏移植的先河，近年来我国心脏移植无论在数量上还是质量上都有了长足的发展。新型免疫抑制药的应用，使心脏移植术后排斥反应的发生率及严重性显著下降，但排斥反应仍是导致心脏移植术后早期及晚期死亡的主要原因，且迄今为止尚无一种理想的免疫抑制药既能有效地预防和治疗免疫排斥反应，又能避免长期用药的不良反应。我国每年有 1000 万心脏衰竭的患者，只有 50 个患者有机会接受心脏移植手术，200 万～300 万人因心力衰竭而死亡。究其原因主要是供体缺乏、患者经济能力所限以及人们对心脏移植的恐惧所致。

二、供者与受者的选择与要求

(一)供者心脏的条件与要求

①脑死亡而预先自愿供心者，具有相关

法律手续；②供者年龄：男性<40岁，女性<45岁；③无器质性心脏病，在正性肌力药物支持下能维持心功能；④ABO血型与受心者相符，淋巴细胞毒性反应阳性率<10%；⑤供心缺血时间≤4h；⑥无感染、恶性肿瘤（脑恶性肿瘤例外）及心脏损伤。

（二）受者的条件与要求

一般认为心脏移植仅适用于终末期心脏病患者，内科治疗难以奏效，心功能达到Ⅳ级，预计生存时间<12个月。过去要求年龄<55岁，现在已扩大年龄范围至70岁。实施心脏移植禁忌者为：①全身性感染者，因免疫抑制药物可使之恶化；②肺动脉收缩压>60mmHg，肺动脉楔压>40mmHg者，因肺动脉压力过高，移植后的供心难以承受，术后不久会发生右心衰竭而死亡；③严重或不可逆的肝肾功能不全者，因免疫抑制药物可使之恶化。目前建议慎重实施移植的受者为：①全身性疾病，因可能影响移植后的生存率和康复，如糖尿病；②精神病者，可能影响按时服药，不能很好配合；③近期难以解决的肺梗死，X线显示肺部阴影者，因免疫抑制药物可使之恶化；④有严重脑血管或周围血管疾病者；⑤急性消化性溃疡者。

三、心脏移植的手术方式

（一）并列心脏移植

并列心脏移植即保留受体心脏的同时再移植一个供心，由于实践证明远期效果不理想，临床已基本被原位心脏移植取代，故不赘述。

（二）原位心脏移植

原位心脏移植即切除受者病变心脏后在原位植入供者心脏，其手术方法如下。

1. 供心的修剪　在4℃生理盐水的容器中进行，修剪整齐主动脉与肺动脉断端，尽量保留其长度（图9-3-1）；沿4个肺静脉入口做"X"形交叉切口剪开左心房后壁，使成为一个单独的开口（图9-3-2）。

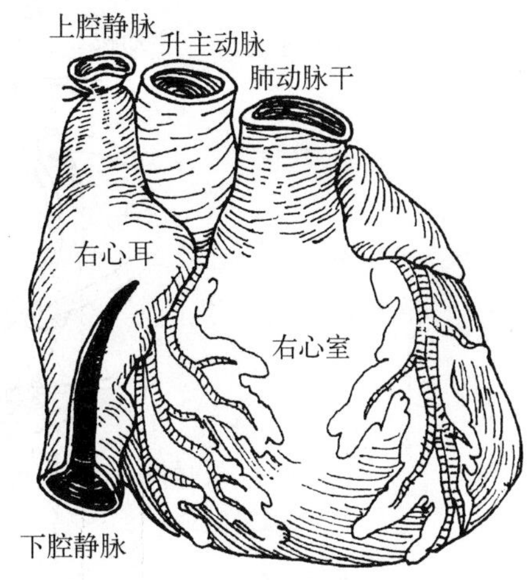

图9-3-1　供心正面观

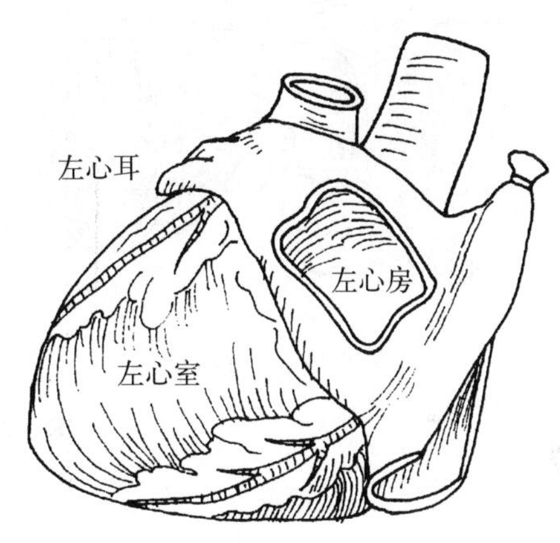

图9-3-2　供心背面观

2. 切除受体病变心脏　沿房间沟右侧切开右心房，切口向上至房间隔顶部和主动脉根，向内至房间隔下部，沿房室沟左侧切开左心房，尽量靠近半月瓣横断主动脉与肺动脉，最后切断房间隔，受体病变心脏即被切除，留下待吻合框架（图9-3-3）。

3. 植入供体心脏　包括左心房吻合（图9-3-4）、右心房吻合（图9-3-5）及主动脉与肺动脉吻合（图9-3-6）。

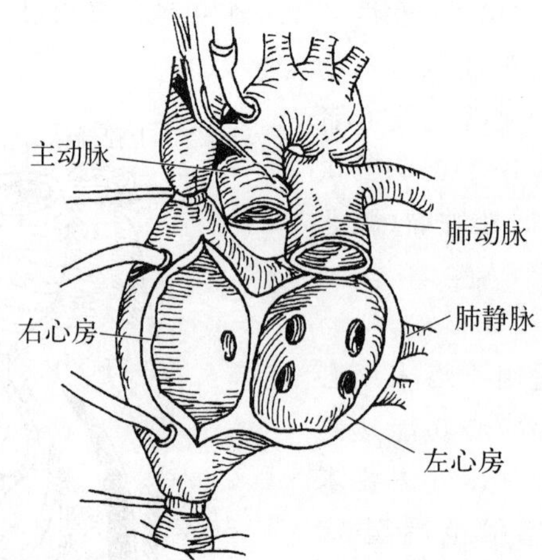

图 9-3-3 受体心脏切除后留下待吻合框架

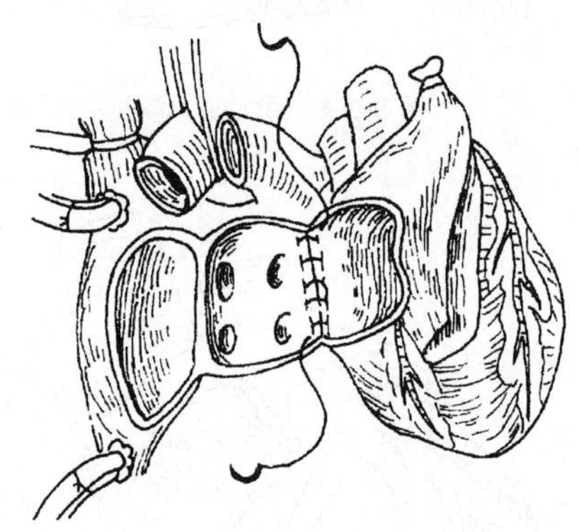

左心房吻合开始

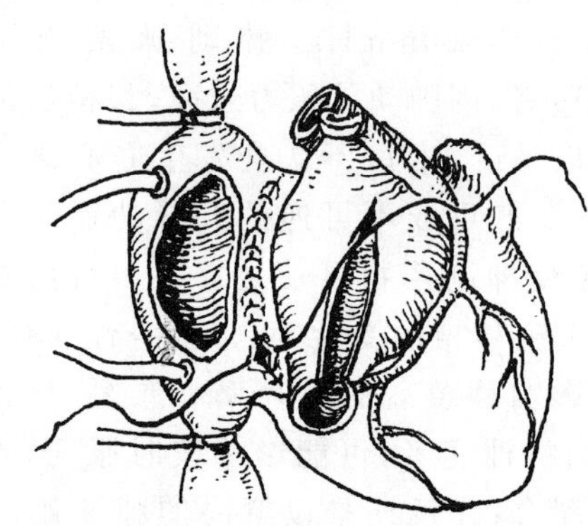

左心房吻合完毕

图 9-3-4 左心房吻合

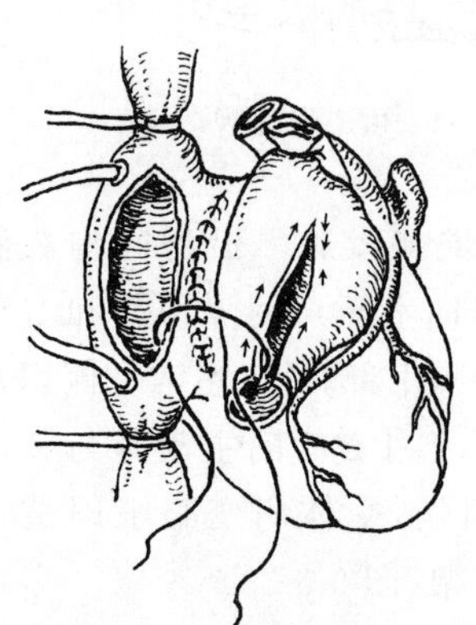

右心房吻合开始

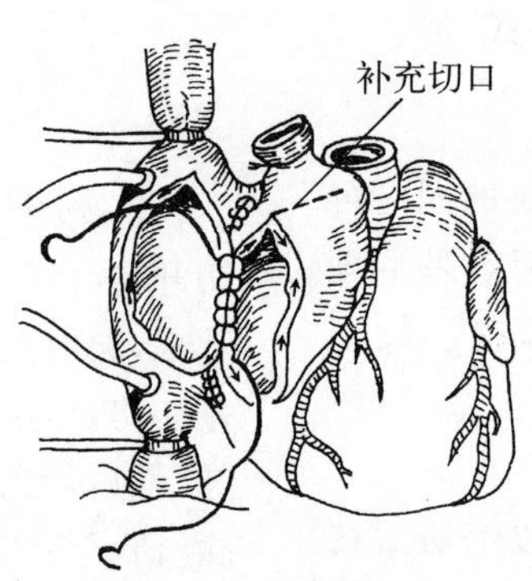

吻合右心房后壁

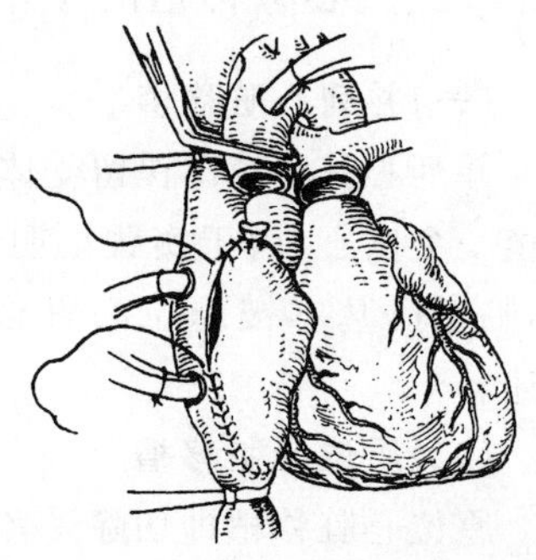

右心房前壁将完成吻合

图 9-3-5 右心房吻合

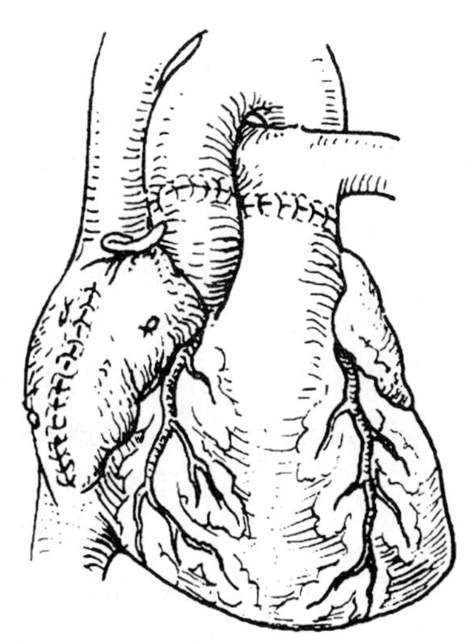

图 9-3-6 标准原位心脏移植完成后(前面观)

四、心脏移植患者的常见护理问题

(一)焦虑

1. 相关因素 与担心手术、术后可能出现的并发症,担心手术及术后费用高,对手术及特殊检查和药物知识缺乏有关。

2. 临床表现 ①对手术的有关问题过度关心,追根究底;②忧虑,认为做了手术就会死亡,甚至在住院期间患者会不辞而别;③闷闷不乐,对是否手术举棋不定,焦虑的心理可诱发心力衰竭和心律失常。

3. 护理措施

(1)做好亲属的工作,让亲人陪伴,安排其与较轻的患者住一个房间,并指定专门的责任护士从入院到出院全面负责和管理患者。

(2)一切检查由责任护士陪伴,并在检查前向患者及家属讲解检查的方法、目的、意义及配合注意点;用药前做好药物的作用、不良反应及用药的注意事项等宣教工作。

(3)亲近患者,多与其交流,给患者讲解及阅读一些国内外心脏移植成功的病例资料。

(4)必要时遵医嘱给少量镇静药以缓解焦虑症状。

(5)严重焦虑患者尽量避免让其知道手术日期和进手术室的时间,以免造成患者恐惧的心理而诱发心力衰竭和心搏骤停。

(二)潜在感染的危险

1. 相关因素 与免疫抑制药的使用、手术创伤、皮肤破损、各种有创监测的插管及手术时间太长、手术野暴露在空气中太久有关。

2. 临床表现 ①体温升高;②伤口愈合不良,分泌物增多;③血常规检查白细胞增高、中性粒细胞增高。

3. 护理措施

(1)术后早期患者应安置在高效层流监护室,无菌隔离;限制探视人员进入层流隔离室,转出隔离室后住单人房间,防止交叉感染。室内禁止放置花卉植物,未经处理的水果不能送入室内。

(2)严格无菌技术操作,接触患者前洗手、戴无菌手套,按常规每天更换各种管道及引流瓶、引流袋等;严密观察有无感染征象,血、尿、粪、痰常规和培养1/d,每天记录并描出数值曲线图,术后24h内连续监测体温的变化,正常后改测体温6 /d,了解体温变化与感染的关系。

(3)其他措施见本章第一节预防感染相关内容。

(三)有猝死的可能

1. 相关因素　与终末期心脏疾病(如全心衰竭、恶性心律失常)及在终末期心脏病基础上有导致猝死的诱因有关。

2. 临床表现　①有感冒、发热、情绪激动等诱因;②突起神志不清、血压下降或测不到,听心音无或绝对不规则,四肢凉;③心电图示室颤或无心电波。

3. 护理措施

(1)病重者应给予特护,住抢救室,备齐一切抢救药物和设备。

(2)各种检查均由医护人员用轮椅或平车护送,或行床旁检查。

(3)保持室温在18～22℃,预防感冒。

(4)严密观察病情变化并记录1/2h,包括血压、脉搏、呼吸、心率、心律、尿量等,重点评价心功能的各项指标,有无导致猝死的诱因存在。

(四)有心排血量减少的可能

1. 相关因素　与继发于原发性肺动脉高压的全心衰竭、供体在运送期间或手术中心肌缺血、免疫排斥反应、严重心律失常、心脏压塞、血容量不足及水电解质、酸碱失衡有关。

2. 临床表现　①有引起心排血量减少的原因;②血压下降,四肢末梢湿冷;③尿量减少,血肌酐、尿素氮增高;④心脏排血指数<33.3ml/(m^2·s)。

3. 护理措施

(1)持续监测生命体征并按时记录,包括血压、脉搏、中心静脉压、平均动脉压、左房压,观察并记录出入液量,每15～30min1次,动态观察了解心功能、心排血量的情况。

(2)遵医嘱静脉补液,补液内容以胶体为主,维持满意的充盈压和心排血量,控制心率(律)、血压维持在正常范围,保持皮肤及四肢末梢温暖、干爽。

(3)积极预防和治疗导致心排血量减少的因素,如体温高,心律失常,水、电解质、酸碱平衡紊乱等。

(4)遵医嘱使用正性肌力药物,如异丙肾上腺素、多巴胺、多巴酚丁胺、钙制剂,以增加心肌收缩力。

(5)挤压胸腔、心包引流管1/h,并记录引流量,防止心脏压塞发生。

(6)遵医嘱给少量扩血管药物,以调节体循环的阻力,降低心脏后负荷。

(7)及时纠正心律失常,特别是室性期前收缩,用利多卡因静脉注射,然后1∶1浓度维持。心率<60/min时,使用心脏临时起搏器,并经常检查输出频率和功率。

(8)维持满意的电解质,特别是血钾浓度,要求血清钾离子浓度>4.0mmol/L,防止低钾引起的心律失常。

(9)吸氧以降低肺血管阻力,遵医嘱使用降低肺阻力的药物,如硝普钠、前列腺素E_1等。

(五)有出血的可能

1. 相关因素　与术前抗凝治疗,术中体外循环肝素化会引起非外科性出血、精细复杂缝合和导管穿刺点处可导致外科性出血及由于心包腔在移植后较正常大,因此一个较小的新心脏植入后会掩盖术后出血现象有关。

2. 临床表现　①胸腔、心包引流量增多,每小时大于4ml/kg,持续3h以上;②血压低,中心静脉压、左房压均低;③补充血容量后不能维持正常的组织灌注;④患者有面色苍白、心率增快等血容量不足的症状和体征。

3. 护理措施

(1)病情平稳时取半坐卧位,利于心包、纵隔及胸腔引流。

(2)挤压胸腔各引流管,每0.5～1h1次,记录引流量1/h,观察有无血块。如持续3h引流液每小时大于4ml/kg,应考虑开胸探查止血。

(3)动态观察平均动脉压、中心静脉压，了解有无出血所致的各监测指标下降。

(4)及时补充所丢失的血液，多补胶体，维持正常的中心静脉压、血压、血红蛋白及血细胞比容。

(六)潜在并发症——免疫排斥

1. 相关因素 与心脏移植机体排斥供心组织有关。

2. 临床表现 ①乏力、食欲缺乏、呼吸急促、表情淡漠、体温升高、血压下降；②心电图 ST-T 改变，心律失常、奔马律，心脏 B 超异常发现；③血常规检查有淋巴细胞增多；④心内膜心肌活检确诊排斥反应；⑤诊断性激素冲击治疗，症状明显改善。

3. 护理措施

(1)重视术前准备，于术前 3h 口服环孢素 10mg/kg 和硫唑嘌呤 2mg/kg。

(2)术后遵医嘱每天使用免疫抑制药，监测环孢素的血浓度是否达到了治疗剂量。

(3)24h 专人守护，严密观察患者，早期发现排斥反应的症状和体征，如有食欲下降、疲劳加重、脉搏不规整或有血压下降、体重增加、皮肤黏膜水肿及呼吸短促等情况，应立即报告医师做进一步检查，及早控制或减轻排斥反应的发生。

(4)协助医师每天做心脏 B 超和胸部 X 线检查，动态观察心脏的情况，监测白细胞和 T 细胞计数，排斥早期 T 淋巴细胞计数升高，及时发现和提供排斥反应的临床资料。

(5)向患者讲解做心内膜心肌活检的过程、目的及意义，使患者能很好地配合检查。

(七)潜在并发症——激素、免疫抑制药的不良反应

1. 相关因素 与激素和免疫抑制药的使用造成机体的损害有关。

2. 临床表现 肾损害表现为血肌酐增高、尿素氮增高、少尿、血钾增高。大剂量激素致应激性溃疡消化道出血，排血便。

3. 护理措施

(1)每天查血尿素氮、肌酐，了解免疫抑制药的肾毒性；测环孢素血浓度，用量是否超过负荷。以便早期发现，及时处理，使应用免疫抑制药和激素的不良反应降至最低。

(2)遵医嘱给抗酸制剂，防止激素所致的应激性溃疡。

(3)给予低盐饮食，补充钙磷，嘱患者多食骨头汤，晒太阳，遵医嘱补充钙片、鱼肝油。

(4)抬高四肢末端，减轻外因所致水肿。

(5)保持皮肤清洁湿润、床单位干净平整，定时更换体位，按摩骨隆起的部位，防止皮肤损伤，观察有无糖尿病的症状和体征。

(6)加强保护性措施，防止患者摔伤发生病理性骨折。

五、康复与健康教育

(一)饮食指导

心冠状动脉硬化和狭窄是心脏移植晚期死亡的主要原因之一。术后应养成良好的饮食习惯，以清淡、低脂饮食为佳，减少发生动脉硬化的诱因。

(二)用药指导

向患者及家属宣教正确的用药方法，强调术后终身服用免疫抑制药的目的及重要性，避免因漏服或少服而发生排斥反应。

(三)做好预防感染的宣教

增强体质，加强个人防护，不去人员密集、空气污浊的场所，避免与上呼吸道感染人员接触，减少感染的各种诱因并训练及早察觉感染征象，及时就诊。

(四)随访指导

由于大多数排斥反应发生在移植后的前 6 个月内，食欲下降、疲劳加重、脉搏不规整、血检验 T 淋巴细胞计数升高等是排斥早期的表现。因此，应嘱患者术后第 1 个月每周到门诊检查 2 次；第 2 个月每周检查 1 次；第 3 个月每 2 周检查 1 次；第 4 个月以后每个月检查1次。每次临床检查都要拍X线胸片，做超声心动图及心电图描记，血常规检验和血环孢素浓度测定。

（侯明君）

第四节　肝　移　植

一、概　述

自20世纪50年代以来，肝移植经历了实验研究、临床应用、发展推广、成熟的漫长而艰辛的过程。1955年Welch在狗的下腹部植入一个新的肝脏，从此许多学者开始了肝移植的动物实验研究。1963年，Starzl为一位先天性胆管闭锁的3岁儿童施行了同种异体原位肝移植，这是第1例人类肝移植；1967年他又为一位肝癌患者实行了首例原位肝移植（OLT），获1年以上（400d）长期存活，标志着这项技术的应用获得成功。随着新一代免疫抑制药的开发和应用、器官保存液的研制、手术中转流技术的应用、新的手术方式的出现、脑死亡概念的确立和肝移植适应证的变化，经过多年的临床积累，肝移植发展迅速。1983年美国国立卫生机构正式宣布了肝移植是终末期肝病的有效治疗方法，应该予以推广。此后以美国和欧洲为代表的各国开始大规模开展肝移植。2012年美国移植大会发布肝移植累计例数达到216 943例。

中国的肝移植起步较晚，1977年林言箴教授和夏穗生教授相继开展临床原位肝移植，并初步取得了成功，开创了我国临床肝移植的历史。1977—1983年全国相继有18个单位开展肝移植术，但由于缺乏有效的免疫抑制药、患者所患肝癌的恶性程度高、手术时机过晚、技术不成熟等一系列原因，多数患者在术后未能长期存活。此后，中国肝移植事业走入低谷停滞期。90年代随着国际肝移植技术的迅速发展，给中国的肝移植事业带来了全新的机遇和挑战，掀起了国内肝移植的第2次高潮，自1999年，中国的肝移植进入大发展阶段，成为临床医学的一个最新热点领域。截至2012年12月10日，我国共完成各类肝移植手术23 276例，无论是在肝移植数量、技术含量、肝源种类、移植方案上，还是在术后移植肝脏功能状况、患者生活质量均达到世界先进行列，是实至名归的世界第二的肝移植大国。

二、供者与受者的选择与要求

（一）供者的选择与要求

选择合适的供体对于原位肝移植的成功至关重要。供体的评估指标包括病人年龄、体形、血型（图9-4-1）、医疗史。特别要注意药物和乙醇（酒精）滥用、肝胆疾病、感染及恶性肿瘤等情况。供移植用的肝脏可来自尸体或活体。尸体供肝要求肝热缺血时间不超过30min，最好是有心跳的脑死亡尸体。供者评估的目标是确定哪些供者的器官发挥其功能的可能性最大，同时对没有功能的器官进行预计并排除。

导致受体出现移植后初期肝脏功能不良或原发性肝无功能最显著的供者因素包括高龄、长时间缺血、低血压、使用正性肌力药物、性别不配、无心跳供体（NHBDs），以及脂肪变性。

理想的肝脏供体应当具备以下特点：年龄在50岁以下，无肝胆疾病，血流动力学或呼吸功能稳定[收缩压＞100mmHg，中心静脉压＞0.49kPa（5cmH_2O）]，PaO_2或血红蛋白水平合适，无严重的腹部外创伤、全身感染或癌症，尿量大于50ml/h、肌酐水平正常，以及多巴胺需要量小于10μg/（kg·min）。但由于死亡供体器官的严重短缺以及等待肝移植患者数目的增多，对器官的选择进行限制

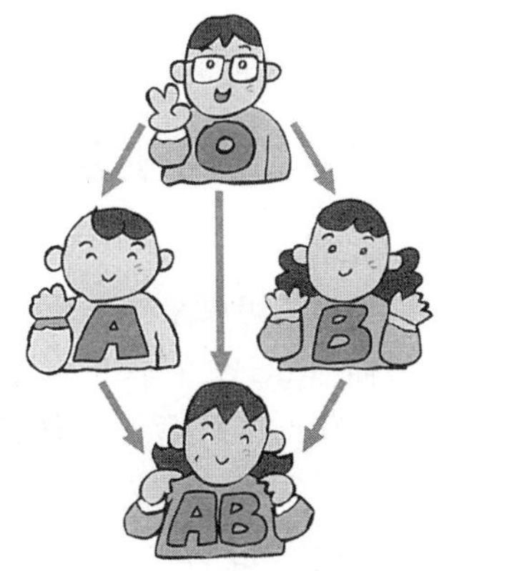

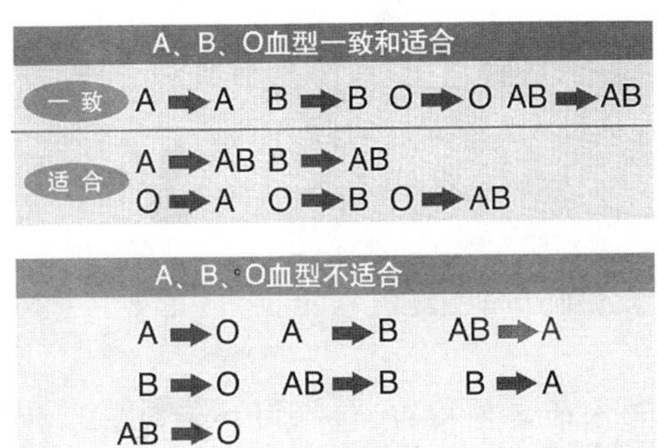
A、B、O血型一致和适合

一致	A ➡ A B ➡ B O ➡ O AB ➡ AB
适合	A ➡ AB B ➡ AB O ➡ A O ➡ B O ➡ AB

A、B、O血型不适合

A ➡ O A ➡ B AB ➡ A
B ➡ O AB ➡ B B ➡ A
AB ➡ O

图 9-4-1 供、受者血型要求

而现有状况下仅选择使用理想供体是极为困难的。因此，目前阶段很有必要按照器官可接受性的扩大化标准使用供体，而使用扩大化标准供体器官的移植成功又进一步证明上述肝供体选择标准并不是绝对的。

(二)受者的选择与要求

1. 肝移植的适应证　原则上，当各种急慢性肝病经其他内外科方法无法治愈，Child-Tureotte-Push 评分≥7，且没有禁忌证，预计在短期内(6～9 个月)无法避免死亡均是肝移植的适应证，常见疾病如下。

(1)肝实质疾病：如终末期良性肝病、终末期酒精性肝硬化和坏死后肝硬化。病毒性肝炎及各种肝炎病毒、药物或毒物等导致的暴发性肝功能衰竭、Budd-Chiari 综合征、先天性肝纤维性疾病、囊性纤维性肝病、多发性肝囊肿、新生儿肝炎和严重的难复性肝外伤等。

(2)先天性代谢障碍性疾病：包括肝豆状核变(Wilson’s disease)、血红蛋白沉积症、家族性非溶血性黄疸、糖原累积综合征、肝豆状核变性、血友病等。

(3)胆汁淤积性疾病：包括原发性胆汁性肝硬化、硬化性胆管炎、继发性胆汁性肝硬化、家族性胆汁淤积病、肝内胆管闭锁等。

(4)肝良性肿瘤：如多发性肝腺瘤病、巨大肝血管瘤等，若超过肝三叶切除范围则为原位肝移植的适应证。对于单纯的肝恶性肿瘤，肝移植效果等于或优于肝肿瘤切除术。若肿瘤伴有肝硬化，则更优于肝肿瘤切除术。单个肿瘤＜5cm，或 2～3 个肿瘤＜3cm 时，肝移植效果良好，术后长期生存率高，甚至可达到无瘤生存。

2. 肝移植的禁忌证

(1)绝对禁忌证：①难以控制的全身性感染；②肝内外有难以根治的恶性肿瘤；③难以戒除的酗酒或吸毒；④有严重的心、脑、肺、肾等重要脏器器质性病变，不能耐受重大复杂手术；⑤艾滋病病毒感染；⑥不可控制的心理变态和精神疾病；⑦对肝移植未能予以充分理解者。

(2)相对禁忌证：①病人年龄＞60 岁；②巨大的肝细胞肝癌或胆管细胞癌；③合并预后不佳的疾病，如糖尿病、心肌病等；④门静脉血栓或栓塞致内脏血流灌注不足；⑤既往有复杂的上腹部手术及肝胆手术史；⑥肝胆道感染所致的败血症；⑦既往有精神病病史者。

(三)术前准备

1. 按外科术前护理常规。

2. 心理护理：肝移植手术危险性大，患者病情重且复杂，对手术能够成功，既充满希望，又伴有焦虑、恐惧、抑郁心理，护士必须详细了解患者的心理反应，针对性地做好心理护理。

3. 保护和改善肝功能：术前常规口服护肝药物，根据病情每日或隔日给予GLK溶液、支链氨基酸、人血清蛋白、少量血浆和全血等静脉输入，以加强保肝治疗和改善患者全身情况，一旦能够获得供肝，即可及时施行肝移植手术。

4. 改善凝血功能，遵医嘱术前3d起补充维生素K_1。

5. 完善术前各种检查：包括肝功能、电解质、出凝血时间、HLA组织配型等。

6. 术前测量体重、身高及生命体征并记录。

7. 保护性隔离，预防细菌和病毒感染

(1)对等待肝移植的患者，限制外出，嘱患者多休息，预防感冒，严格限制与感冒及有细菌、病毒感染的人员接触，观察有无感染相关症状，术前3d开始肌内注射或静脉注射抗菌药物，2/d。

(2)术前1d消毒隔离病房，用1000mg/L有效氯消毒液擦拭室内物品、墙面和窗户。提前24h应用空气净化设施。

(3)物品准备：消毒隔离衣、无菌帽子、口罩、清洁拖鞋及患者所用衣裤、床单、被套等物品，根据种类分别进行浸泡和消毒处理。备好各类标本容器、引流用物、记录用物及各种消毒液，备好专用电话、微波炉，各种药物、物品，以便随时取用。减少人员进出频繁而带来交叉感染的机会。备好多功能监护仪、呼吸机、吸引器、急救药品及其他常用物品。

8. 皮肤准备：手术前日常规清洁术区皮肤，范围包括颈部至大腿上1/3、两侧至腋后线、胸腹部皮肤区域，沐浴后用0.05%氯己定溶液涂擦手术区域皮肤。在皮肤皱褶处涂抹制霉菌素软膏，观察皮肤有无破损，有无毛囊炎，必要时取标本做细菌培养，术日晨再以0.05%氯己定溶液擦拭消毒一遍，换上消毒衣裤。

9. 肠道准备：术前3d进半流食并口服甲硝唑、庆大霉素或卡那霉素等肠道不吸收抗生素。术前1d进流食，术前晚清洁灌肠，从而达到彻底清洁肠道的目的。

三、肝移植的手术方式

(一)供肝的摘取

1. 体位　供肝切取采用腹部大"十"字切口、双通路插管、UW液原位低温灌注快速供肝获取技术(见本章第二节肾移植相关内容)。

2. 供肝的保存和修整　在整个修肝过程中供肝要浸泡在冷器官保存液UW液(2～6℃)中，将装有无菌冰的塑料袋放入保存液中，这样既可以避免在修整供肝时温度升高造成供肝热缺血伤害，又不影响保存液的浓度和渗透压(图9-4-2)。在修整肝时主要是把与供肝和血管相连的膈肌以及其他多余的组织切除，保证各个血管的完整(图9-4-3)。

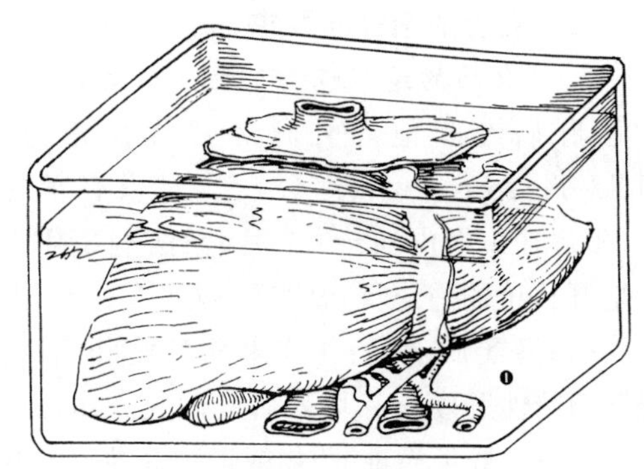

图9-4-2　供肝的保存

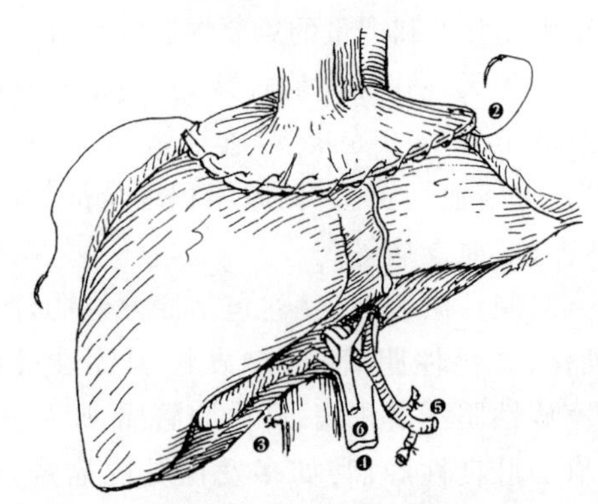

图9-4-3　供肝的修整

(二)常用的手术方式

按供肝植入位置、供肝体积、供肝来源和供肝植入方式，同种异体肝移植的术式可分为如下几种。

1. 异位肝移植术(heterotopic transplantation of liver，auxiliary transplantation of liver)又称"辅助性肝移植术"。原病肝不予切除或部分切除，将同种异体健康肝移植于受者脾窝内、肝下、髂窝或盆腔内，移植肝与邻近血管重建血液循环，胆管与肠道吻合。异位肝移植术实际上起人工肝辅助作用，移植肝取代病体肝的部分作用。

2. 原位肝移植(orthotopic transplantation of liver，homotopoic transplantation of liver)又称"正位肝移植"。将受者病肝全部切除，用同种异体健康的肝移植于原病肝位置上，按照正常解剖关系吻合肝的血管与胆管系统，恢复肝血液循环和胆汁引流，移植肝完全取代病肝功能。原位肝移植又可分为以下 6 种(图 9-4-4)。

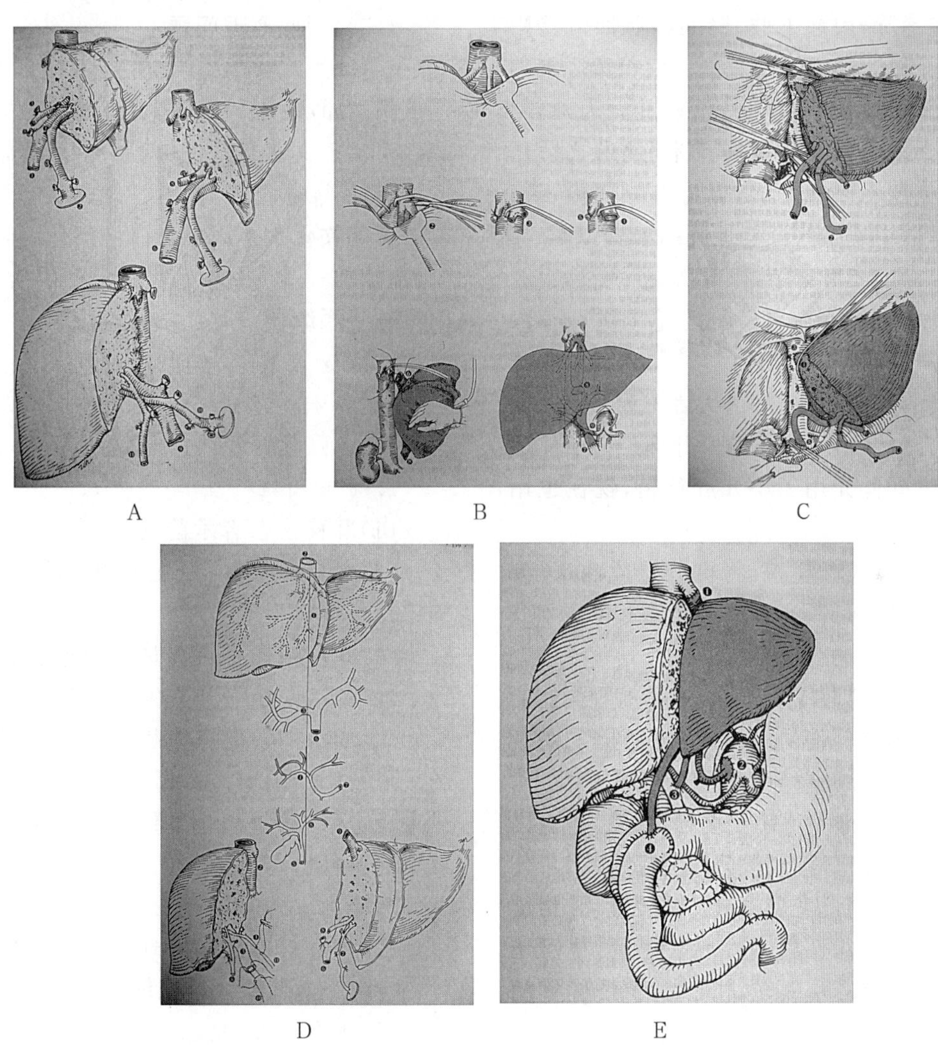

图 9-4-4　原位肝移植

A. 减体积法肝移植；B. 背驮式肝移植；C. 活体部分肝移植；D. 劈离式肝移植；E. 原位辅助式肝移植

（1）减体积法肝移植（reduced-size liver transplantation，RSLT）：又称“部分肝移植”。是为解决儿童供体短缺或异位肝移植时腹腔空间不足而采取的方法，即在供肝修整时，将供肝部分切除后再行移植。常用的有左半肝、右外叶、右半肝等移植。

（2）背驮式肝移植（piggyback liver transplantation，PBLT）：即为保留受者下腔静脉的原位肝移植。在原位肝移植病肝切除后的无肝期内，常规的方法经阻断肝上、肝下、下腔静脉，引起下肢、肾的静脉回流受阻导致全身血流动力学的改变。而保留受者的下腔静脉则可使血流动力学紊乱大为减轻。术中不必采用体外静脉转流术，此术式适用于各种良性中末期肝病，因为有时切除不彻底，故不适用于某些肝恶性肿瘤患者。

（3）标准式肝移植：供肝大小和受体腹腔大小相匹配，按原血管解剖将整个供肝植入受体的原肝部位。

（4）活体部分肝移植：从活体上切取肝左外叶作为供肝植入受体的原肝部位。活体成人部分供肝首先用于小儿肝移植，现在也用于成人受者。

（5）劈离式肝移植：将供肝分成两半，分别移植给2个受者。可一定程度上缓解小儿供肝来源的短缺。

（6）原位辅助式肝移植：即在保留受体的全肝或者部分肝的情况下，将供肝植入受者体内。辅助性肝移植仅切除受者部分原肝，因此该术式显然不适用于恶性肿瘤患者。因为该术式具有保留原肝部分功能及手术创伤较小的优点，因此尤其适用于暴发性肝功能衰竭和某些先天性代谢性肝病患者，也可用于全身情况较差，不能耐受原位肝移植的患者。

四、常见护理问题

（一）体温过低

1. 相关因素　供肝冷冻、剖腹暴露于冷空气中的时间过长。

2. 临床表现　术后会出现体温过低或不升。

3. 护理措施

（1）术后立即使用电热毯、水床等保暖，使体温保持在36～37℃。

（2）监测体温变化。

（3）高热时，患者一般处于感染期，除选择敏感抗生素外，应加强物理降温和药物降温，体温控制在38℃以下。

（二）精神、心理问题

1. 相关因素　①长期受疾病的折磨；②病情严重、复杂，接受各类治疗效果不佳，导致对治疗失去信心；③对移植手术寄予较大的希望；④担心费用；⑤家庭或社会因素；⑥患者的文化水平；⑦术后陌生环境、创伤应激、治疗护理等干扰了患者正常的生活节奏，引发神经系统调节紊乱；⑧药物影响。

2. 临床表现　术前、术后可出现焦虑、恐惧、过分乐观、烦躁、忧郁、孤独无助、敏感猜疑、角色强化等各种表现。

3. 护理措施

（1）肝移植患者术前的心理准备非常重要，应对患者和家属进行心理和社会学评估，确定是否存在手术心理或社会禁忌证。

（2）在移植前护理人员应根据患者的具体个性特点，向患者及其家属介绍疾病的有关知识，如医护人员的技术水平、目前肝移植的效果及生活前景。以通俗易懂的语言，引导患者进入“移植角色”，使患者对术后可能发生的各种情况有一定的心理准备，增强心理应激能力。

（3）建立舒适的休养环境。保持病室安静、光线柔和，医护人员态度和蔼、动作轻柔。

（4）患者个人、家庭、护士组建无缝隙关怀圈，让患者时时刻刻处于关爱氛围中。不断加强患者对疾病的认识，结合病情适时以多种形式介绍术前准备期、术后恢复期、康复期、出院后等健康教育内容，掌握各期注意事项，提高患者的自我护理能力。有机会可安排已康复的肝移植患者与患者交谈，同样的身份和共同的经历使他们之间更容易沟通和信任。患者对家人及亲友的依赖性增加，因此多安排亲友探视、陪伴，提供良好的生活照顾有助于患者放松心情，保持积极乐观的心态。

(5)症状较严重者，在心理护理的基础上，遵医嘱合理使用药物治疗。

(6)术后除了严密观察病情变化，注意安全，防止意外。同时，对于肝移植患者术后转入ICU的患者应当进行重症监护期心理疏导：①术后入住ICU，待患者神志清醒后，护理人员应采取理解、同情的态度与其交流，主动向患者进行术中经过、环境以及工作人员情况等简要介绍，说明各种监护仪、设备及其在应用中出现的声响，使其明白仪器是为监测疾病而使用，以减轻患者心理压力，尽快适应新环境，在条件允许的情况下尽量满足其合理要求；②尽量营造温馨、舒适的休养环境，病房内分昼夜光照并在患者容易看到的地方放置钟表、熟悉的物品等。让患者定时与家属交谈，或者给患者听自己熟悉的音乐，分散注意力，消除恐惧感。

(7)必要时请专业心理医师做心理辅导。

(三)有引流管失效的可能

1. 相关因素　肝移植术后放置的引流管较多。术后一般留置T形管、右膈下引流管、左肝下引流管、小网膜孔引流管、胃肠减压管、腹腔引流管、导尿管等。

2. 临床表现　病人引流管内未有引流液引出，即出现一系列临床反应，如腹胀、腹痛，伤口有渗血、渗液等。

3. 护理措施

(1)返回病房后，护士应与医师共同核对后逐个用标签标明引流管部位，以便观察。

(2)保持各管道通畅，防止脱落或引流管扭曲、引流物阻塞管道，观察引流液的色、质、量，并保持引流管周围皮肤清洁，每日更换一次性引流袋，注意无菌操作，减少感染的机会。

(3)T形管的作用主要是胆道支撑和引流胆汁，是反映移植肝功能的重要窗口。引流袋位置不可过高，应低于腹部切口高度，防止胆汁反流入胆道，增加逆行感染、胆泥形成的机会。严密观察T形管内胆汁的色和量。正常胆汁为金黄色、黏稠、透明。T形管内有胆汁说明肝已恢复功能，相反，无胆汁则说明肝无功能或T形管阻塞或肝动脉栓塞。正常情况下引流量由多到少逐渐减少，正常胆汁量为每天300～500ml。一般在术后7d后行T形管造影，主要是因为移植患者大多数有低蛋白血症，加上皮质激素的应用，使T形管窦道的愈合时间较一般患者长。T形管一般放置4～6个月后才拔除。

(4)胃肠减压管要保持通畅，严密观察色、质、量并正确记录，若1h内引流出血性液体超过100ml，提示有活动性出血的可能，应考虑发生应激性溃疡，及时报告医师。

(5)腹腔引流管通常有3根，分别放置在左肝上、右肝上、右肝下，拔除腹腔引流管的顺序为右肝上、左肝上，最后拔除右肝下腹腔引流管。根据医嘱要求正确连接负压装置，常规限制在20.0～40.0kPa(150～300mmHg)，保持有效的负压。若1h内引流出血性液体超过100ml，提时有活动性出血的可能；若引流出胆汁样液体同时伴有全身症状(如乏力、纳差、腹痛等)，提示有胆瘘的可能。

(6)导尿管一般放置3d，若是肝肾联合移植患者，导尿管一般放置7d。

(7)有效指导患者术后的体位和活动：术后早期，移植肝膈面等组织尚未形成致密粘连，体位改变可能造成肝移位，影响肝的血液循环。术后24h绝对平卧，术后3d内半卧位时上身抬高不宜超过30°。卧床期间，由于活动受限，会出现腰酸背痛、周身不适，应适当调整体位，按摩局部。1周内上身抬高不宜超过 45°，且变换体位不要过度，不宜采取全侧位及坐位。术后 2 周左右可下床活动，给予相应的协助，避免头晕和双脚无力发生跌伤。1 个月以后可以酌情戴口罩到室外散步。

(四)潜在并发症——出血

1. 相关因素 ①肝移植患者术前存在肝功能不全或衰竭，脾功能亢进，故血小板和凝血因子缺乏；②术中血管吻合技术；③移植后供肝功能发挥不良仍可使患者凝血因子合成减少；④术后反复输注血小板，可使机体产生大量血小板抗体；⑤术前的脾大在术后短期内仍可继续破坏血小板；⑥原有手术史；⑦大量免疫抑制药的使用。

2. 临床表现 主要表现为腹腔内出血和胃肠道出血。腹腔内出血是最早出现的并发症之一，多发生在术后 48h 内。

3. 护理措施

(1)严格观察各引流管引流液的情况，每小时记录引流液的量、颜色、性质，每 30 分钟由上至下挤压引流管 1 次，若出血量大应及时输新鲜血、凝血复合物和凝血因子Ⅰ(纤维蛋白原)等。如术后 24～48h 血性引流液量多，血性引流液＞200ml/h 患者突感肝区疼痛，出现局部压痛、反跳痛等体征，是出血的症状，应及时报告医师予以处理。

(2)持续监测体温、心率、心律、血压、脉搏、呼吸及血氧饱和度，15～30min 观察 1 次并记录。

(3)及时记录术后患者的清醒时间，观察患者的神志、意识、瞳孔变化、四肢感觉与活动情况。防止自我伤害及各种导管拔脱，必要时进行约束。

(4)注意中心静脉压(CVP)的变化。肝移植术后 CVP 要求在 10cmH_2O 左右，CVP 太高会影响肝静脉的回流而导致肝淤血，出现肝再灌注损伤，要排除 CVP 增高的因素，如 PEEP、腹胀等。

(5)严密监测凝血功能，定期检查血红蛋白和血细胞比容。

(6)当患者出现血红蛋白持续性下降、血压下降、大量急性出血使引流管阻塞无腹腔引流液引出等高度怀疑腹腔出血时，及时进行 B 超、CT 检查。患者一旦发生神志改变甚至出现昏迷，除考虑到颅内出血外，还应排除肝性脑病(肝昏迷)、中毒性脑病和颅内转移性肿瘤，头颅 CT 检查可为此提供可靠的依据。

(五)潜在并发症——排斥反应

排斥反应是肝移植后的常见并发症，占肝移植死亡原因的 10%～20%。急性排斥通常发生在肝移植后 1～2 周。多数慢性排斥反应发生在移植后 1 年左右，常呈隐匿性，最终逐渐导致移植肝功能减退或丧失，属于不可逆性排斥，目前尚无有效的治疗办法。

1. 相关因素 与患者自身免疫系统有关。

2. 临床表现 ①超急性排斥反应：在肝移植中罕见。②急性排斥反应：多出现在移植术后 1 周至 2 个月。主要表现为烦躁不安、失眠、畏寒、发热、乏力、肝区不适或疼痛、黄疸、皮肤黄染、大便颜色变浅、体温升高及胆汁分泌减少、胆汁量锐减、色淡；常规肝功能检查可表现为肝功能异常、血清转氨酶和胆红素升高，但其对急性排斥反应的诊断无特异性。只有肝穿刺活检能为排斥反应提供明确的证据。③慢性排斥反应：发生率为 1%，多为急性排斥反应未给予充分治疗而最终形成的不可逆性病变。患者早期通常无明显临床症状，仅有胆小管酶[碱性磷酸酶(AKP)和谷氨酰转肽酶(γ-GT)]升高，继而出现黄疸，对免疫抑制药治疗反应迟钝。临床穿刺活检可确诊。

3. 护理措施

(1)移植肝的功能评价与观察内容。①胆汁的量及颜色是评价移植肝功能是否恢复的一个重要观察项目，肝门静脉复通后数分钟即有胆汁流出，若无胆汁流出或胆汁的量少并呈绿色或水样，说明肝功能恢复差，应立即报告医师，及时查找原因。②凝血功能：终末期肝病多存在严重的凝血功能障碍，新肝移植后，如果功能恢复良好，凝血功能可立即恢复。③水电解质、酸碱平衡，其相关因素有手术中的无肝期可产生代谢性中毒；肝硬化患者术前长期利尿，可有低钠、低钾；术中肝保存液中的高钾及肝再灌注损伤可造成术后高钾；如果移植肝功能良好，上述情况会逐步改善，若移植肝功能不良，虽经及时治疗纠正也难恢复。④血生化指标：刘芬等发现肝移植术后病人急性排斥反应在血清生化学上有特异性：ALT、GGT、ALP、TB、DB这5项指标在术后7～14d急剧升高，或逐渐升高不降，均高度提示有急性排斥反应。如果怀疑有原发性移植物无功能或排斥反应，除了应做多普勒超声测定肝动脉、门静脉血流外，还应及时进行肝组织穿刺进行肝活检，以明确诊断，及时处理。如果怀疑有原发性移植物无功能或排斥反应，除了应做多普勒超声测定肝动脉、肝门静脉血流外，还应及时进行肝组织穿刺行肝活检，以明确诊断，及时处理。

(2)应严密观察皮肤及巩膜黄染程度、消退情况及腹部体征变化。

(3)T形管与胆汁引流情况的观察。胆汁的质和量是对肝功能最直接的观测指标，也是衡量新移植肝的肝细胞功能的主要依据。应密切注意胆汁的色、量、质，用玻璃量杯每6小时准确测量1次。患者的急性排斥反应如能得到控制和逆转，胆汁的质、量和颜色应在3～5d内逐步恢复。

(4)排斥反应的处理原则为早期发现、早期鉴别、早期用药。

(5)严格遵医嘱使用免疫抑制药；及时、合理地安排抗排斥反应药物治疗的时间、顺序。

(6)正确抽血查血药浓度以指导用药。及时准确采取血液标本进行检验，以监测肝功能各项指标。

(六)潜在并发症——动脉血栓及栓塞

包括肝动脉、肝静脉和门静脉栓塞，主要是指肝动脉栓塞。肝动脉血栓是肝移植术后最常见的血管并发症，肝动脉栓塞的发生率为2%～12%，是导致移植肝功能衰竭的第二位常见原因，也是导致术后移植物功能丧失和患者死亡的主要原因之一。

1. *相关因素*　①取肝和肝保存过程中缺血、低温保存引起肝微血管损伤；②机械性或手术操作等原因使动脉内膜损伤或术中阻断血流引起；③免疫抑制药CsA改变机体前列腺素的代谢，影响血管内皮细胞的凝血过程。

2. *临床表现*　表现为肝区突发性疼痛、精神萎靡、高热、腹水、胆汁分泌减少、胆汁颜色变淡、转氨酶突然升高、黄染加重、难以控制的凝血障碍、血流动力学不稳定、肝衰竭，不及时治疗可发展为肝坏死和脓毒血症。

3. *护理措施*

(1)处理原则：一旦确诊，必须采取积极的治疗措施，包括溶栓、取栓再血管化以及再次肝移植。常规应用低分子右旋糖酐或低分子肝素，共2周，以后开始口服阿司匹林肠溶片、双嘧达莫(潘生丁)，使凝血功能保持在低凝状态，必要时紧急取栓。

(2)控制输液速度：输入液体时，注意控制滴速，防止过快、过慢，以避免心血管负担过重或血液黏稠度增加。

(3)认真观察皮肤有无出血点、瘀斑、皮下淤血等出血倾向及大便隐血情况，发现异常及时汇报医师。由于保持低凝血状态，穿刺、注射部位极易发生出血，每次静脉穿刺后，均应给予加压包扎24h，以保护静脉，肌内注射部位按压2～3min，防止皮下出血。

(4)如发现体温突然升高和肝功能受损指标升高等，应怀疑肝动脉栓塞的可能，立即报告医师及时诊治。

(5)术后24h常规用多普勒超声波检查

动脉及血管吻合通畅情况，以便及时调整抗凝血治疗方案。

（七）潜在并发症——胆道系统并发症

胆道系统并发症（biliary complication，BC）是肝脏移植外科的一大挑战，是影响肝移植手术疗效及生存率的重要原因之一。肝移植后常见胆道并发症以胆瘘、胆道狭窄最常见，约占70%。

1. *相关因素*　①胆道重建技术，供肝获取和修剪、血管吻合技术；②肝动脉血流动力学异常；③供肝的冷热缺血时间过长；④二次热缺血及缺血再灌注损伤；⑤急慢性排斥反应；⑥ABO血型不匹配；⑦巨细胞病毒感染和受体原发病变等。

2. *临床表现*　肝移植术后胆道并发症的临床表现多种多样，主要表现为胆管炎和胆道梗阻的症状及体征，如发热、黄疸、肝酶谱升高等。胆道并发症的性质不同其临床表现也有所不同，但是都缺乏特异性。早期少量胆瘘，可无症状或伴有轻到中度腹痛，腹腔引流管内可见淡黄色液体。大量胆瘘常合并胆汁性腹膜炎，出现腹肌紧张、腹痛和压痛、反跳痛等体征，腹腔引流管可引出胆汁样液体，严重时甚至可出现胆汁经手术切口或引流管口周围溢出。胆漏晚期可因为胆管狭窄和胆泥形成继发严重的胆道感染，表现为急性梗阻化脓性胆管炎的表现。

3. *护理措施*

（1）保持T管引流通畅，严密观察胆汁引流量、性状及透明度，注意伤口敷料情况。若胆汁引流量减少，伤口有黄色渗出物，应高度怀疑胆瘘，及时追踪检验结果，了解胆红素及肝功能变化，及时报告医师。

（2）护理人员经常巡视病房，观察皮肤巩膜是否发生黄染，仔细倾听患者主诉，同时观察腹部体征变化，是否存在腹痛、腹胀、压痛。

（3）详细记录胆汁的性状及数量，观察胆汁的变化、观察引流管的位置情况以及患者病情变化。每日更换引流袋，严格无菌操作，防止引起逆行感染。

（八）潜在并发症——感染

肝移植术后感染常常是多部位、多病原体的混合感染，致病菌包括细菌、病毒、真菌以及其他病原体。国内文献报道，发生率为50%～75%，病死率高达65%。

1. *相关因素*　①术前肝功能损害，免疫功能缺陷，机体防御能力下降；②手术复杂、持续时间长，术中失血、呼吸道机械通气；③术后使用大量免疫抑制药，进一步降低了机体的抗病能力；④围手术期长期使用抗生素可引起二重感染，患者抵抗力下降，易发生感染及菌群失调；⑤术后各种引流管的放置增加了感染的危险。

2. *临床表现*　临床表现不典型，实验室检查阳性率低，使得诊治复杂化，容易导致移植失败甚至危及患者生命。早期以肺部感染最为常见，但其他部位的感染也不容忽视。

3. *护理措施*

（1）处理原则：术后常规进行三抗治疗，即抗细菌、抗真菌、抗病毒。可常规用头孢曲松（罗氏芬）抗炎，预防卡氏肺孢子虫引起的急性肺炎，氟康唑胶囊抗真菌，拉米夫定能有效地抑制乙肝病毒DNA合成，减少与减缓乙肝的复发，术后至少持续服用1年。

（2）做好保护性隔离措施。①加强开窗通风和空气的净化：患者入住ICU前，要开窗通风至少2h，术后每日早晚通风2次，每次至少30min；同时配合使用空气净化器，加强对空气的过滤和净化。②保持适宜的温度和湿度：术后早期要注意保暖，室温应控制在25℃。对于重症肝炎或已有肺部感染等易发生真菌感染者，适当降低室内温度至22℃，相对湿度降至30%左右，气道的湿化通过呼吸机或雾化器来实现。③物品消毒：术前对被、褥采用通风或日光暴晒，床垫用1000mg/L含氯消毒液擦拭；台面、仪器设施、水龙头、地面等处用1000mg/L含氯消毒液擦拭，2/d；每日清洗空气净化机的过滤网及空调的出风口。④患者术后住单间病房，严格执行保护性隔离措施。

(3)认真落实患者的消毒管理工作：在常规做好预防感染的基础上，严格做好手卫生工作，保持手部卫生是最基本及有效减低交叉感染的措施。无论洗手或擦手，应在以下5种情况下进行：接触患者前，接触患者后，接触患者的物品后，为患者进行有创操作前，接触患者的血液或体液后。①保持口腔清洁：口咽部定植菌的下移是引起肺部感染的主要原因，因此使用人工气道期间加强口腔护理，4/d，采用擦拭和冲洗相结合方法彻底清洁口腔。口腔护理液一般选用生理盐水溶液，对于Child-Pugh分级C级或危重患者，用3%碳酸氢钠溶液以预防真菌感染，对已发生真菌感染者，在用碳酸氢钠冲洗后，用两性霉素擦拭或口腔内喷洒。拔除人工气道后要督促落实早、晚两次刷牙及三餐后漱口的生活习惯，以确保口腔清洁。②有效清理呼吸道：对没有肺部明显感染病灶者，常规叩击胸背部，2/d；对已有肺部感染者，采取综合排痰措施：气管内滴药或雾化吸入→叩击病灶部位→体位引流痰液至气管内→吸痰或咳嗽排痰。值得注意的是叩击病灶部位时间不少于5min，对于移植术后5周内进行叩击时，不可用力太大，采用高频、快速、轻叩的方法，以免发生腹腔内出血；体位引流采取的体位以侧卧位、头高足低位为常用，其他卧位在医师指导下进行；痰液一经引流至大气道内方可进行吸痰或鼓励患者咳嗽排痰，一次吸痰要彻底吸净，切忌频繁多次无效的吸痰。有文献报道拔管时间延长与肺部感染有关，因此，要尽可能早地拔出气管插管，但在拔管前，要评估患者痰液量及排痰能力，对于痰液多且无力排出者，即使呼吸指标良好，也要适当延长带管时间，估计带管时间较长时，应尽早行气管切开。③呼吸功能和有效咳嗽训练：患者拔除气管插管后，尽早进行呼吸功能训练，在术前锻炼的基础上循序渐进。具体方法为：主动或被动扩胸运动，同时嘱患者胸式深吸气，缩唇呼气；在呼吸功能训练后进行有效咳嗽，由于伤口疼痛恐惧咳嗽，护士应给予协助，用双手按压腹部伤口，初期采用“哈咳技术”，逐渐过渡到深而有力的咳嗽。

(4)预防继发感染：检查皮肤有无破损及毛囊炎；术后5d内用75%乙醇擦洗头部，第6天开始洗头，1/d；大小便后用0.05%氯己定(洗必泰)溶液擦拭会阴部。

(5)加强饮食卫生，对所送饭菜需经微波炉加热消毒后方可食用，以预防肠道感染。

(6)遵医嘱及时行胆汁、腹腔引流液、痰、尿、大便，腋下、腹股沟、鼻腔及空气的细菌培养和药敏试验，以便及时发现感染源和部位，及时处理。

五、康复与健康教育

护士应开展多种形式的健康教育，讲解药物及术后康复知识，可以借助宣传栏、宣传单、影像资料、自制手册等多种宣传媒介，针对患者的年龄、文化程度和接受能力等进行个体化服药知识宣传教育，提高患者的用药依从性，从而提高生活质量。管理计划要全面、详细、通俗易懂，并且随着患者生存时间的延长，根据个体差异随时调整管理计划，使计划得以有效实施。

1. 用药指导

(1)遵医嘱终身服用免疫抑制药，按医嘱正确服用，切勿擅自更改药物剂量或者停药，不随便服用其他药物。

(2)服用免疫抑制药每日口服两次，两次之间间隔12h，每日须在固定时间服用。服药时空腹或者在饭前半小时或饭后2～3h，不可与食物并用，服药期间应遵医嘱定期监测血药浓度，同时监测血压及心功能。

(3)及时随访，根据患者具体情况进行用药指导，告知患者准确用药的重要性，使每位患者熟知自己使用药物的名称、剂量、用法、时间及常见不良反应。

2. 心理指导

(1)在患者面前免谈医药费用问题,督促、协助病人按时服药,以防止患者顾虑药费问题而擅自减少免疫抑制药量,导致术后排斥反应发生。

(2)护理人员要与患者及家属建立畅通的沟通渠道,不仅要在生活上给患者更多的关心和照顾,心理上也要给予支持,帮助患者建立战胜疾病的信心。

3. 饮食指导

(1)术后3个月内为防止因食物发生感染,所有饮料、食物需经灭菌处理,所有药物应整瓶取用,以防止肠道感染发生。

(2)术后3个月内避免饮用乳酸类饮料,半年内避免食用生鱼、生肉等食物。

(3)应食用富含蛋白质、糖类、维生素及无机盐的食物。要注意通过饮食增加钙与维生素D的摄入,肝移植后3~6个月骨密度会明显下降,加之术后大量长期使用糖皮质激素也会增加骨质疏松,容易造成非外伤性骨折及退行性病变。

(4)避免高盐、高脂肪类食物的摄入,在煮菜时少放盐,避免食用盐分较高的食品,如薯片、罐装食品等。不食用变质、不洁食物。生吃水果必须清洗干净。

(5)避免食用提高免疫功能的食物及保健品,如蜂王浆、人参等。

(6)注意控制体重,一方面,体重增加会加重肝脏负担,另一方面,免疫抑制药的剂量是根据体重而定的,如果体重增加药量也要相应增加,这不但加重患者的经济负担,而且在体重增加过快而药量增加不及时的情况下还有可能诱发排斥反应。此外,体重的增加可使术后高血压、高血脂、心血管疾病等一系列并发症的发生率增加。

4. 自我护理与检测　肝移植患者术后面临的最大问题是排斥,患者出院后必须认真做好自我检测,准备家庭护理用品,如体温表、血压计、体重计等,并教会使用和记录。

(1)有条件者,肝移植术后患者住单间,测量体温、脉搏,每日监测两次。

(2)观察皮肤、巩膜颜色:有无黄染、观察大便的颜色是否变浅。

(3)注意T管保护和清洁,定时换药,必须每日观察引流情况。正常情况下,引流液颜色为金黄色黏稠样,清亮而无杂质,引流量成人为500~700ml,小儿为300~500ml。如果突然出现引流量减少,颜色变浅,水样,应立即到医院复诊。

(4)当出现发热、全身乏力、食欲下降、黄疸、肝区疼痛等情况时,必须立即与手术医师取得联系。

5. 预防感染　因肝移植术后需长期服用免疫抑制药,使患者对细菌、病毒、真菌的抵抗力减弱,容易感染,而感染也是导致肝移植失败的重要原因之一。因此,患者出院后仍须从多方面采取措施预防感染。

(1)避免到公共场所,外出戴口罩。外出回来后务必注意漱口、洗手。

(2)注意个人清洁卫生,勤换衣裤、勤晒被褥、勤沐浴,饭前、便后务必洗手。

(3)注意自我防护:注意气温变化,及时增减衣服,防止感冒。尽量避免皮肤、黏膜外伤,避免过度日光照射,以免诱发皮肤癌。

(4)家中禁止饲养宠物。

(5)居住的环境应清洁,保持空气新鲜、流通,每天用消毒液擦拭地面及室内家具表面。所用的餐具、用具定时进行消毒。

(6)禁止接种任何活疫苗和有毒疫苗。

6. 术后复查　肝移植患者住院后门诊复查十分重要,能使医师及时发现术后患者化验数据的变化,重新审视免疫抑制药物的应用方案是否合理,从而避免排斥反应和各种并发症的发生。

(1)复查时间:一般术后第1个月每周2次,第2个月每周1次,第3个月每2周1次,半年每月1次。

(2)复查项目：血、尿、便三大常规。肝肾功能、免疫抑制药血药浓度等，如有可能还应复查X线胸片、移植肝脏超声检查、电解质、血脂、凝血功能检测等。

（赵　洁　万　蓬　宋瑞梅）

第五节　胰腺移植

一、概　　述

世界上第1例胰腺移植(pancreas transplantation,PT)由美国明尼苏达州立大学的Kelly和Lillehei于1966年完成。自20世纪80年代中期开始，胰腺移植已经在全世界范围内广泛开展。该手术的成功使得许多1型糖尿病患者或称胰岛素依赖型糖尿病(insulin dependent diabetes mellitus,IDDM)患者得到了有效的治疗。据推测至2035年全球糖尿病患者预计将超过5.92亿，其中5%～10%的患者将因糖尿病晚期出现的糖尿病肾病、视网膜病变、微血管病变和神经末梢病变等并发症而直接威胁生命。胰腺移植能增加患者胰岛素的分泌，从而有效地控制血糖，防止和改善糖尿病的并发症，提高生活质量，是治疗IDDM的有效手段。目前该手术已被美国糖尿病协会接受为1型糖尿病合并终末期肾病(ESRD)的标准治疗方法。国际胰腺移植登记中心(IPTR)记录，截至2013年5月全世界共报道胰腺移植手术30 000余例。我国的胰腺移植起步较晚，1989年同济医科大学器官移植所开展国内首例胰肾联合移植以来已有20多个单位施行胰肾联合移植。

二、供者与受者的条件及要求

(一)供者的条件及要求

胰腺移植为同种异体移植，合适的供受者配对可以明显减少同种异体排斥反应和其他并发症的发生，提高患者近期和远期的存活率。

1. 免疫学选配　免疫学选配的目的是尽量减少移植物与受者之间组织相容性抗原的差异，力图减少或避免同种异体排斥反应的发生。具体包括ABO血型相容试验、淋巴细胞毒性试验、混合淋巴细胞培养、HLA配型等，详见本章第一节概述。

2. 非免疫学选配　非免疫学选配的目的是保证选择功能完全正常的移植胰腺，并减少术后并发症的发生，具体条件有：①供者为无高血压、动脉粥样硬化、恶性肿瘤和潜在或明显的感染病灶者；②供者心、肺、肝、肾及胰腺等重要脏器功能正常；③无肝炎病毒，尤其是乙肝、丙肝病毒感染，亦无艾滋病病毒及巨噬细胞病毒(CMV)感染；④供者年龄要求在40岁以内；⑤供者体型与受者相似。

供胰腺者如为亲属活体者还应符合下列条件：①供者年龄至少应比患者发生糖尿病的年龄大10岁；②供者葡萄糖耐量试验和可的松刺激期的葡萄糖耐量试验均为阴性；③患者糖尿病病史达10年以上；④患者家属中未发现有其他糖尿病患者。

(二)受者的条件及要求

终末期肾病(ESRD)是胰腺移植的标准适应证，约占胰腺移植总数的94%。从理论上讲，为了将糖尿病相关并发症的危害控制到最低，减轻长期治疗下的经济负担，所有1型糖尿病患者均适宜于胰腺移植。对于糖尿病肾病，美国移植中心建议，当肌酐清除率(Ccr)＜40ml/min时实施胰肾同期联合术(SPK)；而在欧洲，基于对器官短缺等因素的考虑，大多数移植中心较严格地将Ccr＜20ml/min的患者列入胰腺移植的轮候名单。Sollinger在1999年提出胰腺移植的适应证为：①肾衰竭(进展期糖尿病肾病或依赖于透析治疗，血肌酐＞3mg/dl)；②血清 C 肽浓度下降；③较低的心血管疾病风险(没有或轻微的冠心病，运动试验阴性)；④无糖尿病血管并发症，如截肢等；⑤对胰腺移植有良好的心理顺应性；⑥能很好地理解胰腺移植的复杂性，并能遵从移植后治疗方案。近年来，2 型糖尿病接受胰腺移植的患者呈增多趋势。2001 年 2 型糖尿病也被美国器官分享网络(UNOS)正式列为适应证之一。

对有下列情况者，应列为胰腺移植的禁忌证：①伴有精神变异、严重感染、恶性肿瘤者；②糖尿病已出现进行性周围肢端坏死，或已并发慢性感染卧床不起及心功能衰竭者；③肝功能和肺功能不全者；④受者年龄超过 60 岁者。

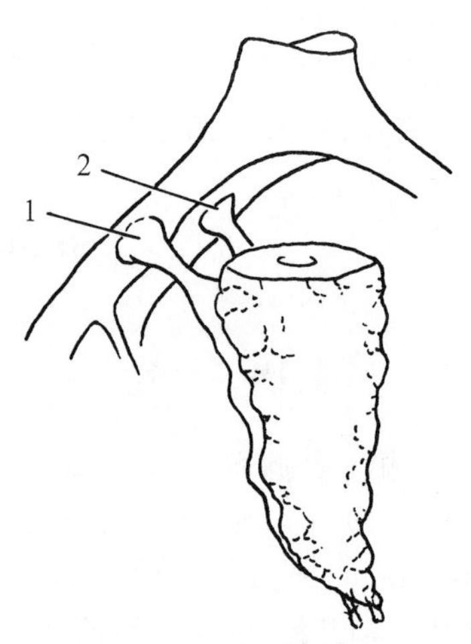

图 9-5-1　胰腺移植血管吻合

1. 动脉吻合口；2.静脉吻合口

三、胰腺移植的术式

胰腺有内分泌和外分泌双重功能：①内分泌胰岛素和其他内分泌激素，其中胰岛素是调节血糖水平的重要激素，是胰腺移植所需要的；②外分泌胰液，内含有多种功能强大的消化酶和腐蚀能力强的酶。胰管处理是胰腺移植中的难点。如胰管处理不当，就会发生一系列的严重并发症，导致移植失败，甚至患者死亡。迄今为止，胰腺移植尚无完全理想的术式。根据对胰腺外分泌即胰管的处理方式不同，将胰腺移植术式分为胰管堵塞式、胃肠内引流式和膀胱外引流式。各术式血管的重建基本是一致的。

(一)胰腺移植的血管重建

移植胰腺的肝门静脉与受者髂静脉或下腔静脉行端-侧吻合，包含有腹腔动脉和肠系膜上动脉的腹主动脉与髂总动脉或髂外动脉行端-侧吻合(图 9-5-1)。

(二)胰管的处理方式

1. 胰管堵塞式　用对人体无毒的合成聚合物注入胰管，并填塞整个胰管及其分支，达到抑制胰腺外分泌的目的，而胰腺的内分泌仍然保留。该术式约占 15%，因不需要行外分泌转流术，只要完成血管吻合就可以了，从而简化了手术，术后并发症较少。

2. 胃肠内引流式　从理论上讲，该术式是符合生理的一种术式。将胰液引流到肠壁，既可以帮助消化，又防止了水电解质和碳酸氢盐的丢失。胰管或者与胰腺相连的十二指肠与受者空肠近端行 Roux-en-Y 吻合(图 9-5-2)。该术式可使胰岛素直接进入门静脉系统，但例数不多，约占 9%。

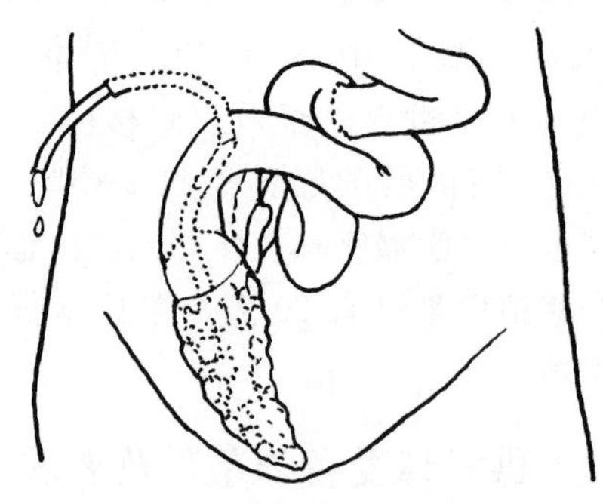

图 9-5-2　Roux-en-Y 吻合(空肠内引流)

3. 膀胱内引流式　移植胰腺血管重建后，用全胰所带的十二指肠节段或十二指肠乳头周围组织片或者节段胰腺胰管与受者膀胱进行吻合(图 9-5-3)。

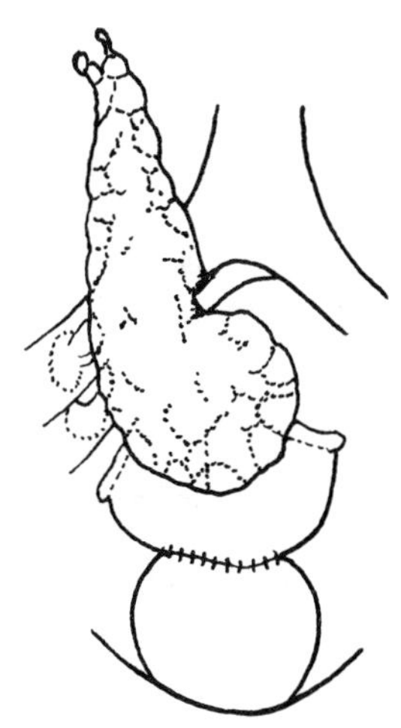

图 9-5-3　全胰十二指肠膀胱吻合(膀胱内引流)

目前,因膀胱外引流术式操作方便,近期并发症少,在临床上应用最为广泛,约占75%。膀胱外引流术式最明显的优点在于可随时测定尿淀粉酶的变化而早期诊断排斥反应。然而,膀胱外引流术式的远期并发症较多,如泌尿系感染、出血、胰液的丧失造成代谢性酸中毒及脱水。部分患者无法耐受这些泌尿系统和代谢问题的困扰而再次手术改行胃肠内引流术式。随着外科手术技术的成熟,胃肠内引流术式操作并无困难,术后早期并发症并不高于膀胱外引流术式。尤其在SPK术后,可通过血清肌酐的上升等指标监测排斥反应,胰腺外分泌能力的变化并非是不可缺少的指标,因而近年来多以胃肠内引流术式作为胰腺外分泌引流的主要方式。

(三)术后免疫抑制药的应用

胰腺移植后使用免疫抑制药的目的主要是抗免疫排斥反应,同时也可控制导致的1型糖尿病的自身免疫系统对移植后胰岛细胞的进一步杀伤。抗免疫排异治疗由诱导治疗和维持治疗两步组成。诱导治疗是给予1个或2个免疫抑制药短程治疗。常用的是抗T细胞的多克隆抗体或抗T细胞的单克隆抗体和抗CD25的单克隆抗体。诱导治疗可减少免疫排异反应。维持治疗是终身使用免疫抑制药。常用的是钙依赖磷酸酶抑制药和抗代谢药物。维持治疗可单独使用1种药物,也可2种以上药物联合使用。

四、常见护理问题

(一)术后血栓形成

多发生于术后1周内,半数发生在术后24h以内,是造成胰腺移植失败的最重要原因之一。

1. *相关因素*　①胰腺血供属低压区,血流缓慢,加上脾切除后,血流易于停滞;②胰腺在切取保存期缺血和恢复血流后的再灌注损伤激活了凝血系统;③糖尿病患者因血小板功能亢进,血小板易集聚,许多凝血因子和纤维蛋白原水平增高。

2. *临床表现*　①患者血液中纤维蛋白原含量明显增高,红细胞聚集明显,血液黏滞度增高;②患者肢体肿胀、疼痛、麻木、局部皮肤色泽及温度发生变化;③移植胰腺局部发生明显感染,引出胰液颜色浑浊,胰液细菌培养阳性。

3. *护理措施*　血栓形成重在预防,预防方法主要有选择损伤小的灌注液、缩短冷缺血时间、移植后1～2周预防性使用抗凝药物(肝素和右旋糖酐-40)、术后卧床休息。

(二)移植胰腺炎

移植后胰腺炎是胰腺移植常见的并发症之一,多发生在术后48h内,约有7%的移植物功能丧失由它所致。移植胰腺炎多为水肿性,但也可发展为出血、坏死和并发感染。

1. *相关因素*　①早期移植胰腺炎发生的原因主要与保存及缺血再灌注损伤有关;②后期移植胰腺炎发生的原因为手术损伤,术中过多触碰或牵拉胰腺,胰管暂时堵塞或胰肠吻合术式时肠液反流;③急性排斥反应也是重要原因之一。

2. *临床表现*　移植局部疼痛、压痛、反跳痛、腹肌紧张,血尿淀粉酶明显上升,高于正常3～5倍。

3. 护理措施

(1)移植胰腺炎的预防在于避免热缺血损伤，冷缺血时间也不能超过6h。

(2)密切观察胰腺内外分泌功能，监测血糖、尿糖的变化。

(3)给予禁食、胃肠减压。

(4)全胃肠外营养。

(5)遵医嘱使用抑制胰液分泌的药物。

(三)胰瘘和吻合口瘘或脓肿

1. 相关因素　①胰管堵塞或术中胰管损伤；②胰空肠或胰膀胱吻合术式不当；③漏出液引流不畅，引起胰腺或胰腺周围脓肿。

2. 临床表现　①发生胰瘘时，腹腔引流液淀粉酶含量超过1000U/L，引流胰液每日超过50ml，引流时间超过2周；②发生吻合口瘘时，腹腔引流液颜色浑浊，引流液细菌培养阳性；③局部出现疼痛、压痛及其他感染症状；④患者心率加快，高热持续不退，严重时血培养阳性。

3. 护理措施

(1)预防胰瘘和吻合口瘘首先应完善操作技术，局部充分预防性引流。

(2)一旦瘘发生，应禁食，给予静脉营养，腹腔冲洗，并加用抗生素和生长抑素，避免发生感染。已发生胰周围脓肿时，应尽早手术，清除感染灶或切除移植胰腺。

(四)胰腺移植的排斥反应

1. 相关因素　主要是移植胰腺与受者之间组织相容性抗原存在差异造成的。

2. 临床表现　①患者血糖调节异常，糖尿病复发；②全身炎症反应，患者畏寒、高热、心慌、气促等；③正常尿淀粉酶为1000～8000U/L，当尿淀粉酶下降25%即可疑急性排斥反应，下降50%即可确诊；④胰液细胞学检查和胰腺组织学检查发现间质及腺泡有明显的炎症。

3. 护理措施　胰腺排斥反应一旦明确，就应采取积极有效的治疗方法，以逆转移植物损害。详见本章第一节概述器官移植术后的管理。

(五)出血

严重的腹腔内出血是胰腺移植术后再次手术最常见的手术指征。临床上分为腹腔内、膀胱内和胃肠道出血。

1. 相关因素

(1)腹腔内出血

早期出血：源于血管吻合口或未结扎的胰周或胰腺血管出血，另外术后抗凝治疗也会导致出血。

晚期出血：仅仅当患者出现真菌性假性动脉瘤破裂，或者真性动脉瘤破裂(如移植的脾动脉)或者动静脉瘘破裂等情况时，才出现出血。

(2)膀胱出血：与十二指肠并发症有关(如缺血性溃疡、十二指肠巨细胞病毒感染等)。

(3)胃肠道出血：与缺血性十二指肠溃疡、十二指肠巨细胞感染、急性或慢性十二指肠排斥有关。

2. 临床表现

(1)腹腔内出血：①引流管内引出大量血性液体；②伤口处大量渗血；③腹胀。

(2)膀胱出血：早期血尿和晚期血尿。

(3)胃肠道出血：呕血或黑粪。

(4)患者出现全身冷汗、面色苍白、脉数、血压下降甚至休克。

3. 护理措施

(1)立即汇报医师，遵医嘱使用止血药物，血液制品。

(2)迅速建立两条以上静脉通道，胶体扩容。

(3)心电监护，严密监测生命体征。

(4)保持引流管通畅。

(5)做好急诊手术止血准备。

(六)腹腔内感染

多发生在术后3个月内，大多数发生在术后30d内。

1. 相关因素　供者：老年供者（特别是 >45 岁）、肥胖供者、胰腺保存时间延长。受者：再次移植、移植前腹膜透析、高龄、应用十二指肠吻合片、节段性胰腺移植、手术时间过长、放置胰腺于腹膜后、吻合口漏或十二指肠节段漏。

2. 临床表现　可以是非特异性腹部不适，也可以是弥漫性腹膜炎、发热、肠梗阻、恶心、呕吐、白细胞增多、高血糖和败血症。大多 50% 的腹腔感染是弥漫性的，另外 50% 是局限性的（即脓肿形成）。

3. 护理措施

（1）密切观察感染的特点和程度，因为感染的类别（弥漫性还是局限性）对治疗至关重要。

（2）遵医嘱使用抗生素治疗，并且注意抗生素使用的强度和持续时间。

（3）对于真菌性腹腔内感染的移植物，应使用抗真菌治疗，至少维持 6 周。

（4）观察患者体温变化，注意保暖。

（5）充分引流或冲洗腹腔，保持引流管通畅。

五、康复与健康教育

1. 心理指导　护士应与患者多沟通，根据患者自身心理特点，实施个体化心理指导，指导患者正确认识疾病，在平时工作和生活中劳逸结合，保持心情愉快。

2. 饮食指导　应限制饮食，少量多餐，禁烟酒。

3. 用药指导　根据医嘱正确服用药物。常见的药物有：免疫抑制药（MMF，FK，泼尼松片）、制霉菌素、H_2 受体阻断药、CMV 预防药物、BP 药物、粪便软化剂。

4. 活动量的指导　4～6 周内不应持重，活动时应用腹带。

5. 伤口护理　保持伤口的清洁干燥，有感染征象时及时就医。

6. 排尿指导　清醒时排尿间隔不应超过 4h。

7. 定期随访　一开始要每周进行 3 次检查，在移植物功能稳定的前提下，在 6～9 个月末变为每月 1 次。

8. 实验室检查　每周一、三、五检测 CBG、BMP，血清淀粉酶和脂肪酶，普乐可复浓度、尿淀粉酶（仅限于经膀胱引流的患者）。每 3～6 个月查 Hgb Alc。

（黄建业　柴会荣）

参考文献

[1] Wang ZH，YiSH，YaoZY，et al. Hypogastric artery autograft treating hemo rrhage with infection of external iliacartery 8ec—ondary to r enal tr anspl antat i on[J].Chi nese Jour n al of Traum a—tology — English Edition，2008，11(5)：311-314.

[2] Minz M，Sharma A，Kumar S，et al.Use of autogenous internal iliac artery for bridging the external iliac artery after excision of Aspergillus mycotic aneurysm in renal transplant recipients[J].Journal of V ascular Surgery，2011：802-804.

[3] Ferraresso M，Tirelli A，Ghio L，et al. Influence of the CYP3A5 genotype on tacrolimus pharmacokinetics and phar—macodynamics in young kidney transplant recipients. Pediatr Transplant，2007，11：296-300.

[4] Renders L，Frisman M，Ufer M，et al. CYP3A5 genotypemarkedly influences the pharmacokinetics of tacrolimus andsirolimus in kidney transplant recipients. Clin PharmacolTher，2007，81：228-234.

[5] Hesselink DA，van Schaik RH，van Agteren M，et al.CYP3A5 genotype is not associated with a higher risk of acute rejection in taerolimus—treated renal transplant recipients. Pharmacogenet Genomics，2008，18：339-348.

[6] Kuypers DR，de Jonge H，Naesens M，et al. CYP3A5 and CYP3A4 but not MDRl single-nucleotide polymorphisms de—termine long-term tacro[imus disposition and drug-related-

nephrotoxicity in renal recipients. Clin Pharmacol Ther, 2007, 82: 711-725.

[7] Bellingham JM, Santhanakrishnan C, Neidlinger N, et al. Donationafter cardiac death: a 29—year experience. Surgery, 2011, 150(4): 692-702.

[8] 赵洁，叶志霞. 肝移植围手术期的护理管理[J]. 护士进修杂志，2007，22(20)：1842-1843.

[9] 何名，刘文峰，吴艳群. 单倍体造血干细胞移植10例患者护理体会[J]. 西南军医，2012，14(6)：907-908.

[10] 段淑芳，马鸣英. 小儿烧伤自体全厚皮移植术的护理[J]. 航空航天医学杂志，2012，9(23)：1126-1127.

[11] 梁金清. 异基因外周血干细胞移植97例术后早期感染的防护[J]. 中国误诊学杂志，2010，7(10)：20.

[12] 吴伯文. 实用肝胆外科学[M]. 北京：人民军医出版社，2009：448-449.

[13] 杨甲梅. 实用肝胆外科学[M]. 上海：上海人民出版社，2009：467-469.

[14] 李湘竑，罗振超，林建华，等. 成人肝移植术后胆道并发症的诊治分析[J]. 肝胆外科杂志，2012，20(6)：425-426.

[15] 黄文峰，张小玲，谢志军，等. 肝移植的研究进展及常见并发症处理[J]. 中国组织工程研究，2012，16(5)：908-910.

[16] 杨德君. 肝移植术后胆道并发症高危因素分析[D]. 上海：第二军医大学，2009.

[17] 杨甲梅，沈锋，姜小清，译. 肝移植[M]. 上海：第二军医大学出版社，2009：633-634.

[18] 唐旻，胡晔，王晓娟. 影响酒精性肝病的相关因素分析[J]. 中国实用医药，2011，25：98-99.

[19] 李君娜. 肝移植术后患者精神状态异常的原因分析与护理对策[J]. 黑龙江医药，2012，25(1)：173-174.

[20] 刘志华，崔怡，滕亮，等. 肝移植患者围手术期护理体会[J]. 护士进修杂志，2013，28(4)：342-343.

[21] 张佩芳，李瑞东，董家勇，等. 预见性护理措施在预防肝移植术后肺部感染中的应用[J]. 中华护理杂志，2011，46(12)：1164-1166.

[22] 吕君，董兰. 预见性护理在肝移植患者中的应用效果[J]. 护理实践与研究，2012，9(21)：57-58.

[23] 吕少诚，史宪杰. 肝移植术后感染诊治[J]. 军医进修学院学报，2011，32(11)：1178-1179.

[24] 刘建明，杨永洁，刘大钺，等. 肝移植术后医院感染流行特征分析[J]. 中华医院感染学杂志，2011，21(19)：4022-4024.

[25] 秦文俐. 肝脏移植术后肺部感染危险因素分析及护理[J]. 护理实践与研究，2011，8(12)：61-63.

[26] 时军，丁利民. 肝移植后肺部感染的因素分析及防治[J]. 中华普通外科学文献：电子版，2010，4(5)：450-452.

[27] 章志军，李波，刘非，等. 成人活体肝移植受体术后呼吸系统并发症分析108例[J]. 世界华人消化杂志，2010，18(11)：1169-1173.

[28] 刘宝琴，曹翠霞，梁香萍，等. 肝脏移植术后初期腹腔出血的观察与护理[J]. 中国现代医学杂志，2012，22(26)：106-108.

[29] 杨丽敏，王守云，闫春伟，等. 肝移植后慢性排异反应1例[J]. 中国组织工程研究与临床康复，2011，15(5)：823-824.

[30] 刘芬，李红梅，刘爱兵，等. 肝移植急性排斥反应临床化学诊断特点[J]中国卫生检验杂志，2009，19(1)：150-152.

[31] 刘志华，陈付英，缪洁，等. 综合护理干预对肝移植术后患者生活质量的影响[J]. 河北中医，2012，34(7)：1076.

[32] 陈律，席淑华，花蓉. 肝移植患者术后不同阶段健康教育需求的调查分析[J]. 解放军护理杂志，2008，25(2)：30-31.

[33] 杨树欣，管叶，等. 3D打印技术在医疗领域的研究进展. 中国医疗备，2014，29(4)：71-72.

[34] 叶志霞. "十一五"期间上海市人体器官移植的护理进展. 解放军护理杂志，2011，28(17)：34-37.

[35] 汪笑宇，赵闻雨，朱有华. 器官保存液的研究进展. 中华器官移植杂志，2014，35(5)：317-319.

[36] 谷东风，邹和群. 器官移植巨细胞病毒感染的流行病学及其诊断新进展. 中国中西医结合肾病杂志，2012，13(10)：926-928.

[37] 高红强，黄江波. 青藤碱在器官移植免疫耐受

方面的研究进展.中国实用医药,2014,9(8):259-261.

[38] 高宏君.3D打印技术在器官移植中的应用设想.器官移植,2013,4(5):256-257.

[39] 管吉,杨树欣,管叶,等.3D打印技术在医疗领域的研究进展.中国医疗设备,2014,29(4):71-72.

[40] 洪天配.胰岛移植的研究现状与应用进展.中国实用内科杂志,2006,26(9):1311-1313.

[41] Ryan EA, Paty BW, Senior PA, et al. Five-year follow-up after clinical islet transplantation.Diabetes,2005,54(7):2060-2069.

[42] Zhang L, Hu J, Hong TP, et al. Monoclonal side population progenitors isolated from human fetal pancreas. Biochem Biophys Res Commun,2005,333(2):603-608.

[43] 刘其雨,程若川,胰腺移植的新进展.中华现代外科学杂志,2006,3(6):514-517.

[44] 赵玉沛,陈革.胰腺外科的新进展.消化外科,2006,5(2):77-80.

[45] Jemal A, Murray T, Ward E, et al.Cancer statistics.CA Cancer J Clin,2005,55(1):10-30.

[46] Malaise J, Arbogast H, Illner W D, et al. Simulta neous pancreas-kidney transplantation: analysis of rejection. Transplant Proc, 2005, 37(6):2856-2858.

[47] 刘永锋,主译.胰腺移植.北京:人民卫生出版社,2007:11.

第10章

常用外科护理技能

第一节　外科常用引流管护理

引流是外科最常用、最重要的基本技术之一；引流管是外科患者的“生命管”，引流管护理是外科临床护理的重要内容。外科引流的概念形成于公元前15世纪，当时的医者观察到在感染的创口或脓肿发生自发性破溃后患者的全身状况会随之改善，由此认识到引流可能改善病情。但真正意义上的外科引流是在19世纪末由Hippocrates和Celsus描述用导管开始的。随着科学技术的发展，影像学的介入，经皮穿刺引流、内镜下引流等丰富了传统外科引流的内容。

一、概　　述

引流是指将人体组织间或体腔中积聚的液体（血、脓等）引出体外或体腔，以达到治疗、预防、诊断及观察的目的。

根据引流方式分为：①被动引流，依赖伤口或腔隙内外的压力差以及液体的充盈和重力的作用，在引流物吸附和重力的作用下进行引流；②主动引流，使用一定的负压，将伤口或腔隙中的积液引出体外，其负压可根据引流的具体部位及引流液的性状进行调节。

根据引流的目的分为治疗性引流和预防性引流。治疗性引流的目的有：①引流出切口内或手术区渗血、渗液，避免形成继发感染；②引流出伤口内局部脓液和分泌物，防止感染扩散，促进炎症早日消退，利于伤口愈合；③用于空腔脏器减压，防止腔内容物外溢，并可利用引流管向腔内注射抗生素，控制腔内感染。预防性引流主要是以监测为目的，通过观察引流液的性状、量、颜色等及早发现和判断可能出现的并发症。

安全性及有效性是外科引流的基本原则，一般来说外科引流物头端不能直接放置在吻合口上或穿孔修补处，而是放在其附近，且不能直接压迫大血管、神经、肠管等，以免发生大出血、梗阻、吻合口瘘等；引流物不能通过切口处引出表皮，以减少切口感染、切口裂开、切口疝的发生，引流物应在切口旁或引流区另戳孔引出（图10-1-1）。

二、引 流 用 物

引流用物包括引流管（图10-1-2）及引流液潴留用物，应根据引流的目的、部位和估计的引流量选择理想的引流管及引流液潴留用物。

理想的引流管应满足以下条件：①质软可弯曲且不易被压或吸瘪；②对组织无刺激或刺激性小，不易诱发感染；③表面光滑，不易堵管；④不易断裂、变质；⑤X线不能透过。

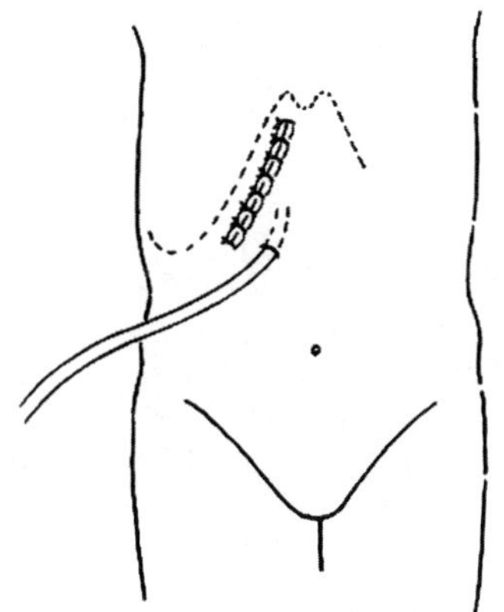

图 10-1-1　引流管与切口位置

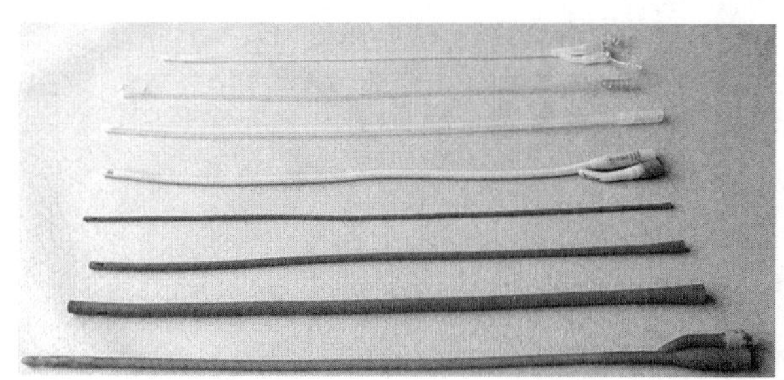
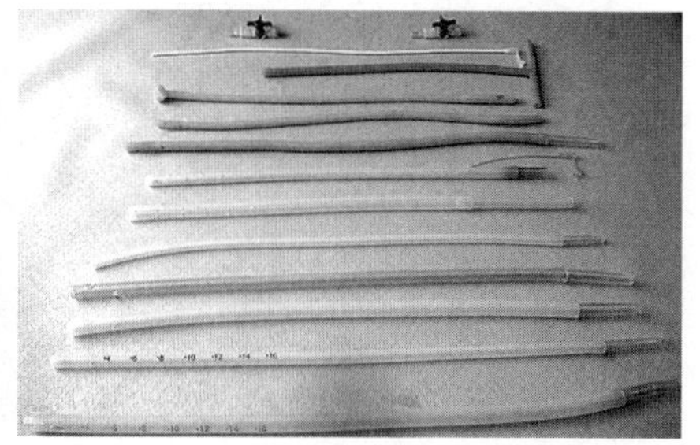

图 10-1-2　各种类型引流管

目前引流管根据材质可分为：烟卷式、纱布式、乳胶片、乳胶管、橡胶管、双套管、三套管、硅胶管。

引流液的潴留用品(图 10-1-3)有：无菌引流袋、无菌引流瓶、负压引流球、脑室引流袋、胸腔闭式引流瓶、弹簧式引流器及负压引流器等。

三、引流管的常规护理

外科引流管种类繁多，方法多样，但是其原则是要引流通畅，因此在护理上有其共通性。各引流管常规护理概述如下：①妥善固定，防止脱出和回纳入体内；②无菌操作；③保持引流管通畅，勿使受压或扭曲，注意引流管内有无血块、坏死组织堵塞；④密切观察和详细记录引流液的性状、颜色和量，如引流液为血性且流速快或量多，应及时通知医师处理；⑤须负压引流者，应调整好所需负压压力，维持有效的负压状态；⑥拔管，引流管的放置时间要根据具体情况来决定，并没有一成不变的规定，拔管的时机由许多因素决定，如引流量的多少、切口愈合的好坏、引流管的材料、质量、具体的手术方式等。不过无论何种引流管，都不可放置过久，应及早拔管，以免延迟伤口愈合和继发感染等。

四、各种引流管的护理

外科引流管护理除了其共同点以外，根据其引流的部位及各专科特点尚有其特殊性，下面按照外科引流管的部位分别阐述。

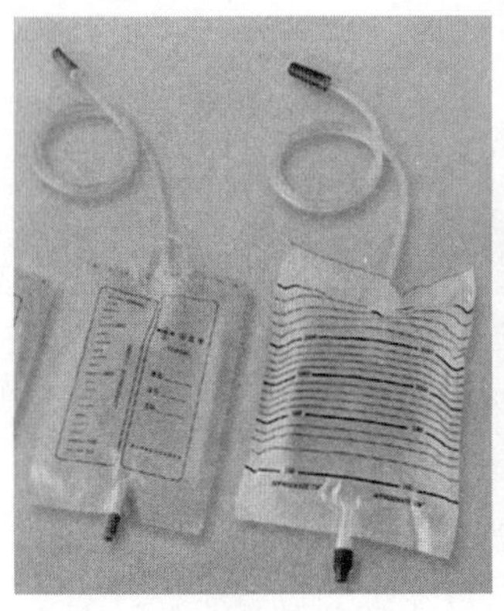

引流袋

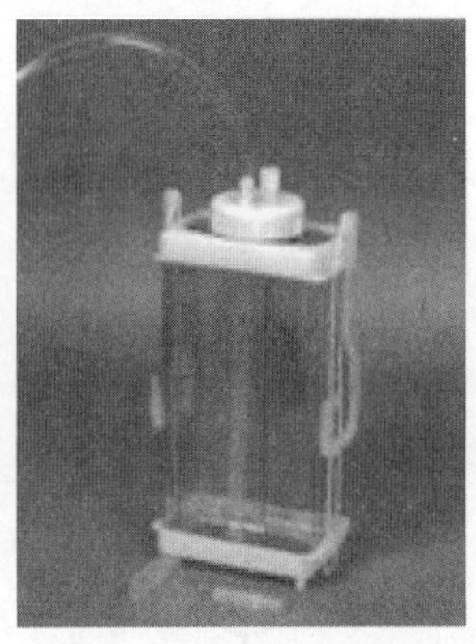

引流瓶

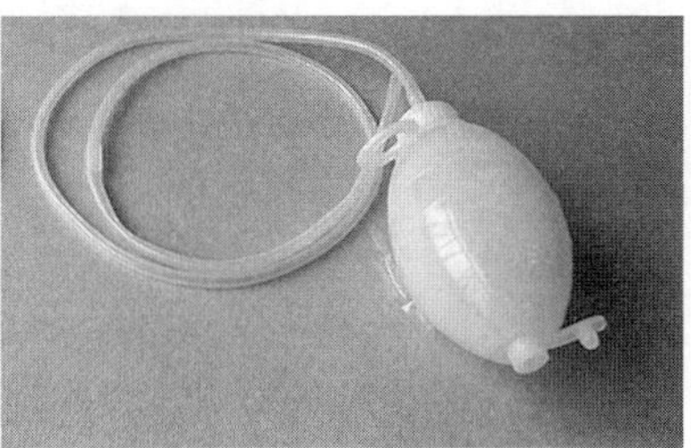

负压引流球

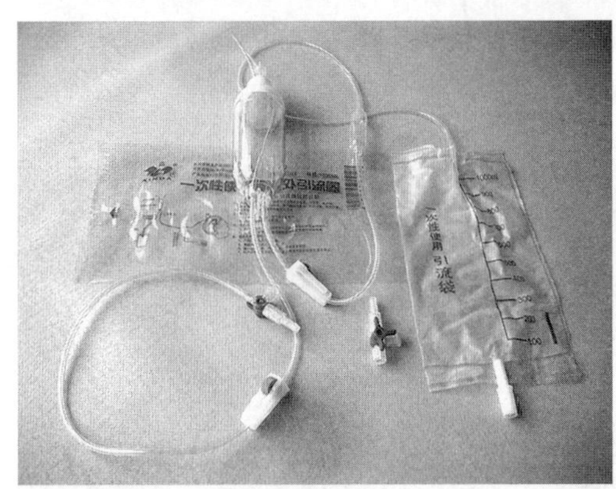

脑室引流袋

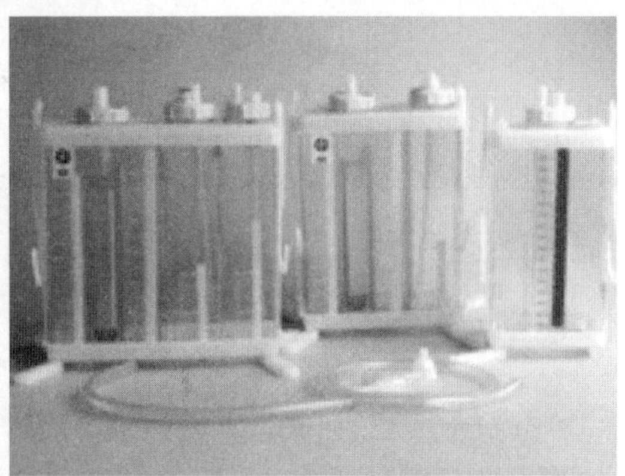

胸腔闭式引流瓶

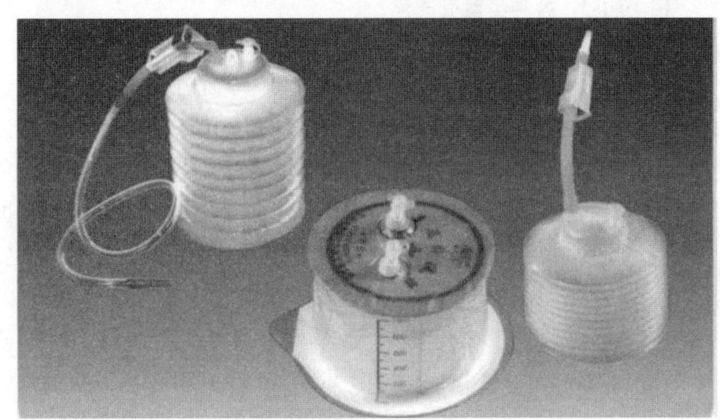

弹簧式引流器

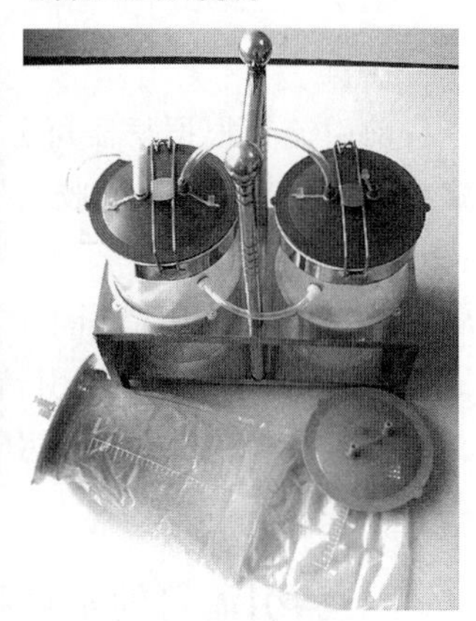

负压引流器

图 10-1-3　引流液潴留用品

(一)头面部引流

1. 创腔引流管　颅内占位病变，如颅内肿瘤摘除、血肿清除后在颅内残留下的腔隙称创腔，在创腔内放置的引流管称创腔引流。护理措施如下。

(1)按引流管常规护理。

(2)引流管接引流瓶，固定于床旁或枕边。

(3)放置高度：第 1 天平放创腔引流瓶，术后 24h 或 48h 可逐渐放低。

(4)引流管无引流物的原因有：①引流管放置过深过长；②管口吸附于创腔壁；③有小血凝块或碎屑的脑组织阻塞引流管。一旦发现不畅，及时通知医师。

(5)与脑室相通的创腔引流，根据引流目的适当抬高引流瓶。

(6)拔管时间：术后 3～5d。

2. 脑室引流管　脑室引流是经颅脑钻孔、侧脑室穿刺后，导入引流管，将脑脊液引流至体外，适用于脑出血、脑积水、颅内压测定、注入药物、脑疝的预防及抢救，目的为调节和监控颅内压。护理措施如下。

(1)按引流管常规护理。

(2)患者可取平卧位和侧卧位，床头抬高 15°～30°，引流瓶悬挂于床头，应高于侧脑室(相当于仰卧位时两外耳孔连线)10～15cm(图 10-1-4)，防止引流过多导致颅内压降低。

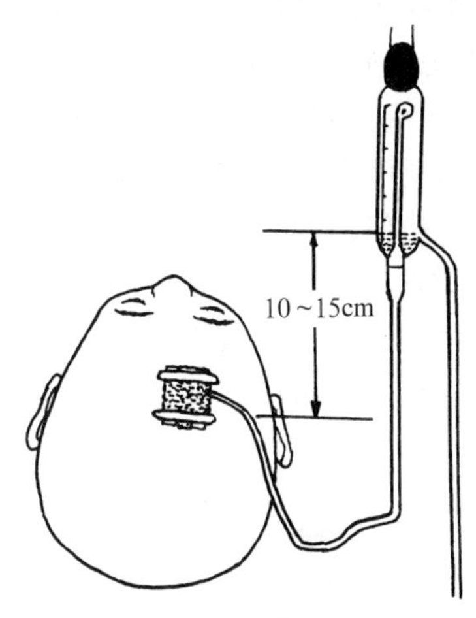

图 10-1-4　脑室引流瓶悬挂高度

(3)对清醒患者应加强心理护理，交代注意事项；对意识不清、躁动不安、有精神症状者应适当约束，防止患者自行拔管；搬运患者时应夹闭引流管，暂停引流；患者体位改变时应相应调节引流最高点位置。

(4)可通过观察引流管内水柱是否有搏动来判断引流管是否通畅。引流管无引流的原因除了创腔引流无引流液的原因外，尚可能因为颅内压低于引流管的高度，应适当给予调整及处理。

(5)脑室引流早期要特别注意引流速度，控制脑脊液引流量，切忌引流过快，否则会导致：①硬膜外或硬膜下血肿；②肿瘤内出血；③小脑幕裂孔疝。为控制引流速度，手术后早期可适当将引流瓶挂高，待颅内各部的压力逐步取得平衡后，再放低引流瓶于正常位置。

(6)正常脑脊液无色、透明、无沉淀。如引流液为暗红或鲜红色为脑室出血；如引流液浑浊有絮状物应考虑脑室内感染，应送引流液细菌培养。

(7)拔管时间：置管后 3～4d，拔管前先夹闭引流管 24h，观察有无颅内压增高症状。拔管时应夹紧引流管，防止管内液体倒流入颅内引起逆行性感染，拔管后应观察创口敷料情况。

3. 硬膜下引流管　慢性硬膜下积液或慢性硬膜下血肿，因已形成完整的包膜，包膜内血肿液化，故临床多采用颅骨钻孔血肿冲洗引流手术，术后安放引流于包膜内，称硬膜下引流。这种手术时间短、创伤小，常在局麻下进行，但是引流以血凝块为主。

护理措施如下。

(1)按引流管常规护理。

(2)引流瓶放置高度：低于创腔 30cm。

(3)体位：头低足高位，必要时让患者吹气球。

(4)保持引流管通畅。引流管无引流物的原因有：①引流管放置过深、过长；②管口吸附于创腔壁；③有小血凝块或碎屑的脑组织堵塞引流管。

(5)术后不能用脱水药，也不能限制水分摄入，防止减压性血肿，促进脑组织膨胀。

(6)拔管时间：3～5d。

4. 腰穿持续引流管　通过腰椎穿刺，放

置引流管将脑脊液引流至体外的一种简单易行、安全有效的辅助治疗方法。

护理措施如下。

(1)按引流管常规护理。

(2)严密观察病情变化。

(3)引流瓶放置高度:悬吊于床下 20cm。

(4)保持引流管通畅,控制引流速度:每分钟滴数不超过 5 滴,避免压力差过大导致脑疝。为保持均匀流速,护理时应注意:①当患者体位改变致头部高度发生改变时,应重新调节引流速度;②在搬动患者变换体位、擦拭、更换尿布时,应注意观察引流管走行;对躁动患者应加以约束,适当限制活动。

(5)预防感染,及时送检脑脊液,搬动患者时应先夹闭引流管。

(6)拔管时间:4～7d,拔管后注意观察患者意识、生命体征的变化以及置管处有无脑脊液漏。

(二)胃管引流

胃管种类较多,根据原材料分类有:①橡胶胃管,橡胶胃管管壁厚、管腔小、有异味、弹性差、质量重、与组织相容性小,对鼻咽黏膜刺激性强,但价格便宜。②硅胶胃管,与橡胶胃管相比其优点较多,质量轻、弹性好、无异味、与组织相容性大,胃管头端较硬,便于顺利插入,管壁柔软,刺激性小,管道透明,便于观察管内情况,前端侧孔较大,便于输注食物和引流,目前使用率高,已逐渐取代橡胶胃管。③聚氨酯胃管(又称为复尔凯鼻胃管),具有软、细、刺激小、耐腐,有导丝引导及管口塞,留置时间长等特点,但其价格昂贵。适用于昏迷及高龄卧床吞咽反射差、需长期鼻饲的患者。④其他改良胃管,如弯头胃管、一次性滴喷药胃管、三通阀胃管、多孔气囊胃管及用于新生儿鼻饲的头皮针导管替代胃管等。

留置胃管在外科使用最普遍,术后留置胃管的目的有:①引流胃液;②引出气体,减轻腹胀;③给予营养。

护理措施如下。

(1)按引流管常规护理。

(2)根据医嘱接手提式胃肠减压器、电动式胃肠减压器、弹簧式引流器、引流袋或夹闭,手提式胃肠减压器负压最大,负压值为－100mmHg。

(3)观察胃管刻度,每班记录。

(4)术后 24h 内可引流出少量血液或咖啡样液 100～300ml,若有较多鲜血,应警惕吻合口出血,及时与医师联系并处理。

(5)减压期间应加强口腔护理,协助患者刷牙、漱口,2/d,不能自理的患者给予特殊口腔护理,2～4/d,口干者可勤用漱口水漱口,以保持口唇湿润,嘱患者不能将水咽下。

(6)如果患者需鼻饲,对于昏迷、意识不清的患者应防止反流及误吸。

(7)协助患者咳嗽、咳痰,必要时雾化吸入,预防肺部并发症。

(8)留置胃管的时间与胃管的类型有很大的关系,橡胶胃管应每周更换 1 次,硅胶胃管 4 周更换 1 次,新型胃管 3～6 个月更换 1 次,但考虑拔管还应根据具体病情而定。

(9)能听到肠鸣音或患者已排气、排便,说明肠蠕动已恢复,报告医师,可考虑拔管。

(三)颈部、乳房引流

1. 甲状腺引流管　甲状腺术后常规放置橡皮片(图 10-1-5)或引流管 24～48h,以便于观察和预防切口内出血,从而利于呼吸和引流。

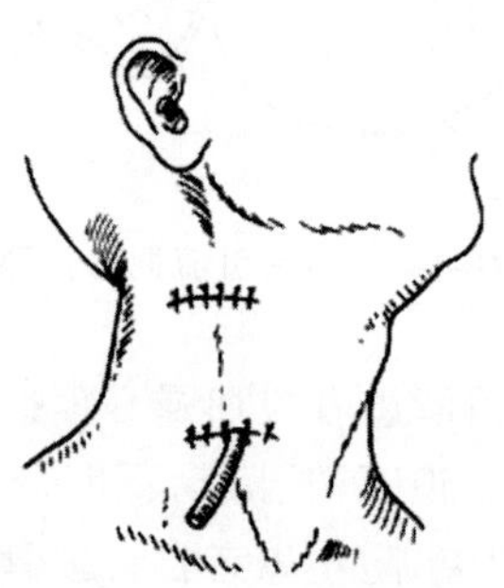

图 10-1-5　皮片引流

护理措施如下。

(1)对于橡胶片引流,应密切观察伤口敷料外观,以评估渗血渗液情况。

(2)引流管接负压引流球,按引流管常规护理。

(3)引流管应保持绝对负压(－60～－15mmHg),以免切口内积血积液压迫气管,影响呼吸。

(4)术毕回病房后患者头应偏向一侧平卧 6h,后取半坐卧位,以利于引流。

2. 颈部其他伤口引流管　对于口腔颌面部炎症及肿瘤术后常规留置的颈部伤口引流管,一般接负压引流球,其护理原则均应保持绝对负压。

3. Y 管引流　乳腺癌根治术损伤面积大,术后积血积液多,无论术中止血如何彻底,有效引流都是防止皮瓣下积液的关键,术后用"Y"管连接 2 条皮下引流管持续负压吸引(图 10-1-6)。

护理措施如下。

(1)按引流管常规护理。

(2)保持有效负压引流,其负压大小应使引流管持续处于扁平状。

(3)术后 3d 密切观察切口渗血情况,及时排尽皮瓣下积血或积液。正常情况下术后第 1 天出血较多,出血量为 200～300ml,色鲜红或暗红色,第 2～3 天逐渐减少,量为 100～200ml,颜色变淡,5d 后引流出的液体呈黄色或粉红色,主要是组织间渗液,每日在 100ml 以下。若早期负压引流出大量鲜红色血液,提示皮下渗血严重或有活动性出血。

(4)引流量一般逐渐减少到 20～100ml/d 时,改用负压引流袋放置引流 1～2d,检查伤口愈合后,皮下无积液,即可拔除引流管,引流管放置时间平均为 5～6d。

(四)胸腔引流

胸腔引流是临床上治疗胸腔内积血、积气、积脓的有效方法。开胸术后常规进行胸腔引流以排出胸腔内气体和液体(图 10-1-7),促进肺复张。胸腔引流管种类有:硅胶胸腔引流管、菊花形管头的胸腔引流管(图 10-1-8)、小管径胸腔引流管(如剪去针头的输液硅胶管及一次性中心静脉导管)及改进侧孔的胸腔引流管。为保持胸腔负压,其引流装置均采用密闭装置,目前广泛应用于临床的引流瓶为一次性胸腔闭式引流瓶。

护理措施如下。

(1)按引流管常规护理。

(2)明确引流目的,排气的插管位置为患侧第 2 肋间锁骨中线外侧;排出液体的插管位置为第 5、6 肋间与腋中线或腋后线的交叉处;排出脓液的插管位置为胸腔最低位。

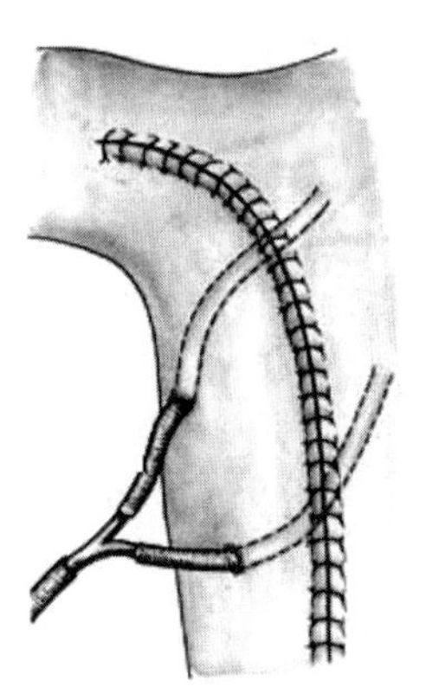

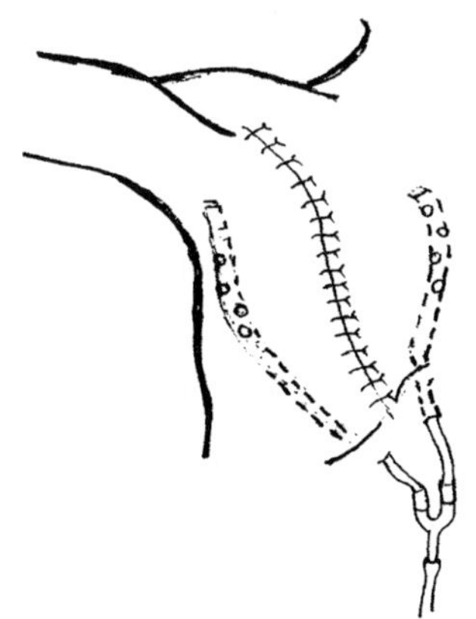

图 10-1-6　"Y"管引流

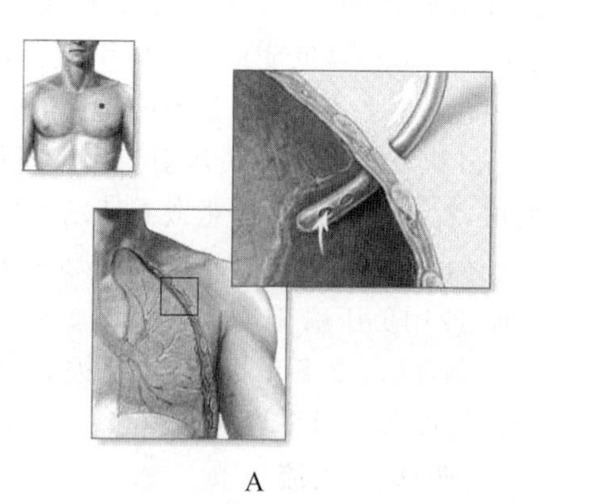

A

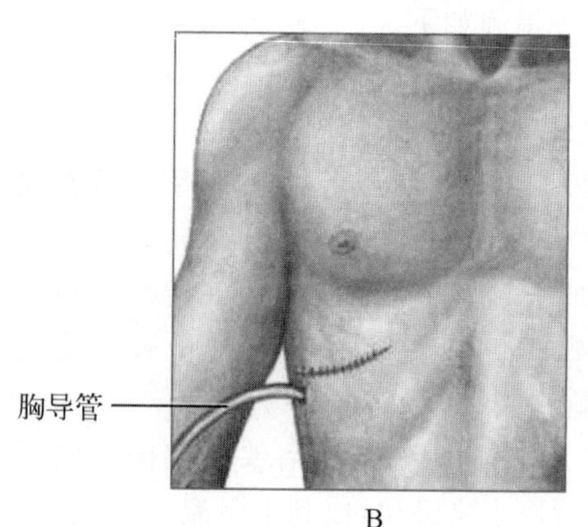

B

图 10-1-7 硅胶胸腔引流管

A. 引流气体;B. 引流液体

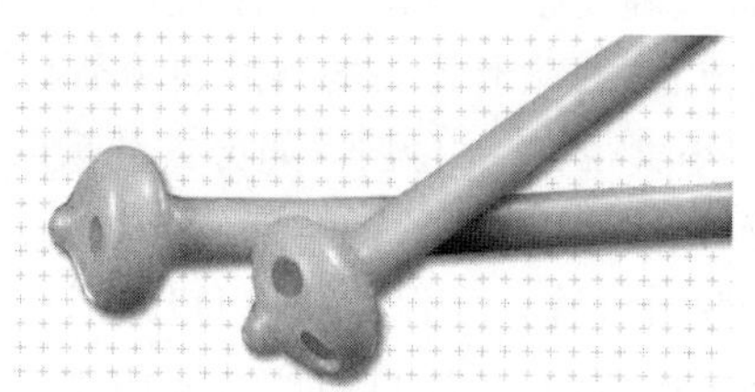

图 10-1-8 菊花形橡胶胸腔引流管

(3)病情允许时患者应取半卧位,以利于体位引流和呼吸。

(4)全套无菌密闭水封瓶装置,水封瓶内加无菌生理盐水。水封瓶液面低于引流管胸腔出口平面 60cm,以利引流。管道连接、倾倒引流液、更换水封瓶或搬动患者时,注意用 2 把止血钳交叉夹紧胸腔引流管,以免发生管道脱开、漏气或倒吸等意外情况。

(5)观察接口衔接良好。观察水封瓶内水柱波动情况及有无气泡溢出,定时挤压引流管,防止血块堵塞。

(6)观察记录引流液的色、质和量,如每小时引流量在 100ml 以上,呈血性,持续 3h,提示有活动性出血可能;如果引流液呈乳白色米汤样液体,应怀疑合并乳糜胸,应根据医嘱化验液体性质。观察患者有无呼吸困难或发绀;鼓励患者咳嗽及深呼吸,以利肺的扩张。

(7)若引流管自胸腔脱出,应立即用手指捏紧引流口皮肤,以凡士林纱布及胶布封闭引流口,再做进一步处理。若引流管连接处脱落或引流瓶损坏,应立即用双钳夹紧胸壁导管,按无菌操作更换整个装置。

(8)拔管指征:①胸腔闭式引流 48～72h 后,引流量明显减少且颜色变淡;②24h 引流液少于 50ml,脓液少于 10ml;③无气泡冒出;④X 线显示肺膨胀良好,患者无呼吸困难。拔管方法:嘱患者深吸气后屏气,迅速拔除导管,同时立即用凡士林纱布覆盖或拉紧手术缝线,再以宽胶布密封。拔管后注意观察患者有无胸闷、气急、切口漏气、渗液、出血、皮下气肿等。

(9)拔管后鼓励患者早期活动,并向患者说明早期活动的必要性,有利于肺复张。

(五)腹部引流

放置引流管是大多数腹部外科手术后的常规治疗监测措施。由于腹部外科手术的特殊性,掌握和预防腹腔引流所导致的并发症是护理的重点之一。①感染:包括手术部位感染和切口感染,一般因细菌沿腹壁戳孔或腹腔引流管侵入腹腔所致。②肠粘连:引流管可程度不同地刺激组织发生炎症从而造成肠粘连。③消化道瘘、出血:多因直接接触吻合部位或缝合部位、压迫损伤组织或血管引起。④切口疝：多由于引流孔感染所致。⑤引流管折断、脱出或落入腹腔：多与引流管腹壁固定不牢或患者改变体位不慎有关。

若引流管放置在腹腔空腔脏器则称为造瘘管。根据造瘘管放置的位置分为：胆囊造瘘、胆道造瘘（T 管）、肠造瘘。肠造瘘又有空肠造瘘、回肠造瘘及结肠造瘘。胆囊造瘘及胆道造瘘引流胆汁，回肠造瘘可用于肠道减压及给予营养，空肠造瘘主要用于给予营养物质。

1. T 管引流（图 10-1-9）　术中放置 T 管的部位位于胆道（图 10-1-10），其目的有：①引流胆汁，减轻胆道压力；②支撑胆道，防止胆管狭窄；③胆道造影和冲洗；④经其瘘管行胆道镜取石。

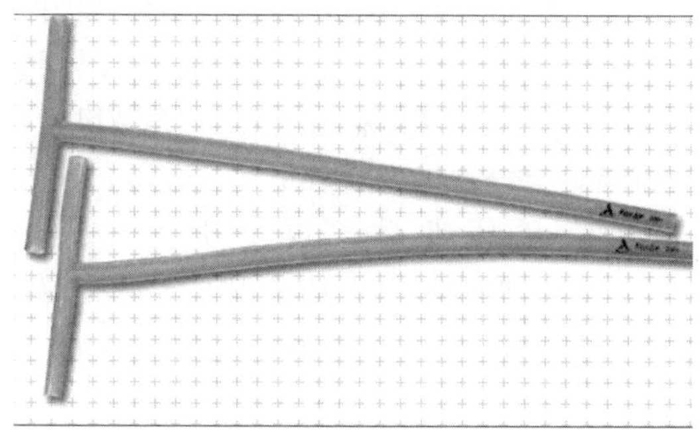

图 10-1-9　“T”管

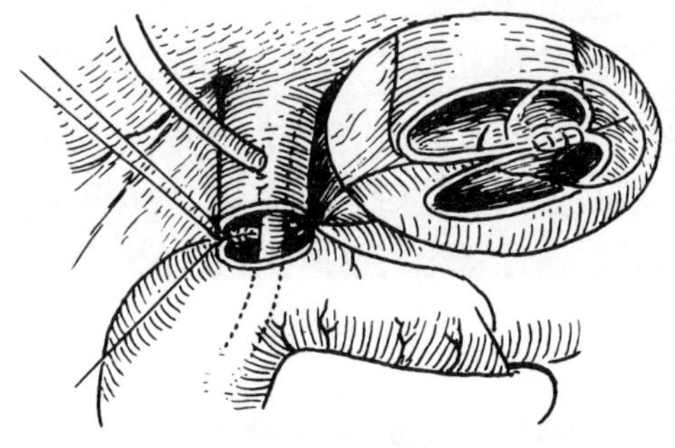

图 10-1-10　“T”管引流解剖部位

护理措施如下。

（1）按引流管常规护理。

（2）引流瓶或袋应低于切口 30cm 以上，绝对避免脱出，一旦脱出必须再次手术放置。

（3）正常胆汁颜色呈深黄色澄明液体，清晰而无残渣。开始每日引流胆汁 300～500ml，随着壶腹部逐渐通畅，流出的胆汁量逐日减少，通常不超过 200ml。

（4）严格执行无菌操作，防止逆行性感染，引流瓶（袋），每 3 天更换 1 次。

（5）观察并保护瘘口周围皮肤，如有胆汁侵蚀可用油膏及氧化锌软膏保护。

（6）注意观察患者有无腹胀、黄疸、食欲情况及大便颜色的变化，以了解胆管通畅情况。

（7）注意患者生命体征及腹部体征情况，如有发热、腹痛、反射性腹肌紧张，提示有感染或胆汁渗漏可能。

（8）T 管引流 12～14d，胆总管下端逐渐通畅，可做拔管准备。

（9）拔管指征：①胆汁量逐渐减少，颜色呈透明、金黄色，无沉渣及絮状物，镜检无脓球及虫卵等。②黄疸消失，无腹痛、发热、腹胀等现象。③经 T 形管行胆道造影，显示通畅。拔管步骤：拔管前先试行抬高、夹管至 24～48h，如无腹痛、发热、腹胀、黄疸，可行 T 管造影，若通畅则再引流造影剂 24h 后拔管。

（10）拔管后用凡士林纱布填塞瘘口，继续观察腹痛、黄疸、食欲情况及大便颜色的变化。

2. 腹腔及盆腔单管引流　对于腹腔及盆腔手术，尤其是消化道或血管吻合术后，容易发生吻合口瘘，所以放置引流管不仅是引流积液、坏死组织及异物，也是监测和预防并发症的有效措施。单管引流可接负压或直接接引流袋，带负压引流为主动引流，接引流袋为被动引流，后者效果没有前者好，但是有负压吸引的主动引流常常因腹腔内组织过早堵塞引流管而使引流效果不及被动引流。为了区别，也可将多根引流管根据其放置位置不同分别标记，如肝下引流管、脾窝引流管、肾窝引流管、小肠间隙引流管、结肠旁沟引流管等。腹腔及盆腔引流管放置的位置一般以低位、短途、置于或接近引流部位为原则。

护理措施如下。

(1)按引流管常规护理。

(2)根据医嘱引流管接负压引流球、负压引流瓶、无菌引流袋。负压引流球负压最大可达45mmHg，应根据病情调节负压值，被动引流时引流袋或引流瓶应低于戳孔平面，防止引流物逆流造成逆行感染。

(3)无引流液时应注意是否为假象所致，首先应排除血凝块堵塞及大网膜包裹。若引流液呈鲜红色，或量逐渐增多并无减少的趋势，则应怀疑有腹腔内小血管破裂出血。尤其对于血管术后患者，应严密监测引流液的性状及量。

(4)应经常观察伤口敷料情况，如引流不畅可导致伤口渗血或渗液，应及时换药，保持伤口清洁干燥。

(5)正确掌握引流管放置时间，一般情况下，引流管通常在停止引流24h后拔除；若用于脓肿引流，引流管需逐渐退出，待脓肿闭合后拔出。

(6)拔管后应注意观察置管通道有无渗液，及时换药。

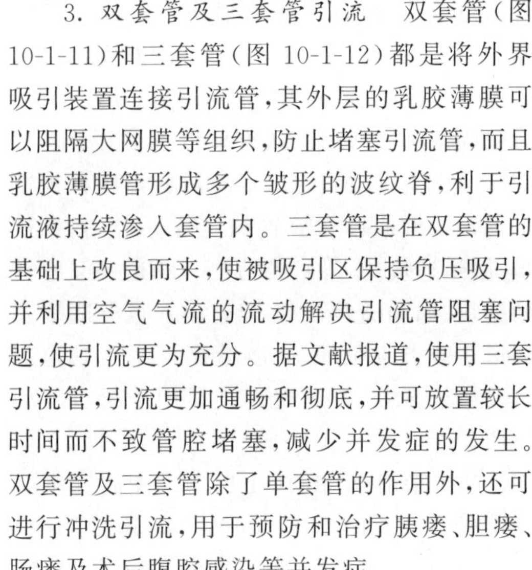

3. 双套管及三套管引流　双套管(图10-1-11)和三套管(图10-1-12)都是将外界吸引装置连接引流管，其外层的乳胶薄膜可以阻隔大网膜等组织，防止堵塞引流管，而且乳胶薄膜管形成多个皱形的波纹脊，利于引流液持续渗入套管内。三套管是在双套管的基础上改良而来，使被吸引区保持负压吸引，并利用空气气流的流动解决引流管阻塞问题，使引流更为充分。据文献报道，使用三套引流管，引流更加通畅和彻底，并可放置较长时间而不致管腔堵塞，减少并发症的发生。双套管及三套管除了单套管的作用外，还可进行冲洗引流，用于预防和治疗胰瘘、胆瘘、肠瘘及术后腹腔感染等并发症。

护理措施如下。

(1)按引流管常规护理。

(2)常规内套管接负压吸引，外套管接冲洗液持续冲洗(图10-1-13)或直接连接酒精瓶(图10-1-14)，酒精瓶内滴入2～3滴甲紫，观察是否有气泡以判断引流是否通畅。

(3)负压吸引常规负压为150～300mmHg，但应根据具体情况给予调整，如果引流液较澄清，可减慢冲洗速度或停止冲洗，调整负压小于150mmHg；若引流液较黏稠或怀疑有吻合口瘘及腹腔感染等，应适当加快冲洗速度及加大负压吸引。

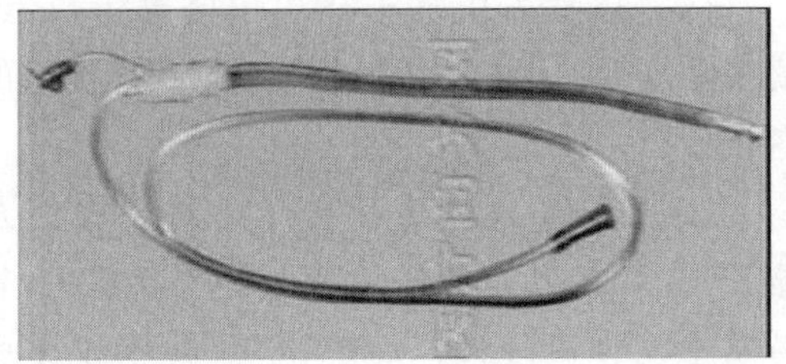
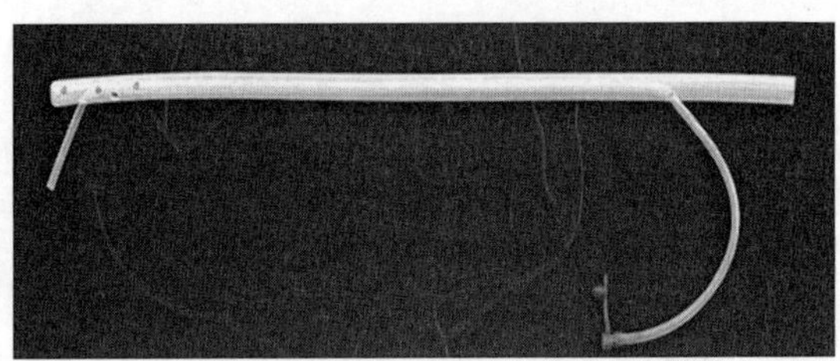

图10-1-11　双套管

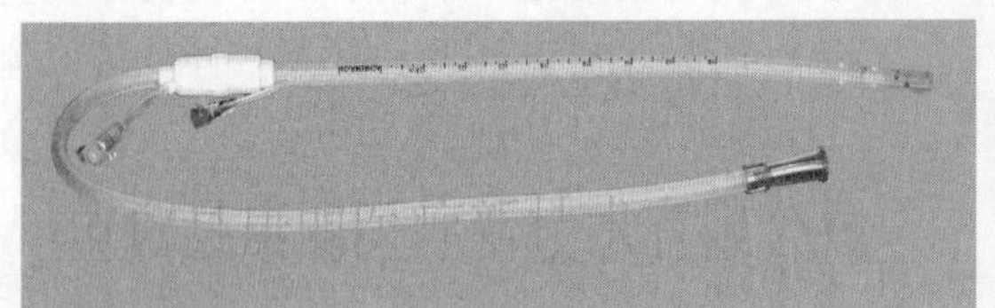
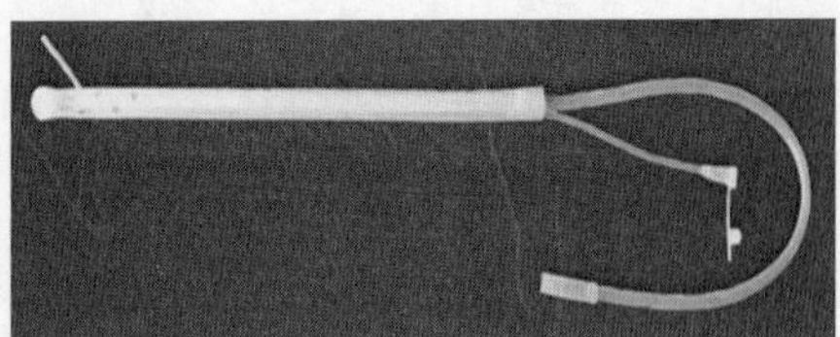

图10-1-12　三套管

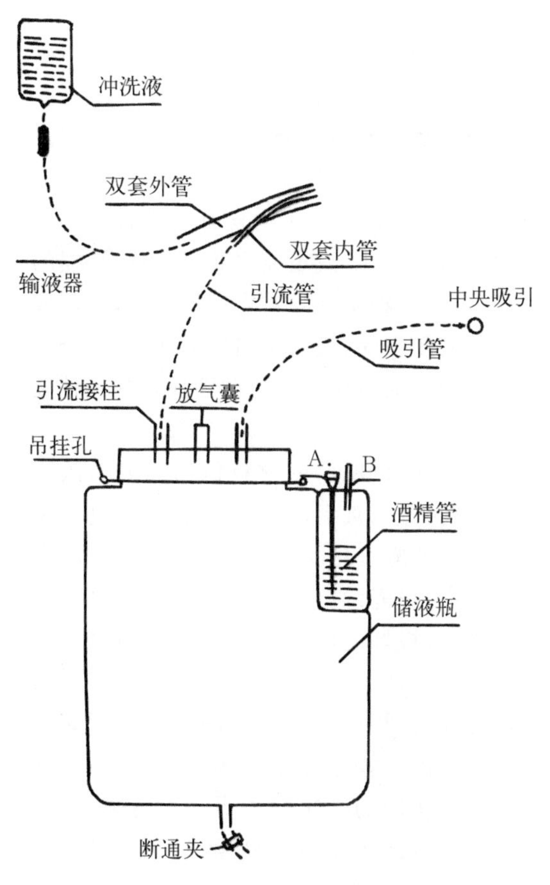

图 10-1-13　双套管接负压＋冲洗

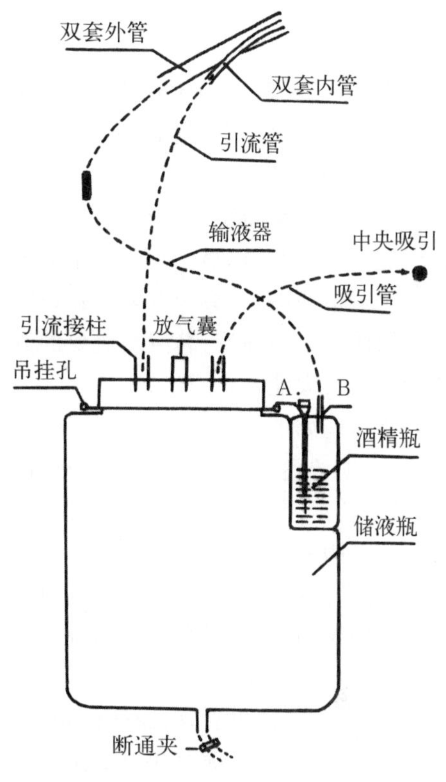

图 10-1-14　双套管接负压

(4)根据引流液的颜色、性状观察有无术后并发症的发生：如引流液呈血性，并伴有脉速和血压下降，应考虑继发出血；如引流液颜色呈黄绿色，或伴有粪臭味，应考虑胆瘘、肠瘘的可能；如引流液含有胰液，呈无色清亮的液体状，24h 引流量为 1000～2000ml，则有胰瘘的可能，应及时抽取标本做淀粉酶测定，为诊断提供可靠依据。一旦发生上述情况，应立即通知医师，并给予对症处理。

(5)对置有双套管的患者应加强巡视病房，严格执行床头交接班制度，检查引流管是否在位、通畅，在排除引流管扭曲、打折、脱管、断管等情况后，要检查引流管连接是否紧密，连接部位有无引流物堵塞，引流瓶盖是否严密，定时从管道的近端向远端挤压，保持其通畅。

(6)及时发现引流管堵管现象，一般堵塞时表现为：①引流管内气体、液体波动消失；②中心负压吸引表显示压力持续增高；③内、外套管通气口有液体渗出；④内套管通气口听不到嘶嘶的气流声；⑤挤压外套管近端压力增高；⑥切口渗出物较多。

(7)一旦发现堵管应及时处理，发生阻塞时可用 50～100ml 空针抽取生理盐水从外套管注入，从内套管吸出。

(六)尿液引流

因为创伤和麻醉的影响，患者很容易发生尿潴留，因此大多数外科患者术后早期常规留置尿管。目前临床上使用的尿管如下。①普通导尿管：为单腔管，用于短期导尿或留取中段尿行细菌培养。②气囊导尿管：有三腔和双腔之分，三腔气囊尿管常用于前列腺摘除术的患者，尿管在术中置入，气囊起压迫止血、内固定的作用，其余两腔分别用于冲洗膀胱及引流。双腔气囊导尿管常用于长期需导尿的患者，气囊起内固定作用，便于保留。③输尿管支架管：常用于肾盂成形术与输尿管移植术后的患者，有支撑和引流的作用，并能防止吻合口狭窄和便于观察术后尿量。④蕈状引流管：常用于膀胱、前列腺等手术，耻骨上膀胱造瘘的患者，头端有多个孔，利于充分引流尿液及组织碎片、黏液及血块的流出，引流管头端膨大能防止脱出。

护理措施如下。

(1)长期留置尿管的男性患者，每日应用0.2%的碘仿溶液擦洗尿导口分泌物。女性患者进行会阴冲洗。

(2)保留泌尿系造瘘管的患者，应每日更换造瘘口的敷料，保持造瘘口处皮肤的清洁与干燥。

(3)带管卧床的患者，引流管的长度应合适(1m以上)，避免因翻身等活动造成引流管的脱出。

(4)引流袋更换2/周，严格无菌操作。

(5)移动患者时应注意引流管、引流袋的位置(引流袋应低于引流管出口的位置)，防止尿液或引流液的反流，引起逆行感染。护士应定时(每30分钟)对保留引流管的患者进行巡视，观察量、颜色及性状，注意有无结石、组织、脓血块等沉淀物。保持引流通畅，勿打折。引流不畅时可适当挤压，在允许范围内可对管腔进行冲洗。

(6)气囊导尿管起到固定、压迫止血的目的。插管后按气囊注入量要求注入液体，拔管时将囊内液体抽出后再拔出导管。不拔管时不能随意抽出囊内液体，如气囊破裂应及时换管。

(7)泌尿系某些成形手术，一般备有支架管，为了促进组织的愈合，保留时间相对长些，应做好支架管的护理，防止受压及脱出，必要时用支被架保护，并做好患者的健康指导。

(8)保留引流管的患者应鼓励其多饮水，以保证足够的尿量及减少尿液对创面的刺激，24h尿量应在2000ml以上。

(七)负压封闭引流

负压封闭引流(Vacuum sealing drainage，VSD)是指用内含有引流管的医用海绵敷料，来覆盖或填充皮肤、软组织缺损的创面，再用生物半透膜对之进行封闭，使其成为一个密闭空间，最后把引流管接通负压源，通过可控制的负压来促进创面愈合的一种全新的治疗方法。

实施VSD所需的材料包括如下①医用泡沫：直接置入被引流区的部分，是一种泡沫型聚乙烯乙醇水化海藻盐泡沫敷料(PVA泡沫)，色白，呈海绵样，质地柔软富有弹性，抗张力强，有极好的可塑性和透水性，以及良好的生物相容性。②引流管：为多侧孔引流管、硬质硅胶材质，引流时把多侧孔引流管穿入医用泡沫内。③透性粘贴薄膜：是一种具有分子阀门作用的一次性透明粘贴薄膜，用以封闭被引流区域使与外界隔绝。④负压源：提供引流动力，保证被引流区内应被引出物的引出。

其特点是：①可控制的负压，促进血流量增长和蛋白合成，促进肉芽生长，加快创面愈合，同时为全方位的主动引流提供了动力；②生物半透膜的封闭，隔绝了创面与外环境接触的感染机会；③全方位的引流，是将传统的点状或局部引流，变为了面状引流，保证了能随时将创面的每一处的坏死组织和渗出液，及时排出体外。

VSD引流护理措施如下。

(1)密切观察及确保负压效果：透明膜下PVA泡沫敷料瘪陷表示有效，如果恢复原状，表明膜下积液，负压失效。观察引流管管形是否存在，负压源的负压是否在规定范围内：－450～－125mmHg。排除负压源头、引流管、VSD材料外接口处连接隐患，防止漏气。常见漏气部位：引流管或固定钉系膜处、三通接头连接处、边缘有液体渗出部位或皮肤褶皱处、无序贴膜导致膜与膜之间有"漏贴空白"处、吸引管与引流管的接口处。

(2)检查患者体位,尽量避免压迫创面和引流管。观察引流液颜色、性状和引流量并做好记录,见有大量新鲜血性液体应及时联系医师处理。

(3)观察引流管有无折叠、牵拉,管内引流液是否有波动,引流管和三通接头有无堵塞。

(4)观察 PVA 泡沫敷料材料干湿度:临床应用中,护创材料干湿度观察方法为在医用贴膜外用手指按压材料,感觉材料柔软,稍用力挤压无细小水滴从泡沫材料里渗出到材料表面或周围皮肤,即为最佳干湿度。

(5)引流时间观察:引流时间 5～7d 拔除或更换,引流量少于 20ml 可拔除。

(6)常见问题处理:①堵塞,引流物黏稠(3d 更换),凝血块(术中彻底止血),未及时接高负压,更换不及时;②出血,创面大、深负压过大、血友病;③皮肤,张力性水疱(过度牵拉)、毛囊炎(膜下积液处理不及时);④膜下积液,近关节部、骶尾部、更换薄膜、更换引流;⑤特殊感染,阴性杆菌效果差,皮下窦道(及时清理)。

(胡　敏　倪胜贤　冯　苹)

第二节　监护治疗仪器的应用

随着外科技术的不断更新和发展,各种先进仪器在临床的广泛应用,护理人员应掌握常用监护治疗仪器的使用方法及注意事项。

一、多功能监护仪

多功能监护仪通过对患者各种生理参数进行监测及分析,当患者的生理功能参数超出某一数值时发出警报,是提醒医护人员进行抢救的一种监护系统,是医护人员诊断、治疗及抢救的重要参考指标。

(一)多功能监护仪的基本原理

监护仪通过传感器感应各种生理变化,然后放大器会把信息强化,再转换成电信息,这时数据分析软件就会对数据进行计算、分析和编辑,最后在显示屏中的各个功能模块显示出来,或根据需要记录、打印下来,当监测的数据超出设定的指标时,就会激发警报系统,发出信号引起医护人员的注意。监护系统的组成见图 10-2-1。

(二)多功能监护仪的模块配置

1. 心电监测模块　心电监测本质上是动态阅读长时间记录的常规体表心电图。理想的心电监测应类似于常规心电图的某一导联,但是多功能心电监护仪中的心电导联只是模拟导联,并不能清楚地显示 P-QRS-T 波群。

2. 呼吸监测　采用阻抗法原理。胸部安置的心电监测导联电极在监测心电图的同时能获得呼吸活动曲线及呼吸频率。

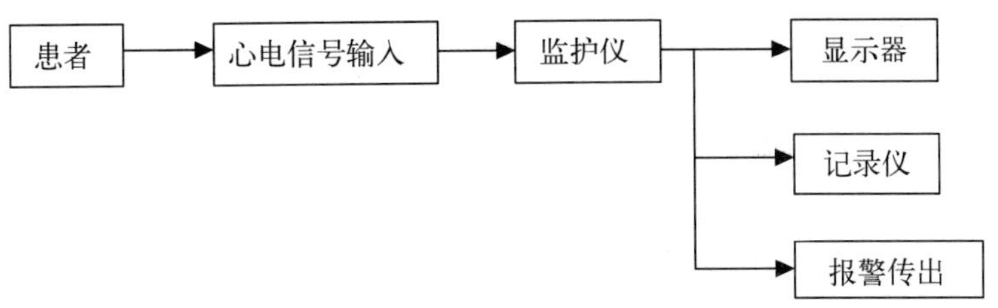

图 10-2-1　监护系统组成

3. 体温监测 体温传感器利用热敏电阻采集人体温度变化，并把这一变化转化成电压的变化，通过转换与后级处理电路，最后在显示屏上显示。在复苏及危重患者处理时有助于疾病诊断及治疗效果的判断。

4. 无创血压监测 采用袖带充气式血压监测或脉波测压法(用一脉搏指套传感器，实现无创连续测压，对患者休息、睡眠无干扰)。

5. 血氧饱和度监测(图 10-2-2) 根据血红蛋白的光吸收特性设计，探针发出的光经过组织并由光电探测器转换为电信号，电信号传递到血氧仪，再转换为氧饱和度(SpO_2)和脉搏的数值。血氧仪用发光二极管(LEDs)作为光发射器，光敏二极管作为光探测器。LEDs 发出 2 种光：红外线测量氧合血红蛋白(O_2-Hb)，红光测量脱氧血红蛋白(Deoxy-Hb)。血氧仪仅分析搏动的动脉血信号。血氧饱和度 70%～100%范围内测量准确度高，误差在±2%以内。

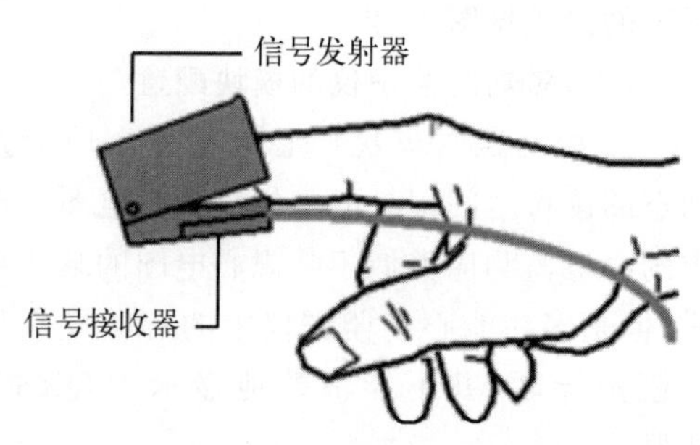

图 10-2-2 血氧饱和度监测仪

6. 有创血流动力学监测 多数采用右颈内静脉穿刺法置入 Swan-Ganz 漂浮导管，送至肺动脉远端。导管尾端与压力传感器连接，传感器将导管头部所在处压力转变为电信号。当抽空导管头端气囊，所测压力为远端肺动脉压；当气囊充气阻断肺动脉后，所测压力为肺毛细血管楔压。通过此方法还可测定心排血量，能较准确地判定左心功能。

(三)心电监测电极、导联连接法及注意事项

1. 模拟胸壁导联 模拟胸壁导联通常有 3 个电极，即正电极"＋"、负电极"－"和接地电极"G"，它们有不同的颜色，以便区分。通常的导联放置位置有以下几种(图 10-2-3)。

(1)综合Ⅰ导联：正电极在左锁骨下方，负电极在右锁骨下方，接地电极可放于任何位置，通常放在右胸大肌前方。

(2)综合Ⅱ导联：正电极在左胸大肌下方，负电极在右锁骨下方，接地电极放于右胸大肌下方。

(3)综合Ⅲ导联：正电极在左胸大肌下方，负电极在左锁骨下方，接地电极放于右胸大肌下方。

(4)改良监护胸导联(MCL_1)：正电极在胸骨右缘第 4 肋间，负电极在左锁骨下，接地电极放于右胸大肌下方或右肩。

2. 多功能监护仪使用的注意事项

(1)既往无器质性心脏病者应选择 P 波明显的导联，如Ⅱ导联、V_1导联等。

(2)既往有或疑有心脏器质性损害者，应以全导联(12 导联)心电图为基础选择最佳监护导联。

(3)任何导联的 QRS 波振幅应足以触发心率计数。

(4)为了在需要时便于除颤，电极放置必须留有并暴露患者的心前区。

(5)避免干扰造成的伪差，常见为患者活动时可呈现与心室颤动相似的心电图畸形或粗直基线；若电极松脱则显示一条直线。

(6)电极应与皮肤紧密接触，出汗时电极易于脱开，应根据波形图像显示的清晰程度随时更换。

(7)心电监护只是为了监护心率、心律的变化。若需分析 ST 段异常及更详细地观察心电图变化，应做常规导联心电图。

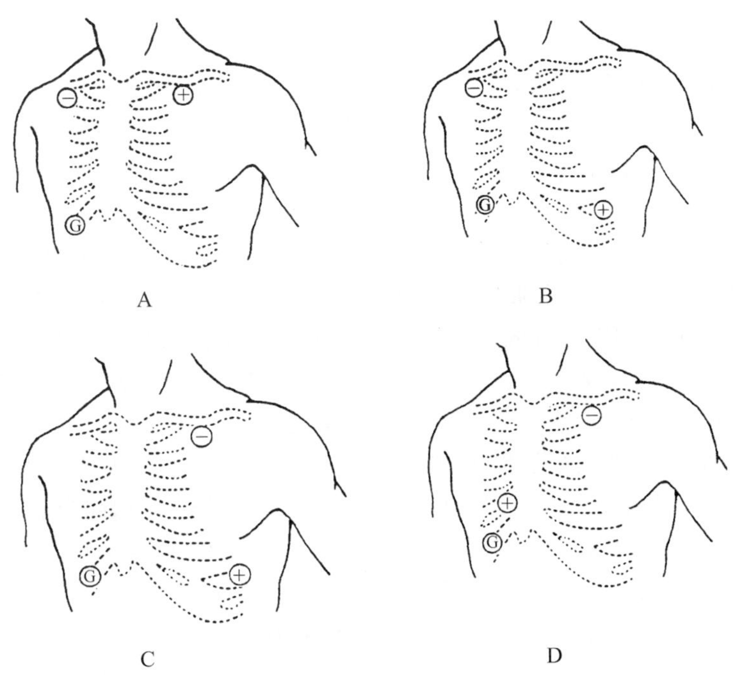

图 10-2-3　胸壁综合监护导联电极放置方法

A. 综合Ⅰ导联电极放置方法；B. 综合Ⅱ导联电极放置方法；C. 综合Ⅲ导联电极放置方法；D. 改良监护胸导联（MCL_1）电极放置方法

（四）多功能监护仪的使用步骤

各种监护仪型号组成不同，操作步骤及程序亦不尽相同，但大体包括以下几个步骤。

1. 安装心电监护电极并选择监测导联。
2. 开动和连接监测指标。
3. 选择各种监测参数。
4. 建立各种预监测条件和质量控制。
5. 开启报警功能和选择报警参数。
6. 持续荧光屏滚动监测和（或）走纸记录心电图分析。
7. 阶段性监测报告。

（五）多功能监护仪的常见故障分析

1. 心电监护常见故障

（1）屏幕呈一条直线，无心电波显示，原因有：①仪器硬件故障，如心电模块损坏、导联线有断裂、导联线与电极片接触卡口或按钮松动失去弹性；②操作人员因素，如导联模式选择有误（三导联为标准肢体导联，五导联在三导联基础加上单极肢体导联和胸导联）、导联线连接有误、一次性电极片使用超时（一般 24h 内应更换电极）而未及时更换或未改变电极位置造成患者皮肤干燥而引起导电不良、设置不正确（如将监护方式改成了起搏方式）；③患者因素，如患者心脏的机械收缩未执行泵血功能，造成不能产生心电信号，应根据患者具体情况采取抢救措施。

（2）有心电信号但干扰大：①仪器硬件故障，如内部滤波元件失效或导联线某一肢体导联屏蔽线损坏。②操作人员因素，如未清洁好患者与电极片接触部位的皮肤或导电糊干燥导致电极片固定不良；电极片放于胸壁肌肉较多的部位时，可以发生肌电干扰；未打开机器设置中滤波开关致使交流和直流波纹产生干扰；未接好地线。③患者因素，情绪不稳定，波动大；皮肤干燥；患者活动幅度大。④环境因素，如外界电场干扰（包括手机通话、高频电刀、吸引器、电凝等的作用)。

(3)心率显示不正常:①操作人员因素,如电极位置不正确,选择模式错误(心电监护一般有2种模式,即成人和小儿模式,应根据患者具体情况选择合适的模式);②患者因素如本身泵血功能异常。

(4)心电图幅度不正常:正负电极间距离太近或2个电极之一正好放在心肌梗死部位相应的体表会导致心电图振幅偏低。

2. 无创测压的常见故障

(1)测量很困难甚至测不出

仪器方面的原因:①机内模块损坏,其现象是袖带不充气,听机内无充气泵工作的声音,或有声音但袖带无气则属于气泵漏气,应换模块或检修泵;②袖带漏气或接口漏气,其现象是机器不断充放气,但始终测不出值,需换袖带和处理接口处。

操作因素:①袖带处的"@"标记未对准肱动脉从而影响气体震荡波;②袖带绑扎松紧不合适;③患者在连有心肺机的情况下进行测量。

患者因素:患者泵血功能异常,心律严重失常、严重休克、体温过低或药物的影响,收缩压超过250mmHg或低于60mmHg,心率高于240/min或低于40/min的患者都不能进行测压。

(2)测量值异常

操作因素:①监测模式不正确,应根据情况选择成人或小儿模式;②在静脉输液或在插有导管的肢体上测压;③频繁进行测量(间隔应在5min以上);④袖带留有残余气体。

患者因素:发抖痉挛、心律失常、休克、温度过低或药物等的影响。正常人在早晨、晚上、劳动、饮食、高热环境下血压偏低,而在寒冷、情绪激动、紧张、饮酒、吸烟情况下血压偏高。另外同一时刻左侧比右侧高10mmHg左右,下肢比上肢高30～40mmHg。

3. 动脉血氧饱和度(SpO_2)测量的常见故障

(1)SpO_2测不出

仪器硬件故障:若探头不见红光,则说明无测试信号无法测试;若显示初始化错误,将探头从主机上取下,仍显示初始化错误则为模块损坏,反之则为探头损坏,需更换相应配件。

操作因素:探头感光部位有脏物,应用棉布蘸乙醇清洁内部脏物;安放不当,与主体接触不良,如安在有指甲油的手指上就测不出值,应根据不同患者情况选择手指、脚趾、额头或耳垂。

(2)SpO_2测值困难或异常

操作因素:①用同侧手臂测量血压、同侧手臂有静脉注射或被测部位剧烈运动等导致受测部位循环灌注不良;②设置测试的平均时间有异。

患者因素:动脉血流弱、皮肤温度过低或休克等。

环境因素:探头适用温度为28～42℃,同时应避免外界光辐射。

其他因素:SpO_2探头不匹配。

4. 呼吸监测常见故障　呼吸次数和波型不准,其原因如下。

(1)患者因素:患者出现剧烈而持续的身体运动会造成呼吸阻抗的变化,当这种变化与呼吸通道放大器的带宽相同时,机器会分不出呼吸信号和运动干扰信号。

(2)操作因素:安放电极时要避免将肝区和心房处于呼吸电极连线上,从而克服心脏覆盖或动脉血流产生的伪差。

5. 体温常见故障　测量值异常的原因如下:①传感器与体表未可靠接触,传感器粘贴不牢或患者运动导致传感器与人体皮肤之间有间隙;②环境因素,如昼夜节律差异,季节地区影响,个体体温差异,老年人体温低,情绪紧张、肌肉活动等体温都将升高。

二、智能型输液泵

静脉输液是最常用的临床治疗方法之

一，是护理专业常用给药治疗技术。传统的临床输液采用目测，依靠手动来控制输液速度，不仅不易精确控制，而且护理工作量大。采用智能型输液泵（以下简称输液泵）可以根据药液及患者病情调整精确的速度，并对输液过程进行安全监测及智能化管理。

（一）输液泵的功能

智能型输液泵可满足多种功能的需求，归纳起来有以下几种：①可精确测量和控制输液滴数；②可精确控制输液量及监测累积输液量；③可测定和控制输液时间；④输液呈流线性，不产生脉动；⑤能对气泡、空液、漏液、输液管阻塞等情况进行监测及报警，并自动切断输液通路；⑥实现智能控制输液。

（二）输液泵的结构

目前市场上输液泵种类繁多，但其基本结构大致相同，主要由以下几个部分组成：微机系统、泵装置、检测装置、报警装置、输入及显示装置。

1. 微机系统　是整个系统的“大脑”，对整个系统进行智能控制和管理，并对检测信号进行处理，一般采用单片机系统。

2. 泵装置　是整个系统的“心脏”，是输送液体的动力源。根据泵装置可将输液泵进行分类。

3. 检测装置　主要是各种传感器，如红外滴数传感器（负责对液体流速和流量的检测）、压力传感器（负责堵塞及漏液的检测）和超声波传感器（负责对气泡的检测）等。它们可感应相应的信号，这些信号经过放大处理后，送入微机系统进行信号处理，并得出指令，然后进行相应的控制操作。

4. 报警装置　传感器感应到信号经微机处理后，得出报警控制信号，再由报警装置响应，引起人们的注意，同时进行正确的处理。主要有光电报警及声音报警等。

5. 输入及显示装置　输入部分负责设定输液的各参数，如输液量和输液速度等。显示部分负责显示各参数和当前的工作状态等。

（三）输液泵的分类

按照输液泵的工作原理，可将输液泵分为 2 种类型。

1. 蠕动控制式　依靠重力，通过电子电路来调整输液量。输液速度受液体浓度、黏度、液体压力、管路内径等因素影响。

2. 定容控制活塞式　依靠活塞的上下抽吸作用将液体输入患者静脉内，输液速度不受液体浓度、黏度、液体压力、管路内径等因素影响。

（四）输液泵的操作步骤

虽然输液泵类型多样，但是其性能大致相同，其操作可概括为以下几个步骤。

1. 建立静脉通道，连接输液器，常规排气后关闭输液器开关。

2. 连接输液泵电源，将输液器安置在输液泵相应卡槽内（图 10-2-4）。

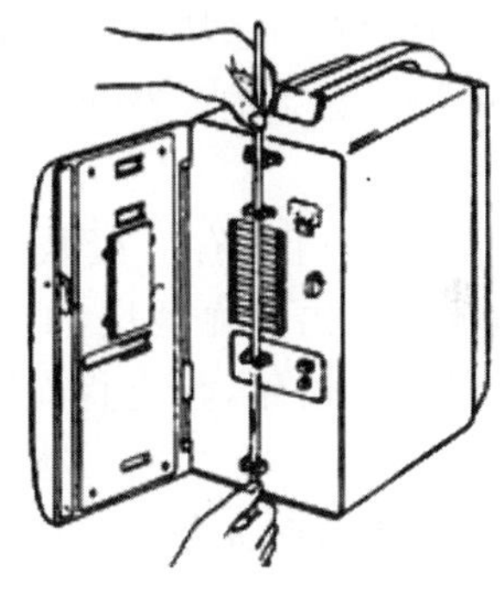

图 10-2-4　输液泵

3. 打开输液器开关，按照医嘱设置速度，可在每小时1～999ml 或 0.1～999.9ml 范围内调节。

4. 按 START 键，输液开始。

5. 若改变输液速度，先按 STOP 键，停止输液，再按 C 键消除原输液速度，设置新的速度后按 START 键，即以新速度开始输入。

6. 停止输液时，按 STOP 键后，关闭总开关，取下输液器，断开电源，输液泵用湿毛巾擦拭后置于清洁干燥处备用，并定期充电。

(五)输液泵常见报警原因及处理

1. 气泡报警

(1)输液管道内有气泡的处理：关闭输液器开关，打开输液泵，取出输液管道，将气泡弹出。

(2)感应探头或输液管道不洁的处理：关闭输液器开关，打开输液泵，用湿毛巾擦拭输液泵探头或输液器管道。

(3)输液管道未卡入输液泵气泡感应装置的卡槽内的处理：按照上下顺序将输液管道卡入卡槽内。

(4)输液泵上方输液管道发生阻断的处理：解除输液泵上方的堵塞。

(5)电路故障的处理：送原厂检修。

2. 堵塞报警(压力报警)

(1)输液器针头处堵塞的处理：拔出输液器针头，消毒输液袋口后重置输液器针头。

(2)输液管道打折或堵塞的处理：从上向下检查输液管路，包括输液器开关及三通，解除堵塞。

(3)患者静脉通路有血凝块堵塞的处理：抽出静脉通路内的血凝块，如果无法抽取，则应重置静脉通路，禁止将血凝块推入静脉内。

3. 预设总量完成报警　当输液累积量达到预先设置的量时，输液泵自动改用 KVO(保持静脉开放状态)速度(1ml/h)输液。处理措施：按停止键消除报警，并停止输液。

4. 暂停超时报警　输液泵暂停超过 60s，将自动发出暂停超时报警。处理：根据需要重置暂停或开始输液。

5. 低电压报警　由于电源线接触不良或特殊原因如外出等，使用内部直流电给输液泵进行供电，当电池容量接近用完时，会发出低电压报警。处理：插上电源线，改用交流电或重新更换输液泵。

(六)输液泵的管理

1. 输液泵使用的注意事项

(1)使用时不可将产生高频电流的装置，如手机、除颤仪等接近，否则会导致输液泵工作异常。

(2)由于输液泵允许的精确度各厂家参数不同，在使用专业泵管与非专业泵管时，同一台仪器上设定不同的流速，2 种泵管的流速是有差异的(表 10-2-1)，因此使用输液泵时应使用专用的泵输液器。

(3)定期测试输液泵的精确度，有条件时可配备检测精度的仪器，也可以使用一种简单易行的精度检测方法，具体操作如下：①准备一个 10ml(或 20ml)注射器针筒，将针筒安装针头处用乳胶帽封好(输液器上有)；②乳胶帽处连接已排好气的输液器，将输液器连接输液泵；③输液泵设置预设总量为 10ml，调节速度为 200ml/h，启动泵；④当输液泵进行输液完成报警后，观察针筒内液体剩余量；⑤如果误差大于 10%，应及时修正误差以保证流速的精确。

表 10-2-1　不同泵管对流速的影响

设定流速(ml/h)	实测流速(ml/h)	
	非专用输液泵管	专用输液泵管
50	39.10	47.83
100	79.08	99.87
300	236.86	296.27
500	387.63	509.18

(4)输液泵输液存在安全隐患,使用期间应加强巡视:①空气进入静脉的危险,输液泵仅对感应检测处的输液管道进行气泡感应,对气泡感应装置以下部分输液管道内的气泡无法感知,一旦监测不严,很有可能使空气进入静脉,甚至产生空气栓塞。②潜在输液部位皮肤损伤,通常情况下,输液过程中发生液体外渗至皮下,随着输液部位肿胀、局部压力增高,液体输入速度也会变慢,甚至停止。而使用输液泵输液,一旦液体外渗,如不及时发现,输液泵将以一定的压力保持同等速度输入,结果将导致输液局部皮肤肿胀明显,甚至发生皮肤损伤。③输液管道前方脱落,输液泵无法对输液前端进行监控,一旦输液管道与患者静脉通道连接处脱落,输液泵仍然按照设定速度正常工作,不会产生报警,这样不仅造成药液浪费,而且静脉回血会造成患者出血或静脉通道堵塞。

(5)出现以下问题则可能与输液泵本身硬件有关,须找原厂维修或更换:①功能键失灵,由于长期使用造成接触不良或断电;②显示屏无显示,显示电路板个别元件损坏或电源故障;③整机工作不正常,可能是微机系统损坏。

2. 输液泵的保养

(1)输液泵的使用应严格按照正规流程进行,并尽量使用交流电源。

(2)输液泵外壳被污染后可用蘸有凉水或温水的湿纱布或其他软布擦拭,禁止使用乙醇、稀释剂或其他有机溶剂清洁。

(3)管道探测器被污染后禁止用尖锐物品等清洁,可使用湿纱布或软布擦拭并完全擦干。

(4)每周由专人对输液泵进行开启检查,内部蓄电池电量不足时要及时充电。首次使用前或长时间不用时内部蓄电池要充电至少12h,对长期不使用的输液泵至少要每个月 1 次进行充放电,以防电池老化。

(5)定期将输液泵进行消毒灭菌,防止交叉感染,可使用 5% 氯己定(洗必泰)及 2.25%戊二醛等。

(6)仪器应避免储存在过热、过度潮湿的环境中。

三、微量注射泵

微量注射泵是一种定容型输液推注泵,可以长时间将所需药液按照设定的速度均匀准确地输入。

(一)微量注射泵的外部构造

微量注射泵(图 10-2-5)由针筒座、压块、针筒圈边、顶块、显示屏(包括开关、输液速度显示屏、警铃)、电源线等组成。

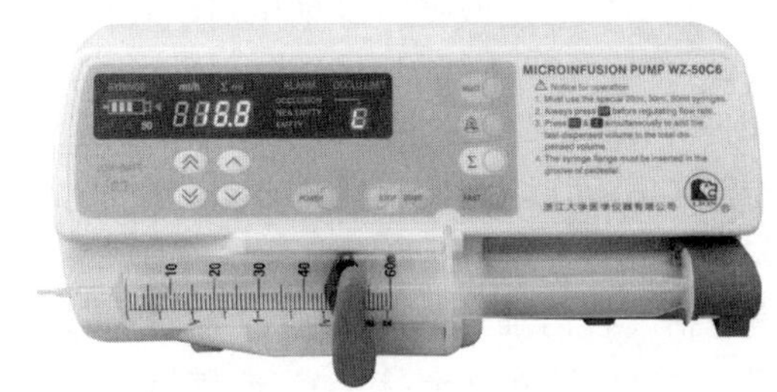

图 10-2-5　微量注射泵

(二)微量注射泵的原理

微量注射泵把复杂的容积问题转算为简单的距离问题。其内部是一根制作极为精细的螺杆,螺杆上配有一个随着螺杆旋转向前移动的推动装置。通过设定螺杆的旋转速度,就可调整其对注射器针栓的推进速度,从而调整所给的药物剂量。

(三)微量注射泵的性能优势

1. 精确度高　速率为 0.1～99.9ml/h。

2. 针筒自动识别功能　可自动识别 50ml 及 20ml 一次性针筒。

3. 快速推注功能　200～390 ml/h(50ml 针筒),160～360 ml/h(20ml 针筒)。

4. 定时精度≤2%

5. 报警　包括阻塞停机报警、残留报警、注射结束报警、电池欠压报警、电源脱落报警等。

(四)操作步骤

1. 接通电源,打开电源开关。

2. 选择注射器(20ml 或 50ml)抽取药液,连接专用延长管并与患者静脉通道相连,将注射器固定在微量注射泵的固定槽中。

3. 根据需要按数字键输入给药速度,按 Start 键开始给药。

(五)使用注意事项及保养

1. 轻搬轻放,专人保管。

2. 注意除尘,保持按键的灵敏度。

3. 使用过程中,要注意空针规格的选择并正确安装空针。

4. 认真调节输液速度,防止速度出错。

5. 一旦报警,应及时检查原因并及时处理。

6. 使用完毕,应及时拔除电源,关闭开关。

7. 远离火源及热源,注意防潮。

(胡　敏　顾月霞)

第三节　人工呼吸与机械通气

在危重患者的救治过程中,保持呼吸道通畅,维持有效通气和充分的气体交换是争取救治时间,保障心、脑、肾等重要脏器功能,确保各项治疗顺利实施的重要环节。因此,人工气道的有效建立显得尤为重要。人工气道包括气管内插管和气管切开置管 2 种类型。气管内插管是全身麻醉、心肺脑复苏和抢救各类重危患者为进行人工呼吸而首选的人工气道。在需长时间行机械通气的患者则予气管切开置管。机械通气是重症监护、急救复苏和麻醉领域中的重要治疗手段之一,借助机械的力量,使空气、氧气或空氧混合气进入肺内,维持或改善肺泡通气,纠正二氧化碳潴留和缺氧。医护人员应熟练掌握使用呼吸机对患者生理功能的影响、呼吸机的适应证与禁忌证,在使用呼吸机期间注意加强并发症的观察及监护。

一、人工气道的临床应用范围

应用人工气道的指征取决于呼吸、循环和中枢神经系统功能状况,这三者密切相关,互相影响。临床应用范围可归纳为以下几个方面。

1. *外科手术后*　手术后继续留置气管内插管,作为进行辅助性或控制性机械通气之用,且便于清除气道内分泌物或给氧。

2. *外伤后*　严重胸外伤伴多发性肋骨骨折及胸廓反常呼吸肌运动者、颅脑损伤或颅脑外科手术后呼吸中枢受抑制或昏迷不醒者。

3. *内科方面*　各种原因导致的呼吸道梗阻、呼吸心搏骤停和意识丧失时需进行心肺脑复苏者、慢性阻塞性肺疾病伴呼吸衰竭者、成人呼吸窘迫综合征患者、中枢神经系统及神经肌肉疾病者、各种原因导致威胁生命的低血压、通气不足、氧供减少等,均需建立人工气道,做机械通气支持。

二、建立人工气道的适应证及方法

在急诊室、病房和各类型 ICU 中遇有呼吸困难、通气不足、换气功能障碍、呼吸心搏骤停的患者,可按其病情发生发展的轻重缓急施行下列人工气道处理方法。

(一)简易人工气道——放置口咽通气管或鼻咽通气管

1. *指征*　对于有些危重、昏迷或麻醉后恢复阶段神志不清的患者,由于舌后坠、分泌物或呕吐物、血凝块或异物等机械性因素引起上呼吸道部分或完全梗阻,但不适于行气管内插管及气管切开时,应放置口咽通气管或鼻咽通气管。

2. *方法*　首先清除积存在口腔内的分

泌物和异物，托起下颌，使患者头后仰并偏向一侧，纠正舌后坠，这是暂时开放气道的有效措施。然后放置口咽通气管或鼻咽通气管。

口咽通气管(图 10-3-1)是一种由弹性橡胶或塑料制成的硬质扁管形人工气道，呈弯曲状，其弯曲度与舌及软腭者相似。使用口咽通气管的优点是可防止舌和咽部软组织松弛所引起的上呼吸道阻塞，便于吸引积存在咽部的分泌物。缺点是若插入不当，可由于舌被压向下咽部而发生气道阻塞；通气管刺激咽后壁引起反射性恶心、呕吐，甚或触及会厌或声带时可引起咳嗽和喉痉挛；患者咬通气管而发生牙齿的松动和损伤。

鼻咽通气管(图 10-3-2)是由软弹性橡皮或橡胶制成的人工气道，具有与鼻咽自然弯曲度相似的外形。其优点是可解除上呼吸道梗阻，保障呼吸通畅；可同时从鼻咽通气管内给氧；便于吸除咽后壁积存的分泌物；利于口腔护理；患者耐受较好，避免咬口咽管而损伤唇、舌、牙等；注意清除导管内分泌物，利于长期留管；如导管被分泌物堵塞，方便更换。缺点是插管时可能引起鼻出血，但选用质地柔软、富有弹性的内径为 6～6.5mm 的通气管，经润滑后轻巧插入可防止损伤。插入深度以患者鼻翼至耳垂的长度为准。插入深度合适，可感觉到有气流通过导管，做棉絮试验可见棉絮飘动。

(二)气管内插管

1. 经口气管内插管

(1)指征：适于紧急抢救或留管时间不超过 72h 者，在特殊情况下可延长至 1 周左右，但应加强湿化和吸痰。如患者气管上 1/3 以上部位(喉、声带、口腔等)有病变，则不宜经口气管插管。优点是插管的机动性、暂时性和无创性，成功率高。缺点有：①导管不易固定；②导管可能在口咽部扭折梗阻，引起通气不畅或窒息；③导管刺激咽部引起恶心，增加唾液分泌，吞咽又增加胃胀气，妨碍呼吸；④导管活动时会引起咳嗽，使患者难以忍受，且吸痰不方便；⑤导管留置时间过久，管内痰液易干结成块，阻塞气道。此外，还有易压迫声带致麻痹或溃烂，形成瘢痕而狭窄，口腔护理不方便等。

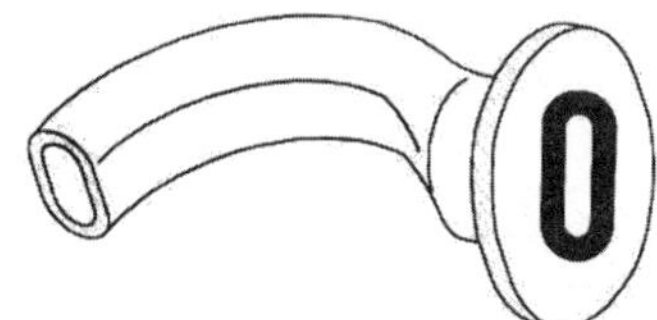

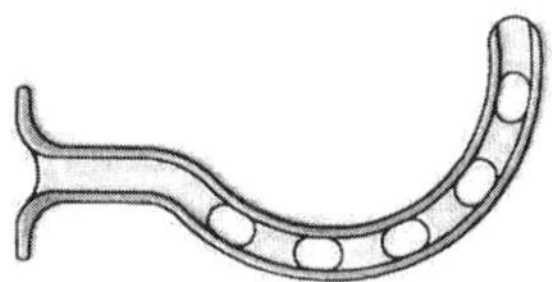

图 10-3-1　口咽通气管

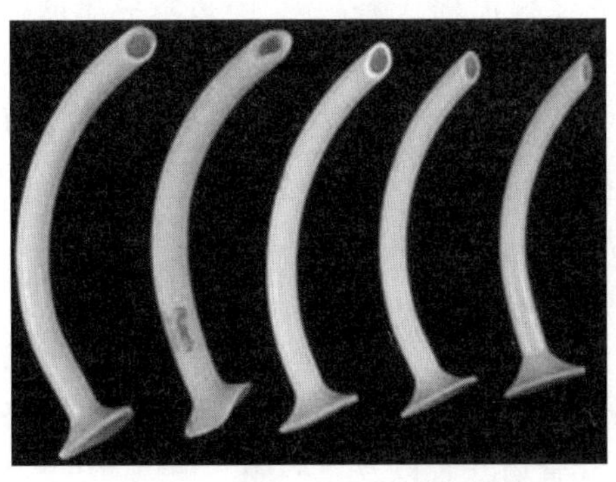

图 10-3-2　鼻咽通气管

(2)方法

物品准备:喉镜、不同型号的气管导管、麻醉喷壶内含局麻药、牙垫、管芯、润滑凝胶、开口器、注射器、胶布、吸引器、吸痰管、简易呼吸器、吸氧设备及相关药品等。

患者准备:取仰卧位,头尽量后仰,肩部略垫高,除去口鼻腔内分泌物,有义齿者取出义齿,深昏迷有胃扩张的患者应先经鼻插入胃管持续胃肠减压,以免插管过程中发生反射性呕吐,导致误吸。

插管:术者左手持喉镜沿右侧口角进入,轻轻将舌体稍推向左侧使喉镜移至正中,见到腭垂后顺舌背弯插入,进入咽部见到会厌,插入会厌谷。切勿以上牙作喉镜柄的支撑点,而是借向上向前抬起的力量以利于显露喉部(图 10-3-3),这时操作者的右手移到患者的前额或枕部,将头进一步后仰,使喉镜片和气管成一直线,以便于显露声门进行插管(图 10-3-4)。当看到勺状软骨和中线最后看到声门和声带时,右手持导管(内置导管芯,弯成一定的弯度)将其尖端对准声门轻巧地插进气管内,拔出导管芯,放牙垫后退出喉镜,用胶布固定牙垫与导管。向气管导管外气囊内注入 3～5ml 空气,吸净气管内分泌物,摆好患者卧位,将导管与麻醉机或呼吸机相连,必要时用约束带限制患者双手的活动。

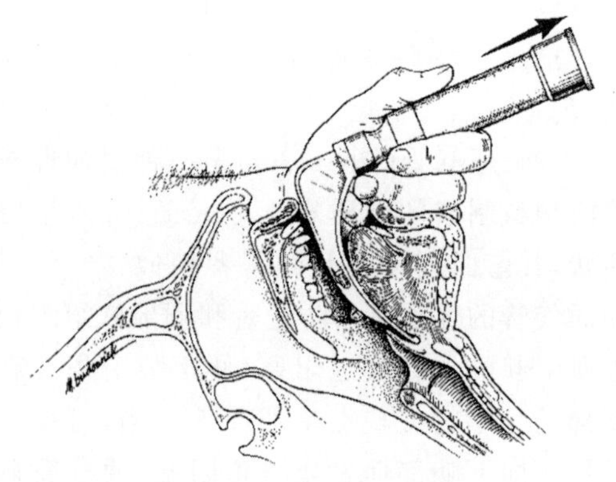

图 10-3-3 显露喉部

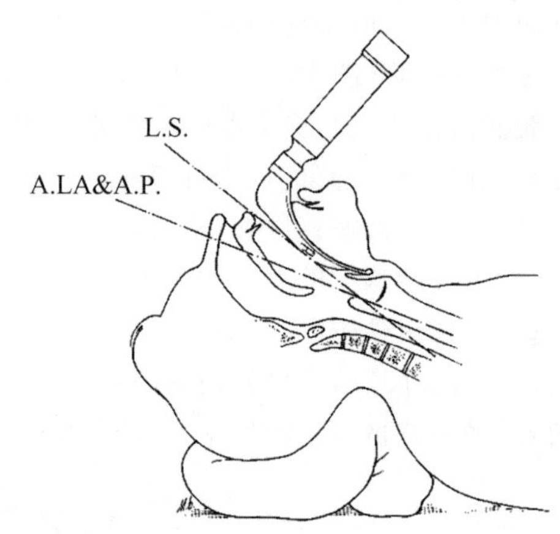

图 10-3-4 显露声门

检验导管位置是否恰当:听诊两肺呼吸音以除外单侧支气管插管;挤压呼吸囊时听诊上腹部有气体通过音,腹部膨隆并叩诊呈鼓音,两肺无呼吸音,则提示导管误插入食管;导管插入气管内吸痰时患者有呛咳反射;使用透明气管导管插入气管后可立即见到呼出蒸汽;二氧化碳监测仪监测呼气末二氧化碳浓度可证实,而误入食管者为零;监测血氧饱和度也可进行鉴别诊断,但其敏感性较差。

2. 经鼻气管插管

(1)指征:主要适用于估计使用呼吸机时间超过 3～5d 但又不足以行气管切开者以及有自主呼吸、牙关紧闭或头不能后仰(怀疑颈椎骨折或脱位)的患者。优点是可以采取盲插,患者的耐受性较好,而且口腔护理方便。缺点是管腔小,吸引比较困难;盲插易引起出血;可致鼻压疮。

(2)方法

物品准备:与经口气管插管者大致相同,但经鼻气管插管者还需要一个导管钳而不需要牙垫。

明插:患者取平卧位,其步骤基本与经口气管插管相同,不同之处在于当用喉镜挑起会厌,显露声门或声带时要借助导管钳的作用夹住气管导管,在声门张开时插入导管(图 10-3-5)。

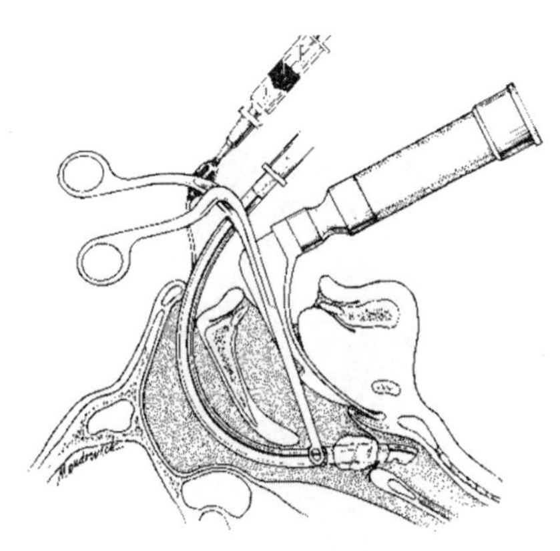

图 10-3-5　经鼻气管插管(明插)

盲插：患者的头和颈部在同一水平，插管的导向方式是凭借气流的声音，当导管接近声门时，可从导管口闻及或感受到气流的通过，此时令患者喘气或仔细观察患者的呼吸运动，在患者吸气状态下插入导管。

经纤维支气管镜导向：经鼻气管插管插入纤维支气管镜，借纤维支气管镜顶端的冷光源明视下挑起会厌，显露声门，当纤支镜通过声门进入气管后再将鼻导管顺势插入。

注意事项：动作宜轻柔，导管选择适当(一般较经口插管细 1～2 号)，鼻黏膜充分麻醉并适当用局部血管收缩药以预防鼻腔黏膜出血；遇有鼻中隔偏斜的患者宜选择偏斜对侧鼻孔；插管困难时要及时更换插管方式以免耽误时间；颅底骨折的患者可能有鼻漏，经鼻插管的出血和感染均可能向颅内扩散，因此禁忌选用鼻插管。

(三)气管切开造口置管

1. 指征　①上呼吸道梗阻所致呼吸困难，包括鼻咽喉和上端气管内肿物或外部肿瘤压迫，如喉部急性炎症、喉水肿、喉外伤、白喉、喉神经性疾病、喉肿物、气管上端肿物、巨大甲状腺肿或其他肿瘤压迫气管等皆可引起呼吸困难；②昏迷患者伴有吞咽失常易产生误吸者或心肺脑复苏的后期，长期昏迷不醒的植物人；③呼吸功能失常和下呼吸道分泌物阻塞所致呼吸困难，如脑中枢性疾病(脑炎、脑梗死、脑外伤等)，中毒昏迷或疾病所致严重衰竭、咳嗽无力者；④昏迷或严重肺部并发症或病变(如呼吸道烧伤、双侧肺部感染、急性呼吸窘迫综合征等)，痰多不易咳出和吸出有发生窒息的危险者。

2. 优点和缺点　采取气管切开造口的优点是患者的耐受性好，吸引很方便，而且不影响口腔和咽部。缺点是具有创伤性，操作较慢。

3. 方法

(1)物品准备：气管切开包 1 个(包括手术剪、直与弯血管钳数把、尖刀片和普通刀片各一片、缝针和缝线、甲状腺拉钩和普通小拉钩各一对等)；安尔碘、垫肩小枕、气管切开套管(图 10-3-6)、局部麻醉药、无菌纱布和注射器 2 副、吸引器、吸痰管、氧气装置、麻醉机、呼吸机、面罩、抢救药品和心电监护仪。

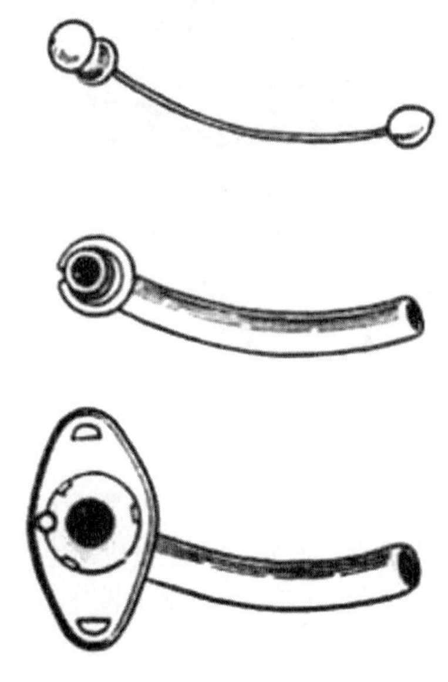

图 10-3-6　气管切开套管

(2)操作步骤：患者取仰卧位，肩下垫小枕，头后仰，使气管接近皮肤，显露明显，利于手术(图 10-3-7)。常规消毒皮肤，铺无菌巾。局部麻醉后采用直切口，自甲状软骨下缘至接近胸骨上窝处，沿颈前正中线切开皮肤和皮下组织，分离气管前组织，显露第2～4气管环(图10-3-8)，用尖刀片自下向上挑开2个气管环(图10-3-9)，插入气管套管并固定(图10-3-10)，最后用开口纱布垫于伤口和套管之间，再连接呼吸机。

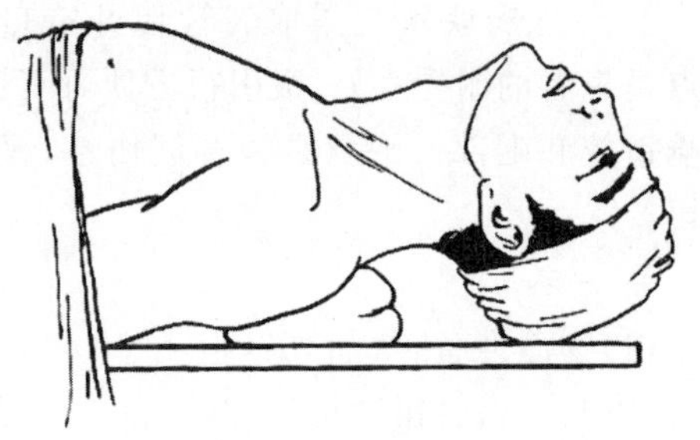

图10-3-7　气管切开体位

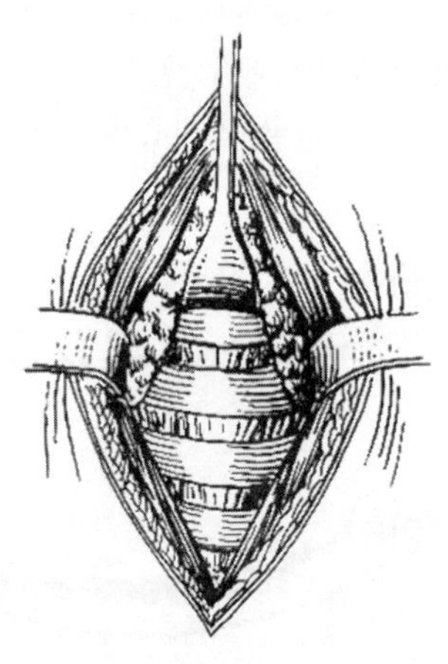

图10-3-8　显露第2～4气管环

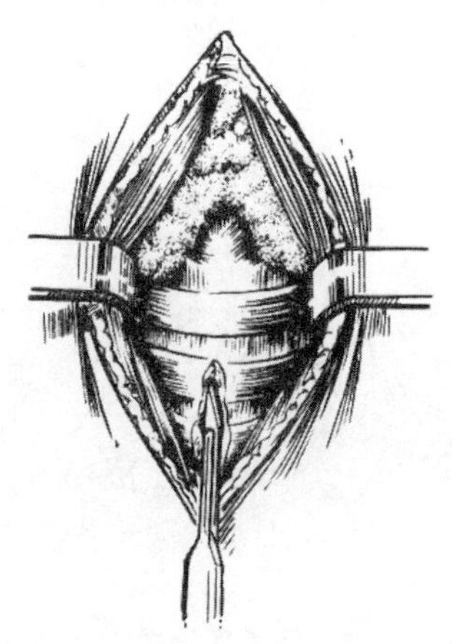

图10-3-9　切开气管

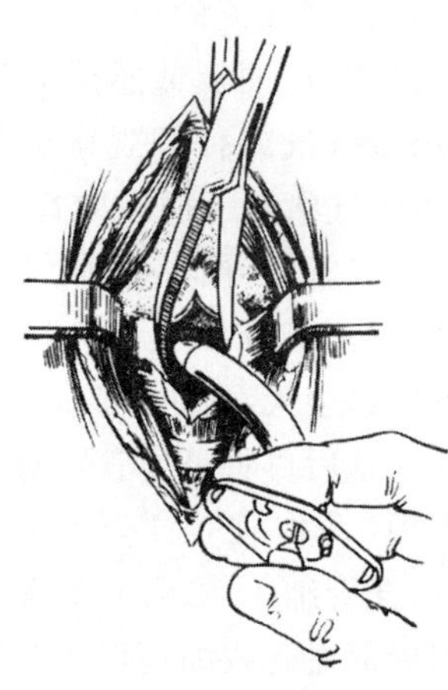

图10-3-10　安放气管套管

(3)注意事项：环状软骨是喉及呼吸道唯一的环形软骨，对支持喉腔和气管的完整性起重要作用，切勿损伤；特殊情况下如颈部短粗或呼吸危重的患者，实行气管切开时，随时有可能发生呼吸心搏骤停的意外，最好在气管内插管情况下行气管切开术，以便发生意外时能及时抢救。

三、人工气道的护理

(一)人工气道的固定

使用口、鼻咽通气管者应用胶布条将人工气道的外端固定在唇面部以防移位或脱出，但应注意不要封住通气道的开口处。气管内插管者固定时以气管插管外露部分为中心，用胶布缠绕数周后交叉固定在两侧颊部；再用绷带缠绕气管插管后绕枕后一周，进一步固定插管。气管切开造口置管固定时要准备2根寸带，一长一短，分别系于套管的两侧，将长的一根绕过颈后，与另一根在颈部左侧或右侧打一死结，系带松紧度以容纳一个手指为宜(图10-3-11)。如患者躁动时应酌情约束患者的双上肢，以免导管意外拔除。

(二)气道湿化的护理

见本章第五节。

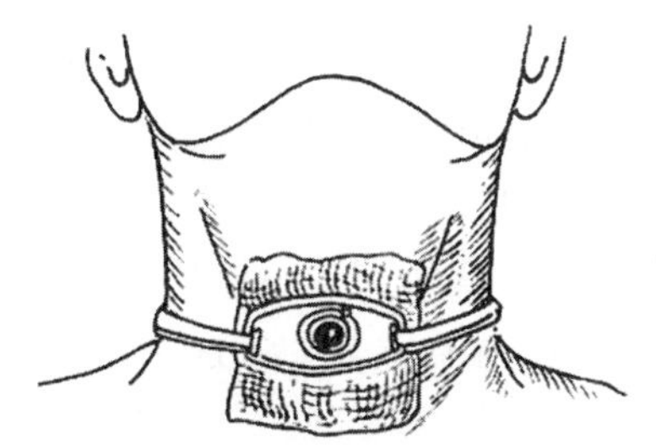

图 10-3-11　固定气管套管

(三)保持呼吸道通畅

由于建立了人工气道的患者丧失了部分上呼吸道的正常生理功能，而多数患者因病情重不能有效咳嗽，呼吸道分泌物易于淤积阻塞而出现呼吸道阻力增高、通气不足，进而导致呼吸功能障碍，加重缺氧和二氧化碳潴留，所以必须及时给予吸痰，清除呼吸道分泌物。吸痰时需注意：①吸痰时动作轻柔，一次时间不宜超过 15s；②为防止吸痰时引起低氧血症，可在吸痰前后给予 100%纯氧吸入 1～2min；③吸痰时注意密切观察患者血压、心率和血氧饱和度的变化，观察痰液的性状、颜色和量；④注意吸痰顺序，先吸尽口咽部分泌物，再吸引气管内分泌物，然后放松气囊吸引气道深部的痰液，以免口咽分泌物在放松气囊时下行进入气管而发生感染；⑤危重和分泌物较多的患者，吸痰时不宜一次吸净，应将吸痰与吸氧交替进行；⑥对于痰液黏稠不易吸出的患者，在吸痰前可给予生理盐水或 2%碳酸氢钠 2～5ml 冲洗气道，几次通气后立即吸痰。

(四)防止气压伤

气管内导管和气囊压迫气管壁会造成气管黏膜水肿、糜烂、溃疡以至狭窄。为减轻气囊对局部黏膜的压迫，宜尽量采用高容低压套囊，避免过度充气或采用带有双套囊的导管，交替使用减少气管黏膜局部压迫。气囊充气时最好能用测压装置测量其内压力，把压力控制在 18mmHg 以下。没有条件测压时，通常以注入气体刚能封闭气道、听不到漏气声后再注入 0.5ml 为宜，一般注气 7～10ml。呼吸机使用期间气囊应每 4 小时放松 1 次，每次 5～10min。在不使用呼吸机时气囊不必充气，有利于呼吸。而进食时气囊要充气，以防吞咽的食物或液体误入气管引起阻塞或吸入性肺炎。

(五)拔管前后护理

气管插管者拔管前要充分湿化、叩背、吸痰，而后放空套囊再充分吸引气道内分泌物。嘱患者深呼吸，呼气时将导管和充气套囊一并拔出，也可在拔管时将一吸痰管插入导管内略超出其末端，以便边拔管边吸痰液。必要时再行鼻、口腔吸引。此时要注意观察患者有无呼吸困难、喉头喘鸣等。

气管切开者拔管前先换小号导管(可不带套囊)，切勿直接试堵大套管，以免通气量不足、分泌物不易排出及感染加重等情况发生。更换小号导管 24h 后无不良反应可试堵管，如堵管后呼吸道阻力增加、呼吸困难，经吸氧、加强湿化及排痰而无效时，说明患者不具备拔管条件，应解除堵管。如堵塞 24h 后无不良反应，则可拔管。拔管前，先清洁皮肤创口，气管内充分吸痰，拔出导管后再吸引窦道分泌物，有过多肉芽组织者要钳出或刮除，以凡士林纱布覆盖切口，并以无菌纱布严密固定。嘱患者于咳嗽时压住切口，每日换药 1 次，直至愈合。

(六)口腔护理

插管前取出义齿并保存好，进行必要的口腔清洁。插管后应及时检查牙齿有无松动、脱落、舌外伤等，并予相应处理。口腔护理时酌情选用生理盐水、4%碳酸氢钠、3%过氧化氢(双氧水)。注意观察口腔有无真菌感染、黏膜溃疡及腮腺炎等并发症并给予针对性治疗。牙垫每 12 小时更换一次位置，固定导管的胶布污染或松脱时应及时更换。

四、机械通气的适应证与禁忌证

（一）适应证

机械通气的适应证主要为通气不足与低氧血症，此外还有一些特殊情况，如闭合性颅脑外伤后、严重胸外伤与大手术后等。

1. *通气不足* 由于中枢神经或呼吸道等原因引起的通气不足致使肺泡低通气，造成pH下降与$PaCO_2$增高。两者中以pH的下降更为重要，当呼吸性酸中毒pH下降到7.2以下，则必须用机械通气。如果患者有急性呼吸衰竭的表现，不论pH的高低，均需行气管内插管并立即开始机械通气；当$PaCO_2>50mmHg$而$pH<7.3$，也是应用的指征。

2. *低氧血症* 当$FiO_2\geqslant50\%$而$PaO_2\leqslant60mmHg$时应行机械通气。

3. *急性呼吸衰竭* 以下情况均需运用机械通气。

（1）肺实质病变或气道阻塞：包括严重肺炎、急性呼吸窘迫综合征、慢性阻塞性肺疾病急性发作、严重支气管痉挛或哮喘持续状态、肺水肿、严重肺挫伤、肺动脉栓塞、气道内异物阻塞以及吸入性肺炎等。

（2）中枢性：中枢性呼吸停顿如延髓性脊髓灰质炎、急性感染性多发神经炎以及脊髓高位截瘫与急性颅脑损伤。在闭合性颅脑损伤的患者应用机械通气时应将$PaCO_2$降至25～30mmHg，因为呼吸性碱中毒使颅内血管收缩以减少颅内血容量，有利于减轻脑肿胀与降低颅内压。

（3）胸壁机械动力学的破坏：其中严重的是连枷胸。这类患者需要连续正压通气以减轻胸壁的反常呼吸运动，改善通气功能。

（4）手术后支持疗法：各种大手术后，特别是体外循环下心脏手术后，患者的肺功能有不同程度的抑制或损害，术后维持短时间的机械通气，将有利于肺功能的恢复。

（5）高代谢状态：在原本肺功能不全而又合并发热者，可能需要机械通气。

（6）药物过量：特别是对呼吸中枢有抑制作用的药物，如巴比妥类、吗啡等。

（二）禁忌证

主要有严重的急性心肌梗死，尤其是右心梗死、大咯血不止等。但这两条也不是绝对的禁忌证。例如左心急性心肌梗死而有左心衰竭及肺水肿者，仍需要机械通气。即使右心梗死而伴有呼吸功能不全者，也应进行辅助通气。对于大咯血患者，有时需要气管内插管以保持气道通畅并吸出阻塞气道的血液或凝血块，在间歇期间也可行辅助呼吸。严重肺大疱和未经引流的气胸，尤其是张力性气胸在未建立胸腔闭式引流时，禁忌应用机械通气治疗。

五、机械通气模式的选择

（一）容量控制通气

容量控制通气（volume-controlled ventilation，VCV）系指以输出额定气量为切换方式的一种通气模式。这种模式具有输出潮气量稳定的特点，可适用于任何需长期行机械通气的病例。VCV只需设定通气频率、吸呼比、潮气量或通过每分钟通气量来设定潮气量、氧浓度、触发灵敏度及相应的报警值，呼吸机即可进行工作。需注意的是VCV时，气道压力因潮气量、气体流速、肺顺应性和气道阻力发生变化而变化。因此，潮气量是恒定的，当气道压力未达到报警设定值时，压力为变量。当气道压达到所设高限报警值时，潮气量也成为变量。

有时VCV与叹气（sigh）合用。叹气是指每间隔一段时间或每间隔一定次数的通气后，呼吸机送入一次大于潮气量的气量，即做一次深大的吸气动作，可使不张或萎缩的肺泡复张，从而加大气体交换面积和改善肺的顺应性。通常情况下叹气的吸气量为潮气量的倍数为1.5倍、2倍等，也有呼吸机可自由选择的。叹气次数通常是固定的，如每100

次通气给一次叹气，也有可以任意调节的。

（二）压力控制通气

压力控制通气（pressure-controlled ventilation，PCV）是以压力变化为切换方式的一种通气模式，即当吸气时气道压力上升至设定值时，呼吸机由原来的吸气相转为呼气相。有部分呼吸机在 PCV 时，当吸气一开始气道压即可达到设定的吸气压力，然后按照所设定的吸气时间和呼气时间来进行吸气相和呼气相的转换，这实际是压力切换和时间切换的组合。由于 PCV 时最大吸气压力可固定不变，当肺顺应性、呼吸道阻力、肺容积发生变化时，潮气量会随之发生改变，因此，PCV 潮气量的调节较复杂，应用时气道压力恒定，潮气量为变量。该模式适用于呼吸道阻力较小的呼吸衰竭病例，在呼吸道情况较差的病例应用 PCV 时，要加强对潮气量的监测。而后根据其结果，逐渐调节吸气压力水平，直到潮气量满意为止，并应随时根据呼吸道阻力的变化调整吸气压力，其余与 VCV 相同。

（三）压力支持通气

压力支持通气（pressure support ventilation，PSV）是一种辅助通气模式，即在有自主呼吸的前提下，每次吸气都接受一定水平的压力支持，以辅助和增强患者的吸气能力，增加患者的吸气深度和吸入气量。使用 PSV 时，只需设定吸气时的压力触发水平，而呼吸频率、潮气量、吸气和呼气时间均由患者自己调节。因此，PSV 较 PCV 更接近生理状态，可增强患者的舒适感，减少自主呼吸的呼吸功和氧耗量，同时有助于呼吸肌的锻炼，可减轻因长期机械通气而产生的呼吸肌萎缩。通常用于呼吸机治疗撤除的过程中、危重哮喘、慢性阻塞性肺疾病、胸部外伤和手术后需长期呼吸机支持者。

（四）间歇指令性通气和同步间歇指令性通气

间歇指令性通气（intermittent mandatory ventilation，IMV）和同步间歇指令性通气（synchronized intermittent mandatory ventilation，SIMV）是一种容量控制通气与自主呼吸相结合的特殊通气模式。患者在获得间歇或同步间歇指令性通气的间歇时间内，进行自主呼吸，呼吸机可提供能满足自主呼吸通气量并与容量控制通气相同氧浓度的气体。IMV 与 SIMV 不同之处在于，SIMV 时的机械通气可与自主呼吸同步协调，而 IMV 则不能。IMV 或 SIMV 时，必须预置每分通气量或潮气量、通气频率、吸呼比、吸气停顿时间、SIMV 频率、氧浓度及报警值等。应用 SIMV 时应注意：SIMV 频率不得大于通气频率；每分钟强制通气量必须低于患者的需求量，这样患者才能进行自主呼吸；每分钟机械通气量和 SIMV 频率应酌情逐渐降低，要避免盲目性，否则易导致呼吸肌疲劳和通气不足。

（五）同步间歇指令性通气加压力支持通气

同步间歇指令性通气加压力支持通气（SIMV＋PSV）是一种新型通气模式，集容量控制通气和压力支持通气的特点为一体。该模式与 SIMV 的区别在于：自主呼吸时均受到一定吸气压力水平的支持，从而克服了吸气突然负荷过重和通气量需求反应差的问题。它与 PSV 的区别在于，通气过程中有一定次数的容量控制通气插入，从而有效地保证了每分通气量，避免单用 PSV 的通气不足或频率过快。

（六）分钟指令通气

分钟指令通气（mandatory minute ventilation，MMV）是由微机控制的一种机械通气模式。设定每分钟最小通气量、潮气量后，如患者自主呼吸动力较强，能够达到所设定的每分钟最小通气量时，呼吸机则不予机械通气。此时潮气量与自主呼吸动力有关，而与所设潮气量无关。如患者自主呼吸能力不能达到所设定的每分钟最小通气量时，呼吸机内微机则会自动启动机械通气来补足每分钟最小通气量，此时机械通气的潮气量为设定潮气量。如患者无自主呼吸时，则完全由机械通气来完成每分钟最小通气量。需要指出的是，该模式应用于呼吸频率过快而潮气量过小的病例时要十分谨慎。因为每分通气量等于潮气量和呼吸频率的乘积，浅而快的呼吸可使每分通气量达到设定值，但因无效潮气量比值较大，致使有效通气不足而造成二氧化碳潴留，甚至产生低氧血症。

（七）持续气道内正压

持续气道内正压（continuous positive airway pressure，CPAP）是在自主呼吸的基础上，无论吸气相还是呼气相，均使气道内保持正压的一种特殊通气模式。该模式有防止肺萎缩、增加功能残气量、改善肺顺应性、缓解哮喘支气管痉挛的作用，主要应用于急性呼吸窘迫综合征、睡眠呼吸暂停综合征以及哮喘发作期。由于CPAP通气方式对患者自主呼吸规律与否的要求较高，肺功能障碍明显的患者很难适应，因此目前在临床应用十分局限。

（八）呼气末正压

呼气末正压（positive end expiratory pressure，PEEP）是在呼气末维持气道内正压的一种功能，是一种机械通气的附加功能，可应用于VCV、PCV、PSV、SIMV、SIMV＋PSV等通气模式。采用PEEP治疗时要先选择机械通气模式，再调节PEEP水平，调节时先从低值开始逐渐升高，直到最佳值，使氧分压升高理想但又不影响心排血量。因此应用PEEP时应严密观察心脏血流动力学参数以及动脉血气分析结果，慢慢进行调节。

（九）反比通气

反比通气（inverse ratio ventilation，IRV）是一种特殊的通气方式，在应用该方式时，呼吸的吸气时间大于呼气时间，吸呼比由1∶1.5～2.5∶5改为1∶1～4∶1。此模式的优点是可以使吸气时气流速度和气道内压力均较低，肺充分充盈，同时因呼气时间短致使部分气体保留于肺内，功能残气量增加而产生自发的PEEP效应。缺点是对于有自主呼吸的患者，需用肌松药抑制患者的自主呼吸，同时对心血管有抑制作用。IRV主要用于肺硬化或肺纤维化的患者。

六、呼吸机主要参数的意义和调节原则

（一）呼吸频率

呼吸频率指每分钟内机械通气的次数，反映呼吸周期的长短。在控制呼吸时，通常按照预先设定的呼吸频率或呼吸周期来执行，但在辅助呼吸时，由于自主呼吸可触发呼吸机而使呼吸频率增快，呼吸周期发生变化。设置呼吸频率时首先应观察患者的自主呼吸频率，若患者的自主呼吸频率基本正常或明显减弱或已经停止，则按正常人的呼吸频率进行设置，成人14～20 /min，儿童16～25 /min，婴儿28～30 /min。若患者的呼吸频率明显增快，初始频率不宜设置过低，否则易发生人机对抗，增加呼吸做功，一般以接近或略低于患者的自主呼吸频率为原则。

（二）潮气量

潮气量指平静呼吸时每次吸入或呼出的气量，在机械通气时，指患者通过呼吸机每次吸入或呼出的气量。根据气体交换情况，可分为有效潮气量和无效潮气量两部分。参与气体交换的部分称有效潮气量，通常情况下改变潮气量主要改变此部分潮气量。未参与气体交换的部分称无效潮气量，它反映了呼吸死腔的情况，即解剖无效腔和生理无效腔之和的情况。机械通气时潮气量通常按成人8～10ml/kg调节。

（三）每分通气量

每分通气量、呼吸频率、潮气量三者间的关系可用以下公式表示：每分通气量＝呼吸频率×潮气量。正常人为7～8L/min，若＞10L/min则提示通气过度，若＜3L/min则

提示通气不足。

(四)吸气与呼气时间比(简称吸/呼比值)

吸气与呼气时间比指吸气、呼气时间各占呼吸周期中的比例,从呼吸生理角度分析,吸气时间有助于吸入气(氧气)的分布,但可能对循环功能带来不利的影响;呼气时间主要影响二氧化碳的排出。吸/呼比值大小与吸气流速密切相关,如潮气量不变,吸气流速增快,则吸气时间相应缩短,吸/呼比值缩小;反之,吸气流速减慢,吸气时间延长,吸/呼比值增大。吸/呼通常可通过调节吸气流速或吸气时间来获得。正确的吸/呼应该为(吸气时间+吸气停顿时间)/呼气时间,最大范围可在1∶4～4∶1,常用值为1∶(1.5～2),特殊情况下也可选用2∶1～3∶1或4∶1,这就是反比呼吸。

(五)触发灵敏度

触发灵敏度指在使用呼吸机辅助通气模式时,靠患者自主吸气的初始动作使吸气管路中产生负压,被呼吸机中特定的传感器感知而同步协调地启动呼吸机行机械通气,这种感知阈称为触发灵敏度,通常可选用的界限为0～20cmH_2O,触发值越接近零位,灵敏度越高,反之则越低。

(六)吸气压力

机械通气均是应用正压通气,以抵消胸、肺的弹性阻力使肺膨胀,一般以能达到满意潮气量的最低通气压力(15～20cmH_2O)为妥。定容通气吸气压力随潮气量、呼吸道阻力、吸气流速、肺顺应性的大小而变化,潮气量和(或)呼吸道阻力越大,吸气流速越快,肺顺应性越低,吸气压力就越大;反之则吸气压力越小。定压通气时吸气压力的调节尤为重要,它决定潮气量的大小,但又受气道阻力、肺容积、肺顺应性等多种因素的影响。在压力辅助通气时潮气量除受吸气压力水平的影响外还与患者的自主吸气时间长短和吸气努力程度有关,患者吸气时间越长或吸气越用力,潮气量越大,反之则潮气量越小。

(七)吸入氧浓度

在呼吸机治疗初期,为迅速纠正低氧血症,可以应用较高浓度的氧(>60%),但持续时间应小于6h,以避免氧中毒。低氧血症未能完全纠正的患者,不能一味提高氧浓度,应通过选用PEEP等方式来调节。现代呼吸机配有空-氧混合器,它是一种可使氧浓度在21%～100%之间选择的装置,大大有助于在机械通气时选用合适的氧浓度,以保障临床应用的安全。

七、机械通气期间的监测

(一)呼吸机的自动监测

1. 压力监测系统　以压力传感器持续监测患者气道压的变化。压力监测分高压和低压2种,当实际压力超过或低于所设置的压力水平时,呼吸机将以压力报警形式提醒操作者。一般情况下,高压上限设定在正常气道最高压(峰压)上5～10cmH_2O;低压下限设定在能保持吸气的最低压力水平。

(1)高压报警:高压报警常见于患者咳嗽、分泌物阻塞气道、支气管痉挛、管道扭曲、人机对抗等。处理方法:①检查呼吸机管道是否打折、扭曲、管道内积水是否过多,并予以排出;②检查患者是否有分泌物阻塞气道、咳嗽等情况,如有应及时清理呼吸道,对于支气管痉挛者可遵医嘱采取解痉措施;③若出现人机对抗,可以遵医嘱适当使用镇静药,对于必须行控制通气的患者,使用肌肉松弛药以抑制自主呼吸。

(2)低压报警:低压报警常见于气源不足、潮气量过大致吸气时间短、气道管路漏气、进气阀故障、工作压力未设置等。处理方法:①检查空-氧混合器和气源;②调整潮气量和(或)延长吸气时间;③仔细检查呼吸机管路,更换破裂管道并将各接头接紧,尤其应检查容易忽视的接口如集水罐等,检查气管导管气囊充气情况,必要时重新充气;④请维修人员检查进气阀;⑤设定工作压力。

2. 容量监测系统　呼吸机的容量监测装置主要为保障患者的通气量或潮气量而设置。监测以流量传感器对吸气或呼气流量积分计算，持续监测患者通气量或潮气量的变化。

(1)低容量报警：该报警装置对保障患者有足够的通气量、防止管道和人工气道漏气引起的通气不足和因脱机给患者带来的危险有相当重要的价值。常见原因：低限值设置过高、气囊漏气或充气不足、管道漏气、通气受阻或不畅、患者呼吸功能不全。处理方法：①合理设置低限值；②检查气管导管充气情况，必要时重新充气，管道有漏气者应更换破裂管道并将各接头接紧；③解除通气受阻或不畅的原因；④如系患者呼吸功能不全引起，应调整机械通气模式。

(2)高容量报警：容量报警的高水平限制主要在于提醒人们重视和防止实际潮气量和每分通气量高于所设置水平状况的出现。主要原因：高限值设置过低、呼吸频率过快。处理方法：提高高限报警值，如呼吸频率过快则根据具体原因酌情处理。

3. 氧浓度监测　吸入氧浓度过高会引起氧中毒，过低则不能满足患者纠正缺氧的需要。氧浓度报警用于保障氧浓度在所需要的水平。报警水平的设置可根据病情需要作决定，一般可高于或低于实际设置氧浓度的10%～20%。氧气或空气压力不足时要通知中心供氧室调整或更换氧气瓶以保证供气压力。

4. 湿化器温度监测　湿化器温度监测是防止湿化温度过高或过低的保险装置。温度过高可能引起呼吸道灼伤，温度过低又妨碍对吸入气体的加温和湿化，理想的温度监测是保持湿化器温度恒定在所需要的范围(30～40℃)。

5. 电源报警　主要原因见于停电或电源插头脱落。处理方法：立即将呼吸机与患者的人工气道脱开，给予人工通气以确保患者正常的通气功能；如为电源插头脱落则同时重新连接电源。

6. 低 PEEP 或 CPAP 水平报警　设置此项报警参数时，一般以所应用的 PEEP 或 CPAP 水平为准，一旦低于这个水平时呼吸机就会报警。

(二)生命体征的监测

在机械通气期间应密切观察患者的生命体征及皮肤、神志、尿量等一般情况的变化。同时应定时听诊肺部呼吸音。机械通气时，两侧的胸廓活动应对称，两侧肺呼吸音的强弱应一致，否则提示气管插管进入一侧气管或伴有肺不张、气胸等情况。注意观察有无自主呼吸与机械呼吸的对抗，出现人机对抗的原因主要有：①呼吸机失灵或调节不当；②呼吸道梗阻；③自主呼吸过于急促；④全身疾病的影响如败血症、高热、严重酸碱失衡等；⑤精神因素等。处理方法：适当增加潮气量或呼吸频率，以过度通气来减弱患者的自主呼吸；如为控制通气者，可改为 IMV；适当运用镇静药、镇痛药、肌肉松弛药等以减弱自主呼吸。

(三)动脉血气分析的监测

动脉血气分析是判断通气和氧合情况的主要依据，是机械通气中监测的重要指标。一般在呼吸机治疗后以及呼吸机参数进行较大调整后 30min 均应做一次动脉血气分析，直至达到所设置的呼吸机参数基本符合患者的需要。机械通气期间氧分压应维持在 60mmHg 以上，说明所设置的有关纠正低氧血症的呼吸机参数基本合理。此外，还需监测动脉血氧饱和度和经皮氧饱和度。经皮氧饱和度的优点是简便易行，除能替代持续动脉血氧饱和度监测外，还能间接反映动脉血氧分压的变化。二氧化碳分压是判断呼吸性酸、碱中毒的主要指标，呼吸性酸中毒预示通气不足即高碳酸血症，呼吸性碱中毒预示通气过度即低碳酸血症。二氧化碳分压的正常值是 35～45mmHg，若二氧化碳分压>

50mmHg，认为有通气不足，应分析并排除可能的外界影响因素，加强气道湿化和充分吸引，应用支气管扩张药，必要时更换导管或套管，调整管道位置等。采取上述措施后仍未纠正，则可调整呼吸机参数，延长呼气时间，促进二氧化碳的排出，吸/呼最长可达 1∶3～1∶2.5。若二氧化碳分压＜35mmHg 提示通气过度，可通过降低呼吸频率、减少潮气量、缩短呼气时间等措施进行调整。

持续监测呼气末二氧化碳分压可以替代监测动脉血二氧化碳分压，使患者免去反复抽血的痛苦，其正常值是 38mmHg。

（四）胸部 X 线的监测

胸部 X 线可帮助明确人工气道的位置，发现肺水肿、气胸、皮下气肿、肺部感染、肺不张等，同时也是决定患者是否脱离呼吸机的重要指标之一。

（五）血流动力学监测

进一步了解呼吸机对血流动力学影响的情况，指导人们更加合理地应用各种不同的通气模式，有效预防并发症。

八、机械通气的并发症及处理

（一）循环功能障碍

主要表现为血压下降、心排血量下降、脉率增加、CVP 增高或正常、动脉血氧分压升高或下降、尿量减少、神志模糊。主要是由于潮气量过大、吸气压力过高、吸气停顿时间过长或 PEEP 过高所致。处理：调整呼吸机参数，必要时使用多巴胺等升压药物。

（二）气压损伤

主要表现为气胸、纵隔气肿、皮下气肿和气腹等。患者表现为烦躁不安、心率增快、血压下降、气管移位、颈胸部皮下气肿、患侧胸部叩诊呈鼓音、呼吸音消失。主要是由于气道压力过高所致。处理：及时行胸腔闭式引流，减少潮气量，适当延长吸气时间或减慢吸气流速等。

（三）呼吸道感染

呼吸道分泌物的外观改变是最常见的临床表现，如黄、绿色脓痰等，还可结合体温、血象、X 线胸片及分泌物的病原学检查。主要是由于操作不当、用具消毒不严、气管切开处未及时换药、通气湿化不足、排痰不力等原因所致。处理：加强呼吸道管理，严格无菌操作；保持气道良好的湿化，及时排尽气道分泌物；定期做分泌物细菌培养，针对性应用抗生素；定期胸部摄片，明确感染范围，配合体表定位理疗，必要时可行纤维支气管镜下肺泡灌洗。

（四）胃肠道胀气

原因有：①面罩机械通气，吸气压力过高，将气体吸入胃里；②吞咽反射；③碱中毒；④低血钾；⑤胃肠道淤血。处理：持续胃肠减压，服用胃肠动力药物，肛管排气等。

（五）呼吸机肺

长期高氧浓度、潮气量过大或吸气压力过高，造成肺毛细血管通透性增加、肺泡间质水肿、表面活性物质活力降低、肺顺应性下降、肺泡进行性不张、纤维组织增生以及肺透明膜形成等，从而导致换气功能障碍。处理：早期选用合适的氧浓度进行机械通气以预防氧中毒。

九、机械通气的撤除

机械通气应用的时间因人而异，撤除的时机主要取决于肺功能监测的各项指标，特别是动脉血气分析的结果以及 ICU 的护理水平。因此，如何最大限度地利用呼吸机度过严重失代偿性呼吸衰竭的难关，减少呼吸机带来的并发症，显得十分重要。

（一）撤除时机

1. 中枢神经功能正常，清醒，定向力好。

2. 有足够的循环血量，微循环正常，心排血指数＞2L/(min·m^2)。

3. 呼吸功能明显改善，自主呼吸强，需呼吸机支持的每分通气量＜180ml/(kg·min)。

4. 吸氧浓度＜40％时，动脉氧分压＞60mmHg。

5. PEEP≤10cmH_2O。

6. 无脓毒血症。

7. 正常代谢状态。

（二）撤除的步骤和方法

机械通气撤除的步骤是首先降低吸氧浓度及PEEP，其次去除机械通气，然后拔除气管内插管。撤机一般在白天进行，晚上让患者充分休息，直到患者能完全依靠自主呼吸为止。

1. 降低氧浓度与PEEP　先把氧浓度降至0.4或以下，而后逐渐把PEEP降到0。当大幅度降低PEEP时，应注意回心血量增多导致心脏的过度负荷。护士应加强对生命体征、心律及血流动力学如PCWP的监测。

2. 撤除通气机的程序

（1）时间选择：最好选在早晨开始，此时患者精力较充足，能较好地耐受应激。

（2）停用抑制呼吸的药物：试撤机晨，应停用所有镇静药以及其他能降低呼吸力的药物。

（3）向患者做好解释工作，以解除患者的忧虑，加强配合：①告诉患者要有一段时间的自主呼吸，锻炼呼吸肌肉的肌力和耐性，以帮助患者适应新的呼吸模式。②患者会有气短、疲劳等不舒适感。

（4）安置舒适体位：病情允许的情况下尽量采取坐位，把呼叫器放在患者手边，医护人员必须在床边密切监护。

（5）气管导管内氧气吸入：试停呼吸机，给予气管导管内氧气吸入，注意观察患者的生命体征以及是否有低氧血症或高碳酸血症。一般心肺储备功能充足的患者试停机30～60min即可。若神志清醒，呼吸无困难并有好的咳嗽反射，可不需观察就脱机并即拔管。对于心肺储备功能有限的患者，可吸氧5～10min后再用呼吸机50～60min，反复交替进行，视病情逐渐增加脱机的次数或延长每次脱机的时间，以后还可以改成逐日或白天脱机，夜间上机等，直至完全停用。

（6）拔管：在拔管前可先用简易呼吸器给予人工呼吸，使患者在吸氧的同时肺部充分扩张。气管插管者先吸除气管插管内、气管-支气管内以及气囊上方气管内及咽部、口腔内的分泌物，抽尽气囊内的气体以解除对气管黏膜的压力和对气流的阻力，然后迅速拔管。拔管后立即让患者进行有效咳嗽，咳出气道内分泌物以确保呼吸道通畅。拔除气管切开造口置管时与上述方法大致相似，但拔除后需用无菌纱布覆盖造口，当患者说话或咳嗽时，应用手按压该部位，一般几个月后造口可闭合。在拔管后几小时内应禁食，以后可逐步进流食、半流食等。

（7）恢复机械通气的指征：当患者出现呼吸窘迫或呼吸肌疲劳的指征（表10-3-1）时应恢复机械通气。

表10-3-1　呼吸肌疲劳的指征

观察与测试项目	变　化
呼吸频率	＞35/min
心率	＞120/min
血压	增高或降低＞20mmHg
发绀	出现
呼吸模式	腹部反常呼吸
pH	＜7.3
PaO_2	＜55mmHg或停机前PaO_2值的80％
潮气量	大幅度下降＜200ml
其他症状	出现心绞痛、烦躁及心力衰竭等

(8)撤机后的监护:撤机后应密切观察患者生命体征的变化。停用呼吸机 30min 后应查动脉血气分析,以后视病情决定复查时间。

(陆小英)

第四节　连续性血液净化疗法护理

一、概　述

连续性肾脏替代疗法(continuous renal replacement therapy,CRRT)是通过持续 24h 或接近 24h 的体外血液净化治疗替代受损的肾功能技术的总称。由于 CRRT 治疗范围的不断扩展,有人提出将 CRRT 技术更名为连续性血液净化(continous blood purification,CBP)。

1977 年,Kramer 首先将连续性动静脉血液滤过(continuous arteriovenous hemofiltration,CAVH)技术引入临床,随后衍生出了一系列 CRRT 技术。1995 年,第一届国际 CRRT 学术会议对 CRRT 的定义、分类及命名做出了统一规定(表 10-4-1),各种技术的命名是以操作特点及溶质和水的清除原理为依据。

起初,CRRT 仅用于肾衰竭治疗,经过 20 多年的探索实践,现已广泛应用于系统性炎症反应综合征(systemic inflammatory response syndrome,SIRS)、急性呼吸窘迫综合征(acute respiratory distress syndrome,ARDS)、多器官功能障碍综合征(multiple organ dysfunction syndrome,MODS)、重症急性胰腺炎和中毒等危重病的救治。由于 CBP 更强调了"连续性"及"清除(净化)"的重要性,帮助人们摆脱对其概念上的误区。

CBP 作为一种新的治疗技术,由于它具有血流动力学稳定、能清除中小分子物质、有效地消除组织水肿、置换液补充个体化、利于营养支持等特点,已经成为重症监护病房(intensive care unit,ICU)内的重要治疗措施之一。随着对 CBP 研究的日趋深入,我们相信它一定会不断地发展完善,具有相当好的应用前景,但是高昂的费用在一定程度上也限制了其在临床上的推广应用。

表 10-4-1　连续性血液净化技术的命名

中　文	英　文	缩　写
连续性动静脉血液滤过	continuous arteriovenous hemofiltration	CAVH
连续性静脉静脉血液滤过	continuous venovenous hemofiltration	CVVH
动静脉缓慢连续性超滤	arteriovenous slow continuous nltrafiltration	AVSCUF
静脉静脉缓慢连续性超滤	venouvenous slow continuous ultrafiltration	VVSCUF
连续性动静脉血液透析	continuous arteriovenous hemodialysis	CAVHD
连续性静脉静脉血液透析	continuous venovenous hemodialysis	CVVHD
连续性动静脉血液透析滤过	continuous arteriovenous hemodiafiltretion	CAVHDF
连续性静脉静脉血液透析滤过	continuous venovenous hemodiafiltretion	CVVHDF
连续性高通量透析	continuous high flux dialysis	CHFD
高容量血液滤过	high volume hemofiltration	HVHF
连续性血浆滤过吸附	continuous plasmafiltration adsorption	CPFA
日间连续性肾脏替代治疗	day-time continuous renal replacement therapy	DCRRT

二、技术特点

连续血液净化的技术特点

1. 治疗模式特点与比较

(1)CAVH:利用人体动静脉压力差,通过高通量的透析膜作用清除水分,以对流的原理清除体内大、中、小分子物质。CAVH具有自限性(动脉压力下降超滤就会自动减少)、持续性(24h持续进行)、稳定性(对血流动力学影响小)和简便性(可在床旁直接进行)等特点。

(2)CVVH:其原理与CAVH相同,不同之处是应用血泵驱动体外血液循环。血泵的使用保证了稳定的血流量,清除率比CAVH提高很多,临床上应用广泛,已逐渐取代CAVH。根据原发病的需要补充置换液,分前稀释与后稀释2种,其连接模式见图10-4-1。

(3)CAVHD及CVVHD:两者主要依赖弥散和对流来清除溶质(图10-4-2)。与CAVH及CVVH相比,CAVHD和CVVHD至少有3个优点:①能更多清除小分子物质,可以维持血浆尿素氮<25mmol/L;②每小时平衡液量减少;③不需补充置换液。

(4)CAVHDF及CVVHDF:在CAVH的基础上发展而来,通过透析以弥补CAVH对氮质清除不足的缺点。溶质的清除依赖于对流与弥散,不仅增加了小分子物质的清除率,还能有效清除中、大分子物质。

(5)SCUF:该项技术主要是以对流的方式清除溶质,是CAVH的一种类型。不同点是:①不补充置换液,也不用透析液;②对溶质的清除不理想;③不能保持肌酐在可以接受的水平,有时需加透析治疗。临床主要用于水肿、难治性心力衰竭患者。连接模式见图10-4-3。

(6)CHFD:该系统包括连续性血液透析和一个透析液容量控制系统,是对流与弥散的最优化结合,能增加对流、清除溶质,清除中分子物质。

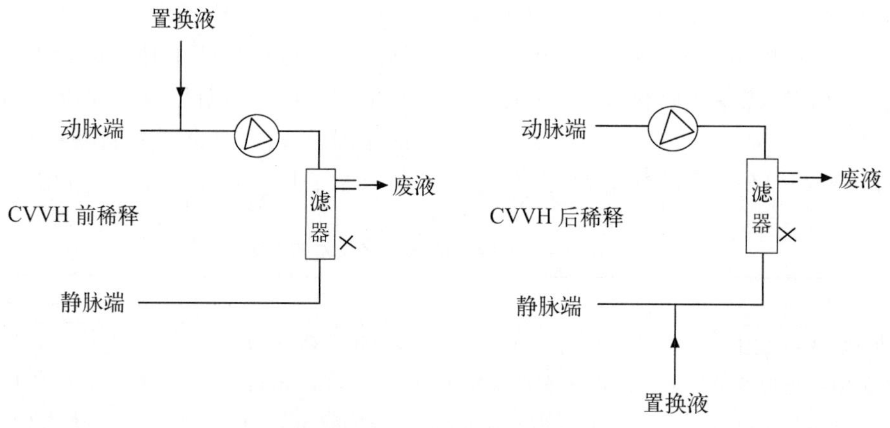

图10-4-1 CVVH连接模式

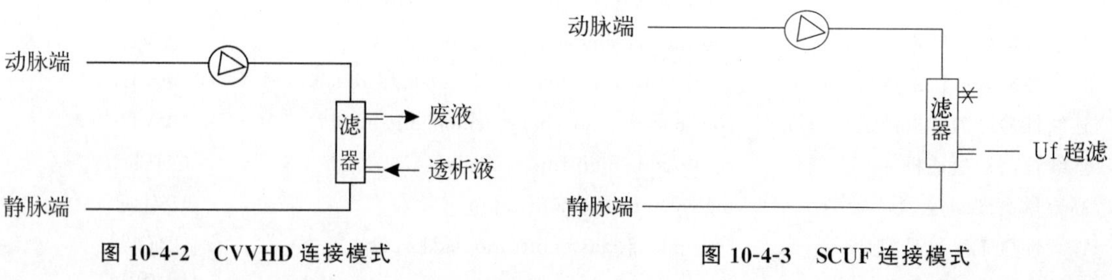

图10-4-2 CVVHD连接模式

图10-4-3 SCUF连接模式

(7)HVHF：目前临床实行的血液滤过的平均超滤率为 1～2L/h，当 CVVH 持续进行，每天输入置换液超过 50 L 时，称为 HVHF。HVHF 能清除大量细胞因子，改善血流动力学参数，且血流动力学稳定。标准 HVHF 有 2 种方法：①标准 HVHF，超滤量维持在 3～4L/h；②夜间标准 CVVH 维持，白天开始超滤 6L/h，超滤总量大于 60L/h。一般要求使用高通量滤器。

(8)CPFA：应用血浆吸附滤过器连续分离血浆，经滤过的血浆进入包裹的碳或树脂吸附装置净化，净化治疗后的血浆再经静脉通路返回体内的装置。CPFA 可选择性清除炎性介质、细胞因子及内毒素等(图 10-4-4)。

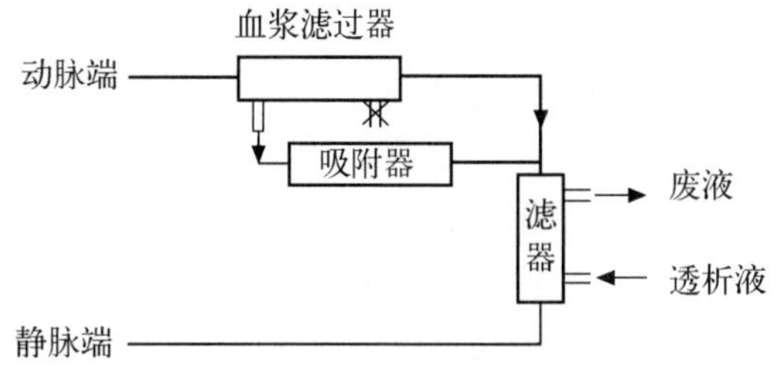

图 10-4-4　CPFA 连接模式

(9)日间 CRRT：主要在日间进行，临床用于各种药物及营养液主要集中在日间输入的患者，日间清除过多水分，夜间使患者获得足够的休息，同时有利于减少人力消耗。CRRT 的技术比较见表 10-4-2。

2. 血管通路　良好的血管通路能提供治疗所需的血流量，是保证 CBP 治疗顺利进行的基本条件。在临床应用中，CBP 血管通路的选择与间歇性透析(intermittent hemodialysis，IHD)的临时性血管通路相似，主要有 2 类，动静脉直接穿刺和中心静脉置管，两者的优缺点见表 10-4-3。长期维持性血液透析患者行 CBP 治疗时，可使用原有的动静脉内瘘或长期静脉留置导管。

3. 血滤器的选择　随着中心静脉留置导管的普及，对血滤器的要求已经不像起初那么严格了。CBP 治疗使用的滤器，通常是由合成的高分子聚合材料膜制成，具有无毒、无致热原、生物相容性好等特点。与非合成膜相比，膜孔大、通透性高，能以弥散和对流方式清除大量的溶质，并具有一定的吸附能力。目前临床使用的透析膜，主要有未经修饰的低通量纤维素膜和合成的高通量膜(表 10-4-4)。其选择主要考虑以下几个方面：清除率、超滤系数、生物相容性、血室预充量。在实际选用时应根据患者的病情、治疗目的及方法选用合适的滤器。欧洲透析指南推荐，为降低慢性肾功能不全尿毒症维持透析患者的发病率和死亡率，应当优先选用孔径较大、高通量的生物相容性透析器。对于连续性血液净化治疗的急性肾衰竭而言，也应当选择生物相容性好的高通量滤器(图 10-4-5)。

表 10-4-2　CRRT 各项技术比较

项　目	CAVH	CVVH	CAVHD	CVVHD	CAVHDF	CVVHDF	SCUF
血泵	无	有	无	有	无	有	
置换液	需要	需要	不需要	不需要	需要	需要	不需要
膜	高通量	高通量	高低通量均可	高低通量均可	高通量	高通量	高低通量均可
原理	对流为主	对流为主	弥散为主	弥散为主	对流弥散	对流弥散	低对流、低弥散
透析液流量(L/d)	0	0	1.0	1.2	1.0	1.0	0
清除率	低	一般	较高	较高	高	高	低

表 10-4-3　两种血管通路优缺点的比较

	中心静脉置管	动静脉穿刺
优点	安全、可靠，用途广、血流量稳定	方便、费用低
缺点	插管处易感染，留置导管内细菌易堆积繁殖致全身感染，有脱管的可能	易凝血、止血困难、易形成血肿和假性动脉瘤，反复穿刺动脉易损伤血管

表 10-4-4　不同透析膜的生物特性

特　性	低通量生物不相容膜	低通量生物相容纤维素膜	低通量生物相容合成膜	高通量纤维素膜	高通量合成膜
不激活补体	—	++	++	++	+++
杜绝来自透析液的污染	—	—	++	—	++
吸附能力	—	—	±	—	+
中分子物质清除能力	—	—	—	++	++

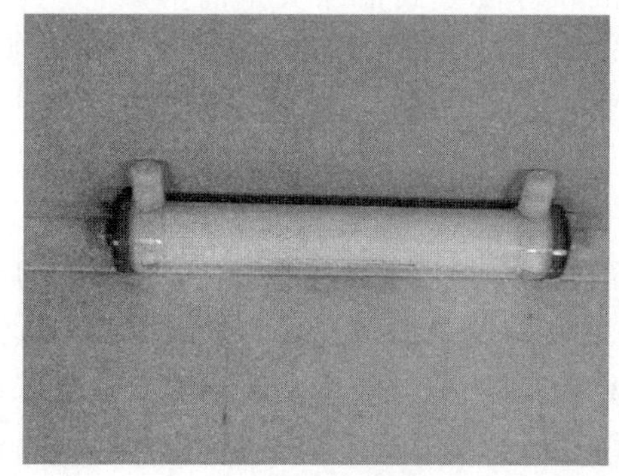

图 10-4-5　滤器

4. 置换液　维持正常的水电解质、酸碱平衡是 CBP 的重要治疗目标。以对流为主的 CBP 技术，如 CVVH、CAVH 等，每日的超滤量达20～30L，需输入接近正常血清电解质成分的大量置换液。在各种置换液的配方中，碱基是关键成分，目前主要有碳酸盐、醋酸盐、乳酸盐及枸橼酸盐。其输入方法有前、后稀释 2 种。前稀释血流阻力小，不易凝血，不易在滤过膜形成蛋白覆盖层，但清除率不高，置换液耗量大；后稀释血流阻力大，易凝血，营养物质丢失多，但清除率高。

5. 抗凝剂　原则是应用最小剂量以保证管路及透析器不凝血，不引起体内出血，不影响滤器膜的生物相容性。目前常用的抗凝方法有：无肝素抗凝法、全身肝素化抗凝法、局部肝素抗凝法、低分子肝素抗凝法、局部枸橼酸盐抗凝法。各种抗凝法比较见表 10-4-5。

表 10-4-5　各种抗凝法的比较

名　称	优　点	缺　点	功　效	监测指标
全身肝素化抗凝法	抗凝效果好	出血、血小板减少	良好	PTT/ACT①
局部肝素抗凝法	显著减少出血危险	方法复杂，易发生过敏反应	良好	PTT/ACT
低分子肝素抗凝法	降低血小板减少症	费用高、出血	良好	抗Ⅹa 活性
局部枸橼酸盐抗凝法	出血危险性最小	代谢失调	好	PTT/ACT
无肝素抗凝法	无出血	易凝血	良好	较难监测

①PTT/ACT：部分凝血酶原时间/活化凝血时间

三、基本设备

中心静脉留置双腔导管技术的发展，解决了血泵辅助建立体外循环的血管通路问题，使之广泛应用于临床，并使 CBP 的进一步发展成为可能。近年来 CBP 设备和技术飞速发展，出现多种类型的机器，但主要由以下几部分组成（以贝朗机器为例，图 10-4-6）。

1. 血泵　用来引出血液。精确、耐用的驱动泵、泵管及动态流量监测系统，是现代化 CBP 系统不可缺少的一部分。

2. 管路连接　动脉血管路是血液从患者体内输送到透析器的管路，而静脉血管路是将血液由透析器返回到患者体内的管路。

3. 滤器　用于 CBP 治疗的理想滤器，应至少能持续使用 24h，要求膜的生物相容性好，价格合理，超滤系数大，通透性高，有抗凝活性。

4. 容量控制系统　现代化的 CBP 系统都有自动式反馈超滤控制系统。

5. 监控系统　主要有压力监测、温度监测、漏血监测、空气监测等。

临床常用的各种 CBP 机器的工作参数见表 10-4-6。

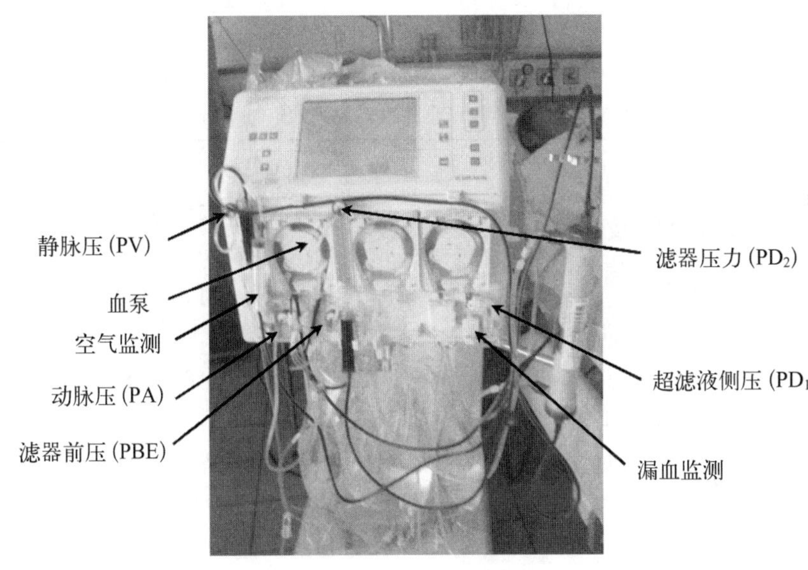

图 10-4-6　贝朗机器

表 10-4-6　各种 CBP 机器的工作参数

	Prisma（金宝）	Fresenius（费森尤斯）ADM08/ABM	Diapact（贝朗）	Baxter（百特）BM25
CBP 模式	SCUF CVVH CVVHD CVVHDF	SCUF CVVH CVVHD	SCUF CVVH CVVHD CVVHDFD	SCUF CVVH CVVHD
其他治疗模式	—	血浆置换 血液灌注	血浆置换 血浆滤过/吸附	血浆置换 血液灌注
血流量（ml/min）	10～180	30～300	20～300	30～500
动压脉（mmHg）	－250～＋50	－280～＋300	－400～＋199	－200～＋400
静脉压（mmHg）	－50～＋350	－80～＋500	0～＋400	－50～＋350

续表

	Prisma(金宝)	Fresenius(费森尤斯) ADM08/ABM	Diapact(贝朗)	Baxter(百特) BM25
滤器前压力(mmHg)	−50～+500	−80～+500	0～+500	—
置换液流量(ml/h)	0～2000	5～3000	0～9000	100～9000
透析液流量(ml/h)	0～2500	600～3000	0～9000	100～9000
净超滤量(ml/h)				
SCUF 模式	0～2000	5～4000	0～2000	
其他模式	0～1000	0～1000	0～1000	0.1～2000
最大承重(kg)	每个秤 5	—	28	每个秤 15
透析液侧滤器进口压力(mmHg)	—	—	100～400	—
透析液侧滤器出口压力(mmHg)	−350～+50	−400～0	−400～+400	—
液体加温范围(℃)	37	39	30～39	33～40
自动程序	预冲/冲洗自检	预冲/冲洗自检	预冲/冲洗自检	简单自检及预冲

四、CBP 的基本原理及适应证

(一)CBP 的基本原理

CBP 的目的就是利用不同滤器膜的特性清除机体内积聚的毒物(包括水和代谢产物)。不同治疗模式的清除原理各不相同:血液透析主要依靠扩散;血液滤过主要通过对流转运;血液透析滤过中,扩散与对流均起重要作用;而免疫吸附及血液灌注则以吸附为主。

1. 扩散　溶质通过半透膜从高浓度向低浓度一侧转运而得以清除,称为扩散。透析膜是一种半透膜,而半透膜两侧的物质有达到相同浓度的趋势,血液中的高浓度小分子物质,如尿素氮、肌酐等就会通过透析膜向透析液侧移动。扩散的驱动力是跨膜的浓度梯度。在一定温度下溶质扩散量与浓度梯度及膜面积成正比,与膜厚度及阻力成反比。

2. 对流　是溶质转运的另一物理过程。当水通过膜大量移动时,会拖拽溶质一起移动,这一溶质拖拽过程称为对流转运。清除率大小取决于超滤液量、血流量及膜对溶质的筛选系数。大分子溶质主要通过对流来清除。

3. 吸附　将溶质吸附至滤器膜的表面称为吸附。吸附只对某些溶质起作用。吸附与溶质和膜的化学亲和力及膜的吸附面积有关。

4. 超滤　液体依赖两侧的压力差,从压力高的一侧通过半透膜向压力低的一侧移动称为超滤。超滤有 2 种:一种是渗透压超滤,另一种是静水压超滤。静水压超滤的动力是跨膜的静水压梯度(transmembrane pressure,TMP),是血液侧正压和透析液侧负压的绝对值之和。超滤量主要是通过 TMP 调节的。

(二)CBP 的适应证

1. 肾脏疾病

(1)急性肾衰竭(acute renal failure,ARF):①ARF 合并高钾血症、酸中毒、肺水肿;②ARF 合并心力衰竭;③ARF 合并脑水肿;④ARF 合并高分解代谢;⑤ARF 合并 ARDS;⑥血流动力学不稳定;⑦心脏外科手术后;⑧心肌梗死;⑨脓毒症。

(2)慢性肾衰竭维持性血液透析：①急性肺水肿；②血流动力学不稳定。

(3)少尿患者而又需大量补液时：①全静脉营养；②各种药物治疗。

(4)慢性液体潴留：①肾性水肿；②腹水。

(5)酸碱和电解质紊乱：①代谢性酸中毒；②代谢性碱中毒；③低钠血症；④高钠血症；⑤高钾血症。

2. 非肾脏疾病

(1)全身炎症反应综合征：是机体的炎症细胞被某种损害因子过度激活后产生大量的炎症介质，最终导致机体对炎症反应失控而引起的一种临床综合征。CRRT 非肾脏疾病适应证中应用最普遍的就是脓毒症及其他炎症综合征，其可能机制为可从 CRRT 循环中清除多种炎性介质(细胞因子、补体激活产物、花生四烯酸代谢产物等)，从而减轻全身炎症反应。

(2)多器官功能障碍综合征：在其早期应用 CRRT 可明显减少衰竭器官数、缩短 ICU 住院日数。其机制是：①脱水减轻前负荷，消除重要器官水肿，提供液体输入空间；②比其他方法更好地维持酸、碱及电解质平衡；③滤除部分炎症介质、细胞因子及活化的补体部分；④血流动力学稳定，改善灌注；⑤代替部分肾功能，消除体内代谢废物及肾毒性物质。

(3)急性呼吸窘迫综合征：严重创伤、严重感染、严重休克、大量输血等引起的以进行性呼吸困难、顽固性低氧血症、肺顺应性降低、广泛肺泡萎陷和透明膜形成为特点的急性呼吸衰竭，称之为 ARDS。CRRT 治疗过程中由于大量低温置换液的输入以及对大量炎症介质的清除，可以在短时间内有效缓解患者的高热状态，降低基础代谢率，使 ARDS 患者氧耗减少，从而减少 CO_2 的产生，有利于 ARDS 患者肺功能的保护，同时还可降低机械通气造成的肺损伤。由于置换液中补充碳酸氢盐的碱化作用，CRRT 治疗还有助于减轻高碳酸血症。

(4)挤压综合征：肌红蛋白分子量是 17 800，常规治疗方法对于血清肌红蛋白浓度高、自身清除率低的患者效果不佳，而血液滤过有助于清除血中的肌红蛋白。同时 CRRT 为营养支持创造条件，有利于纠正内环境紊乱。

(5)乳酸酸中毒：近年来已有应用碳酸氢盐透析液或置换液进行 CRRT 治疗严重乳酸酸中毒获得成功的报道。从目前的资料来看，用碳酸氢盐的置换液或透析液进行 CRRT，经过 24～48h 治疗可纠正严重的乳酸酸中毒。碳酸氢盐输入速率＜50mmol/h 时不会导致 $PaCO_2$ 升高。值得注意的是，输入的碳酸氢盐应为等张液体，治疗期间要防止发生低钙血症。

(6)急性坏死性胰腺炎：其发生主要与胰蛋白酶的活化、胰腺组织自身消化有关。氧自由基、血小板活化因子、前列腺素、白三烯等炎性介质在胰腺组织的损伤中起着重要的介导作用。采用 CRRT 清除有关的炎性介质，能减轻或阻止其对组织、器官的损伤。

(7)充血性心力衰竭：充血性心力衰竭和组织器官水肿时，血容量过多，间质及细胞内水分蓄积。CRRT 一方面可脱水调节血容量，有利于控制心力衰竭；另一方面可利用血浆胶体渗透压的作用，将间质、细胞内水分持续、缓慢的“拉”入血管，治疗细胞内、间质内水肿。

(8)肝功能衰竭及肝移植术后：血液净化可以纠正水、电解质紊乱及酸碱失衡，为患者争取干细胞再生所需的时间。对于肝性脑病的患者，CRRT 采用高通量滤器，能缓慢、持续的清除胆红素及肝功能衰竭时产生的毒素，同时也能较好地降低颅内压，改善神志，临床上已将其作为一种肝脏替代疗法。

(9)药物或毒物中毒：CRRT 选用大孔径、高通透率的滤过膜，一般分子量小于 30Da 的药物或毒物只要不与白蛋白结合，都能滤过清除。除了滤过作用，高分子合成膜尚能吸附部分药物,降低其血液浓度。

(10)先天性代谢异常(伴有氨基酸、有机酸、糖等遗传性代谢缺陷的各种遗传代谢性疾病):当患者体内存在大量异常代谢产物聚集和内环境紊乱时,均可行CRRT治疗,不仅可有效清除毒素,维持水、电解质和酸碱平衡,改善脑病危象,且治疗相关并发症少,血流动力学稳定,可显著改善患者的预后。

(11)肿瘤细胞溶解综合征:化疗等引起肿瘤细胞大量死亡可引起肿瘤细胞溶解综合征。由于起病急、病情进展迅速、病情危重,多数患者不能耐受血液透析治疗。此时CRRT则充分显示出其优越性,尤其是对于血流动力学不稳定者,CRRT治疗具有安全、耐受性好等特点。CRRT治疗除了在维持血流动力学稳定及水、电解质、酸碱平衡方面具有优越性外,更为重要的是能够清除患者体内大量的炎症介质。

(12)其他:颅内高压时使用CRRT可精确控制体液平衡,平稳降低颅内压;对循环影响小,避免利尿药及脱水药对循环的不利影响。可用于各种全身情况不稳定的颅内高压患者的对症处理,为进一步处理原发病创造时机。

五、监测和护理

(一)操作流程

1. 准备

(1)环境准备:CBP一般在基础护理结束后进行,必要时行环境消毒。

(2)患者准备:CBP治疗费用昂贵、风险高,需征得患者及其家属的同意,签订知情同意书。另外,CBP持续时间长,患者活动受限,应帮助患者安置舒适的体位并加强压疮防治。

(3)用物准备:包括CRRT机器、置换液、配套管路、滤器、抗凝药、生理盐水。

2. 配合医师置管

3. 具体操作步骤　见图10-4-7。

(1)上机操作:将管路的动脉端与静脉双腔管的一端连接,开血泵(通常以100ml/min的流量上机),根据具体情况决定预冲液的输入量,一般当血液到达静脉壶时关血泵及管路静脉段的夹子;将管路的静脉端与静脉双腔管的另一端连接,打开夹子,开血泵,根据情况调整血流量,实施CBP治疗(图10-4-8),观察记录机器上的各项压力值以及患者的生命体征。

(2)回血操作:目前较多使用生理盐水回血。选择“结束治疗”,关泵,将管路的动脉端接上生理盐水,开血泵,将血液回输至体内。静脉双腔留置管每端先各静脉注射生理盐水5～10ml冲净导管内血液,再用1～2mg/ml的肝素稀释液封管,拧上肝素帽,用无菌纱布包扎好,牢靠固定。

(3)宣教:嘱咐当班护士及患者家属注意经常查看置管处有无渗血,保持局部清洁干燥,妥善固定,慎防滑脱与拔出。

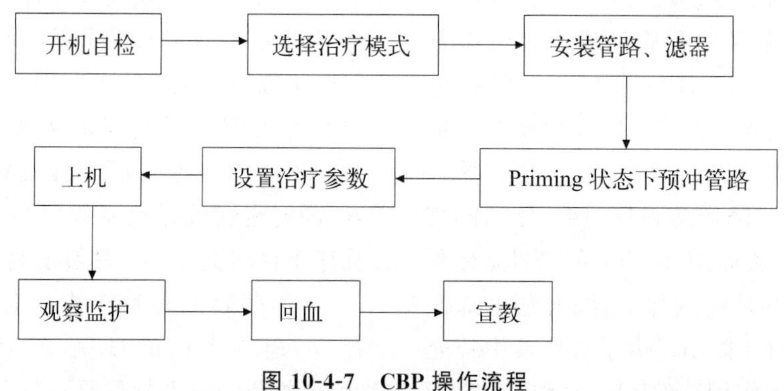

图10-4-7　CBP操作流程

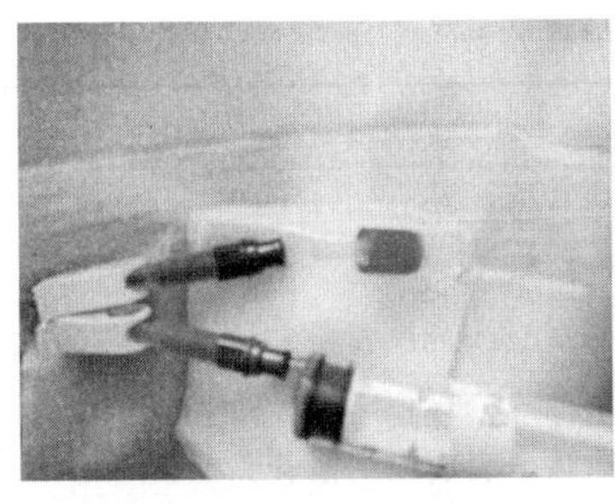
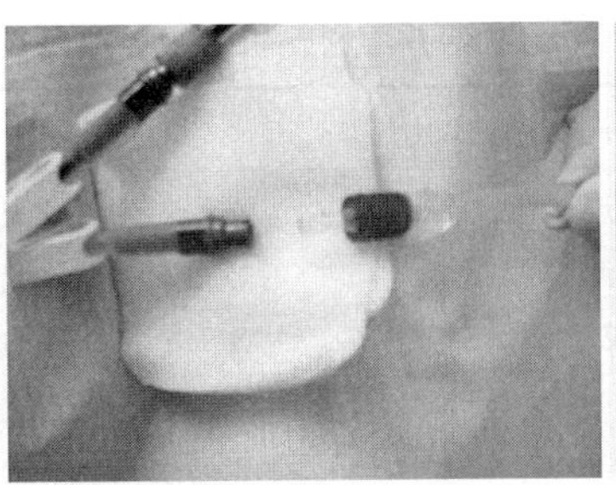
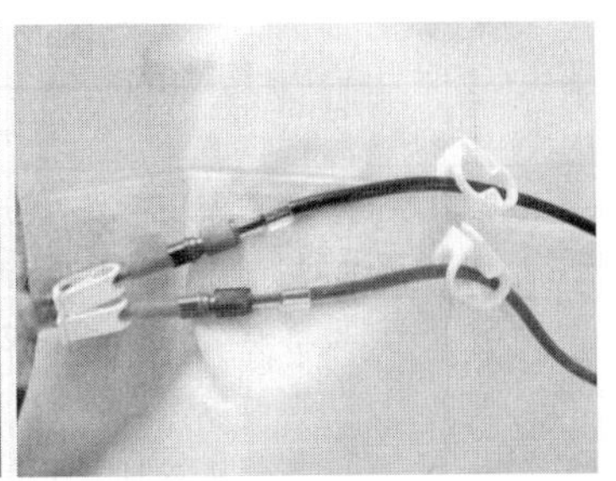

图 10-4-8　上机流程

(二)CBP 设备的监测

现代化的 CBP 机器均有完善的压力监测装置(图 10-4-6,图 10-4-9),可协助医护人员对体外循环运行情况进行观察判断,但是不可完全相信机器的报警装置,应警惕报警失灵及假报警等仪器故障。通常监测的压力指标有:动脉压(withdrawal pressure measurement, PA)、静脉压(return pressure measurement, PV)、滤器前压(prefilter pressure measurement, PBE)、超滤液侧压(fluid inlet press measurement, PD_1)、跨膜压(TMP)、滤器压力(switching chamber pressure measurement in single needle mode or fluid outlet pressure measurement, PD_2)。

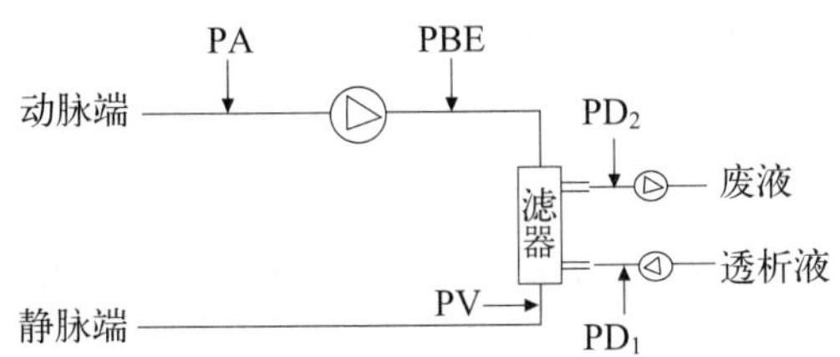

图 10-4-9　压力监测装置

(1)PA:此压力为血泵前的压力,由血泵转动后抽吸产生,通常为负压。主要反映血管通路所能提供的血流量与血泵转速的关系。

(2)PBE:滤器前压就是透析器前的压力,其大小与血流量、滤器阻力及静脉回路的阻力有关。血流量大、滤器凝血、静脉回路堵塞、扭曲均可导致 PBE 升高。

(3)PV:血液回体内的压力。其大小与血流量、空心纤维及静脉回路的通畅等有关。血流量大、滤器凝血、静脉回路堵塞与扭曲等均可导致 PV 升高。另外,医护人员的治疗操作也会引起患者紧张,导致血管收缩,PV 升高。血流量不足、动脉端管路弯曲等均可导致 PV 过低报警。

(4)PD_1:废液的压力,由滤器中血流的小部分正压和超滤液泵产生的负压组成。

(5)TMP:跨膜的静水压梯度,为血液侧正压和透析液侧负压的绝对值总和,超滤量的调节主要依靠改变跨膜压进行。

(三)CBP 机器的安全性监测

CBP 机器最重要的 3 个安全性监测为空气监测、漏血监测及容量平衡监测。

1. 空气监测　血液回到体内是通过机器的除气功能消除空气,然后经过空气探测器确保血液中不含空气才能回到体内。但是,机器过于敏感或者静脉壶表面有污染也会报警。

2. 漏血监测　漏血探测器设置在超滤液回路上,用来监测超滤液中血细胞的含量。如果空心纤维破裂,血细胞就会进入超滤液,导致机体失血,所以漏血报警时医护人员要马上做出判断。若确认滤器破膜,应立即更换滤器。

3. 容量平衡监测　通过 CBP 机器上的平衡秤来实现监测,当置换液或废液袋摇摆不定、置换液或废液袋与液路连接脱落时均会出现平衡报警。常见机器报警原因及简单处理办法见表 10-4-7。

表 10-4-7　CBP 治疗中常见机器报警原因及处理方法

报　警	可能原因	处理方法
空气报警	1. 管路安装不妥，各连接处不紧密 2. 静脉壶液面过低，滤网漂浮 3. 静脉壶内有气泡或杂质 4. 血流量不足 5. 静脉壶表面不光洁 6. 泵前输液完毕未及时更换	1. 检测管路安装及各连接处 2. 调整液面或更换管路 3. 用注射器抽去气泡或更换管路 4. 检查血管通路、监测血压 5. 用乙醇擦拭静脉壶表面或更换管路 6. 及时更换泵前液体，排气
动脉压力报警	1. 血流量不足 2. 动脉管受压、扭曲，动脉端夹子关闭 3. 患者低血容量状态	1. 检查血管通路 2. 解除管路受压、扭曲状态，打开夹子 3. 监测患者血压
滤器前压力报警	提示滤器阻力增大、滤器凝血	更换滤器
静脉压力高报警	1. 患者体位改变、咳嗽等 2. 静脉压监测点与回路管路之间的管道受压、扭曲 3. 管路内有血凝块	1. 更换体位 2. 解除管路受压、扭曲的状态 3. 清除血凝块或更换管路
静脉压力低报警	1. 管路断开或有裂缝 2. 滤器与静脉压监测点之间的管道受压、扭曲 3. 血泵速度太慢或压力报警限太高 4. 血流量过低 5. 压力传感器漏气、连接压力传感器的保护罩堵塞	1. 更换管路 2. 解除管路受压、扭曲的状态 3. 改变泵速，调整压力报警限 4. 提高血流量 5. 更换压力传感器
跨膜压报警	1. 滤器凝血 2. 滤液管扭曲或处于夹闭状态 3. 设置的超滤量过大	1. 更换滤器 2. 解除滤液管扭曲或夹闭状态 3. 设置合适的超滤量
漏血报警	1. 透析器储存、转运或操作不当致使滤器破膜 2. 废液壶光洁度不够，探测器污染、壶内废液未装满或超滤液浑浊 3. 假报警，黄疸或服用利福平等	1. 更换滤器 2. 用乙醇擦拭壶表面及探测器，将废液壶内液体装满或更换管路 3. 采用假的废液壶
平衡报警	1. 置换液/废液袋未正确悬挂、摇摆不定或破损引起漏液 2. 置换液/废液袋体积过大，触及机器周围部位 3. 插入滤液袋的针头根部打折、扭曲	1. 正确悬挂置换液/废液袋，检查是否漏液 2. 检查是否触及机器周围部位 3. 解除连接滤液袋管路的打折、扭曲状态

(四)CBP 治疗中患者的监护

1. 生命体征的监护

(1)体温的观察：每 2 小时监测体温 1 次，观察有无体温异常，判断是原发灶引起的发热还是透析并发症，若是原发灶引起的发热，可以调节置换液的温度帮助降温。

(2)观察神志变化：判断透析效果，并预防透析失衡综合征。

(3)末梢血氧饱和度的监测：透析时血中的二氧化碳从透析液中丢失，而且常用的透析液为乳酸盐透析液，乳酸在体内代谢，耗氧量增加，二氧化碳产生不足导致肺通气功能下降。通过对血氧饱和度的监测可以不断调整呼吸机相关参数。

(4)血压的监测：每 10～15 分钟测量血压 1 次，以便及时调整超滤速度及心血管药物的输入速度，保持患者血压稳定，使 CBP 正常进行。

(5)血糖的监测：在病理状态下，患者对葡萄糖的利用能力下降，加上无糖置换液的应用，透析液含有不同浓度的葡萄糖，同时感染与应激等状态可诱发血糖升高，因此应每 2～4 小时测血糖 1 次。

2. 液体的管理　正确记录出入量，及时调整血流量及超滤液量，定期监测中心静脉压，以免引起心力衰竭、肺水肿或低血压等。另外，由于 CBP 治疗时选用大孔径、高通透性的滤器，一般分子量低于 3000U 的药物和毒物不与白蛋白结合，都能被清除，对于蛋白结合率高的物质，血液滤过清除率低。除滤过作用，高分子合成膜尚能吸附部分药物，降低其浓度。目前已知阿米卡星、卡那霉素、妥布霉素、链霉素、万古霉素、羧苄西林、甲氨蝶呤等多种药物在血滤中清除率高，因此，该类抗生素一般都在 CBP 治疗后再用。

3. 血管通路的护理　严格无菌操作，每天对插管处皮肤进行换药，观察有无渗血、红肿、管路有无脱出。治疗结束时，应用安尔碘消毒导管口并注入生理盐水 10～20ml，再注入 2ml 含 1250U 的肝素生理盐水封管，以防止导管内凝血，最后用已灭菌的肝素帽封口，无菌纱布覆盖包扎并固定。动静脉内瘘者穿刺时应严格消毒，并用胶布妥善固定(图 10-4-10)。治疗过程中保持管路通畅，防止管路挤压、脱落、扭曲及断开。

4. 皮肤护理　由于 CBP 持续时间长，患者活动受一定限制，机体营养差，因此要协助患者，每 2 小时翻身 1 次，并保持床单位清洁、干燥与平整，预防压疮的发生。

5. 出血的预防及监测　抗凝药的使用增加了出血的危险性，因此要加强对引流液、大小便、伤口渗血等的观察，及早发现出血并发症，随时调整抗凝药剂量。

6. 凝血的预防　密切观察 PV、PBE、TMP 的值及变化趋势，定时用生理盐水冲洗管路，准确判断有无凝血征象，及早进行处理。

凝血征象包括：①血液发黑；②透析器有阴影或黑色条纹；③动静脉壶出现气泡继之血凝块形成；④血液迅速充满静脉传感器；⑤透析器后静脉管路中不能继续进入静脉壶而倒灌入管路部分；⑥动脉端口出现血凝块。

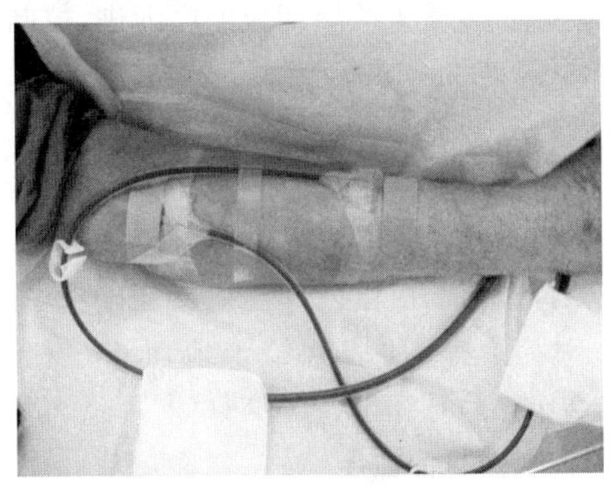

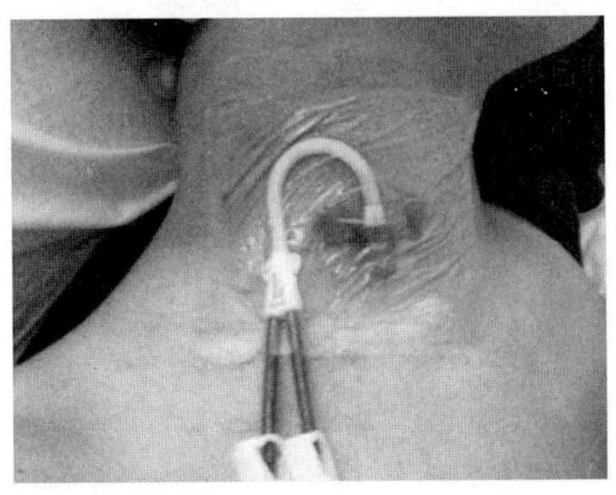

图 10-4-10　血管通路的固定

7. 心理护理　由于 CBP 治疗费用高，患者病情严重，患者及家属对 CBP 治疗心存犹豫，医护人员应与其多沟通，耐心解释，列举成功的病例，以提高其信心及配合治疗的积极性。

8. 生化监测　CBP 治疗结束前半小时留取血液标本送检，评价治疗效果和确定下一步治疗方案。血液标本留取一般从血路动脉段肝素帽处抽取，取样时必须撤除针头，并避免留取管路死腔中的血液。

六、常见的护理问题

(一)失血

1. 相关因素　①抗凝药剂量过大或不足；②透析管路破裂或连接不紧密；③滤器破膜；④静脉留置导管脱出。

2. 临床表现　①患者消化道或手术切口、伤口等部位出血；②插管处渗血；③管路及滤器凝血；④管路破裂出血；⑤静脉留置导管脱出时大出血。

3. 预防处理

(1)合理使用抗凝方法及剂量，对于有严重出血倾向或血小板＜60×10^9/L 者应考虑无肝素透析。

(2)根据情况每 30～60 分钟用生理盐水 100～150ml 冲洗，观察有无凝血征象。

(3)对于应用抗凝药者，活化部分凝血活酶时间(APTT)应控制在比正常值延长 1.0～1.4 倍。

(4)密切注意透析管路的通畅度。

(5)应特别注意管路连接处有无松脱，固定管路时应给患者留有翻身及活动的余地。

(6)一旦发现滤器破膜或者管路破裂应立即更换，对于失血过多者必要时予以输血。

(二)过敏反应

CBP 治疗常见的过敏反应分为 A 型和 B 型。

1. A 型　过敏反应型。

(1)相关因素：大多因为对环氧乙烷过敏所致。

(2)临床表现：多发生在 CBP 治疗后数分钟至 30min，可有发热、呼吸困难、窒息濒死感、瘙痒、荨麻疹、咳嗽、流泪、腹部绞痛等症状。

(3)预防处理：一旦发生，应立即终止 CBP 治疗，同时给予抗过敏反应常规处理，勿将管路及滤器内的血回输至患者体内。CBP 治疗前将滤器充分冲洗以及使用生物相容性好的滤器均能降低其发生率。

2. B 型　非特异型。

(1)相关因素：原因不明。

(2)临床表现：常发生于 CBP 治疗后数分钟至 1h 内。主要表现为胸痛，伴或不伴背痛。

(3)预防处理：发生此反应时应立即给患者吸氧，及时对症处理。可以在密切观察病情变化的前提下继续治疗。

(三)失衡综合征

1. 相关因素　CBP 治疗将血液代谢产物清除，但脑组织、脑脊液中的尿素及其他物质因受血-脑屏障限制，浓度下降缓慢，造成颅内压升高，导致以神经精神为主的症候群。

2. 临床表现　出现头晕、头痛、呕心、呕吐甚至意识障碍。

3. 预防处理

(1)血流量应＜200ml/min，并控制脱水量。

(2)透析诱导期应循序渐进，控制尿素氮下降速度。

(3)提高透析液的钠浓度等。

(4)对于已发生失衡综合征的患者，轻者不必处理，重者可予 50%葡萄糖或 3%氯化钠，也可输白蛋白，必要时予以镇静药及其他对症治疗，抽搐时给予地西泮(安定)10～20mg 静脉注射。

(四)低血压

1. 相关因素　通常为超滤过多过快所致。原因包括有效血容量减少，超滤过多过快，自主神经病变，血管收缩降低，心钠素水平过高以及降压药物影响等。

2. 临床表现　出冷汗、恶心、呕吐，重者面色苍白、头晕眼花、心率加快、一过性意识丧失，甚至昏迷。

3. 预防处理　低血压时应立即停止超滤，降低血流量，吸氧，必要时快速补充生理盐水 100～200ml，输注白蛋白，并结合病因进行对因处理。为预防低血压的发生，治疗时应尽量避免有效血容量突然减少，同时改善心功能，纠正贫血，控制感染。

（五）心律失常

1. 相关因素　常由低钾血症引起，低血钾原因多为反复使用低血钾或无钾透析液。透析前使用洋地黄类药物的患者由于透析中血钾浓度下降以及酸碱度变化，可发生洋地黄中毒诱发心律失常。溶血时可产生高钾血症从而引发心律失常，但相当罕见。

2. 临床表现　低血钾时患者四肢无力，腹胀、恶心，心动过速，心悸；高血钾时出现口周、四肢麻木，心跳慢等症状。

3. 预防处理

(1)饮食控制含钾食物以防透析前高血钾。

(2)对于透析患者，严格限制洋地黄类药物的使用，使用含钾 $>$ 3.0mmol/L 的透析液。

(3)发生心律失常时，可使用抗心律失常药物。

（六）低氧血症

1. 相关因素　多见于醋酸盐透析，其原因与醋酸盐在体内的代谢及其降低血中 CO_2 和 HCO_3^- 浓度有关。生物相容性差的透析膜可导致肺毛细血管内白细胞聚集从而影响换气功能，是产生低氧血症的一个重要原因。

2. 临床表现　多不明显，原有心肺疾病的患者或老年人可出现缺氧症状。

3. 预防处理　一旦出现应立即给予吸氧。使用碳酸氢盐透析液和生物相容性好的透析膜能预防低氧血症的发生。

（七）感染

1. 相关因素　通路感染最为常见，主要是由中心静脉留置导管引起。另外，透析液一旦污染，细菌产生的内毒素分子量小，可直接通过透析膜进入血液，导致发热反应。

2. 临床表现　发冷、寒战，继而发热。

3. 预防处理　治疗时应严格无菌操作，加强静脉留置导管的护理。

（八）空气栓塞

1. 相关因素　管道动脉端连接不紧密或破裂、血泵前输液、预冲管路时排气不彻底以及未及时更换置换液均可导致空气栓塞。

2. 临床表现　当进入血液内空气超过 5ml，可出现空气栓塞的表现，主要为呼吸困难、咳嗽、发绀、胸部紧缩感等。一旦发生空气栓塞应立即关闭血泵并夹住静脉管路，使患者头低足高、左侧卧位。

3. 预防处理　正规操作，加强巡视，及时更换置换液，保证机器正常运行能预防空气栓塞的发生。

（九）溶血

1. 相关因素　多由置换液温度过高、透析液低渗所致。

2. 临床表现　急性溶血时，患者出现胸部紧压感、心悸、心绞痛、气急、烦躁，可伴有发冷、寒战、血压下降、血红蛋白尿甚至昏迷。

3. 预防处理　一旦发生溶血，应立即停止透析，吸高浓度氧，并输入新鲜血。在 CRRT 治疗时应定期检查透析液，确保安全。

（十）营养丢失

CBP 治疗在清除毒素的同时，也带走了部分氨基酸、多肽与短链蛋白质等营养物质。应指导患者每日均衡摄入营养，不能经口进食的患者可使用全胃肠外营养，定期监测营养指标，根据患者实际情况补充蛋白质及糖类(参见第7章外科营养)。

(十一)体温过低

CBP治疗中只能对置换液以及透析液加热,血液经过体外循环回到机体内,温度会衰减;另外,透析液温度过低、速度过快,均可引起体温过低。治疗时应做好保温措施。

(十二)血管通路功能丧失

中心静脉留置管滑脱或血栓形成堵塞双腔管导致血管通路血流不畅。因此,透析结束时应用肝素稀释液封管并牢固地固定导管。

(苏 红 汪海燕)

第五节 外科常用护理技术

一、气道湿化的护理

(一)目的

呼吸道也称为气道,临床上将其分为上呼吸道和下呼吸道,气道虽无气体交换功能,但具有复杂而完善的防御功能。上呼吸道包括鼻、咽、喉,具有加温、加湿及过滤功能;下呼吸道从气管开始直至肺内的终末细支气管,具有过滤、清洁及溶菌、杀菌的功能。

人工气道包括经口气管插管、经鼻气管插管和气管切开。人工气道的建立使下呼吸道直接与外界相通,废弃了上呼吸道的功能。气道置管的刺激使呼吸道分泌物增多,同时由于干燥、寒冷空气的影响,纤毛运动减慢,呼吸道的净化作用也降低,容易导致分泌物干结。而建立人工气道的患者通常病情危重,机体抵抗力低下,并发肺部感染的机会增多。因此,做好人工气道患者气道的加温湿化工作,促使吸入气体达到生理要求是临床工作的重点和难点。

(二)方法

1. 湿化液需要量的计算 以气管上部气体含水量34 mg/L为依据,补充与实际吸入气体含水量的差额量。

(1)非机械通气者24h气道湿化液需要量:24h湿化液需要量=[34(mg/L)-空气含水量(mg/L)]×24h通气量(L)。计算时空气含水量见表10-5-1。

表10-5-1 空气含水量查算表

绝对湿度(mg/L) / 相对湿度(%) / 室温(℃)	100	90	80	70	60	50	40	30	20	10
10	9.39	8.45	7.51	6.57	5.63	4.70	3.76	2.82	1.88	0.94
11	10.01	9.01	8.01	7.01	6.01	5.01	4.004	3.003	2.002	1.001
12	10.09	9.08	8.07	7.06	6.05	5.05	4.04	3.03	2.02	1.01
13	10.75	9.68	8.6	7.53	6.45	5.38	4.3	3.23	2.15	1.08
14	11.55	10.40	9.24	8.09	6.93	5.78	4.62	3.47	2.31	1.16
15	12.81	11.529	10.25	8.97	7.69	6.41	5.12	3.84	2.56	1.28
16	13.60	12.24	10.88	9.52	8.16	6.8	5.44	4.08	2.72	1.36
17	14.47	13.02	11.58	10.13	8.68	7.24	5.79	4.341	2.89	1.54

续表

绝对湿度(mg/L) 相对湿度(%) 室温(℃)	100	90	80	70	60	50	40	30	20	10
18	15.35	13.82	12.28	10.75	9.21	7.68	6.14	4.61	3.07	1.54
19	16.29	14.66	13.03	11.40	9.77	8.15	6.52	4.89	3.25	1.63
20	17.28	15.55	13.82	12.10	10.37	8.64	6.91	5.18	3.46	1.73
21	18.32	16.49	14.66	12.82	10.99	9.16	7.33	5.50	3.66	1.832
22	19.40	17.46	15.52	13.58	11.64	9.7	7.76	5.82	3.88	1.94
23	20.55	18.50	16.44	14.39	12.33	10.28	8.22	6.165	4.11	2.06
24	21.76	19.58	17.41	15.23	13.06	10.88	8.70	6.53	4.35	2.18
25	23.01	20.71	18.41	16.11	13.81	11.505	9.20	6.90	4.602	2.30
26	24.35	21.92	19.48	17.05	14.61	12.18	9.74	7.31	4.87	2.435
27	25.74	23.16	20.59	18.02	15.44	12.87	10.30	7.72	5.15	2.57
28	27.20	24.48	21.76	19.04	16.32	13.60	10.88	8.16	5.44	2.72
29	28.73	25.86	22.98	20.11	17.24	14.37	11.49	8.62	5.75	2.87
30	30.33	27.30	24.26	21.23	18.20	15.17	12.13	9.10	6.07	3.03
31	32.01	28.81	25.61	22.41	19.21	16.01	12.80	9.60	6.40	3.20
32	33.77	30.39	27.02	23.64	20.26	16.89	13.51	10.13	6.75	3.38
33	35.60	32.04	28.48	24.92	21.36	17.80	14.24	10.68	7.12	3.56
34	37.53	33.78	30.02	26.27	22.52	18.77	15.01	11.26	7.51	3.75
35	39.56	35.60	31.65	27.69	23.74	19.78	15.82	11.87	7.91	3.96
36	41.65	37.49	33.82	29.16	24.99	20.83	16.66	12.50	8.33	4.17
37	43.85	39.47	35.08	30.70	26.31	21.93	17.54	13.16	8.77	4.39
38	46.15	41.54	36.92	32.31	27.69	23.08	18.46	13.85	9.23	4.62
39	48.54	43.69	38.83	33.98	29.12	24.27	19.42	14.56	9.71	4.85
40	51.05	45.95	40.84	35.74	30.63	25.53	20.42	15.32	10.21	5.11

例如，当室内温度为 20℃，相对湿度为 70%时，查表得空气含水量为 12.10 mg/L。24h 通气量＝潮气量×呼吸频率×60×24。

(2)机械通气者 24h 气道湿化液需要量：24h 湿化液需要量＝{34(mg/L)－[空气含水量(mg/L)＋氧气含水量(mg/L)]}×24h 通气量(L)。机械通气用的压缩空气和氧气的含水量<0.5mg/L。

2. 湿化液的选择　最常用的气道湿化液为生理盐水加敏感抗生素，必要时配以地塞米松、糜蛋白酶等。但有学者认为，应使用 0.45%的氯化钠液取代生理盐水。原因是生理盐水进入支气管及肺内后，水分蒸发、盐分沉积易使肺泡支气管内形成高渗状态，引起支气管水肿，不利于气体交换；而0.45%的氯化钠进入气道后再浓缩，使之浓度接近生理盐水，对气道无刺激作用。但在呼吸机湿化器内应使用无菌注射用水或蒸馏水，禁止使用氯化钠溶液及加入任何药物。

3. 湿化方法

(1)人工鼻湿化法：人工鼻由吸水材料及亲水化合物构成。当气体呼出时，呼出气内的热和水被人工鼻保留下来，当吸入气体通过人工鼻进入气道时，热和水重新进入气道内，从而保证吸入气体获得适当的温度和湿度。

(2)湿纱布覆盖法：用无菌湿纱布直接覆盖于人工气道口，效果尚不明确。但有学者报道将湿纱布做成罩状，置于距人工气道口一定的距离，可使湿化充分又不会减少有效通气面积，且吸痰时不必反复取走湿纱布，从而减少污染。

(3)气道内滴注湿化法：将湿化液从人工气道导管口沿导管内壁滴入。可采用间歇滴注湿化和持续滴注湿化2种。①间歇滴注湿化：将湿化液用注射器滴入，新生儿每次0.5ml，婴儿每次1.5～2ml，成人每次3～5ml，每2小时1次。②持续滴注湿化：将湿化液以静脉输液的方法排气后，剪掉针头，将头皮针软管插入气管导管内5cm，以0.2～0.4ml/min的速度滴入。有学者报道将微量注射泵固定在床头，以8～10ml/h的速度将湿化液持续恒速滴入气道。该方法可弥补传统方法滴药速度不均匀的缺点，减轻患者的不适；另外微量注射泵为完全封闭式，可避免开放、间歇滴药所致的医源性感染，并且操作简单方便，减轻了护士的工作量。

(4)超声雾化吸入法：将超声波的声能作为动力，将雾化液撞击成微细颗粒悬浮于气流中进入呼吸道，用以治疗呼吸道炎症、稀释痰液和促进排痰。因雾滴大小不同，到达气道的部位及在其中的沉降率(%)也不同。直径为7～10μm的雾滴湿化效果最好，绝大部分的雾滴沉降在小支气管、支气管以及呼吸道末梢和上呼吸道，只有5%的雾滴随气体呼出。气道内雾化主要用于气管内药物治疗者，常用配方有3种，即化痰、解痉、抗感染。而小雾量、短时间、间歇雾化法(如每2小时雾化10min)可增加黏膜用药浓度，达到局部预防和治疗感染的目的。

(5)直接喷雾湿化法：将湿化液装在喷雾瓶内，在距离套管口5～10cm处将喷口对准套管口按动按钮数次，使湿化液均匀喷在纱布上，避免湿化液被污染。该方法方便实用且省时省力。

(6)蒸汽加温湿化法：将无菌蒸馏水放入湿化器内，使水加热后产生蒸汽与吸入气混合，达到加温、湿化的目的。

(7)电热恒温湿化法：新型呼吸机配备电热恒温蒸汽发生器，使用时温度设置在32～37℃，相对湿度保持在95%左右。

4. 湿化液的温度、湿度控制　湿化液的温度一般维持在32～37℃。若吸入气体低于20℃易导致支气管纤毛运动减弱，气道过敏者还会引起应激性反应诱发哮喘；若吸入气体高于40℃可造成支气管黏膜纤毛运动减弱或消失，并且有灼伤气道黏膜的危险。吸入气体的相对湿度控制在95%～100%。

(三)注意事项

1. 掌握“适度”原则　湿化液的量根据湿化效果而定，判断气道湿化的标准如下。

(1)湿化满意：痰液稀薄，能顺利吸出或咳出；导管内无痰栓；听诊气管内无干鸣音或大量痰鸣音；呼吸通畅，患者安静。

(2)湿化过度：痰液过度稀薄，需不断吸引；听诊气道内痰鸣音多；患者频繁咳嗽，烦躁不安，人机对抗；可出现缺氧性发绀、脉搏氧饱和度下降及心率、血压等改变。此时应酌情减少湿化液的量或次数。

(3)湿化不足：痰液黏稠，不易吸出或咳

出；听诊气道内有干鸣音；导管内可形成痰痂；患者可出现突然的吸气性呼吸困难、烦躁、发绀及脉搏氧饱和度下降等。此时应加强湿化，适当增加湿化液的量或缩短间隔时间。

2. 防止异物进入气道　使用无菌注射器向气道内注入湿化液时应将注射器的针头取下，防止在注入时针头意外脱落进入气道。

3. 确保雾化效果　行雾化吸入时，雾化气体造成吸入气体的氧浓度下降；药物刺激致气管痉挛；分泌物湿化后膨胀使气道管腔变窄，增加呼吸道阻力。上述因素可使患者出现憋气、咳嗽、呼吸困难、发绀、烦躁、出汗，甚至发生心搏骤停。因此，雾化吸入时应密切监测患者的生命体征、SpO_2，听取不适主诉，必要时检测 PaO_2。对于 PaO_2 低的患者可使雾化与吸氧同步进行。

4. 维持室内合适的温湿度　可采用地面洒水、暖气片上放置水槽及空气加湿器等方法，使室内空气的相对湿度达到 50%，室温保持在 22～24℃，以缩短气道与环境温湿度的差值。

5. 保证充足的液体入量　呼吸道湿化必须以全身不失水为前提。如果机体液体入量不足，即使湿化充分，气道也会因水分进入到失水的组织而仍处于失水状态。因此机械通气时，成人的液体入量应保持在 2500～3000ml/d。

6. 预防并发症

(1)呼吸道继发感染：在湿化器内加入湿化液或向气道内注入湿化液时应严格无菌操作。气道湿化液、呼吸机湿化罐、一次性输液器、一次性注射器应每 24 小时更换 1 次。应加强病房环境的清洁和消毒，定时为患者做口腔护理，正确消毒和使用吸痰、湿化器械。

(2)窒息和淹溺：干燥结痂的痰液湿化后易软化膨胀，会堵塞气管、支气管引起窒息，故应严格掌握和逐步增加湿化量，正确有效地吸痰，及时清除痰块，密切观察患者的呼吸状况，定时进行肺部听诊。控制湿化液的滴入速度，防止调节失灵，致使气管突然进入大量液体而淹溺。

(3)支气管痉挛：由于某些雾化用的药物刺激性较强或雾化形成的滴水珠进入支气管容易引起支气管痉挛。因此，刺激性强的药物要稀释到安全浓度；对频繁发生支气管痉挛的患者，勿用支气管内直接滴注湿化法，最好选用超声雾化吸入。

(4)肺水肿：对心、肺、肾功能不全，水钠潴留及婴幼儿等患者进行气道湿化时，应严格控制雾化量，避免发生肺水肿或水中毒。

二、Swan-Ganz 导管的护理

美国学者 H. J. C Swan 和 W. Ganz 于 1970 年首先介绍用热稀释气囊漂浮导管法进行床旁血流动力学监测，为救治心血管危重患者开创了新局面，因此用于进行血流动力学监测的漂浮导管被命名为 Swan-Ganz 导管。

Swan-Ganz 导管分三腔导管和四腔导管 2 种。三腔导管包括导管顶端的主腔(用于测压力)，通入气囊的副腔(用于向气囊内注气)，在距离顶端 30cm 处有另一副腔开口，当导管顶端位于肺动脉时，此腔恰好位于右心房(用于测定右心房压力或输液)。四腔导管(图 10-5-1)除上述 3 个腔外，于导管远端近气囊处装有一热敏电阻(用于热稀释法测定心排血量)。Swan-Ganz 导管各开口的位置见图 10-5-2。

(一)目的

利用 Swan-Ganz 导管经外周静脉插入心脏右心系统和肺动脉，可进行床旁心脏及肺血管压力和心排血量等参数的测定。主要适用于急性心肌梗死合并或疑有心泵衰竭者、心源性休克或低血压疑有血容量不足者、心脏外科手术后监护、危重患者需了解血流动力学以及观察药物对急慢性心功能不全治疗的血流动力学效应，为临床抢救危重患者

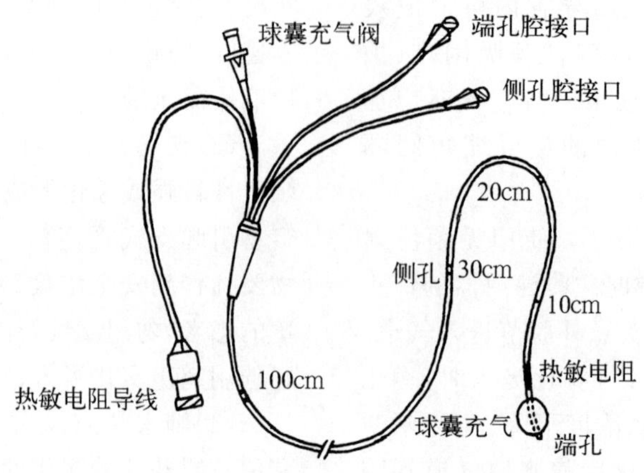

图 10-5-1　Swan-Ganz 导管(四腔)

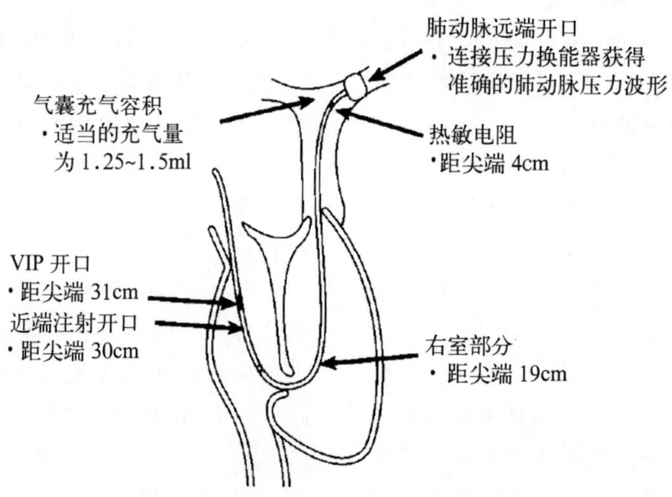

图 10-5-2　Swan-Ganz 导管各开口的位置

提供可靠的血流动力学指标,使患者得到及时、准确而合理的救治。

(二)物品准备

备无菌手术包 1 个(内含手术刀 1 把、止血钳 2～4 把、大小镊子各 1 把、大小剪刀各 1 把、弯盘 1 个、无菌换药碗 2 个、无菌纱布 8～10 块、中单及大单各 1 个、手术衣 2 套)、无菌手套 2～3 副、安尔碘消毒液、利多卡因 100mg、一次性 5ml 注射器 1 副、一次性口罩和帽子各 1 个,Swan-Ganz 导管 1 副。

(三)方法

选择静脉(通常选取上肢贵要静脉、锁骨下静脉、颈内静脉或股静脉),常规消毒皮肤,局麻后切开皮肤及皮下组织,暴露所选静脉,通过其上切口将已准备好的导管插入静脉内,向近端缓缓推进至 45cm 时,立即将端孔管与压力转换器相连接进行压力监测,同时向气囊内注入二氧化碳气体 1.2ml,然后在压力监护下继续缓缓插入导管。由于气囊的漂浮作用,使导管顺血流向前推进,压力监测依次可见心房、心室及肺动脉压、肺毛细血管楔压等波形(图 10-5-3),然后抽空气囊内气体,观察此时压力是否为肺动脉压波形。反复试验数次证明导管位置妥当后固定导管。将端孔管通过三通接头再与 0.01% 肝素生理盐水相连接,中心静脉压管平时可用于输液,气囊抽空并保持负压状态。

采用热稀释法测定心排血量的原理:从右房水平快速均匀(5ml/s)注入一定量(一般为 5ml)冰水(0～5℃),导管尖端热敏电阻即可感知注射冰水前后血温之差。这个温差与心排血量间存在着一定的关系,通过心排血量测定仪的计算机便可直接显示心排血量。但应注意的是,在注射冰水时要同时将参考对照水温计放入与注射用冰水同温的冰水中(因为热稀释法心排血量测定仪在计算心排血量时所需的计算常数是根据注射用冰水温度而定),此法所得结果有一定误差,应重复 3 次取其均值。

(四)结果判断

1. *中心静脉压*(central venous pressure, CVP)　实际为右心房压力,见本节中心静脉压的测量。

2. *右心室压力*(right ventricular pressure, RVP)　在导管插入过程中经端孔管测得,正常值为 15～28.8/0～6mmHg。其压力波形特点见图 10-5-4。

3. *肺动脉压*(pulmonary arterial pressure, PAP)　其压力值经导管端孔测得。其波形特点为:收缩压陡峭上升,而后缓慢下降至中段出现重搏切迹,然后逐渐降至舒张期压力水平(图 10-5-5)。正常值为 15～27.8/5.3～14.3mmHg,平均值为 20.3mmHg。平均 PAP 升高见于肺血流量增加(左向右分流型先天性心脏病等)、肺血管阻力升高(各种继发或原发性肺动脉高压)、二尖瓣狭窄、左心功能不全;平均 PAP 降低则见于肺动脉瓣狭窄。

4. *肺毛细血管楔压*(pulmonary capillary wedge pressure, PCWP)　测压管仍连接于导管端孔管,然后向气囊内注入二氧化碳气体 1.2ml,导管向前推进嵌入肺动脉分支,此时测得的压力即为肺毛细血管楔压。其压力图形类似右心房压力,但 a、c 波融合,v 波可见(图 10-5-6)。压力正常值为 8～12mmHg。

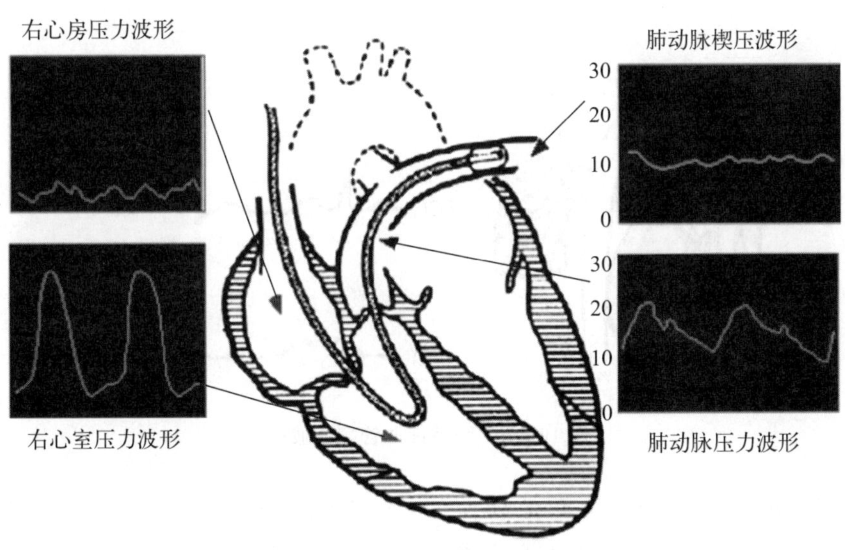

图 10-5-3　置管过程中各压力波形

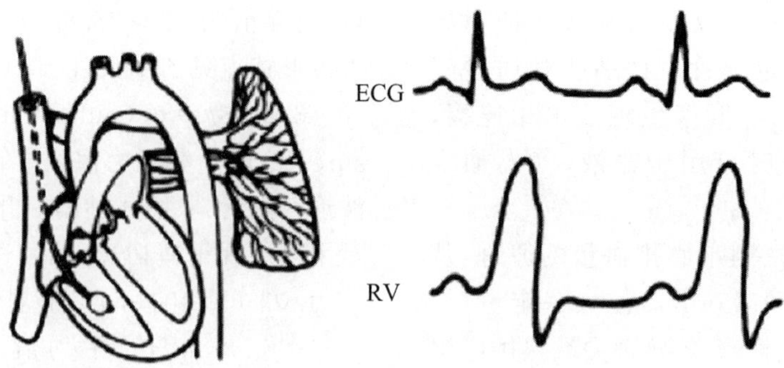

图 10-5-4 右心室压力波形特点

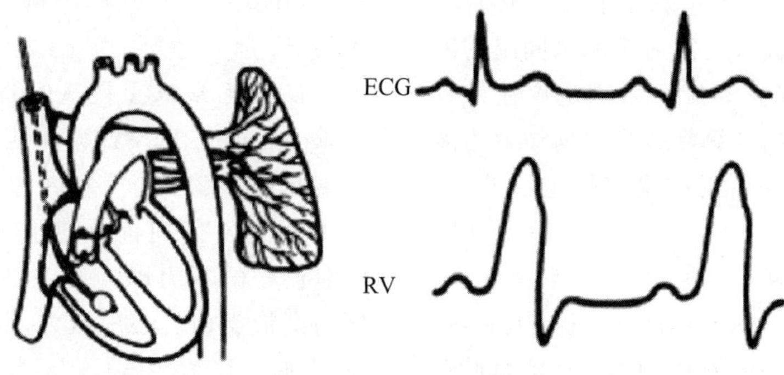

图 10-5-5 肺动脉压力波形

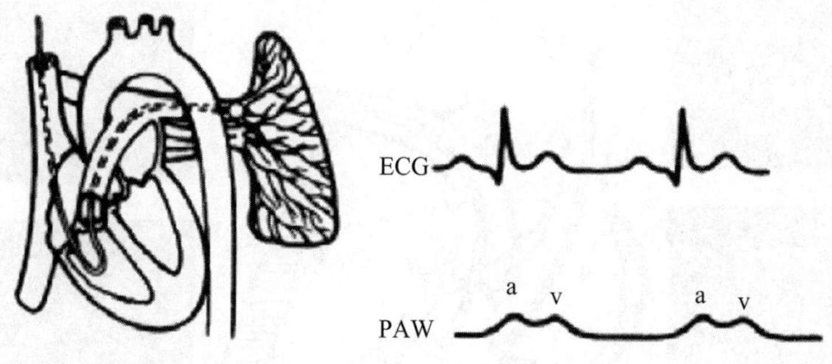

图 10-5-6 肺毛细血管楔压波形

PCWP 升高提示有左心功能不全、心源性休克、二尖瓣狭窄、二尖瓣关闭不全、左心室顺应性下降、血容量过多；PCWP 降低提示血容量不足。PCWP 不同程度升高所产生的后果如下：①PCWP＜18mmHg 时，较少发生肺充血；②PCWP 达 20mmHg 时开始出现肺充血；③PCWP 为 21～24.8mmHg 时，出现轻至中度肺充血；④PCWP 为26.3～30mmHg 时，出现中至重度肺充血；⑤PCWP＞30mmHg 时，可发生急性肺充血。导管嵌入过程中导管到达的位置、气囊充气是否适中均可通过波形特点来识别(图 10-5-7)。

5. 动脉压（arterial blood pressure，ABP） 经动脉插管测得，波形特点为收缩期快速上升，而后缓慢下降，降至中段出现重搏切迹(图 10-5-8)。正常值为 90～140/60～90mmHg。ABP 是维持各组织器官血流灌注的基本条件，特别是冠状动脉血流的灌注主要靠动脉压的维持。ABP 平均值为 80.3mmHg，此时冠状动脉血流基本能得到保障。血压过高可增加心脏后负荷及心肌耗氧量，因此急性心肌梗死时既要考虑到维持冠状动脉循环血流量又要注意心肌耗氧量。研究证明，当平均 ABP 低于 65.3～75mmHg 时冠状动脉微循环血流曲线趋于垂直下降，降至 30mmHg 时微循环关闭。因此用血管升压药时平均 ABP 保持在69.8～80.3mmHg，对冠状动脉血流量最有利。

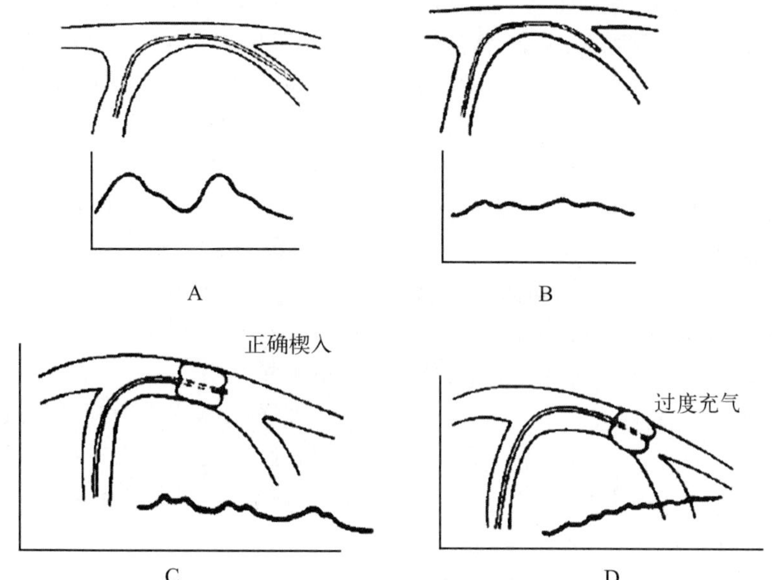

图 10-5-7　导管嵌入过程中波形识别

A. 导管过深，波形衰减过度；B. 导管自然楔入，气囊未充气；C. 导管自然楔入，气囊充气；D. 过度充气，波形抬高

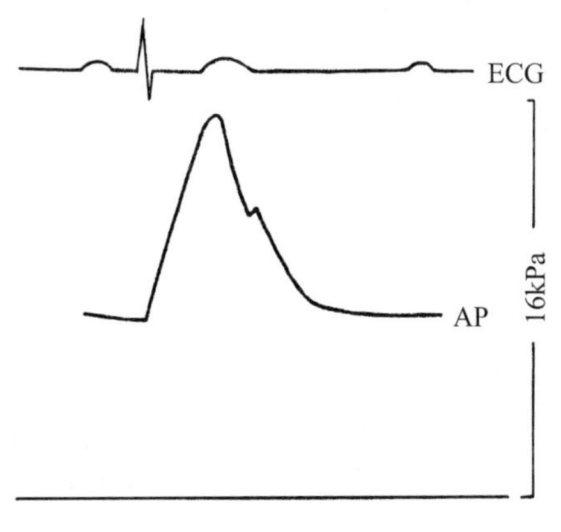

图 10-5-8　动脉压力波形

6. 心排血量(cardiac output,CO) CO是每分钟由心脏泵出的血液量,是衡量心室功能的重要指标,静息状态下正常值为4～6L/min。以单位体表面积计算的心排血量为心排血指数(cardiac index,CI),静息状态下正常值为2.8～4.2L/(min·m^2)。心排血量增加见于:①生理性,如体育运动、情绪激动、妊娠、发热、湿热环境;②病理性,如贫血、甲状腺功能亢进、体循环动静脉瘘、维生素B_1缺乏、类癌综合征及部分肺源性心脏病、原发性高动力循环。心排血量降低常见于各种原因引起的心功能不全,以及脱水、失血、休克等原因引起的继发性心排血量降低。当CI为1.8～2.2L/(min·m^2)时,表现为组织的低灌注状态,可出现或不出现低血压;当CI<1.8L/(min·m^2)时多出现心源性休克;CI增高见于某些高动力性心力衰竭。

每搏量(stroke volume,SV)和搏血指数(stroke volume index,SVI)可分别用公式CO/心率和CO/(心率×体表面积)得出,搏血指数正常值为41～51ml/m^2。

7. 体循环阻力(system vascular resistance,SVR) 表示心室射血期作用于左心室的负荷。当血管收缩药使小动脉收缩或因左室衰竭、心源性休克、低血容量性休克等使心排血量减低时SVR增高,使心脏后负荷及心肌耗氧量增加、CO下降,临床上表现为四肢及末梢苍白、发绀、发凉、湿冷、尿量减少、动脉压低、脉压小;相反,血管扩张药、贫血、中度低氧血症可使SVR降低。

计算公式为:$SVR = \frac{(ABP_m - CVP)}{CO} \times 80dyn \cdot s/cm^5$

ABP_m指平均动脉压(kPa)

SVR的正常值为770～1500dyn·s/cm^5。

8. 肺循环阻力(pulmonary vascular resistance,PVR) 正常情况下,PVR为SVR的1/6,当肺血管病变时,PVR增高,从而大大增加右心室后负荷。

计算公式为:$PVR = \frac{(PAP_m - PCWP)}{CO} \times 80dyn \cdot s/cm^5$

PAP_m指肺动脉平均压(kPa)

PVR的正常值为100～250dyn·s/cm^5。

9. 左室心搏功指数(left ventricular stroke work index,LVSWI)和右室心搏功指数(right ventricular stroke work index,RVSWI) LVSWI指左室每次心搏所做的功,正常值为3.4～4.2(g·M/m^2);RVSWI指右室每次心搏所做的功,正常值为7.9～9.7(g·M/m^2)。左右心室的心搏功指数减低可能需要加强心肌收缩力,而心室的心搏功指数增加则意味着耗氧量增加。

(五)注意事项

1. 压力换能器应与压力计隔膜紧密接触,压力室内充满液体,不可有气泡,否则会影响测量结果。

2. 右心房水平为标准零点,患者仰卧时该点在腋中线(图10-5-9),体位变化后应根据患者体位随时调整参考零点。

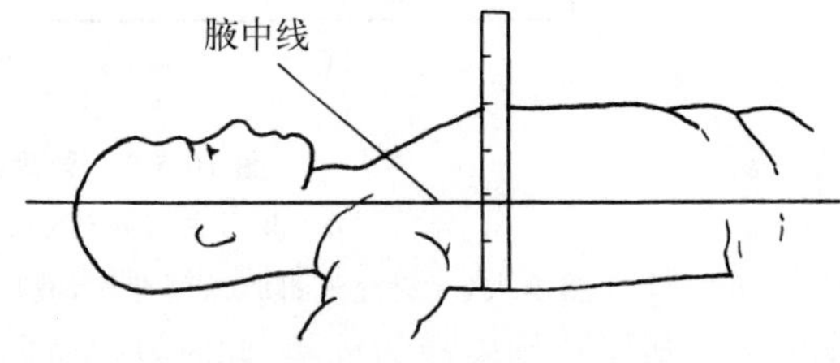

图10-5-9 平卧时零点与腋中线平齐

3. 深吸气时所测肺动脉压明显低于平静时,因此测压时应嘱患者平静呼吸。另外,咳嗽、呕吐、躁动、抽搐或用力均可影响CVP及PAP,应待患者安静10～15min后再测压。

4. 接受间歇正压辅助呼吸的患者,吸气压>18mmHg时胸腹腔内压增高,会影响CVP、PAP及PCWP值,如病情允许,测压时应暂时脱开呼吸机。

5. 管腔血栓堵塞，可使监测压力波形发生变化，压力值不准确。因此，导管端孔宜持续缓慢滴注 0.01%肝素生理盐水，每分钟 0.5～0.8ml，每 2 小时用该液冲管腔 1 次。

6. 并发症的预防及处理

(1)静脉损伤：主要与操作过猛、用力过大有关，多发生在腋静脉、锁骨下静脉。操作过程中应注意动作轻柔。一旦发生血管损伤，轻者局部加压止血，重者需手术处理。

(2)导管打结：在插管过程中动作不能过快，有条件者可在 X 线透视下操作。插导管时应在压力监测下充盈气囊，缓缓推进。如已送入较长部分导管，而压力监测仍为同一部位压力图形，则应怀疑导管是否在该部位打结，应放掉气囊气体，缓缓回撤导管。如已打结，则需在 X 线透视下将导管结松解。

(3)导管脱落或移位：应注意防止手术侧肢体过度活动，严密观察压力波形变化。

(4)气囊破裂：术前应仔细检查气囊，勿过量充气，术中尽量使用二氧化碳气填充气囊。气囊破裂后勿再充气，必要时更换导管。

(5)心律失常：导管通过右心房或右心室时可发生心律失常，常见为房性、室性期前收缩，非持续性室性心动过速，罕见心室颤动。这是导管尖端刺激室壁所致，可把气囊充足以减少刺激室壁。此外，还可出现右束支传导阻滞。如原先存在左束支阻滞者，则有出现完全性房室传导阻滞的危险，此时，应立即退出导管或预置临时心脏起搏器。

(6)血栓栓塞：血栓形成可发生在导管周围并堵塞静脉，亦可发生在深静脉或上腔静脉内。静脉栓子脱落进入肺循环可引起肺栓塞。因此，病情平稳的情况下应尽早拔管，一般留置导管时间为 3～5d，国外报道最长留置时间为 10d。导管留置期间应以 0.01%肝素盐水持续滴注，如有血栓形成则行抗凝或溶栓治疗。

(7)肺栓塞：静脉血栓脱落或因持久的导管嵌入肺小动脉可致肺梗死。插管时间过长、导管变软且随心搏向前推进，可嵌入肺小动脉。因此应严密观察肺动脉压波形，必要时调整导管位置。如导管被血栓堵塞，切不可用力推注，否则易造成血栓脱落而栓塞。

(8)肺出血：由于肺梗死或导管位于较小的肺动脉分支，气囊发生偏心性膨胀而造成肺动脉损伤。导管理想的位置应位于较大的肺动脉内，充气时向前嵌入，放气后退回原处。这种并发症严重者可发生大咯血或肺动脉假性动脉瘤。置管后 12h 应在 X 线下观察导管位置。

(9)静脉炎：与导管对局部刺激有关，轻者可不必处理，重者宜拔除导管，并行理疗。

(10)感染：应常规应用抗生素预防感染。严格无菌操作，导管穿刺处无菌敷料应每日更换，如有渗血、渗液时应及时更换。

三、中心静脉压的测量

(一)目的

中心静脉压(CVP)代表右心房或上、下腔静脉近右心房处的压力，它反映右心室充盈压的变化。监测 CVP 可了解有效血容量、心功能及周围循环阻力的综合情况，特别是在无条件进行肺毛细血管楔压测定时，对掌握输液量的适度与否有一定的价值。CVP 升高提示可能有右心衰竭(右心室梗死等)、三尖瓣关闭不全、心脏压塞(积液、缩窄)、补液量过快过多；CVP 降低提示血容量不足。在临床上常被用于出血、术后、意外创伤、败血症及其他一些怀疑有血容量不足或过多的急诊情况指导治疗。

(二)物品准备

包括中心静脉压测定装置 1 套(带刻度的玻璃测压管、Y 型管或三通开关)、中心静脉置管或外周中心静脉导管(peripherally inserted central catheter，PICC)1 副、静脉输液用物 1 套，必要时备静脉切开包 1 个。

（三）方法

1. 选择静脉穿刺部位，通常选择肘前贵要静脉、锁骨下静脉、颈外静脉、颈内静脉、股静脉等。根据操作者的经验和患者的具体情况可选择不同部位。

2. 备好中心静脉测压装置，固定测定管，使零点与右心房中心在同一水平面，即患者平卧时刻度管的零点与患者的腋中线平齐（图 10-5-10）。

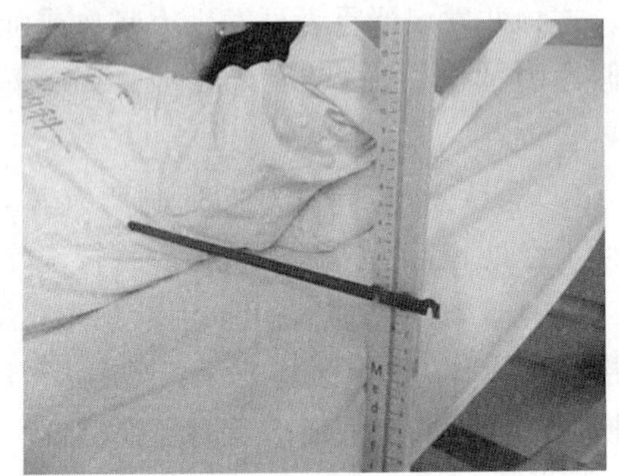

图 10-5-10 测压装置零点与右心房中心在同一水平

3. 将输液器通过三通开关或 Y 型接管与连接导管相通，用生理盐水冲洗整个装置后备用。

4. 常规消毒皮肤，铺消毒巾。

5. 行静脉穿刺，插入静脉导管达右心导管或上、下腔静脉的近心端。

6. 将静脉导管与连接导管的另一端相连，转动三通开关使测压管与静脉导管相通（图 10-5-11），测压管内液平面迅速下降，至一定水平不再下降时，液平面的读数即 CVP。

7. 使用多功能监护仪的患者，在置管成功后，通过三通开关，使连接导管与输液器、压力换能器、多功能监护仪相连（图 10-5-12）。

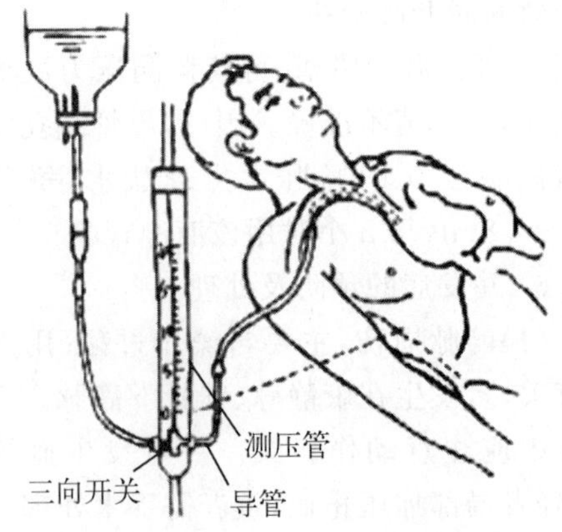

图 10-5-11 测压装置的连接

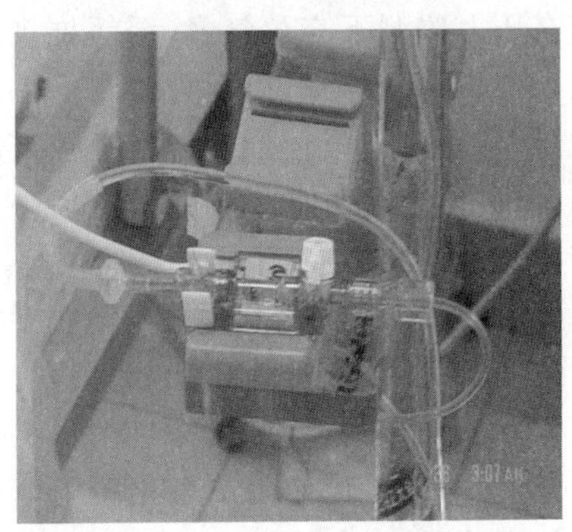

图 10-5-12 连接导管与压力换能器相连

（四）结果判断

1. CVP 的组成及正常值　CVP 由右室充盈压、静脉内壁压（即静脉内血容量）、静脉外壁压（即静脉收缩压及张力）、静脉毛细血管压组成。因此，CVP 的高低与血容量、静脉张力、右心功能有关。CVP 的正常值为 5～10cmH_2O。

2. 引起 CVP 波动的因素　如 CVP＜5cmH_2O 时，提示右心房充盈欠佳或血容量不足，应用血管扩张药也会使 CVP 降低；CVP＞20cmH_2O 时，提示右心功能不良或血容量超负荷，胸腔压力增加、腹腔压力增加、使用血管升压药、输液时 CVP 也会升高。

3. CVP 的正常波形　CVP 的正常波形主要包括 3 个正向波 a 波、c 波、v 波，2 个负向波 x 波、y 波（图 10-5-13）。a 波代表右心房收缩，出现在 p 波后；c 波代表三尖瓣关闭，右心室等容收缩，出现在 QRS 波群内；v 波由右心房主动充盈和右心室收缩时三尖瓣向右心房突出形成，出现在 T 波之后；x 波和 y 波反映右心房压力处于低谷，血液从腔静脉回流到右心房。

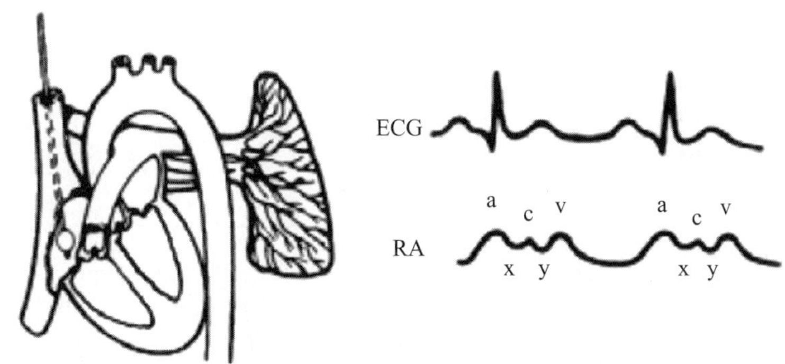

图 10-5-13　中心静脉压波形

4. 异常波形的分析

(1)心律失常:心动过速时,P-R 间期缩短,使 a 波和 c 波融合。心动过缓时 CVP 的各波形都较明显。心房纤颤时心房收缩欠佳,收缩期开始时心房容量较大,使 a 波消失,c 波明显。

(2)三尖瓣病变:三尖瓣关闭不全时收缩期右心室血液反流入右心房,使 c 波、v 波增高(图 10-5-14A);三尖瓣狭窄时右心房不能完全排空,右心室也不能完全充盈,使 a 波不明显,y 波降支模糊(图 10-5-14B)。

(3)心脏压塞:回心血量减少,心排血量降低,CVP 升高,v 波明显,x 波和 y 波降支很深,舒张早期 y 波降支时间较短,舒张中期升高,直至末期形成平台,形状类似于平方根(图 10-5-15)。

(五)注意事项

1. 置管过程中密切观察患者神志、面色、生命体征的变化,做好记录,发现问题及时处理。

2. 注意测压装置中切勿进入空气,以免发生空气栓塞。

3. 患者深呼吸、咳嗽、躁动等因素均影响 CVP 值,在测量时应使患者处于平静状态,嘱患者取平卧位,测压管的零点必须与右心房中心取同一水平;使用多功能监护仪的患者,应保证换能器与右心房处于同一水平,每次测压前应调定零点。

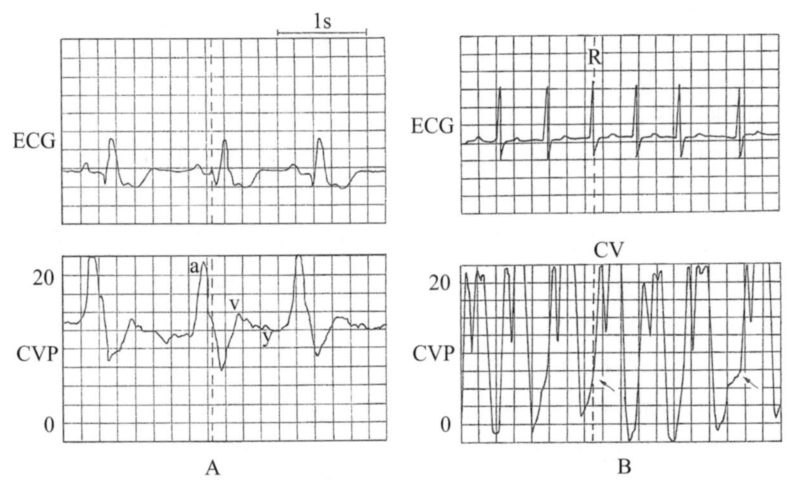

图 10-5-14　三尖瓣病变时 CVP 波形

A. 三尖瓣关闭不全;B. 三尖瓣狭窄

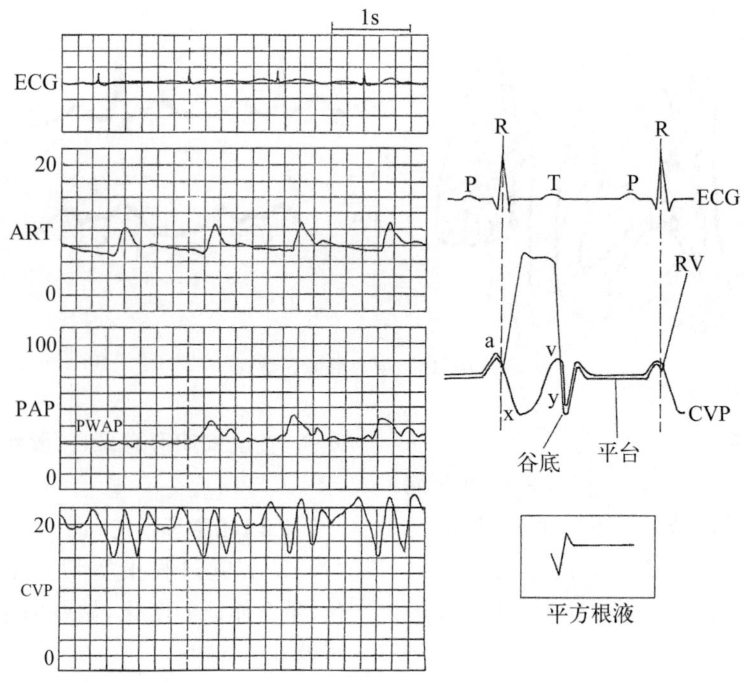

图 10-5-15 心脏压塞时 CVP 波形

4. 保持静脉导管通畅，每次测压后应冲洗回流入导管的血液。

5. 使用血管收缩药时可致假性中心静脉压升高；机械通气时胸腔压力及腹压均增高，从而影响中心静脉压，测压时应注意观察。研究发现，不同的机械通气模式对 CVP 值的影响是有区别的，使用压力支持通气时影响最小，使用压力控制通气时影响次之，使用呼气末正压通气时影响最大。

6. 测压读数时视线应与液平面平齐，以确保读数的准确性。

7. 静脉置管留置时间一般不超过 7d，时间过长易发生导管相关性感染，各项操作应严格遵守无菌原则。穿刺点局部应每日消毒并更换贴膜，如有渗出应及时更换。测压导管及输液器每 24 小时更换 1 次。

8. 导管插入过深时，其顶端会进入右心房或右心室，对心肌造成机械性刺激而诱发心律失常，在操作过程中应监测心电图。

四、尿比重的测量

(一)目的

尿比重指在 4℃条件下尿液与同体积纯水的重量之比，反映尿液内可溶性物质和水分的比例，是尿中溶解物质的指标。尿比重不仅取决于尿中质点的数量，也取决于质点的密度和溶解度。正常成人在普通膳食情况下，尿比重波动于 1.003～1.030，婴幼儿的尿比重偏低。尿比重的高低在无水代谢紊乱的情况下，取决于肾的浓缩功能，故测定尿比重可粗略地反映肾小管的浓缩稀释功能。

(二)物品准备

清洁容器 1 个、10ml 量杯 1 个、尿比重计 1 个。

(三)方法

1. 将尿液直接排放于清洁容器内，充分混匀尿液后，沿管壁缓慢倒入小量杯内，如有气泡，可用滴管或吸水纸吸去。

2. 将尿比重计放入量杯，使悬浮于中

央，勿触及杯壁或杯底。

3. 待比重计停稳后，读与尿液凹面相切的刻度即为被测尿液的比重。

4. 昼夜尿比重试验。试验日正常进食，每餐含水量限 500～600ml；上午 8 时排尿弃去，8 时至 20 时每隔 2h 留尿 1 次，共 6 次（为昼尿量），晚 20 时至次日 8 时收集全部尿量，共 7 个尿标本，分别测定尿量和尿比重。

（四）结果判断

尿比重随尿液中水分、盐类及有机物含量而异，大量饮水会使比重偏低，而机体缺水时尿量减少，比重会偏高。病理情况下尿比重还受蛋白、尿糖及细胞成分等影响。急性肾小球肾炎、心力衰竭、高热、脱水和周围循环衰竭时，尿量少而尿比重高。糖尿病因尿内含有大量葡萄糖，其尿量多而比重高，可高达 1.040 以上。尿比重降低见于慢性肾衰竭、尿崩症等。在肾实质破坏而丧失浓缩功能时，尿比重常固定在 1.010±0.003，形成低而固定的等渗尿。

正常人 24h 尿量为 1000～2000ml；昼尿量与夜尿量之比为 3∶1～4∶1；尿液最高相对密度应在 1.020 以上，最高与最低尿比重之差不应少于 0.009。12h 夜尿量不应超过 750ml，>750ml 为肾功能受损的早期表现。

（五）注意事项

1. 比重计校正　新购置的比重计，应用纯水在规定温度下观察比重是否准确。蒸馏水在 15.5℃时比重应为 1.006，5.0g/L 氯化钠液在 15.5℃时比重应为 1.035。

2. 温度影响　温度高时液体的比重低，反之则比重高，故一般比重计上都指明测定温度，如不在指定的温度下测定时，则每高于指定温度 3℃时，比重增加 0.001，温度每低 3℃时，比重降低 0.001。

3. 尿内容物的影响　①尿内含糖、蛋白时可增高尿液比重；②盐类析出，比重下降，应待盐类溶解后测比重；③尿素分解，比重下降；④合成洗涤剂可使表面张力降低，比重降低；⑤尿液含造影剂时可使比重大于 1.050。

4. 读取测量值　测试者的视线应与比重计的刻度平齐，否则会影响读取数据的准确性（图 10-5-16）。

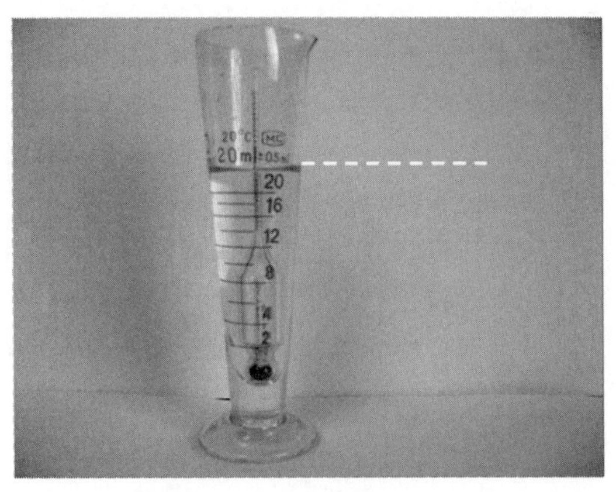

图 10-5-16　视线与比重计刻度平齐

五、血糖的测量

（一）目的

血糖指血液中的葡萄糖浓度。葡萄糖被小肠吸收，经肝门静脉入肝。肝是调节糖代谢的重要器官，胰岛素、胰高血糖素、肾上腺素、肾上腺皮质激素等是影响糖代谢的主要激素。在正常情况下，糖的分解代谢与合成代谢保持动态平衡，故血糖的浓度也相对稳定。测定血糖对于判断糖代谢的情况及其与代谢紊乱相关疾病的诊断有重要意义。这里主要介绍从手指采血标本进行血糖的测量用于临床观察患者血糖的波动。

（二）物品准备

75%乙醇、无菌棉签、血糖测试仪（已正确安装密码牌）、血糖试纸、采血笔、采血针。

（三）方法

1. 核对医嘱，洗手、戴口罩，查对床号、姓名，向患者做好解释工作。

2. 按采血笔操作步骤安装采血针（图 10-5-17），消毒指尖并待干。

3. 取出血糖试纸插入血糖仪，自动开机

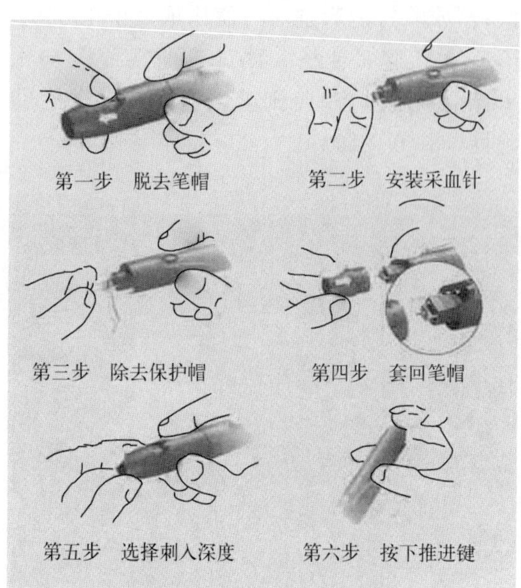

图 10-5-17 安装采血针

后确认屏幕上显示的密码号与试制筒上的密码号匹配，屏幕出现闪烁的血滴符号（图 10-5-18）。

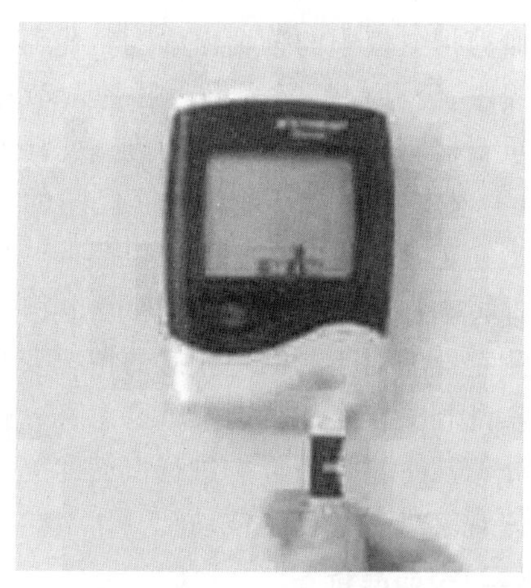

图 10-5-18 插入血糖试纸

4. 将采血针刺入已消毒的指尖侧面开始采血，一般刺入深度为 2～3mm，让血液自然流出，避免过分按摩和挤压（图 10-5-19）。

5. 将血滴触及试纸弧形边缘缺口处（图 10-5-20），试纸自动吸血，需确认测试区完全被血液覆盖（图 10-5-21）。

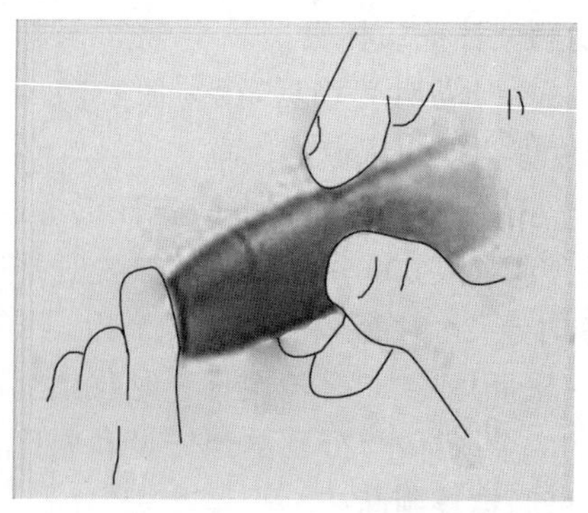

图 10-5-19 采血

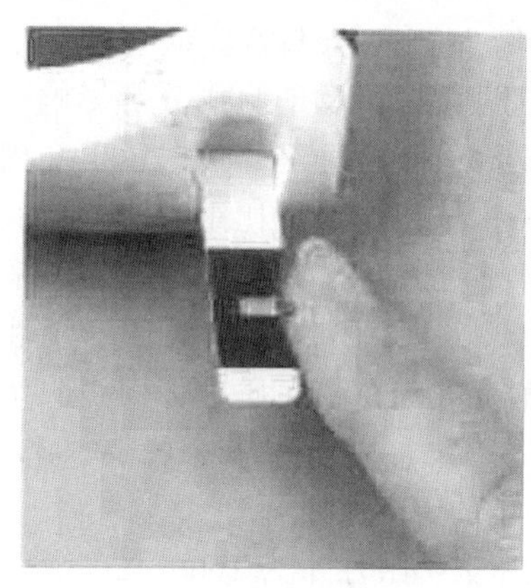

图 10-5-20 血滴触及试纸

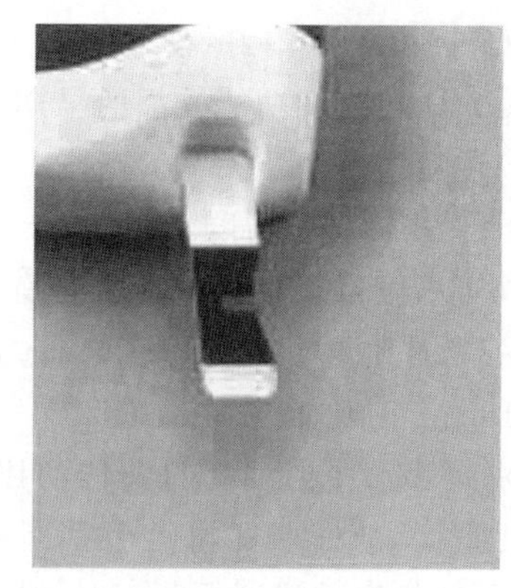

图 10-5-21 测试区完全被血液覆盖

6. 读取屏幕上显示的测量结果并记录。

7. 取出试纸，关闭血糖仪，使用弃针栓安全退出采血针（图 10-5-22）。

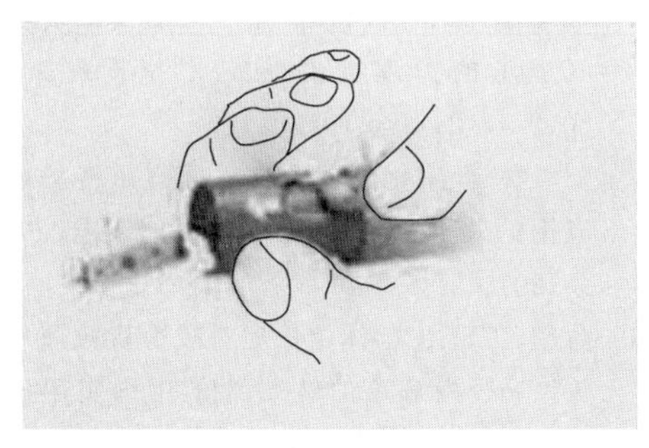

图 10-5-22　退出针头

(四)结果判断

空腹血糖的正常值为 3.6～6.1mmol/L,空腹血糖≥7.0mmol/L 或餐后 2h 血糖≥11.1mmol/L 为糖尿病。空腹血糖在 6.1～7mmol/L 时为空腹血糖异常,餐后 2h 血糖在 7.8～11.1mmol/L 时为糖耐量异常。空腹血糖和糖耐量异常者是糖尿病的高危人群,应引起高度重视并及早干预。

餐后 2h 血糖检查实际上是一种简化的葡萄糖耐量试验,由于该方法较口服葡萄糖耐量试验抽血次数少,简单易行,易为患者接受,已成为临床上筛选和发现空腹血糖正常的糖尿病患者的最常用方法。测定餐后 2h 血糖有两方面的意义,一是用于诊断,二是观察糖耐量的恢复情况,从而反映胰岛的功能状态。若空腹血糖正常,餐后血糖高,常提示患者耐糖功能不好,胰岛素的分泌延迟;若空腹血糖正常,餐后血糖也正常,说明患者的耐糖功能较好。

(五)注意事项

1. 根据患者的病情需要准确把握血糖测定的时间。空腹血糖指隔夜空腹 8h 以上,早餐前采血测定的血糖值;餐前血糖指早、中、晚餐前测定的血糖值;餐后 2h 血糖指早、中、晚餐从吃第一口饭时计时后 2h 测定的血糖。

2. 为避免消毒液混合在血液中影响测量结果,在消毒皮肤后要彻底待干后再扎针取血。

3. 扎针后要让末梢血液自然流出,或让患者手指下垂待血液流出,切不可由操作者挤压患者的指端取血。因为挤压指端的同时会促使组织液的渗出,从而稀释了末梢血液,影响血糖测定结果。

4. 采血部位要交替轮换,不要长期刺扎一个地方,以免形成瘢痕。

5. 要妥善保护血糖仪,特别要注意防潮。因为潮湿的空气可使水分附于仪器的光路上而影响检测结果。此外,试纸取出后要及时将瓶口盖好,以防试纸受潮。

6. 要注意某些药物对测定结果的影响,有学者提出大量的维生素 C、谷胱甘肽等会使结果偏低。因此,对特别低的结果要了解用药情况后才可做出结果判断,必要时进行重复测定。

7. 要定期对血糖仪进行校正测定,以便对仪器的准确性作出评价。

(陆小英)

参考文献

[1] 钟燕秀,张倩妹.乳癌改良根治术后双管负压引流的观察和护理.基层医学论坛,2006,10(1):54-55.

[2] 朱玉芹,吴晓花.国内留置胃管的护理研究进展.护士进修杂志,2006,21(4):371-373.

[3] 谢雁群.鼻胆管引流与 T 管引流在胆总管切开取石围手术的护理研究.国际医药卫生导报,2006,12(11):93-95.

[4] 刘蕊,李楠,李艳平.胸腔引流管的护理进展.护理研究,2006,20(7):1805-1806.

[5] 刘萌,魏瑛琪.T 管引流的护理现状与进展.齐鲁护理杂志,2006,12(6):1194-1195.

[6] 柏祥静.几种常见外科术后引流管护理.医学信息(上旬刊),2011,24(10):3067.

[7] 李晶,张玉秋,贾玉荣.神经外科脑室外引流术后引流管的护理体会.中国医药指南,2013,10(19):344-345.

[8] 卢惠民,冯锦珊.胸腔闭式引流管滑脱的原因分析及对策.中外医疗,2013,32(8):76-78.

[9] 李朝梅.浅谈神经外科两种引流管的护理.医

药前沿，2013，2(32)：252-253.

［10］ 肖威章，陈新明，曹翔，等.胸管拔除后两种置管口封闭的方法比较分析.临床外科杂志，2013，21(3)：224-225.

［11］ 王立军，高洋，杨庆艳，等.VSD应用于感染创面的围手术期护理.中华医院感染学杂志，2014，14(18)：4604-4605.

［12］ 蒋萍.VSD负压吸引术的围手术期护理.医学信息，2011，24(2)：1013-1014.

［13］ 喻爱喜，李宗焕.负压封闭引流技术在清洁创面的应用.中华显微外科杂志，2014，37(3)：210-212.

［14］ 霍景山，陈积圣，陈务民.腹腔内负压封闭引流治疗严重胰腺十二指肠损伤.中国普通外科杂志，2014，23(3)：343-347.

［15］ 余王芬.负压封闭引流术治疗大面积皮肤、软组织缺损患者的护理.中国实用护理杂志，2012，28(24)：42-43.

［16］ 鄢晓波，杨群堂，戴文强.医用监护仪的维护及维修注意事项.医疗装备，2014，(12)：94.

［17］ 巫琦，卢皖琴，辅皋鸣.监护仪的维修与保养.医疗装备，2011，(5)：92.

［18］ 程桂华，许小龙，吴浙君.多参数监护仪使用过程中应注意的问题.医疗装备，2014，(6)：76-80.

［19］ 严劲，马靖武.输液泵的使用安全与发展趋势.医疗装备，2014，(9)：96-97.

［20］ 鲍桂军，邹满意，李萍.经口气管插管机械通气患者口腔护理研究进展.中华医院感染学杂志，2013，23(11)：2779-2780.

［21］ 张晓慧，宁波，张洁.呼吸机相关性肺炎的原因分析及综合护理对策.中华危重病急救医学，2014，16(11)：841-842.

［22］ 刘夕珍，史广玲，李平.33例机械通气患者唤醒期间的护理.中华护理杂志，2013，48(2)：118-120.

［23］ 邱海波.急性呼吸窘迫综合征机械通气的新出路.中华急诊医学杂志，2010，19(2)：341-343.

［24］ 宋维娜，宋桂芳，倪丽.建立人工气道机械通气患者的护理干预进展.中华护理杂志，2012，47(2)：190-192.

［25］ 刘红林.程序化管理在机械通气患者护理中应用的效果评价.中国实用护理杂志，2012，28(20)：35-36.

［26］ 俞超，王薇.ICU体位护理对减少机械通气相关性肺炎发病率的效果评价.中国实用护理杂志，2012，28(11)：21-22.

［27］ 叶素娟.呼吸机相关性肺炎的预防及护理.中国实用护理杂志，2011，27(11)：17-18.

［28］ 张劲涛，陈宇，王超.漂浮导管技术在危重症患者围术期的临床应用.实用临床医药杂志，2013，17(7)：72-73.

［29］ 朱金星，齐栩，刘扣英.肺动脉漂浮导管在肺动脉高压患者应用的护理.实用临床医药杂志，2014，18(18)：1-3.

［30］ 林琼瑜，杨满青，程云清，等.心脏疾病并存肺动脉高压手术患者应用漂浮导管的护理.护理学杂志，2012，27(10)：41.

［31］ Pande A，Sarkar A，Ahmed I，et al.Non-invasive estimation of pulmonary vascular resistance in patients of pulmonary hypertension in congenital heart disease with unobstructed pulmonary flow. Ann Pediatr Cardiol，2014，7(2)：92.

［32］ 张劲涛，陈宇，王超，等.漂浮导管技术在危重症患者围术期的临床应用.实用临床医药杂志，2013，17(7)：72-73.

［33］ 林培容，张东亚.临床心输出量监测技术进展.中华医学杂志，2008，88(17)：1221-1223.

［34］ 付平，崔天蕾.CRRT的临床应用进展.中国实用内科杂志，2006：411-433.

［35］ 邓小明，范晓华.连续性肾脏替代疗法在非肾脏疾病中应用.国外医学麻醉学与复苏分册，2005，26(1)：52-57.

［36］ 王梅.连续性肾脏替代治疗的抗凝策略.中国血液净化，2006，9：645-646.

［37］ 王刚.透析与肾移植实用手册.北京：科学技术出版社，2007：146-153.

下　篇

各　论

第11章

普通外科疾病与护理

第一节 甲状腺癌

一、概　　述

甲状腺癌(thyroid cancer)是甲状腺恶性肿瘤中最常见的一种疾病,约占全身恶性肿瘤的1%。每年每百万人中发生36～60例甲状腺癌。病死率约为9/100万。女性是男性的2～4倍,主要发生于25—65岁,好发于中老年女性。甲状腺癌愈后较好,甚至已有转移的甲状腺癌患者还可带癌生存10年以上。

二、应用解剖生理特点

(一)甲状腺解剖特点

1. 甲状腺解剖位置　成人甲状腺重25～30g,婴儿和老人甲状腺重10～15g。甲状腺位于颈部喉前方,略呈H形,分左、右两叶分别贴于喉和气管颈段的两侧,中间由甲状腺峡部(横位于第2～4气管软骨的前方)连接,在其峡部有一垂直向上的锥状叶(图11-1-1)。甲状腺两叶的后外方与颈血管相邻,内侧面因与喉、气管、咽、食管、喉返神经等相邻,故当甲状腺肿大时,可压迫以上结构,出现呼吸困难、吞咽困难和声音嘶哑等症状,如压迫颈内静脉,可引起面部水肿。甲状腺借结缔组织固定于喉软骨,故吞咽时甲状腺可随喉上下移动。

2. 甲状腺周围血管　甲状腺有3条动脉供血(图11-1-1,图11-1-2),分别为甲状腺上动脉(来自颈外动脉的第1条分支)、甲状腺下动脉(来自锁骨下动脉的甲状颈干的分支)、甲状腺最下动脉(有些人会有甲状腺最下动脉,起自无名动脉或主动脉弓)。它们之间有丰富的血管网,不仅甲状腺两叶之间有交通支,而且甲状腺与喉部、气管、咽部、食管均有交通支存在。在甲状腺功能亢进时,其血流的速度可超过1000ml/min。甲状腺的静脉有3条(图11-1-1),分别为甲状腺上静脉、甲状腺中静脉(均来自颈内静脉)、甲状腺下静脉(来自无名静脉)。甲状旁腺为黄色的扁圆形小体,位于甲状腺后方,上、下各一对,也偶可埋入甲状腺的实质内。

3. 甲状腺周围神经　在气管和食管间两侧的沟内有喉返神经通过,喉返神经起自迷走神经胸段,分为前后两支:前支支配声带肌肉内收,后支支配声带肌肉外展。喉返神经上行至甲状腺两叶的背面,交错于甲状腺下动脉的分支之间。喉上神经亦起自迷走神经,分内、外两支:内支为感觉支,支配喉黏膜;外支为运动支,支配环甲肌使声带紧张。喉上神经下行分布至环甲肌,与甲状腺上动

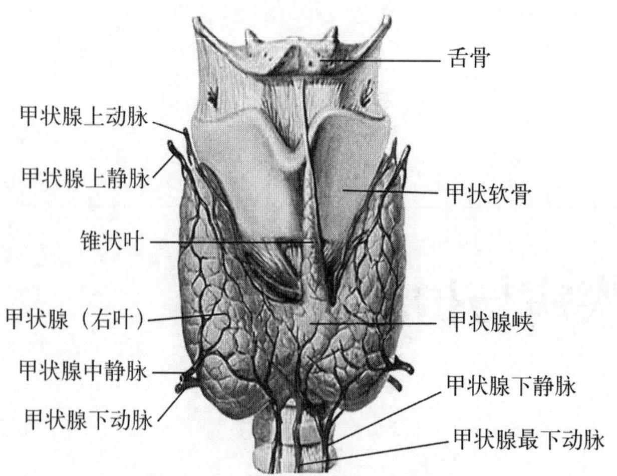

图 11-1-1 甲状腺解剖

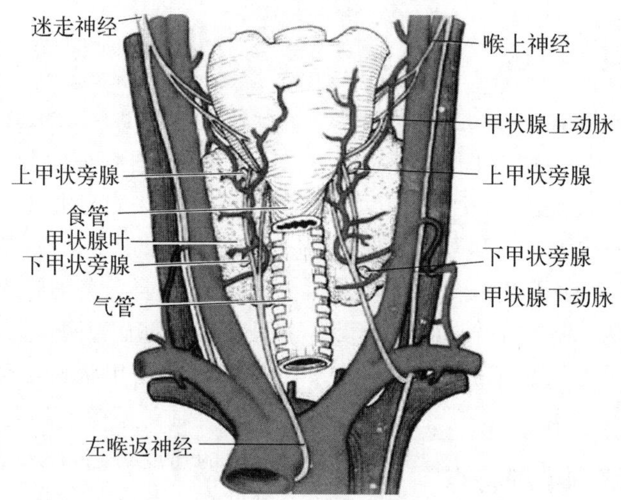

图 11-1-2 甲状腺动脉及静脉

脉贴近。甲状腺的支配神经也来自颈中和颈下交感神经节的纤维，在甲状腺上下动脉周围形成网织，从而到达甲状腺体内。

4. 甲状腺周围淋巴 甲状腺的淋巴汇合流入沿颈内静脉排列的颈深淋巴结。气管前、甲状腺峡上方的淋巴结和气管旁、喉返神经周围的淋巴结也收集来自甲状腺的淋巴。

(二)甲状腺的主要功能

甲状腺的生理功能：①合成、贮存、分泌甲状腺；②合成、分泌降钙素；③调节甲状腺素在体内的水平，“下丘脑-垂体前叶-甲状腺”轴反馈系统。

甲状腺的主要功能为使无机碘化物结合成一种有机结合碘即甲状腺激素。由食物中摄入的无机碘化物经胃肠道吸收进入血液，迅速被甲状腺摄取浓集。然后即经过氧化酶作用由无机碘化物释出高活性游离碘；继续经碘化酶作用，又迅速与酪氨酸结合成一碘酪氨酸（T_1）和二碘酪氨酸（T_2）。1 个分子 T_1 和 1 个分子 T_2 偶联成三碘甲状腺原氨酸（T_3）；2 个分子的 T_2 偶联成四碘甲状腺原氨酸（T_4）。T_3 和 T_4 都是甲状腺激素，并与甲状球蛋白密切结合，贮存在甲状腺滤泡内的胶体中。甲状球蛋白的分子较大(分子量约为 68 000)，不能透过毛细血管，因此必须再经蛋白水解酶作用，甲状腺激素才能与甲状球蛋白解离，释放入血液。血液中甲状腺激素 99.5%以上与血清蛋白结合(TBG)，其中 90%为 T_4，10%为 T_3。T_3 的量虽远较 T_4 少，但 T_3 与蛋白结合较松，易于分离，且其活性较强而作用迅速，因而其生理作用较 T_4 高 4～5 倍。

甲状腺激素的作用是：①促进分解代谢，加速细胞的氧化率；②提高人体的代谢，增加热量的产生；③促进蛋白质、糖类和脂肪的分解；④促进生长发育。甲状腺激素的合成和分泌等过程是受下丘脑通过腺垂体所分泌的促甲状腺激素(TSH)的控制和调节的。当甲状腺激素分泌过多，或给予大量甲状腺激素，都能抑制促甲状腺激素的分泌。反之，在手术切除甲状腺后，或在甲状腺激素的生物合成发生障碍时(如给予抗甲状腺药物)，均能引起促甲状腺激素的分泌增加。这种反馈作用维持了下丘脑-腺垂体-甲状腺之间生理上的动态平衡。

三、病因及发病机制

甲状腺癌的发病机制尚不明确，但是其相关因素包括许多方面，主要有以下几类。

1. *癌基因及生长因子*　近代研究表明，许多动物及人类肿瘤的发生与原癌基因序列的过度表达、突变或缺失有关。

2. *电离辐射*　目前已查明，头颈部的外放射是甲状腺的重要致癌因素。

3. *遗传因素*　部分甲状腺髓样癌是常染色体显性遗传病；在一些甲状腺癌患者中，常可询及家族史。

4. *缺碘*　早在 20 世纪初，即已有学者提出有关缺碘可导致甲状腺肿瘤的观点。

5. *雌激素*　近些年的研究提示，雌激素可影响甲状腺的生长，主要是通过促使垂体释放 TSH 而作用于甲状腺。因为当血浆中雌激素水平升高时，TSH 水平也升高。至于雌激素是否直接作用于甲状腺，尚不明确。

甲状腺癌病变的发生，先由致甲状腺肿物质、致癌物质、放射损伤、微量元素缺乏等一个或数个触发因子引起细胞内脱氧核酸(DNA)特性的改变；然后在具有刺激甲状腺生长作用的垂体促甲状腺激素(TSH)作用下，促使甲状腺增生肥大或细胞突变而成良性或恶性病变。

四、临床表现与诊断

(一)症状

早期无症状，晚期侵犯或压迫附近器官时出现相应的症状，压迫喉返神经、气管或食管者可发生声嘶、呼吸困难或吞咽困难。压迫颈交感神经节链可产生 Horner 综合征(即同侧瞳孔缩小、上睑下垂、眼球内陷、同侧头面部无汗等)(图 11-1-3)。有的以转移癌为突出表现。

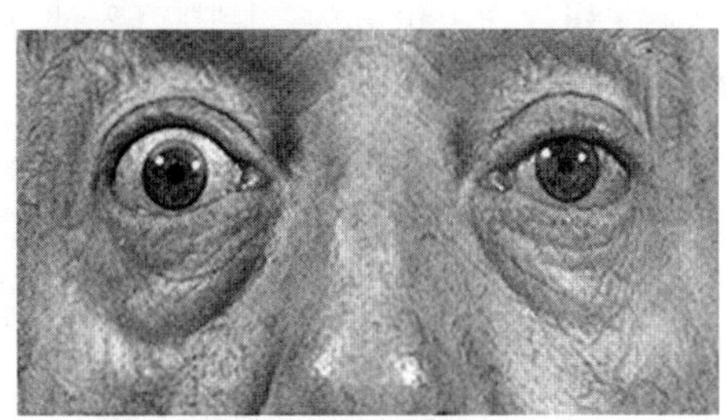

图 11-1-3　Horner 综合征

(二)体征

甲状腺孤立性肿块(图 11-1-4)，质地坚硬，边界不清，表面高低不平，活动差，可触及同侧颈部转移肿大的淋巴结。未分化癌时双侧甲状腺可弥漫性肿大，质地坚硬，早期易发生血行转移。

(三)辅助检查

ECT 示冷结节(图 11-1-5)。B 超示实质性占位，密度不均，无包膜，颈部可探及转移性肿大淋巴结。

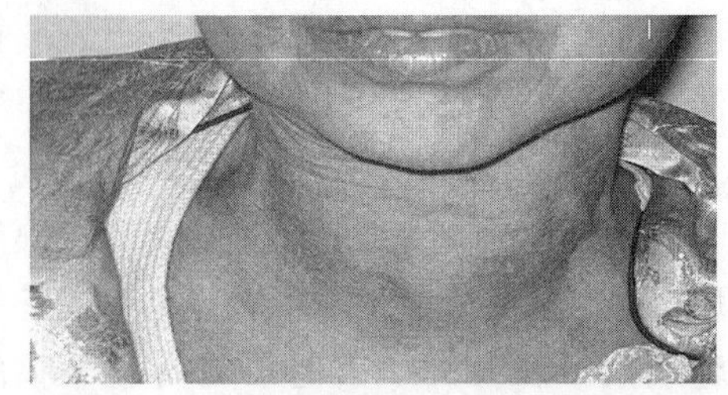

图 11-1-4 甲状腺孤立性肿块

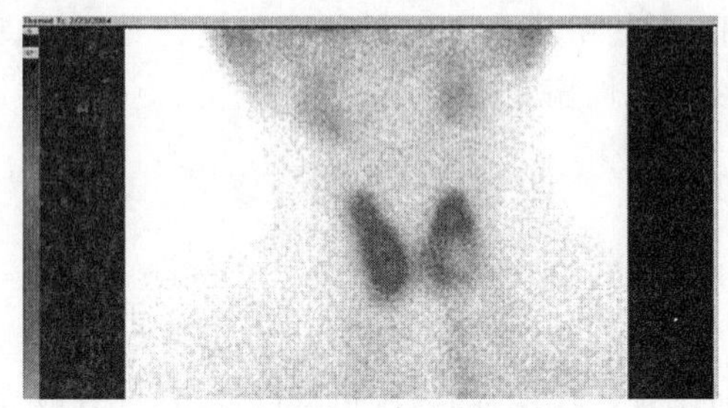

图 11-1-5 ECT 示冷结节

(四)诊断

根据临床表现与辅助检查可诊断出甲状腺肿瘤，但肿瘤的性质有待病理学诊断。甲状腺癌在病理学上可分为：乳头状癌、滤泡状腺癌、髓样癌和未分化癌。

1. 甲状腺乳头状癌　甲状腺乳头状癌是甲状腺恶性肿瘤中最常见的一种，恶性程度较低，占甲状腺恶性肿瘤的 60%～70%。多见于 40 岁以下的青壮年，尤以女性多见，约为男性的 3 倍，儿童甲状腺癌绝大部分为乳头状癌。

肿瘤多为单发，亦有双侧或单侧多发的病历。肿瘤灶质硬、不规则，表面不光滑，边界欠清，活动度较差。若癌组织侵犯周围组织或软骨，可出现声音嘶哑、呼吸困难、吞咽不适等症状。

甲状腺乳头状癌转移较早，主要是淋巴转移。约有 1/2 患者初诊时即可见颈部淋巴结肿大，尤其是儿童患者。即使体格检查时无明显淋巴结肿大，但颈淋巴结转移率可高达 50%～70%，双侧淋巴结受累者可达 10% 左右。

2. 甲状腺滤泡状腺癌　甲状腺滤泡状腺癌的发生率在甲状腺癌中居第 2 位，约占 20%，恶性程度中等。常发生于中老年患者，女性多于男性，但男性发生的比例较乳头状癌高。病程一般较长，肿块多为单发，表面不平，质地坚实，边界尚清，患者很少有主观不适。放射性核素扫描可见热结节。滤泡状腺癌主要经血行转移至肺、骨，亦可至肝、脑等脏器，40%～50%患者就诊即见转移灶。

3. 甲状腺髓样癌　甲状腺髓样癌占甲状腺肿瘤的 3%～9%，是起源于甲状腺滤泡旁细胞的肿瘤，恶性程度中等，可分泌降钙素、前列腺素、5-羟色胺、组胺等生物活性物质。本病多见于 30—40 岁的中年人，男女发病相似。其中约 10%有家族史。由于患者前列腺素和 5-羟色胺增高，临床上可见面颊潮红和腹泻。腹泻出现较早，每日 10 余次，水样泻常伴有腹部绞痛，饭前及夜间加重。甲状腺髓样癌多表现为单发结节，质硬，伴轻度压痛。家族性甲状腺髓样癌常为双侧性病变。甲状腺扫描为“冷结节”，颈部 X 线摄片可见密度极高的不规则钙化阴影，与炎症所致钙化影相似。病变一般进展较慢，病程可达数年或数十年。癌细胞主要经淋巴结转移，也可通过血行转移至肺、肝和骨。

4. 甲状腺未分化癌　甲状腺未分化癌是甲状腺癌中恶性程度最高的一种，约占 10%。本病多见于老年人，多发于男性，高度恶性。甲状腺未分化癌常由甲状腺肿或其他甲状腺疾病转变而来，故患者均有较长时间的甲状腺病变史。肿块发展迅速，数月内可形成双侧甲状腺弥漫性肿块，出现疼痛、呼吸困难、声音嘶哑等症状。肿块坚硬、不平、固定、边界欠清、压痛明显。常无法行根治性手术或无手术适应证。

五、治疗原则

(一)手术治疗

1. 乳头状及髓样癌　行患侧甲状腺全

部切除、对侧甲状腺次全切除加峡部切除，有淋巴结转移者行颈部淋巴结清扫术。

2. 甲状腺滤泡状癌　行双侧甲状腺全部切除加峡部切除，有淋巴结转移者行颈部淋巴结清扫术。

(二)非手术治疗

甲状腺未分化癌一般行放射治疗并辅助化疗。

六、常见护理问题及处理

(一)恐惧、焦虑

1. 相关因素　①对自身疾病认识不够，害怕疾病很快导致生命危险；②担心检查、治疗对自己的伤害；③环境改变；④害怕手术过程出现意外情况；⑤对手术效果有顾虑。

2. 主要表现　①对疾病知识的不了解；②心神不定、坐立不安；③对病房环境不适应，夜间睡眠较差。

3. 护理措施

(1)与患者亲切交谈，告知疾病的相关知识，说明手术的必要性、手术的方法及术后恢复的过程、预后情况，消除患者的焦虑和恐惧心理。

(2)热情、仔细、耐心地介绍病区的环境，提供安静舒适的休息场所，避免各种不良刺激。

(3)指导患者练习手术体位：将软枕垫于肩部，保持头后仰、颈部过伸位。

(4)指导患者掌握消除恐惧的方法，如听音乐、看书、散步、与室友交谈等，过度紧张或失眠者，按医嘱给予镇静药。

(5)讲述相同病例的康复过程，增强患者的信心。

(二)疼痛

1. 相关因素　①手术创伤；②不当的体位改变；③咳嗽、吞咽时牵拉切口。

2. 主要表现　①主诉伤口疼痛；②当起床转头或进食时主诉颈前部疼痛。

3. 护理措施

(1)使用疼痛评分，如长海痛尺评估患者疼痛程度并给予合理止痛。

(2)指导患者取半卧位，正确保护手术切口，以防咳嗽时振动伤口、颈部弯曲或过伸或快速的头部运动时牵拉伤口。

(3)指导患者翻身时头颈部与身体成轴线，起床时用手支持头部，以免被牵拉引起疼痛。

(4)固定颈部，防止转动时牵拉产生疼痛。

(5)进食时大口吞咽，以免因小口吞咽增加吞咽次数而产生疼痛。

(6)必要时可给予止痛药镇痛，使用自我控制式镇痛泵者应教会其正确应用。

(三)潜在并发症——出血的危险

1. 相关因素　①术中血管损伤结扎不紧；②术后血压升高，导致结扎线脱落；③过度活动颈部。

2. 主要表现　①伤口敷料渗血、渗液；②渗血、渗液较多时可见血流至颈后；③颈部胀痛、呼吸困难；④引流管中有血性液体，流速大于100ml/h；⑤可见颈部及前胸部大片状淤血。

3. 护理措施

(1)严密监测生命体征的变化，尤其是呼吸的变化，如有异常及时报告医师，早期对症处理。

(2)严密观察伤口敷料渗血、渗液情况及引流量，术后伤口引流量大于100ml/h提示有活动性出血。

(3)术后予以颈旁两侧置沙袋并制动，防止颈部过伸、扭曲引起出血。

(4)嘱患者不可长时间讲话，防止声带振动引起出血。

(5)卧床时翻身要呈轴线翻身，起床后不可突然反应性转头，防止过度转头牵拉伤口引起出血。

(6)一旦发现患者有外出血应立即通知医师，积极补液止血、吸氧或准备再次手术止血。如发现出血积聚引起颈部肿胀、呼吸困难,应立刻打开伤口敷料,拆除缝线制止活动性出血,再视情况进行处理;如见颈部及前胸部大片状淤血,2d内减少局部活动,2d以后可进行理疗以减轻淤血状况。

(四)潜在并发症——呼吸困难、窒息的危险

1. 相关因素 ①伤口出血形成血肿;②喉头水肿;③痰液阻塞;④气管塌陷;⑤双侧喉返神经损伤。

2. 主要表现 ①主诉胸闷、气急、呼吸困难;②脸色、嘴唇青紫。

3. 护理措施

(1)术后常规低流量持续吸氧。

(2)加强术前指导:手术后当自觉胸闷、气急或呼吸困难时,不能强忍,应及时告知医护人员,否则会导致严重的后果,甚至危及生命。

(3)床旁备气管切开包及负压吸引器,以便必要时拆除缝线并行气管切开。

(4)严密观察呼吸的变化,主动关心、询问患者,如有胸闷、气急、呼吸困难等不适主诉,应及时报告医师对症处理,如患者有鼾声或发出高频率声音应及时叫醒,以防缺氧及并发症发生。

(5)术后麻醉清醒后取半卧位,利于伤口引流及呼吸顺畅,减少颈部张力,避免剧烈咳嗽、说话过多等,消除出血诱因。

(6)出现咳嗽、喉部喘鸣、痰多不易排出时,宜行超声雾化吸入、拍背、祛痰。

(五)潜在并发症——声音嘶哑、音调降低、失声的可能

1. 相关因素 ①术中损伤喉返神经的前支、喉上神经的外支;②术后组织水肿或继发小血肿压迫神经;③纤维瘢痕收缩压迫神经。

2. 主要表现 声音嘶哑、音调降低、失声。

3. 护理措施

(1)术后立即评估患者有无声音嘶哑、音调降低、失声的发生。

(2)神经营养药的应用、针灸、理疗后,继发性损伤者短期内可以得到恢复,一般神经损伤者经过治疗后可望在3~6个月内恢复,神经切断者可行声带悬吊术。

(3)避免不必要的说话,使声带得到休息,有利于恢复。

(4)必要时雾化吸入、理疗。

(5)做好患者的心理护理。

(六)潜在并发症——误咽、呛咳的可能

1. 相关因素 喉上神经内支损伤。

2. 主要表现 误咽、呛咳。

3. 护理措施

(1)评估患者:喝一口凉开水后有无误咽、呛咳。

(2)指导患者取半卧位或坐位进食,宜进半固体食物,并大口吞咽。

(3)做好患者的心理护理。

(七)潜在并发症——手足抽搐的可能

1. 相关因素 损伤甲状旁腺或甲状旁腺血液供应障碍。

2. 主要表现 手足鹰爪样抽搐。

3. 护理措施

(1)补充钙剂:葡萄糖酸钙、氯化钙等。

(2)控制高磷食物:蛋白、鱼子、牛奶、瘦肉等,增加含钙食物如虾米、动物软骨、骨头汤等。

(3)严重者可补充维生素D_3,促进钙在肠道中吸收及在组织中蓄积;双氢速甾醇(AT-10)的应用可迅速提高血钙,降低神经肌肉的兴奋性,但注意防止尿钙过高引起结石。

(4)镇静药的使用:苯巴比妥(鲁米那)、溴化物等。

(八)潜在并发症——甲状腺功能减低的可能

1. 相关因素 ①甲状腺切除过多;②原伴有慢性淋巴性甲状腺炎。

2. 主要表现　①术后无力、黏液性水肿；② T_3、T_4 值持续低于正常值下限。

3. 护理措施

(1)指导饮食治疗，多食海产品以补充碘剂。

(2)口服甲状腺素片，如优甲乐，50～100μg，清晨空腹顿服，服药期间注意观察肝功能变化。

(3)定期复查 TSH、T_3、T_4。

七、康复与健康教育

1. 保持心情舒畅，维持充足的睡眠，避免劳累。

2. 拆线后指导患者加强颈部功能锻炼，做抬头、左右转颈活动，防止瘢痕挛缩所致的功能异常。2 周后可淋浴，避免反复摩擦导致伤口裂开。

3. 衣着应注意勿穿高领及颈部过紧的毛衣，以防摩擦伤口，天气过冷外出时可围围巾以保护伤口。

4. 学会自我检查、自我保健，经常用自己的示指、中指、环指的指尖平摸颈部，若发现有凹凸不平、肿块等，应立即就诊。

5. 如有声嘶、音调变低者出院后需继续坚持进行理疗、针灸。

6. 出院后要继续服用甲状腺素片，应指导患者用药方法，长期服用易造成蓄积中毒，注意肝、肾、心的功能，一旦出现心律不齐、头晕、呕吐、腹泻等应及时就诊。

7. 如术后出现的症状与体征同术前一样，应马上复查 TSH、T_3、T_4 及 B 超等检查，进行药物控制，再考虑手术问题。

8. 甲状腺癌患者术后 1 个月应复查，如行放疗者，注意保护局部皮肤，瘙痒等切勿用手抓，防止抓破皮肤引起感染。

(钱火红　颜　哲)

第二节　甲状腺功能亢进症

一、病因与发病机制

甲状腺功能亢进症(hyperthyrea)简称甲亢，其病因尚未完全明确，与自身免疫有关。淋巴细胞产生 G 类的特异性免疫球蛋白(IgG)，它分为两类，一类称为甲状腺刺激免疫球蛋白，它能与甲状腺滤泡壁细胞膜上的促甲状腺激素受体相结合，从而激活细胞膜上的腺苷环化酶，导致甲状腺分泌大量的 T_3 和 T_4。另一类称为促甲状腺激素结合抑制免疫球蛋白，它能抑制促甲状腺激素与其受体结合，阻断促甲状腺激素的作用，在这两类免疫球蛋白的相互作用下导致甲状腺功能的亢进。继发性甲亢和高功能腺瘤的发病原因也不明，可能与结节本身自主分泌有关。甲亢确切的发病机制也不清，可能与自身免疫、精神因素及遗传因素有关。

二、临床表现及诊断

(一)症状

典型表现为甲状腺激素分泌过多综合征，主要为交感神经兴奋性增高和代谢增高的表现。

1. 神经系统　中枢神经兴奋性增高。易激动、焦虑、烦躁、发怒或惊恐，常有失眠、思想不集中、多疑等，伸舌或双手平举时可见细震颤，有时出现幻觉。但也有寡言、抑郁者。

2. 高代谢综合征　甲状腺激素分泌过多，促进物质代谢，产热与散热明显增多。基础代谢率明显增高，表现为乏力、怕热、多汗、低热，发生危象时可出现高热。由于能量消耗增多，多食仍易饥、消瘦、乏力。蛋白质代谢加速，引起负氮平衡，可有消瘦、尿肌酸排出增多。糖、脂肪分解加速可致糖耐量异常、血总胆固醇降低。

3. 心血管系统 代谢亢进和交感神经的过度兴奋，使心率增速，脉率每分钟常达100次以上，在睡眠时亦然。患者常诉心悸、胸闷、气促。体检常有心动过速，休息或睡眠时心率仍快，与代谢率升高呈正相关，为本病特征之一。有时出现心律失常，期前收缩最常见，时有阵发性或持久性心房颤动和扑动，偶见房室传导阻滞。严重者可出现心脏扩大，甚至心力衰竭。收缩压增高，舒张压降低，致脉压增大，可出现周围血管征。

4. 消化系统 食欲亢进，体重却明显下降，为本病特征。老年淡漠型患者常因厌食而呈恶病质。肠蠕动增快，大便频繁，呈糊状。严重者可有肝大及肝功能损害。

5. 其他 常有月经减少甚至闭经、阳萎等内分泌紊乱症状。外周血白细胞总数降低，血小板寿命缩短，可出现血小板减少性紫癜。个别患者伴有钾代谢障碍周期性肌麻痹。

(二)体征

1. 甲状腺肿大 腺体一般呈弥漫性的轻到中度肿大，随吞咽上下移动，质软，久病者较韧。一般不引起压迫症状。少数患者的甲状腺肿大不对称，或肿大不明显。由于腺体的血管扩张和血流加速，腺体左右上下叶外侧可闻及血管杂音和扪及细震颤，尤以腺体上部明显。甲状腺弥漫对称性肿大(图11-2-1)、伴杂音和震颤为本病特征之一。

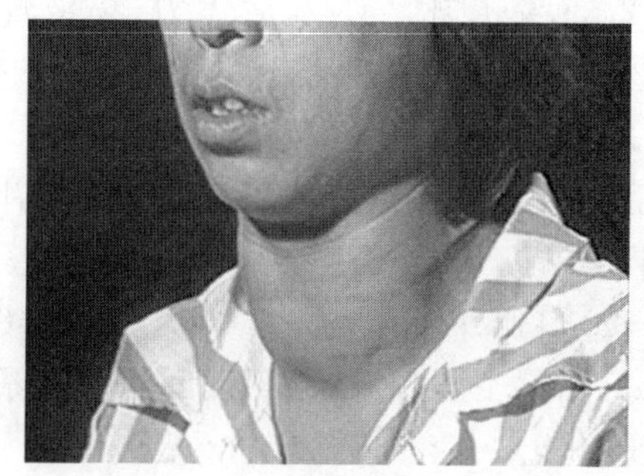

图 11-2-1 甲状腺弥漫对称性肿大

2. 眼征 为本病特征之一，可分为非浸润性突眼和浸润性突眼两类。①非浸润性突眼：又称良性突眼，为本病常见眼征。主要是因交感神经兴奋眼外肌群和上睑肌(Muller肌)，使张力增高所致。主要改变为眼睑及眼外部的表现，球后组织改变不大。眼征有眼裂增宽，少瞬凝视；上眼睑挛缩，向下看时上眼睑不能跟随眼球下落；向上看时前额皮肤不能皱起；两眼看近物时内侧聚合不能或欠佳(图 11-2-2)。②浸润性突眼：又称内分泌性突眼、恶性突眼。病情较严重，可见于甲状腺功能亢进不明显或无高代谢综合征的患者，主要由眼外肌和球后组织体积增加，淋巴细胞浸润和水肿所致。可有眼内异物感、畏光、流泪与灼痛、视物模糊或复视。突眼较重，突眼度常在19mm以上。突眼严重者眼睑闭合不全，可致角膜炎(图 11-2-3)与溃疡，如不治疗，病情常可进行性发展，以至失明。但突眼的严重程度与甲亢的严重程度无关。

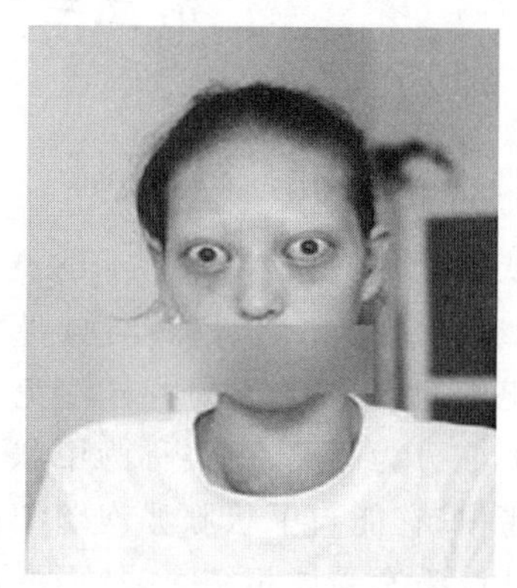

图 11-2-2 突眼征

3. 黏液性水肿 又称局限性黏液性水肿。多见于胫前，可单独出现而不伴有甲状腺功能亢进(图 11-2-4)。

(三)诊断

典型病例根据临床表现如怕热多汗、多食消瘦、心悸、失眠、甲状腺肿大、突眼等诊断并不困难，而不典型者如以房颤、心力衰竭等心脏症状，以消瘦、顽固性腹泻等消化道症状

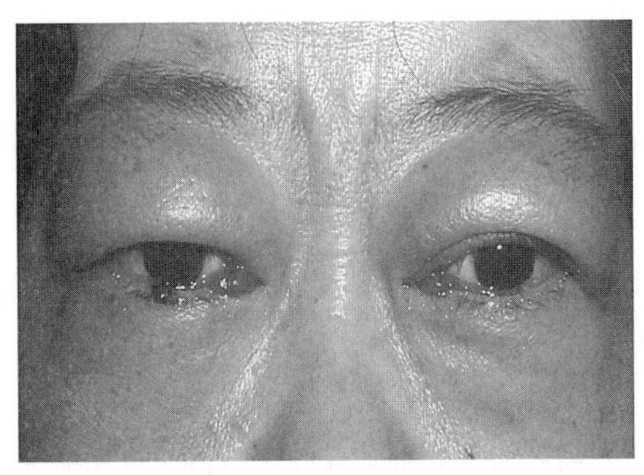

图 11-2-3　突眼征致角膜炎

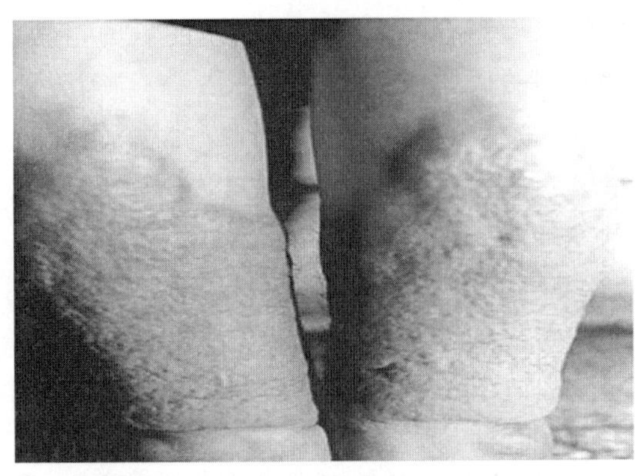

图 11-2-4　甲状腺功能亢进致黏液性水肿

或以贫血等症状就诊。辅助检查提示甲状腺摄^{131}I 率增高，高峰前移；血清总 T_3、T_4 及游离 T_3、T_4(FT_3、FT_4)增高，促甲状腺激素降低；甲状腺摄^{131}I 率不受外源性 T_3 抑制；静注促甲状腺激素释放激素后血清促甲状腺激素不增高；甲状腺刺激性抗体多为阳性。应排除神经官能症、甲状腺炎伴甲状腺功能亢进等。

三、治疗原则

（一）非手术治疗

1. *一般治疗*　适当休息，合理饮食。失眠者可予安定类镇静药，心动过速者可加用β受体阻滞药以改善症状。

2. *抗甲状腺药物治疗*　此法方便、安全，应用最广，但疗程长、复发率高，缓解率仅为 40%～60%。常用药物有硫脲类的甲硫氧嘧啶、丙硫氧嘧啶及咪唑类的甲巯咪唑（他巴唑）或卡比马唑（甲亢平）。药物通过抑制甲状腺内过氧化酶系，抑制碘离子转化为新生态碘或活性碘，从而阻碍甲状腺激素的合成。丙硫氧嘧啶尚有阻滞 T_4 转化为 T_3 以及改善免疫监护的功能，但对已合成的激素并无作用，故用药后需经数日方能见效。

适用于：①症状较轻，甲状腺轻至中度肿大的患者；②20 岁以下的青少年，妊娠妇女，老年体弱或并发严重心脏病、肝病、肾病而不宜手术者；③甲状腺次全切除术后复发而不宜行^{131}I 治疗者；④手术前准备；⑤^{131}I 治疗的辅助治疗。

抗甲状腺药物的主要不良反应有粒细胞减少与药疹，严重时可出现粒细胞缺乏症，以甲硫氧嘧啶最多见，甲巯咪唑次之，丙硫氧嘧啶最少。粒细胞减少多在初次用药后 2～3 个月或再次用药后 1～2 周发生，也可见于任何时期，故应定期复查白细胞总数及分类。用药过程中如出现发热、咽痛、乏力、关节酸痛等，应警惕粒细胞缺乏症，一旦确诊，必须停药抢救。

3. *放射性^{131}I 治疗*　利用甲状腺具有高度摄取^{131}I 能力和^{131}I 衰变时能放出β射线的生物效应，使腺泡上皮细胞破坏萎缩，减少甲状腺激素的产生，达到治疗目的。主要适用于：①30 岁以上的中度甲状腺功能亢进症患者；②对抗甲状腺药物过敏而不能继续用药，或长期药物治疗无效或治疗后复发者；③并发心脏病、糖尿病、严重肝病或肾病，有手术禁忌证者；④甲状腺次全切除术后复发者；⑤某些自主性高功能甲状腺结节伴甲状腺功能亢进者。

妊娠或哺乳、20 岁以下、重度浸润性突眼、甲状腺危象及有严重全身性疾病者禁用。

^{131}I 治疗的近期反应一般轻微，甲状腺部位略有胀感，治疗后第 1 周可有甲状腺功

能亢进症状的轻微加重，个别重症病例如治疗前未经抗甲状腺药物准备，较易发生危象。远期并发症主要有甲状腺功能减退，严重突眼患者^{131}I治疗后突眼可能加重。

(二)手术治疗

甲状腺次全切除能使90%以上的患者得到治愈，但手术属不可逆性破坏性治疗，必须慎重选择病例。适用于：①继发性甲亢，高功能腺瘤；②甲状腺显著肿大，压迫邻近器官；③内科治疗不明显，并伴有癌变可能；④有心力衰竭者。而青少年患者，症状较轻者，老年患者或严重心、肝、肾疾病及全身情况差而不能耐受手术者，妊娠早期(最初3个月)及晚期(6个月后)属手术禁忌证。

术前必须用抗甲状腺药物充分准备至症状控制，T_3、T_4在正常范围内。术前2周加服复方碘溶液，方法：①5滴，3/d，以后逐日增加1滴，3/d，至15滴，3/d维持，共服2～3周行手术治疗，术后继续服用，逐日减少1滴至5滴，3/d；②10滴/次，3/d，维持2周后手术，术后继续服用5～7d。目的：①可抑制蛋白水解酶，减少甲状球蛋白的分解，减少甲状腺素释放；②使腺体充血减轻，缩小变硬，有利于手术。

注意：①口服时应用饼干馒头蘸碘溶液，放入口中，避免接触牙齿而染色，同时也避免浪费；②刺激口腔和胃黏膜发生胃肠道反应、恶心、呕吐、食欲缺乏，应饭后服并喝水以稀释；③配伍普萘洛尔(心得安)，服普萘洛尔前必须测心率，若心率<60/min，应停服1次，一般可服至术前1～2h，术后继续服用5～7d。

手术方式为双侧甲状腺次全切除，其切除范围包括切除甲状腺80%～90%加峡部，保留甲状腺背面的完整，防止损伤喉返神经与甲状旁腺。

四、常见护理问题及处理

常见护理问题及处理与“甲状腺癌”一节相同，其他问题如下。

(一)个人应对无效

1. 相关因素　与甲亢所致精神神经系统兴奋性增高、性格与情绪改变不能自控有关。

2. 主要表现　易激动、焦虑、烦躁、发怒或惊恐，常有失眠、思想不集中、多疑等。

3. 护理措施

(1)解释情绪、行为改变的原因，观察患者情绪变化，与患者及其亲属讨论行为改变的原因，使其理解敏感、急躁、易怒等是甲亢临床表现的一部分，可因治疗而得到改善，以减轻患者原有的因疾病而产生的压力，提高对疾病的认知水平。

(2)减少不良刺激，合理安排生活：保持居室安静和轻松的气氛，限制访视，避免外来刺激，满足患者基本生理及安全需要。忌饮酒、咖啡、浓茶，以减少环境和食物对患者的不良刺激。帮助患者合理安排作息时间，白天适当活动，避免精神紧张和注意力过度集中，保证夜间充足睡眠。

(3)帮助患者处理突发事件，以平和、耐心的态度对待患者，建立相互信任的关系。与患者共同探讨控制情绪和减轻压力的方法。

(4)必要时给予地西泮(安定)等药物，保证夜间睡眠。

(5)加强健康教育，说明服药的重要性，以减轻或控制甲亢症状。

(二)营养失调——低于机体需要量

1. 相关因素　与基础代谢率增高、蛋白质分解加速有关。

2. 主要表现　①多食、多饮、体重下降；②患者自觉心跳加快、怕热多汗。

3. 护理措施

(1)评估患者基础代谢的状况：基础代谢率(BMR)测定，在清晨、患者刚清醒、安静未活动、空腹状态下测定脉压(mmHg)、脉率，计算：BMR(%)=(脉压+脉率−111)%，正常值为±15%。

(2)饮食以高糖类、高蛋白、高维生素、清淡、易消化均衡进食,提供足够热量和营养以补充消耗,满足高代谢需要。

(3)做好用药指导,教会患者按时、按量、按规则服药,不可自行减量或停服。

(4)定期监测体重、血肌酐、尿素氮值。

(5)建立一个有益于患者休息的安静、清凉、舒适的环境,减少刺激与消耗。

(三)感知改变——有视觉丧失的危险

1. 相关因素　与甲亢所致浸润性突眼有关。

2. 主要表现　①眼内异物感、畏光、流泪与灼痛、视物模糊或复视;②突眼,严重者眼睑闭合不全。

3. 护理措施

(1)指导患者保护眼睛:白天戴深色眼镜,减少光线和灰尘的刺激。夜间眼睑不能闭合者涂金霉素眼膏或戴眼罩保护,防止角膜、结膜损伤以及感染和溃疡的发生。

(2)眼睛勿向上凝视,以免加剧眼球突出和诱发斜视。

(3)指导患者减轻眼部症状的方法:0.5%甲基纤维素或0.5%氢化可的松溶液滴眼,可减轻眼睛局部刺激症状。

(4)高枕卧位和限制钠盐摄入可减轻球后水肿,改善眼部症状。

(5)每日做眼球运动以锻炼眼肌,改善眼肌功能。

(6)定期眼科角膜检查以防角膜溃疡造成失明。

(四)潜在并发症——甲亢危象

1. 相关因素　①手术准备不充分;②手术应激反应,儿茶酚胺大量释放;③手术操作时挤压甲状腺使大量甲状腺素进入血液。

2. 主要表现　原有甲亢症状加重,出现高热(39℃以上)、多汗、心慌、心率>120/min、脉压增大、烦躁、恶心、呕吐、腹泻、谵妄,严重者甚至出现昏迷。

3. 护理措施

(1)密切观察生命体征和意识状态并记录,昏迷者加强皮肤、口腔护理,定时翻身以预防压疮、肺炎的发生。

(2)吸氧以减轻组织的缺氧。

(3)静脉输入大量葡萄糖液并保持水电解质及酸碱平衡。

(4)碘剂应用:复方碘溶液 3～5ml 口服,紧急时可用10%碘化钠 5～10ml 加入10%葡萄糖液 500ml 中静脉滴注,以减少甲状腺素的释放,减少循环血液中甲状腺素的水平。普萘洛尔(心得安)应用:首次剂量口服 40～80mg,或丙基硫氧嘧啶首次剂量600mg,紧急时普萘洛尔 5mg 加入 5%葡萄糖溶液 100ml 中静脉滴注。高热者:退热、冬眠药物或物理降温等综合措施,使患者体温尽量保持在 37℃左右。躁动者:苯巴比妥100mg 肌内注射或地西泮 10mg 肌内注射,必要时将地西泮 10mg 加入 500ml 液体中静脉滴注。血压高者:用利血平注射液 2mg 肌内注射或利血平 1mg 加入液体中静脉滴注,根据血压调整滴速。心力衰竭者:可给予毛地黄制剂。肺水肿者:可给予呋塞米。必要时应用激素:氢化可的松每日 200～400mg,分次静脉滴注;地塞米松 10mg 静脉推注,以拮抗应激反应。

(5)做好患者的心理护理,消除紧张情绪。

(五)潜在并发症:甲状腺旁腺危象

1. 相关因素　①甲状腺切除过多;②术中损伤甲状旁腺。

2. 主要表现　症状加重,出现昏迷、呕吐、多尿、失水等高钙血症综合征,血钙超过4.0mmol/L。

3. 护理措施

(1)密切观察生命体征和意识状态并记录。昏迷者定时翻身,以预防压疮、肺炎的发生。

(2)紧急采取大量补充生理盐水,静脉滴

注磷酸盐、呋塞米，并行血液透析，以降低血钙。

(3)观察尿量，防止因甲状旁腺素下降致少尿或无尿，注意补充液体量。

(4)做好患者的心理护理，消除紧张情绪。

五、康复与健康教育

康复与健康教育与本章第一节"甲状腺癌"相同，其他注意点如下。

1. 饮食指导：适当多进高碘食物，预防甲状腺功能低下。

2. 定期复查 TSH、T_3、T_4，以了解有无甲亢复发或甲状腺功能低下。

3. 术后眼球突出难以改善者，应进行自我护理，同时坚持每日服用甲状腺片 60～180mg、糖皮质激素醋酸泼尼松 100～120mg，必要时再次就诊行球后脂肪摘除术，以改善症状。

4. 若患者出现黏液性水肿、精神萎靡、记忆力减退、反应减慢等，可能为甲状腺功能低下，应立即就医。

5. 如要妊娠，一定要在停药后医师的指导下妊娠，以免造成胎儿畸形、智能障碍等。

（钱火红　颜　哲）

第三节　胃　　癌

一、概　　述

胃癌(gastric cancer)是消化系统最常见的肿瘤之一，又是我国发病率最高的肿瘤之一，在我国有比较明显的地理分布特征。高发区比较集中在辽东半岛、山东半岛，华东沿海江苏、浙江、上海和福建以及内陆地区宁夏、甘肃、山西和陕西；南方各省(自治区)如湖南、广东、广西、四川和云南为低发区。

我国胃癌男女病死率分别为 20.9/10 万和 10.2/10 万，占恶性肿瘤死因的 26.1%和 8.7%，为首位肿瘤死因。胃癌的发病率随年龄增长而上升，一般从 35 岁到 39 岁开始，呈成倍增长，高发年龄在 50 岁以上，国内外差别不大。虽然近 30 年来，胃癌的发病率和病死率有下降的趋势，但早期胃癌的检出率仍然很低，进展期胃癌仍占大半，因而疗效不尽满意。

二、应用解剖特点

胃是消化道最大的部分，上连食管，下接十二指肠，后壁卧于胰腺之上，构成小网膜腔前壁的大部分。小弯邻肝左叶，大弯则上邻脾，下靠横结肠。在临床上常将胃分为五部分：①贲门部，是与食管相接的部分；②胃底部，位于贲门的左上方，高出食管贲门交界，是胃的最上部分；③胃体部，是胃底部和胃窦部之间的部分，所占面积最大；④胃窦部，胃小弯缘斜向与水平向相交近胃窦处有一凹入刻痕，称为幽门窦切迹(亦称胃角切迹)，自此切迹向右至幽门的部分为胃窦部，或称幽门窦部；⑤幽门部，是与十二指肠相接的部分(图 11-3-1)。

胃壁分为 4 层，即黏膜层、黏膜下层、肌层和浆膜层(腹膜层)(图 11-3-2)。①黏膜层：是胃壁的最内层，富含血管，呈红色。胃窦部黏膜较厚，底部黏膜较薄。②黏膜下层：由疏松结缔组织和弹力纤维组成，由于此层的存在，黏膜层可以在肌层上滑动，手术时可以自肌层剥离。黏膜癌肿可以扩散至该层。③肌层：胃肌层包括 3 层不同方向的肌纤维，内层是斜行纤维，与食管的环形纤维相连，在贲门部最厚，逐渐变薄，在胃体部消失。中层是环形纤维，在幽门部最厚，最终形成幽门括约肌。外层是纵行纤维，与食管和小肠的纵行肌相连，在胃大、小弯处最厚。④浆膜层：即腹膜层，于胃大、小弯处与大、小网膜相连。

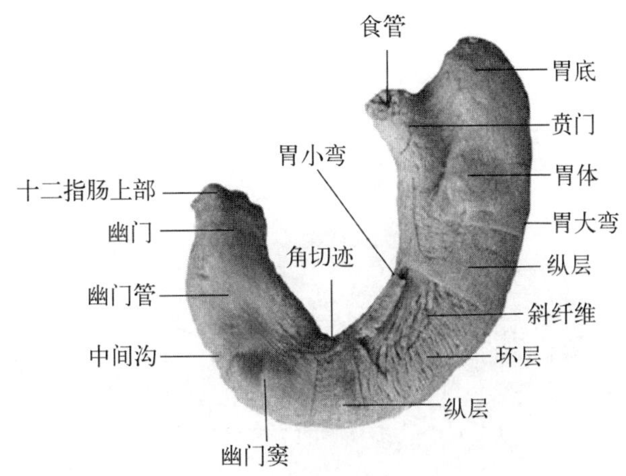

图 11-3-1　胃的解剖

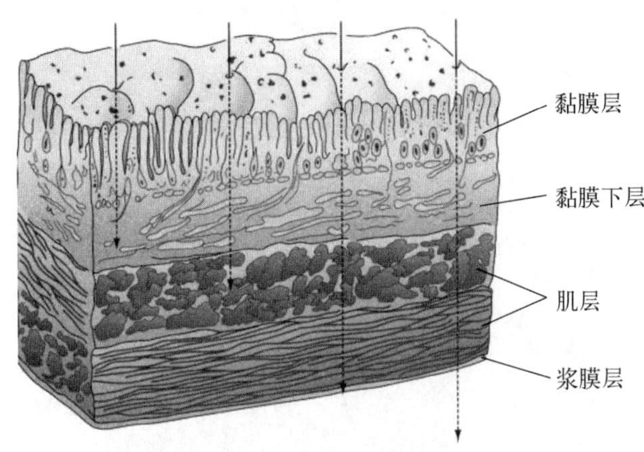

图 11-3-2　胃壁分层

胃的血管极为丰富，血液供应来自小弯侧的胃左、右动脉形成的动脉弓和大弯侧的胃网膜左、右动脉形成的动脉弓，以及胃短动脉。这些动脉的分支与胃壁内彼此间有广泛的吻合，形成网状动脉分布。胃的各静脉基本与同名动脉伴行，均注入门静脉系统（图 11-3-3）。

胃的神经供应属自主神经系统，包括交感与副交感神经两部分。交感神经的作用为抑制胃的运动和减少胃酸分泌，并传出痛觉。副交感神经纤维来自左、右迷走神经，它促进胃的运动、增加胃液分泌，与交感神经的作用是相对抗的。胃壁黏膜下层和肌层内的神经网是由交感与副交感神经纤维共同组成，以协调胃运动和分泌功能的相互关系（图 11-3-4）。

胃的淋巴结分为 16 组（图 11-3-5）：①贲门右；②贲门左；③胃小弯；④胃大弯；⑤幽门上；⑥幽门下；⑦胃左动脉旁；⑧肝总动脉旁；⑨腹腔动脉周围；⑩脾门；⑪脾动脉旁；⑫肝十二指肠韧带内；⑬胰头后；⑭肠系膜根部；⑮结肠中动脉周围；⑯腹主动脉旁。

根据肿瘤所在的部位，可将上述淋巴结按淋巴引流的顺序分为三站（表 11-3-1）。

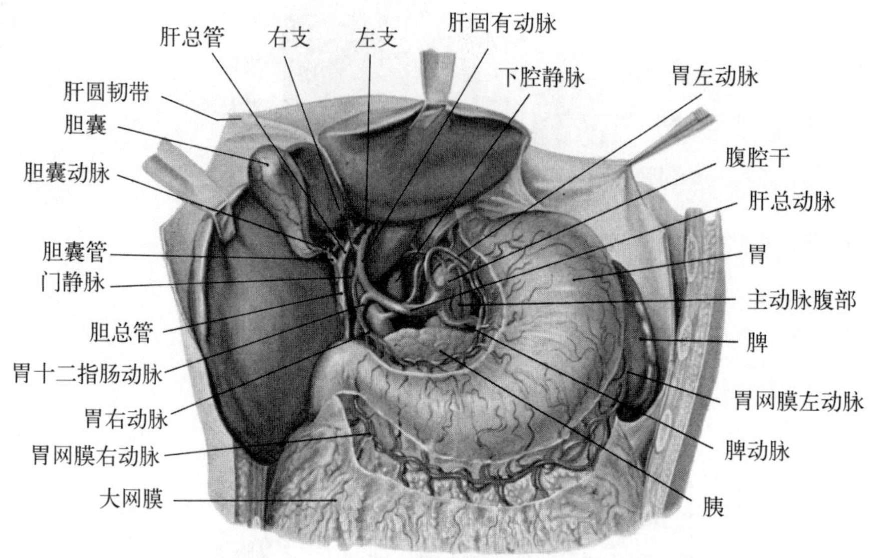

正面观

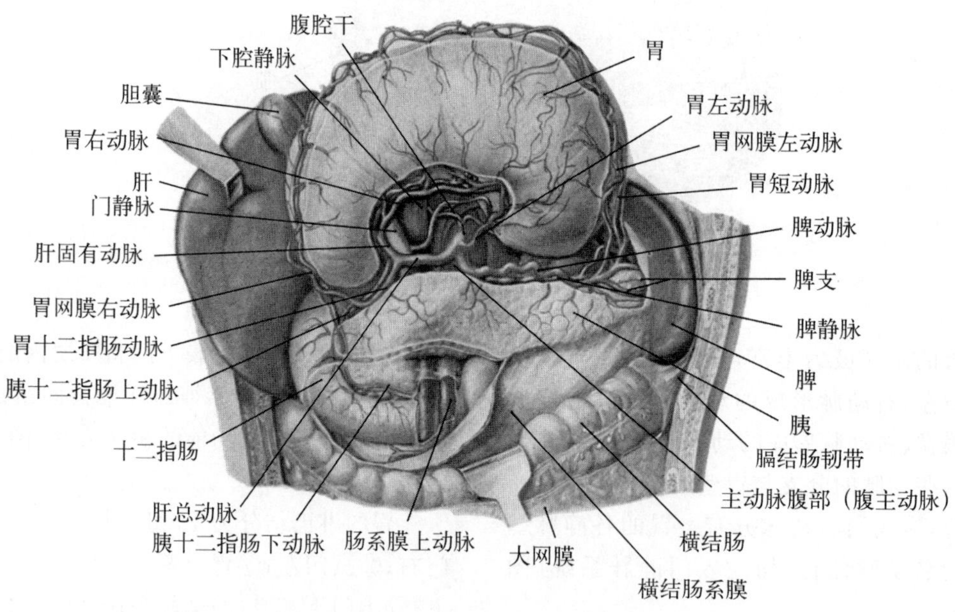

背面观

图 11-3-3　胃的血管

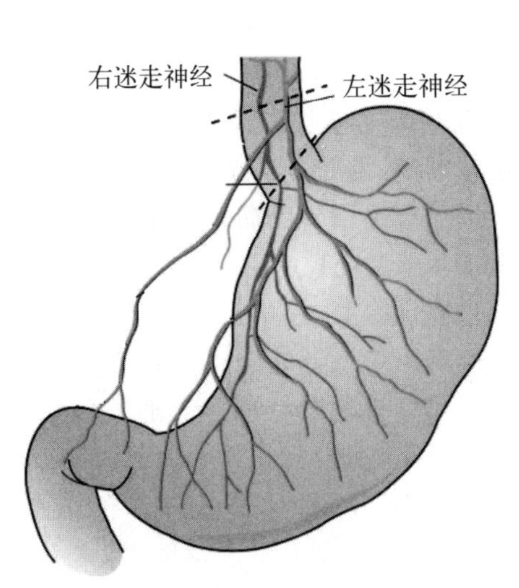

图 11-3-4　胃的神经

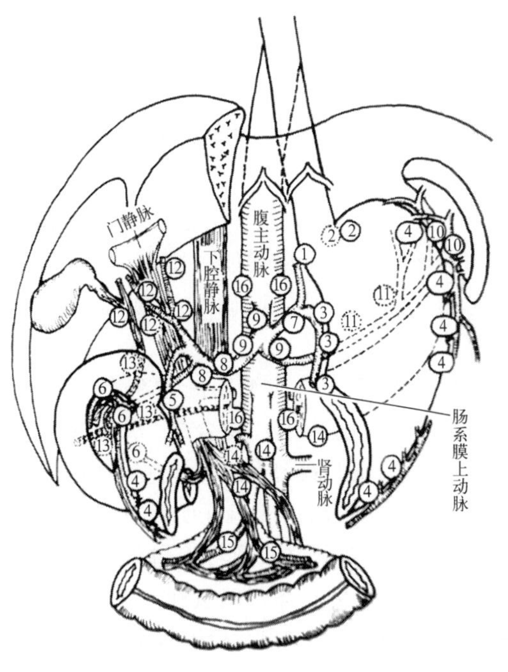

图 11-3-5　胃的淋巴结

表 11-3-1　胃癌部位与淋巴结站别的关系

胃癌部位	第一站	第二站	第三站
全胃	①②③④⑤⑥	⑦⑧⑨⑩⑪	⑫⑬⑭⑮⑯
远侧部	③④⑤⑥	①⑦⑧⑨	②⑩⑪⑫⑬⑭⑮⑯
胃体	①③④⑤⑥	②⑦⑧⑨⑩⑪	⑫⑬⑭⑮⑯
近侧部	①②③④	⑤⑥⑦⑧⑨⑩⑪	⑫⑬⑭⑮⑯

胃黏膜是由一层柱状上皮细胞组成，表面有密集小凹。柱状上皮细胞分泌含有中性多糖黏蛋白的黏液。在此柱状上皮黏膜层内尚有大量胃腺体，胃的不同部位有不同胃腺体，主要如下。①泌酸腺，在胃底和胃体，占全胃面积的 2/3，含有 4 种细胞。黏液颈细胞分泌黏液，呈酸性；主细胞分泌胃蛋白酶原；壁细胞分泌胃酸及内因子；内分泌细胞数量很少，分泌血清素。②幽门腺，在胃窦和幽门处，主要含主细胞和黏蛋白原分泌细胞，无壁细胞，故分泌液呈碱性。幽门腺内有内分泌细胞，如上皮细胞（EC 细胞）：释放 5-羟色胺（5-HT），呈嗜银或嗜铬染色；G 细胞释放促胃液素；D 细胞分泌生长抑素。③贲门腺，在贲门部，主要分泌黏液，与胃体部黏液相似。

三、病因与发病机制

胃癌是慢性疾病，发病过程较长且复杂。目前，没有任何一种单一因素被证明是人类胃癌的直接病因。因此，胃癌发生与多种因素有关。

（一）饮食因素

饮食中与胃癌关系密切的物质主要是亚硝胺类化合物、膳食中维生素 C、多环芳香族碳氢化合物（Polycyclic Aromatic Hydrocarbons,PAHs)(是芳香族碳氢化合物的一种特例)。

1. *亚硝胺类化合物*　在自然界中含量极少,但其前身硝酸盐和亚硝酸盐广泛存在于环境和食物中。食物中硝酸盐在胃内经细菌硝酸盐还原酶作用后,形成亚硝酸盐,亚硝酸盐能与食入的胺及其他含氨物质作用,生成亚硝胺类化合物,亚硝胺有强烈的致癌作用。

2. *维生素C*　能够阻断胃癌的主要致病因素——亚硝基化合物合成,从而起到防癌作用,可使亚硝酸还原为氧化氮,从而阻断胺的硝基反应。动物实验证明大剂量维生素C能直接抑制亚硝酰胺致胃癌过程。

3. *PHA*　是芳香族碳氢化合物,主要存在于烤焦的肉类中,是一种致癌物质。冰岛等胃癌高发区居民常年食用熏鱼(鱼肉的熏、烤均可增加PHA的含量),近30年来冰岛居民通过增加新鲜食物代替熏制食品,胃癌发病率呈下降趋势。

4. *高盐饮食*　与胃癌发病也有一定关系,高盐饮食可致胃排空延缓,破坏胃黏膜,使致癌物质与黏膜接触时间延长。

(二)吸烟与饮酒

吸烟是导致胃癌发生的非常重要的危险因素,烟草中含有多种致癌物质和促癌物质,如苯并芘、二甲基亚硝胺、酚类化合物、放射性元素等。其他严重有害物质包括尼古丁、一氧化碳和烟焦油。吃饭时吸烟可将烟草中的有害物质随食物吞下,并与胃黏膜接触。40%的食管癌和贲门癌与吸烟有关。饮酒与胃癌的关系目前证据尚不充分。

(三)幽门螺杆菌(HP)感染

1994年国际癌症研究机构(Internationnal Agency Re-search on Cancer)将幽门螺杆菌列为胃癌的1类致病因素,幽门螺杆菌(Helicobacter Pylori,H. pylori)感染是目前公认胃癌相关因素。

HP致胃癌的可能机制:①细菌的代谢产物直接转化黏膜,HP具有黏附性,其分泌的毒素有致病性,导致胃黏膜病变,自活动性浅表性炎症发展为萎缩、肠化与不典型增生,在这基础上易发生癌变;②类同于病毒的致病机制,HP DNA的某些片段插入宿主细胞,引起细胞转化;③HP引起炎症反应,其本身具有基因毒性作用;④HP还是一种硝酸盐还原剂,可催化亚硝类化合物而起致癌作用。世界范围内胃癌病死率下降,可能与幽门螺杆菌感染的控制有关。

(四)遗传因素

通过对胃癌患者的调查发现,胃癌患者的一级亲属患胃癌的概率是普通人的2～3倍。也有研究表明,胃癌的发生与血型和精神有一定关系,A型血的发病率高于其他血型20%～30%,O型血胃癌发生率低。一般精神较消极的人群更易患胃癌。

(五)环境因素

近年有人调查,胃癌在世界性地理分布有明显差异,在胃癌高发区,人体对硒的摄入量明显低于低发区,说明地理、环境因素在胃癌的病因中起着非常重要的作用。

(六)癌前变化

癌前变化系指某些使胃癌发生危险性增加的临床疾病或病理改变,因而可分为癌前状态(precancerous status)和癌前病变(precancerous lesion)。

1. *癌前状态*　胃癌的癌前状态是指胃癌前期疾病,如慢性萎缩性胃炎、胃溃疡、胃息肉、残胃炎及肥厚性胃炎等,这些良性胃疾病可能发生胃癌。据调查,慢性萎缩性胃炎的癌变率约为10%以上,胃溃疡的癌变率约为2%,此二种胃病发展到胃癌一般需10年以上时间;胃息肉在人群中发病率虽较低,不足1%,但腺瘤性息肉常伴有明显的肠化生和不同程度的异型增生,与胃癌关系密切,其癌变率可达10%～30%,>2cm宽基息肉癌变率明显上升;残胃癌最常见于胃切除术后毕Ⅱ式胃肠吻合术,该术通过使十二指肠液反流而引起食流性胃癌，使胃黏膜萎缩而癌变，发生率为 2%～10%，癌变时间多在手术后 20 年左右。

2. 癌前病变　一般认为，胃黏膜上皮异型增生为胃癌的癌前病变，胃黏膜上皮异型增生分为轻、中、重三级。轻度不一定为癌前病变，但可发展成为中度或重度，重度异型增生有时与癌很难鉴别。轻、中度者经适当处理可减轻或恢复正常，重度者较容易发展成癌。据报道，轻度者经处理后消退率为 66%，中度为 30%，而重度仅为 12.5%，却有 75%可能发展成癌。

四、临床表现与诊断

(一)早期表现

1. 上腹部不适　腹部烧灼、嘈杂及饱胀感，饭后尤其明显，并且随着病情发展，症状日益加重。要与消化不良和慢性胃炎相区别。消化不良常有饮食不慎，暴饮暴食病史，而慢性胃炎往往有反复发作的病史。

2. 下腹部饱胀感　在进食时更加明显，少量进食即有饱胀感，则不想再多进食，且常伴有胀气和恶心。

3. 疼痛　早期胃癌症状疼痛无定时，或表现为持续隐痛，不像胃溃疡或十二指肠溃疡有明显的饭后痛或饭前痛的特点，原治疗溃疡病有效的药物突然变得无效或效果明显降低。

(二)进展期表现

1. 腹痛　胃癌扩大浸润穿透浆膜而侵犯胰腺或横结肠系膜时，可出现持续性剧烈疼痛，并向腰背部放射。少数癌性溃疡穿孔的患者会有腹部剧痛和腹膜刺激征表现。

2. 食欲减退和消瘦　癌肿毒素的吸收使患者日益消瘦、乏力、贫血、营养不良，进行性加重，最后表现为恶病质。

3. 恶心、呕吐　是较常见的症状之一，伴幽门梗阻症的患者会呕吐宿食。

4. 呕血和黑粪　癌肿表面形成溃疡时，则出现呕血和黑粪。1/3 胃癌患者经常有少量出血，多表现为大便潜血阳性，有的患者可出现间断性黑粪，也有的因大量呕血而就诊者。

5. 腹泻　可能与胃酸过低有关，大便可呈糊状甚而可有五更泻。

6. 咽下困难　癌肿长大可出现梗阻症状，贲门或胃底癌可引起下咽困难。

7. 肿块　上腹部可扪及肿块，质硬，高低不平。

(三)晚期表现

患者呈恶病质，消瘦，脱水，低蛋白血症，贫血。癌肿扩散转移可引起腹水、肝大、黄疸及肺、脑、心、前列腺、卵巢、骨髓等的转移而出现相应症状。

(四)诊断

1. 胃癌的 X 线诊断　X 线诊断能确定肿瘤的位置、大小、周围侵犯的程度。

(1)胃钡剂造影法：胃钡剂造影胃癌的 X 线征象主要有龛影(图 11-3-6)和缺损(图 11-3-7)、黏膜皱襞的改变、蠕动异常及梗阻性改变等。

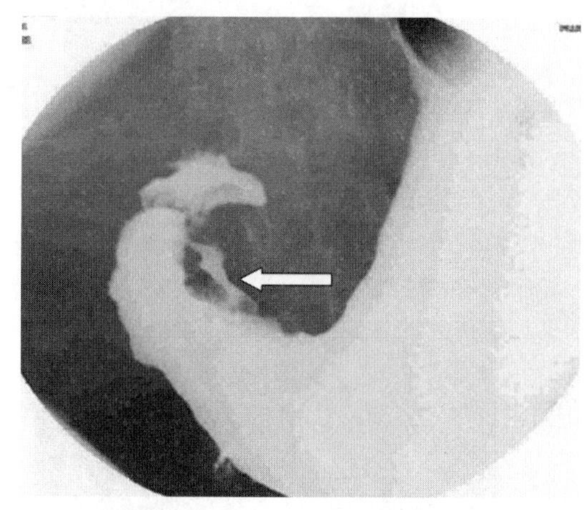

图 11-3-6　胃钡剂——龛影

(2)胃双重造影法：胃双重造影是以低稠度高浓度的硫酸钡和气体(二氧化碳或空气)两种不同性质的造影剂同时注入胃内进行透视摄片的一种检查方法。由于它能够清楚地

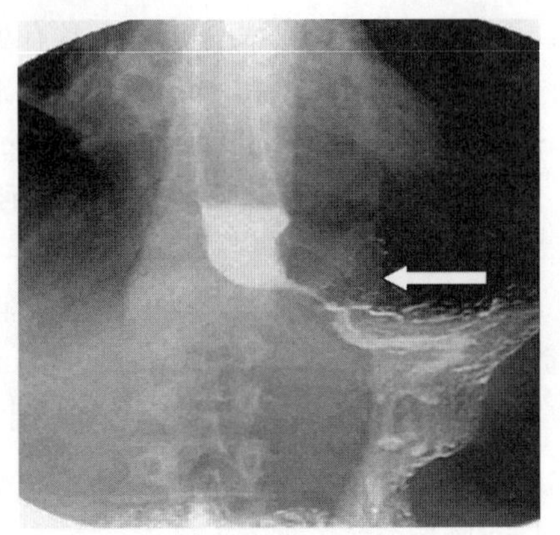

图 11-3-7　胃钡剂——缺损

显示胃黏膜的细微结构即胃小区的情况，因此对胃癌的诊断，特别是早期胃癌的诊断有较好的独特的效果（图 11-3-8）。

2. 胃癌内镜检查　胃镜检查既能直接看到胃黏膜病变的部位和范围，又能在直视下获取组织做病理检查确定诊断，是诊断早期胃癌的有效方法（图 11-3-9）。

从组织学类型看，胃癌绝大多数为腺癌，按世界卫生组织提出的分类，胃癌可分为：①腺癌，包括乳头状、管状、黏液及印戒细胞癌；②腺鳞癌；③鳞状细胞癌；④未分化癌；⑤未分化类癌。

3. 胃癌的超声波诊断

（1）腹部超声：能观察到 X 线及内镜无法看到的胃壁深层的病变。

（2）内镜超声：可直接在腔内检查胃壁，将胃壁的解剖层次分为 5 层超声图像，有助于术前临床分期。

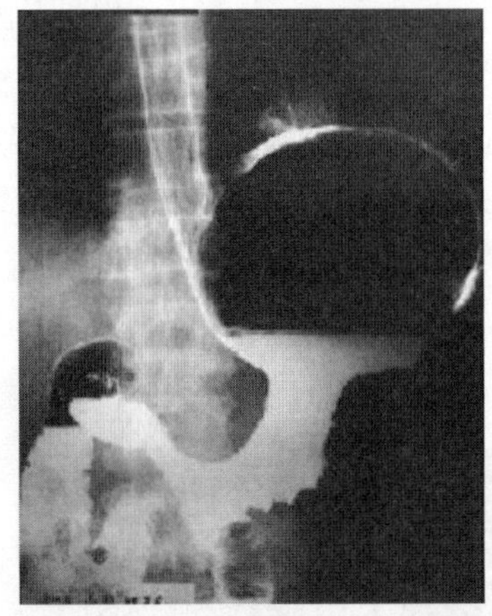

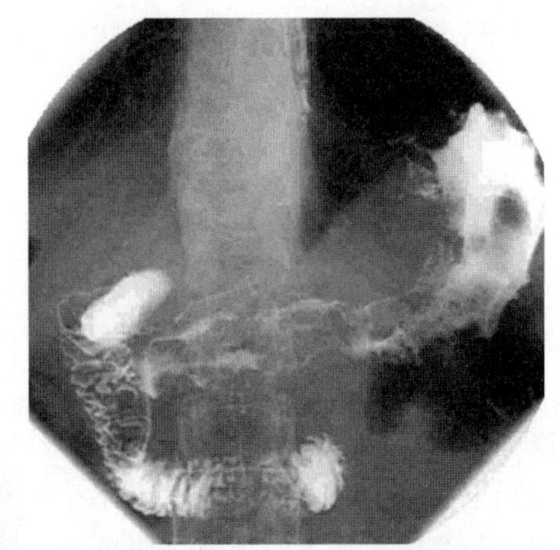

图 11-3-8　胃双重造影

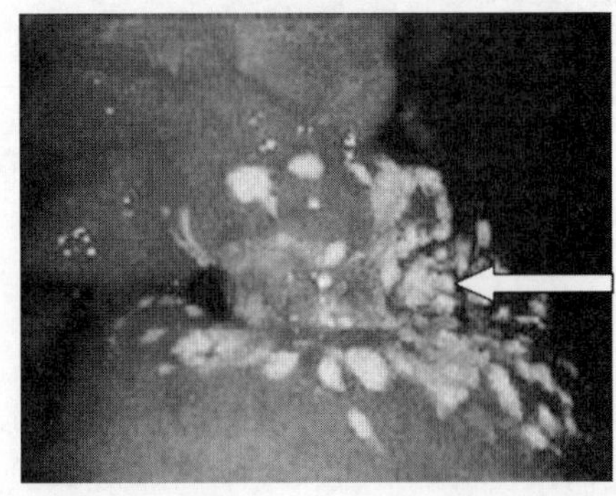

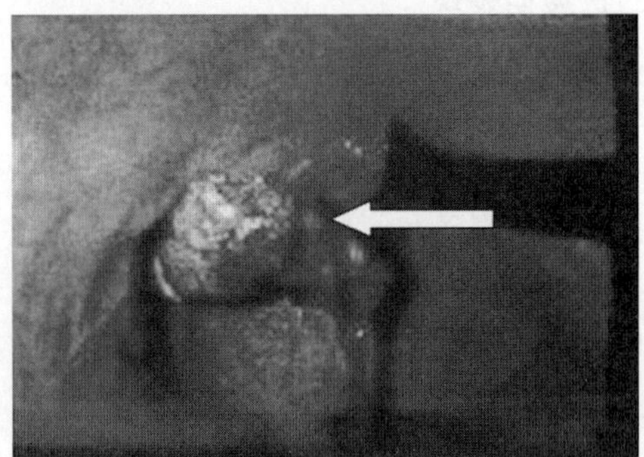

图 11-3-9　胃癌内镜检查

4. 胃癌生化、免疫学检查　一般常用的有癌胚抗原、甲胎蛋白等肿瘤标记物的检查，但经过多年实践发现上述指标阳性者常见于肿瘤较大或已有远处转移的晚期胃癌，因此目前普遍认为这些肿瘤标记物仅仅有助于判别肿瘤的预后及化疗的疗效，而无助于胃癌的诊断。

近年来血清中胃蛋白酶原（PG）的水平与胃癌发生的关系，日益引起人们的注意。PGⅠ主要由胃底腺主细胞分泌，PGⅡ则除上述腺体外还由胃窦和幽门腺分泌，当胃腺体萎缩，主细胞减少，血清 PGⅠ含量趋于下降，当萎缩性胃炎伴有肠化，胃窦腺向胃体延伸，PGⅡ含量随之升高，因而 PGⅠ的水平及 PGⅠ/PGⅡ的比值可作为一个反映胃黏膜病变的指标。当胃底病变较轻，胃窦发生萎缩肠化时，PGⅠ/PGⅡ值中等程度降低，当病变累及范围较广泛时，由于 PGⅠ含量下降，PGⅡ含量上升，则 PGⅠ/PGⅡ值显著降低，因此，PGⅠ/PGⅡ值可作为识别胃癌易感对象的指标。目前日本有介绍 PGⅠ/PGⅡ值作为胃癌普查初筛的方法，认为该法可作为胃癌普查的一种初筛手段。

5. 临床分期　根据胃癌的病理表现，临床将胃癌诊断为早期胃癌及进展期胃癌。

（1）早期胃癌（EGC）：凡癌组织仅限于黏膜层或黏膜下层者，不论病灶大小，有无淋巴结转移，均为 EGC。其肉眼形态可分为 3 型，即隆起型（Ⅰ型）、平坦型（Ⅱ型）及凹陷型，而平坦型胃癌又可分为 3 个亚型，即表面隆起型（Ⅱa 型）、表面平坦型（Ⅱb 型）和表面凹陷型（Ⅱc 型）（图 11-3-10）。

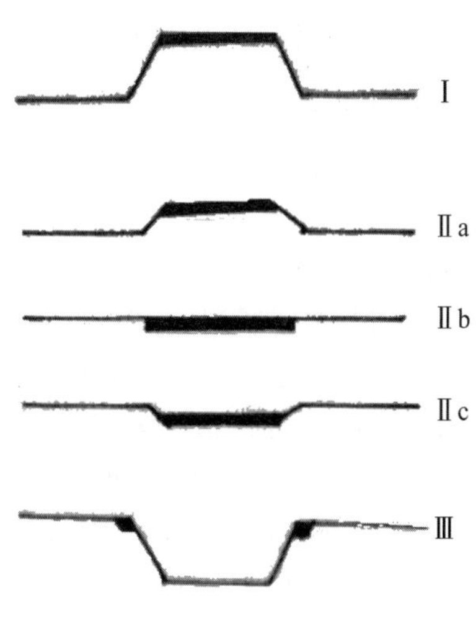

图 11-3-10　早期胃癌

（2）进展期胃癌（AGC）：癌组织浸润达肌层或浆膜层者称 AGC，AGC 多伴有淋巴、血行和（或）腹膜转移或直接浸润扩散，故也称中晚期胃癌。国际上广泛采用 Borrman 分型法，其分为 4 型：①BorrmanⅠ型，又称伞型、菜花型或肿块型，病变局限，界限清楚，浸润倾向不大，转移发生较晚；②BorrmanⅡ型，又称非浸润溃疡型，溃疡边缘隆起，病灶局限浸润不明显；③BorrmanⅢ型，又称浸润溃疡型，溃疡边缘不清楚，癌组织向周围浸润；④BorrmanⅣ型，又称弥漫浸润型，癌组织沿胃壁各层弥漫性浸润生长，累及全胃时，整个胃僵硬而呈皮革状，谓之“革袋胃”。简而言之，Borrman Ⅰ、Ⅱ型为局限型；Ⅲ、Ⅳ型为浸润型（图 11-3-11）。

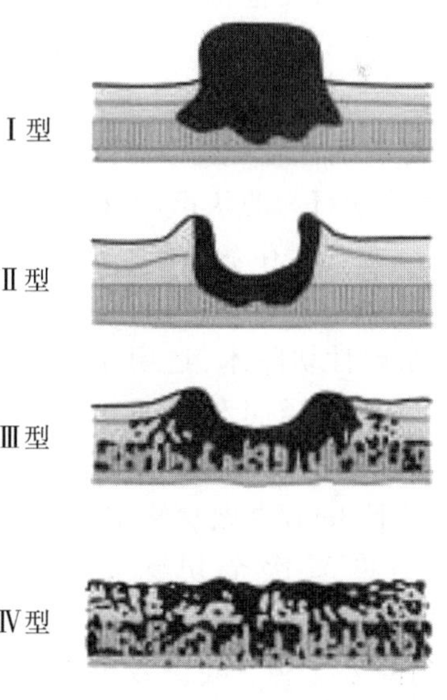

图 11-3-11　进展期胃癌

五、治疗原则

(一)外科治疗

外科手术是治疗胃癌的主要手段,也是目前能治愈胃癌的唯一方法。

1. 根据胃癌分期

(1)早期胃癌:早期胃癌的治疗效果好,5 年生存率超过 95%,通常可以治愈。①内镜黏膜切除术:该法先将内镜注射针经胃镜活检孔插入胃内达到病变边缘,向黏膜下注射含肾上腺素的生理盐水,使局部病变隆起,便于圈套。同时也可将病变与肌层隔离开来,保护肌层不受电凝损伤并防止出血。切下标本必须经病理检查,切端无癌细胞为完全切除。术后随访 2 年无复发可列为治愈。②腹腔镜下局部切除:随着微创手术的发展,早期胃癌经腹腔镜下的全层切除部分胃壁已成可能。此手术不开腹,将胃壁病变行全层切除,切除范围较内镜下黏膜切除为广,可将邻近胃癌病灶周围的淋巴结一并切除,如活检发现有癌转移时即可中转剖腹行根治手术。③D1根治术:切除范围为原发病灶及周围足够正常胃壁,并清扫第 1 站淋巴结。如不需切除小弯侧,要尽量保留迷走神经分支。

(2)进展期胃癌:随着人们对进展期胃癌特征及生物学行为的认识,外科手术得到进一步完善。5 年生存率已有所提高。

2. 具体术式

(1)根治性切除术:适用于胃周邻近组织、器官无明显浸润和无远处转移的所有胃癌。①全胃切除术:切除整个胃,贲门上 2cm,幽门下 3cm,再做食管空肠吻合术(图 11-3-12)。②胃次全切除术:切除胃的 75%～90%。有近端胃次全切除术和远端胃次全切除术 2 种。我国胃癌患者以胃窦癌多见,故手术多见于远端胃次全切除术(图 11-3-13)。近端胃切除术见图 11-3-14。

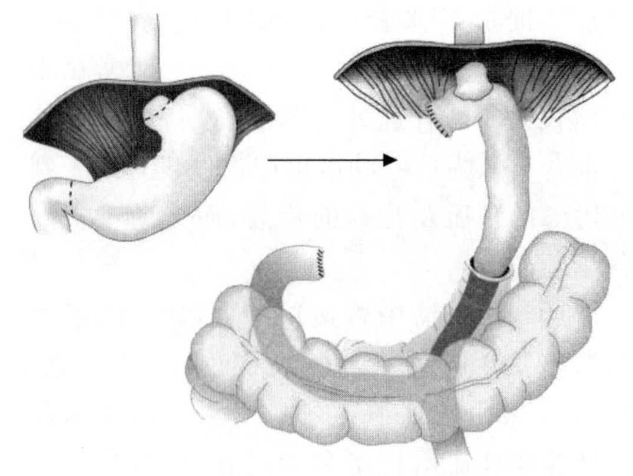

图 11-3-12　全胃切除术

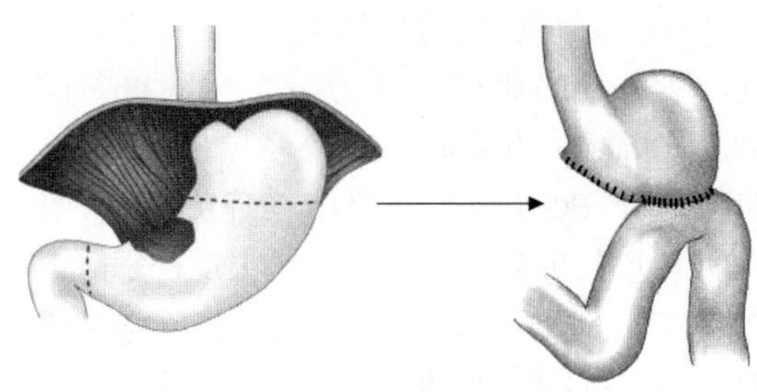

图 11-3-13　远端胃次全切除术

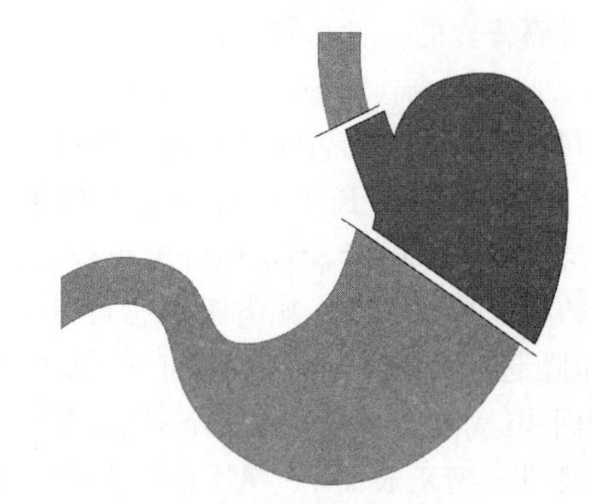

图 11-3-14　近端胃切除术

有下列一种或多种情况时,手术即不能称为根治性:①有腹膜播散;②有血行肝转移;③原发肿瘤广泛侵及邻近脏器;④第12～16 组淋巴结有转移。

(2)姑息性手术:姑息性手术主要适用于癌肿已有远处转移,无法根治的患者。包括两类:一类是不切除原发病灶的各种短路手术，如胃空肠吻合术，另一类是仅切除原发病灶的姑息性切除术。①胃癌姑息性胃大部切除术：此类患者虽然肿瘤已有远处转移，但肿瘤本身尚能活动、游离，故切除原发病灶在内的胃组织 50%～70%，不但可以消除肿瘤出血、穿孔等危及生命的并发症，尤其在切除术后配合化学治疗有的仍可获得较长的生存期。②胃造瘘术：放置胃造瘘管以便于患者术后经造瘘管中给营养，延长患者生命（图 11-3-15）。③胃肠吻合术：胃与空肠吻合，又称“短路手术”（图 11-3-16），主要是为了缓解消化道的梗阻症状，以提高生活质量。

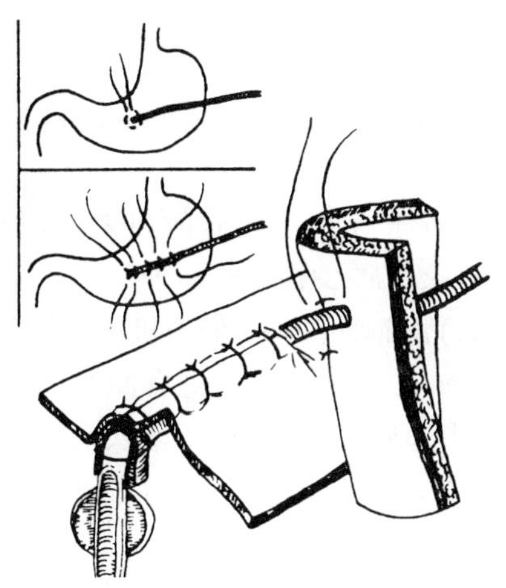

图 11-3-15　胃造瘘术

（二）化学治疗

化学药物是药物治疗胃癌的主要部分，胃癌手术前，术中以及术后均可辅助化疗以提高手术切除率、减少复发率以及提高生存率。对于不能手术、根治术后复发或姑息切除、改道、探查的晚期患者，化疗则是综合性治疗的主要方法之一。

1. 联合化疗　常用方案如下。①DCF 方案：多西他赛、顺铂、氟尿嘧啶。②ECF 方案：氟尿嘧啶、阿霉素、顺铂。③EOX 方案：阿霉素、奥沙利铂、卡培他滨。④ECX 方案：阿霉素、顺铂、卡培他滨。⑤氟尿嘧啶、奥沙利铂、甲酰四氢叶酸。

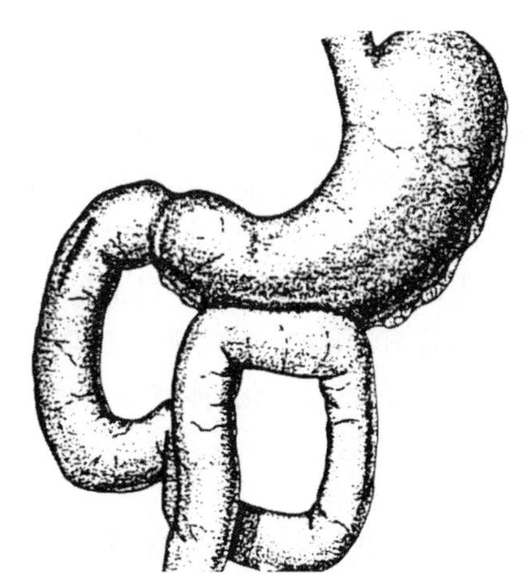

图 11-3-16　短路手术

2. 口服化疗　由于口服化疗药具有不受治疗条件的限制、易于携带、不良反应小等优点，因此被更多患者所接受。常用的药物有希罗达、可弗等，常见的不良反应有胃肠道反应、皮肤色素沉着及末梢神经炎等。

3. 新辅助化疗　所谓新辅助化疗是指手术前实施的全身化疗，也称早期化疗。近年来也逐渐被应用于胃癌患者的治疗中，一般为 2～3 个疗程。

4. 局部区域性辅助化疗

（1）术中腹腔内温热化疗（IPHC）：IPHC 是在术后早期腹腔内化疗的基础上发展起来的一种新技术，该疗法多利用温热效应对肿瘤细胞的多重抑制作用来增加化疗药物抗癌的敏感性。

（2）术后早期腹腔内化疗（EPIC）：主要用于行根治性切除术后且远处转移的进展期胃癌患者，常用药物有氟尿嘧啶、丝裂霉素、胞必佳、顺铂等，多种药物合用可提高杀伤癌细胞的协同作用。

（3）区域性动脉内化疗（DSA）：经动脉插管到肿瘤部位注入化疗药物，可使肿瘤组织内的药物浓度较之通常由外周静脉给药高出数倍，故治疗效果明显提高，且全身的不良反应相对较轻，一般采用从腹主动脉插管至腹腔动脉给药。此种化疗的目的及优点为：①通过局部或区域性大剂量给药可大大提高化疗药物对肿瘤细胞直接的细胞毒素性作用；②对较晚期患者术前用该疗法，有利于进一步提高原发病灶的切除；③术中或术后采用该疗法，有利于防止癌肿的局部复发，弥补全力用药的不足；④该疗法能明显降低全身用药所导致的造血、消化、神经等系统的不良反应。

（三）放射治疗

胃癌是一种对放射线不敏感的肿瘤，而胃的邻近脏器肝、胰、肾等对放射线较敏感，因而限制了放疗在胃癌中的应用，一般仅对有浆膜浸润或第二站以上淋巴结有转移的胃癌患者采用放疗法。

（四）生物免疫治疗

以淋巴因子激活杀伤细胞（LAK 细胞）为代表的过继性免疫治疗正受到临床的重视，它主要利用单克隆抗体定向作用于某些与肿瘤发生或转移相关的生物因子，其代表药物有赫赛汀（Herceptin）。

六、常见护理问题

（一）焦虑、恐惧、悲观、绝望心理

1. 相关因素　①对疾病缺乏了解、担心预后、害怕死亡；②对手术的恐惧、害怕术后切口疼痛或出现术后并发症等；③对术后化疗的恐惧、害怕；④担心经济费用；⑤社会角色的缺失。

2. 临床表现　①沉默寡言，拒绝与别人交谈；②过多疑问，不停提问跟疾病有关的任何事情；③对手术失去信心，不配合治疗，甚至拒绝治疗；④心神不宁，甚至失眠；⑤有自杀的念头或倾向。

3. 护理措施

(1)建立良好的护患关系，加强沟通，主动关心患者。

(2)讲解胃癌的基本知识及手术治疗方式，对患者的疑问给予耐心的解释，消除患者的焦虑心理，鼓励他们以正确的态度对待手术。

(3)教会患者术后有效咳嗽的方法并请做过同种手术的患者现身说教，增加患者对手术的信心。

(4)与家属沟通，共同照顾、鼓励患者，以增加其治疗的信心。

(5)对于因承担的社会角色太多、心理压力较重的患者，要有针对性地疏导，保持最佳的心理状态。

(6)向患者及家属介绍有关化疗的知识及化疗的必要性，使他们了解化疗可能出现的不良反应，同时介绍同病患者谈体会，消除患者的顾虑，接受治疗。

(7)必要时与医师沟通，避免不必要的检查及治疗，消除患者对经济支出而造成的负担。

(8)对于有自杀倾向的患者，应加强巡视，并要求家属 24h 陪护。

（二）营养失调——低于机体需要量

1. 相关因素　①因进食减少甚至是无法进食引起营养摄入不足；②疾病本身引起消耗增加；③吸收障碍；④术后长期禁食；⑤化疗引起胃肠道反应。

2. 临床表现　①患者出现消瘦、全身乏力；②头晕、眼花，特别是改变体位后，如下蹲后突然站立；③实验室检查提示低蛋白血症及贫血；④低蛋白血症引起全身水肿；⑤因为患者进食减少引起低钾血症而出现腹胀；⑥营养不良引起切口愈合不佳。

3. 护理措施

(1)给予患者高蛋白、高热量、丰富维生素、易消化的饮食，特别是富含精蛋白的食物，如河虾、黑鱼等。

(2)如患者有进食梗阻症状或无法进食，则应尽早给予静脉高营养。

(3)贫血患者可指导进食补血食物，如红豆、红枣、猪肝、深色蔬菜等，必要时输新鲜血。

(4)低蛋白血症患者补充血浆或白蛋白。

(5)记录出入液量,监测血液指标,保持水、电解质平衡。

(6)化疗期间进清淡易消化饮食,避免食用油腻食物,鼓励患者多饮水。

(7)注意休息,减少消耗。

(三)有引流失效的可能(胃管、尿管、腹腔引流管等)

1. 相关因素　①引流管扭曲;②引流管堵塞;③引流管漏气;④引流管脱出、不在位。

2. 临床表现　①恶心、呕吐:主要是由于胃管引流不畅导致胃液蓄积在胃内或肠腔内。②腹胀:主要是由于胃管及尿管的引流不畅引起胃液及尿液的潴留。③切口渗血、渗液:可能是由于腹腔引流管不在功能状态未能有效引流。④腹痛:主要是由于胃管、腹腔引流管引流不畅导致引流液的蓄积引起腹部胀痛,以及引流液蓄积引起吻合口张力过大出现吻合口瘘而发生的疼痛。⑤发热:主要是由于胃管引流不畅导致胃液在胃内发酵,以及尿管的扭曲、堵塞引起尿液反流而出现逆行感染,此外腹腔引流管引流不畅使腹腔引流液被吸收亦可引起发热。

3. 护理措施

(1)保持引流管通畅,妥善固定各类引流管,并留有患者翻身的余地。

(2)观察引流液的色、质、量,如较长时间无引流液引出,要及时查找原因。

(3)须负压引流的引流管要保持负压状态,如胃肠减压的负压,手提式胃肠减压为－100～－70mmHg,一次性负压引流器为－30～－20mmHg,腹腔引流管的负压为－70～－50mmHg。

(4)每隔 1～2h 挤压引流管 1 次,以免血块、残渣等堵塞引流管。

(5)患者翻身前后应妥善处置好引流管,防止引流管脱出。

(四)舒适状态的改变

1. 相关因素　①留置的各种引流管特别是胃管及鼻肠营养管引起的不适;②切口疼痛;③肠功能未恢复,感到腹胀;④卧床时间长体位不适;⑤术后能量代谢增加,大量出汗。

2. 临床表现　①患者烦躁不安,强烈要求拔除胃管,甚至自行拔除胃管;②呼吸浅快、急促,甚至不敢呼吸,以减轻呼吸幅度引起的切口疼痛;③腹胀、恶心、呕吐;④腰酸背痛,全身乏力;⑤衣服、床单位黏糊潮湿。

3. 护理措施

(1)每日给予雾化吸入 2 次,清洁鼻腔,以减少胃管对鼻黏膜和咽喉部的刺激。可予西瓜霜含片或草珊瑚含片(口含)以减轻咽喉部不适。

(2)正确评估疼痛程度,教会患者使用自控镇痛泵,应用麻醉性止痛药,观察止痛药的效果和可能发生的不良反应,使患者有充分的休息以恢复体力。

(3)腹胀明显者可予小量不保留灌肠、胃管内注入液状石蜡油、开塞露纳肛刺激肠蠕动,以促进早日恢复胃肠功能。

(4)在病情允许的情况下鼓励患者早期下床活动。

(5)及时床上擦浴,更换汗湿衣服和床单位,保持干洁舒适。

(五)潜在并发症——十二指肠残端瘘、胃肠吻合口瘘

1. 相关因素　①吻合口张力过大;②残端血供受损;③组织水肿,缝合欠佳;④贫血和低蛋白血症;⑤空肠输入、输出襻梗阻、胃扩张。

2. 临床表现　①一般发生在术后 3～5d;②突发上腹部剧烈疼痛及腹膜炎体征;③发热;④腹腔引流管内引流出浑浊液体;⑤伤口渗出黄绿色液体;⑥微小渗漏时腹膜炎体征不明显,可形成局部脓肿,继而发生外瘘。

3. 护理措施

(1)禁食、胃肠减压、保持引流通畅。

(2)使用抑制胃肠道消化液分泌的药物(如奥曲肽或施他宁等)及抗生素,减少瘘口的漏出,以利于瘘口的早日愈合。

(3)加强营养支持,适当给予白蛋白或血浆。

(4)伤口有渗出者注意局部皮肤的保护,及时更换敷料,可用防瘘膏保护皮肤或伤口外接造口袋。

(5)严密观察病情变化,如症状继续加重,应及时手术治疗充分引流。

(六)潜在并发症——术后梗阻(包括空肠输入襻梗阻、吻合口梗阻、空肠输出襻梗阻)

1. 相关因素 ①输入襻梗阻主要是由于输入襻过长,自身扭曲,折叠粘连,过短在吻合口处形成锐角;②吻合口梗阻主要是由于吻合口水肿,使得吻合口过小引起通过不畅,水肿一般在术后3～4d最严重;③输出襻梗阻主要是由于输出襻粘连,扭曲成角;④共同因素,网膜组织炎性团块压迫。

2. 临床表现 ①进食后出现上腹部饱胀,疼痛不适;②恶心、呕吐:输入襻梗阻呕吐物为胆汁不含食物、吻合口梗阻呕吐物为食物不含胆汁、输出襻梗阻呕吐物为食物和胆汁。

3. 护理措施

(1)禁食,持续胃肠减压。

(2)补液,静脉营养支持。

(3)抗感染。

(4)每日准确记录胃液量,维持水、电解质平衡,特别注意补钾。

(5)吻合口梗阻可行高渗盐水及皮质激素(如地塞米松)洗胃,以促进水肿消退。

(6)给予患者半卧位,并鼓励患者在病情允许的情况下多下床活动。

(7)遵医嘱可给患者进行理疗,如频谱仪腹部照射。

(8)保守治疗无效时,应积极配合医师做好术前准备,及早手术治疗。

(七)潜在并发症——早期倾倒综合征和晚期倾倒综合征(低血糖综合征)

1. 相关因素 ①胃切除术后胃容量减少。②切断迷走神经削弱了胃的适应能力。③幽门切除或成形术使胃的排空失控。④吻合口过大。⑤进食浓度高的食物或进食过多,其发作机制是:高渗食物进入肠腔,使大量细胞外液被吸入肠腔,使血容量一过性下降;饱餐使肠腔突然膨胀,牵拉肠系膜神经,引起5-羟色胺、组胺的释放,使肠蠕动增快和血管舒张从而引起腹腔神经丛的刺激反应;立位时,食物和进入肠腔内体液的重量牵拉已游离的残胃,刺激腹腔内脏神经,引起上述反射性症状。晚期倾倒综合征实质上就是低血糖综合征,是由于高渗食物快速进入小肠,葡萄糖被迅速吸收引起高血糖,激发胰岛素的过量释放,继而产生反应性低血糖。

2. 临床表现 ①早期:发生于餐后10～30min,表现为软弱、出汗、潮红、心悸、眩晕;上腹部饱胀不适、恶心、呕吐、肠鸣音频繁,可有腹部绞痛,继而腹泻。②晚期:发生于餐后2～3h,表现为乏力、眩晕、出汗、苍白、脉速、血压下降,甚至昏迷,消化道症状不明显,但可有饥饿感。

3. 护理措施

(1)预防:①嘱患者少量多餐;②膳食应以高蛋白、高脂肪、低糖类为宜,忌食过甜、过咸等浓度过高的食物及乳制品,使胃肠道逐渐适应;③餐后应平卧20～30min;④为避免低血糖反应,可在两餐之间摄入少量含糖食物,饮水也应在两餐之间进行。

(2)症状发作时,嘱患者卧床休息,口服糖水或静脉推注葡萄糖注射液。

七、康复与健康教育

(一)术后活动的重要性及方法

1. 腹部手术患者的胃肠功能一般在术后 48～72h 后逐渐恢复,开始排气或排便,而胃肠功能恢复的快慢取决于术后的活动。若手术后数天仍不能自主肛门排气,则会引起腹胀,重度腹胀不仅可使患者极感不适,而且膈肌上升,运动受限,可引起呼吸困难,下腔静脉血液回流受阻。

2. 长期卧床还可以出现肺部感染、泌尿系感染、下肢静脉血栓形成。

3. 腹部术后早期活动,对促进胃肠功能恢复、预防腹胀、促进血液循环、预防肺部及泌尿系感染、缩短手术恢复期、尽快恢复日常生活能力有着重要的作用。

4. 活动方法:患者在护士的帮助下,手术后 24h 即可以进行以下锻炼。

(1)呼吸运动锻炼:患者取半卧位,双目微闭,用鼻吸气,缩唇口呼出,呼、吸时间比为 1∶2或 1∶3。

(2)床上抬臀运动:患者平卧位,两腿屈曲,双手撑在床上,用力将臀抬起,坚持 5～10s 放下,如此反复,第 1 天可做 50～100 次,第 3 天渐增至 100～150 次。

(3)鼓励、协助患者床上翻身。

(4)在病情允许的情况下,术后前 3d 床上活动,第 4 天开始可逐步床旁活动,如无不适即可在室内适当活动。

5. 注意事项:①患者的活动量应根据个体差异而定;②活动应遵循循序渐进的原则;③腹部手术后 7d 内不可到室外活动,特别是高龄患者,因为长期卧床后血液循环减慢,甚至有微小血栓形成,而突然起床会使栓子脱落,引起重要脏器的栓塞,出现意外。

(二)术后饮食

1. 术后胃肠减压量减少,肠蠕动恢复,肛门排气后,可拔除胃管,拔管当日可适当饮水或少量米汤。严格执行三、六、九饮食规定,即术后禁食 3d,第 4 天予以半量清流质,应选择避免腹胀的食物,每次量为 50～80ml,术后第 6 天开始进流质,每次 100～150ml,术后第 9 天开始进半流质,少量多餐,开始时每餐 50g,每日 5～6 餐,至 6～8 个月,恢复每日 3 餐,每餐 100g,1 年后接近正常饮食。

2. 防止倾倒综合征的发生,餐后应平卧 15～30min,避免摄入高渗性食物,两餐之间可进食少量甜食。

3. 食物应以煮、炖、蒸为主,避免油煎、油炸、辛辣等刺激性食物;饮食应遵循规律,宜清淡,富营养,进食量应由少到多,由稀到稠,进食时要细嚼慢咽,以减轻肠胃的负担。

4. 多进高蛋白食物,如鱼、虾等,但应注意烹调方法。

5. 行全胃切除及远端胃切除术时切除大部分胃壁细胞和主细胞,胃酸和胃蛋白酶分泌显著减少,故应进偏酸性食物;而近端胃切除患者应进食偏碱性食物,且应小口吞咽以免吞咽时引起疼痛。

(三)康复指导

1. 保持心情舒畅,适量运动,避免劳累及受凉,进行中等程度的锻炼,以增加耐受力。

2. 按医嘱服有助消化及抗贫血药物,消化药应在饭后服用。

3. 手术切口应保持干燥,拆线后 7～10d 方可洗澡,应避免质地较硬的衣服摩擦伤口。

4. 如患者带管出院,应指导患者妥善固定,保持引流管的通畅,引流袋不可高过引流出口,以免引流液逆流引起感染,如引流液的颜色、量发生变化应该及时就诊。

5. 定期复查血常规、肝功能、血生化、胃镜,保证化疗的进行,防止术后癌肿的复发,并要建立一个良好的身心环境。

6. 保持大便通畅,并观察有无黑粪、血便,一旦发现异常应及时治疗。

7. 如有腹痛、反酸、嗳气甚至恶心、呕吐者应及时检查,尽早治疗。

(钱火红　张　闯　吕桂芬)

第四节 门静脉高压症

一、概 述

正常肝门静脉的压力为1.27～2.35kPa(13～24cmH_2O)。当门静脉系统的血液回流受阻、血液淤滞，致肝门静脉压超过2.35 kPa(24cmH_2O)而引起脾大、脾功能亢进、食管胃底静脉曲张、呕血、便血以及腹水等一系列临床表现，称为门静脉高压症(portal hypertension)。

对于门静脉高压症的研究从19世纪末就已经开始，但因其发病原因众多、发病率高以及治疗上的困难等，至今仍是一个具有挑战性的全球问题。在西方国家门静脉高压症多见于酒精性肝硬化，且90%的门静脉高压症是由酒精性肝硬化引起，肝硬化已成为美国第10位的死亡原因。在我国，门静脉高压症患者中有90%以上系由肝硬化引起，而由病毒性肝炎导致的肝硬化居于首位，约占68%。门静脉高压症导致曲张静脉破裂出血是致死的主要原因。

门静脉高压症的外科手术治疗主要是以食管静脉曲张破裂出血治疗为主，脾功能亢进治疗为辅，手术治疗并不能改善肝硬化，所以它是一个治标不治本的外科治疗。肝移植目前被认为是唯一可以从根本上解决肝硬化的外科治疗，但因其供者来源缺乏，限制了此项治疗的开展。

二、应用解剖特点

肝门静脉主干是由肠系膜上、下静脉和脾静脉汇集而成(图11-4-1)。肝门静脉主干在肝门处分为左、右2支，分别进入左、右半肝，并逐级分支，其小分支与肝动脉小分支的血液汇合于肝小叶内的肝窦(肝的毛细血管网)，然后又流入肝小叶的中央静脉，再汇入小叶下静脉、肝静脉，最后汇入下腔静脉，回流入心脏(图11-4-2)。

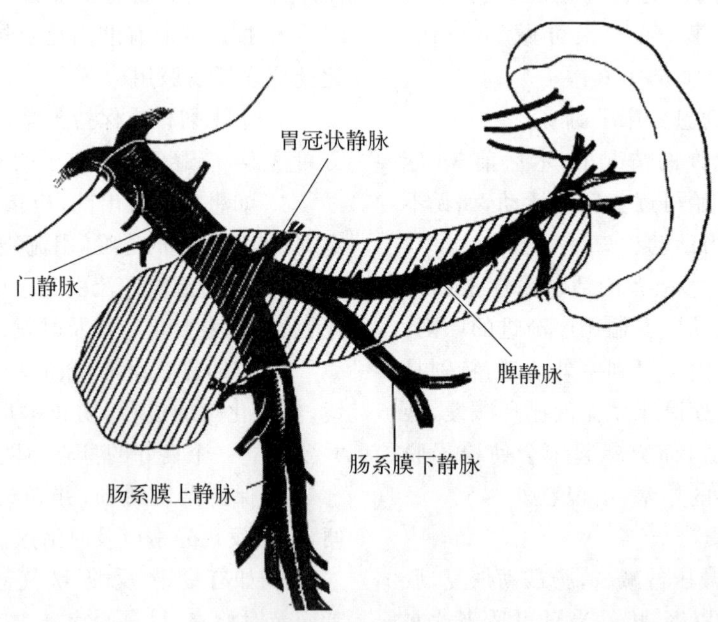

图11-4-1 门静脉系统的构成

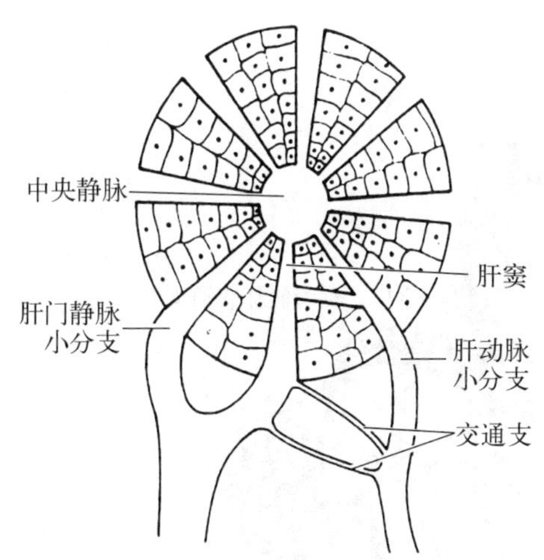

图 11-4-2　肝门静脉、肝动脉小分支之间的交通

肝是身体里唯一具有双重血液供应的器官。肝动脉占全肝血流量的 20%～40%(平均为 25%),肝门静脉占全肝血流量的 60%～80%(平均为 75%),而两者的供氧量几乎相等。

肝门静脉将从胃肠道消化吸收的营养物质运输到肝进行代谢和解毒。肝门静脉血液中含有肝需要的营养因子,它是维持肝细胞正常代谢和再生的重要物质。

肝门静脉具有 3 个特点:①门静脉系统血液在入心前要通过 2 组毛细血管网,所以 2 组毛细血管的任何病变(肝硬化、脾功能亢进)均可导致肝门静脉的压力升高;②门静脉系统内无静脉瓣控制血流方向,其压力通过流入的血量和流出阻力形成并维持,这不像大隐静脉,它有瓣膜,可以防止血液倒流;③门静脉系统与腔静脉系统之间有 4 处交通支(图 11-4-3)。在正常情况下这些交通支都很细小,血流量很少,血液分流在各自系统内。

肝门静脉压力增高到一定程度时可使血液转而通过这些交通支流向腔静脉系统并发生血管曲张,产生病理性侧支循环,临床上出现不同程度的病理表现。①胃底、食管静脉交通支:因胃底、食管下段静脉交通支离肝门静脉主干较近,两端静脉承受压力差最大,因而受肝门静脉高压的影响最早,也最显著。该处静脉曲张后,可使覆盖的黏膜变薄,易受胃液反流的侵蚀以及粗糙食物的损伤,血管弹性差,极易破裂出血。②直肠下端、肛管交通支:肝门静脉血流经肠系膜下静脉、直肠上静脉与直肠下静脉、肛管静脉吻合,流入下腔静脉。当门静脉高压时此处曲张静脉可形成痔,导致便血。③前腹壁交通支:肝门静脉血流经脐周静脉与腹上、腹下深静脉吻合,分别流入上、下腔静脉。当门静脉高压时,脐周静脉曲张,称"海蛇头"征。④后腹膜交通支:在腹膜后,有许多肠系膜上、下静脉的分支与下腔静脉分支相吻合。当门静脉高压时,形成腹膜后的曲张静脉。

三、病因和发病机制

门静脉高压症依据病变部位的不同可分为肝内型、肝外型和特发型。

(一)肝内型门静脉高压症

1. *肝炎后肝硬化*　我国的肝内型门静脉高压主要是由肝炎后肝硬化导致,肝细胞受损后,肝小叶内纤维组织增生和再生的肝细胞结节的挤压,血流淤滞,导致肝门静脉压增高。

2. *血吸虫病性肝硬化*　血吸虫在门静脉系统内发育成熟、产卵、顺着肝门静脉血流抵达肝小叶间小分支,引起虫卵栓塞、内膜炎和周围组织的纤维化,造成肝门静脉压力增高,从而引起肝功能障碍。

3. *急性肝病*　急性酒精性肝炎及脂肪肝、急性重型肝炎及重症肝炎、妊娠性脂肪肝等,因肝窦间隙胶原纤维沉积或肝细胞变性肿大,致肝窦狭窄,阻力增加,从而导致门静脉高压症。

4. *其他*　先天性肝纤维化(多发生于儿童);各种慢性肝病,如肝豆状核变性、肉瘤样肝病、原发性或转移性肝癌等均可引起门静脉高压症。

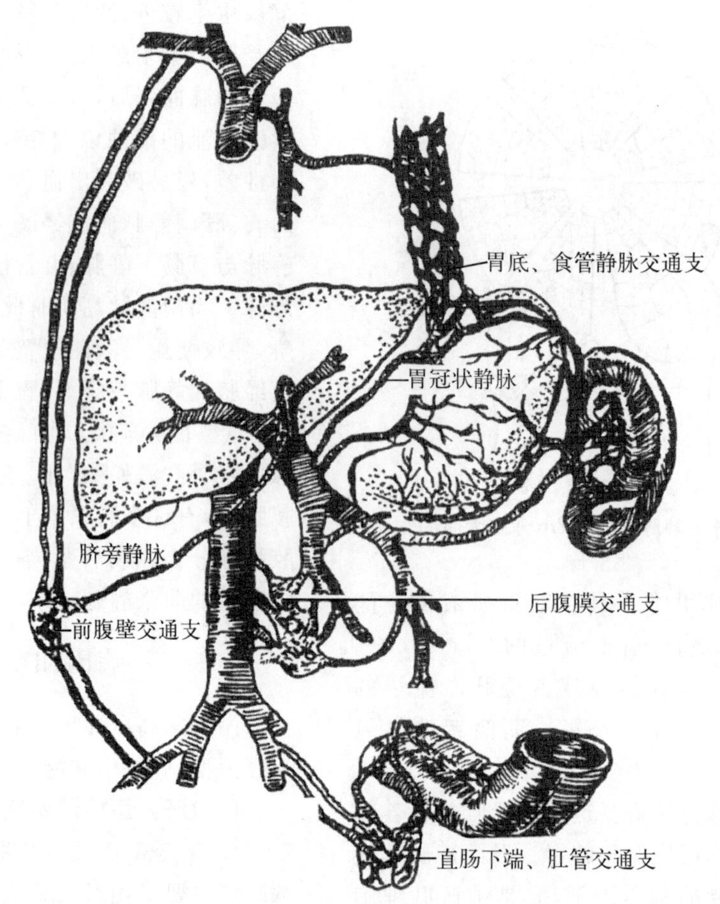

图 11-4-3　门静脉系统与腔静脉系统之间的交通支

(二)肝外型门静脉高压症(肝前型和肝后型)

1. 肝门静脉血栓形成(肝前型)　由于供给肝营养的肝门静脉发生梗阻而引起门静脉高压症。

2. 肝静脉流出道发生梗阻(肝后型)　因门静脉回流障碍而引起门静脉高压症。

(三)特发型门静脉高压症

1. 脾的病变　病因不明的脾大使脾静脉血流增多,致肝门静脉相对地不能适应,造成门静脉高压症。

2. 脾动静脉瘘或肝动脉门静脉瘘　使肝门静脉血流量增加从而导致门静脉高压症。

四、临床表现与诊断

(一)症状和体征

1. 脾大、脾淤血、脾功能亢进　大部分患者都有不同程度的脾大,脾大者可达盆腔,这是诊断门静脉高压症最重要的体征。脾大均伴有不同程度的脾功能亢进症,白细胞计数$<3\times10^9$/L,血小板计数$<(70\sim80)\times10^9$/L,逐渐出现增生性贫血和出血倾向,如牙龈出血、鼻出血等。

2. 呕血和便血　食管胃底曲张静脉破裂突发大出血,是门静脉高压最凶险的并发症,一次出血量可达1000～2000ml,常伴有黑粪。由于肝功能损害引起凝血功能障碍,脾功能亢进导致血小板计数减少,一旦发生出血，常难以自止。研究表明，第 1 次出血量超过循环血量的 25％即可导致患者休克、死亡，且第 1 次出血后 1 年内有 50％可发生再出血，每出血一次，肝功损害便加重一次。

3. 腹水 腹水是肝功能损害的表现。约 1/3 患者有腹水，可有移动性浊音，大量腹水时腹部隆起，呈“蛙形腹”。患者因腹内压升高、膈肌抬高，可出现端坐呼吸、心悸和脐疝。常伴有低蛋白血症、出现下肢水肿。

4. 其他表现 出现黄疸、肝掌、蜘蛛痣、腹壁静脉曲张、肝性脑病等。

(二)辅助检查

1. 血常规检查 全血细胞减少，白细胞和血小板计数下降较明显。

2. 血生化检查 肝功能检查中，正常的血清胆红素为3.4～17.1μmol/L，血清白蛋白为 40～55g/L，球蛋白为 20～30 g/L，白蛋白/球蛋白为(1.5～2.5)∶1。门静脉高压症患者的血清胆红素可增高，血清白蛋白下降，白蛋白、球蛋白比例可倒置，凝血酶原时间延长。通过肝功能检查并进行分级(见表 4-2-3)，可评价肝脏的储备功能。

3. 食管吞钡 X 线检查 可观察到曲张静脉呈蚯蚓样或串珠状改变(图 11-4-4)。

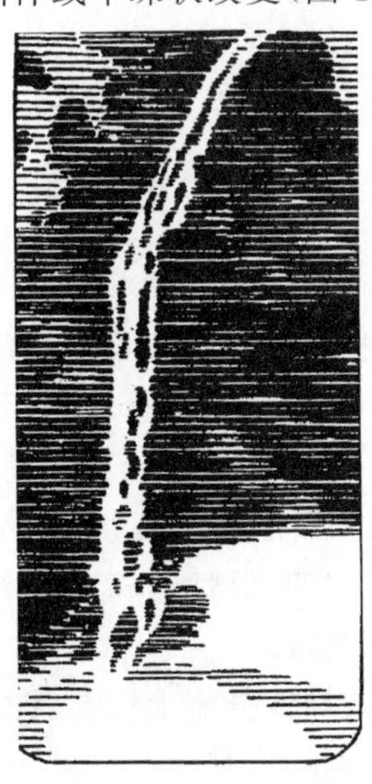

图 11-4-4 食管静脉曲张的 X 线钡剂造影

4. B 超 可确定有无肝硬化、脾大和腹水，了解肝门静脉的直径和血流方向。

5. 纤维胃镜 可了解食管和胃底静脉曲张及其程度，或行紧急内镜下止血。

6. MRI 可清晰地显示肝门静脉及其属支的扩张情况。

五、治疗原则

目前，针对门静脉高压症所设计的各种治疗方法并不能从根本上逆转肝脏病变，只能防治食管胃底静脉曲张破裂出血、脾功能亢进以及顽固性腹水等并发症。但手术创伤也会对肝功能产生不同程度的影响，因此长期以来门静脉高压症的手术治疗方法无法取得一致意见。无论选择哪种方法，肝功能的状况均是首先要考虑的因素，根据肝功能的好坏和并发症的严重程度来选择方案，门静脉高压症的治疗以早期治疗、持续治疗、终身治疗和内外科联合治疗为基本原则。

(一)非手术治疗

肝功能Ⅲ级(黄疸、大量腹水、肝功能严重受损)的患者如果发生出血，其手术死亡率很高，应尽量采用非手术治疗。

1. 药物治疗 血管收缩药(垂体加压素、垂体后叶素、生长抑素、β 肾上腺能受体阻断药如普萘洛尔等)、血管扩张药(有机硝酸酯类、α 受体兴奋药、α 受体阻断药、钙通道阻断药等)及利尿药等。

2. 三腔二囊管压迫止血(图 11-4-5) 三腔二囊管压迫是控制食管胃底静脉曲张破裂出血、抢救生命的一种有效治疗手段。该管有三腔，一腔通圆形胃气囊，充气后压迫胃底；一腔通椭圆形食管气囊，充气后压迫食管下段；一腔通胃腔，经此腔可行吸引、冲洗和注入止血药物。

3. 内镜治疗 内镜硬化剂注射栓塞治疗(图 11-4-6)是指在内镜直视下，将硬化剂注射到曲张静脉，从而达到短暂止血的目的，但其再出血率高达 45％。

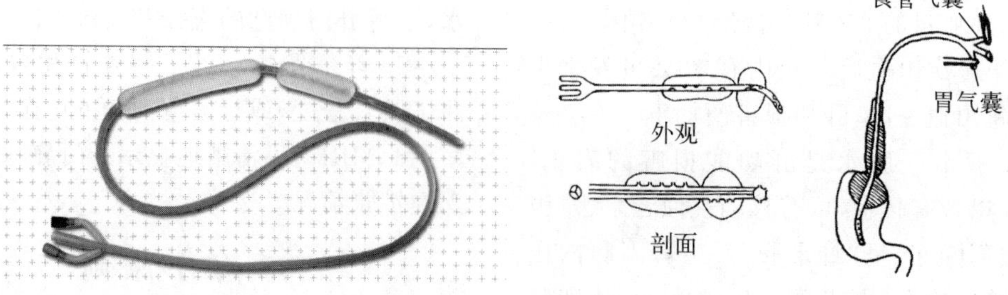

图 11-4-5 三腔二囊管压迫止血

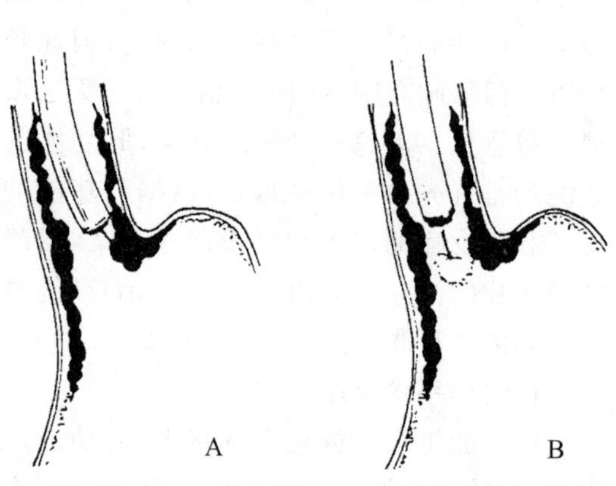

图 11-4-6 内镜硬化剂注射栓塞治疗

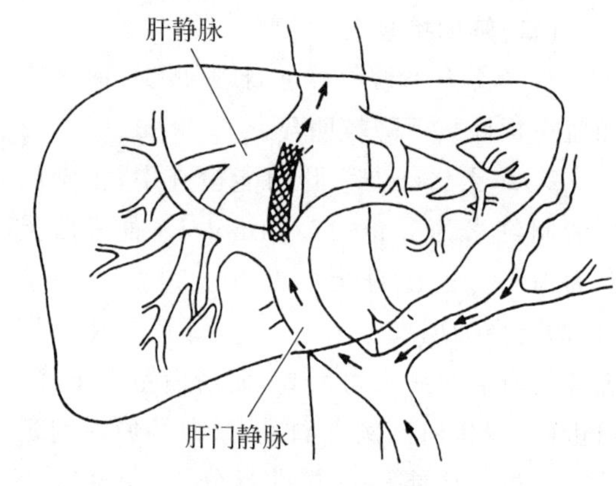

图 11-4-7 TIPSS

4. *介入栓塞治疗* 在X线监视下，经皮穿刺、经肝置入导管插入肝门静脉主干，造影后更换导管插入至胃冠状静脉，注入栓塞剂(如无水乙醇、十四羟基硫酸钠等)，将出血部位的曲张静脉栓塞，达到止血目的，紧急止血率可达89%，复发出血率20%。

5. *经颈静脉途径肝内门-体静脉内支架分流术(TIPSS)* 采用介入放射方法，经颈静脉途径在肝内肝静脉与肝门静脉主要分支间建立通道，置入支架以实现门体分流(图11-4-7)。

6. *支持治疗* 快速补液、输血(最好输新鲜血，因其内含凝血因子较多，有利于止血)，若收缩压低于80mmHg，估计失血量已达到800ml，应快速输血。

(二)手术治疗

对于肝功能Ⅰ、Ⅱ级患者，应尽量争取手术治疗。手术治疗主要分为分流术和断流术两类。

1. *门体分流术* 手术方式主要分为非选择性分流术(全分流手术)和选择性分流术两类。其优点是直接降低了肝门静脉的压力，再出血率低；缺点是分流术后，入肝门静脉血流灌注的减少不利于肝细胞功能的改善，同时肠道产生的氨绕过肝进入体循环，影响脑的能量代谢，肝性脑病发生率高，护理上要高度注意观察。

(1)非选择性分流术特点：将入肝的血流完全转入体循环。其吻合口大，分流量大，降压效果明显，止血效果好，但肝性脑病的发生率高达30%～50%。代表手术方式有脾-肾静脉分流术，即切除脾，将脾静脉近端与左肾静脉端侧吻合；门-腔静脉侧侧分流术，即离肝门静脉血流一并转入下腔静脉，降低肝窦压力，有利于控制腹水形成；门-腔静脉端侧分流术，即将肝门静脉肝端结扎，防止发生离肝门静脉血流；脾-腔静脉分流术；肠系膜上-下腔静脉分流术；肠系膜上-下腔静脉“桥式”分流术（图 11-4-8）。

(2)选择性分流术特点：旨在保存肝门静脉的入肝血流，选择性降低食管胃底曲张静脉的压力和肝性脑病的发生率。代表手术方式有选择性远端脾腔静脉分流术（图 11-4-9）和选择性远端脾肾静脉分流术（图 11-4-10）。

2. 断流术　即阻断门奇静脉间的反常血流，行脾切除，从而达到止血目的。其优点是断流术后门静脉压更高，从而保证入肝门静脉血流的增加，有利于肝细胞功能的改善，同时肠道产生的氨仍然入肝代谢转化为尿素，肝性脑病发生率低；缺点是门静脉压高，离断血管会再通，再出血率高。

手术方式很多，目前以“贲门周围血管离断术”应用最为广泛，包括脾切除、离断冠状静脉（包括胃支、食管支、高位食管支）、胃短静脉、左膈下静脉和胃后静脉（图 11-4-11）。

（三）其他治疗方法

1. 严重的脾大合并有明显的脾功能亢进的治疗　多见于晚期血吸虫病，也见于脾静脉栓塞引起的左侧门静脉高压，应行单纯性脾切除术，以矫正脾功能亢进。如有黄疸、明显腹水者，不宜行脾切除术。

2. 肝硬化引起的顽固性腹水的治疗　治疗时首先注意补充血容量，纠正贫血和低蛋白血症。如无效可考虑适当使用利尿药物和排放腹水减压。最有效的治疗方法是肝移植。

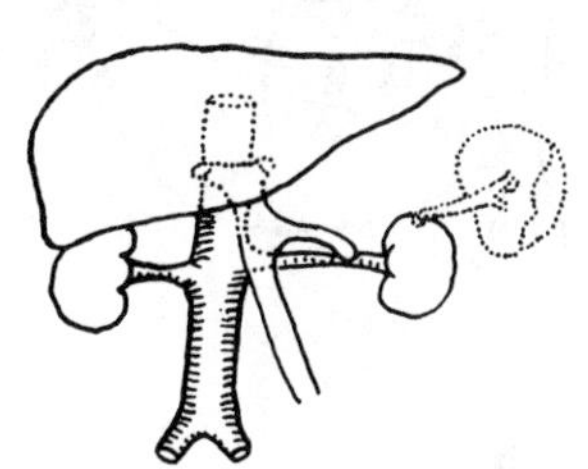

A. 脾－肾静脉分流术

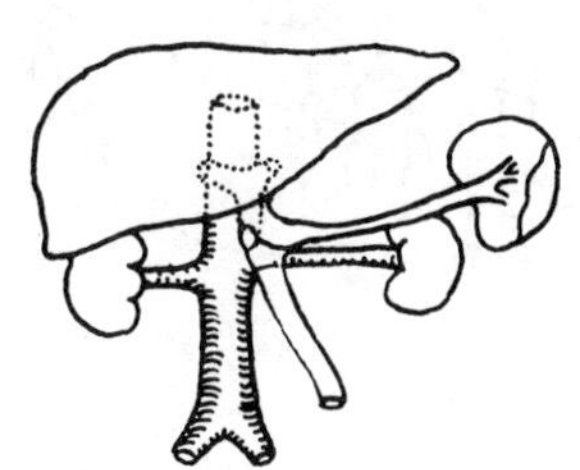

B. 门腔静脉侧侧分流术

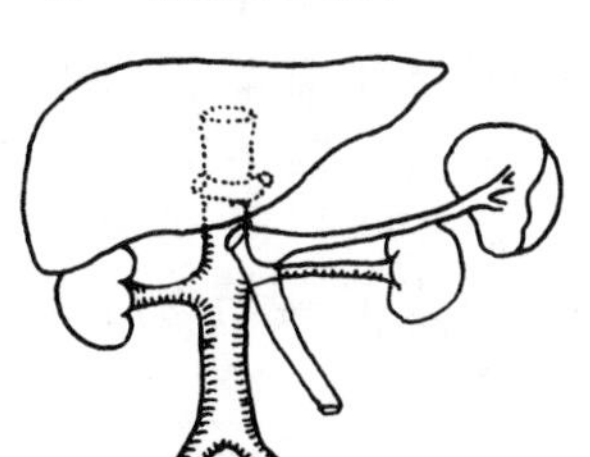

C. 门腔静脉端侧分流术

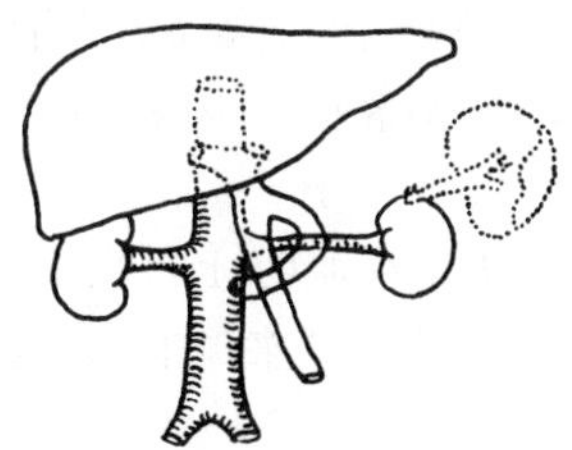

D. 脾腔静脉分流术

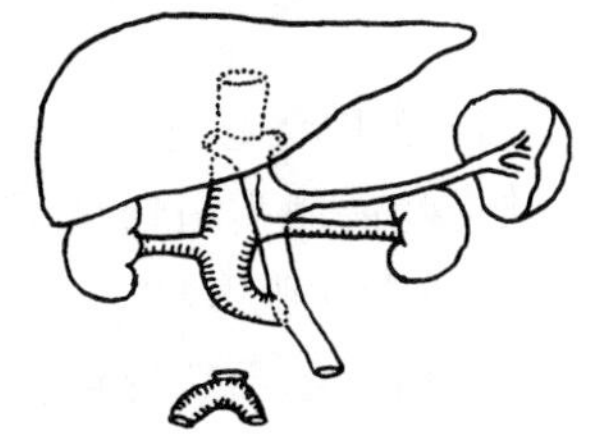

E. 肠系膜上、下腔静脉分流术

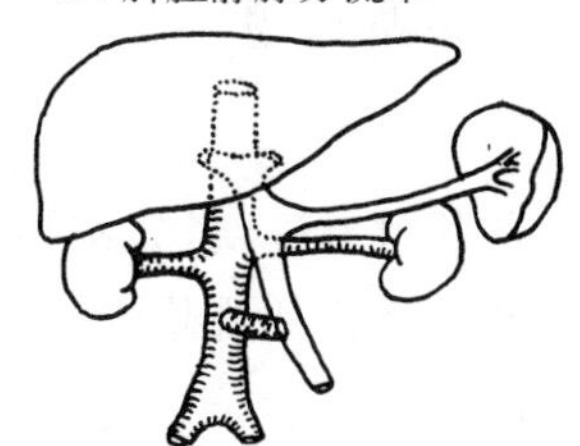

F. 肠系膜上、下腔静脉“桥式”分流术

图 11-4-8　分流术

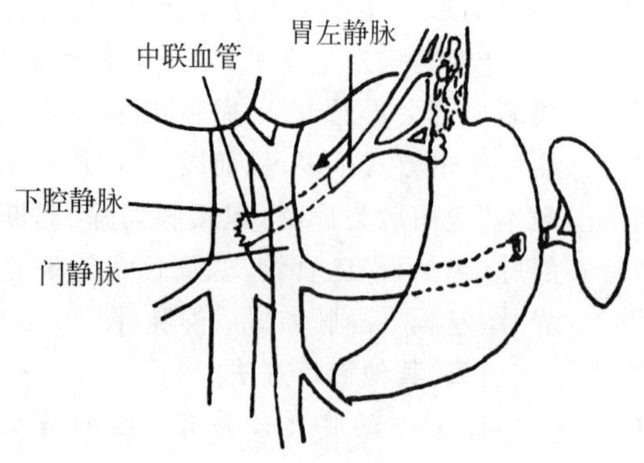

图 11-4-9 选择性远端脾腔静脉分流术

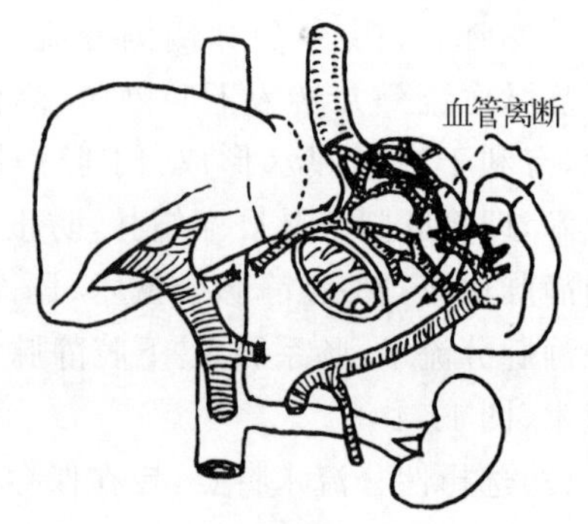

图 11-4-10 选择性远端脾肾静脉分流术

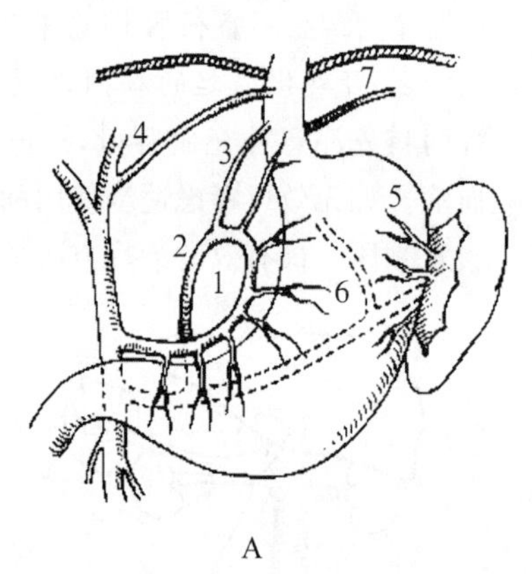

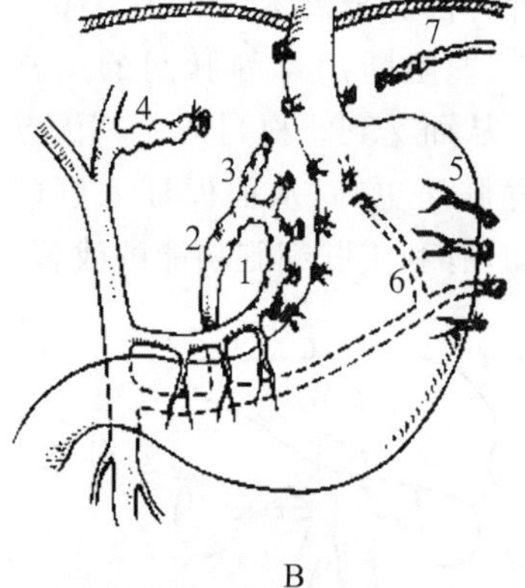

图 11-4-11 贲门周围血管离断术

A. 贲门周围血管局部解剖；B. 离断贲门周围血管

1. 胃支；2. 食管支；3. 高位食管支；4. 异位高位食管支；5. 胃短静脉；6. 胃后静脉；7. 左膈下静脉

3. 肝移植　可以有效地防止再出血，从根本上解除病症，但目前供肝来源有限，普及尚需时日。

六、常见护理问题

(一)出血

1. 相关因素　患者用力过度，如剧烈咳嗽、用力排便等因素可使腹内压骤增，导致胃底食管静脉破裂出血。

2. 临床表现　呕血、黑粪。

3. 护理措施

(1)因门静脉高压症患者凝血功能较差，注射维生素 K 等药物后应压迫穿刺点止血 5～10min。

(2)避免剧烈咳嗽、打喷嚏、用力排便、抬举重物等使腹内压增加的因素，防止曲张静脉破裂出血。

(3)指导患者避免食用粗糙或刺激性食物(辛辣食物或酒类)；饮食不宜过热；口服药片应研成粉末冲服。

(4)术前一般不留置胃管，因插胃管的过程中易损伤曲张的食管胃底静脉，引起破裂出血。

(5)观察出血倾向，防止曲张静脉破裂发

生急性大出血。观察皮肤、牙龈有无出血及黑粪等内出血的征兆。一旦出血，应密切监测生命体征、观察出血症状及有无皮肤湿冷、烦躁不安、血压下降、心率增快、尿量减少等休克表现。

(6)若发生出血，应立即建立2路及以上静脉通道，快速输液、输血，维持有效循环血量，保证心、脑、肾等重要器官的血液供应，防止病情恶化。遵医嘱准确及时使用止血药物，如凝血酶粉、凝血酶原复合物、生长抑素等。应用三腔管压迫止血。立即处理呕吐物，做好口腔护理，保持呼吸道通畅，有效地吸氧。防止急性肝衰竭，发现异常立即通知医师，积极处理。必要时紧急手术探查，寻找出血点止血。

(7)预防再出血：出血停止后，因血容量的增加可发生再出血的危险，所以应密切观察引出胃液的色、质、量，若引出新鲜血，则说明止血失败或发生再出血。

(8)做好患者的心理护理。因紧张、恐惧将引起交感神经兴奋，加重出血。

(二)焦虑

1. 相关因素　①长期反复出血；②担心治疗效果。

2. 临床表现

(1)生理方面：心率加快、血压升高、呼吸加快、面色潮红或苍白、失眠、疲劳和虚弱。

(2)情绪方面：①个体诉说有以下感觉，如不安、无助感、神经紧张、失去控制、无法放松、预感不幸等；②个体表现出易怒、没有耐心、自责或责备他人、缺乏主动性、自我否认、怕与他人目光接触；③认知方面，无法集中注意力、缺乏对环境的认识、心事重重、学习能力降低。

3. 护理措施

(1)评估焦虑的程度。

(2)帮助患者认识自己的情绪反应与健康的关系，减少或消除其不良情绪。

(3)建立良好的护患关系，鼓励患者说出其内心感受和忧虑，及时给予疏导、宣泄，帮助患者减轻情绪反应。

(4)介绍科室的技术力量，介绍目前的新技术及进展情况，解除患者顾虑。

(5)鼓励同种疾病患者相互交流，患者家属应在情感上支持，使之能从情感宣泄中减轻沉重的心理压力。

(6)为患者提供舒适的环境：保持安静，减少噪声、夜间灯光、疼痛等刺激，避免他人负面情绪的影响，从而消除对患者产生干扰的因素。

(三)营养失调——低于机体需要量

1. 相关因素　①肝代谢功能减退；②消化吸收功能障碍；③蛋白质摄入受限；④肝功能减退致继发性醛固酮增多和血管升压素增多。

2. 临床表现　①全身表现：患者全身一般情况及营养状况差，贫血，消瘦乏力，精神不振，皮肤干燥粗糙，面色黝黑，常有不规则低热、夜盲、水肿等。②消化道症状：食欲缺乏、厌食，进食后常感上腹部不适、恶心、呕吐等；对脂肪和蛋白质耐受性差，稍进油腻食物可引起腹泻。患者常因腹水和胃肠积气而感腹胀。③其他：低蛋白血症、腹水等。

3. 护理措施

(1)卧床休息，避免劳累：以节省患者的精力和能量，降低肝的代谢率，减轻肝的工作负担，还可以增加肝的血流量，有助于肝细胞的修复以及增进肝循环，改善腹水和水肿。

(2)加强营养，饮食应给予低脂、高糖、高维生素饮食，一般应限制蛋白质饮食量。但肝功能尚好者可给予富含蛋白质饮食。

(3)采取保肝措施：纠正低蛋白血症和贫血；凝血障碍者给予维生素K；适当使用肌苷、辅酶A、葡醛内酯(肝泰乐)等保肝药物；术前3～5d静脉滴注GIK(即葡萄糖200～250g、适量胰岛素、氯化钾)，促进肝细胞的营养储备。

(四)体液过多——腹水

1. 相关因素　腹水的形成是多种因素

作用的结果，主要原因是门静脉高压和血浆白蛋白降低所致；其次是血管升压素和醛固酮增多及淋巴回流障碍等。

2. 临床表现　腹胀、端坐呼吸、心悸和脐疝、下肢水肿等。

3. 护理措施

(1)饮食护理：应给予低盐(进食盐量＜2g/d)或无盐饮食(进食钠盐＜0.5g/d)，进水量限制在每日1000ml左右，部分患者可产生利尿作用，腹水消退。

(2)卧位：轻度腹水者可采取平卧位，以增加肝肾血流量；大量腹水者可采取半卧位，使横膈下降，减轻呼吸困难。

(3)皮肤护理：腹水患者多伴有皮肤干燥、水肿、瘙痒，抵抗力低下，应做好皮肤护理。每日可用温水擦浴，保持皮肤清洁，避免用力擦拭。患者衣着应宽大柔软、易吸汗，床铺应平整洁净。嘱患者定时更换体位，以防发生压疮。皮肤瘙痒者可给予止痒处理，嘱患者修剪指甲，勿用手抓挠，以防皮肤破损引起感染。

(4)腹腔穿刺放腹水的护理：术前应向家属解释操作过程及注意事项，测量体重、腹围，监测生命体征，排空膀胱以免误伤；每日放腹水应小于1000ml左右，防止低血容量性休克的发生，同时每日观察电解质变化，以防电解质紊乱发生；术中及术后监测生命体征，观察有无不适反应；术后用无菌敷料覆盖穿刺部位，并观察穿刺部位是否有溢液。术毕应缚紧腹带，防止穿刺后腹内压骤降；记录抽出腹水的量、性状、颜色，标本及时送检。

(5)严密监测病情：严密监测患者的生命体征、尿量等情况，注意有无呕血及黑粪、精神行为异常等表现，若出现异常，应及时汇报医师，以便采取紧急措施。

(6)遵医嘱使用利尿、导泻药物，以增加钠、水的排泄。利尿药一般先用螺内酯(安体舒通)20mg，4/d，无效时加用氢氯噻嗪或呋塞米，服用时及时补充氯化钾。利尿药使用不宜过猛，以每周体重减轻2kg为宜，避免诱发肝性脑病、肝肾综合征。利尿药治疗无效时可应用导泻药，如甘露醇20mg，1～2/d，通过肠道排出水分。

(7)遵医嘱定期输注新鲜血或白蛋白、血浆，提高血浆胶体渗透压，对恢复肝功能和消退腹水有帮助。

(8)心理护理：护理人员应对患者给予理解、同情和关心，鼓励患者说出心中的感受，对所提出疑问给予耐心解答，使其获得战胜疾病的信心和勇气。

(五)有感染的危险

1. 相关因素　①门静脉高压致脾功能亢进，患者白细胞减少；肝硬化患者单核巨噬细胞系统功能减退；患者消化吸收功能障碍，全身状况较差；行脾切除后，网状内皮系统未能替代脾脏，人体免疫力下降。②术后腹腔特别是脾窝积液引流不畅。③门静脉血栓性静脉炎。④毒素和异性蛋白质等吸收入血等。

2. 临床表现　感染常发生于术后3～5d。当患者体温升高，脉搏增快，白细胞计数增高，提示有感染可能。若手术伤口局部出现红、肿、热和压痛或有波动感，即可证实已发生伤口感染。若呼吸加快，肺部叩诊呈浊音或实音，听诊时有局限性湿啰音，呼吸音减弱、消失或为管性呼吸音，血气分析氧分压下降和二氧化碳分压升高，提示有肺部感染。

3. 护理措施

(1)术前加强营养支持，改善机体状况。

(2)遵医嘱合理有效地使用抗生素。

(3)保持敷料清洁干燥。伤口处有渗血、渗液、大小便污染，应及时按无菌操作更换敷料。

(4)若手术伤口局部出现红、肿、热和压痛等感染征象时，应采取局部红外线理疗等措施促进炎症的吸收。已形成脓肿者，应拆除局部缝线，敞开伤口引流，脓液做细菌培养和药敏试验。

(5)教会患者有效咳嗽、咳痰。并于术后第 1 天开始督促患者进行锻炼,以利于肺充分扩张,从而达到预防感染的目的。给予氧气雾化吸入,并遵医嘱使用化痰药物,以利痰液咳出。对于一般排痰措施无效者,可采用纤维支气管镜吸痰法,必要时行气管切开,以便吸引痰液。

(6)发热患者护理(见本章第六节胆石症)。

(六)潜在并发症——肝性脑病

1. 相关因素　肝衰竭、手术创伤及门体分流等致神经精神紊乱。

2. 临床表现　行为改变(分为抑制型、兴奋型和混合型 3 种)、嗜睡、冷淡、神志恍惚、谵妄、狂躁、攻击性、扑翼样震颤、肝性口臭、昏迷等。

3. 护理措施

(1)严密观察病情变化:密切注意肝性脑病的早期征象,如轻度性格改变、行为改变以及扑翼样震颤。观察患者思维及认知的改变,采用给患者刺激、定期唤醒等方法判断其意识障碍的程度,若发现异常立即报告医师。监测并记录患者生命体征及瞳孔变化。定期复查血氨、肝肾功能、电解质。昏迷者应做好基础护理及皮肤护理。

(2)加强安全护理:对烦躁患者应注意保护,可加床栏,必要时使用约束带,防止坠床及撞伤等意外,尽量安排专人护理。

(3)去除和避免诱发因素:维护肝功能,去除血氨,防治感染,保持大便通畅,积极预防和控制上消化道出血,防治脑水肿。禁止使用肥皂水灌肠,防止肠道内的氨吸收入血,引起血氨增加。

(4)合理饮食:因食物中的蛋白质可被肠菌的氨基酸氧化酶分解产生氨,故肝性脑病患者应限制蛋白质的摄入。在发病开始数日内禁食蛋白质,每日供给足够的热量和维生素,以糖类为主要食物。昏迷患者应暂禁蛋白质,以减少氨的生成;以鼻饲 25% 葡萄糖液供给热量,糖类可促使氨转变为谷氨酰胺,有利于降低血氨。

(5)维持体液平衡:大量输注葡萄糖的过程中,必须警惕低钾血症、心力衰竭和脑水肿。正确记录出入量,按需要测定血钠、血钾、血氯化物、血氨、尿素等。有肝性脑病倾向的患者应避免快速、大量利尿及放腹水。

(6)用药护理:①降氨药物,常用的有谷氨酸钾(钠)、精氨酸。应用谷氨酸钾和谷氨酸钠时,两者的比例应根据血清钾、钠浓度和病情而定。患者有肝肾综合征、尿少、尿闭时慎用谷氨酸钾,以防血钾过高;严重腹水、水肿、心力衰竭、脑水肿时慎用谷氨酸钠。使用这些药物时,滴注速度不宜过快,否则可出现流涎、呕吐、面色潮红等反应。精氨酸呈酸性,含氯离子,不宜与碱性溶液配伍使用。②乳果糖,口服乳果糖可以降低肠腔 pH,减少氨的形成和吸收。对于有肾功能损害、忌用新霉素的患者,或长期治疗者,乳果糖常为首选药物。乳果糖有轻泻作用,需观察服药后的排便次数,以每日排便 2～3 次、粪 pH 为 5.0～6.0 为宜。因乳果糖在肠内产气较多,可引起腹胀、腹绞痛、恶心、呕吐及电解质紊乱等,应用时从小剂量开始。③补充必需氨基酸,静脉注射支链氨基酸可以补充能量,降低血氨。

七、康复与健康指导

(一)术前健康指导

1. 以示范和指导练习的方式传授术后功能锻炼技巧,并让患者领悟到功能锻炼对预防术后并发症的重要性,鼓励其积极进行锻炼。及时检验患者的练习效果并给予鼓励。

(1)深呼吸:目的是锻炼肺功能,要求患者每日练习 50 次。

(2)有效咳嗽(图 11-4-12):目的是利于清理呼吸道,防止肺部感染。咳嗽时两手分

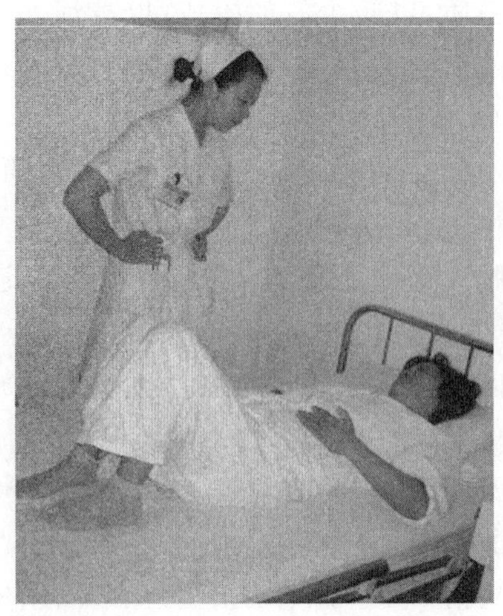
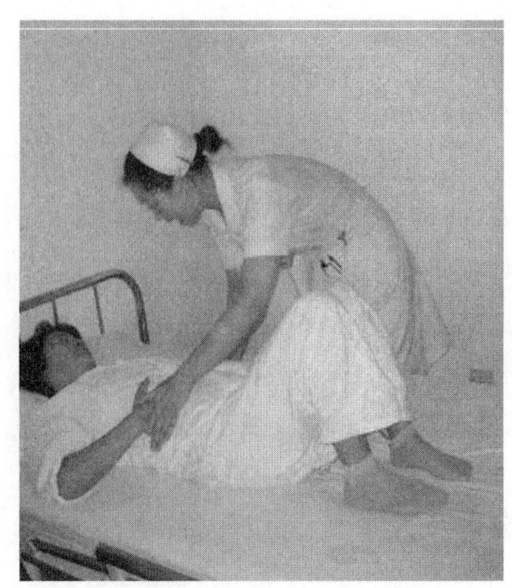

图 11-4-12　有效咳嗽的方法

别位于两肋下缘并向心方向挤压，以减少伤口的张力。要求患者术后第 1 天即开始锻炼，每日 50 次，并逐日累加 50 次，直至每日不少于 150 次。

(3)抬臀运动(图 11-4-13)：目的是促进肠蠕动功能早日恢复，肛门排气排便，拔除胃管。

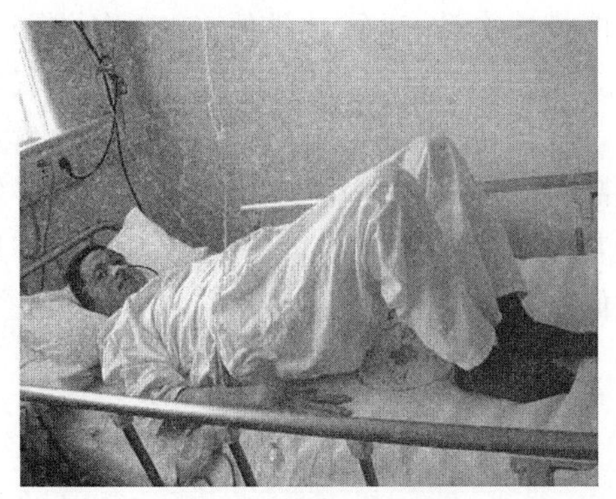

图 11-4-13　抬臀运动

(4)四肢伸展运动：目的是防止深静脉血栓形成，对于老年患者更应加强锻炼(图 11-4-14)。

(5)术后半卧位：目的是减少腹部张力，减轻疼痛；使膈肌下降，有利于呼吸；使炎症局限于盆腔，避免炎症的扩散，同时有利于引流液流出。

(6)术后翻身、叩背：目的是利于清理呼吸道，防止肺部感染和压疮。

(7)教会患者使用便器，练习床上大、小便。

(8)告之患者术后放置各引流管的作用：胃管可以引流胃内积血、积气及胃液，减轻腹胀，减少对吻合口的刺激，预防吻合口破裂；尿管可以引流尿液，防止尿潴留；腹腔双(单)套管，引流腹腔积血、积液，防止发生腹膜炎；中心静脉导管，用来输液及测量中心静脉压。

2. 评价患者和家属掌握的程度：术前 1d 患者可以在床上使用便器大小便；掌握床上抬臀、翻身、深呼吸及有效咳嗽、四肢运动的方法及意义。

(二)术后康复指导

康复指导以康复顺利、无手术并发症者举例说明。

1. 手术当天　避免过多活动，因为术后 24h 内发生出血的危险性最大。予患者去枕平卧，待全麻清醒后予以垫枕，术后 6h 予以半卧位，每 2 小时翻身 1 次(图 11-4-15)，翻身时背部垫一软枕以减少局部皮肤的压力，同时注意保护各引流管，防止引流管脱落。

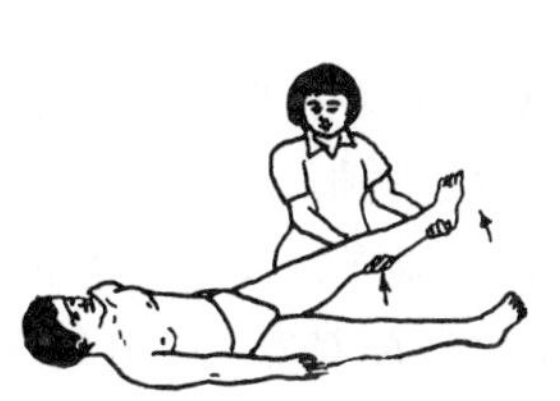
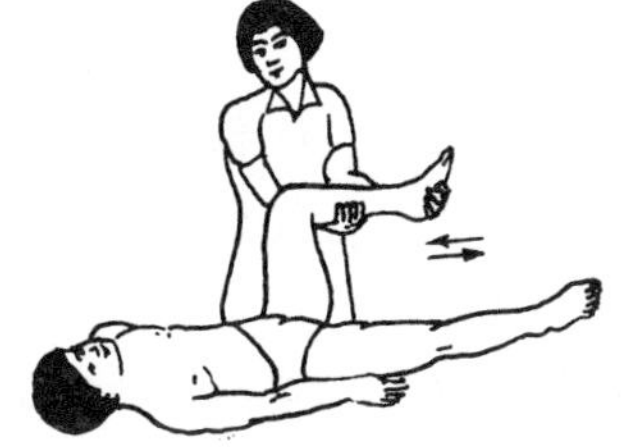
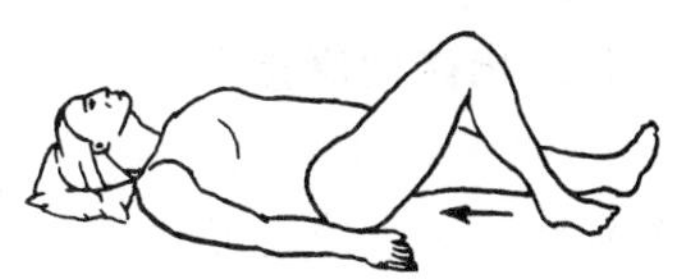

图 11-4-14　四肢功能锻炼

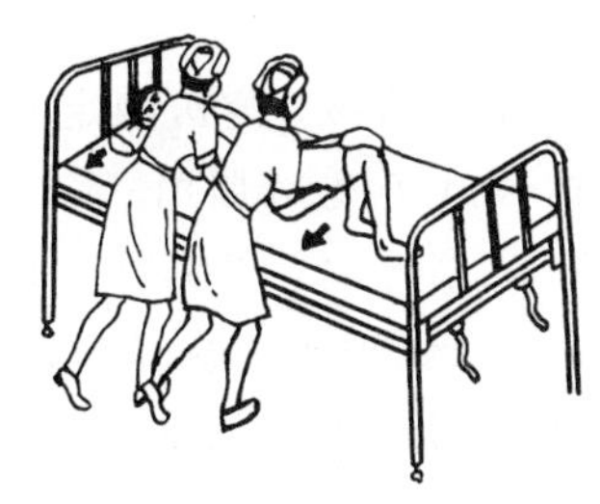
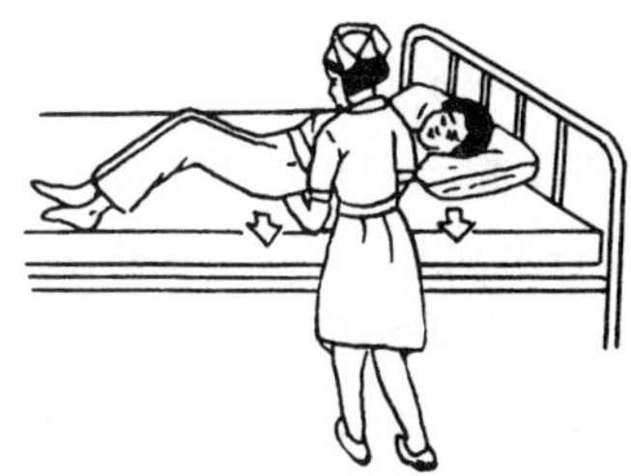
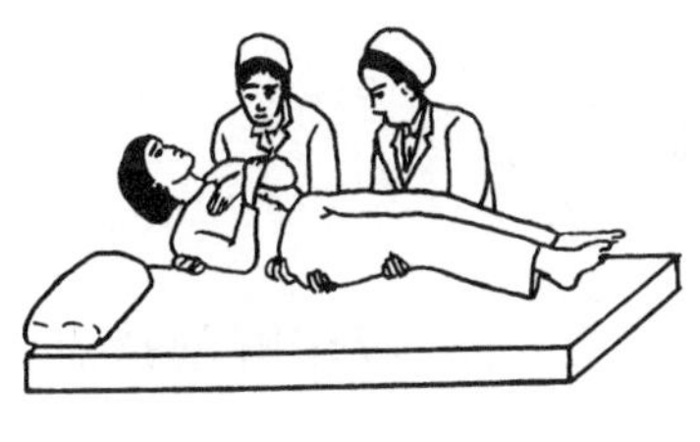
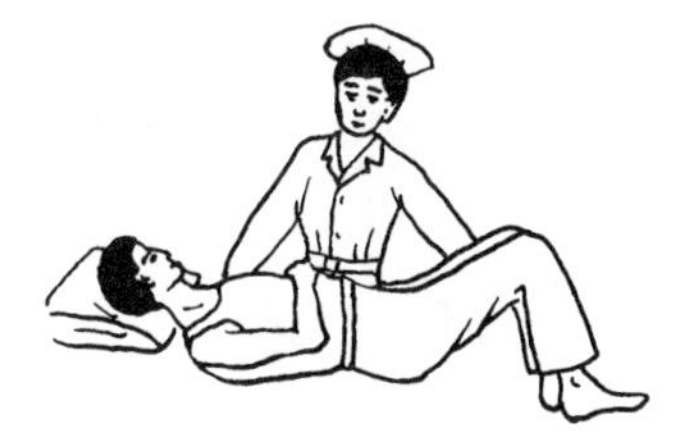

二人翻身法　　单人翻身法

图 11-4-15　二人、单人翻身法

2. 术后第 1 天　患者能床上抬臀 40～50 次，肢体活动 50 次左右，深呼吸及有效咳嗽 30～50 次。各运动可分解分次进行，以不疲劳为准，活动量以后 3d 逐日递增。帮助患者间断夹闭尿管，患者能够理解并说出间断夹闭尿管（无尿管夹闭禁忌者）的意义。

3. 术后第 2 天　患者能完成床上抬臀、肢体活动、深呼吸及有效咳嗽各 100 次左右。

4. 术后第 3 天　患者能完成床上抬臀、肢体活动、深呼吸及有效咳嗽各 150 次左右。遵医嘱予患者 1-2-3 灌肠，促进排便。拔除尿管后，患者可以在床上小便、刷牙。

5. 术后第 4～5 天　患者肛门排气，拔除胃管，予以流质饮食，指导患者可以少量多次饮水，每次不多于 50ml。

6. 术后第 7～8 天　患者可以进食流质，如果汁、米汤、藕粉等。

7. 术后第 9～10 天　患者可以进食半流质（如稀饭、馒头等软食）；进行拆线，拆线后 2 周内一般是擦浴，2～4 周可淋浴，4 周以后方可考虑盆浴；腹腔双套管改腹腔单套管；解释早期下床活动对术后功能恢复的重要意义，患者可以床边坐起，并能站立 30min。

8. 术后第 10～12 天　患者在他人扶助

下下床活动 1h。

9. 术后第 13～14 天　患者单套管拔除，可以自己散步。

(三)出院健康指导

1. 向患者和家属讲解门静脉高压症的外科治疗并未解决肝硬化，术后出血、肝性脑病的危险仍然存在，需终身加强保肝措施，切勿掉以轻心。一旦出现黄疸、腹水、黑粪、呕血等异常情况应及时就医。

2. 指导患者合理饮食　①饮食要有规律，少量多餐，以糖类食物为主；②避免食用粗糙、坚硬、油炸和辛辣的食物，以免损伤食管黏膜，诱发再出血；③指导患者和家属正确摄取蛋白质。无肝性脑病者，可酌情摄取优质高蛋白饮食(50～70g/d)；有肝性脑病先兆症状者，应限制食物中蛋白质(＜20g/d)、钠盐和水的摄入；行分流术者适当限制蛋白质(＜30g/d)。

3. 指导患者建立健康的生活习惯　①保证足够休息，避免劳累和较重体力活动；②保持安静、乐观，消除紧张、恐惧、焦虑和抑郁情绪；③戒烟、酒；④加强自我保健意识，树立战胜疾病的信心；⑤衣着宽松，用软牙刷刷牙。

4. 避免腹内压增高的因素　如用力排便、咳嗽、打喷嚏、抬重物，以减少出血的危险性。

5. 服用药物　遵医嘱定时、定量服用保肝药物，药片应磨碎服用。

6. 定期随访　出院后 1 个月、3 个月、半年、1 年，以后每年 1 次。门诊复查血常规、肝功能、生化、食管胃底钡剂、X 线摄片、B 超等。

(黄建业　刘　芳)

第五节　胰　腺　癌

一、概　　述

胰腺癌(pancreatic cancer)是消化系统较常见的恶性肿瘤之一。在我国，胰腺癌的年发病率为 5.1/10 万，高居全身恶性肿瘤的第 13 位，据上海市统计资料显示，已上升至第 12 位，接近欧美国家。男性多于女性，男女之比为 2.1∶1.7，40 岁以上患者占 80%。肿瘤发生在胰头部占 70%～80%，胰体尾部癌约占 12%。本病 90%来源于胰管上皮细胞。其转移除经血行、淋巴途径和直接浸润外，癌细胞尚可沿胰周围神经由内向外扩散及在胰管内扩散。早期诊断较困难，临床患者多为进行期或晚期，切除率低，预后极差。有文献报道美国从 1975 年到 2010 年胰腺癌的总体 5 年生存率仅从 3%提升到 7%。

二、应用解剖特点

(一)胰腺解剖

胰腺属腹膜后位器官，位于上腹部和左季肋部腹膜后间隙中，横跨第 1～2 腰椎体的前方。正常成人胰腺全长 15～20cm，重70～100g，自右向左分为胰头、胰颈、胰体和胰尾相互连续的 4 部分(图 11-5-1)。胰腺分泌胰液，胰管是胰液的输出管道。主胰管直径为 2～3cm，其近端与胆总管汇合成壶腹，共同开口于十二指肠乳头。这种共同通路或开口是胰腺疾病与胆道疾病互相关联的解剖学基础。副胰管一般较细而短，在主胰管的上方单独开口于十二指肠(图 11-5-2)。

胰腺的血液供应丰富。其头、颈部由胰十二指肠上、下动脉供血；体、尾部由胰上、下动脉和脾动脉下分支供血(图 11-5-3)。胰腺的静脉归属肝门静脉系统。胰腺的淋巴分别引流到邻近淋巴结。胰腺受交感和副交感神

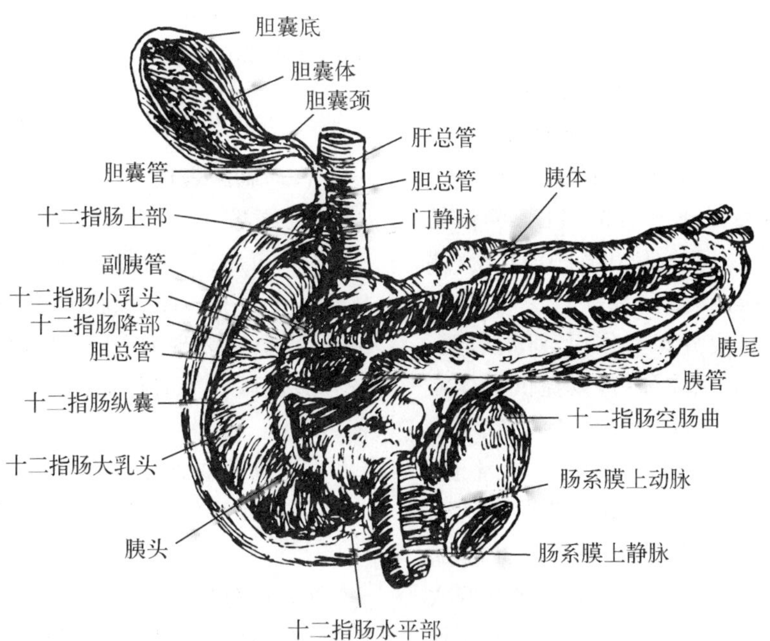

图 11-5-1　胰腺的解剖及毗邻组织

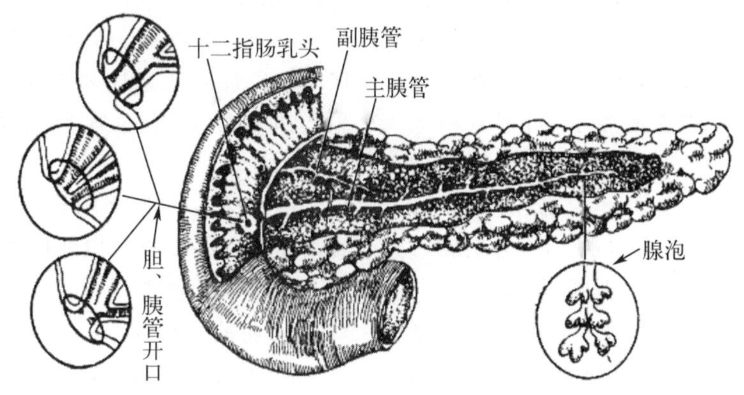

图 11-5-2　胰腺的导管系统

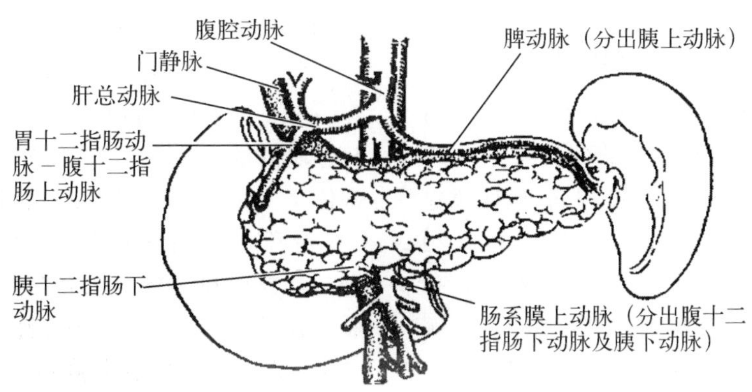

图 11-5-3　胰腺的血供

经的双重支配。

(二)胰腺生理

胰腺具有外分泌和内分泌的功能。胰腺外分泌胰液，胰液是一种无色、透明的碱性液体，pH 为 7.8～8.3，由胰腺的腺泡细胞及小导管细胞分泌，每日分泌 1.5～2L。胰液的成分主要包括水、碳酸氢盐和各种消化酶(胰淀粉酶、胰脂肪酶、胰蛋白酶等)。胰液与胆盐、小肠液的有机成分相互作用，对蛋白质、脂肪和糖类进行消化和分解，以提供机体需要的营养物质、能量和脂溶性维生素 A、维生素 D、维生素 E 和维生素 K 的需要，在生长、发育、代谢平衡和排毒防御中发挥重大作用。当胰腺外分泌功能不全时，造成蛋白质、脂肪和淀粉类食物消化吸收障碍。由于消化吸收障碍，患者表现为低蛋白、水肿、贫血、眼干燥症、维生素 K 缺乏症；由于氨基酸和胆盐的丢失，患者可由肝细胞空泡化发展为肝硬化。

胰腺的内分泌是由胰岛的多种细胞完成的。其中 α(A)细胞以胰体尾最多，占胰岛细胞 20%左右，分泌胰高血糖素，可促进糖原和脂肪分解，升高血糖。β(B)细胞是胰岛的主要细胞，占胰岛细胞 75%左右，分泌胰岛素，是调节糖代谢的重要激素。δ(D)细胞占胰岛细胞 5%左右，分泌生长抑素，它对胰岛素、胰高血糖素和胰多肽(PP)的释放起抑制作用。还有少数胰岛细胞分泌血管活性肠肽、胰多肽、促胃液素等。当某种胰岛细胞发生病变时，即可出现相应的内分泌失调病症。

三、病因与发病机制

胰腺癌的确切病因尚不清楚，但与下列因素有关：①高蛋白与高脂肪饮食可增加胰腺对致癌物质的敏感性；②糖尿病、慢性胰腺炎有钙化灶的患者和行胃大部切除术后 20 年的患者发生本病的危险性比一般人群高 2～4 倍，应定期随诊检查；③吸烟可使本病的发病机会增加 2～3 倍。

胰腺癌包括胰头癌、胰体尾癌和胰腺囊腺癌。组织类型以导管细胞癌多见，其次为黏液癌和腺鳞癌等。

四、临床表现与诊断

(一)临床表现

1. 症状

(1)腹痛：上腹持续性胀痛，进行性加重，晚期病变侵犯腹膜、腹腔神经节时，疼痛放射到腰背部，常表现为夜间仰卧时加重，呈坐起或弯腰屈膝姿势时疼痛稍缓解，往往通宵不能入眠。

(2)食欲缺乏或饮食习惯改变：胰液、胆汁不能进入消化道，患者常有食欲减退，体重下降。

(3)进行性黄疸：因肿瘤压迫、侵犯十二指肠内壁，引起胆总管下端阻塞而引起黄疸。因此，黄疸发生时，多为癌肿已波及范围较广，多数伴有皮肤瘙痒。

(4)其他：寒战、高热，肝脾大，少数可有典型的急性或亚急性胰腺炎发作，有些晚期患者可有游走性静脉炎和持续性坐骨神经痛。

2. 体征　早期无明显体征，晚期可有上腹部压痛伴轻度抵抗以及皮肤巩膜黄染。

(二)辅助检查

1. 实验室检查

(1)血清胆红素：研究显示胆石症、慢性胰腺炎所致的胆道梗阻，胆红素大多在 68.4～85.5μmol/L，而胰腺癌所致的胆道梗阻，胆红素常高于 256.5μmol/L。

(2)糖抗原决定簇(crubohydrate antigenic determinant 19-9，CA19-9)：诊断胰腺癌的敏感性为 85%，特异性为 90%。正常值小于 37U/ml。胰腺癌患者血清 CA19-9 含量升高，癌肿切除术后含量下降，若再度升高常提示肿瘤复发。值得指出的是，在胃癌、结肠癌以及部分肝、胆、胰良性疾病的患者中 CA19-9 值也可升高，而在一些胰腺癌患者中却在正常范围之内。

(3)癌胚抗原(CEA):诊断胰腺癌的敏感性为 62.5%,特异性为 73.3%。血清 CEA 对胰腺癌病期判断及随访有一定的价值。

(4)胰腺胚胎抗原(POA):诊断胰腺癌的敏感性为 73%,特异性为 68%。

2. 影像学检查

(1)B 超扫描:若发现胰腺肿块同时伴有胰管及肝内外胆管扩张、胆囊肿大,即可考虑胰头壶腹部肿瘤,胰体尾部肿块确诊为胰体尾部癌的诊断率可达 80%~90%。

(2)内窥超声:能清晰显示胰腺各部的占位病变,其检出率为 86%,并能对病变的手术切除可能性做出术前判断。

(3)CT:呈现胰腺增大、胰胆管扩张,可显示直径 1cm 以上的肿瘤,亦可在 CT 引导下行经皮细针穿刺胰腺活检确诊胰腺癌。

(4)内镜逆行胰胆管造影(ERCP):ERCP 对胰腺癌的确诊率高达 89%~95%,同时可直接观察十二指肠乳头区,行活检,收集胰液行细胞学、生化和酶学检查。

(5)腹腔镜检查:可直接观察胰腺的病变情况,并在直视下对可疑病变行细针穿刺抽吸细胞学检查。

五、治疗原则

胰腺癌无远处转移者,应争取手术切除。对不能切除者行姑息性手术,辅以放疗或化疗。

(一)根治性手术

1. 胰十二指肠切除术(Whipple) 适用于无远处转移的胰腺癌。切除范围:胰头、远端胃、十二指肠、胆总管下段及近端空肠,同时清扫相关淋巴结;再将胰、胆管和胃与空肠吻合,重建消化道(图 11-5-4)。

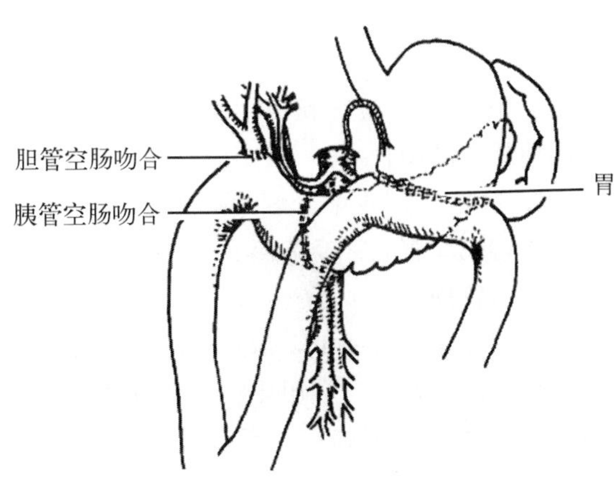

图 11-5-4 胰十二指肠切除术消化道重建术(Whipple)

2. 保留幽门的胰十二指肠切除术 即保留了全胃、幽门和十二指肠球部,其他切除范围与 Whipple 手术相同。该术式保留了胃的正常生理功能,减少了手术创伤,又避免了胃大部切除的并发症如胆汁反流性胃炎、吻合口溃疡、倾倒综合征等,而且改善了机体的营养状况,有利于机体恢复。对未发生转移的胰头癌患者可采用此术式。

3. 全胰切除术 适用于弥漫性或全胰癌患者。切除范围:整个胰腺、脾、远端胃、十二指肠、近端空肠、胆囊、胆总管,同时清扫胰周和后腹膜淋巴结(图 11-5-5)。

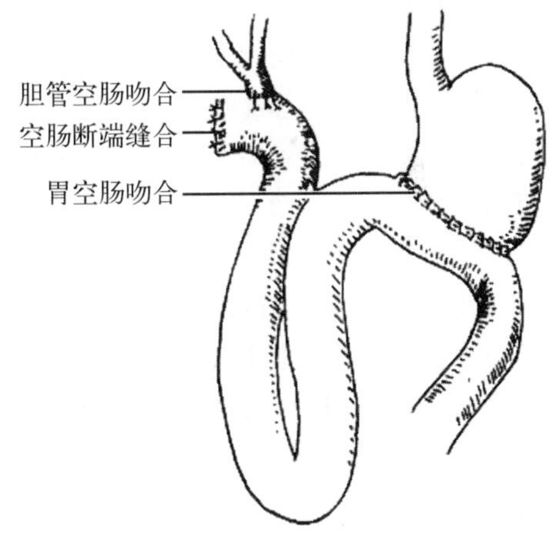

图 11-5-5 全胰切除术消化道重建术

4. 胰体尾切除术 适用于胰体尾部癌早期,癌细胞无远处转移者。

(二)姑息性手术

1. 针对黄疸的姑息性手术 胆囊或胆

总管十二指肠吻合术；胆囊或胆总管空肠吻合术。

2. 针对十二指肠梗阻的姑息性手术　结肠前胃空肠吻合术。

3. 针对腹和腰背部疼痛的手术　无水乙醇注射破坏腹腔神经节。

(三)辅助治疗

放疗加化疗对胰十二指肠切除术后有一定的协同治疗作用。常用化疗药物有盐酸吉西他滨、5-氟尿嘧啶和丝裂霉素等。此外，可选用免疫疗法、中药等。合并糖尿病者需用胰岛素控制血糖。

六、常见护理问题

(一)疼痛

1. 相关因素　胰胆管梗阻、癌肿侵犯腹膜后神经丛、手术创伤。

2. 临床表现　患者心率加快，呼吸急促，血压升高，出汗，主诉难以入睡，采取被动体位，疼痛评估大于4分。

3. 护理措施

(1)评估患者的疼痛程度，包括语言和非语言表达。采用长海痛尺进行评分(见本书第5章外科围手术期患者的疼痛护理)，对于疼痛评估4分以上的患者，遵医嘱应用止痛药，遵循三阶梯止痛方案。

(2)给予舒适的体位。

(3)及时系腹带，减轻切口张力。

(4)教会患者有效咳嗽，咳嗽时轻按伤口两侧，并向心方向用力，减轻疼痛。

(5)转移患者的注意力，读书，看报，听音乐，请家属陪伴。

(6)护理工作应集中、轻柔，减少移动患者，有引流管的患者翻身时要扶住引流管，防止管道活动时牵拉而疼痛。

(二)营养失调(低于机体需要量)

1. 相关因素　食欲下降、呕吐及癌肿消耗。

2. 临床表现　患者消瘦，腹泻，体重进行性下降，血清白蛋白低于正常，持续负氮平衡。

3. 护理措施

(1)评估患者的营养状态：判断患者的营养摄入是否低于机体的需要，预测患者术后需要恢复的时间。仔细询问患者的病史，观察体格检查、近期体重的变化。监测各项生化指标的数值，若血浆白蛋白低于36g/L，血浆铁蛋白低于2.0g/L，24h氮平衡测定为持续负氮平衡，应对患者实施营养疗法。

(2)与患者和家属一起制定食谱。与营养科取得联系，为患者创造更好的就餐条件。有条件者，家属可以从家中带些营养丰富的食物给患者。

(3)营养支持。①经胃肠道营养支持，只要肠道有功能，尽量肠内营养支持。如无禁忌，应以口服为主，如不能口服，可用管饲(鼻胃管、鼻十二指肠管、胃造瘘、空肠造瘘)。管饲营养液的配制方法有2种，即液化饮食和要素饮食。液化饮食是将多种自然食物，如鸡蛋、谷类、蔬菜等，混合成半液体状膳食，属于有渣自然饮食。要素饮食是人工配制的各种分子水平的营养成分，包括各种氨基酸、脂肪、糖类、无机盐类、矿物质和维生素的混合物，属无渣饮食。②全胃肠外营养支持，是经静脉途径输入生理需要的各种营养素。因其属于高渗液体，要求尽可能地从中心静脉(如CVC、PICC)输入。使用时一定要遵循无菌原则，并加强巡视，注意观察有无水肿、气胸、空气栓塞、导管阻塞移位或脱落、心脏穿孔等情况发生。严密监测血糖及其他各项电解质的变化。

(4)每周测量体重1次。

(5)鼓励患者两餐之间进行适当的消耗性活动。

(6)避免进食产气食物：如牛奶、豆制品、碳酸饮料，以免产生饱胀感。不主张喝咖啡，因其能量高，易降低食欲。

(三)焦虑

1. 相关因素　环境改变,担心预后。

2. 临床表现　沉默寡言、孤僻,失眠,易怒,不配合治疗。

3. 护理措施

(1)对患者进行全面评估,及时发现患者焦虑的早期症状和程度,观察记录焦虑的语言和行为表现,并找出相关因素,以便制定有效的护理计划。

(2)给予患者入院宣教,让患者尽快熟悉医院环境。经常巡视病房,及时满足患者的需求。

(3)采取有效的措施消除或减轻患者的症状:耐心向患者讲解病情,向患者讲解各项治疗过程及意义,讲解术后疼痛的应对措施,消除心理紧张和顾虑,使患者能积极配合治疗,并得到充分休息。

(4)护士、患者及家属间建立相互信任的关系,取得患者及家属的配合。

(5)保持病室安静舒适,减少感官刺激,避免与其他焦虑患者接触。

(6)介绍成功病例,增加患者战胜疾病的信心。

(7)指导患者应用放松技术,如缓慢地深呼吸、全身肌肉放松、听音乐等。

(四)活动无耐力

1. 相关因素　手术创伤大,体弱,放置引流管较多。

2. 临床表现　患者活动时出现心慌、气促、疲乏、头晕眼花、面色苍白、出汗等症状。

3. 护理措施

(1)监测患者的生命体征,活动前的心肺状态;评估患者的活动水平,观察记录活动反应。

(2)活动间歇给予患者充分的休息,避免激动、情绪紧张的活动。

(3)给予低流量吸氧。

(4)协助患者日常生活,30～60min 巡视病房 1 次,满足患者的生活需求。

(5)增加患者的营养。

(6)与患者和家属一起制定患者的活动计划,活动量逐日增加,以患者可以耐受为标准。患者的活动逐渐从卧位、半卧位、坐位过渡到床边、室内、室外。

(五)有感染的危险

1. 相关因素　①恶性肿瘤是一种消耗性疾病,使机体免疫力低下;放疗、化疗引起的骨髓抑制反应,加之手术和其他治疗措施导致的组织损伤,进一步增加了患者感染的机会。常见感染有呼吸道感染,皮肤和黏膜感染。感染将进一步消耗营养,降低机体免疫力,增加治疗和护理的复杂性。②继发胆道梗阻,胆管内感染向上扩散,细菌和毒素入血引起中毒症状。③对患者进行的各项有创检查及各种管道的留置,若护理不当或留置时间过长,很容易让病原体侵入而感染。

2. 临床表现　皮肤灼热、颜面潮红、口唇干燥、呼吸和脉搏加快、全身酸痛乏力、食欲缺乏、寒战高热,甚至出现中毒性休克。血常规检查白细胞、中性粒细胞增高。

3. 护理措施

(1)病情观察:密切观察患者生命体征、血氧饱和度、神志以及心电图的变化、局部及全身炎症反应,发现异常变化应立即通知医师以免延误治疗。

(2)抗休克护理:有感染性休克时应积极抗休克治疗。

(3)用药护理:遵医嘱合理、按时、足量应用抗生素,并注意观察药物的疗效。

(4)支持疗法:卧床休息,禁食或进食不足者应予静脉输液,纠正水、电解质、酸碱平衡紊乱,补充足够的热量和维生素。鼓励患者多饮水并食用高蛋白、高维生素、高热量、低脂肪、清淡易消化的饮食,对长期无法进食的患者可给予鼻饲或全胃肠外营养,增加机体抵抗力,促进康复。

(5)放、化疗患者,每周查血象 1～2 次,白细胞低于 $3\times10^9/L$ 时需暂停放、化疗,并进行保护性隔离。病室应安静舒适、清洁卫生，定期消毒、开窗通风，室温在18℃左右。严格控制探视，避免交叉感染。在放、化疗期间，组织患者适当进行户外活动，增进患者的营养。

(6)术后患者身上留置的管道较多，有胃管、尿管、腹腔单套管、腹腔双套管、T管、中心静脉置管等。各项护理操作应保持无菌，定期对管道进行消毒，更换引流袋及导管；各管妥善固定并保持通畅，防止扭曲、打折，定期冲洗管道，防止阻塞；观察引流液的颜色，并及时倾倒引流液；注意各管周围皮肤的变化。

(7)高热护理(见本章第六节胆道疾病护理)。

(8)其他：协助医师及时处理原发病灶。协助患者翻身、叩背，必要时给予雾化吸入，防止患者肺部感染。

(六)体温过高

见本章第六节胆道疾病护理。

(七)清理呼吸道无效

1. 相关因素 ①大手术后肺的顺应性下降；②痰多、黏稠、不易咳出；③切口疼痛，惧怕咳嗽。

2. 临床表现 呼吸急促，有痰鸣音，氧饱和度下降。

3. 护理措施

(1)评估患者生命体征，听诊呼吸音；评估患者呼吸运动情况；监测X线胸片报告和白细胞计数；观察痰液的颜色、性状、量、气味，发现异常即刻通知医师；监测痰培养及药敏；评估咳嗽的有效性。监测动脉血气；评估定向力及行为有无改变。

(2)保持室内环境清洁，室温在18～20℃，相对湿度在50%～60%。

(3)遵医嘱留取新鲜痰标本进行痰培养。

(4)指导患者深呼吸及有效咳嗽的方法及重要意义，以防止肺部感染。

(5)对于肺功能较差、留置胃管以及长期卧床的患者，给予雾化吸入2/d，必要时气管插管吸痰。

(6)排痰前可协助患者翻身、叩背，由下向上，由内向外。

(7)保证患者摄入充足的水分，每日1000ml，以降低分泌物的黏稠度。

(8)保证患者充分的休息和足够的营养。

(9)遵医嘱使用止咳祛痰的药物。

(10)教会患者咳嗽时保护切口的方法，并给予协助，以减少疼痛。

(八)潜在并发症——出血

1. 相关因素 术后早期1～2d内的出血可因凝血机制障碍、创面广泛渗血或结扎线脱落等引起；术后1～2周发生的出血可因胰液、胆汁腐蚀以及感染所致。

2. 临床表现 表现为呕血、便血、腹痛、出汗、脉速、气促、血压下降等。术后24h发生出血的危险性最大。若从引流管内引出血性引流液，每小时超过100ml，要谨防吻合口破裂出血。

3. 护理措施

(1)严密观察病情，防止患者发生手术切口、胆道及应激性溃疡出血。

(2)观察胃管、"T"管、腹腔引流管引流液的色、质、量，并做好记录。

(3)若有出血倾向，需立即通知医师，遵医嘱应用止血药物，输血以补充血容量，必要时行急诊手术，防止发生失血性休克，危及患者生命。

(九)潜在并发症——消化道瘘(胰瘘、胆瘘、肠瘘)

1. 相关因素 ①在胰十二指肠切除术行胰肠吻合术时，易将主胰管缝扎，致胰管堵塞或缝线贯穿部分胰管，造成胰管撕裂，术中不易发现，而术后导致胰瘘；②术中胆道损伤或胆肠吻合口破裂引起胆瘘；③胃肠吻合口破裂引起肠瘘。

2. 临床表现 ①胰瘘多发生在术后5～7d。表现为腹痛、腹胀、发热、腹腔引流液淀粉酶含量超过 1000U/L,引流液每日超过 50ml,引流时间超过 2 周。②胆瘘多发生于术后 2~9d。患者出现发热、右上腹痛、腹腔引流液呈黄绿色,"T"形管引流量突然减少,有局限性或弥漫性腹膜炎表现,严重时出现休克症状。③肠瘘常伴水、电解质和营养素大量丢失,易发生内稳态失衡、重度营养不良、全身感染、肠道出血和多器官功能衰竭等并发症。

3. *护理措施*　消化道瘘是威胁患者生命的重要并发症之一,做好瘘的预防和护理很重要。

(1)放置引流管(腹腔单套管或腹腔双套管),保持引流通畅,密切观察、记录引流液的色、质和量。此外,放置腹腔双套管者应适当加快腹透液冲洗速度。瘘出液中含有大量的消化酶,具有极强的局部刺激性和腐蚀性,对局部组织刺激大,影响切口愈合,而引流可以有效地将漏出的消化液直接引流至体外,不让其在腹腔内聚积、泛滥,有利于炎症的控制,促进瘘口的愈合。

(2)遵医嘱用药:生长抑素及生长激素的应用大大改变了消化道瘘的治疗,在早期应用生长抑素,降低消化液的分泌量,减少液体的流失;后期应用生长激素,促进蛋白质的合成、创面的愈合和肠黏膜的生长,最终达到促进瘘的愈合。定期做细菌培养,根据药敏试验有效使用抗生素,防止感染。

(3)禁食、胃肠减压并加强营养支持,给予完全胃肠道外营养(TPN),有空肠造瘘者给予肠内高营养,从而保证胃肠道完全处于休息状态,减少饮食对消化腺的强大刺激,可使消化液分泌减少,有利于消化道瘘的愈合。

(4)因激活的胰酶对周围组织腐蚀性极强,易引起局部皮肤发炎、糜烂,应高度保持皮肤干燥、清洁,局部涂以氧化锌软膏或水解蛋白粉与鸡蛋制成糊剂涂于皮肤上,用无菌纱布包扎,以保护引流管及切口周围的皮肤。如出现皮肤糜烂、充血、感染,应及时置引流管。瘘口周围可用红外灯照射使其干燥,发生皮炎时可用氧化锌软膏、烧伤湿润软膏处理。

(5)维持水电酸碱平衡,避免引起内稳态失衡。

(十)潜在并发症——血糖调节失衡

1. *相关因素*　胰十二指肠切除术后,胰腺内分泌功能发生障碍引起。

2. *临床表现*　低血糖时的表现:①意识障碍,低血糖发作大脑皮质受抑制的表现,如嗜睡、精神恍惚,严重时患者昏睡不醒;②交感神经兴奋,为低血糖引起的代偿反应,如出冷汗、面色苍白、心慌、四肢发凉、手足颤软等;③精神异常,为多次低血糖发作大脑皮质受抑制的结果。高血糖时患者可出现口渴、口腔溃疡、尿中出现酮体等。

3. *护理措施*　应严密监测血糖、尿糖变化。使用胰岛素持续微泵注射的患者,应每 2 小时监测血糖 1 次;采用皮下注射胰岛素者,注射胰岛素前后 0.5h 均应监测血糖,并根据血糖调整胰岛素用量。胰岛素应放在 4℃冰箱保存,注射胰岛素应认真三查七对,并由第 2 人核对后方可执行,要确保注射剂量准确。出现血糖异常时,应及时通知医师。一旦出现低血糖,及时补充含糖食物、饮料,或静脉补充葡萄糖,防止发生意外;夜间加餐可预防低血糖发作。出现血糖升高时,应及时降糖。尽可能将血糖控制在正常范围内。

七、康复与健康指导

(一)术前、术后康复护理

详见本章第四节门静脉高压症护理。

(二)出院康复指导

1. 40 岁以上,短期内出现持续性上腹部疼痛、闷胀、食欲明显减退、消瘦者,应注意对胰腺做进一步检查。

2. 饮食宜少量多餐,予以高蛋白、高糖、低脂肪饮食,补充脂溶性维生素。

3. 合理休息,由于卧床时间较长,应加

强肢体功能锻炼，体能锻炼强度以身体能耐受为度，循序渐进，避免重体力劳动。

4. 教会患者和家属定期监测血糖、尿糖，发生血糖异常时饮食控制和药物治疗的方法。

5. 定期化疗或放疗。放、化疗期间定期复查血常规，一旦出现骨髓抑制现象，应暂停放、化疗。

6. 正确服用胰酶替代药物以帮助消化，此药应在餐中服用，以保证药效正常发挥。告知患者可能会出现每日大便次数及大便量成倍增加，此为脂肪消化不充分所致。蛋白酶缺乏的大便表现为肉质泻，有恶臭；脂肪酶缺乏的大便表现为脂肪泻，粪便色淡、发亮；淀粉酶缺乏的大便表现为发酵性腹泻，粪便内含有很多泡沫，表明淀粉类发酵旺盛。可适当增服胰酶制剂。

7. 定期随访，每 3～6 个月复查 1 次，如出现进行性消瘦、贫血、乏力、发热、黄疸等症状，应及时就诊。

（黄建业　柴会荣）

第六节　胆　石　症

一、概　　述

胆石症（cholelithiasis）是胆管疾病中的常见病、多发病，是指发生于胆道系统和病理情况各不相同的一类结石病的总称。根据结石发生的部位，临床上大体将胆石症分为 3 种：①胆囊结石；②肝外胆管结石；③肝内胆管结石。从胆结石所含化学成分还可将其分为 3 类：①胆固醇结石；②胆色素结石；③混合性结石（图 11-6-1）。

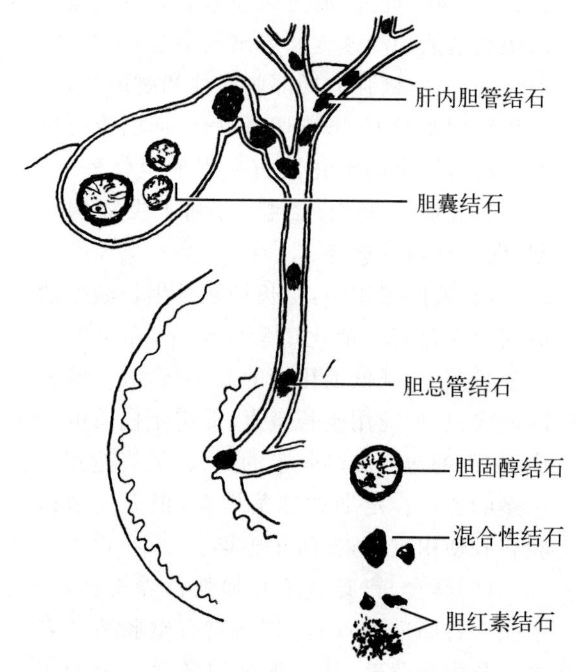

图 11-6-1　各种类型胆结石的分布

胆石症是常见病，其发病与人们所在地理条件、自然环境、生活状况等有着密切关系。美国胆结石患病率为 10%，主要为胆囊胆固醇结石。我国胆结石患病率为 0.9%～10.1%，平均为 5.6%。依据统计资料，女性患者高出男性 1 倍多，随年龄增长而增高。在城市和经济发达地区，胆囊胆固醇结石的发生率呈逐年上升的趋势；在农村和西南地区，原发的胆管结石病发生率并未降低。

二、应用解剖特点

（一）应用解剖

胆道系统起始于肝内毛细血管，向下多与胰管汇合而止于 Vater 壶腹，最后经乳头口与十二指肠腔相通，习惯上分为肝内和肝外两大系统。

1. 肝内系统　包括左右肝管，肝段、肝叶肝管及毛细胆管。

2. 肝外系统　包括肝外左右肝管、肝总管、胆囊和胆总管（图 11-6-2）。

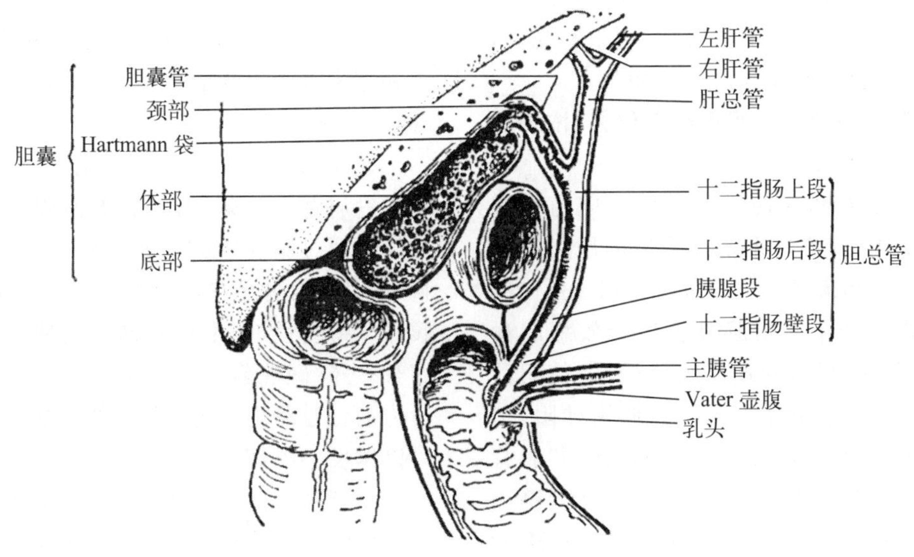

图 11-6-2　肝外胆道构成

(1)左、右肝管和肝总管：左右肝管在肝门稍下方汇合成肝总管，沿肝十二指肠韧带前缘下行，与胆囊管汇合。成人肝总管长2～4cm，直径为 0.4～0.8cm。约有 10%的肝管有变异，常见的是副右肝管，独自肝门右侧出肝，可开口于肝管、胆囊管或胆总管，常引起手术中误伤，引起胆瘘。

(2)胆囊：附贴于肝右叶的脏面前缘，呈梨形，长 8～10cm，宽 3～5cm，容量为 30～50ml。胆囊分为底、体、颈、管 4 部分，颈部呈袋状扩大，称 Hartmann 袋，是胆囊结石易嵌顿的部位。胆囊管是胆汁进入和排出胆囊的重要通道。

(3)胆囊三角：由肝总管、胆囊管与肝下缘构成的三角区称为胆囊三角，其中有胆囊动脉、肝右动脉、胆囊淋巴结及副右肝管等穿行。手术时易误伤肝右动脉引起大出血，造成半肝缺血坏死。

(4)胆总管：长 7～9cm，直径 0.5～0.9cm，分为十二指肠上段、十二指肠后段、胰腺段和十二指肠壁段。分别位于十二指肠韧带右前缘下行于十二指肠球部后方和胰头部后方，再进入十二指肠降部内后侧壁。约 85%的人胆总管与主胰管汇合形成共同通路，开口于十二指肠乳头。胆总管进入十二指肠前扩大成壶腹，称 Vater 壶腹。壶腹癌发生在此处，结石易嵌顿于此，是胆总管下段梗阻的常见部位。胆总管在十二指肠壁内段和壶腹部其外层均有环形和纵行平滑肌纤维围绕，包括胰管括约肌，统称为 Oddi 括约肌，在控制胆管开口和防止反流方面起重要作用。先天性胆管扩张症好发于胆总管。

(二)生理功能

胆道系统的主要生理功能是输送、储存和调节肝分泌的胆汁进入十二指肠，参与食物的消化。

1. 胆汁的生成、成分、作用和分泌　胆汁由肝细胞和毛细胆管分泌，成人肝每日分泌胆汁 800～1200ml。其正常颜色为菜油样，主要成分有水(占 97%左右)、胆汁酸盐、胆固醇、卵磷脂、胆色素、脂肪酸和无机盐等，比重 1.011，pH6.0～8.8。胆汁中的电解质成分与细胞外液相似。

胆汁的作用：肝代谢的各种产物随胆汁排泄；胆汁能乳化脂肪，刺激胰脂肪酶的分泌并使之激活；水解食物中的脂肪，促进胆固醇和各种脂溶性维生素A、维生素D、维生素E和维生素K的吸收；中和胃酸，刺激肠蠕动，抑制肠道内致病菌的生长和繁殖等。

2. 胆囊的功能　胆囊具有储存、浓缩和排泄胆汁的作用。

3. 胆囊和胆管的流体力学　胆道系统是一个低压、低流量系统。胆道的压力决定胆汁的流向和流速。进餐时，当脂肪、蛋白或酸性食物接触十二指肠黏膜后释放缩胆囊素，引起胆囊收缩，并使括约肌松弛，使胆汁从胆囊排至胆管和十二指肠。胆道梗阻，引起胆道内压力增高，梗阻近端的胆囊和胆管必将代偿性地扩张和增大以便缓解胆道高压（图11-6-3）。当胆道内压超过30cmH_2O时，肝将停止胆汁的分泌，并且胆汁可反流入血，发生梗阻性黄疸。

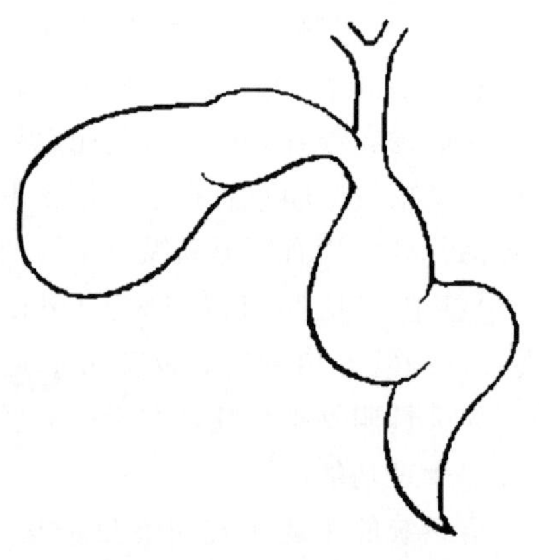

图11-6-3　扩张的胆总管

三、病因与发病机制

由于胆结石的成因十分复杂，至今尚未完全阐明，一般认为胆结石的形成与胆汁的成分改变和胆流力学因素有关。

四、临床表现与诊断

(一)胆囊结石和胆囊炎的临床表现

单纯胆囊结石约有20%患者终身无症状，故有“静止性结石”和“无症状胆囊结石”之称。有的仅有轻微的消化道症状。当结石嵌于胆囊颈部引起梗阻，出现典型的胆绞痛，合并感染者则出现急性胆囊炎(acute cholecystitis)症状。

1. 腹痛　多为右上腹阵发性绞痛，疼痛常向右肩背部放射；若结石退回胆囊或较小的结石通过胆囊管排入胆总管，腹痛症状可自行缓解；合并感染时可发展为急性胆囊炎，腹痛呈持续性、阵发性加剧。这种胆绞痛可用解痉药、碱性药使之缓解，故临床上常被误诊为消化道溃疡。老年患者胆绞痛发作有时可以诱发心绞痛。

2. 恶心、呕吐、食欲缺乏　大多在短时间内缓解。如结石经胆囊管进入胆总管并刺激Oddi括约肌，胆总管突然扩张时，患者可出现频繁剧烈的呕吐。

3. 发热　如胆囊积脓、坏死穿孔，常表现为畏寒、高热。

4. 黄疸　约25%的患者出现黄疸，多为轻度黄疸，不伴有皮肤瘙痒。

5. 墨菲(Murphy)征阳性　检查者以左手掌平放于患者右肋下部，以拇指指腹置于右肋下胆囊点，用力按压腹壁，嘱患者深吸气，患者因疼痛而突然屏气为阳性。

6. 右上腹局部压痛和肌紧张　胆囊周围有炎性渗出或脓性形成时，压痛范围增大，在右上腹可扪到肿大的胆囊或胆囊与大网膜粘连形成炎性肿块。

(二)肝外胆管结石及胆管炎的临床表现

肝外胆管结石可原发于胆总管或继发于肝内胆管结石和胆囊结石。如发生梗阻和并发感染，引起急性胆管炎。其临床表现取决于结石所造成的梗阻程度和继发感染的轻重。

1. 夏柯三联(Charcot)征　①腹痛：突发右上腹顶胀痛和剑突下阵发性绞痛，多发生在进食油腻食物或体位改变后，向右背部肩胛下放射。②寒战与高热：通常绞痛之后体温可高达40～41℃，每天可发作1次或多次，表现为弛张热，是胆管内感染向上扩散，细菌和毒素经肝窦入血引起的中毒症状。③黄疸：因结石梗阻，胆道压力增高，胆汁自毛细胆管中溢出，进入肝血窦而引起阻塞性黄疸。胆绞痛及高热之后常出现不同程度的黄疸。并发胆道感染的患者，黄疸发展得更快。当症状缓解后，黄疸一般逐渐消退。

2. *中毒性休克*　在典型的三联征的基础上又出现休克和精神症状，称之为雷诺（Reynolds）五联征，又称为急性梗阻性化脓性胆管炎（acute obstructive suppurative cholangitis，AOSC）或急性重症胆管炎（ACST）。此症病情发展迅速，如不及时抢救，可在短时期内迅速死亡，因此治疗和护理上要引起高度重视。

（三）肝内胆管结石的临床表现

肝内胆管结石由于存在部位不同，其临床表现各异。

1. 有的肝内胆管结石疼痛不明显，表现为发热、寒战并周期性发作。结石仅局限于一侧肝叶内者可无黄疸。

2. 肝内胆管结石患者的放射痛多在下胸部、右肩胛下区。肝区叩痛明显，肝呈不对称性肿大。常无胆绞痛。

3. 全身症状比较严重，如发生继发感染则出现寒战高热、轻度黄疸，甚至休克，称为急性梗阻性化脓性肝胆管炎（acute obstructive suppurative hepatocholangitis，AOSHC），且急性发作后恢复较慢。影响全身状况较明显，90%患者有低蛋白血症，1/3患者可有明显贫血。

4. 晚期患者因长期广泛性肝内胆管结石阻塞，可导致胆汁淤积性肝硬化，出现门静脉高压的表现。

（四）辅助检查

1. *B 超检查*　是诊断胆石症最灵敏、最有效的方法，是检查的首选方法。诊断正确率为 94%～98%。胆囊结石的典型声像图为强回声团伴声影（图 11-6-4）。由于受肠道内积气的影响，在检查前应禁食 12h、禁饮 4h，以保证胆囊胆管内充盈胆汁，以减少肠道内容物和气体的干扰。

2. *胆囊造影*　是诊断胆囊结石基本有效的方法之一，能显示胆囊的大小及形态、胆囊的收缩功能及胆囊内结石的大小及形态。通常使用口服造影剂。

3. *经皮行肝胆管穿刺造影（PTC）*　是通过自上而下的胆管直接造影法，有助于较重黄疸的鉴别和胆道疾病的诊断。用于胆石症可清楚地显示结石以及结石阻塞以上胆管的解剖关系。

4. *经皮肝穿刺胆道置管引流术（PTCD）*　患者行 PTC 后，置管于肝胆管内引流减压，以防胆漏引起腹膜炎；对于急性梗阻性化脓性胆管炎者，可缓解梗阻性黄疸，改善肝功能，为择期手术做好准备。

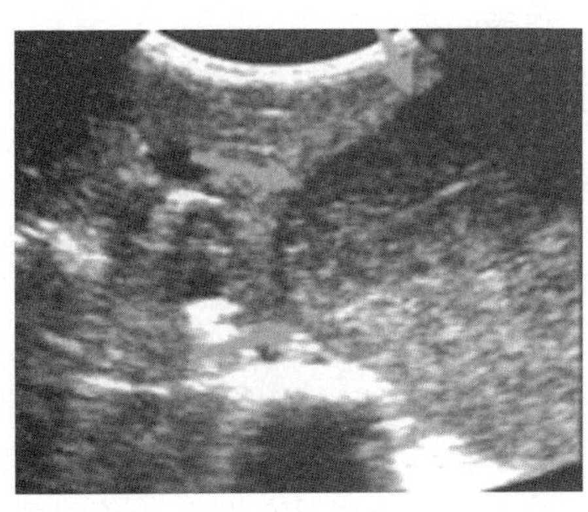
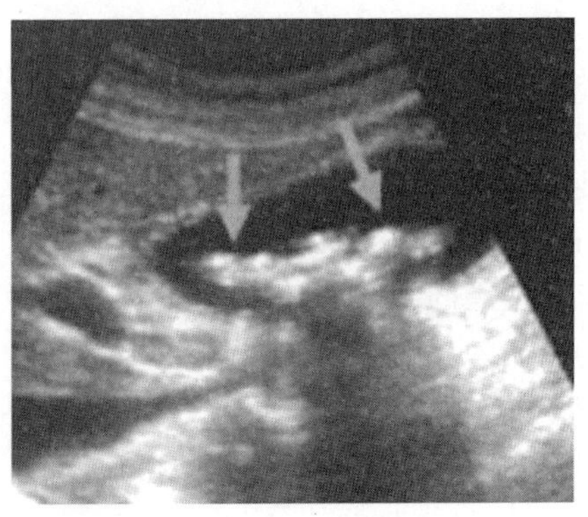

图 11-6-4　胆囊结石

5. 经十二指肠镜逆行性胰胆管造影(ERCP)　是通过纤维十二指肠镜观察十二指肠乳头区的病变，经乳头开口处插管至胆管或胰管内，行逆行造影，鉴别肝内外胆管梗阻的部位和病变的范围，以助诊断。

6. CT 有助于发现梗阻部位及原因

五、治疗原则

胆石症以手术治疗为主，术前做好准备，查清胆道系统情况，以求手术彻底。

(一)胆囊造口术

年老体弱或伴有严重心肺疾病，估计不能耐受胆囊切除术者或胆囊炎症严重者，可行单纯胆囊造口术，减压引流，待病情稳定后再择期行胆囊切除术。

(二)胆囊切除术

胆囊切除术(图 11-6-5)适用于诊断明确、反复发作的胆囊结石。

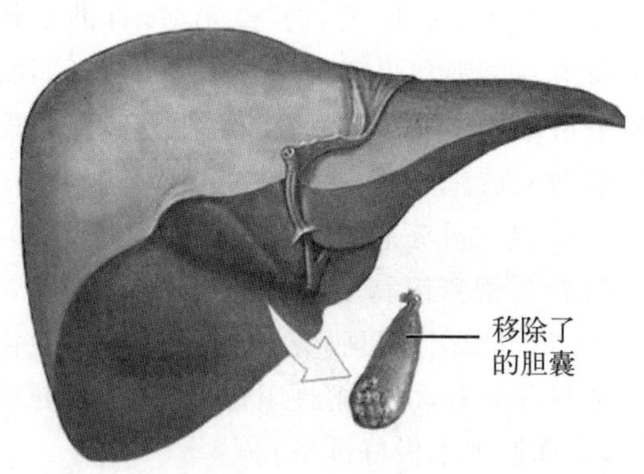

图 11-6-5　胆囊切除术

(三)胆总管探查、切开取石和引流术

有梗阻性黄疸病史者，术中发现胆总管扩张、内存结石、肿瘤、蛔虫或急性胆管炎者，胆道引流术常用的有"T"管引流术和胆总管十二指肠引流术、胆总管空肠 Roux-en-Y 吻合内引流术等。

(四)肝叶切除、肝胆管空肠 Roux-en-Y 吻合术

肝内胆管结石反复并发感染而形成局限性病灶，同时有肝叶萎缩者，可行病变肝叶切除术，胆总管空肠 Roux-en-Y 吻合内引流术。

(五)腹腔镜胆囊切除术

腹腔镜胆囊切除术(图 11-6-6)是在电视腹腔镜监视下，经腹壁小切口在腹腔内施行胆囊切除。因其具有不剖腹、损伤小、痛苦轻、恢复快等优点，成为治疗慢性胆囊疾病的首选手术方式。

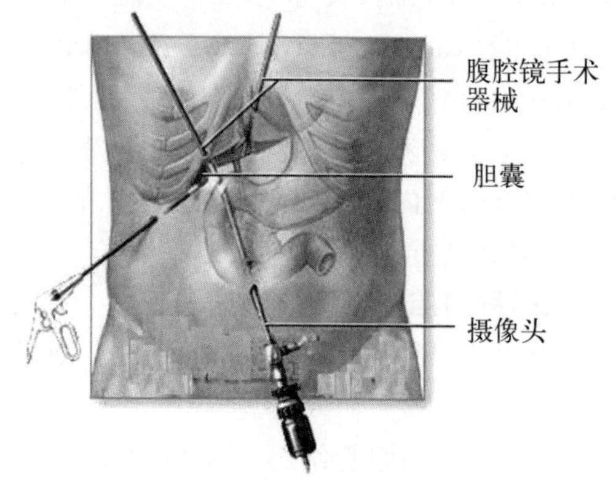

图 11-6-6　腹腔镜胆囊切除术

对于一些较小的胆囊、胆道结石，可采用体外震波碎石，中西医结合的溶石、排石疗法。

六、常见护理问题

(一)疼痛

1. 相关因素　①结石导致胆总管梗阻、平滑肌痉挛；②急性炎症；③手术对组织的损伤等。

2. 临床表现　①结石导致胆总管梗阻、平滑肌痉挛引起的疼痛，表现为右上腹阵发性绞痛，疼痛常向右肩背部放射。②急性炎症引起的疼痛是因胆管内感染向上扩散，细菌和毒素经肝窦入血流引起的中毒症状，出现寒战与高热，甚至中毒性休克。③术后 24h 疼痛最为剧烈，长海痛尺疼痛评分多在 4 分以上，多为急性疼痛(持续时间少于 6 个月的疼痛)。患者可有出汗、心率及呼吸加快、血压增高、呻吟、哭泣或愤怒、腹肌紧张、被迫

体位等表现。

3. 护理措施

(1)评估疼痛的诱因,疼痛的性质、持续时间及患者忍受疼痛的时间和强度。

(2)术前平滑肌痉挛性疼痛,遵医嘱给予解痉止痛药,如东莨菪碱、阿托品以解除。在解痉基础上,对诊断明确并准备急诊手术者,还可以应用盐酸哌替啶(杜冷丁)止痛。

(3)急性炎性疼痛遵医嘱给予抗感染治疗。

(4)对术后正常出现的切口疼痛应及时应用镇痛药。术后一般常规给予镇痛泵镇痛。疼痛较轻时可给予口服索米痛片(去痛片)、布桂嗪片,肌内注射地西泮(安定)、布桂嗪注射液等,即可镇痛。疼痛剧烈者,需用哌替啶、吗啡类镇痛药,使用时可配合使用镇静药,能延长镇痛效果,切不可因为疼痛是手术后必然的生理病理现象及惧怕药物成瘾而忽视术后疼痛的护理。

(5)凡是增加切口张力的动作都会使疼痛加剧,所以在对患者进行搬运、翻身时动作要尽量轻柔。教会患者咳嗽时正确按压切口的方法,以保护切口并减轻疼痛。

(6)为患者创造安全舒适的环境,转移其注意力,提高其对疼痛的耐受力。

(二)体温过高

1. 相关因素　感染扩散、胆道压力过高、细菌和毒素入血。

2. 临床表现　体温上升期主要表现为寒战、体温大于 39℃、呼吸和脉搏加快、皮肤灼热、颜面潮红、口唇干燥、全身酸痛乏力、食欲缺乏等,小儿易出现惊厥。发热可持续数小时、数天,甚至数周。退热期因大量出汗,丧失大量体液,年老体弱及患有心血管疾病者,易出现血压下降、脉搏细速、四肢冰冷等虚脱现象,应注意观察。

3. 护理措施

(1)评估生命体征,尤其是体温,观察热型及伴随症状,以协助诊断;评估发热的促发因素。

(2)观察病情:高热患者应每 4 小时量体温 1 次;体温降至 38.5℃(口腔温度)以下时,改为每日测量 4 次;体温降至正常水平 3d 后,改为每天测量 1 次。在测量体温的同时要观察患者的面色、脉搏、呼吸及出汗、尿量等体征,如有异常,应立即与医师取得联系。

(3)促进散热,降低体温:发热持续期,应给予物理降温(图 11-6-7),如额头及大血管处用冰袋冷敷或用乙醇擦浴等。必要时可给予药物降温,但需注意防止退热时大量出汗发生虚脱。采取降温措施 30min 后应测体温 1 次,做好记录与交班。

(4)维持水、电解质平衡:高热时因呼吸加快,皮肤蒸发水分增多,使水分大量丧失。应鼓励患者多饮水,水分摄入应保持为 2500～3000ml/d(禁食者可给予静脉滴注等张溶液),以促进代谢产物排出,帮助热量散失。尤其是药物降温后,大量出汗,更应及时补充水分和电解质。

(5)补充营养:高热时,迷走神经兴奋性降低,使胃肠蠕动减弱,消化液分泌物减少,影响消化和吸收;同时分解代谢增强,能量消耗增多,导致机体消瘦、衰弱和营养不良。因此,应给予营养丰富易消化的流质或半流质饮食,宜少量多餐。

(6)增进舒适、预防并发症:高热患者由于消耗多,进食少,体质较虚弱,故应卧床休息;由于唾液分泌减少,口腔黏膜干燥,加之机体抵抗力下降,易引起口腔炎和黏膜溃疡,应做好口腔护理,预防口腔感染;患者退热大量出汗时,应及时揩干汗液,更换衣服及床单,保持皮肤清洁,防止着凉感冒。

(7)加强心理护理:经常询问患者,关心了解患者的感受,耐心解释体温的变化,给予患者心理上的支持和安慰,缓解其焦虑、紧张的情绪。

(8)开窗通风,室内紫外线消毒,每天 2 次。

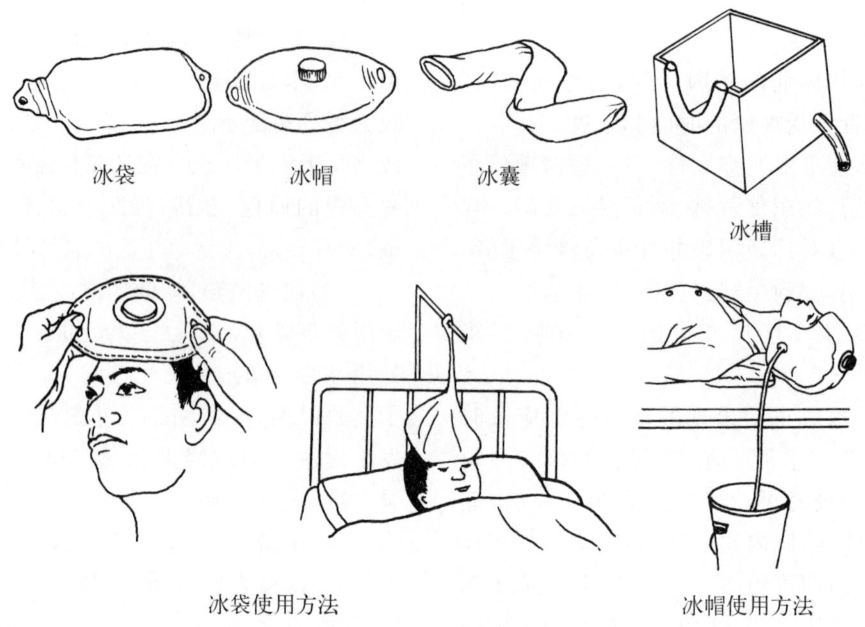

图 11-6-7　物理降温的种类与方法

(三)营养失调——低于机体需要量

1. 相关因素　①患者手术后，机体代谢增强，蛋白质丢失增加，糖代谢紊乱，脂肪分解利用增加很容易造成患者负氮平衡；②术后禁食；③胆道梗阻，胆汁排流不畅，对脂肪的乳化能力下降。

2. 临床表现　患者食欲缺乏，体重下降，机体免疫能力降低，腹泻。

3. 护理措施

(1)评估患者的营养状态：判断患者是否处于营养不良状态。记录患者入院时体重，并每周测量1次。监测检验指标有血清白蛋白、红细胞、白细胞计数及血清电解质的变化，它们标志着营养的好转或恶化。记录食欲及出入量。

(2)胆道疾病患者对脂肪的消化能力下降，而且常有肝功能损害，应给予低脂、高糖、高维生素饮食，肝功能好者可给予高蛋白饮食。请家属一起参与，帮助患者制定营养食谱。鼓励患者少食多餐。

(3)为患者创造安静、舒适的就餐环境。饮食在注重营养的同时，还应注意食物的色、香、味，以促进患者的食欲。

(4)患者频繁呕吐，应及时清洁口腔，并处理呕吐物，更换清洁衣裤与被服，开窗通风，驱除异味，以免影响患者的情绪。

(5)告之患者保持均衡营养的重要意义。术前可以增加机体的能量储备，增加机体的抵抗力，以便更好地耐受手术；术后可以促进切口的愈合。

(6)适当与患者、家属和医师讨论是否需要给予肠内、全肠外营养。

(四)潜在并发症——感染性休克

1. 相关因素　严重感染时病原菌释放大量内毒素和外毒素、血管运动障碍、心肌损害以及毒素直接作用于细胞而造成广泛性损害等引起的休克。

2. 临床表现　①休克早期：乃机体对休克的代偿，相当于微循环的痉挛期。患者神志清醒、精神兴奋、躁动不安、面色苍白、脉搏增快、血压变化不大，舒张压升高、脉压变小，尿量正常或减少。②休克期：机体失代偿进入微循环扩张期,精神由兴奋转为抑制,表情淡漠、感觉迟钝、皮肤黏膜由苍白转为发绀或出现花斑。四肢湿冷、呼吸浅促、脉搏细数、血压进行性下降,脉压更小,尿量明显减少或无尿,并可出现进行性加重的代谢性酸中毒。③休克晚期:患者神志不清、脉搏细弱、血压测不出、无尿、体温不升、呼吸微弱或不规则、全身出血倾向,如皮肤、黏膜出现瘀血斑,提示已有 DIC 的可能。此外可见鼻出血、便血、呕吐、咯血、腹胀,继之出现多脏器功能衰竭而死亡。

3. 护理措施

(1)急救护理:通知医师,并配合抢救。迅速建立 2 条及以上静脉通道以便于及时输入液体和药物,为抢救患者的生命创造条件。采取中凹卧位(头和上肢抬高 10°～15°,下肢抬高 20°～30°),以增加静脉回心血量和减轻呼吸的负担。保持呼吸道通畅,予以吸氧6～8L/min,若患者已昏迷并有呼吸衰竭时,应通知麻醉科医师行气管插管。如患者合并呼吸窘迫综合征(ARDS)时应用呼吸机正压通气。做好心肺复苏和急救用药的准备。

(2)病情监测:患者休克时病情变化快,必须严密观察患者神志、皮肤黏膜的色泽和温度、血压、脉搏、体温、尿量等病情变化。

(3)扩容护理:扩容期间应保持静脉通畅,保护好静脉,最好建立一条中心静脉通道,以便于监测患者的中心静脉压。输液过程中要密切观察患者的反应,防止输液过快而发生心力衰竭或液体漏至血管外而造成皮下坏死。一旦发生药物外渗,外渗部位用 0.25%普鲁卡因做血管周围封堵治疗,并重新选择静脉进行输液。

(4)药物治疗的护理:应用强心药、升压药及扩张血管的药物时,可以使用微泵或输液泵来控制药物进入的速度,并应用监护仪观察患者血压的变化,开始每 5 分钟监测血压 1 次,待血压平稳后,改为 15～30min 监测 1 次。遵医嘱使用抗感染药,解痉药。

(5)常规护理:保持病室安静、舒适,室温在 18～20℃,使患者安静休息。注意保暖,尤其在寒冷季节,因休克患者皮肤湿冷、末梢循环极差,寒冷会加重休克;但也不可以贸然用热水袋或电热毯加热,否则会导致末梢血管更行扩张,重要脏器缺血,对纠正休克不利。休克初期,患者较为躁动,应加强安全护理,防止患者拔除各种引流管;各项护理操作频繁,应做好查对制度,防止医疗护理差错。做好患者生活护理,警惕肺部等并发症的发生。

(6)心理护理:安慰家属,做好解释工作,解除不必要的顾虑,使家属能最大限度地配合抢救。

(五)潜在并发症——胆道出血

1. 相关因素　①胆道感染或结石是造成胆道出血的首位原因;②术中取石损伤胆管壁可发生术中胆道出血。

2. 临床表现　胆道出血的临床表现与出血量及速度有关。大量出血的典型表现具有三联征:消化道出血、便血或呕血;胆绞痛;黄疸。出血量大导致休克者应考虑动脉出血。血凝块阻塞胆管时引起胆绞痛和黄疸。胆道出血还具有周期性发作的特点。伤口渗血、引流管引出血性液大于 100ml/h,患者心率加快、心慌、气促、面色苍白、出冷汗,四肢湿冷等,应警惕出血的发生。

3. 护理措施

(1)吸氧、静卧。

(2)术后密切观察病情变化,注意监测血压、脉搏、呼吸、中心静脉压、引流液的色、质、量,观察患者有无心慌、气促、面色苍白、出冷汗、四肢湿冷、伤口有无渗血,如有异常,应及时汇报医师。

(3)对于出血量少者,可予抗感染,解痉,应用止血药物,补充血容量,纠正水电解质及酸碱失衡。

(4)对于出血量多者,应配合医师积极做好术前准备,剖腹探查,急诊手术止血。

(5)安慰患者及家属,消除紧张情绪。

(六)潜在并发症——胆瘘

1. 相关因素 术中误伤胆道、吻合口破裂或"T"形管脱出。

2. 临床表现 大量胆汁流入腹腔,形成胆汁性腹膜炎;少量胆汁被周围组织包裹形成膈下脓肿;个别与邻近器官(如十二指肠、胃、结肠)穿通形成内瘘。

3. 护理措施 详见本章第五节胰腺癌护理。

七、康复与健康指导

(一)术前健康指导

详见本章第四节门静脉高压症护理。

(二)出院健康指导

1. 指导患者养成良好的生活习惯。注意劳逸结合,保持情绪稳定。

2. 重点强调饮食注意事项,应以低脂饮食为主。

3. 如有腹痛、发热、黄疸应及时就医。胆囊炎非手术治疗后患者,应尽早择期手术。

4. 告诉患者带管出院的必要性,掌握术后"T"管自我护理及控制不适的方法。教会患者适时夹管训练,正确倾倒引流液并记录引流液的色、质、量以及正确更换引流袋的方法。若"T"管不慎脱出,可导致胆汁流入腹腔,形成胆汁性腹膜炎,应及时到当地医院就诊。

5. 告之患者出院带药的作用,服药方法及相关注意事项。

6. 注意门诊随访,预约患者复诊时间。

(黄建业 柴会荣)

第七节 大 肠 癌

一、概 述

大肠癌(carcinoma of large intestine)包括结肠和直肠癌,是我国常见的恶性肿瘤之一,其发病率呈上升趋势,尤其在经济发展较快的城市和地区。近年来,结肠癌的发病率明显高于直肠癌。从整个大肠而言,癌肿的好发部位依次为直肠、乙状结肠、盲肠、升结肠、降结肠和横结肠。目前,直肠和乙状结肠癌仍占大肠癌的60%以上。男女发病率相仿,中位发病率在45—50岁,我国30岁以下的青年人发病占11%~15%,40岁以下则占40%左右。

二、应用解剖特点

大肠是消化道的下段,包括结肠和直肠。结肠包括盲肠、升结肠、横结肠、降结肠和乙状结肠(图11-7-1)。一般习惯上将结肠分为右半结肠和左半结肠。右半结肠包括盲肠、升结肠、结肠肝曲和部分横结肠;左半结肠从横结肠中部开始包括结肠脾曲、降结肠和乙状结肠。成人结肠直径在盲肠部最大,约7.5cm,以后逐渐变细,至乙状结肠末端约2.5cm。直肠上端与乙状结肠相连,下接肛管,长12~15cm。直肠上端的肠腔似结肠,其下端扩大成直肠壶腹,是粪便排出前的暂存部位,最下端变细接肛管。大肠各段的组织结构基本相似,由黏膜层、黏膜下层、肌层和浆膜层组成。

结肠的血液供应很丰富,结肠的动脉由肠系膜上、下动脉供应。结肠的静脉汇合成肠系膜上、下静脉,最后入肝门静脉。因此,结肠癌易通过肝门静脉发生肝转移。

结肠肠壁有丰富的肠感受器,肠感受器很多是副交感神经,有牵张、触觉、化学和渗透压感受器。直肠壁有排便感受器。骨盆神经丛大部分由骶神经和部分腹下神经纤维组成,沿直肠两侧进入直肠和膀胱。直肠癌手术易牵拉或损伤骨盆神经丛,引起术后排尿困难。

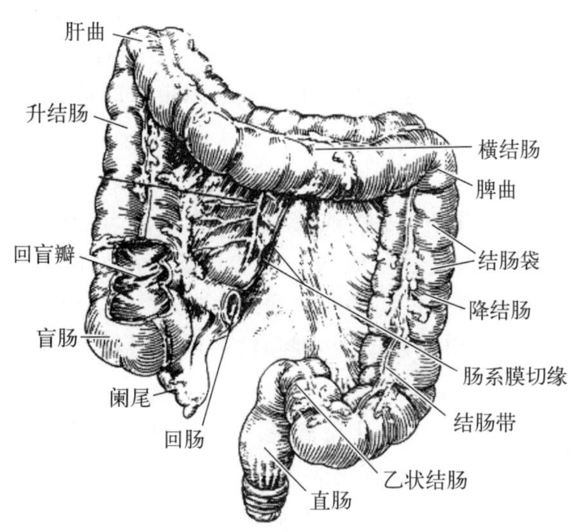

图 11-7-1　结肠、直肠的解剖

大肠的功能主要是吸收水分、电解质和储存粪便(图 11-7-2)。吸收作用以右半结肠为主,因其内容物为液体、半液体及软块状,主要吸收水分、无机盐、少量的糖和其他水溶性物质。

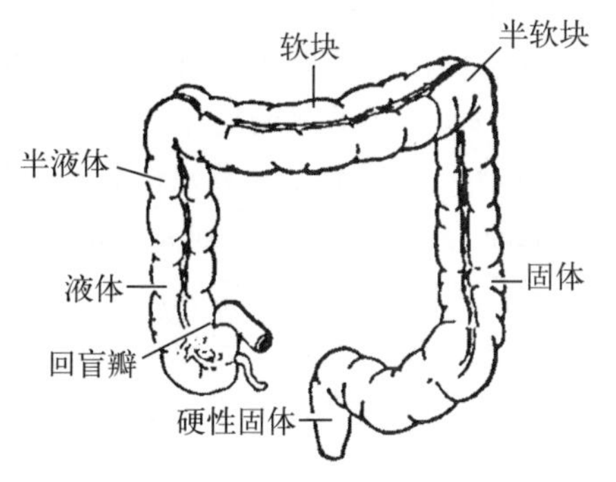

图 11-7-2　大肠的吸收及储存功能

大肠黏膜的腺体能分泌大量的黏液,有保护黏膜和润滑粪便的作用。肠内容物进入大肠后,由于移动缓慢、环境呈中性或弱碱性,故细菌大量繁殖。由于结肠内缺氧,因此细菌以厌氧菌为主。这些细菌能产生多种酶,使食物残渣和植物纤维分解,产生吲哚、胺类等有毒物质,也可合成维生素 B_1、维生素 B_2、维生素 B_{12}、烟酸及维生素 K。如食物中缺乏维生素,它们在大肠内的合成吸收常可予以补偿,因此对人体的营养具有重要意义。若长期使用广谱抗生素,肠内细菌被大量抑制或杀灭,就可能引起体内 B 族维生素和维生素 K 的缺乏。

大肠的运动方式有以下 4 种:①袋状往返运动,这是一种非推进性运动,多见于空腹和安静时。这种缓慢揉搓作用使肠内容物混合,并与肠黏膜接触,有利于水和电解质的吸收,使粪便变稠、干燥;②分节推进运动,是一段肠内容物被推移到下一段并继续向前,而不返回原处的运动,多见于餐后;③大肠蠕动,是结肠运动的主要形式,一般可将粪块以每分钟 1～2cm 的速度向前推进;④集团推进蠕动,是一种进行快、推进远、收缩强烈的蠕动。多发于横结肠,粪便迅速通过结肠脾曲被推入降结肠以至乙状结肠。多见于进食后、谈论食物和早晨起床时。进食后发生者称为胃-结肠反射;早晨起床时发生者称为起立反射(图 11-7-3)。当粪便进入直肠后,牵张直肠壁和刺激直肠壁感受器,使冲动经盆神经和腹下神经传入脊髓腰骶段的初级排便中枢,同时上传到大脑皮质引起便意。若大脑经常抑制便意,使直肠对粪便的压力刺激逐渐失去敏感性,加之粪便在大肠内停留过久,水分被吸收过多而使粪便过硬,引起排便困难。

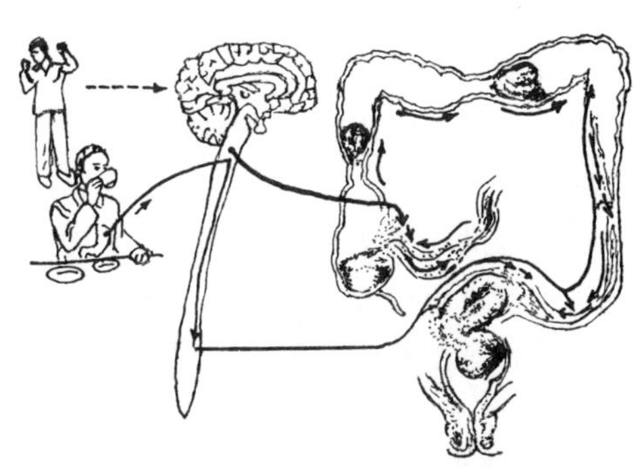

图 11-7-3　起立反射和胃结肠反向

三、病因与发病机制

(一)环境因素

1. 饮食习惯 结直肠癌高发地区,人们以高蛋白质、高脂肪、低纤维素的精制食品为主。高脂饮食的危险性在于它在肠道中刺激胆汁大量分泌,致使进入肠道中的胆汁酸和胆固醇量明显增加,胆汁酸和胆固醇的代谢产物与致癌物质多环芳香烃的结构相似,这些物质很可能就是致癌物质。低纤维素饮食形成的肠内容物量少,肠内容物在肠腔内停留时间长,使致癌物质对肠黏膜的接触和刺激时间延长,同时肠内容物中致癌物质的浓度增高,加强了致癌作用。

2. 肠道细菌 肠道内细菌,特别是厌氧菌对结直肠癌的发生具有极为重要的作用。结肠癌患者粪便中厌氧菌数量明显增加,有学者指出粪便中厌氧菌的数量随着肠内容物自回肠向结肠推进而增多,至乙状结肠达最高值,因而乙状结肠是结肠癌最好发的部位。

3. 化学致癌物质 亚硝胺是导致肠癌发生最强烈的致癌物质。亚硝胺广泛存在于食物和唾液中,咸肉、火腿、香肠、咸鱼及熏制食物均经过亚硝酸盐的处理,经常食用有致癌作用。油煎和烘烤的食品也具有致癌作用,因为在实验动物中显示蛋白质经高温热解后形成的甲基芳香胺可诱发结直肠癌。另外,香烟中含肼类化合物,肼类化合物在实验动物中可诱发结肠癌,香烟中还含有另一种致癌物质苯并芘。因此,长期吸烟可诱发结直肠癌。

4. 土壤中缺钼和硒 有报道,在美国土壤中缺钼和缺硒最显著的地区,结直肠癌的发病率最高。钼是植物硝酸还原酶的重要组成部分,土壤缺钼可导致硝酸盐在农作物内积聚,从而使食物中亚硝酸盐含量显著增高。另外,钼还是一种抗氧化剂,缺钼使阻止致癌物质的抗氧化剂减少。硒也是一种抗氧化剂,它的主要作用在于抑制过氧化反应,因为过氧化反应使致癌原黏附于细胞 DNA 上,引起 DNA 损害。缺硒后,机体不能抑制过氧化反应,也就无法抵御致癌原带来的危害。

(二)内在因素

1. 基因变异 结直肠正常上皮发生恶变的过程中,基因改变形成异常上皮,再发展成腺瘤,最后形成癌。在结直肠癌高发的地区,腺瘤的发病率明显增高,多数学者认为当结直肠腺瘤发展为癌肿时,平均需要约 10 年时间。

2. 血吸虫性结肠炎 由于血吸虫虫卵长期积存在结直肠黏膜上,慢性炎症,反复溃疡形成和修复,导致黏膜的肉芽肿形成,继之发生恶变。

3. 慢性溃疡性结肠炎 是一种好发在直肠和乙状结肠的非特异性炎症。严重者则逐渐累及降结肠和全结肠,反复发作,病程越长,癌变率越高,其癌肿发生率为正常人的 5～10 倍。

4. 遗传因素 大肠癌患者的子女患大肠癌的概率比一般人群高 2～4 倍。除了家族性息肉病或溃疡性结肠炎恶变引起的大肠癌患者外,有 5%～10%的大肠癌患者有明显的家族肿瘤史,称为遗传性非家族息肉病性大肠癌(hereditary nonpolyposis colorectal cancer,HNPCC)。具体表现为:①家庭成员中有 3 人以上患有大肠癌,其中 2 人以上为同一代;②至少相近的两代人均有发病;③其中至少有 1 人是在 50 岁以前诊断为大肠癌。

(三)播散途径

1. 直接浸润 结直肠的局部浸润向 3 个方向扩散:①沿肠壁上下纵行扩散,一般局限在 5～8cm 范围内;②沿肠壁水平方向呈环状浸润,一般浸润肠壁 1/4 周径约需 6 个月,浸润 1/2 周径的约需 1 年,浸润 1 圈约需 2 年时间;③向肠壁深层浸润,自黏膜层向黏膜下层、肌层和浆膜层浸润,最后穿透肠壁,侵入邻近组织、器官。

2. 淋巴转移 是结直肠癌主要的扩散

途径。当癌限于黏膜层时，由于黏膜层中无淋巴管存在，故无淋巴道转移。肠壁的黏膜下层有淋巴管分布，当癌侵犯黏膜下层时，就有淋巴道转移的可能。结肠淋巴结引流有四组三站：①结肠上淋巴结组，在肠壁的脂肪垂内；②结肠旁淋巴结组，在结肠系膜内，邻近肠壁的血管弓旁；③中间淋巴结组，在结肠系膜中部动脉旁；④中央淋巴结组，在供应结肠的动脉根部。第一站为结肠旁淋巴结，第二站为中间淋巴结，第三站为中央淋巴结。

3. *血行播散*　结肠的静脉回流分别经肠系膜上、下静脉汇入肝门静脉，因此，肝是首先受累最常见的血行播散脏器。癌细胞经肝门静脉进入体循环，播散至全身，导致肺、骨和脑等脏器转移。

4. *种植播散*　腹腔种植是由于癌肿穿透肠壁浆膜层后，癌细胞脱落种植于脏层或壁腹膜，并可弥散在全腹腔；吻合口种植则由于癌细胞脱落于肠腔内然后种植于吻合口上。

四、临床表现与诊断

(一)临床表现

1. *右半结肠癌*

(1)贫血：右半结肠的肿瘤瘤体较大，肿瘤表面易发生缺血而引起坏死、脱落、继发感染、溃烂、出血。盲肠及升结肠的蠕动细小而频繁，粪便在右半结肠呈稀糊状，血液和粪便混合均匀，以致肉眼不易察觉。由于长期的慢性失血，患者往往因贫血而就诊。

(2)腹部肿块：右半结肠癌肿以隆起型病变多见，癌肿向肠腔内发展可生长成较大。腹部可扪及质硬肿块，因右半结肠肠腔大，梗阻发生率低。

(3)腹痛：由肿瘤侵及肠壁肌层而致病灶部位的隐痛，当肿瘤穿透肠壁侵犯腹膜或其他脏器时，疼痛逐渐加重。

(4)大便习惯改变：排便不规则，便秘与腹泻交替。血液与粪便混合均匀，肉眼不易看出便血。

2. *左半结肠癌*

(1)便血：当粪便进入左半结肠，由于水分的再吸收，大便由糊状逐渐变成固体状，因而由大便摩擦病灶而引起便血，血液与粪便相混，多呈暗红色或紫褐色。

(2)黏液便：左半结肠癌以溃疡型多见，由于溃疡常伴有继发性感染，使肠黏膜分泌黏液较多，便次增多，且有黏液血便。

(3)肠梗阻：因左半结肠的肠腔狭小，浸润型癌肿呈环形生长导致肠腔环形狭窄，患者常有左侧腹部或下腹部隐痛，随着肠腔狭窄的发展，出现进行性便秘，排便困难，腹胀及发生梗阻。

3. *直肠癌*　直肠癌早期仅限于黏膜层，常无明显症状，仅有少量便血及大便习惯改变，患者常不介意。癌肿发展后，中心部分破溃，继发感染，症状如下。

(1)直肠刺激症状：癌肿直接刺激直肠产生腹泻，里急后重，便不尽感。

(2)病变溃破感染症状：癌肿表面破溃后，排粪时即有明显出血，量少，同时有黏液排出。感染严重时有脓血便，大便次数增多。

(3)肠壁狭窄梗阻症状：癌肿引起肠腔狭窄可致腹胀、腹痛，晚期有排便困难，粪便变细变形等。

(二)诊断

1. *直肠指检*　75%的直肠癌可通过直肠指检触及。即使直肠黏膜未扪及肿瘤，但指套染血性粪便则应高度怀疑肠癌可能。

2. *纤维结肠镜检查*　优点为直观性强，可直接看到病灶，了解其大小、范围、形态、单发或多发，最后还能通过活组织检查明确病变性质。

3. *气钡双重造影*　采用薄钡和空气灌肠双重对比的检查方法有利于显示结肠内较小病灶。隆起型癌肿常表现为肠腔一侧的充盈缺损；溃疡型癌肿则表现为肠壁不规则并有龛影；浸润型癌肿当局限于肠壁一侧时则表现为此侧肠壁的收缩，当癌肿已浸润肠壁一周时，则可见环状或短管状狭窄。

4. B超　对判断有无肝转移有一定价值。

5. CT　当B超提示肝占位性病变时，行肝CT检查有助于判断病变的大小、数目、部位等；临床检查肿瘤活动度较低时，为了解癌肿对周围结构或器官有无浸润、判断手术切除的可能性和危险性时，做腹部CT扫描。

6. 血清肿瘤标志物测定　癌胚抗原(CEA)是结直肠癌时临床上应用最广泛的一种细胞膜糖蛋白，结直肠癌时血清值高于正常者并不多，主要对术后复发的监测和预后判断有帮助。糖抗原(CA19-9)是从结肠癌细胞株中分离出来的一种肿瘤相关抗原，对结直肠癌的敏感性不及CEA，但特异性较CEA高。CA19-9与CEA联合检测敏感性为86.36%，特异性为88.79%。尤其适用于术后监测，有助于早期发现复发和转移。

7. 病理诊断　判断大肠癌的预后必须依靠病理结果。现在临床上常用的是改良的Dukes分期，又称为Astler-Coller分期(表11-7-1)。

8. 大肠多原发癌　大肠癌多为单发，但在不同的大肠部位可同时有2个或2个以上的原发癌，肿瘤互不连续，其间有正常黏膜，称为同时性多原发癌(synchronous carcinoma)。大肠内第2原发癌得出诊断距第1原发癌得出诊断在1年以上，排除黏膜下播散转移，病理类型相同或不相同，称为异时性多原发癌(metachroous carcinoma)。

五、治疗原则

结直肠癌的治疗原则是以手术切除为主的综合性治疗。

(一)手术治疗

1. 常用的结肠癌手术方式　①右半结肠切除术：适用于盲肠、升结肠和结肠肝曲癌肿；②左半结肠切除术：适用于横结肠脾曲、降结肠、乙状结肠癌肿；③横结肠切除术：适用于横结肠肿瘤；④乙状结肠切除术：适用于乙状结肠癌(图11-7-4)。

2. 常用的直肠癌手术方式

(1)腹会阴联合直肠癌根治术(Miles手术)：适用于距肛缘5cm以内的直肠癌(图11-7-5)。该手术优点是病变切除较彻底，治愈率高；缺点是手术损伤大，需做永久性乙状结肠造口，患者很难接受此手术。

(2)经腹腔直肠癌前切除术(Dixon手术)：适用于癌肿下端距肛缘5cm以上患者(图11-7-6)。原来距肛缘5cm以内的癌肿均不能行保肛手术，随着吻合器在临床应用的发展，现在有低位吻合、超低位吻合手术，大大提高了保肛率。缺点是直肠下段切除组织的范围有限，根治不彻底，肿瘤易局部复发。有的还需要做预防性末端回肠造口，在术后3个月行造口还纳术。患者需承受2次手术。

表11-7-1　Astler-Coller分期

分期	侵犯深度	有无淋巴结转移	5年存活率(%)
A	病变局限于黏膜层	淋巴结(－)	90
B_1	病变侵犯肌层	淋巴结(－)	60
B_2	病变穿透肌层	淋巴结(－)	54
C_1	病变限于肠壁内	淋巴结(＋)	43
C_2	病变侵犯肠壁全层	淋巴结(＋)	22
D	伴有远处脏器转移		14

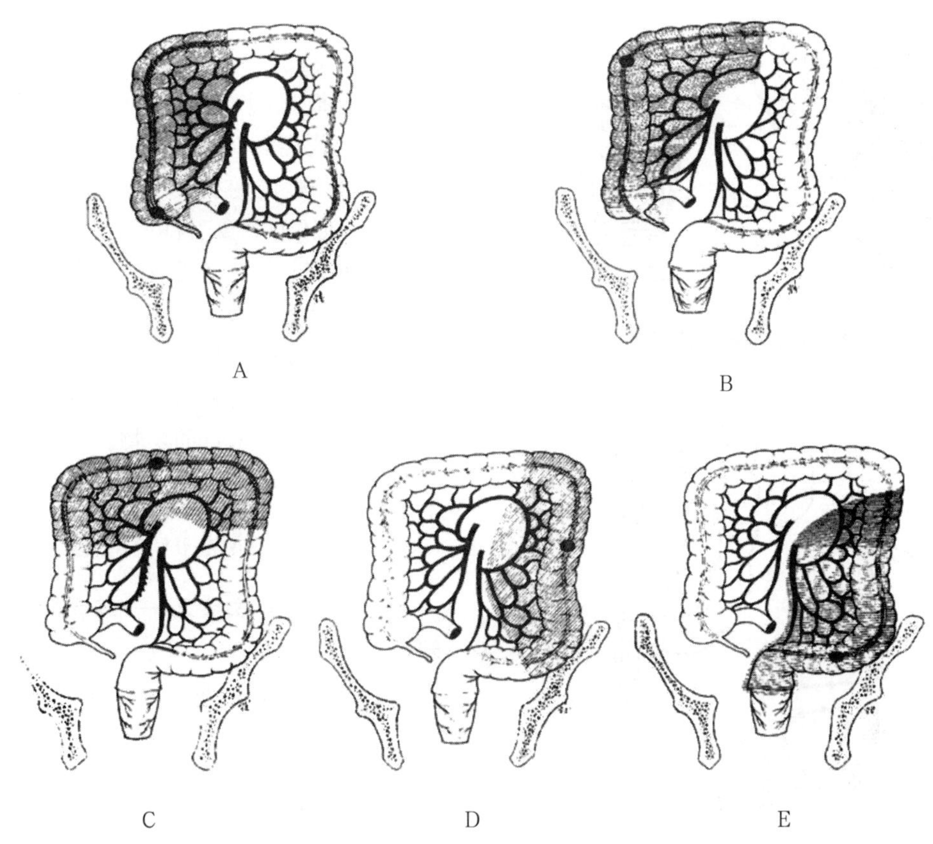

图 11-7-4　结肠癌手术方式

A. 右半结肠癌切除术（保留结肠中动脉）；B. 右半结肠癌切除术（切除结肠中动脉）；C. 横结肠癌切除术；D. 左半结肠癌切除术；E. 乙状结肠癌切除术

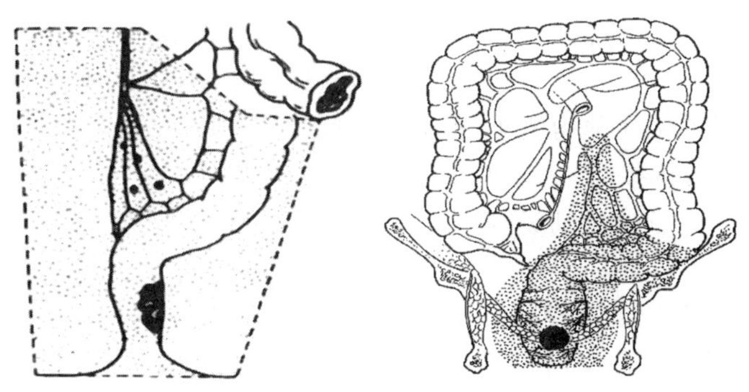

图 11-7-5　腹会阴联合直肠癌根治术（Miles 手术）

（3）Hartmann 手术（姑息性手术）：适用于年老体弱，不能承受根治性手术的患者（图 11-7-7）。该手术的缺点是根治性差，为姑息性手术。患者需做永久性结肠造口。

（二）非手术治疗

近 20 年来，随着人们对直肠癌认识的不

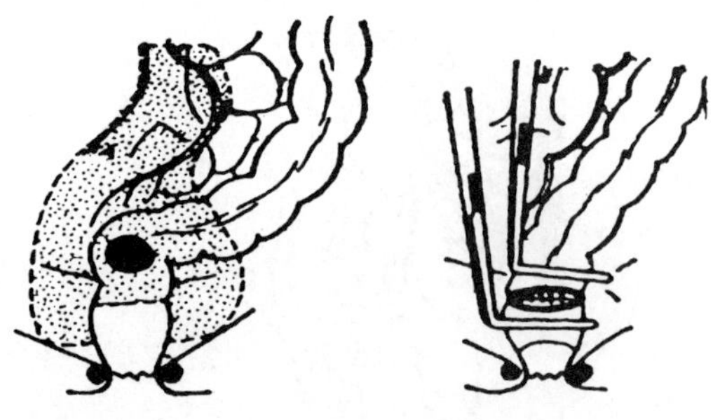

图 11-7-6 经腹腔直肠癌前切除术(Dixon 手术)

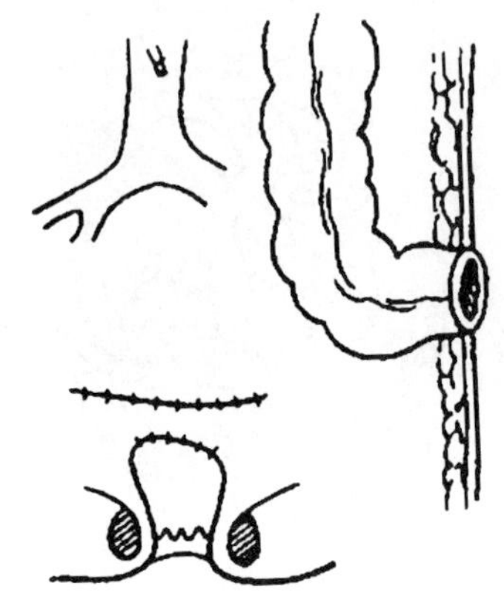

图 11-7-7 Hartmann 手术(姑息性手术)

断深入,综合治疗得到重视,新辅助放化疗是一种新思路、新模式。目前大多数研究支持新辅助放化疗,即术前放化疗。

1. 放疗 作为直肠癌的辅助治疗有一定的疗效。

(1)术前放疗:目的①使肿瘤缩小,提高切除率;②减少淋巴结转移;③减少血供转移,从而提高远期疗效。适用于肛管癌及直肠下 2/3 者侵犯肠壁 1/2 周以上者。

(2)术后放疗:可降低局部复发率和提高生存率。适用于:①手术切除不彻底者;②术后证实为 DukesB 期或 C 期者;③肿瘤位于直肠下 2/3 者。

2. 化疗 化疗主要用于手术切除后预防复发和治疗未切净的残余癌。目前结直肠癌的化疗已从氟尿嘧啶单药治疗时代进入了新药联合化及分子靶向治疗新时期。最常用的药物为氟尿嘧啶(5-FU)、奥沙利铂、伊立替康。静脉滴注 5-FU 的不良反应为口腔溃疡和骨髓抑制;卡培他滨(希罗达)是一种经过 3 代酶代谢转化为 5-FU 的前体药物,经口服的卡培他滨的主要不良反应为手足综合征;奥沙利铂的主要不良反应为周围神经炎;伊立替康的主要不良反应为迟发性腹泻。随着对肿瘤细胞生长和凋亡机制研究的深入,分子靶向治疗的药物逐渐进入临床。在结直肠癌的治疗中有抗肿瘤血管内皮因子和表皮生长因子受体为靶点的药物。其不良反应主要为易发生过敏反应出现皮症。

六、常见护理问题

(一)特定知识缺乏——缺乏肠道准备的知识

1. 相关因素 缺乏对肠道准备重要性的认识。

2. 护理措施

(1)告知患者肠道准备的目的:由于肠道肿瘤的手术对肠道的要求比较高,清洁程度将直接影响手术后腹腔及切口感染,因此肠道的准备显得尤为重要。

(2)饮食准备:患者入院后,护士指导其饮食,以高蛋白、低渣、富含维生素的食物为主。术前 3d 给予半流质饮食,术前 1d 给予流质饮食。有不完全性肠梗阻患者,流质时间可延长,有完全性肠梗阻患者,应给予禁食及补液。

(3)清洁肠道:术前 3d 每晚口服 50%硫酸镁 30ml,术前 1d14:00～16:00 口服 50%硫酸镁 100ml,为减少对胃黏膜刺激,加入 100ml 温开水稀释成 25%硫酸镁口服,然后在 2h 内服 5%葡萄糖盐水 1500～2000ml,糖尿病患者可喝白开水或生理盐水。若患者服药后出现呕吐需补充药量或肌内注射甲氧氯普胺(胃复安)10mg。年老体弱患者可服复方聚乙二醇 2 盒(137.12g),将每盒内 A、B、C 小包加水至 1000ml 口服。第一次口服

500ml，以后每隔 15min 口服 250ml 直至喝完。因灌肠可使癌细胞脱落，向附近种植转移，因此目前一般不用清洁灌肠行肠道清洁准备。不全性肠梗阻患者术前肠道准备时间需延长，必要时可给予低压灌肠。

（二）有发生低血糖的危险

1. 相关因素　①术前 1d 服泻药后能量消耗多；②术前 1d 进流质饮食，糖类摄入少。

2. 临床表现　头晕、心慌、出冷汗、胃部不适等。

3. 护理措施

（1）告知患者准备些糖块或含糖饮料。

（2）服泻药后常规补充 10% 葡萄糖或 5% 葡萄糖氯化钠 1000～1500ml。

（3）经常巡视病房，一旦患者有心慌、出冷汗等主诉时，立即测血糖并输注 10% 葡萄糖液。

（4）年老体弱患者有专人陪护。

（三）自我形象紊乱

1. 相关因素　低位直肠癌患者要面临肿瘤切除和不能保住肛门的双重打击。因为直肠括约肌的特殊解剖，手术后患者将失去习惯了几十年的原有排便方式及功能，取而代之的是通过腹部造口排便，这将意味着患者形体的改变。

2. 临床表现　①患者表现出言语或非言语的消极反应，如害羞、窘迫感，沉默寡言；②猜疑心加重，担心造口散发的异味影响同室的病友；③睡眠紊乱。

3. 护理措施

（1）向患者及家属说明直肠解剖特点，不保肛手术的优点，手术对患者的重要性等。

（2）介绍造口用品的使用方法。

（3）造口访问者现身说法，使患者愿意接受手术、配合手术治疗。

（4）鼓励患者表达自己及家属对其外表改变的想法和看法，从中正确评估引起患者形象紊乱的原因。

（四）肛周皮肤完整性受损的危险

1. 相关因素　癌肿浸润肛管和括约肌，使括约肌功能部分丧失。

2. 临床表现　有脓血便经常从肛门流出，肛周皮肤出现红肿、疼痛、破溃。

3. 护理措施

（1）保持肛周皮肤清洁干燥，经常用温水清洗，洗干净后用软毛巾轻轻吸干，不能用力擦拭，防止加重局部症状。

（2）保护肛周皮肤：用药物涂抹皮肤形成保护层，隔离粪水对肛周皮肤的刺激。10% 鞣酸软膏、造口护肤粉、金霉素眼膏，皮肤破溃伴疼痛者宜选用 3M 无痛保护膜，可先在破溃处洒上保护皮肤粉，再喷无痛保护膜，可重复多次形成隔离层。

（3）正确服用药物：因复方樟脑酊为精神类药物，应严格控制药量，防止超量引起成瘾，一般一次口服 4～5ml；因蒙脱石散剂（思密达）有强烈的吸附作用，服用时必须与其他药物分开，一般间隔 1h 以上，以免降低其他药物的疗效。

（五）潜在并发症——出血

1. 相关因素　①手术后血管结扎线脱落；②全身因素，合并有出血性疾病（血友病、血小板减少症等），肝疾病及长期应用激素，继发出血；③术后血压过高导致血管结扎线脱落。

2. 临床表现　一般发生在术后 24h 内。①内出血：血液积聚在腹腔或盆腔内，患者出现腹胀不适并伴有心率加快、血压下降等表现。②短时间内有大量的血性液引流出或每小时引流液超过 200ml。

3. 护理措施

（1）正确连接双套管：直肠癌手术后因盆腔渗血渗液多，为保证双套管有效吸引，将双套管外管接负压吸引，内管接乙醇小瓶过滤空气。

（2）保持双套管通畅：严密观察，发现引流不畅应及时检查负压装置及管道连接情况，必要时告知医师用生理盐水冲管，防止管道不通掩盖病情。

(3)密切观察引流液性状及引流量：当短时间内有大量的血性液引流出或每小时引流液量超过200ml，应警惕有无活动性出血，并及时告知经管医师。

(4)心电监护：密切观察生命体征及腹部体征。

(六)潜在并发症——吻合口漏

1. 相关因素　①直肠癌行低位或超低位吻合术，术后吻合口张力大、血供差；②术前有梗阻或不完全梗阻者，术后肠管水肿；③合并糖尿病、贫血、低蛋白血症，组织修复能力差；④术后双套管护理不当，负压过大。

2. 临床表现　保肛手术者在术后5～7d或进食后引流液突然增多、浑浊并有粪臭味。

3. 护理措施

(1)保持双套管负压维持在20kPa以下，因压力过高易损伤周围肠壁引起肠漏。

(2)密切观察引流液性状及量：术后5～7d，当进食后引流量增多，引流液浑浊，呈粪水样，或有粪臭味均提示有吻合口漏的发生，应立即报告经管医师。

(3)双套管放置7～10d后，可慢慢往外拔管，拔管时注意关闭负压，防止将肠管吸进引流管内引起肠壁撕裂。

(4)术前有梗阻或不全梗阻者，合并糖尿病、贫血、低蛋白血症等患者术前对症处理。

(七)潜在并发症——尿潴留

1. 相关因素　①直肠手术时清扫淋巴结可能牵拉或损伤骨盆神经丛、骶神经，致使逼尿肌无力、膀胱颈收缩无力及膀胱膨胀感消失；②经腹会阴直肠切除后，膀胱自颈部向后倾倒移位，膀胱颈与尿道成角，致使排尿时尿道阻力增大而出现尿潴留；③膀胱周围炎症引起膀胱收缩无力；④术后切口疼痛或不习惯于床上排尿。

2. 临床表现　拔除尿管后不能自行排尿，膀胱充盈。

3. 护理措施

(1)术前患者练习床上排尿，术后按导尿管护理常规给予0.05%氯己定(洗必泰)溶液会阴护理2/d。

(2)一般患者术后48～72h开始间断夹闭尿管，定时开放，锻炼膀胱功能，患者有尿意或夹管后2～3h开放尿管一次。术后留置尿管在7d以上，出现尿液浑浊有絮状物者，应给予膀胱冲洗。

(3)膀胱部分切除患者禁止夹闭尿管，给予持续膀胱冲洗，保持尿管通畅，防止血块堵塞发生尿潴留、漏尿。

(4)女性患者月经期可使用内置式棉条，保持会阴部清洁，防止尿路感染及排尿困难。

(5)嘱患者多饮水达到内冲洗作用，防止尿路感染。

(6)拔除尿管后患者不能自行排尿者，需再次插尿管。

(八)潜在并发症——会阴部伤口感染

1. 相关因素　①Miles术后会阴部创面大；②术前行放疗者术后渗出多；③骶前引流管引流不畅；④女性患者尿管拔除后自行排尿污染伤口；⑤患有糖尿病或低蛋白血症。

2. 临床表现　①局部表现：伤口红肿并有积液；②全身表现：体温升高、白细胞计数$>4.0\times10^9/L$。

3. 护理措施

(1)Miles术后会阴部伤口一期缝合者，保持敷料的清洁干燥，有渗出应及时换药。

(2)保持骶前引流管引流通畅，翻身时注意引流管有无受压。

(3)女性患者尿管拔除后用女式尿壶接尿，月经期用内置式棉条。

(4)用丁字带保护会阴部伤口时要注意松紧度，防止过紧造成血液循环受阻、伤口愈合不良。

(5)会阴部伤口敞开者应在伤口内填塞纱布，伤口渗血渗液多时，外层敷料潮湿后应及时更换。

(6)监测并控制血糖。

(7)改善低蛋白血症：给予高蛋白饮食，必要时进行静脉营养。

(九)与造口相关的护理问题

见本章第九节造口护理。

七、康复与健康教育

结直肠癌患者手术后的心理、饮食和生活习惯直接关系到患者的康复与健康。

(一)心理康复

肿瘤的切除只是身体的康复，完全康复还包括心理的康复。患者在手术后应调整好自己的心态，积极配合治疗，有思想负担要及时找医师、护士或家属沟通。出院后可参加癌症俱乐部，多参加一些社会活动，多结交一些乐观向上的病友，相互鼓励，共同战胜病魔。

(二)饮食调整

均衡膳食，荤素搭配，健康烹饪，少量多餐，合理补充营养品。手术后早期避免喝牛奶、豆浆及甜流质，防止术后腹胀。康复出院后要注意健康膳食：食材新鲜，用炖或煮的烹饪方法，不吃咸肉、火腿、香肠、咸鱼及熏制食物。多吃含维生素高、脂肪低的食物。出院后可进软食，如软饭、面包、馒头等，避免摄入粗纤维食物，因进食粗纤维食物后形成的粪便易摩擦吻合口引起黏膜损伤。康复期可将粗纤维食物如芹菜、韭菜等切碎后烹饪。在营养品的选择上，不要轻信一些小报的宣传，吃一些所谓的抗癌药，应尽量通过膳食调理补充营养。

(三)养成良好的生活习惯

要保持生活规律，睡眠充足，劳逸结合，进行适当的户外运动。戒烟戒酒，养成定时排便的习惯。

(四)伤口的自我管理

伤口愈合良好者，可于拆线后 7～10d 淋浴，忌用皂液用力搓擦伤口。

(五)直肠癌保肛手术患者的注意事项

1. 缩肛训练　直肠癌行保肛手术后因吻合口位置低，影响患者肛门括约肌的收缩，导致术后排便次数增多，每日可达 20～30 次。手术后早期，因吻合口未完全愈合，过早收缩肛门易引起吻合口漏。一般在手术后 1 个月，吻合口愈合后即可进行收缩肛门训练。吸气时收缩肛门，呼气时放松，2/d，每次 100 下。

2. 直肠癌保肛手术后肛周皮肤的保护　当排便次数增多时，需经常清洗肛周，用软毛巾或软纸轻轻吸干保持干燥。皮肤发红处可用鞣酸软膏或金霉素眼膏涂抹，将粪水与皮肤隔离，或选用造口护肤粉撒在破损处。严重者请至专家门诊就诊。口服止泻药控制排便次数。

3. 有预防性回肠造口　患者一般于术后 3 个月回纳。

(六)直肠癌腹会阴联合切除术后的注意事项

1. 会阴部伤口的保护　直肠癌腹会阴联合切除术后，避免做下蹲动作，坐下时用半个臀部慢慢坐在椅子上，防止用力下蹲引起会阴部伤口裂开。可准备一个橡皮气圈垫于椅子上，保护会阴部伤口。

2. 造口患者的康复指导　见本章造口护理章节。

(七)术后随访

术后 1～2 年内要定期随访、复查。每 3 个月查血清免疫学指标(CEA、CA19-9)，每 6 个月查肝 B 超、X 线胸片、纤维肠镜，做到早发现早治疗。

(邱　群　陈　静　徐洪莲)

第八节　直肠肛管疾病

随着人们生活水平的提高，高蛋白、低纤维素饮食容易导致直肠肛管疾病的发生。直肠肛管疾病包括：痔、肛裂、肛管直肠周围脓肿、肛瘘、直肠脱垂、肛门失禁等。本节重点介绍痔、肛裂、肛管直肠周围脓肿和肛瘘。

一、痔

痔(hemorrhoid)是肛管血管垫病理性肥大、移位及肛周皮下血管丛血流淤滞形成的团块。只有合并出血、脱垂、疼痛时才能称为痔病。

(一)应用解剖特点

肛管血管垫是位于肛管和直肠的一种组织，简称肛垫。齿状线为直肠与肛管的交界线(图 11-8-1)，其临床特性如下：①齿状线以上静脉丛属痔内静脉丛，回流至肝门静脉，门静脉系统及其分支均无静脉瓣，血液易于淤积而引起静脉扩张形成内痔。齿状线以下静脉丛属痔外静脉丛，回流至下腔静脉，曲张则形成外痔。齿状线以上感染可经肝门静脉而致肝脓肿；齿状线以下感染则由下腔静脉向全身扩散。②齿状线以上黏膜受自主神经支配，无疼痛感；齿状线以下肛管受脊神经支配，疼痛反应敏锐。③在齿状线附近，由直肠上静脉丛和直肠下静脉丛彼此吻合相通的静脉形成混合痔，为皮肤黏膜交界组织覆盖，有内痔和外痔两种类型。

(二)病因

1. 肛垫下移学说　正常情况下，肛垫疏松地附着在肌肉壁上，排便后自行回缩。当肛垫充血或肥大时，易受伤出血并可脱出于肛门外。

2. 静脉曲张学说　因门静脉系统及其分支均无静脉瓣，血液易于淤积而引起静脉扩张；加之习惯性便秘、前列腺肥大、妊娠及盆腔内巨大肿瘤等原因使静脉回流受阻而扩张弯曲成痔。肛腺及肛周感染可引起静脉周围炎，使静脉失去弹性而扩张成痔。

3. 遗传、地理及食物因素　痔患者常有家族史，可能与食物、排便习惯及环境有关。高纤维饮食可降低痔的发生率。

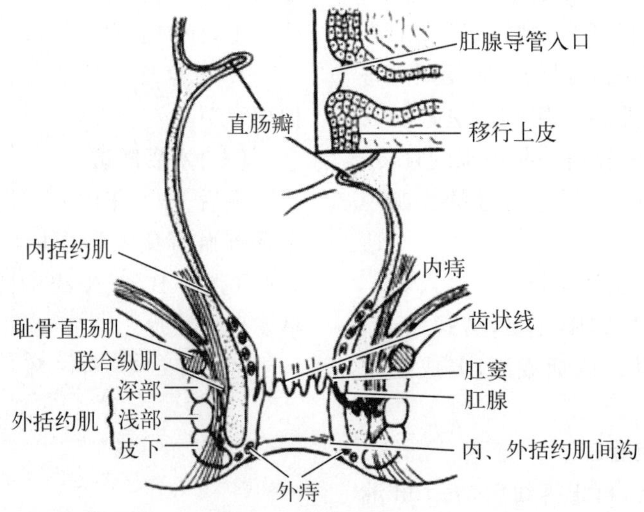

图 11-8-1　肛管的解剖

(三)临床表现与诊断

1. 主要症状

(1)便血:无痛性、间歇性便后有鲜红色血是其特点,也是内痔或混合痔早期常见的症状。便血多因粪便摩擦黏膜或排便用力过猛,引起扩张血管破裂出血。轻者多为大便带血,继而滴血,重者呈喷射状出血。便秘、粪便干结、饮酒及刺激性食物是痔出血的诱因。若长期反复出血,可出现贫血。

(2)痔块脱出:常是晚期症状,轻者只在排便时脱垂,便后可自行回复,重者需用手推回,更严重者稍加腹压(如咳嗽等)即脱出肛门外,回复困难。

(3)疼痛:单纯性内痔一般无疼痛,当内痔或混合痔脱出发生嵌顿,出现水肿、感染、坏死时,则有不同程度的疼痛。

(4)瘙痒:晚期内痔由于痔块脱垂及肛管括约肌松弛,常有分泌物流出并刺激肛周,引起瘙痒不适。

2. 内痔的临床分期

Ⅰ期:排便时带血、滴血或喷血现象,出血较多。痔核不脱出肛门外。

Ⅱ期:排便时间歇性带血、滴血或喷血,出血量中等。排便时痔核脱出肛门外,便后能自行回纳。

Ⅲ期:排便时痔核脱出,不能自行复位,需用手托回,便血较少。

Ⅳ期:痔核长期在肛门外,不能还纳或还纳后又立即脱出。脱出的痔核经肛门括约肌痉挛、收缩,妨碍痔核回纳,引起嵌顿,若血液回流障碍,则出现感染、坏死、绞窄、疼痛剧烈。

(四)治疗

痔的治疗原则:无症状的痔无须治疗。治疗目的在于减轻、消除主要症状,而非根治。首先采用一般治疗,一般治疗无效可采用药物治疗,最后是手术治疗。

1. 一般治疗　适用于Ⅰ、Ⅱ期内痔。①治疗便秘采用多饮水、多运动、多吃粗纤维食物的“三多”疗法;②1∶5 000 高锰酸钾溶液坐浴;③每晚用 1 枚复方玉红栓纳肛;④嵌顿痔可用 50%硫酸镁湿敷。

2. 硬化剂注射法　适用于Ⅰ、Ⅱ期内痔出血者,5%碳酸植物油或 5%鱼肝油酸钠溶液注射于痔核,使之产生化学性炎性反应,促使纤维组织增生,使静脉闭塞。

3. 手术疗法　①外剥内扎术,把外痔剥离切除,内痔部分缝扎切除。适用于Ⅱ、Ⅲ期内痔及混合痔。②吻合器痔上黏膜环形切除术(procedure for prolapse hemorrhoids, PPH):PPH 术可使脱垂的肛垫恢复正常位置,减少痔黏膜表面受到摩擦,使局部炎症消退,减少充血,达到治疗的目的。该手术通过特制的吻合器,在严重脱垂的痔上方环形切除一定宽度的直肠下端黏膜和黏膜下层组织,原则上不切除痔核,同时对远近黏膜进行吻合,使脱垂的肛垫或内痔被向上悬吊或牵拉,不再脱垂。PPH 手术的适应证为Ⅲ、Ⅳ期环形内痔或以内痔为主的混合痔。优点是痛苦少、术后恢复快、并发症少。

二、肛　裂

肛裂(anal fissure)是齿状线以下肛管皮肤层小溃疡。其方向与肛管纵轴平行,呈梭形或椭圆形。85%位于肛管后正中线上,常为单个裂口,如有多个裂口应考虑为特异性感染。

(一)应用解剖特点

齿状线下方有 2～8 个三角形乳头状突起,称肛乳头,发生肛裂后因反复刺激致肛乳头肥大。肛管有 2 种功能不同的肌肉(图 11-8-1),一种为随意肌,位于肛管之外,即肛管外括约肌与肛提肌;另一种为不随意肌,在肛管壁内,即肛管内括约肌;中间肌层为联合纵肌,既有随意肌又有不随意肌纤维。以上肌肉能维持肛管闭合及开放。肛管内括约肌具有消化道不随意肌的特性,易发生痉挛和收缩,这是造成肛裂疼痛的主要原因。

(二)病因及病理

1. 病因

(1)解剖因素：肛管外括约肌浅部在肛门后方形成肛尾韧带，较坚硬、伸缩性差；排便时肛门后方承受压力较大，故后正中处易受损伤。

(2)外伤：慢性便秘患者由于大便干燥，排便时用力过猛易损伤肛管皮肤形成溃疡。

(3)感染：齿状线附近的慢性炎症，如肛隐窝炎，向下蔓延导致皮下脓肿、破溃而成为慢性溃疡。

2. 病理

(1)急性肛裂：溃疡边缘柔软、色红，裂口新鲜，易出血。

(2)慢性肛裂：呈灰白色，组织增生，有肛裂"三联征"(图 11-8-2)，即肛乳头肥大、肛裂和前哨痔。前哨痔是因淋巴淤积于皮下所致。

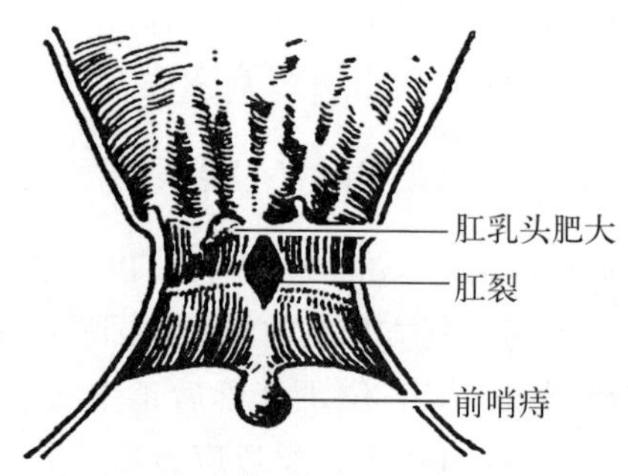

图 11-8-2　肛裂的病理改变

(三)临床表现及诊断

1. 临床表现

(1)疼痛：肛裂可因排便引起周期性疼痛，这是肛裂的主要症状。排便时粪块刺激溃疡面的神经末梢，立刻感到肛门灼痛，但便后数分钟疼痛缓解，称为疼痛间歇期。以后因内括约肌痉挛，又产生剧痛，可持续半小时到数小时，临床上称为肛裂疼痛周期(图 11-8-3)。

(2)便秘：因肛门疼痛不敢排便，久而久之引起便秘，便秘又使肛裂加重，形成恶性循环。

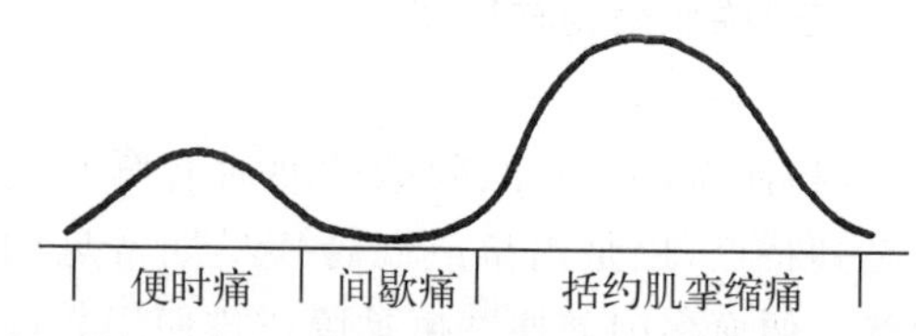

图 11-8-3　肛裂疼痛的特点

(3)便血：血在粪便表面或便时滴血。

2. 诊断　询问患者有排便疼痛史，有典型的疼痛间歇期和疼痛周期，局部检查发现肛管后正中部位的肛裂"三联征"。

(四)治疗原则

软化大便，保持大便通畅，制止疼痛，解除括约肌痉挛，中断恶性循环，促使创面愈合。

1. 非手术治疗　多用于急性肛裂。

(1)局部坐浴：排便前后用温水或 1∶5000 高锰酸钾溶液坐浴，保持局部清洁，温热水可缓解括约肌痉挛，减轻疼痛。

(2)保持大便通畅：口服缓泻药或液状石蜡，使大便松软、润滑。增加粗纤维食物如红薯、玉米等，改变大便习惯，逐步纠正便秘。

(3)扩肛：对于急性肛裂及无"三联征"的慢性肛裂，在局麻下用手指扩张肛管。扩肛后肛裂创面扩大并开放，引流通畅，浅表创面能很快愈合。

2. 手术治疗　①肛裂切除术：优点是病变全部切除，创面宽大，引流通畅，便于肉芽组织从基底生长，缺点是留下创面较大，伤口愈合缓慢；②内括约肌切断术：适用于经久不愈的慢性肛裂，减轻因内括约肌痉挛和收缩引起的疼痛。

三、肛管直肠周围脓肿

肛管直肠周围软组织或其周围间隙内发生急性脓性感染并形成脓肿，称肛管直肠周围脓肿(perianorectal abscess)。这是肛管直肠炎症病理过程的急性期，肛瘘是慢性期。

(一)应用解剖特点

肛管直肠周围间隙(图 11-8-4),由于其间含脂肪结缔组织,因此极易感染形成脓肿。在肛提肌以下的有:①肛门周围间隙,位于坐骨肛管横膈及肛门周围皮肤之间,左右两侧可在肛管后相通;②坐骨直肠间隙(亦称坐骨肛管间隙),在肛管两侧,位于肛提肌之下,坐骨肛管横膈之上,左右各一,可在肛管后相通。在肛提肌以上的有:①骨盆直肠间隙,在直肠两侧,左右各一,位于肛提肌之上,盆腔腹膜之下;②直肠后间隙,在直肠与骶骨间也在肛提肌之上,与两侧骨盆直肠间隙相通。

(二)病因

肛管直肠周围脓肿的感染病灶多来自肛腺,因肛窦开口向上,粪便易进入或损伤肛窦而致感染(图 11-8-5),炎症扩散引起脓肿。

(三)临床表现

1. 肛周脓肿　最常见,主要症状为肛周持续性剧痛,受压或咳嗽时加重,行走不便,坐卧不安,全身症状不明显。肛周皮肤红、肿、热、痛明显。

2. 坐骨直肠窝脓肿　患侧持续性疼痛,逐渐加重,可有发热、乏力、排尿困难等。

3. 骨盆直肠窝脓肿　患者自觉局部症状不明显,全身症状显著。早期症状仅为直肠内坠胀,有时有排尿困难,脓肿可向肠腔穿破。

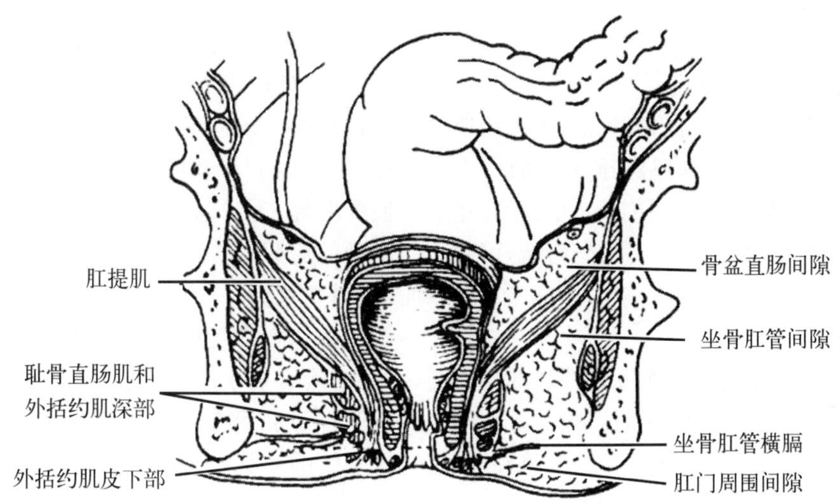

图 11-8-4　肛管直肠周围间隙

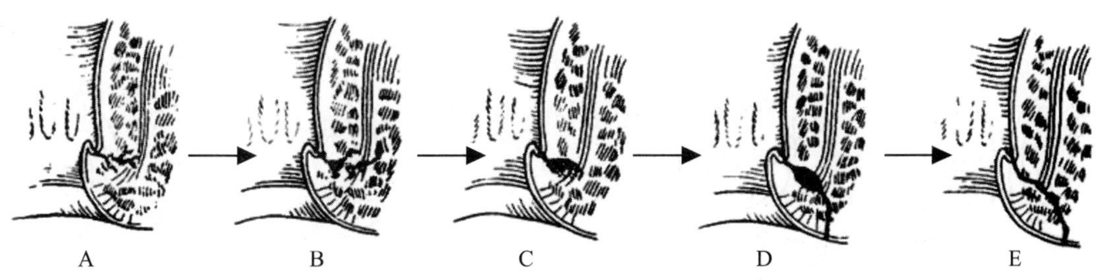

图 11-8-5　肛管直肠周围感染的 3 个阶段

A、B. 肛隐窦炎阶段;C. 肛管直肠周围脓肿阶段;D、E. 肛瘘形成阶段

4. 直肠后脓肿 位置高而深，症状与骨盆直肠窝脓肿相似。患者自觉肛门部下坠感，骶尾部有钝痛。直肠指检在直肠后壁有隆起、压痛和波动感。

(四)治疗原则

少数发病初期局部热敷，理疗或温水坐浴，可使炎症消散。早期切开引流。

四、肛 瘘

肛瘘(anal fistula)是肛管或直肠下段与肛门周围皮肤相通的慢性感染性肉芽肿性管道。内口多位于齿状线附近，外口位于肛周皮肤处。整个瘘管壁由增厚的纤维组织组成，内覆一层肉芽组织，经久不愈。多见于男青年，可能与男性的性激素靶器官之一的皮脂腺分泌旺盛有关。

(一)应用解剖特点

肛管直肠环是由耻骨直肠肌、外括约肌深部、内括约肌和联合纵肌纤维组成的一个肌环，在直肠指检时可清楚扪及。此环有重要的括约功能，如手术时不慎完全切断，可致肛门失禁。

(二)病因

肛瘘是肛管直肠周围感染和脓肿的后遗症，脓肿破溃或经手术切开后，脓腔逐渐缩小，但粪便仍经常由原发感染灶进入脓腔，如引流不畅，脓腔周围的肉芽和纤维组织组成管壁形成管道，常有少量脓液流出。多为化脓性感染，少数属特异性感染，如结核、克罗恩病、溃疡性结肠炎。

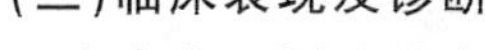

(三)临床表现及诊断

肛瘘常有肛周脓肿自行破裂或切开排脓的病史，主要症状是反复自外口有脓性分泌物排出，有时脓液刺激肛周皮肤，有瘙痒感。若外口暂时封闭，脓液积存，局部有红、肿、热、痛。急性感染症状常可反复发作。若瘘管位置较浅，可在皮下摸到一条硬索条，自外口通向肛管。

肛瘘以肛周直肠周围脓肿的所在部位、瘘管行程与肛管括约肌的关系分类。目前多按瘘管与括约肌的关系(Parks 分类法)将肛瘘分为 4 类(图 11-8-6)：①括约肌间肛瘘，多为肛管周围脓肿的后果，约占 70%，瘘管只穿过内括约肌，外口常只有 1 个；②经括约肌肛瘘，多为坐骨直肠窝脓肿的后果，约占 25%，瘘管穿过内括约肌、外括约肌浅部和深部之间，外口常有数个；③括约肌上肛瘘，为高位肛瘘，少见，占 5%，瘘管向上穿过肛提肌，然后向下至坐骨直肠窝穿透皮肤；④括约肌外肛瘘，为骨盆直肠脓肿合并坐骨肛门窝脓肿的后果，常由克罗恩病、肠癌或外伤造成，最少见。

临床上常简单地将肛瘘分为低位和高位两类，瘘管位于肛管直肠环以下为低位肛瘘，瘘管位于肛管直肠环以上为高位肛瘘。也有按瘘管的形状分为直瘘、弯瘘及蹄形肛瘘。

(四)治疗原则

将瘘管全部切开，必要时将瘘管周围瘢痕组织同时切除，使伤口自基底向上逐渐愈合。

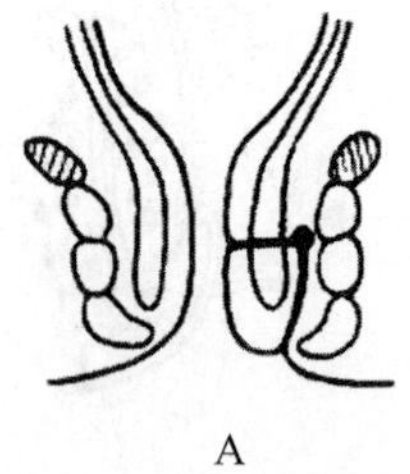

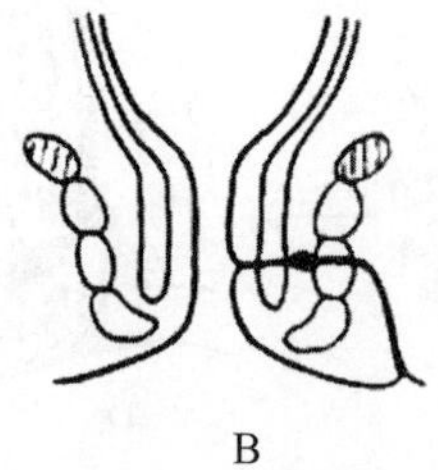

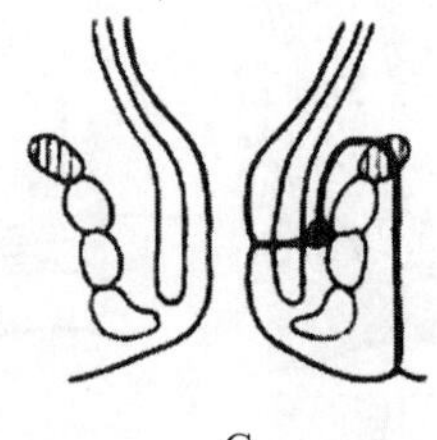

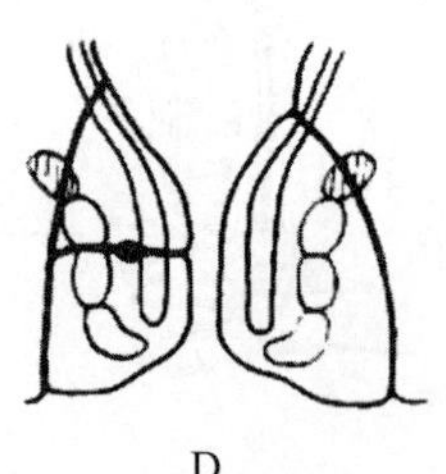

图 11-8-6 肛瘘 Parks 分类法

A. 括约肌间肛瘘；B. 经括约肌肛瘘；C. 括约肌上肛瘘；D. 括约肌外肛瘘

1. 挂线疗法(图 11-8-7)　利用橡皮筋的机械作用,使结扎处组织发生血供障碍,逐渐压迫使其发生坏死;同时结扎线可作为瘘管引流物,使瘘管内渗液排出,防止急性感染发生。在表面组织切割的过程中,基底创面同时开始逐渐愈合。优点为:肛管括约肌虽被切断,但不致因括约肌收缩过多而改变位置,一般不会造成肛门失禁。

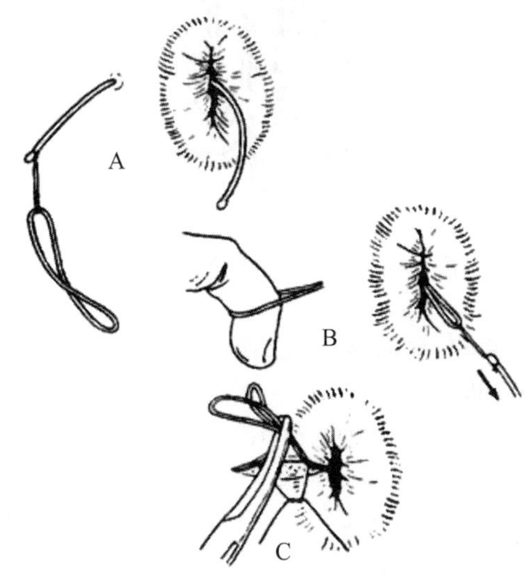

图 11-8-7　肛瘘挂线疗法

A. 探针进入瘘管;B. 拉出橡皮筋;C. 皮肤切开,收紧结扎橡皮筋

2. 瘘管切开术　本法仅适用于低位直形或弯形肛瘘。

3. 瘘管切除术　本法仅适用于管道较纤维化的低位肛瘘。

五、常见护理问题

(一)排便异常——便秘

1. 相关因素　①肛裂、混合痔等患者因排便疼痛不敢排便,致使大便干结,造成恶性循环;②饮食结构不合理;③液体摄入不足;④排便环境的影响;⑤有先天性肠道疾病或肠道有功能性障碍,如:先天性巨结肠等。

2. 临床表现　①排便时疼痛致患者恐惧排便,主观上克制便意,致使大便干、硬、次数每周少于 3 次;②下腹部可触及包块,有腹胀、恶心、头痛、头晕、食欲缺乏等症状。

3. 护理措施

(1)鼓励患者多饮水,空腹饮水 1000ml,全天饮水 3000ml,多食蔬菜,摄取适量盐水,有利通便。

(2)告诉患者生活要有规律,避免有意识地抑制便意,养成定时排便的习惯。

(3)为患者积极治疗肛门疾病,消除诱发便秘的病因。

(4)口服缓泻药或液状石蜡,多食蜂蜜和香蕉。

(5)便秘严重者积极治疗原发病。

(二)疼痛

1. 相关因素　①肛裂、混合痔等炎症浸润周围组织;②便秘加重疼痛;③肛管手术后因括约肌痉挛或肛管内有敷料填压而引起剧烈疼痛。

2. 临床表现　①痛苦貌、坐卧不宁,肛周、伤口疼痛不适;②排便时疼痛加重,所以患者恐惧排便,以致害怕和减少进食;③病情严重时可因剧烈疼痛导致行走困难,不敢坐下。

3. 护理措施

(1)疼痛评估:超过 4 分应给予药物镇痛或教会患者一些放松技术以减轻疼痛。

(2)痔、肛瘘等手术后常规给予静脉镇痛泵或硬膜外镇痛泵,如使用镇痛泵时疼痛评估仍超过 5 分应加用药物镇痛,必要时拔除填塞过紧的敷料,改用较软的凡士林纱布。

(3)温水坐浴:保持局部清洁,减少炎性刺激。

(4)局部理疗:频谱照射,每天 2 次,每次 30min,注意保持距离,频谱仪一般距皮肤 20～30cm,皮肤发烫时及时移开频谱仪,防止烫伤。通过热疗可以达到解痉镇痛的作用。

(5)口服缓泻药或液状石蜡:保持大便通畅,防止便秘,从而减轻排便时的疼痛。

(6)积极治疗原发病,消除引起患者疼痛的根本原因。

（三）舒适改变——肛周不适

1. 相关因素　①由于痔核脱出，有分泌物流出刺激；②肛瘘患者肛门周围不断有脓性分泌物流出。

2. 临床表现　肛周经常有分泌物流出，瘙痒不适。

3. 护理措施

（1）保持内裤干净：勤换内裤，皮肤潮湿时清洗干净后扑爽身粉，保持皮肤干燥。

（2）肛门坐浴：肛门坐浴是直肠肛管疾病手术前后常用的辅助治疗方法，能增进血液循环，促进炎症吸收，缓解括约肌痉挛，减轻疼痛，并能清除分泌物，起到良好的清洁作用。具体方法：可用一只较深的盆具，最好放入专用的盆架中，倒入 40～60℃ 热水约 3000ml，将极少量高锰酸钾粉加入水中搅匀，使水呈桃红色或浅杨梅红即可，浓度为 1∶5000。配制中切忌浓度过高，以免导致皮肤黏膜烧伤。将整个肛门会阴部浸泡于热水中，持续 15～20min。冬天时中途可适当加热水提温，年老体弱者在坐浴结束时要搀扶起身，以防头晕。

（四）潜在并发症——出血

1. 相关因素　内痔或混合痔手术后结扎线松脱或结扎处感染可造成严重出血，由于括约肌作用，血液多向上反流入肠腔，而不流向肛门外。

2. 临床表现　患者有阵发性肠鸣、腹痛及急迫便意感，伴有头晕、恶心、出冷汗及脉快等症状。

3. 护理措施

（1）手术后密切观察伤口是否有渗血或出血。

（2）当患者有阵发性肠鸣、腹痛及急迫便意感，伴有头晕、恶心、出冷汗及脉快等症状时，应立即通知医师，准备气囊导尿管压迫止血（图 11-8-8），同时给予静脉输液。

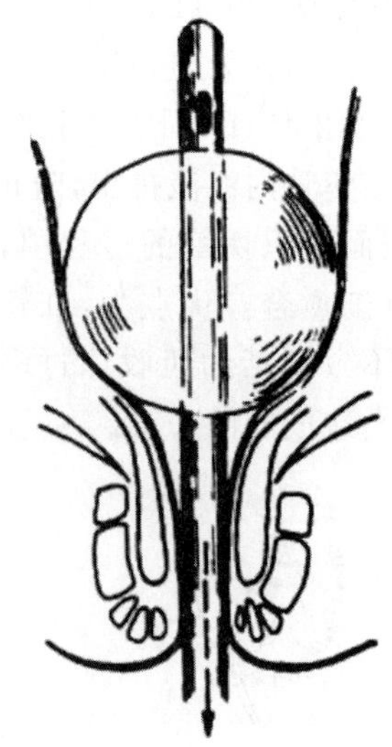

图 11-8-8　气囊导尿管压迫止血法

（五）潜在并发症——尿潴留

1. 相关因素　肛门手术后除手术刺激外，麻醉、局部疼痛、肛管内填塞敷料都可引起尿潴留。

2. 临床表现　①不能自行排尿；②主诉下腹胀痛不适；③滴尿。

3. 护理措施

（1）术前练习床上排尿。

（2）心理护理：给予安慰和鼓励。

（3）提供排尿环境：用屏风遮挡，让病房内其他人员暂时回避。

（4）提供无损害性措施促进排尿，如正常的排尿姿势，听流水声等。

（5）若患者术后 6h 内诉说膀胱不适或没有排尿，运用诱导排尿法仍无效时，遵医嘱留置导尿。

（6）若患者需要导尿，每次导尿不能超过 1000ml，如果尿量达到 1000ml 时应夹住尿管，待 1h 后引流出膀胱中剩余尿液，防止一次放尿过多造成膀胱壁出血。

六、康复与健康教育

（一）定时排便，保持大便通畅并养成良好的排便习惯

排便是一种非常复杂而协调的动作，是由多个系统参与的生理反射活动，其中既有不随意活动，又有随意可控制的活动。良好的排便机制是由感觉、运动和反射共同完成的。人们早晨起床时产生的起立反射和早饭后产生的胃结肠反射，都可促进肠集团蠕动，产生排便反射。纠正不良排便习惯，每天早上或早饭后定时排便，如此坚持训练对控制肛管直肠疾病的发展有很大意义。同时做排便辅助动作，如先深吸气，然后紧闭声门，增加胸腹腔内压力，膈肌下降，腹部肌肉收缩，肛提肌收缩，腹内压增加，以帮助排便，排便时勿用力过猛。

（二）饮食宣教

饮酒和刺激性食物是痔出血的诱因，要控制摄入。要注意膳食纤维的摄入，膳食纤维的作用有：①通过吸附水分与影响肠道菌群的繁殖，可以增加粪便的体积和重量。这对肠道中胆汁酸、胆固醇类的代谢产物起稀释作用，从而降低其浓度；②缩短肠道通过时间，减少肠道中有害物质的形成与活性，从而缩短它们与肠道黏膜接触时间；③吸附有害物质，促进它们的排出；④高膳食纤维摄入人群粪便 pH 偏酸，可抑制类固醇的形成和胆汁酸的脱羟作用。肛旁脓肿应尽早积极治疗，避免脓肿形成，发展成肛瘘。

（三）肛管扩张

术后用手法扩张肛管，防止肛门狭窄。戴手套，涂液状石蜡将双手的示指插入肛门，必要时将双手的中指一起插入。

（四）防止直肠脱垂

避免长期使腹内压力增加，如长期便秘、慢性腹泻、前列腺肥大引起排尿困难、慢性支气管炎引起慢性咳嗽。要积极治疗原发病，否则易致直肠脱垂。

（五）日常锻炼

长久站立或坐位工作的人，要适当做保健操，以增强括约肌收缩功能，促进局部静脉回流。

（六）保持会阴部清洁

排便后养成温水坐浴的习惯，保持局部清洁，促进局部血液循环。

（邱　群　吕桂芬）

第九节　肠　造　口

一、概　　述

肠造口（intestinal stomas）手术是外科最常施行的手术之一（图 11-9-1），手术改变了正常排便途径，术后不能随意控制粪便的排出，故也可以说肠造口手术是一种违反生理的致残性手术。美国每年结肠造口约 10 万例，至今已有肠造口患者 75 万例；英国每年结肠造口约 10 万例，回肠造口约 1 万例。中国香港每年有 7000～8000 例结肠造口患者；中国内地估计每年新增结肠造口 10 万例，累计约 100 万例，而在上海市长海医院 2006 年新增造口 252 例。肠造口术后患者在社会、心理、生理上都承受着巨大的压力，生活质量受到影响。造口手术后并发症的发生率高，文献报道国外结肠造口术后并发症发生率为 21%～71%，国内为 16.3%～53.8%，长海医院为 47%。造口手术虽然挽救了很多生命，但是也给患者带来很大的困惑。这个庞大的特殊群体需要特殊的治疗和护理，需要医护工作者帮助他们提高生活质量，恢复正常人的生活。

二、造口康复治疗护理历史与发展

1958 年，美国医生 Rupert B Turnbull Jr 及其患者 Norma Gill 在克里夫兰医学中心开始了肠造口治疗护理工作，Norma Gill 也成为第 1 位肠造口治疗师（enterostomal therapist，ET）。1961 年，他们在克里夫兰医学中心开设了第1所肠造口治疗学校，这是

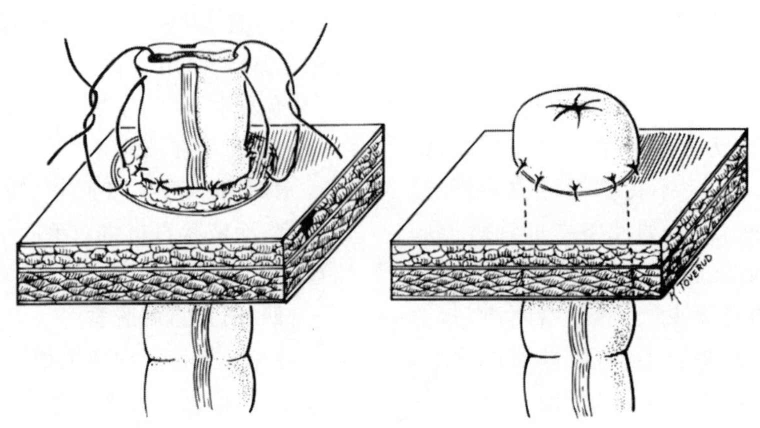

图 11-9-1 肠造口

现代肠造口治疗护理的起源。1988 年，我国第二军医大学附属长海医院喻德洪教授访问了美国克里夫兰基金医院及其肠造口治疗学校，回国后在长海医院举办首届“肠造口培训班”，成立了上海造口联谊会，这是中国造口事业的开端。至 2006 年，长海医院共举办了同类学习班 14 届，培训了 2000 余名肛肠外科医生和护士。随后，上海、广州、北京、广西、重庆、南京等地都举办了国家继续教育项目“肠造口治疗培训班”，肠造口治疗的普及教育已通过继续教育的方式在我国各地展开。

1993 年，由 Norma Gill 奖学金资助我国 2 名护士赴澳大利亚肠造口治疗学校学习，填补了我国没有造口治疗师的空白。2000 年有 4 名内地护士赴香港学习。在造口治疗师教育的全球化发展中，Norma Gill 基金会倡导“结对工程”，即一个发达国家或地区与一个发展中国家结成对子，由前者帮助后者发展造口治疗。2001 年，已有丰富教学经验的香港造口治疗师学会与广州中山医科大学护理学院合办了我国第 1 所肠造口治疗学校即“中山大学造口治疗师学校”。2004 年香港造口治疗师学会与北京大学医学部合办了第 2 所造口治疗师学校。目前国内具有资格认证的造口治疗师共 99 名。

三、造口相关的疾病及造口种类

(一)常见疾病

1. *结直肠恶性肿瘤* 低位直肠癌、结直肠吻合口瘘、直肠癌姑息性切除。

2. *炎症性肠病* 顽固性溃疡性结肠炎、中毒性结肠炎、中毒性巨结肠、持续结肠大出血、不典型增生和癌变、因缩窄致急性结肠梗阻。

3. *肠梗阻* 梗阻病变复杂，解除病因困难，或患者全身情况差，不允许行复杂手术，多用于急性结肠梗阻。

4. *大肠穿孔* 左半结肠穿孔、穿孔大、腹腔污染严重。

5. *家族性腺瘤性息肉病* 全结肠切除预防性造口。

6. *先天性疾病* 高位直肠肛门闭锁、巨结肠中病变部位肠段太长。

7. *新生儿坏死性小肠结肠炎* 病变范围大、患儿全身情况差。

8. *膀胱癌* 肿瘤较大，非全膀胱切除不能达到根治目的、反复复发的高度恶性肿瘤、肿瘤侵犯两侧输尿管开口、肿瘤发生于膀胱颈和后尿道。

(二)造口种类

1. *结肠造口* 包括乙状结肠造口和横

结肠造口。

(1)乙状结肠造口：是最常见的造口手术，以乙状结肠单腔造口为多见，是永久性造口。单腔造口是把肠道切断，近端拉出腹腔，在腹壁上缝合形成一个末端功能性单腔造口。造口位于左下腹，脐与左侧髂前上棘连线的内1/3处，左侧腹直肌下端。理想的乙状结肠造口为圆形(图 11-9-2)，造口直径为 2～3cm，开口位于圆心，黏膜高出皮肤 0.5～1cm，造口有活动余地，黏膜颜色为红色，似口唇，黏膜湿润有光泽，与周围皮肤紧密愈合。乙状结肠造口排泄物为软便或成形大便，便于护理，有异味。皮肤并发症少，晚期并发症多见。部分患者术后有便意感，可灌洗。

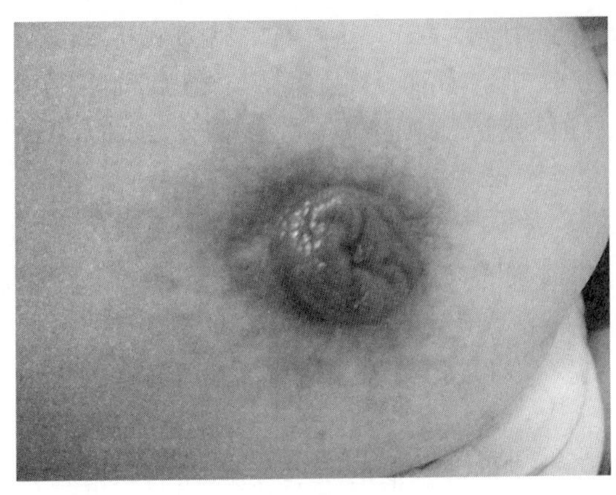

图 11-9-2　乙状结肠造口

(2)横结肠造口：横结肠襻式(双腔)造口是暂时性造口。襻式造口是腹部做一切口，整段肠襻被拉出腹腔，用支撑棒做支撑预防肠管回缩，并沿肠管行横切，使近端形成一个具有排泄功能的开口，远段则没有排泄功能，造口外观仍为一个肠造口。造口位置选在右上腹以脐部和肋缘分别做一水平线，两线之间腹直肌处。理想的横结肠襻式造口为椭圆形(图 11-9-3)，造口双腔开口在同一水平面，均高出皮肤，尤其造口近端开口需高出皮肤1～2cm，造口有活动余地，黏膜颜色为红色，似口唇，黏膜湿润有光泽，与周围皮肤紧密愈合。横结肠襻式造口排泄物为稀便或软便，一般无异味。排泄物量偏多。对皮肤有刺激性，容易发生造口周围皮炎。因横结肠肠管粗，双腔造口黏膜体积大，造口直径大。造口位于上腹部，容易影响衣服的穿戴，隐蔽性差，体位改变时周围皮肤容易出现皱褶，造口袋粘贴有困难，造口袋使用时间短，渗漏现象明显。有些患者造口偏大，需用特殊底板造口袋，如大口径的底板。

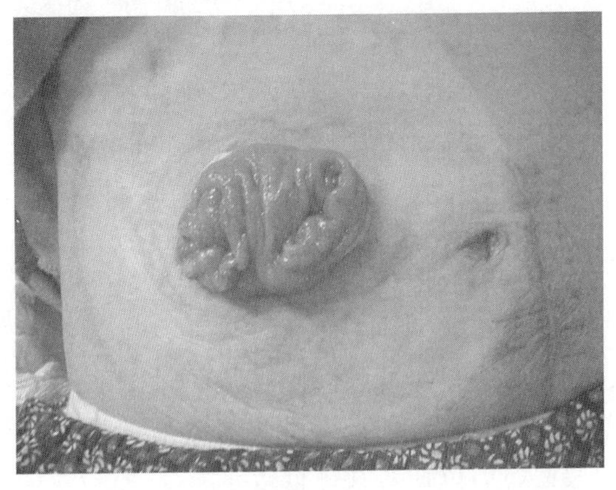

图 11-9-3　横结肠襻式造口

2. 回肠造口　回肠造口以回肠襻式(双腔)造口为多见，回肠襻式造口是暂时性造口。造口位于右下腹，脐与右侧髂前上棘连线的内 1/3 处，右侧腹直肌下端。理想的回肠襻式造口为椭圆形(图 11-9-4)，造口双腔开口在同一水平面，均高出皮肤，尤其造口近端开口需高出皮肤 1～2cm，造口有活动余地，黏膜颜色为红色，似口唇，黏膜湿润有光泽，与周围皮肤紧密愈合。回肠襻式造口排泄物为水便或稀便，无异味。排泄物量多，排泄物中含有大量消化酶，对周围皮肤有腐蚀作用，容易发生皮炎。回肠肠管细，造口小，同样是襻式造口，回肠襻式造口比横结肠襻式造口护理方便。

四、造口术前护理

(一)造口术前评估

1. 生活自理能力　患者术前的生活自

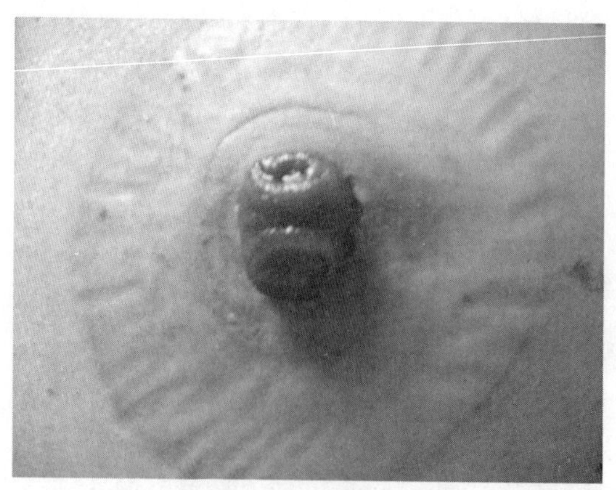

图 11-9-4 回肠襻式造口

理能力好坏，直接决定患者术后的自我护理能力。生活自理能力强的患者，术后能很快学会自我护理，他们希望自己能尽快掌握造口护理方法，减少对他人的麻烦。生活自理能力差的患者，依赖性比较强，往往需要有人帮助护理造口，因此对此类患者应帮助确定护理人选，以便对其进行指导。

2. 视力 患者的视力好坏影响造口袋的更换和观察。对视力差者，术后可选择透明的造口袋，以便观察排泄物的情况和造口袋的粘贴，底板可选择固定规格裁剪好的或事先有家人准备若干个裁剪好的底板，底板的内圈可稍偏大。

3. 手的功能 患者手指功能是否健全、手的灵活性，将直接影响自我护理。造口护理需要手的配合，术前了解患者是否有影响手的功能的疾病，如卒中后肢体偏瘫、强直性关节炎、帕金森病、外伤后遗症等。对手灵活性差的患者，可选择使用相对简单的一件式造口袋，开口式造口袋的夹子比较灵活，方便操作。

4. 体型 患者的特殊体型对自我护理有一定的影响，尤其是肥胖者，膨隆的腹部易挡住患者的视线，对这类患者术前定位时要注意，造口位置应偏上，定在腹部最膨隆的地方，患者能自己看见自己的造口，便于自我护理。

5. 皮肤情况 目前我们使用的造口袋以粘贴式为主，要使造口袋粘贴牢靠，使用时间长，造口周围的皮肤是否平整（如皮肤褶皱、瘢痕等），是否完整（如破损等），有无全身性皮肤病（如银屑病、过敏性皮炎）。选择平整的皮肤，有全身性皮肤病时可转诊给皮肤科医生，协助治疗。过敏体质患者应术前做皮肤贴布试验（通过在皮肤上贴常规使用的造口袋底板来确认过敏、临时刺激、剥离反应的皮肤检查方法）。可在患者腹部贴 1 块 2cm×2cm 大小的造口底板，48h 后剥离，并在刚刚剥离后、1h 后、24h 后的 3 个时段进行判断。皮肤贴布试验的结果判定：刚刚剥离后、1h 后、24h 后均无皮肤变化者为阴性；刚刚剥离后发红，1h 后消失则为剥离反应阳性；刚刚剥离后、1h 后发红，24h 后消失则为一时性刺激；刚刚剥离后、1h 后、24h 后不消失或严重则为变态反应。实施皮肤贴布试验时的注意事项是禁止洗澡，禁止剧烈体力活动，以免过度出汗。剥离反应阳性和一时性刺激可谨慎使用原产品底板，变态反应时应更换造口袋的品牌，继续行皮肤贴布试验。

6. 教育水平或程度 患者接受的教育不同，术后对康复的要求有差异，在康复指导中的接受能力也不同。对教育程度高者，要想到各个细小的环节，预计今后可能出现的问题，可用文字性的材料来补充指导内容。对教育程度低，尤其老年患者要用最简便的方法来指导造口护理，使患者便于掌握。

7. 文化背景 患者的文化背景不同会有不同的生活习惯，尤其是少数民族患者，要充分尊重个人信仰和风俗习惯，如印度人喜欢将造口定在左边，伊斯兰教徒认为腰围以上是清洁的，腰围以下是脏的，造口应定在腰围以下。

8. 职业特点 对于年轻患者要考虑到患者术后的康复和回归社会，尊重其社会角色，根据其职业特点选择合适的造口位置。

9. 家庭　如果患者术前生活不能自理、视力障碍、手功能障碍、过度肥胖，术前应确定一名家庭成员作为其造口护理的支持者，负责其术后的造口护理。让患者自己决定由谁做其护理者，对确定者进行指导。只要有可能，一个近亲如配偶、父母或子女在术前和术后的护理阶段能够陪伴在患者左右都是十分重要的。他们对患者而言是一个重要的资源，对患者造口术后能否适应并重拾生活的信心将起决定性作用。

(二)心理护理

造口术后失去了对排便的控制，这种失控严重影响到患者的自尊心，尽管这种影响的程度还取决于文化背景的教养。当一个人获得了对大小便的控制能力和自主能力后就进入了充分自信时期。失去了大小便的自主能力后就会觉得羞耻和不自信。所以一旦患者知道其将接受造口手术时，会产生不同程度的心理创伤。术前应安排造口治疗师与患者进行必要和充分的沟通，使其在良好的状态下接受手术。

(三)造口术前定位

1. 术前定位的目的

(1)便于自我护理：只要患者生活能自理，造口护理最终要由患者自己承担，永久性造口患者更是如此。造口位置要方便患者自我护理，如果患者无法直接看到自己的造口，自我护理将无法实现(图 11-9-5)。

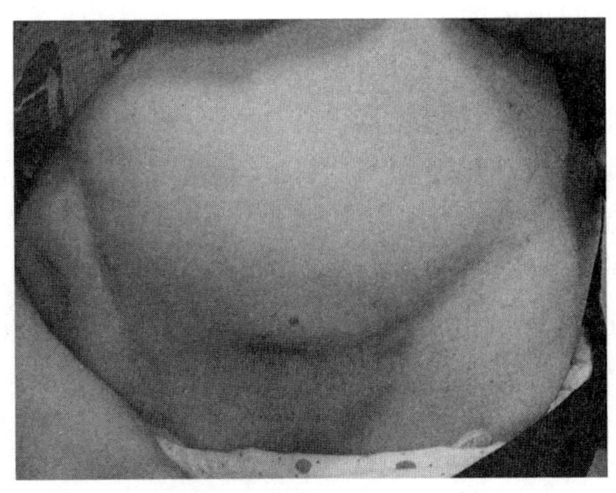

图 11-9-5　造口位置偏低

(2)便于造口用品使用：由于肠造口处没有括约肌，患者术后无法控制粪便的排放，临床上用造口袋来收集粪便，达到人为管理排泄物目的。尤其回肠造口者需长期使用造口用品，选择一个合适的位置能便于造口用品的使用，延长造口袋的使用时间，减少费用，减轻患者经济负担。

(3)预防并发症的发生：永久性造口随着造口术后时间的延长，造口并发症发生率会上升，其中造口旁疝、造口脱垂等与造口位置有关的并发症更为明显，选择合适的造口位置可预防并发症的发生。

(4)尊重患者生活习惯：造口不应该改变患者的生活习惯，造口者最终要像正常人一样生活，回归社会，术前定位应尊重患者利益，在不影响治疗的前提下，以患者需要而定位。

2. 定位的依据　肠造口的位置依据疾病、手术方式、患者个体差异而决定。疾病不同、手术方式不同、造口位置不同；疾病相同、手术方式不同、造口位置不同。造口治疗师应对患者情况有充分的了解，明确治疗方案，有的放矢地定位。患者个体差异如性别、身高、体型、手术次数、文化背景、职业等，决定选择造口位置有差异。造口位置应因人而异，合适为准。

3. 标准造口位置的选取原则

(1)患者看清楚造口：患者取不同体位时都能看清楚造口，尤其是半卧位、坐位、站立位。造口作为患者身体的一个部分，需每天呵护它，假如肥胖的患者造口位置太低，腹部脂肪挡住视线，患者就无法看到造口。即便患者术后体力恢复，生活基本自理，患者仍无法自我护理造口。造口护理问题将困扰患者，造口护理的任务靠家人来完成，对永久性造口患者而言，给家庭增加了负担。假如患者借助镜子看清自己造口后再护理，自我护理的难度大。总之，患者看清楚造口是参与自我护理的关键。

（2）造口周围皮肤平整：造口位于平整皮肤中，皮肤健康、无凹陷、瘢痕、皱褶、骨性突起。造口处排泄物收集方式是粘贴造口袋，造口袋通过有黏性的底板，能较长时间地固定于身体的同一位置。皮肤不健康，有脱屑、感染等，底板黏性受影响。皮肤不平整，底板不能紧贴皮肤，粪水易渗漏。避开不健康和不平整的皮肤是延长造口袋使用时间的关键。

（3）造口位于腹直肌处：造口开口于何处更为合适、科学，应该着眼于手术后并发症的预防。造口是人为在腹壁上开一个口，它形成了一个腹壁薄弱处，随着术后时间的延长，再加上因有腹内压增高的情况，如慢性咳嗽（慢性支气管炎）、排尿困难（如包茎、前列腺肥大、膀胱结石等）、重体力劳动、经常抬举重物、腹水等，年龄增长腹部肌肉薄弱，腹腔内活动度大的内脏如小肠、大网膜通过造口的薄弱处突向体外，形成造口旁疝。造口旁疝是造口常见并发症之一，随着患者生存期的延长，造口旁疝的发生率有上升趋势，造口开口于腹直肌处可预防造口旁疝的发生。

腹直肌位于腹前壁正中线的两旁，居腹直肌鞘中，为上宽下窄的带形腹肌，起自耻骨联合和耻骨嵴，肌束向上止于胸骨剑突和第5～7肋软骨的前面。腹直肌与深层的腹外斜肌、腹内斜肌、腹横肌共同组成腹前外侧肌群，它的作用是保护腹腔脏器及维持腹内压，保护腹腔脏器位置的固定。造口位于腹直肌处使造口平时处于微微关闭状态，可预防造口脱垂、外界异物进入造口。

（4）不影响患者生活习惯：生活中每个人穿戴衣服习惯不一样，男性的裤腰带往往扎在平脐或脐以下，女性的裤腰带扎在脐上。肥胖者喜欢宽松的衣服，瘦者喜欢穿紧身衣服。体力劳动者经常弯腰，造口位置宜低一点；久坐者造口位置宜高一点；上肢功能不全或丧失者的造口位置应适合患者的需要；脊柱侧凸者的造口位置应在凸侧；坐轮椅者的造口位置宜高一点，以便患者能看到造口，二胡演奏员造口宜放在右下腹。造口不影响系腰带，以裤腰带下方为最适宜。定位时应尊重患者的要求，以不改变患者的生活习惯为度。

4. 术前定位的意义

（1）不同体位皮肤皱褶的差异：人在平卧位时腹部皮肤皱褶最少，有些其他体位会出现的皱褶，在平卧时不一定出现。术前定位时造口治疗师可让患者改变体位，仔细观察腹部皮肤情况，避免造口在皮肤皱褶处。坐位、弯腰时腹部皮肤皱褶最多，平卧位时认为最理想的造口位置皮肤区域，不等于其他体位时该皮肤区域平整。

（2）开腹后解剖结构改变：传统的造口位置是在术中确定的，当腹腔打开后，腹部的解剖结构发生改变，术中造口理想位置与关闭腹腔后造口位置差异比较大，术中皮肤暴露有限，造口与切口、切口与底板的关系都难以确定。

（3）可避免术中与造口者交流障碍：若手术用全身麻醉，麻醉后患者意识完全丧失，操作者无法听取患者对造口位置的要求。一切都盲目进行，一旦手术结束，造口位置不易更改，不良的造口位置将长期影响患者生活。

5. 定位方法

（1）预计造口位置：术前洗澡后，患者取平卧位，暴露腹部皮肤。回肠造口或横结肠造口时操作者站在患者右侧，乙状结肠造口时操作者站在患者左侧。腹部造口位置区域为脐向左、右髂前上棘划连线，再由左、右髂前上棘向耻骨划连线联合形成的菱形区为最佳造口位置区（图11-9-6）。以乙状结肠造口为例，操作者用右手示指和拇指，示指放于脐与左髂前上棘连线上，左手示指放于左髂前上棘，拇指也放于脐与左髂前上棘上，将脐与左髂前上棘连线三等份，取脐与髂前上棘连线中上1/3交界处为预计造口位置（图11-9-7）。

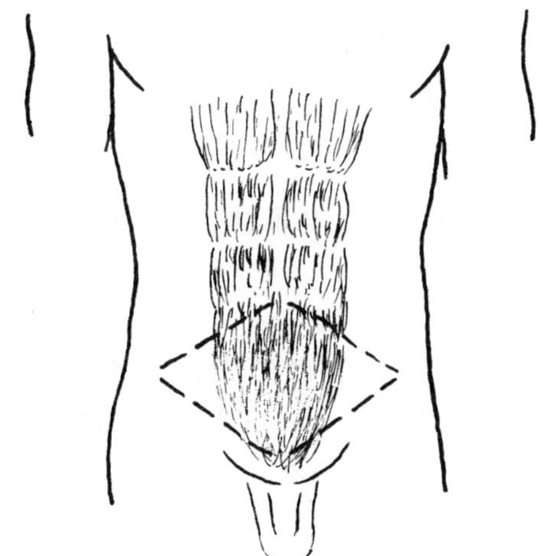

图 11-9-6　最佳造口位置区

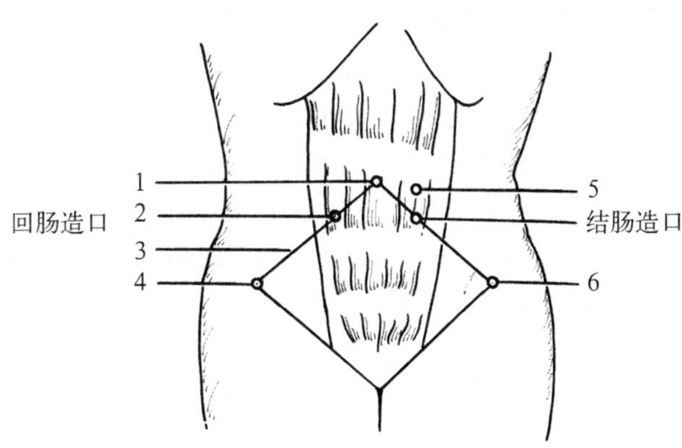

图 11-9-7　预计造口位置

预计造口位置可适合任何患者，但是预计造口位置不等同于实际造口位置。预计造口位置因人而异，经过调整后才是实际造口位置。

(2)实际造口位置：确定预计造口位置后，操作者右手放于患者背后，协助患者抬头看自己脚尖。操作者左手放于预计造口位置处，能摸到一条纵行收缩肌肉，该肌肉即为腹直肌。确定预计造口位置在腹直肌上后，用一个直径为 2.0cm 的圆形红色粘贴纸，贴于预计造口处，这个红色粘贴纸假设为造口。再让患者取半卧位、坐位、站立位、下蹲位等不同体位观察自己的造口(图 11-9-8)，以能看清楚造口为原则。操作者此时要观察造口与不同体位的关系，调整粘贴纸的位置。为了明确造口与周围皮肤、解剖标志之间关系，用 10cm×10cm 造口底板模型观察底板与脐、切口、皮肤皱褶、髂前上棘、腰带的关系。在观察过程中上下左右调整粘贴纸的位置。确定造口位置后再让患者平卧抬头看脚尖，进一步明确调整后造口与腹直肌的关系。如造口仍在腹直肌处，粘贴纸的位置即为实际造口位置。如造口不在腹直肌上，造口位置还需调整。

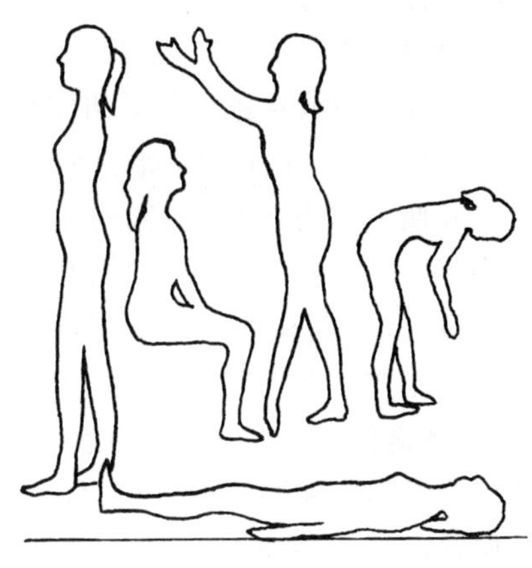

图 11-9-8　不同体位

(3)造口标记：造口位置确定后，用耐擦、耐水的油性记号笔描出粘贴纸的形状，撕去粘贴纸，记号笔涂抹粘贴纸圆形，再用皮肤保护膜喷洒在圆形标记处，以确保圆形标记术前保留完好，术中使用时圆形完整、清晰。单纯用记号笔标记造口位置，如果患者还需术前洗澡，或者术中皮肤消毒后，造口位置标记有可能颜色变浅，甚至标记不清楚。使用皮肤保护膜后，局部防水达 72h，常规洗澡、清洗时记号笔标记都不会受影响，标记后 24h 内使用图形清晰。此方法简单、实用、无痛苦。定位后需记录在病历和护理病历内。

6. 造口定位的注意点

(1)造口定位应在肠道准备之前,因为排空粪便后会使患者腹部的外形发生变化。

(2)造口定位一般由造口治疗师或有经验的护士执行,定位前应主动向医生了解患者病情,了解患者和家人对疾病治疗和转归掌握程度。确定造口位置是患者、造口治疗师、医生之间紧密合作的过程,有任何违背常规原则的位置标记都要记录在患者的病历中,这样做可以使参与者都知道偏差的原因。如果因为外科手术的原因不能满足患者造口位置的需求时,应该向患者解释清楚。

(3)造口应避开陈旧的瘢痕、皮肤皱褶、脐、腰部、髂骨、耻骨、手术切口、肋骨、腹直肌外、慢性皮肤病、现有疝的部位。

(4)坐轮椅、安装义肢的患者,需按日常生活需要坐在轮椅或穿戴义肢后再定位。

(5)在急诊手术或剖腹探查手术时,造口的位置要方便手术者操作,可同时定 2 个或 2 个以上的位置,手术者视术中情况选择,避免术中盲目定位,也避免术前所定的位置给手术者术中操作带来难度。

(6)患者需同时做肠造口和尿路造口时,两个造口位置不应在同一平面上。在右侧腹直肌处尿路造口应该略高;在左侧腹直肌处肠造口稍低一点,两个造口之间留有底板粘贴的空间。回肠和结肠双造口时,回肠造口应偏上。

(7)肥胖患者脂肪组织容易形成皱褶,不易发现造口,因此肥胖患者的腹部造口定于腹部隆起之上,但不能放在最隆起处,以方便患者能够看见造口。

(8)造口位置确定后,患者可试戴造口袋。造口治疗师将患者选择的造口袋按常规更换造口袋方法示范给患者和家人看,造口袋贴于实际造口位置。造口袋内装有 100ml 的清水,以增加患者对造口真实感。24h 后造口治疗师了解患者对造口的感受,并适当调整造口位置。

五、造口术后护理

造口术后评估

造口患者术后,除了常规护理外还需要评估造口的功能及周围皮肤情况,评估造口一般在术后 24h 内进行。

1. 造口的颜色　造口颜色即为正常肠黏膜的颜色,呈红色或粉红色,表面光滑且湿润,黏膜富有弹性,当造口黏膜苍白、暗红色、黑色,应进一步观察。如果患者术前肠镜检查提示有结肠黑变病,行结肠造口后造口黏膜为黑色。术后 14d 内黏膜水肿是正常现象,造口变得肿胀、发亮、呈半透明,水肿一般自然消退。

2. 造口形状及大小　回肠单腔造口圆形、大小为 1.5～2.0cm;回肠襻式造口椭圆形、短轴为 1.5～2.0cm、长轴为 2.0～3.0cm;乙状结肠单腔造口圆形、大小为 2.0～3.0cm;横结肠襻式造口椭圆形、短轴为 2.0～3.0cm、长轴为 3.0～4.0cm。造口底板的裁剪应根据造口大小和形状来决定,造口的大小用底板测量板测量造口的基底部,圆形测直径、椭圆形测长轴和短轴、不规则图形时用图形表示。造口大小在术后 4～8 周内会有所变化。襻式造口支撑棒去除后应重新评估(图 11-9-9)。

3. 造口高度　造口高度记录为突出、平坦、回缩、脱垂等。乙状结肠造口高出皮肤 0.5～1.0cm;回肠造口高出皮肤 1～2cm;横结肠造口高出皮肤 1～2cm。适宜的造口高度便于造口袋的粘贴,可预防排泄物对造口边缘皮肤的刺激。造口回缩,贴上造口袋后,其开口处与造口底板齐平,排泄物易渗漏到底板下,排泄物刺激皮肤,造成皮肤损伤。造口脱垂,黏膜外露过多,造口底板对黏膜的摩擦,易引起黏膜的糜烂和坏死。

4. 造口位置　造口位于右上腹、右下腹、左上腹、左下腹、中上腹、脐部、切口上等。

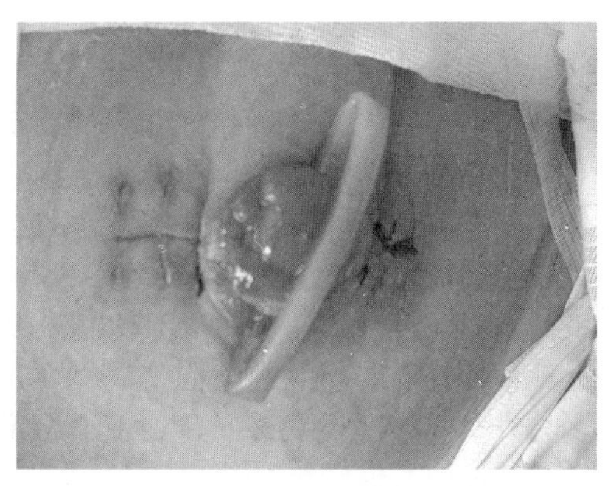

图 11-9-9　支撑棒

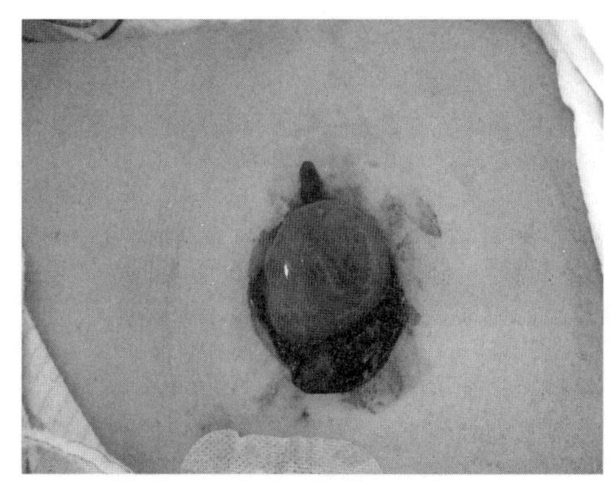

图 11-9-10　造口出血

5. 造口类型　根据手术记录确认造口类型,乙状结肠单腔造口、回肠单腔造口、回肠襻式造口、横结肠襻式造口等。

6. 造口周围皮肤　造口黏膜与周围皮肤经缝合后,皮肤与黏膜紧密愈合。外露缝线术后 7～10d 拆除。周围皮肤应健康、完整,是正常皮肤。对毛发稠密的患者,粘贴造口袋前应将毛发剪除。

7. 造口功能　回肠造口术后 24h 内恢复功能,术后早期会排出大量小肠液,排出液量可达 2～3L。当排出液量大于 1000ml 时称为高排量造口,此时应监测患者水电平衡。术后 2～8 周小肠分泌物会下降到 500～800ml/d,患者进食后可补充纤维素达到每天最大排出量不超过 1L。结肠造口 2～3d 恢复,先排气后排便。早期时液体状,随着时间的推移,肠道吸收逐渐增加,排出量减少,大便性质变得更黏稠。远段结肠造口比近端结肠造口的排出量黏稠且量少。

六、造口术后常见护理问题

(一)造口出血

1. 相关因素　①血管未结扎或结扎线脱落;②黏膜摩擦;③服用抗凝药物;④支撑棒压力过大;⑤伴有出血性疾病。

2. 临床表现　①黏膜出血;②黏膜与皮肤交界处渗血(图 11-9-10)。

3. 护理措施

(1)去除造口袋。

(2)纱布压迫止血。

(3)出血量多时,用 1‰肾上腺素湿纱布压迫或云南白药粉外敷后纱布压迫。

(4)活动性出血时,结扎血管。

(5)黏膜摩擦出血时,以护肤粉喷洒并压迫止血。

(6)停用抗凝药物,治疗出血性疾病。

(二)造口水肿

1. 相关因素　①腹壁及皮肤开口过小;②腹带过紧;③腹壁没有按层次缝合;④支撑棒压力过大;⑤低蛋白血症;⑥造口袋底板内圈裁剪过小。

2. 临床表现　①组织静脉回流障碍,引起细胞组织间隙渗出;②造口肿大、淡粉红色、半透明、质地结实;③回肠造口水肿会出现肠液分泌过多;④结肠造口水肿会出现便秘(图 11-9-11)。

3. 护理措施

(1)术后轻度水肿时注意卧床休息即可。

(2)严重水肿用 50%硫酸镁溶液或 3%氯化钠溶液湿敷,改用二件式造口袋,每天 3 次湿敷。

(3)术后早期造口袋底板的内圈要稍大。

(4)腹带使用时不宜过紧,造口不能完全扎在腹带内。

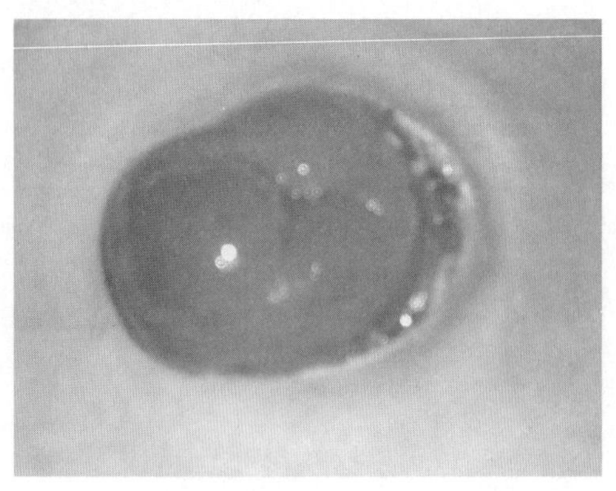

图 11-9-11 造口水肿

(5)更换造口袋时常规检查支撑棒的情况。

(6)密切观察黏膜的颜色,避免缺血坏死。

(三)造口缺血坏死

1. 相关因素 ①手术中损伤结肠边缘动脉;②肠造口腹壁开口太小或缝合过紧;③严重的动脉硬化;④因肠阻塞过久引起肠肿胀导致肠壁长期缺氧;⑤肠造口系膜过紧。

2. 临床表现 坏死性肠造口外观局部或完全变紫,若及时给予适当处理,变紫的黏膜可能会恢复正常;但如无改善则会变黑,最后导致造口坏死(图 11-9-12)。

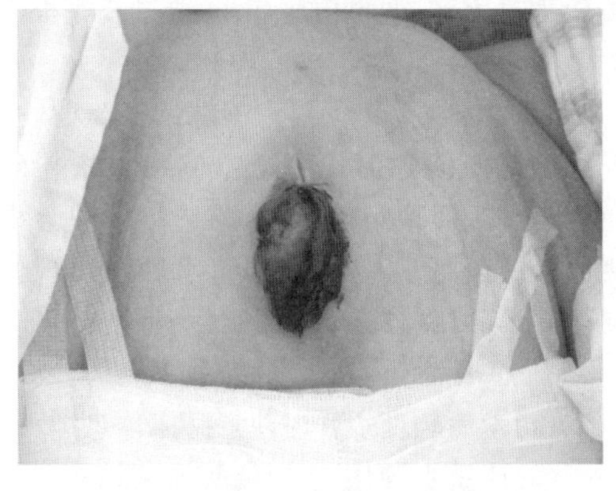

图 11-9-12 造口缺血坏死

3. 护理措施

(1)拆除围绕造口的纱条,当肠黏膜外观变紫时,应立即报告医师并密切观察造口黏膜变化。

(2)检查肠管的血供,坏死的深度。

(3)换袋时在黏膜上洒护肤粉,促进自溶清创。

(4)当坏死组织与正常黏膜界线明显时,可适当清除坏死组织。

(5)有腹膜炎症状者必须行剖腹探查,切除坏死的肠管,造口重建。

(6)密切观察患者的转归,防止造口狭窄和造口回缩的发生。

(7)提倡造口术前定位,选择理想的造口位置,避免造口周围皮肤不平引起粪水的渗漏。

(四)粪水性皮肤炎

1. 相关因素 ①造口位置不理想;②回肠造口平坦或回缩导致没有一个适当的乳头突起;③底板内圈裁剪不合适;④底板粘贴后过早改变体位;⑤底板粘贴时间过长;⑥回肠流出液中蛋白酶的腐蚀作用;⑦结肠造口粪便中的高浓度细菌。

2. 临床表现 ①造口周围粪水经常接触处皮肤发红;②表皮破溃、渗液明显(图 11-9-13);③疼痛;④造口袋渗漏。

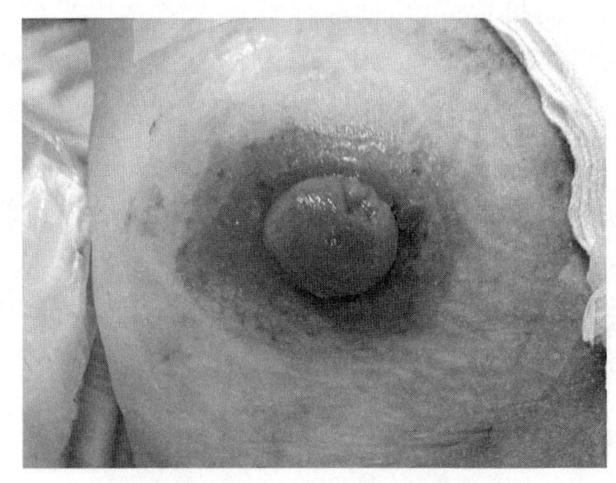

图 11-9-13 粪水性皮肤炎

3. 护理措施

(1)提倡造口术前定位,选择理想的造口位置,避免造口周围皮肤不平引起粪水的渗漏。

(2)理想的造口黏膜能高出皮肤,尤其回肠造口者。对造口回缩者可选择凸面底板,以抬高造口基地便于排泄物的收集,减少渗漏现象。

(3)底板内圈的大小应合适,一般直径大于造口 1～2mm,内圈过大使造口周围的皮肤外露,外露皮肤易受粪水刺激。可常规使用防漏膏,尤其是回肠造口者,可弥补内圈过大的不足。

(4)对造口平坦后周围皮肤不平者,造口袋粘贴后应保持体位不变 10～15min,并用自己的手轻轻地按压在底板处,使其在体温的作用下与皮肤粘贴得更牢,避免因体位的改变而使底板内圈与皮肤分离,粪水即刻渗漏至皮肤。

(5)造口底板使用时间不宜超过 7d。

(五)过敏性皮肤炎

1. 相关因素　对肠造口用品内各类成分过敏,包括底板、造口袋、防漏膏、护肤粉、夹子、腰带、皮肤清洗剂等,其中造口底板过敏者最多见。

2. 临床表现　身体局部接触某种致敏物质后,表现为皮肤红斑及水疱,皮疹的部位仅限于过敏源接触部位。自觉症状包括局部皮肤瘙痒及烧灼感(图 11-9-14)。

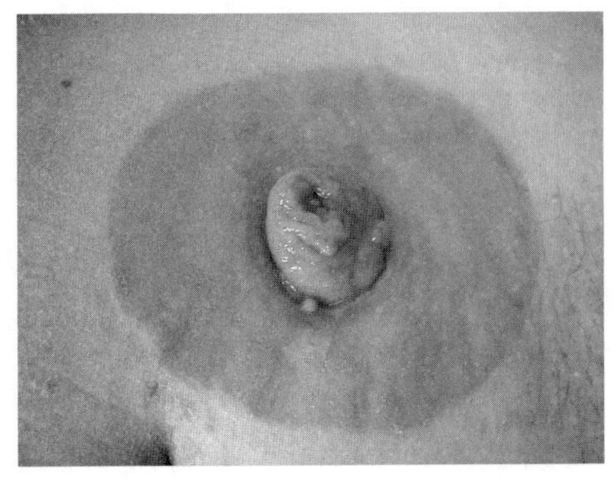

图 11-9-14　过敏性皮肤炎

3. 护理措施

(1)询问过敏史,并明确过敏原。

(2)更换造口用品的品牌。

(3)局部可外涂类固醇药物,在粘贴底板前将皮肤清洗干净,然后涂类固醇软膏,保留 15～20min,再用清水洗干净,擦干后贴袋。

(4)必要时口服抗组胺药物可缓解瘙痒症状。

(5)严重过敏者或治疗无效者应转诊皮肤科。

(六)毛囊炎

1. 相关因素　①毛发稠密;②更换底板时,粘贴部位的毛发被底板黏胶连根拔起;③毛发未能完全拔起,但毛发根部被松动,细菌易侵入;④夏季,底板粘贴时间过长。

2. 临床表现　毛囊损伤,受金黄色葡萄球菌感染所致,毛囊周围点状红斑脓疱(图 11-9-15)。

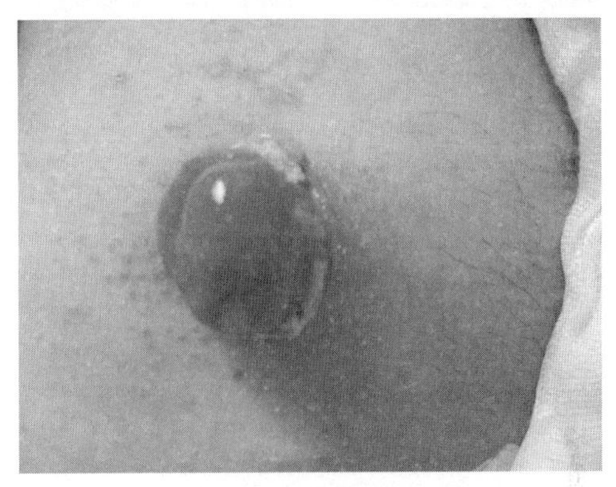

图 11-9-15　毛囊炎

3. 护理措施

(1)用剪刀剪除或电动刀剃除毛发。

(2)底板粘贴时间不宜过长,一般不超过 7d。

(3)毛发不要用手拔除,也不宜使用一般剃刀或脱毛剂,因为一般剃刀可造成皮肤上的微小擦伤,易在擦伤的基础上并发感染,脱毛剂可引起变态反应。

(4)严重感染者需进行细菌培养和药物敏感性试验。

(七)造口处肿瘤

1. 相关因素　①大肠多源发癌;②肿瘤转移;③溃疡性结肠炎、家族性腺瘤性息肉病等引起的造口皮肤与黏膜交界处的肿瘤。

2. 临床表现　①造口旁逐渐肿大;②造口部疼痛;③出血;④溃疡;⑤严重者伴有造口狭窄(图 11-9-16)。

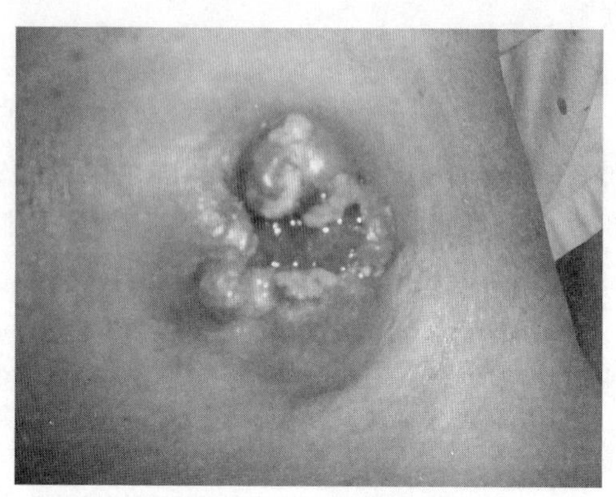

图 11-9-16　造口处肿瘤

3. 护理措施

(1)使用质地软的底板,建议使用一件式造口袋。

(2)造口处出血时,用纱布压迫止血,止血后涂洒护肤粉。

(3)减少底板的更换次数,以防损伤出血。

(4)建议使用带有炭片的造口袋,可减轻肿瘤坏死的臭味。

(5)治疗前行组织学检查。

(6)放射线照射可使肿瘤变少,减轻局部症状。

(7)肿瘤严重阻塞者,可行造口重建手术。

(八)造口周围静脉曲张

1. 相关因素　①肝病患者门静脉高压通过肠系膜静脉丛和腹壁静脉丛的各级高压静脉丛之间的相互作用形成,进行肠造口术后,并发造口旁门-体静脉分流,分流发生在肠系膜静脉与腹壁静脉之间,形成造口旁静脉曲张;②大便干结,摩擦刺激;③剧烈活动。常见肝硬化、结肠肿瘤肝转移者。

2. 临床表现　无痛性皮肤黏膜交界处反复出血,造口周围静脉的曲张和造口黏膜增大,皮肤呈紫蓝色,黏膜颜色暗红(图 11-9-17)。

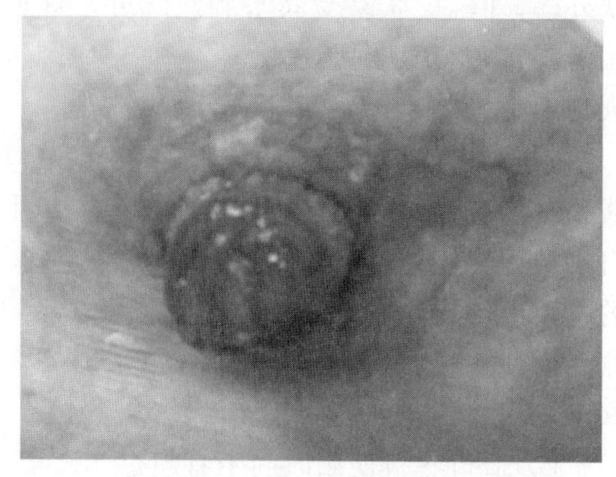

图 11-9-17　造口周围静脉曲张

3. 护理措施

(1)出血时让患者平卧可减低门脉压力,减轻出血。

(2)用蘸有 1‰肾上腺素溶液的纱布按压出血点。

(3)保持大便通畅,减少摩擦刺激。

(4)更换或清洗造口袋时动作要轻柔,最大限度地减少创伤。

(5)避免使用硬质底板,底板内圈的直径应偏大,减少黏膜蠕动时的摩擦。

(6)避免剧烈活动,减少长时间的站立。

(7)内科保肝治疗。

(8)严重出血者可选择手术,如门体静脉分流术、造口移位术等。

(九)造口旁疝

1. 相关因素　①造口位于腹直肌外;②腹壁筋膜开口太大;③腹壁肌肉薄弱,如肥胖、老年、营养不良、多次手术等患者;④持续腹内压增高,如慢性咳嗽、经常抬举重物、尿路梗阻、便秘等。

2. 临床表现　①造口周围不适或胀痛;

②造口旁有肿块；③肿块在站立时出现，平卧时肿块可消失或缩小；④用手按肿块并嘱患者咳嗽有膨胀性冲击感；⑤可扪及造口旁缺损(图 11-9-18)。

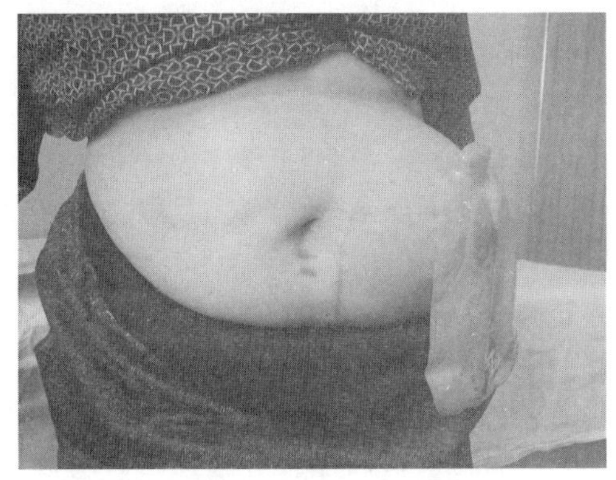

图 11-9-18　造口旁疝

3. 护理措施

(1)永久性造口患者应定时自查造口两侧腹部是否对称。

(2)使用造口腹带的注意事项(图 11-9-19)：下床前佩戴使用；腹带先垫于腰部；造口袋从造口圈开口处拖出；腹带的松紧以不影响呼吸为佳；腹带过紧，患者感觉胸闷时，可平卧将腹带松动；佩戴腹带前尽可能使旁疝完全还纳；因腹部有压迫感，故进食及餐后 1h 内可暂时去掉腹带，以减少患者的不适感。

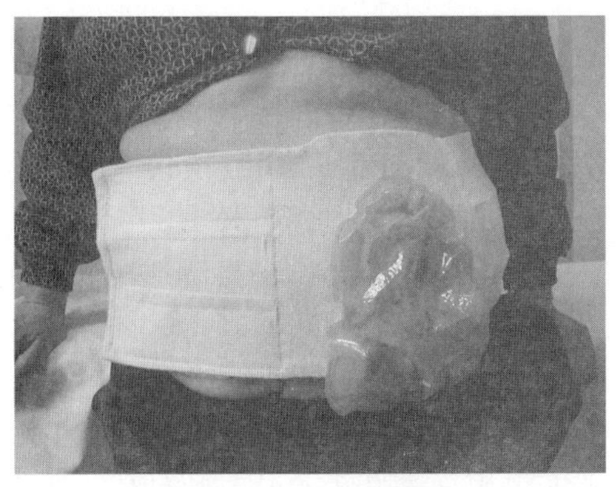

图 11-9-19　造口腹带

(3)腹部松弛者术后应预防性使用造口腹带。加强腹肌锻炼嘱患者均匀地做收缩腹肌动作，随着呼吸，吸气时收紧腹肌，然后稍停顿，呼气时放松腹肌。每一个动作要慢，2/d，每次 30min。平时注意收腹。

(4)控制慢性咳嗽，当咳嗽时，要嘱患者用手按压造口处，减轻咳嗽时腹壁的震动。

(5)避免肥胖和过度消瘦。

(6)限制剧烈活动及抬举重物。

(7)解除尿路梗阻及保持大便通畅。

(8)发生造口旁疝后造口灌洗者应停止灌洗。

(9)凡有嵌顿、绞窄、梗阻、穿孔者，应手术治疗。

(十)造口狭窄

1. 相关因素　①手术时皮肤或腹壁内肌肉层开口太小；②造口术后黏膜缺血、坏死、回缩、皮肤黏膜分离后肉芽组织增生，瘢痕收缩；③局部肿瘤复发；④二期愈合后瘢痕组织收缩。

2. 临床表现　①肠腔或造口腔的缩窄或紧缩，狭窄可发生在皮肤或筋膜水平。浅度狭窄者外观皮肤因开口缩小而看不见黏膜；深度狭窄者外观看起来像正常；②指检时肠管周围组织紧缩，手指难于进入；③造口狭窄时排泄物排空不畅、粪便变细、严重者有部分肠梗阻症状(图 11-9-20)。

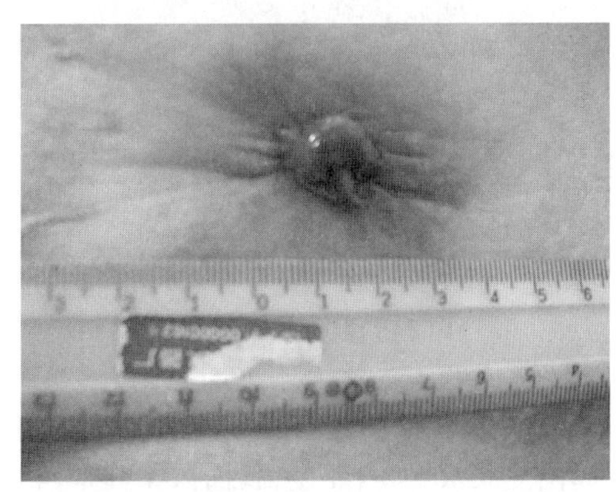

图 11-9-20　造口狭窄

3. 护理措施

(1)用充分润滑的手指仔细探查。

(2)小指能通过者可采用手指扩张法:戴手套后小指涂液状石蜡,轻轻插入造口内,插入深度为 2～3cm,保留 5～10min,每天 1 次。手指扩张时避免出血、疼痛。忌用锐器扩张。

(3)饮食上少食粗纤维食物,保持大便通畅。

(4)造口狭窄合并肠梗阻时,应禁食后急诊就医。

(5)对黏膜缺血、坏死、回缩、皮肤黏膜分离者术后应定时随访,可行预防性造口扩张,每次换造口袋时扩张一次。

(6)当小指无法通过时,可考虑手术治疗。

(十一)造口回缩

1. 相关因素　①造口黏膜缺血性坏死后,坏死黏膜脱落肠管回缩(图 11-9-21);②肠管游离不充分,外翻肠管长度不够;③造口处缝线固定不牢或缝线过早脱落;④襻式造口支撑棒过早拔除;⑤术后体重猛增,造口周围脂肪组织过多。

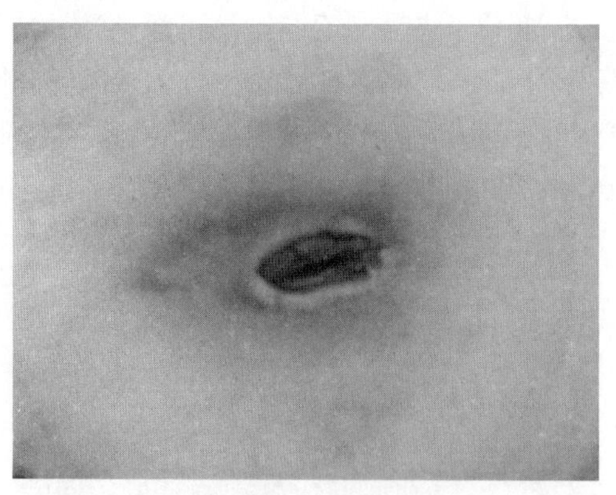

图 11-9-21　肠管回缩

2. 临床表现　造口开口平齐或低于造口周围皮肤水平,当粪便稀软时,尤其是回肠造口者,容易引起排泄物渗漏,导致造口周围皮肤损伤(图 11-9-22)。

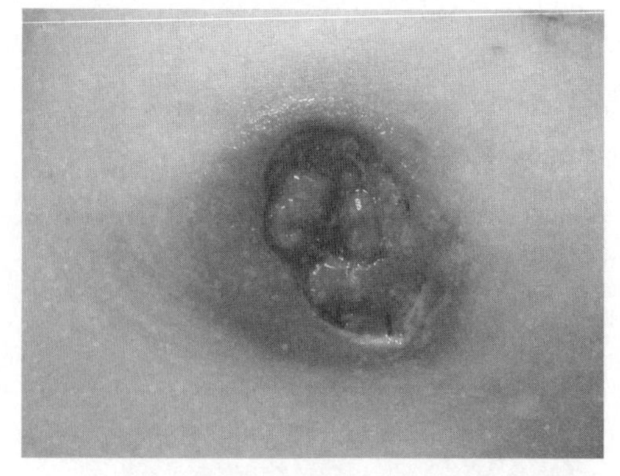

图 11-9-22　造口周围皮肤损伤

3. 护理措施

(1)回肠造口回缩者可选用凸面底板加腰带固定(图 11-9-23),以抬高造口基底部,使黏膜被动抬高。

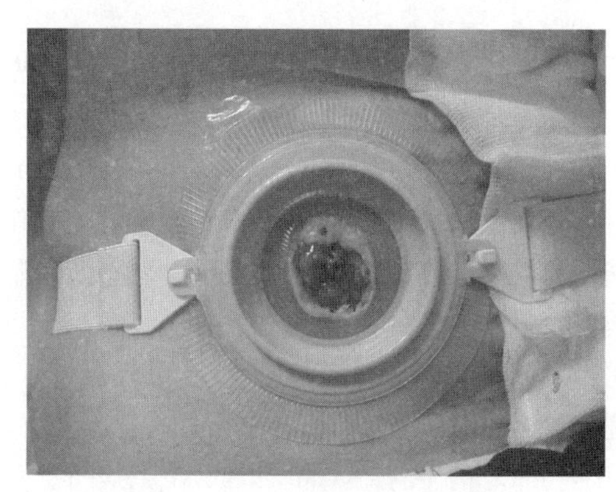

图 11-9-23　造口回缩凸面底板加腰带

(2)皮肤损伤者用皮肤保护膜、护肤粉、防漏膏,保护皮肤不受排泄物的刺激。

(3)结肠回缩者可选用灌洗的方法。

(4)过度肥胖者可减轻体重。

(5)必要时手指扩张预防造口狭窄的发生。

(十二)造口皮肤黏膜分离

1. 相关因素　①造口黏膜的缺血坏死;②造口黏膜缝线脱落;③腹内压过高;④伤口感染;⑤营养不良;⑥糖尿病;⑦长期服用类固醇药物。

2. 临床表现　①造口黏膜与腹壁皮肤的缝合处的组织愈合不良，使皮肤与黏膜分离形成伤口；②根据分离的程度可分为部分分离和完全分离；③根据分离的深浅分为浅层分离和深层分离；④当完全深层分离时可出现腹膜炎症状(图 11-9-24)。

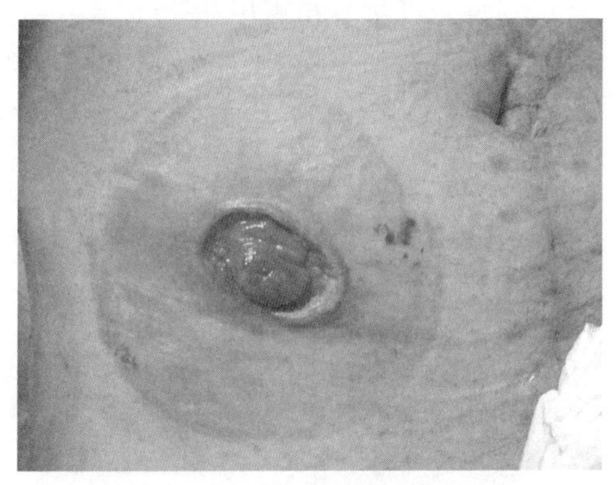

图 11-9-24　造口皮肤黏膜分离

3. 护理措施

(1)清洗伤口后，评估伤口。

(2)逐步去除黄色腐肉和坏死组织。

(3)部分、浅层分离，擦干创面后洒护肤粉，再涂防漏膏后贴造口袋。

(4)完全、深层分离，伤口用藻酸盐敷料充填伤口，再用防漏膏或水胶体敷料覆盖伤口，贴造口袋。

(5)完全分离合并造口回缩者，选用凸面底板加腰带固定。

(6)避免腹内压增高。

(7)饮食和药物控制血糖，并监测血糖的变化。

(8)造口底板一般每 2 天更换 1 次，渗液多者需每天更换 1 次。

(9)皮肤黏膜分离处愈合后，指导定期手指扩张，预防造口狭窄。

(十三)造口脱垂

1. 相关因素　①腹壁肌肉薄弱；②腹壁肌层开口过大；③腹部长期用力，造成腹内压过大；④结肠太松弛。

2. 临床表现　①肠管全层经造口处突出体外，突出长度不等；②单腔造口和襻式造口均可发生，以襻式造口多见；③突出的肠管黏膜可出现水肿、出血、溃疡、嵌顿等症状(图 11-9-25)。

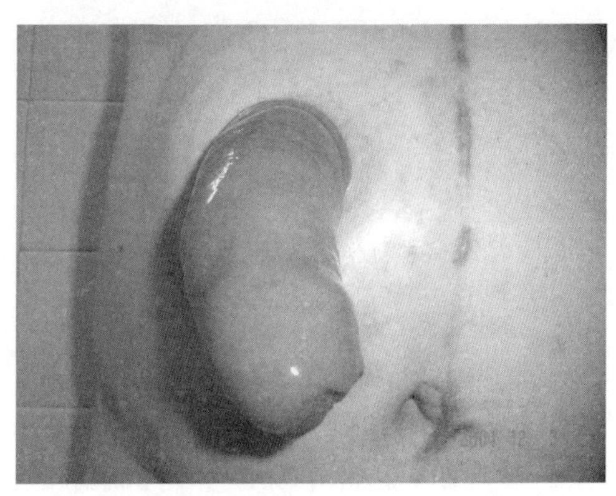

图 11-9-25　造口脱垂

3. 护理措施

(1)选择一件式造口袋，口袋的大小以能容纳脱垂的肠管为准。

(2)底板内圈裁剪合适，其大小以突出肠管最大的直径为准。

(3)对结肠造口者，排泄物排空时可用腹带或束裤加以支持固定。

(4)教会患者自行回纳脱垂的肠管，嘱患者戴手套，平卧放松，用生理盐水纱布盖在造口黏膜部位，顺势缓慢将造口推回腹腔内。

(5)避免剧烈活动。

(6)脱垂的黏膜有糜烂、坏死或脱垂伴旁疝时(图 11-9-26)，应选择手术治疗。

七、造口灌洗

造口灌洗，将定量的温水经造口注入结肠，通过结肠反射性收缩，将粪便和液体从造口排出的操作过程。造口灌洗的目的是使造口者在两次灌洗间隙期之间没有粪便和气体排出。造口术后，因为不能控制粪便排出，给患者的生活带来诸多不便，造口灌洗可以人为地控制粪便的排出，已被部分患者和医护

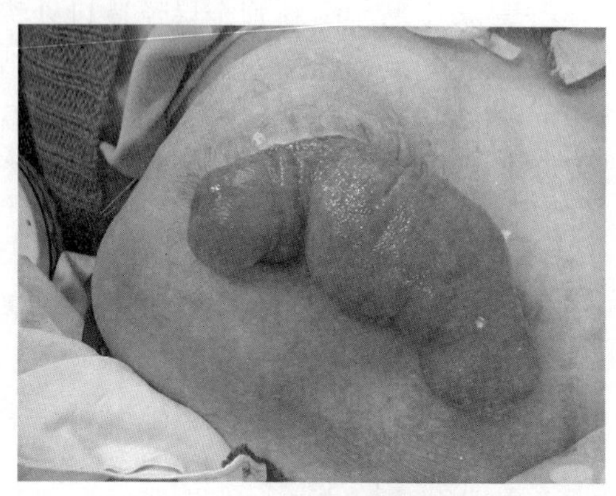

图 11-9-26 脱垂伴旁疝

人员接受。造口灌洗的优点：能人为控制排便；减少肠造口异味；减少造口用品的费用；灌洗后排气少；皮肤并发症少；自我感觉良好，心理问题少。造口灌洗的缺点：操作耗时，需要 45～60min；需要在单独的盥洗室内进行（图 11-9-27）。

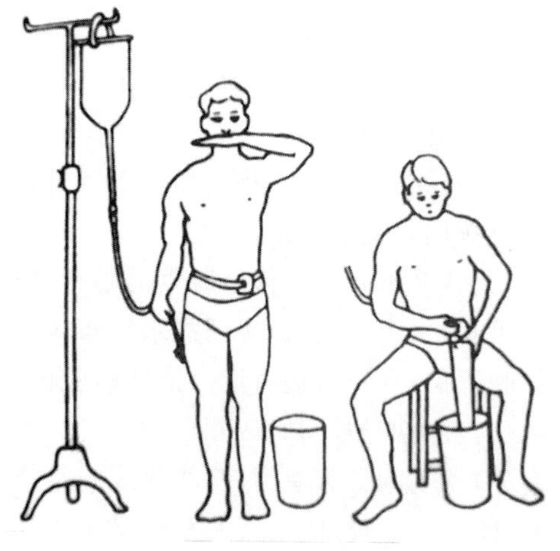

图 11-9-27 造口灌洗

(一)造口灌洗选择与要求

永久性乙状结肠单腔造口者最适合造口灌洗；其次是对造口用品过敏或造口位置不当，不适合用造口袋者；大便排空没有规律者；造口者需肠道准备者。要求本人有愿望进行灌洗、精神正常、生活能自理、有单独卫生间。

(二)不宜行造口灌洗

有以下情况不宜行造口灌洗：①有并发症的患者，如狭窄、旁疝、脱垂；②肠道炎性疾病；③暂时性造口和双腔造口者；④结肠中残余肿瘤者；⑤精神不健全者；⑥生活不能自理者；⑦结肠憩室者。

(三)造口灌洗专用设施及物品

①储水的容器，带有一个可控的阀门的轮子；②圆锥体灌洗头；③集粪袋；④腰带；⑤固定环；⑥夹子（图 11-9-28）。

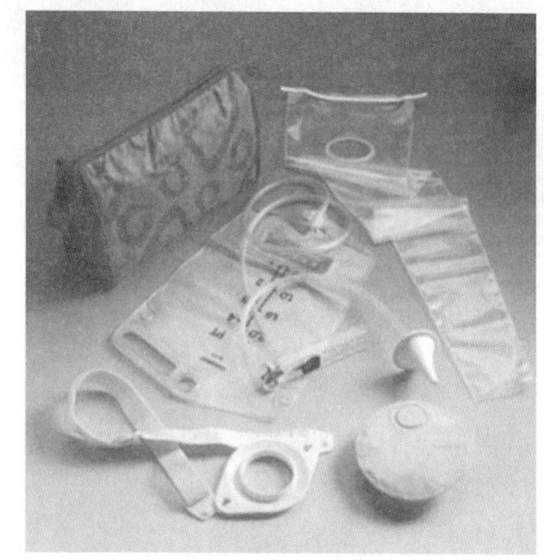

图 11-9-28 造口灌洗物品

(四)操作步骤

1. 将水袋、导管、灌洗头等安装好（图 11-9-29）。

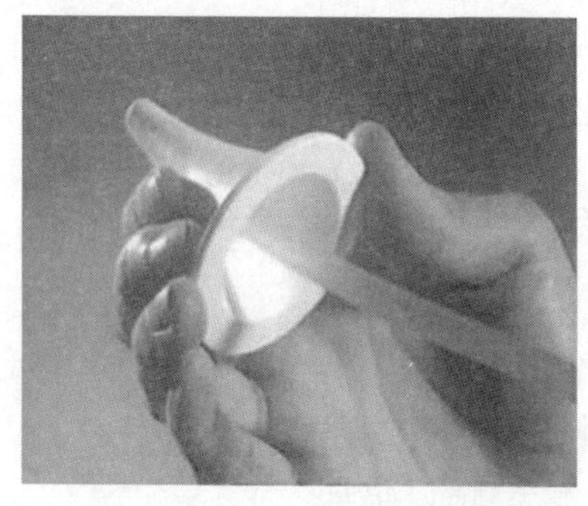

图 11-9-29 圆锥灌洗头

2. 关闭控制阀。

3. 用约 38℃的温水 500～1200ml，水的量根据个人各不相同，以患者可以控制为准 。

4. 水袋用挂钩悬吊在与头水平的高度，不管患者是坐位还是立位。

5. 取下造口袋，腰带固定集粪袋，集粪袋末端放在马桶内。

6. 用手指涂液状石蜡后插入造口内，再将灌洗头涂液状石蜡排尽空气后放入造口内。一手打开控制阀，另一手将灌洗头固定在造口处。

7. 液体灌入的时间为 5min，水灌完后，灌洗头按压片刻，腹痛明显时将灌洗头拿走。

8. 5～10min 后粪便第 1 次排出，量多。再过 10～15min 后第 2 次排出，至有气体排出。灌洗全过程约 40～60min。

9. 灌洗完后，用清水冲洗集粪袋，卸下腰带和集粪袋。粘贴造口袋。

(五)注意事项

1. 第 1 周灌洗每天要进行，灌洗后用造口袋。

2. 操作适应过程需 3 个月。

3. 有便秘习惯者，可每 2 天灌洗 1 次。

4. 灌洗效果不满意，24h 内不要重复进行。

5. 灌洗应定时进行。

6. 放入造口器具前，用手指插入造口，既可扩张造口，又可指示器具插入的方向。

7. 患者处于脱水状态，灌洗液会自结肠吸收，应增加灌洗液。

8. 有肠绞痛，肠痉挛时暂停灌洗，缓解后再灌。

9. 使用控制阀使液体灌入速度先慢后快(图 11-9-30)。

10. 温度太热易烫伤，太冷有腹痛。

11. 一般用温水，禁用肥皂水，体弱者用生理盐水。

12. 进水量。右下腹饱胀不适；两次灌洗之间无粪便排出。长期灌洗者进水量 800ml/次，不超过 1200ml。

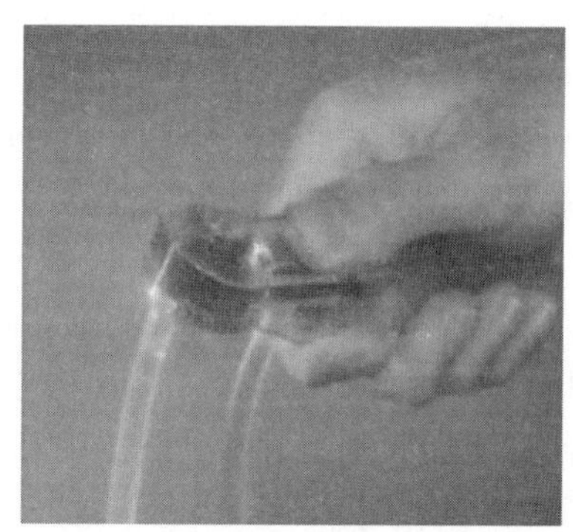

图 11-9-30　控制阀

13. 造口患者灌洗。襻式造口可先近端后远端；或先造口后肛门。单腔造口可口服泻药。

(六)造口灌洗培训

造口灌洗培训可分 3 个阶段进行：第 1 阶段，第 1～2 天，护士演示灌洗，提供图文资料；第 2 阶段，第 3～4 天，护士协助患者操作；第 3 阶段，第 4～5 天，患者操作。

通过近 1 周时间的培训，视患者掌握的程度决定是否需要继续培训。患者基本掌握后可回家进行灌洗，并进行电话随访。

八、康复与健康教育

(一)造口护理指导步骤

术后 1～2d：①观察和评估造口及周围皮肤；②排放排泄物或更换造口袋；③指导患者及家人观看换袋过程。

术后 3～4d：①指导患者及家人观看换袋过程；②鼓励患者观看和触摸造口。

术后 5～8d：①指导患者及家人参与换袋过程；②介绍防止造口袋渗漏的方法。

术后 9～10d：①评估患者及家人换袋技能，并给予纠正；②提供生活指导；③为患者选择造口用品提供专业意见。

(二)造口袋更换方法

撕除底板→清洁皮肤及造口→评估造口及皮肤→测量造口大小→裁剪底板→抹干皮

肤→洒护肤粉→涂防漏膏→撕粘贴纸→贴底板→扣造口袋→夹夹子。

患者希望家人能参与造口护理。所以我们建议在患者学习造口知识并受训时，患者的家人应该观看并参加造口更换的操作。调查证明，出院后那些对造口护理技术掌握很好的患者，往往是那些得到家人无限支持者。而要给患者这样的支持，家人也必须掌握造口护理相关的知识。

（三）造口术后的生活指导

肠造口手术后患者将面临新的排便方式，大部分患者术后早期会不习惯，甚至产生困惑。他们需要更多的专业指导，以帮助他们尽快恢复正常人一样的生活。

1. *衣着*　患者术后避免穿紧身衣，以免压迫造口黏膜，引起黏膜的损伤及排泄物的排出。腰带不宜扎在造口上，建议穿高腰、宽松的衣裤或背带裤。

2. *饮食*　造口术后患者的胃肠道消化吸收功能是健全的，所以患者手术前可以吃的东西术后一样可以吃。如果患者伴有糖尿病、肾病、痛风、胃病、心血管疾病等需要特别注意限制饮食，造口术后平时饮食只要略加注意就可以。在正常饮食的基础上应注意以下几点。

（1）注意饮食卫生：选择新鲜食品，忌油腻，防止发生腹泻时给造口护理带来不便。

（2）定量进食：防止暴饮暴食，粪便量与进食量有一定关系。

（3）少进易产气的食物：进食易产气的食品后，肠道产气过多，气体在造口袋内积聚会使造口袋膨胀而影响患者的外表形象，与他人一起时，造口排气的响声会使患者尴尬而产生自卑。易产气的食品有豆类、红薯、萝卜、卷心菜、韭菜、洋葱、土豆、黄瓜、巧克力、碳酸饮料、啤酒等。

（4）有些行为也能使肠道内气体增多：如嚼口香糖、吸烟、进食时说话等。

（5）少进易产生异味的食物：异味的产生通常来自于脂肪痢或是肠道的细菌将某些特殊的食物发酵，产生酸性且令人不适的气味。产生异味的食物有洋葱、大蒜、蒜头、蒜薹、玉米、鱼类、蛋类、芦笋、卷心菜、花椰菜、香辛类的调味品等。如果患者使用的造口袋不具备防臭功能，应少吃产生异味的食物。酸奶、脱脂奶、含叶绿素高的绿叶蔬菜有助于控制粪臭。

（6）必要时控制粗纤维食物：粗纤维食物能促进肠蠕动，增加粪便量。对便秘者建议多食粗纤维食物能帮助粪便的形成，减轻排便困难。外出活动者少食粗纤维食物，可减少粪便排放或造口袋更换，造口狭窄者少食粗纤维食物，可避免造口梗阻。含粗纤维较多的食物有玉米、芹菜、红薯、梨、南瓜、卷心菜、莴笋、绿豆芽、叶类蔬菜、贝类海鲜等。进食粗纤维食物后多饮水可避免粪便硬结。

（7）在尝试某种新的食物时，一次进食不宜多，无反应时，下次可多吃。

（8）回肠造口者应每天饮水量不少于2000ml，避免进食难消化的食物，如种子类食物、芹菜、玉米、蘑菇等。避免服胶囊类药物。

3. *沐浴*　患者术后忌洗盆浴，提倡洗淋浴。患者术后体力恢复、伤口愈合后即可沐浴。初次沐浴者应选择在更换造口袋之前。检查造口袋粘贴是否牢靠，排空造口袋内排泄物，在底板的上、左、右侧贴防水胶布。沐浴时禁用热水龙头直接冲在造口袋上，水温不宜过高，为了避免视觉刺激，沐浴时可在造口袋处扎一个小围兜。使用一件式造口袋者，沐浴后用软布擦干造口袋外的水；使用二件式造口袋者，沐浴后更换一个干净造口袋。乙状结肠造口者沐浴时可不戴造口袋直接沐浴，或佩戴造口浴帽。回肠造口者沐浴时一定要佩戴造口袋。

4. *锻炼和运动*　造口术后不妨碍适当的锻炼和运动，早期建议从散步开始，逐渐增加活动量。避免屏气、举重、剧烈活动。活动时可佩戴造口腹带,预防造口旁疝的发生。

5. *工作*　造口术后随着体力的恢复,患者已掌握自我护理的方法,患者可回复原来的工作。如果是肿瘤患者,放疗和化疗结束后再工作。工作中避免持续抬举重物,术后1年内避免重体力劳动。

6. *旅游*　患者术后体力恢复后,可以外出旅游。初次旅游时应选择近距离的地方,以后逐步增加行程;选择使用方便的一件式造口袋;携带比平时较多数量的造口袋;造口用品应放在随身行李中;自备水一瓶可在意外时冲洗用;外出前将造口袋排空;每到一个地方应处理造口袋;造口灌洗者可继续灌洗;旅途中注意饮食卫生,防止腹泻。

7. *性生活*　患者术后3～6个月,体力恢复后,可以享受正常性生活。患者术后由于排便习惯和形体的改变,部分患者常常视自己不正常,从而拒绝性生活,拒绝配偶的要求,造成家庭的不稳定,自身内分泌的失调,不利于身心康复。造口者性生活前应检查造口袋的密闭性,排空或更换造口袋。结肠灌洗者,应先行灌洗,再贴造口袋。可选择不透明、迷你、有颜色图案的造口袋。可用腹带约束造口袋,防止造口袋脱落,增加安全感。必要时可喷洒香水,减少异味。鼓励患者在性交过程中尝试各种不同姿势,选择最舒适、最合适他们的方式。对因手术引起的性功能障碍者应从速就医。

(四)造口用品的选择

选择合适的造口用品可减少造口袋的渗漏,延长造口袋的使用时间,降低费用,减少并发症的发生,增加舒适度,有利于康复。造口用品的选择不仅要依据患者的造口位置、造口形状大小、术后时间的长短、排泄物的性状、造口周围皮肤情况、生活自理能力状况、经济状况等综合因素,尚需注意以下几点。

1. 造口袋的外观、形状、大小必须满足患者的需要。

2. 造口袋应容易佩戴及更换。

3. 造口袋的材料应足够柔软,避免不愉快的噪声。

4. 价格合理,患者基本能承受。

5. 造口底板对皮肤友好,没有刺激性,其粘贴时间应至少保持24h以上。

6. 根据患者并发症情况,选择特殊类型的造口袋和附件。

7. 常用造口用品的特性　①闭口式造口袋:适用于乙状结肠造口后期患者,大便成形,量不多,每天更换1～2次即可。②开口式造口袋:适用于所有造口,造口袋下端有个夹子闭合开口,可以随时打开排空,造口袋更换时间取决于排泄物的性状及数量。③一件式造口袋:底板与袋子连为一体,底板与袋子需一起更换。一件式造口袋使用方便,比较经济。患者年老,视力和手灵活性欠佳,可选择一件式造口袋。缺点是贴在身上时间长后有异味,粪便排放和清洗麻烦。④二件式造口袋:底板与造口袋单独包装,利用卡环连接在一起。底板使用时间的长短取决于排泄物的性状、底板溶解的程度。备2个造口袋可轮流更换使用,清洗后晾干备用。二件式的底板对皮肤保护功能全。缺点是价格比较高。⑤透明造口袋:造口袋透明便于观察造口,适用于手术早期、视力差的患者。⑥不透明造口袋:造口袋不透明可隐藏排泄物,减少视觉刺激,适用于恢复期、年轻患者。⑦防漏膏:用来充填造口周围皮肤不平或皱褶,弥补底板造口圈剪得不合适,保护皮肤不受粪水的刺激,延长底板的使用时间,减少皮炎的发生。⑧护肤粉:粉剂性的水胶体敷料,当造口周围皮肤有破损时,可吸收渗液形成凝胶,在凝胶上涂防漏膏便于底板的粘贴,保护皮肤,促进破损的皮肤愈合。使用护肤粉时不可过多,否则影响底板的黏性。⑨炭片:用来吸收臭味及使造口袋内的气体能经其小孔排出袋外。有些造口袋本身已有炭片的装置;若造口袋没有炭片,可在袋外的左上或右上方刺2～3个小孔,然后贴上炭片。炭片的功能可维持 12～24h。结肠造口在肠蠕动未恢复之前不可以用有炭片的造口袋，因气体排出后无法及时了解肠蠕动恢复情况。

(五)造口门诊

由于绝大多数造口者是门诊患者，所以由造口治疗师开设的造口门诊能为院外患者提供服务。造口治疗师是目前国际上已有的临床专科护士之一，工作独立性强，能提供常规医护工作未能提供或未能全面、系统、连续提供的专业护理。造口门诊的职责：确保从事造口护理的延续性；造口护理质量的记录、评估、存档；患者及家属的专业知识的咨询；各种造口并发症的处理；充分利用专业和经济资源；致力于专业发展；与基层社区紧密协作；和产品制造商、经销商和相关组织保持联系；负责培训工作并确保培训的质量。长海医院的肠造口门诊开设于 2002 年 1 月(图 11-9-31)，由专职造口治疗师负责接诊造口患者，开设时间为周一至周五下午。2013—2014 年平均年门诊量为 9955～11 327 例。

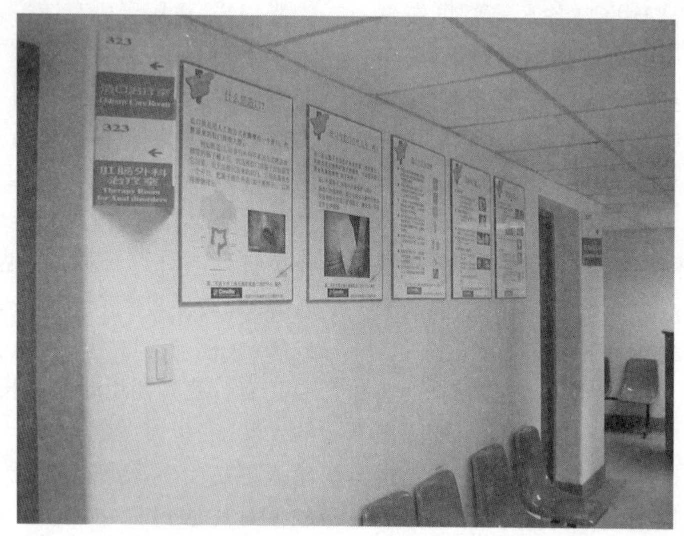

图 11-9-31　造口门诊

(徐洪莲　邱　群)

第十节　乳　腺　癌

一、概　述

乳腺癌(mammary cancer)是全球女性发病率最高的恶性肿瘤，男性少见。全世界乳腺癌的发病率以 0.2%～8%的幅度上升，每年约有 140 万妇女发生乳腺癌，50 万人死于该病。在欧美国家，每 8～10 名女性中就有 1 名可能发生乳腺癌。我国是乳腺癌发病率增长最快的国家之一，乳腺癌已成为城市女性的第一杀手，在北京、上海、广州等大城市发病率更高。西方妇女乳腺癌的发病人数高峰期为 50—55 岁，中国女性的乳腺癌发病年龄比西方女性小 10 岁左右。

二、应用解剖特点

成年妇女乳房位于胸大肌浅面，在第 2～6 肋骨水平之间，乳房表面可分为 4 个象限。乳头位于乳房的中心，由乳晕包围(图 11-10-1)。

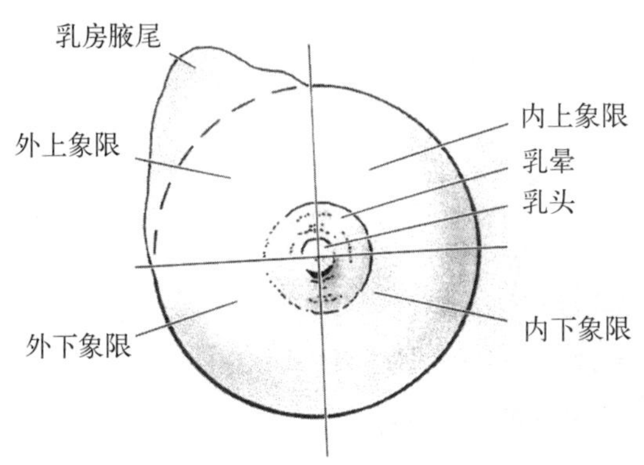

图 11-10-1　右侧乳房体表分区

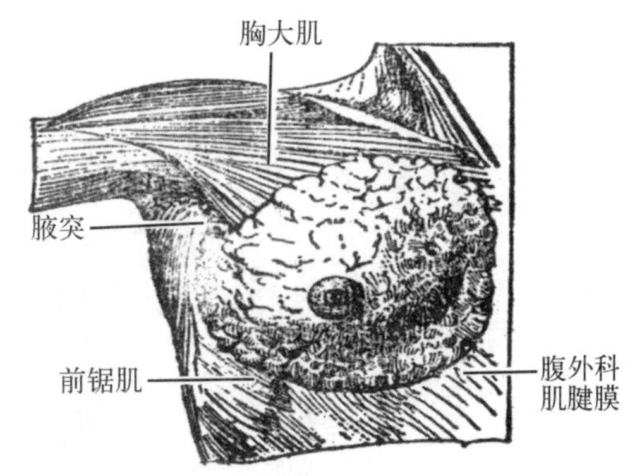

图 11-10-3　乳房体

除乳晕外，整个乳房腺体有一层脂肪包围，乳房腺体的每一个腺叶、腺小叶都由纤维组织包围，将腺体形成一个半球形的器官，位于浅筋膜的浅深层之间。浅筋膜浅层与皮肤紧密相连，浅筋膜深层则借疏松结缔组织附着在胸大肌筋膜的浅面。上连浅筋膜浅层，下连浅筋膜深层，在腺叶间垂直行走的纤维束，称为 Cooper 韧带(图 11-10-2)。乳房腺体尚有一狭长的凸出部分伸向腋窝，此部分也可发生病变(图 11-10-3)。

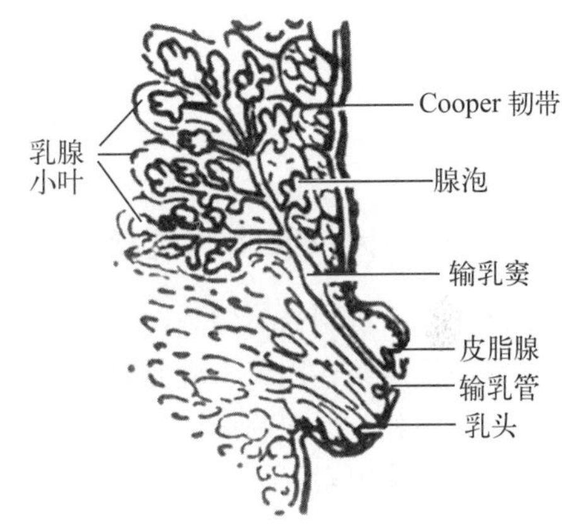

图 11-10-4　乳管系统的组成

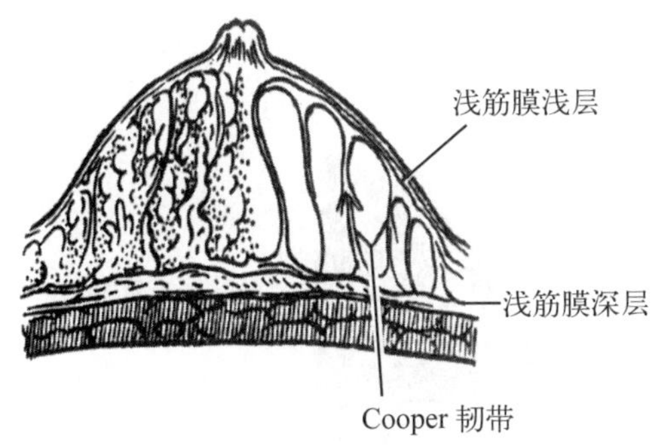

图 11-10-2　乳房横切面(Cooper 韧带)

乳房腺体具有 15～20 个腺叶，以乳头为中心，呈放射状排列。每一腺体分成许多腺小叶，而腺小叶又由许多腺泡组成。每一腺叶有汇总的大乳管，每个大乳管又向乳晕集中，最后开口于乳头(图 11-10-4)。

乳腺生理活动受腺垂体激素、肾上腺皮质激素和性腺激素制约，妊娠及哺乳时乳腺明显增生而腺管伸长，腺泡分泌乳汁；哺乳期以后，乳腺又处于相对静止状态。平时，在月经周期的不同阶段，乳腺的生理状态也在各激素的影响下呈周期性的改变。

乳房的淋巴管非常丰富(图 11-10-5)。乳房的淋巴输出有 4 个途径：①约 75%淋巴沿胸大肌外缘流向腋淋巴结，继而达锁骨下淋巴结，这是最主要的途径；②约 25%淋巴(多来自沿乳房中央区和内侧)沿肋间隙流向胸骨旁淋巴结；③乳房深部淋巴结网还沿腹直肌鞘和肝镰状韧带通向横膈和肝；④两侧乳房间在皮下有一些交通淋巴管，一侧乳房的淋巴液可流向另一侧。

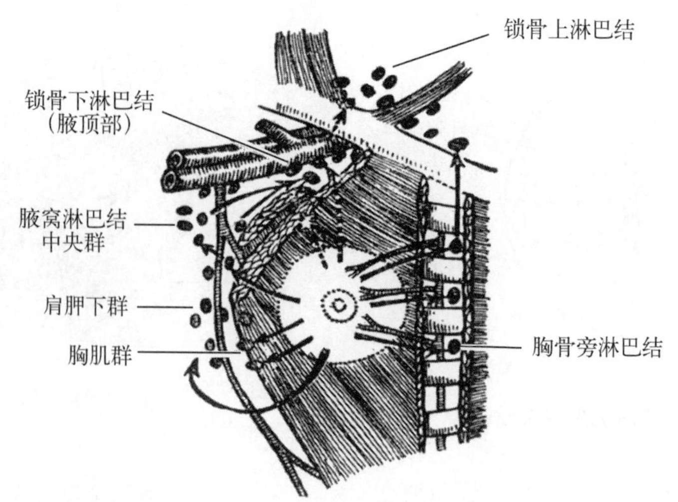

图 11-10-5 乳房淋巴液的输出途径

三、病因及发病的机制

病因和发病机制尚不完全明了。从流行病学研究中发现某些因素与乳腺癌发病率的增高有一定的相关性。临床上常把这些因素称为乳癌的危险因素:①约 15%的乳癌患者有乳腺癌阳性家族史;②发病年龄以 45—50 岁较多见,绝经后的发病率持续上升,70 岁左右的女性为乳腺癌高发的顶峰;③流行病学研究表明初潮年龄早、绝经年龄晚、行经年数长、月经周期短、无哺乳、无婚育等都是乳腺癌的危险因素,它们都被认为系通过雌激素作用使乳腺癌发病率增高;④乳腺是对电离辐射致癌活性较敏感的组织,而电离辐射的效应有累加性,多次小剂量暴露与一次大剂量暴露的危险程度是相同的;⑤饮食中高脂肪、高蛋白引起的乳腺癌发生率增高也被认为是由于提高了雌激素水平所致。

四、临床表现与诊断

(一)临床表现

1. 部位 乳腺癌最多见于乳房的外上象限,其次是乳头、乳晕及内上象限。在早期为无痛的单发的小肿块,质硬,表面不甚平滑,与周围组织分界不清,在乳房内不易推动。

2. 早期征象 癌块逐渐增大,侵入 Cooper 韧带,使之收缩,因此,肿块处皮肤往往呈凹陷,称酒凹症。邻近乳头的癌块因侵入乳管使之收缩,可把乳头牵向癌块方向,乳头深部癌块也因侵及乳管而使乳头内陷,这些都是乳腺癌的早期征象(图 11-10-6)。

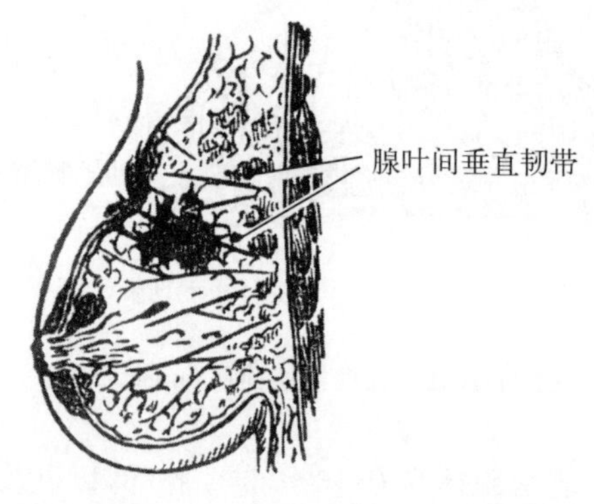

图 11-10-6 乳腺癌早期征象,肿块处皮肤凹陷

3. 进展期征象 乳腺癌继续发展,有些常使乳房缩小、变硬,乳头抬高,并可由于乳

管的牵涉而内缩。有些可在数月内显著增大，隆起。腋淋巴结肿大、变硬，起初散在，可被推动；渐渐增多，连接成硬块，并与深部组织和皮肤发生粘连。皮肤可因淋巴滞留而发生水肿，呈橘皮样改变(图 11-10-7)。

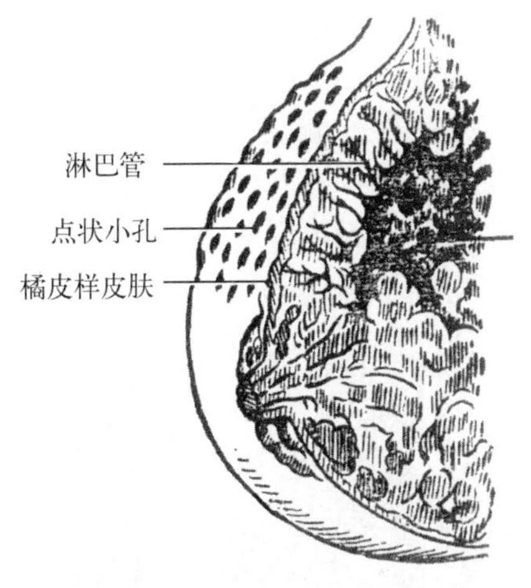

图 11-10-7　乳腺癌乳房皮肤水肿

4. 晚期征象　晚期，乳腺癌侵入胸肌筋膜，与之固定，乳房即不能被推动。乳腺癌与皮肤有广泛粘连，有时皮肤可能破溃而形成溃疡，这种溃疡常有恶臭，容易出血。随着病情进展，肿块增大、浸润、转移，则又可出现一系列症状和体征。锁骨上淋巴结转移，少数患者对侧腋窝亦有淋巴结转移。乳腺癌远处转移至肺时，开始并无明显症状，以后可出现胸痛，气急，此时多已有胸膜转移。椎骨转移多伴有患部剧痛。肝转移可引起肝大，甚至黄疸。

最后可发生恶病质、患者消瘦无力、贫血、发热，甚至死亡。未行治疗的乳腺癌病程长短不一，平均为 38～40 个月。

(二)临床分类

1. 按照乳腺癌发展程度的不同，国内在临床上将乳腺癌分为四期。这种分期比较实用，对拟定治疗方案极为重要。

第一期：癌肿完全位于乳腺组织内，直径不超过 3cm，与皮肤没有粘连，无腋淋巴结转移。

第二期：癌肿直径不超过 5cm，尚能活动，与皮肤有粘连。同侧腋窝有数个散在而能活动的淋巴结。

第三期：癌肿直径超过 5cm，与皮肤有广泛的粘连，且常形成溃疡；或癌肿底部与筋膜、胸肌有粘连。同侧腋窝有一连串融合成块的淋巴结，但尚能活动。胸骨旁淋巴结有转移者亦属此期。

第四期：癌肿广泛地扩散至皮肤，或与胸肌、胸壁固定。同侧腋窝的淋巴结已经固定，或是广泛的淋巴结转移(锁骨上或对侧腋窝)。常伴有远处转移。

2. 国际抗癌协会建议用 T(原发癌肿)、N(局部淋巴结)、M(远处转移)的分类法(表 11-10-1)来表达乳腺癌的临床分期。

表 11-10-1　乳腺癌 TNM 分期

分期	组　合
0	$TisN_0M_0$
Ⅰ	$T_1N_0M_0$
$Ⅱ_a$	$T_0N_1M_0$　$T_1N_1M_0$　$T_2N_0M_0$
$Ⅱ_b$	$T_2N_1M_0$　$T_3N_0M_0$
$Ⅲ_a$	$T_0N_2M_0$　$T_1N_2M_0$　$T_2N_1M_0$　$T_3N_{1,2}M_0$
$Ⅲ_b$	T_4，任何 N，M_0　任何 T，N_3M_0
Ⅳ	包括 M_1 在内的任何 TN 组合

Tis 浸润前期癌(原位癌)、非浸润性导管癌、局限于乳头 Paget 病(乳房内有肿块者根据肿块大小分类)；T_0 未扪及肿瘤；T_1 癌肿直径小于 2cm，乳房皮肤正常；T_2 癌肿直径 2～5cm，与皮肤有粘连(凹陷)，与胸肌不固定；T_3 癌肿直径＞5cm，或肿瘤有 2 个以上的原发灶，与皮肤完全粘连、固定(浸润或溃疡)，与胸肌亦固定；T_4 无论肿瘤大小，只要瘤灶直接侵犯胸壁(指肋骨、肋间肌和前锯肌，不包括胸大肌)或皮肤。N_0 同侧腋窝无可扪及的淋巴结；N_1 同侧腋窝可扪及淋巴结，但尚活动；N_2 同侧腋淋巴结融合成块，或与深部组织粘连；M_0 无远处转移；M_1 远处转移(包括乳房外的皮肤及对侧乳房和淋巴结的转移)

(三)诊断

1. 透照检查　近来应用近红外冷光强透仪，对透照效果有所改进。由于肿瘤组织局部血供丰富，吸收近红外光量较正常组织多，因而显示暗区，是一种较有效的普查初筛的手段（图 11-10-8）。

2. 钼靶 X 线检查　利用钼靶软 X 线透不过密度较高的软组织这一特性，摄片检查可见密度增高的结节阴影，有时肿块边缘可见毛刺状影（图 11-10-9），乳腺中特异的钙化又是乳腺癌另一征象，国内资料表明诊断乳腺癌的正确率可高达 90%。

3. B 型超声检查　目前已广泛采用。因其无损伤，无放射的优点而常为乳腺肿块诊断手段的首选方式。由于能清晰显示乳房各层软组织结构及其内肿块的形态和质地。因此能鉴别乳腺癌和良性肿块。乳腺癌的形态常不规则，回声多不均匀，且由于癌的浸润可见向外围组织延伸的强回声带。B 型超声检查诊断乳腺癌的正确率可高达 80%，但对于临床无法触及早期乳腺癌，诊断率不如钼靶 X 线检查（图 11-10-10）。

4. CT 检查　可用于不能扪及的乳腺病变活检前定位，确诊乳腺癌的术前分期，检查乳腺后区、腋部及内乳淋巴结有无肿大，有助于制订治疗计划（图 11-10-11）。

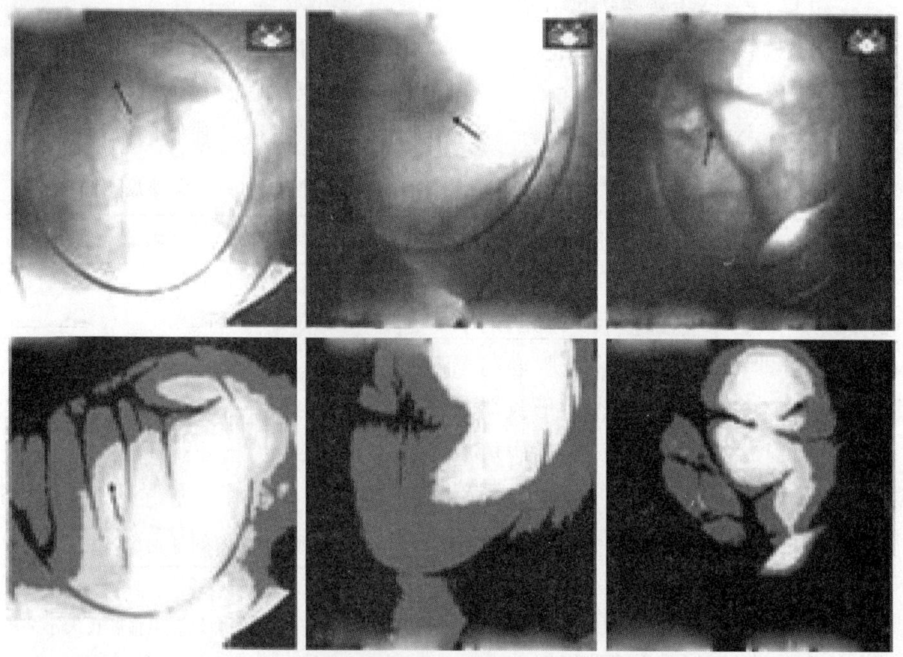

图 11-10-8　乳腺癌病变近红外线乳腺血管显像影

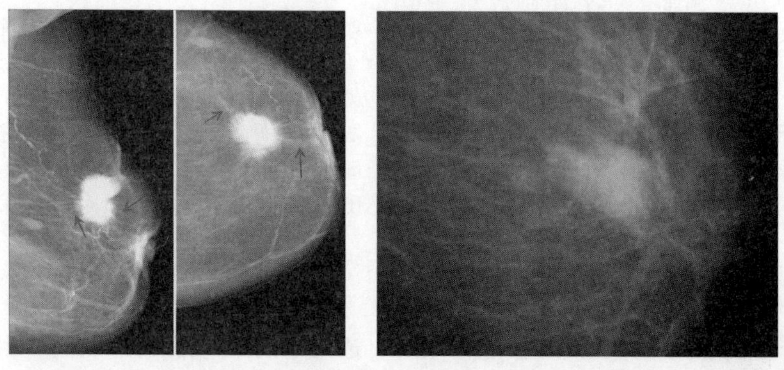

图 11-10-9　癌肿显示肿块和毛刺（左图显示肿块，右图显示为毛刺）

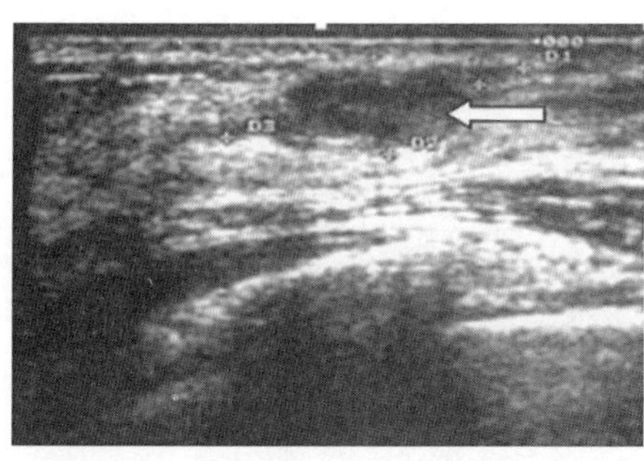

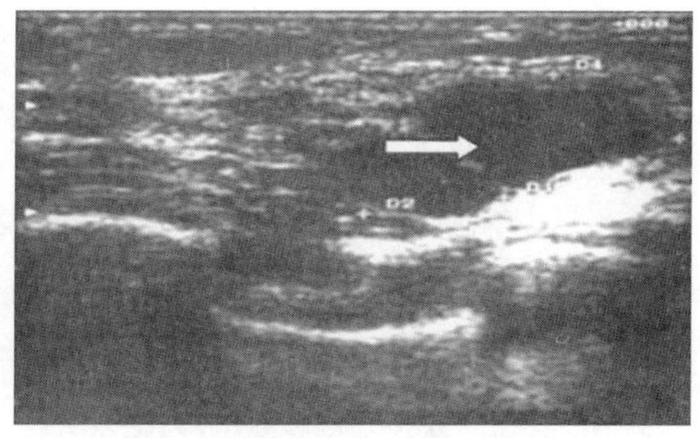

图 11-10-10　疑似乳腺癌病变 B 超显像

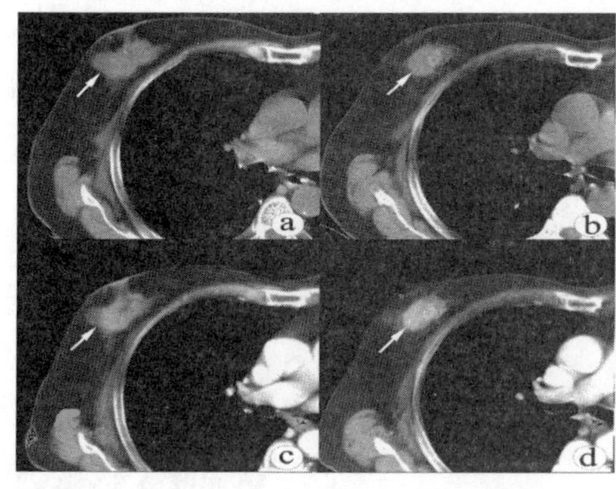

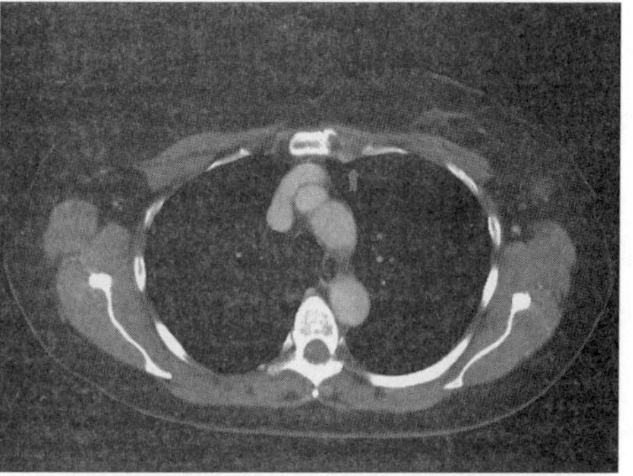

图 11-10-11　乳腺癌 CT 影像

5. MRI　文献报道 MRI 发现乳腺恶性疾病的敏感性是 94%～100%，特异性是 53%～97%，是公认最敏感的发现小叶癌的影像学方法，对多中心、多灶性病变的检出率高于其他方法，对隐性乳腺癌原发灶的检出率为 86%以上，高于其他方法，但对导管内癌的检出率不如钼靶 X 线检查。目前 MRI 可用于高危人群(有乳腺癌家庭史，BRCA1、BRCA2 或 P53 基因突变携带者等)的普查，快速 STIR 序列全身 MRI 也可作为转移癌的一个安全有效的筛选工具(图 11-10-12)。

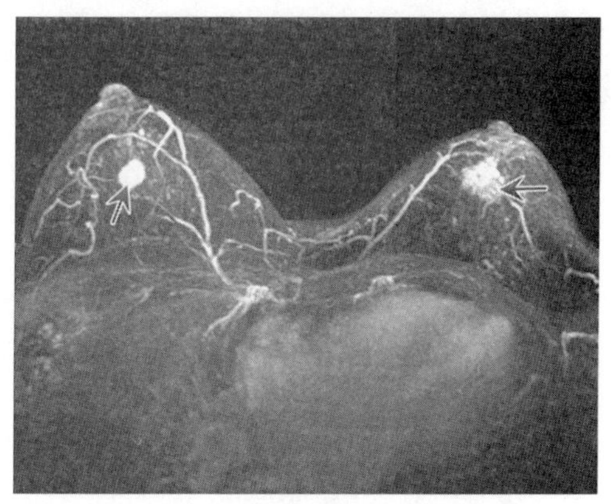

图 11-10-12　双侧乳腺癌病变磁共振显像

6. 组织学(切除活检)与细胞学检查　即应用细针(直径 0.7～0.9mm)在肿块内不同方向穿刺吸出组织液内含有的细胞做检查。针吸细胞学检查诊断乳腺癌的正确率达 80%以上，其损伤小而安全性大，但对于直径小于 1cm 的乳腺癌不易取到标本。当针吸细胞学检查结果为阴性，而临床上仍怀疑乳腺癌时，则可行切除活检(图 11-10-13)。

以上所述的各种诊断方法是互补的，联合诊断不但可以缩短诊断的时间，且可提高早期乳腺癌的诊断比例。

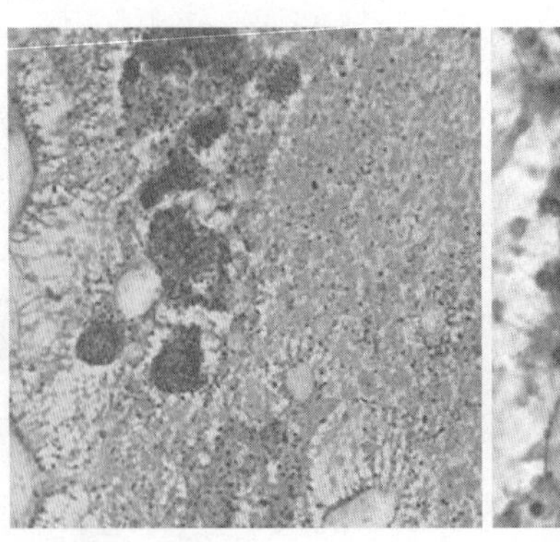
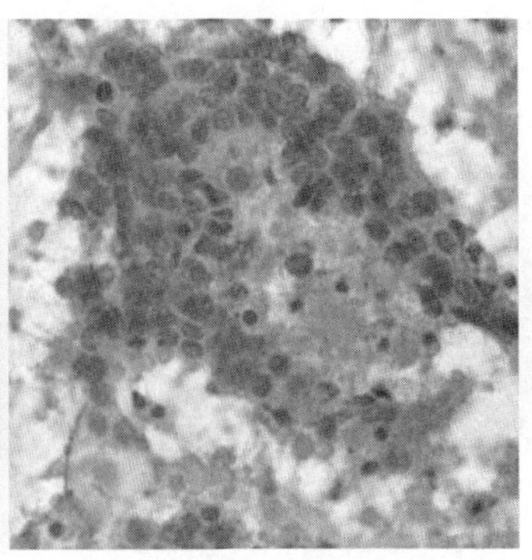

图 11-10-13 乳腺癌的细胞学检查

五、治疗原则

目前乳腺癌的治疗主张多学科综合治疗，采用的治疗措施包括手术、放射治疗、化学治疗、内分泌治疗、生物靶向治疗及中医药辅助治疗等多种手段。

（一）手术治疗

手术治疗是乳腺癌治疗的主要手段。尤其是Ⅰ、Ⅱ期的患者，以手术为首选。乳腺癌手术主要包括以下几种。

1. *根治术* 切除全部乳腺及胸大、小肌；清扫锁骨下淋巴结及腋窝淋巴结（图 11-10-14）。

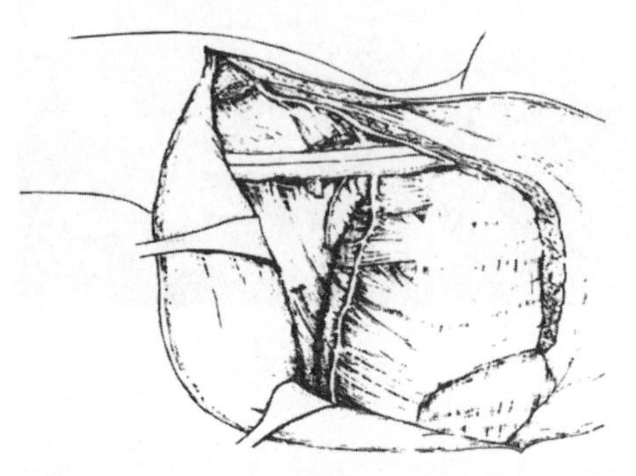

图 11-10-14 乳腺癌根治术完毕情况

2. *扩大根治术* 在根治术的基础上同时打断第 2～4 肋软骨消除内乳区淋巴结；腹直肌旁淋巴结；适用于临床Ⅱ、Ⅲ期，尤以病变在乳房中央或内侧者。此术式因创伤性太大，且临床疗效不成正比，目前很少应用（图 11-10-15）。

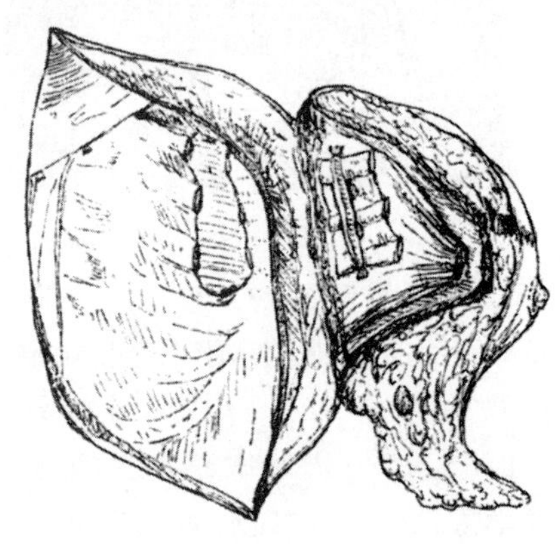

图 11-10-15 乳腺癌扩大根治术完毕情况

3. *改良根治术* 分两种术式：Ⅰ式保留胸大肌，切除胸小肌；Ⅱ式胸大、小肌均保留。此术式与根治术相比，保留了胸大肌，切除或保留了胸小肌，具有创伤小，并发症少，术后生活质量高，利于乳房再造等优点，且治愈率无显著差异，目前此术式在国内仍为主要手术方式（图 11-10-16）。

4. *单纯乳腺切除术* 适用于对原位癌，微小癌及因年老体弱不能耐受根治术者（图 11-10-17）。

5. *保留乳房外型的保乳手术* 我国对保乳手术态度慎重，多数医院选择肿瘤直径

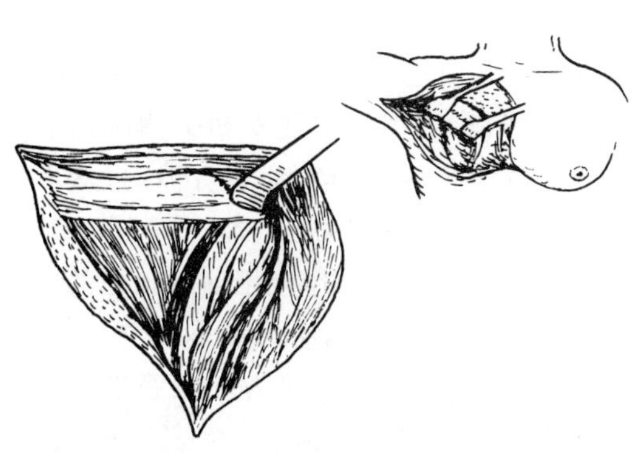

图 11-10-16　乳腺癌改良根治术完毕情况

<2cm，腋窝淋巴结无转移的病例，因此手术创伤小，保持原形态的美观完整，且 5 年的生存率无明显差异，对于医疗条件较好的地区，多数年轻女性患者会选择此术式，且将成为一种趋势(图 11-10-18)。

(二)新辅助化学治疗

近年来新辅助化疗被广泛用于乳腺癌患者的治疗中，新辅助化疗又称术前化疗、诱导化疗、初始化疗等，是指在手术前给予全身的化疗药物治疗。新辅助化疗的疗效与术后常见辅助化疗等效，并具有以下优势。①疗效更直观：能直观地了解化疗前后肿瘤的大小、化疗药物是否敏感有效、病理学及生物学指标的变化。②提高局部治疗效果：使肿块易于切除，把不可切除的变为可切除。③遏制肿瘤发展：可防止因血管生成抑制因子减少而加速肿瘤的发展、转移。④为保乳手术创造条件：肿瘤明显缩小，降低临床分期，为保乳创造条件。⑤提供实验模型：为化疗药物敏感性与某些相关生物学因子关系的研究提供了良好的试验模型。

目前公认的含蒽环类药物联合化疗方案(CEF 或 CAF)及紫杉烷类制剂是乳腺癌最常见、有效的化疗方案。CAF 是最早应用于乳腺癌的新辅助化疗，但由于多柔比星(阿霉素)(ADM)对心脏毒性作用较大，在临床应用中受到一定程度的限制。因此，以吡柔比

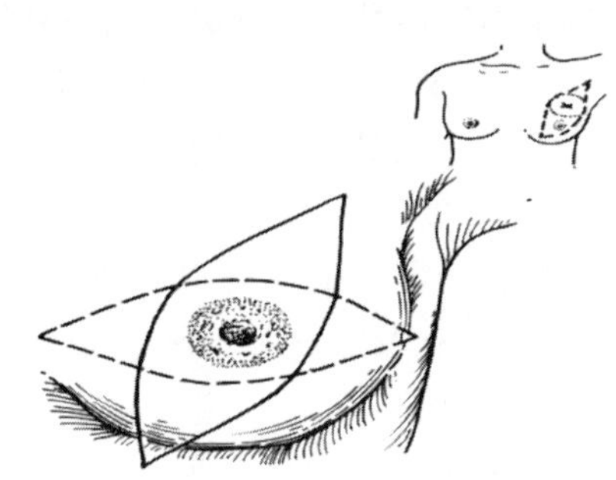

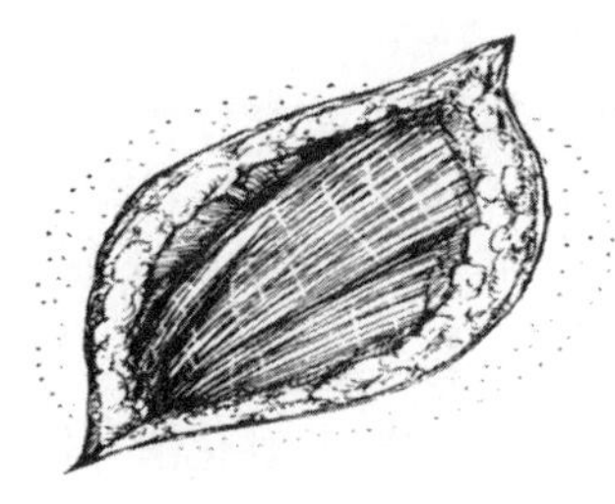

图 11-10-17　乳腺癌单纯乳腺切除术切口及手术完毕情况

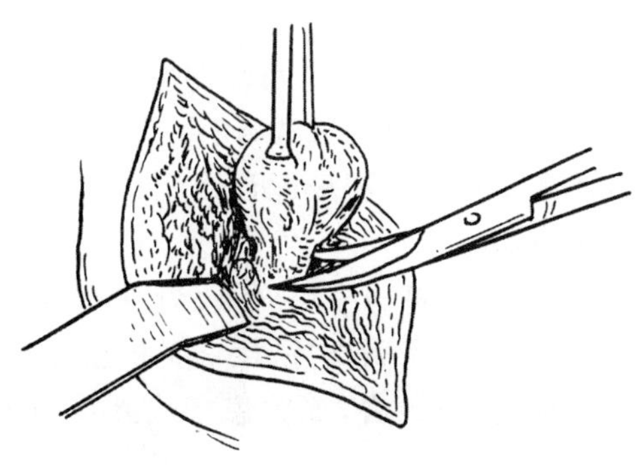

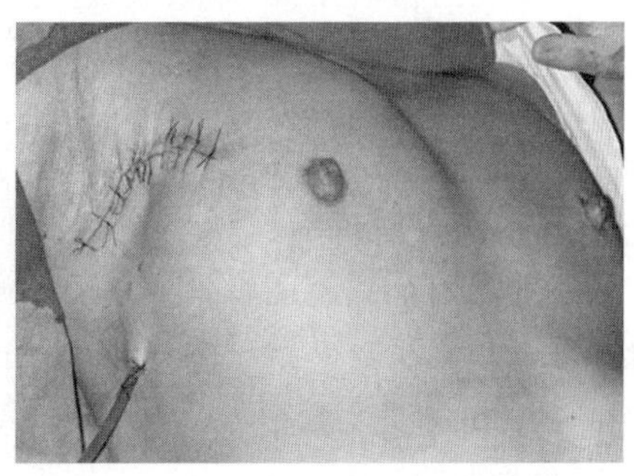

图 11-10-18　乳腺癌保乳手术完毕情况

星(THP)替代ADM联合方案具有效果好而不良反应小的特点。紫杉醇类单药应用乳腺癌新辅助化疗的有效率与CAF类似。

(三)放射治疗

放射治疗是乳腺癌治疗的主要组成部分,是局部治疗手段之一。放射治疗多用于综合治疗,包括根治术之前或之后作为辅助治疗,晚期乳腺癌的姑息性治疗。目前,对乳腺癌放疗的疗效看法不一,但对放疗能降低局部复发和区域淋巴结复发则比较肯定。尤其是行保乳手术患者,术中、术后均行放射治疗。

(四)内分泌治疗

内分泌治疗也是乳腺癌重要的全身治疗手段,且日益显示出它的重要地位。常用的内分泌治疗方法有两种,即非药物治疗和药物治疗。

1. 非药物治疗　又分为两类。一类是手术治疗:①卵巢切除(去势术);②肾上腺切除术;③垂体摘除术。另一类是放射治疗:照射双侧卵巢(放射去势)。

2. 药物治疗

(1)竞争性药物治疗(选择性雌激素受体调变药):①雌激素衍生物,三苯氧胺(他莫西芬)、托瑞米芬;②非甾体复合物,雷洛昔芬、屈洛昔芬;③甾体类复合物,氟维司群。

(2)抑制性药物治疗(芳香化酶抑制药):①非甾体类,氨鲁米特(第一代),阿那曲唑、来曲唑(第三代);②甾体类,福美司坦(第二代)、依西美坦(第三代)。

(3)添加性药物治疗:①雌激素;②孕激素;③雄激素;④皮质激素。

(4)LH-RH类似物治疗(药物切除):氟维司群(具有极高的抗雌激素作用)。

但无论以何种药物作为内分泌治疗的手段,它们主要适用于肿瘤雌激素受体或孕激素受体阳性患者,而激素受体阴性的患者内分泌治疗的疗效不佳。

(五)生物靶向治疗

生物靶向治疗是最近新兴的具有显著疗效的一项乳腺癌治疗措施。即采取"用自己的细胞治疗自己的病"的方式,从患者体内采集免疫细胞,运用生物技术和生物制剂进行体外培养和扩增后回输到患者体内,从而激发、增强机体自身免疫的功能,从而达到治疗肿瘤的目的。目前临床应用前景较好的乳腺癌非细胞毒性靶向治疗药物是赫赛汀(herceptin),该药的作用对象为乳腺癌患者中人表皮生长因子-2(hEGF-2)高表达的人群。目前,它与化学治疗药物联合治疗晚期乳腺癌的疗效达到40%。

六、常见护理问题

(一)心理问题(焦虑及悲观、恐惧、绝望心理)

1. 相关因素　①担心术后形象破坏遭到家人的嫌弃;②担心手术经济费用;③担心预后,害怕死亡;④术后形体破坏失去女人的魅力,感到生活失去意义;⑤担心失去性生活的能力或因性生活而导致癌肿复发。

2. 临床表现　①郁郁寡欢,不愿意与家人及医护人员沟通;②坐立不安,尤其是临近手术时;③对手术失去信心,拒绝治疗;④既想与丈夫同生活又害怕共同生活;⑤每天以泪洗面,提及疾病时表现更加明显,甚至出现自杀的念头。

3. 护理措施

(1)建立良好的护患关系、加强沟通,主动关心患者,了解患者的心理负担,在精神上给予鼓励与支持。

(2)传授有关乳腺癌的疾病知识、讲述麻醉与手术治疗的方式,使患者在术前了解手术重要性以便积极配合治疗,术后能较快恢复健康。

(3)积极与家属联系、沟通,了解家属的态度,取得家属支持,使家属积极主动关心、体贴、安慰患者,成为患者战胜疾病的精神支柱。

(4)协助患者树立正确的人生观和审美

观，鼓励患者勇敢面对人生，同病魔作斗争。并告知可用佩戴义乳或隆胸来填补身体上的缺陷，减轻自卑的心理。

（5）提供同种病患者的经验介绍。

（6）对于经济条件较差的患者，主动帮助患者联系医生，尽早手术，避免不必要的检查与治疗，尽可能减少支出。

（二）自我形象紊乱

1. 相关因素　①与患侧乳房切除有关；②与患者乳房手术后外形改变有关；③与患侧乳房手术后瘢痕有关；④化疗后导致的脱发；⑤因肿瘤而致的肥胖、消瘦的变化。

2. 临床表现　不愿意外出与人交流，社交部分或完全障碍。

3. 护理措施

（1）要以尊重和关心的态度与患者多交谈，接受患者所呈现的焦虑和失落，使患者在表达感受的同时获得情感上的支持。

（2）事先告知疾病的相关知识，教会患者及家属有关的护理技术及技能，交代清楚注意事项，治疗后及出院后给予必要的生活指导。

（3）帮助患者及家属正确认识疾病所致的形体外观改变，提高对形体改变的认识和适应能力。

（4）鼓励患者以各种方式表达形体改变所致的心理感受；确定患者对自身改变的了解、程度及这些改变对其生活方式的影响。

（5）指导患者改善身体改观的方法，如衣着合体和恰当的装饰等。

（6）鼓励患者参加正常的社会交往活动。

（三）潜在并发症——切口皮缘与皮瓣坏死

1. 相关因素　①术中游离皮瓣时，对血管的破坏；②皮下积液；③皮瓣滑脱；④术后护理与引流不畅。

2. 临床表现　切口皮缘或皮瓣缝合处有红肿、淤血、甚至出现斑片状发黑。

3. 护理措施

（1）手术后保持持续有效的负压引流，既要保证持续，又要保证负压，及时吸出残腔内积液、积血，防止皮瓣漂起，造成缺血坏死。一般情况下术后 1～2d 行墙壁负压吸引术，负压保持在 200～300mmHg，以后逐渐减少，负压维持在 100～200mmHg。

（2）加强手术切口的观察与护理，若发现切口处渗出较多，应及时报告医生给予相应的处理。

（3）患肢适度活动，以免过度活动牵拉皮瓣，造成皮瓣滑脱，影响愈合出现坏死。

（4）全麻清醒后给予半卧位，有利于皮瓣下渗液充分引流。

（5）术后 24～36h 内伤口包扎不宜过紧，因包扎过紧可引出血流障碍造成皮瓣血供减少而坏死。

（6）一旦发生皮瓣坏死，可通过理疗、75%乙醇外敷、活血药物应用及换药或手术纠正。

（四）潜在并发症——皮下积液

1. 相关因素　①引流不畅；②创面渗液过多；③术中损伤淋巴管，造成淋巴漏；④合并感染；⑤引流管拔除过早。

2. 临床表现　切口处有少量渗出，触及伤口处皮瓣有波动感，挤压皮瓣有液体渗出。

3. 护理措施

（1）充分有效引流是关键，目前普遍采用持续负压吸引的方法，引流效果比较满意。

（2）术后给予半卧位，抬高患侧肢体，有利于创面引流。

（3）术后 24h 内局部必须加压包扎，以防出现创面渗出积聚形成积液。

（4）加强伤口处敷料观察，对于渗液过多的创面，及时给予处理如抽吸，理疗等。

（5）避免过早的肩部及上肢大范围活动。

（五）潜在并发症——患侧上臂蜡白样或青紫样肿胀

1. 相关因素　①锁骨下、腋窝淋巴结的清扫，淋巴管的结扎致淋巴回流受阻导致蜡白样肿胀；②血管结扎而致静脉回流受阻出现青紫样肿胀；③加压包扎过紧；④术后患肢位置摆放不正确，过低；⑤患肢活动受限、减少；⑥患肢进行输液、测血压等诊疗。

2. 临床表现　患肢出现不同程度的蜡白样或青紫样肿胀。

3. 护理措施

(1)术后给予抬高患肢，以免肢体循环不良；侧卧位时，应向健侧翻身，避免压迫患肢。

(2)术后伤口应给予适宜的加压包扎，防止腋窝包扎过紧压迫静脉，造成回流不畅。

(3)鼓励患者早期适量活动患肢，尤其是肘关节以下进行抬高。

(4)避免在患侧肢体进行任何护理操作，尤其不可行有创穿刺，输液等，以免造成医源性的水肿。

(5)纠正低蛋白血症、营养不良等不利因素。

(6)可配合频谱照射，微波热疗，促进淋巴回流。

(六)潜在并发症——患肢功能障碍

1. 相关因素　①术后瘢痕形成、挛缩影响肩关节活动；②患者为瘢痕体质；③术前合并贫血、低蛋白、糖尿病等，造成切口愈合不良；④手术损伤大及切口感染加重了瘢痕的形成；⑤缺乏有效的功能锻炼。

2. 临床表现　患肢不能自由伸展，肩关节活动受限制，不能进行上举、后旋等动作。

3. 护理措施

(1)预见性地做好术前健康宣教，告知患者术后患肢功能锻炼的重要性，克服伤口的疼痛、积极配合。

(2)术后督促患者早期开始患肢功能锻炼：术后 1～4d 留置负压引流期间应活动前臂及上肢的肌肉，可做握拳、伸指、捏橡皮圈等。术后 5～10d 可活动上臂，适当可行前伸、后展位，但不能向外上方向伸举。一般 10d 拆线后应进行爬墙、后旋及从颈后摸对侧的耳朵等，做些幅度较大的动作，2 周后患肢应做上举及过后外旋位，以防瘢痕挛缩影响上肢的功能。

(3)预防感染，做好无菌操作，及时换药，保证引流的通畅。

(4)纠正全身营养不良，促进组织早期愈合。

七、康复与健康宣教

1. 饮食　鉴于高脂饮食与乳腺癌的关系，故术后饮食忌食高脂肪食物，多食高蛋白、富含维生素食物，多食新鲜蔬菜水果。

2. 运动　指导鼓励患者早期开始患肢功能锻炼，对防止肩、肘关节僵硬和肌肉萎缩有着重要意义，并可预防瘢痕形成、挛缩造成功能障碍，具体可分为 4 个阶段来完成：第 1 阶段：术后第 1 天，行握拳、屈腕运动，平躺仰身于床上或协助患者床上坐起，患肢伸直，患侧五指用力伸直，再用力握拳，反复数次，也可捏橡皮圈取代。屈腕运动如五指握拳，用力伸屈腕部，反复数次。第 2 阶段：术后第 2～4天，行屈肘运动，活动前臂，协助患者下床，注意妥善固定引流管，防止牵拉滑脱。行站立位时，健侧上肢扶于床栏，患肢五指握拳，从前面行屈肘至肩部再伸直，可做多次；休息时，可用绷带缠绕颈部托住抬高患肢，以免造成患肢下垂水肿。第 3 阶段：术后第 5～10天(拔管后至拆线阶段)患者已能自如下床活动，扩大活动范围，活动整个患肢，可行摆臂，旋臂，外展来完成康复训练。摆臂运动：患侧上肢自然下垂，前后用力摆臂；旋转运动：患肢自然下垂，以肩为轴，用力旋前(手掌向下)，再旋后(手掌向上)；外展运动：双手向两侧伸开，逐渐到水平位，回收再打开。第 4 阶段：术后 10d 拆线后，为伤口完全愈合后长期锻炼内容，进行爬墙、后旋及从颈后摸对侧的耳朵、钟摆运动，展肘运动等(图 11-10-19)；2 周后患肢应上举及过后外旋位，如拉绳运动，以防瘢痕挛缩影响上肢的功能；3～4 周后进行抛球练习、梳头练习、“振翅”练习；4～6周后进行擦洗后背、抚摸后背、棒操等锻炼(图 11-10-20)。

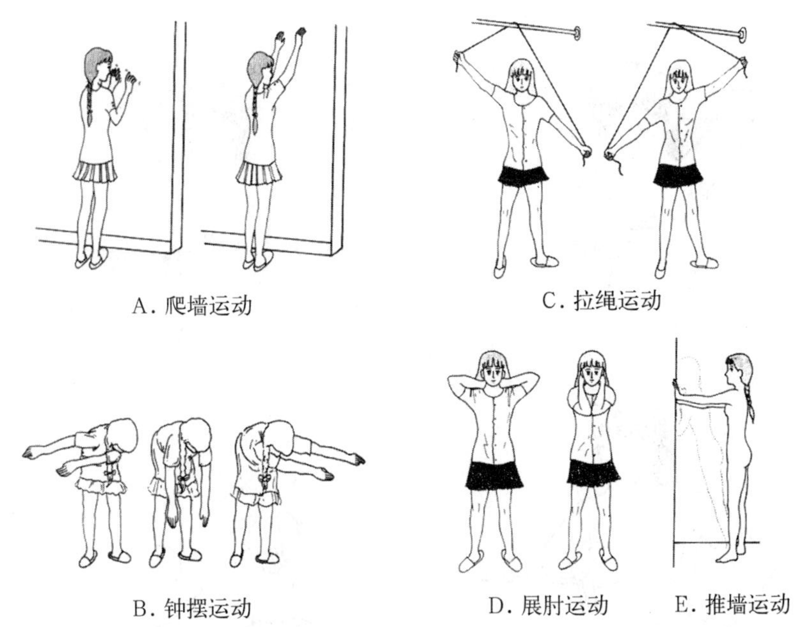

图 11-10-19　乳房切除后 10d 运动

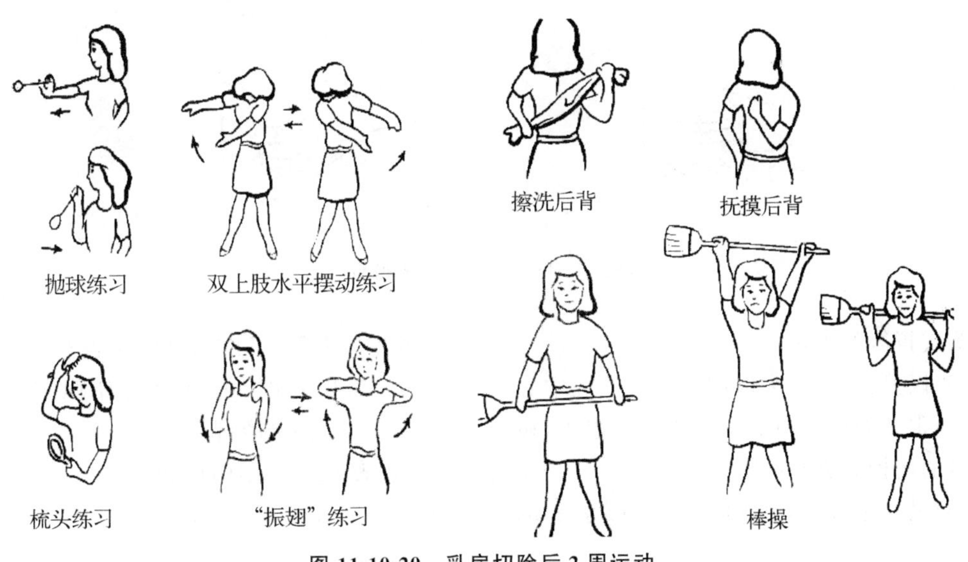

图 11-10-20　乳房切除后 2 周运动

3. 自查　每月自查健侧乳房，避开月经前期及月经期。方法：自然站立位或仰卧平躺位，查侧上肢自然下垂，对侧手平触乳房看有无肿块及乳头有无分泌物，忌刺激及捏乳房(图 11-10-21)。

具体操作如下：

(1)洗澡时检查，因手指易在湿皮肤上触诊，以右手触诊左乳，对侧则反之。

(2)坐或站在镜前，双手扶腰，观察乳房，然后将双手抬高超过头部，看看乳房轮廓和凹陷情形。

(3)将双手置于髋骨上，并用力向内压，使胸肌屈曲。

(4)躺下来，将手置于头部下，同侧肩下

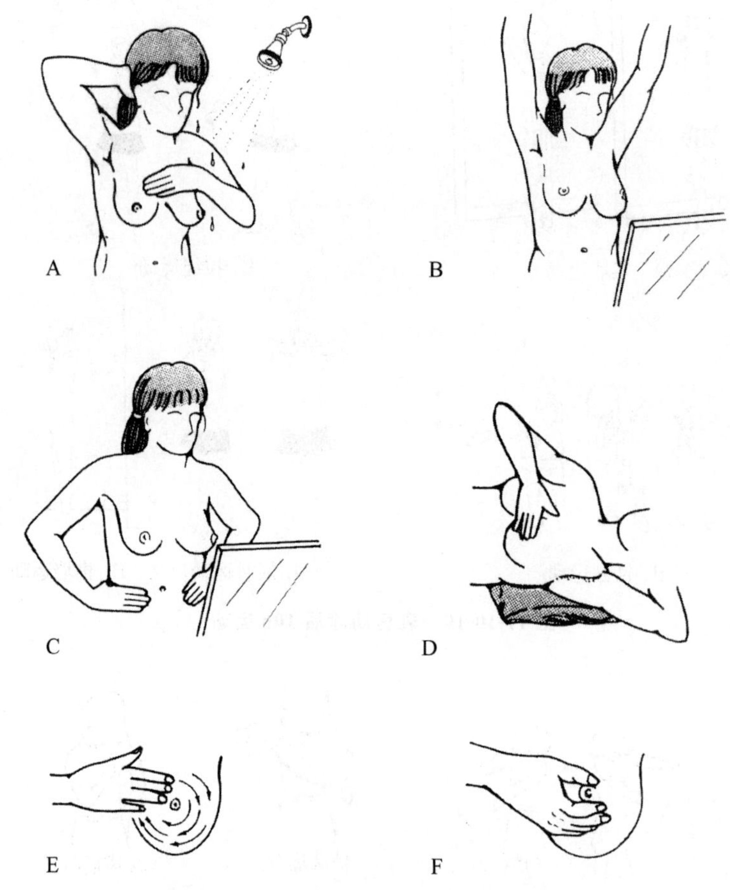

图 11-10-21 乳房自我检查

垫枕头或折叠的毛巾。

(5)以另一侧手，采取同心圆方式向中心触诊，通常 3 圈就可覆盖全部的乳房组织，包括乳房的尾梢和乳头。

(6)最后坐起来，触诊两侧乳房的乳晕部分，并检查及捏挤乳头，观察是否有分泌物。

4. 佩戴义乳 向患者介绍佩带义乳的方法，维持美丽的外表。

5. 随访 定期门诊随访。

(钱火红 张爱芹 张 闯)

第十一节 单纯性肥胖微创外科治疗

一、概 述

肥胖症(obesity)是指因体内热量摄入大于消耗，造成脂肪在体内积聚过多，导致体质量超常的病症，其中无明显内分泌代谢病病因的称之为单纯性病态肥胖症(图 11-11-1)。

近年来肥胖发病率不断上升，医疗费用持续增加，已成为全球范围内重要的公共卫生和经济问题。目前全球的超重人口约超 21 亿，其中 6.71 亿是肥胖人群。在美国的成年人中，超重和肥胖人口已达 2.2 亿，肥胖人口 1.1 亿，每年花费在肥胖治疗上的费用超过1000

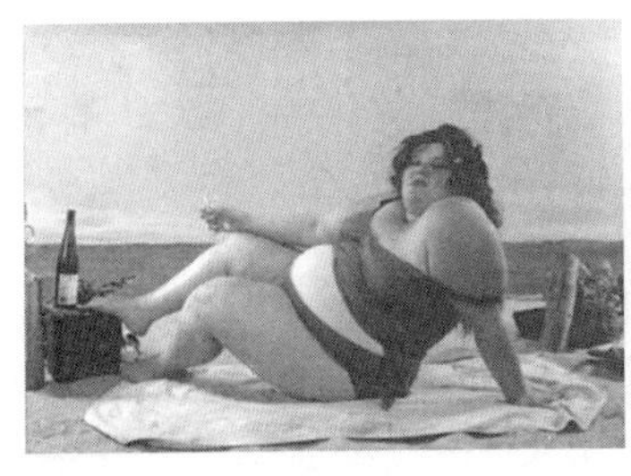
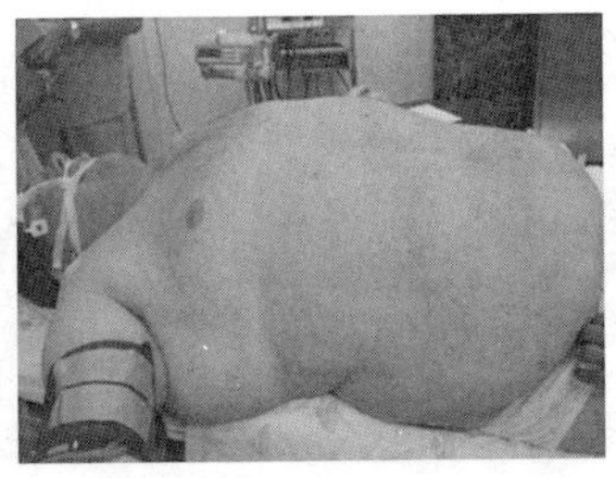
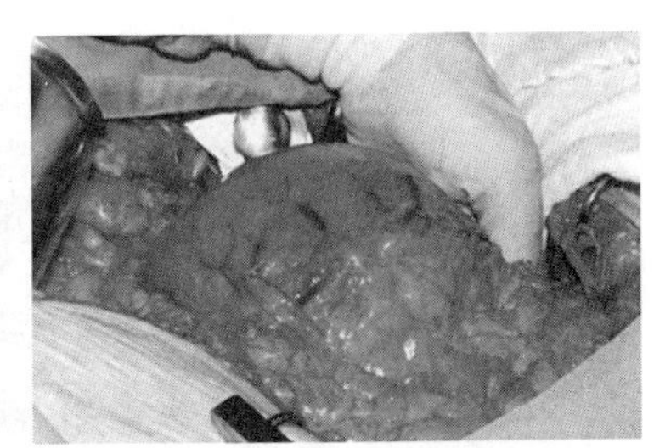

图 11-11-1　单纯性病态肥胖患者

亿美元。在我国，肥胖发病率也随生活水平提高而呈“爆炸式”增长，1989 年中国肥胖人口只有 1487 万，2009 年，这一数字增加到 1.28 亿，年增长率为 38.1%，我国肥胖的净人口已居世界第一。肥胖已成为影响国人健康的高发病之一，已成为沉重的社会负担。

肥胖本身可以给患者带来严重的心理和社会问题，减重是治疗重度肥胖，预防、减缓甚至阻止肥胖并发症的发生发展，让患者回归社会、重返工作和生活、提高生活质量、延长寿命的方法。传统的运动疗法、饮食控制、药物治疗、中医中药治疗以及食疗等(图 11-11-2)。都可以起到控制甚至减轻体重的目的，但是这些保守治疗方法很难彻底有效的根治肥胖病，患者在一段时间之后会出现明显的体重反弹，甚至有些患者还会出现“越减越胖”的现象。而手术治疗则是唯一能使重度肥胖获得长期而且稳定减重的方法，并且有效地缓解甚至治愈其相关并发疾病。手术治疗是使肥胖症患者获得长期而稳定的减重效果的唯一手段。自从 20 世纪 50 年代出现第一例减肥手术的报道以来，胃肠外科手术治疗肥胖症在全球范围内获得了很大的发展，已经成为治疗病态肥胖的“金标准”。随着研究的不断深入，越来越多的证据表明，胃肠外科手术不仅能减重，同时可能改善甚至治愈肥胖症相关的多种代谢性疾病，尤其是 2 型糖尿病。目前国内外的胃肠外科医师们正致力于将手术推广到 2 型糖尿病的治疗中去。

手术治疗的方式有两种：腹腔镜可调节胃绑带术（laparoscopic adjustable gastric banding，LAGB）和腹腔镜袖状胃切除术（laparoscopic sleeve gastrectomy，LSG）。

二、应用解剖特点

胃是消化道中最膨大的部分，具有暂时储存和初步消化食物的功能。其形态和大小可因人的体型、年龄、性别、体位和胃本身充盈程度和病变种类而有所变化。胃的长轴呈斜位，由左上后到右下前。它有出、入两个口，前、后两个壁及凹、凸两个缘。其入口与腹段食管相连，称为贲门，位置比较固定，其出口与近段十二指肠相连，称为幽门，此处及十二指肠上部的近端因大部分为腹膜所包裹，故幽门具有很大活动度。一般可粗略地将胃分为 4 部分(图 11-11-3)：①贲门附近的区域称贲门部；②贲门平面以上部分向左上方膨出，称为胃底或胃穹隆，其与食管之间所夹的锐角称贲门切迹或称 His 角；③胃底与角切迹之间的部分为胃体；④角切迹的右侧部分为幽门部，幽门部的大弯侧常有一浅沟叫中间沟，此沟将幽门部又分为左侧的幽门窦(或称胃窦)和右侧的幽门管。

LAGB 的应用要点：在胃的上部通过可调节胃绑带建立一个胃小囊，大小限制在 15ml 左右，而且主要位于胃前壁。将连接绑带的注水泵牢牢固定在腹直肌前鞘上，通过注水泵来调节胃绑带的松紧，从而控制患者的食物摄入量(图 11-11-4)。LSG 的应用要点：顺着胃大弯的走行方向保留 4～8cm 幽门以上胃窦，切除胃的大部，使残留的胃呈“香蕉状”，使胃镜能通过其内腔，容积在 100ml 左右(图 11-11-5)。

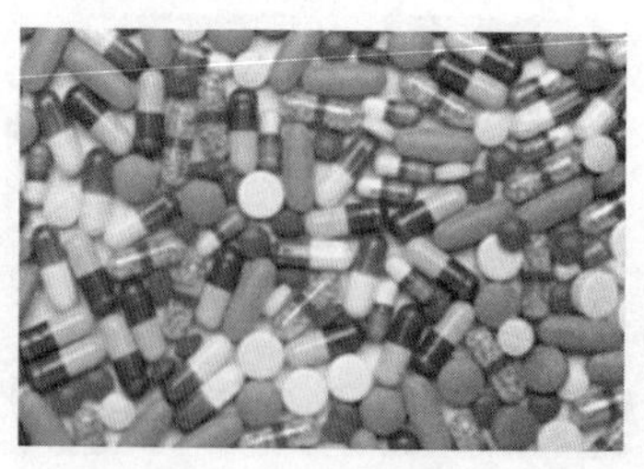
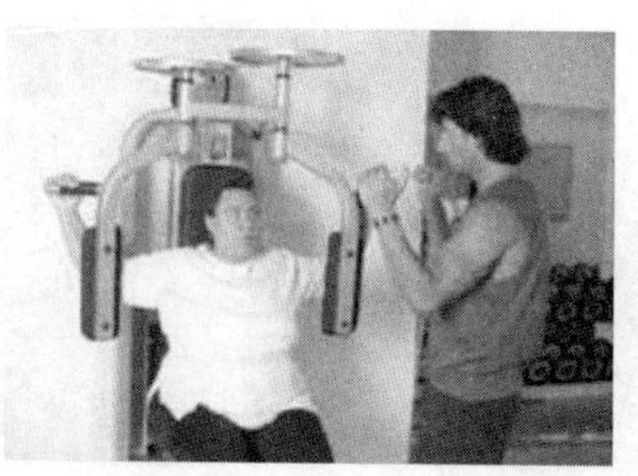

图 11-11-2 内科非手术减肥方法

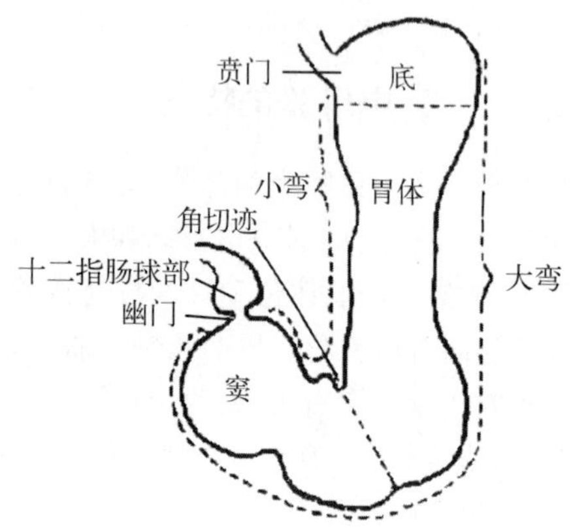

图 11-11-3 胃的大体形态

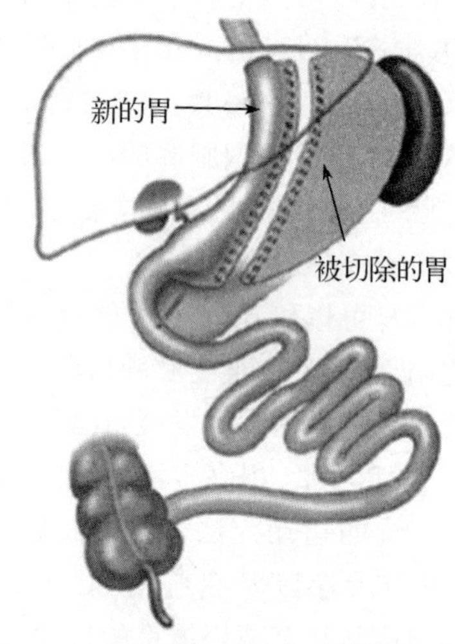

图 11-11-5 腹腔镜袖状胃切除术的应用要点

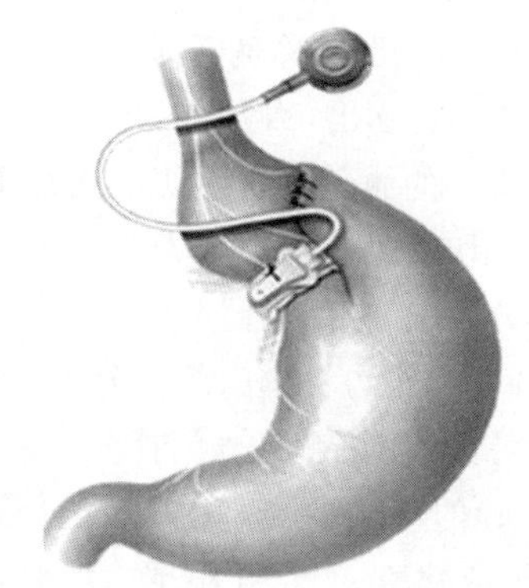

图 11-11-4 腹腔镜可调节胃绑带术的应用要点

三、病因与发病机制

肥胖是一种由遗传、环境、社会、行为等多种因素引起的疾病。

(一)遗传因素

遗传因素在肥胖发生中的作用受到越来越多的重视。作为一种复杂的基因表型,肥胖的确表现出十分复杂的遗传现象。体重指数(body mass index,BMI)、皮褶厚度、局部脂肪分布、热量摄入代谢率和热量消耗、休息时的代谢率等均受遗传因素的影响。临床研究和动物实验证明,肥胖的产生和遗传因素有密切关系,如果双亲均肥胖,其子女肥胖发生率可高达 70%~80%;双亲之一肥胖,其子代 40%~50% 发生肥胖;双亲体重正常,其子女肥胖发生率为 10%。不但肥胖具有遗传性,而且脂肪分布的部位及骨骼状态也有遗传性。

(二)环境因素

社会环境及经济条件、文化水平等诸因素与肥胖症的发生有密切关系。肥胖症研究发现,发达国家发病率高,我国的一些经济发达的城市，单纯性肥胖症的发生率有逐年增高的趋势。运动少，休息过多，缺乏适当的活动和体育锻炼亦为肥胖症的重要因素。

(三)不良的饮食行为

肥胖症的主要原因为过食，摄入的热量超过了消耗量，致使剩余的热量转化为脂肪而积聚于体内。有学者认为，肥胖也是一种与饮食行为密切相关的行为性疾病，进食的频率和次数，食物的选择和数量，烹调的方式等，都将影响热量的摄入。肥胖者存在着许多易致肥胖的饮食行为特点，如进食速度快、狼吞虎咽、临睡前进食、看电视时进食，以及非饥饿状态下因为视觉效应而进食等，爱喝甜饮料和爱吃甜点心也是肥胖患者的特点之一。众多的不良饮食行为使肥胖患者每日平均热量摄入明显高于正常体重者。

(四)中枢调节因素

正常人体存在精密的能量平衡调节功能，控制体重相对稳定。动物实验证明，机体的饥饿感与胃酸分泌、胃蠕动、血糖及血中氨基酸水平等有关，控制中枢在下丘脑腹外侧核；而饱满中枢在下丘脑的腹中央核。在下丘脑之上有更高级的食欲控制中枢。肥胖患者上述调节机制失衡，而致机体摄入过多超过正常需求。

四、临床表现与诊断

(一)临床表现

肥胖是一种常见的、明显的、复杂的、可以影响整个机体正常生理功能的代谢失调症，主要表现为机体脂肪组织量过多或脂肪组织与其他软组织的比例过高。肥胖特别是内脏肥胖与多种疾病的发病率增加有关。严重影响患者的生活质量，缩短患者寿命。人类总死亡率的 1/4 可能与肥胖有关。此外，肥胖可增加患病的危险性，易引起并发症的发生(表 11-11-1)。

(二)诊断

所谓肥胖，简而言之就是指身体内过多的脂肪堆积导致体重异常增加。将实际体重与理想体重对比，理想体重是根据年龄、性别、身高、骨骼及种族等因子设计出来的。实际体重超过理想体重的 20%～30% 即为肥胖。另一常用的方法是体重指数，BMI＝体重/身高^2(kg/m^2)。在国外，BMI 在 25～29.9kg/m^2之间为超重，BMI≥30kg/m^2 为肥胖。病态肥胖或重度肥胖是指 BMI≥40kg/m^2。由于人种的不同，以 BMI 判定肥胖时，国内外判定的标准存在着差异(表 11-11-2)。

表 11-11-1　肥胖的主要并发症

内　科	外科及妇产科	肿　瘤
2 型糖尿病	变形性关节炎	结肠癌(男)
脂代谢紊乱	腰椎间盘突出	直肠癌(男)
高尿酸血症	疝、静脉瘤	前列腺癌(男)
高血压	麻醉、手术并发症	子宫内膜癌(女)
冠心病	胰腺炎	宫颈癌(女)
脑血管意外	不孕症	卵巢癌(女)
胆石症	妊娠高血压综合征	乳腺癌(女)
脂肪肝	分娩及产褥期异常	
睡眠呼吸暂停综合征	多囊卵巢综合征	
意外死亡	生殖激素的异常	

表 11-11-2　肥胖的分级及伴发病危险性

BMI 分类	WHO 标准	亚太标准	伴发病危险性
体重过低	<18.5	<18.5	低(但其他疾病危险性增加)
正常范围	18.5～24.9	18.5～22.9	平均水平
超重	≥25	≥23	
肥胖前期	25～29.9	23～24.9	增加
Ⅰ度肥胖	30～34.9	25～29.9	中度增加
Ⅱ度肥胖	35～39.9	≥30	严重增加
Ⅲ度肥胖	≥40		非常严重增加

1992 年美国国立卫生研究院(NIH)界定 BMI≥30kg/m^2 为肥胖，BMI>40kg/m^2 或 BMI≥35kg/m^2 同时合并两项或两项以上严重的内科并发症为病态肥胖(图 11-11-6)。1998 年世界卫生组织(WHO)在此基础上制定了肥胖诊断的推荐标准，将 BMI≥30kg/m^2 和 BMI≥35kg/m^2 分别界定为肥胖和重度肥胖。但这一基于欧美人群的标准并不适用于亚太地区。2004 年 10 月在汉城召开的由亚太地区 10 个国家及地区组成的"亚太地区外科治疗肥胖症协作组(APBSG)"成立大会上，根据 WHO 专门针对亚太地区规定及亚太各国的综合情况，发表了"亚太地区外科治疗肥胖症指南"，确定了亚太地区的诊断标准：BMI≥25kg/m^2 定为肥胖，BMI≥30kg/m^2 为重度肥胖。中国肥胖问题工作组(WGOC)则建议国内肥胖的 BMI 切入点为 28kg/m^2，根据他们的调查，在此切点以上各项危险因素异常和聚集的特异度达到 90%以上。

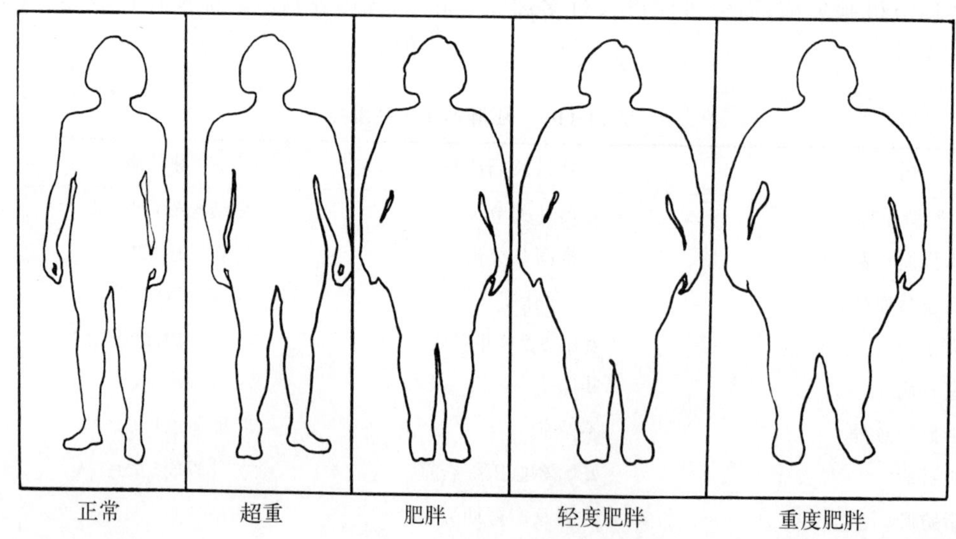

图 11-11-6　国外肥胖分级标准

五、治疗原则

所有的减肥手术都基于两种不同的原理:减少食物吸收和(或)限制食物摄入。从20世纪50年代开始,胃肠外科医生从以上两种原理出发,创立了许多手术方式,经过半个世纪的探索,有了较大的发展,其中的多种术式因为操作复杂、创伤大、并可引起严重的并发症而被逐渐淘汰。减少吸收型手术主要通过类似于短肠综合征的吸收不良效果来达到减肥的目的,但手术并发症和死亡率较高,术后可发生顽固性腹泻、电解质紊乱、肝衰竭、低蛋白血症、贫血等危及生命的并发症,因此在20世纪80年代已被废除使用。限制型手术(胃减容术)主要是通过缩减胃的有效容积,减少患者达到饱感所需的进食量来达到减肥目的,主要有以下2种方法。

(一)腹腔镜可调式胃捆扎术(LAGB)

1978年 Wilkinson 完成世界首例胃捆扎术,术中应用合成聚丙烯补片束带直接捆扎胃上部,将胃分隔为近端胃小囊和远端胃,胃小囊成为有效进食容积,从而限制食物的摄入达到减重的目的。由于当时使用的束带不能调节,因此也称为不可调式胃捆扎术。束带捆扎过紧,则引起进食后呕吐和反流性食管炎,并继发胃小囊扩张;束带捆扎过松,则胃小囊输出口过大,导致减重失败。

1983年 Kuzmak 设计出可调节使用的束带(图 11-11-7),并施行了世界首例可调式胃捆扎术。该束带内置硅胶内囊,与埋入皮下的调节泵连接(图 11-11-8),术后可通过调节泵的抽水/注水来调节内囊的口径,从而实现对输出口大小的调节。经腹腔镜置入的改良型于1993年设计成功,Belachew 首先进行了临床试验,1994年腹腔镜下可调节胃捆扎带在欧洲正式用于临床,并逐渐推广至全世界。

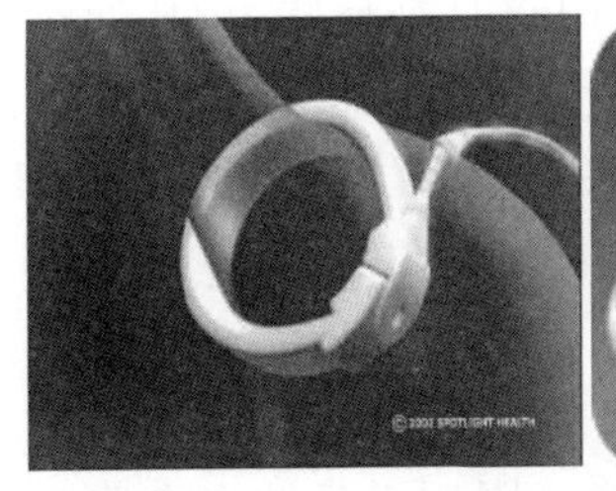

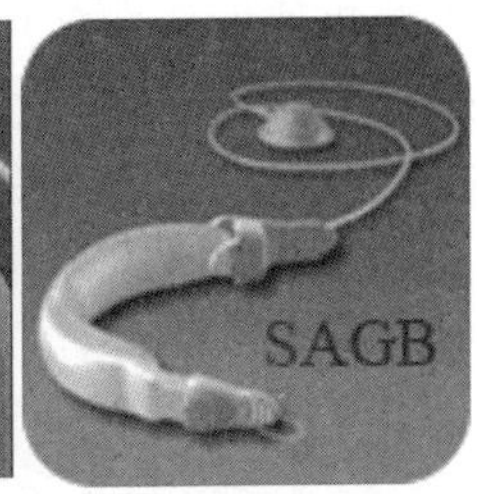

图 11-11-7　可调节性胃捆扎带

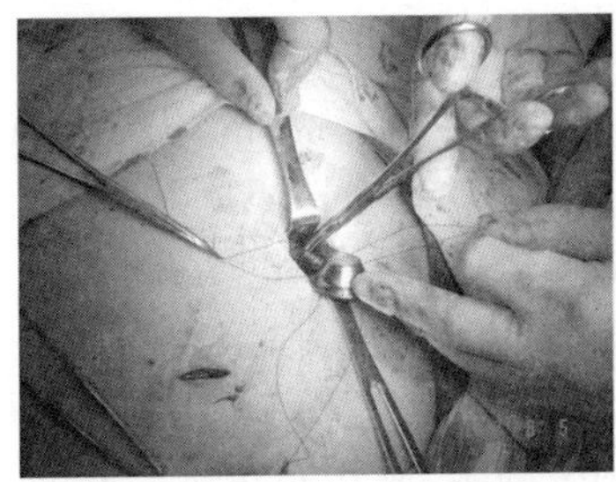

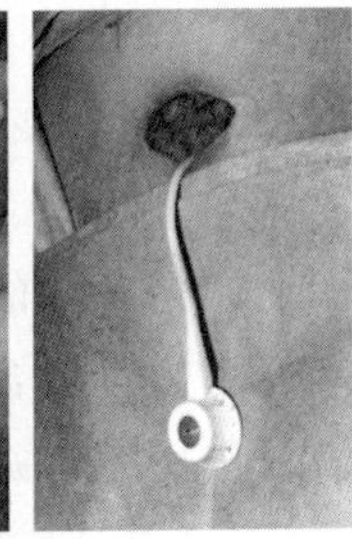

图 11-11-8　埋入皮下的调节泵

相比较而言,LAGB 具有以下几个突出优点。①技术上易于开展和普及。手术过程无须钉合胃壁或旷置小肠,与其他减肥手术相比,操作明显简化,技术要求不高,便于技术的开展和普及。②具有可逆性。对胃几乎无创伤,即使减肥失败或出现某些并发症,在取出胃束带后可使胃基本恢复正常。③输出口大小可调节。术后可通过调节泵注水或抽水来调节输出口的大小,无须再次手术即可满足不同减重目标或特殊情况(如怀孕)的需要。④突出的微创性。手术操作在腹腔镜下完成,具有创伤小、术野显露良好、术后切口并发症少、住院时间短、切口美观等优点,即使出现并发症或减肥失败,80%以上仍能通过腹腔镜手术进行处理。

(二)腹腔镜袖状胃切除术(LSG)

袖状胃切除术起源于胆胰转流手术(BPD)的改良术式,BPD 手术由两部分组成:第一部分是胃部分切除使胃容积变小,从而使摄食量减少,达到体重下降的目的;第二部分是在距回盲瓣上方250cm处切断空肠,取其远端与残胃吻合,其近端在距回盲瓣上方50cm处与低位的回肠行端侧吻合。这样可使机体形成明显的吸收不良状态，从而保持长期体重下降，但存在严重腹泻、吻合口溃疡、营养不良的缺点。2000 年 Gagner 等首先采用腹腔镜下袖状胃切除术治疗重度肥胖症，近年来 LSG 减重效果明显，手术切除大部分胃容积，剩余的胃容积不超过 60～80ml，减重机制是通过限制术后饮食和降低食欲达到减重的目的，作为一种限制型减重手术，越来越受到外科医师的关注。

LSG 有以下优点：①手术操作简单，术后并发症少，恢复快；②术后没有异物存在体内；③切除绝大部分胃底，保留胃的功能，保留了幽门和胃的通道，保留了迷走神经，术后不发生倾倒综合征；④未进行小肠改道，大大减少术后并发症，如肠粘连、肠梗阻、低蛋白血症、贫血、维生素缺乏、骨质疏松等；⑤Ghrelin 激素的表达处于低水平，食欲降低；⑥可进行内镜的检查，及时发现术后残胃癌变的发生。

六、常见护理问题

（一）焦虑

1. 相关因素　①肥胖影响美观，患者自我形象紊乱；②肥胖有碍社交和日常生活，患者社会角色发生改变；③怀疑术后效果；④与疾病相关知识缺乏有关。

2. 临床表现　①在大庭广众时，会出现害羞、畏惧、心情急躁等情绪改变；②爱面子，觉得难以见人，性格比较内向；③在多次减肥受到挫折时，会觉得减肥无望，丧失信心，甚至陷入意志消沉状态，自暴自弃；④当得知手术可以减肥，对胃成形术抱有极大的希望，但担心手术后效果。

3. 护理措施

（1）帮助患者正确估计目前的状态，消除患者角色强化的不良心理，耐心倾听患者的主诉，鼓励患者表达自己的感受，与患者一起分析焦虑产生的原因，尽可能消除引起焦虑的因素，耐心地做心理疏导。

（2）详细介绍减肥的原理，手术方式及手术的安全性，从根本上让患者知道减肥不仅仅是为了美观，更主要的是避免肥胖引起的相关伴发病及其危害。

（3）与患者讨论疾病的治疗和预后，增强信心，向患者详细介绍术前准备、术前检查的意义、手术方法及手术康复过程，介绍手术录像片段及以往手术病例介绍，以解除焦虑情绪，增强心理应对能力。

（4）鼓励患者进行自身修饰，加强自身修养，提高自身的内在气质。

（二）睡眠形态紊乱——阻塞性睡眠呼吸暂停

1. 相关因素　①肥胖患者脂肪堆积，颈部相对而言短粗，上呼吸道口径小；②肥胖患者气道松弛，使上呼吸道易于闭陷，当呼吸气流通过狭窄的气道时，引起咽壁颤动，发生鼾声；③鼾声的大小与舌位置有关，且受体位的影响，卧位时软腭和舌根后坠，打鼾最易发生，且与呼吸暂停交替出现；④睡眠时上呼吸道狭窄可导致阻塞性睡眠呼吸暂停，同时不可避免地出现打鼾。

2. 临床表现　①睡眠呼吸暂停按规定是指呼吸暂停持续 10s 以上，但肥胖症患者大多数暂停时间持续 20～30s，甚至达 2～3min，每夜发作数次至数百次；②发作时患者会突然惊醒或坐起，或翻到床下，甚至出现发绀，呼吸数次后，症状好转，重又入睡；③夜间醒觉次数多、深睡少，睡眠间断，质量不好，患者醒后仍感困倦、疲乏头痛，严重者出现低氧血症和高碳酸血症。

3. 护理措施

（1）夜间值班护士密切观察患者的呼吸节律，观察患者呼吸停止持续的时间，并认真记录。

（2）如呼吸暂停时间＞30s，应倍加注意观察，必要时给予氧饱和度监测，为手术顺利进行，做好充分准备。

（3）睡眠时避免仰卧位，枕头的高低以维

持气道通畅为宜。

(三)清理呼吸道无效

1. 相关因素 ①麻醉未完全清醒，患者容易出现阻塞性睡眠呼吸暂停；②术后伤口疼痛，不能有效咳嗽；③患者气道松弛，术后平卧时软腭和舌根后坠；④气腹对呼吸功能有一定影响；⑤呕吐物引起呼吸道梗阻。

2. 临床表现 ①咳嗽无效或没有咳嗽；②呼吸暂停时间持续 20～30s，甚至达 2～3min；③呼吸音异常，呼吸速率、节律、深度异常，甚至出现发绀。

3. 护理措施

(1)术后进 ICU 进行监护。

(2)给予去枕平卧，保持呼吸道通畅，必要时给予呼吸机辅助。

(3)密切观察患者的意识状况，尽早唤醒患者，判断意识状态。

(4)阻塞性睡眠呼吸暂停严重者，给予氧气持续吸入，床旁备有开口器，拉舌钳，一旦出现舌后坠，及时牵出患者的舌头，或将患者的下颌下压，头向上抬高，解除舌后坠造成的呼吸阻塞。

(5)为了减少睡眠中呼吸暂停的次数和时间，避免睡眠窒息，采取正确体位，以维持呼吸通畅为宜，对呼吸暂停时间过长者，应及时叫醒或摇醒患者，使其尽快恢复自主呼吸。

(四)舒适的改变

1. 相关因素 ①胃管、导尿管的刺激；②恶心、呕吐、腹胀；③手术创伤；④患者角色强化。

2. 临床表现 ①主诉咽喉、尿道口、伤口不适；②主诉腹胀、轻微腹痛、肩背部酸痛，恶心、呕吐；③注意力集中于手术后的“不适”，依赖性增强，拒绝独立完成轻微的自理活动。

3. 护理措施

(1)插胃管和导尿管前用液状石蜡将管道充分润滑，插管动作要轻柔、熟练，同时要注意无菌操作，对不能合作者可在麻醉后插管。

(2)留置胃管一般为 24h，留置胃管期间给予口腔护理、雾化吸入或润喉片。

(3)留置导尿管患者一般在术后第 1 天早晨拔管，拔管前应先放尽尿液，动作要轻柔，防止尿道损伤。

(4)协助患者选择舒适体位(半卧位)。

(5)遵医嘱给予适当止痛和止吐药物，并观察药物效果。

(五)潜在并发症——出血

1. 相关因素 ①患者情绪激动；②手术结束时的血压控制；③手术者的腹腔镜操作技术；④凝血功能障碍。

2. 临床表现 ①穿刺孔渗血；②引流管内短时间内引流出鲜红血性液体大于 60～100ml；③患者紧张、躁动不安，面色苍白，出冷汗。

3. 护理措施

(1)评估引起出血的潜在因素。

(2)向患者解释精神紧张之危害，并给患者以安慰。

(3)严密观察生命体征，1/h，发现心率加快，血压下降时，及时查找原因，及时汇报。

(4)观察引流液量，颜色及性状，并准确记录，以发现出血之先兆。

(5)出血时，及时增加静脉通道，遵医嘱使用止血药，输血等抢救措施。

(六)潜在并发症——肩背部酸痛

1. 相关因素 气腹中 CO_2 气体术后未完全被排除，刺激双侧膈神经引起。

2. 临床表现 ①肩背部酸痛，特别是当患者体位改变时肩背部酸痛加剧；②患者精神紧张。

3. 护理措施

(1)向患者解释引起肩背部酸痛的原因，消除紧张心理。

(2)疼痛不适时，通过轻捶、捏患部缓解酸痛。

(3)疼痛加重时，应评估有无腹腔内出血

的潜在因素。

(4)向患者解释精神紧张之危害,并给患者以安慰。

(5)严密观察生命体征,病情平稳者可根据医嘱肌内注射地西泮(安定)10mg,一般术后1～3d症状自行消退。

(七)潜在并发症——感染

1. 相关因素　①注水时皮肤消毒不严;②机体的排异反应。

2. 临床表现　①局部皮肤迁延不愈,注射器裸露;②引起束带移位。

3. 护理措施

(1)严格按照消毒隔离原则进行各项操作。

(2)要求用在5%的氯己定溶液里浸泡10min左右的棉球擦拭注射部位两遍。

(八)潜在并发症——束带移位

1. 相关因素　胃束带被注入的水太多。

2. 临床表现　束带上小囊变大,食量明显增加。

3. 护理措施

(1)注水的原则:应循序渐进,第1个月注入5ml。

(2)胃束带内注入的水最多不应超过9ml。

(九)潜在并发症——束带失效

1. 相关因素　球囊的材质脆弱等。

2. 临床表现　①胃束带漏水;②饮食量增加。

3. 护理措施

(1)经常与患者沟通,了解饮食情况,有异常及时来院复查。

(2)通过医疗手段,再次手术更换束带。

(十)潜在并发症——深静脉血栓形成(DVT)

1. 相关因素　①肥胖;②大手术。

2. 临床表现　①小腿触痛;②下肢肿胀;③皮温升高。

3. 护理措施

(1)下肢抬高。

(2)穿梯度压力袜。

(3)早期下床活动。

(4)抗血栓压力泵。

七、康复与健康教育

(一)饮食指导原则

1. 进食总量　肥胖患者具有贪食的特点,每次进食量和进食次数都较常人多出数倍,因此导致营养过剩,体重异常增加。施行减肥手术以后,有效胃容积大大减小,患者每次进食少量食物即有明显饱感;同时由于出口被限制,胃排空速度减慢,饱感可持续较长时间,进食次数较前减少,因此每天进食总量较手术前大大减少。以LVBG和LAGB为例,术后小胃囊容积仅为50ml左右,每日进食总热量在1000卡左右(表11-11-3),远远小于患者基础需要量(2500卡以上),在此情况下,机体处于"半饥饿"状态。

2. 饮食结构　肥胖患者施行减肥手术以后,应由专业营养师进行评估,为患者指定合理的饮食方案。饮食中应富含优质蛋白、低脂肪、低糖类,每天应补充足够量的水分、维生素及矿物质以满足机体的需要。

表11-11-3　一日饮食举例

早　饭	中　饭	晚　饭
脱脂牛奶100ml	米饭1两	蔬菜1两
1个水煮鸡蛋	青菜(芹菜、胡萝卜等蔬菜)1两	米饭1两或小馒头1个
1个小馒头	瘦肉1块(或鱼肉1块)	水果1个(小苹果等)

(二)LAGB的饮食指导

LAGB将会给患者的生活带来巨大的影响,降低了因肥胖引起的疾病风险,引导患者进入更健康的生活方式。虽然手术能够很好地帮助患者达到持续减肥的效果,但它并非是会自动发生的装置,如果患者想要达到预期效果,那么术后饮食和行为的控制是非常重要的。常规推荐的饮食指导:

1.1～4周　饮食计划的调整阶段。

(1)术后第1天,茶或水:①小口缓慢吮吸;②每吸一口后停顿1～2min再吸第二口;③每次不得超过100ml;④只能喝有糖或无糖的茶或矿泉水;⑤每顿吸食间隔必须在10min以上。

(2)第2～6天,液体营养品:①小口缓慢吮吸;②每吸一口后停顿1～2min再吸第二口;③每次不得超过200ml;④可以喝各种蔬菜、水果汁(橘子、番茄、萝卜),蛋白质饮料、脱脂奶、清淡的肉汤(油和肉质必须仔细过滤)。

(3)第7～13天,浓汤:①小口缓慢吮吸;②每吸一口后停顿1～2min再吸第2口;③每次不得超过200ml;④使用小勺子,细嚼慢咽;⑤进食的时候不要一心二用,专注于食物;⑥开始吃蔬菜汤,肉汤,土豆泥(须搅拌后食用);⑦避免食用一些易使胃肠胀气的纤维果蔬;⑧小牛肉、猪肉、家禽类比纤维丰富的牛肉更容易搅拌;⑨在吃饭前5～15min喝些水,在饭后大约1h可以再次喝水,如果食用较干的食物,更容易感到饱胀。

(4)第14～27天,软食、低纤维食物:①小口缓慢吮吸;②每吸一口后停顿1～2min再吸第2口;③每次不得超过200ml;④细嚼慢咽,小口进食;⑤进食的时候不要一心两用,专注于食物;⑥所有肉类,除了肉沫馅饼外,都必须搅拌碎后食用;⑦尝试吃些鱼(无须搅拌),但龙虾、鱿鱼等海鲜还是建议要谨慎食用,可以尝试一些类似于火腿等加工的肉制品;⑧食物必须柔软,油炸土豆条和薯片等不可食用,食用的蔬果必须是低纤维、沸水蒸煮的;⑨要重视增加一到两次小食,以防止由于非常饥饿而引起的进食过快,咀嚼不够的现象;⑩喝水或饮料应该在两餐之间,而不是在吃饭时进行。否则很容易因为过多进食而发生呕吐,每天必须喝水至少2L(无糖的)。

2.5周以上　调整后的饮食计划。

(1)调整后的饮食可以慢慢恢复到正常的食物结构,但进食数量不能回到手术前状态。

(2)进食量和前4周一样,必须有一定的限制,进食细嚼慢咽依然是非常重要的。

(3)可以尝试吃肉类食品,但必须将它切成小块并加以充分咀嚼。也可以吃一些像小牛肉或鸡肉之类的容易咀嚼的食物。

(4)可以开始吃一些纤维性蔬菜。但对于那些高纤维的蔬菜仍然需要注意,例如:芦笋、菠菜叶、花椰菜、椰菜茎、绿豆、韭菜、卷心菜等。

(5)避免进食过甜、过辣、过酸、过油、过冷或过热的食物。

(6)请在感到饱后立即停止进食。即使盘中有一些剩余食物。

(7)有意识地自我调节进食习惯。专著于食物,把吃饭作为一种乐趣。

(8)避免食用零食,这样可以保证正餐的次数。

(9)每天必须喝足够的低热量或无热量的饮料(每天至少2～3L)。

(10)请留意所喝下去的饮料是否很顺畅地、很快地通过胃束带形成的狭窄处。这样很容易摄入更多的热量。

(11)必须避免进食高热量饮料(加甜剂、含酒精饮料)和冰淇淋。它们会影响减肥效果,甚至会使体重增加。

(12)如果感觉虚弱和头晕眼花,这通常是摄入水分不够。

(13)当感到虚弱的时候,建议喝点饮料

(最好是清淡的汤,因为汤里的盐分会帮助身体留住水分)。

(14)手术后4周,束带的位置比较稳定,这样便于进行第1次的注水调节。

(15)注水调节后请不要马上离开医院,建议您可以喝少量的饮料,确保吞咽顺畅后再离开。

(16)在注水后,由于可控制的食量的减少,会使第1次进食时感到有些困难。

(17)由于上述原因,减慢进食速度、咀嚼充分、喝足够的饮料是非常重要的。

(18)如果感到十分困难,请回到术后1～4周的饮食要求,过一段时间可以慢慢地向正常饮食靠拢,但是进食量要小得多。

(三)LSG饮食指导

1. LSG饮食指导纲要

(1)饮食分为以下四个阶段:①清流质饮食阶段(肛门排气后第1周);②流质饮食阶段(肛门排气后第2周);③半流质饮食阶段(肛门排气后第3周至术后2～3个月);④低热量均衡饮食阶段(术后2～3个月开始)。

(2)具体要求

①避免过量饮食(6～7分饱为宜)。

②起初少量多餐,在2～3个月内逐步建立一日三餐的规律饮食方式(必要时可加1～2种小点心)。

③专心进餐,彻底咀嚼(每日食物咀嚼至少25下),小口慢咽,避免过于坚硬或大块的食物,每餐进食时间20～30min。

④餐时首先进食富含蛋白质的食物,每日保证足够的蛋白质摄入(一般每日需60～80g),以避免术后肌肉萎缩。

⑤每日保证足量的液体摄入,但应避免碳酸饮料(宜两餐之间摄入,开始时30～60ml/h,小口慢饮,排气后第1周每日液体摄入量至少1000ml,第2周每日液体摄入量至少1500～2000ml,第3周每日液体摄入量至少2000ml,改为半流饮食后在餐前餐后30～45min内避免流质摄入)。

⑥术后应终身补充足够的必需维生素及微量元素,以预防脱发、骨质疏松和贫血(如"善存片",术后1周开始补充,终身维持,其中必须包含维生素B_1、维生素B_{12}、钙剂、铁剂、叶酸等,维生素及铁剂需间隔半小时,复合维生素空腹服用,铁剂可饭后服用)。

⑦术后6周口服质子泵抑制药奥美拉唑等,以避免术后反酸症状,预防闭合口溃疡。

⑧选择小号餐具(小盘子、小碟子、小勺子等)进食。

⑨更高的要求,学会查阅食物营养成分表,计算热卡,制订日常食谱。

2. 袖状胃切除术后饮食举例

(1)术后2～3个月内:饮食结构调整阶段。

①术后第1天至排气后拔除胃管前:禁食、水,行静脉营养支持治疗,经上消化道碘水造影检查无异常后拔除胃管。

②排气拔除胃管后当天:白开水。

A.小口慢咽(用细的吸管、汤勺或小杯子喝水),每喝一口后停顿1～2min再喝第二口。

B.每次不超过50ml。

C.两顿之间间隔10min以上。

③拔除胃管后第1～7天:"清澈见底"的流质饮食。

A. 小口慢咽(用细的吸管、汤勺或小杯子喝水),每喝一口后停顿1～2min再喝第二口。

B. 少食多餐,每1～2小时可进食一次,每次不超过100ml,该阶段为保证围术期安全,不以体重下降为目的。

C. 可以喝白开水,运动饮料、不加糖的无渣蔬菜/水果汁(橘子、番茄、萝卜,加水1∶1稀释)、清淡的肉汤(油和肉质必须仔细过滤,加水1∶1稀释)等。

D. 术后1周开始补充含多种维生素及微量元素的复方制剂(主要包括铁、钙、维生

素 B_1、维生素 B_{12}、维生素 D、叶酸等)。

E. 每日液体摄入量保证 1000ml 以上,每小时饮用 100～120ml。

④第 8—14 天:优质饮食阶段。

A. 小口慢咽,每吃一口后停顿 1～2min 再吃第二口。

B. 少食多餐,每 1～2 小时可进食一次,每次不超过 100ml。

C. 选择低脂、低糖、低纤维的流质食物,如蔬菜、去油的肉汤、鱼汤、米汤、豆浆、脱脂牛奶等(每日食谱应包括 240～480ml 的牛奶以保证足够的蛋白质摄入)。

D. 避免进食一些易使胃肠胀气的富含纤维素的蔬菜水果[如笋类、蕨菜、菌类(干)、红果干、麦麸等]。

E. 该期每日摄取热量 600～800kal。

F. 每日液体摄入量 1500～2000ml,每小时饮用 120～180ml。

⑤第 15 天至术后 2 个月:半流饮食、低纤维饮食阶段(半流-软食)。

A. 每次不超过 150ml。

B. 专心进餐,细嚼慢咽,小口进食,每口食物咀嚼至少 25 下,每餐进食时间 20～30min。

C. 主食可以选择稀饭、烂面、馄饨、燕麦等(必须煮烂)。

D. 选择豆腐、豆花、火腿、肉泥、蔬菜泥、果泥等食品。

E. 选择低纤维蔬菜(如丝瓜、冬瓜、土豆、胡萝卜、苦瓜等),切成小块,沸水蒸煮。

F. 选择瘦肉类,搅碎并煮熟食用。

G. 鲜蛋可水煮后压成泥状或以蒸、炖等方式制作。

H. 可尝试吃些鱼,但龙虾、鱿鱼等海鲜还是建议谨慎食用。

I. 避免坚果、油煎、油炸食物、麦皮面包及糕点、冰水、咖啡、茶、乙醇(酒精)、辛辣刺激食物。

J. 术后 1 个月开始逐步调整饮食次数,向一日三餐的规律饮食习惯靠拢,但要重视增加一到两次点心,以防止由于过度饥饿引起进食过快、咀嚼不够的现象。

K. 该期每日摄取热量 600～800kal。

L. 喝水或饮料应该在用餐之间,而不是在吃饭时进行,否则很容易因为更多进食而发生呕吐。

(2)2～3 个月以后:低热量均衡饮食阶段。

经过 2～3 个月的调整,可以慢慢向正常的食物结构和习惯靠拢,逐渐恢复至正常的一日三餐饮食方式,必要时可加 1～2 次小点心(以水果为主)。但进食量不能回到术前状态。

(四)术后随访

手术治疗后需要终身随防,随访的目的是掌握患者体重减轻的情况,是否有手术并发症发生,有无营养物质、维生素和矿物质的缺乏,以便根据需要做相应的检查并及时调整治疗方案,如有需要,还应进行必要的心理辅导。

在术后的第 1 年里,至少要进行 3 次门诊随访,以及更多的电话或其他方式的随访,并记入档案。常规要求患者术后第 1 个月返回医院随访 1 次。术后第 1 个月体重减轻 5～10kg 是比较理想的结果。LABG 如果减肥效果欠理想或自觉不够满意,可进行第 1 次调节泵注水调节。一般首次注水量不超过 4ml。注水后 3d 内给予流质饮食;若注水后体重持续缓慢下降,每周下降 1kg 左右,表明捆扎带松紧适度。注水后食管、胃及注水泵 X 线显影情况见图 11-11-9。若出现饮水梗阻、频繁呕吐,体重下降过快,则应考虑捆扎带过紧,应抽水 0.5～1ml。当体重趋于稳定不降时,可再考虑加注水 1～2ml,保持体重持续下降。每次增加注水量 0.5～1.0ml,总量不超过 9.0ml。LSG 通常 6 周内需口服质子泵抑制药,以避免术后反酸症状,预防闭合口溃疡,定期复诊。

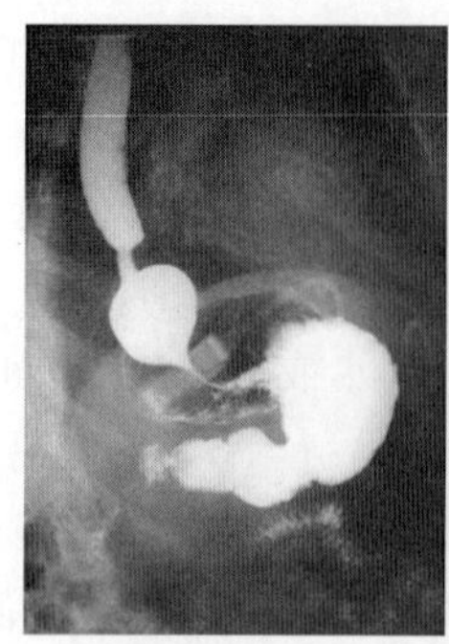
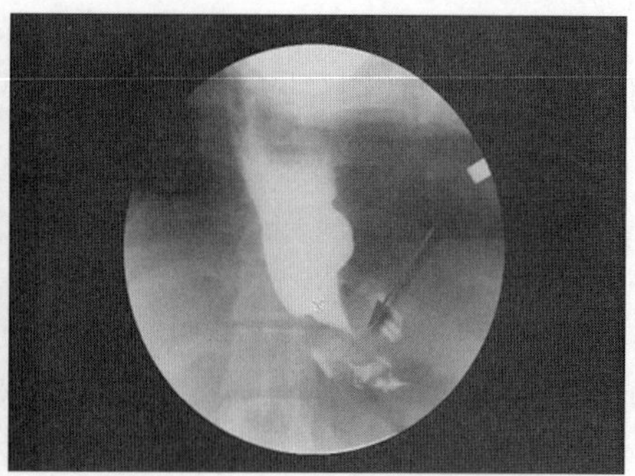

图 11-11-9 注水后食管、胃及注水泵 X 线显影情况

（吴月凤 朱 洁）

参考文献

[1] 郑成竹，胡兵. 胃减容术治疗肥胖症. 腹部外科，2006，19(1)：9-10.

[2] 吴月凤，曹萍，葛小莉，等. 腹腔镜胃减容术治疗单纯性肥胖症患者的护理. 中华护理杂志，2002，37(1)：31.

[3] Lee W J，Wang W. Bariatric surgery：asia-pacific perspective. Obes Surg，2005，15(6)：751-757.

[4] Lamounier R N，Pareja J C，Tambascia A，et al. Incretins：clinical physiology and bariatric surgery-collelating the entero-endocrine system and a potentially anti-dysmetabolic procedure. Obes Surg，2007，17(5)：569-576.

[5] Rubino F，Forgione A，Cummings D，et al. The mechanism of diabetes control after gastrointestinal bypass reveals a role of proximal small intestine in the pathophysiology of type 2 diabetes. Ann Surg，2006，244(5)：741-749.

[6] Rubino F，Kaplan LM，Schauer PR，et al. The Diabetes Surgery Summit Consensus Conference：Recommendations for the evaluation and use of gastrointestinal surgery to treat type 2 diabetes mellitus. Ann Surg，2010，251(3)：399-405.

[7] Yang W，Lu J，Wang J，et al. Prevalence of diabetes among men and women in china. N Engl J Med，2010，362(12)：1090-1101.

[8] 中华医学会外科学分会内分泌外科学组，中华医学会外科学分会腹腔镜与内镜外科学组，中华医学会外科学分会胃肠外科学组，等. 中国肥胖病外科治疗指南(2007). 中国实用外科杂志，2007，27(10)：759-762.

[9] 郑成竹，丁丹. 肥胖症及代谢疾病的外科手术治疗. 中国实用外科杂志，2010，30(3)：173-175.

[10] 郑成竹，丁丹. 国内开展手术治疗糖尿病的原则及相关问题. 中国实用外科杂志，2010，30(7)：574-577.

[11] 中华医学会外科学分会内分泌外科学组，中华医学会外科学分会胃肠外科学组，中华医学会外科学分会外科手术学组，等. 中国糖尿病外科治疗专家指导意见(2010). 中国实用外科杂志，2011，31(1)：54-58.

[12] 丁丹，郑成竹. 手术治疗肥胖症及糖尿病——在共识与争议中发展. 中国实用外科杂志，2011，31(1)：59-62.

[13] 倪国华，张璟，等. 中国肥胖流行的现状与趋势. 中国食物与营养，2013，19(10)：70-74.

[14] 熊长萍. 胃癌根治术围手术期的护理体会. 中华临床医学研究杂志，2006，12(22)：3040-3041.

[15] 李建生，刘文斌. 肝炎肝硬化门脉高压症的治疗现状. 实用肝脏病杂志，2006，9(6)：375-377.

[16] 于司源，王萍萍，黄海英. 肝硬化门脉高压症食道胃底静脉破裂出血的治疗. 现代生物医学进展，2006，6(10)：77-78.

[17] 姜慧卿. 门脉高压食管胃底静脉曲张破裂出血治疗的评价. 中国全科医学，2006，23(8)：1929-1930.

[18] 宋新灵,刘洋,顾卫宏.门脉高压大呕血患者的心理护理.吉林医学,2006,27(8):917-918.

[19] 程小玉.门脉高压症断流术后再出血原因分析.陕西医学杂志,2006,35(10):1552.

[20] 张亚娟,孙维敏.三腔二囊胃管牵引架的设计与应用.中国实用护理杂志,2006,22(10):77.

[21] 王文泽,梁智勇,刘彤华.胰腺癌基础研究进展.中华病理学杂志,2007,36(1):53-55.

[22] 朱兆华.胰腺疾病研究的现状及展望.新医学,2006,37(12):821-824.

[23] 石青峰,罗云.6 种肿瘤标志物联合检测在胰腺癌诊断中的价值.广西医科大学学报,2006,23(5):782-783.

[24] 朱慧,郭洪波,于金明,等.局部晚期胰腺癌治疗方式的评价和分析.中华放射肿瘤学杂志,2006,15(5):362-363.

[25] 刘骞,赵平,王成峰,等.胰体尾癌外科治疗 107 例临床分析.中华外科杂志,2006,44(5):333-335.

[26] 王春友.对胰腺癌分期评估及外科治疗决策的思考.中华外科杂志,2007,45(1):3-5.

[27] 王春英,张慧芳,辛绍红,等.^{125}I 粒子体内植入治疗胰腺癌护理体会.山东医药,2005,45(19):72.

[28] 黄志强.当今胆道外科的发展与方向.中华外科杂志,2006,44(23):1585-1586.

[29] 刘雅明,吴绥生,尹艳春,等.高脂血症与胆囊结石的关系.吉林大学学报:医学版,2006,32(4):708-710.

[30] 圣文,赵军,等.胆总管十二指肠瘘一例.临床放射学杂志,2007,26(1):87.

[31] 孙传东,吴力群.胆管系统疾病的诊断及手术治疗——胆囊结石.山东医药,2006,46(36):79.

[32] 周新泽,毛勤生.184 例高龄胆道疾病围手术期治疗体会.中国现代医学杂志,2006,16(1):90-91.

[33] 张和平,裴秋立.择期胆囊切除术抗生素预防性应用 321 例报告.中国现代医学杂志,2006,16(19):2993-2994.

[34] 杜宝昌,万玉良,体外震波碎石在胆总管残余结石治疗中的价值.中华普通外科杂志,2006,21(8):602-603.

[35] 刘荣,杨滔.胆道疾病胆肠吻合术后并发症.中国实用外科杂志,2006,26(3):228-229.

[36] 刘凤权,谷阔,阎文涛.32 例胆道大量出血的外科处理.中国急救医学,2006,26(5):380-381.

[37] 张庆华,贾永安.胆囊胆总管瘘Ⅰ期手术修复 24 例.陕西医学杂志,2006,35(10):1294-1296.

[38] 李红,等.低位直肠癌保肛手术后的护理及早期排便功能训练.护理与康复,2007,46(4):236-237.

[39] 陈美琴.低位直肠癌患者造口心理反应与对策及护理.国际护理学杂志,2006,425(4):282-283.

[40] 朱利琴.经腹低位直肠癌保肛根治术并发症的观察和护理.护理与康复,2007,56(5):330-331.

[41] 史瑞峰.老年直肠癌合并糖尿病患者围手术期护理.中国误诊学杂志,2007,47(8):1901-1902.

[42] 郑珊红.直肠癌新辅助治疗及保肛手术的护理干预.家庭护士,2007,15(1):3-4.

[43] 马娟,等.经肛门吻合器痔上黏膜环行切除术的围手术期护理.中国实用护理杂志,2006,22(8):23-24.

[44] 喻德洪.肠造口治疗.北京:人民卫生出版社,2004.

[45] 徐洪莲,王汉涛.两种腹带治疗肠造口旁疝的效果观察.中华护理杂志,2005,40(6):421-423.

[46] 胡宏鸯,林爱娟,冯金娥.1 例回肠造口严重黏膜皮肤分离患者的护理.中华护理杂志,2006,41(10):892-893.

[47] 喻德洪.我国肠造口治疗的现状与展望.中华护理杂志,2005,40(6):415-417.

[48] 陈锦程.乳腺癌的诊断进展.肿瘤学杂志,2006:335.

[49] 宗智敏.乳腺癌术后康复操的设计及临床应用.现代护理,2006,12(4):387.

[50] 黄海林.乳腺癌的治疗进展.中国医药,2006,1(5):317-318.

[51] 邹礼明,潘承欣,杨接辉.不同新辅助化疗方案治疗乳腺癌的临床观察.中国医药,2007,

2(4):225.

[52] (意)德曼卓尼(Manzoni,G.D),(意)罗威勒(Roviello,F),(意)斯奎尼(Siquini,W).陈凛,李涛,梁美霞,主译.胃癌外科相关综合治疗:国际进展与循证学依据.北京:人民军医出版社,2014:5.

[53] 张红.黄伦芳.外科护理查房手册.北京:人民卫生出版社,2014:6.

[54] 张建民.陈允硕,泰兴国,等.肿瘤防治进社区丛书/主编.上海:第二军医大学出版社,2012:8.

[55] 陈环球,等.胃癌规范化综合诊疗手册.南京:江苏科学技术出版社,2012:5.

[56] 毕建威.胃肠外科新进展.北京:人民军医出版社,2009:10.

[57] 刘克勤,许佳,谭夏娟,等,定期康复操比赛对乳腺癌术后功能锻炼效果的影响.中华现代护理杂志,2014,49(7):752-755.

[58] 孙红娟,王玥妮,张凌,等.新辅助化疗所致癌因性疲乏对乳腺癌患者生活质量的影响.中华现代护理杂志,2012,18(29):3481-3484.

[59] 李婷,胡夕春.乳腺癌患者内分泌治疗的安全性管理.中华医学杂志,2012,93(20):1376-1378.

[60] 郭书若.乳腺癌的新辅助化疗的疗效及预后对比分析[J].中国现代医生,2010,48(1):74.

[61] 邵志敏,沈镇宙,徐兵河.乳腺肿瘤学.复旦大学出版社,2013.

[62] Siegel RL,Miller KD,Jemal A.Cancer statistics.CA Cancer J Clin,2015,65(1):5-29.

第12章

骨科疾病与护理

第一节　骨盆肿瘤

一、概　　述

骨盆是全身最大的松质骨，血窦内血供丰富而且流动缓慢，有着肿瘤生长的良好条件。有资料显示，骨肿瘤占全部肿瘤10%，骨盆肿瘤占骨肿瘤3%～4%，而骨盆肿瘤中恶性肿瘤占60%～70%，主要为软骨肉瘤、骨肉瘤、骨巨细胞瘤、恶性淋巴瘤、转移肿瘤等。

骨盆肿瘤(pelvic tumor)有着发病隐匿、早期诊断困难的特点，发现时肿瘤多已侵犯周围组织。再者骨盆周围解剖复杂，与很多重要脏器毗邻，手术难度大，出血多。因此，骨盆肿瘤并发症多，治疗效果欠佳，死亡率高。1970年以前，对骨盆肿瘤的治疗主要采取半骨盆切除或改良半骨盆切除截肢术，患者肢体残缺，生活质量不高；以后逐渐出现了各种骨盆肿瘤切除重建手术，包括植骨骨盆重建钢板内固定术、髋关节成形术、人工半骨盆及全髋关节置换术、同种异体半骨盆置换术、鞍形假体置换术等重建方法，治疗效果得以提高。同时对骨盆肿瘤患者的护理提出了更高的要求。

二、应用解剖特点

骨盆是由髋骨、骶骨和尾骨共同组成的骨性环状结构(图12-1-1)。由髋骨和骶骨构成骶髂关节，并借腰骶连结与脊柱相连，由髋臼与股骨头构成髋关节，与双下肢相连。骶髂关节传导重力支撑躯干，起着维护骨盆稳定性的作用；髋臼部通过髋关节主要承负传达躯干重力于下肢，发挥力学传导的桥梁和支点作用(图12-1-2)。因此，在进行保留肢体的部分骨盆切除手术时，对部位分型、术式选择和预后功能评价，主要参考这两个关节受侵犯的程度和范围。

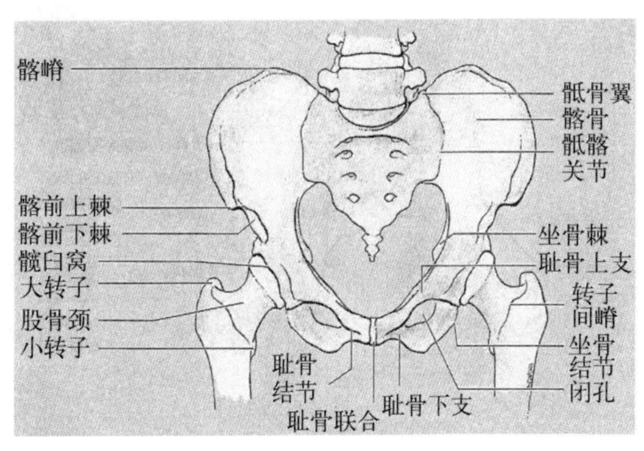

图12-1-1　骨盆骨性结构

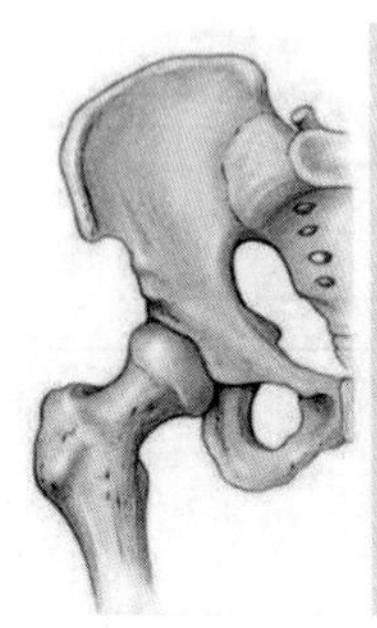
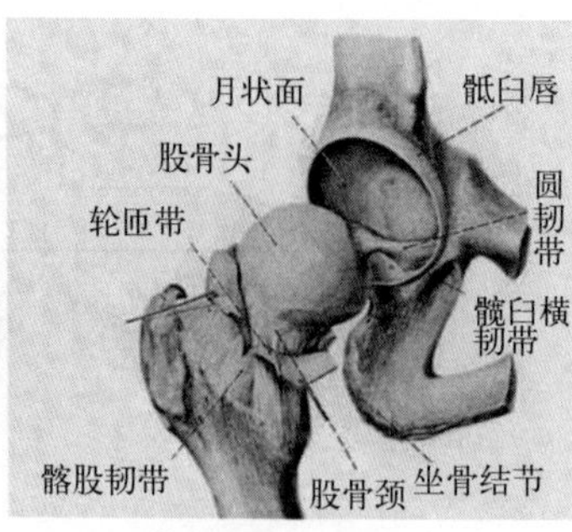

图 12-1-2　髋关节解剖

骨盆具有支持躯干、传导重力及保护内脏器官的作用。大小骨盆腔内容纳有许多重要的血管、神经及脏器，如髂内血管及其分支、腰骶干、股神经、膀胱、输尿管、生殖系统、直肠等(图 12-1-3，图 12-1-4)，使骨盆肿瘤切除和功能重建术成为目前骨科最大的手术。

三、病因与发病机制

骨盆有着独特的位置及结构特点：①骨盆为上下半身的连接部位，是上半身与双下肢之间的桥梁；②骨盆周围肌肉组织极丰富；③骨盆主要由松质骨组成，血供极其丰富。这三点决定了骨盆为骨肿瘤的好发部位。

20 世纪下半叶，随着分子生物学及基因技术的迅速发展，一些学者提出了肿瘤发生的基因机制。Letson 等总结称：肿瘤的恶变是多种因素共同作用的结果，如染色体异常、癌基因激活、抑癌基因丢失及 DNA 修复因子异常等。其中和骨与软组织肿瘤发生有关的癌基因有 SAS（sarcoma amplified sequance）基因、MDM2（murine double minute2）基因、C-myc 基因；抗癌基因有 P_{16} 基因、P_{53} 基因、RB 基因等，此研究成为骨与软骨组织肿瘤细胞及分子生物学方面的热点。

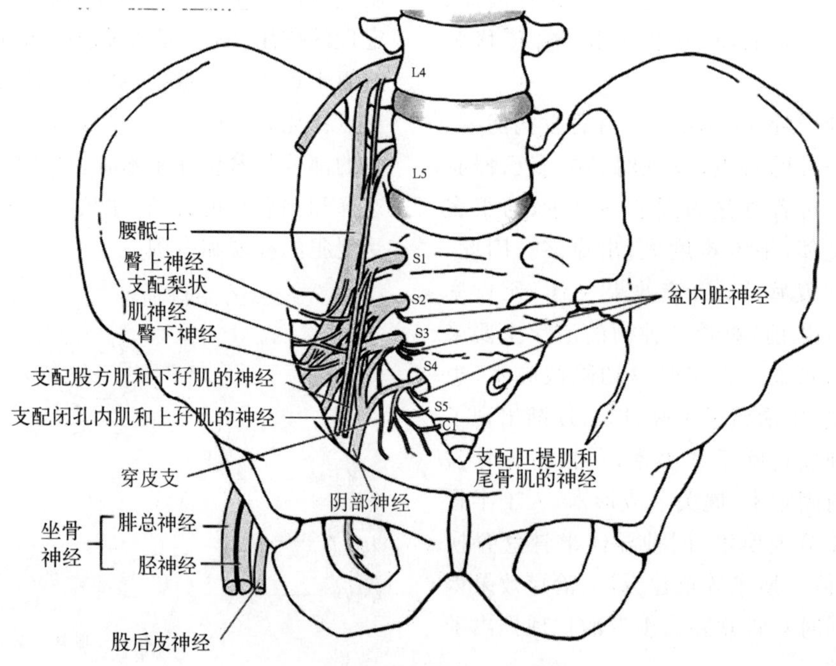

图 12-1-3　骨盆内重要的神经

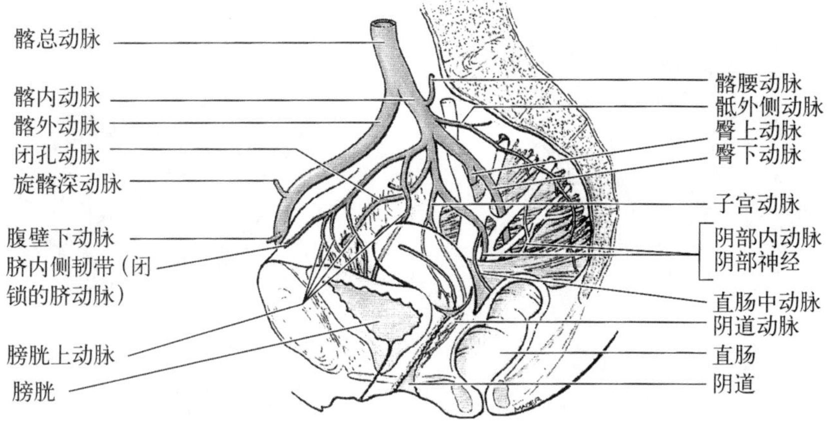

图 12-1-4　骨盆内重要的血管及脏器

四、临床表现与诊断

（一）外科分期

1. *Enneking 和 Dunhan 提出了骨盆肿瘤按部位分类的方法*　共分 5 型：Ⅰ型仅侵犯髂骨翼部位；Ⅱ型侵及髋臼周围区域；Ⅲ型侵及耻骨及坐骨上下支；Ⅳ型侵及骶骨区域；如病变穿透髋关节，冠以 H1（图 12-1-5）。

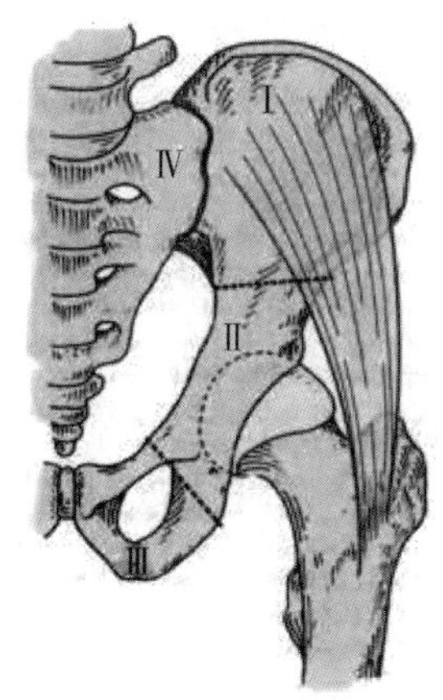

图 12-1-5　Enneking 骨盆肿瘤外科分型

Ⅰ型，髂骨区切除；Ⅱ型，髋臼及其周围区肿瘤切除；Ⅲ型，耻、坐骨区肿瘤切除；Ⅳ型，骶骨区肿瘤切除

2. *Enneking Ⅳ型肿瘤的骶骨侧外科分型*　根据骨盆肿瘤累及骶骨的范围将Ⅳ型肿瘤分为Ⅳa、Ⅳb、Ⅳc 和Ⅳd 四个亚型。将骨盆肿瘤累及一侧骶髂关节定义为Ⅳa 型，累及同侧骶骨翼及骶神经孔定义为Ⅳb 型，累及对侧骶神经孔定义为Ⅳc 型，累及对侧骶骨翼或整个骶骨定义为Ⅳd 型（图 12-1-6）。

（二）临床表现

1. *疼痛*　骨盆肿瘤可表现为不同部位、不同程度及不同性质的疼痛。骶骨或双侧髂骨后侧部的肿瘤可有臀部和下腰部的疼痛，少数可刺激坐骨神经引起剧烈下腰部和放射性下肢疼痛；髂骨前部肿瘤可引起下腹部不适或疼痛；耻骨支和闭孔处的肿瘤可有大腿内侧不适和疼痛；髋臼部的肿瘤可表现为髋关节部位的疼痛；坐骨部肿瘤如引起病理骨折脱位，疼痛将明显加重。

2. *局部肿块*　由于骨盆解剖位置的深在，早期很难发现肿瘤性肿块，而当临床发现包块时，肿瘤已有长时间的生长。骶尾部肿块多由骶骨肿瘤向背侧生长时出现（图 12-1-7）下腹部触及肿块可由髂骨、耻骨及骶骨晚期肿瘤过度生长，向上向内生长将膀胱和直肠推向一侧；臀部肿块可由髂骨肿瘤向背侧生长或软组织肿瘤引起；闭孔环的肿瘤可侵犯深入到大腿内后侧，肛门指检时可触及包块并有压痛；少数骨盆肿瘤可沿坐骨神经方向向大腿侧生长。

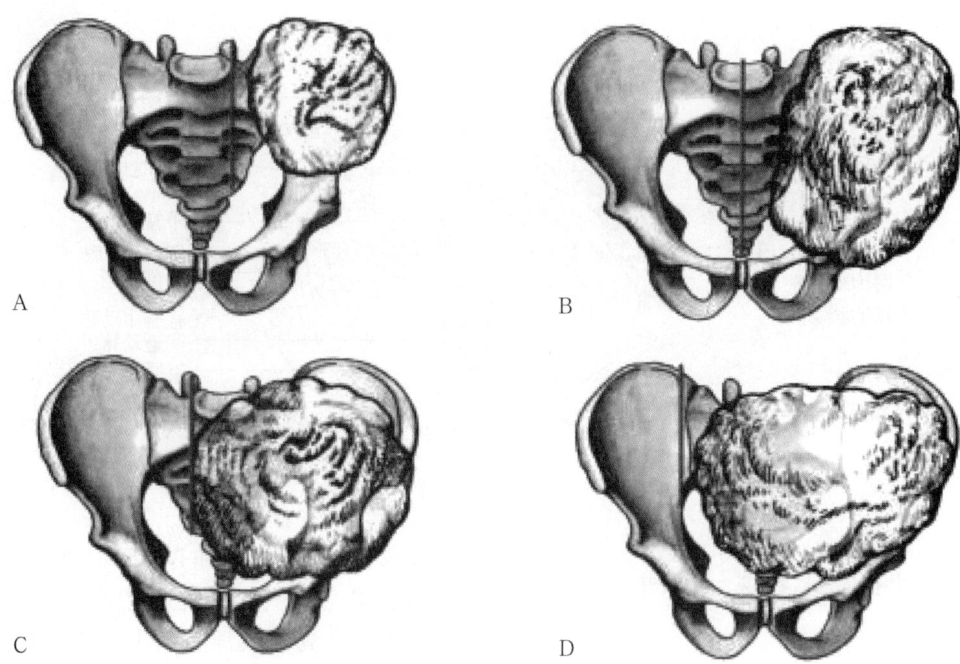

图 12-1-6　EnnekingⅣ型肿瘤的外科分型

A. Ⅳa 型，累及一侧骶髂关节；B. Ⅳb 型，累及同侧骶骨翼及骶神经孔；C. Ⅳc 型，累及对侧骶神经孔；D. Ⅳd 型，累及对侧骶骨翼或整个骶骨

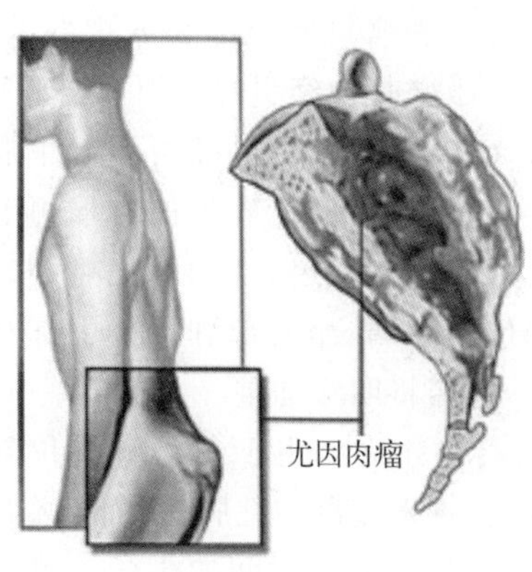

图 12-1-7　骶骨部尤因肉瘤

3. 功能障碍　由于肿瘤疼痛、肿瘤累及髋臼部、骶髂关节，或合并病理骨折脱位时，患者出现跛行、活动受限等功能障碍。多数骨盆肿瘤早期患者无明显功能障碍或仅有轻度跛行。

4. 其他　当骨盆肿瘤过度生长压迫直肠和膀胱，或骶骨肿瘤破坏骶神经时，患者可出现便秘、膀胱刺激征、大小便障碍，某些男性患者可导致性功能障碍。

（三）诊断

骨盆肿瘤的诊断主要依靠临床表现、影像学和病理学三方面。并可依据疾病的病史特点，结合患者年龄、肿瘤出现的部位和肿瘤生长速度等协助诊断。

1. 影像学手段　X 线平片、CT、MRI、DSA（数字减影血管造影）、ECT（骨盆放射性核素显像）。X 线平片简单经济，是首选的检查方法（图 12-1-8），ECT（图 12-1-9）、MRI 和 DSA（图 12-1-10）在平片出现病灶前 3～6 个月就可以发现异常，给早期诊断提供可能。

2. 病理学方法　是最主要的诊断依据。骨与软组织肿瘤的病理诊断最基本的是肉眼观察，包括穿刺活检、切开活检、术中冷冻及最重要的蜡块切片 HE 染色和常用染色。20 世纪中期电子显微镜技术发展起来，利用它

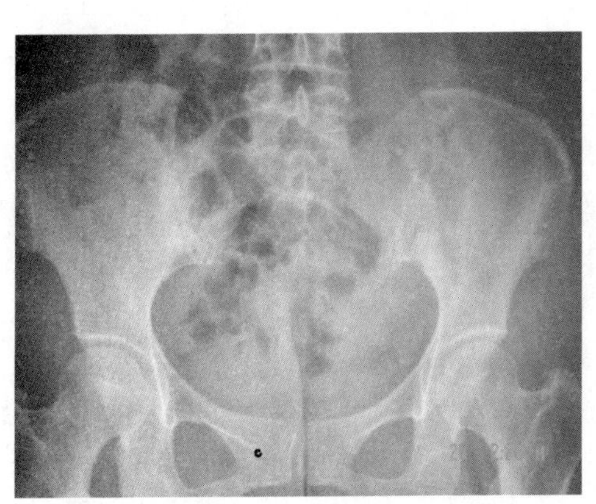

图 12-1-8　左髂骨软骨肉瘤 X 线片

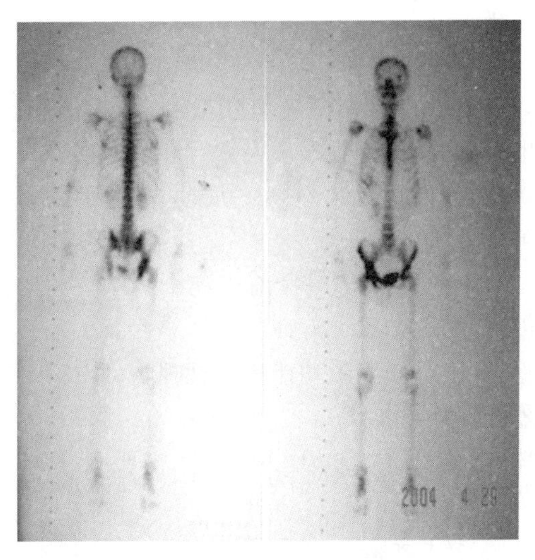

图 12-1-9　右髋臼 B 小细胞淋巴瘤 ECT

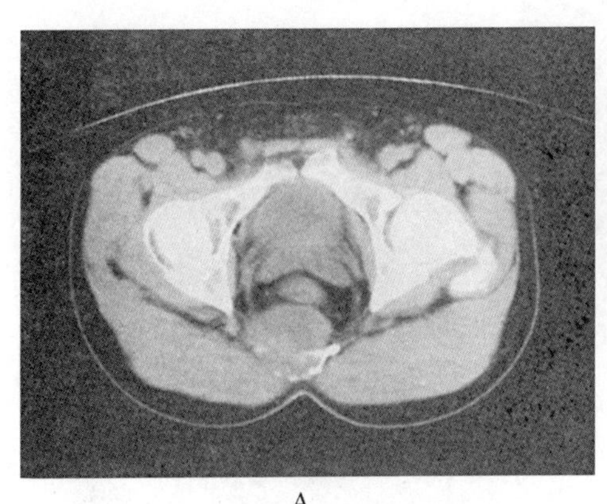

A

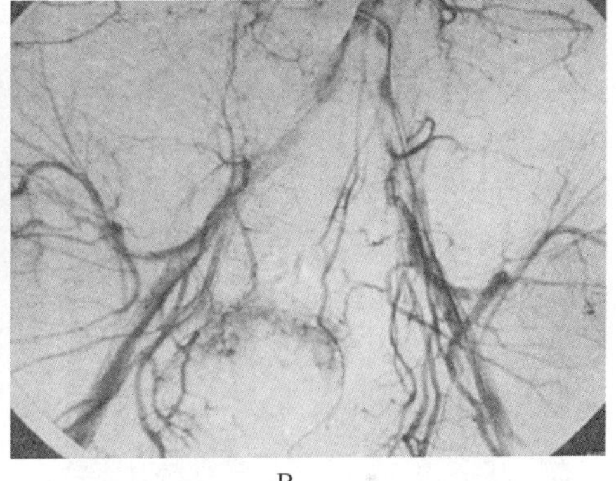

B

图 12-1-10　第 4 骶骨脊索瘤

A. CT 示软组织块及少许钙化；B. DSA 见肿瘤轻度染色

人们更清楚地了解了细胞成分的超微结构及功能，进而了解许多病理进程的原因和发病机制。而现在骨肿瘤病理学已发展到了分子水平。如使用流式细胞分析术探索细胞内脱氧核糖核酸的含量，诊断良恶性肿瘤的手段，测定骨肿瘤凋亡细胞百分比是其一；利用免疫组织化学方法，通过检测单克隆抗体等各种肿瘤标志物来进行诊断是其二。目前国际上已研制出骨肉瘤单克隆抗体 OST6、OST7、OST15、OST791 等，并在实验室获初步成功。国内已有报道骨形态形成蛋白-单克隆抗体（bone morphogenetic protein monoclon antibody，BMP 单抗），但目前临床应用报道很少，还需进一步深入研究。预期随着这类研究成果的日臻完善，这必将给骨肿瘤的早期诊断、早期根治开创新的途径。

五、治 疗 原 则

骨盆肿瘤的治疗原则是早期诊断、早期治疗。良性肿瘤可通过根治手术治疗；恶性肿瘤的治疗多通过综合疗法治疗，以手术治疗为主，辅以手术前后的放疗、化疗、介入、免疫疗法等。

(一)手术治疗

1. 手术原则 既完整切除肿瘤,提高患者生存率,又保持骨盆环完整、肢体长度和关节功能,并恢复和保留神经功能,最大限度地改善患者的生存质量。

2. 手术适应证 目前未完全统一,一般有以下几条:①预计寿命超过 6 个月;②脊柱不稳;③椎体塌陷致功能进行性损害;④疼痛剧烈经保守治疗无效;⑤转移病灶局限单个椎体或邻近椎体;⑥原发瘤不明,需要明确病理诊断者。

3. 手术方法 现阶段有如下几种骨盆切除后重建方法:植骨骨盆重建钢板内固定术、髋关节成形术、人工半骨盆及全髋关节置换术(图 12-1-11)、鞍形假体置换术(图 12-1-12)及同种异体半骨盆置换术(图 12-1-13,图 12-1-14)等,几种手术方法比较见表 12-1-1。

(二)内科疗法

恶性肿瘤的治疗目的在于延长寿命,提高生存质量。有效的术前放、化疗可造成大部分原发灶内的肿瘤细胞坏死、减小肿瘤体积、减少术中活细胞扩散及接种的机会。手术结合术前和术后放、化疗可以明显提高患者的生存率和保肢率。

1. 化疗 目前对骨盆恶性肿瘤的化疗,就其疗效而言,以骨肉瘤为最佳,长海医院常用的长春新碱加甲氨蝶呤(VM)方案,使患者的 5 年生存率达 70%以上。

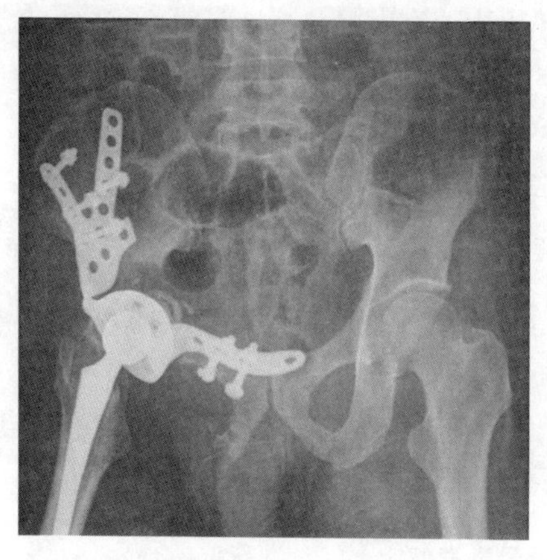

图 12-1-11 人工半骨盆及全髋关节置换术

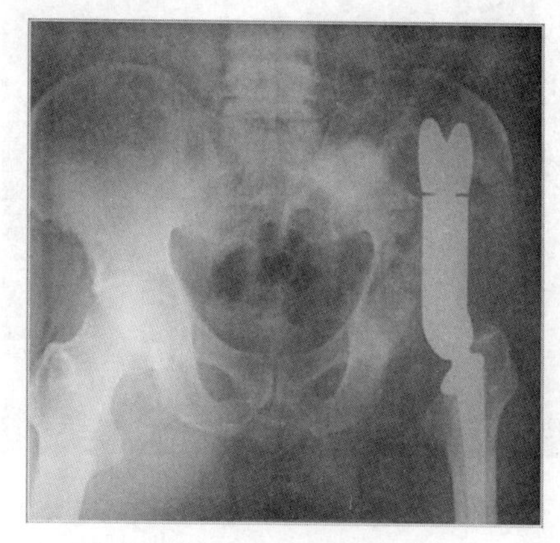

图 12-1-12 鞍形假体置换术

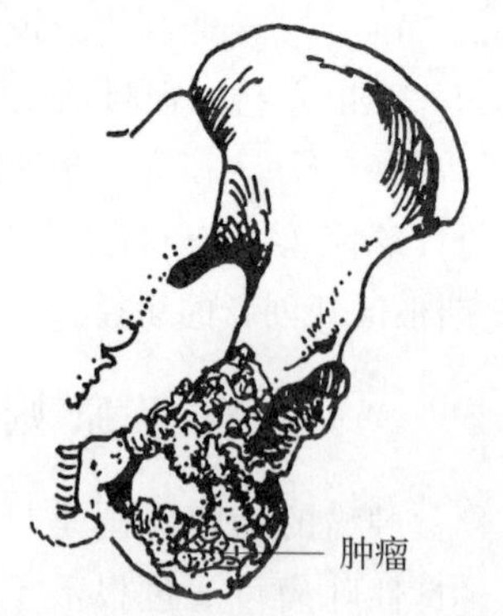

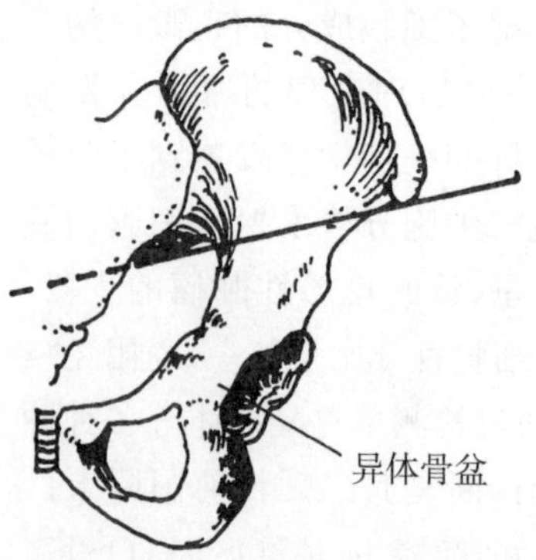

图 12-1-13 坐耻骨肿瘤切除后同种异体半骨盆置换术

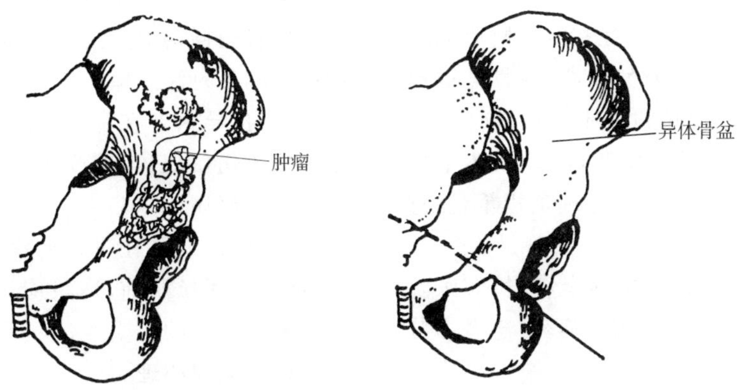

图 12-1-14　髂骨肿瘤切除后同种异体半骨盆置换术

表 12-1-1　几种手术方法的比较

手术方法	适应证	优　点	缺　点
半骨盆切除髋关节旷置术	髂外血管和股神经被肿瘤包围或坐骨神经被肿瘤侵犯的晚期骨盆肿瘤	手术时间短，减少了出血，减轻了患者的经济负担	易引起肢体短缩，关节不稳疼痛，个别患者甚至不能站立行走
马鞍形假体置换术	适用Ⅱ、Ⅲ区骨盆肿瘤切除，且髂骨部分完整或大部完整，无明显骨质疏松	手术操作简单，能有效恢复肢体长度，能负重行走	患髋活动差，患者不能完成洗脚、脱袜等动作；且金属假体松动率高，常常因为错位、疼痛而导致手术失败；感染率高，软组织向金属假体附丽的技术至今尚未获成功，极大地限制了术后肢体功能的恢复
人工半骨盆及全髋关节置换术	Ⅱ区＋Ⅰ或Ⅲ区骨盆肿瘤，尤其是当Ⅱ、Ⅲ区均有广泛破坏时	可调式人工半骨盆，可以达到保护盆腔脏器，维持躯干平衡，能坐和维持下肢功能目的。该术式彻底切除了肿瘤，又最大限度地保留了患肢功能	操作最多、时间最长、手术最大并发症且较多，且假体容易松动，影响远期疗效
同种异体半骨盆置换术	此术适用于骨盆各区的肿瘤	避免了人工全髋置换	骨盆来源困难，存在异体骨排异、吸收、感染等问题，远期并发症较多。由于免疫排斥反应的存在及髋臼软骨的坏死。不可避免地出现髋关节炎、髋关节强直，远期疗效不满意

2. *放疗*　放疗是治疗恶性肿瘤的常用手段，恶性骨盆肿瘤中尤以骨肉瘤对放疗最为敏感。

3. *介入治疗*　对于骨盆恶性肿瘤介入治疗的基本方法为髂内动脉药物灌注及栓塞，临床应用较广泛。

六、常见护理问题

(一)疼痛

1. *相关因素*　①术前：肿瘤组织压迫神

经和邻近组织,引起周围组织缺血坏死;癌细胞浸润到淋巴组织产生炎症和致痛物质如组胺、5-羟色胺、缓激肽、前列腺素等;骨盆被侵蚀和破坏(尤其是骨膜的膨胀),病理性骨折的产生等;②术后:炎症刺激,活动肢体牵拉伤口周围肌肉组织;③患者心理负担重,注意力过于集中等。

2. 临床表现 患者自诉疼痛,长海医院痛尺评定 4 分以上,要求用止痛药;患者痛苦面容;强迫体位。

3. 护理措施

(1)给予有效的心理护理,运用语言或非语言的交流方式,引导患者摆脱疼痛意境或淡化疼痛的意念。在病情允许的情况下,训练患者使用各种非侵害性减轻疼痛的技巧,如逐渐放松法(练习深呼吸)、意念法、分散注意力法(如下棋、听轻音乐、看电视和练气功等)。并注意各项护理操作轻柔敏捷,减少环境噪声的刺激,以创造良好的治疗与修养环境,使疼痛获得最大限度的缓解。

(2)按 WHO 三阶梯癌痛药物治疗方案给药:对疼痛较轻者,长海痛尺评定 4 分以下的,遵医嘱给予非阿片类镇痛药口服,代表药物为阿司匹林;中度疼痛者,评定 4~6 分的给予弱阿片类药物,如可待因及其复方制剂;重度疼痛者,评定 7 分以上的给予阿片类药物止痛,如吗啡、哌替啶等。在上述每阶梯中,都辅以镇静药以增强止痛效果。常用辅助药物有地西泮、异丙嗪和氯丙嗪等。总之,用药应根据病情和疼痛程度,因人而异,着重个体化给药,注重效果,按时给药,不必等疼痛出现才给药,并以口服给药为主要的给药途径。对于重度疼痛的肿瘤晚期患者,应注意具体细节,可适当放宽麻醉药品的使用原则。

(3)术中留置自控镇痛泵(PCA);术后病房护士应与麻醉医生认真交接班,确保 PCA 给药装置正常运行;并做好宣教工作,指导患者正确使用 PCA 仪,让患者及家属了解可能出现的不良反应,以便及时报告;随时保持导管通畅,防止打折、扭曲、牵拉或脱出,给患者翻身时注意保护置管。

(4)指导患者在翻身、深呼吸或咳嗽时,用手按压伤口部位,减少因伤口张力增加或震动引起疼痛。

(5)医护人员在进行使疼痛加重的操作前,如大创面换药前,适量应用止痛药,以增强患者对疼痛的耐受性。

(二)焦虑心理

1. 相关因素 ①术前担心术中大出血、神经损伤导致下肢瘫痪、手术不彻底病情复发等;②术后由于疼痛等不适加重担忧;③家庭关系紧张,经济拮据。

2. 临床表现 郁郁寡欢,表情沉重,失眠,噩梦甚至拒绝治疗。

3. 护理措施

(1)护理人员应以熟练准确的操作技术,良好的服务态度,从容镇定的神情取得患者的信任。经常深入病房与患者进行交谈,了解患者的心理状态,对知道自己病情的患者宣传肿瘤的防治知识,进行现身说法,介绍成功的病例;对不知情的患者,根据需要对病情进行保密,但对家属进行宣教,缓解患者过分紧张情绪,使患者积极配合治疗与护理。

(2)及时给予镇痛措施,使患者脱离生理痛苦反应,从而稳定情绪。

(3)帮助协调好患者与家属的关系,取得家属的协助,消除患者的恐惧感,使其树立战胜疾病的信心。

(三)排尿排便异常

1. 相关因素 ①术前肿瘤组织压迫、浸润骶神经或术中误伤,使排尿排便反射传导受阻;②术后全身麻醉后排尿反射受抑制、切口疼痛引起膀胱和后尿道括约肌反射性痉挛;③术前未做床上排尿排便训练,术后不适应床上卧位排便;④髂部伤口疼痛,害怕使用便盆,忽略便意;⑤长时间卧床使肠蠕动减弱及长时间使用镇痛药物的不良反应等导致便秘。

2. 临床表现 ①患者常出现会阴部感觉减退；②排尿障碍或失禁；③大便失禁；④肠鸣音减弱，数天无排便，腹胀，食欲下降，腹部膨隆，有肠形，体检直肠内有大便嵌顿。

3. 护理措施

(1)术前指导患者做括约肌收缩训练，以增强盆底肌力量，增加尿道筋膜张力，提高术后排便控制能力。方法：嘱患者做下腹部、会阴肛门同时收缩，坚持20s后，放松5s，反复进行；以患者感到肛门收缩有力为标准，每日练习3次，每次15min，不能平卧者采取坐位练习。

(2)术前清洁灌肠：由于该手术较大，加之此类患者术前巨大肿瘤压迫可能会导致严重便秘，肠道清洁尤为重要。术前3d给予无渣流质饮食，遵医嘱予口服肠道抗感染药物，术前1d下午开始服用复方聚乙二醇电解质散溶液，服用方法为：1袋复方聚乙二醇电解质散加温开水1000ml，搅拌使完全溶解，首次服用600～1000ml，以后每隔10～15分钟服用1次，每次250ml，用量为2000～3000ml，服药后约1h开始排便，直至排出水样清便。术前晚和手术当天早晨按常规禁食并进行清洁灌肠；对严重便秘者，入院后即清洁灌肠，给予普食，直至术前3d给予无渣流质饮食，在此期间，要经过多次清洁灌肠。

(3)术中留置尿管，术后适当延长留置时间，并在拔管前进行个体化放尿，夹闭尿管，一般每3～4小时开放一次，开放时嘱患者做排尿动作，以主动增加腹压或用手按压下腹部使尿液排出，以训练膀胱功能。

(4)当患者出现大便失禁，可使用OB卫生栓，将其经肛门全部塞入直肠，尾端距肛门口约2cm，外露线绳，并将线绳用脱敏胶布固定于患者一侧臀部，以防止卫生栓滑入直肠，根据患者大便情况每4～6小时更换1次，可有效控制稀便次数。

(5)指导患者养成每日定时排便的习惯，一般早餐后30min进行排便，因为此时胃结肠反射最强。帮助患者沿顺时针方向按摩腹部，或用润滑手指轻柔按摩肛周或肛管，刺激排便反射产生，等待几分钟后，即有粪便排出。

(6)术后指导患者如何在床上排便，并合理使用止痛药，提示其不可忽略便意。排便困难者，可服用容积成形药(如车前子)、润滑缓泻药(如多库酯钠)、渗透缓泻药(如硫酸镁、乳果糖)、兴奋性刺激缓泻药(如酚酞、吡沙可定、番泻叶)等，可软化粪便，刺激肠蠕动。也可给予直肠栓剂：如甘油栓剂、开塞露、二氧化碳栓剂等，必要时给予灌肠。

(7)不用或少用引起便秘的药物，如可待因、铁剂、铝剂、钙剂等。给予高纤维膳食(如糙米、全麦食品、蔬菜、水果等)，可提高肠内部被吸收的负离子数量，增加粪便的液体容积及粪便的流动性。亲水性食物能增加粪便容积和流动性，缩短结肠通过时间。摄入适量的液体(不含乙醇、咖啡、利尿药)，以2.2～2.3L/d为宜。据统计日饮水量<1000ml者便秘明显多于日饮水量>1000ml者。某些水果汁，如橘子汁、柠檬汁等可刺激肠蠕动，促进排便。

(四)躯体移动受限

1. 相关因素 ①手术后身体虚弱，伤口疼痛；②内固定或假体的植入；③输液管、引流管、导尿管的留置。

2. 临床表现 ①生活不能自理；②患者主诉体位不适，但自主改变体位困难。

3. 护理措施

(1)向患者讲解改变体位的必要性及重要性，教会床上移动躯体的方法，如可以用双手拉住吊环或者以双手撑向躯体两侧，用头部或足部的力量抬起骨盆部或移动骨盆部。

(2)定时协助患者翻身，避免局部负重增大，引起假体脱位。运送、搬动、固定患者时动作轻柔，切忌粗暴。

(3)经常巡视病房，主动关心患者的生

活,将呼叫器及常用物品放在患者易取处,必要时协助患者进行洗漱、进食、排泄及个人卫生活动等,尽力帮助解决因卧床而造成的生活不便,使患者能安心养病。

(五)潜在并发症——休克

1. 相关因素 ①为了减少术中出血,术前常规行髂内动脉栓塞术(DSA),肿瘤切除术一般选择在栓塞术后 24h,若超过 72h,栓塞处吸收性明胶海绵颗粒会因溶解吸收而脱落,失去栓塞作用;另外,侧支循环建立,均可增加手术出血量;②术后输入大量库存血。

2. 临床表现 ①休克早期生命体征变化:动脉收缩压＜90mmHg,脉率＞150/min,呼吸＞25/min;②患者皮肤苍白,感到口渴、四肢厥冷、出冷汗,少尿或无尿;③神志淡漠、烦躁不安、谵妄或嗜睡。

3. 护理措施

(1)DSA 栓塞术后,嘱患者平卧 24h,腹股沟处加压包扎,并用沙袋压迫 6h,注意观察足背动脉搏动和穿刺处渗血情况;患者主诉下肢疼痛、麻木要考虑是否包扎太紧或沙袋压迫过重,及时予以减压处理。

(2)备血:术前备好充足的血源,必要时预存自体血;术中开放 2 个以上静脉通路,经颈内静脉或锁骨下静脉置入中心静脉导管;详细记录出血量、尿量和各种液体的输入量,及时调整输血输液速度,保证手术安全。

(3)生命体征监测:术后经常测量生命体征,防止发生低血容量性休克,可给予心电监护 3d 至 1 周。根据血压调节输液滴速,早、足、快地补充血容量。同时观察肺功能的情况,防止发生肺水肿。严密观察患者精神状态,随时评估,如患者表情淡漠、烦躁、谵妄或嗜睡、昏迷,反映脑部血液循环不良;皮肤苍白、干燥反映周围循环障碍,均应及时汇报医生处理。

(4)给予低流量氧气吸入,保证 SaO_2 在 96%以上。

(六)潜在并发症——感染

1. 相关因素 ①长期遭受病痛或卧床,自身抵抗力下降;②手术切口及伤口引流管的放置;③导尿管的留置;④深静脉留置针的长期使用;⑤脑脊液漏。

2. 临床表现 ①尿痛;②针眼或伤口处红肿热痛,渗血、有脓性分泌物溢出;③术后伤口不断有渗液,色清且量较多。

3. 护理措施

(1)增强患者体质,注意加强营养,及时治疗贫血、低蛋白血症、营养不良及糖尿病等疾病,增强机体免疫力。

(2)术前预防性使用抗生素、术中常规放置引流管,对预防术后感染有益。

(3)伤口的护理。骨盆肿瘤手术伤口创面大,要严密观察伤口渗血、渗液量,并注意伤口部位有无肿胀,防止有大量积血或积液包裹在伤口内,影响伤口愈合。对于骶骨肿瘤术后患者,由于伤口接近肛门,须注意保持伤口敷料清洁干燥,防止大小便污染伤口;患者大便时不宜放置便盆,因便盆边缘正好压在伤口上,会引起伤口疼痛,可用一次性中单代替;遇有污染,及时更换伤口敷料。对伤口感染严重者,应及时拆除缝线,敞开伤口,并实施引流,抗生素湿敷等治疗。

(4)引流管的护理。术后伤口一般放置 2 根负压引流管,深部 1 根,浅层 1 根,注意观察引流液的颜色和量,准确记录引流量,经常检查包扎在腹带内的引流管有无扭曲。浅层引流管放置时间一般不超过 72h,深部引流管根据渗液量,每日引流量在 20ml 以下才能拔管。

(5)常规会阴护理 2/d,及时更换尿袋 2/周,更换导尿管每 2 周 1 次,并尽可能缩短留置时限;定期做中段尿细菌培养,发现感染及时处理。同时应密切观察体温的变化,尿液的颜色,有无血丝、浑浊、尿常规有无异常。如有突然高热,并有尿常规异常,应做血、尿细菌培养,防止并发尿路感染。

(6)骶骨肿瘤术后如有脑脊液漏,可加大抗生素用量,创面加压包扎,防止感染;并取头低足高位或俯卧位以防止脑脊液的流失。

(七)潜在并发症——切口延迟愈合或不愈合

1. 相关因素 ①手术过程中由于肿瘤切除的需要,常常把皮瓣组织游离,皮肤的血供较差,加之部分患者已使用放射治疗,放射野皮肤常常发生纤维化,局部血供更差;②拔管过早引流物常常从切口溢出,导致切口愈合困难;③切口感染;④平卧时间过久,影响伤口血供。

2. 临床表现 ①放射性皮肤损伤分度如下。一度:皮肤出现红斑,色素沉着,伴局部发痒,出现色素沉着及毛发脱落。二度:皮肤发黑成片状脱屑。三度:皮肤局部出现水肿,水疱形成,继之糜烂、渗液,表皮脱落。四度:皮肤局部溃疡坏死;②术后2周切口未愈合;③切口出现红肿,并有渗液,压之有波动感。

3. 护理措施

(1)若术前放疗已造成患者局部皮肤损伤,可采用以下护理方法:急性放射性皮肤损伤一、二度,涂抹适量的湿润烧伤膏,同时注意保持局部清洁、干燥,勿摩擦;若更为严重则须盐水棉球清除局部坏死组织,再用0.5%碘伤消毒后,创面涂撒诺氟沙星胶囊粉,从而使受损皮肤收敛、干燥,防止局部继发感染,起到消炎、祛肿、止痒、止痛、促进愈合的临床效果。

(2)严格按照指征拔管,防止积液影响伤口愈合,并保证抗生素及时合理应用。

(3)尾骶部软组织少,伤口愈合缓慢,术后第2天起采取左右侧卧位,少用平卧位,以免压迫影响伤口血液供应,或使脂肪液化,影响伤口愈合。

(4)在护理过程中,如患者内固定牢固,应及时抬高臀部或翻身。

七、康复与健康教育

(一)术后功能锻炼

骨盆肿瘤手术的患者术后3～4周可以康复出院。术后早期即应鼓励患者进行功能锻炼,目的是为了观察神经恢复情况,并可减轻肌肉无力萎缩,促进血液循环,防止静脉血栓,具体可按如下计划进行。

(1)术后1～2周:指导患者加强股四头肌的收缩及脚趾、踝关节的运动。及早鼓励并指导患者做抗阻力肌肉锻炼,及时按摩、针灸,促进局部血液循环,防止失用性萎缩。患者若伴有足下垂,须使用足蹬,以保持距小腿关节(踝关节)功能位,防止跟腱挛缩畸形。

(2)术后4～6周:协助患者做直腿抬高训练,开始幅度要小,从15°到30°做起,循序渐进;2 /d,30～50min/次,以防止肌肉萎缩。亦可做膝关节伸展运动,并逐渐由被动转为主动。

(3)术后6～8周:可协助患者扶双拐下床行走。患肢可先不着地或负重,下床时间不宜过长,每天小于2h。循序渐进,并注意安全,防止滑倒。10周后扶单拐行走。6个月后可弃拐行走。

(二)健康教育

1. 饮食指导 给予高热量、高蛋白,富含食物纤维,营养丰富的饮食,根据患者的食欲调换口味,增加机体抵抗力。经常按顺时针方向按摩腹部,保持大便通畅。

2. 定期检查 指导患者定期门诊复查,遇有病情变化,随时复诊。

(张婧然 傅利勤)

第二节 脊柱侧弯

一、概 述

脊柱侧弯(脊柱侧凸,scoliosis)是指脊柱的一个或数个节段在冠状面上偏离身体中线向侧方弯曲并伴有椎体旋转和矢状面后凸或前凸的增加或减少的畸形,是一种三维脊柱畸形(图 12-2-1)。国际脊柱侧凸研究学会(Scoliosis Research Society,SRS)对脊柱侧凸定义:应用 Cobb 法测量站立位脊柱正位X线的脊柱弯曲,角度大于 10°称为脊柱侧凸。有研究表明,国内脊柱侧凸发病率在1%~2%,其中特发性脊柱侧凸占到 79%~85%,好发于青少年,女性多于男性,男女比例为 1∶2~4。此病常在青春发育前期发病,快速进展至青春发育结束。多数患者成年期发展缓慢,部分进展停止。本节主要介绍特发性脊柱侧凸。

二、应用解剖特点

脊柱是人体的中轴,由颈椎(C_1~C_7)、胸椎(T_1~T_{12})、腰椎(L_1~L_5)共 24 节独立椎骨及骶椎和尾椎构成,并通过椎间盘、椎间及椎旁各关节、肌肉韧带紧密连接,椎管内容纳脊髓,共同配合使身体获得运动和支持。整个脊柱从正面观为一直线,侧面观呈“S”形(图 12-2-2),分为 4 个弯曲,颈前曲,胸后曲,腰前曲,骶后曲。其中 12 节胸椎与 12 对肋骨共同构成胸廓结构,保护里面的心肺等重要脏器。

脊柱的每一节椎骨在前方部分称为椎体,后方部分由小关节和椎弓根构成,椎弓根将椎体与小关节相连接,向后方延伸形成椎板和棘突。椎骨对脊柱提供支持并由椎间盘连接。在每一脊椎节段从脊髓分出一对神经根,神经呈纤维束状,负责将中央神经系统的脉冲信息传送至身体的其他地方。其中颈段脊柱有 8 对神经根,控制颈部、手臂和上身的运动,腰段脊柱有 5 对神经根,负责下肢的运动和感觉功能。

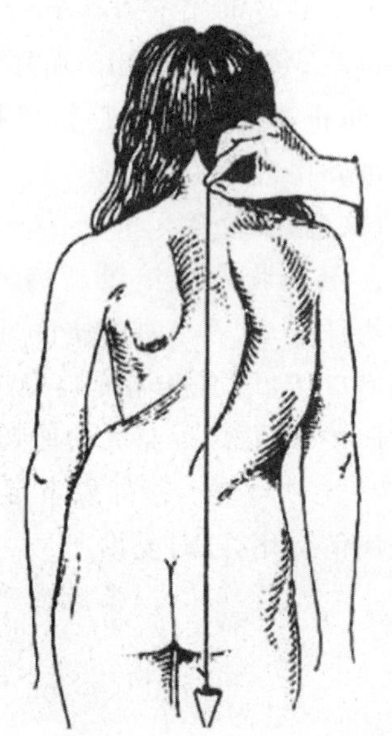

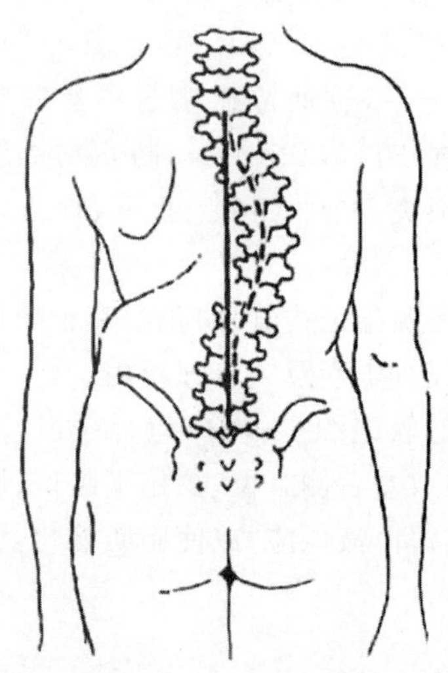

图 12-2-1 脊柱侧弯

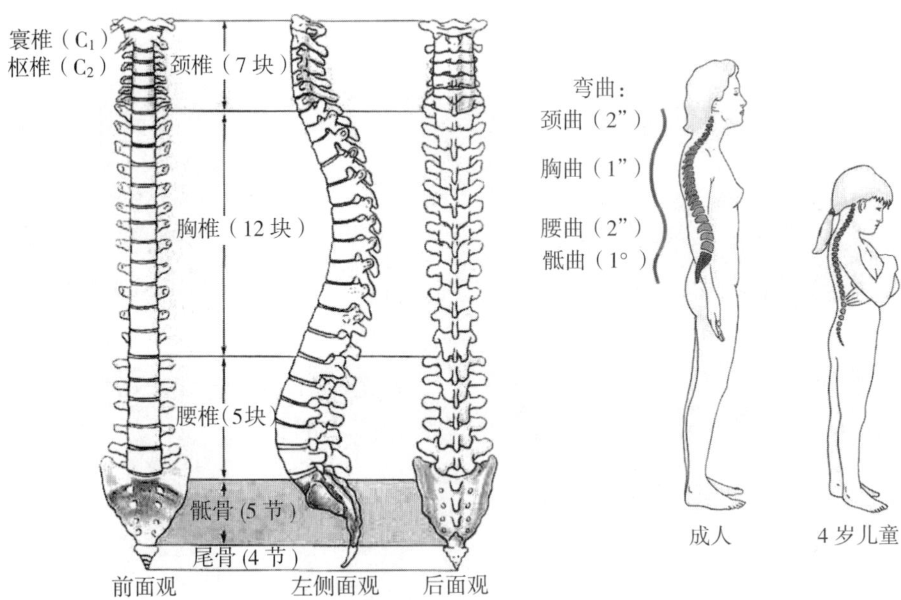

图 12-2-2　正常脊柱解剖特点

肌肉和韧带作为支持结构，保持脊柱的直立及各个方位上的移动。韧带是坚韧的纤维组织，以交叉的方式构成，目的是将脊柱连结成一整体，维持脊柱的稳定。脊柱有三类最主要的韧带：前纵韧带、后纵韧带和黄韧带。和韧带一样，脊柱肌肉也附着在脊柱上并保持其稳定性。身体的肌肉系统能完成成千上万的复杂运动。肌肉是唯一具有收缩和放松功能的人体组织。当肌肉收缩时，组织变短变厚。然而，当肌肉处于过大的压力或某些生理原因下，会产生痉挛和紧张而劳损，甚至挛缩。

三、病因与发病机制

特发性脊柱侧凸的脊柱骨性结构基本没有异常，但病因至今仍不明确，有不少学者对其发病机制在实验和临床研究中进行了积极的探讨。

(一)病因

1. 遗传因素　研究认为特发性脊柱侧凸是家族性的，遗传方式可能为常染色体显性、多因素或 X 染色体连锁遗传方式。现在广大学者的共识是，特发性脊柱侧凸是一种符合 Mandle 定律但具有多变的遗传外显率和遗传异质性的单基因疾病。

2. 生活习惯　实验研究表明，长期处于侧弯体位，坐姿不良都可出现腰部畸形(图 12-2-3)。国外学者通过脊柱侧凸与手足使用习惯关系的研究调查中，提示脊柱侧凸与大脑优势半球有关系。

3. 软组织因素

(1)结缔组织的影响：因为脊柱侧凸是许多结缔组织病的特征表现，如马方综合征，所以结缔组织缺陷与特发性脊柱侧凸有关的假设是可能的。至于其结缔组织改变是该病的“果”还是“因”，至今仍未确定。

(2)骨骼肌异常：许多年来，人们一直设想棘旁肌肉病变可能是导致特发性脊柱侧凸的原因。Low W.D.等发现肌纤维的脂质、糖原、胞膜体增加、细胞质稍稍肿胀，这说明存在疾病过程。而 Yarow R.等通过荧光分析发现患者棘旁肌内钙含量增加，说明可能存

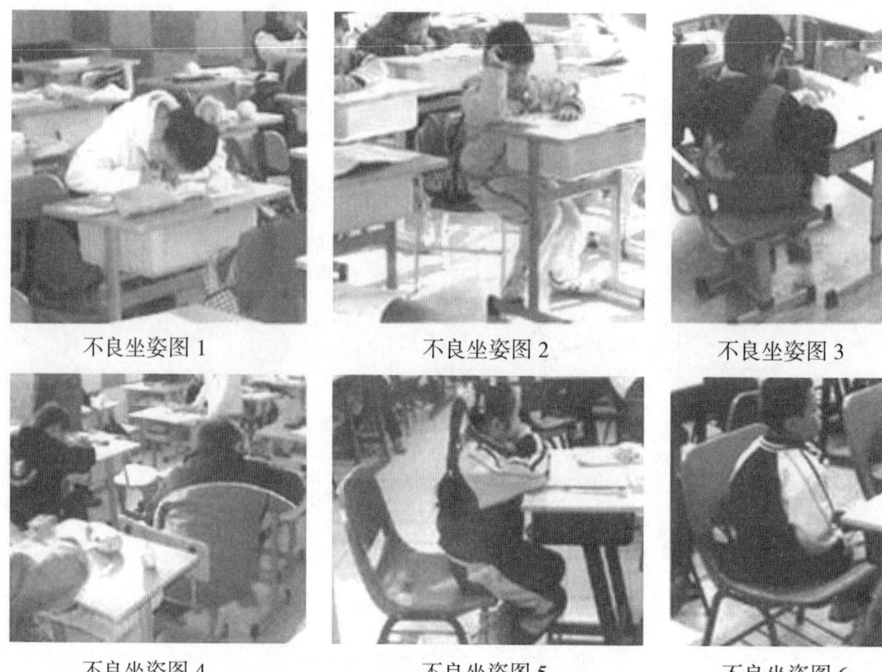

图 12-2-3 不良坐姿

在膜缺陷——钙泵损害。国内梁栋等对侧弯脊柱主弧两侧的软组织做了外科解剖及病理学探讨。发现主弧凹侧的各层软组织均有挛缩现象并产生了张力。光镜及电镜下观察其组织相亦证实均有明显变性，而主弧凸侧的各层软组织只有轻度萎缩变性，从而指出侧凸的脊柱凹侧软组织变性挛缩成为脊柱侧凸畸形发展的重要因素。

4. *神经因素* 许多研究表明，神经系统异常可能是最主要的病因，各种原因所致的姿势异常、躯干失平衡、脊柱两侧肌肉力量不等是特发性脊柱侧凸的发生因素，而这些原因或者是源于脊髓的运动神经的功能紊乱，或者是感觉神经的传入异常，或者是局部中枢神经系统的功能障碍。

5. *褪黑激素作用* 1983 年 Dubousset J.等发现将小鸡的松果体切除后无 1 例外的发展成脊柱侧弯，他们认为这是褪黑激素减少之故，后众多学者先后对特发性脊柱侧凸患者的褪黑素分泌水平作了研究，但所得结果多与之相悖，存在很多亟须弄清楚的问题。

6. *生物力学因素* 生物力学因素在脊柱侧凸中起着重要作用，任何造成脊柱生物力学改变的因素均可能导致侧凸，如骨盆倾斜影响脊柱稳定及腹肌系统较弱不能支撑脊柱所造成的侧凸(图 12-2-4)。但这方面的生物力学问题对特发性脊柱侧凸的影响还缺乏研究。根据骨密度测量资料，有学者认为较差的骨性质可能是造成侧弯的原因，但还需进一步研究。脊柱不对称负荷、过度负荷也可能是特发性脊柱侧凸产生的原因之一。有学者认为胸椎弯曲是由于胸椎易于向右扭曲，再加上左肋生长过度所致。人们发现胸椎右侧弯曲者左肋较长，而左侧血管较右侧丰富，所以左侧肋骨可能较右侧长的更长。这些仅是脊柱生物力学异常的静态机制，而人体在活动中整个脊柱即使处于正常静态生物力学情况下，动态过程也可能导致侧凸发展。

7. *生长发育所起的作用* 通过临床发

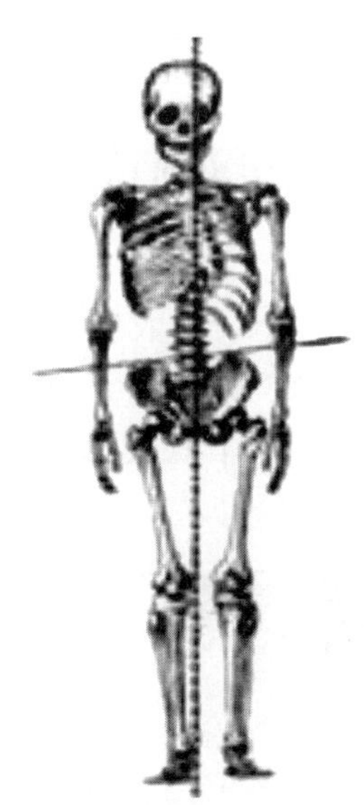

图 12-2-4　骨盆倾斜容易造成脊柱侧凸

现，脊柱侧凸的患者身形瘦长，其椎体较正常人也更细更高。这种脊椎更有弯曲倾向。青春期脊柱生长最快时，后侧韧带不能适应前侧的生长，便会迫使脊柱前凸，当前凸节段顶部椎体弯曲力转向侧方时，则渐出现侧凸。许多学者研究了激素对脊柱侧凸产生的控制作用，对比了正常及特发性脊柱侧凸患者的生长调节素和生长激素，发现患者两种激素水平均较高，但其对疾病的作用机制目前还很难阐明。

8. 代谢异常　有人发现 6—18 岁特发性脊柱侧凸患者血清中，2-I 型球蛋白及己糖蛋白的含量增多；尿内脯氨酸的氢氧化物排泄增加，黏多糖减少，且脊柱侧弯的椎间盘髓核内氨基葡萄糖及氨基乳糖含量减少。

9. 血小板异常　许多学者注意到特发性脊柱侧凸患者血小板的结构和功能异常。Yarum R.等在发现患者骨骼肌钙磷水平增多的同时，观察到血小板内钙磷水平也增高。Muklred A.等用电子显微镜和金属浸透技术证实了几乎所有患者均可找到嗜金属样血小板、钙调节蛋白。因为血小板与骨骼肌收缩蛋白系统(肌钙蛋白与肌浆蛋白)类似，所以系统性紊乱影响骨骼肌收缩系统时也影响血小板收缩系统。钙调节蛋白通过它对肌钙蛋白和肌浆蛋白的内在活性调节肌肉和血小板活性。这些形态学及生理学的变化提示特发性脊柱侧凸患者存在细胞膜缺陷。

(二)病理改变

虽然造成脊柱侧凸的病因有很多种，但却存在相似的病理改变。

1. 脊柱的变化　椎体呈楔形改变，既有左右楔变，又有前后楔变，有时多个椎体楔形变，左右楔变造成侧凸，前后楔变造成后凸，常见两者同时存在，形成侧后凸(图 12-2-5)。椎体在凸侧增大，向凹侧旋转，凸侧的椎弓根也随之增长，同侧横突及椎板也随之降凸，使胸腔的凸侧变狭窄。棘突偏向凹侧，凸侧的椎弓根变短，椎管变成凸侧边缘长而凹侧边缘短的三角形。脊髓不位于椎管正中央而偏向凹侧，紧贴于凹侧椎弓根旁。

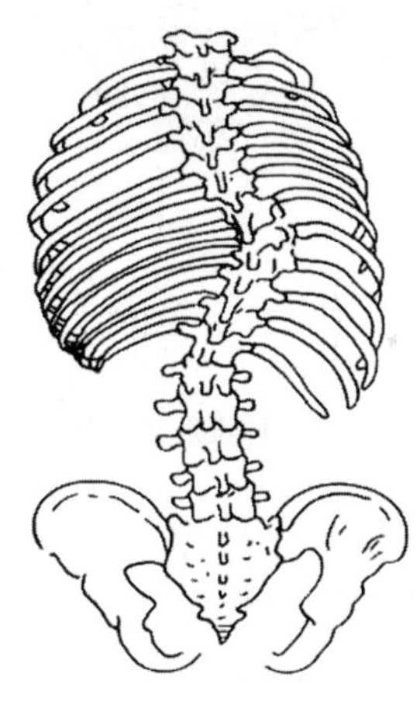

图 12-2-5　侧凸脊柱的变化

2. 椎间盘的变化　椎间盘在凸侧增厚，凹侧变薄，因此椎间盘的形态也楔形改变。纤维环的层次也是凸侧多于凹侧，髓核有向凸侧移位的现象。椎间盘的显微镜下所见一般没有很大变化(图 12-2-6)。

3. 肋骨的变化　随着凸侧椎体的向后方旋转，肋骨也随之隆起，临床上称为隆凸

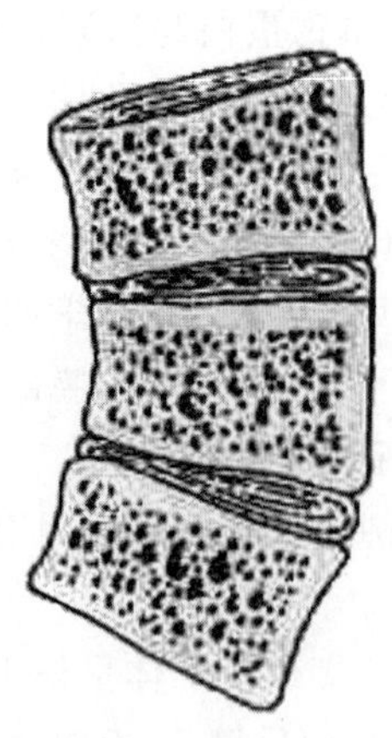

图 12-2-6　椎间盘病理改变

(hump)。凸侧胸腔变窄,凹侧肋骨向前方移位;凸侧肋间隙变宽,凹侧肋间隙变狭窄。肋骨本身也有变形,不为扁形而呈三角形。在凸侧胸廓前面因旋转畸形而偏低,凹侧胸前侧隆起。有时凹侧的肋软骨也有隆凸现象(图 12-2-7)。

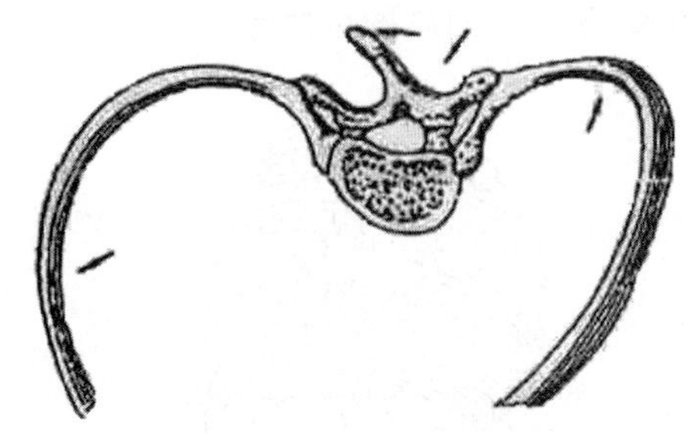

图 12-2-7　脊椎肋骨病理改变

4. 肌肉韧带的变化　外科解剖及病理学研究发现主弧凹侧的各层软组织均有挛缩现象并产生了张力,光镜及电镜下观察其组织相亦证实均有明显变性,肌肉横纹消失、肌核减少、间隙纤维增生等,而主弧凸侧的各层软组织只有轻度萎缩变性。随着侧凸病程的不断发展,软组织挛缩使得凹侧形成牵拉性张力,恰如弓上的弦,绷得越紧,弓背便越弯曲,软组织挛缩程度越重,称之为"弓弦效应"(Bowstring effect)。

5. 内脏的变化　由于胸腔变形压迫,通常会使心、肺结构产生变化,从而导致多数患者心肺功能不全,特别是合并有胸后凸减少或胸前凸的病例。

四、临床表现与诊断

(一)临床表现

侧凸程度轻者,穿上衣服不明显,但脱下衣服站立或向前弯腰时,背部可观察到脊柱两边的腰背不对称,脊柱棘突不在一条直线上(图 12-2-8)。

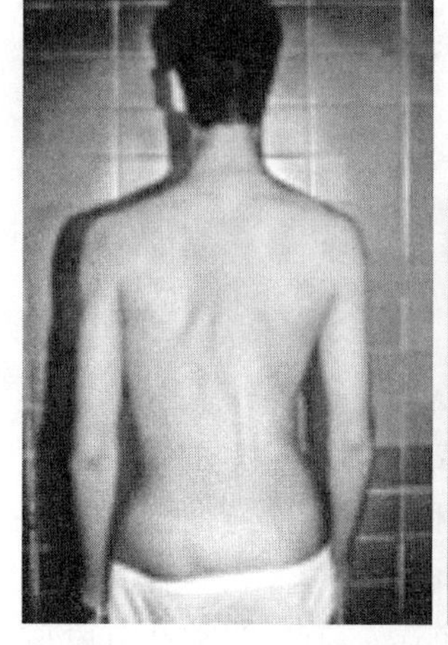

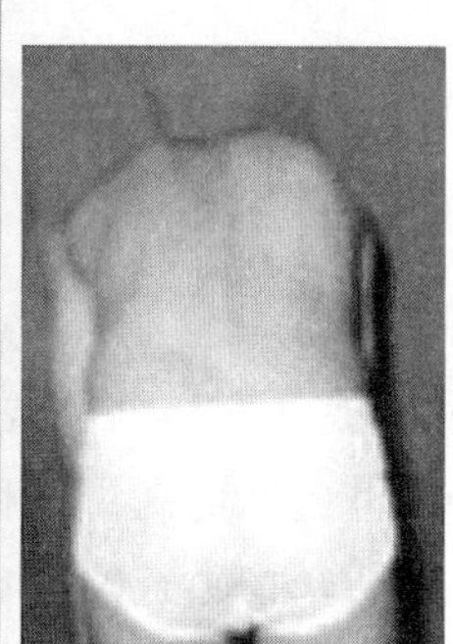

图 12-2-8　轻度脊柱侧凸外观

侧凸中度以上的患者,常常伴有一侧肋骨的后凸异常(图 12-2-7),形成"剃刀背",俗称"罗锅"(图 12-2-9)。

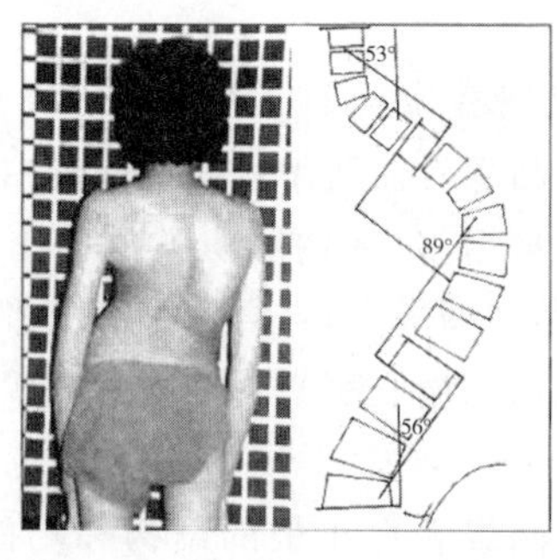

图 12-2-9　中度脊柱侧凸外观

侧凸严重患者,外观特别明显,除形成"剃刀背",还可以出现双肩不等高、身体侧偏、骨盆倾斜、下肢不等长等现象(图 12-2-

10)。同时可能伴有胸廓的下沉和旋转畸形、躯干倾斜、缩短,以及由于胸廓容积下降限制呼吸运动出现的肺功能障碍,以致活动耐力下降,轻微运动后即缺氧发绀,进而影响心脏功能,出现心力衰竭。当侧凸进一步发展超过 100°以后,压迫脊髓神经,部分患者还可能出现神经症状,轻者下肢麻木、无力、肌肉萎缩,重者可能出现截瘫。

(二)分型

1. *按发病年龄* 特发性脊柱侧凸,由于发病年龄不同,可分为三型。

(1)婴儿型(infantile type):年龄在 4 岁以下,此型特点为半数发生在 3 岁以前,主要在胸椎,56%左右为男性,92%为左侧凸。多数患儿会在发育过程中不经治疗自然纠正,只有少部分患儿会随年龄逐渐加重,如不积极治疗,可发展成严重畸形。

(2)少儿型(juvenile type):年龄在 4—10 岁之间,由于此年龄组患儿生长发育比较旺盛,所以脊柱侧凸畸形发展加重较快,须严密观察。此型侧凸多向右侧,女性多见,男女比例为 1:8。

(3)青少年型(adolescent type):年龄在 11 岁至发育成熟之间,是手术治疗的最佳年龄阶段,如侧凸发展快应随时治疗。

2. *临床分型* 特发性脊柱侧凸临床常用分型方法有 King 分型、Lenke 分型及 PUMC 分型。临床分型对于制定手术方案具有十分重要的意义。

King 分型主要分Ⅰ～Ⅴ型(图 12-2-11),King 分型比较简单,便于记忆和理解,但其主要以胸弯为主,未将腰弯、胸腰弯及三弯包括在内,此外尚有 1%的胸弯无法分型,因此临床应用有其局限性。

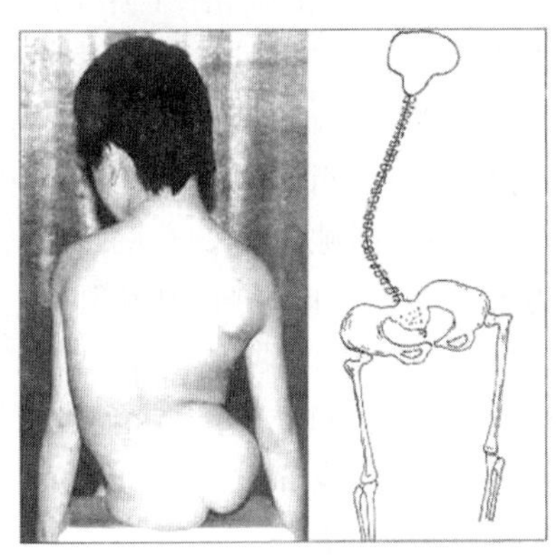

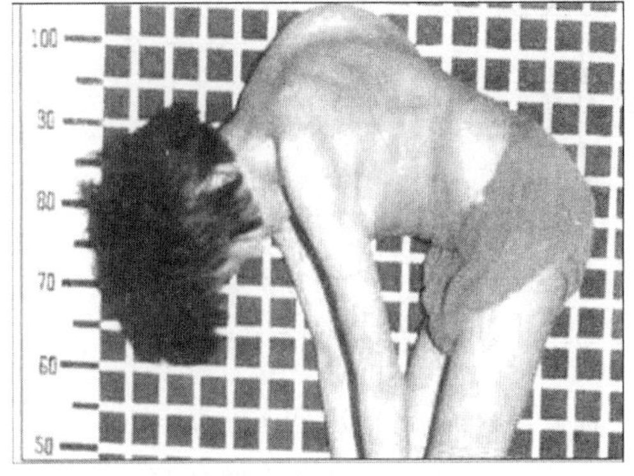

图 12-2-10 重度脊柱侧凸外观

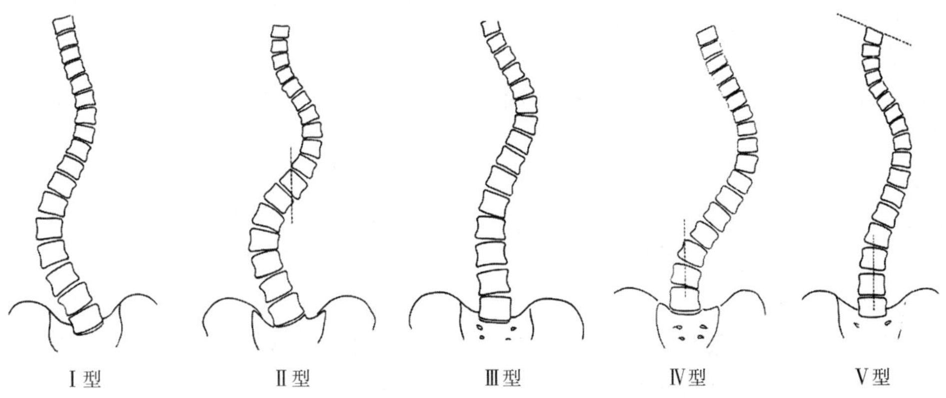

图 12-2-11 King 分型

针对King分型的缺陷，Lenke等提出了一种新的分型方法。近年来已成为特发性脊柱侧凸的标准分型方法。得到脊柱侧凸研究协会的大力推崇。该方法包括Lenke基本分型(1～6型)、腰椎侧凸分型(A～C)及胸椎后凸(－、N、＋)修正型。最终获得的完整分型为三种分型的组合。Lenke分型较过去的分型更为全面，基本上包括了所有常见的侧凸类型，但仍未考虑到侧凸在轴状面上的畸形。

(三)诊断

1. 早期脊柱侧凸表现　①双肩不等高；②肩胛一高一低；③脊柱偏离中线；④一侧腰部出现皱褶皮纹；⑤弯腰时两侧背部不对称，脊柱棘突不在一条直线上(图12-2-12)。

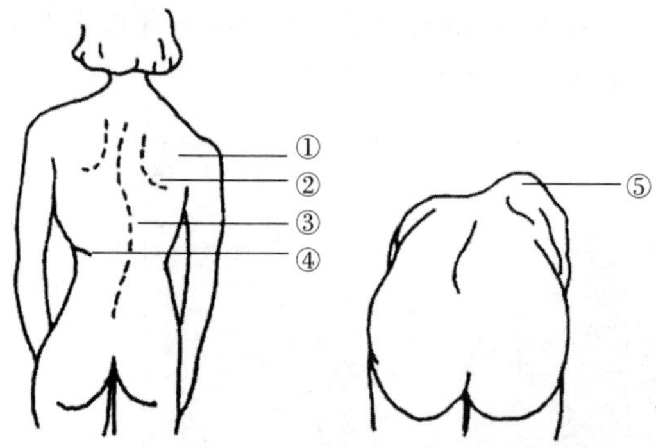

图12-2-12　脊柱侧凸早期畸形外观

此外，有下列情况时，应怀疑有先天性脊柱侧凸畸形的存在：出生后就有下肢畸形或大小便异常；背部皮肤有色素沉着、异常毛发或有包块；小儿上半身长度较短，与躯体长度不成比例者。对有可疑征象者应摄X线片检查或云纹照相，即可发现有脊柱或肋骨畸形表现。

2. X线片检查　一般X线片能区别侧凸的原因、分类及弯度、部位、旋转度、代偿度及骨龄等。同时可以观察到椎体有无增生、骨赘形成和骨质破坏。

(1)全脊柱正侧位X线片：包括站立位脊柱全长正、侧位X线片。上端包括颈椎，下端包括双侧腰骶联结及髂骨翼(图12-2-13)。

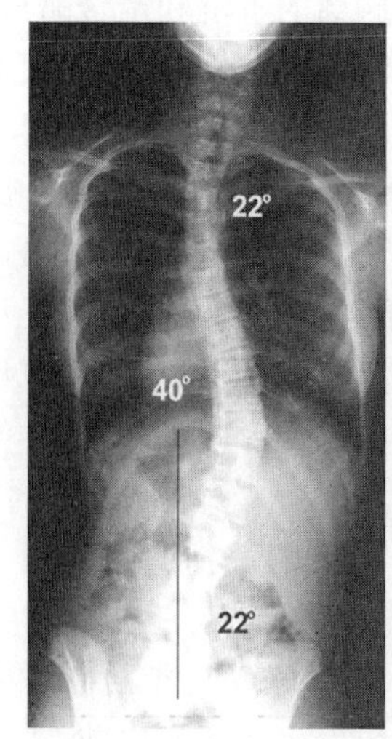

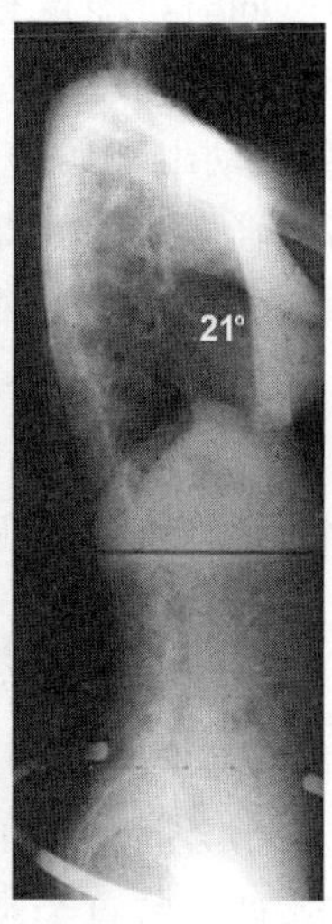

图12-2-13　全脊柱正侧位X线片

角度测量最常采用的是X线片Cobb角度测量法(图12-2-14)，用于测量的X线片即为全脊柱标准正位相。Cobb角度具体测量方法为：①确定端椎，上、下端椎是指侧凸中向脊柱侧凸凹侧倾斜度最大的椎体。应注意：脊柱侧凸凸侧椎间隙较宽，凹侧椎间隙较窄，而凹侧椎间隙开始变宽的第一个椎体被认为不属于该弯曲，因此其相邻的一个椎体被认为是该弯曲的端椎；②在上端椎的椎体上缘划一切线，同样在下端椎椎体的下缘划一切线，对两切线各做一垂直线，两垂直线的交角就是Cobb角。

椎体旋转度是根据X线正位片上椎弓根和椎体侧壁的位置关系测定的，共分为5度(图12-2-15)。0度：双侧椎弓根对称，无旋转；Ⅰ度：凸椎弓根移向中线，但未超出第一格，凹侧椎弓根变小；Ⅱ度：凸侧椎弓根已移至第二格，凹侧椎弓根消失；Ⅲ度：凸侧椎弓根移至中央，凹侧椎弓根消失；Ⅳ度旋转最严重，凸侧椎弓根超越中线，靠近凹侧。

骨骼成熟度的评价最常采用X线正位片髂骨骨骺进行评估，即Risser征(图12-2-16)：将髂嵴分为四等份，骨化由髂前上棘逐渐移向髂后上棘，骨骺移动25%为Ⅰ度，

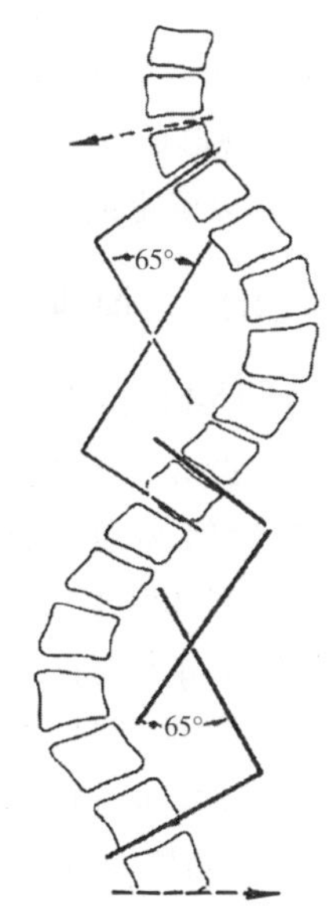

图 12-2-14　Cobb 角度测量法

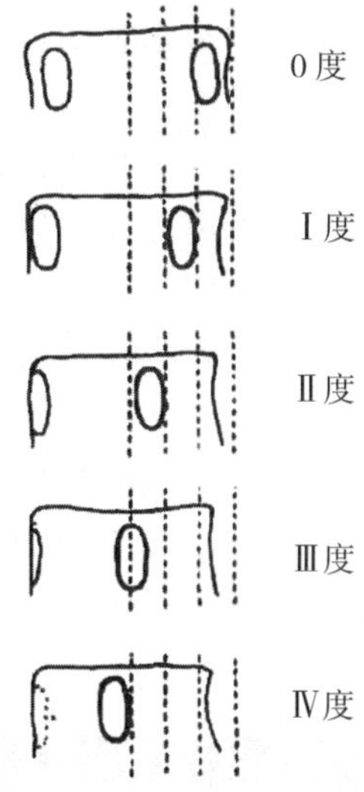

图 12-2-15　椎体旋转度评价

50%为Ⅱ度，75%为Ⅲ度，移动到髂后上棘为Ⅳ度，骨骺与髂骨融合为Ⅴ度，此时骨骼发育停止。

(2)悬吊牵引位 X 线片(图 12-2-17)、仰卧位左右侧屈位 X 线片(Bending film)(图 12-2-18)及支点弯曲位 X 线片(Fulcrum bending film)(图 12-2-19)。

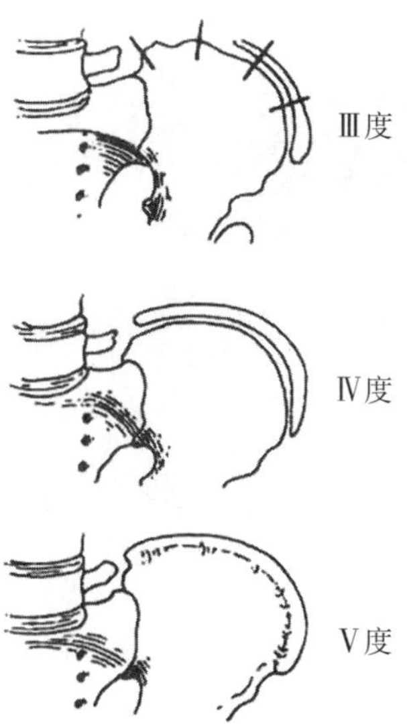

图 12-2-16　骨骼成熟度评价(Risser 征)

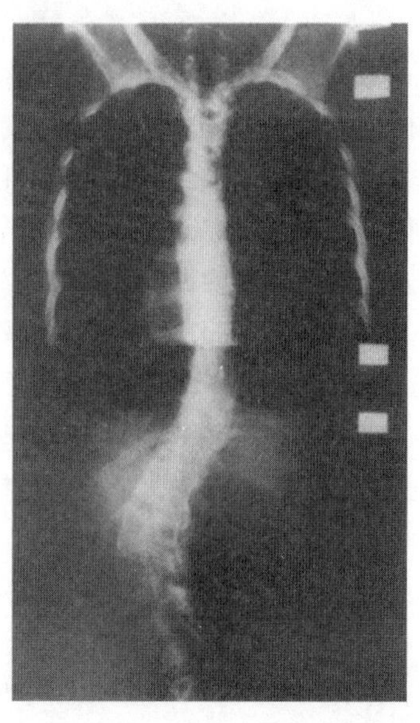

图 12-2-17　悬吊牵引位 X 线片

通过这几项检查可了解脊柱侧凸的僵硬程度，侧凸的可矫正度，代偿侧凸的度数及旋转变化。悬吊牵引位片：利用患者双上肢自然悬吊位进行正位摄片，用此片与站立位正位片相比较，相差的角度可用来评估矫正度。一般说来，悬吊正位像上侧凸度数减去10°～

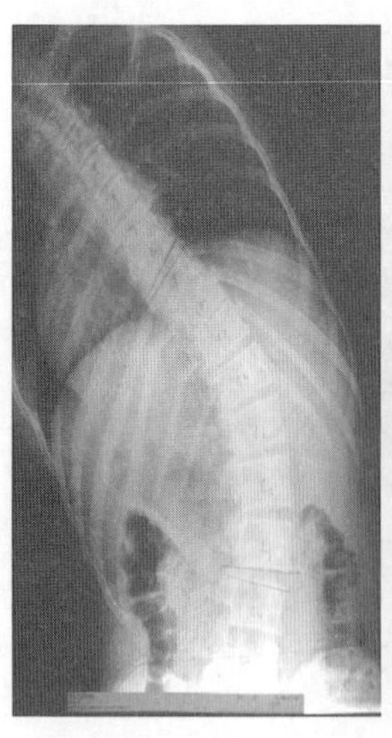
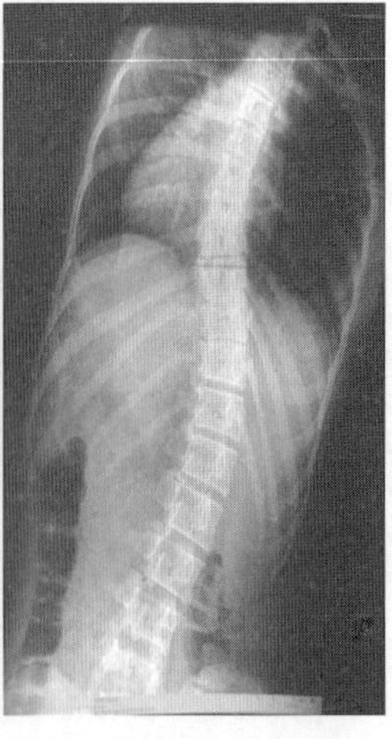

图 12-2-18　仰卧位左右侧屈位 X 线片(Bending film)

15°是最终矫正度数;仰卧位左右侧屈位片:患者仰卧位左右侧屈至最大程度时摄片,向主弯的凸侧弯曲是为了检查还有多少原发弯曲的残留畸形。向原发侧凸凹侧弯曲是了解残留多少继发弯度,以矫正手术可能纠正的程度;Fulcrum 像是用一圆桶状物通过肋骨压迫顶椎,所得的侧凸改善度数一般小于悬吊像,更接近最终矫正度数,在特发性脊柱侧凸有多个弯曲时,可确定何者为主弯,因主弯侧倾时纠正较少,而代偿性侧凸纠正较多。

(3)反旋转相(Stagnara 像):严重的脊柱侧凸后凸畸形病例中,由于脊柱旋转,普通前后位片不易区分先天性脊柱侧凸还是特发性脊柱侧凸,须做脊柱反旋转相,以清楚地显露主侧凸的每一个节段(图 12-2-20)。

除以上检查外,有时还须通过脊髓造影、CT 扫描和磁共振等方法检查有无脊髓本身的改变、脊髓纵裂、骨嵴形成、椎管狭窄以及有无并发脊髓空洞症等,以确定最终的治疗方案。

五、治疗原则

一般认为,对 Cobb 角在 10°～20°的患者,可不做任何处理,但必须密切随访;对角度在 20°～40°的患者,必须进行以支具为主的非手术治疗;而 Cobb 角度大于 40°的患者,应进行手术矫形固定与融合。其治疗目的是恢复躯干的对称性,并使之保持第 1 胸椎棘突对准臀中皱襞,同时使两肩与骨盆左右平衡,以及保持心功能及肺功能正常。

(一)非手术治疗

一般而言,侧凸度数在 40°以下、轻度进行性加重的脊柱侧凸、每年加重不超过 5°者,侧凸曲度介于 40°～50°者,胸廓畸形不大、可复性强而年龄较小者均可采取保守方法治疗。

1. *石膏固定法*　特点是患者可以早期下地活动,该石膏固定法亦可以用作单纯脊柱融合术的辅助治疗方法(图 12-2-21)。

2. *支具疗法*　是目前公认有效的非手术疗法且应用最广,其基本原理是利用生物力学三点或四点力矫正规律,以达到防止脊柱侧凸加重的目的。支具治疗仅对骨骼生长发育还没有停止的患者有效。对生长潜能不足,如Risser征在4°以上或月经来潮已超过

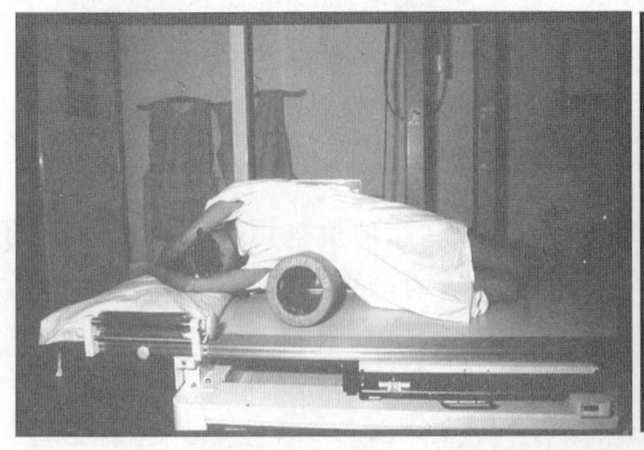
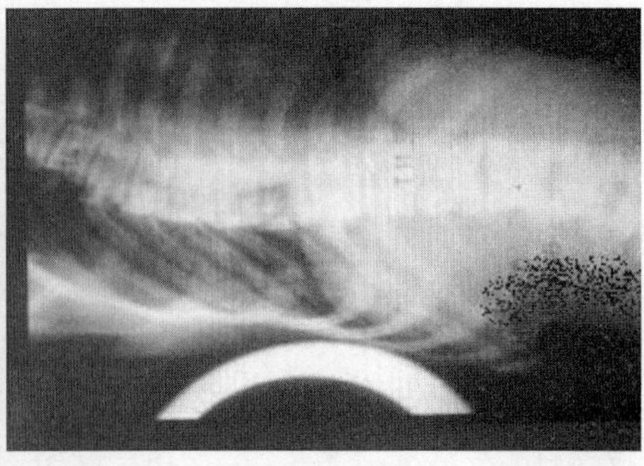

图 12-2-19　支点弯曲位 X 线片(Fulcrum bending film)

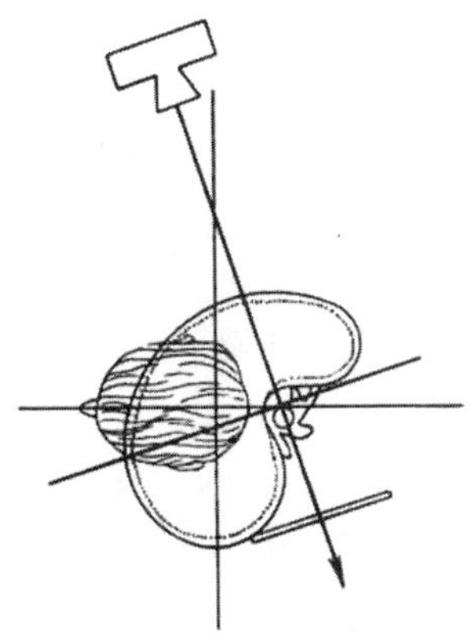

图 12-2-20　Stagnara 特殊位摄片

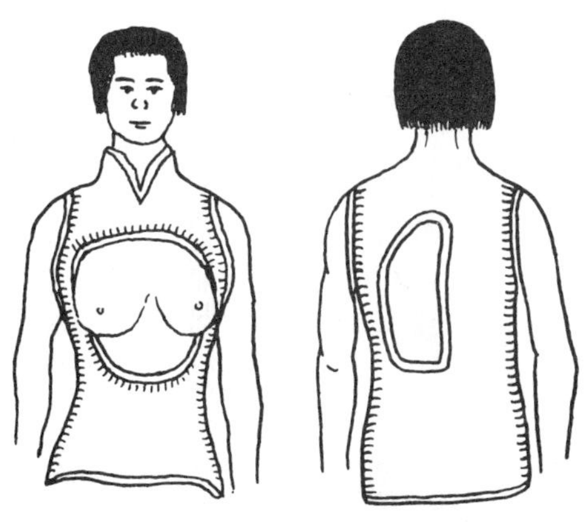

图 12-2-21　Risser-Cotrel 石膏固定法

1 年的患者，支具治疗已失去指征。初诊时 Cobb 角在 20°以下，可进行随访；初诊时 Cobb 角在 20°～30°，如果进展在 5°以上，应进行支具治疗；初诊角度已达 30°，应立即进行支具治疗。需要注意的是，支具治疗有可能加重胸椎前凸，使胸腔前后径的缩小进一步加重。常用的支具有固定到颈椎的 Milwaukee 支具（图 12-2-22）和腋下型 Boston 支具（图 12-2-23），后者只适用于顶椎在 T_{10} 以下的侧凸。目前，多应用改良的塑料贴身支具治疗胸椎以下的脊柱侧凸畸形。

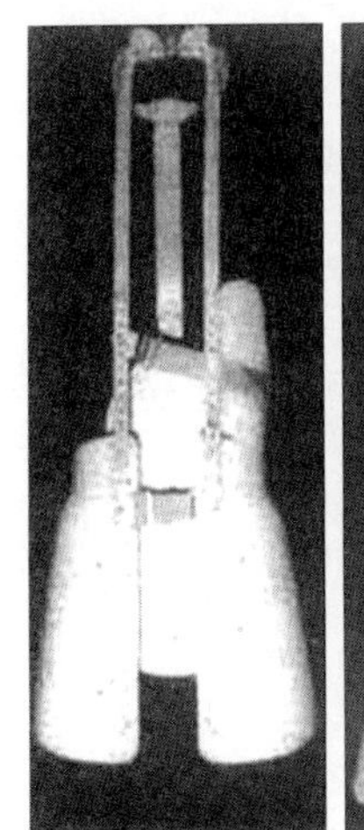
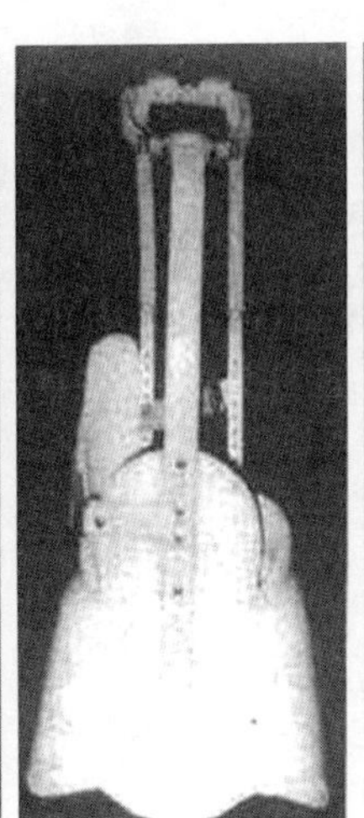
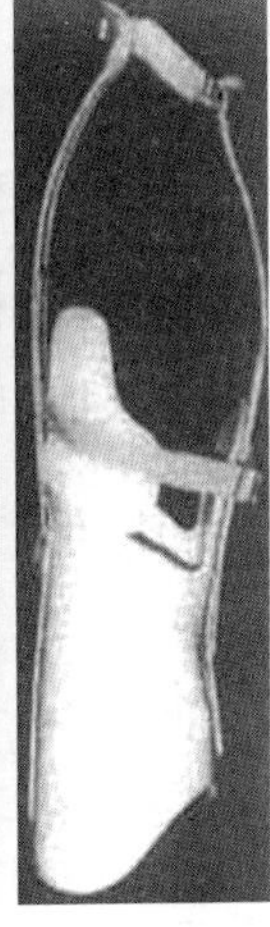

图 12-2-22　Milwaukee 支具

3. 牵引疗法　脊柱侧凸的牵引方法很多，介绍如下。

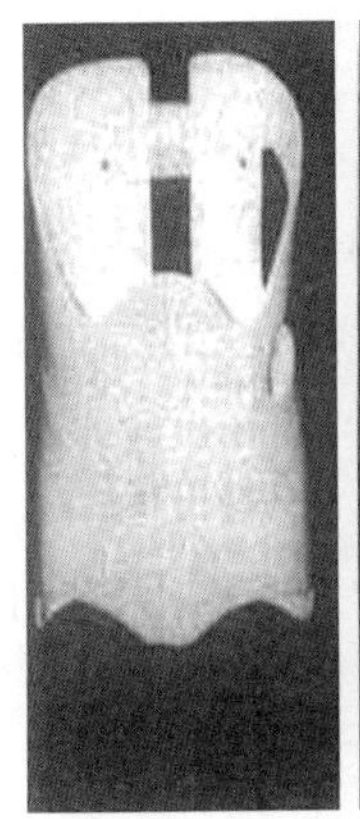
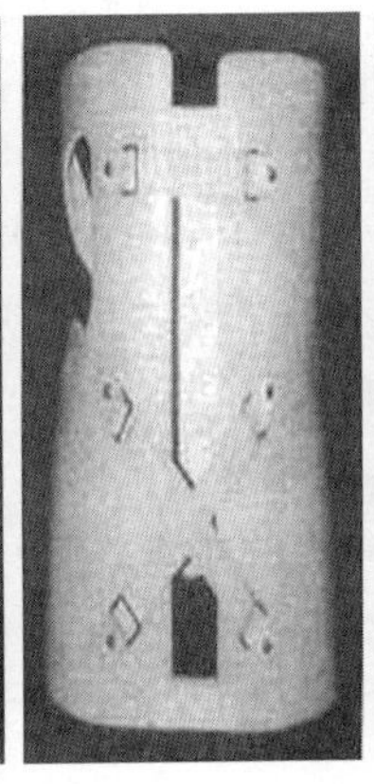
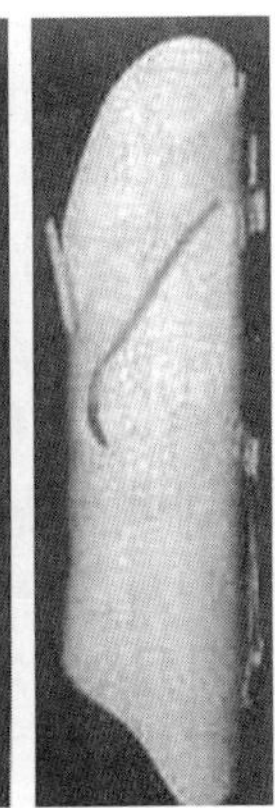

图 12-2-23　Boston 支具

（1）头盆环牵引：利用脊髓能耐受缓慢拉伸作用的原理，通过持续性的支撑牵引，产生纤维瘢痕组织的蠕变、松解和延长，从而达到最大安全限度地矫正脊柱畸形、纠正骨盆倾斜的目的（图 12-2-24）。这种方法能变大手术为小手术，大大简化了手术过程，增加了手术的安全性。通过头盆环牵引还可以使胸腔扩张拉长、肺容量增大，从而扩大肺活量、增强肺功能，并可增加脊髓的耐受性和适应能力。头盆环牵引效果确切，且可在支撑装置中手术，但须多处穿钉，易产生钉孔感染、脱出，甚至内脏损伤，牵伸力须通过颈椎诸关节，用力不能超过 11kg，过大有造成颈椎脱位及产生脑神经（Ⅶ、Ⅸ、Ⅺ）损伤的危险，因而在一定程度上限制了临床的应用。

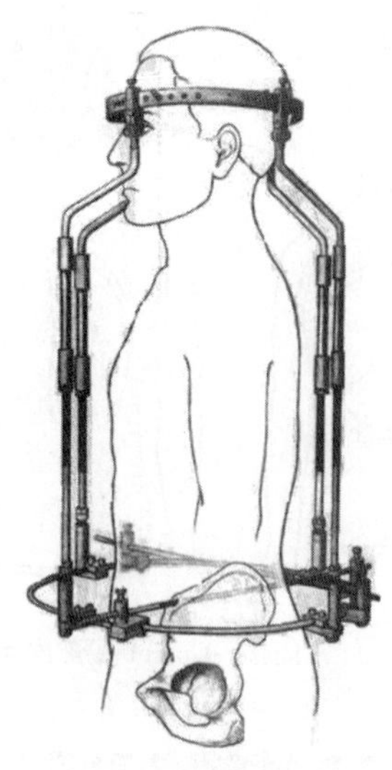

图 12-2-24 头盆环牵引

(2)颅骨及双下肢股骨髁上牵引：其方法及原理同头盆环牵引类似，只是牵引位置分别位于颅骨和双下肢股骨髁上，在两头进行牵引，而不是支撑牵引(图 12-2-25)。采用此法牵引可使椎骨间的韧带小关节松动，防止一次性内固定矫正对脊髓的损伤，但由于牵引时间长，重量大，需卧床，使活动受限，会导致较多并发症的产生。

(3)枕颌带股骨牵引：其原理与颅骨及双下肢股骨髁上牵引相似，只是将颅骨牵引改为枕颌带牵引，减少创伤，使患者更易于接受，但牵引时患者仍须平卧于床上(图 12-2-26)。

(4)侧凸反悬吊牵引：患者侧卧略反仰，使脊柱侧凸最高部位向下正对 10cm 宽的牵引带中部进行悬吊，牵引带通过滑轮连重锤，重锤在牵引时离地面 10～15cm，以能将躯干牵离床面 5～8cm 为宜(图 12-2-27)。侧凸反悬吊牵引，设备简单，患者可自行出入牵引装置，可在患者家中或简易病房中进行，不需特殊护理；牵引力可根据患者耐受力逐渐增加，因而安全可靠。

(5)垫枕卧位法牵引：患者凸侧卧位，主凸段垫枕，高约 15cm，借自身体重使椎旁挛缩的肌肉、韧带、小关节松弛，每天 8～16h(图 12-2-28)。此法简单易行，无需特殊器材。但其效果还有待于进一步研究。

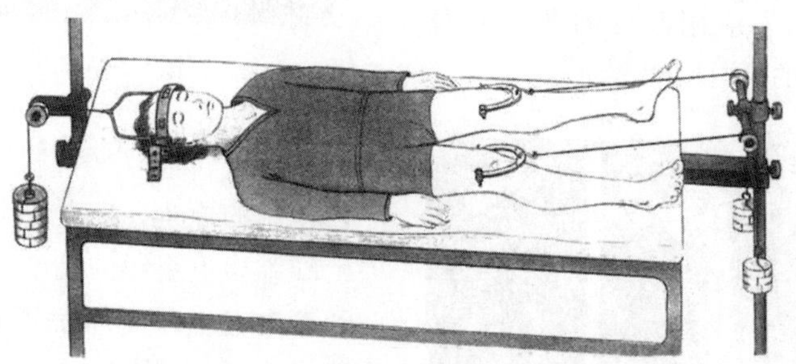

图 12-2-25 颅骨及双下肢股骨髁上牵引

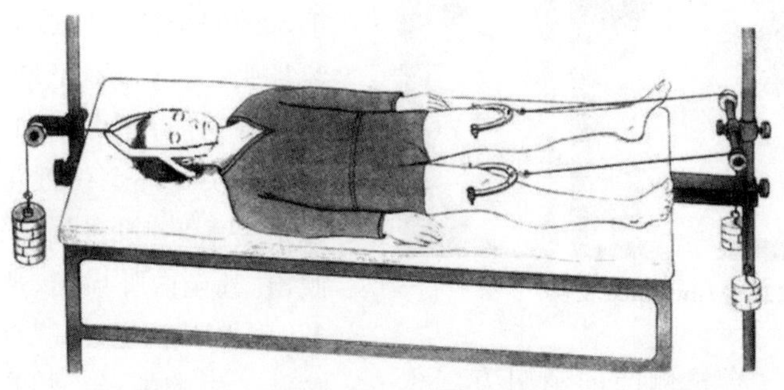

图 12-2-26 枕颌带股骨牵引

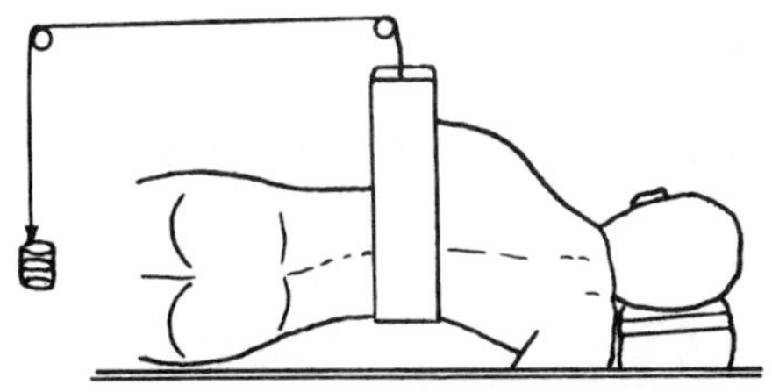
图 12-2-27　脊柱侧凸患者反悬吊牵引

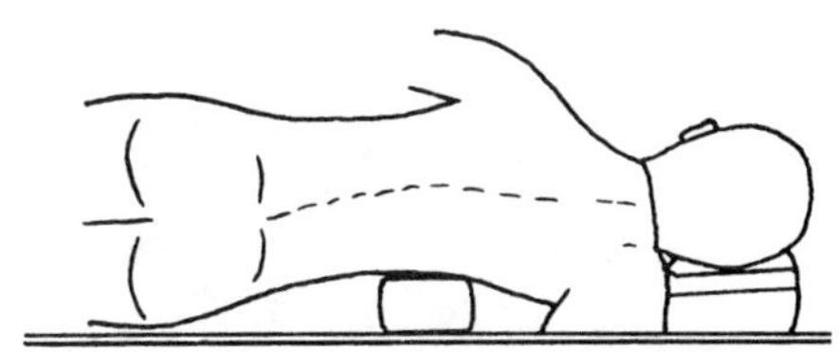
图 12-2-28　垫枕卧位法牵引

(6)自身悬吊牵引:运用较广泛。患者可用双手抓紧高度适合的门框或单杠等辅助器械,将身体悬空,进行自身悬吊牵引(图 12-2-29)。此方法疗效可靠、简单,不需特殊设备,为脊柱侧凸的牵引治疗增加了 1 种行之有效的方法,得到广泛应用。但使用该方法时患者耐受力差,不能持久(每次仅能悬吊离地 1min),且可造成神经过牵症状,且部分患者容易出现下肢麻木。

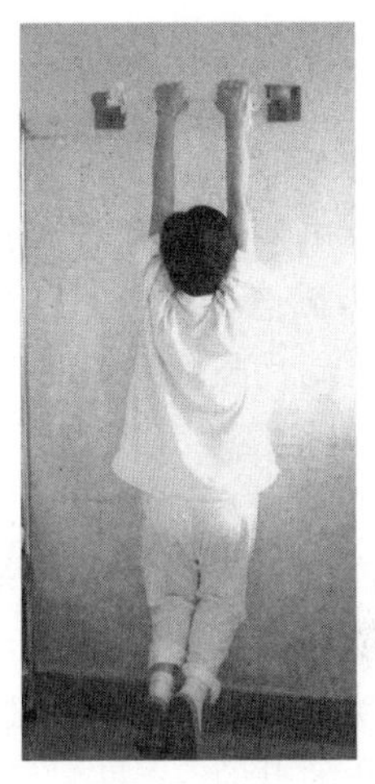
图 12-2-29　自身悬吊牵引

(7)牵引器具的牵引:朱建英等研制了一种扣带移动式新型脊柱延伸器,经临床试用取得了良好的临床效果(图 12-2-30)。

扣带移动式新型脊柱延伸器最大特点是可以通过推力指示表记录实际推力,评价推力与牵引效果的内在联系;扣带移动式胸髋约束带能够根据患者的体型调节大小,一带多用,与患者达到完全适合,避免了传统的同一约束带用于不同患者所产生的不合体现象。在此牵引器具的基础上研发的便携脊柱侧凸牵引器(图 12-2-31)最大的特点采用纵向牵引和侧方推顶的合力牵引,实现多点合力持续牵引,患者痛苦较小、舒适程度较高的目的。

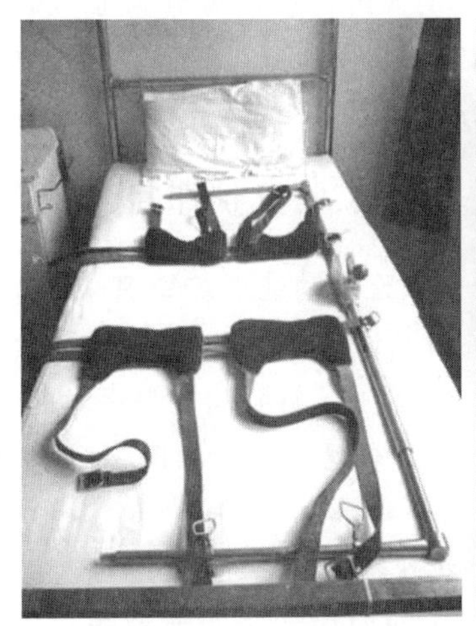
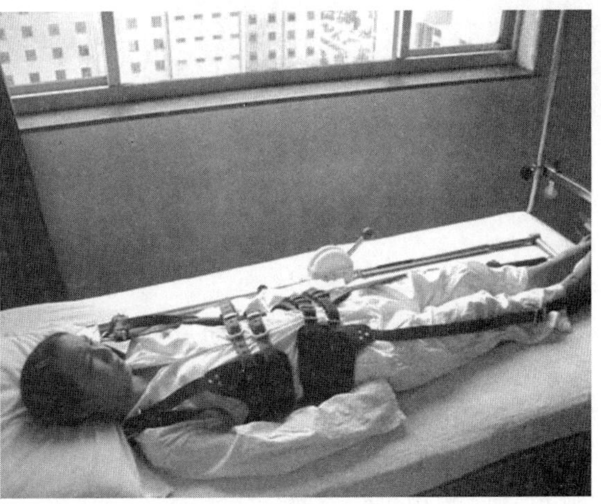
图 12-2-30　扣带移动式新型脊柱延伸器

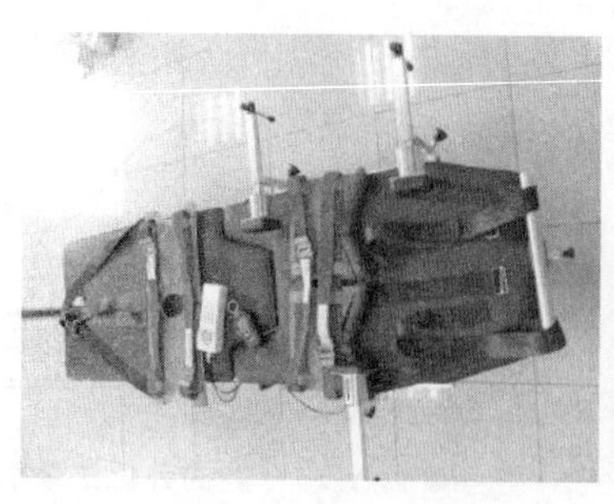
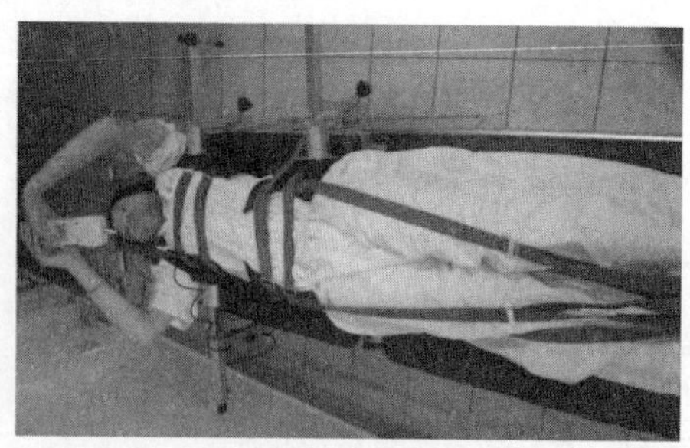

图 12-2-31 便携脊柱侧凸牵引器

4. 电刺激疗法 是另一种公认的较为有效的非手术疗法，1983 年 Axellgaarod 推出双通道体表电刺激治疗仪，对治疗脊柱侧弯取得了较为满意的效果（图 12-2-32）。电刺激疗法的机制是凸侧有关肌群在电刺激下长时间收缩锻炼，变得比凹侧粗壮有力，使脊柱两侧产生不平衡牵拉收缩从而获得矫正，甚至是脊柱内侧不平衡牵拉收缩，使凹侧半的椎体骺板受到拉伸，导致骺板内增殖细胞生长分裂加快，而使凹侧半的椎体生长加快达到矫正侧凸的目的。

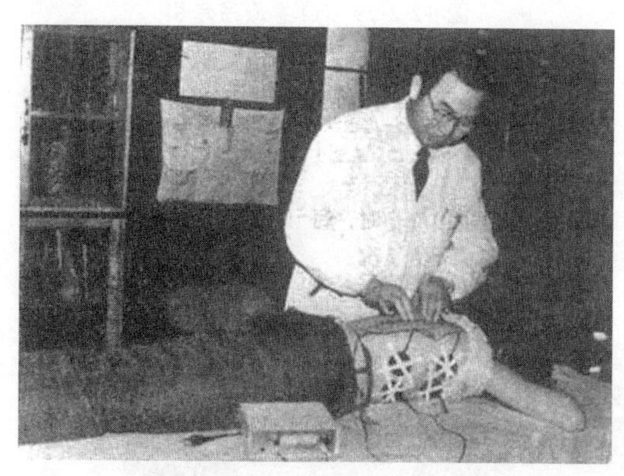

图 12-2-32 电刺激疗法

（二）手术治疗

Cobb 角＞40°且随生长发育畸形加重者须考虑手术治疗。Mohanty 等对 102 例青少年特发性脊柱侧凸手术患者进行 5 年随访，认为侧凸矫正手术应在快速生长发育期的 3 年，即 14—16 岁内进行。

1. 手术适应证 ①支具治疗不能控制侧凸进展，即使患者年龄很小，骨骼发育不成熟，也须进行手术治疗；②Risser 征小于 3°，但支具治疗无效，而 Cobb 角大于 50°；③Risser3°～4°，Cobb 角大于 50°；④Risser4°～5°，Cobb 角在 50°以上，Cobb 角虽然只有 40°，但胸椎前凸、胸廓旋转、剃刀背畸形和躯干倾斜失代偿等；⑤成年期侧凸，早期出现腰痛、旋转半脱位等。

目前认为，决定是否手术及手术的方式时需对患者的骨龄、生长发育状态、侧凸类型、结构特征、脊柱的旋转、累及椎体数、顶椎与中线的距离、特别是外观畸形和躯干平衡等因素加以综合考虑。

2. 手术方式 特发性脊柱侧凸手术根据手术入路可分为前路手术和后路手术；根据手术的性质可分为终末期手术和过渡性手术；根据是否进行矫形可分为原位融合和矫形内固定术。图 12-2-33 所示为脊柱侧凸内固定术后 X 线片。

六、常见护理问题

（一）缺乏肺功能训练知识

1. 相关因素 ①没有接受过专业知识教育；②患者不了解肺功能与手术的关系。

2. 主要表现 无主动训练意识，训练动作与姿势不正确。

3. 护理措施

（1）术前向患者说明肺功能与手术的关系：脊柱侧凸患者大多伴有限制性通气功能

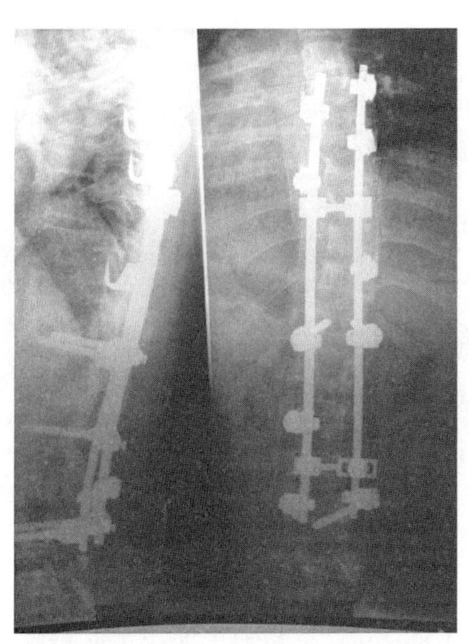

图 12-2-33　脊柱侧凸术后 X 线片

障碍，且肺功能减退程度与侧凸程度显著相关。由于术前肺功能降低，加上脊柱侧凸矫形手术必须在全麻下进行，而全麻可导致患者功能残气量下降，肺活量降低，因此，术后极易发生呼吸功能不全、肺不张和肺炎。而术前进行呼吸训练，可以最大限度地动员呼吸肌群主动参与收缩，增强和锻炼呼吸肌耐力，为手术后可能出现的呼吸功能减退做好充分的代偿准备，提高呼吸系统对手术的耐受力，降低并发症的发生率。

(2)教会患者综合呼吸操锻炼方法：①缩唇呼吸，嘱患者用鼻吸气，鼓起上腹部，屏气 1～2s，然后通过缩唇的口唇慢慢呼气，边呼气边数数，数到第 7 后做 1 个“扑”将气呼出，吸气与呼气时间为 1∶2；②腹部运动呼吸，患者将手放于腹部，以帮助吸气时收缩腹部肌肉。深慢吸 1 口气，此时可见胸部明显抬起，腹部下陷，然后放松腹部，将气缓缓呼出(图 12-2-34)；③膈肌呼吸，指导患者将双手放于腹部肋弓之下，同时嘱患者用鼻吸气，吸气时腹部向外膨起，顶住双手，屏气 1～2s 以使肺泡张开，呼气时嘱患者用口慢慢呼出气体，练习几次后由患者自行练习(图 12-2-35)；④吹气球，患者取坐位或立位，做吹大气球运动。先深吸一口气，然后含住气球进气嘴尽力将肺内气体吹入气球内，直到吹不出气为止(图 12-2-36)。上述方法由指定护士对患者进行专门指导，术前 7～10d 开始进行。每个动作练习 20min，3/d。在指导患者进行呼吸训练等操作演示时，要求家属在场，首先让家属掌握训练的意义，教会其训练方法，培训其督促与指导患者按标准进行训练的能力，通过家属的参与督导，提高健康教育效果。

(3)爬楼梯：适量的运动可增加患者的肺功能及体能，为手术做好准备。可要求患者爬楼梯进行锻炼，可按以下标准进行，每次 15 层楼梯，每组 2 次，每天 3 组。

(4)教会患者有效咳嗽：嘱患者先缓慢吸气，同时上身向前倾，咳嗽时将腹肌收缩，腹壁内收，1 次吸气，连续咳 3 声，停止咳嗽，缩唇将余气尽量呼出；再缓慢吸气，或平静呼吸片刻，准备再次咳嗽。咳嗽训练一般控制在 5min 以内，并避免餐后或饮水后进行，以免引起恶心和食物反流。

(二)缺乏牵引相关知识

1. 相关因素　①没有接受过专业知识教育；②患者不了解牵引与手术的关系。

2. 主要表现　无主动训练意识，训练动作与姿势不正确。

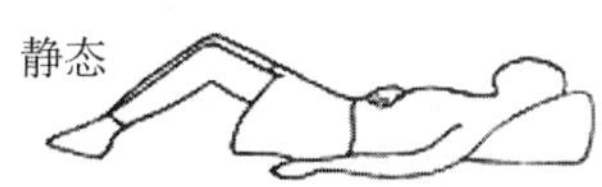

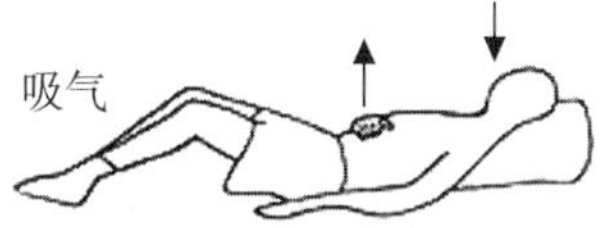

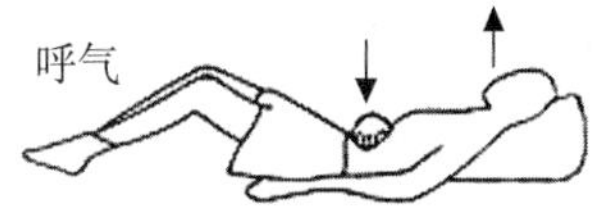

图 12-2-34　腹式呼吸

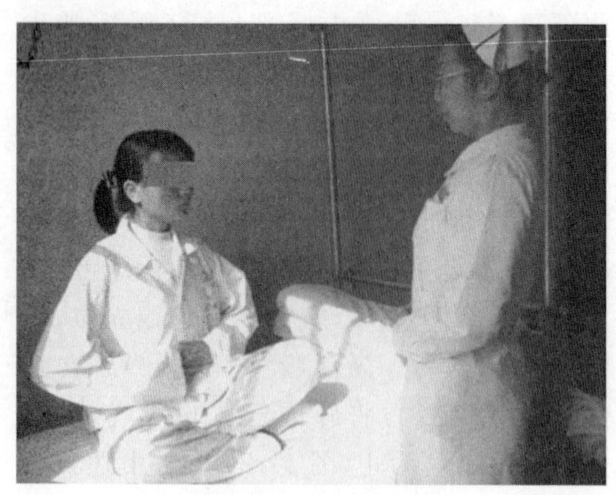

图 12-2-35 膈肌呼吸

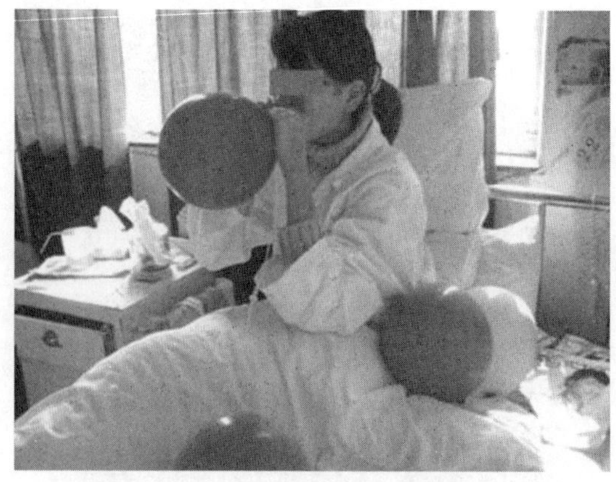

图 12-2-36 吹气球锻炼

3. 护理措施

(1)术前向患者及其家属说明牵引与手术的关系:脊柱侧凸手术治疗时,为了预防手术矫正导致脊髓张力过大而发生神经系统并发症,术前牵引已成为一种有效且常规使用的辅助治疗措施。通过牵引,可以松解椎旁软组织,使各个椎骨间的韧带、小关节松动,有利于手术的顺利进行。同时,术前牵引可以估计脊柱柔韧度,预测手术矫形的效果。因此有效的术前牵引对脊柱侧凸的矫形成功至关重要。

(2)介绍牵引方法:①头盆环牵引,将头环用 4 枚头环螺钉固定于颅骨,将直径 4mm、长 30cm 的骨圆针穿过骨骼并固定,3~5d 后,在头环与颅骨之间安装 4 根支撑牵引杆,每日延伸 1~3 圈进行支撑牵引;②颅骨及双下肢股骨髁上牵引,牵引位置分别位于颅骨和双下肢股骨髁,颅骨牵引重量 6~8kg,双下肢股骨髁上牵引 10~12kg,平均牵引 2~3 周;③枕颌带股骨牵引,头侧运用枕颌带牵引,下肢运用股骨牵引,开始时头侧牵引重量为 0.5kg,尾侧为 1kg,以后每天头侧加 0.5kg,尾侧加 1kg,头尾重量共达体重的 1/2 左右,然后可维持牵引,3 周后可达到满意的矫正效果,个别不满意的再延长牵引 1 周;④侧凸反悬吊牵引,患者须侧卧于牵引装置中,牵引带正对脊柱最隆凸处,牵引重量为 10~40kg,可根据患者体重及耐受量逐渐增加,达到患者体重的 1/2~2/3。除吃饭、大小便外,每日可离床活动 2~3 次,每次 1h。一般术前准备 2 周,可达到充分松解软组织的目的;⑤自身悬吊牵引,悬吊时双臂应伸展,身体尽量放松,为防止手掌磨破可佩戴手套。练习时可参考以下计划:第 1~3 天,悬吊<1min,然后平卧 10 min,反复,每组 3 次,6 组/天;第 4~6 天,悬吊 1min,然后平卧≤10min,反复,≥3 次/组,≥6 组/天;第 7~10 天,悬吊>1min,然后平卧 5min,如此反复,≥5 次/组,>6 组/天。进行悬吊牵引时,必须有人陪同,每天记录悬吊的时间、次数、并发症以及患者对治疗计划的耐受情况等;⑥扣带移动式新型脊柱延伸器,该延伸器由不锈钢金属框架和移动式躯体约束带两部分组成,使用时先把延伸器放置在病床上,协助患者佩带髋部及腋下约束带,然后让患者平卧于延伸器之中,连接延伸器与牵引扣带上下拉钩,松开牵引推力器锁口,最后根据患者能耐受的程度逐步增加推力至所需位置,随后锁住锁口。一般每天牵引 1 次,每次持续时间根据患者耐受情况 3~6h 不等,牵引和推压重量控制在 20~25kg。在牵引过程中记录每日实际牵引时间、牵引力大小及患者主诉。

(三)唤醒试验知识缺乏

1. 相关因素　①不了解该试验内容;②不了解应用唤醒试验进行术中配合的重要性。

2. 主要表现　术中不能很好地配合医生活动足趾,无法判断脊髓功能。

3. 护理措施

(1)术前详细讲解唤醒试验的重要性:唤醒试验是在麻醉下避免发生截瘫最重要的试验方法,术前就应当向患者讲解清楚,使其了解医生的意图。

(2)讲解训练方法,并帮助患者练习:首先告知患者术中和缝合切口之前会减浅麻醉,如患者听到呼唤自己名字的时候,先活动上肢,再活动其双脚或双脚趾,以确认双下肢均能活动,表明脊髓没有损伤,之后会立即加深麻醉,使患者迅速入睡,直至手术结束。

(四)有牵引效能降低或失效的可能

1. 相关因素　①缺乏牵引相关知识;②依从性较低;③方法选择不当。

2. 主要表现　牵引前后判断脊柱柔韧度的各项指标无明显改变。

3. 护理措施

(1)向患者详细讲解有关术前牵引的知识。

(2)安排好训练计划,监督患者进行锻炼。

(3)选择有效且患者愿意接受的牵引方法,以得到患者及家属的配合。

(五)眼睛或皮肤受伤

1. 相关因素　术中体位摆放不当。

2. 主要表现　术后双眼红肿、疼痛、有异物感;皮肤发红或瘀青。

3. 护理措施　妥善摆放手术体位:诱导麻醉,插管并连接各种检测设备后,将患者置于俯卧位(图 12-2-37),注意避免突出部位和腹部受压,可以利用体位架(图 12-2-38)及体位垫帮助摆放体位。该体位应该保证眼球部不受压,可利用软的半圆形硅胶垫垫于额头,有利于麻醉管理。同时眼睛内涂眼药膏,用纱布覆盖双眼。在使用电刀时,为防止皮肤热伤,四肢不能接触金属物品。

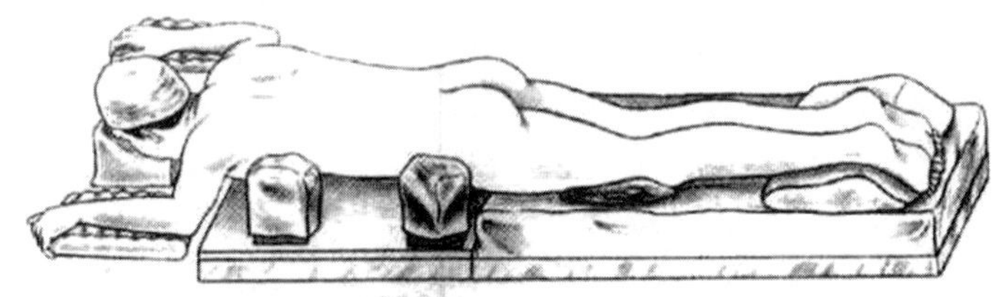

图 12-2-37　手术体位

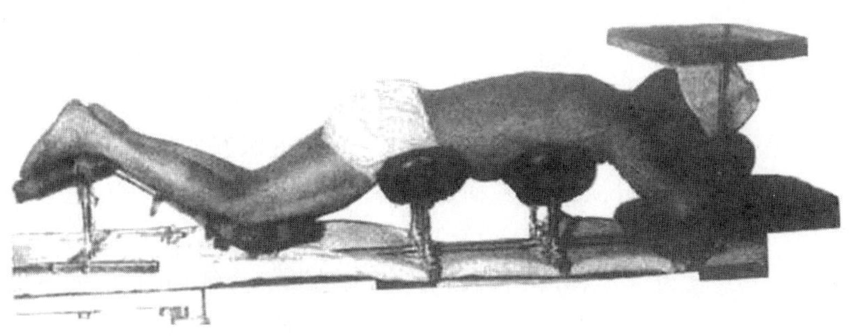

图 12-2-38　手术体位架

(六)清理呼吸道低效

1. 相关因素 ①肺功能低下;②全麻插管后喉头水肿;③伤口疼痛;④身体虚弱。

2. 主要表现 ①痰液不易咳出甚至无法咳出;②可伴有发绀、呼吸困难等;③听诊肺部有干、湿啰音。

3. 护理措施

(1)术后48h内,严密观察呼吸情况并持续高流量吸氧。

(2)全麻未醒的患者,应待其苏醒有呛咳时才拔出气管内插管,以免因喉头水肿、痉挛引起窒息。

(3)鼓励自行咳嗽排痰,必要时吸痰。

(4)咳嗽时,用双手或用枕头垫住疼痛部位,以减轻疼痛。

(5)对于痰液黏稠者:①保证摄入足够的水分;②遵医嘱进行雾化吸入;③翻身时叩击胸、背部。

(6)鼓励患者深呼吸,协助翻身。

(7)保持病室清洁,维持室温在18~22℃,湿度在50%~60%。

(七)潜在并发症——伤口渗血较多

1. 相关因素 脊柱侧凸手术创面大、剥离深,且内植物要通过椎弓根螺钉进行内固定,如果术中止血不彻底,术后就很有可能出现较多渗血。

2. 主要表现 ①伤口敷料被血液渗湿,伤口引流量较多;②严重者脉搏细数、呼吸增快、血压下降、尿量减少。

3. 护理措施

(1)术后平卧4h后翻身,以利压迫止血。

(2)密切观察伤口敷料有无渗血迹象,引流管是否通畅和引流液的量及颜色的变化:如引流量过少,可能系血凝块阻塞、引流管折曲等阻碍引流,应及时排除。引流液量多而快,12h超过500ml,可能原因为:①吸引负压过大,常规吸引负压应为5~10mmHg;②创面渗血过多。如系前者引起则调节负压使其减小;如系后者,则加强止血,补充血容量,防止休克。

(3)每0.5~1小时测血压、脉搏、呼吸、尿量1次,连续12h,以后酌情延长测量时间。

(4)必要时遵医嘱给予止血药物。

(5)加强营养,预防失血过多导致的贫血。

(八)潜在并发症——脊髓神经功能障碍

1. 相关因素 ①术中脊髓、神经被牵拉;②术后脊髓水肿、出血、供血障碍;③硬脑膜外血肿压迫。

2. 主要表现 双下肢的感觉、运动及括约肌功能较术前差。

3. 护理措施

(1)术后72h内,严密观察双下肢的感觉、运动、括约肌功能,并与术前作比较,发现异常,及时报告医师处理。

(2)遵医嘱准确、及时使用脱水剂、肾上腺皮质激素,以预防反应性脊髓水肿。

(3)一旦出现脊髓神经功能障碍,立即配合医师进行处理:①高压氧治疗;②出现进行性功能障碍者手术探查。

(九)潜在并发症——胃肠道反应

1. 相关因素 ①全麻术后;②手术牵拉;③脊柱位置矫正后对自主神经系统的牵拉;④肠系膜上动脉综合征:由于手术所致Treitz韧带紧张上提,使肠系膜上动脉受牵拉供血不足,导致胃、十二指肠功能紊乱,可出现腹痛、腹胀、呕吐、不能进食等症状。

2. 主要表现 腹胀、恶心、呕吐等。

3. 护理措施

(1)术后禁食1~2d,进食后饮食由流食过渡到半流食,最后到普食。用高蛋白、高糖、高维生素、适当脂肪、粗纤维成分多的食物。

(2)遵医嘱使用止吐药。

(3)术后3d仍恶心、呕吐且腹胀加重,呕吐频繁呈喷射样,呕吐物为胆汁,应警惕肠系膜上动脉综合征,并采取如下措施:①抬高床尾,取头低俯卧位;②禁食、补液等;③胃肠减压;④颈交感神经封闭。

(十)潜在并发症——内固定器械脱钩及断杆

1. 相关因素　①术中安装不当;②器械质量不符合要求;③术后咳嗽、呕吐而使应力增加;④术后外固定不当;⑤不适当的活动。

2. 主要表现　①听到咔嚓的断杆、脱钩声;②照片显示:脱钩及断杆。

3. 护理措施

(1)术后卧硬板床。使用气垫床时,调至最硬度。

(2)翻身时采取轴型滚动式的操作。对体重较重、肥胖的患者,可采用布带托身翻转,转动幅度在 45°～90°,避免拖拉。

(3)严禁脊柱扭曲、折屈,以防止折棒和脱钩。

(4)术后靠坐时,身体与床呈 45°～70°,禁止腰部折屈。

(5)术后起床活动,早期禁止提取重物的活动或劳动。

(6)及时处理咳嗽、呕吐症状。

(7)发现外固定不妥时,及时报告医师做相应处理。

(8)一旦出现脱钩或断杆,立即报告医师,做好再次手术准备。

(十一)恐惧

(十二)自理缺陷

(十三)疼痛

(十四)有发生压疮的危险

以上(十一)～(十四)见第 4 章外科围手术期护理的相关内容。

七、康复与健康教育

(一)术前指导

1. 脊柱弹性被动训练(牵拉锻炼)　牵拉锻炼可防止或减缓侧凸进一步加重,使背部肌肉和韧带松弛,减少侧凸度数,获得良好的矫正度,更重要的是避免和减少脊髓神经损伤并发症的发生。牵引时应密切观察双下肢运动、感觉变化及有无下肢麻木等神经症状,及时调整牵引重量。

详见牵引治疗及护理。

2. 脊柱弹性主动训练(即体操疗法)　指导患者进行自主左右、前后过伸过屈的脊柱活动练习,这样可以达到加强维持脊柱姿势肌肉的收缩力,牵拉凹侧挛缩的软组织和韧带使之产生不平衡收缩或可对矫正脊柱侧弯有利。另外,体操运动还具有体育运动健身和促进生长发育的作用。其应用原理是通过收缩凸侧被拉长的肌肉,舒张凹侧挛缩的肌群,促使凹侧肌肉发育,脊柱两侧的肌力达到平衡,从而改善外观畸形。每个动作练习 20min,每日 3 次(图 12-2-39)。

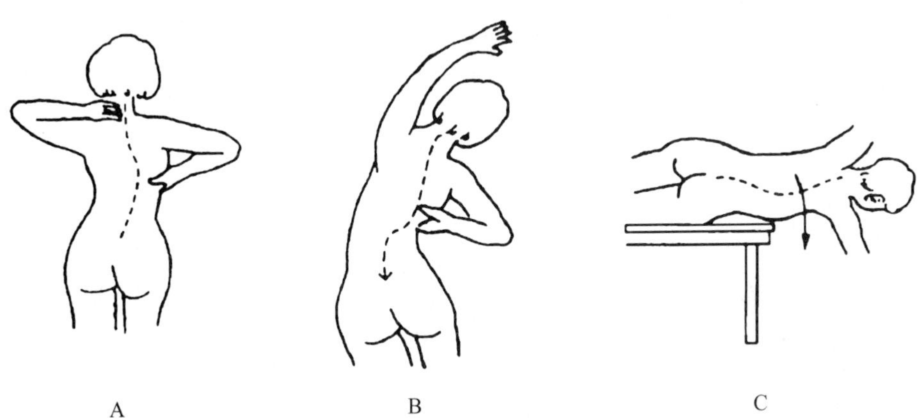

图 12-2-39　脊柱弹性主动训练

A. 胸腰背肌锻炼;B. 体操训练;C. 侧卧借助身体重力训练

3. 肺功能锻炼　详见肺功能训练知识。

4. 唤醒试验的训练　详见唤醒试验训练知识。

(二)术后指导

1. 饮食指导　术后1～2d禁食,静脉补液维持营养,防止腹胀和呕吐。术后第3天如无恶心、呕吐,开始进食流食或半流饮食,由于手术创伤大,术中失血较多,应指导患者多进食高蛋白、高维生素及含铁丰富的饮食,如瘦肉、鱼、虾等,并指导患者少食多餐,逐渐增加补充足够的营养摄入。如恶心,呕吐频繁,应警惕肠系膜上动脉综合征。

2. 术后体位护理　术后1周内绝对卧床休息,卧硬板床。协助患者轴型滚动式翻身,避免拖拉,严禁脊柱扭曲、折曲,防止内固定脱钩及断杆。更换体位1/h,使患者分别卧于左右侧卧位约20°～30°,并以软枕垫置于背部和臀部,维持侧卧,使患者舒适,并能防止伤口受压,预防压疮发生。脊柱矫形患者术后上下床有严格的要求:术后需进行全脊柱摄片,确定内固定和骨融合情况良好者,经医师认可,由专科护理人员的指导进行下床(图12-2-40)。上下床时应保持脊柱的水平位;个别体弱者,由于长期卧床,首次起床时应注意直立性低血压和直立性昏倒。

3. 功能锻炼

(1)术后第1天:疼痛耐受的情况下指导患者行直腿抬高运动及足背伸、背屈运动,每日3次,每次10～15次,以后逐渐增加次数(图12-2-41)。

(2)术后第2天:指导患者进行肺功能训练,在患者耐受的情况下进行综合呼吸操锻炼,吹大气球或吹水泡,越大越好,以呼吸促使肺复张,改善呼吸运动。

(3)术后第3天:鼓励患者床上活动四肢(图12-2-42),减少卧床并发症。包括颈前屈后伸、侧屈侧旋、耸肩活动;双上肢主动及被动运动,以肩关节为主,进行上举、外展、旋转活动;双下肢主动及被动运动,进行直腿抬高、外展,髋屈曲、内收外展,膝距小腿关节屈曲活动。以改善呼吸和血液循环,增强肢体肌力,为患者早日下床做准备。对于一期行前路松解术、术后须行颅骨及双下肢骨牵引的患者,卧床期间须指导患者进行股四头肌的等长收缩训练,防止肌萎缩。

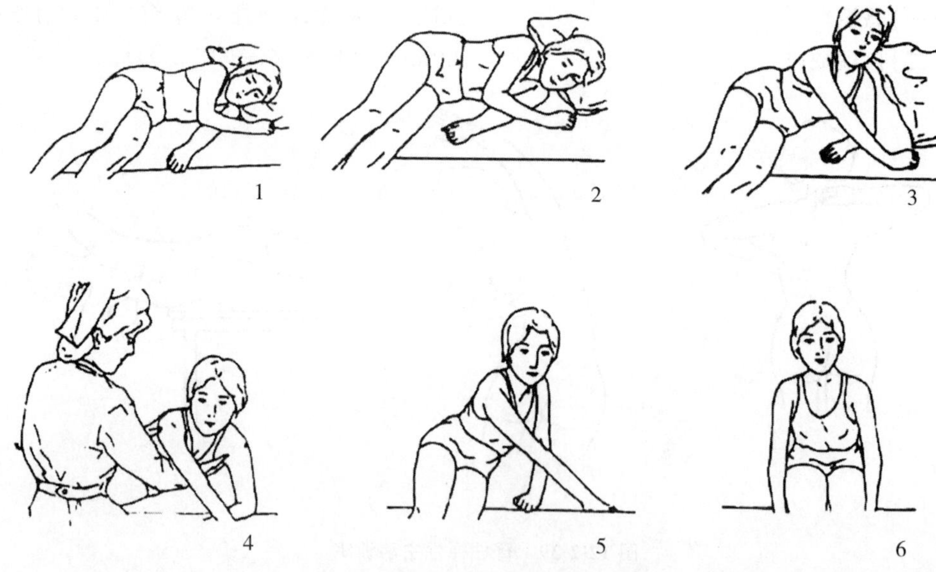

图12-2-40　术后患者坐起方式

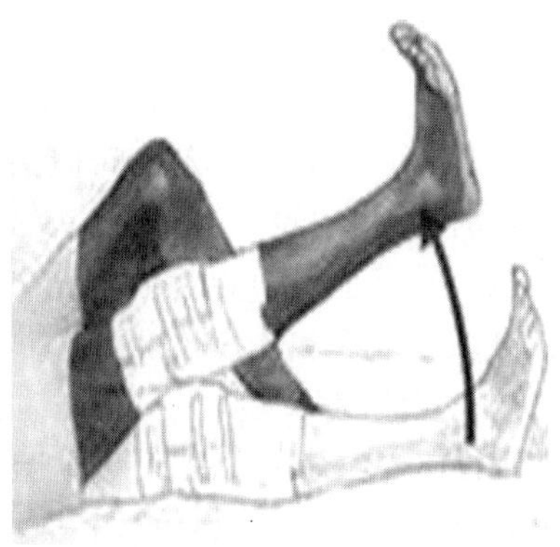
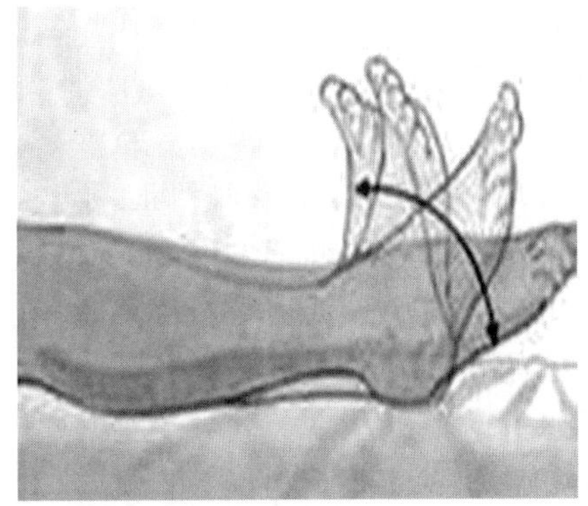

图 12-2-41　术后功能锻炼

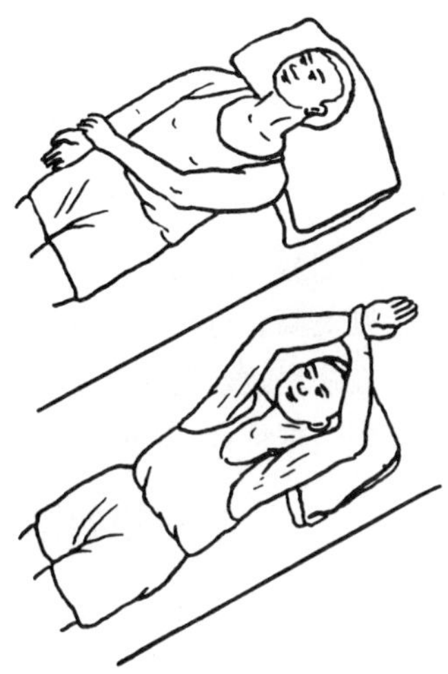
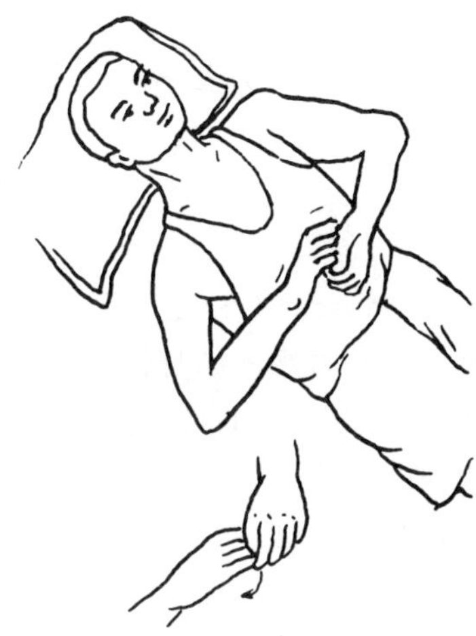

图 12-2-42　术后床上活动

4. 心理护理　无论是非手术治疗或手术治疗，都应得到患者及家属较长时间的支持和配合。应将疾病治疗的特点告诉患者及家属，使他们了解治疗、护理的方法以及术后可能出现的并发症，以便配合治疗。

5. 出院指导　拆线后，如发现切口有硬结，红肿或发热，感觉后背疼痛，有异物感要及时就诊；脊柱矫形术后患者大多数出院时需行石膏或矫形支具固定，可起到固定和保护作用，应指导患者保持良好心境，少吃多餐，进食高蛋白、高维生素、营养丰富、易消化的食物，以防石膏综合征；同时，应指导患者保持正确坐姿，防止开钩脱位或矫正棒折断；不要做上身前屈动作，上肢禁止提拉重物，半年内减少身体负重，尽量减少脊柱活动，注意预防外伤；支具固定 3 个月以上，除淋浴及睡觉外，其他时间均戴支架，按照 3 个月、6 个月、一年、以后每年的时间间隔进行复查。

(三)预防宣教

1. 向社会宣教

(1)脊柱侧凸的关键在于早期预防，应积极向社会及家长宣传，教育儿童保持正确的站、坐、卧姿势，学龄儿童使用保健书包即双背带书包；以端坐为宜，并随身高调整座椅和书桌高度。

(2)引导、督促儿童经常体育锻炼，做广播操，多游泳。增强胸腰部及胸背部肌力和韧带张力，加强脊柱的活动度。如有条件参加游泳活动，让儿童在没有垂直重力的作用下锻炼，使身体各部肌肉均衡发展，有利于矫正不平衡。

(3)一旦发现脊柱畸形，应及时纠正，早期佩戴支具进行治疗，以防继续发展。支具佩戴的具体方法：开始佩戴时，每天佩戴23h，1h允许患者用于沐浴、皮肤护理和呼吸练习，也便于患者调整和适应。每3～4个月进行X线摄片随访，检查畸形情况。支具治疗1年后，若侧凸减少＞50％，可逐步采取间歇治疗，每天取下支具3～4h；若间歇治疗后畸形矫正度数丧失未超过3°～4°，间歇时间可适当延长，但每3个月每天增加不能超过3h，以后可以逐步改为夜间佩戴，一般支具应用时间应该持续到患者骨骼成熟时为止。规范的支具应用可以控制侧凸畸形的进展，支具结合理疗和体疗效果更好。

2. 向医务人员宣教 对新生儿严格仔细地进行体格检查，提高先天性畸形的检出率；对可疑患者应积极跟踪复查，及早发现、及早治疗，提高早期治愈率，避免畸形的进一步发展。

(汪小冬 高 音 夏 洁)

第三节 颈 椎 病

一、概 述

颈椎病(cervical syndrome，CS)是一种常见病、多发病，它严重影响着患者的身体健康和生活质量。颈椎病是因颈椎间盘退行性变本身及继发性改变刺激或压迫邻近组织，并引起各种症状和(或)体征。这个概念范畴基本表述了颈椎病的病理和临床特征，但不能很好地反映颈椎生物力学和脊髓功能，目前也有争论。尽管如此，学术界还是广泛接受使用“颈椎病”这一名称。

颈椎病是常见的脊柱退行性疾病，其发病率在3.8％～17.6％，常发生在中老年人，50岁人群中患病率约为25％，60岁可达50％，70岁以上则更高。近年来这个趋势发生了变化，颈椎病发病率逐步趋向于低龄化，广泛发生于中青年中。据统计，中青年发病率在7％～10％。

二、应用解剖特点

在颅骨和胸椎之间的椎骨称为颈椎，它由7块颈椎骨，6个椎间盘和所属的韧带构成。颈椎在脊柱椎骨中体积最小，但其活动度和活动频率最大，易引起劳损和外伤，导致颈椎病(图12-3-1)。

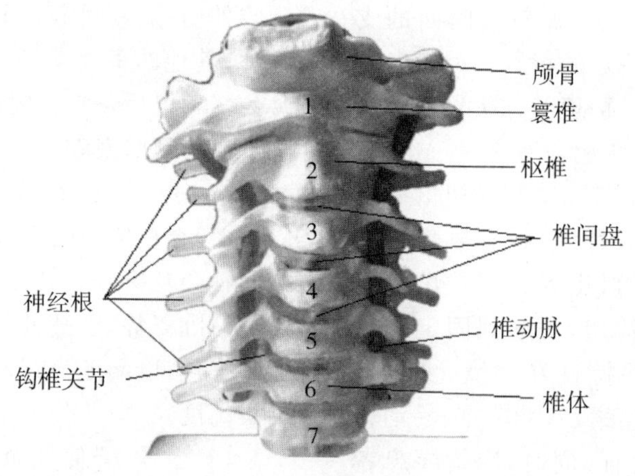

图 12-3-1 颈椎模型

颈椎除第 1、第 2 和第 7 颈椎因椎骨结构有所特殊，其余第 3、4、5、6 颈椎形态基本相似，每节椎骨由椎体、椎弓和突起三部分组成(图 12-3-2)。椎体上面中部微凹，两侧偏后呈隆起状。椎弓自椎体侧后方发出。其由两侧 1 对椎弓根和 1 对椎板所组成。相邻两个椎骨的上、下切迹之间形成椎间孔，有脊神经和伴行血管通过。椎板与两侧椎弓根合拢构成椎管，椎管内有脊髓通过。突起包括横突、上下关节突和棘突。横突起自椎体侧后方与椎弓根处，短而宽。中央部有椭圆形横突孔，内有椎动脉与椎静脉通过。关节突分为上关节突和下关节突，左右各一，呈短柱状。关节突前方直接与神经根相贴，因此该处增生、肿胀、松动、脱位，神经根很容易受累。棘突位于椎弓中央，末端分叉，对颈部的仰伸和旋转运动起杠杆作用。

颈段各椎间骨以韧带、椎间盘和关节等互相连接(图 12-3-3)。椎间盘系由纤维软骨组成并连结于上下两个椎体之间的主要结构，自第 2 颈椎下方至第 1 胸椎上方共 6 个，由纤维环和髓核透明软骨板组成。纤维环为周边部的纤维软骨组织，质地坚韧而富有弹性，纤维环的前部较厚，因此髓核偏后，并易使髓核向后方突出或脱出。髓核是含水量较多的类黏蛋白样物质，具有一定的张力和弹性。幼年时含水量达 80%以上，随年龄增长水分逐渐减少。由于纤维环前部较厚，故髓核位于椎间隙的偏后方。椎间盘的厚度占整个颈椎高度的 1/4，颈 6、7 的椎间盘厚度最大。成年人的椎间盘营养主要靠椎体内血管经软骨板弥散而来。软骨板的通透性或髓核的渗透能力发生变化，可导致椎间盘变性，进而影响椎体间的稳定性。

椎体与椎间盘的前后有前后纵韧带及钩椎韧带等连接，椎弓间通过关节突关节、黄韧带、棘间韧带、棘上韧带和项韧带、横突间韧带相连结(图 12-3-4)。颈椎的韧带多数由胶原纤维组成，承担颈椎的大部分张力负荷。除黄韧带外，其余大部分韧带延展性低。黄韧带在颈椎后伸运动时缩短变厚，屈曲时延伸变薄。年轻人的黄韧带在压应力的作用下缩短、增厚，不易突入椎管，但随年龄增长，黄韧带弹性降低，易折曲而不缩短，突入椎管产生脊髓压迫，尤其颈椎后伸时更为明显。

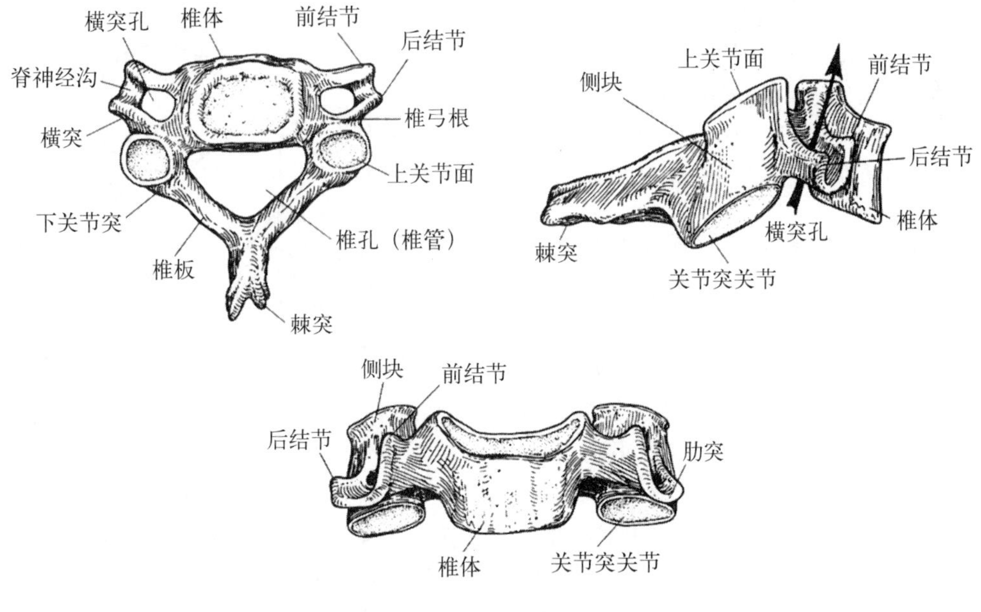

图 12-3-2　颈椎椎骨形态

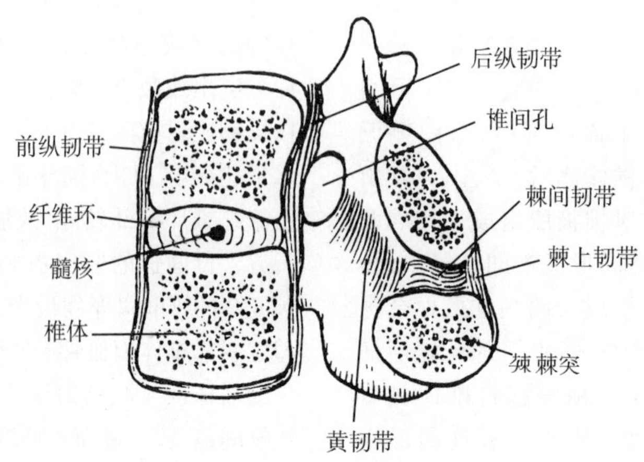

图 12-3-3 脊柱椎节之间的连接(矢状面观)

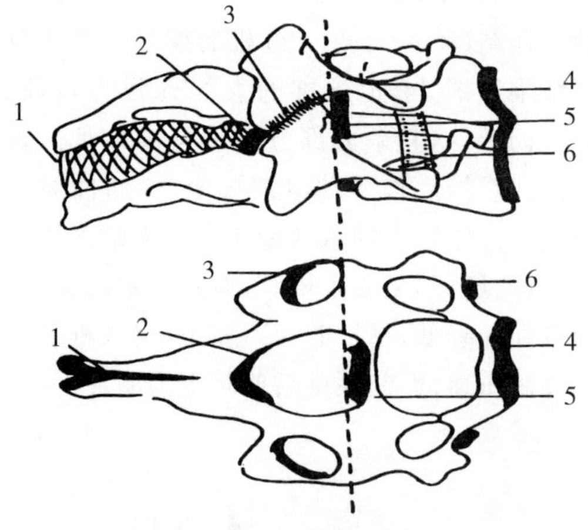

图 12-3-4 脊柱韧带

1. 脊上韧带、棘间韧带、项韧带；2. 黄韧带；3. 关节囊韧带；4. 前纵韧带；5. 后纵韧带；6. 横突间韧带

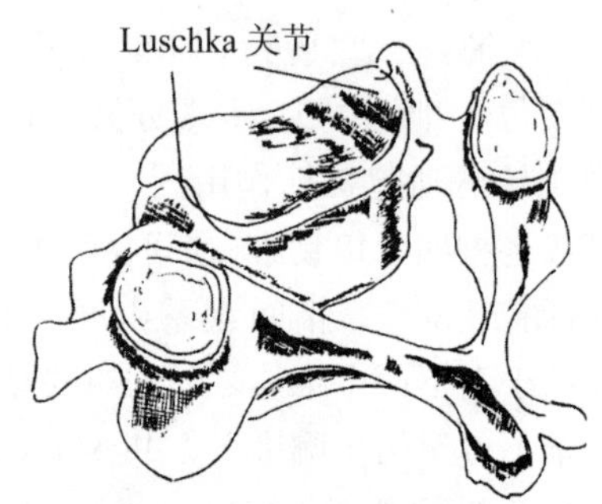

图 12-3-5 Luschka 关节

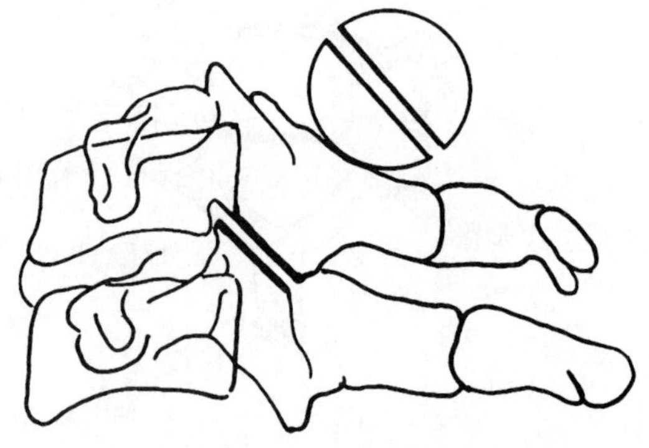

图 12-3-6 颈椎小关节突关节面及其角度

在椎体上面的侧方有嵴样隆起称为钩突，其与相邻的上位椎体下缘侧方斜坡处相咬合而构成钩椎关节，因最早为德国解剖学家 Luschka（1958 年）所发现，故又名 Luschka 关节(图 12-3-5)。该关节参与颈椎的活动，并限制椎体向侧方移动。其随年龄的增长而出现退行性变，可引起血管、神经压迫，产生相应临床症状。自第 2 颈椎起，由上位颈椎的下关节突与下位颈椎的上关节突咬合而成，关节突关节左右各一，外伤时容易引起脱位或半脱位(图 12-3-6)。

脊髓位于椎管的中央，颈脊髓段共 8 节。其神经的前根和后根在椎管内向椎间孔延伸，并在椎间孔处合为颈脊神经。颈脊神经位于颈脊髓两侧，左右成对排列(图 12-3-7)。

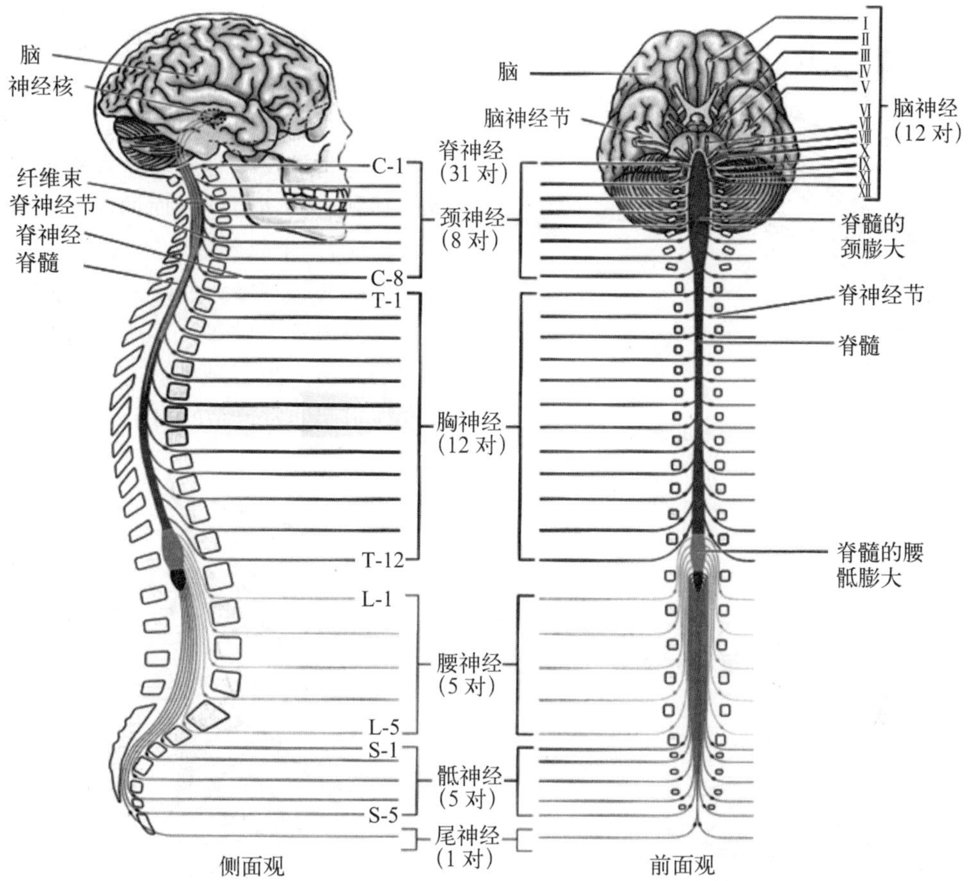

图 12-3-7　脊髓和神经根

脊神经根分为前根(腹侧根)和后根(背侧根)(图 12-3-8)。后根主要为感觉性传入纤维;前根为运动性传出纤维,在穿出椎间孔的行程中,任何解剖结构的变化均可使其受到压迫或刺激。

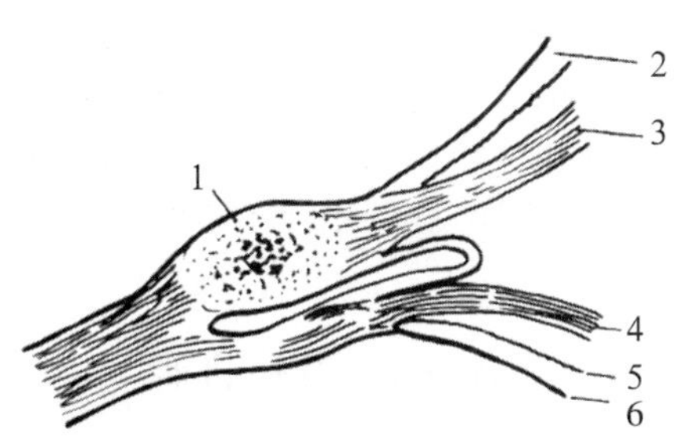

图 12-3-8　颈神经根及其被膜

1. 颈脊神经节;2. 套袖;3. 颈脊神经后根;4. 颈脊神经前根;5. 蛛网膜;6. 硬脊膜

脊神经穿出椎间孔后即分为前支、后支和脊膜支。前支相互连接组成颈丛和臂丛。后支分布于附近的骨、关节及肌肉,其末梢穿至皮下形成皮神经。脊膜支逆向行走,有交感神经节后纤维加入。经椎间孔进入椎管,又称为窦椎神经(图 12-3-9),分布于脊膜、椎骨、韧带、关节囊及脊髓血管等部位。

椎动脉供应脊髓、脊神经根及支持组织血流量的 90%。椎动脉左、右各一。根据其循环部位和行程,通常将其分为 4 段(图 12-3-10)。第 1 段(颈段),为自锁骨下动脉发出至进入颈椎横突孔之间的部分。第 2 段(椎骨段),为穿经颈椎横突孔的部分。多从第 6 颈椎横突孔穿入上行从第 1 颈椎横突孔穿出,位于各横突孔内侧,周围有椎静脉交感神

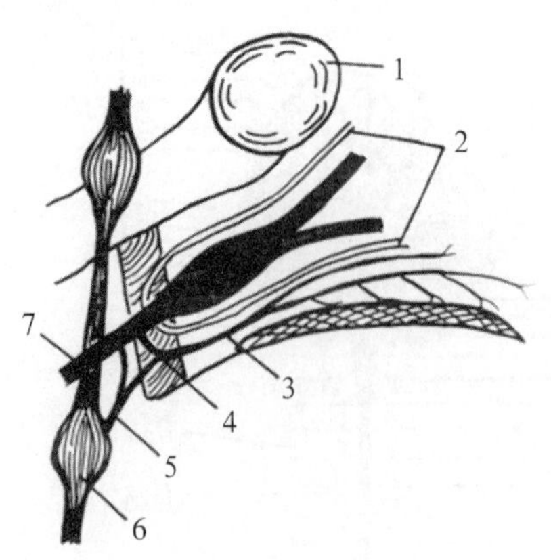

图 12-3-9　窦椎神经的走行

1. 小关节；2. 硬膜；3. 窦椎神经；4. 脑脊膜返支；5. 交通节后纤维；6. 交感神经节；7. 神经根

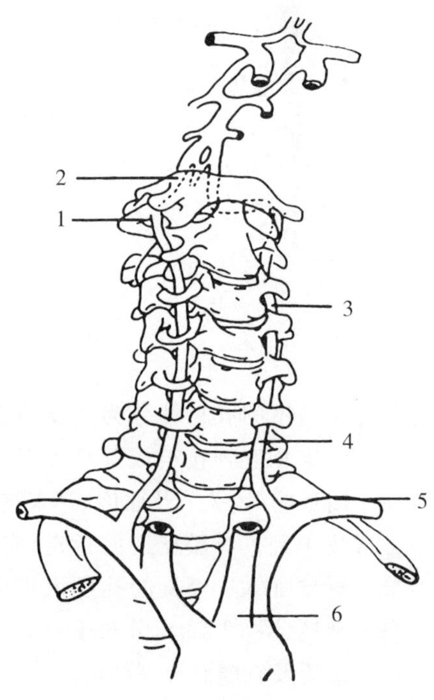

图 12-3-10　椎动脉走行及其分段

1. 椎动脉第 3 段；2. 椎动脉第 4 段；3. 椎动脉第 2 段；4. 椎动脉第 1 段；5. 锁骨下动脉；6. 颈总动脉

经伴行。第 3 段(枕段)，位于枕下三角区，自寰椎横突孔上方穿出后，呈锐角向后方，并围绕寰椎上关节面的后外侧向内，经椎动脉沟转向前方，穿越寰椎后膜的外缘进入椎管，而后经枕骨大孔入颅。第 4 段(颅内段)，自枕骨大孔进入颅腔达脑桥下缘与对侧同名动脉汇合成基底动脉，再与颈内动脉形成大脑动脉环。当颈椎发生骨质增生等病变时，可导致椎动脉血流动力学方面的改变，影响大脑血液供应，产生眩晕、恶心等症状。

颈部交感神经(图 12-3-11)分布广泛并且与头面颈及心脏等许多脏器有分支联系，当颈部外伤或患有颈椎病时，由于刺激交感神经而引起非常复杂的临床表现。

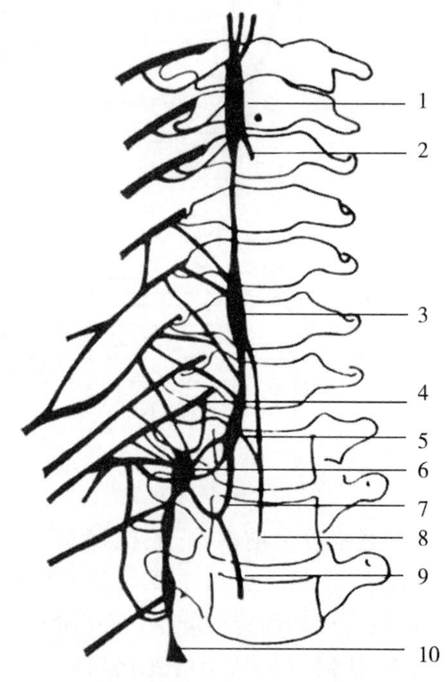

图 12-3-11　颈椎旁交感神经干

1. 颈上交感神经节；2. 心上神经；3. 颈中交感神经节；4. 椎神经；5. 颈中间交感神经节；6. 颈胸神经节；7. 锁骨上襻；8. 心中神经；9. 心下神经；10. 胸椎旁交感神经干

三、病因与发病机制

(一)病因

1. 颈椎退行性变

(1)颈椎间盘变性：颈椎间盘的退行性变

为颈椎病发生与发展中最重要的原因。①纤维环：一般在 20 岁后开始出现变性。纤维环以后方纤维环强度相对较弱，加之目前大多数职业习惯于屈颈位，以致髓核被挤向后方，因此纤维环断裂以后侧多见，若纤维环一旦形成裂隙，由于局部缺乏良好的血供，难以恢复；②髓核：一般多在 25 岁以后出现退变。早期髓核突出为可逆性，经有效治疗可还纳。如形成粘连则难以还纳；③软骨板：退变出现较晚。

（2）韧带-椎间盘间隙的出现与血肿形成：由于椎间盘变性，硬化的髓核突向韧带下方，以致形成韧带-椎间盘间隙，并因局部出血形成韧带-椎间盘间隙血肿，直接刺激分布于后纵韧带上的窦-椎神经末梢而引起各种症状（图 12-3-12）。

（3）椎体边缘骨刺的形成：随着血肿的机化、骨化和钙化的沉积，最后形成突向椎管或突向椎体前缘的骨赘（或称之为骨刺）（图 12-3-13）。

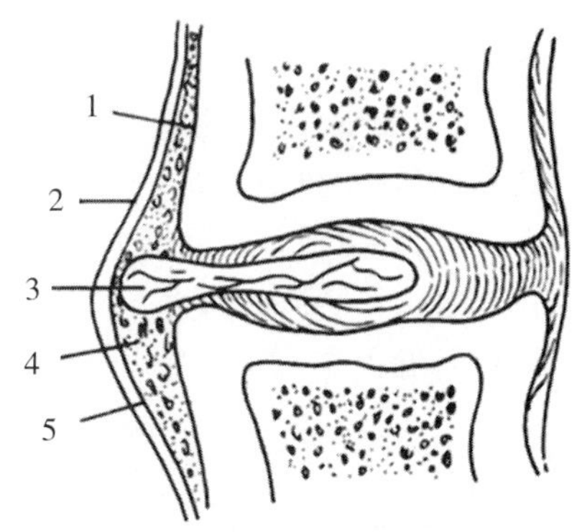

图 12-3-12　颈椎后方韧带-椎间盘间隙

1. 出血区；2. 后纵韧带；3. 后突之髓核；4. 韧带-椎间盘间隙；5. 骨膜

（4）颈椎其他部位的退变：①小关节由于变性，关节间隙狭窄和骨刺形成而致使椎间孔的前方径及上下径变窄，易刺激或压迫脊神经根；②黄韧带。钙化或骨化刺激或压迫脊神经根或脊髓。

2. 慢性劳损　所谓的慢性劳损是指超过正常生理活动范围最大限度或局部所能耐

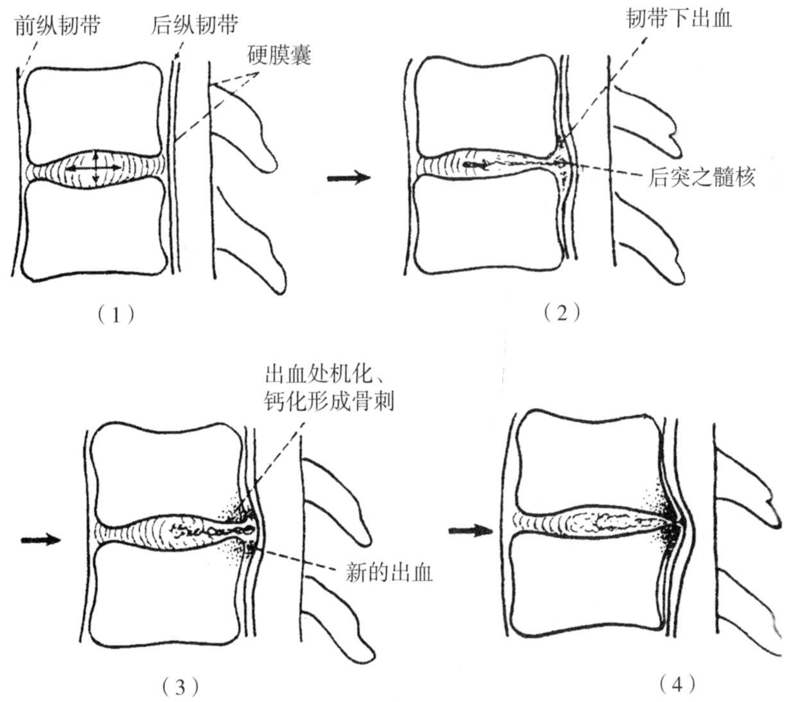

图 12-3-13　颈椎后缘骨赘形成过程

受时值的各种超限活动引起的损伤，常见的慢性劳损因素有以下几个方面。

（1）不良的睡眠体位：主要是枕头过高，头颈部过度前屈，颈椎后方肌群与韧带易引起劳损，此时椎管内硬膜囊后壁被拉紧，并向前方移位而对颈脊髓形成压力。很容易压迫脊髓或压迫脊髓前中央动脉而出现症状（图12-3-14）。

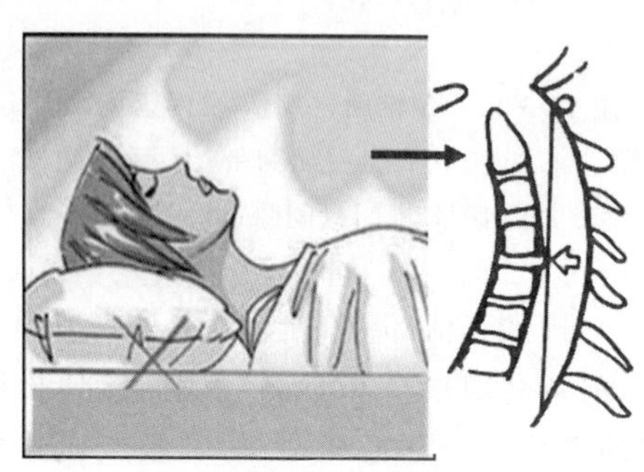

图 12-3-14　枕头过高

（2）工作姿势不当：如低头工作（图 12-3-15），椎间盘的压力可超过正常 1 倍以上。头颈长期持续向某一方向转动等职业也容易引起颈部劳损。

（3）不适当的体育锻炼：如超过颈部耐量的活动或运动，如民间头颈部练功法。

（4）日常不良生活习惯：如长时间看电视，低头玩麻将、打扑克等，使颈椎长时间处于屈曲状态，引起劳损（图 12-3-16）。

3. 头颈部外伤　颈椎病有半数病例与外伤有直接关系，尤其车祸居多。对于一些

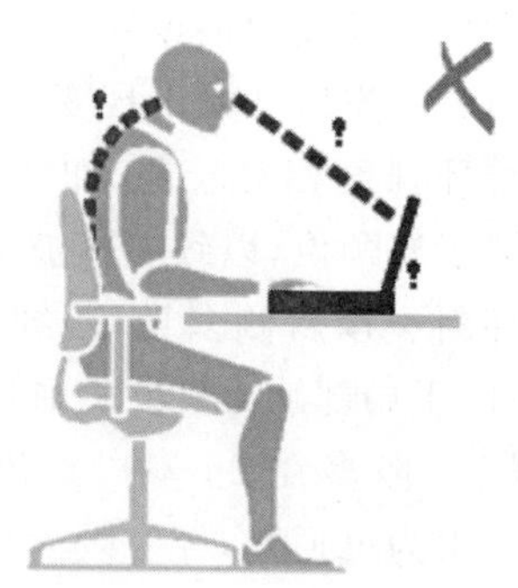

图 12-3-15　工作姿势不当

原本即存在颈椎管病变，但无颈椎病临床表现的患者，颈部外伤可诱发症状出现。

4. 咽喉部炎症　当咽喉部急、慢性炎，易诱发颈椎病症状，尤以儿童中绝大多数自身性颈椎 1、2 脱位与炎症有关。

5. 发育性椎管狭窄　颈椎病患者的椎管矢状径明显减少，正常成人颈椎椎管矢状径（图 12-3-17）为（15.47±1.11）mm，横径（22.58±1.22）mm，男大于女。颈椎椎管矢状径小于 10mm，颈 1、2 横径小于 16～17mm，颈 3、4 横径小于 17～19mm，为颈椎椎管狭窄（图 12-3-18）。椎管矢状径大小与外伤发病、鉴别诊断、手术选择及预后有着密切的关系。

6. 颈椎先天性畸形　如先天性椎体融合、棘突畸形等。

（二）发病机制

从颈椎病的定义看出，颈椎病的发生和发展必须具备以下条件：一是以颈椎间盘为

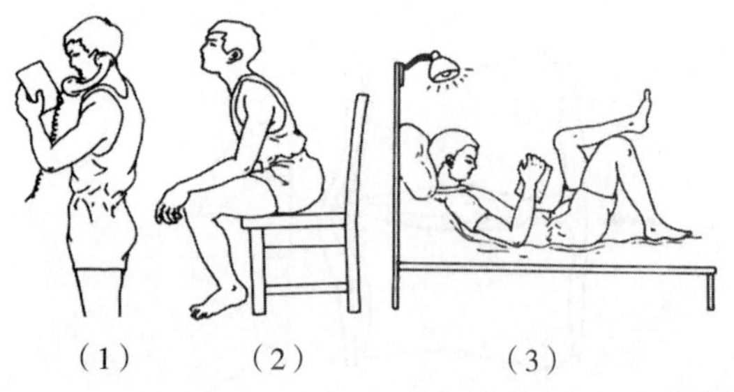

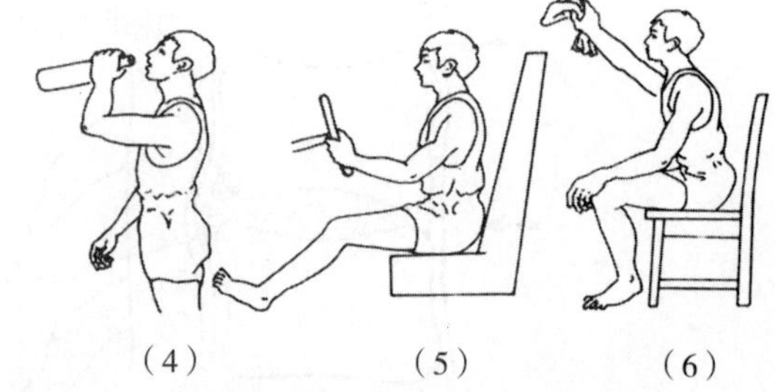

（1）　（2）　（3）　（4）　（5）　（6）

图 12-3-16　日常生活中常见的不良体位

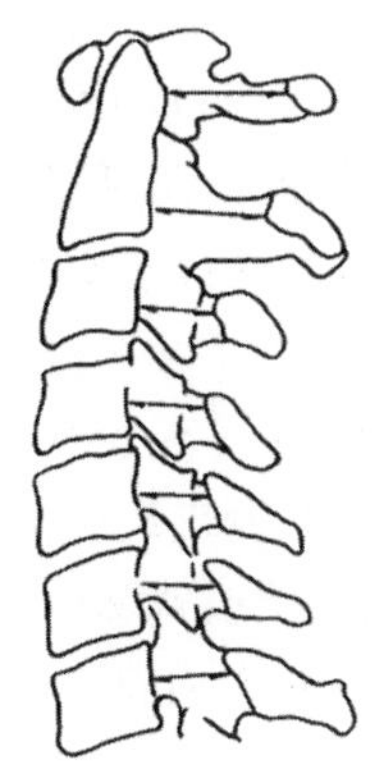

图 12-3-17　正常成人颈椎椎管形态

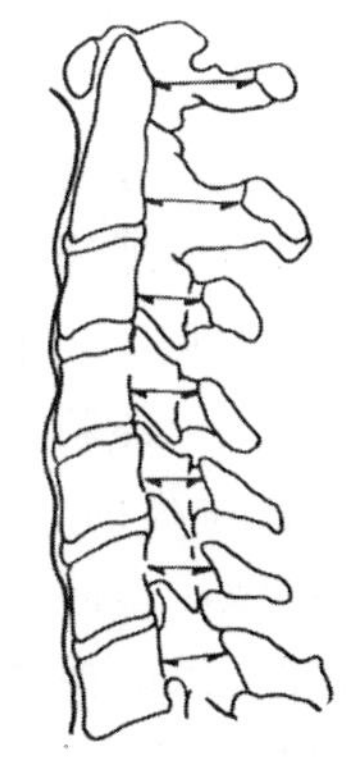

图 12-3-18　颈椎椎管狭窄

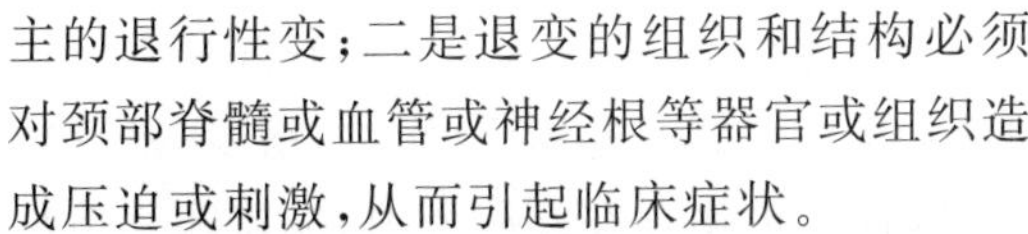

主的退行性变；二是退变的组织和结构必须对颈部脊髓或血管或神经根等器官或组织造成压迫或刺激，从而引起临床症状。

颈椎病发病与否取决于另一个主要因素，颈椎矢状径的大小，据统计一组脊髓型颈椎患者，62%伴有椎管狭窄。由此可见颈椎病发生与发展主要取决于在先天性发育性椎管狭窄基础上的退行性变（继发性椎管狭窄），劳损和畸形会加速这一过程。外伤、运动与炎症视其程度而有可能随时成为诱发因素（图 12-3-19）。

四、临床表现与诊断

（一）分型与临床表现

颈椎病分类的依据主要是症状学和病理学 2 个方面。症状学分类比较直观，主要依据临床特点。但症状学分类受一定限制，而病理学分类比较侧重于病变的病理学实质，以分期的方法对颈椎病的各个病理阶段进行分类。在实际工作中，有时不易区别这种专业分法。目前仍以症状学分类为主。

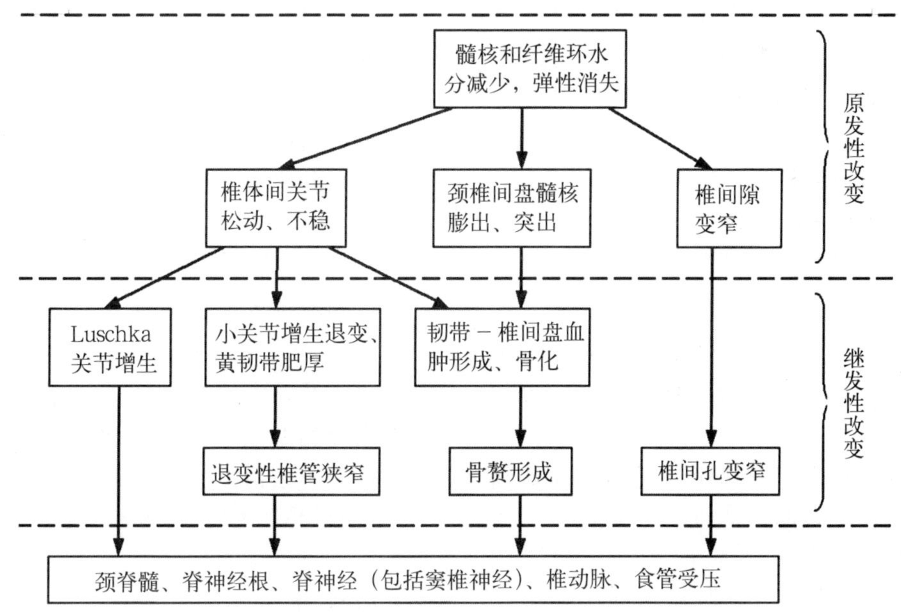

图 12-3-19　颈椎病发病机制

1. 颈型颈椎病 主要为颈肩部症状，亦可能反射性地出现肩、背、头部症状，最为多见，尤其是青壮年患者，但预后较好，约半数以上可自愈。此期的病理改变为椎间盘变性引起的椎间关节不稳（松动与变位），致使椎管处的窦椎神经遭受局部刺激而出现症状。

2. 脊神经根型颈椎病 主要因椎间盘或骨刺等病变刺激或压迫同节脊神经根而引起脊神经根节段相一致的根性症状，亦多见。其症状特点是波动大，对非手术疗法反应较佳，95%以上可治愈而无后遗症。此期的病理改变为突出椎间盘或骨赘刺激或压迫同节神经根引起。

3. 脊髓型颈椎病 主要引起锥体束损害症状，表现为四肢瘫痪。一般瘫痪呈进行性发展，多为在椎管狭窄的基础上，因后缘骨赘或突出椎间盘压迫脊髓引起。

4. 椎动脉型颈椎病 表现为颈性眩晕，一侧性偏头痛及交感神经症状。主要与颈椎不稳、钩椎关节增生刺激椎动脉有关。椎动脉造影或DSA有利于确诊。

5. 食管压迫型颈椎病 表现为咽喉部异物感甚至吞咽困难，尤以仰颈时为甚。主要因椎节前方骨赘增生压迫或刺激食管所致。临床上少见此型患者。

6. 混合型颈椎病 上述两型以上结合者。

（二）诊断标准

1. 诊断的一般原则

（1）临床表现与影像学所见相符合者，可以确诊。

（2）具有典型颈椎病临床表现，而影像学所见正常者，应注意除外其他病患后方可诊断颈椎病。

（3）仅有影像学表现异常，而无颈椎病临床症状者，不应诊断颈椎病。

2. 诊断依据

（1）颈型：主诉头、颈、肩疼痛等异常感觉，并伴有相应的压痛点；X线片上颈椎显示曲度改变或椎间关节不稳等表现，MRI见颈椎间盘早期变性改变；应除外颈部其他疾病（落枕、肩周炎、风湿性肌纤维组织炎、神经衰弱及其他非椎间盘退行性变所致的肩颈部疼痛）。

（2）神经根型：具有较典型的根性症状（麻木、疼痛），且范围与颈脊神经所支配的区域相一致；压颈试验或臂丛牵拉试验阳性；影像学所见与临床表现相符合；痛点封闭无显效；除外颈椎外病变（胸廓下口综合征、网球肘、腕管综合征、肘管综合征、肩周炎、肱二头肌腱鞘炎等）所致以上肢疼痛为主的疾病。

（3）脊髓型：临床上出现颈脊髓损害的表现；X线片上显示椎体后缘骨质增生、椎管狭窄；影像学证实存在脊髓压迫；应排除其他疾病（肌萎缩性脊髓侧索硬化症、脊髓肿瘤、脊髓损伤、继发性粘连性蛛网膜炎、多发性末梢神经炎）。

（4）椎动脉型：临床上出现颈性眩晕和猝倒史，个别患者出现自主神经症状；旋颈诱发试验阳性；X线片显示椎节不稳及钩椎关节增生；应排除其他病患（耳源性、眼源性、颅内肿瘤、药物中毒、锁骨下动脉缺血综合征）。

（5）食管压迫型：临床上出现吞咽困难，仰伸时加重；X线平片及食管钡剂检查显示椎节前方有骨赘形成并压迫食管引起痉挛与狭窄症；应排除其他病患（食管癌、贲门痉挛、胃十二指肠溃疡、癔症和食管室息等）。

五、治疗原则

（一）非手术疗法

1. 非手术疗法适用于 ①轻度颈椎间盘突出症及颈型颈椎病；②神经根型颈椎病；③早期脊髓型颈椎病；④颈椎病的诊断尚未肯定而需一边治疗一边观察者；⑤全身情况差，不能耐受手术者；⑥手术恢复期的患者。

2. 治疗方法

（1）颈椎牵引

作用：颈椎牵引能限制颈椎活动，解除颈

部肌肉痉挛，减轻神经根及受压后的充血水肿。通过牵引可增大椎间隙及椎间孔，减轻其对神经根的压迫，有利于已经突出的纤维组织消肿或回纳，后方小关节的嵌顿和错位也可通过牵引而得到纠正。

方法：有坐式牵引和卧式牵引，从生物力学角度看，卧式牵引的效果较好。卧式牵引牵引方法为患者卧床，床头放置滑轮，后枕及上颌部用枕颌带兜住，牵引绳通过滑轮，牵引重量为 1.5～2.5kg(图 12-3-20)。优点是患者可以充分休息，可以在睡眠时牵引。坐式牵引也可用枕颌带，使牵引绳绕过头顶上方的滑轮，再经另一滑车下垂进行牵引，牵引重量为6.5～7.5kg(图 12-3-21)。

(2)理疗：理疗的作用是增强局部血液循环，缓解肌肉痉挛，从而使局部的疼痛和不适得以缓减。常用的颈部理疗方法，有离子导入疗法、超短波、短波、石蜡疗法等。各种理疗不可长期不间断地应用，颈部肌肉长期充血反而使症状加重。14d 为 1 个疗程，每个疗程结束后宜停 1 周后再行治疗。

(3)推拿按摩：对颈椎进行推拿和旋转，是很危险的一种操作，从颈椎病病因学和病理学角度看，超乎颈椎生理范围的推拿，只会加速椎间盘的退变，增加颈部创伤，严重者可使症状加重，甚至截瘫。临床上要求操作人员应经过严格培训，整复性操作应与临床医生密切配合并得到临床医师的许可；操作次数以 3～5 次为准，不可长期接受推拿按摩。

(4)药物治疗：目前无治疗颈椎病的特效药物，所有药物皆系对症治疗，可用消炎镇痛药、非甾体激素类消炎止痛药、神经营养药及血管扩张药，舒筋通络的中药也常应用。

(二)手术治疗

1. 手术疗法适用于　①颈椎病发展至出现明显的脊髓、神经根、椎动脉损害，经非手术治疗无效；②原有颈椎病的患者，在外伤或其他原因的作用下症状突然加重者；③伴有颈椎间盘突出症经非手术治疗无效者；④颈椎病患者，出现颈椎某一节段明显不稳，颈痛明显，经正规非手术治疗无效，即使无四肢的感觉运动障碍，亦应考虑手术治疗以终止可以预见的病情进展。

2. 手术疗法的禁忌证　①全身情况限制；②颈椎病已发展至晚期，或已瘫痪卧床数年，四肢关节僵硬，肌肉有明显萎缩，手术对改善生活质量已没有帮助时，也不宜手术。

3. 手术方式

(1)颈前路手术

优点：①符合颈椎病的病理生理特点；②可直接清除致压物；③可恢复前柱高度，有利于获得生理曲度。

其主要方法包括：减压术(图 12-3-22)、融合术(图 12-3-23)、内固定术(图 12-3-24)、人工颈椎间盘置换（图 12-3-25)。

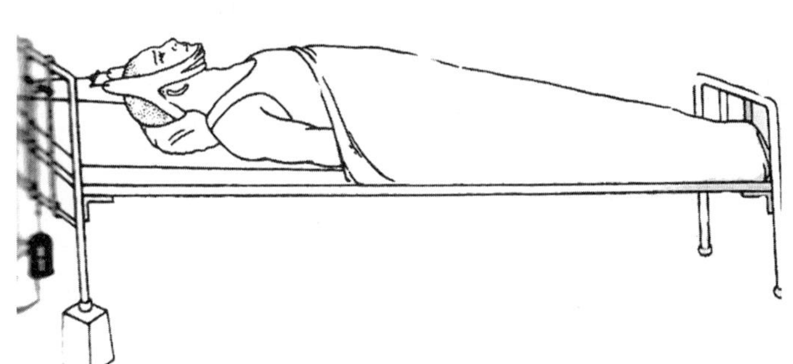

图 12-3-20　颈椎卧位牵引

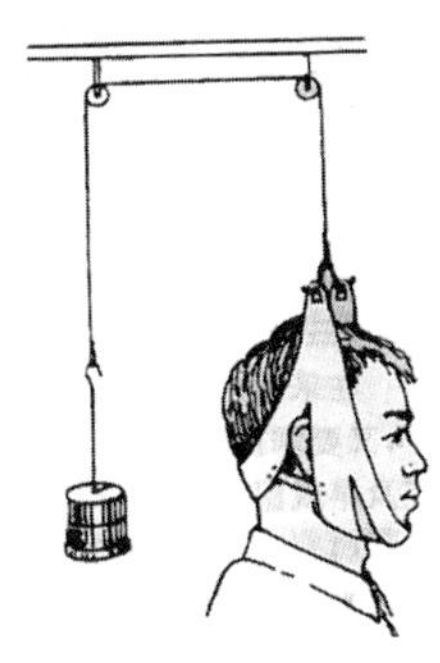

图 12-3-21　颈椎坐位牵引

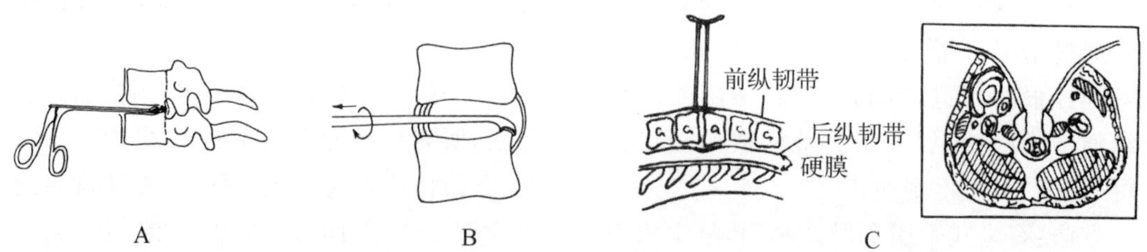

图 12-3-22 减压术

A. 颈椎间盘切除；B. 潜式减压法；C. 颈椎椎节环锯减压

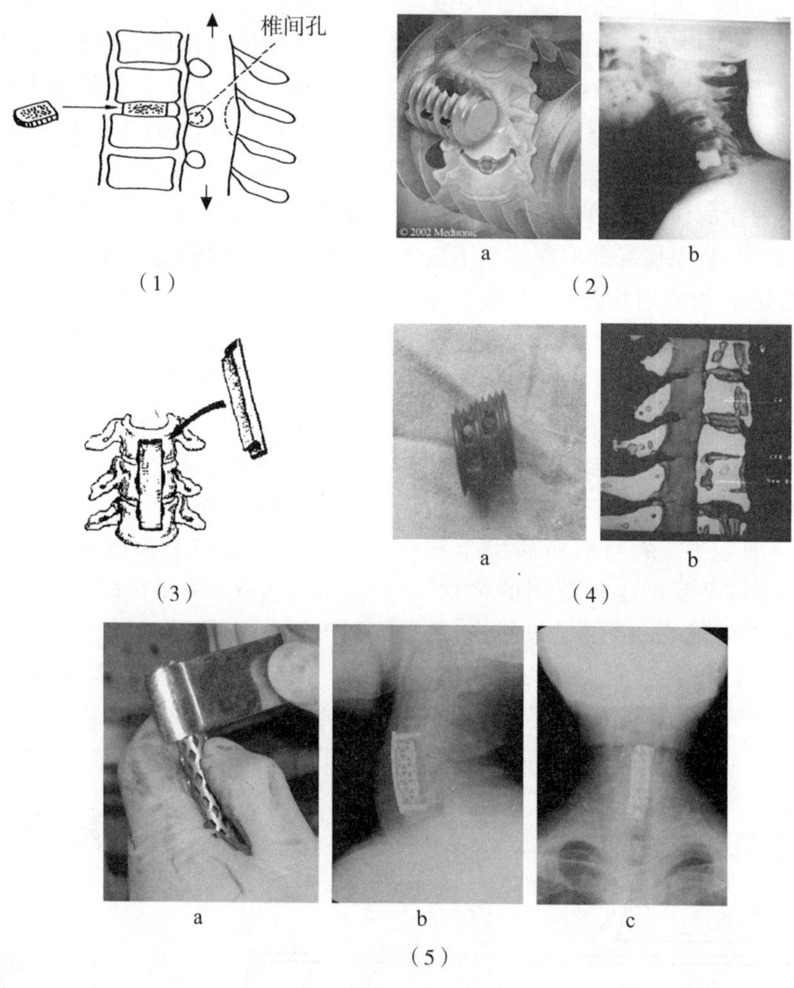

图 12-3-23 融合术

(1)椎间植骨；(2)钛合金 Cage(椎间融合器)植入(a,b)；(3)自体髂骨条；(4)Cage:PEEK(聚醚醚酮)(a,b)；(5)钛网(a,b,c)

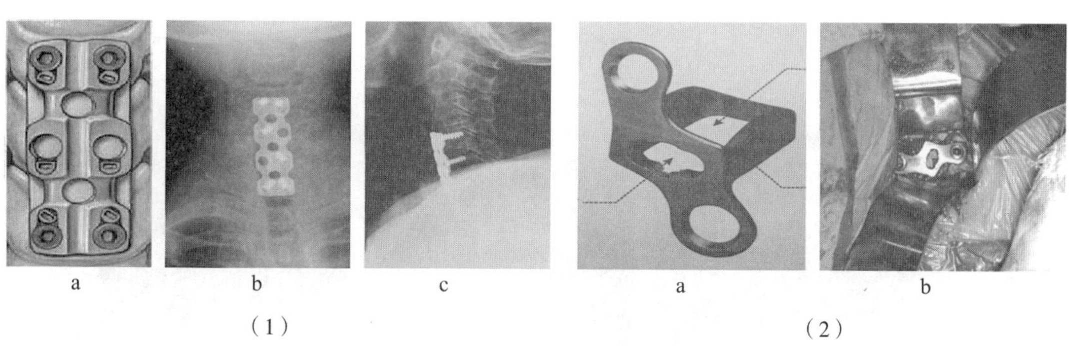

图 12-3-24　内固定术

(1)钢板(a,b,c);(2)PCB(Plate Cage Both 钢板椎间融合器)(a,b)

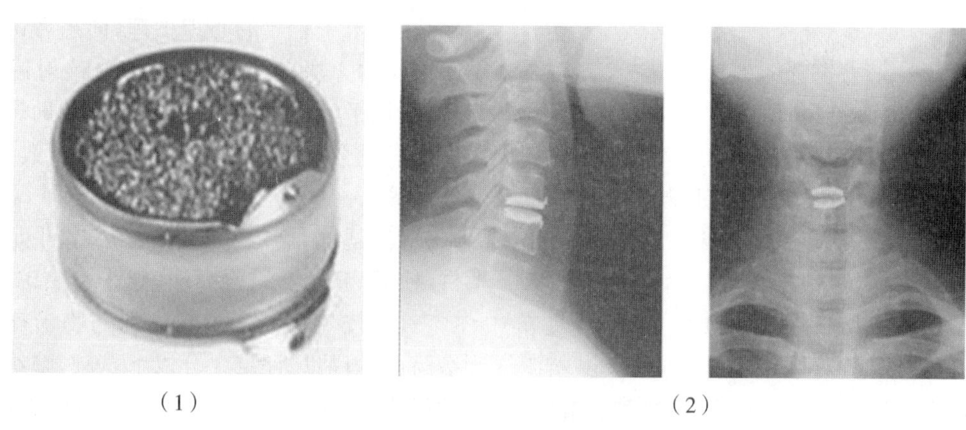

图 12-3-25　人工颈椎间盘置换

(1)BRYAN 椎间盘;(2)人工颈椎间盘置换

(2)颈后路手术：常用有颈椎椎板切除减压术、椎板成形术等。其特点有：①可大范围减压；②减压充分；③可有效固定；④可有效恢复颈椎力线；⑤避免医源性损伤。手术方法主要有后路减压椎板成形、后路减压侧块螺钉固定(图 12-3-26)、后路减压侧块钢板固定(图 12-3-27)。

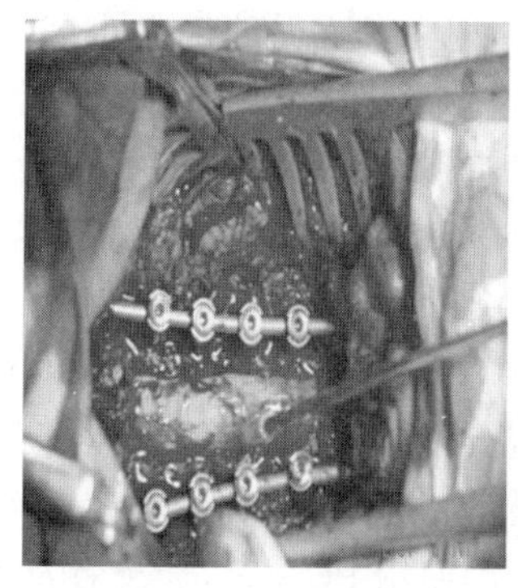

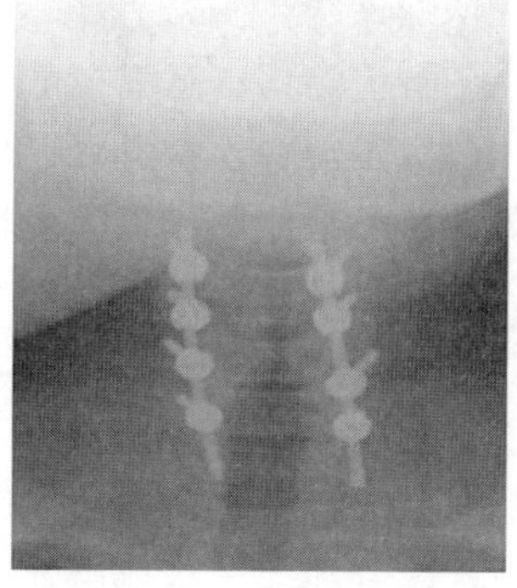

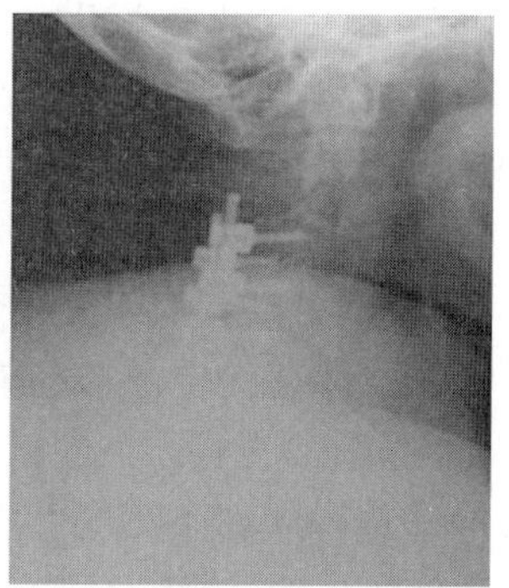

图 12-3-26　后路减压侧块螺钉固定

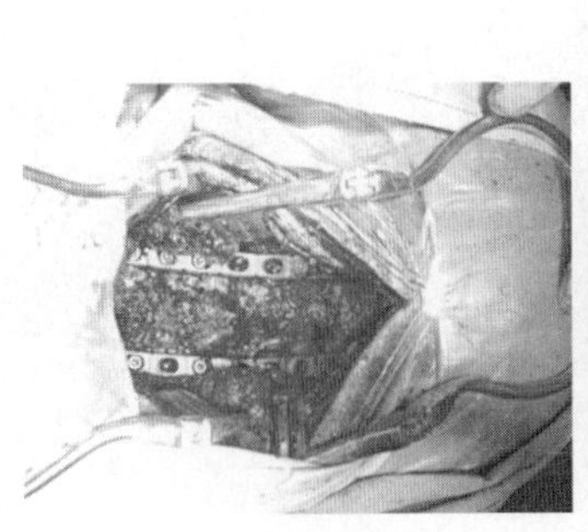
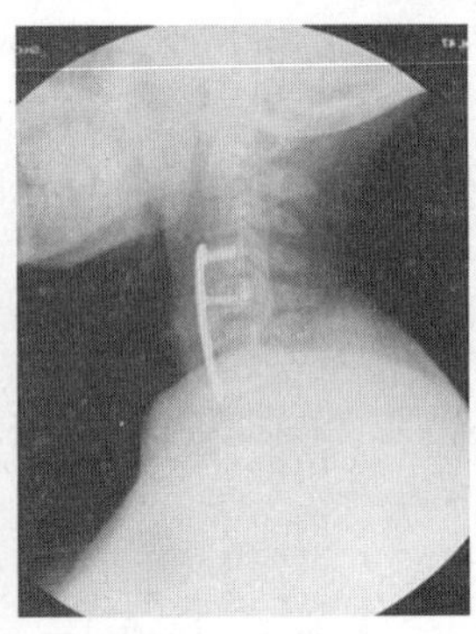
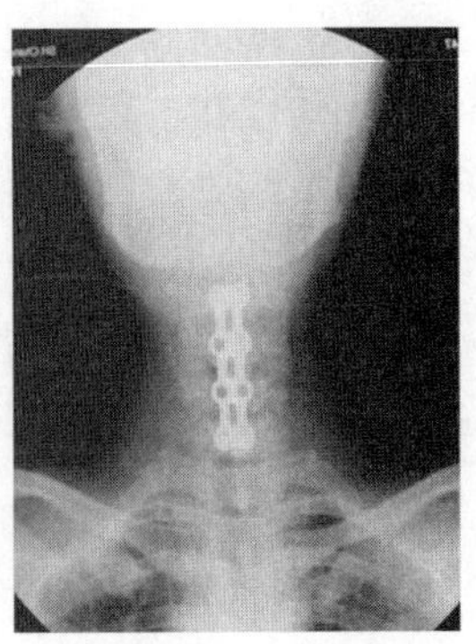

图 12-3-27　后路减压侧块钢板固定

六、常见护理问题

(一)疼痛

1. 相关因素　①椎间盘退变后，纤维环受到异常压力，刺激分布于纤维环上的窦椎神经引起局部疼痛；②椎间盘退变，髓核突出与脱出，椎体后缘骨赘形成。后纵韧带的局限性肥厚，后方小关节的骨质增生，钩椎关节的骨刺形成，相邻三个关节松动和移位刺激压迫脊神经根引起根性痛；③钩椎关节增生，对椎动脉造成挤压和刺激，椎动脉缺血造成的偏头痛；④颈髓节段受累引起相应节段内脏区的疼痛；⑤手术引起的骨骼和软组织创伤。

2. 临床表现　①颈部感觉酸、痛、胀等不适，患者常诉说不知把头颈放在何种位置才舒适；②疼痛分布区与患节的脊神经分布相一致，多为刺痛常伴有麻木感，凡增加该脊神经的压迫或牵拉试验均可诱发或加重疼痛；③偏头痛多为一侧，局限于颞部，发作短暂，呈跳痛或灼痛，常伴有眩晕、交感神经症状；④部分颈椎病患者如下颈椎病变时出现上肢症状，同时伴发心绞痛或胃痛等症状。

3. 护理措施

(1)评估患者疼痛的部位、持续时间、性质及疼痛伴随症状，疼痛评估方法有视觉模拟评分法；数字评分法；分类评分法；长海痛尺等。

(2)给予有效的心理护理，向患者讲解缓解疼痛的方法，嘱急性疼痛期应绝对卧床休息，去枕平卧；并注意患肢保暖。帮助患者在疼痛时学会分散注意力，如听音乐、数数字、阅读等。

(3)适当给予热敷止痛，热疗可促进血供，使肌肉松弛，减轻疼痛，紧张和焦虑。

(4)按 WHO 三阶梯疼痛药物治疗方案给药：长海痛尺评定 4 分以下，遵医嘱给予索米痛片(去痛片)或非甾体抗炎药口服，4～6 分给予弱阿片类药物，7 分以上阿片类药物止痛。

(5)行有效的颈椎牵引可缓解急性疼痛，但注意牵引角度及重量，不宜过大过重，以患者承受舒适为度，颈椎牵引 2 /d，每次 4～6 h。牵引时注意保持牵引装置的稳固、安全、有效，牵引的重锤要悬空，不可着地或靠于床架上，保持牵引力及方向的正确性，牵引中注意观察患者呼吸、感觉及血液循环等情况。牵引后嘱患者低枕平卧休息，再配合理疗。起床活动时应佩戴颈托，加强颈部稳定性，限制颈椎过度活动。

(6)术中留置自控镇痛泵(PCA)：术后病房护士应与麻醉医生认真交接班，确保 PCA 给药装置正常运行；并做好宣教工作，指导患者正确使用 PCA 仪，让患者及家属了解可能出现的不良反应，以便及时报告；随时保持导管通畅，防止打折、扭曲、牵拉或脱出，给患者翻身时注意保护置管。

(二)再灌注损伤

1. 相关因素　①对于脊髓型颈椎病患者,其脊髓已经受数年甚至数十年的慢性压迫,灌注压较低,神经元及脊髓间质已有水肿,当手术使压迫突然解除,可引起脊髓内压升高,导致脊髓缺血后再灌注损伤;②脊髓神经细胞膜中脂质含量特别丰富,更易遭受氧自由基的攻击,使脂质过氧化,破坏膜的完整性和通透性,加重脊髓水肿及神经损伤;③手术对脊髓的干扰可引起创伤性炎性水肿;④由于脊髓水肿,压力增高,造成微循环障碍,局部缺氧,导致脊髓损伤。

2. 临床表现　患者主诉术后感觉运动功能损害加重,出现新的症状,截瘫平面上升,严重者出现呼吸功能障碍,有时合并心率下降,睡眠性窒息。

3. 护理措施

(1)术后按全身麻醉术后护理常规,严密观察生命体征、意识、瞳孔、血氧饱和度,巡视病房时询问患者感受,并注意患者四肢感觉运动情况及截瘫平面是否上升。

(2)遵医嘱应用糖皮质激素、脱水药以减轻继发性脊髓水肿。遵医嘱在术后当日,甲泼尼龙 80mg 静脉输入,术后第 1 天,甲泼尼龙 40mg 静脉输入,第 2 天停药。其主要作用:抑制炎性反应,抗自由基,减少脂质过氧化,抑制钙蛋白酶。

(3)术后待病情平稳行高压氧治疗。高压氧可提高脊髓损伤后的氧能力,使组织修复并恢复神经功能,可抑制自由基介导的脂质过氧化过程,提高细胞膜的脂质结构的抗氧能力,使血液流变学发生变化;微循环改变是缺血再灌注损伤主要机制之一,及时采用高压氧治疗对微循环功能改善有重要作用,并促进解除压迫后的神经传导功能恢复。

(三)焦虑

1. 相关因素　①患者由于颈项部胀痛反复发作伴头痛、头晕、夜寐差,及上肢麻木、活动受限等,影响生活质量,易产生焦急不安及悲观情绪;②颈椎手术风险大,术中和术后有可能出现截瘫,甚至导致死亡,因此患者对手术存在较大的顾虑;③家庭经济条件受限。

2. 临床表现　急性疼痛期间患者面容痛苦,难以坐立行走,昼夜不寐或夜寐差。担心病情加重,心烦、恐惧、郁郁寡欢、表情沉重。

3. 护理措施

(1)评估焦虑的程度,评估焦虑的方法有焦虑自评量表(Self-rating anxiety scale,SAS)。它是一个含有 20 个项目,用于评定焦虑患者主观感受的量表。

(2)态度和蔼,语言亲切,充分运用治疗性语言和非语言性的沟通技巧,对患者出现的疼痛等表示理解和同情,协助他们解决实际问题,以取得患者的信任。

(3)经常深入病房,向患者做好解释,以事实为例讲解颈椎病发生、发展、转归知识,及施行手术的必要性、术后恢复过程和预后等,主动地向患者介绍医院的先进医疗技术和设备,介绍成功的经验,使其增强信心,以取得其积极配合,保证手术顺利进行。

(4)及时给予镇痛措施,使患者脱离生理痛苦反应,从而稳定情绪。

(5)帮助协调好患者与家属的关系,取得家属的协助,以消除患者的恐惧感,使其树立战胜疾病的信心。

(四)自理能力缺陷

1. 相关因素　①因神经根受压,上肢活动受限;②术后全身麻醉后排尿反射受抑制;③不适应床上卧位排便;④脊髓受压,四肢感觉运动障碍,生活不能自理。

2. 临床表现　患者部分自理活动不能进行,日常生活需协助;部分患者存在大小便障碍。

3. 护理措施

(1)经常巡视病房,询问有无生活需要,必要时送饭、送水、送药到口,送便器到床边,落实一级护理承诺制。

(2)术前指导患者做床上排便训练,防止术后因不习惯床上排便引起尿潴留和便秘。

(3)术中留置尿管,如有需要适当延长留置时间,并在拔管前进行个体化放尿,以训练膀胱功能。

(五)呼吸功能障碍

1. 相关因素 ①术中牵拉气管、食管引起咽部水肿;②颈部术区血肿压迫气管;③咽痛、颈部制动影响呼吸道分泌物排出;④手术刺激脊髓可使脊髓水肿或脊神经根水肿,造成呼吸肌麻痹,引起中枢性呼吸困难。

2. 临床表现 ①患者主诉咽干、咽痛、咽部异物感;②肺部听诊有痰鸣音;③出现呼吸困难,并有烦躁、发绀等缺氧表现,氧饱和度<90%,动脉血气示低氧血症。

3. 护理措施

(1)术前指导患者进行气管食管推移训练。患者自己或护理人员用左手2~4指插入右侧颈部的内脏鞘(包括甲状腺、气管与食管)与血管鞘间隙持续地向左侧牵拉或用右手大拇指推移(图12-3-28),循序渐进,开始训练时每次持续1~2min,逐渐增加至15~30min,要求每次推拉气管过中线,以适应手术时对气管的牵拉,减轻不适感,注意勿损伤皮肤。

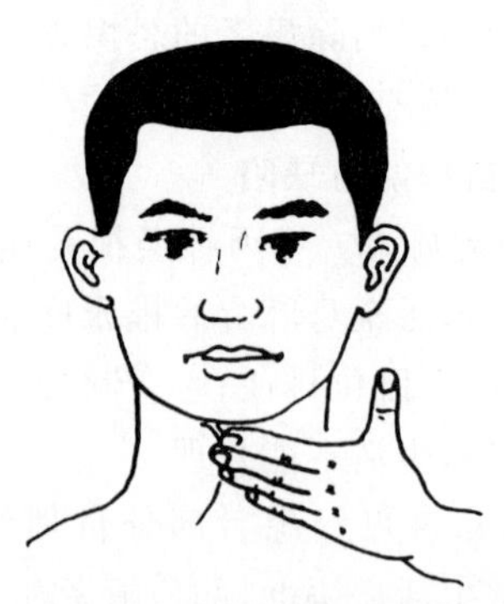

图12-3-28 气管食管推移训练

(2)术后严密观察患者呼吸频率、节律及面色的变化,必要时定时吸出呼吸道分泌物,保持气道通畅,同时保证充分有效供氧。

(3)遵医嘱给予祛痰药,常规雾化吸入2~3/d,减轻呼吸道水肿,减少炎性渗出,并嘱患者多次少量饮水,减轻气道干燥,稀释痰液。

(4)术前2周应停止吸烟,指导患者进行有效的咳嗽排痰,方法:深吸气,在呼气约2/3时咳嗽,反复进行,使痰液由肺泡周围进入而咳出。患者有痰无力咳出时,可用右手示指和中指按压总气管,以刺激气管引起咳嗽,或用双手压迫患者上腹部或下腹部,以加强膈肌反弹的力量,帮助患者咳嗽、咳痰。卧位患者可由护士协助翻身拍背,同时嘱患者深呼吸,叩击时,要注意观察患者面色,呼吸情况,以免窒息。

(5)常规遵医嘱静脉滴注20%甘露醇、地塞米松等药物,防止喉头水肿及控制血肿对脊髓的压迫。

(六)颈深部血肿

1. 相关因素 ①结扎血管的线头脱落;②骨质创面难以止血;③手术伤及血管丰富的颈长肌等。

2. 临床表现 颈部增粗、发音改变,严重可出现呼吸困难,口唇发绀,鼻翼扇动等窒息症状。

3. 护理措施

(1)颈深部血肿压迫多发生于术后24~48h,故此期间密切观察颈部敷料渗血情况,观察局部有无肿胀。若切口敷料渗血多,周围局部隆起,颈部增粗,患者自觉呼吸费力,并有烦躁、发绀提示有活动性出血,应及时报告医生,同时立刻敞开敷料,剪开颈部切口缝线,以利积血外溢,解除气管压迫,并及时做好气管切开准备。

(2)术后常规放置引流管48~72h,妥善固定引流袋,3~4h挤压引流管1次,防止扭曲、受压,保持引流通畅。正常情况下,术后24h内切口引流量应少于100ml,若引流液过多,色鲜红,应及时报告医生。

(七)潜在并发症——感染

1. 相关因素　①营养不良、贫血、术前有皮肤感染灶或有慢性疾病如糖尿病等，使自身抵抗力下降；②手术切口及伤口引流管的管理失效；③呼吸道分泌物未能及时排出。

2. 临床表现　①体温升高，脉搏增快；②白细胞计数升高，伤口处红肿热痛，渗血、有脓性分泌物溢出；③尿管拔除后出现尿急、尿频、尿痛；④听诊肺部有痰鸣音或湿啰音。

3. 护理措施

(1)术前常规备皮：行颈前路手术同时要备会阴部及供骨区皮肤，行颈后路手术前 1d 要剃光头，如发现颈部毛囊炎及皮肤损伤应及时处理或停止手术，避免造成感染。

(2)嘱患者加强营养，并及时治疗贫血、营养不良及糖尿病等疾病，增强机体免疫力。

(3)术后应密切观察体温、脉搏变化，询问伤口疼痛的性质，检查伤口有无红肿渗血。敷料污染及时更换；如手术 3d 后体温仍在 38℃以上，主诉伤口跳痛或剧痛，应检查伤口有无感染。对伤口感染严重者，应及时拆除缝线，敞开伤口，并实施引流，抗生素湿敷等治疗。

(4)颈后路手术中伤口一般放置 1 根负压引流管，术后注意保证引流通畅，并观察引流液的颜色和量，予以准确记录；术后 48h 可拔除引流管。

(5)指导并协助患者有效咳嗽排痰，应用祛痰药，湿(雾)化吸入等治疗，促进呼吸道分泌物及时排出；并指导患者进行呼吸肌功能锻炼如做腹式呼吸及缩唇深慢呼气，可有效避免肺部感染。

(6)遵医嘱合理使用抗生素，预防感染。

(八)潜在并发症——植骨块滑落

1. 相关因素　①术中固定不确实；②不正确的动作或姿势使颈椎过伸和旋转，植骨块与上下椎体之间向前剪力增加，使植骨块受挤压而脱出；③术后护理不当，未做好头颈胸轴线翻身；④过早进食固体食物，吞咽动作过大。

2. 临床表现　①滑脱的植骨块压迫邻近的组织或器官出现相应的症状，如变换体位时患者主诉手术部位剧痛，拒绝移动肢体或变动体位；②X 线片示植骨块脱落。

3. 护理措施

(1)术前为患者选择合适的颈托，并示范正确佩戴方法。

(2)术后患者返回病房时，搬运应由医护人员协作完成，搬运过程中应保持患者头颈部置于自然中立位，切忌扭转、过屈或过伸，以防植骨块滑出，压迫气管，导致窒息等并发症的发生。同时注意脉搏和呼吸情况。搬至病床上后，用垫枕保持颈椎自然中立位，并于头颈部两侧各放一沙袋，以固定头颈部，特别是术后 24h 内尽可能减少头颈活动次数和幅度。

(3)术后颈托固定颈部 12 周。翻身、拍背、搬运患者时，佩戴颈托保持颈部中立位，避免做屈曲或扭转动作，翻身时由三人协助进行(图 12-3-29)，一人扶头，另两人扶肩、躯干、四肢，保持头、颈、肩、躯干成一条直线，侧卧时注意将头垫高与脊柱保持同一水平，身体与床成 45°角，并在肩、背、臀、双下肢垫软枕，使患者舒适；拍背时，注意力度不宜过猛，避免患者剧烈咳嗽、打喷嚏以防植骨块脱出。

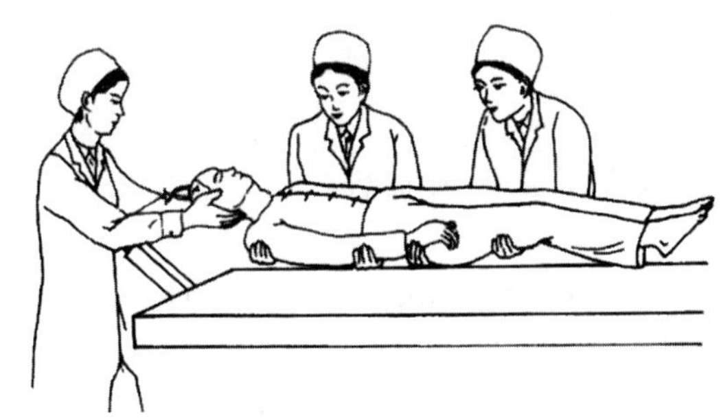

图 12-3-29　三人轴线翻身法

(4)术后第 2 天开始进食温凉流食，第 3 天温凉半流食或软食，在植骨块基本融合前 2～3 周避免大口进食固体食物。

(5)定期复查X线片。

(九)潜在并发症——睡眠性窒息

1. 相关因素 ①术中对脊髓的刺激使脊髓和脊神经水肿,波及或刺激延髓呼吸中枢,引起呼吸抑制、呼吸肌麻痹;②颈椎前路手术长时间牵拉气管食管等会引起呼吸道水肿、分泌物增加,若术前气管移位训练不够,术后此表现会更加明显;③全麻长时间气管插管也易致喉头水肿;④术后患者因害怕创口疼痛抑制咳嗽,使痰液堆积阻塞气道;⑤植骨块脱落压迫气道致气管塌陷、气道梗阻;⑥出现颈深部血肿,严重者压迫气管而窒息;⑦夜间睡熟后,迷走神经兴奋,易加重呼吸肌麻痹,诱发呼吸抑制。

2. 临床表现 ①睡眠时打鼾,呼吸深慢,有呼吸暂停现象,氧饱和度小于90%;②呼吸费力、口唇发绀、鼻翼扇动,喉头痰鸣音明显,听诊有主支气管湿啰音。

3. 护理措施

(1)生命体征观察:术后24h内是并发症发生最高峰期,须严密观察病情。术后常规进入ICU监护,若返回普通病房,床旁备齐吸引器、气管切开包等急救器械;24～72h内持续心电监护(每15～30分钟测量血压、脉搏、呼吸、血氧饱和度1次,直到平稳后改为每1～2小时测量1次);密切观察呼吸的频率、节律、幅度等,预防睡眠呼吸暂停综合征的发生;常规持续中流量给氧(3～4L/min),使血氧饱和度保持在96%以上。加强责任心,发现异常及时报告医生,并配合做好抢救。

(2)体位护理:术后24h内,原则上尽量少搬动患者,以减少植骨块震动。前路手术术后患者应采取头高足低位,床头抬高15°角,并使颈部呈过伸位,保持气道通畅;后路手术术后采取头低足高仰卧位3d,床尾抬高10°角;如果翻身时突然出现呼吸抑制,应立即将患者放平,给予高流量氧气吸入,并立即通知医生。

(3)保持呼吸道通畅:术前指导患者做气管移位训练;术后保持有效的分泌物引流,及时清除口腔、咽部、喉部的黏痰,如产生严重呼吸道阻塞,则配合做气管切开。

(4)控制血肿、水肿进展:患者术后常规放置引流管24h,随时引流出渗血,若渗血较多可延长至术后48h;护士应密切观察伤口外敷料渗血及切口肿胀情况,每4小时测颈围1次,一旦发现颈围有增大趋势,应通知医生加大脱水、止血药剂量。椎体后路骨赘切除减压或椎体开槽切除病灶后,椎管已有所扩大,易致脊髓减压性水肿,故应及早有效地使用脱水药。

(5)调整睡眠规律:颈椎病术后睡眠时间延长会加剧缺氧,故为预防术后并发呼吸抑制,应适当调整患者的睡眠规律。同时,睡眠中持续给予吸氧,必要时给予雾化吸入。如患者睡眠中出现呼吸变浅慢甚至暂停,应立即唤醒患者。并让患者白天多睡,减少夜间睡眠期,以防睡眠过深,导致呼吸抑制的发生。

(十)潜在并发症——喉头痉挛水肿

1. 相关因素 ①全麻插管;②手术时间过长;③术前气管推移训练不足;④术中对咽喉、食管和气管的牵拉。

2. 临床表现 ①声音嘶哑或失声;②吞咽困难。

3. 护理措施

(1)术前向患者强调气管推移训练的重要性,并对其实施监督,定期检查其推移效果,并根据情况给予指导。

(2)控制水肿:颈椎术后1周水肿期,这期间应加强监护,临床常规应用激素,遵医嘱给予甲泼尼龙和甘露醇静脉滴注,以消炎脱水。

(3)由于创口疼痛吞咽困难,为防止呛咳和误吸,术后宜小口进食,少量多餐,并禁食生硬瓜果。

(4)遵医嘱给予缓解喉头痉挛的含片,

并以地塞米松和庆大霉素雾化吸入。

(十一)潜在并发症——休克

1. 相关因素　与术中失血过多有关。

2. 临床表现　①休克早期生命体征变化:动脉收缩压＜90mmHg,脉率＞150/min,呼吸＞25/min;②患者皮肤苍白,感到口渴、四肢厥冷、出冷汗,少尿或无尿;③神志淡漠、烦躁不安、谵妄或嗜睡。

3. 护理措施

(1)备血:术前备好充足的血源;术中开放 2 个以上静脉通路,经颈内静脉或锁骨下静脉置入中心静脉导管;详细记录出血量、尿量和各种液体的输入量,及时调整输血输液速度,保证手术安全。

(2)生命体征监测:经常测量生命体征,防止发生低血容量性休克,根据血压调节输液滴速,早、足、快地补充血容量。

(3)严密观察患者精神状态,皮肤温度、色泽,随时评估,如患者表情淡漠、烦躁、谵妄或嗜睡、昏迷,反映脑部血液循环不良;皮肤苍白、干燥反映周围循环障碍,及时汇报医生处理。

(十二)潜在并发症——神经损伤

1. 相关因素　①术后出血形成硬脑膜外血肿压迫脊髓;②手术中误伤。

2. 临床表现　①双下肢无力并进行性加重;②声音嘶哑,发音不清;③术后在饮水或进食时发生呛咳现象。

3. 护理措施

(1)注意观察患者双下肢有无感觉运动障碍,每小时记录 1 次;让患者自主活动脚趾,如发现双下肢感觉、运动进一步减退及时报告处理,以免脊髓受压时间过长引起的不可逆性损害。

(2)及早鼓励并指导患者做抗阻力肌肉锻炼,及时按摩、针灸,促进局部血液循环,防止失用性萎缩。

(3)嘱患者尽量少说话,使损伤的喉返神经及早恢复功能。

(4)关心患者进食情况,给予饮食指导。协助患者坐起或进半流食,以免发生呛咳现象。

(十三)潜在并发症——脑脊液漏

1. 相关因素　手术中误伤。

2. 临床表现　①切口引流管淡红色引流物持续增多或手术切口有淡红液浸出不止、引流量＞8ml/h;②患者有头痛、恶心、呕吐等低颅压症状。

3. 护理措施

(1)心理护理:向患者及家属讲解有关知识,说明外渗脑脊液类似于血浆,身体每天都可以自生,少量漏出,不会影响伤口愈合,也并无后遗症,对今后的劳动、生活无影响。经医生妥善处理后,伤口可以痊愈。

(2)体位护理:当患者出现脑脊液漏时,最好取头低足高位,床尾抬高 15～20cm,可减轻头痛,减少脑脊液漏。脑脊液漏未愈合前患者禁止下床活动。

(3)切口护理:保持敷料干燥,在严格无菌操作下及时更换被渗液浸透的敷料。必要时局部加压包扎或加密缝合。

(4)饮食护理:鼓励患者多进营养丰富易消化的食物。适量食用含纤维素多的蔬菜,保持二便通畅,以降低腹内压,促进脑脊液漏的愈合。

(5)引流管护理:去除负压引流装置,防止过度引流引起低颅压。

(6)由于体液丢失可引起电解质紊乱,因此,必要时可查血电解质,进行对症治疗。

(十四)失用综合征的危险

1. 相关因素　①脊髓型颈椎病患者脊髓受压,感觉运动神经传导障碍,造成截瘫;②神经根型颈椎病患者由于神经根受压,引起所支配区域根性疼痛,导致肢体活动受限;③手术对组织和器官的损伤,导致患者活动受限。

2. 临床表现　失用性肌萎缩,骨质疏松,关节挛缩畸形等。

3. 护理措施

(1)鼓励患者在病情允许的范围内主动做未瘫痪肌肉的锻炼,如上肢各关节锻炼,深呼吸,腹肌锻炼等。

(2)教会患者利用床上"秋千"拉手,来锻炼上肢及上身的肌肉。指导其家属对瘫痪肢体每日做关节的被动活动和肌肉按摩,2～3/d,每次30～60min,防止肌肉失用萎缩。

(3)保持良好舒适体位,翻身时注意肢体放置功能位,以免影响日后功能。

(4)根据患者病情通过康复治疗,主要是运动康复训练,使用器械或徒手,结合辅助用电、力、光、声、磁、温热等方法对患者感觉、心理、言语、肢体、关节、肌力、平衡、步行、移动等功能缺损进行训练,可以纠正失用误用综合征。

(十五)皮肤受损的危险

1. 相关因素　①备皮失误;②同一卧位太久,皮肤受压过重;③营养欠佳;④床单潮湿,有颗粒状异物;⑤协助翻身时实施拖、拉、拽。

2. 临床表现　①备皮区皮肤破损;②身体骨隆突处出现不同程度压疮。

3. 护理措施

(1)术后给予患者睡海绵垫或气垫床,做到勤观察、勤按摩和勤擦洗,并协助翻身2h 1次,翻身时两人协作进行,避免拖、拉、拽。

(2)指导患者食用高蛋白食物,提高机体免疫力。

(3)定时更换床单,保持整洁,如有污染或潮湿,及时更换;经常保持皮肤清洁干燥,对骨突部位涂以红花乙醇并予按摩。

七、康复与健康教育

(一)康复及功能锻炼

1. 关节训练。术日待血压平稳,在患者可耐受的情况下,鼓励患者主动加强各关节活动,通过直腿抬高及绷紧脚面练习增强下肢力量。

2. 肢体训练。术后第1天即可开始进行。每日训练分上、下午两组,每组20～30次。

(1)上肢训练方法:①手指及腕部训练:伸腕、屈腕、伸指、屈指训练;②肱二、三头肌的训练:屈肘、伸肘运动;③三角肌的功能训练:做上臂外展、内收运动(此训练在术后1个月左右,以防止提早训练而造成的伤口裂开,不易愈合)。

(2)下肢训练方法:①股四头肌训练:患者平卧或半卧位,腿伸直,足尖向下,绷紧1～2min,然后放松;两腿交替练习;②髋关节、膝关节的训练:直腿抬高,足跟距床面20cm,做伸直、弯曲、内收、外展等运动;③距小腿关节的训练:足的四节运动——足背曲、足跖曲、足外翻、足内翻。

3. 行走训练。植骨稳定、切口愈合良好的患者,术后3d可进行行走训练;术前颈椎不稳定且术后切口愈合较差的患者则需要4d至1周方可进行行走训练。训练方法是按戴好颈托→90°坐位→床边坐位→床边站位→床周行走→屋内行走→走廊行走的顺序逐步进行。训练时,护士在患者旁边指导并给予适当保护,同时注意观察患者是否出现头晕、面色苍白等直立性低血压的表现。

4. 颈部伤口术后1周拆线,出院后继续佩戴颈托3～6个月,控制颈部活动,避免颈部屈伸和旋转。颈托解除前需要经过一段时间的适应,如先在睡觉时取下,以后改为间断使用颈托,直至解除。髂骨处伤口10～14d拆线,拆线前行走以小步行走为主。

5. 术后3个月,经拍X线片示植骨椎间隙已完全融合后,可进行以下锻炼。①颈部锻炼:根据病情可做头及上肢前屈后伸、侧屈、侧转活动,缓解疲劳。活动时注意配合呼吸,缓慢进行。有利于颈段脊柱的稳定性,增强颈肩顺应颈部突然变化的能力。②肩关节锻炼:常用方法有手臂爬墙外展,爬墙上举,弯腰垂臂，旋转及滑车带臂上举等。逐渐加大活动范围，恢复自理能力。③继续加强手功能的锻炼，进一步进行较精确的训练，如织毛衣、写字等。

6. 正确饮食，预防便秘。颈椎损伤患者自主神经受到损伤，其消化功能受到影响。应注意补钙，并多食高蛋白、低脂肪、低热量、无刺激性食物，多吃新鲜蔬菜和水果；注意训练反射性排便，经常顺时针走向进行腹壁按摩，帮助排便。

7. 行走或劳动时注意避免颈肩部外伤，避免提重物，防止跌伤。

8. 注意纠正日常生活、工作、休息时头颈肩的不良姿势，尽可能保持自然的端坐位，将后背坐直，保持颈部平直。睡眠时尽量保持颈、胸、腰部自然屈度，髋、膝部略屈曲。选择适当枕头尤为重要，以中间低、两端高、透气性好、长度超过肩宽 10～16cm、高度以头颈部压下后一拳头高为宜。

9. 患者在 3 个月、6 个月、1 年定期复查；若颈部出现剧烈疼痛或吞咽困难、有梗塞感，可能为植骨块移位或脱落，应及时回院复查。

10. 患者知晓出院带药的作用、用法、注意事项等。

（二）家庭疗法

家庭疗法是一种综合性的疗法，集康复、预防于一体。家庭疗法的主要内容包括：纠正和改善睡眠及工作中不良体位，牵引及使用颈托等。家庭疗法是正规治疗的基础，对颈椎病的预防和康复具有重要作用。

1. *改善和调整睡眠状态*　由于每个人有将近 1/3 的时间在睡眠中度过，若睡眠姿势不当，容易引起或加剧颈椎病。在睡眠时，应维持头颈段本身的生理曲线（图 12-3-30），从而保证颈椎外在肌群平衡，也保证椎管内的生理解剖状态。

睡眠状态应包括枕头的高低和形状，睡眠体位和床铺选择等 3 个方面。枕头的形状以中间低两端高，元宝形为佳，此种形态可利用中间凹陷部来维持颈椎的生理曲度，对头颈部可起相对制动和固定作用，以减少在睡眠中头颈部的异常活动。通常情况下，枕头的适宜高度以 10～15cm 较为合适，但具体尺寸还要因每个人的生理特征，尤其是颈部生理弧度而定。肩宽体胖者枕头可略高一些，而瘦小的人则可稍低些。睡眠习惯对于确定枕头的高度也有影响，习惯仰睡的人，其枕头高度应以压缩后与自己的拳头高度（握拳虎口向上的高度为拳高标准）相等为宜（图 12-3-31）；而习惯侧睡的人，其枕头高度应以压缩后与自己的一侧肩宽高度一致为宜（图 12-3-32）。根据不同习惯可采用仰卧或侧卧，但不宜俯卧（图 12-3-33）。此外床铺应选择硬板床并垫以透气柔软的垫子比较适宜。

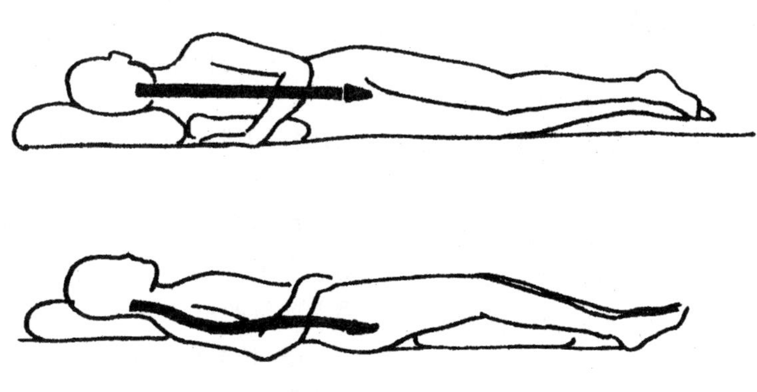

图 12-3-30　正确睡姿

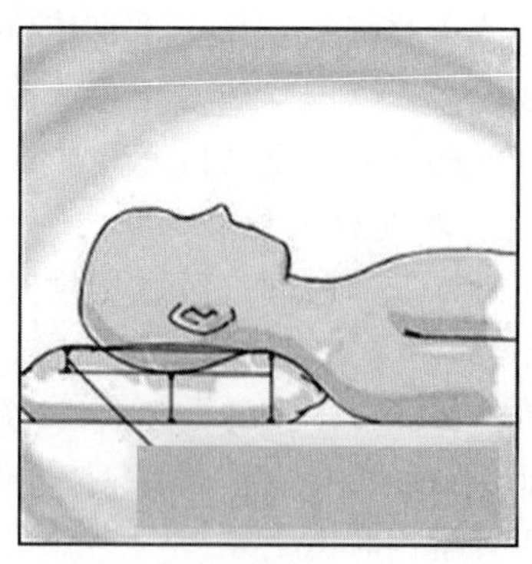

图 12-3-31　仰睡时枕头高度

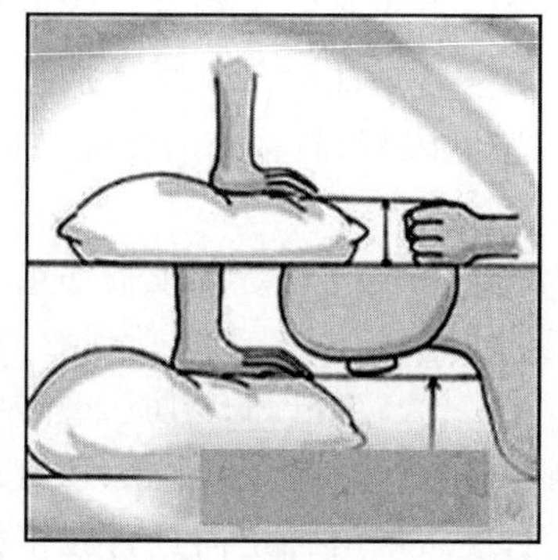

图 12-3-32　侧睡时枕头高度

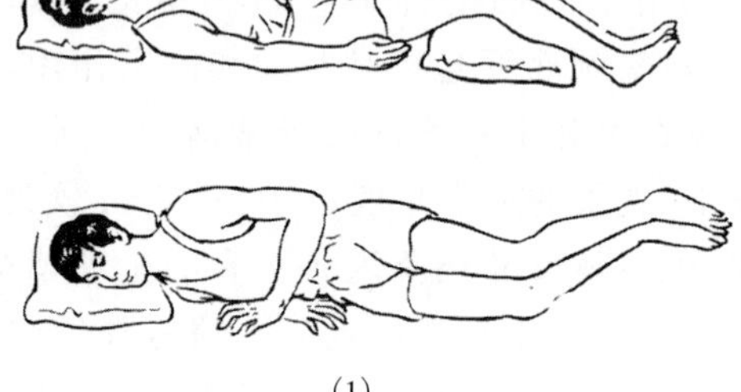

(1)

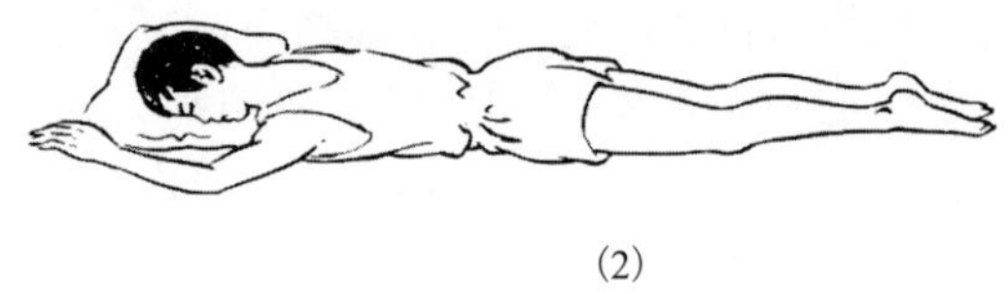

(2)

图 12-3-33　睡眠体位

(1)正确睡姿；(2)不良睡姿

2. 纠正与改变工作中的不良体位　工作中常见的职业性不良体位有电脑操作员、打字员、绣花工、会计等长期低头工作、交警的转头动作、流水线装配工的低头转颈动作等。有效的措施是定时改变头颈部体位、定期远视、调整桌面或工作台的高度或倾斜度。工厂要有工间活动并形成制度。

3. 自我牵引法　原理：利用双手向上牵引之力使椎间隙牵开，使后突的髓核有可能稍许还纳，也可改变椎间关节之列线而起到缓解症状的作用。方法：将双手十指交叉合拢，将其举过头顶置于枕颈部，之后将头后仰，双手逐渐用力向头顶方向持续牵引 5～10 s，如此连续 3～4 次，即可起到缓解椎间隙内压力作用(图 12-3-34)。

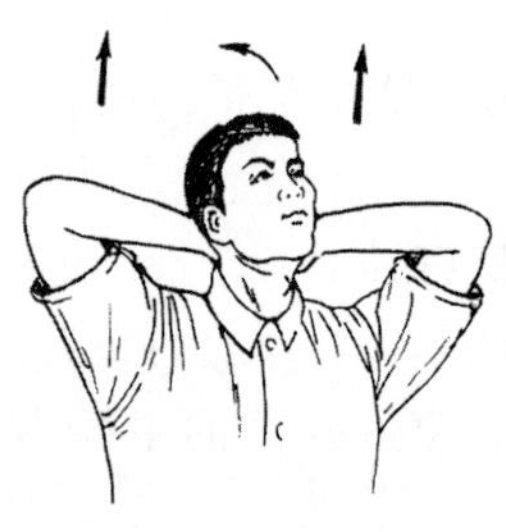

图 12-3-34　颈椎自我牵引

4. 制动法

(1)目的和作用：使颈部肌肉获得充分休息，缓解因肌痉挛所致的疼痛，减少突出椎间盘或骨赘对脊髓、神经根及椎动脉的刺激，减少颈椎间盘的劳损，延缓退变。颈椎术后制动是为了使手术部位获得外在稳定，有利于手术部位的早日恢复。

(2)种类和方法：颈椎制动包括颈托和支架两类。常用的是颈托，制造材料为聚氨酯，可以脱卸，轻便容易携带。颈托(图 12-3-35)

上面托住下颌和枕骨，下面抵住双肩，前后两面用尼龙粘扣牢固地连接在一起，制动效果满意。头颈胸支架（图 12-3-36）使用 EMPP 高分子聚酯材料、弹力织物海绵、球形可调式不锈钢支架、搭扣制作，先将前胸片（或后胸片）锁紧盖母拧松，将可调支架杆上下移动到所需的高度，再将可调支撑杆上的定位槽对准定位压板下面的定位凸帽（一定凹凸合位，两侧要保持水平高度），再将锁紧盖母锁紧，但不要用力过大，然后把锁紧盖母上的两个二次锁紧钉旋转到水平位置然后将其拧紧；将后胸片根据患者的体型固定于患者枕骨、肩部，使矫形器在患者身上非常伏贴；将前胸片根据患者体型固定于患者下颌、肩部，调整矫形器松紧度，使矫形器在患者身上非常伏贴、下颌固定好，扣好搭扣。颈椎制动效果最好是牵引，应根据患者具体情况而定。轻度颈部不适及术后颈椎有坚强内固定者制动用颈托即可。

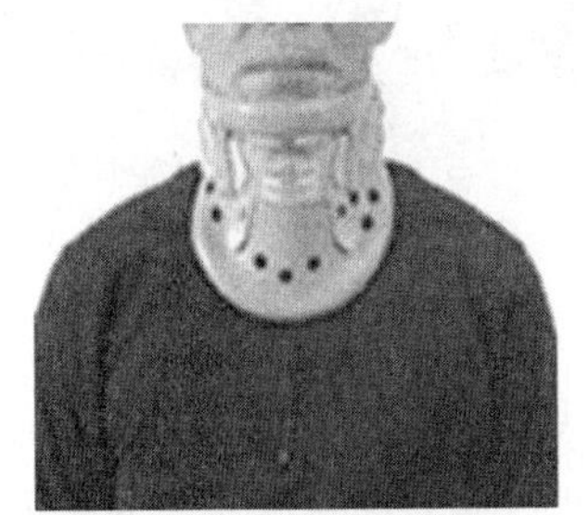
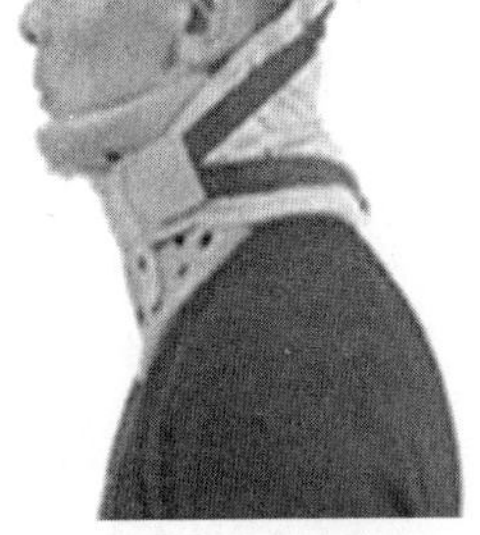
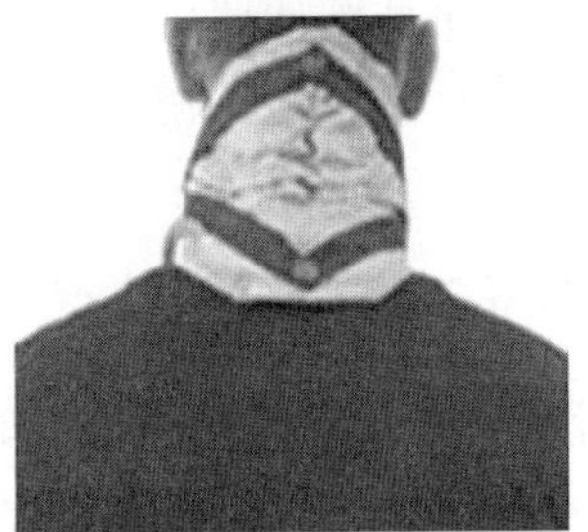

图 12-3-35　颈托固定方法

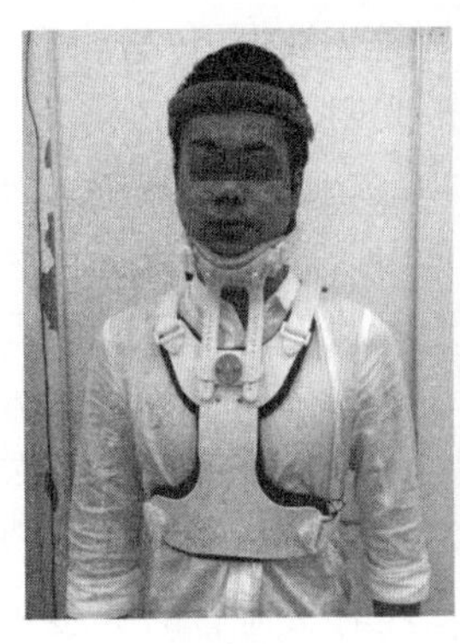
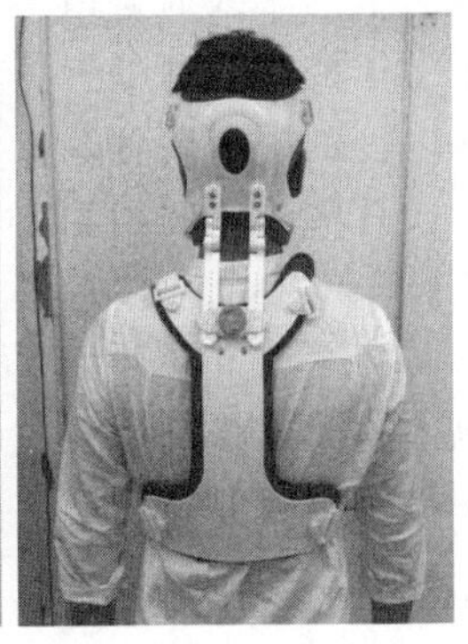

图 12-3-36　头颈胸支架的使用方法

（高德华　梁新蕊　陶晓玲）

第四节　股骨头坏死

一、概　　述

股骨头坏死是股骨头血供中断或受损，引起骨细胞及骨髓成分死亡及随后的修复，继而导致股骨头结构改变、股骨头塌陷、关节功能障碍的疾病。股骨头坏死（osteonecrosis of the femoral head，ONFH）又称股骨头缺血性坏死（avascularnecrosis，AVN），是骨科领域常见的难治性疾病。

股骨头坏死是一个病理演变过程，初始

发生在股骨头的负重区，应力作用下坏死骨骨小梁结构发生损伤即显微骨折以及随后针对损伤骨组织的修复过程。造成骨坏死的原因不消除，修复不完善，损伤-修复的过程继续，导致股骨头结构改变、股骨头塌陷、变形，关节炎症，功能障碍。股骨头坏死固然会引起病痛，关节活动和负重行走功能障碍，但人们不要受“坏和死”文字含义恐怖的影响，股骨头坏死病变，毕竟局限，累及个别关节，可以减轻、消退和自愈，即便严重，最后还可以通过人工髋关节置换补救，仍能恢复步行能力。

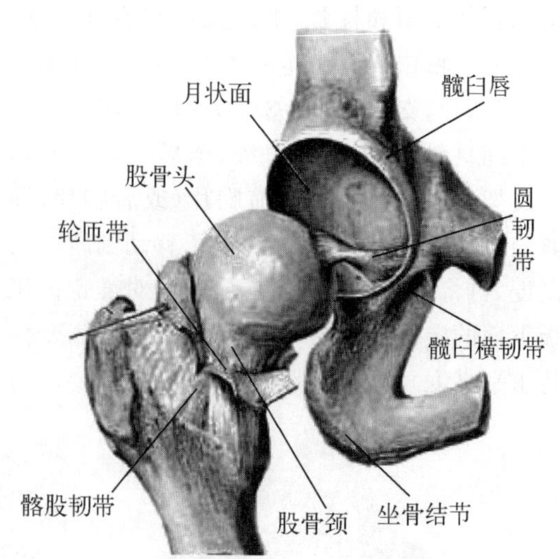

图 12-4-1 髋关节解剖

二、应用解剖特点

股骨头近似半球形(图 12-4-1)，朝向前上内方与髋臼构成关节，更精确地说，股骨头不是一个真正球形的一部分，而是像楔形，部分表面呈卵圆形，其表面光滑，中央部的后下方有一粗糙的小凹陷。股骨头的轴线通常情况下与股骨颈轴线相平行，但偶尔也可以有一定程度的后倾。股骨头表面的关节软骨厚度在前侧的负重区约为 4mm，其向关节中纬线逐渐变薄，在中纬线处约为 3mm。大、小转子位于股骨颈的后侧及股骨干中冠状面轻度偏前侧。股骨头主要为骨松质结构，而不是强度较高的致密骨骨皮质结构。对股骨头内部骨松质的形态结构研究发现，股骨头内部由大量拱形结构的骨小梁组成致密立体网状结构。这些骨小梁的拱形结构其拱顶总是朝向股骨头表面，相互交叉，大拱内有小拱，形态各异，形成一种多拱的复杂网状结构。该结构能最有效地吸收和化解冲击载荷、吸收震荡。股骨头的主要供血血管包括旋股内侧动脉、旋股外侧动脉、闭孔动脉、臀上动脉、臀下动脉、髂腰动脉。

三、病因与发病机制

(一)病因

造成股骨头坏死的病因多种多样(约 60 多种)，比较复杂，难以全面系统地分类，这与发病机制不清有关。我们在长期的理论研究和临床诊治中归纳出了十多种常见的致病因素，虽然病因不同，但其共同的病理表现是股骨头缺血，比较一致公认的理论是血液供应受阻。

1. 创伤导致股骨头坏死　如外力撞击引起股骨颈骨折、髋关节脱位、髋关节扭挫伤等。创伤是造成股骨头坏死的主要因素。但创伤性股骨头缺血坏死发生与否、范围大小，主要取决于血管破坏程度和侧支循环的代偿能力。无疑，由于各种外伤导致骨内血管或股骨头血管的破裂及扭曲或受压均可引起股骨头坏死。临床表现为痕迹骨折、头呈半脱位，下肢肌肉萎缩、跛行、负重疼痛加重等。

2. 药物导致股骨头坏死　如因气管炎、哮喘、风湿、类风湿、颈肩腰腿痛、糖尿病、皮肤疾病等，而长期服用激素类药物。由于大量或长期使用激素，导致了激素在机体内的积蓄而发病，这是早期的一种说法。近期认为股骨头坏死的发生与激素使用的种类、剂型、给药途径有直接关系，与激素的总量及时间并不成正比。但长期大量使用激素或日量过大，剂量增减突变也是发生股骨头坏死的原因之一。激素性股骨头坏死双侧同时发病多见，且一半以上患者先一侧发病，经数月或数年后，另一侧才发病。

3. 乙醇(酒精)刺激导致股骨头坏死　在各种可能引起股骨头坏死的病因中，慢性酒精中毒是一个重要因素。由于长期大量的饮酒而造成酒精在体内的蓄积，导致血脂增高和肝功能的损害。血脂的升高，造成了血液黏稠度的增高，血流速度减缓，使血液凝固性改变，因而可使血管堵塞，出血或脂肪栓塞，造成骨坏死。

4. 其他　风、寒、湿、肝肾亏虚、骨质疏松、扁平髋、骨髓异常增生、骨结核、手术后、骨移植、血管移植 3 年后均可发生骨坏死。

在以上诸多因素中，以局部创伤、滥用激素药、过量饮酒引起的股骨头坏死多见。其共同的核心问题是各种原因引起的股骨头的血液循环障碍，而导致骨细胞缺血、变性、坏死。

(二)发病机制

很多病因的发病机制尚无统一定论，但无论何种病因都有一个共同的病理变化：股骨头缺血以及缺血后股骨头骨的有活力成分的死亡和修复反应。目前对股骨头坏死的发病机制提出的学说主要有：供应股骨头的主要血管外压增高学说、血管栓塞学说、二次碰撞学说、脂肪代谢紊乱学说等。

四、临床表现与诊断

(一)外科分期

1980 年 Ficat 和 Arlet 综合分析股骨头坏死患者的 X 线表现、骨扫描和骨功能等方面的表现后提出了 Ficat-Arlet 分期，将 ONFH 分为Ⅰ～Ⅳ期(图 12-4-2)。并于 1985 年对该分期方法进行修订，增加了 0 期，即没有典型症状(表 12-4-1)。

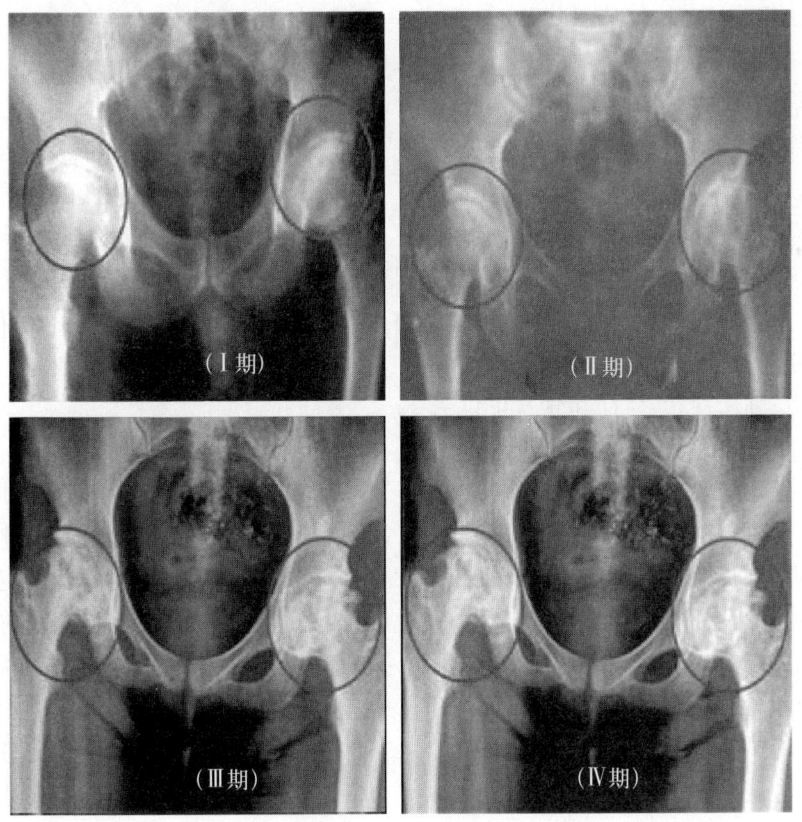

图 12-4-2　ONFH 分期

表 12-4-1 股骨头缺血性坏死各期临床与影像学模式的比较

分期	临床	常规 X 线	MRI	病理变化
0	无症状	阴性	水肿区:双线征	造血细胞和脂肪细胞坏死
Ⅰ	轻微不适	阴性或骨质疏松	水肿区:双线征	充血,陷窝形成
Ⅱ	疼痛,僵硬	骨质疏松、硬化、囊变	新月形坏死区	中心坏死,周边纤维化
Ⅲ	僵硬,疼痛放射至膝关节	新月体形成,死骨,皮质塌陷	新月形坏死区死骨,股骨头塌陷	新骨形成肉芽组织增生
Ⅳ	疼痛,跛行	Ⅲ期表现加上关节间隙变窄	Ⅲ期表现加上关节间隙变窄	Ⅲ期表现变化加重

(二)临床表现

股骨头坏死的主要症状表现如下。

1. *疼痛* 可为间歇性或持续性,行走活动后加重,有时为休息痛。疼痛多为针刺样、钝痛或酸痛不适等,常向腹股沟区、大腿内侧、臀后侧和膝内侧放射,并有该区麻木感。

2. *关节僵硬与活动受限* 患髋关节屈伸不利、下蹲困难、不能久站、行走呈鸭子步样。早期症状为外展、外旋活动受限明显。

3. *跛行* 为进行性短缩性跛行,由于髋痛及股骨头塌陷,或晚期出现髋关节半脱位所致。早期往往出现间歇性跛行,儿童患者则更为明显。

4. *肌肉萎缩* 处于晚期的股骨头坏死患者,疼痛会暂时的缓解或消失,肌肉会出现萎缩。

(三)诊断

根据病史、临床症状、体征和骨盆正位 X 线片、MRI、CT 等,可早期准确诊断并防止股骨头塌陷,是治疗股骨头坏死的关键。

1. *病史* 有髋关节明显外伤史;有激素类药物使用史;有长期酗酒史;有遗传、发育、代谢等病史;特发性(非创伤性)。

2. *体征* 局部深压痛,内收肌止点压痛,4 字试验阳性,髋关节屈曲挛缩试验阳性,髋外展内旋试验阳性,臀中肌试验阳性。外展、外旋或内旋活动受限,患肢可缩短,肌肉萎缩,甚至有半脱位体征。有时轴向冲击痛阳性。

3. *辅助检查* 拍 X 线片能看清股骨头骨小梁,可能会有骨质疏松、骨密度不均匀、囊样变、塌陷、变形,或是关节间隙狭窄等表现。但 X 线片成像比较粗糙,股骨头坏死早期的症状在片上显现的不明显,不容易确诊,这时可采用 CT、MRI 等检查,可详细地看到股骨头上的毛糙、局限性的囊变等,提示为股骨头坏死的症状。

4. *放射性核素骨扫描*(ECT) 也是能做到早期诊断的检测手段。

诊断股骨头坏死要依据影像学,股骨头坏死的影像学表现与病变的轻重及病理进程相关,病理改变决定影像学多样化。临床上有很多根据影像、病理进程和临床表现的分期,但这样的分期不能被割裂看待。

五、治疗原则

1. 早期诊断,早期治疗

(1)病因治疗是终止病变进展,使之有可能进入良性转归的轨道上的关键。所谓早期治疗就是在关节软骨塌陷之前进行治疗,其目的是能够在软骨下骨塌陷之前延缓或阻止病程的进展,同时也具有缓解症状的作用。

(2)正确选择早期治疗方法需要正确和准确地对患者进行分期。确定患者的股骨头坏死还没有发展至晚期(塌陷期),因为一旦发生软骨下骨塌陷、关节间隙消失时,进行性骨关节炎就不可逆转。

(3)目前还没有能在软骨下骨塌陷前阻止股骨头坏死病程进展或在软骨下骨塌陷之后延缓股骨头破坏及髋关节退变非常有效的方法。临床上常用并验证对早期股骨头坏死有一定疗效的方法包括:钻孔减压术、植骨(主要是带血管的腓骨植骨)、旋转截骨术。上述方法的文献报道结果差异很大。但选择适当的患者进行上述治疗仍有指征。

2. 在股骨头坏死病变区难以用药物干预,其组织反应,衰减了的成骨再生能力难以靠药物增进,没有任何一个药物是具有特效并专门用来治疗股骨头坏死的,但仍可试用促进骨和软骨营养及生长的药物。

3. 对于濒临塌陷或已塌陷变形、长久疼痛功能障碍者,从目前结果来看,关节置换手术仍是治疗晚期股骨头坏死最有效的方法(图 12-4-3),该手术技术成熟,效果肯定,成功率高。

六、常见护理问题

(一)疼痛

1. 相关因素　①手术创伤致伤口疼痛;②术后平卧,翻身受限导致腰部酸痛。

2. 临床表现　①患者自诉疼痛,长海痛尺评定 4 分以上;②要求用镇痛药;③患者痛苦面容。

3. 护理措施

(1)给予患者心理护理:运用语言或非语言的交流方式,引导患者摆脱疼痛意境或淡化疼痛的意念,也可以教患者采用逐渐放松法(练习深呼吸)、意念法、分散注意力法(如听轻音乐、看电视等)。并注意各项护理操作轻柔敏捷,减少环境噪声的刺激,以创造良好的治疗与修养环境,使疼痛获得最大程度地缓解。

(2)单一药物或方法镇痛不可能达到最佳或完全的疼痛缓解,并且为使其不良反应显著减少,近年来,随着研究不断深入,多模式镇痛越来越受到临床医师的关注,国外研究表明联合用药可以大幅度降低运动疼感,并且还可以减少吗啡用量,降低药物不良反应。患者术中留置自控镇痛泵(PCA)+术后遵医嘱使用塞来昔布(200mg/d,口服)。

(3)患肢保持髋关节外展 10°～20°,屈曲 10°～15°外旋中立位,功能位置既可固定关节,又利于减轻切口张力,减轻疼痛,方便肢体活动和肿胀消退。但长时间平卧导致患者腰部酸痛,可抬高患者床头,指导患者做健侧肢体的自主运动,利用牵引架上的拉手抬起上身,协助患者健侧卧、平卧、半坐卧,禁止术侧卧位。

(4)指导患者在翻身、深呼吸或咳嗽时,用手按压伤口部位,减少因伤口张力增加或震动引起疼痛。

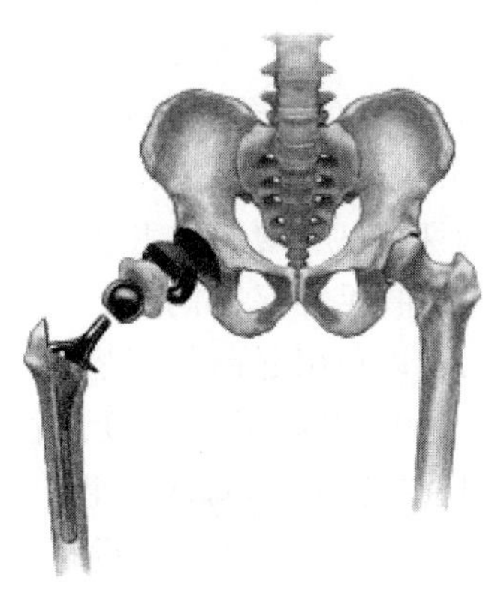

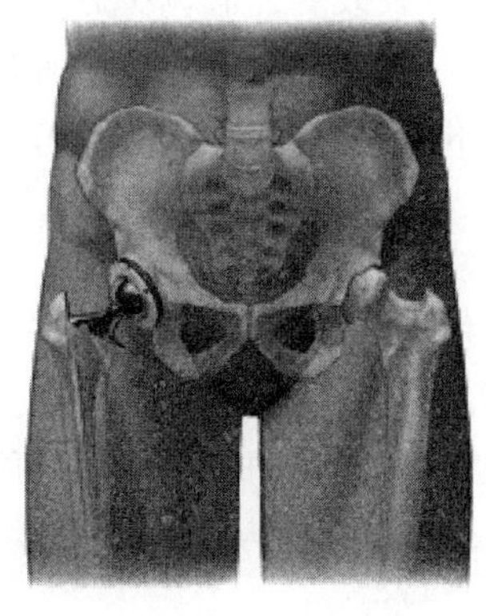

图 12-4-3　髋关节置换手术图

（二）躯体移动受限

1. 相关因素 ①防止假体脱出，手术后体位为平卧且患肢处于外旋中立位；②伤口疼痛；③输液管、引流管、导尿管的留置。

2. 临床表现 ①生活不能自理；②患者主诉体位不适，但自主改变体位困难。

3. 护理措施

（1）向患者讲解改变体位的必要性及重要性，教会床上移动躯体的方法，如可以用双手拉住吊环或者以双手撑向躯体两侧，用头部或足部的力量抬起骨盆部或移动骨盆部。

（2）适当协助患者健侧翻身，避免局部负重增大而引起假体脱位。运送、搬动、固定患者时动作轻柔，切忌粗暴。

（3）经常巡视病房，主动关心患者的生活，将呼叫器及常用物品放在患者易取处，必要时协助患者洗漱、进食、排泄及个人卫生活动等，尽力帮助患者解决因卧床而造成的生活不便，使患者能安心养病。

（三）潜在并发症——假体脱位

1. 相关因素 ①患者相关因素：是否有髋部手术史、患肢是否存在神经系统疾病、术后是否严格按照医嘱进行康复训练，以及患者年龄和性别等。②手术相关因素：手术入路、假体置放、关节周围软组织修复。③假体因素：髋臼内衬、股骨头直径大小、股骨颈设计等。④术前教育与术后护理。

2. 临床表现 假体脱位指髋关节置换术后假体头与臼杯位置改变。假体头后脱位时，下肢处于屈曲内旋位姿势；假体头前脱位时，下肢出现短缩和外旋畸形。可由髋关节X线平片确诊。

3. 护理措施

（1）做好心理护理：护士术前向患者介绍成功的病例、术后可能发生的并发症和注意事项，使他们重视术后的体位要求，并对可能发生的情况有一定的认识，从而减轻恐惧心理。

（2）制定正确的肌肉训练方法：髋关节疾病病程很长，由于疼痛、关节活动受限，患髋肌肉都有不同程度的萎缩。因此，为了术后髋关节的稳定，术前加强下肢肌肉训练十分重要。①臀中肌肌力训练：臀中肌肌力强壮有利于维持术后髋关节外展，预防关节脱位。方法：无外展受限的患者取侧卧位，做外展髋关节运动；外展受限的患者，固定足部以保持髋关节不动，做外展髋关节运动。每日2～3次，每次做3组，每组做10次。②股四头肌训练：目的是增强肌力，有利于术后肢体康复。方法：坐位屈膝，足部绑1kg沙袋，缓慢伸直膝关节。平卧位，做股四头肌等长、等张收缩锻炼。每日2～3次，每次做3组，每组做10次。

（3）加强术后护理。①正确搬运：手术中患者一般采用腰麻。回病房时护士要正确指导搬运，即嘱咐患者双手拉住拉手，医护人员托住患侧的髋部和下肢，使患肢务必保持外展中立位；另一护士托住健侧髋部和健肢，其余人协助，将患者平放于床上。两腿之间放一软枕，保持患肢15°外展位；患肢小腿处垫软枕，使足跟悬空，防止足跟发生压疮，忌内旋位。注意搬运时一定要同步进行，严防动作不协调而致关节脱位。②麻醉清醒后护理：麻醉清醒后可将床头摇起至患者感到舒适的高度，但一般不超过30°。在可以耐受的情况下，鼓励患者活动患肢，可以做股四头肌运动、长收缩和足背屈伸运动等，每个动作保持5s，然后放松，反复练习。

（4）早期功能训练：术后1d即开始指导患者进行髋关节和距小腿关节的屈伸运动，由被动向主动过渡。方法：患者仰卧位，收缩股四头肌，缓慢将患肢足跟向臀部滑动，使髋屈曲，足尖保持向前。注意屈曲角度不宜过大，以免引起髋部疼痛。一般髋关节屈曲应<60°，以防活动过度致假体脱出。此动作10次为1组，每次3组，每日2～3次。

（5）下地练习：方法是患者双手用力支撑床面，屈曲健肢，患肢保持伸直位，移动躯体至健侧床沿;护士在健侧协助,一手托住患肢足跟部,另一手托住患侧腘窝部,随着患者的移动而转动,使患肢保持轻度外展中立位,直至完成此动作;另一护士则用力扶住患者,使健侧肢体先着地,然后将患肢轻轻放于地上,递给患者助行器;患者用力扶助行器站稳,两腿分开,与肩同宽,注意观察患者有无不适感,站立 10min 后上床;上床时,患者双手拉住拉手,健侧肢体先上,护士托住患肢足跟和腘窝处,协助将患肢放于床上。注意使患肢始终保持外展中立位,患肢足尖向上。

(6)助行器行走练习:行走时先移动助行器向前,患肢前行,身体重心慢慢前移,再健肢跟上。注意保持两腿分开、与肩同宽,转弯时髋关节随身体一起转动,避免髋关节突然旋转。

(四)潜在并发症——下肢静脉血栓

1. 相关因素　①血液高凝状态:术中出血、血液成分的改变使血液处于高凝状态。②血流缓慢:长期卧床使血流速度减慢后,血液中的成分停滞于血管壁。③血管壁的损伤:促使凝血激活酶的形成和血小板集聚。

2. 临床表现　患肢肢体肿胀、疼痛、血液循环障碍。

3. 护理措施

(1)术后注意保暖,防止冷刺激引起静脉痉挛,血液淤滞。

(2)术后严密观察下肢血供、肿胀、疼痛情况,如患肢出现皮肤发绀、皮肤温度低、足背动脉减弱或消失、疼痛、肿胀,考虑有循环障碍,须及时报告医师,配合处理。

(3)麻醉消失后,即鼓励患者进行患肢股四头肌运动和踝泵运动等早期功能锻炼活动,加速血液回流。

(4)术后患肢垫软枕抬高,并使用弹力绷带、弹力袜或间歇性血液循环空气压缩系统预防下肢静脉血栓形成。

(5)鼓励患者多饮水,指导进食低脂富含维生素的饮食,避免高胆固醇食物,以减少血液黏稠度。

(6)预防性使用抗凝药物。

(7)一旦发生深静脉血栓后应予患肢制动,禁止抬高患肢、禁止热敷和按摩,以防栓子脱落,导致肺栓塞、脑梗等严重并发症。

(五)潜在并发症——关节感染

1. 相关因素　①患者自身的防御能力下降,如糖尿病患者长期高糖状态导致机体免疫功能缺陷,对病原菌的反应能力减弱。②医护人员手卫生依从性差。③出现并发症未认真正确处理,如术后疼痛、关节周围血肿、低体温的形成、抗生素的长期应用、周围环境与病原微生物。

2. 临床表现　人工髋关节感染诊断比较困难,应根据临床症状、实验室检查、影像学检查、细菌培养以及病理检查综合确定。

疼痛常常是大多数关节感染患者的主要临床表现。若患者术后持续疼痛的同时出现发热、红细胞沉降率(血沉)和 CRP 升高及有窦道形成是人工髋关节感染的直接证据。细菌培养是确定感染的金标准,如培养阳性,则可确定诊断。

3. 护理措施　人工髋关节置换术后感染的治疗目的是消灭感染并恢复患肢功能。抗生素治疗和手术清创是治疗的基本手段。

(1)加强营养支持,改善营养状况、增强抵抗力是重要内容,应适当给予高热量、高蛋白、高维生素且易消化的饮食,必要时给予肠外营养。

(2)遵医嘱合理使用抗生素,定期监测患者肝、肾功能。

(3)负压吸引的管理:负压吸引装置与关节腔保持密闭,防止关节腔与外界空气相通及引流液倒流,严格无菌操作,密切监测血常规、注意伤口渗血情况,如出现皮下积血及时吸出。

(4)防止大小便污染伤口:如在处理大小便时污染伤口,应及时更换床单及敷料。

(5)极少数情况下为挽救生命,需要用截肢来控制感染,此时需要做好患者的心理护理。

(六)潜在并发症——假体松动

1. 相关因素

(1)患者自身因素:人工关节使用寿命的长短与患者自身的某些因素,如年龄、性别、体重、活动量及置换手术前原发关节疾病和骨骼质量以及全身状况有一定关系,高龄患者普遍有不同程度骨质疏松,部分骨碎裂严重,术中骨质流失多,术后容易出现假体的松动。此外使用激素和抗肿瘤药物等抑制骨再生的药物均可影响假体的使用寿命。

(2)外科技术因素:一个固定牢固的假体依赖于严格的操作规程及假体正确的安装位置,如无菌环境、操作,假体的选择、安装,假体置入时的方向、角度、时机等。

(3)机械学因素:假体材料、形状和尺寸、假体固定方法、临床安装、界面微动、应力遮挡、假体磨损、界面密封程度、假体周围高液压等。

(4)生物学因素:磨损颗粒的种类和大小、细胞活化反应、细胞因子释放、酶类激活、对磨损颗粒的致敏反应等。

2. 临床表现　需要综合 X 线表现和临床症状来确定。一般来说,假体周围出现大于 2mm 宽的透光带,或者假体有明显的移位,患者同时在负重和活动时出现疼痛,休息后疼痛减轻。

3. 护理措施

(1)做好患肢末梢血循环的观察,倾听患者主诉,如疼痛等。

(2)下地时间适当延长,主张术后 6 周下地。一旦发生早期松动,无明显临床症状者,暂不处理。

(3)症状严重者,应更换假体,做好髋关节翻修术护理。

七、康复与健康教育

(一)术后功能锻炼

1. 肌肉和关节活动训练及负重指导　如股四头肌收缩、距小腿关节背伸跖屈运动、直腿抬高运动、屈伸髋关节运动等,告诫患者下床注意事项及方法。

2. 指导患者正确选择运动　如散步、骑自行车、游泳等,忌跑步、跳跃等有损人工关节的活动。

(二)健康教育

1. 家庭康复的环境指导

(1)清除家中活动区域内所有可能引起摔跤的物品。

(2)洗澡间准备可靠的扶手和椅子,同时要求座椅、坐便器和楼梯上也安装可靠的扶手。

(3)坐便器需要适当加高,使用时保持髋关节外展位,曲髋$<90°$。

2. 日常活动指导　包括正确的睡姿、坐姿、如厕、更衣、上下楼梯等,帮助患者建立健康的生活方式。

(1)术后 3 个月内,患者在活动时髋关节屈伸不能$>90°$,避免负重。做到“八不”:不侧卧,不在床上屈膝而坐,不做仰卧起坐运动(若做起坐前倾应$<90°$),不盘腿及交叉双腿,不坐矮椅、矮凳、小轿车,不弯腰拾物品,不做穿、脱靴子动作,不做下蹲运动。术后半年尽量减少侧卧和坐位。

(2)上楼时拐杖先上,患肢随其后或同时跟进,下楼时拐杖先下,患肢随后,健肢最后。

(3)应对意外不适的指导,即告知患者若出现患肢疼痛、红胀、活动受限、双下肢不等长等症状,随时电话联系医师并及时就诊。

3. 饮食指导

(1)避免饮食辛辣肥甘厚腻,预防伤口的感染发炎。

(2)给予富含蛋白质的物质,如牛奶、鸡蛋等,促进骨质吸收,避免骨质疏松。

(3)进食粗纤维食物及新鲜水果,防止便秘。

4. 出院指导　出院后通过电话随访、门诊复查等方法,指导患者进一步改善患髋的活动范围,提高步行能力。

(陈凤梅　傅利勤)

第五节　膝关节骨性关节炎

一、概　　述

骨性关节炎(osteoarthritis，OA)又名骨关节病(osteoarthrosis)、退行性关节病、肥大性关节炎、老年性关节炎等，是一种最常见的，以关节疼痛、僵硬、肿胀为特点的骨关节疾病。在影响女性健康的疾病"排行榜"中，骨性关节炎位居第四位，而在影响男性健康的疾病中位居第八位。在所有的特异性关节病中，骨性关节炎是最常见的退行性病变。

膝关节骨性关节炎(osteoarthritis of the knee，KOA)又称为膝关节增生性关节炎、退行性关节炎、骨性关节病，是指由于膝关节软骨变性、骨质增生而引起的一种慢性骨关节疾病，分为原发性与续发性两型。原发性关节炎病因不明，发病年龄一般为中老年(50 岁以上)，女性多于男性，尤其是肥胖患者，可能与退变、负重有关。继发性关节炎的病因清楚，常见的原因有创伤(如关节内骨折致关节面不平整、关节脱位、关节内结构如半月板损伤、关节外及内韧带损伤致关节不稳)、骨关节感染、先天性异常等，凡是引起下肢力线改变的病变均可发生本病。

二、应用解剖特点

膝关节是下肢的主要关节，由股骨髁、胫骨平台、髌骨及其周围滑膜、关节囊、韧带、半月板和肌肉等组织共同构成，承担着重要的负重和运动功能。在关节分类上，膝关节属滑膜关节(synovial joint)。

(一)膝关节的主要结构

膝关节的主要结构有：股骨、胫骨及髌骨的关节面和被覆在骨关节面上的关节软骨；包绕在关节外面的关节囊；内含关节滑液的关节腔(图 12-5-1)。

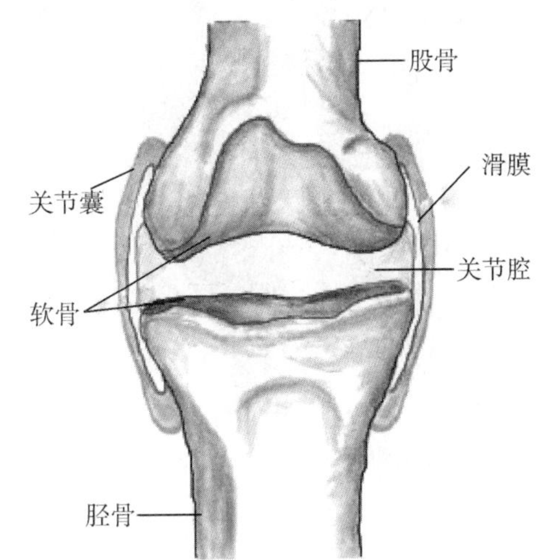

图 12-5-1　膝关节解剖

(二)膝关节的附属结构

关节的附属结构有：关节内部和关节周围的韧带，主要包括交叉韧带和内外侧副韧带等；内外侧半月板(图 12-5-2)。

(三)膝关节的生物力学

1. 运动的稳定性　膝关节的稳定有动力性和静力性两种，前者靠关节周围的肌肉协调和关节的屈、伸、旋转；后者主要指关节的结构是否和谐，关节面(股骨)与关节面(胫骨)、髌骨关节面是否一致，半月板形状大小、有无破裂，韧带有无损伤。

2. 关节面的润滑性　包括两方面：①边界层润滑作用；②液体润滑作用。当关节面负重时，由受压的软骨内渗出的液体，缓解关节的摩擦力及剪切力。

3. 关节的负荷分布　主要指压力的均匀分布，由软骨表面、半月板、软骨下骨共同缓冲压力的负荷。

三、病因与发病机制

(一)病因

1. 年龄、性别和种族　在所有的原发性

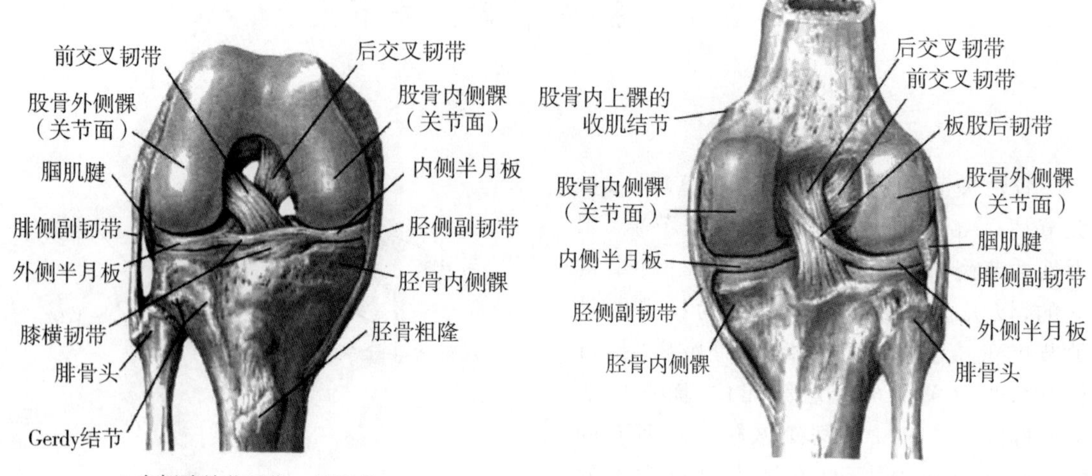

图 12-5-2　膝关节交叉韧带

膝骨关节炎发病的危险因素中，年龄是最明显的危险因素之一。膝关节骨关节炎是影响老年人运动及慢性残疾的首要原因。发病率随年龄而增长。可能是因为：①KOA 的发展进程缓慢，以至在生命早期遭受过损伤的关节在几年后才出现 OA 改变；②随着年龄的增长，关节生物力学发生改变，导致 OA；③老年人神经-感觉传导减弱，容易患 OA。

美国国立健康与营养学会的一项调查发现，膝关节骨性关节炎的发病率在 25—34 岁的人群中为＜0.1%，而在 65—74 岁患者中为 10%～20%，＞70 岁的人群中超过 80% 的人存在该病的 X 线表现。其中女性发病率为男性的 2 倍，黑种人女性为白种人女性的 2 倍，甚至有报道 65—74 岁的人群中的发病率为 30%。但所有调查均发现，＞75 岁人群的发病率超过 30%，女性高于男性。

2. *肥胖*　体重的增加和膝骨性关节炎的发病成正比。目前已证明，减肥能明显降低膝关节骨性关节炎 25%～50%的发病率。肥胖不仅明显地增加负重关节所承受的负荷，也可引起姿势、步态及整个运动系统活动的改变。肥胖者膝部 OA 发病率高，且大多数肥胖患者呈现膝内翻畸形，这样负荷就集中到膝关节中间部分的软骨上，所以，肥胖者的膝关节容易发生退行性改变。

3. *骨密度（骨质疏松与骨硬化）*　当软骨下骨小梁变薄、变僵硬时，其承受压力的耐受性就减弱，因此，在骨质疏松者出现骨性关节炎的概率就增多。

4. *创伤和力的承受*　较大的创伤和反复的应力也被认为是重要的危险因素。例如，前交叉韧带的断裂、半月板的损伤及半月板切除术后均可导致膝关节骨性关节炎的发生。即使在受伤时没有关节软骨的损害，但只要关节不稳，关节软骨会很快发生退变。避免膝关节的外伤，可明显降低 OA 的发生率，降低的程度在男性可达 25%，在女性为 15%。

5. *遗传因素*　不同种族的关节受累情况是各不相同的，如髋关节、腕掌关节的骨性关节炎在白种人多见，但在有色人种及我国人群中少见。本病在性别上亦有差异，女性多见。资料表明，女性 Heberden 结节（手指远端指间关节病）的发病率为男性的 10 倍。

（二）发病机制

膝关节骨性关节炎是一个慢性进展过程，它包括软骨、骨及基质的一系列病理变化。但关节软骨损害是膝骨关节炎最明显的变化，因此了解正常关节中关节软骨的生理作用非常必要。正常关节软骨具有两方面的基本作用(图 12-5-3)。

第一，关节软骨提供了一个极其光滑的承重面，使得在关节内对合的两个关节面之间出现近乎无摩擦的滑动。

第二，关节软骨分散和传导负荷，防止关节内应力过度集中。

所以，要发展成为骨关节炎，需具备以下的两个条件之一(图 12-5-4)。

第一，尽管关节软骨和软骨下骨组织的机械性能正常，但关节的过度负荷将导致这些组织的病理改变。

第二，即使关节的负荷适当，但是组成关节的组织，如骨、韧带、关节周围肌肉等组织的性能下降，也将导致这些组织的骨关节炎的病理改变。

四、临床表现与诊断

(一)临床表现

1. 症状

(1)疼痛：为进行性加重的深部疼痛，与活动有关，即活动后疼痛加重，休息后缓解。有的患者疼痛与气候有关，关节受凉后发生疼痛。疼痛轻重不一，与影像学不一致，疼痛重者，使患者难以入睡。伴有滑膜炎时，则膝关节肿痛剧增。

(2)功能障碍：时间较长者可下蹲困难或不能下蹲，较重者可因疼痛而不敢行走、上下楼。髌骨活动范围变小，膝关节屈伸受限。晚期可发生关节僵硬。

(3)畸形：轻者多没有变形，年老、后期可出现变形，关节呈“O”形腿、“K”形腿等，以“O”形腿多见。个别患者可发生膝关节半脱位(大多数是胫骨上端向外侧移位)。

2. 体征　①压痛，多在膝内侧。②肿胀，有滑膜炎时肿胀明显，皮温稍高。③浮髌试验(＋)，髌研磨试验(＋)(即有摩擦感及疼痛)。骨赘形成，在膝内、外两侧可触及骨性突起。

(二)诊断

膝关节骨性关节炎的诊断主要依靠临床表现、影像学和实验室检查三方面。并可依据疾病的病史特点，与类风湿关节炎、强直性脊柱炎的区别来鉴别诊断。

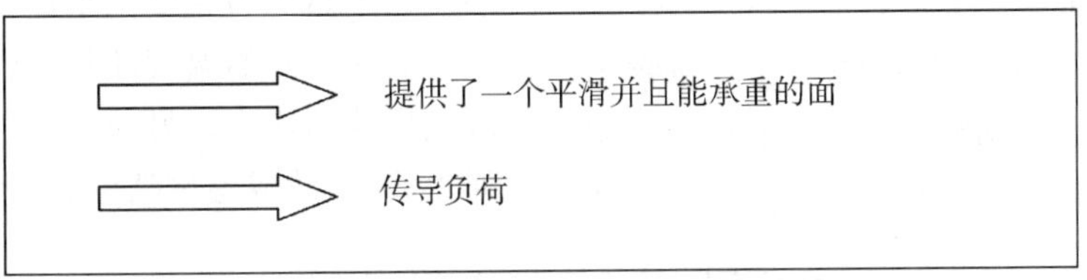

图 12-5-3　关节软骨的生理作用

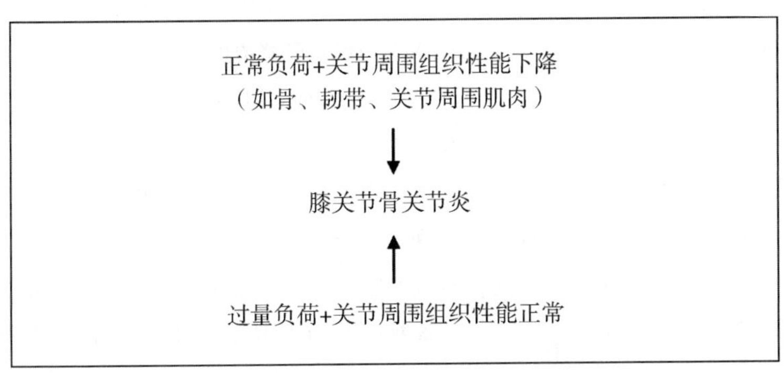

图 12-5-4　关节炎的发病机制

1. 影像学手段 X线片是本病的常规检查项目，同时也是追踪骨关节炎患者病情变化的金标准（图 12-5-5）。骨关节炎的 X线特点为：①关节间隙狭窄，可小于 3mm；②关节面硬化变形；③关节边缘骨赘增生；④关节腔内游离体（关节鼠）；⑤软骨下囊性变形成囊肿，边缘分界清楚；⑥骨变形或关节半脱位。

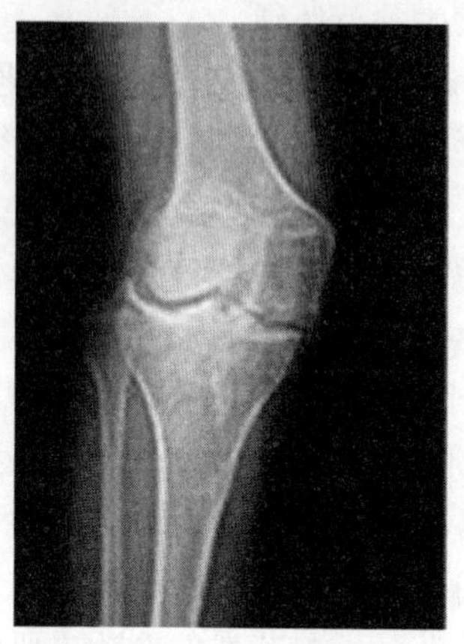

图 12-5-5 膝关节 X 线片

2. 实验室检查 血、尿常规均正常，红细胞沉降率正常，抗“O”及类风湿因子阴性，关节液为非炎性。

3. 关节镜检查 关节镜能直接观察关节内部情况，且创伤小，已成为关节疾病诊断和治疗的重要手段。但由于本检查属于创伤性检查，可能伴发出血、感染等不良反应，且费用较高，尚不能作为常规检查方法。

4. 诊断标准 美国大学风湿病诊断及治疗标准委员会的骨性关节炎分会制定了膝关节骨性关节炎的诊断标准（表 12-5-1）。

五、治疗原则

（一）非药物治疗

1. 锻炼 对于膝关节 OA 的患者，经常性的机体锻炼是很重要的。有氧锻炼对机体的益处有：①增加氧容量、肌肉力量和对锻炼的持久性；②减少工作负荷时的能耗；③减轻体重。可以推荐的有氧锻炼有：①行走；②骑自行车；③游泳；④有氧舞蹈；⑤水中有氧锻炼。

2. 减轻体重 数据显示肥胖患者体重的减轻可以使疼痛减轻和负重关节的功能得到改善。即使一个小量的体重减轻，对膝关节 OA 患者也是非常有益的。

3. 热疗 现已广泛采用的有加热、冷敷或者两者兼用来缓解短期的疼痛。①加热：在治疗中，湿热和干热均是常用的方法，但是湿热比干热更为有效。采用湿热或干热的方法可以使皮肤的温度超过 44℃，所以应小心避免皮肤的灼伤。另外，还可采用透热疗法，如短波、微波或超声波电磁照射等。②冷敷：

表 12-5-1 膝关节骨性关节炎诊断标准

临床表现	临床表现、实验室检查及放射学标准
1. 过去的几个月中膝关节大多疼痛	1. 过去的几个月中膝关节大多疼痛
2. 关节活动时有咿轧音	2. 关节边缘有骨赘增生
3. 发病期间早上关节僵硬≤30min	3. 滑液分析为典型 OA 表现
4. 年龄≥38 岁	4. 年龄≥40 岁
5. 检查时见膝关节骨性膨大	5. 发病期间早上关节僵硬≤30min
具有上述的 1、2、3 和 4，或者 1、2 和 5，或者 1 和 5，可以诊断膝关节骨性关节炎。其敏感性为 89%，特异性为 88%	6. 关节活动时有咿轧音
	具有上述的 1 和 2，或者 1、3、5 和 6，或者 1、4、5 和 6，可以诊断膝关节骨性关节炎。其敏感性为 94%，特异性为 88%

在做剧烈的锻炼后，通常采用冷敷来缓解疼痛。可以采用的方式有：冰袋、冰的物品按摩、局部喷冰剂。

4. 膝关节灌洗　以一定量的生理性的液体来灌注，有时能导致较长时间的临床症状的改善，但为什么关节灌注能够有效，目前还不是十分清楚。然而，这种侵入性的灌洗治疗可以产生安慰剂效应，这种作用是十分明显的。

（二）药物治疗

1. 镇痛药　常用的镇痛药有对乙酰氨基酚，但老年人长期使用后，将产生一些不良反应，这时需要逐渐撤用而改用其他治疗方法。

2. 非甾体类抗炎药　具有止痛、抗炎和退热作用。其主要机制是抑制前列腺素的生物合成。目前临床常用的有双氯芬酸、吲哚美辛、布洛芬、酮洛芬等。

3. 其他　病变改善药物（disease modifying OA drug，DMOAD），主要是防止和推迟 OA 关节软骨损害或延缓损害过程的药物。目前常用的有维骨力胶囊（硫酸氨基葡萄糖）。

（三）局部治疗

1. 关节内注射泼尼松　对那些保守治疗失败，以及不愿意或者不能耐受手术的患者，可给予关节内注射皮质类固醇激素。但由于类固醇激素注射后也可以直接损害关节软骨，因此，关节内注射类固醇激素常常需至少间隔 3～4 个月以上。

2. 关节内注射透明质酸　玻璃酸钠为关节滑液的主要成分，是软骨基质的成分之一。在关节腔内起润滑作用，减少组织之间的摩擦，同时发挥弹性作用，缓冲应力对关节软骨的作用，发挥应有的生理功能。关节腔内注入高分子量、高浓度、高黏弹性的玻璃酸钠，能明显改善滑膜组织的炎症反应。目前临床常用的透明质酸为诗佩特。

（四）手术治疗

1. 手术原则　部分或彻底解除患者的关节疼痛，改善或恢复关节的正常功能，提高患者的生活质量。

2. 手术适应证　已接受过系统正规药物和非药物治疗后无效、病变严重、持续疼痛或有明显功能障碍的患者。

3. 手术方法　包括软组织手术、关节融合固定术、关节清理术、关节镜手术、人工关节置换术等。目前临床常用的手术方式有膝关节镜手术和人工膝关节置换术。

（1）膝关节镜手术：是通过切开皮肤数个“筷子”大小或更小的孔（5～10mm），将摄像头、手术器具伸入膝关节内，在显示器监视下，由医师操作，诊断和治疗各种关节疾病（图 12-5-6）。它的优点是：①切口小，不感染，皮肤瘢痕极小；②手术创伤小，手术安全，可重复手术，不影响关节以后做其他手术；③一次关节镜术可同时治疗多种疾病；④适应证宽，禁忌证少，适用于关节内的各种各样病变。

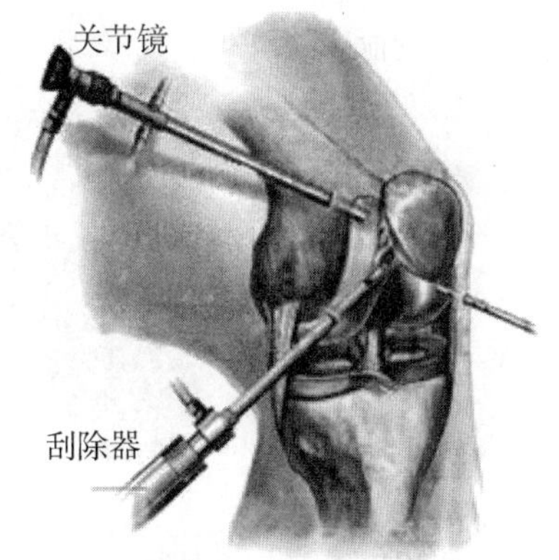

图 12-5-6　膝关节镜手术

（2）人工膝关节置换术：是晚期 KOA 治疗的最终选择。它的目的是最大限度地解除关节疼痛，恢复关节功能。研究表明，全膝关节置换术（total knee arthroplasty，TKA）可降低膝关节 OA 患者的关节疼痛，改善关节功能，提高患者的生活质量。膝关节 OA 患者没有基本的、较为统一的 TKA 手术指征。目前普遍认为，严重的日常的疼痛并伴有 X 线上膝关节间隙的消失，是 TKA 的主要指征（图 12-5-7，图 12-5-8）。

六、常见护理问题

（一）疼痛

1. 相关因素　①术前：受累关节的退行性改变、炎症反应、创伤等病理改变。②术后：多因手术创伤所致；局部肿胀、压迫、感染和血栓性静脉炎的发生；功能锻炼后焦虑引起的肌紧张和疼痛加剧。

2. 临床表现　患者自诉疼痛，长海痛尺评定 4 分以上，要求用止痛药；患者痛苦面容。

3. 护理措施

（1）抬高患肢，适当固定，观察末梢血循环情况。如患肢出现苍白、麻木、厥冷、发绀、足背动脉减弱、毛细血管充盈缓慢等情况，说明患肢血液循环发生障碍，应报告医师及时处理。

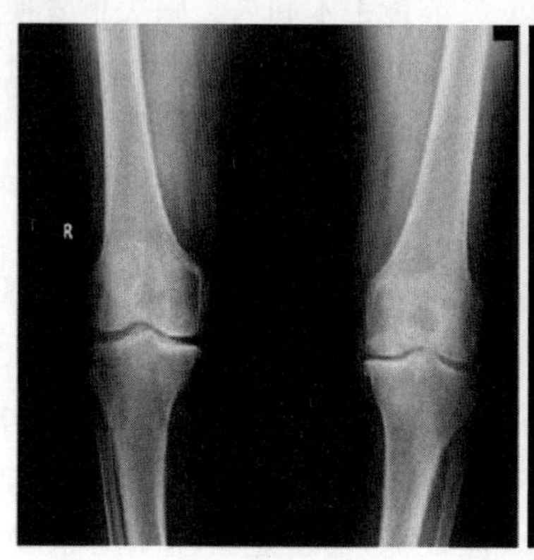

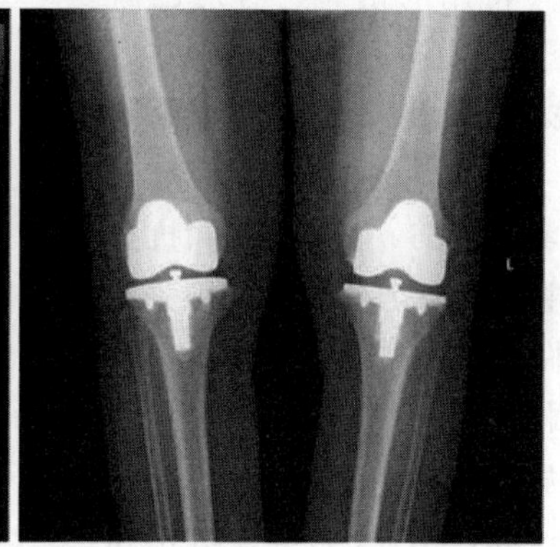

图 12-5-7　膝关节假体 X 线片

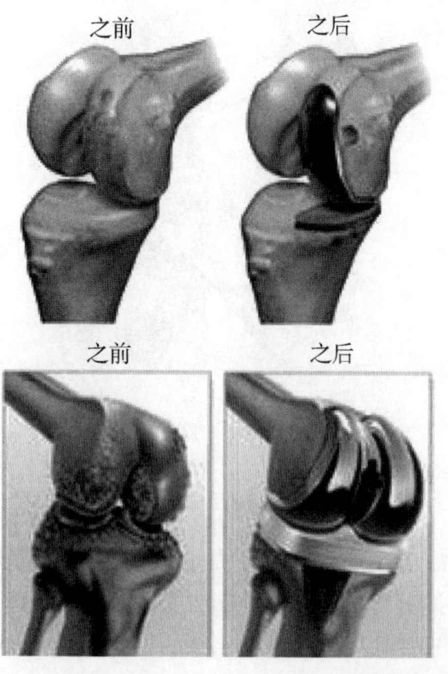

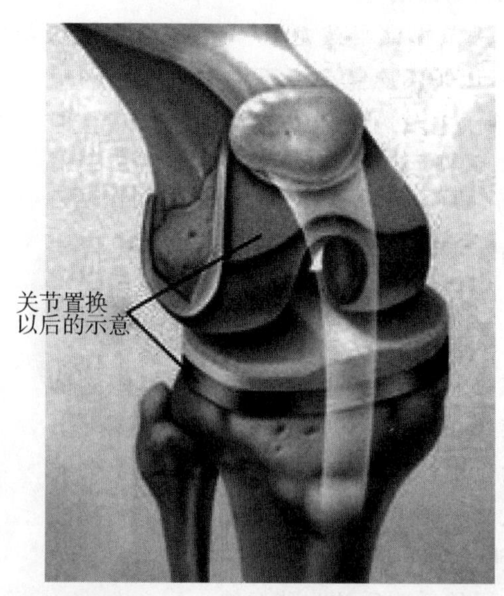

图 12-5-8　膝关节假体

(2)术中留置自控镇痛泵(PCA):术后病房护士应与麻醉医师认真交接班,确保PCA给药装置正常运行;并做好宣教工作,指导患者正确使用PCA仪,让患者及家属了解可能出现的不良反应,以便及时报告;随时保持导管通畅,防止打折、扭曲、牵拉或脱出,给患者翻身时注意保护置管。

(3)遵医嘱术后伤口使用冰袋,以利消肿和止痛。

(4)遵医嘱使用镇痛药。医护人员在进行使疼痛加重的操作,如创面换药前、功能锻炼前,适量应用镇痛药,以增强患者对疼痛的耐受性。

(5)给予有效的心理护理,帮助患者缓解疼痛,如逐渐放松法(练习深呼吸)、意念法、分散注意力法(如下棋、听轻音乐、看电视等);同时创造良好的病室休息环境,减少外界的不良刺激,如各项护理操作轻柔敏捷,减少环境噪声的刺激。

(二)自理能力缺陷

1. 相关因素　①手术后肢体活动障碍;②术后长期卧床,生活不能自理。

2. 临床表现　患者部分自理活动不能进行,日常生活需要协助。

3. 护理措施

(1)经常巡视病房,询问有无生活需要,必要时送饭、送水、送药到口,送便器到床边,落实一级护理承诺制。

(2)术前指导患者做床上排便训练,防止术后因不习惯床上排便引起尿潴留和便秘。

(3)术中留置尿管,如有需要适当延长留置时间,并在拔管前进行个体化放尿,以训练膀胱功能。

(三)潜在并发症——感染

1. 相关因素　①术前已存在感染灶(如牙龈炎、扁桃体炎等);②术中污染,置入物未严格消毒灭菌、手术区域污染等;③术后治疗护理未严格无菌操作;④局部伤口脂肪液化;⑤术后伤口引流管不畅及伤口处理不当。

2. 临床表现　①体温升高,白细胞计数增高;②关节肿胀、疼痛、充血,皮温升高。

3. 护理措施

(1)经常巡视病房,术前积极治疗原发感染灶,减少血路传播。

(2)注意体温的变化:术后测体温4/d,连续观察1周;加强消毒隔离制度的落实;限制探视人员。

(3)保持引流管通畅:倒取引流液时要严格无菌操作,防止引流管脱落打折,注意观察引流液的性状和量。

(4)观察伤口渗血、渗液:注意观察伤口周围皮温、肿胀、渗血、渗液情况,如渗出物湿透外层纱布时,应及时更换纱布,以防空气中的细菌透过外层湿纱布直接进入伤口。

(5)遵医嘱使用抗生素。

(6)做有效的深呼吸及咳嗽,必要时叩背排痰及雾化吸入,预防坠积性肺炎。

(7)留置导尿期间保持尿管通畅,会阴护理每日2次,饮水量每天2500ml以上。

(8)增强患者体质,注意加强营养,及时治疗贫血、低蛋白、营养不良及糖尿病等疾病,增强机体免疫力。

(四)潜在并发症——下肢静脉血栓

1. 相关因素　①血液高凝状态:术中出血、血液成分的改变使血液处于高凝状态。②血流缓慢:长期卧床使血流速度减慢后,血液中的成分停滞于血管壁。③血管壁的损伤:促使凝血激活酶的形成和血小板集聚。

2. 临床表现　患肢肢体肿胀、疼痛、血液循环障碍。

3. 护理措施

(1)术后注意保暖,防止冷刺激引起静脉痉挛,血液淤滞。

(2)术后严密观察下肢血供、肿胀、疼痛情况,如患肢出现皮肤发绀、皮肤温度低、足背动脉减弱或消失、疼痛、肿胀,考虑有循环障碍,须及时报告医师,配合处理。

(3)麻醉消失后,即鼓励患者进行患肢股

四头肌运动和踝泵运动等早期功能锻炼活动，加速血液回流。

（4）术后患肢垫软枕抬高，并使用弹力绷带、弹力袜或间歇性血液循环空气压缩系统预防下肢静脉血栓形成。

（5）鼓励患者多饮水，指导进食低脂富含维生素的饮食，避免高胆固醇食物，以减少血液黏稠度。

（6）预防性使用抗凝药物。

（7）一旦发生深静脉血栓后应予患肢制动，禁止抬高患肢、禁止热敷和按摩，以防栓子脱落，导致肺栓塞、脑梗死等严重并发症。

（五）潜在并发症——关节僵硬

1. 相关因素 ①术后疼痛、感染、下肢肿胀；②义肢安装不当，软组织紧张、粘连；③患者锻炼热情不高，开始功能锻炼时间过晚或患者不配合，对疼痛耐受性差。

2. 临床表现 术后膝关节屈曲<90°。

3. 护理措施

（1）做好患者心理准备工作，告知功能锻炼对膝关节功能恢复的重要性，使其配合锻炼。

（2）术后第 2 天行 CPM（持续被动运动）机功能锻炼（图 12-5-9），起始角度为 20°～40°，终止角度为 20°～55°，在 1～2min 内完成一个来回，每天 2h，在 1 周内尽量达到或接近 90°。

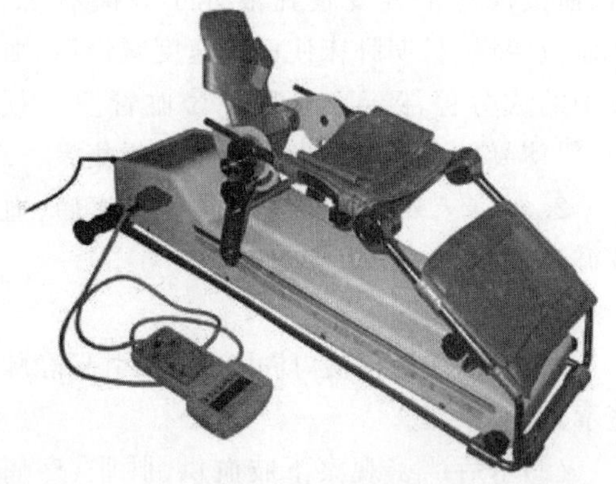

图 12-5-9 CPM 机

（3）指导家属用双手使患肢在无痛范围内，由关节活动的起始端，小范围有节律的来回活动关节。

（4）指导患者自主进行关节弯曲活动，如足跟滑移屈膝练习、坐位辅助屈膝练习等。

七、康复与健康教育

（一）术后功能锻炼

1. 早期功能锻炼 术后早期即应鼓励患者进行功能锻炼，目的是为了减轻肌肉无力萎缩，促进血液循环，防止静脉血栓。包括主动训练和被动训练。

（1）主动运动：包括股四头肌静力性收缩、踝泵运动、直腿抬高、主动伸膝锻炼和主动屈膝锻炼等。

①股四头肌静力性收缩和踝泵运动：麻醉苏醒后即可开始，膝关节保持过伸位（图 12-5-10），进行股四头肌等长收缩（图 12-5-11）和踝泵运动（踝关节的主动背伸和跖屈活动）（图 12-5-12），锻炼不少于 200 次/天，并逐日递增。

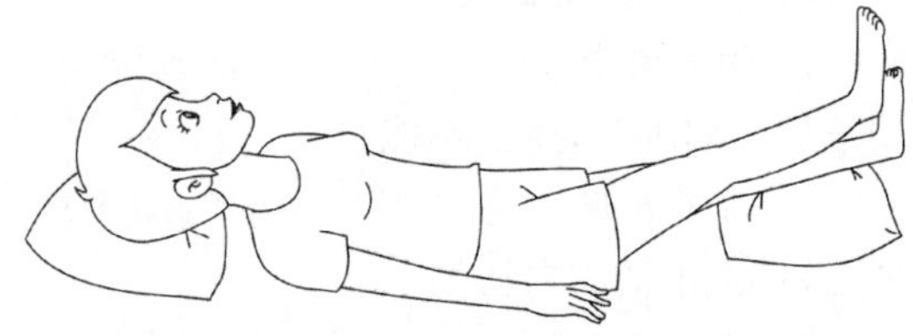

图 12-5-10 膝关节过伸位

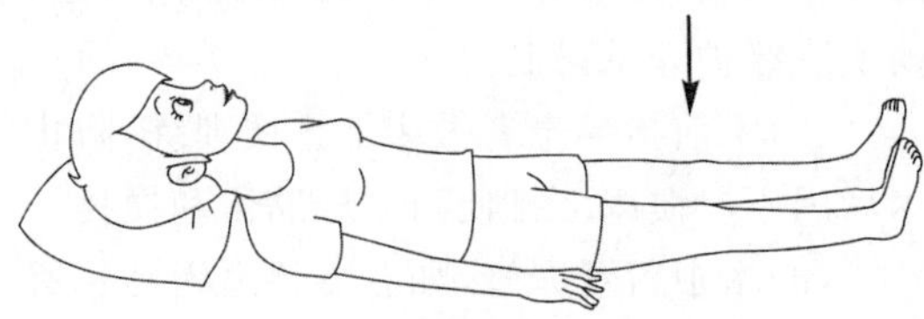

图 12-5-11 股四头肌等长收缩

②直腿抬高：术后第 2 天进行，高度不要求，但要滞空 10s 左右，每 5～10 个为一组，每天 3～5 组（图 12-5-13）。

③主动屈膝锻炼：术后第 4～5 天进行，包括足跟滑移屈膝练习、俯卧、侧卧屈膝练习等（图 12-5-14）。

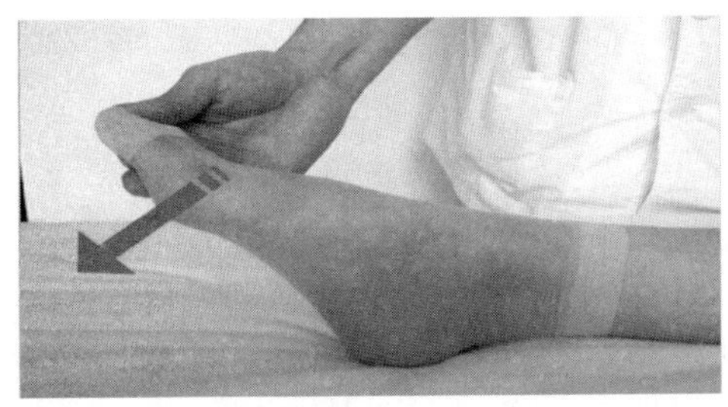
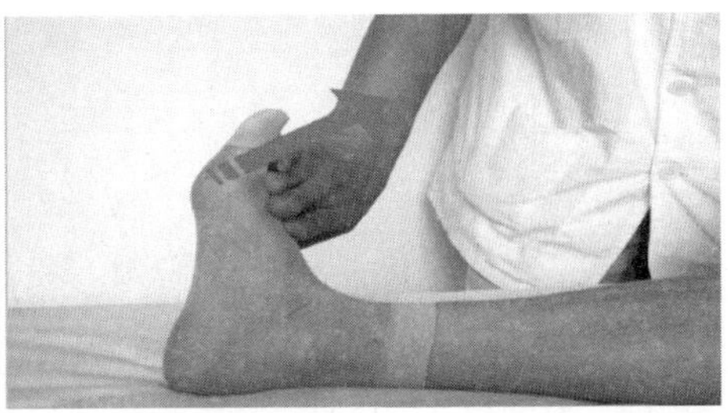

图 12-5-12　踝泵运动

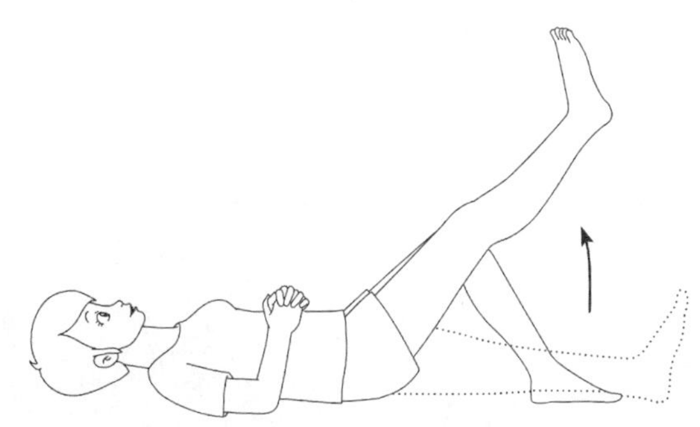

图 12-5-13　直腿抬高

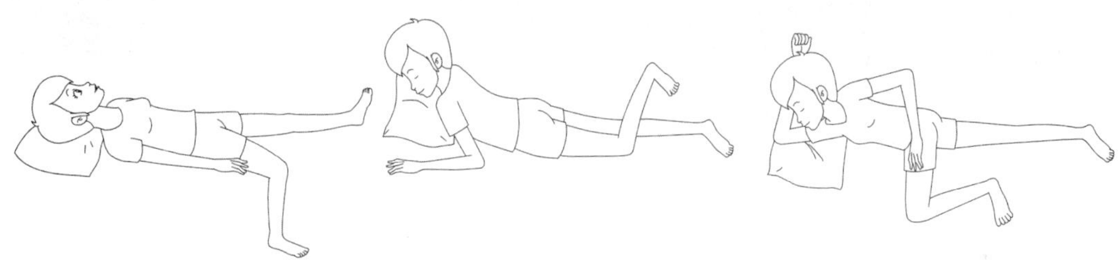

图 12-5-14　主动屈曲练习

(2)被动运动:包括被动伸膝锻炼、被动屈膝锻炼、CPM 机被动运动、支具被动活动等。

①被动伸膝锻炼和被动屈膝锻炼:术后第 2～3 天开始,病人坐起练习按压或屈曲膝关节。被动伸膝锻炼,将腿伸直放在床上,用软垫垫于足跟处,并将双手放在膝盖上方或用沙袋,轻轻下压,使腿尽量伸直,每次要维持 5min 左右,到病人可以忍受疼痛的程度为止。被动屈膝锻炼,将手放在病人膝盖下方,慢慢抬起病人膝盖,到病人可以忍受疼痛的程度为止(图 12-5-15)。

②CPM 机被动运动:术后引流管拔掉后开始,根据医嘱进行患肢 CPM 机被动运动,起始角度为 20°～40°,终止角度为 20°～55°,在 1～2min 内完成一个来回,每天 2h,在 1 周内尽量达到或接近 90°(图 12-5-16)。

③支具被动活动:引流管拔掉后开始,可使用支具帮助病人固定和锻炼(图 12-5-17)。

2. 后期康复　主要是从不负重状态下的运动逐渐过渡到负重运动的过程,强调循序渐进的原则(图 12-5-18)。

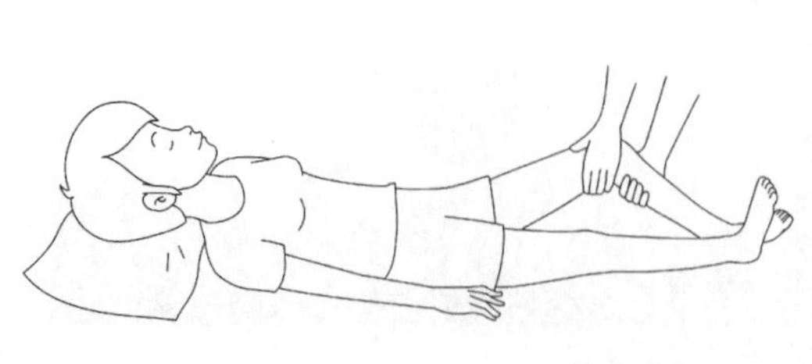
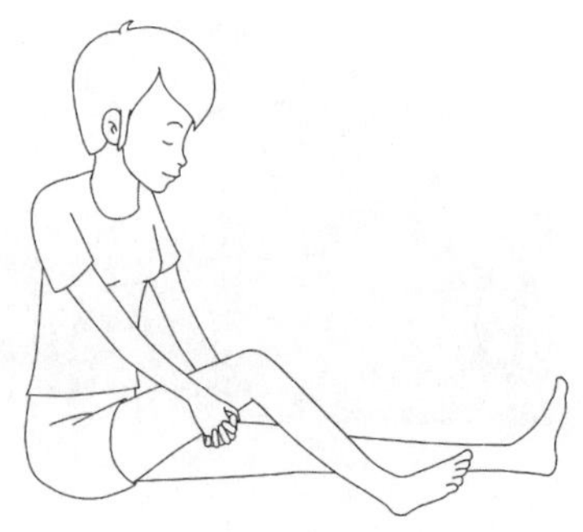

图 12-5-15 被动屈曲练习

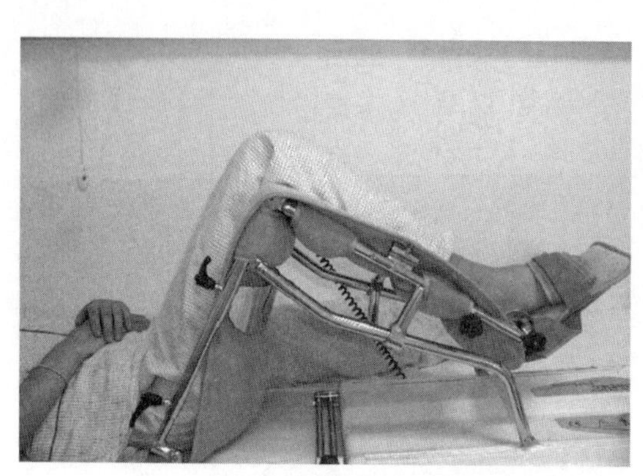

图 12-5-16 CPM 机被动运动

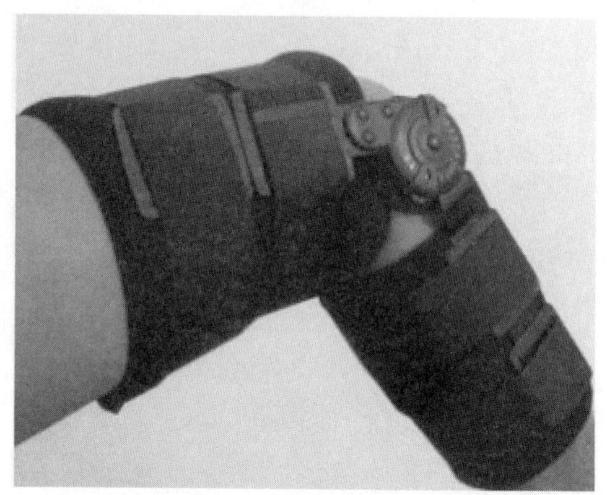

图 12-5-17 支具被动活动

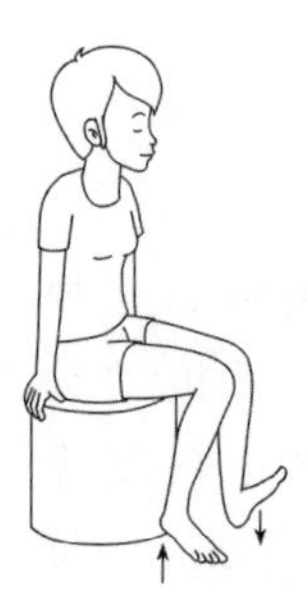
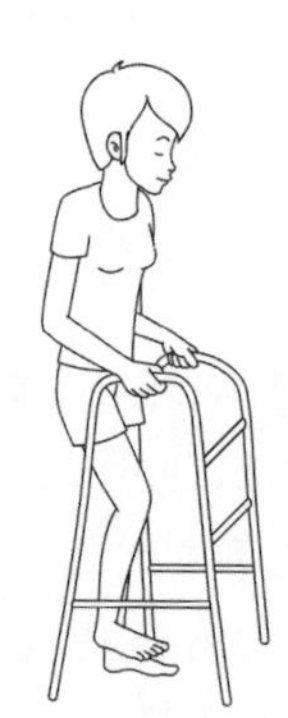
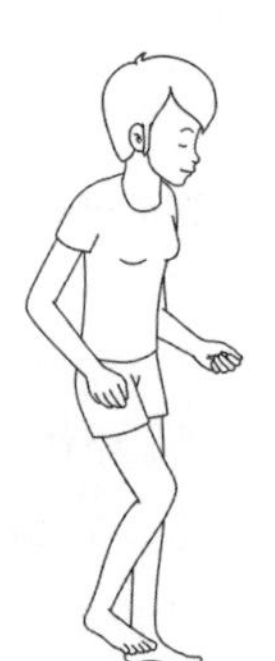
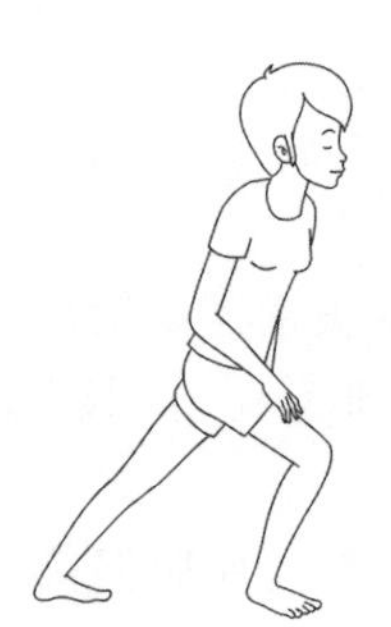
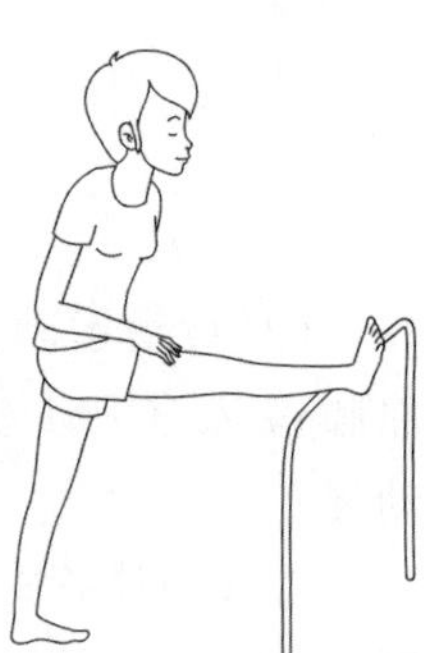

图 12-5-18 后期循序渐进锻炼

(二)健康教育

1. 术后步行训练原则

(1)助行器—扶双拐杖—扶单拐杖—手杖(臂杖)—弃杖过程循序渐进,直至最后完成步行、快走、游泳、骑车等活动。

(2)为防止人工关节松动,应禁止跑步、跳跃、举重等活动,防止体重过重以加重髋部负担。

(3)为避免跌倒,避免感冒,遵循小病大治的原则,以防置换关节远期感染。

(4)如出现下列症状,立即联络您的医师:①关节疼痛剧增;②切口渗液,红、肿、热、痛;③手术腿的小腿或大腿压痛;④体温持续升高或每天发热。

2. 控制饮食　新关节能恢复承受身体的重量时,要记住身体的这个新部件不应负荷过重,建议控制饮食,以达到一个理想的体重。

3. 应避免的活动　保持健康和活动,避免"冲击性负荷"运动,例如跑步、长时间步行、高山滑雪及高冲击有氧运动等;避免任何与快速停止-启动运动、扭曲或撞击应力相关的体力活动;不要举或推重物。

(朱小霞　傅利勤)

第六节　腰椎间盘突出

一、概　　述

腰椎间盘突出症(protrusion of the lumbar intervertebral disc)又称"腰椎间盘纤维环破裂症",是骨科常见病和多发病,也是腰腿痛最常见的原因。它是由于腰椎间盘的退行性病变与损伤,导致脊柱内外力量平衡失调,使椎间盘的髓核自破裂口突出,压迫神经根而引起腰痛和一系列神经症状的一种病症。好发于30—50岁的青壮年,尤其是体力劳动者。临床以$L_4 \sim L_5$、$L_5 \sim S_1$椎间盘突出最为多见,$L_3 \sim L_4$较少见。

二、应用解剖特点

1. 腰椎的解剖结构　腰椎位于脊柱下部,上接胸椎,下连骶椎,前部由5节椎体借助椎间盘和前纵韧带连接,后部由各椎节的椎弓、椎板、横突和棘突构成,其间借关节、韧带和肌肉连接,腰椎前后之间围成孔,各椎节依序联成椎管,其间容纳脊髓下端、圆锥和马尾神经。每节椎弓上下切迹构成椎间孔,相应节段神经根从此处穿出(图12-6-1)。

2. 椎间盘的构成　由软骨板、纤维环、髓核三部分构成(图12-6-2)。

(1)软骨板(cartilage plate):由透明软骨构成,覆盖于椎体上下中间的骨面,无血管、神经组织,损伤时不产生疼痛,也不能自行修复。软骨板与纤维环一起将胶状髓核密封。如软骨板有破裂或缺损,髓核可突入椎体。

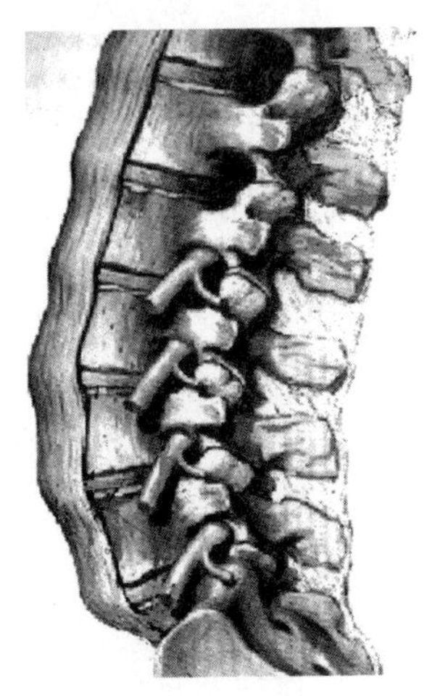

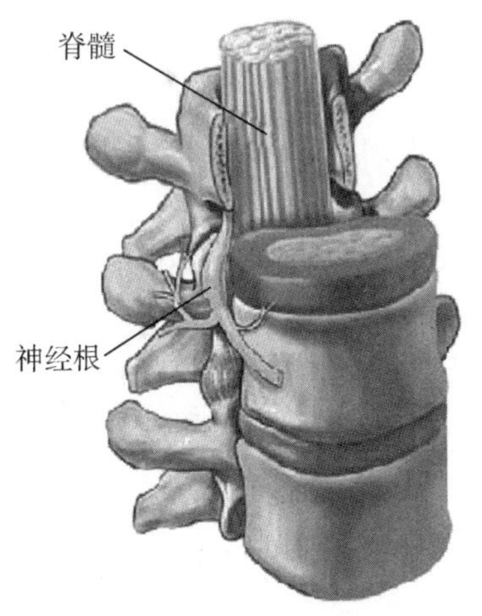

图 12-6-1　腰椎的解剖结构

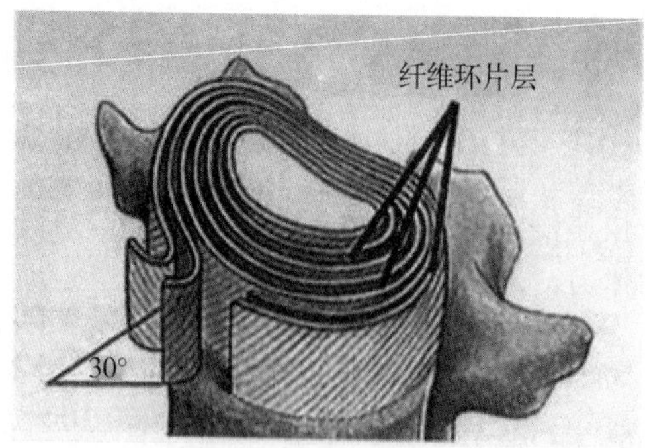

图 12-6-2 椎间盘的构成

(2)纤维环(fibrous ring):由纤维软骨构成,位于髓核四周,其周边部纤维附着于上下椎体的边缘,中层纤维附着上下椎体的骺环,内层纤维附着于软骨板。各层牢固结合,相互成 30°～60°角斜行交叉重叠,使椎间盘能承受较大的弯曲和扭转负荷。其前侧及两侧较厚,后侧较薄。纤维环前部有强大前纵韧带加强,后侧有后纵韧带,但较窄且薄。在暴力较大时,髓核突向后方,特别向后外方突出。纤维环周边部有丰富神经末梢,损伤时可产生腰痛。

(3)髓核(vertebral pulp):弹性胶状物质,为纤维环和软骨板包绕。髓核含有大量水分,含水量一日之中随水分压力改变而改变。随年龄增长,椎间盘逐渐退变,易受损伤。

3. 椎间盘的主要功能 见图 12-6-3。

(1)连接椎体:C_2-C_3 至 L_5-S_1。

(2)减缓震荡。

(3)参与脊柱运动:屈曲(flexion),旋转(rotation),伸展(extension)。

4. 与神经根的关系 旁突时腰椎间盘的突出物主要压迫下一段神经根(图 12-6-4)。

三、病因与发病机制

(一)病因

1. 椎间盘退变。

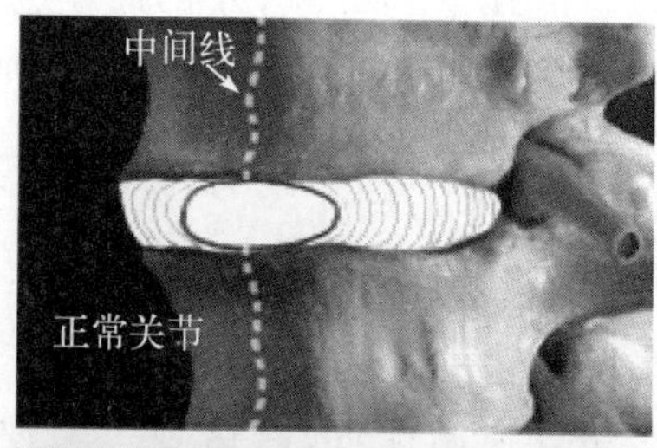

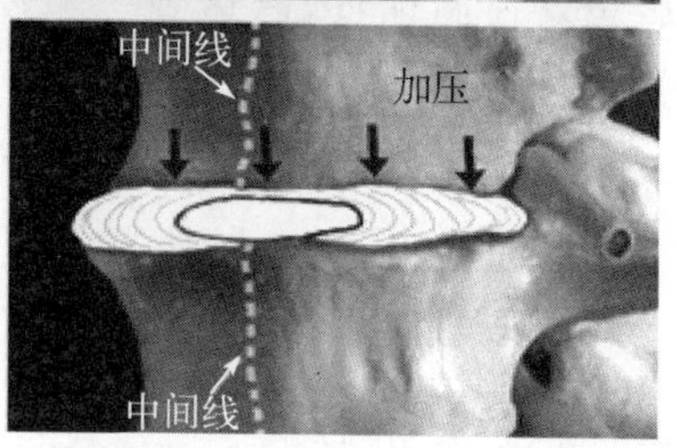

图 12-6-3 椎间盘的主要功能

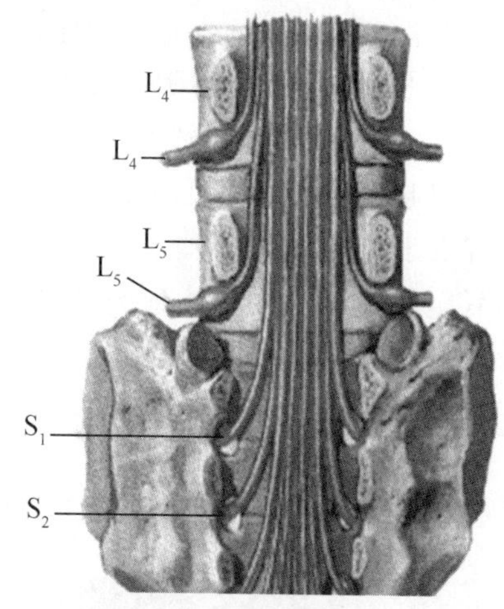

图 12-6-4 与神经根的关系

2. 腰部过度负荷,外伤,腹内压高可诱发(影响椎节与椎管之间的平衡状态)。

病变过程:正常时椎间盘富弹性和韧性(图 12-6-5)。髓核含水量可随承受的压力改变,受到压力时,髓核中水通过软骨板外渗,体积缩小,压力解除后水分再进入,髓核体积增大,可承受 450kg 的压力。随年龄增大,一般 25 岁以后,椎间盘开始退变,髓核含水量逐渐减少,弹性和抗负荷能力减退。日常生活中椎间盘反复多次轻度外伤,甚至较重外伤均可使纤维环后部由里向外产生裂隙,进一步破裂，裂口一般呈放射状，髓核从此处突出或脱出。病变的椎间盘髓核脱水，高度降低。纤维环破裂(图 12-6-6)。

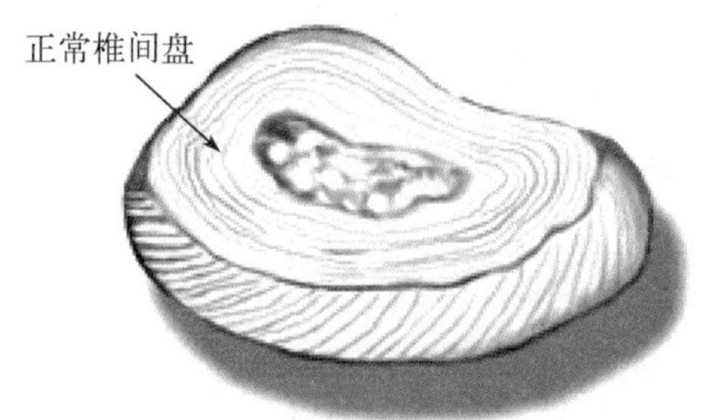

图 12-6-5　正常椎间盘

(二)病理

1. 按突出程度分型　见图 12-6-7。

(1)膨出型：纤维环部分破裂，表层完整，退变的髓核经薄弱处突出。

(2)突出型：纤维环完全破裂，退变和破碎的髓核从纤维环裂口突出，达后纵韧带前方。

(3)脱出型：纤维环完全破裂，退变和破碎的髓核从纤维环裂口脱出，穿出后纵韧带抵达硬膜间隙。

(4)游离型：髓核碎块穿过后纵韧带，不与后纵韧带或纤维环相连，游离于椎管内。

2. 按突出部位分型

(1)旁侧型：髓核突出位于椎间盘后外侧，位于后纵韧带的外侧缘处，突出物压迫神经根引起根性放射痛。①根肩型：髓核突出位于神经根的外前方(肩部)，将神经向后内侧挤压，脊柱多向健侧弯，向患侧突。②根腋型：髓核突出位于神经根的内前方(腋部)，将神经向后外侧挤压，脊柱多向患侧弯，向健侧突。③根前型：髓核突出位于神经根前方，将神经根向后挤压，脊柱生理前凸消失，前屈活动受限，无侧弯畸形。

(2)中央型。①正中央型：髓核突出位于纤维环碎块脱出聚集在后纵韧带下或进入硬膜外间隙，甚至破入硬膜囊内，两侧神经根和马尾神经广泛多压，出现瘫痪和大小便功能障碍。②中央旁型：髓核突出位于椎间盘后方中央偏于一侧，压迫一侧神经根及马尾神经。

四、临床表现与诊断

(一)临床症状

1. 腰痛和下肢放射痛(lumbago and lower limbs radiating pain)　发生率高达 96.5%。多数先腰痛，后腿痛，也有腰痛和下肢放射痛同时发生，少数只有腿痛无腰痛。疼痛特点：①多为刺痛、灼痛或刀割样伴麻胀感；②沿神经根分布区放射痛(图 12-6-8)：L_4-L_5 椎间盘突出→疼痛放射至小腿前外侧足背或踇趾。L_5-S_1 椎间盘突出→疼痛放射至小腿后外侧足跟或足背外侧；L_3、L_4 椎间盘突出→疼痛放射至大腿前外侧或小腿前内侧。

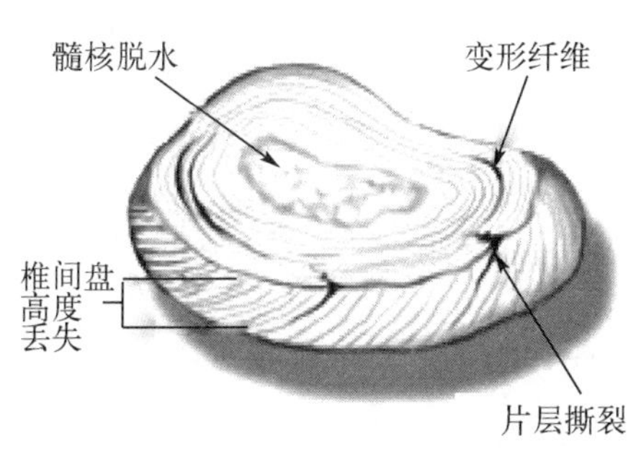

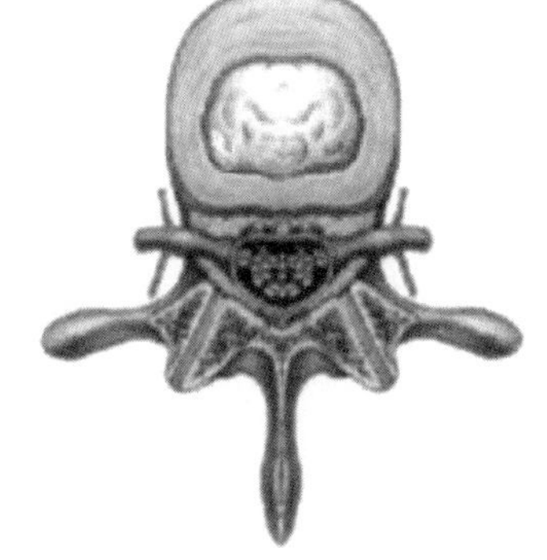

图 12-6-6　变性椎间盘

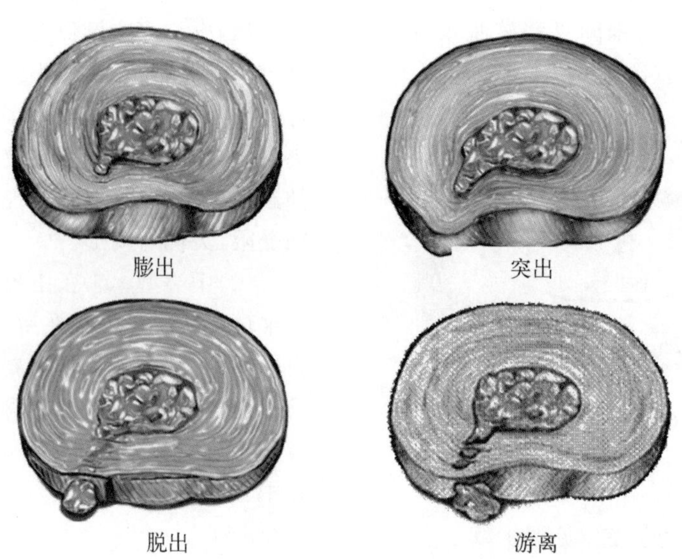

图 12-6-7　按突出程度分型

2. 伴麻木、无力（member anaesthesia and acratia）　麻木是由于突出物刺激压迫触觉纤维所致。麻木区按神经根受累区域分布。L_4-L_5 椎间盘突出→小腿前外侧，足背感觉减退；L_5-S_1 椎间盘突出→小腿后外，足跟随及足外侧感觉减退；L_3、L_4 椎间盘突出→小腿前内侧感觉减退。无力是受累神经根所支配的肌肉发生萎缩、肌力减退，极少数有完全瘫痪。L_4-L_5 椎间盘突出→伸踇及伴第二趾肌力减退；L_5-S_1 椎间盘突出者→伸第3、4、5 趾肌力减退或足趾屈无力；L_3、L_4 椎间盘突出者→股四头肌萎缩伸膝无力。

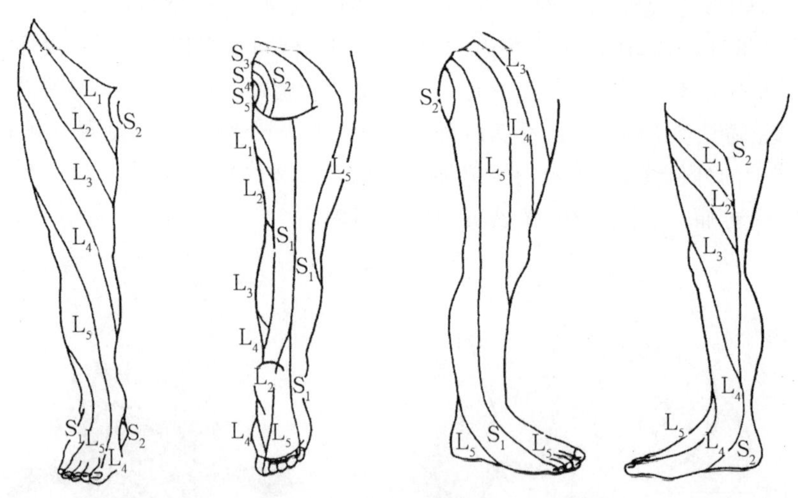

L代表腰椎；S代表骶椎

图 12-6-8　下肢感觉神经分布

3. 大小便失禁，会阴部麻木(gatism and perinacum partanaesthesia)　由于中央型腰椎间盘突出或纤维环完全破裂，大块髓核碎片脱入椎管进入后纵韧带下或硬膜外间隙或髓核破入硬膜囊所致，广泛神经根和马尾神经损害。

(二)护理体检

1. 跛行：由于腰椎间盘突出压迫神经根后充血水肿和缺血的缘故，行走时，神经根充血加重使疼痛麻木加重，蹲位或卧床后可减轻或消失。

2. 脊柱畸形：生理曲线减小，脊柱侧弯(图 12-6-9)。

3. 压痛：棘突间、棘突旁。

4. 感觉、腿反射改变。

5. 肌力减弱、肌肉萎缩见图 12-6-10 和图 12-6-11。

6. 直腿抬高试验阳性：患者仰卧，检查者一手握住患者踝部，另一手置于其膝关节前上方，使膝关节保持伸直位，将肢体抬高。如提高受限并出现小腿以下放射性疼痛为阳性，高度小于 60°者为异常(正常神经根有一定活动度，直腿抬高时组成坐骨神经 L_4-S_3 神经根均受到牵拉向下移动一定距离，但不出现症状，腰突时，突出物压迫神经根或神经根有粘连阻碍正常活动，拉到一定限度使受累的神经根紧张，敏感的神经根受刺激使压迫加重，产生放射痛)(图 12-6-12)。

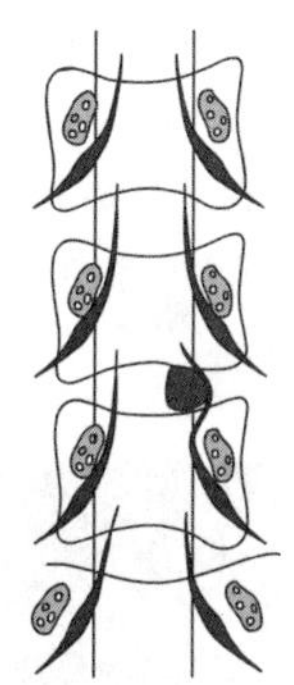

1. 椎间盘突出在神经根内侧时

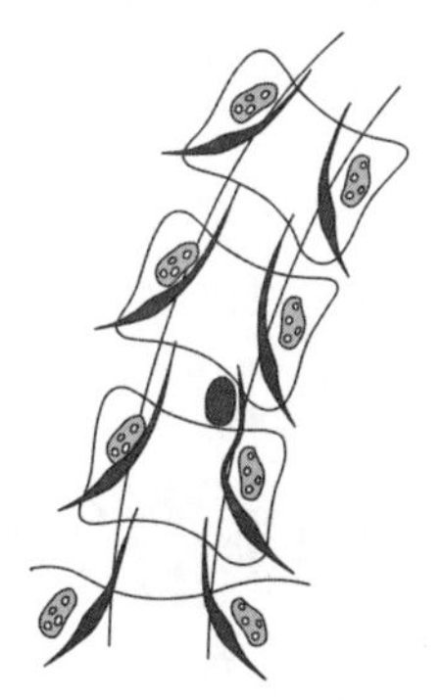

2. 神经根所受压力可因脊柱侧弯突向健侧而缓解

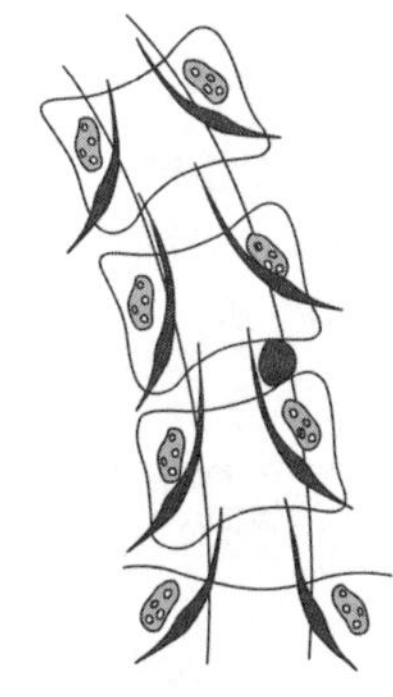

3. 椎间盘突出在神经根外侧时

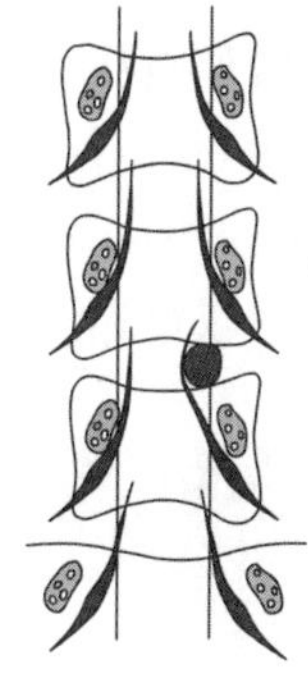

4. 神经根所受压力可因脊柱侧弯突向患侧而缓解

图 12-6-9　脊柱畸形：姿势性脊柱侧弯与缓解神经根所受压力的关系

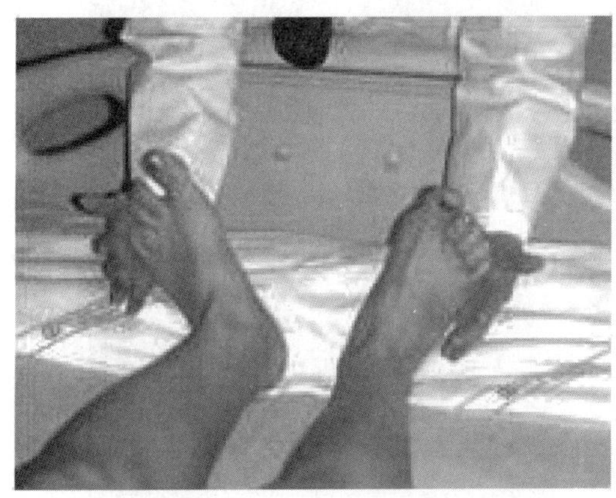

图 12-6-10　距小腿关节跖屈肌力下降

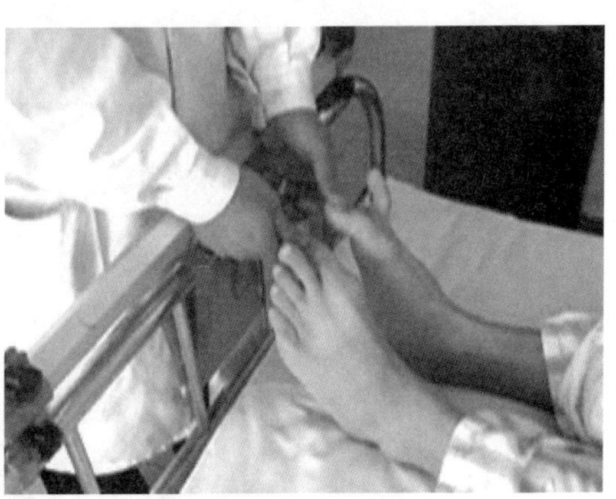

图 12-6-11　足趾背伸肌力下降

7. 直腿抬高加强试验阳性：患者仰卧，患侧膝关节伸直逐渐抬高，感到根性痛时，将踝关节突然背伸。如根性痛加剧为阳性（背伸时，胫后神经被拉长）。

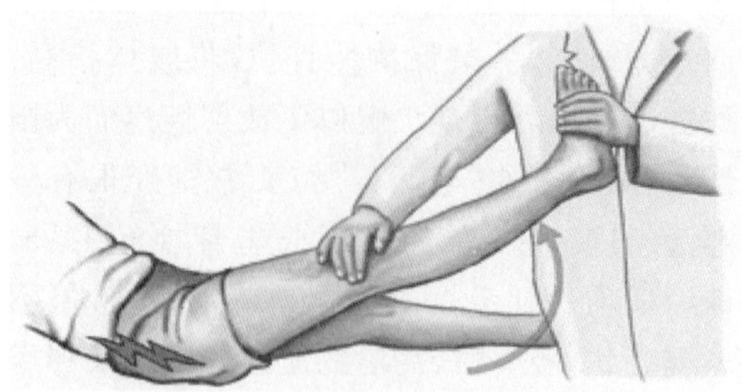

图 12-6-12　直腿抬高试验

（三）诊断

1. 病史　大多数患者有明显发病诱因，如腰部外伤、增加腹压等。

2. 临床检查　①腰痛伴下肢放射痛；②受累棘突间旁侧明显压痛；③患侧下肢有感觉障碍、肌力减退；④直腿抬高试验阳性。

3. 影像学检查证实椎间盘突出

（1）X 线检查：腰脊柱侧弯，两侧间隙不等，生理弧度改变，椎间隙变窄（图 12-6-13）。

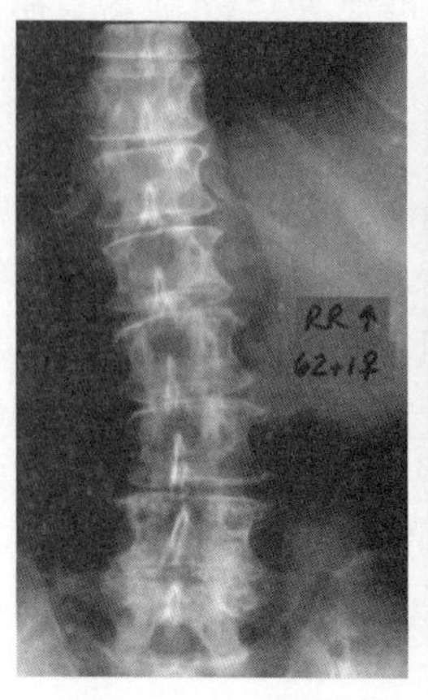

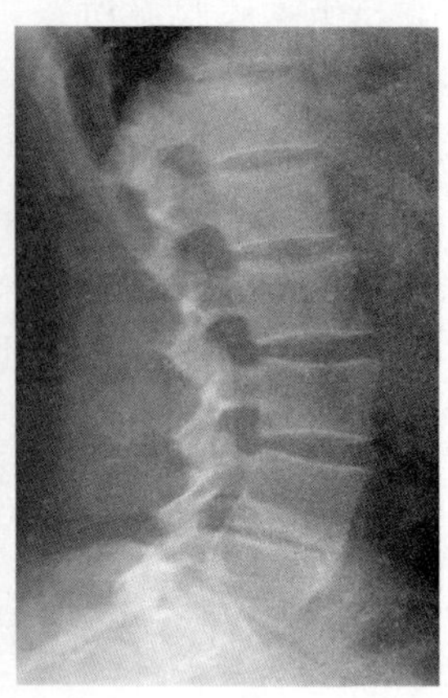

图 12-6-13　X 线检查示椎间盘突出

（2）CT：显示突出部位和大小对硬膜囊和神经根压迫的程度（图 12-6-14）。

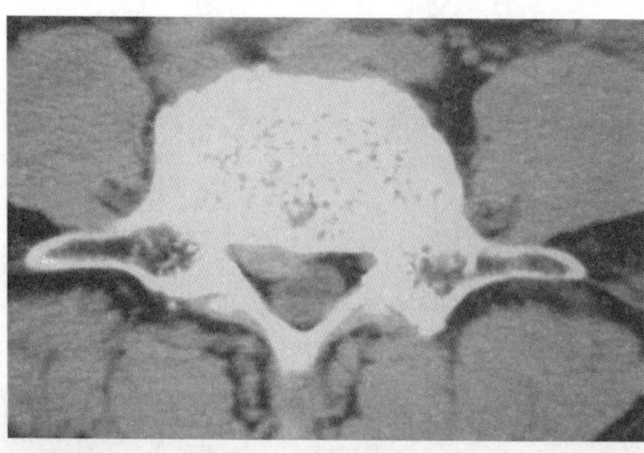

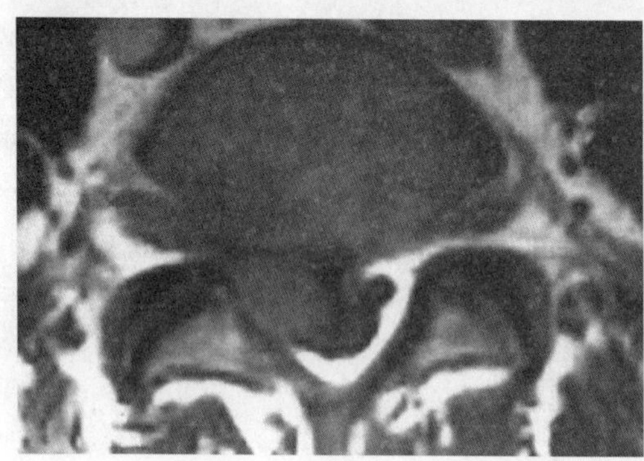

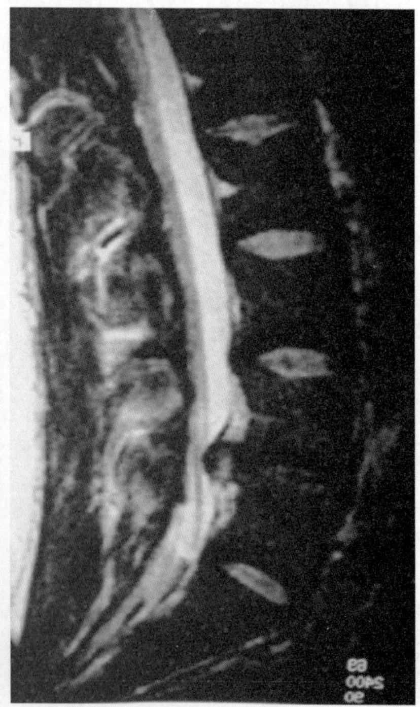

图 12-6-14　CT 示椎间盘突出

五、治疗原则

(一)非手术治疗

CT 调查表明:腰椎间盘突出者中只有 55%腰椎间盘突出症病例出现典型临床症状,其中 75%患者出现单侧坐骨神经痛时,采用保守治疗均可治愈。另据国内外报道再次手术率为 2%～9.2%。因此,越来越多的医师采用保守治疗,建立骨内科呼声随之提高。

1. *卧床休息*　作用机制:降低椎间盘内的压力。平卧时,L_3 椎间盘压力为 20kg,坐位时可达 270kg。Mach 1989 年对椎间盘压力进行测量,显示卧床时压力较坐位降低 70%。

2. *腰椎牵引*　作用机制:纠正椎体的倾斜,使椎体间轻微扭曲松动和错位得以消失,还可使椎体间隙逐渐拉长,有利于突出部分的还纳,进而缓解对神经根的压迫和刺激,有利于局部炎症水肿充血,渗出的吸收和消退,回缩或回纳临床治愈率可达 83%(图 12-6-15)。

3. *手法治疗*　推、拉、揉、压,顶椎等手法。作用机制:松解软组织痉挛,疏通血液循环,消除肿胀,通过瞬间的牵拉可使椎间隙产生负压,可使髓核突出物产生即时位移,回缩,松解神经根粘连,轴向牵引、旋转、剪切等复合应力作用,可直接迫使神经根产生相对位移。另外突出物和受压神经的相对变位,使症状得到缓解。

4. *药物治疗*　中药外用(活血止痛膏),中药内服(顺气活血汤)。活血化瘀,祛风散寒,清热利湿,补肾通络。西药(甘露醇,地塞米松),脱水,抗炎,镇痛。

5. *硬膜外注射治疗*　1901 年 Sicard 首次使用硬膜外封闭治疗腰腿痛,以后多数学者报道有效率达 70%,注射药物多为激素、局麻药、营养神经混合剂。

作用机制:①液压分离作用,注入药物所产生的液压能分离突出的髓核和神经根之间的粘连,解除神经根的受压状态,同时药物集中在神经根处改变局部组织充血水肿;②利用低浓度的局麻药对神经鞘膜的轻度麻醉和对血管的收缩作用,减少突出物内各种酶的腐蚀性阻断疼痛的神经传导通路,阻滞腰部交感神经,改善受压组织与神经周围在循环,改善神经营养,并使腰部肌肉松弛;③激素促进突出的椎间盘髓核及纤维炎性水肿吸收,减少渗出,防止水肿变性,达到缓解腰腿痛目的。

6. *髓核化学溶解疗法*　在电视 X 光机下将 1200U 胶原酶于生理盐水稀释后从腰椎后路或侧后路穿刺达病变的椎间隙(盘内)或患侧硬膜外腔的侧方(盘外),术前 30min 以 25%葡萄糖溶液 20ml+地塞米松 5mg 静脉推注防过敏反应,术后 3～4d 内,20%甘露

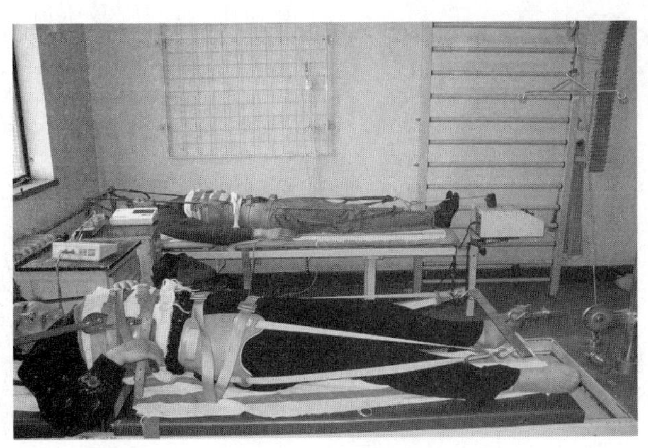

图 12-6-15　腰椎牵引

醇 250ml 静脉滴注，以减轻在缓解过程中出现神经根的充血水肿反应。椎间盘内术后反应重，已逐渐少用。

作用机制：胶原酶是一种溶解胶原蛋白的酶，能在生理的环境下分解胶原纤维蛋白，腰椎间盘突出物多为髓核或纤维环，二者主要成分为胶原蛋白，胶原酶能特异地降解胶原，通过降解吸收致椎间盘体积缩小，减轻机械压迫。

(二)手术治疗

1. 手术适应证　症状严重，经正规综合治疗无效；症状严重影响正常学习工作；合并马尾神经症状；合并椎管狭窄等其他腰椎疾病。

2. 手术方法

(1)髓核摘除术，切除部分椎板，摘除病变髓核。

前路：不进椎管，避免破坏脊柱后方结构，背部肌肉不受干扰，手术损伤小，可早期行功能锻炼和下地活动。缺点：视物不清，有造成腹膜腹后壁及交感神经丛损伤的可能(图 12-6-16)。

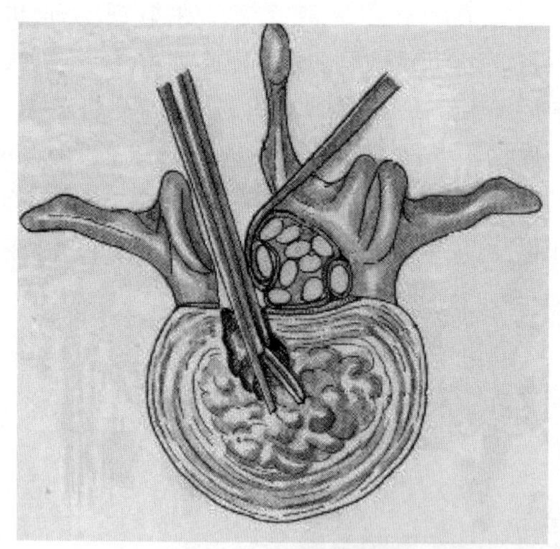

图 12-6-16　髓核摘除术

后路：是国内外最广泛的术式，有全椎板、半椎板、开窗 3 种术式。视野宽阔，处理直接，及时解决椎管狭窄、神经根粘连。缺点：硬膜外大量瘢痕形成，腰椎有失稳倾向，创伤大，易拉伤硬膜囊、马尾及神经根。

(2)显微椎间盘镜治疗(micro endoscopic discectomy)据最初由 Kambin 报道，近年发展迅速，组织损伤小，出血量平均 60ml，不影响脊柱稳定性，恢复快，术后第 2 天即可戴腰围下地，2 周后可恢复工作(开放手术 300ml，卧床 3～4 周，3 个月恢复轻体力)。

六、常见护理问题

(一)生活自理能力下降

见本章第一节常见护理问题中相同问题内容。

(二)皮肤完整性受损的可能

见本章第一节常见护理问题中相同问题内容。

(三)潜在并发症——脑脊液漏

1. 相关因素　手术损伤硬脊膜。

2. 临床表现　引流液量增多，呈粉红色，大片敷料潮湿，患者主诉头痛、恶心、呕吐伴眩晕。

3. 护理措施　平卧，去除负压，仅予引流，抬高床尾，呈头低足高位，减少脑脊液漏出，降低脑脊液压力，增加颅腔脑脊液压力，改善两者之间压力上的动力学变化，促进裂口愈合。

(四)潜在并发症——神经根受损

1. 相关因素　术中夹伤、按压牵拉、电凝烧伤、血肿刺激压迫。

2. 临床表现　双下肢及会阴感觉麻木、疼痛，肌力减退，大小便障碍。

3. 护理措施　术后 24h 密切观察，伤口充分引流，保持通畅，48h 拔除。

(五)潜在并发症——感染

1. 相关因素　留置尿管、伤口引流管。

2. 临床表现　体温升高、血常规白细胞高、尿管拔除后出现尿频、尿急、尿痛、切口红、肿、热、痛，局部波动感。

3. 护理措施　严格无菌操作，缩短尿管

留置时间，3d 内拔管，多饮水，伤口敷料潮湿后及时更换，观察引流液量，充分引流。观察体温及上述临床症状。

（六）潜在并发症——尿潴留

1. *相关因素*　不习惯床上排尿，盆神经受损。

2. *临床表现*　腹部膨隆，无尿意，尿液不能自行排出。

3. *护理措施*　术前训练，有会阴部感觉下降者延长尿管留置时间，夹闭尿管，个体化放尿，有利排尿反射的建立。

（七）潜在并发症——神经根粘连

1. *相关因素*　局部出血、渗出、纤维化瘢痕形成。瘢痕的粘连收缩牵拉硬膜和神经根，限制其活动，神经纤维的轴浆运输、动脉血供和静脉回流受影响。

2. *临床表现*　疼痛、麻木、肌无力、下肢抽痛。

3. *护理措施*　彻底止血，充分引流，术后第 2 天在镇痛药配合下做直腿抬高 30°～45°，从被动至主动，逐渐过渡。

（八）潜在并发症——椎间隙感染的可能

1. *相关因素*　发生率 2%。与无菌操作不严、营养不良、年老体弱、糖尿病史者及机体抵抗力低下有关。

2. *临床表现*　手术 3d 后持续体温 38.5℃以上，连续 4d，1 周后出现较术前更为剧烈难受的痉挛性腰痛，腰肌紧张，深压痛和叩击痛阳性，直腿抬高受限，无发热，红细胞沉降率快。

3. *护理措施*　重在预防，术前控制感染、术中严格无菌操作和消毒、术后伤口、引流管的护理。一旦发生，绝对卧床休息制动，大剂量广谱抗生素。

七、康复与健康教育

（一）非手术治疗期间健康教育

1. *卧床休息*　早期急性发作期绝对卧床休息。3 个月后行石膏腰围固定后起床，腰围固定 3 个月。

2. *牵引期间注意点*　卧硬板床，全天用骨盆带，持续牵引 3 周，牵引重量每侧 7～10kg，头低足高 15°，保持牵引的有效性，做好呼吸道、皮肤、饮食管理，禁止起坐或站立。

3. *手法治疗注意事项*　手法治疗后休息 1d，复发率高，积极预防，注意平时站姿、坐姿、劳动姿势，纠正不良姿势和习惯，注意保暖、防寒，受凉过重使腰背肌周围组织的血供障碍而诱发腰痛，注意加强腰背肌功能锻炼，以提高腰椎的稳定性。

4. *其他*　髓核化学溶解治疗前询问患者有无胶原酶过敏史。

（二）围术期康复与健康教育

1. *术前准备阶段*

（1）进行床上卧位大小便训练。

（2）教会术后功能锻炼方法：屈髋 90°伸膝，直腿抬高，腰背肌锻炼（图 12-6-17）（五点式、三点式、飞燕式）。

（3）协助并指导患者进行轴线翻身及术后下床练习。

（4）呼吸运动训练。

2. *术后康复及出院指导*　术后第 2 天屈伸下肢，在护士指导下主动直腿抬高，术后 1 周行腰背肌锻炼五点法——三点法。单纯开窗手术患者 10d 后戴带腰围下地，半椎板和全椎板手术卧床休息 3～4 周后戴腰围下地，一个月内避免弯腰，三个月避免负重，半年后逐渐负重。

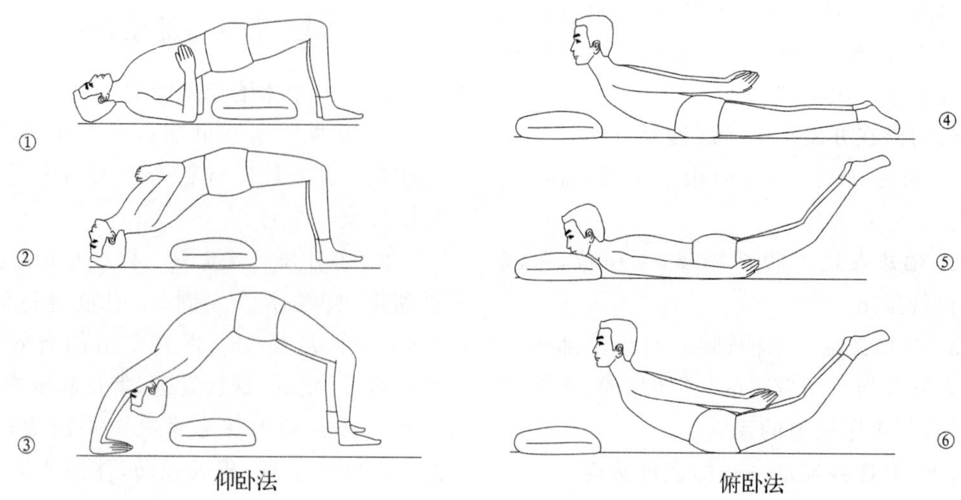

图 12-6-17　腰背肌锻炼

①五点支撑法；②三点支撑法；③四点支撑法；④头、上肢及背部后伸；⑤下肢及腰部后伸；⑥整个身体后伸

（陈丽文　朱建英）

参考文献

[1] 贾连顺.颈椎病现代概念.脊柱外科杂志，2004,2(2):123.

[2] 张慧，蔡文丽.颈椎的解剖结构及变异.四川解剖学杂志，2005,13(3):17.

[3] 范少地，罗卓荆，杨卫红，等.高压氧治疗法对颈椎管狭窄术后脊髓再灌损伤等并发症防治效应.中国临床康复，2005,9(10):91.

[4] 苏素红，张秀霞，黄孔阳.颈椎病术后并发呼吸道阻塞的原因与护理对策.浙江创伤外科，2005,10(6):509-510.

[5] 郭凤荣，吴梅兰.颈椎病患者的围手术期护理.中国伤践医学，2006,14(2):75-76.

[6] 蒋宗菊.近 5 年颈椎病中医外治法概述.中国中医药现代远程教育，2015,13(2):150-152.

[7] 陈选宁，程维.颈椎病康复指南.武汉：湖北科学技术出版社，2012:23-29,1,45-46.

[8] 张熠丹，郭卫，杨荣利，等.骨盆原发恶性Ⅳ型肿瘤的骶骨侧外科分型.中华骨科杂志，2014,34(6):680-681.

[9] 姜伟.骨肉瘤癌性疼痛的护理.实用肿瘤学杂志，2007,21(2):198-199.

[10] 侯明明，于维良.特发性脊柱侧弯病因学及相关动物模型研究.国际外科学杂志，2006,33(2):118-121.

[11] 全晓彬，陈红娟，曹大成.正骨推拿配合牵引治疗青少年特发性脊柱侧弯 32 例观察.浙江中医杂志，2006,41(5):296-297.

[12] 邱贵兴，于斌，Norbert Ventura，等.特发性脊柱侧凸 King、Lenke 和 PUMC 临床分型的应用比较.中华骨科杂志，2006,26(3):145-150.

[13] 王晋贤，陈超，李光辉.脊柱侧弯矫形患者术前自身悬吊牵引效果观察.Journal of Nursing Science，2006,21(10):12-13.

[14] 赵聚峰，杜志伟.严重脊柱侧后凸畸形头盆环支撑牵引预治疗 31 例体会.实用骨科杂志，2005,11(3):265-266.

[15] 朱建英，叶文琴.现代创伤骨科护理学.北京：人民军医出版社，2007.

[16] 梁克玉.膝骨性关节炎.武汉：湖北科学技术出版社，2012.

[17] 王艺敏.循证护理在高龄患者全膝关节置换术后护理工作中的应用.西南国防医药，2011,21(1):80-81.2011 年 1 月第 21 卷

[18] 李晓玲，何春红.巨大骶骨肿瘤切除手术中的

护理[J].护士进修杂志,2012,27(13):1232-1233.

[19] 张淑彬,钟尚洁,朱红彦,等.疼痛关爱在膝关节周围骨肉瘤患者术后护理中的应用[J].华西医学,2013,28(11):1756-1757.

[20] 朱建英,李娟,宫克.脊髓损伤患者排便功能障碍的管理[J].中国实用护理杂志,2006,22(3A):29-30.

[21] 刘文伟,黄春丽,黄东挺.运用 PDCA 管理模式对脊髓损伤病人实施个体化膀胱功能训练效果观察[J].护理研究,2010,24(6A):1456-1458.

[22] 赵全娣,戴小明,薛敏芬,等.放射性皮肤损伤的专科护理干预.护理研究,2012,26(8B):2160-2161.

[23] Brandon R,Ashley S,Hans J.A review of the evaluation, diagnosis, and nonsurgical treatment of adolescent idiopathic scoliosis [J]. Osteopathic Family Physician,2013,5(4):158-168.

[24] Anita Yee,You-Qiang Song,Danny Chan,et al. Understanding the Basis of Genetic Studies:Adolescent Idiopathic Scoliosis as an Example[J]. Spine Deformity,2014,2(1):1-9.

[25] 崔明星,詹新立.青少年特发性脊柱侧弯病因学研究现状[J].广西医科大学学报,2013,30(2):326-328.

[26] 陆明,V Ya Fischenko,VA Vleschenko,等.特发性脊柱侧凸患者髓核结构特点及相关病因学[J].中国组织工程研究与临床康复,2010,14(37):7008-7011.

[27] 唐帆帆,武俊.脊柱胸段侧凸患儿 Halo 牵引结合呼吸锻炼的护理[J].解放军护理杂志,2014,31(6):50-52.

[28] 彭新生,陈立言.脊柱外科新手术剖析[M].广州:广东科技出版社,2006.

[29] 盛伟斌,郑新峰,郭海龙,等.特发性脊柱侧凸 King、Lenke 和 PUMC 分型的可信度和可重复性[J].中华医学杂志,2009,89(15):1047-1052.

[30] 尹若峰,王以朋,邱贵兴,等.支点弯曲柔韧性对成人特发性脊柱侧凸矫形效果的评估意义[J].中华医学杂志,2009,89(15):1034-1036.

[31] 石国生,韩树新,任彪,等.脊柱牵引康复的生物力学分析[J].中国临床康复,2006,10(29):149-151.

[32] 田慧中,马原,吕霞.颅盆牵引加全脊柱截骨治疗重度脊柱侧凸和后凸[J].中国矫形外科杂志,2014,22(3):193-200.

[33] 马原,程俊杰,田慧中,等.一期头盆环牵引二期后路矫正重度脊柱侧凸的临床效果评价[J].中国矫形外科杂志,2013,21(17):1778-1780.

[34] 汪小冬,高音,朱建英.青少年特发性脊柱侧凸术前应用滑动式牵引床牵引的效果评价[J].护理研究,2010,(5A):1137-1139.

[35] 汪小冬,高德华,朱建英.便携式脊柱侧凸牵引器具的设计及研制[J].中国矫形外科杂志,2010,18(23):2010-2012.

[36] 朱泽章,邱勇,王斌,等.术前大质量 Halo-股骨髁上牵引在治疗僵硬型特发性脊柱侧凸中的应用[J].中华外科杂志,2010,48(7):511-514.

[37] Anthony R,Lawrence L,Camden W,et al. Perioperative Halo-Gravity Traction in the Treatment of Severe Scoliosis and Kyphosis [J].Spine,2005,30(4):475-482.

[38] 张勇,杨毅军,赵黎,等.支具治疗对女性青少年特发性脊柱侧凸心理的影响分析[J].实用骨科杂志,2014,20(8):684-686.

[39] 史本龙,毛赛虎,孙旭,等.脊柱生长速率对行支具治疗的特发性脊柱侧凸患儿侧凸进展的预测价值[J].中国脊柱脊髓杂志,2014,24(4):321-325.

[40] 柯尊华,王静怡.颈椎病流行病学及发病机理研究进展[J].颈腰痛杂志,2014,35(1):62-64.

[41] 席焱海,叶晓健,何海龙.下颈椎双侧关节突交锁三维有限元模型的建立和验证[J].中华医学杂志,2014,94(1):47-50.

[42] 彭慧平,卢晓欣,汤永建,等.椎动脉型颈椎病的高压氧与药物联合治疗[J].颈腰痛杂志,2014,35(4):297-299.

[43] 杨柏梁,郑泽龙,赵立君,等.颈前路减压植骨

融合术与保守疗法治疗单节段颈椎间盘突出症的疗效评价[J].吉林大学学报,2014,40(4):888-891.

[44] 赵金苓,王荀玫,葛智勇.颈椎前路手术围手术期呼吸道并发症护理[J].护士进修杂志,2007,22(5):441-442.

[45] 魏武军,寿康全,陈荣涛.颈椎前路减压融合术治疗脊髓型颈椎病患者的围手术期护理[J].中国实用护理杂志,2013,29(24):27-29.

[46] 芦瓷,孙红霞,任静.脊髓型颈椎病前路减压钢板融合器一体化内固定融合围手术期护理体会[J].护士进修杂志,2011,26(8):730-732.

[47] 严晓云,李玉伟.颈后路微型钛板固定椎管扩大成形术患者的早期康复护理[J].护理学杂志,2014,29(2):83-84.

[48] 凌峰,王燕,熊龙,等.股骨头坏死病因发病机制的研究进展[J].实用临床医学,2011,12(11):132-134.

[49] 马士超,马宝通.成人股骨头坏死分期及保头治疗研究进展[J].实用骨科杂志,2010,16(11):829-832.

[50] 王岩,郝立波.规范股骨头坏死的诊断和治疗[J].中国医刊,2010,45(2):99-100.

[51] 龙彩雪,林明侠,吴斌,等.多模式镇痛在髋关节置换术后疼痛患者中的应用[J].中华现代护理杂志,2015,21(1):50-52.

[52] 高娜.人工全髋关节置换术的护理进展[J].护理研究,2011,25(36):3310-3312.

[53] 周传友,尚希福.全髋关节置换术后脱位原因研究进展[J].国际骨科学杂志,2010,31(3):169-173.

[54] 姜明菊.品质圈在髋关节置换术后防止假体脱位的应用[J].现代临床护理,2012,11(4):77-78.

[55] 张晋丽.高龄人工全髋关节翻修术的护理干预[J].内蒙古中医药,2010,29(16):166-167.

[56] 冯晓兰,张勇.人工髋关节置换术后假体松动原因分析及围术期护理干预[J].护理实践与研究,2014,11(4):26-28.

[57] 裴建华.人工髋关节置换术后感染的分析与对策[J].护理研究,2013,27(24):2640-2641.

[58] 陈凤梅,于佳佳,叶旭春,等.人工全髋关节置换术后患者心理体验的质性研究[J].解放军护理杂志,2012,29(18):29-31.

[59] 王成元,刘丹妮.中医针灸推拿联合牵引治疗腰椎间盘突出症患者的临床研究[J].临床研究中国医药指南,2015,13:152-153.

[60] 刘华娟,袁书堂.腰椎间盘突出症的临床症状与CT影像学相关性分析[J].中国医药指南,2015,1:152-153.

[61] 何川,张朝驹.腰椎间盘突出症手法治疗的研究进展.世界最新医学信息文摘(连续型电子期刊),2015:51-52.

[62] 田胜兰,谭伟,冯丹,等.经皮椎间孔镜下髓核摘除术治疗腰椎间盘突出症的临床观察.华中科技大学学报,2015,44:472-475.

[63] 王祖芹.对腰椎间盘突出症患者联合进行牵引与推拿治疗的效果分析.当代医药论丛,2015:23.

[64] 周雪云.椎间孔镜治疗腰椎间盘突出症23例护理配合.齐鲁护理杂志,2015,21:75-77.

[65] 田兰松.康复护理干预在腰椎间盘突出症手术患者中的应用.齐鲁护理杂志,2015,21:91-92.

[66] 万云.推拿治疗腰椎间盘突出症65例疗效分析.中国保健营养,2015,25:143.

[67] 张萍.腰椎间盘突出症术后功能锻炼对患者的影响.医学信息,2015:228-229.

[68] 陈选宁,程维.颈椎病康复指南.武汉:湖北科学技术出版社,2012:23-29,1,45-46.

第13章

胸心外科疾病与护理

第一节 瓣 膜 病

一、概 述

心脏瓣膜病(valvular heart disease)是由于炎症、退行性改变、先天性畸形、缺血性坏死、创伤等原因引起单个或多个瓣膜(包括瓣叶、瓣环、腱索、乳头肌)的功能或结构异常,使瓣膜狭窄和(或)关闭不全,导致血流动力学异常,心肌肥厚扩张,出现心律失常、充血性心力衰竭、肺部或脑部血管栓塞等并发症。临床上二尖瓣最常受累,其次为主动脉瓣。

心脏瓣膜病是常见的心脏病,在住院的成人心脏病患者中居前列。随着人们生活水平的提高,近年来二尖瓣、主动脉瓣退行性病变,以及心脏瓣膜病合并冠状动脉粥样硬化性心脏病的病例日益增多。这种发展趋势,逐渐向发达国家瓣膜病的病因谱转变,就手术患者的年龄而言,在过去的 10 年中,70 岁以上心外科手术的患者比例增加了一倍,退行性心脏瓣膜病的发病率随年龄而增加,年龄的增大成为影响患者预后的重要因素,特别是心脏瓣膜病合并冠心病,严重地威胁着患者的生命,发病率在 14.5%~26.0%。该疾病手术耐受能力较低,且具有较高的术后并发症发生率及死亡率。

近年来在心脏瓣膜病的诊断、治疗和护理等各个方面都有了明显的发展,使瓣膜病患者的寿命和生活质量获得了明显的提高。影像学特别是超声心动图的广泛应用,推动了内外科治疗的发展。导管介入治疗的普及,为瓣膜成形术开拓了一个新的领域。

二、应用解剖特点

心脏是一个中空的肌性脏器,主要由左右心腔和 4 个瓣膜组成。心脏被纵行的房间隔和室间隔分成左右两部分,互不相通。心腔包括右心房、右心室、左心房和左心室,具有储血和射血的功能。

心脏收缩时左心室射血入主动脉,经主动脉各级分支到全身毛细血管,血液在此与周围的组织细胞进行物质交换,再经各级静脉到上下腔静脉及冠状窦返回右心房,右心部分流动着乏氧的静脉血。血液由右心室射出到肺动脉经各级分支与肺内的毛细血管进行气体交换,再经肺静脉到左心房。左心部分流动着富含氧的动脉血,血液经过肺为其增加氧气排出二氧化碳。

心脏瓣膜有二尖瓣、三尖瓣、主动脉瓣和肺动脉瓣 4 个(图 13-1-1)。二尖瓣和三尖瓣均由瓣环、瓣叶、腱索和乳头肌组成(图 13-1-2),二尖瓣位于左心房与左心室之间,三尖瓣

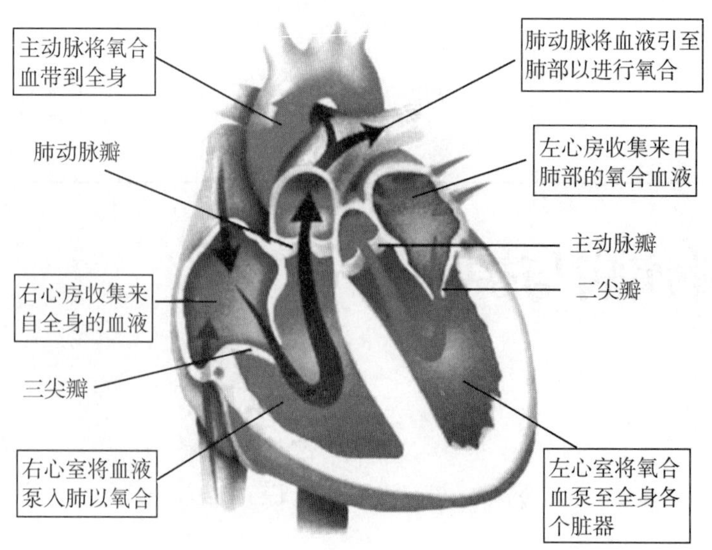

图 13-1-1　心脏瓣膜及血液流向

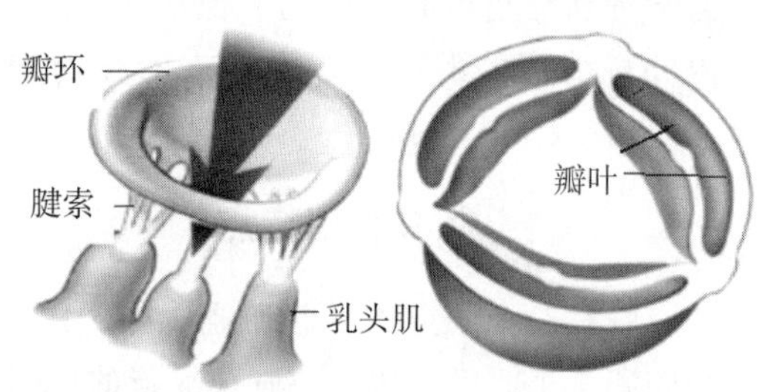

图 13-1-2　三尖瓣解剖图

位于右心房与右心室之间，主动脉瓣和肺动脉瓣分别位于左、右心室和主、肺动脉之间。在心脏收缩或舒张时，心脏瓣膜一方面控制着血液在心脏各腔室及大血管间的流动，另一方面就像单向的阀门，只允许血液向前单向流动。配合心脏的节律性舒缩，瓣膜开放和关闭，由此推动血液循环，防止血液的反流。

心脏的各个瓣膜可能由于瓣膜关闭不全（瓣膜漏）或瓣膜狭窄（瓣膜开放不全）（图 13-1-3）而导致其功能障碍。病变可涉及一个瓣膜或多个瓣膜，一个瓣膜也可同时出现狭窄和关闭不全，临床上可见二尖瓣狭窄、二尖瓣关闭不全、主动脉瓣狭窄、主动脉瓣关闭不全等，约有 1/2 的二尖瓣关闭不全患者合并有二尖瓣狭窄，主动脉瓣病变多数合并有二尖瓣病变。

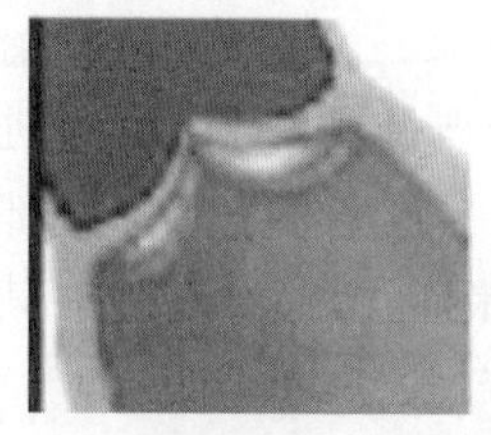

瓣膜关闭

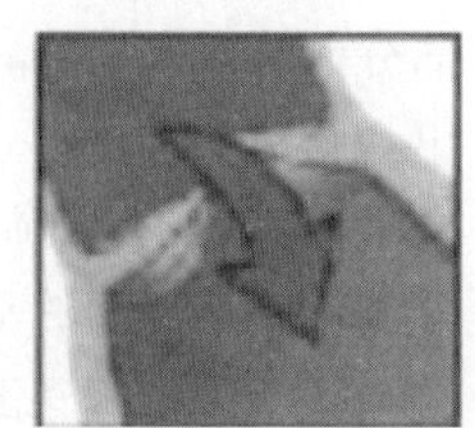

瓣膜狭窄

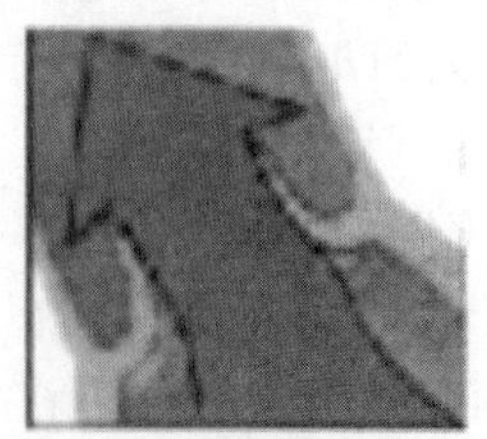

瓣膜开放

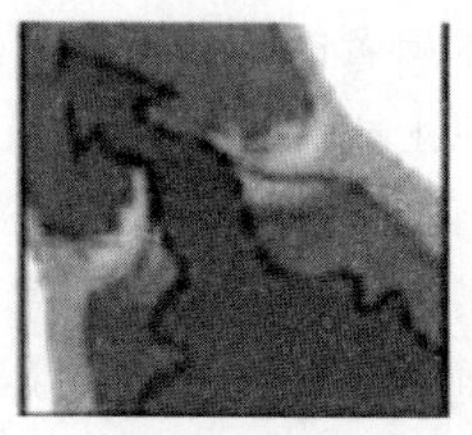

瓣膜关闭不全

图 13-1-3　正常及病变后瓣膜的开放与关闭

三、病因及发病机制

(一)病因

1. 先天因素　在胚胎发育过程中发生的瓣膜狭窄和(或)关闭不全。

2. 后天因素

(1)风湿性:引起风湿性心脏病的菌群主要为溶血性链球菌,侵犯心脏瓣膜组织,引起非化脓性炎症,造成心脏瓣膜狭窄和(或)关闭不全。

(2)退行性:随着年龄增长,心脏瓣膜出现退化,引起瓣膜功能障碍,最常累及主动脉瓣,近年来其发病率有增加趋势。少部分患有马方综合征(Marfan Syndrome)等遗传病的患者,其心脏瓣膜会提前退化。

(3)感染性:细菌随血流到达心脏侵蚀心脏瓣膜,使心脏瓣膜组织受损,已经较厚甚至开始钙化的心脏瓣膜易受感染。

(4)缺血性:心肌病、冠心病等因素导致控制心脏瓣膜启闭功能的乳头肌血供不足,出现瓣叶运动障碍,发生瓣膜狭窄或关闭不全。

(二)发病机制

我国目前仍以风湿性心脏瓣膜病最为常见,下面以此为例概述心脏瓣膜病的发病机制。

1. 二尖瓣狭窄　风湿热的炎性病变使二尖瓣瓣叶交界边缘发生水肿和渗出,随后纤维蛋白沉积和纤维组织形成,使瓣叶边缘纤维化增厚,交界逐渐粘连、融合,使二尖瓣瓣口变小,形成二尖瓣狭窄,同时瓣叶本身也有不同程度的纤维化增厚,纤维性病变尚可累及瓣下的腱索和乳头肌,使之增粗、融合、缩短,影响瓣叶的活动能力导致二尖瓣瓣口狭窄。

正常二尖瓣质地柔软,瓣口面积为4～$6cm^2$。当瓣口面积减小为1.5～$2.0cm^2$时为轻度狭窄,1.0～$1.5cm^2$时为中度狭窄,<$1.0cm^2$时为重度狭窄。二尖瓣狭窄时,心舒期血液由左心房流入左心室时受阻,左心房压力异常增高,肺静脉和肺毛细血管压力随之升高,继而出现左心房增大、肺淤血。初期,患者休息时可无明显症状,体力活动时血流增快,肺静脉和肺毛细血管压力升高,此时可出现呼吸困难、咳嗽、发绀。肺循环血容量长期超负荷时引起左心室缩小甚至左心功能不全,长期肺动脉高压、肺小动脉痉挛硬化使右心室肥厚、扩张,最终导致右侧心力衰竭。右侧心力衰竭时肺动脉压力会有所降低,肺循环血流量减少,肺淤血得以缓解。

2. 二尖瓣关闭不全　当风湿性心脏病累及二尖瓣时,二尖瓣的一个或两个瓣叶将发生增厚、短缩、僵硬、变形和卷曲,或者出现腱索和乳头肌的短缩、融合,乳头肌的浸润,瓣环的扩大等,导致二尖瓣关闭不全。

二尖瓣关闭不全时,心缩期左心室部分血液反流入左心房,导致左心房扩张、肥厚,肺毛细血管扩张,肺静脉淤血。舒张期左心室充盈量增多,肺淤血减轻,早期肺淤血是间歇性,患者可较长期无症状。二尖瓣重度关闭不全时左心室舒张末压增高,肺淤血加重,肺动脉压增高,从而出现右心室肥厚和右侧心力衰竭。

3. 主动脉瓣狭窄　风湿热使主动脉三个瓣叶炎性水肿、淋巴细胞浸润和新生血管形成,瓣叶发生纤维化增厚,伴有交界处不同程度的融合,由于瓣叶游离缘萎缩和僵硬,使瓣膜开口呈不规则性狭窄,病程短时瓣叶仅有轻度或中度钙化,而且钙化多在交界融合处,限制瓣叶的活动和开放,常同时引起瓣膜狭窄与关闭不全。

正常主动脉瓣瓣口面积为$3cm^2$,当瓣口面积<$1cm^2$时,患者出现症状。主动脉瓣狭窄时,心缩期左心室排血受阻,压力增加,引起左心室肥厚、扩张,顺应性降低,心排血量减少,使左心室与主动脉间压力阶差增大,左

心室舒张末压增高和肺淤血，心肌耗氧量增加，活动后可出现心肌缺血、心绞痛及心律失常。

4. 主动脉瓣关闭不全 瓣叶的游离缘纤维化增厚、蜷缩，导致瓣叶对合不良，引起瓣膜关闭不全；同时可有交界的纤维化和部分粘连融合，有时呈纤维团块样改变，主动脉瓣环也多有不同程度的纤维化、增厚。晚期其瓣叶、交界和瓣环常有不同程度的钙化。

主动脉瓣关闭不全时，心舒期，左心室在接受左心房流入血液的同时也接受主动脉反流的血液，使左心室充盈过度，舒张期负荷加重，左心室代偿性肥厚、扩张，以维持有效心排血量。代偿期心率加快，心舒期缩短，可减少反流，在发病后的较长时间内患者可正常进行体力活动。失代偿期，左心室舒张末压增高，主动脉反流量减少，出现左侧心力衰竭。左心房压力随之增高，出现肺淤血和肺动脉高压，最终导致右侧心力衰竭。主动脉瓣关闭不全时主动脉舒张压下降明显，脉压增大，致冠状动脉和体动脉供血不足，出现周围血管征，严重者表现为心绞痛、晕厥等症状。

四、临床表现与诊断

(一)二尖瓣狭窄

1. 临床表现 主要取决于二尖瓣狭窄的严重程度，轻度狭窄者可无任何症状，中度至重度狭窄者可有明显症状，且出现较早。常见症状如下。

(1)呼吸困难：呼吸困难开始发生在劳累或用力时，休息后可以缓解。随着病变加重，日常生活甚至静息时也出现呼吸困难症状，严重者夜间不能平卧，出现端坐呼吸。当出现劳累、情绪激动、呼吸道感染等诱因时，呼吸困难明显加重。

(2)咳嗽：多为干咳，并发支气管炎或肺部感染时，咳黏液样痰或脓痰，左侧心力衰竭时咳粉红色泡沫痰，左心房明显扩大压迫支气管也可引起咳嗽。

(3)咯血：多发生在较严重的瓣口狭窄患者，二尖瓣狭窄并发咯血可分为：①淤血性咯血，表现为痰中带血；②大量咯血，多发生在妊娠期或较剧烈的体力活动时，可发生多次，为时 2～3 年，此后即停止发作；③肺梗死性咯血，多发生在二尖瓣狭窄的晚期，常伴有周围血栓性静脉炎，咯血量可很大，多呈暗红色。

(4)心悸：发病早期左心房压升高引起房性或窦性心动过速，出现房颤时也可引起心悸，左心功能不全、缺氧等也可引起心悸。

(5)胸痛：二尖瓣狭窄伴重度关闭不全的患者，可出现胸骨后和心前区压迫感或心前区闷痛，持续时间较长，应用硝酸甘油不能缓解。

(6)体循环淤血征：瓣膜狭窄晚期可出现发绀、双下肢水肿等。

2. 体征 在二尖瓣听诊区(图 13-1-4)可闻及心室舒张期隆隆样杂音、第一心音增强，有时还可听到二尖瓣开瓣音。口唇轻度发绀，面颊发红呈“二尖瓣面容”，右侧心力衰竭时有体循环淤血征。

3. 辅助检查

(1)心电图检查：可见“二尖瓣型 P 波”(图 13-1-5)，即 P 波增宽有切迹，右心室肥厚伴劳损，电轴右偏和顺时针方向转位。

(2)X 线检查：轻度狭窄者心影可正常。中度以上狭窄者，可见：①左心房增大，肺动脉干突出；②双重心影(图 13-1-6)和双重心缘；③左前斜位可见食管后移有左心房压迹；④慢性肺静脉高压及肺淤血时，血管影明显，血流重新分布，肺上部血管影较下部多。由于肺毛细血管压增高，当大于血浆胶体渗透压时，可引起肺下叶间质水肿及间质纤维增生，肺野透亮度减低，淋巴管扩张及小叶间隔渗液。

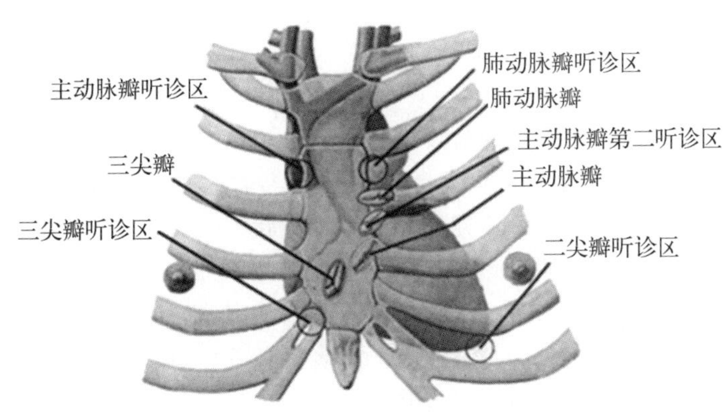

图 13-1-4　心脏瓣膜体表听诊区

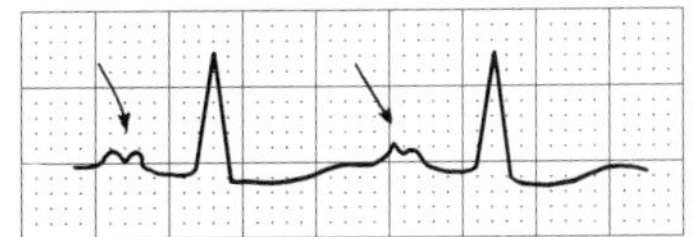

图 13-1-5　二尖瓣型 P 波

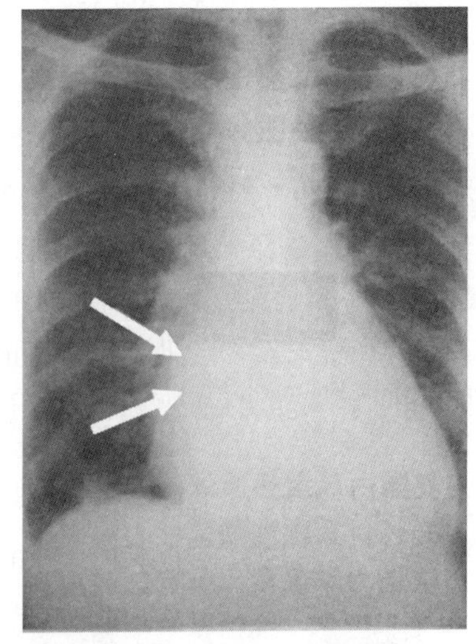

图 13-1-6　双重心影(箭头)

(3)超声心动图:①M 型超声心动图。二尖瓣狭窄时,二尖瓣前瓣舒张中期关闭速度降低,活动曲线呈“城墙样”改变(图 13-1-7)。②二维超声心动图显示二尖瓣前叶在舒张期呈圆顶状,后瓣叶不活动,二尖瓣叶开放受限,还可明确有无左心房血栓。③多普勒超声心动图。二尖瓣狭窄的血流动力学指标可根据此方法测定,如跨瓣压差、二尖瓣口面积等,从而评估二尖瓣的狭窄程度。

(二)二尖瓣关闭不全

慢性二尖瓣关闭不全可以很长时间没有症状,中至重度二尖瓣关闭不全也可有相当长的无症状期,一旦出现症状则预示着不可逆的左心室功能障碍的发生。

1. 临床表现

(1)呼吸困难:劳累和疲乏时出现呼吸困难,随着病情加重出现端坐呼吸或夜间阵发性呼吸困难。

(2)心悸:最常见,可能是心房颤动的开始。

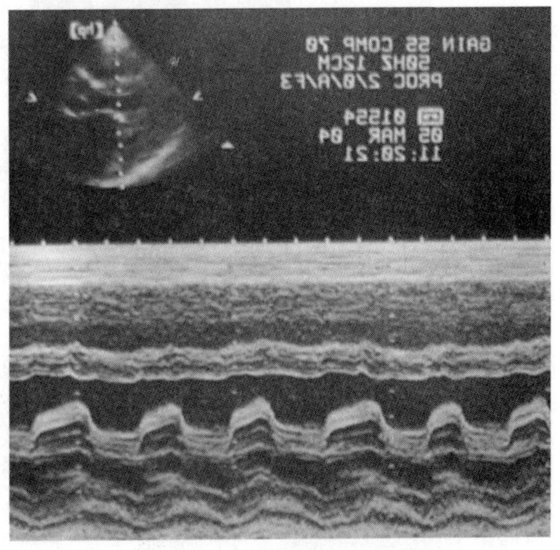

图 13-1-7　“城墙样”改变

（3）胸痛：二尖瓣脱垂的患者可能主诉不规则胸痛、心悸，由乳头肌局部心肌缺血引起。

（4）猝死：重度二尖瓣关闭不全患者可发生猝死，常因突然重度的体力活动而诱发。

2. 体征 在二尖瓣听诊区可以听到收缩中晚期的吹风样杂音和舒张期隆隆样双期杂音。

3. 辅助检查

（1）心电图检查：轻者心电图可正常，肺动脉高压时可出现左、右心室肥大。

（2）X线检查：轻者可无明显异常发现，严重者左心房和左心室明显增大。晚期右心室增大，可有肺淤血表现。

（3）超声心动图：是检测和定量二尖瓣反流的最准确的无创性诊断方法，二维超声心动图显示瓣叶的增厚、纤维化、钙化或挛缩，瓣环扩张，交界处与瓣下融合腱索短缩与瓣叶相连，多普勒超声心动图（图 13-1-8）在二尖瓣重度关闭不全时反流束可达左房顶部，可明确瓣膜的病变程度及开放活动度。

（三）主动脉瓣狭窄

早期无症状，当瓣口面积缩小到正常的 1/4 以下时，在活动后即出现症状，此后病程进展快且急剧恶化，甚至可发生猝死。

1. 临床表现

（1）心绞痛：多由劳累或情绪激动诱发，约 2/3 以上的主动脉瓣狭窄患者有心绞痛，1/3 左右的主动脉瓣狭窄患者心绞痛是其首发症状。

（2）晕厥：其发生几乎都和心脏负荷的突然增加，如运动、精神兴奋等有关，发作时患者面色苍白、血压下降、脉搏、心音及杂音均减弱。

（3）呼吸困难：劳力性呼吸困难是最常见的主诉。有时表现为阵发性夜间呼吸困难，甚至发生急性肺水肿，预示着左心功能不全。随着左侧心力衰竭的进一步进展，呼吸困难也进一步加重。

2. 体征 主动脉瓣听诊区有收缩期喷射性杂音，向颈部传导，严重狭窄者还可在胸前区或胸骨上窝扪及收缩期震颤，晚期心脏收缩功能下降，收缩期杂音往往减轻。

3. 辅助检查

（1）心电图检查：轻者心电图可正常，严重者电轴左偏，左心室肥厚与劳损（图 13-1-9）。主动脉瓣钙化严重时，可见左前分支阻滞和其他各种程度的房室或束支传导阻滞。

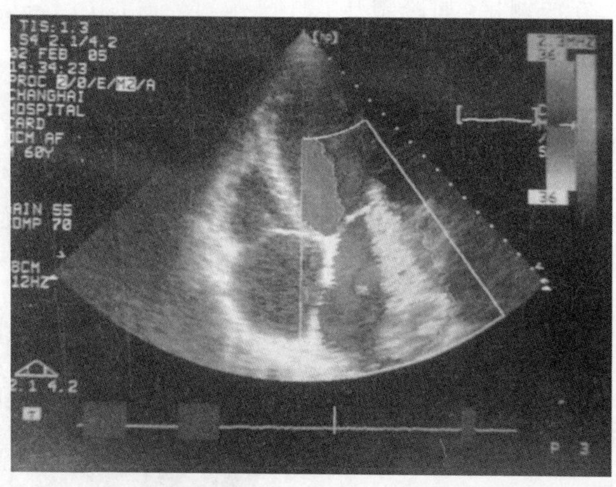

图 13-1-8 多普勒超声心动图

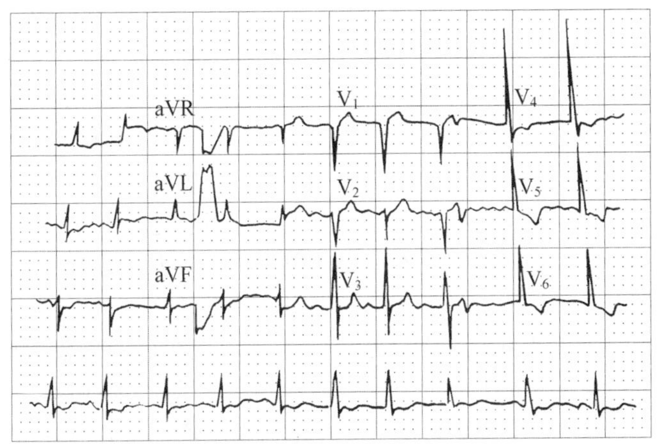

图 13-1-9　电轴左偏，左心室肥厚

（2）X 线检查：左心缘圆隆，心影不大，常见主动脉狭窄后扩张和主动脉钙化（图 13-1-10）。心力衰竭时左心室明显扩大，还可见左心房增大，肺动脉主干突出。

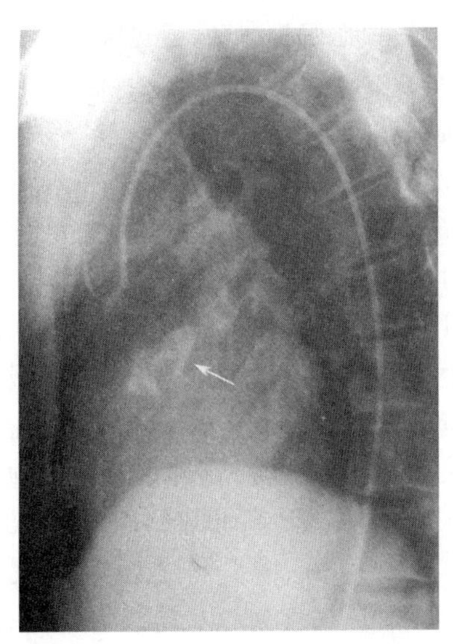

图 13-1-10　左侧位胸部 X 线片示主动脉钙化（箭头）

（3）超声心动图：M 型超声心动图可见主动脉瓣叶回声增强、增厚，呈多层回声（图 13-1-11），开放幅度下降，瓣叶反射光点增强提示瓣膜钙化。主动脉根部扩张，左心室后壁和室间隔对称性肥厚。二维超声心动图可见瓣叶增厚，回声增强或瓣叶厚薄不均匀，并有纤维化和钙化，开放受限。多普勒超声探测到湍流，可计算最大跨瓣压差，据此估计狭窄程度。

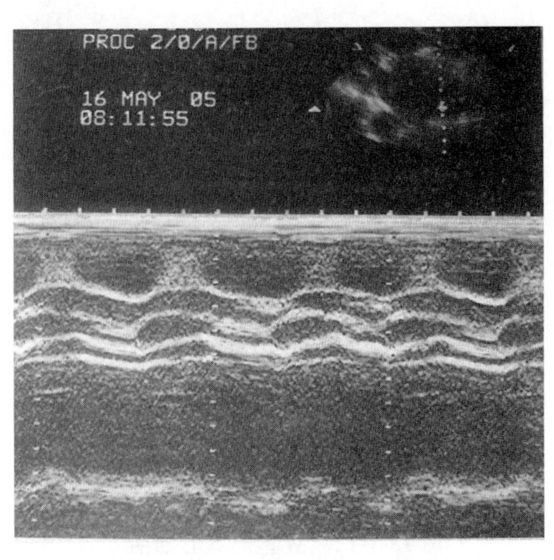

图 13-1-11　M 型超声心动图

（四）主动脉瓣关闭不全

1. 临床表现

（1）心绞痛：主要与主动脉舒张压下降、脉压增大，致冠状动脉供血不足有关。

（2）呼吸困难：当发生左侧心力衰竭时，可出现明显的呼吸困难，甚至有夜间阵发性呼吸困难，咳粉红色泡沫痰等。

（3）猝死：可能与突发性致命性心律失常有关。

2. 体征 主动脉听诊区有舒张期泼水样杂音，呈高调、递减型，有周围血管征，触及周围动脉有水冲脉，甲床有毛细血管搏动征，听诊周围动脉有枪击音。

3. 辅助检查

(1)心电图检查：电轴左偏，左心室肥厚伴劳损，1/3 左右的重度主动脉瓣关闭不全的患者出现 P-R 间期延长。

(2)X 线检查：心影向左下扩大，呈靴形心，主动脉根部扩大，心胸比例扩大。

(3)超声心动图：二维超声心动图可见主动脉瓣增厚，舒张期关闭对合不佳。多普勒超声显示主动脉瓣下方舒张期涡流，能检测主动脉瓣反流的严重程度，还有助于病因的判断，四区图像显示主动脉瓣舒张期关闭呈双线样改变(图 13-1-12)。

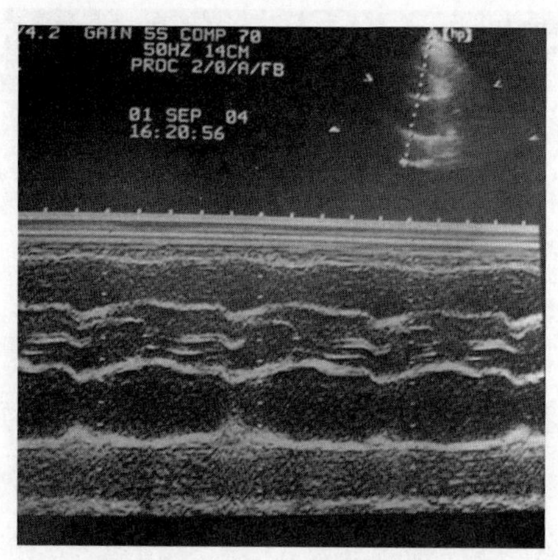

图 13-1-12 M 型超声心动图

心脏瓣膜病的诊断要依据患者病史(如呼吸困难、劳力性心悸、晕厥、乏力、淤血、心力衰竭等)、临床表现及辅助检查等各方面综合考虑才能确诊。

五、治疗原则

瓣膜病的治疗主要有药物治疗、介入治疗和手术治疗三种方法，早期以药物、介入治疗为主，注重改善心功能。急性期或晚期以手术治疗为主，围手术期患者辅以药物治疗，改善心功能，提高手术成功率。

(一)药物治疗

1. 一般处理原则

(1)改善心功能：预防链球菌感染与风湿活动以及感染性心内膜炎，疑有感染征象时应立即用药进行治疗，控制病情的进展，避免损害心肌。主动脉瓣反流严重且左心室扩大明显的患者，应积极预防和治疗心律失常与感染，纠正贫血和低蛋白血症。心功能Ⅳ级者，术前 1 周给予静脉滴注极化液，1000ml/d，可增加心肌糖原储备，提高心肌对缺氧的耐受性。

(2)控制心律失常：急性房颤发作伴快速心室率时，病情稳定者先用毛花苷 C(西地兰)减慢心室率，若无效可用 β 受体阻断药(普萘洛尔等)，心室率控制后未自动恢复窦性心律可用电复律或用药物(胺碘酮等)转复。

(3)使用血管扩张药：通过降低左心室射血阻力，减少返流量，增加心排血量，产生有益的血流动力学作用。

2. 急性发病期的处理原则 可用硝普钠、硝酸甘油或酚妥拉明静脉滴注。急性肺水肿时肺静脉压急剧升高，肺淤血严重，肺毛细血管和支气管小静脉破裂，导致大咯血，可危及生命，应立即：①采取坐位，尽量减少回心血量；②氧气吸入 6～8L/min，氧气湿化瓶内加入 20%～30%乙醇，降低肺泡内泡沫表面的张力，使其消除，改善通气，改善缺氧；③吗啡 5～10mg 缓慢静脉注射或哌替啶 50～100mg 肌内注射以稳定患者情绪，减少氧耗；④呋塞米 20～40mg 静脉注射，以减轻肺水肿症状；⑤血管扩张药，静脉注射硝普钠或硝酸甘油 10μg/min 开始，逐渐加量，避免应用小动脉扩张药，以免减少回心血量；⑥房颤伴快速心室率时可静脉注射毛花苷 C 以降低心室率，心率快而无充血性心力衰竭者可用 β 受体阻滞药(普萘洛尔等)控制心室率；⑦大咯血时可酌情用止血药，必要时输血，以维持有效循环血量。

(二)介入治疗

心脏瓣膜病的介入治疗主要是行经皮球囊心脏瓣膜成形术，手术不必开胸，不会损害瓣下结构，操作熟练者亦可避免并发症的发生，损伤小，是安全、有效的治疗方法。

1. *经皮穿刺球囊二尖瓣成形术*(percutaneous balloon mitral valvuloplasty，PBMV)　此法能使二尖瓣瓣口面积扩大至 2.0cm^2 以上，明显降低二尖瓣跨瓣压力阶差和左心房压力，提高心排血指数，有效改善临床症状(图 13-1-13)。适用于：①中、重度单纯二尖瓣狭窄，瓣口面积≤1.5cm^2，瓣膜无明显变形、弹性好、无严重钙化，瓣膜下结构无明显异常，无左心房血栓，窦性心律；②二尖瓣术后再狭窄，心房纤颤，二尖瓣钙化，合并轻度二尖瓣或主动脉瓣关闭不全；③二尖瓣狭窄伴重度肺动脉高压，手术治疗危险性很大及不宜换瓣者。有如下情况者不适合 PBMV 治疗：①有风湿活动、体循环栓塞史及严重心律失常；②二尖瓣瓣叶变形明显、瓣下结构严重异常；③二尖瓣或主动脉瓣中度以上关闭不全及瓣膜条件差、有未控制的感染性心内膜炎或者其他部位感染的患者。

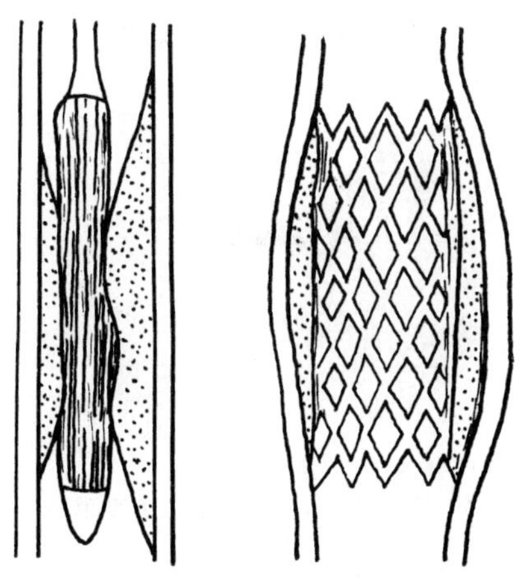

图 13-1-13　经皮穿刺球囊二尖瓣成形术

2. *经皮球囊主动脉瓣成形术*(percutaneous balloon aortic valvuloplasty，PBAV)　主要适用于典型的主动脉瓣狭窄，无明显瓣环发育不良；心排血量正常时主动脉瓣跨瓣压差≥50mmHg，无或仅有轻度主动脉瓣反流。有如下情况者不适合 PBAV 治疗：①伴有中度以上主动脉瓣反流；②发育不良型主动脉瓣狭窄；③纤维肌性或管样主动脉瓣下狭窄；④主动脉瓣上狭窄。

3. *经皮球囊肺动脉瓣成形术*(percutaneous balloon pulmonary valvuloplasty，PBPV)　主要适用于典型的肺动脉瓣狭窄，轻中度发育不良型肺动脉瓣狭窄，或肺动脉瓣狭窄球囊扩张或外科手术后的残余狭窄。具有典型体征，肺动脉跨瓣压差≥30mmHg，心电图提示右心室肥厚，超声心动图可以给出明确诊断。隔膜型室间隔完整的肺动脉闭锁，可先行射频将闭锁的瓣膜穿孔，再进行球囊扩张。复杂先天性心脏病伴肺动脉瓣狭窄暂不能行根治手术者也可先行 PBPV 作姑息治疗，缓解缺氧。有如下情况者不适合 PBPV 治疗：①肺动脉瓣重度发育不良；②合并瓣上或瓣下狭窄；③重度右心室发育不良；④伴有右心室依赖性冠状动脉循环；⑤伴三尖瓣重度反流需外科处理。

(三)手术治疗

外科手术治疗有瓣膜分离术、瓣膜修复术和瓣膜置换术，瓣膜置换术是目前最常用的方法。

1. *心脏瓣膜分离术*

(1)二尖瓣分离术：有闭式和直视式两种。闭式二尖瓣分离术(图 13-1-14)多采用经左心室进入使用扩张器方法。适用于患者年龄不超过 55 岁，心功能Ⅱ～Ⅲ级，近半年内无风湿活动或感染性心内膜炎，术前检查心房内无血栓，不伴有或仅有轻度二尖瓣关闭不全或主动脉瓣病变且左心室不大，合并妊娠需手术治疗且手术宜在孕期 6 个月以内进行者。直视式二尖瓣分离术适用于中度或重度二尖瓣关闭不全、疑有心房内血栓形成、瓣膜重度钙化或腱索明显融合缩短的患者。

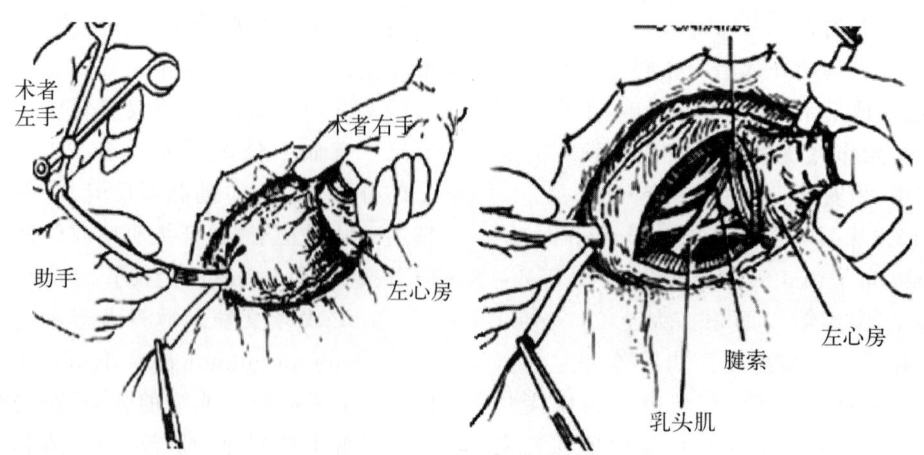

图 13-1-14　闭式二尖瓣分离术

(2)直视下主动脉瓣交界分离术：能有效改善血流动力学，且手术死亡率低于 2%，但 10～20 年后可继发瓣膜钙化或再狭窄，需再次手术治疗。适用于儿童、青少年、先天性狭窄且钙化者、虽无症状但左心室流出道狭窄明显者、心排血量正常但最大收缩压力阶差超过 50mmHg 或瓣口面积小于 1.0cm² 者。

2. *心脏瓣膜修复术*　对病变瓣膜直接进行手术修复(图 13-1-15)，恢复瓣膜的功能，能最大限度地保存天然瓣膜，不用外来瓣膜(机械瓣或生物瓣)替换自身瓣膜。适用于二尖瓣松弛所致的脱垂、单纯腱索或乳头肌功能障碍以及一些先天性瓣膜功能障碍。但风湿性二尖瓣病变局限、瓣叶柔软无皱缩且腱索虽有纤维化或钙化但无挛缩、感染性心内膜炎、瓣膜赘生物或穿孔病变局限、瓣叶无或仅有轻微损害者、主动脉瓣关闭不全者较少用。此手术恢复快，术后无需抗凝，但部分患者一定时间后(10～15 年)可能需要再次手术。

3. *瓣膜置换术*　瓣膜置换手术是在体外循环下切除患者的病变瓣膜，将人工瓣膜缝合置入心脏，代替心脏原有瓣膜的功能(图 13-1-16)。

(1)体外循环：是利用一系列特殊人工装置将回心静脉血引流到体外，经人工方法进

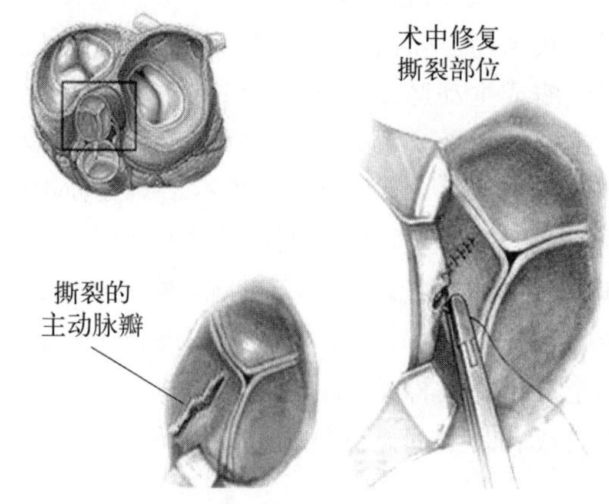

图 13-1-15　瓣膜修复术

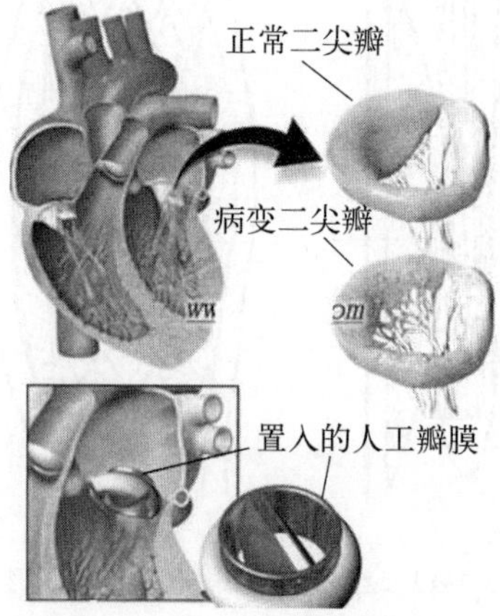

图 13-1-16　二尖瓣置换手术

行气体交换，调节温度和过滤后，输回体内动脉系统的生命支持技术(图 13-1-17)。在体外循环过程中，由于人工装置取代了人体功能，因此也称心肺转流，体外循环机也称为人工心肺机。进行体外循环的目的是在实施心脏直视手术时，维持全身组织器官的血液供应。

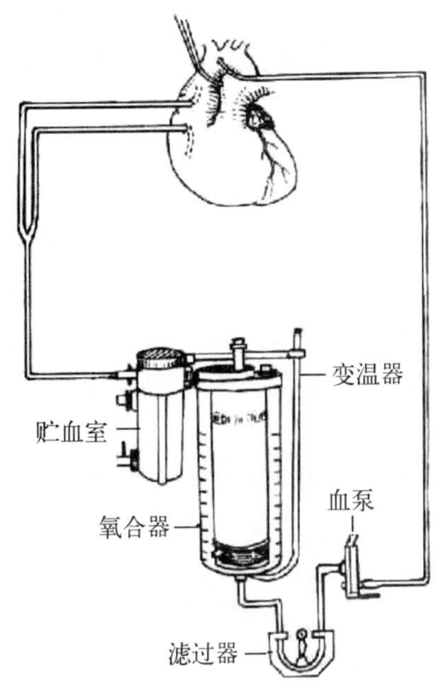

图 13-1-17　体外循环

体外循环心内直视手术，一般采用纵劈胸骨开始，纵行切开心包显露心脏，心内注射肝素 2～3mg/kg，经检测血液不凝后，顺序插入升主动脉灌注管、下腔静脉和上腔静脉引流管，与已预充好的人工心肺机的相应管道连接，开始体外循环转流。1953 年 Gibbon 首例应用于临床，其主要设备包括：①血泵，即人工心脏，代替心脏泵出血液，供应全身血循环；②氧合器，即人工肺，代替肺脏使静脉血氧合并排出二氧化碳；③变温器，是调节体外循环中血液温度的装置，多与氧合器组成一体，水温最高不得超过 42℃；④贮血室，是一容器，内含滤过网和去泡装置，用作贮存预充液、心内回血等；⑤滤过器，滤过体外循环过程中可能产生的气泡、血小板凝块、纤维素、脂肪粒、硅油栓以及患者体内脱落的微小组织块等，大小各异。

体外循环建立前要进行液体的预充，现常采用血液稀释法，预充液应考虑血浆渗透压、电解质含量和血液稀释程度三方面。血液稀释程度，各家不同，血液稀释至血红蛋白为 50～100g/L，血细胞比容 10%～30%不等。预充用的晶体液通常有乳酸林格液、生理盐水和 50%葡萄糖液等，胶体液可选用血浆、清蛋白或羧甲淀粉等，还需加入钾离子、镁离子、碳酸氢钠及抗生素等。

根据手术需要，体外循环方法，可分为以下几种。①常温体外循环：用于少数简单心脏畸形矫正或冠状动脉旁路移植(搭桥)手术，手术可在短时间内完成。②浅低温体外循环：用于病情不重、心内畸形不太复杂、心功能较好者，手术可在较短时间内完成，如轻症房室间隔缺损修补术、单瓣置换术、冠状动脉旁路移植术等。③中低温体外循环：用于病情严重、心内畸形复杂、心功能差者，如重症单瓣置换术、双瓣置换术、二次瓣膜置换术、冠状动脉旁路移植术、部分大血管手术等。④深低温低流量体外循环：用于病情严重、心内畸形复杂、侧支循环丰富、心内手术时有大量回血者，如发绀型先天性心脏病矫治术、大的动脉导管未闭直视缝合术、部分大血管手术等。目的是减少心内回血，减少血液有形成分的破坏，防止气栓的发生，同时避免重要脏器的缺血。⑤深低温停循环体外循环：用于婴幼儿心脏直视手术，使术中心内无血无插管，便于手术操作，缩短体外循环时间；用于成人部分大血管手术和少数操作非常困难的手术，可以保证无血的手术视野。

体外循环手术技术复杂，术后生理变化大，可能出现多种并发症或体外循环机器故障引起的意外。因此，对体外循环手术患者，除术中进行严密监测外，术后还要进行持续的监护，随时发现和处理并发症，提高手术的成功率。

(2)目前经常使用的瓣膜主要有两大类：机械瓣和生物瓣：机械瓣(图 13-1-18)耐久性好，不致钙化衰败，但血栓栓塞率高，需终身抗凝，有溃疡病或出血性疾病者忌用。机械瓣的血流呈偏心性，阻力较大，跨瓣压差较高。年轻患者和有心房颤动或血栓栓塞高危须抗凝治疗者，宜选用机械瓣。

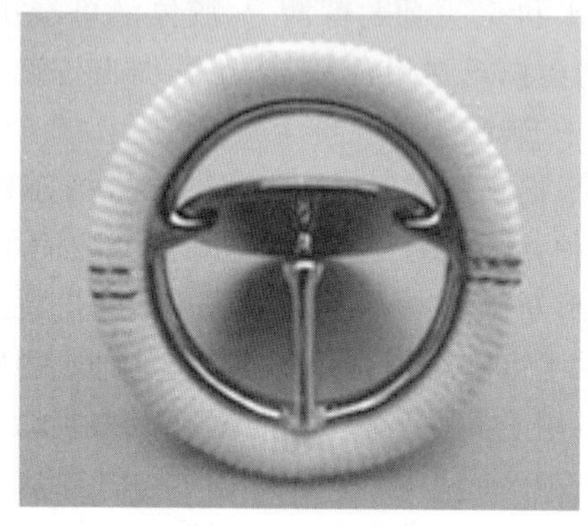

图 13-1-18　机械瓣

生物瓣(图 13-1-19)血栓栓塞发生率低，不需终身抗凝，并且具有与天然瓣相仿的中心血流，但耐久性不如机械瓣，瓣膜的寿命在 10 年左右，可因感染性心内膜炎、数年后瓣膜钙化或机械性损伤而失效。如有出血倾向、抗凝禁忌者、年轻女性、换瓣术后拟妊娠生育，老年人等宜用生物瓣。

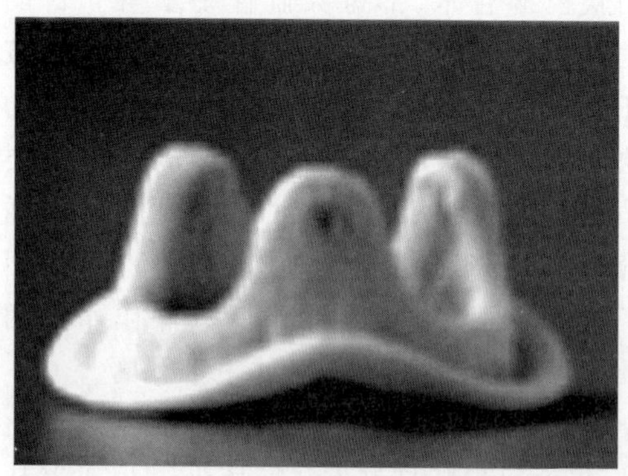

图 13-1-19　生物瓣

六、常见的护理问题

(一)有感染的危险

1. 相关因素　①术前机体抵抗力下降；②术后长期使用呼吸机；③无效咳嗽；④留置引流管等。

2. 临床表现　①体温升高、脉搏增快；②伤口有红肿热痛和压痛；③白细胞计数增高；④引流液浑浊、量增多；⑤乏力、食欲缺乏；⑥活动障碍。

3. 护理措施

(1)尽可能改善潮湿、阴暗等居住环境，保持室内空气流通、温暖干燥，防止风湿活动。日常生活中适当锻炼，防寒保暖，加强营养，提高机体抵抗力，避免呼吸道感染以及与上呼吸道感染患者接触，一旦发生感染，应立即诊治。

(2)术前可预防性应用抗生素，术前 2～3d 开始，手术当日给大剂量的抗生素，保证术中有一定血药浓度，体外循环终止后再给一个剂量抗生素，随后根据病情应用。

(3)严格无菌操作，避免医源性感染，深静脉输液管最好在术后 48h 后拔除，长期输液的患者注意有无静脉炎的发生。及时吸痰，保持呼吸道的通畅，指导患者进行有效的咳嗽咳痰，彻底清除呼吸道分泌物，防治坠积性肺炎的发生。

(4)保持切口敷料清洁干燥，观察切口有无渗血、红肿、渗液等，如有异常及时报告医生，加强换药处理，根据医嘱行分泌物培养，选用敏感抗生素。

(5)密切观察体温的变化，手术当天易发生体外循环术后低体温的反跳，测体温 6/d。如术后体温大于 38.5℃，应考虑有无感染、心包积液，做血培养同时行药物敏感试验和痰培养，并根据病情给予物理或化学降温，使体温降到正常范围。主动脉瓣置换术的患者尤要警惕细菌性心内膜炎的发生。

(6)做好口腔与皮肤护理，保证患者的舒

适，避免口腔溃疡及压疮的发生。

(7)协助患者取半卧位以利于呼吸和引流，注意胸腔引流瓶不能高于患者胸部，以免液体倒流入胸腔，引起逆行感染。妥善固定胸管，搬动患者或更换引流瓶时要双重夹闭引流管，待患者安置妥当后再开放引流管，防止引流管接口处滑脱。一旦滑脱应及时封闭胸壁切口，切忌将引流管从原切口插入。如为连接处脱开，应立即夹闭胸管，并及时报告医师。拔管时严格无菌操作，避免感染。

(二)气体交换受损

1. 相关因素 ①肺的顺应性降低；②肺毛细血管壁增厚使换气发生障碍；③不能有效清除呼吸道分泌物等。

2. 临床表现 ①呼吸音异常；②呼吸道分泌物增多；③呼吸速率、节律、深度异常。

3. 护理措施

(1)术后6～12h的呼吸机辅助呼吸，对患者病情的稳定很有帮助。在应用呼吸机时，定时行血气分析，根据结果调整呼吸机参数。当血气分析结果正常时，血气分析可改为4～6h 1次，每天3次。

(2)定期吸引呼吸道分泌物，保持呼吸道通畅，保证气体交换充足，预防感染。

(3)保持病室安静，操作轻柔，指导患者配合呼吸机呼吸，避免人机对抗。如人机对抗可遵医嘱使用镇静药及肌松药，如地西泮、哌库溴铵等。

(4)正确掌握停机指征：①神志清楚，有定向力；②循环稳定，无严重心律失常；③自主呼吸频率不超过30/min，交换量充足；④血气分析结果正常；⑤无出血征象。还需按呼吸机应用的常规程序进行，停机前使用间断强制通气进行过渡，逐渐减少间断强制通气的次数，最后停机，停机后0.5～1h再测血气，结果正常则说明停机是适宜的。

(5)拔管后应充分给氧，视呼吸情况及氧饱和度值进行调整，必要时可给予高流量、高浓度氧气吸入。

(6)有计划地进行胸部体疗：①鼓励患者做深呼吸，指导患者正确咳嗽、咳痰，行氧气驱动雾化吸入，拍背协助患者咳嗽、咳痰，必要时使用排痰机和呼吸训练器。腹式呼吸：患者仰卧位，保持胸部不动，腹部上升鼓起，呼气时尽量将腹壁下降成舟状腹，动作均匀<8～12 /min，咳嗽时可用双手按住患者切口两侧或者腹部，以减轻腹压对患者切口的张力。②做好术后宣教工作，鼓励患者及家属配合治疗。③咳痰时预防发生窒息。

(7)保持室内正常的温湿度，温度24℃左右，相对湿度以50%～60%为宜。

(三)疼痛

1. 相关因素 ①手术创伤；②术后多根管道留置。

2. 临床表现 患者主诉疼痛，表情痛苦，身体活动度下降，呼吸和睡眠形态改变。

3. 护理措施

(1)减轻外界的不良刺激，为其提供安静、舒适的休息环境，协助患者生活护理。

(2)做好心理护理及术后宣教工作，解释疼痛引起的原因，大概持续时间，分散患者的注意力，避免紧张情绪。

(3)操作时动作要轻柔，避免不必要的搬动，调整体位时避免动作幅度过大而造成患者的不适，调整合适的体位，避免胸管的刺激。

(4)指导患者正确的咳嗽方法，以减轻疼痛。

(5)正确评估疼痛，根据疼痛评分做好疼痛记录，治疗方法、不良反应观察和效果评价(表13-1-1)，尽量避免或减轻影响患者术后恢复的不良因素。

(四)潜在并发症——出血

1. 相关因素 ①术后止血不彻底；②出凝血功能紊乱；③未及时处理出血。

2. 临床表现 心率增快、血压下降、末梢湿冷、胸管内有新鲜血液不断流出等。

表 13-1-1　疼痛评估与处理

疼痛程度	临床治疗
无痛	0 分，患者无不适临床表现，无需处理
轻度疼痛	1～2 分，一般不做处理
中度疼痛	3～4 分，若有 PCA 镇痛泵，增加镇痛泵用药 1 次；无 PCA 镇痛泵的患者，给予安慰，避免医源性疼痛，减轻患者的不适感。4 分时，汇报医师，适当给予镇痛药，避免术后不良应激反应，利于患者休息及术后机体的康复
重度疼痛	5～6 分，汇报医师，使用麻醉镇痛药，用药后 30min 再次做出评估，以观察药物疗效
剧烈疼痛	7～9 分，汇报医师，使用麻醉镇痛药控制疼痛，并及时处理其他症状
无法忍受	10 分，汇报医师，使用麻醉镇痛药镇痛，尽力为患者创造舒适的环境，用药后及时评估药物疗效

3. 护理措施

(1)严密监测患者的生命体征，特别是心率、血压和中心静脉压的变化，保证液体的正常输入，维持容量的恒定，监测动脉血气、血细胞比容、血流动力学等，帮助诊断病情，以指导用药。

(2)体外循环术后出血有一定的发生率，应了解患者术前有无出血史或出血倾向，血小板的数量，术中出血和用药情况，肝素的用量及鱼精蛋白的对抗情况。

(3)术后早期，应定时挤压胸管，密切观察胸液的量及性状并准确记录，及时应用止血药物，当胸液量大于或等于 200ml/h，及时汇报医生，如在动态观察中没有减少的趋势，应当机立断，在患者尚未发生休克前送手术室进行止血。

(4)术后渗血多时应：①等量补充新鲜血液；②输入冷冻血浆；③输入新鲜血小板；④适当使用止血药。

(5)常规半卧位，胸管持续低负压吸引，定时观察，保持通畅，以利于胸液的流出。

(五)潜在并发症——心力衰竭

1. 相关因素　①术前心功能差；②术后心功能未完全恢复。

2. 临床表现　心率增快，呼吸困难，咳粉红色泡沫痰等。

3. 护理措施

(1)减少和避免心力衰竭的诱发因素如情绪激动、劳累，保证睡眠，预防感冒。

(2)密切观察病情，注意患者是否出现呼吸困难、食欲减退、腹部不适、肢端肿胀、尿少、颈静脉怒张、肝大等心力衰竭症状，检查有无肺部湿啰音，从而判断患者病情。

(3)对于已出现心力衰竭的患者，应指导其严格控制出入量，减少水、钠摄入以降低心脏负荷，每日记录尿量，必要时定期测定尿比重和体重。

(4)对于心功能失代偿的患者，要遵医嘱定量匀速输入血管活性药物，利于改善心功能，提高组织灌注，缓解心力衰竭症状，合理安排输液速度和量，避免增加心力衰竭症状。

(5)做好心理护理，稳定患者情绪，并嘱咐多休息，以减轻心脏负荷。

(六)潜在并发症——心脏压塞

1. 相关因素　胸腔内积血不能及时排出；出凝血功能紊乱等。

2. 临床表现　①临床没有心功能不全的其他因素(如心肌保护欠佳，畸形或病变纠正不彻底，血流量不足等)，然而表现低心排血量，对正性肌力药物反应不佳者；②胸管引流量偏多，或引流量特别少；③胸管引流量突然减少或出现凝血块；④颈静脉怒张，中心静脉压升高；⑤动脉压下降，脉压变窄，用正性肌力药物不改善。

3. 护理措施

(1)心脏压塞一旦确诊，应紧急手术，清除血块、积血并彻底止血，如情况紧急，可于病室内将切口下段打开，用戴有消毒手套的手指伸入心包内，即有血涌出或有血块排出，病情稍改善后急送手术室，进行彻底处理，要注意心脏压塞可发生于手术后 3d 内，而且此后仍可发生迟延性的心脏压塞。

(2)遵医嘱纵隔心包引流管给予负压吸引，并经常挤压，保持其通畅，观察胸液的量、性质、颜色。术后 3h 胸液记录 1/h。如胸液连续 3h 内＞200ml/h、鲜红色、胸管温并且患者出现生命体征的改变，应立即行开胸止血术，如胸管内无胸液引流出，水封瓶无波动应警惕心脏压塞的可能。

(七)潜在并发症——水、电解质、酸碱平衡失调

1. 相关因素　①术后长期机械通气；②液体补充不足；③内环境紊乱。

2. 临床表现　心律失常、呼吸浅快、烦躁不安等。

3. 护理措施

(1)常见酸碱平衡失调是代谢性酸中毒，如碱缺失＞3mmol/L，pH＜7.35，$PaCO_2$＜30mmHg 应纠正，计算公式如下：总细胞外碱缺失＝碱缺失(mmol)×0.3×体重，用 5%$NaHCO_3$补充 1/2 总碱缺失量，30min 复查动脉血气后再纠正用量。

(2)体外循环术后最严重的电解质紊乱是低钾，尤其术前长期使用利尿药的患者，其总体钾常低，尽管血清钾测定正常，但心肌细胞内钾可能偏低，保持钾的平衡要开始于术前强有力的补钾，体外循环术中要以 1～2mmol/(kg・h)补充，终止体外循环后根据尿量补钾，每排出 500ml 尿补氯化钾 0.7～1.0g，使血清钾保持在 4～5mmol/L，低钙常可导致心肌功能不全，如输库血量较大应适当补钙。一般术后 3d 常规抽血查电解质 2/d，根据结果及时补充钾、钠、氯、钙、镁离子，防止因电解质紊乱引起心律失常和心功能不全。

(八)潜在并发症——心律失常

1. 相关因素　①术前顽固性心律失常；②术后水、电解质、酸碱平衡失调；③心功能未改善等。

2. 临床表现　心慌、心律失常、心搏骤停等。

3. 护理措施

(1)准确识别心电图，了解心律失常的性质，遵医嘱及时用药，必要时镇静，备好急救药、抢救车及除颤仪等，几种常见心律失常的处理如下。

室上性心动过速：①维拉帕米 5～10mg 静脉注射，为目前首选药物；②普萘洛尔 10mg 口服或阿替洛尔 25mg 口服；③甲氧明 5～10mg 静脉注射或 10～20mg 肌内注射；④兴奋迷走神经药，如新斯的明 0.5～1.0mg 肌内注射；⑤苯妥英钠 100mg 静脉注射；⑥氯化钾可用 0.4%～0.6%静脉滴注；⑦洋地黄类：毛花苷 C0.4～0.8 mg 静脉注射(未曾用过者)，每 2 小时后再静脉注射 0.1～0.2mg，24h 内不超过 1.2mg；⑧同步直流电复律：各种不同药物无效者可用此法，但洋地黄中毒者不宜用；⑨心房起搏超速抑制，用高于其频率的速率起搏，20s 后突然停止起搏常可转为窦性心律。

房颤：毛花苷 C 或地高辛静注，亦可用电复律或超速起搏方法。

房扑：可用维拉帕米，β 受体阻滞药或洋地黄制剂及起搏超速法。

室性期前收缩：偶发室性期前收缩可不必处理。反复出现时，可用利多卡因 50～100mg 静脉注射或 1～3mg/(kg・min)静脉滴注，如系洋地黄中毒所致可用苯妥英钠 50～100mg 静脉注射或静脉滴注。

室速：①利多卡因静脉注射，如反复出

现可 1～3mg/(kg · min)静脉滴注；② 电复律。

(2)防止低血钾是预防心律失常的重要环节：术前应充分纠正体内钾缺失，术中及术后依据尿量及血钾测定结果进行补钾。

(九)潜在并发症——急性肾衰竭

1. 相关因素　①体外循环中炎性介质释放；②灌注不足等，造成较长时间低血压以及肾脏本身病变。

2. 临床表现　水、电解质紊乱，酸碱失衡，氮质血症，少尿(＜400ml/d)，无尿(＜100ml/d)，尿比重降低＜1.018。

3. 护理措施

(1)适当的血液稀释，可以减少溶血和失血，增加肾血流量和肾小球滤过率。

(2)体外循环中保持足够的灌注流量，使灌注压力高于肾小球滤过压，维持正常的肾功能，转流中适当使用利尿药。

(3)术后气管插管辅助呼吸期间，测量尿量 1/h，观察尿的量及颜色，并进行尿液检查，同时监测肾功能，查血肌酐尿素等指标。

(4)严格控制液体的入量，注意血钾的变化，进行血钾测定及心电监护，观察有无高血钾的存在。

(5)给予高热量、高维生素、低蛋白饮食，高钾时避免食用含钾高的食物。

(6)如进入多尿期应密切监测电解质变化，防止低血钾、低血钠、脱水等情况的发生。

(十)潜在并发症——血栓栓塞

1. 相关因素　①体外循环中气栓；②库存血中微血栓栓塞；③术后抗凝药物用量不足。

2. 临床表现　以脑动脉栓塞多见，可出现头晕、失语、肢体功能障碍，甚至昏迷、脑疝等征象，外周动脉栓塞少见。冠状动脉栓塞使出现低心排综合征，肾动脉栓塞出现少尿、无尿等。

3. 护理措施

(1)加强病情观察，重点观察瞳孔、神志、肢体活动及皮肤温度等，当患者出现头晕、失语、肢体功能障碍，甚至昏迷、脑疝等征象时应警惕脑栓塞可能，必要时做 CT 检查便于早期诊断治疗，当出现肢体突发剧烈疼痛、局部皮肤温度下降等情况，要考虑外周动脉栓塞的可能。

(2)判断栓塞的原因，明确栓子的性质(空气栓塞、血栓、病变物质栓塞)，病情允许的情况下调整体位，将栓子造成的危害降至最低程度，并做好其他相应的护理。

(3)为降低人造心脏瓣膜置换术后血栓栓塞的危害，不论置换机械瓣或生物瓣，术后均须抗凝治疗，机械瓣须终身抗凝，生物瓣一般抗凝 6 个月左右。

(4)在术后 24h 开始口服华法林一般为 2～10mg/d，早期开始抗凝后 1～2 周内，为了调整抗凝药的口服剂量，一般 3～5d 抽血查凝血因子Ⅱ的时间，使之维持正常值的 1.5～2.0 倍，并且在调整后 3d 要复查凝血因子Ⅱ的时间。

(5)指导服用抗凝药患者的饮食，避免使用含大量维生素 K 的绿色叶菜如菠菜，以免影响抗凝效果。

(6)服药期间，如出现牙龈、皮下瘀斑、血尿、黑粪、月经量增多，应及时就诊，查找原因，结合凝血因子Ⅱ时间予以调整抗凝剂的剂量。

(7)经常听诊，注意心脏杂音的情况，观察瓣膜是否有血栓形成。

(十一)精神障碍

1. 相关因素　①术前精神压力大；②入 ICU 后环境改变；③血栓栓塞；④体外循环时间过长引起脑部缺氧；⑤麻醉药物应用。

2. 临床表现　烦躁不安，沟通障碍，定向力障碍，幻觉等。

3. 护理措施

(1)术前做好患者的宣教工作，为患者提供尽可能的手术资料，使其减轻对手术的紧张情绪，取得家属的配合，为患者取得支持，使其安心手术。

(2)尽可能缩短体外循环手术时间，术后监护期间多与患者沟通，向其介绍环境和各种置管，减轻患者的陌生感和恐惧感，多询问患者，及时满足其需求，对于询问要耐心解释，使患者有安全感，能主动配合治疗、护理工作，早日康复。

(3)观察患者情绪，如有胡言乱语、烦躁不安、沟通障碍等情况时及时汇报医生，同时加强看护，以免发生意外损伤的危险。

(4)遵医嘱合理使用镇静药物，并做好疗效的评估，及时观察患者的病情，避免精神症状引起病情的变化。

(十二)有损伤的危险

1. 相关因素　①术前脑栓塞；②术后意识不清；③极度不适，配合不良；④ICU 综合征等。

2. 临床表现　坠床、脱管、咬伤及其他意外损伤等。

3. 护理措施

(1)保持病室安静，操作轻柔，减少不良刺激。

(2)进行保护性约束，约束带松紧度适宜，减少摩擦，加床栏保护，防止患者坠床。

(3)患者出现烦躁不安等时，遵医嘱适当合理使用镇静药及肌松药。

(4)妥善安置固定各种导管，术后气管插管给予双固定(第一道固定牙垫和管道于门齿处，第二道固定于患者的头部)，标示插管的刻度以防其滑脱，并每班记录插管的深度；气囊松紧度适宜；胸管固定留有活动空间，以利于患者翻身，保证管道连接紧密，给予妥善固定，调整体位时保证各管道在位，防止脱管。

(5)做好心理护理及术后宣教，告知患者各管道的作用，减轻其紧张情绪，鼓励患者说出其感受和想法，给予语言和身体上的安抚和理解，与其建立良好的护患关系，取得患者的信任。

七、康复与健康教育

瓣膜置换术后患者的自我护理，是巩固换瓣术后疗效，减免与瓣膜有关的晚期并发症或死亡的重要措施。

(一)患者要了解自己的心功能及置换瓣膜的性质

1. 术后患者心功能的改善一般为 6 个月左右，少数患者需 1 年以上。术后恢复期应继续给予心功能的支持，避免增加心脏的负荷。如下患者应延长服用改善心功能药物的时间至 1 年或 1 年以上：①术前心脏代偿功能差，心功能Ⅳ级；②左心室明显扩大或肥厚的患者；③严重肺动脉高压；④多瓣膜置换的患者；⑤换瓣后出现并发症如瓣周漏等；⑥选用瓣膜口径过小，换瓣后存在明显的跨瓣压差的患者。

目前通用的心功能分级是 1928 年纽约心脏病学会(New York Heart Academy，NYHA)提出的一项分级方案，主要是根据患者的自觉活动能力将心功能划分为四级(表 13-1-2)。

表 13-1-2　NYHA 心功能分级

分级	活动能力	活动程度
Ⅰ级	患者患有心脏病，但体力活动不受限制	平时一般活动不引起疲乏、心悸、呼吸困难、心绞痛等症状
Ⅱ级	体力活动轻度受限	休息时无自觉症状，但平时一般活动可出现上述症状，休息后很快缓解
Ⅲ级	体力活动明显受限	休息时无症状，轻于平时一般的活动即可出现上述症状，休息较长时间后方可缓解
Ⅳ级	不能从事任何体力活动	休息时亦有心力衰竭的症状，体力活动后加重

2. 正常情况下，血液在心血管系统中流动通畅。血液自身具有凝血及抗凝血功能，两者处于一种相对精确的动态平衡状态，当人工瓣膜植入心脏后，作为一种异物，会启动血液的凝血功能，形成血栓，对健康不利。目前所有接受人工瓣膜替换的患者，均需加强机体抗凝，而且置换机械瓣需终身抗凝，置换生物瓣只要抗凝3～6个月。

（二）控制风湿活动，注意预防并及时治疗各种感染

1. *控制风湿活动*　术后特别是年轻患者仍可有反复出现的风湿活动，对患者的心肌与其他瓣膜仍是一种严重的威胁，应注意预防与治疗，一旦出现风湿活动急性发作，应积极治疗，如因心肌炎影响心功能时，应住院治疗。根据医嘱有术后常规注射长效青霉素1～3年，也有术后预防性应用抗生素应达3～5年者。

2. *预防和治疗感染*　术后严格防止任何感染性疾病，在疾病流行期间勿到公共场所参加活动。细菌一旦进入血液，很容易引起心内膜炎，影响人工瓣膜的活动度，或因栓子脱落而造成栓塞。平时应尽量避免感染，如皮肤疖肿、外伤感染、牙周炎、感冒、肺炎、肾炎以及胃肠道炎症等，一旦发现有上述感染等情况应积极治疗。

（三）定期复查凝血因子Ⅱ时间和国际标准化比值

PT是凝血因子Ⅱ时间（prothrombintime）的缩写，当凝血因子减少时，PT会延长，所以服用华法林后PT延长表明华法林抗凝开始发挥作用。由于检测PT作用试剂批号、仪器工作状态及其他条件，各单位检测的正常值有所不同，因此要有正常人的PT值作为对照，患者的PT值与之相比较，才能判断抗凝效果。目前，临床常用国际标准化比值（International standard rati，INR）来说明抗凝效果。INR是从PT和测定试剂的国际敏感指数推算出来的，采用INR使不同实验室和不同试剂测定的PT具有可比性，便于统一用药标准。

（四）抗凝期间检查或手术

在接受牙科治疗及各种侵袭性检查或治疗时，应事先告诉医生服用抗凝药事项，看是否在治疗前暂停用抗凝药或使用止血药物。

（五）家属支持

向家属说明由于心脏瓣膜的损害影响心脏功能，使患者活动耐力下降，日常生活及活动受到限制，家务劳动过多可致病情加重，使患者得到家属的支持，让他们得到充分休息，生活应有规律，避免酗酒与吸烟。

（六）心理护理

了解患者的思想生活和工作情况，进行必要的卫生宣教，消除他们对本病的恐惧心理和悲观情绪，鼓励患者经常保持精神愉快，心情舒畅。

（七）合理饮食

合理饮食，低盐饮食，维生素K含量高的食物可减低药效，如菠菜、白菜、菜花、胡萝卜、番茄、土豆、猪肝等尽量少食用，以免影响抗凝效果；可多吃水果或其他营养补品。

（八）适量运动

运动有益于心血管系统的健康，根据患者的体力情况应适当进行室外活动，术后3个月是手术恢复的重要阶段，进行剧烈的体育活动会增加心脏的负荷。术后可根据身体情况，进行适当的户内外活动。活动量由小至大，以不引起胸闷、气急为宜。

（九）按时服药

遵医嘱服用洋地黄制剂及抗凝药，并注意观察疗效及不良反应。并告知患者药物的不良反应，如洋地黄的不良反应及出血征兆等。如有不良反应发生，应及时减药或停药，必要时到医院检查。

（十）定期复查与恢复工作时间

术后应每隔3个月到医院详细检查一次，术后3个月内以休养为主，术后3～6个月根据心脏功能、体力情况及工作性质可以考虑半天轻工作半天休息，由轻到重，若无症状，则可继续工作，术后 6 个月后一般情况下可以考虑全天工作，由轻工作逐步过渡到正常工作。

(十一)心脏杂音

二尖瓣置换术后有时在心尖部仍可听到轻度舒张期杂音，主动脉瓣置换术后，可听到轻度收缩期杂音，置换机械瓣者有时可听到金属碰撞声，这些杂音都是正常现象，对血流动力学无影响。

(十二)婚姻与妊娠

换瓣术后心功能明显改善，术后早期应适当节制性生活。女性患者婚后一般应避孕，但不宜应用避孕环，以免引起慢性炎性病灶。生育会加重心脏负担，女性患者术后最好绝育，对于有强烈生育愿望的育龄妇女，应术后 2～3 年再考虑怀孕，但妊娠期间应随时与医务人员保持密切联系，接受保健指导，保证母子平安。

(十三)抗凝药物

目前主要有华法林，华法林口服抗凝药(国产每片为 2.5mg，进口每片为 3mg)，不同的患者对抗凝药的灵敏度不同，需定期抽血化验 PT 及活动度。使用时注意事项如下。

1. 华法林首次使用应于拔除纵隔、心包引流管后，一般首次剂量为 5mg，以后根据 PT 值及活动度的动态变化调整剂量。

2. 华法林经胃肠道吸收，肝脏代谢，服药后 12h 开始发挥作用，48h 达到高峰作用，抗凝药经 5～7d 可达稳态，应每隔 5～7d 再改变维持剂量，停药 5～6d 失去抗凝作用。

3. 二尖瓣、主动脉瓣置换术后患者的 INR 应为 2.0～2.5，三尖瓣置换术后则为 2.5～3.0，如 INR 大于正常范围，可减少用量的 1/4 或 1/8。

4. 术后 1～3 个月 PT 值有一定波动，应增加检测次数，术后第 1 个月每周 2 次，稳定后第 2 个月每 2 周 1 次，以后为每个月 1 次，再以后应至少 3 个月 1 次。

5. 华法林维持剂量在 3mg 左右，但个体差异大，如使用 6mg 华法林后仍未达到满意的抗凝效果，表明患者对华法林不敏感，应加用其他抗凝剂，如阿司匹林等，每天加用 1～2 片，同时应查 PT 及活动度。

6. 常见的不良反应有渗血或出血，广泛的瘀斑和出血性紫癜，黏膜下或肠内出血，子宫出血，皮炎，荨麻疹，脱发，发热和胃肠系统的反应。

7. 在服用抗凝药时要将药物存放在阴凉干燥处，注意药物的失效期、剂量，有无潮湿、发霉、变质，以免影响抗凝效果，同时要避免幼儿或他人误服，一旦误服，应查 INR。

8. 增强抗凝作用的药物有抗生素、阿司匹林、氯贝丁酯、磺胺类、液状石蜡、西咪替丁、苯妥英钠、奎尼丁、苯乙双胍、保泰松、氯丙嗪，应用上述药物时抗凝药应减量，并及时复查 INR。

降低抗凝作用的药物有考来烯胺、催眠药、利福平、雌激素、口服避孕药等，应用上述药物时抗凝药应加量，最好在医生的指导下进行药物的调整。

9. 注意事项

(1)原有血小板减少者，若长期出现皮肤紫癜，可减少华法林用量，PT 值可略低于 1.5 倍。有消化道溃疡出血史患者，要积极控制原发病，抗凝后 PT 值不能低于 1.8 倍。

(2)外出时要随身携带药物，以便按时服药。

(3)如出现瓣膜音质变钝、心力衰竭、肢体偏瘫、口角歪斜、肢体动脉栓塞疼痛等症，要复查 PT 值及活动度，如确诊有血栓形成，要增加抗凝药剂量。

(4)服药剂量过大时，要密切观察，如出现鼻出血、牙龈出血、血尿、黑粪、腹内出血表现(腹痛)、颅内出血表现(昏迷)等出血征象，应立即减量或停服华法林并到医院检查。

(5)术后6个月至1年要到医院复查，内容包括：心音听诊、X线胸片、心电图、超声心动图。如有心悸、晕厥或半身无力、麻木，应立即送当地医院就诊，并与手术医院取得联系。

（张伟英　李　珂）

第二节　冠　心　病

一、概　述

冠心病（coronary heart disease）即冠状动脉性心脏病，其病因以冠状动脉粥样硬化（图13-2-1）最为常见，约占90%，因此通常所指的冠心病即冠状动脉粥样硬化性心脏病，它是指粥样斑块使冠状动脉管腔严重狭窄或阻塞，或在此基础上合并血管痉挛，以及血栓形成，导致心肌缺血、缺氧的一种心脏病，亦称缺血型心脏病。

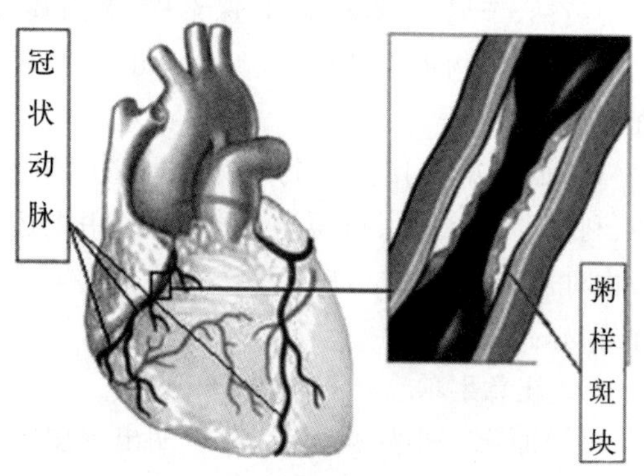

图13-2-1　冠状动脉粥样硬化

冠心病已成为当今严重危害人类健康、影响人们生活质量的最常见的心血管疾病之一。研究发现，冠心病多发于中老年人，40岁以后发病率明显增高，且年龄越大，发病率越高，成正相关关系，其中60—75岁所占比例最高，占患者统计数的18.3%～24.8%，而青少年发病率较低，仅占0.52%。男性多于女性，脑力劳动者较多。近年冠心病的发病率有逐年上升的趋势，且冠心病的发病年龄日趋年轻。

据有关资料报道，冠心病是工业化国家常见的致死疾病之一，占所有疾病死因的1/3～1/2，占所有心脏病死亡者的50%～70%。随着国民经济的持续发展，人民生活水平的不断提高，冠心病目前已成为我国主要心脏疾病之一。

根据冠状动脉病变的部位、范围、血管阻塞程度和心肌供血不足的发展速度、范围和程度的不同，冠心病可分为5种临床类型：①隐匿型冠心病；②心绞痛型冠心病；③心肌梗死（坏死）型冠心病；④心力衰竭和心律失常型冠心病；⑤猝死型冠心病。以上5种类型的冠心病常合并出现，其中以心绞痛型冠心病和心肌梗死型冠心病最为常见，本节将重点讨论“心绞痛”和“心肌梗死”两种类型，其他类型的冠心病仅做简单介绍。

二、应用解剖特点

心脏接受冠状动脉的血液以满足其新陈代谢的需要，心脏本身的循环称为冠状循环，尽管心脏仅占体重的0.5%左右，但冠脉血流量占心排血量的4%～5%，因此冠状循环具有十分重要的地位。

冠状动脉（图13-2-2）有左、右两支，分别起始于主动脉窦。左冠状动脉起源于左冠状窦，分为两支，即前降支（前室间支）和回旋支；右冠状动脉起源于右冠状窦（图13-2-3，图13-2-4）。冠状动脉的分支及走行路线具体介绍见表13-2-1。

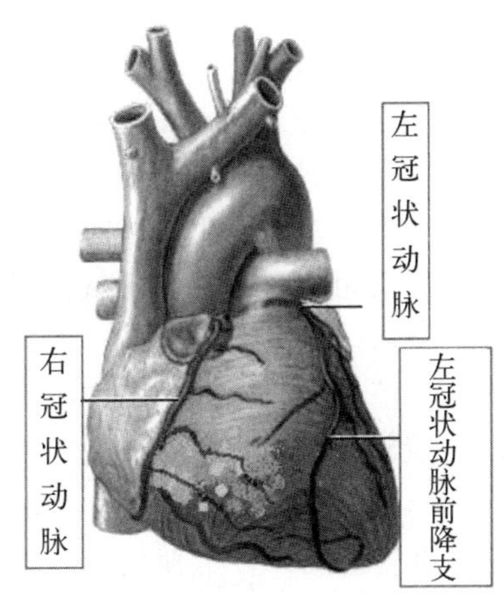

图 13-2-2　冠状动脉

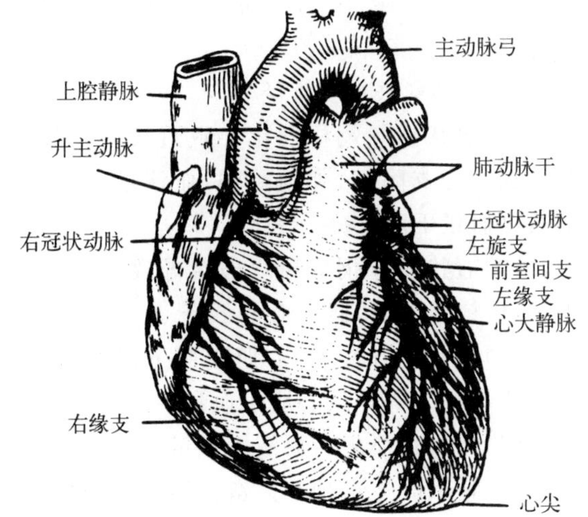

图 13-2-3　冠状动脉前面观

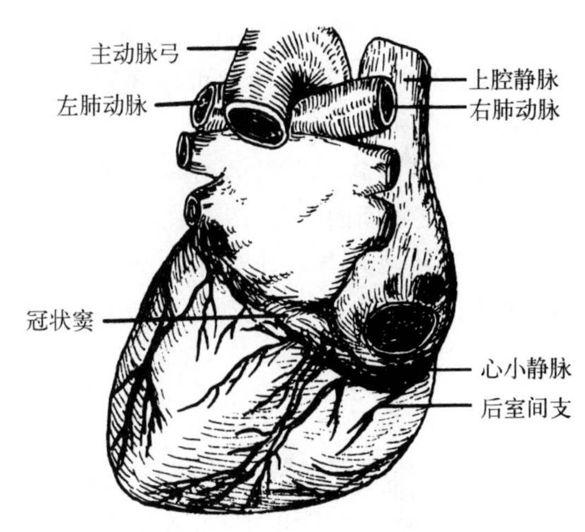

图 13-2-4　冠状动脉后面观

表 13-2-1　冠状动脉的分支及走行路线

冠状动脉	主要分支	走行路线	血液供应的心肌的区域	其余主要分支
左冠状动脉	前降支（前室间支）	沿心脏前壁向心尖部走行	主要供应左心室前壁、室间隔前部、心尖部、部分右心室以及部分左右束支等	左室前支、右室前支、室间隔前支等
	左旋支	沿左心室侧壁向心尖部走行	主要供应左心房、左心室后壁、侧壁和前壁的部分等	左缘支、右室后支、窦房结支、心房支、左房旋支
右冠状动脉	右缘支、后降支（后室间支）	通过右房室沟，向右心室尖部走行	主要供应右心房、右心室、左心室下壁和后壁以及室间隔后部等；此外，60%的人的窦房结和 90%的人的房室结的血液供应均来自右冠状动脉	右旋支、右房支、房室结支

当冠状动脉发生阻塞且未建立充分的侧支循环时，可造成相应冠状动脉所分布区域的心肌坏死，以及相应心脏传导系不同部分的血供阻碍，出现临床症状，如心绞痛、心肌梗死和心律失常等。如前降支阻塞会出现左心室前壁、室间隔前部心肌梗死，左旋支阻塞会出现左心室后壁、侧壁心肌梗死。

冠状动脉侧支循环的途径有：①壁内侧副血管；②冠状动脉分支间吻合；③冠状动脉与心外动脉吻合等。

1. 壁内侧副血管　是心壁内血管与心腔之间的交通（图 13-2-5）。包括：①心最小静脉；②动脉心腔血管：是冠状动脉与心腔之间直接交通的血管；③心肌窦状隙：呈不规则网状，由小动脉分支和毛细血管分出的薄壁血管构成。心肌窦状隙之间可有吻合管互相连接，心壁中的小冠状动脉可以通过心肌窦状隙与心腔相通。

2. 冠状动脉分支间的吻合　是冠状动脉各个分支之间的吻合（图 13-2-5）。

3. 冠状动脉与心外动脉的吻合　是冠状动脉与心外动脉（升主动脉、肺动脉等）之间的吻合。

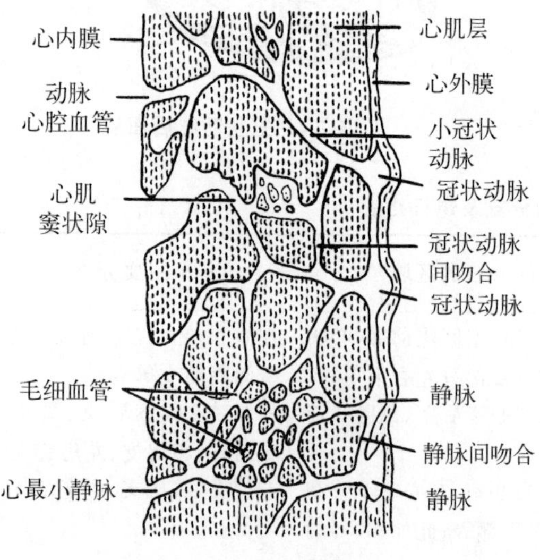

图 13-2-5　心肌壁内循环

三、病因和发病机制

冠心病的基本病因可归纳为心肌氧供应量下降、氧需要量增加两个方面。当两者发生矛盾时，冠状动脉氧供应量不能满足心肌代谢对氧的需要，心肌发生急剧、暂时的缺血、缺氧，由此引起心绞痛。血供进一步减少或中断 20～30min 以上，管腔迅速发生持久而完全的闭塞，如该动脉与其他冠状动脉间未建立充分的侧支循环，则该动脉供血区的心肌发生严重而持久的缺血，由此引起心肌梗死。

心肌氧耗的多少由心肌的张力、心肌收缩强度和心率决定，故常以"心率×收缩压"（即二重乘积）作为估计心肌氧耗的指标。

1. 心肌氧供应量下降

（1）冠状动脉粥样硬化导致冠状动脉狭窄或部分分支闭塞，弹性减弱，血流量减少，心肌供血量下降。

（2）冠状动脉粥样斑块破裂导致血小板聚集，血栓形成，心肌供血量下降。

（3）冠状动脉痉挛、心肌内膜下出血、循环血流量减少等导致心肌供血量下降。

（4）严重贫血患者血液携氧量不足。

（5）睡眠时迷走神经兴奋性增高，易发生冠状动脉痉挛，心肌供血量下降。

（6）早晨 6:00～12:00 冠状动脉张力高，机体应激反应性增强，易使冠状动脉痉挛，心肌供血量下降。

（7）饱餐（尤其是进食多量脂肪）后，血脂升高，血小板易于聚集，导致冠状动脉内血栓形成，心肌供血量下降。

（8）心肌梗死后发生的严重心律失常、休克或心力衰竭等，均可使冠状动脉灌注量进一步降低，心肌坏死范围扩大。

（9）左侧心力衰竭患者心肌氧供应量下降，氧需要量增加。

（10）其他：休克、寒冷、严重心律失常、心动过速、心脏骤停、脱水、外科手术、术后大出血等。

2. 氧需要量增加

(1)重体力劳动、劳累、情绪激动、用力大便、血压剧升等引起心肌的张力增加、心肌收缩力增强和心率加快导致心脏负荷增加,氧需要量增加。

(2)左侧心力衰竭患者心肌氧供应量下降,氧需要量增加。

由此可见,冠状动脉粥样斑块与冠心病的发生有着密切的关联,当冠状动脉粥样斑块导致心肌的供血量相对比较固定时,若出现心肌氧需要量增加(如劳累时)或心肌氧供应量进一步下降(如冠状动脉粥样斑块破裂、冠状动脉痉挛时),心肌氧的供求之间矛盾加深,遂引起心绞痛、心肌梗死。

与冠心病相关的危险因素(图 13-2-6)包括吸烟、高血压、糖尿病、肥胖、高胆固醇血症(或低密度脂蛋白增多)及相关脂蛋白;其他与冠心病密切相关的危险因素有促凝物质、低密度脂蛋白、脂蛋白、感染、高尿酸血症等。

冠心病同时属于心身疾病的范畴。有调查研究表明,人格特征、社会环境、生活方式与冠心病的发生有重要的联系。

四、临床表现与诊断

(一)心绞痛型冠心病

由一时性心肌供血不足引起,有发作性胸骨后疼痛。病理学检查心肌无明显组织形态改变或有纤维化改变。根据临床症状,心绞痛可分为稳定型劳累性心绞痛和不稳定型心绞痛两大类。

1. 症状　发作性胸痛是心绞痛的主要临床症状,疼痛特点包括:①部位。疼痛部位主要在胸骨体上段或中段,可波及心前区,有手掌大小范围,甚至横贯前胸,常放射至左肩、手臂内侧达环指和小指,或至颈、咽或下颏部。②性质。胸痛常为压迫、发闷或紧缩性,也可有烧灼感,但不尖锐。不像针刺或刀扎样痛,偶伴濒死的恐惧感觉。发作时,患者往往不自觉地停止原来的活动,直至症状缓解。③诱因。发作常由体力劳动或情绪激动所激发,饱食、寒冷、吸烟、心动过速、休克等也可诱发。④持续时间。疼痛出现后常逐步加重,在 3～5min 内渐渐消失,一般在停止原来诱发病症的活动后即缓解。舌下含服硝酸甘油,疼痛也能在服药后几分钟内得到缓解。疼痛可数天或数周发作 1 次,也可一日内多次发作。稳定型劳累性心绞痛大多由劳

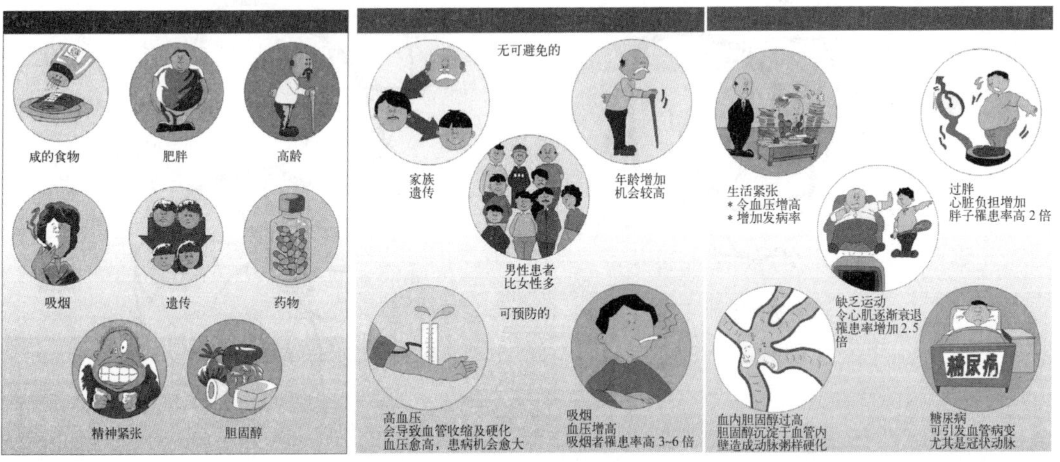

图 13-2-6　冠心病诱因

累诱发，临床症状相对较轻，发作稳定。不稳定型心绞痛临床症状相对较重，发作不稳定。

2. 体征　平时一般无异常体征。心绞痛发作时心率加快、血压升高、表情焦虑、皮肤湿冷，有时出现第四或第三心音奔马律。

3. 辅助检查

(1)心电图：心绞痛发作时和运动负荷实验后心电图示 ST 段水平型下移或下斜型压低 0.1mV 以上。

(2)冠状动脉造影(图 13-2-7)：从周围动脉插入造影导管，逆行送到主动脉的根部，在 X 线的指导下插入左、右冠状动脉的开口，随后在造影导管的尾端推注不透 X 线的造影剂，使左、右冠状动脉及其分支在 X 线下显影。通过此检查可显示冠状动脉病变的部位、狭窄程度、治疗的可行性与治疗方法。一般认为，冠状动脉管腔直径减少 70%～75%(70%～75%狭窄)以上时严重影响血供。

(3)其他：放射性核素检查可测定左心室射血分数，血管内超声显像和血管镜检查也可反映冠状动脉病变。

(二)心肌梗死型冠心病

由冠状动脉闭塞致心肌急性缺血性坏死，临床症状严重，根据病情可分为急性心肌梗死和陈旧性心肌梗死。

1. 急性心肌梗死的症状　与心肌梗死的大小、部位、侧支循环情况密切相关。

(1)疼痛：是最先出现的症状，疼痛部位和性质与心绞痛相同，多无明显诱因，程度较重，持续时间较长，多在半小时以上，有时可达数小时或数天。休息或含服硝酸甘油多不能缓解，患者常伴烦躁不安、大汗、恐惧或有濒死感。

(2)胃肠道症状：疼痛剧烈时常伴频繁的恶心、呕吐和上腹胀痛，肠胀气也较多见，重症者可发生呃逆。

(3)全身症状：一般在发生疼痛 24～48h 内出现发热、白细胞增高和红细胞沉降率增快等，体温一般在 38℃左右，很少超过 39℃，持续 1 周左右。

(4)心律失常：在发病后 2 周内，尤其 24h 内，75%～95%的患者出现各种心律失常，以室性心律失常(图 13-2-8)最多见。

(5)低血压和休克：收缩压低于 80mmHg，并有烦躁不安、面色苍白、皮肤湿冷、脉细数、大汗淋漓、尿少(<20ml/h)、神志反应迟钝，甚至发生晕厥，则为休克表现，多发生于起病后数小时至 1 周内。

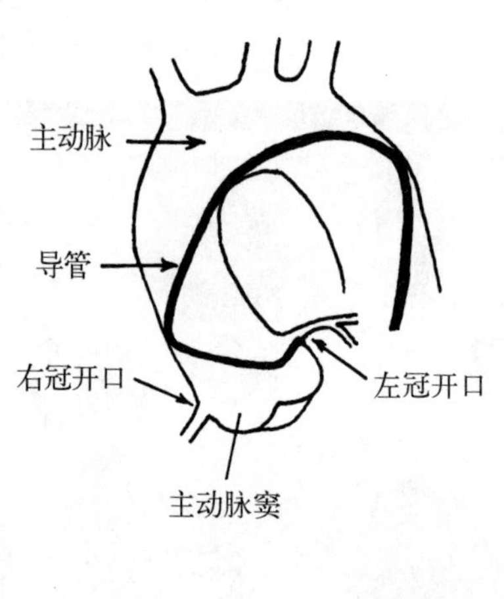

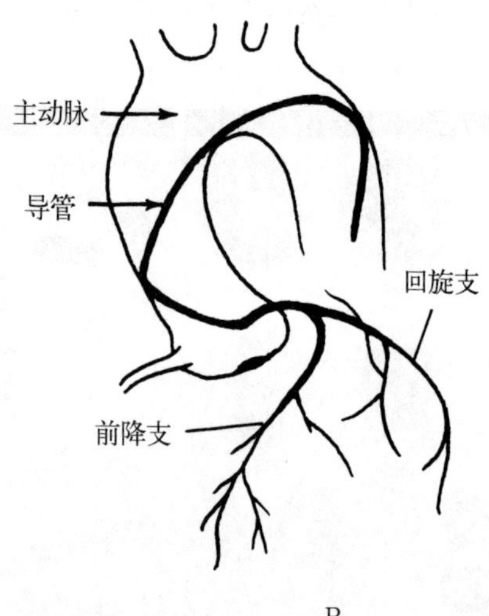

图 13-2-7　冠状动脉造影

A. 导管插入至冠状动脉开口处；B. 注射造影剂使冠状动脉显影

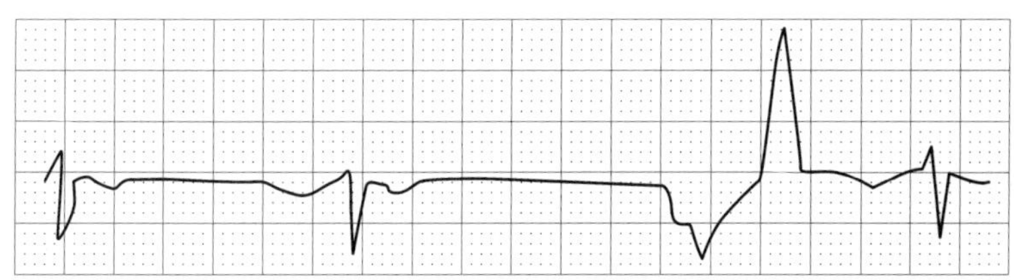

图 13-2-8　室性期前收缩

(6)心力衰竭：主要是急性左侧心力衰竭，发生率为 32%～48%。出现呼吸困难、咳嗽、发绀、烦躁等症状，严重者可发生肺水肿，随后可发生颈静脉怒张、肝大、水肿等右侧心力衰竭表现。

2. 体征

(1)一般情况：急性心肌梗死患者多处于痛苦和恐惧状态，伴有心功能不全者呈半卧位。

(2)心率和血压：大多数急性心肌梗死患者心率增快，少数也可减慢。1/3～1/2 的患者发病早期出现窦性心动过速(图 13-2-9)，这主要与疼痛、焦虑、心力衰竭等因素有关。发病早期血压可增高，之后血压降低。

(3)心脏体征：大多数急性心肌梗死的患者心脏浊音界轻度至中度扩大，心率增快；心尖部第一心音减弱，可出现第四心音或奔马律及不同程度的心脏杂音以及心包摩擦音；可有各种心律失常。

(4)胸部检查：可听到肺部湿啰音，有严重左侧心力衰竭者可闻及弥漫性哮鸣音。

3. 辅助检查

(1)心电图：出现异常、持久 Q 波或 QS 波，T 波高耸，ST 段一过性明显抬高或压低，T 波倒置加深等。动态性改变有 Q 波的心肌梗死(图 13-2-10)心电图表现为：①发病早期(超急性期)可无异常或出现异常高大两支不对称的 T 波；②急性期 ST 段明显抬高，弓背向上，与直立的 T 波相连，形成单向曲线，出现病理性 Q 波，同时 R 波降低；③近期(亚急性期)ST 段逐渐回到基线水平 T 波平坦或倒置；④陈旧期 T 波呈 V 形倒置，两支对称，波谷尖锐。

(2)实验室检查：常做 3 种酶的测定。①肌酸磷酸激酶，在起病后 4～8h 内升高，24h 达到高峰，增高的程度可以反映心肌梗死的范围，敏感度较高；②谷草转氨酶，在起病6～12h 后升高，24～48h 达到高峰，特异性较高；③乳酸脱氢酶，在起病 8～10h 后升高，2～3d 达到高峰。

(3)其他：超声心动图、放射性核素检查可了解心室壁功能。

(三)隐匿型冠心病

患者无临床症状，但客观检查有心肌缺血的表现。患者有冠状动脉粥样硬化，但病变较轻或有较好的侧支循环或患者痛阈较高因而无临床症状。客观检查发现静息时或负荷试验后有 ST 段压低、T 波变平或倒置等心肌缺血的心电图改变。病理学检查心肌无明显组织形态改变。

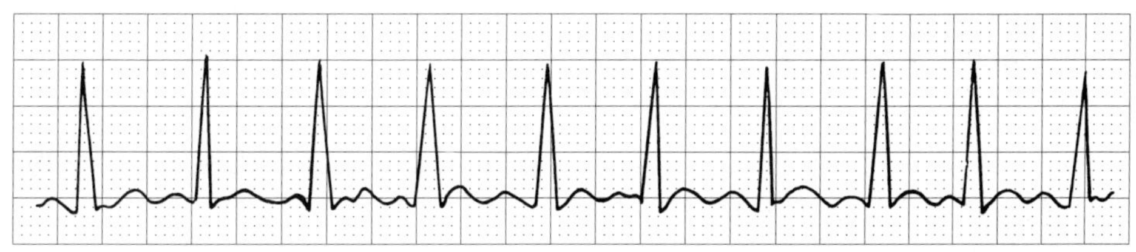

图 13-2-9　窦性心动过速

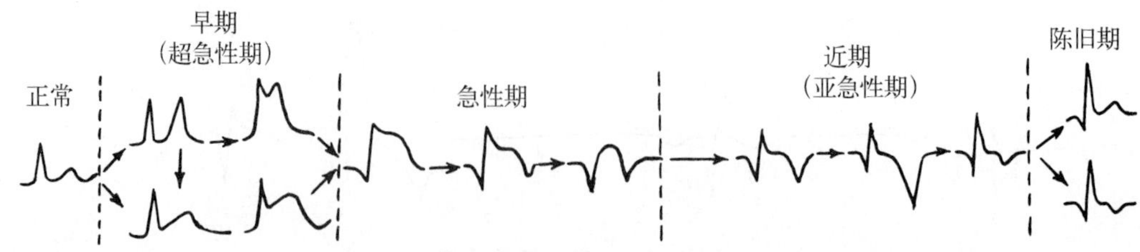

图 13-2-10　急性心肌梗死

(四)心力衰竭和心律失常型冠心病

临床表现类似于扩张型原发性心肌病，近年来有人称为"缺血性心肌病"。主要表现有心脏增大、心力衰竭、心律失常等。病理学检查示心肌纤维化，为心肌的血供长期不足，心肌组织发生营养障碍而萎缩，以致纤维组织增生。

(五)猝死型冠心病

因原发性心脏骤停而猝死。多为缺血心肌局部发生电生理紊乱，引起严重心律失常。冠心病猝死好发于隆冬季节，患者多数较年轻，突发心脏骤停而迅速死亡。半数患者发病前无先兆症状，有些患者平素"健康"，夜间死于睡眠之中，翌晨才被发现。

五、治 疗 原 则

冠心病的处理方法主要包括药物治疗、介入治疗和手术治疗等，应根据病情选择单种或多种方法联合治疗，以提高疗效。

(一)药物治疗

冠心病常用药物有：①硝酸酯制剂；②肾上腺素能β受体阻滞药；③钙通道阻滞药；④血管紧张素转换酶抑制药；⑤抗凝及抗血小板制剂等。

1. 硝酸酯制剂

(1)药理作用和机制：它是治疗心肌缺血最常用的药物，可直接松弛多种平滑肌，既可直接扩张冠状动脉，改善冠状动脉血流，又可扩张外周血管，减轻心脏前后负荷，减少心肌耗氧，减轻心肌缺血。

(2)常用药物：硝酸甘油、硝酸异山梨酯(消心痛)、单硝酸异山梨醇酯和亚硝酸异戊酯等。其中硝酸甘油是缓解心绞痛的首选药，口服硝酸甘油后药物迅速代谢，有明显的首关效应，生物利用度低，故口服效应不大。舌下含服后迅速被口腔黏膜吸收，1～3min 后起效。

2. 肾上腺素能β受体阻滞药

(1)药理作用和机制：它可通过阻断心脏的β受体，拮抗儿茶酚胺的作用，产生以下效应：①减弱心肌收缩力，减慢心率，降低心肌耗氧量，减轻心脏负荷，改善心肌代谢；②增加非缺血区心肌的血管阻力，迫使血液从非缺血区通过侧支循环流向缺血区，达到血流再分布；③改善缺血心肌对葡萄糖的摄取，增加心肌营养。

(2)常用药物：有普萘洛尔(心得安)、美托洛尔(倍他乐克)、阿替洛尔、索他洛尔、比索洛尔、卡维地洛等。

3. 钙通道阻滞药

(1)药理作用和机制：其治疗心绞痛主要是通过降低心肌耗氧量和(或)改善心肌缺血区的血流来实现的。钙通道阻滞药治疗冠心病的作用机制见表 13-2-2。

(2)常用药物：硝苯地平(心痛定)、氨氯地平(络活喜)、非洛地平；地尔硫䓬(合贝爽)、维拉帕米(异搏定)等。

4. 血管紧张素转移酶抑制药　心肌缺血后，特别是急性心肌梗死后可立即激活两大神经内分泌系统：①交感神经系统；②肾素-血管紧张素-醛固酮系统。

表 13-2-2　钙通道阻滞药治疗冠心病的作用机制

分　类	作用机制
降低心肌耗氧量	①减轻心脏负荷；②降低心肌收缩力；③减慢心率
增加冠状动脉的灌注	①松弛冠状动脉平滑肌，扩张冠状动脉阻力血管，并防止冠状动脉痉挛；②减轻左室前、后负荷及室壁张力，减轻心内膜下冠状动脉微血管的灌注压力；③细胞胞质内钙离子增多时，会使心肌或血管平滑肌收缩，钙通道阻滞药可防止缺血区心肌细胞的钙离子超载，从而提供心肌保护
抑制血小板的聚集	心肌缺血时血小板的聚集释放反应增强，而钙离子内流参与血小板的聚集过程，故钙通道阻滞药可抑制血小板聚集，改善心肌缺血

(1)药理作用和机制：①血管紧张素Ⅱ是强有力的缩血管物质，同时促进醛固酮的生成，引起水钠潴留，加重心脏负荷；而血管紧张素转换酶抑制药可使血管紧张素Ⅱ生成减少，抑制肾素-血管紧张素-醛固酮系统活性，降低心脏负荷；②缓激肽是强有力的舒血管物质，血管紧张素转换酶抑制药可减少缓激肽的降解，延长并加强缓激肽舒张血管的作用；③抑制交感神经的兴奋性和去甲肾上腺素的释放；④减少醛固酮的释放；⑤降低抗利尿激素的水平。

(2)常用药物：卡托普利(开搏通)、依那普利等。

5. 抗凝及抗血小板制剂

(1)药理作用和机制：血小板活化、聚集及凝血酶的激活在心绞痛和心肌梗死的发生发展中意义重大。冠状动脉粥样硬化斑块产生裂隙、破裂，激活血小板及凝血机制，导致血栓形成使冠状动脉管腔完全闭塞，则发生心肌梗死；而不完全性闭塞引起严重狭窄则发生心绞痛。因此，抗血小板及抗凝制剂在冠心病的治疗中占有重要地位。抗凝及抗血小板制剂治疗冠心病的作用机制总结(图 13-2-11)。

(2)常用药物：抗血小板药物有①阿司匹林(乙酰水杨酸)；②双嘧达莫(潘生丁)；③噻氯己定；④血小板糖蛋白Ⅱb/Ⅱa 受体拮抗剂等。抗凝药物有：①肝素类(肝素、分子肝素)；②双香豆素类(双香豆素、华法林)等。

(二)介入治疗

介入治疗目前已广泛应用于冠心病的治疗，主要包括经皮冠状动脉腔内成形术(percutaneous tansluminal coronary angioplasty，PTCA)、冠状动脉血管内支架植入术等。

1. 经皮冠状动脉腔内成形术(PTCA)

(1)操作方法：用经皮穿刺外周动脉的方法，将带球囊的心导管经周围动脉送到冠状动脉，在导引钢丝的导引下进入狭窄部位，向球囊内加压注入稀释的造影剂使之扩张(图 13-2-12)。

(2)机制：通过球囊扩张导致斑块破碎、压缩，使内腔扩大。PTCA 目前已成为冠心病血运重建的有效方法之一。

(3)适应证：①各种类型的心绞痛；②心肌梗死；③多支血管病变和远端血管病变等。

2. 冠状动脉血管内支架植入术

(1)操作方法：其操作与 PTCA 的操作相似，是在冠状动脉狭窄处植入一个特定型号的金属支架(图 13-2-13)。

(2)机制：通过植入支架使病变的冠状动脉持续扩张，从而使冠状动脉内血流通畅，保证病变部位心肌的血液供应，达到治疗目的。它是 PTCA 的后盾，用于预防球囊扩张后急性闭塞或再狭窄，临床效果良好。

(3)适应证：主要有①PTCA 并发冠状动脉夹层；②严重冠状动脉内膜破裂；③急性冠状动脉闭塞和濒临闭塞。研究表明，冠状动脉内支架可明显改善预后及降低再狭窄率。与常规内科治疗相比，介入治疗可明显缓解心绞痛的心肌缺血，提高远期生存率、降低心肌梗死的发生率。

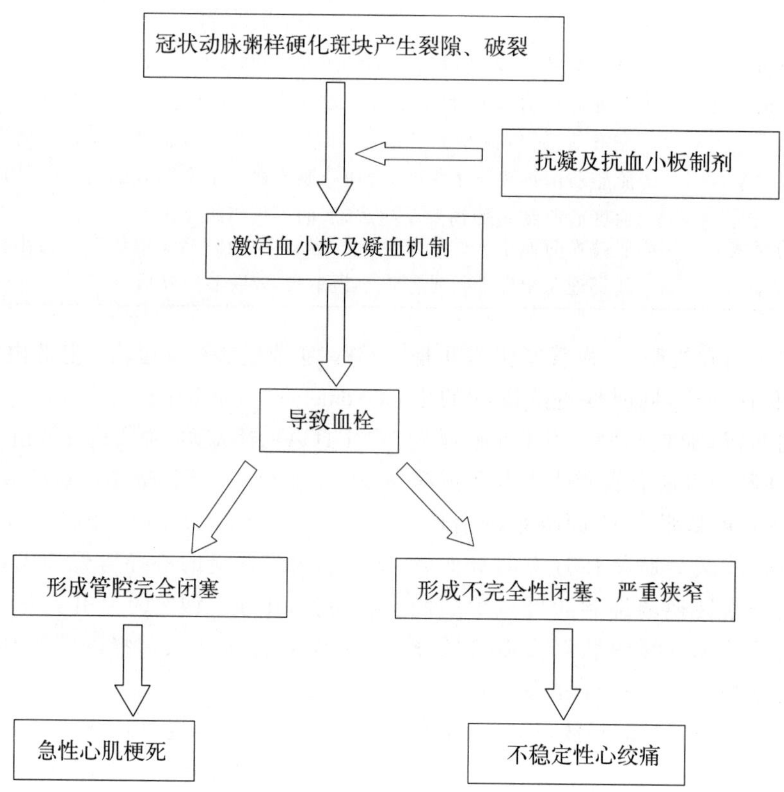

图 13-2-11　抗凝及抗血小板制剂治疗冠心病的作用机制

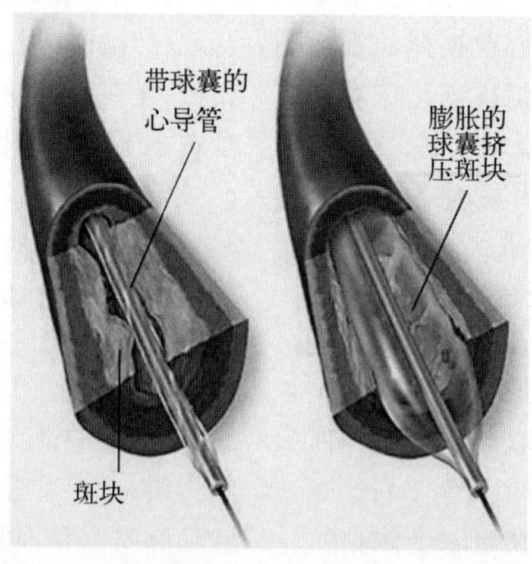

图 13-2-12　PTCA 过程

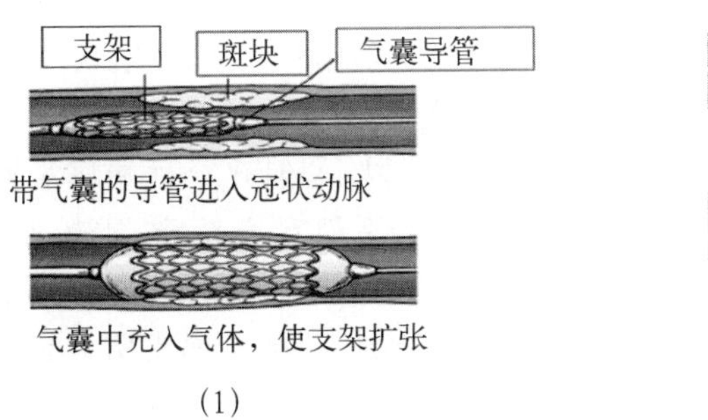

图 13-2-13　支架的植入过程

(4)支架的选择：目前常用的支架有两种：一种为球囊膨胀型支架，临床使用的 Palmaz-Schatz 支架柔软性相对较差，适合植入于较直的血管段和无血管分支的部位(图 13-2-14)；Gianturco-Roubin 支架，可弯曲性强，可跨过血管分叉而不影响血流(图 13-2-15)。另一种为自扩支架，如 Wallstent 支架(图 13-2-16)，较柔软，且尖端变细，可通过较纡曲的血管将支架植入血管远端，但易发生血栓。

(三)外科手术治疗

1. *冠状动脉旁路移植术*　冠状动脉旁路移植术(简称"搭桥术")是应用血管桥移植的手段来改善冠状动脉狭窄远端的心肌供血的一种治疗方法(图 13-2-17)，主要施行主动脉-冠状动脉旁路移植手术，目前在冠心病发病率高的国家中已成为最普通的择期性心脏外科手术。

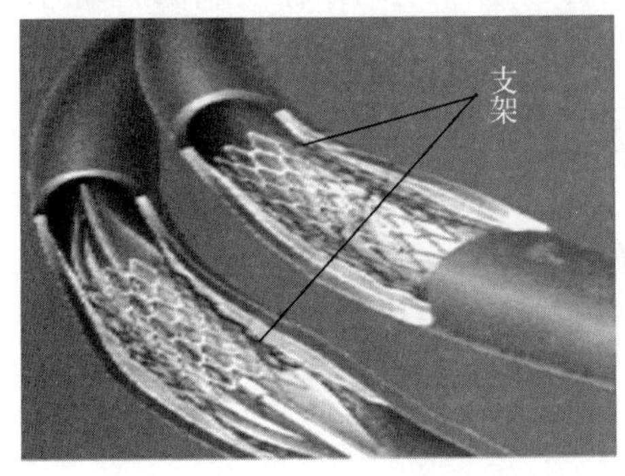

图 13-2-14　Palmaz-Schatz 支架

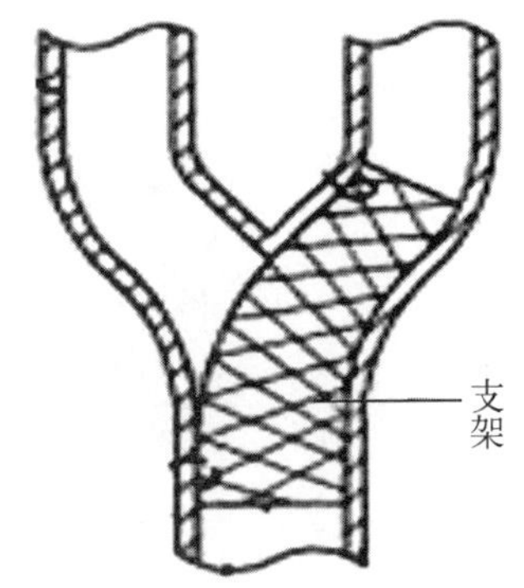

图 13-2-15　Gianturco-Roubin 支架

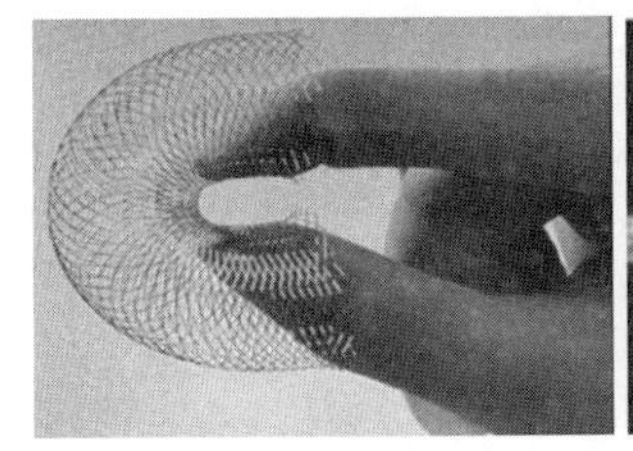

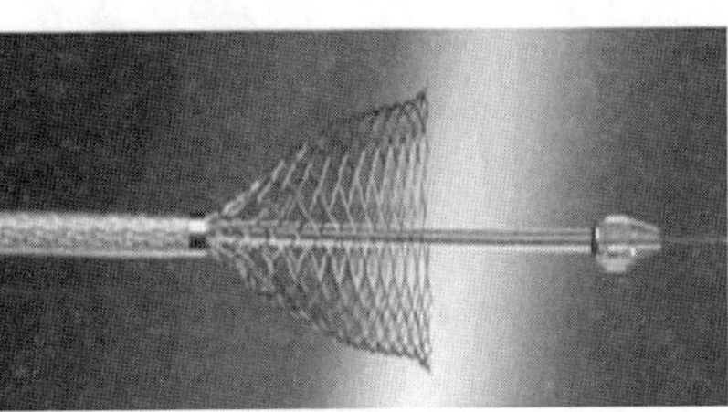

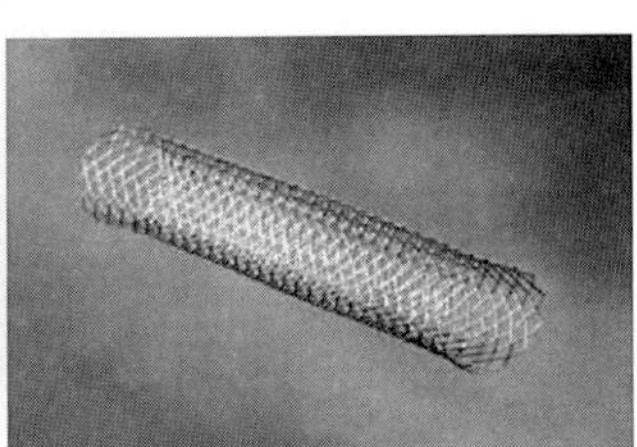

图 13-2-16　自扩支架(Wallstent)

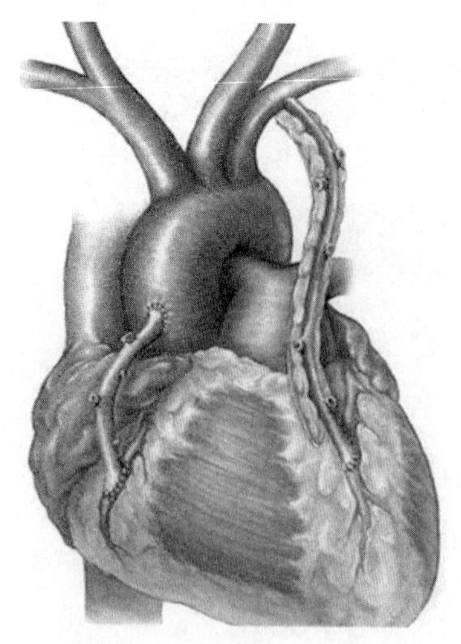

图 13-2-17 冠状动脉旁路移植术

临床实践证明，冠状动脉旁路移植术通过手术重建血运通道，能有效缓解或解除患者心绞痛症状，改善心肌供血和心脏功能，避免心肌梗死的发生，提高生活质量和延长寿命，已是公认的治疗冠心病心肌缺血最有效的方法。

(1)适应证：①心绞痛经内科治疗不能缓解，影响工作和生活；②冠状动脉造影发现冠状动脉主干或主要分支明显狭窄，狭窄程度在70%以上，但狭窄远端血流通畅，心脏功能好；③不稳定心绞痛；④虽然心绞痛不严重，但冠状动脉的主要分支，如前降支、回旋支和右冠状动脉有两支明显狭窄；⑤有心肌梗死史的患者，只要心脏射血分数＞20%(正常为50%～70%)，远端血管条件尚好，冬眠心肌(心肌对慢性缺血的一种适应性反应，反应过度则造成不可逆的心肌损伤，其造成的心功能障碍可以通过提高心肌供氧量或降低心肌耗氧量而减轻)存在，亦应手术；⑥有室壁瘤、室间隔穿孔、二尖瓣关闭不全、左室游离壁破裂等心肌梗死并发症；⑦其他心脏疾病的患者，合并有冠状动脉主要分支≥50%的狭窄；⑧ PTCA 或血管内支架植入失败，冠状动脉再狭窄等。

(2)手术方法：①将取自自体的大隐静脉的近心端和远心端分别与狭窄段远端的冠状动脉分支和升主动脉做端侧吻合(图 13-2-18)；

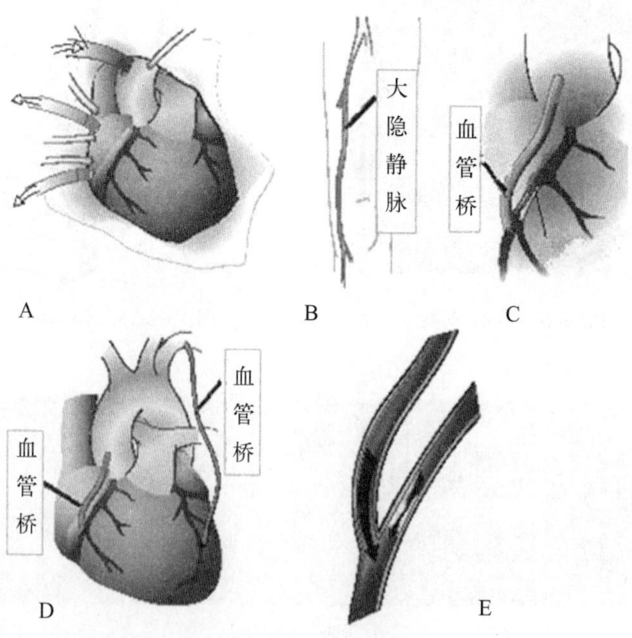

图 13-2-18 冠状动脉旁路移植术方法

②胸廓内动脉与狭窄段远端的冠状动脉分支端侧吻合；③单根大隐静脉或胸廓内动脉与邻近的数处狭窄血管做序贯或蛇形端侧和侧侧吻合，适用于有多根或多处冠状动脉狭窄者。

(3)搭桥材料(图 13-2-19)：①静脉：双下肢大隐静脉，或双上肢前臂的静脉。②动脉：内乳动脉最常用，另外胃网膜右动脉、桡动脉以及腹壁下动脉亦可用作动脉旁路材料。③人工血管代用品：临床上极少采用。

(4)体外循环：目前，冠状动脉旁路移植术大多数需要在体外循环条件下进行(见本章第一节相关内容)。

2. *再次冠状动脉旁路移植术*　研究表明，冠状动脉旁路移植术患者在手术后 20 年再次冠状动脉旁路移植术发生率高于 25%。预计 2010 年左右，再次冠状动脉旁路移植术将成为我国冠心病外科治疗的一个重要内容。

再次冠状动脉旁路移植术适应证有：①前降支静脉桥的严重狭窄；②多支移植血管桥狭窄，受累心肌范围较大；③前降支近端受累的多支血管病变；④自身冠状动脉病变和(或)移植血管狭窄导致左心功能受损。

3. *微创手术*　微创冠状动脉旁路移植术包括各种手术径路的非体外循环冠状动脉旁路移植术和体外循环下微小切口冠状动脉旁路移植术。

(1)非体外循环冠状动脉旁路移植术：即在跳动的心脏表面完成冠状动脉旁路移植术。其适应证有：①靶血管(准备在其上做手术的血管)条件良好，直径大于等于 1.5mm；②窦性心律；③心功能Ⅰ～Ⅲ级；④心脏无明显扩大；⑤不适于体外循环：术前有慢性阻塞性和(或)老年肺病变、肾功能不全、脑血管病变等；⑥没有合并同期需要手术的病症，如室壁瘤切除、二尖瓣手术等。

它最主要的优点是避免体外循环可能造成的对机体肺、脑、肾和血液的损害，心脏的缺血和再灌注损伤较轻，减轻术后并发症和用血量，缩短住院时间，因此有着广阔的前景。

(2)体外循环下微小切口冠状动脉旁路移植术(图 13-2-20)：它拓宽了微创冠状动脉旁路移植术的应用范围，手术适应证与常规体外循环的冠状动脉旁路移植术相同。它最主要的优点是创伤小、疼痛轻、术后恢复快及效果美观，因此已成为微创冠状动脉旁路移植术的一个重要发展方向。

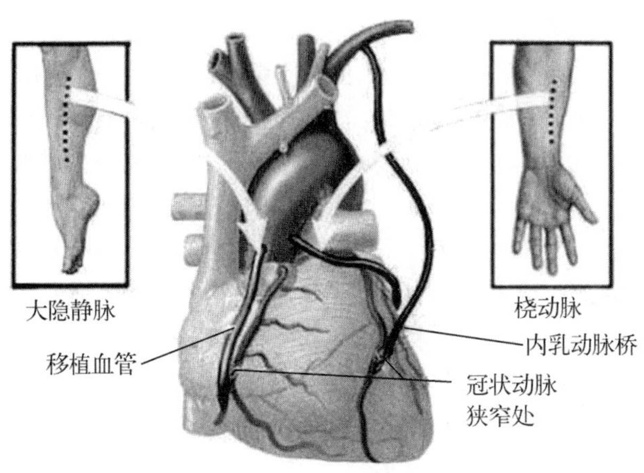

图 13-2-19　冠状动脉旁路移植术材料

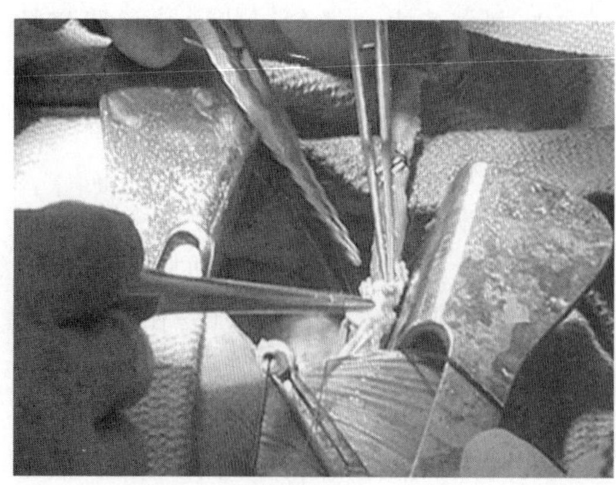

图 13-2-20 微创手术

六、常见护理问题

(一)潜在并发症——感染

1. 相关因素 ①术前感染灶,包括呼吸道感染、皮肤化脓性病灶、牙根脓肿、中耳炎和泌尿系感染等;②术中手术器械,麻醉及体外循环过程中血液污染;③术后低心排血量,组织缺氧,酸中毒,机体防御功能降低;④手术创伤;⑤术后多根管道留置;⑥长期呼吸机辅助呼吸并发肺部感染;⑦营养不良,机体抵抗力下降等。

2. 临床表现 ①体温升高,脉搏增快;②白细胞计数升高;③静脉炎;④伤口红、肿、热、痛,愈合不良,甚至感染;⑤呼吸道感染的症状:痰液色、质、量改变,痰培养检出阳性菌等;⑥尿路感染的症状:尿液颜色改变,有絮状物产生,尿培养检出阳性菌等;⑦引流液浑浊,量增多;⑧全身感染症状,甚至出现感染性休克等。

3. 护理措施

(1)观察体温变化,出现体温升高应及时查找原因,及时处理。遵医嘱给予冰袋、水床等物理方法降温,必要时使用吲哚美辛等退热药物。降温过程中注意患者有无战栗、出汗过多、血压下降等,若出现此类情况,及时采取补液等措施。

(2)遵医嘱使用抗生素,进行抗感染治疗,注意观察药物的不良反应。

(3)严格执行无菌操作原则,防止感染,尤其是在通过导管进行抽血输液等操作、更换或拔除导管时。治疗前后洗手,预防交叉感染。

(4)加强导管的护理:①尽早拔除深静脉输液管、桡动脉测压管。严禁经测压管道抽取血标本或注射药物。长期输液者注意有无静脉炎的发生,做好穿刺部位的护理,及时更换贴膜或敷料。②移动胸腔闭式引流瓶时,用止血钳将引流管上端夹闭,防止倒流。鼓励患者进行早期床上活动,促进引流,以利尽早拔除。③更换尿瓶,2/周,不必要时尽早拔除。

(5)做好呼吸道管理,定时给予湿化吸痰。

(6)密切观察伤口愈合情况,发现伤口渗液、红肿,及时汇报医生,给予换药。

(7)加强口腔和会阴护理,预防感染。

(8)采取半卧位,有利于引流,防止误吸引起呼吸道感染。

(9)增加全身营养,通过鼻饲等方法给予胃肠道营养,禁食者给予静脉高营养。可进食者,鼓励患者多进食营养丰富的食物,增加机体抵抗力。

(二)舒适的改变

1. 相关因素 ①疼痛,手术伤口、各种管道的留置和护理操作、活动、咳嗽排痰、调整体位等时的牵拉;②术后的气管插管、气管切开,及呼吸机辅助呼吸时的吸痰等;③术后卧床期间活动受限;④气管插管期间饥饿、口渴;⑤术后拔除尿管后出现膀胱胀满、小便不畅或排尿困难;⑥其他,进食后腹胀、恶心、呕吐等不适。

2. 临床表现 患者疼痛、不适、心情烦躁、睡眠质量下降等。

3. 护理措施

(1)疼痛的护理。①术前向患者解释自控镇痛泵(PCA)的作用、原理、镇痛效果及简单的操作方法等。使用过程中，注意观察 PCA 使用疗效及不良反应。②术后及时向患者解释疼痛原因，指导患者依据痛尺（如长海痛尺）对疼痛作自我评估。解释疼痛评估的重要性，取得患者的配合；及时了解患者的疼痛程度，评分>3 分，按压 PCA 一次，同时采取调整体位等护理措施缓解疼痛；评分>5 分时及时汇报医生，遵医嘱给予药物治疗，同时观察止痛药的疗效及其不良反应。③妥善固定各引流管，以免牵拉引起疼痛。④使用胸带固定胸部，减轻深呼吸、咳嗽排痰和活动时震动引起切口疼痛。⑤进行各项护理操作时动作轻柔，在帮助患者调整体位时、患者咳嗽或活动时，注意保护引流管和切口。⑥超声雾化吸入稀释痰液，促进排痰，有利于减轻患者咳痰时的疼痛不适。叩背辅助患者排痰时应注意力度适当，避免在伤口部位叩击。手指刺激气管是一种促进患者排痰的方法，但是会给患者带来一定的痛苦，要求压迫气管时位置准确，力度适当。

（2）气管插管的护理：①术前与患者约定用特定的手势表达特定的含义（表 13-2-3），并指导患者熟练使用手势，主动表达各项需求，促进交流。患者全麻清醒后注意观察患者的非语言沟通信息，如眼睛、面部表情、口型以及手势提示的信息。给患者具体的描述，如“用你的手指指出你哪里不舒服”。②主动与其交流并提供相关的信息：如气管插管的重要性、目的、拔管指征、可能拔管的时间等。③采取多种形式的交流，如自制图片或词板促进非语言的交流。④吸痰时做好解释、安慰工作，动作要轻柔，掌握深度、力度和时间（<15s）。

（3）活动受限的护理：①加强巡视，关爱患者，完成各项生活护理和基础护理，如温水擦浴、四肢按摩等，及时满足患者各项生活需求，做到三送（送水、送饭、送便器）；②鼓励和指导患者进行早期活动；③帮助患者早期进行床上活动，及时发现和调整不适体位。

（4）饥饿、口渴的护理：①对需要长期呼吸机辅助呼吸的患者，给予鼻饲流质；②用唇油涂抹嘴唇，湿纱布湿润口腔，以减轻口渴感；③拔除气管导管 4～6h 后，让患者试饮清水，若无呛咳、呕吐，予以流质至普食，确保营养。

（5）其他不适的护理：针对腹胀、恶心、呕吐等不适，做相应处理。如腹部按摩、遵医嘱使用止吐药物等护理措施。

（三）潜在并发症——肺炎、肺不张

1. 相关因素　①术后长时间留置气管插管；②气管切开；③清理呼吸道无效；④患者体质虚弱、营养不良，尤其是年老体弱者。

2. 临床表现　①痰液增多，听诊痰鸣音增加；②胸闷；③胸片检查示肺不张征象；④氧饱和度下降；⑤体温增高等。

3. 护理措施

（1）呼吸机辅助呼吸期间：①指导患者进行呼吸机支持呼吸的配合；②定时翻身、拍背；③告知患者吸痰的目的，拍背后及时吸痰，吸净气管插管及口腔内的分泌物，以保持呼吸道通畅，预防肺部感染。

（2）拔除气管插管后：①加强深呼吸、咳嗽，告知患者咳嗽咳痰的重要性，取得患者的主动配合，教会患者正确的咳痰方法（连续深呼吸 5～6 次，再深吸气，张口，然后浅咳，将痰咳至咽部，再迅速将痰咳出）；②在病情允许的情况下，经常扶患者坐起或抬高床头，帮助患者拍背、咳嗽，以排出气管内产生的分泌物；③加强胸部体疗，定时给予排痰机辅助咳痰（图 13-2-21）、雾化吸入、稀释痰液等。

表 13-2-3　特定的手势与特定含义

特定手势	拇指	小指	示指	空心拳	实心拳
特定含义	大便	小便	有痰	喝水	疼痛

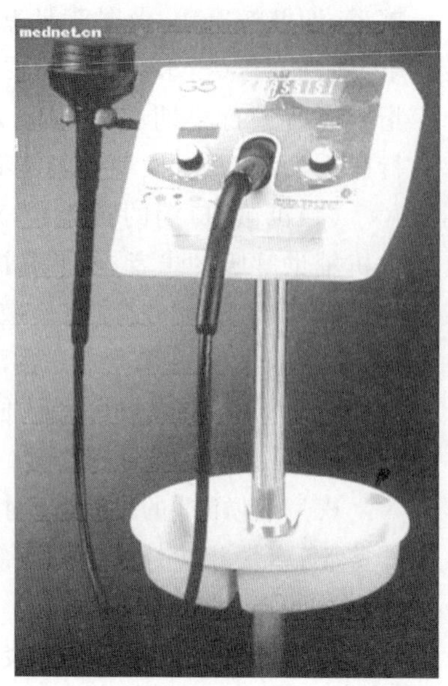

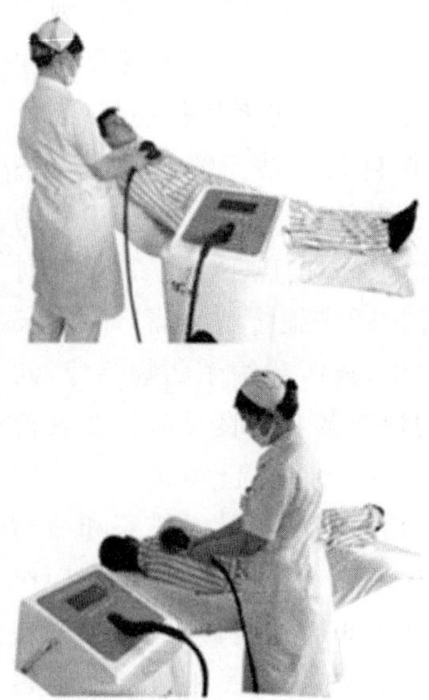

图 13-2-21　排痰机辅助咳痰

(3)遵医嘱给予抗生素，进行抗感染治疗。

(4)吸痰时注意正规操作，以免引起肺不张加重呼吸困难。

(5)观察患者呼吸幅度、频率、氧饱和度的情况，听诊两肺呼吸音的情况。

(6)加强全身营养。

(四)潜在并发症——脑部并发症

1. 相关因素　①高龄，合并糖尿病、高血压、脑血管硬化和颈动脉狭窄等；②术中和(或)术后脑血管灌注压不足；③体外循环中的气栓或库血中的微血栓栓塞等；④合并升主动脉严重粥样硬化的患者，手术操作导致粥样斑块脱落。

2. 临床表现　①患者术后不清醒或延迟清醒，或清醒后再昏迷，并有四肢频繁的抽搐或偏瘫；②定位、记忆障碍，出现兴奋、抑郁等精神症状。

3. 护理措施

(1)密切观察患者的神志、瞳孔和四肢活动情况，并做好记录。

(2)密切观察血压变化，保持血压稳定，术前合并高血压的患者，其血压应保持在正常的上限水平。

(3)遵医嘱应用脑保护药物(如类固醇类药物、利多卡因等)，促进脑组织代谢的药物(如三磷腺苷、辅酶Ⅰ等)。脑部局部降温处理，给予冰帽，保护脑功能。

(4)及时吸痰，及时翻身拍背，做好咳痰指导，保持呼吸道通畅，以保持较高水平的血氧饱和度。提供高浓度氧疗，有条件者给予高压氧治疗。

(5)对精神症状明显的患者，可遵医嘱给予口服奋乃静等；对四肢抽搐的患者给予镇静和控制抽搐，可遵医嘱使用地西泮、苯巴比妥等；对昏迷或偏瘫的患者给予相应护理措施；对脑水肿的患者，配合医生尽早、有效地进行脱水治疗。

(6)心理护理：对于神志清醒者，加强护患交流，做好解释安慰工作。

(五)潜在并发症——心律失常

1. 相关因素　①禁食，大量输液等引起水、电解质酸碱平衡紊乱(如低血钾)；②体温升高(＞38.5℃)，或体温过低；③低血容量；

④低氧血症：老年人肺储备功能均有不同程度的减退，若有长期吸烟史、慢性支气管炎、呼吸道潜在感染等，肺的通气和换气功能下降更明显，加之麻醉和体外循环对肺的影响，此类患者术后多发生低氧血症；⑤心肌缺血；⑥心功能不全；⑦疼痛；⑧情绪紧张。

2. 临床表现　①快速型心律失常：窦性心动过速、室上性心动过速（图 13-2-22）和快速型心房纤颤（图 13-2-23）等；②室性期前收缩、室性心动过速或心室纤颤；③心动过缓。

3. 护理措施

（1）持续心电监护，密切观察心率、心律的变化，发现异常及时汇报医生进行处理，遵医嘱持续予利多卡因，并确保输液泵正常工作，观察用药效果。

（2）防止因水、电解质酸碱平衡紊乱引起心律失常：①定时查血气分析；②严格按照医嘱合理输液；③合理安排输液速度、输液顺序；④严格监测出入液量，并做好记录等。

（3）监测体温，体温偏高或偏低应及时处理。

（4）保持有效的血容量，如发生低血容量，及时处理。

（5）术前指导患者戒烟，加强呼吸功能的锻炼，尽可能地纠正低氧血症。术后注意观察血氧饱和度和氧分压，有异常及时处理。

（6）避免各种可能引起心肌供氧量下降，氧需要量增加而引起心肌缺血的因素。

（7）遵医嘱使用合适的血管活性药，促进心功能的恢复。

（8）做好疼痛护理。

（9）重视患者的不适主诉及精神状态变化。嘱患者绝对卧床休息，保持情绪稳定。

（10）除颤仪、气管插管、起搏器等抢救设备及药物应处于良好备用状态，定期检查，以备急用。

（六）潜在并发症——肾功能不全

1. 相关因素　①动脉粥样硬化、高血压和长期糖尿病致肾动脉狭窄和肾小球受损；②术中和（或）术后动脉灌注压不足致肾脏缺血、缺氧；③术后出现低心排综合征，大量使用缩血管药物致肾灌注不足；④体外循环中炎性介质释放，红细胞破坏、聚集，堵塞肾小管。

2. 临床表现　出现水电解质紊乱、酸碱平衡失调和氮质血症，常伴少尿（<400ml/24h）、无尿（<100ml/24h），尿比重降低（<1.018）等肾功能不全的表现。

3. 护理措施

（1）术后密切监测尿量，观察尿液颜色、性状等，并做好出入液量记录。

（2）密切监测血压，维持较高的动脉收缩压，确保肾血流的灌注。

（3）密切监测水电解质，如出现高钾血症等电解质紊乱，遵医嘱及时纠正。

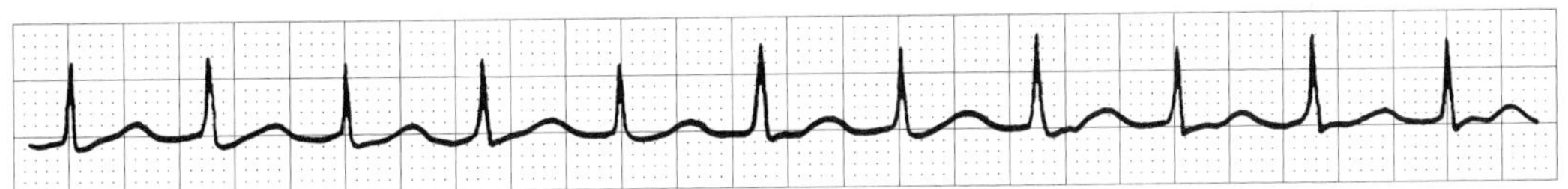

图 13-2-22　室上性心动过速

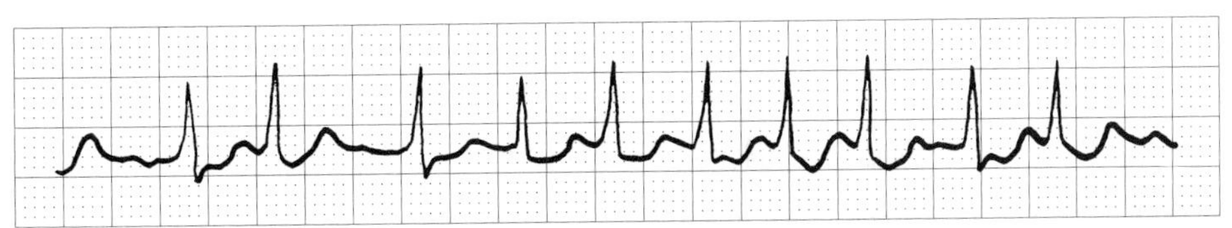

图 13-2-23　快速型心房纤颤

(4)密切监测肾功能，观察肌酐、尿素氮等指标，如有异常，遵医嘱及时处理。

(5)避免使用对肾脏有损害的药物，如环孢素等。

(6)控制液体出入液量，并注意输液速度。

(7)如血清钾＞6mmol/L、有明显的氮质血症，就应积极运用肾功能代替治疗措施，从简单、有效且对循环影响较小的腹膜透析开始，如腹膜效果不佳时，可选择持续血液滤过，必要时进行血液透析。

(七)焦虑

1. 相关因素　①术前情绪紧张；②对疾病知识缺乏，担心预后；③术后进入监护室，对监护室环境和工作人员的陌生感，与家属的隔离感、分离感；④术后多管道留置及手术伤口，各种治疗护理引起的不适；⑤术后出现各种不适。

2. 临床表现　①情绪紧张，过度激动或沉默；②不能配合治疗及护理；③睡眠形态紊乱；④严重者出现精神失常。

3. 护理措施

(1)建立信任关系：①术前医生护士应与患者和家属有效沟通，稳定患者情绪。同时解释手术的必要性，做好患者及家属的思想工作，可请手术成功的患者谈切身体会，使其增强信心，勇敢接受手术。②手术前1d，监护室护士应了解手术患者的生理及心理情况，向患者及家属介绍术后在监护室的配合要点，耐心解释他们提出的疑问，促进护患沟通。③术后及时提供病情好转的信息，鼓励患者正视疾病治疗过程中的挫折，积极配合治疗和护理。

(2)术后主动沟通：对清醒的患者进行自我介绍，提供有意义的信息(如手术完成情况，病情好转的结果，有关监护室环境、设施、人员以及治疗、护理等方面的信息)，解释各种声响的来源及意义，消除患者的陌生、紧张感。做各项治疗护理时向患者说明目的及配合要点；经常性给患者以语言和非语言的安慰，多交流，多鼓励患者。

(3)减少分离：每天设定固定时间为患者家属探视时间。鼓励家属在探视时间多陪伴、照顾患者，使患者心理上得到安抚。与家属一起制定护理计划，让家属参与一些护理活动，如协助患者咳嗽。护士应尽量多陪伴和关心患者，使患者在家属离开时不致感到孤独。

(4)及时评估：及时了解患者的心理状态，并记录患者的焦虑程度及问题来源。各种不适均可使患者出现紧张、恐惧、焦虑、不安等心理障碍。护士应根据患者术中、术后的具体情况以及出现不适的原因做好患者及家属的解释工作，并给予相应的处理。

(5)保证充足的睡眠和休息，以恢复体力并缓解不良心理反应：①注意ICU环境的光线强度及各种监护仪器的音量调节，尽量保持环境安静；动作轻柔，减少不必要的干扰，不在病室内谈论与工作无关的事。②患者病情变化时应保持冷静，抢救患者时应有条不紊。③保持床单位干燥舒适。④晚间护理时用热水泡脚。⑤必要时按医嘱使用镇静药，使患者的睡眠时间、质量得到提高。

(八)皮肤完整性受损

1. 相关因素　①手术伤口；②术中手术体位保持时间过长；③术后活动受限，长时间卧床；④术后大量出汗；⑤术后营养支持不足；⑥床单不平整；⑦生活护理不到位。

2. 临床表现　①皮肤压红；②压疮；③受压处疼痛。

3. 护理措施

(1)观察手术伤口情况，保持伤口周围皮肤清洁、干燥。

(2)保持床单位的干燥、清洁、平整。

(3)定时调整体位，勤翻身，勤拍背，勤皮肤按摩。

(4)做好生活护理，及时处理好各种分泌物；加强皮肤护理，保持患者皮肤清洁干燥。

(5)增加患者全身营养。

(6)加强皮肤的检查工作,交接班时交接仔细、及时发现和处理患者的皮肤问题。

七、健康教育

(一)疾病知识的讲解

许多冠心病患者对冠心病知识一知半解,故要详细向患者介绍心脏及其血管的解剖和生理功能、临床表现、诊断和治疗及自我监护方法等。重点向患者介绍冠心病的护理和预防保健知识,冠心病的病因、诱因、相关危险因素、心身因素等(具体见本节病因和发病机制等的相关内容),使患者对冠心病有较全面的了解,正视疾病,树立战胜疾病的信心。

指导冠心病患者正确的用药方法,如在服用硝酸甘油时应指导患者:①如心绞痛发生时可舌下含服硝酸甘油,不能吞服,如药物不易被溶解,可轻轻嚼碎后继续含化;②硝酸甘油见光易分解,随身携带时应放在棕色瓶中,6 个月更换一次,以防止药物受潮、变质而失效;③服药后可能出现头晕、头胀痛、头部跳动感及颜面潮红等反应。这是由于药物导致脑膜和面部血管扩张造成的,继续用药数日后可自行消失;④遵医嘱静脉滴注硝酸甘油时,不能擅自调节速度,以免造成低血压,养成遵医嘱给药的良好行为习惯;⑤此药物有明显的心动过缓、低血压等不良反应。同时,长期使用此药物的患者,可产生药物依赖性,不宜突然停药。一旦停药,会产生反跳性冠状动脉痉挛,引起撤药综合征,表现为剧烈胸痛,甚至发生急性心肌梗死和猝死。另外,服用双香豆素类药物时,要密切监测凝血指标(凝血因子Ⅱ时间等);如果服用此类药物引起大出血,需静脉或皮下注射维生素 K。

另外,冠心病发病可没有丝毫预兆,冠心病猝死可随时随地发生,一些患者如抢救不及时,后果将不堪设想,普及心肺复苏等抢救知识,对挽救冠心病猝死有重大意义,因此应向患者及家属提供抢救的相关知识。

(二)心理支持

冠心病患者的异常心理反应有:否认、愤怒、焦虑、抑郁、依赖等。责任护士应通过自己的语言、表情和行为去影响患者,以减轻或消除其心理反应,改善心理状态,增强患者对疾病康复的信心。指导患者忌暴怒、惊恐、过度思虑或过喜,养成养花、养鱼等良好习惯以怡情养性,注意调节自己的情绪,保持身心愉快,避免精神紧张。

(三)休息运动指导

冠心病患者应以休息为主,同时根据医生的建议和自身的身体状况,参加一些适当的体育锻炼。告诫患者合理安排休息与运动,详细解释休息、运动与疾病的关系,注意劳逸结合。适当运动,对改善心脏功能、防止肥胖等均有好处,但应注意勿过度劳累。

增强体质,坚持体育锻炼是预防冠心病的重要措施之一。常规运动的益处在于:①提高心血管功能;②增加冠状动脉血流量,促进冠状动脉侧支循环的建立;③减少冠心病致动脉粥样硬化的危险因素;④增加体质,防止肥胖,提高心理健康水平和生活质量。

指导患者运动时注意以下几点:①注意运动的卫生知识,根据自己的年龄、病情、体力和个人喜好等选择合适的运动项目。冠心病患者可选择的运动项目主要有步行、慢跑、踏自行车、打太极拳、上下楼梯等。因为这类运动可使血流加速,血液循环加快,防止血小板聚集,从而防止血栓形成;同时可调节大脑神经功能,使人感觉心情愉快、精力充沛。②注意运动强度,遵循个体化和由轻到重的原则,重视运动中和运动后的感觉,如出现呼吸费力、头晕、面色苍白等症状应立即停止活动。运动时最好有人陪同,如感觉不适,应卧床休息并及时联系医生。③运动时要求空气新鲜、避免污染，环境温度宜在14～24℃，相对湿度小于65%，寒冷、高温、高湿、换季时应减少活动。④避免剧烈运动或进食后及空腹状态下立即运动。⑤运动后需休息15～30min后再洗澡，洗澡时水温应控制在40℃以下。⑥两次运动之间要有充分的休息时间，避免过度劳累。

针对患者不同情况给予具体指导，例如：心绞痛发作时，嘱患者立即卧床休息，待病情稳定后再起床活动；急性心肌梗死患者宜绝对卧床休息1～2周，第2周可坐在床上活动，第3周离床在室内行走，第6周可每天步行、打太极拳等。

(四)饮食指导

合理的饮食是防治冠心病的重要措施，冠心病患者饮食宜忌具体总结见表13-2-4。给予饮食指导时要强调以下几点。

(1)晚餐量要少，肥胖患者应控制摄食量，以减轻心脏负担。

(2)每日摄盐量限制在生理需要量的水平，以3～5g为宜，最多不超过10g，高血压患者应少于2g。

(3)高纤维素和高维生素的蔬菜和水果有芹菜、韭菜、油菜、苹果、香蕉等，其作用是：①促使肠蠕动，使粪便易于排出体外；②预防大便干燥，保持大便通畅；③还能抑制胆固醇的吸收，使血清胆固醇降低。

(4)吸烟可使心率加快，心肌耗氧量增加，是心肌梗死和冠心病猝死的重要危险因素。戒烟在减少心肌梗死危险性方面所起的作用，比控制高血脂和高血压要强2倍。因此，冠心病患者必须严格戒烟。

(五)保持大便通畅

便秘患者用力排便时，腹压增加，引起回心血量和心肌耗氧量增加，易导致猝死。因此，应指导冠心病患者多饮水、多食高纤维素和高维生素的蔬菜和水果，养成定时大便的习惯，保持大便通畅，如出现便秘，应及时处理，可用开塞露或番泻叶等，必要时遵医嘱行低压温水灌肠。

(六)冠心病患者睡前卫生

见表13-2-5。

表13-2-4 冠心病患者饮食宜与忌

	宜	忌
饮食习惯	少食多餐	暴饮暴食
膳食选择	饮食有节，膳食平衡，进食低钠、低脂、清淡新鲜、易消化、富含足量维生素、纤维素、无机盐和微量元素的食物	喝浓茶与含乙醇及咖啡因的饮料；吃过咸食品，偏食油腻食物及刺激性的酸、辣食物及发酵食物等
食用油的选择	豆油、菜籽油、麻油、玉米油等植物油	猪油、羊油、奶油、黄油等
动物脂肪和胆固醇的摄取	食用动物脂肪和胆固醇含量低的食物。例如：各种瘦肉、禽肉、鱼及豆制品等。新鲜蔬菜和水果、豆制品等	过多食用动物脂肪和胆固醇含量高的食物，例如大豆及豆腐，各种肥肉、肝、脑、骨、肺等动物内脏及螺肉、蛋黄、骨髓等。
烟酒	戒烟少酒	吸烟，酗酒
其他	不宜多食：①食物煮熟后制成的食品如果酱、果冻、加糖果汁等；②沙拉调料、番茄酱、布丁、巧克力和口香糖等；③所有坚果(除栗子以外)；④经提炼的糖及水果包括蜂蜜、糖浆、葡萄糖等	

表 13-2-5　冠心病患者睡前卫生

	宜	忌
起居习惯	起居有常，早睡早起	起居无常，熬夜工作
睡前情绪	情绪平稳	忧虑、恼怒
饮食	睡前少食甜食；少食刺激性食物	过饥、过饱；吃酸辣生冷等刺激性食物
活动	临睡前听轻松的音乐；在室内轻松地短时间散步，或温水泡脚 10～15min	临睡前看紧张、恐怖的小说和电视；吸烟等

（七）出院指导

患者病情稳定，需要出院时，护士应用通俗易懂的语言，做好疾病知识和药物知识的宣教，指导患者和家属出院后如何养成合理的休息运动、饮食习惯，维持良好的心理状态。并嘱患者：①按医嘱服药；②出院后随身携带急救药盒、疾病卡、联系方式等，以便患者在外发病时能及时得到救治；③发现有先兆症状，如胸闷、气促、明显心律不齐等不适者应及时就医；④发生心绞痛时，可以含服硝酸甘油片或异山梨酯，也可选用 β 受体阻滞药（如美托洛尔）等；⑤对于不稳定型心绞痛患者应卧床休息，最好能住院观察。

健康教育本身就是一种治疗方法，对预防和控制冠心病的发生和发展有着尤其重要的作用。通过有计划、有目的地对冠心病患者开展健康教育：①可使冠心病患者的焦虑、恐惧问题得到有效解决控制；②使患者活动耐力提高，生活自理能力增强；③同时增强患者自我保健意识；④培养患者健康意识、健康责任、健康行为和健康的生活方式。从而有效控制冠心病的发展，减少和预防并发症的发生，提高治愈率、好转率，减少死亡的发生，延长生存时间，提高生活质量。

（张　燕　张伟英）

第三节　胸主动脉瘤

一、概　　述

主动脉瘤（aortic aneurysm）是指主动脉管壁因各种原因的损伤引起的瘤样异常扩大。动脉管径的扩张或膨出大于正常动脉管径的 50%以上时（正常管径 2.0～2.5cm），被称为动脉瘤，发生在胸主动脉的动脉瘤称为胸主动脉瘤。胸主动脉瘤好发生于 40 岁以上的壮年人，动脉硬化性病变者年龄较大，50—70 岁多发；多见于男性患者，男女比例为（3～10）∶1。

胸主动脉夹层是指胸主动脉的内膜撕裂，强烈的血流冲击使内膜剥离扩展，中层逐渐成夹层分离，并引起夹层血肿，主动脉形成真假双腔。因胸主动脉夹层发生时主动脉病变段薄弱扩大，故被冠名为胸主动脉夹层动脉瘤，其实它与胸主动脉瘤在病理生理方面存在诸多不同，因此现规范称为胸主动脉夹层。主动脉夹层是比较少见的疾病，发病率约为 0.5‰，男女之比为 5∶1，80%以上的患者年龄为 50—70 岁，且大多数合并有高血压。主动脉夹层根据发病的急缓分为急性和慢性主动脉夹层，发病在 2 周以内的称为急性主动脉夹层，无急性病史或发病超过 2 周以上者属于慢性主动脉夹层。

胸主动脉瘤和胸主动脉夹层的患者自然预后结果差。根据 Laplace 定律，当球形物体的体积增加时，球壁的张力也随之增加，超过 6cm 的胸主动脉瘤比稍小的动脉瘤更容易破裂。据文献报道，有症状的动脉瘤患者

5 年生存率仅 27%，而无症状的患者 5 年生存率也仅有 58%，其中 1/3 死于动脉瘤破裂。胸主动脉夹层更为凶险，主动脉夹层中的血液可向远、近心端两侧剥离。向近心端剥离者，可破入主动脉瓣，使瓣环扩大，形成主动脉瓣关闭不全。向远心端剥离者，血液自裂口破入夹层后，随血压高低及其他因素而构成夹层血肿的范围，局限于一段或蔓延至远端，最坏的结果是夹层血流穿破外层，导致大量出血死亡。据文献报道，未及时治疗的患者中，24h 内有 25%的患者死亡，1 周内有 50%死亡，75%患者 1 个月内死亡，1 年内 90%死亡，3/4 患者的死亡是由于剥离的夹层破入心包形成心脏压塞或破入气管、支气管系、食管或破入胸腔而致大出血死亡。

目前，外科治疗是主要的有效治疗方法，但手术创伤大，术后并发症高，对围手术期监护和护理提出了极高的要求。

虽然胸主动脉瘤和主动脉夹层的病因学各不相同，但动脉病变段扩张的基本过程、出现与局部压力有关的各种症状、瘤体不断扩张最终发生破裂，这在它们的病变过程中相同，在治疗方法和围手术期护理方面也存在类似点。

二、应用解剖特点

主动脉是体循环动脉主干（图 13-3-1），从左心室出发，在胸骨后先向上后弯曲成弓形向左，后沿脊柱下降，穿过膈肌的主动脉裂孔入腹腔，在第 4 腰椎体下缘处分为左、右髂总动脉。主动脉全程分升主动脉、主动脉弓和降主动脉三段。上升部称升主动脉，在其根部有左、右冠状动脉发出，供应心脏的血供。主动脉弓呈弓状凸向上，凸侧发出三大分支自右至左依次是头臂干、左颈总动脉和左锁骨下动脉，头臂干又分为右锁骨下动脉、右颈总动脉，左右颈总动脉分布于头颈部，左右锁骨下动脉分布于上肢。降主动脉以膈为界分为胸主动脉段和腹主动脉段，它们的分支供应胸、腹壁和胸腹腔脏器的血流，降主动脉还有多个分支供应脊髓的血液。了解主动脉解剖对于认识和理解胸主动脉瘤和主动脉夹层的选择治疗和围手术期监护极其重要。

主动脉是弹性动脉，管壁分三层（图 13-3-2，图 13-3-3）：内膜、中膜和外膜，内膜较厚；中膜最厚，主要由 40～70 层有孔的弹性膜构成，在弹性膜之间还有平滑肌及少量的

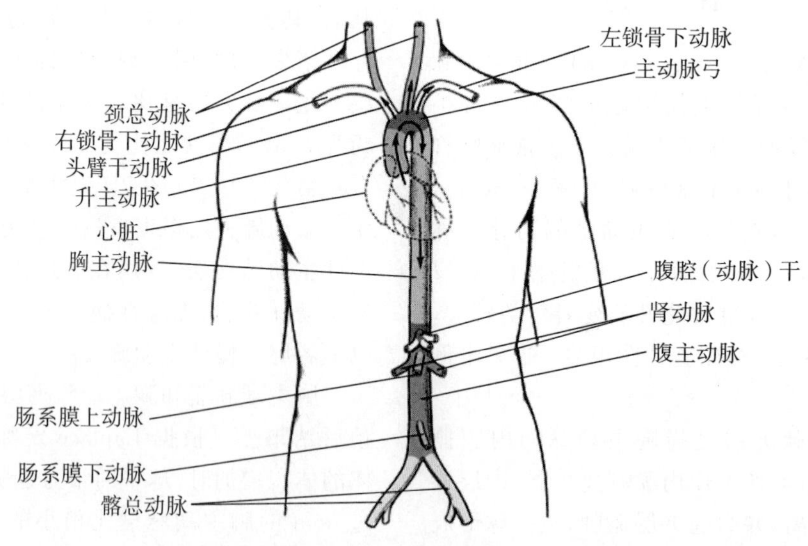

图 13-3-1　主动脉解剖图

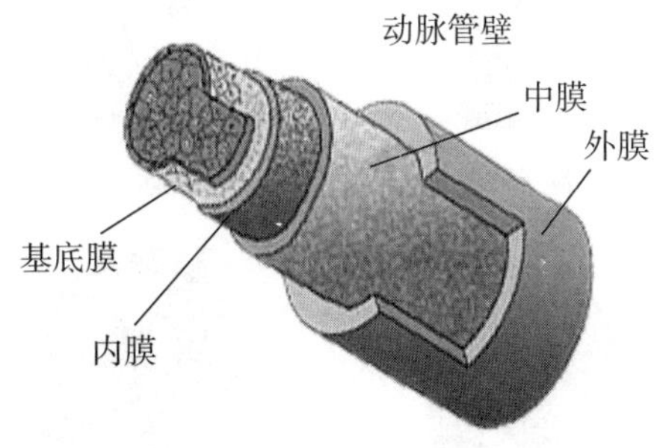

图 13-3-2　主动脉壁结构图

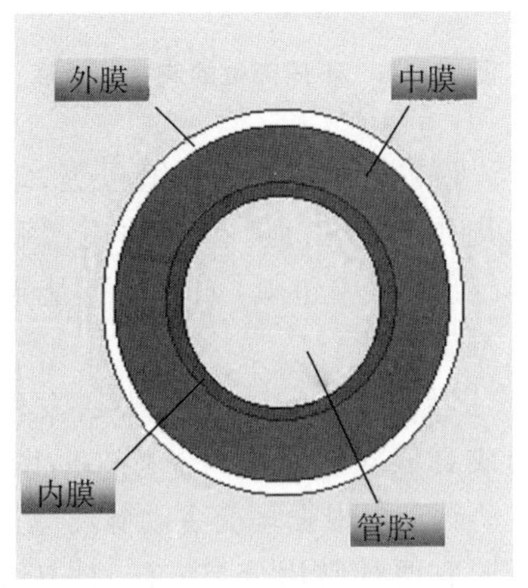

图 13-3-3　主动脉壁结构剖面图

胶原纤维和弹性纤维;外膜较薄,由结缔组织构成,其中有营养血管、淋巴管和神经等。

三、病因与发病机制

(一)病因与发病机制

1. *胸主动脉瘤*　正常动脉壁中层富有弹力纤维,随每次心脏冲动进行舒缩而传送血液。当动脉管壁中层受损,弹力纤维断裂,代之以纤维瘢痕组织,动脉壁即失去弹性,不能耐受血流冲击,在病变动脉段逐渐膨大,形成动脉瘤(图 13-3-4)。引起主动脉瘤的主要原因如下。

(1)动脉粥样硬化:为目前主动脉瘤最常见的病因。粥样斑块侵蚀主动脉壁,导致中层弹力纤维发生退行性变。管壁因粥样硬化而增厚,使滋养血管受压,发生营养障碍,或管壁因硬化而脆弱,在管内血流的不断冲击下逐渐扩大形成动脉瘤。

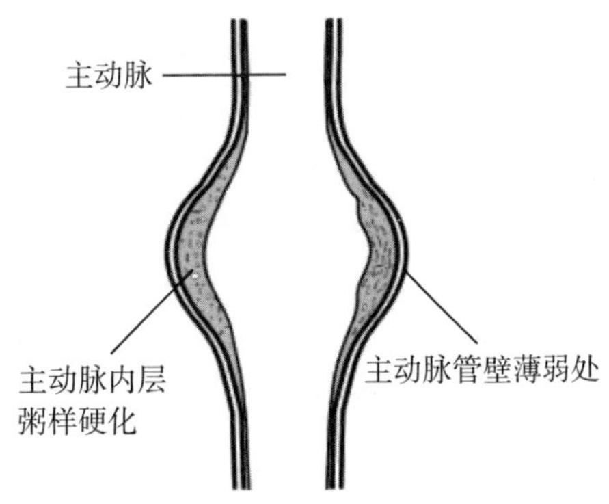

图 13-3-4　主动脉瘤扩张

(2)感染:有梅毒、细菌或真菌感染,以梅毒多见,曾是主动脉瘤的最常见原因,现在随着梅毒的控制其发病率已明显下降。其病变与动脉粥样硬化性心脏病相似,细菌性或真菌性主动脉瘤大多继发于主动脉外感染或心内膜炎,管外细菌侵入中层,致使主动脉中层弹力纤维遭受破坏。

(3)中层囊性坏死:为一种比较少见的病因未明的病变。位于主动脉瓣环与升主动脉之间的管壁中层,因退行性病变而出现主动脉中层弹力纤维断裂,并伴有囊性变化,导致病变段主动脉扩张,主动脉瓣环亦随之扩大而引起主动脉瓣关闭不全。常见于马方综合征(Marfan syndrome),易致胸主动脉夹层。

(4)先天性因素:常合并某些先天性血管畸形,如动脉导管未闭和主动脉狭窄等。前者因导管管壁脆弱或有内膜炎,易引起瘤样扩张,后者因狭窄段后的血流引起漩涡,冲击造成狭窄后扩大,形成动脉瘤。

(5)创伤性因素:贯通伤直接作用于受损处主动脉引起动脉瘤,随着交通工业的高速发展其发病率相应增加。高速运动突然停止时，主动脉内的血流因惯性作用猛烈冲击血管壁，剧烈震荡，致使血管内膜和中层弹力纤维破裂，血液外溢，被管外纤维组织或近旁器官包围成为血肿，称为假性动脉瘤。

2. 主动脉夹层　主动脉夹层形成原因很多，有动脉硬化、高血压、动脉中层囊性坏死、马方综合征、主动脉缩窄、大动脉炎、外伤及梅毒等。除外伤之外，其病理基础都是主动脉中层和平滑肌的改变。

(二)分类

1. 胸主动脉瘤

(1)根据胸主动脉瘤发生的病理，可分为：①真性主动脉瘤，血管壁全层有病变，瘤壁部位具有动脉壁的三层组织；②假性主动脉瘤，动脉瘤不包括管壁全层组织。动脉管壁因外伤、感染等原因而被撕裂或穿破，血液由破口流出，被主动脉管壁邻近的组织包裹而形成瘤样肿块。这种瘤实质上是血肿，瘤壁部位无内皮层存在。

(2)根据胸主动脉瘤的形态，可分为：①囊性动脉瘤，主动脉管壁的一侧局部全层破坏，该处管壁变薄，遭受血流冲击而成袋形突出，常见于感染性动脉瘤；②梭形动脉瘤，主动脉的整段管壁广泛病变，中间较为严重，呈中间膨大，两端窄小梭形，常见于硬化性主动脉瘤。

(3)根据胸主动脉瘤发生的部位，可分为(图13-3-5)：①升主动脉瘤，以梅毒性或中性囊性坏死性主动脉瘤较为常见，包括发生在主动脉根部的主动脉瘤；②弓部动脉瘤，可局限于弓部或向升主动脉延伸；③降主动脉瘤，起点在左锁骨下动脉的远端，一般为弓部动脉瘤的蔓延。

(4)根据主动脉瘤的病程发展，可发生：①破裂，动脉瘤薄弱的瘤壁受血流不断冲击而逐渐膨大，最后穿破而引起出血；②附壁血栓形成，瘤体膨大处血流缓慢，形成涡流，如瘤壁内面粗糙，易形成血栓，血栓脱落可致栓塞；③继发感染，感染使瘤壁更为

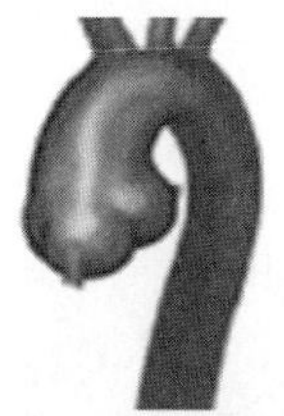

根部主动脉瘤

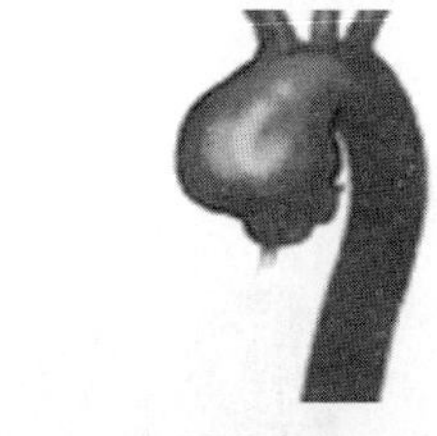

升主动脉瘤

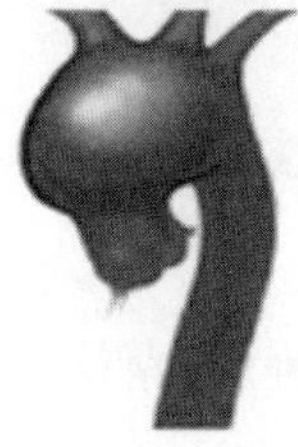

弓部主动脉瘤

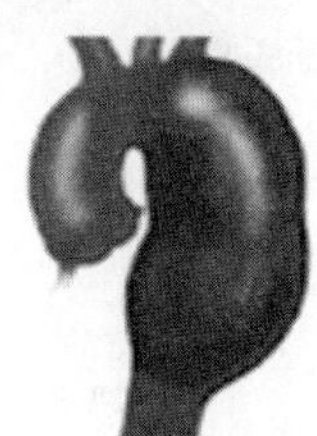

降主动脉瘤

图 13-3-5　不同部位的胸主动脉瘤

薄弱，容易破裂；④纤维组织包裹，动脉瘤反复向周围少量出血，在瘤的周围积累多量纤维组织，形成包囊，如此则可能起保护作用以不致破溃。

2. 主动脉夹层　主动脉夹层发生时动脉腔构成真假双腔结构(图13-3-6，图13-3-7)。主动脉夹层根据病变主动脉内膜撕裂部位的不同有两种常用分类方法，DeBakey和Stanford分型法。

(1)DeBakey法将主动脉夹层分为3型(图13-3-8)。

Ⅰ型：内膜撕裂口位于升主动脉或弓部，剥离范围延伸至弓部和降主动脉可达髂动脉，其中包括破口位于主动脉弓左半弓而内膜逆行剥离至升主动脉者。

Ⅱ型：内膜撕裂口同Ⅰ型而剥离血肿只限于升主动脉和弓部。

Ⅲ型：夹层位于主动脉峡部、左锁骨下动脉远侧。根据夹层是否累及膈下腹主动脉将Ⅲ型分为Ⅲa和Ⅲb。

(2)Miller等在临床实践中根据手术需要将夹层动脉瘤分为Stanford A、B两型(图13-3-9)。

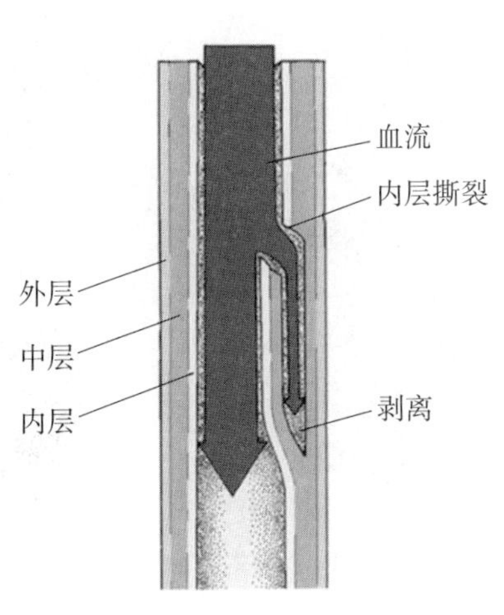

图 13-3-6　主动脉夹层双腔结构

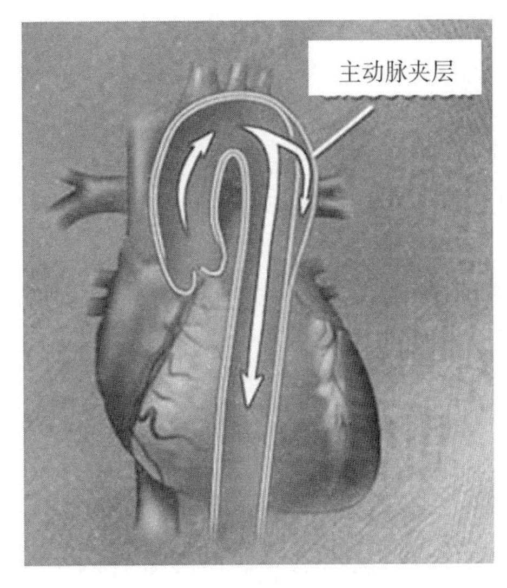

图 13-3-7　主动脉夹层

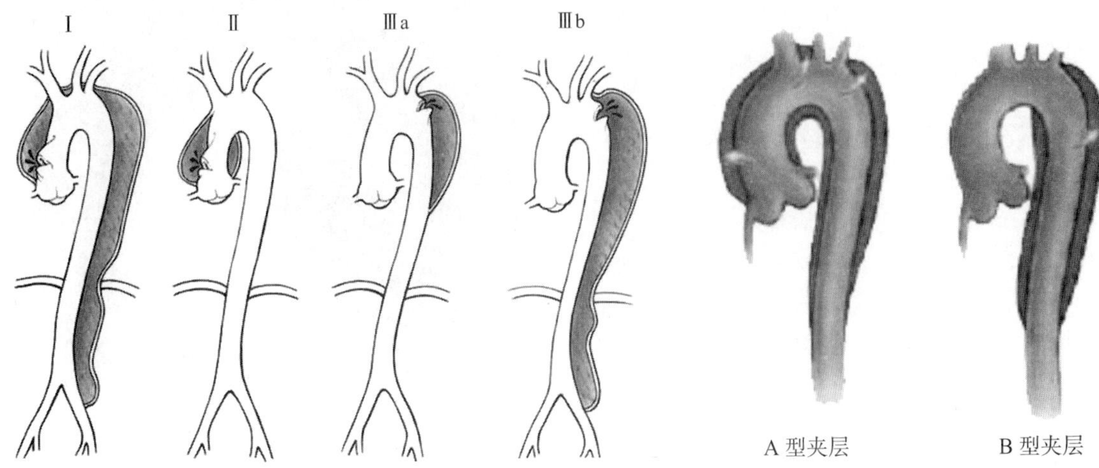

图 13-3-8　主动脉夹层 DeBakey 分型

图 13-3-9　主动脉夹层 Stanford 分型

A 型：包括 DeBakey Ⅰ、Ⅱ型及破口位于主动脉弓左半弓而逆行剥离至升主动脉者。

B 型：内膜撕裂位于主动脉弓峡部而向胸主动脉以下蔓延者。

四、临床表现与诊断

(一)胸主动脉瘤

胸主动脉瘤病变早期往往没有临床表现，直至瘤体压迫周围组织器官后，才开始出现症状和体征。

1. *症状*　根据主动脉瘤的发展速度、大小和部位，出现不同的临床症状，主要表现为疼痛和压迫。疼痛常是降主动脉瘤的主要症状，压迫症状则多为弓部动脉瘤的主要临床表现。

(1)疼痛：多为钝痛，也有剧烈刺痛。疼痛常持续性发作，可随运动或呼吸加剧。疼痛波及的范围与主动脉解剖位置及其分支血管血供范围关系密切，升主动脉或弓部前壁的动脉瘤常引起胸骨后疼痛，弓降部以下的胸主动脉瘤引起的疼痛多向背部，尤其向左肩胛区放射，也有向上肢或颈部放射。疼痛突然加剧，预示瘤体可能破裂。

(2)压迫症状：临床表现为胸内器官受动脉瘤压迫后的各种功能紊乱。胸主动脉瘤压迫上腔静脉时，面部、颈部和肩部静脉怒张，并可伴有水肿。压迫气管和支气管时引起咳嗽和气急，支气管被部分甚至完全阻塞时，可引起支气管炎、支气管扩张、肺不张或肺脓肿。胸主动脉弓降部以下动脉瘤可压迫食管，引起不同程度的吞咽困难。晚期患者若发生咯血或呕血，提示动脉瘤已经破裂入呼吸道或消化道，此时患者病情危重，伴有严重休克，不及时抢救可导致死亡。弓降部动脉瘤侵蚀椎体，压迫脊神经，可引起下肢酸麻和刺痛感，甚至瘫痪。胸主动脉瘤位于升主动脉可导致主动脉瓣关闭不全，出现相应的杂音，多数进程缓慢，症状轻，若发病急骤则可导致急性肺水肿。

2. 体征　胸主动脉瘤体积增大到一定程度后，胸廓表面可出现膨出，并可见搏动性肿块。升主动脉瘤、弓部动脉瘤压迫上腔静脉时，常表现为上腔静脉阻塞综合征，表现为颈静脉和胸壁静脉怒张、面颈部肿胀和发绀等。听诊常可闻及局限性收缩期杂音，伴有主动脉瓣关闭不全时，可在主动脉瓣区闻及舒张期吹风样杂音，还可有周围血管征如脉压大、水冲脉等。动脉瘤压迫胸交感神经时，可出现霍纳综合征，表现为典型三联征：眼裂变小、瞳孔缩小，同侧面部少汗。

3. 辅助检查

(1)X线检查：可发现主动脉影扩大，从阴影可以估计病变的大小、位置和形态，在透视下可以见到动脉瘤的膨胀性搏动(图13-3-10)。

(2)X线计算机断层扫描(CT)：胸主动脉瘤管径＞4cm时能确立诊断，为最可靠的非侵入性检查方法之一(图13-3-11)。

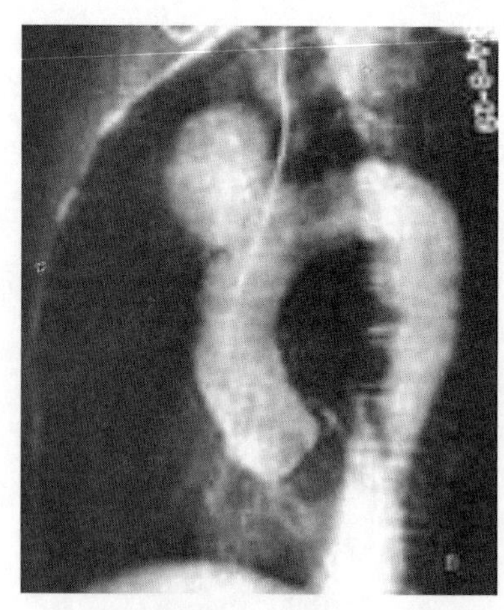

图 13-3-10　胸主动脉瘤 X 线影像

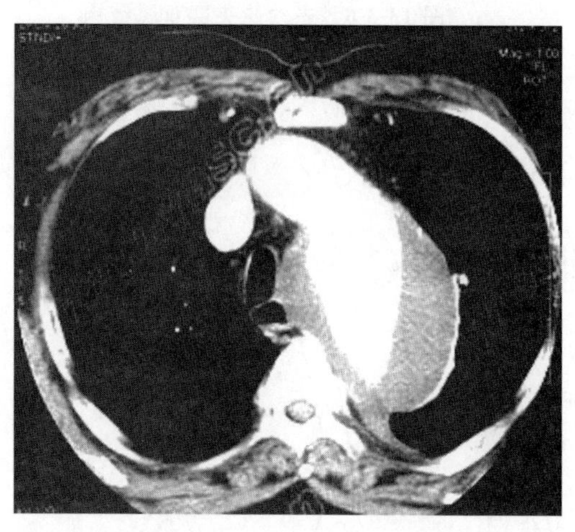

图 13-3-11　胸主动脉瘤 CT 影像

(3)磁共振检查(MRI)：可清晰显示动脉瘤部位、大小、范围、瘤体内血栓及瘤体与附近重要脏器和血管分支的关系。

(4)超声心动图检查：是目前临床开展较多的无创性检查，尤其是彩色多普勒检查。能显示瘤体的部位、大小、范围、搏动以及并发症，可了解主动脉瓣的反流情况。如为假性动脉瘤，则可以显示假性动脉瘤的破口、瘤腔以及附壁血栓。

(5)心血管造影：逆行主动脉造影术不仅能显示主动脉瘤的部位、形态、大小和范围，还能显示上下段动脉及其分支血管的情况，以及主动脉瓣有无关闭不全。但因其可能产生的某些并发症，可因动脉瘤的栓子脱落而产生脑卒中等症状，现已较少应用。

(二)主动脉夹层

1. 症状和体征

(1)疼痛：急性主动脉夹层发病十分突然，突发剧烈疼痛为其最常见的症状，约发生于 90%的患者。疼痛发生在胸、背或腹部，呈撕裂或刀割样，难以忍受。患者表现为烦躁不安，焦虑、恐惧，有濒死感。疼痛为持续性发作，镇痛药物难以缓解。当血流在高压下向中层剥离时，刀割样疼痛能自胸部传至腹部，但极少有呕吐、腹肌紧张、腹部压痛等征象，可与急腹症相鉴别。

(2)神经系统症状：夹层累及主动脉弓部分支动脉，可引起脑供血不足，甚至昏迷、偏瘫等。降主动脉的夹层累及肋间动脉可影响脊髓供血引起截瘫。

(3)休克症状：1/3 急性主动脉夹层患者出现面色苍白、大汗淋漓、四肢皮肤湿冷、脉搏快弱和呼吸急促等休克现象，表明病情凶险。

(4)主要并发症。①阻塞主要血管：当夹层剥离累及主动脉大分支或瘤体压迫周围组织时可引起各器官相应的表现。阻塞冠状动脉时多致心肌梗死、心律失常；阻塞上肢或下肢血管时常致上下肢疼痛，肢体变冷而苍白、脉搏消失；阻塞脑或脊髓动脉时常引起神经系统症状，出现神志改变；阻塞肾动脉时常致肾衰竭；阻塞肠系膜上动脉则引起血管性肠梗阻，临床表现为腹痛、呕吐、腹胀、便秘和停止排气。②夹层剥离累及主动脉瓣时，引起主动脉瓣关闭不全，极易发生急性左侧心力衰竭，出现心率快，呼吸困难等。③主动脉夹层破裂到体腔，导致大出血，患者猝死，在发病后的几分钟内甚至几秒内患者心脏骤停、呼吸停止，临床表现为心音消失，脉搏触不到，血压测不出，意识突然丧失，呼吸断续，呈叹息样，随后停止，昏迷，瞳孔散大。

2. 辅助检查

(1)X 线检查：典型表现主要有：①纵隔包块与增宽；②主动脉增宽与外形改变(图 13-3-12)；③气管移位；④主动脉弓出现局部隆起；⑤升主动脉与降主动脉大小差异明显。

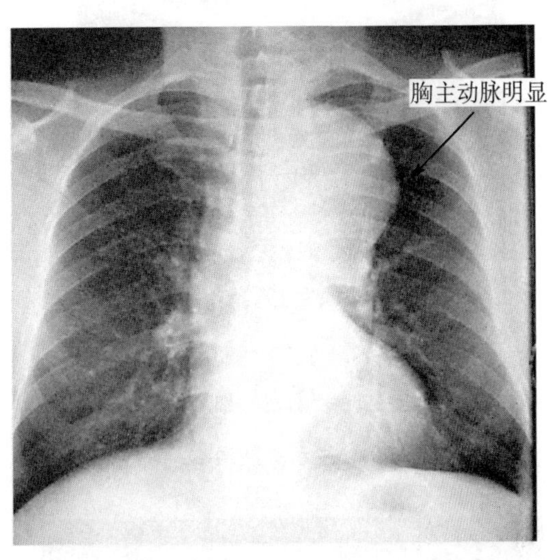

图 13-3-12　主动脉夹层 X 线影像

(2)超声心动图检查：对于Ⅰ型和Ⅱ型主动脉夹层较为敏感，能显示夹层分离的内膜、真腔、假腔以及附壁血栓，可在床边进行检查，常作为主动脉瘤术前的一项常规检查。

(3)CT 检查：能显示主动脉夹层的部位、大小及范围，增强 CT 还可以显示主动脉夹层与周围组织的毗邻关系。图 13-3-13 中 A 图显示胸主动脉内后部条形高密度影，将主动脉分隔成两个腔，胸主动脉壁广泛钙化；B 图显示条形间隔影呈相对低密度，所分隔的胸主动脉两个腔密度均匀。

(4)磁共振检查：可比较准确地鉴定主动脉内膜撕裂的部位及夹层的范围，辨别真腔与假腔以及腔内有无血栓形成和假腔内有无血流，还可以显示出剥离的内膜是否波及头臂血管、内脏血管及其范围与程度(图 13-3-14)。

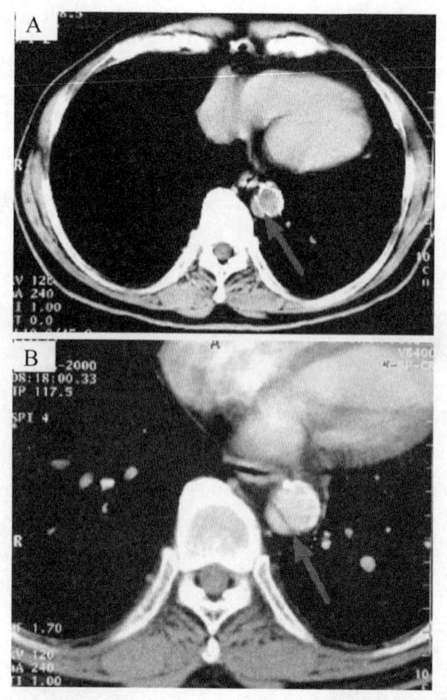

图 13-3-13 主动脉夹层 CT 影像

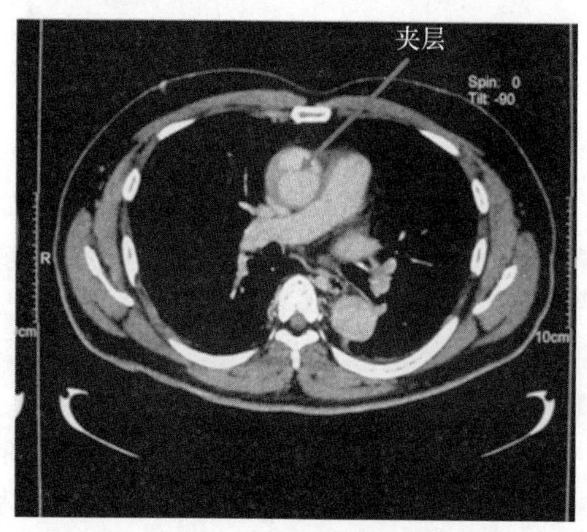

图 13-3-14 主动脉夹层磁共振检查

(5)血管造影检查:为有创检查,必要时进行,可显示主动脉双腔(图 13-3-15)。由于过量的显影剂存在肾毒性作用,因此近年在临床上的使用率有所下降,但对于存在主动脉分支闭塞的患者,该检查能够提供有价值的信息。

五、治 疗 原 则

(一)胸主动脉瘤的治疗

1935 年,Gurin 应用外科手术治疗主动脉瘤。1965 年,DeBakey 等对主动脉瘤进行外科手术治疗得到了肯定的疗效。之后迅速发展,在手术方法方面先后创行了血管缝扎法、动脉瘤内修补术、血管切断+端端吻合术、同种异体血管移植术和人造血管移植术。近年来,即使在肝素化状态中也不渗血的 Gore-Tex 血管和已在生产过程中进行预凝处理的编织人造血管都已相继应用于临床。治疗胸主动脉瘤的方法有三种,即药物治疗、手术治疗和介入治疗。

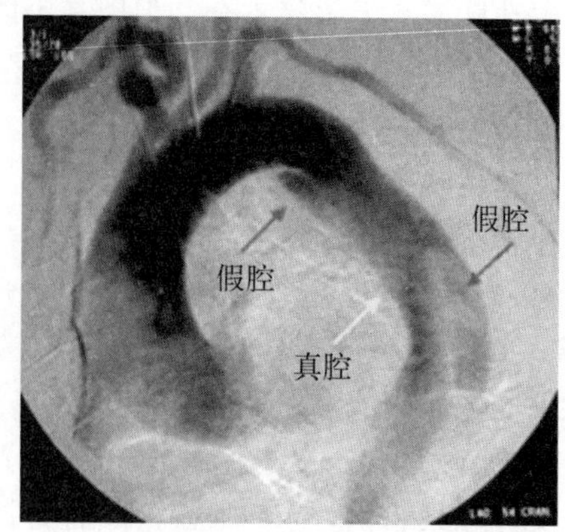

图 13-3-15 主动脉夹层主动脉造影

1. *药物治疗* 患者被怀疑或确诊为主动脉瘤时立即给予降压、止痛和镇静治疗。使用扩血管药物降低血压,临床首选硝普钠。药物稀释后由微量注射泵控制速度经中心静脉输入,将收缩压降至维持心、脑、肾等重要器官正常功能所允许的最低水平。同时使用β受体阻滞药,常用艾司洛尔,以减慢心率,降低心肌收缩力和射血速度。

2. *手术治疗* 即行人工血管置换术,将病变的主动脉切除,代之以人工血管,是目前较为成熟、疗效确定的治疗手段,也是胸主动脉瘤最根本的治疗方法。若病变在升主动脉、主动脉弓部的主动脉瘤,目前只能手术治疗。当患者病情发展到以下阶段时,只要患者没有合并不可逆性的重要器官功能衰竭,均予手术治疗:升主动脉瘤直径>4.9cm,合并主动脉瓣关闭不全时瘤体直径>4.5cm;

主动脉弓部瘤和降主动脉瘤直径>5.5cm，合并马方综合征时瘤体直径>4.3cm。手术方式取决于胸主动脉瘤的类型、位置、范围、病变性质，以及瘤体两端的管壁是否正常，同时处理并发症。

(1)升主动脉瘤切除术：升主动脉瘤的手术方法取决于主动脉根部的情况，特别是主动脉窦部是否受累，以及主动脉瓣是否存在中重度关闭不全。

升主动脉瘤切除手术主要有：单纯升主动脉瘤的切除和人造血管的置入、Bentall 手术和 Cabrol 手术。如果主动脉瘤局限于冠状动脉开口上方，单纯切除主动脉瘤并置入人造血管(图 13-3-16)可获得满意的治疗结果。如果升主动脉瘤的主动脉窦部扩张并伴有因主动脉瓣环扩张所致的重度主动脉瓣关闭不全，手术用带瓣管道置换升主动脉，即为 Bentall 手术。如果升主动脉瘤的主动脉根部不正常，但冠状动脉的移位不明显(<5mm)，则采用 Cabrol 手术方法，取一根人造血管，两端分别与原位的冠状动脉开口吻合，人造血管再与升主动脉人造血管做侧侧吻合。

(2)弓部主动脉瘤切除术：因为弓部主动脉瘤的切除牵涉到脑供血问题，因此，主动脉弓部手术一般在深低温停循环下进行。术中将体温降至 20℃以下时停止血液循环，在提供良好的手术野的同时，较好地进行脑保护。单纯深低温停循环的安全时限一般为 45～60min，若同时经上腔静脉逆行灌注，可有效地延长深低温停循环的安全时限，有效降低神经系统并发症的发生率。

(3)降主动脉瘤切除术：降主动脉瘤的患者年龄较大，常并发多个系统的疾病，有冠状动脉、肺和肾疾病等，其中冠状动脉病变发生率最高，术前要仔细评估重要脏器功能。左颈总动脉远侧的胸主动脉瘤均可采取相同的手术治疗方法，行降主动脉瘤切除时需阻断血流，这将导致左心负担加重和远侧重要器官遭受缺血缺氧损害。常温下耐受缺氧的安全时间，肾脏为 45min，肝脏为 30min，而脊髓耐受缺氧的安全时间最短，仅为 20min，若阻断血流过久，即可损害脊髓引起截瘫，这是降主动脉瘤切除的主要危险，临床通过建立左房-股动脉转流来保证脊髓的血供，降低瘫痪的发生率。

3. 介入治疗　近年来，腔内隔绝术已应用于胸主动脉瘤的治疗。这是在局部或全身麻醉下穿刺股动脉，插入导鞘，然后将适当大小带有记忆合金支架的人工血管，经导鞘置入胸主动脉瘤体部位，然后撤出导鞘。记忆合金支架在置入后自动张开，将人工血管两端固定于正常胸主动脉壁上，由此隔开血流冲击瘤壁，将瘤体隔离，使其自发形成血栓而愈合(图 13-3-17)。介入治疗具有操作简单快捷、创伤小、患者承受痛苦小、并发症少、康复快等优点，尤其适用于高龄、体弱不宜开胸手术患者，大多降主动脉瘤可以行介入治疗。

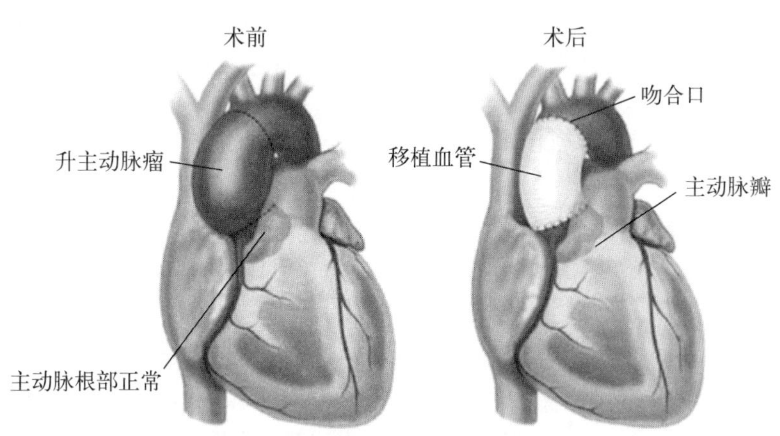

图 13-3-16　主动脉瘤切除人工血管移植术

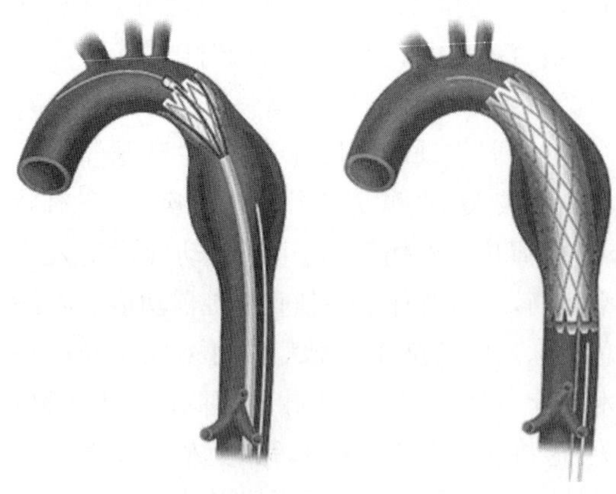

图 13-3-17 降主动脉瘤介入治疗

(二)胸主动脉夹层的治疗

按胸主动脉夹层分型选择治疗方法。急性A型胸主动脉夹层的治疗原则是急诊手术治疗,术前准备时采用药物控制血压和心率;急性B型胸主动脉夹层一般首选内科治疗,包括β受体阻滞药使用、抗高血压治疗和全身支持治疗,但当出现夹层破裂先兆症状时应行急诊手术治疗。

凡具下列条件的胸主动脉夹层,均应进行手术或介入治疗,行升主动脉和(或)主动脉弓人工血管置换术,或行降主动脉支架人工血管植入术。

(1)急性DeBakeyⅠ型和Ⅱ型胸主动脉夹层。

(2)用药物不能控制疼痛或血压高的急性胸主动脉夹层患者。

(3)有重要器官(心、脑、肾等)受累的症状与体征,且有进一步发展的表现。

(4)出现破裂或破裂先兆的DeBakey Ⅲ型主动脉夹层患者。

(5)合并肢体、内脏缺血的DeBakey Ⅲ型主动脉夹层患者。

六、常见护理问题

(一)疼痛

1. 相关因素 ①病变时主动脉管壁扩张牵拉壁内神经;②瘤体或夹层压迫周围组织。

2. 临床表现 ①患者主诉疼痛呈撕裂样,甚或称之为灾难性胸痛;②焦虑或恐惧;③导致血压升高,而血压升高会使夹层范围发展,引起疼痛加剧和病情加重,产生恶性循环;④严重时导致夹层破裂。

3. 护理措施

(1)评估患者疼痛的部位、持续时间、性质及疼痛伴随症状。疼痛评估方法可选用:视觉模拟评分法、数字评分法、分类评分法和长海痛尺等。

(2)加强对患者疼痛知识的健康教育和心理指导。主诉是评估疼痛的唯一可靠方法,为使疼痛评估更科学,必须让患者了解疼痛治疗对于稳定病情发展的重要意义和方法,告知疼痛评估方法,争取得到患者的配合,主动汇报疼痛。

(3)遵医嘱进行疼痛药物治疗,达到充分镇静、有效镇痛的目的。根据疼痛程度选择治疗方案,采用长海痛尺进行疼痛评估时,疼痛分数>4时即给予镇静止痛药,如布桂嗪片30mg口服;疼痛分数>6时,给予哌替啶50mg、布桂嗪100mg或吗啡10mg肌内注射。治疗后及时评估疼痛治疗效果,监测生命体征变化,观察镇痛的不良反应,并做好记录。

(4)限制患者活动量,并为其创造良好的病室修养环境。入院后要求患者绝对卧床休息,以防止活动引起的血压升高。卧床期间加强巡视,满足患者生活需求。病室内尽可能保持安静,减少不良刺激,促进休息和睡眠。指导并帮助患者转移注意力,为患者提供舒适护理,降低患者对疼痛的感受性。

(二)有动脉瘤或动脉夹层破裂的危险

1. 相关因素 主动脉瘤或夹层致使病变处管壁张力过大。

2. 临床表现 ①临床出现病变段胸主动脉破裂先兆,主要征象为检查显示动脉瘤或动脉夹层在数小时内明显增大，胸膜腔或心包腔内积血；②药物治疗后未能控制疼痛和血压，血压常＞140mmHg；③呼吸浅快，氧饱和度＜95%，并进行性下降，加大氧流量后无改善；④在诱因作用下动脉瘤或动脉夹层发生破裂，诱因包括用力、激动等。一旦破裂，在几秒钟内血压直线下降，心率减慢，患者猝死，没有抢救生还的可能。

3. 护理措施

(1)控制血压：使用药物降低血压、缓解夹层段的主动脉壁压力非常重要。对中度高血压患者，应积极使用β受体阻滞药如艾司洛尔等；对重度高血压患者，协同应用硝酸盐类药物，控制收缩压于100～120mmHg。

(2)控制心率：心动过速时心脏收缩射血过频对主动脉产生冲击力是主动脉瘤或主动脉夹层破裂的另一主要原因，因此患者入院后应予心电监护，心率快者使用药物治疗，使心率在60～80/min，减少每分钟心脏射血对病变主动脉壁的冲击次数。

(3)严格限制活动量：为防止血压突然升高，患者应卧床休息，急性胸主动脉夹层患者应绝对卧床休息。入院后予持续吸氧，避免缺氧。检查尽量在床边进行，心脏超声明确诊断者不必再行CT或MRI检查，以免增加患者活动或延误手术时机，必要的专门检查需有专业医护人员随床护送。保持大便通畅，多进食新鲜的蔬菜和水果，必要时给予缓泻药如酚酞等。

(4)实施个体化健康教育，使患者最大程度地配合治疗：患者良好的配合在胸主动脉瘤或夹层的治疗中非常重要。因此应加强健康教育，使患者了解疾病发展及转归，认识到维持稳定的血压对其疾病的重要性，要保持稳定的情绪，配合治疗；向患者宣教疼痛评估的重要性，鼓励患者说出自己的感受，以便医护人员能够准确、及时地判断病情，忍受疼痛只会加重病情、延误疾病的治疗；对患者进行饮食宣教，督促进食高蛋白、富含维生素及纤维素的食物，食物以清淡为主，为保持大便通畅，可适当进食香蕉、蜂蜜和麻油等。

(5)严密观察生命体征，正确进行病情判断：患者入院后入ICU持续监护或在病房加强巡视，观察血压、心率、脉搏、呼吸、疼痛、神志、尿量及四肢末梢循环情况等，出现异常及时处理。低血压和休克常提示严重并发症的出现，如心脏压塞、严重主动脉瓣关闭不全、冠状动脉梗阻或夹层破裂。右上肢动脉搏动消失一般提示A型夹层涉及无名动脉；左上肢动脉搏动消失则提示B型夹层病变严重；下肢动脉搏动消失常提示胸、腹主动脉或髂总动脉有梗阻发生。疼痛的程度预示着病变的发展，护士应密切观察患者疼痛的性质、部位、程度，耐心听取患者主诉。

(6)确保血管活性药物药效：所有药物由微量注射泵控制由中心静脉通道输入，保证药物正确、匀速、持续输入；药物反应具有明显的个体差异性，使用时宜从小剂量开始，计算并记录每千克体重每分钟用药量，根据血压和心率调整剂量；用药时密切观察血压变化，防止药物使用不当引起低血压。硝普钠降压效果确切，是控制血压的首选药之一，常用配制方法是将100mg硝普钠溶入5%葡萄糖溶液250ml中，根据血压调整微量注射泵推注速度。为确保药效，使用时应现配现用，并严格避光。停药时应逐渐减量，以免出现病状血压“反跳”。

(三)焦虑或恐惧

1. 相关因素　①急性发病；②临床症状重；③极度不适；④接受多而紧急的监护治疗措施；⑤了解疾病的相关知识，意识到疾病的危险性。

2. 临床表现　①生理方面：心率加快、血压增高、呼吸加快、面色潮红或苍白、失眠等；②情绪方面：患者主诉不安、无助、紧张、无法控制自我情绪，由此影响饮食、睡眠。

3. 护理措施

(1)严密监护，加强与患者的交流沟通，

倾听患者的心理感受，了解产生焦虑或恐惧的原因，进行针对性的心理疏导。

(2)主动介绍有益于患者治疗的医疗信息，帮助其建立治疗的信心。介绍相关配合知识，让患者积极参与到治疗活动中。

(3)遵医嘱及时进行监护治疗，控制血压和心率，缓解疼痛，以减轻患者的不适症状，提高舒适度，增强治愈信心。

(4)增加巡视次数，采取有效的安全措施。

(四)潜在并发症——肺部并发症

1. 相关因素 患者手术创伤大，术后肺功能呈不同程度的下降，术后伤口疼痛可限制呼吸运动，加重对肺功能的损害。

2. 临床表现 主要表现为呼吸功能不全、肺不张、肺炎等。

3. 护理措施

(1)氧气吸入。术后早期呼吸机辅助呼吸，模式为同步间歇指令呼吸(SIMV)+呼气末正压(PEEP)，参数设置：吸入氧浓度40%～60%，潮气量10ml/kg体重，呼吸频率14～16/min，PEEP 4～5cmH_2O。呼吸机使用期间监测血氧饱和度和动脉血气分析，根据结果调整呼吸机参数。

(2)呼吸机辅助期间加强呼吸道管理，适度湿化，在无菌技术下吸除呼吸道分泌物，保持呼吸道通畅。

(3)拔除气管插管后，定期变换体位、雾化吸入，协助进行有效的咳嗽排痰，指导患者进行深呼吸。

(4)术后进行疼痛评估，根据疼痛程度进行治疗，临床多用静脉PCA或肌内注射止痛药控制疼痛，以克服因为疼痛而拒绝或害怕咳嗽，帮助患者顺利排痰。

(5)每天拍摄床旁胸片，以了解有无肺不张、肺充血、肺部感染及胸腔积液等，及时处理。

(6)遵医嘱使用抗生素预防肺部感染。

(五)潜在并发症——神经系统功能损害

1. 相关因素 ①低温；②体外循环或深低温停循环；③术中脑组织灌注不足；④缺氧；⑤重度酸中毒；⑥低血糖；⑦低血钙；⑧低血镁；⑨脑气栓；⑩脑出血等。

2. 临床表现 表现为暂时或永久性的神经系统损害。

3. 护理措施

(1)术后观察患者双侧瞳孔大小和对光反应，麻醉清醒后观察四肢活动情况，及早发现神经系统并发症。

(2)术后出现短暂精神失常时，进行镇静、脑营养治疗和心理护理，并加强安全防护，避免意外损伤。

(3)术后发生昏迷，给予脱水、使用激素类药物和改善脑微循环等治疗，同时执行昏迷患者常规护理。

(六)潜在并发症——心律失常

1. 相关因素 术前心肌缺血、手术深低温条件使术后易发生心律失常。

2. 临床表现 室上性心律失常多见。

3. 护理措施

(1)术后入ICU后持续心电监护，观察心率、心律变化，及时发现，给予药物治疗或其他紧急处理，恢复窦性心律。

(2)采取措施避免心律失常的常见诱发因素，如缺氧、心肌缺血、低血钾和酸中毒等的发生。术后定时做血气分析和电解质检测，根据所测值调整吸氧浓度，补充钾、镁制剂，维持酸碱平衡。

(3)保证除颤仪、紧急开胸手术器械等处于完好状态，护士掌握急救设备的使用，熟练配合抢救。

(七)潜在并发症——术后出血

1. 相关因素 术后早期原因是吻合口强度不够和术后血压控制不良，晚期也可因为感染造成吻合口破裂出血。

2. 临床表现 胸管引流量增多，颜色鲜红，短时间内出血量大时胸管管壁感觉微温。患者心率增快，血压下降，中心静脉压下降，输血或补液后有改善，出血量大时，快速输血补液难以维持正常血压。患者脸色苍白，末梢湿冷，尿量减少。实验室检查血细胞比容和红细胞、血小板计数降低。

3. 护理措施

(1)控制血压于正常范围内，以防吻合口破裂出血。术后持续监测有创动脉压，根据血压调整血管活性药物的使用剂量，使动脉收缩压稳定于 100～120mmHg。血压过高时使用硝酸甘油、硝普钠等扩血管药物，为确保药物疗效的正常发挥，应由微量注射泵控制滴速经专用深静脉通道输入。

(2)人工血管移植术后渗血多，注意观察中心静脉压值和胸管引流量。综合判断血压和中心静脉压，考虑是否存在血容量不足，并留置中心静脉置管供快速输血之需。

(3)术后保持心包、纵隔引流管通畅，同时观察引流液的量、性状和颜色，引流液量超过 2ml/(kg·h)及时通知医生，遵医嘱使用止血药物，并做好再次开胸止血准备。

(八)潜在并发症——肾功能损害

1. 相关因素　术中停循环导致的组织缺血和体外循环产生的再灌注损伤可导致肾功能损害，术后降压治疗也可造成低血压，使肾脏灌注不良。

2. 临床表现　早期表现为少尿或无尿，尿比重降低、水中毒、高钾血症、代谢性酸中毒及氮质血症。

3. 护理措施

(1)观察每小时尿量、尿色和尿比重，测定尿比重、血钾、非蛋白氮、血 pH 氮，化验血生化，观察肌酐、尿素氮，判断有无肾功能不全。术后应根据血压补充容量，根据血细胞比容补给晶体液、血浆或全血，以防低血压。

(2)应用血管活性药预防低血压，维持血压在正常范围。

(3)每小时记录出入量，补液或利尿维持平衡。

(4)使用小剂量多巴胺微量注射泵持续输入，扩张肾血管。

(5)一旦出现肾功能不全症状，及时进行利尿治疗，或进行透析治疗。

(九)外科感染

1. 相关因素　手术术野暴露时间长；手术创伤大；有人工移植物的植入。

2. 临床表现　大多数患者在术后外科热发生后仍有持续高热或重新发热，切口局部有红肿、压痛、疼痛，并有不同程度的脓性分泌物，切口不愈合或部分裂开。血常规检查白细胞计数增多，伤口分泌物细菌学培养结果阳性。感染一旦发生，将难以控制。

3. 护理措施

(1)术后严格执行无菌操作规程，定时使用抗生素，并适当延长使用时间。

(2)病情许可时尽早拔除各类置管，防止伤口感染。

(3)给予高蛋白和维生素丰富的饮食，以增加血管愈合的能力，促进吻合口愈合。

七、康复与健康教育

(一)发病早期健康教育

患者良好的配合在主动脉瘤及主动脉夹层确诊后非常重要，因此在患者入院后应为患者实施个体化健康教育，使患者最大限度地配合治疗。

1. 向患者宣教疾病的相关知识，使其了解疾病发生原因、临床表现、主要治疗监护措施及其目的效果。大部分患者特别是急性主动脉夹层患者起病突然，表现出的剧烈胸腹撕裂样疼痛使患者甚为恐惧、焦虑，加上对医院环境、仪器较为陌生及嘱咐其绝对卧床，使其更加忧虑，这对疾病治疗极为不利，可促使夹层延伸。因此，医护人员应及时关心安慰患者，解释病情，以消除恐惧、焦虑心情，积极配合医护治疗。

2. 告知维持血压的稳定在控制疾病进展、疾病治疗中的重要性，要保持稳定的情绪，配合治疗。向患者做入院介绍，使患者了解主管医生和责任护士，熟悉病区环境和设施，使其有安全感。要求患者绝对卧床休息，在床上只能进行轻微缓慢的活动，活动时避免用力，尽量在医护人员的协助下进行。排便时不能用力，排便前先行使用开塞露等缓泻药。及时根据医嘱使用血管扩张药，监测药物使用后的血压变化，向患者解释正在使用的血管扩张药的作用、不良反应，特别是可能引起的不适，使患者配合治疗并主动汇报不适症状。在血管扩张药使用期间要监测血压，常进行桡动脉置管监测有创血压，或绑袖带监测无创血压，动脉置管侧肢体的约束带固定和袖带的定时充放气都可能影响到休息，需要配合并正确应对。良好的休息对于血压的控制非常重要，医护人员应为患者创造良好的休养环境，必要时使用镇静安眠药。

3. 向患者宣教疼痛管理在疾病治疗中的重要性，忍受疼痛只会加重病情、延误疾病的治疗。讲解疼痛评估的重要性和评估方法，鼓励患者主动汇报疼痛程度、部位和性质，以便医护人员能够准确、及时地判断病情变化。当疼痛缓解，提示病情得以控制，如疼痛反复出现，应警惕瘤体进一步扩大或夹层血肿扩展。告知疼痛治疗的安全性和可能引起的不良反应，主动汇报疼痛治疗效果和不适。

4. 进行饮食护理，安排患者进食高蛋白、富含维生素及纤维素的食物，食物以清淡为主。为保持大便通畅，适当进食香蕉、蜂蜜和麻油等。

5. 主动汇报任何出现的不适症状，不适症状包括疼痛加剧，范围扩大，一侧肢体麻木，胸闷气急等，以便医护人员判断病情发展并进行针对性处理。

6. 准备手术阶段为患者介绍术后配合要点，主要内容包括手术过程、术后康复大致过程、呼吸机使用配合要点、术后留置管道及配合要点、深呼吸咳嗽等胸部体疗方法等。

（二）术后健康教育

1. 呼吸机辅助期间　主动脉术后患者呼吸机使用以辅助心肺功能，患者麻醉清醒后的主要健康教育内容为呼吸机使用期间的呼吸道管理和舒适度护理，重点在于呼吸道分泌物的清除和疼痛管理。

（1）呼吸机机械通气期间主要通过吸痰清除呼吸道分泌物，出现以下情况时应及时吸痰：患者呛咳有痰，听诊肺部有痰鸣音，呼吸机气道压力升高，血氧分压、血氧饱和度下降等。吸痰时严格按照程序进行，吸痰过程中患者会有明显呛咳，或感觉恶心、胸闷，要求患者在吸痰后做深而慢的呼吸，休息片刻后会立即缓解。吸痰时护士应严密观察患者生命体征的变化，特别是血氧饱和度的变化，一旦出现血氧饱和度下降，甚至低于90%，面色青紫、心率加快等缺氧症状，应暂停吸痰，及时恢复呼吸机辅助。为使痰液易于排出，吸入气体经过呼吸机湿化罐或人工鼻温化、湿化，经湿化后的气体温度可达32～34℃，相对湿度95%～100%。

（2）主动脉手术创伤大、手术切口长，术后疼痛程度大。患者麻醉清醒后护士应主动评估患者疼痛，患者可用非语言交流方式告知有无疼痛（将手握成拳头状表示疼痛存在）、疼痛程度（用手指表示0～10之间的任一数字）。术后采用自控镇痛泵可以取得良好的镇痛效果，通过电子仪控制的PCA注药泵，将药物按规定浓度和速度匀速注入体内，或当患者意识到疼痛发生或加剧时，按压控制按钮，将事先设定的止痛药注入体内，由患者自己管理。

2. 自主呼吸期间　患者病情稳定，符合拔管指征后拔除气管插管，此时患者自主呼吸，予鼻导管给氧，此阶段的健康教育为有效进行胸部体疗，主要有咳嗽咳痰和深呼吸运动。

（1）咳嗽是一种清除肺部痰液的反射性防卫动作，掌握正确的咳嗽排痰方法对防治呼吸道并发症十分重要。具体方法如下。①协助患者取半坐卧位，嘱患者深吸一口气，在呼气约2/3时咳嗽，反复进行多次。②“自理法”的排痰方式：协助患者取坐位，先进行腹式用力呼吸数次，双手置放在上腹部感觉腹肌用力状况，然后执行“咳嗽三步法”，一深吸气、二憋住气、三声门紧闭，使膈肌抬高，增加胸腔内压力，最后突然放开声门，收缩腹肌使气体快速冲出将痰液咳出。为避免咳嗽引起伤口疼痛，增加患者对咳嗽的恐惧心理，护士应为患者使用胸带，或帮助按压伤口，然后协助排痰。如果对有效的自主咳痰不满意，可通过按压胸骨上窝处的气管，刺激患者诱发反射咳痰。为使痰液易于咳出，护士定时为患者叩击胸背部，叩背的原理是通过震动使细小支气管的分泌物松动脱落而流入中、大支气管后排出，对于肺不张和有分泌物的疾病效果较好。操作方法为：护士将五指并拢，手掌屈曲成杯状，利用腕关节力量，由下至上，由外向内，力量均匀，有节律地拍胸背部，使痰液在气管内松动易于排出，每次叩击3～5min，次数视患者情况而定。雾化吸入是常用的湿化方法之一。临床上使用地塞米松 5mg、庆大霉素 8 万 U、糜蛋白酶 1000U 行雾化吸入，每日 4 次。行雾化吸入时嘱咐患者进行间隙性深吸气，以增加雾化吸入疗效。

(2)教育患者进行深呼吸运动，深而慢的呼吸可充分扩张双肺，从而达到预防肺部并发症的目的。术后患者因胸部有切口，胸式呼吸受限，腹式呼吸成为主要呼吸方式，深呼吸方法为：让患者放松肩、背部，用力抬起和收缩腹部，用口深呼吸，深吸气。深呼吸每班不少于 3 次，每次 10～15 次。

(三)出院健康教育

1. 出院后注意休息，避免过度劳累。

2. 注意生活规律，养成良好的睡眠习惯，睡前进行放松训练，防止睡眠紊乱，每天至少睡眠 8h。

3. 严格遵照医嘱规律服药，注意服药途径、剂量和时间，控制心率、血压。注意观察药物疗效和不良反应，出现异常反应时及时就诊。

4. 养成良好的饮食习惯，定时定量，低盐低脂，加强营养摄入，戒烟戒酒。

5. 疾病恢复期学会自我调节，调整情绪保持良好的心态，保持心情愉快，适当参加社交活动。

6. 阅读有关的保健杂志、书籍，增加自我保健知识，适当活动，身体状况允许时，遵医嘱逐步增大活动量。

7. 自我监测血压，定期门诊复查。

（张伟英）

第四节　先天性心脏病

一、概　　述

先天性心脏病是由于胚胎时期心脏血管发育异常而产生的一类心血管畸形，为小儿外科常见病。我国每年出生的婴儿中先天性心脏病多达 15 万～20 余万人，发病率占出生婴儿的 0.4%～1%。先天性心脏病可分非发绀型和发绀型两大类。非发绀型主要病理生理改变是“左向右”分流或无分流，常见的有动脉导管未闭(PDA)、房间隔缺损(ASD)、室间隔缺损(VSD)、肺动脉瓣狭窄(PS)等，后者为“右向左”或“双向”分流，常见的有法洛四联症(TOF)等。

二、应用解剖特点

心脏是肌性纤维性的中空器官(图 13-4-1)，被心间隔分为左、右两半，分隔心内动脉血和静脉血，左半心容纳动脉血，右半心容纳静脉血，左、右心脏之间互不相通。

左、右心房之间为房间隔，左、右心室之间为室间隔，右心房与左心室之间为房室隔。左、右半心各被左、右房室口分成左、右心房和左、右心室 4 个腔(图 13-4-2)。

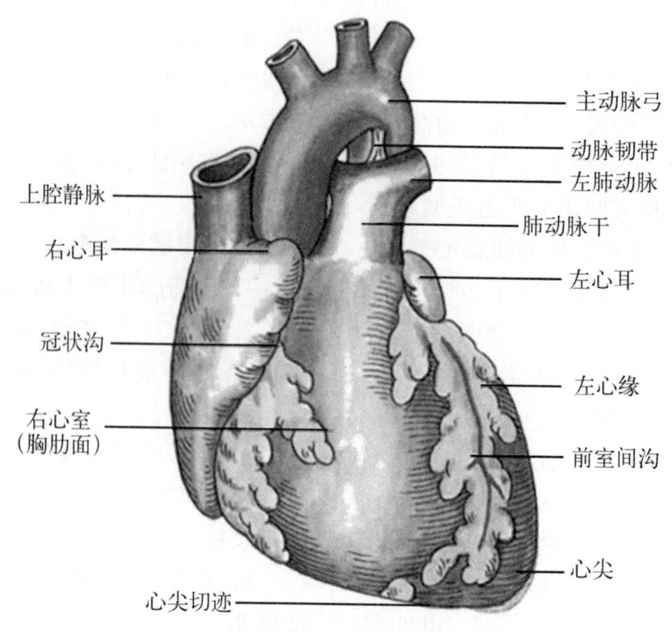

图 13-4-1 心脏正面观

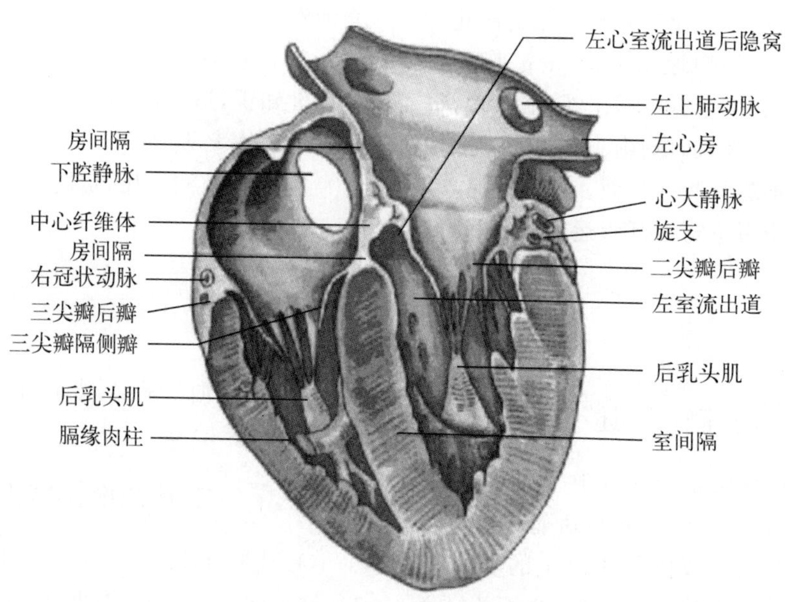

图 13-4-2 心间隔及心脏 4 个腔

房间隔又名房中隔,位于左、右心房之间向左前方倾斜,由两层心内膜中间夹心房肌纤维和结缔组织构成,其厚度 1～4mm,房间隔右侧面中下部有一卵圆形凹陷,名卵圆窝,为胚胎时期卵圆孔闭合后的遗迹,是房间隔最薄弱处(仅 1mm 厚),尤其是窝的中央处最薄,是房间隔缺损的好发部位,也是从右心房进入左心房导管穿刺的理想部位。

室间隔又名室中隔，位于左、右心室之间，呈 45°倾斜，室间隔呈三角形，其基底位于上方，顶相当于心尖部，前、后缘相当于前、后室间沟，室中隔可分为肌部(含后部、小梁化部、漏斗部和三尖瓣隔侧瓣附着缘)和膜部两部分(图 13-4-3)。膜性室间隔室间部范围甚小，室间隔缺损多发生于肌部。

动脉导管通常位于降主动脉起始部与肺动脉分叉处间、偏左肺动脉根部，是胎儿期正常的血液循环通道，出生后 10～15h 即发生功能性闭合，新生儿中 80％在 3 个月内闭合，若 1 年后未闭合称动脉导管未闭。在解剖上与导管毗邻关系密切的有喉返神经，左喉返神经从迷走神经分出后，紧绕导管下缘沿食管、气管沟向上行走，术中极易误伤(图 13-4-4)。

三、病因与发病机制

(一)内在因素

主要与遗传有关，包括单基因遗传缺陷、染色体畸变、先天性代谢紊乱和多基因遗传缺陷。近年来的研究已经证明，房、室间隔缺损和动脉干畸形等与第 21 号染色体长臂某些区带的过度复制或缺失有关。

(二) 外在因素

主要与宫内感染、药物和环境因素等有关。

1. 宫内感染　原始心脏于胚胎期第 2 周开始形成，约于第 4 周起有循环作用，至第 8 周房室间隔完全长成，所以在这一时期内，孕妇如发生风疹、麻疹、流行性感冒、流行性腮腺炎和柯萨奇病毒感染等，则胎儿出现心血管畸形的风险性明显增高。

2. 药物或疾病　孕妇在妊娠早期，如果应用某些药物如黄体酮、苯丙胺、抗癌药和甲苯磺丁脲等，或患有糖尿病等疾病，或有吸烟、酗酒等不良嗜好时，或有过度焦虑等不良孕期心理，则其小儿患先天性心脏病的概率明显提高。

3. 环境因素或生活习惯　孕妇在工作环境或生活环境中，如果接受过量的放射性物质或毒物，则其小儿患先天性心脏病的概率明显增高，高原缺氧环境则动脉导管未闭的发病率明显增高。

4. 婚姻因素　近亲婚姻、夫妇年龄＞30 岁，尤其女方已近绝经期，生殖细胞染色体易于畸变，引起胚胎发育畸形。

四、临床表现与诊断

(一)分类

1. 动脉导管未闭(PDA)　占先心病的 15％～20％。动脉导管可分为细长状、粗短状，也可呈弯曲状，长短多在 0.6～2.0cm，径约 1cm，细者可仅 0.2cm，若出生 1 年后未闭合称 PDA。按其形态可分为管型、漏斗型、窗型和动脉瘤型 4 型(图 13-4-5)。

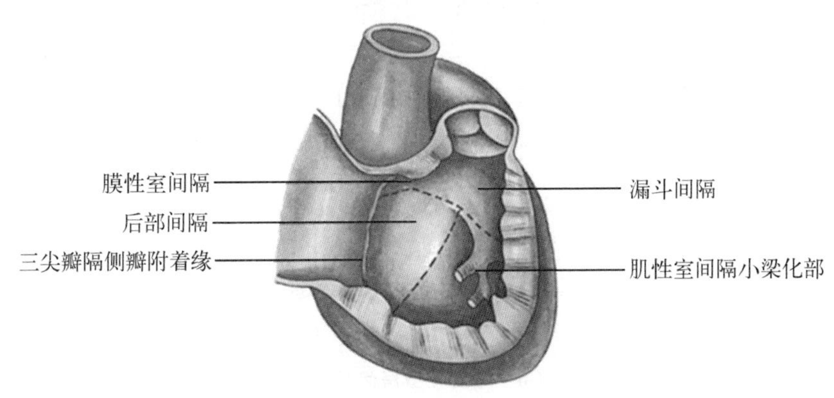

图 13-4-3　室间隔的分部

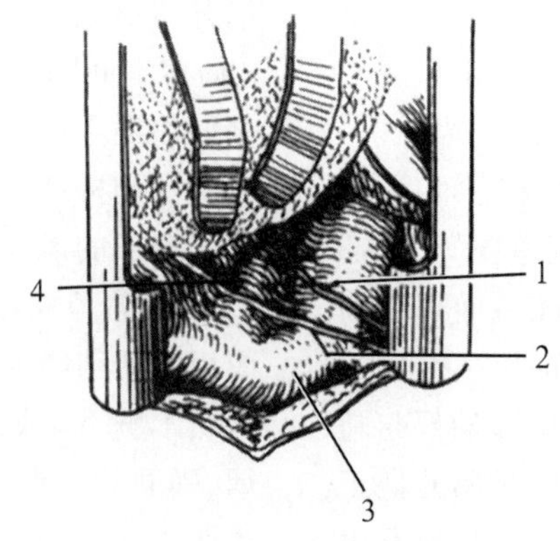

图 13-4-4 动脉导管局部解剖

1. 膈神经;2. 迷走神经;3. 降主动脉;4. 动脉导管

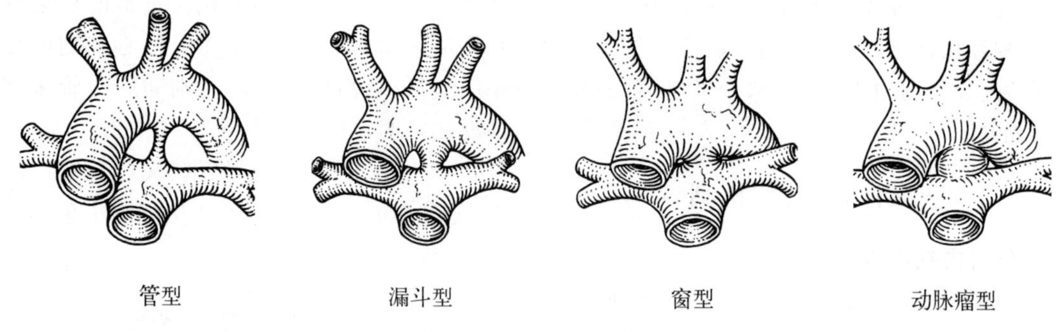

图 13-4-5 PDA 的分型

2. 房间隔缺损(ASD) 根据胚胎发育解剖特点,可分为原发孔型(Ⅰ型)和继发孔型(Ⅱ型)两大类。前者占先心病的 0.2%～0.6%,后者占 10%～20%。根据缺损的部位,继发孔型临床上常分为 4 型(图 13-4-6):①中央型,最常见,约占 75%;②下腔型,约占 12%;③上腔型,较少见;④混合型,较少见。上腔型和混合型<10%。

3. 室间隔缺损(VSD) 占先心病 15%～25%。缺损的大小可为 0.2～3.5cm,一般多在 1.0cm 左右。根据胚胎发育和缺损发生部位,临床上通常将 VSD 分为膜部(单纯膜部型、膜周型和隔瓣后型)、漏斗部(干下型和嵴内型)及肌部缺损 3 大类型(图 13-4-7)。

4. 肺动脉瓣狭窄(PS) 指肺动脉的瓣环正常,瓣叶发育不良、交界融合,造成瓣口狭窄(图 13-4-8),也是临床上较常见的先心病。PS 可单独存在,但常为复杂心血管畸形(如法洛四联症)中的一个组成部分。

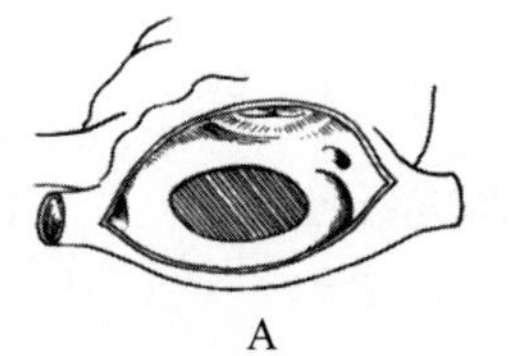

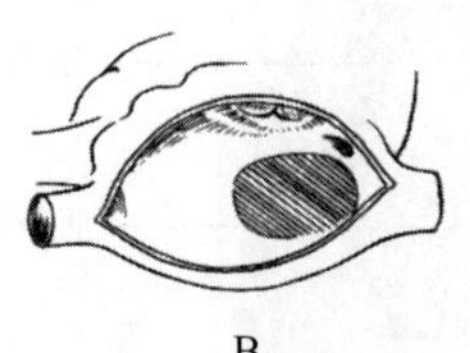

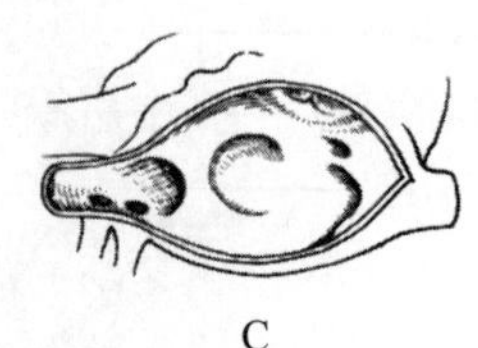

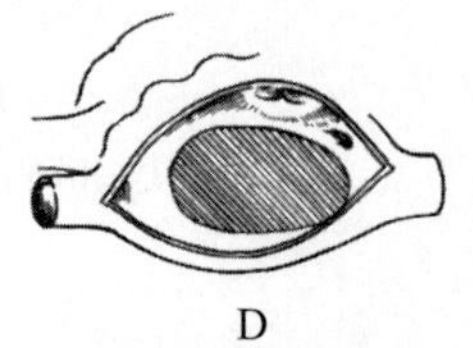

图 13-4-6 继发孔型房间隔缺损分型

A. 中央型;B. 下腔型;C. 上腔型;D. 混合型

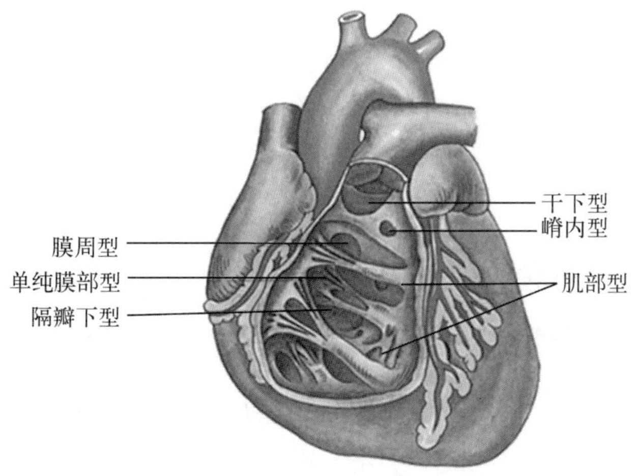

图 13-4-7　室间隔缺损分型

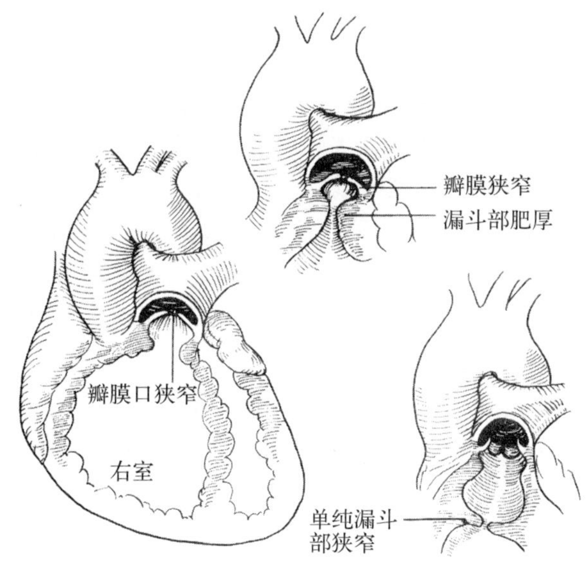

图 13-4-8　肺动脉瓣狭窄分型

5. *法洛四联症*（TOF，F_4）　为最常见的发绀性先心病，占发绀性先心病的40%～90%。主要病变包括 VSD、主动脉骑跨、肺动脉口（包括瓣口、主干和右室流出道的单处或多处）狭窄及右心室肥厚（图 13-4-9）。

（二）症状

1. PDA　小 PDA 可无症状，较大 PDA（直径>1.0cm）可有活动后心悸、气急、易疲劳、易患感冒等。并发心内膜炎或动脉导管内膜炎时，可有发热、出汗和心力衰竭的表现。当出现 Eisenmenger 综合征（即血流右向左分流）时，可有差异性发绀（下肢较上肢明显、左上肢较右上肢明显）。

2. ASD　症状主要取决于缺损的大小和分流量的多少。少数缺损大者，在婴幼儿期就产生症状，多数到青春期后才逐渐产生症状，但大多在婴幼儿和儿童期有易患感冒或呼吸道感染史。主要有劳力性心悸、胸闷气急，严重者可有心力衰竭症状。

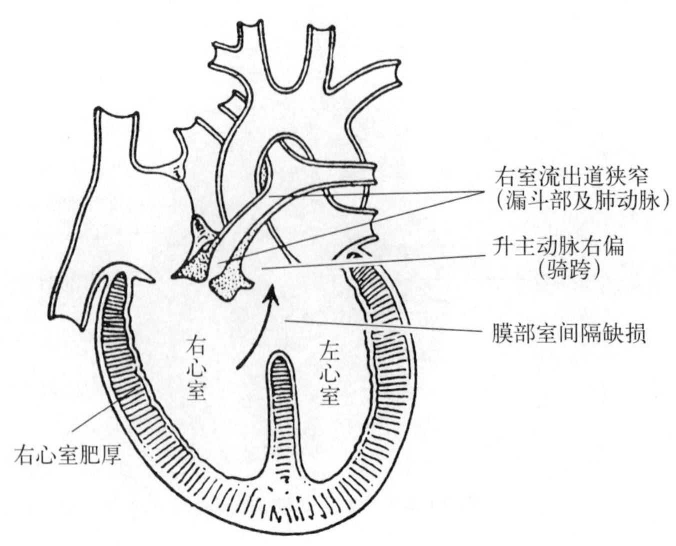

图 13-4-9　法洛四联症

3. VSD　症状主要取决于缺损的大小和分流量的多少。小 VSD 可无特殊，较大 VSD 主要有劳力性心悸、胸闷气急，在婴幼儿和儿童期易患感冒或呼吸道感染，严重者可有心力衰竭、发绀现象。

4. PS　轻度症状可不明显，中度以上可有劳累后心悸、胸闷气急、乏力等，重度者可有晕厥、右侧心力衰竭表现。

5. TOF　典型和常见的症状是发绀、劳累后气急和活动后蹲踞。

（三）体征

1. PDA　典型者在胸骨左缘第 2 肋间有连续性机器隆隆样杂音，伴肺动脉瓣第 2 音亢进；伴有肺动脉高压时，只有收缩期杂音，有时心尖部可闻柔和的舒张期杂音。脉压差增大，周围血管征阳性。大 PDA 者可有消瘦、发育不良等表现。

2. ASD　典型者在胸骨左缘第 2、3 肋间有 2～3 级收缩期杂音，伴肺动脉瓣第 2 音亢进和固定性分裂。

3. VSD　典型者在胸骨左缘第 3、4 肋间有 3 级以上的粗糙全收缩期杂音，伴心前区收缩期细震颤和肺动脉瓣第 2 音亢进、分裂。当严重肺动脉高压时，收缩期杂音可有所减弱。出现 Eisenmenger 综合征时，可有发绀、杵状指等。

4. PS　典型者在胸骨左缘第 2、3 肋间有 3 级以上的喷射性收缩期杂音，多数伴心前区收缩期细震颤和 P_2 减弱或消失。

5. TOF　大多发育欠佳，口唇发绀，严重者面部及指(趾)端发绀，在胸骨左缘第2～4 肋间有粗糙收缩期杂音，其杂音位置取决于 VSD 和肺动脉口狭窄的位置，伴心前区收缩期细震颤和 P_2 减弱或消失。有明显杵状指(趾)。

（四）辅助检查

1. 胸部 X 线检查　PDA 胸片示左心房、左心室增大。肺充血、肺动脉圆锥突出(图 13-4-10A)；ASDX 线胸片示右心房和(或)右心室增大。双肺充血、肺动脉段突出，肺门增大、主动脉结正常或缩小(图 13-4-10B)；VSD X 线胸片示左、右心室增大，心影扩大。肺血多、肺动脉圆锥突出(图 13-4-10C)。肺动脉高压时，肺门血管高度扩张；PS X 线胸片示右心室增大，心影呈葫芦状(图 13-4-10D)，肺动脉段突出，肺血少；典型 TOF X 线胸片示心影呈“木靴”形(图 13-4-11),右心室增大,有时右心房亦增大,肺动脉段内凹、肺血少。PDA、ASD、VSD 胸透示肺门“舞蹈”征(由于肺动脉及各级分支扩张增粗,心室收缩时,肺动脉及肺门血管明显扩张而周围血管明显变细,搏动增强,称为肺门舞蹈),PS、TOF 胸透示肺动脉搏动减弱。

2. 心电图检查　PDA 伴有左、右心室肥大;ASD 电轴多右偏,可有不完全性右束支传导阻滞(图 13-4-12A)和(或)右心室肥大(图 13-4-12B)。VSD 左、右心室肥大,以左心室为主(图 13-4-12C)。FS 典型者有右心室肥厚、右束支不完全传导阻滞、心前区 T 波倒置等;TOF 主要有心电轴右偏、右心室肥大和劳损,可伴 ST 段压低与 T 波倒置。

3. 超声心动图检查　PDA 二维超声或彩色多普勒可见主动脉分叉处与降主动脉间有一异常通道或血流,左、右心室扩大(图 13-4-13A);ASD 可见房间隔连续中断,右心房、室扩大(图 13-4-13B);VSD 可见室间隔连续中断,左、右心室扩大(图 13-4-13C),彩色多普勒可见穿隔血流;PS 的 M 型超声见瓣膜回声曲线 a 波加深,B 型超声可见瓣膜增厚、瓣口狭窄(图 13-4-13D),连续多普勒测定跨瓣压差增大。右心室增大、肥厚;F_4 可见右心室增大和肥厚(图 13-4-13E)、右室流出道或肺动脉狭窄(图 13-4-13F)、主动脉骑跨和 VSD。

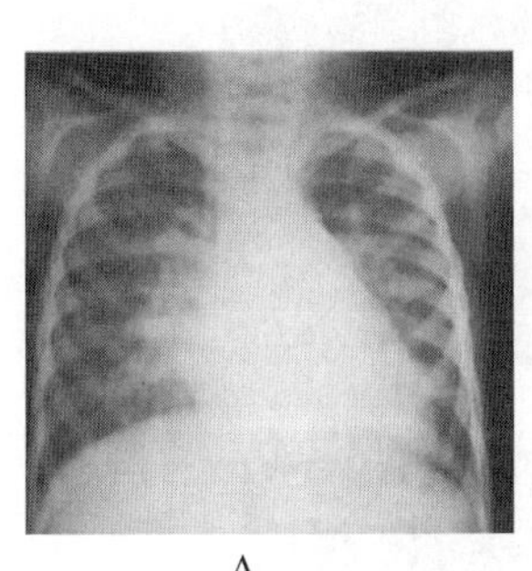
A

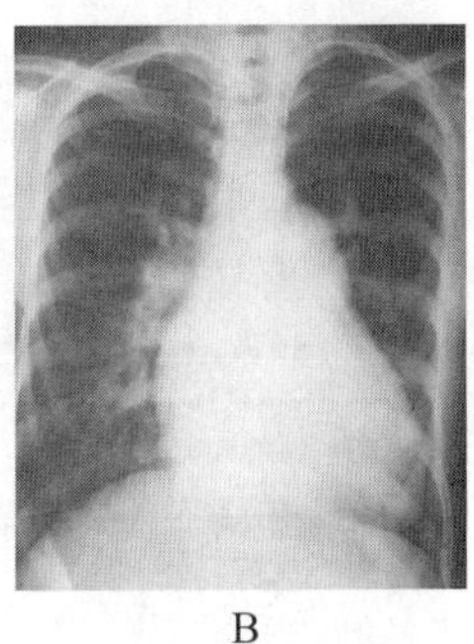
B

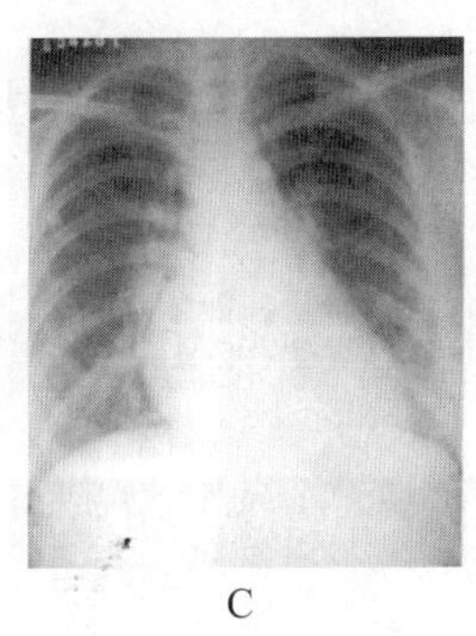
C

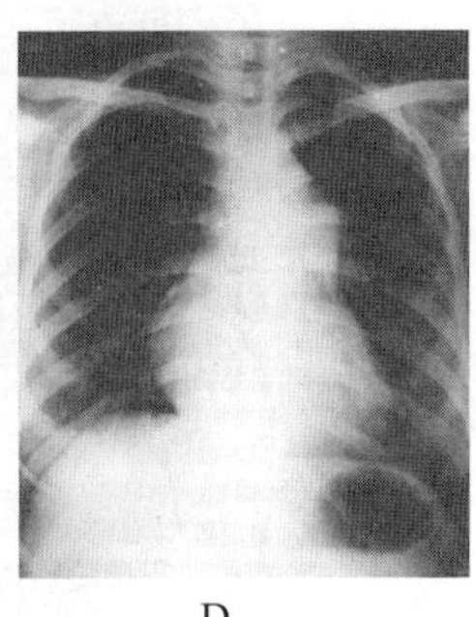
D

图 13-4-10　心脏后前位 X 线片

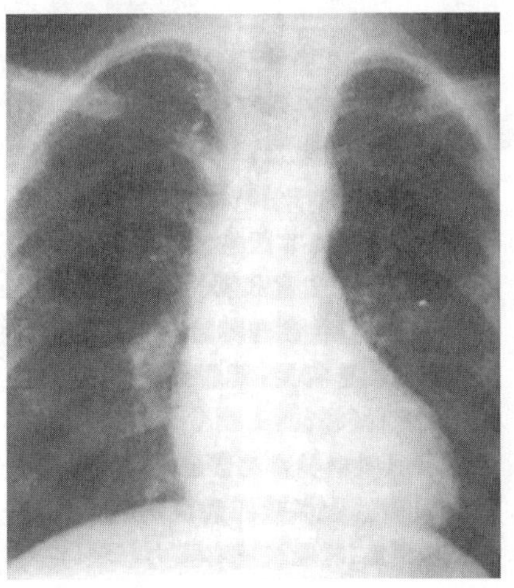

图 13-4-11　TOF 心影呈“木靴”形

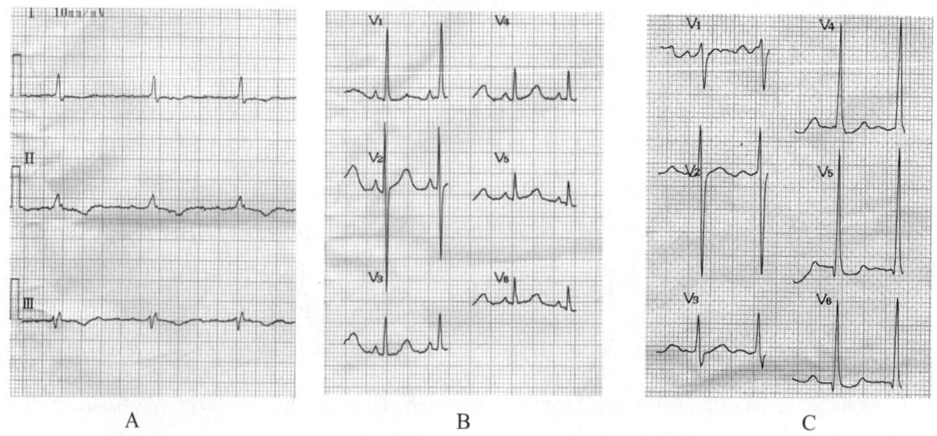

图 13-4-12　先天性心脏病心电图

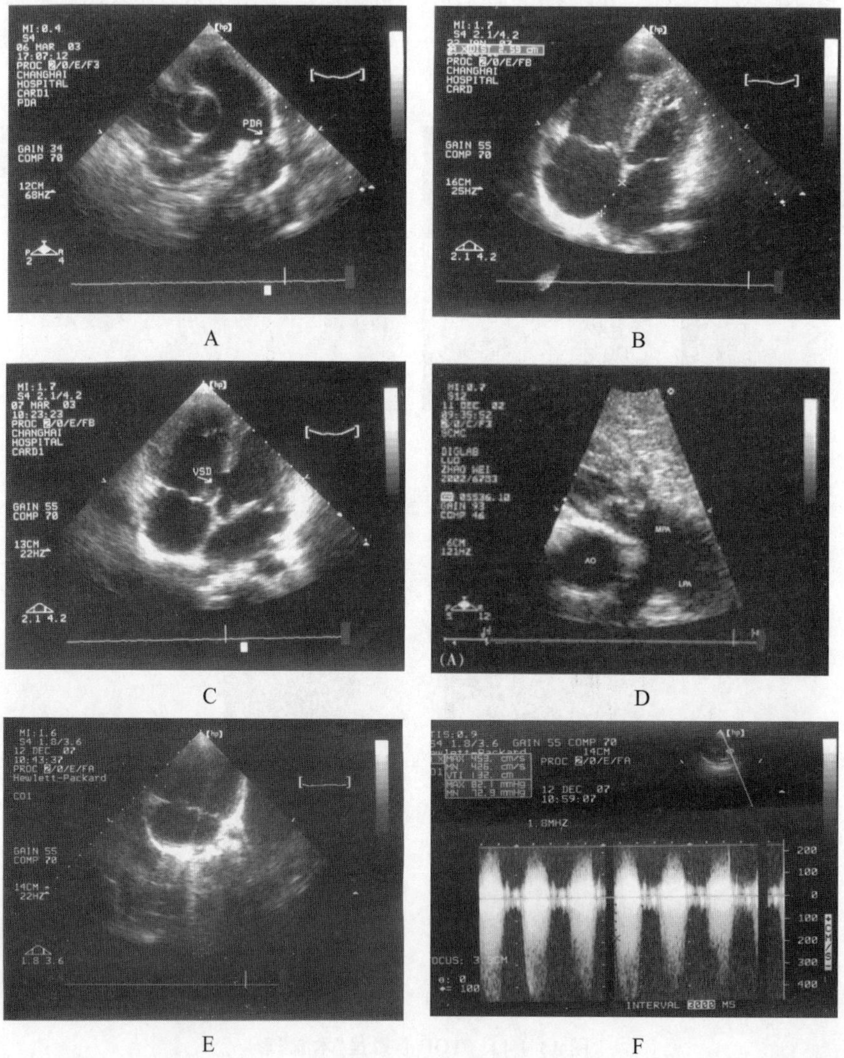

A　B

C　D

E　F

图 13-4-13　超声心动图检查

4. 心导管检查　PDA 逆行主动脉造影可同时显示降主动脉和肺动脉的阴影和异常通道。右心导管检查时，心导管可由肺动脉经异常导管进入主动脉，血氧含量分析肺动脉较右心室高出 0.5%容积；ASD 心导管可由右心房进入左心房，右心房血氧较上或下腔静脉高出 2%容量；VSD 血氧含量分析右心室较右心房高出 1.0%容积。压力测定可判定肺动脉高压的严重程度；PS 右心室压明显增高，肺动脉压明显下降，跨瓣压差增大；F_4 右心导管可由右室直接或通过 VSD 进入主动脉，右室与肺动脉间存在明显跨瓣压差，右室压力近于左室和主动脉压；血氧分析示右室氧含量高于右房，但动脉血氧低，右心室造影可见右心室与主动脉同时显影，存在 VSD、右室流出道或 PS。

5. 实验室检查　F_4 血红蛋白含量和白细胞比容明显增高。

五、治疗原则

(一)动脉导管未闭(PDA)

一般年龄在 1 岁以上者一旦明确诊断，尽早手术，理想的手术年龄为 3—7 岁(学龄前)。手术方式主要有导管介入治疗、结扎(图 13-4-14)、钳闭、切断缝合法(图 13-4-15)、体外循环下结扎或切开补片修补法(图 13-4-16)等，其中以结扎法最常用。目前，心导管介入治疗成为 PDA 的主要手段，PDA 直径≥2mm 选择蘑菇伞封堵法，直径<2mm 选择弹簧圈封堵法。随着封堵的国产化，国产蘑菇伞封堵器继承了进口蘑菇伞的优点，操作简单，技术成功率高，对静脉损伤小，封堵器不易发生脱落或移位，可封堵 16mm 的 PDA，现在国产蘑菇伞最大的直径为 20mm，超过了进口蘑菇伞的最大型号，从而进一步拓宽了 PDA 的适应证。

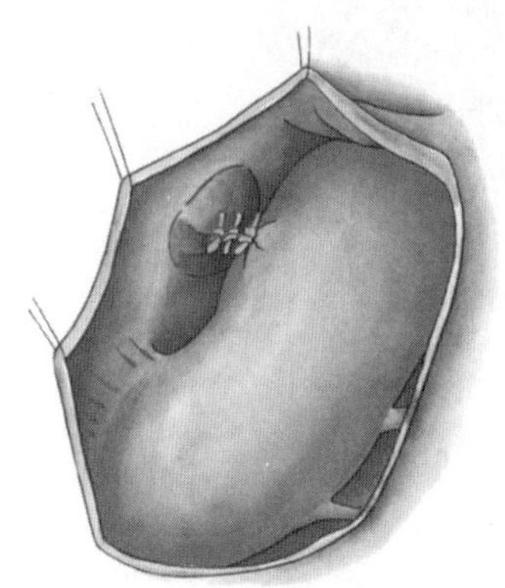

图 13-4-14　PDA 单纯结扎

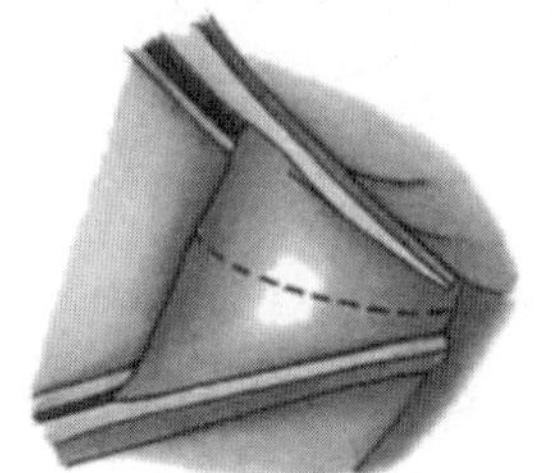

图 13-4-15　PDA 切开缝合

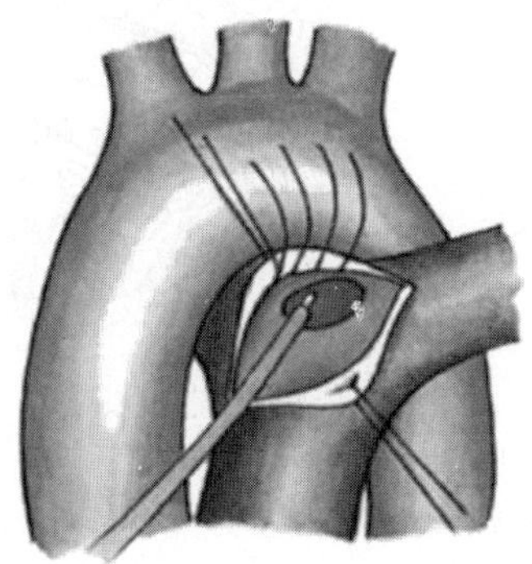

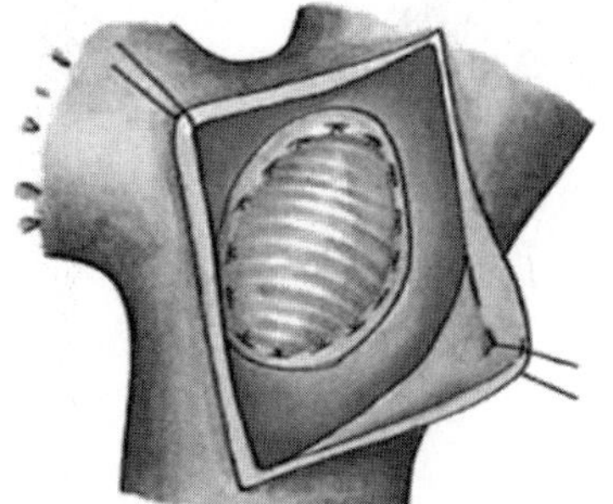

图 13-4-16　PDA 补片修补

（二）房间隔缺损（ASD）

诊断明确，即可手术治疗，年龄以4—12岁为宜。手术方式如下。①介入疗法：主要适用于中央型，无明显肺动脉高压引起的右向左分流，ASD边缘到周围结构（如二尖瓣、三尖瓣根部，上下腔静脉入口，肺静脉口及冠状静脉窦口的距离≥5mm等），缺损直径≤3.6cm者。②体外循环下直视修补（包括缝线直接缝合和补片修补法，图13-4-17）：适用于任何类型，最常用。近年来为了美容效果，对于年轻女性患者，采用右侧乳房下5～7cm的小切口进行手术。

当然不是所有ASD都是有手术机会的，当伴严重肺动脉高压，产生右向左分流，临床上出现发绀（即Eisenmenger综合征）则为手术禁忌证。因此要积极治疗肺动脉高压，所谓肺动脉高压是指海平面静息状态下，右心导管检测肺动脉平均压≥25mmHg。治疗主要有如下方法：①万他维5μg，雾化吸入，2～3/d；②西地那非，5～25mg，口服，2/d；③适当延长呼吸机使用时间，适当镇静，呼吸机使用期间按需吸痰，吸痰时间<15s。

（三）室间隔缺损（VSD）

诊断明确即有手术指征，通常以学龄前手术为宜。小VSD可单纯缝合，较大VSD用补片修补（图13-4-18）。当临床上有发绀、杵状指，心前区杂音明显变轻或消失；超声心动图检查心室水平以右向左分流为主；右心导管检查示全肺阻力≥10Wood，肺/体阻力比值≥0.75，为手术禁忌。

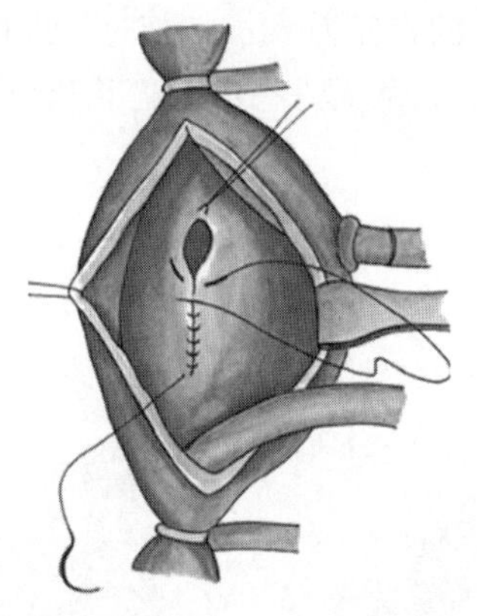

用缝线直接缝合

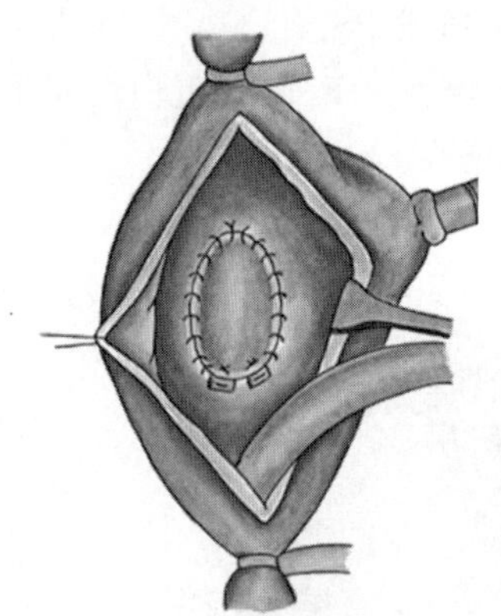

用补片修补

图13-4-17　体外循环下直视修补ASD

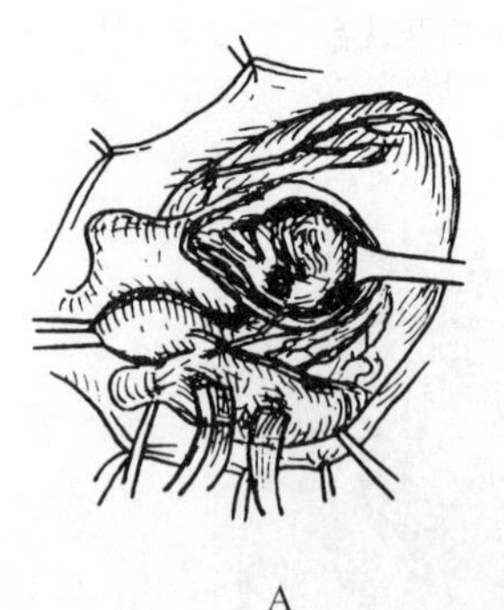

A

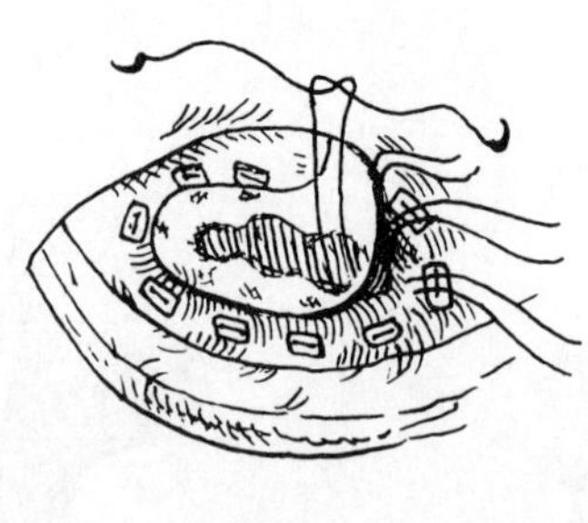

B

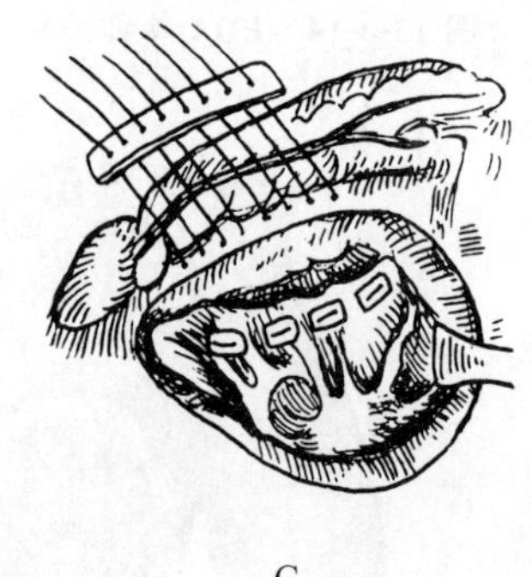

C

图13-4-18　经右室切口修补前部肌性间隔缺损

A. 纵行切开右室前壁显露室间隔缺损；B. 应用补片修补方法；C. 直接缝合修补方法

(四)肺动脉瓣狭窄(PS)

诊断明确，手术治疗。单纯 PS 可选用肺动脉瓣球囊扩张术或狭窄切开术；当需同时处理其他合并畸形时，选用肺动脉瓣狭窄切开术。

(五)法洛四联症(TOF)

诊断明确后，应手术治疗。主要手术方式有根治性手术和姑息性手术，前者即在体外循环下闭合 VSD(图 13-4-19)，解除右室流出道或肺动脉狭窄，矫正合并畸形(图 13-4-20)；后者包括锁骨下动脉与肺动脉吻合术(图 13-4-21)、升主动脉与肺动脉人工血管分流术(图 13-4-22)等，主要适用于左、右肺动脉或左心室发育较差者。若患儿肺动脉闭锁或左、右肺动脉严重发育不良；左心室严重发育不良，舒张末容积指数小于正常的 60%；合并心、肝、肾等重要脏器功能严重不全，内科治疗效果不佳，不能耐受手术者为手术禁忌证。

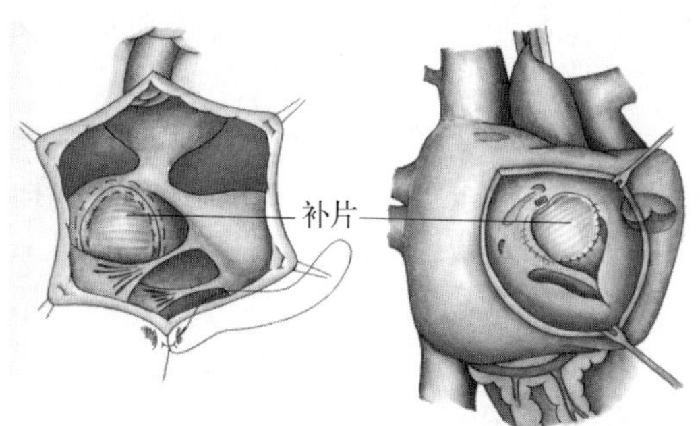

经右室切口修补　　经右房切口修补

图 13-4-19　TOF 室间隔缺损的修补

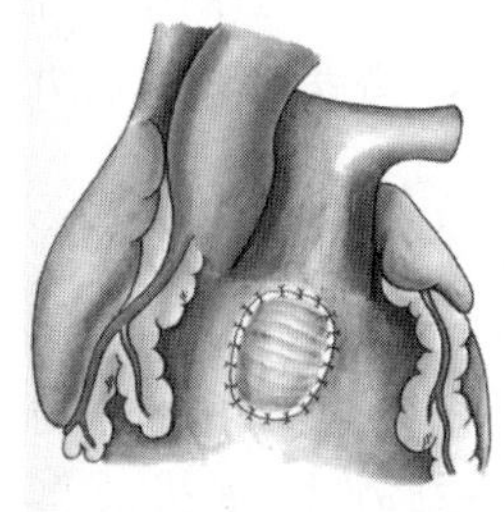

单纯右室流出道补片

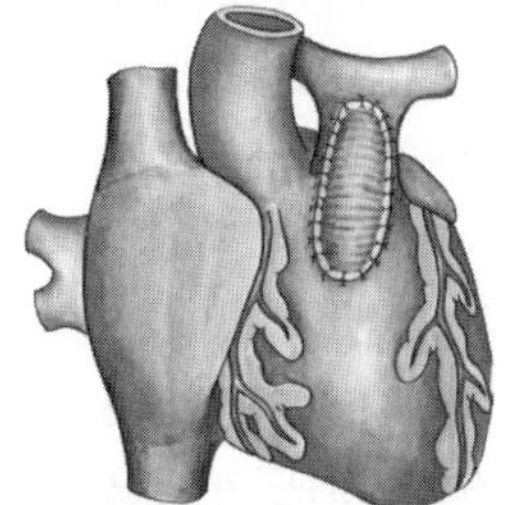

跨瓣右室流出道补片

图 13-4-20　右室流出道补片加宽方法

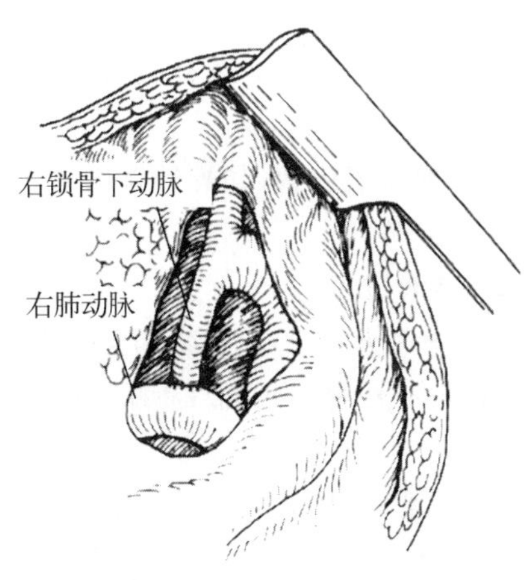

图 13-4-21　右锁骨下动脉与右肺动脉吻合术

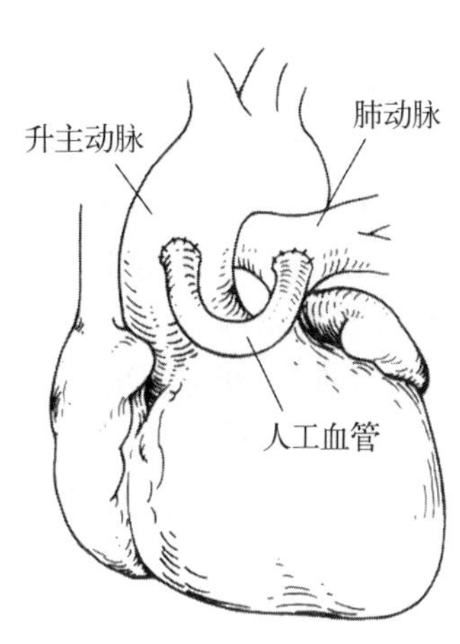

图 13-4-22　升主动脉与肺动脉人工血管分流术

六、常见护理问题

(一)心排血量减少

1. 相关因素　①心脏结构异常；②心功能不全。

2. 临床表现　①心率、脉搏增快；②血压下降；③神经系统表现：烦躁或淡漠。

3. 护理措施

(1)心电监护，密切观察心率、心律的变化。

(2)吸氧 2～3L/min，3/d，以增加心脏

储备。

(3)应用微电脑输液泵补液，监测血管活性药的速度及效果。

(4)出现缺氧症状(如神经系统表现)时，及时对症处理。

(二)体液过多

1. 相关因素　①心功能不全；②液体输入过多；③体外循环血液稀释；④肾功能降低。

2. 临床表现　①呼吸困难；②心率、脉搏增快；③血压上升或下降；④眼睑及下肢水肿；⑤入量大于出量，少尿。

3. 护理措施

(1)评估患儿静脉系统淤血的症状、程度、范围及改善情况。

(2)准确记录出入量(包括胸液)1/h，一般要求出量大于入量，若尿量少，应立即寻找原因，必要时可遵医嘱给予呋塞米。

(3)向患儿家长解释体液过多的原因、临床表现及治疗护理措施。

(4)病情较重，长期卧床患儿观察受压部位皮肤情况，防止压疮发生。

(5)每天测体重并记录，抽血查生化，每日1～2次。

(三)清理呼吸道无效

1. 相关因素　①急性疼痛；②气体交换功能障碍。

2. 临床表现　①呼吸浅快，脉搏增快；②有时可能会有端坐呼吸；③咳嗽无效或没有咳嗽，不能排出呼吸道分泌物；④呼吸音异常；⑤呼吸速率、节律、深度异常。

3. 护理措施

(1)经常听诊两肺呼吸音，给患儿翻身拍背，鼓励咳嗽，指导和鼓励患儿进行深呼吸、有效咳嗽。为防止患儿因切口疼痛而不敢咳嗽，可由护士用双手按住患儿切口部位以减轻咳嗽时震动疼痛。也可嘱患儿咳嗽时抱一软枕在胸前，以缓冲咳嗽时对胸壁带来的震动。

(2)监测呼吸频率、节律、幅度的变化每15～30分钟一次，监测二氧化碳结合力、血氧饱和度等，观察患儿有无胸闷气急、口唇发绀等缺氧症状，及时清除呼吸道异物，保持呼吸道通畅。

(3)雾化吸入，2～4/d，常用雾化吸入药物为胰凝乳淀粉酶5mg，庆大霉素8万U，地塞米松5mg以及生理盐水20ml配制的混合液。湿化时必须注意可能发生的不良反应。①急性呼吸困难：可在雾化吸入后短时间内发生胸闷，急性呼吸困难等症状，主要是由于干稠分泌物于湿化后吸收水分膨胀堵塞支气管所致。②支气管痉挛：雾滴进入支气管成为异物，可能会引起支气管痉挛，特别是使用抗生素、乙酰半胱氨酸等刺激性药物或是注射用水等溶液时易出现此类情况，必要时可合用支气管扩张药。③呼吸道继发感染：由于患儿抵抗力低或原有细菌感染，在雾化吸入、气道湿化的过程中，若不注意器械的严格消毒和无菌操作，将导致患儿感染加重或发生交叉感染。

(4)保持室内正常的温湿度，记录每天液体出入量。每4小时一次协助患儿翻身、拍背、咳痰，必要时可行鼻导管吸痰。

(四)疼痛

1. 相关因素　与手术切口有关。

2. 临床表现　①患儿自诉疼痛或者哭闹、呻吟；②身体不愿意活动或不能动。

3. 护理措施

(1)鼓励患儿描述疼痛部位、性质程度及范围，向其及家长解释疼痛产生的原因及持续时间，及时评估疼痛程度，必要时遵医嘱给予镇静止痛药物。

(2)协助患儿采取半卧位，减少外界刺激，为患儿提供安静舒适的休息、睡眠环境。

(3)鼓励家长对患儿的疼痛给予充分的关注，白天可采用分散注意力法(如讲故事等)来缓解疼痛。

(4)各项治疗、护理操作应尽量集中进

行，做到动作轻柔语言温和。

（五）自理缺陷

1. 相关因素　与伤口疼痛及留置各种管道及年幼有关。

2. 临床表现　①自我进食缺陷；②穿衣自理缺陷；③入厕自理缺陷。

3. 护理措施

(1)加强与患儿沟通，做好心理护理，促进患儿的自尊和自我决策能力。

(2)关心体贴患儿，鼓励患儿说出自理缺陷的感受，并协助患儿完成生活护理。

(3)早期活动的优点：可以增加肺的通气量减少肺部并发症，防止下肢深静脉血栓形成，减少腹胀发生，减少尿潴留发生。应积极鼓励患儿早期活动，并逐渐加大活动量，提高机体耐受力。可使用多功能活动输液架(图 13-4-23)，其优点有：①节约护理人力资源，使原来需 2～3 名护士才能协助完成的带有管道患儿下床活动工作，减少为只需 1 名护士或者家属就可完成；②增加患儿康复的信心，减轻了家属顾虑，减少了探视及陪护人员，有利于预防感染。使用注意事项：①应注意患儿下床活动前，护士要检查固定好各输液及引流管道，避免各接头脱开；②根据患儿病情决定活动量，活动前后要监测心率，防止活动过量，反而增加心脏负担，对康复不利。

(4)指导患儿做好伤侧肢体及肺的功能锻炼。

（六）潜在并发症——感染

1. 相关因素　与创伤及留置引流管有关。

2. 临床表现　①体温升高，脉搏增快；②白细胞计数升高；③伤口疼痛加重或减轻后又加重；④体格检查发现伤口有红、肿、热和压痛。

3. 护理措施

(1)密切观察体温变化，测体温 4h 一次。密切观察感染的临床表现：如发热、咳脓痰、胸痛及切口红肿热痛等，发现后及时汇报处理。

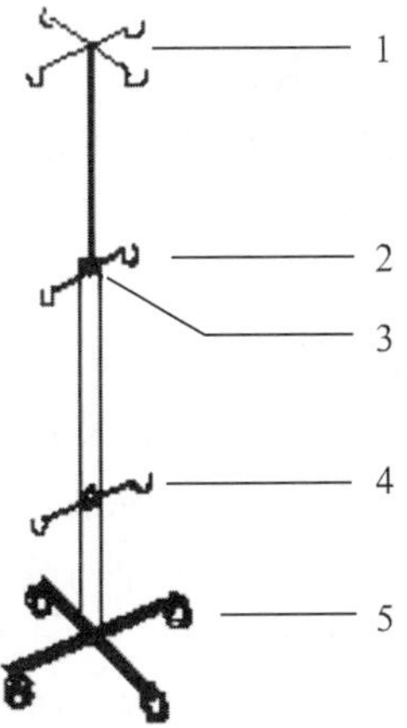

图 13-4-23　多功能活动输液架

1. 输液袋挂钩；2. 胃肠减压引流袋和(或)镇痛泵挂钩；3. 调节 1 的升降旋钮；4. 胸腔闭式引流瓶及尿袋挂钩；5. 万向滑轮

(2)严格无菌操作，遵医嘱合理、准时、足量应用抗生素，维持有效血药浓度，预防感染。

(3)指导患儿进行有效的咳嗽、咳痰，彻底排出呼吸道分泌物，防止发生坠积性肺炎。

(4)指导患儿进食高蛋白饮食，必要时静脉补充营养，提高机体修复能力和抵抗力。

(5)如有高热，可根据病情给予物理或药物降温。

(6)减少探视及陪护，预防感冒。

(7)协助患儿采取半卧位以利于呼吸和引流，注意胸腔引流瓶不能高于患儿胸部，以免液体倒流入胸腔内。

(8)搬动患儿或更换引流瓶时要双重夹闭引流管，待患儿安置妥当后再放开引流管。要防止引流管口及衔接处滑脱。

(9)严格掌握拔管指征，尽早拔管：引流 48～72h 后如无并发症，引流液会明显减少且颜色变淡。24h 引流液小于 1ml/kg 体重，X 线胸片提示肺部膨胀良好，无漏气，患儿无呼吸困难，即可考虑拔除引流管。

七、康复与健康教育

在先天性心脏病患儿的治疗过程中，家长应及时了解病情变化及康复过程，了解各种治疗的目的和意义，积极配合医护人员，以促进患儿身心整体康复。

（一）稳定情绪

稳定患儿情绪对于手术成功至关重要。因此，入院后家长应配合医护人员使患儿尽快熟悉环境，术前在ICU护士的指导下陪同患儿了解介绍ICU环境、制度和工作人员，减少护患陌生感，以利于术后配合。出现患儿不能配合治疗护理时，不要训斥和责怪，坚持正面教育，对患儿的微小进步予多肯定、表扬和鼓励。

（二）加强营养

患儿在气管插管拔管后6h可进食少量流质饮食，肠鸣音恢复后可改半流质饮食，如无恶心、呕吐情况逐渐过渡到普食。提供营养价值高易于消化的食物，如菜汤、肉末、蒸蛋、各种新鲜水果，因患儿胃纳相对小，宜少量多餐，不可一次进食过饱，以免加重心脏负担。特别是心功能不全的患儿，需控制每日的摄入量和准确记录入量；对较小患儿常会面临因饥饿而哭吵，家长的配合与合作十分关键。

（三）协助患儿早期活动及功能锻炼

早期活动利于肺复张，防止肺部并发症；增强胃肠蠕动，促进食欲，活动量应逐渐增加；左侧切口者，多练习左上肢的上举及外展运动；正中切口者，多练习扩胸运动，防止"鸡胸"。

（四）用药指导

心功能良好者一般不需强心利尿药，术前重度肺高压及心功能较差的患儿，则根据医嘱使用强心（地高辛）利尿药（氢氯噻嗪）或血管扩张药（卡托普利），家长要注意观察用药后的反应，如尿量、心率、脉搏、体温，若出现异常及时复诊，切不可自行随意调整，以免发生危险。

（五）切口护理

保持切口敷料干燥，进食时应用干毛巾保护，切口拆线后保持清洁，干燥，着全棉内衣，以免摩擦切口；伤口完全愈合以前，要注意防止进水或肥皂水，拆线后约1周，伤口愈合后方可洗浴，可冲淋浴，用温水可增进血液循环，但注意时间不要超过10min，同时观察切口有否红肿、干燥；切口痒是正常愈合现象，避免搔抓或抠挖。

（六）促进患儿身心康复

患儿父母应尽快纠正过分保护和溺爱亲子的行为，鼓励患儿多与同龄儿童接触，通过玩耍建立正常的人际关系，增强患儿自信心，消除自卑、孤独心理，促进其智力、个性及适应性不断完善。

（七）活动与休息情况

活动休息应有规律，注意保暖，防止感冒；保持居室合适的温度和湿度，定时开窗通风，出院后视病情在室内进行适当活动，活动量不宜大，户外可晒晒太阳，不宜过早去公共场所，每天安排1～2h午睡，晚上适当控制看电视时间，避免疲劳，对于学龄期儿童，一般主张术后3个月左右可上学，但不宜参加体育课及大运动量的活动，可以进行电脑、音乐、美术、文体创作等工作，发挥自身特长最重要。术后6个月复查示心脏功能恢复良好时，便可参加正常活动，及至恢复正常的生活。

（侯明君　沈美芳）

第五节　食　管　癌

一、概　　述

食管部位发生的上皮来源恶性肿瘤称为食管癌(esophageal carcinoma),分为原发性和继发性两类,前者指食管上皮来源,且肿物位于食管,后者指其他部位癌肿远处转移到或局部侵犯到食管。在我国,食管癌的发病率仅次于胃癌,在全国恶性肿瘤死亡总数中占22.34%,居消化道恶性肿瘤的第二位。食管癌的发病率男性多于女性,性别比例一般为(2~4)∶1。国外某些地区,如芬兰和伊朗,女性发病率高于男性。食管癌绝大多数是鳞状上皮癌,占 95%,从食管腺体发生的腺癌较少,占 5%,此外,还有平滑肌肉瘤、恶性黑色素瘤、纤维肉瘤、横纹肌肉瘤、淋巴肉瘤等。

二、应用解剖特点

食管系中空的肌肉管,自第 6 颈椎与环状软骨下缘相对处的咽喉部开始,至相当于第 10 胸椎处,穿过膈肌与胃相接。成年人食管长 25~30cm,确切长度随个体身高而变化(图 13-5-1)。食管基本上位于中线,但在颈部偏向左侧。在胸部随脊柱的曲度位于中线右侧,食管下段又偏向左侧并向前穿过膈裂孔。食管的这些偏移有重要的临床意义。颈段食管手术最好选择左侧入路,胸段食管从右侧,而下段及贲门部可由腹部及左胸腹途径进入。

食管全长分为 3 段:①颈段,食管前方为气管,后方为颈椎前筋膜。气管与食管的两侧沟内有左、右喉返神经。食管两旁与颈血

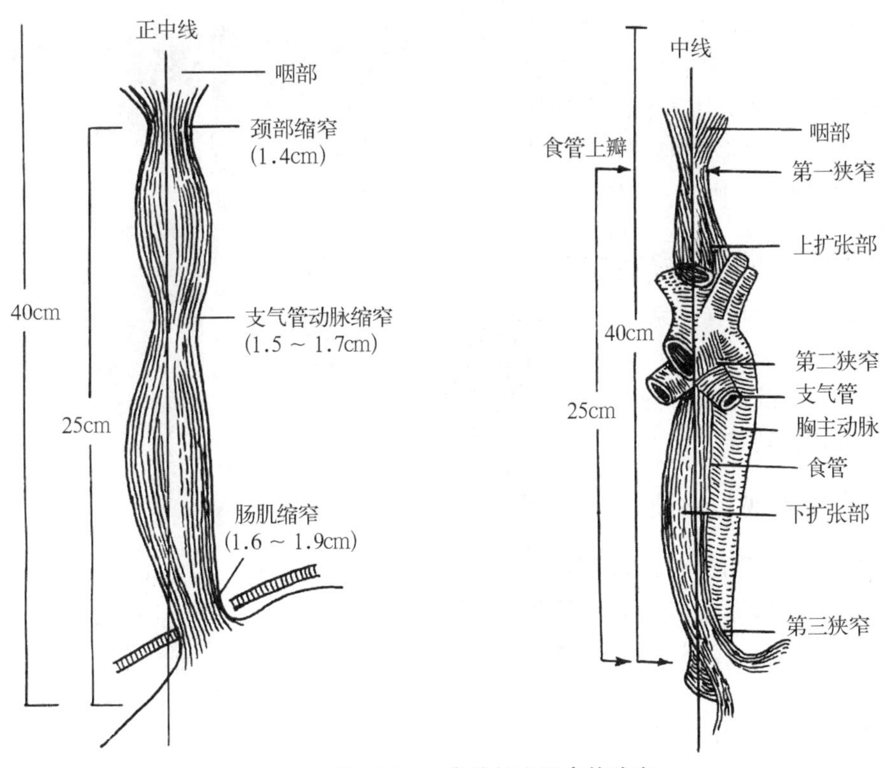

图 13-5-1　食管长度及食管狭窄

管鞘相邻，含颈动、静脉及迷走神经。②胸段，贴附于胸椎前方，在第5胸椎以上，气管分叉后。③腹段，食管穿过膈裂孔时位于主动脉前方，终止于胃贲门部。腹段食管的后部与膈肌角、脾缘相邻，形成扁平细长的盲孔，是发生膈下感染不易充分引流的部位。

食管有3个生理狭窄：第1狭窄是咽与食管相接处；第2狭窄位于主动脉和气管分叉后方，是食管内异物易存留处；第3狭窄是食管通过膈肌裂孔处。

三、病因与发病机制

关于食管癌的发病因素，近年来有许多深入的研究和调查，但尚无公认的结论。一般认为可能与饮食习惯、吸烟、饮酒、营养、食管慢性炎症、口腔卫生不佳和遗传易感性有关。食物的物理刺激如粗、硬、烫的饮食，吸烟、饮酒、吃酸菜、咀嚼烟叶、槟榔被认为可反复刺激食管，引起慢性炎症，最终发生恶变。在我国食管癌高发区，人们喜爱食用腌制的蔬菜，这些食品常被真菌污染，真菌除产生毒素外，与亚硝胺的合成有密切关系。亚硝胺是致癌物质，大量存在于饮水和食物中，也能在体内合成。根据国内外研究，水及饮食中缺乏钼、锌、钛等微量元素，可能使植物中硝酸盐聚集，为合成亚硝胺提供前生物，从而直接或间接与食管癌的发生有关系。此外，口腔、食管的长期慢性炎症，导致上皮增生，最后可能发生癌变。扩散途径可通过直接扩散、淋巴道转移和血行转移。

四、临床表现与诊断

食管癌可发生在食管任何位置，但中段最多，约占50%；下段次之，占30%；上段最少，占20%。

(一)症状与体征

食管癌早期有大口进硬食时的梗阻感、进食后食管异物感、吞咽时食管内疼痛及胸骨后闷胀不适感，这些症状时轻时重，呈进行性加重，但进展缓慢。食管癌中期是以进行性吞咽困难为特征的典型症状。有些患者梗阻较重会出现进食后呕吐。晚期食管癌多为癌肿的并发症和压迫症状，表现为压迫气管导致咳嗽、呼吸困难；癌肿侵犯气管发生食管气管漏时，有进食呛咳、发热、咳脓痰、肺炎和肺脓肿形成；侵犯喉返神经出现声音嘶哑；侵犯膈神经导致膈肌麻痹时出现呼吸困难、膈肌反常运动；癌肿远处转移时，则出现锁骨上淋巴结肿大、肝大、黄疸、腹腔肿块及腹水等。身体多处持续性疼痛，应考虑骨骼转移可能；出现恶病质，表现为极度消瘦和衰竭。

(二)诊断

1. X线检查　早期食管癌的病变仅侵犯食管黏膜或黏膜下层。早期食管癌的X线征象为：局限性食管黏膜皱襞增粗、中断，潜在的龛影，小的充盈缺损(图13-5-2)。晚期则为充盈缺损、管腔狭窄和梗阻(图13-5-3)。

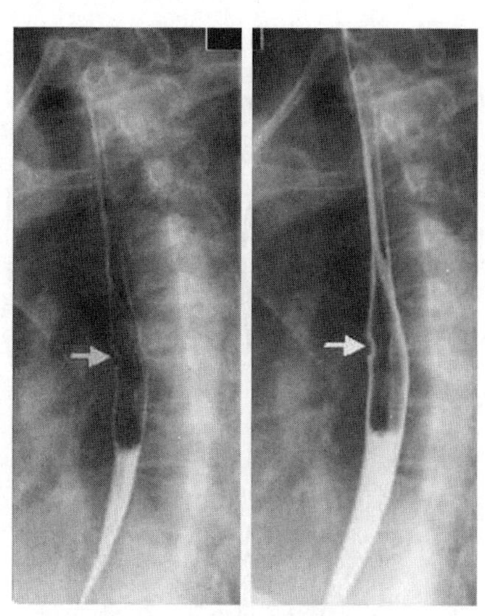

图13-5-2　早期食管癌

按食管癌形态特点可分为5型(图13-5-4)：①髓质型，约占60%，肿瘤累及食管壁的全层，向腔内外生长，伴有中重度梗阻，食管造影显示明显的充盈缺损，晚期可见肿瘤的软组织阴影；②蕈伞型，占15%～20%，肿瘤

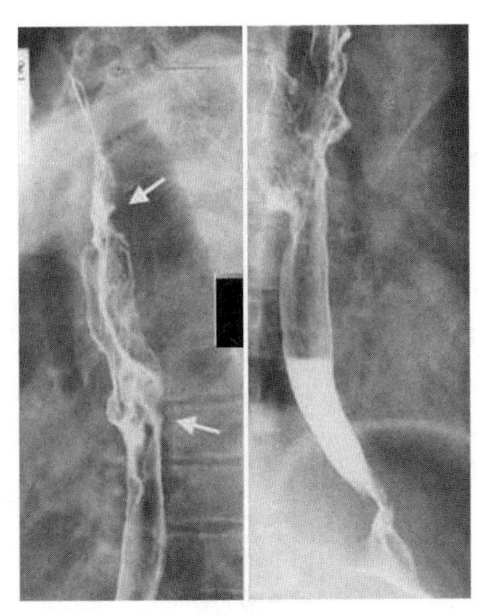

图 13-5-3　中晚期食管癌

向腔内突出，呈扁平状肿块，累及食管壁一部分，梗阻症状轻，食管造影显示部分管壁呈不对称的碟影充盈缺损；③溃疡型，占 10%～15%，肿瘤在食管壁上呈大小不等的溃疡，梗阻症状轻，食管造影显示较大的溃疡龛影；④缩窄型，占 10%左右，肿瘤呈环形或短管形狭窄，食管造影显示对称性高度梗阻，梗阻以上的食管显著扩张；⑤腔内型，约占 2%，瘤体呈管腔内巨大包块，可有蒂、息肉状，表面可有溃疡，食管壁浸润不明显，病变段食管明显扩张，腔内可见椭圆形或腊肠状肿块阴影。

2. 细胞学检查　检查工具为带网的气囊，拉网获取食管脱落细胞，做脱落细胞巴氏染色检查，两次阳性结果才能确诊。

3. 食管镜检查　早期食管癌在食管镜下显示黏膜充血水肿、糜烂或小的菜花样突起。

4. CT 检查　了解食管癌向腔外扩展情况和有无腹腔内器官或淋巴结转移，对决定手术有参考价值。

五、治疗原则

食管癌的治疗包括外科治疗、放射及药物治疗以及手术加放射和药物综合治疗。

(一)手术治疗

1. 根治性切除手术　适于早期病例，可彻底切除肿瘤，以胃、结肠或空肠做食管重建术(图 13-5-5)。近年来，食管癌腔镜手术因微创、出血少、疼痛轻、术后并发症少及恢复快等优势而逐步增多，目前已成为治疗早中期食管癌的首选。

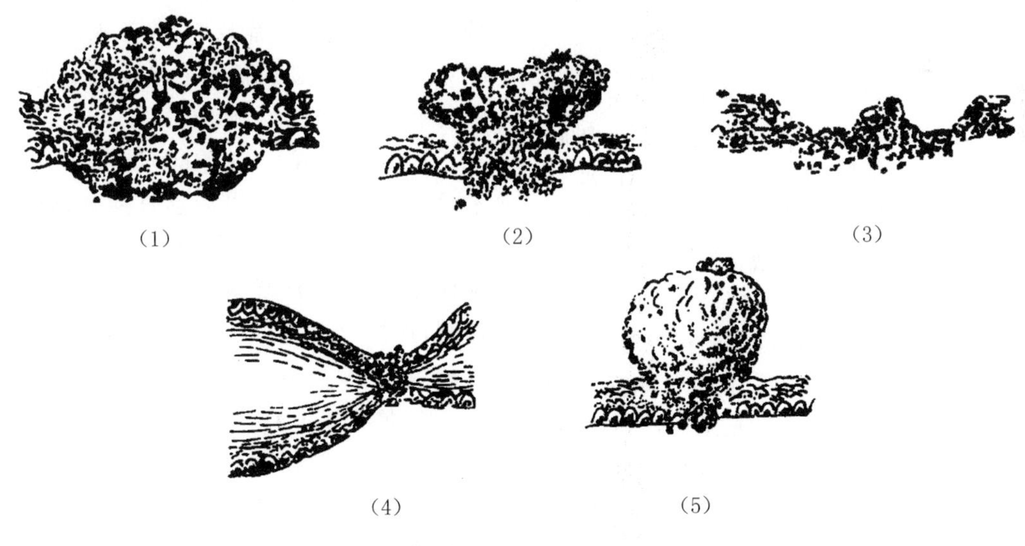

图 13-5-4　食管癌分型

(1)髓质型；(2)蕈伞型；(3)溃疡型；(4)缩窄型；(5)腔内型

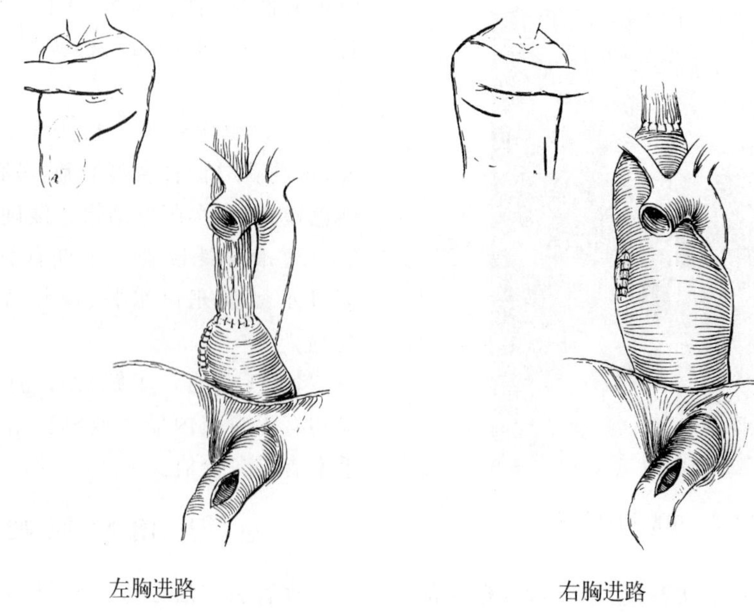

图 13-5-5 食管切除胃代食管

2. 姑息性切除手术　多为中晚期病例，虽可切除肿瘤，但不易彻底切净。

3. 姑息性手术　晚期肿瘤不能切除的病例，为减轻患者的吞咽困难，可采用食管腔内置管术、胃造口术、食管胃转流或食管结肠转流吻合术，这些手术对延长患者生存时间效果不大。

(二)放射治疗

1. 术前放疗加手术　术前放疗可使癌肿缩小，减少淋巴结转移，可提高手术切除率，减少术中癌肿扩散。病例选择的标准是食管中段或上中段癌，根据病史、食管造影所见手术切除可能性小，一般情况好，可进半流质饮食者，放疗后休息 2～3 周再行手术。

2. 单纯放射　病理选择的标准是颈、上胸段食管癌及其他不宜手术的中晚期食管癌，一般情况较好。放疗的危险性较小，常见并发症有放射性肺炎、放疗后狭窄、气管食管漏、放射性骨髓炎、出血等，详见本节护理问题部分。

(三)药物治疗

可用于缓解晚期癌肿患者的症状，常与其他疗法综合应用，但食管癌化疗效果不佳。

六、常见护理问题

(一)疼痛

1. 相关因素　①手术后各种管道的刺激；②手术造成的组织及神经末梢的损伤，物理切割等引起的炎症反应；③手术后患者深呼吸、咳嗽及主动或被动变换体位等的基本活动牵拉震荡胸廓及胸壁伤口。

2. 临床表现　患者自诉疼痛，一般在术后 1～3d 内显著，以后逐日递减，疼痛性质多为刺痛或刀割样疼痛，呈持续性或阵发性加重，常在深呼吸、咳嗽或变换体位后加剧，疼痛剧烈时可放射到同侧的肩部或背部。

3. 护理措施

(1)向患者及家属解释疼痛的原因、持续时间和治疗护理措施，解除患者的顾虑，稳定其情绪。

(2)协助患者采取舒适卧位，并定时调整，协助患者进行呼吸训练和有效咳嗽。

(3)避免外界不良刺激，为患者提供安静、舒适的休息、睡眠环境。

(4)妥善固定胸腔闭式引流管，防止牵拉引起疼痛，患者有明显刺激疼痛时，应及时调整其位置。

(5)做各项治疗护理操作时，动作要轻柔，避免牵拉伤口引起疼痛。

(6)鼓励患者描述疼痛的部位、性质、程度、范围和自我耐受力，观察患者疼痛情况，正确评估疼痛，必要时遵医嘱应用镇静或止痛药物。

(7)教会并指导患者及家属正确使用分散注意力的方法来降低患者对疼痛的敏感性。

(二)清理呼吸道无效

1. 相关因素　①开胸手术后伤口剧烈疼痛致使患者惧怕咳嗽；②全麻后引起呼吸道分泌物增多，纤毛运动减弱；③全麻使膈肌受抑制，术后患者疲乏无力，排痰困难。

2. 临床表现　患者呼吸急促，胸闷，发绀，听诊呼吸音减弱或消失并伴有干湿啰音；患者咳嗽无效或没有咳嗽。

3. 护理措施

(1)戒烟：术前应戒烟 3 周以上，指导患者进行深呼吸训练，教会其有效咳痰的方法：咳嗽时让患者采取坐位，深吸气后屏气 3～5s 后用力从胸部深处咳嗽，不要从口腔后面或咽喉部咳嗽，也可轻轻进行肺深部咳嗽，将痰引至大气管处，再用力咳出。

(2)术前雾化吸入：术前行雾化吸入能有效排出肺底部分泌物，预防术后肺炎、肺不张的发生。

(3)体位引流(图 13-5-6)：对痰量多的患者，在病情许可的情况下可采用体位引流的方法，使患侧肺朝上，引流支气管开口朝下，2～3/d，每次 5～10min，同时鼓励患者深呼吸及有效咳嗽，减少肺部并发症的发生。

(4)指导并协助患者深呼吸、有效咳嗽：有效咳痰方法如下。①叩拍胸背震动支气管内痰液，使其松动，以利排出。护士应协助患者采取坐位或患侧朝上的侧卧位，五指并拢，

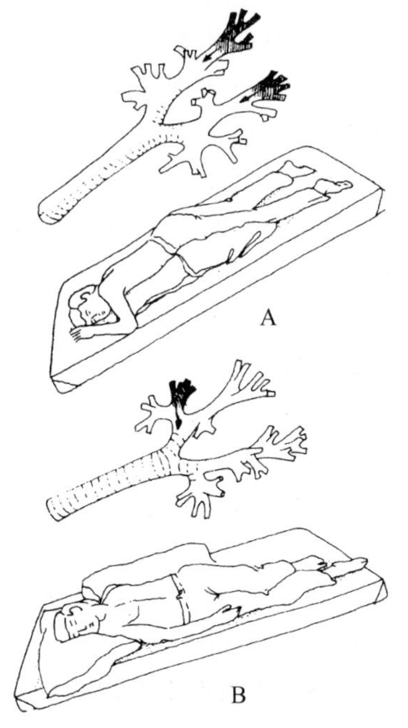

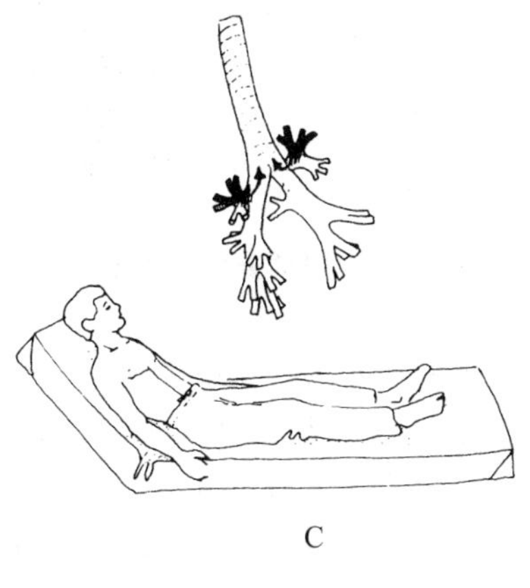

图 13-5-6　体位引流

掌指关节屈曲，有节律地、由下至上、由外至内叩拍患者胸背部(图 13-5-7)。叩拍时用力适度，避免在肋骨、伤口、乳房等处拍打，以免引起患者损伤或剧烈疼痛。②扶持前胸后背。护士站在非手术侧，从前后胸壁扶持术侧胸廓，轻压伤口，以不限制胸廓膨胀为宜。嘱患者深吸气后用力咳嗽。③腹部加压。护士站在手术侧，双手扶住患者的左上腹，在患者咳嗽的同时辅以压力，可增加膈肌作用力，促进排痰(图 13-5-8)。

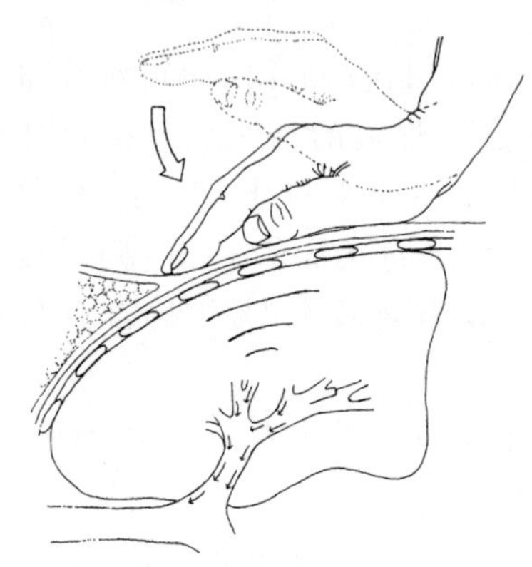

图 13-5-7 叩拍胸背部辅助排痰

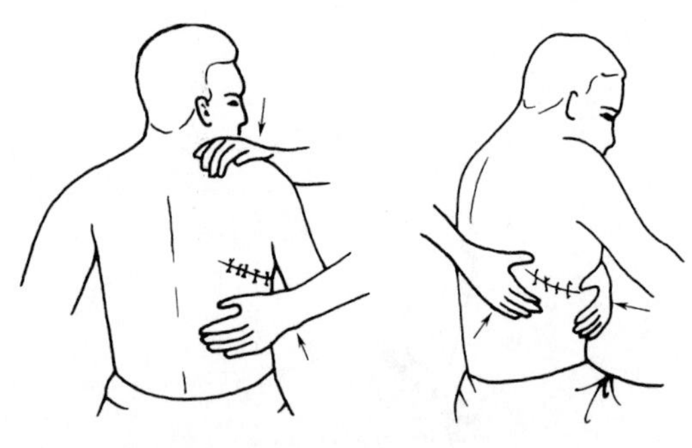

图 13-5-8 协助咳嗽的姿势和方法

(5)术后雾化吸入：2～4/d，常用的雾化吸入药物有庆大霉素 8 万 U、糜蛋白酶 5mg、地塞米松 5mg、异丙托溴铵 500μg 等加入生理盐水 5ml。氧气驱动雾化吸入调节氧流量为6～8L/min，每次 15～20min。

(6)合理止痛：准确评估患者的疼痛程度，主动及时给予止痛，减轻患者的疼痛和不适，有利于患者休息和恢复体力，主动咳嗽和排痰。

(7) 保持病室内适宜的温湿度，防止患者黏膜干燥，注意保暖，防止上呼吸道感染引起呼吸道分泌物增多而影响痰液的排出。

(三)低效型呼吸形态

1. 相关因素 ①疼痛；②手术操作对肺部的牵拉；③麻醉后呼吸功能的障碍；④胸腔积液或积气。

2. 临床表现 ①呼吸浅快；②脉搏增快；③端坐呼吸。

3. 护理措施

(1)评估患者的呼吸形态(频率、节律、幅度及呼吸音等情况)，观察患者有无胸闷、气急、口唇发绀等缺氧症状。

(2)指导鼓励患者进行有效的呼吸、深呼吸及腹式呼吸，每 2～4 小时行有效咳痰，及时排出呼吸道分泌物，保持呼吸道通畅。腹式呼吸的方法：患者取仰卧位，双手置于腹部，吸气时保持胸部不动，腹部上升鼓起，呼气时尽量将腹壁下降呈舟腹状，呼吸缓慢均匀，频率≤8～12/min。

(3)向患者解释低效型呼吸形态的原因、呼吸锻炼和有效咳嗽的重要性，解除顾虑，使其主动配合。

(4)移动体位或咳嗽时给予有效的胸部保护，减轻胸部疼痛，必要时应用镇静或止痛药物。

(5) 遵医嘱给予吸氧 2～4L/min，血压平稳后取半卧位。

(6)痰液黏稠不易咳出者，给予雾化吸入2～4/d，以促进痰液排出。

(7)保持室内适宜的温湿度，定时开窗通风。

(8)必要时配合医师行胸腔穿刺或胸腔闭式引流，解除积液和积气。

(四)生活自理能力缺陷

1. 相关因素 ①疼痛；②手术创伤；③活动耐力下降；④术后留置多根管道。

2. 临床表现　①自我进食缺陷；②沐浴自理缺陷；③穿衣自理缺陷；④入厕自理缺陷；⑤使用器具自理缺陷。

3. 护理措施

(1)评估患者自理缺陷的项目、程度、范围，制订生活护理计划，满足患者需求。

(2)做好与患者的沟通工作，解释说明加强自我护理对促进康复的意义，鼓励患者主动参与自理活动。

(3)与患者及家属共同讨论患者能够自理的范围、程度，制订自我护理计划，促进自理能力的恢复。

(4)妥善固定各引流管道，为患者活动提供方便。

(5)观察患者活动时有无呼吸困难、心悸、发绀等症状，掌握其自理能力的恢复情况及时给予帮助和支持。

(五)潜在并发症——出血

1. 相关因素　与手术创面大，患者凝血功能障碍或肿瘤破裂有关。

2. 临床表现　引流液呈血性、量多，患者烦躁不安、皮肤黏膜苍白、末梢湿冷、脉搏快而细数、血压下降、尿量减少等血容量不足的表现。

3. 护理措施

(1)观察胃肠减压引流液的颜色、性状及量，并做好 24h 总结。食管癌术后一般 6～12h 可从胃管内引流少量血性胃液，术后第一个 24h 引流量为 100～200ml，术后 48h 引流量约为 300ml，如引流大量血性液，应考虑有活动性出血，应减小负压吸引力，并及时报告医生，及时处理。

(2)观察胸腔闭式引流液的颜色、性状及量，并做好 24h 总结。食管癌术后一般 24h 引流量约为 500ml，如术后胸腔引流液突然增多，呈鲜红色，超过 200ml/h，且呈递增趋势，连续 3h，患者表现为面色苍白、表情淡漠、心率加快，应考虑胸腔内活动性出血可能，应立即报告医生，遵医嘱给予止血及补充血容量等措施，必要时做好开胸止血的准备。

(3)严密监测生命体征，观察神志、皮肤黏膜、末梢情况，发现异常及时处理。

(4)定时观察切口渗血情况。

(5)保持引流管通畅，定时挤压，防止血凝块阻塞管道，影响病情观察，延误抢救时机。

(6)妥善固定胃管，每日检查胃管固定情况，防止因胃管压迫鼻腔黏膜引起损伤或出血。

(六)潜在并发症——感染

1. 相关因素　与手术创伤、呼吸道分泌物增加、使用侵入性插管、抵抗力降低、皮肤受损有关。

2. 临床表现　①体温升高；②脉搏增快；③白细胞计数升高；④引流液浑浊；⑤胸痛、胸闷；⑥乏力、纳差；⑦伤口感染可见脓性分泌物，局部红、肿、热、痛。

3. 护理措施

(1)密切观察体温的变化。

(2)指导患者注意保暖，预防感冒。

(3)指导协助患者进行有效的深呼吸及咳痰，彻底清除呼吸道分泌物，预防肺部感染。

(4)术前当日认真备皮，切勿损伤皮肤，预防切口感染。

(5)注意保持伤口敷料清洁、干燥、定期换药，观察切口愈合情况，发现感染迹象及时处理。

(6)保持胸腔闭式引流管通畅，防止阻塞；妥善固定，防止引流管口及衔接处脱落；水封瓶液面应低于胸腔 60cm 左右，搬动患者或更换胸腔闭式引流瓶时须夹闭胸管，防止引流液倒流引起逆行感染。胸腔闭式引流装置要求：密闭、通畅、无菌。其装置组成：水封瓶的橡皮盖上插有两根长短不一的玻璃管，长管插入瓶内，并没入水面下 2～3cm，上端接引流管排液或排气；短管一端通大气另一端插入引流瓶内 4～5cm，将引流的气体排出(图 13-5-9)。

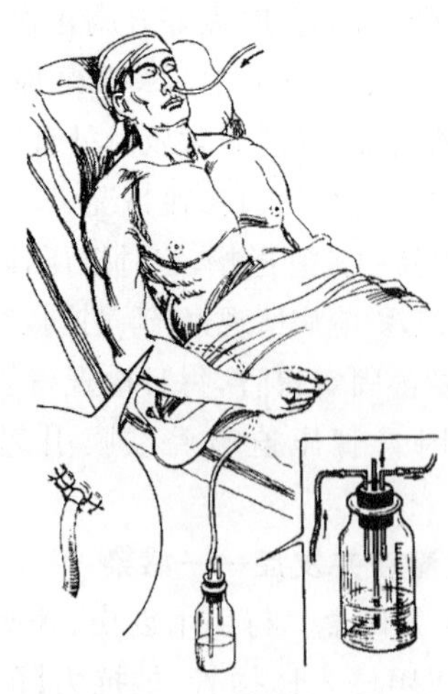

图 13-5-9　胸腔闭式引流水封瓶

目前临床上使用的一次性胸腔引流调压水封贮液瓶，由贮液仓、水封仓和调压仓三部分组成。该装置优点有：①密闭性能好，能有效防止脱管、倒吸、使用方便，可悬挂于床边，易于转运患者；②贮液仓容量大、标有刻度，便于护士临床观察和记录引流液量；③引流瓶只需每周更换一次，减少了感染机会，同时也大大减少了护理工作量（胸腔闭式引流护理措施见本书第 10 章外科常用引流管护理）。

(7)引流管一旦滑出或脱管，应立即用凡士林纱布封闭伤口，再做进一步处理。

(8)严格掌握拔管指征，术后 48～72h，引流液＜50ml/d，且颜色变淡，无渗血倾向时，即可拔除。拔管时嘱患者深吸气并屏住呼吸后快速拔除胸管，用无菌凡士林纱布覆盖伤口；拔管后应注意观察患者呼吸情况，有无胸痛、呼吸困难等症状，观察局部伤口有无渗血、渗液和漏气，并定时更换敷料直至伤口愈合。

(9)严格各项无菌操作，遵医嘱合理使用抗生素。

(10) 提供高蛋白、高热量、高维生素营养支持，提高机体抵抗力。

(七)潜在并发症——食管吻合口漏

1. 相关因素　与感染、营养不良、手术操作不当、过早进食有关。

2. 临床表现　①持续性的体温升高；②脉搏增快；③白细胞计数升高；④胸腔穿刺或胸腔引流液中可见浑浊、带臭味液体，混有食物残渣；⑤胸痛、胸闷、呼吸困难、频繁刺激性咳嗽；⑥听诊术侧肺呼吸音明显减弱或消失；⑦严重者出现黄疸、休克，甚至菌血症。

3. 护理措施

(1)保持持续有效的胃肠减压，充分引流胃内液体及气体，降低吻合口张力，促进吻合口愈合。

(2)妥善固定胃管，并在胃管出鼻尖处做好标记，防止脱出。一旦脱出，不可盲目插入，以免损伤吻合口。

(3)指导并监督患者按规定正确饮食或禁食：胃肠减压期间禁食水，做好口腔护理。胃肠功能恢复后可少量饮水，次日起进半量流质 3d，再改为全量流质 3d，然后给予半流质饮食，2 周后可进软食。护士应注意观察患者进食后有无腹胀、腹痛、恶心、呕吐等不适。

(4)有颈部吻合口的患者避免过早采取半坐卧位，并限制颈部过早、过多活动。

(5)遵医嘱给予静脉高营养或空肠营养治疗，增加机体抵抗力。空肠营养的应用：以往食管癌术后肠外营养应用比较广泛，但目前食管癌术后早期肠内营养越来越受到人们的重视。具体方法：将十二指肠营养管的顶端插入胃管的第一个侧孔，并用丝线做两处固定（图 13-5-10），术前留置胃管同时经鼻孔将双管送进胃内，术中切除食管后，分离胃管和营养管，用弯卵圆钳送入幽门以下（图 13-5-11）。营养管护理措施见本书第 7 章外科营养。

(6)遵医嘱给予抗感染治疗。

(7)严密观察生命体征，胸腔闭式引流液的颜色、性状及量，认真听取患者主诉，如出现胸部剧痛及全身中毒症状时，应及时报告，加强护理。

(8)一旦确诊发生吻合口漏，应及早作闭

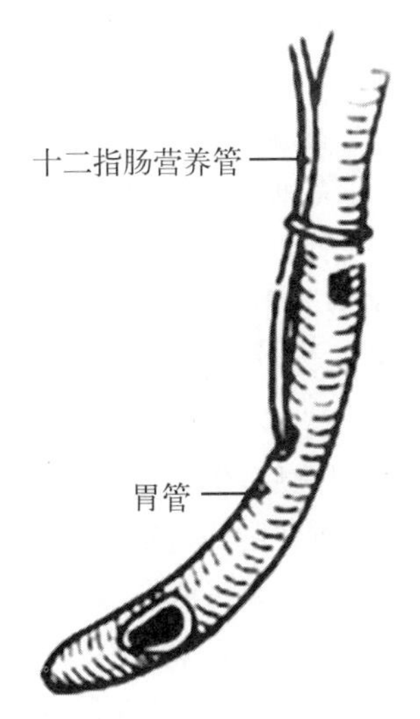

图 13-5-10　十二指肠营养管和胃管

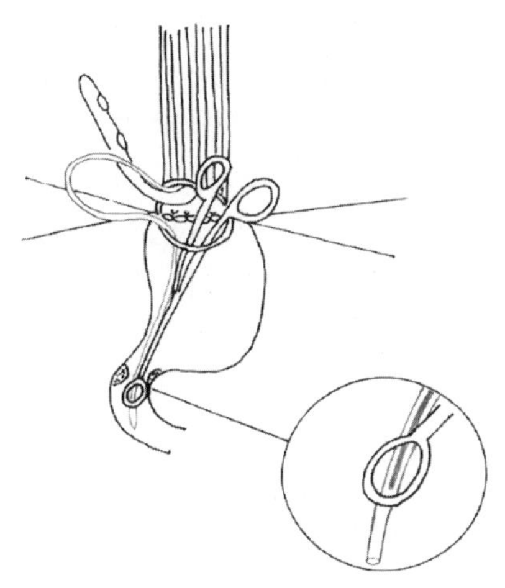

图 13-5-11　营养管的放置

式引流，应用大剂量抗生素控制感染及输血、输液等全身支持治疗。同时停止口服，改经胃管或做空肠造瘘供给营养。

(八)潜在并发症——胃动力障碍

1. 相关因素　①手术切除迷走神经引起胃动力减弱；②手术使胃提入胸腔，解剖位置发生变化；③手术创伤抑制胃液分泌；④电解质紊乱、营养不良；⑤不完全性机械性幽门梗阻。

2. 临床表现　①胸闷、气短；②上腹饱胀；③溢出性呕吐；④胃肠减压量＞500ml/d；⑤X 线检查示胃内有较高液平面；⑥透视胸胃无蠕动或蠕动微弱。

3. 护理措施

(1)指导患者术后正确饮食，少量多餐，避免暴饮暴食，餐后保持半坐或站立位，并适当活动，借助重力加速胃排空。

(2)保持水、电解质平衡，避免电解质紊乱和营养不良等诱发因素；一旦出现胃动力障碍，应积极纠正水、电解质和酸碱紊乱。

(3)护士应注意观察患者进食后有无腹胀、腹痛、恶心、呕吐等不适，及时发现病情变化。

(4)及时禁食、水，留置胃管，充分胃肠减压，充分引流胃内液体及气体，解除胃潴留。

(5)加强营养，遵医嘱给予静脉高营养或空肠营养。

(6)遵医嘱给予胃动力药物的使用，如多潘立酮、甲氧氯普胺等以增强胃动力，促进胃排空。

(九)潜在并发症——胃食管反流

1. 相关因素　与胃食管接合部解剖位置的改变、去神经化影响与体位不当有关。

2. 临床表现　①胃灼热；②进食后胸痛；③反胃；④间歇性吞咽困难(炎症刺激所致)；⑤食管外症状(咽炎、声嘶、呛咳、吸入性肺炎)。

3. 护理措施

(1)指导患者合理正确的进食，少量多餐，忌食巧克力、咖啡等高脂、高糖饮食，戒烟，避免过量饮酒，餐后保持半坐或站立位，并适当活动，睡前 2～3h 勿进食，尽量采用低坡卧位(30°)睡眠。

(2)遵医嘱使用制酸和胃动力药如雷尼替丁、西咪替丁、奥美拉唑等。

(十)尿潴留

1. 相关因素　①全麻的影响；②尿道损伤；③镇痛药物的使用；④排尿习惯的改变；⑤心理因素。

2. 临床表现　患者主诉下腹胀痛、排尿困难，体检见耻骨上膨隆，叩诊呈实音。

3. 护理措施

(1)做好心理护理，做好解释和安慰工作，解除患者的焦虑和不安。

(2)妥善留置尿管，避免损伤尿道引起排尿困难。

(3)术前3d进行床上排尿的训练，以免因排尿姿势不习惯而导致尿潴留。

(4)拔除尿管前，予夹闭尿管4～6h，待膀胱充盈患者有尿意后开放，以训练膀胱收缩功能。

(5)病情许可的情况下应尽早拔除尿管，防止泌尿系统感染的发生，对留置导尿管者应注意观察患者有无尿道口红、肿、痛、分泌物增多等感染的症状，发现异常，应及时处理。

(6)鼓励患者尽早床上活动或下床活动，对于不能下床者应协助患者抬高上身或采取坐位尽量以习惯的姿势进行排尿。

(7)对于术后使用镇痛泵的患者可适当延长留置尿管时间。

(8)注意私密性保护措施，为患者创造适合的排尿环境，消除患者窘迫和紧张情绪。

(9)热敷、按摩下腹部以放松肌肉，促进排尿。

(10)利用条件反射诱导排尿，让患者听流水声、温水冲洗会阴部诱导排尿。

(11) 如采取各种方法仍不能排尿，应再次行导尿术。

(十一)失用综合征

失用综合征是指机体感受到或可能感受到因不能活动造成的负面作用，个体处于或有可能处于身体系统发生退化或功能发生改变的状态。

1. 相关因素　手术使肋骨、胸骨、多处肌肉受损，手术创伤大，术后剧烈疼痛、疲乏无力，加上多根置管等因素造成患者体位和活动受限。

2. 临床表现　主要表现在术侧肩关节强直、手臂活动受限、压疮、肺不张、腹胀等。

3. 护理措施

(1)鼓励患者术后尽早床上活动或离床活动：早期活动有助于增加肺活量，改善呼吸功能，防止术后肺部并发症，促进肠蠕动，促进胃肠功能恢复，同时下床活动有助于全身肢体功能的锻炼，增强患者自信心，促进早日康复。

患者麻醉清醒后，生命体征平稳后给予半卧位，定时协助患者翻身，调整体位等适当的床上活动，术后第1天病情平稳即可指导患者进行抬臀、翻身或肩臂活动等床上运动；术后第2天可鼓励和协助患者床边活动，活动时应注意观察患者病情变化，若出现头晕、心慌、气急、出冷汗、面色苍白等情况，应立即停止活动，卧床休息，监测生命体征，做好相关处理。

(2)术侧手臂及肩部的活动：防止肩关节强直，预防肺不张。术侧手臂及肩膀的运动操(图13-5-12)：①手肘上举，将手肘靠近耳朵，固定肩关节将手臂伸直；②将手臂伸直由下往前向后伸展绕肩关节活动；③双手叉腰，将手肘尽量向肩关节靠拢；④将手臂高举到肩膀高度，将手肘弯成90°，旋转肩膀将手臂在前后划弧；⑤将手臂伸直，掌心向上，由旁往上划至头顶，然后再回复原来的位置；⑥将手术侧的手肘弯曲，手掌放在腹部，再用健侧手抓住手术侧手腕，拉离腹部划弧，并上举超过头顶，再回复原来的位置。

(3)鼓励患者自行进行日常活动，如刷牙、洗脸、梳头等。

(十二)心理问题(焦虑、恐惧)

焦虑是指个体或群体处于对模糊的、不具体的威胁感到不安或忧虑及自主神经系统受到刺激的状态。

1. 相关因素　①预感到个体健康受到威胁，担心疼痛、担心疾病的预后；②创伤性的检查、手术对躯体的打击；③环境的改变；④基本生理需求得不到满足；⑤角色功能和角色转换不适应。

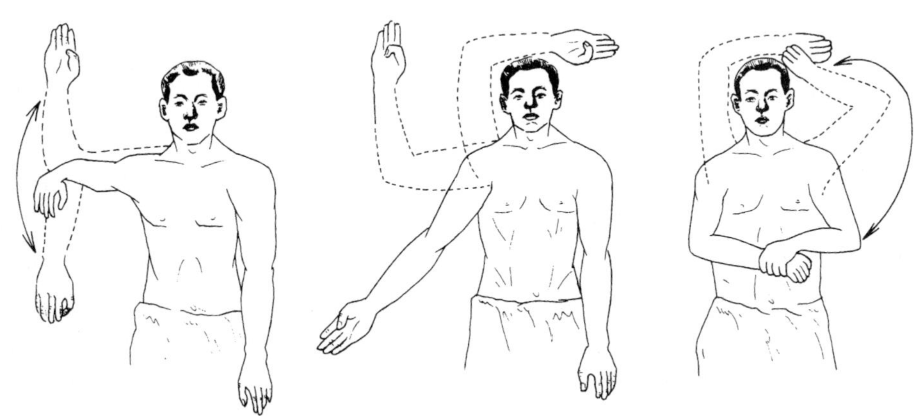

图 13-5-12　胸部手术后术侧上肢与肩部的运动

2. 临床表现　①生理方面，心率加快、血压增高、失眠、疲劳、虚弱、口干、肌肉紧张、疼痛、感觉异常、面色苍白或潮红；②心理方面，忧郁、恐惧、无助感、神经紧张、控制力差、易激动、没有耐心、哭泣、抱怨、不能面对现实；③认知方面，注意力不集中、缺乏对环境的认识。

3. 护理措施

(1) 建立良好的护患关系，鼓励患者主动表达自己的内心感受或疑问，耐心解释，给予正确及时的心理疏导，减少和消除患者的不良情绪，以积极的心态接受治疗和护理。

(2)评估患者的焦虑程度，观察患者的言行举止，身心状态有无异常，如心率加快、血压增高、失眠、疲劳、面色苍白或潮红等，做好相应的护理措施。

(3)对于有焦虑的患者，鼓励其倾诉原因，对于有手术顾虑的患者，护士应详细介绍术前准备的内容、各项检查的目的、手术时间、麻醉的方式、术后恢复的进程及患者配合的注意事项等；请其他患者做现身说法教育，尽可能的消除患者的顾虑。

(4)组织患者进行适当的活动或采取松弛疗法，分散患者的注意力。

(5)为患者创造良好的休息治疗环境，向患者详细介绍病区环境、安排与积极乐观的病友同住，尊重患者，保持病室安静整洁、减少灯光、噪声、疼痛的刺激。

(6)告知家属产生焦虑的原因和表现，请患者家属共同参与，及时给予患者心理安慰和支持。

七、康复与健康教育

(一)精神卫生指导

良好的心理状态可增强机体的抵御能力，疾病的康复与精神状态密切相关，术后应给予患者及时心理安慰，精神疏导，稳定患者情绪，有利于疾病的康复。

(二)功能锻炼的指导

1. 呼吸功能的锻炼　让患者了解深呼吸及有效咳嗽的意义，指导患者进行有效咳嗽和咳痰，防止肺部并发症的发生。

2. 术后活动指导　使患者知晓早期活动的意义。术后第 1 天指导患者进行抬臂、翻身或肩臂活动等床上运动；术后第 2 天鼓励和协助患者床边活动，逐渐增加活动范围，指导患者做患侧上肢功能锻炼。

(三)各引流管的指导

告知患者和家属各引流管的作用及注意事项，妥善固定的重要性及方法，防止管道扭曲、阻塞、脱落或过度牵拉；防止引流液倒流，保持引流管通畅。

1. 胃肠减压管是食管癌手术后最重要

的管道，保持胃肠减压持续负压吸引有利于吻合口愈合，防止吻合口漏、感染，于术后5～7d，胃肠蠕动恢复后拔除。

2. 十二指肠营养管可进行术后早期肠内营养的补充。早期肠内营养有助于维护肠黏膜结构和功能的完整性，防止肠源性感染的发生，迅速补充蛋白质及各种营养物质，可以部分或完全替代静脉输液和营养的补充，减少经济支出。营养管应妥善固定，避免打折，营养滴注液可选择无渣、低黏度液，以维持管道通畅。术后第 1 天滴注糖盐水 500ml；术后第 2 天开始滴注营养液首次给予 500ml，第 3 天加量至 1000～1500ml，第 4 天改为 1500～2000ml，滴注时要求由慢到快，嘱患者一旦有腹痛、腹胀、恶心呕吐等症状，应立即告知医护人员。

3. 胸腔闭式引流管的作用是引流胸腔内积液及积气，平衡胸膜腔内压力，有利于肺膨胀。保持胸腔引流管的密闭性，如发生脱管、引流瓶损坏等意外情况应及时报告医生。

（四）饮食指导

胃管减压期间须绝对禁食，拔管后第 1 天可试饮水或糖水 50ml，每 2 小时 1 次；第 2 天予糖水或米汤 50 ml，每 2 小时 1 次；第 3～6天予糖水或米汤每天递增 50ml 至每次 200 ml，每次间隔 2h；第 7 天进半量流质饮食；若无发热、腹痛等不适次日进全量流质饮食；2d 后改半流质，若无不适术后 2 周后可进软食。由于食管癌手术术中切断迷走神经，使得胃张力下降，易造成腹胀及胃肠功能紊乱等症状。患者进食高蛋白、高热量、高维生素、易消化饮食，如鸡蛋、牛奶、新鲜水果、蔬菜等。禁吃坚硬、油炸、辛辣等刺激性食物，少量多餐，防止胃过度膨胀。进食后不宜马上卧床休息，应适当散步或保持半卧位，减少食物反流。

（五）生活指导

生活规律，劳逸结合。注意饮食卫生，忌暴饮暴食。戒烟、酒，保持心情舒畅。

（六）复查

术后患者均需定期复查，一般 3 个月至 6 个月复查 1 次，并确定是否需要进行放疗、化疗、免疫等综合治疗。

（邱文娟）

第六节 肺 癌

一、概 述

肺癌（lung cancer）是肺部最为常见的恶性肿瘤，据统计，近 50 年来肺癌的发病率逐年上升，每年新发病例数以 10 万计，在恶性肿瘤引起的死亡中占第 1 位，成为危害生命健康的一种主要的疾病。据我国肿瘤防治疾病办公室最新抽样调查表明，近 20 年来，不论是城市或农村，恶性肿瘤上升幅度最大的均是肺癌，45 岁以上、每年吸烟大于 400 支的男性是肺癌高危人群。

二、应用解剖特点

右肺分为 3 个肺叶，斜裂斜行，由后上方斜向前下方，其内上方为中、上肺叶，后外方为下叶；水平裂呈水平走行，上方为上叶，下方为中叶。左肺有 2 个肺叶：上叶和下叶。左侧斜裂沿肺的侧面斜行由后上方向前下方分割上叶和下叶（图 13-6-1）。

肺表面为光滑的脏胸膜，肺门在肺的前纵隔面，是支气管和肺血管等出入肺的门户，这些组织被结缔组织包成一束，称为肺根（图 13-6-2）。肺根内侧段被心包后壁覆盖，为心包段；外侧段被纵隔胸膜包绕，为纵隔段。肺门的界定是：上界为奇静脉或主动脉弓，前界为膈神经，后界为支气管，下界为下肺韧带。

在肺切除术中，应特别注意其毗邻关系（图 13-6-3），如胸顶的锁骨下动脉，靠肺动脉

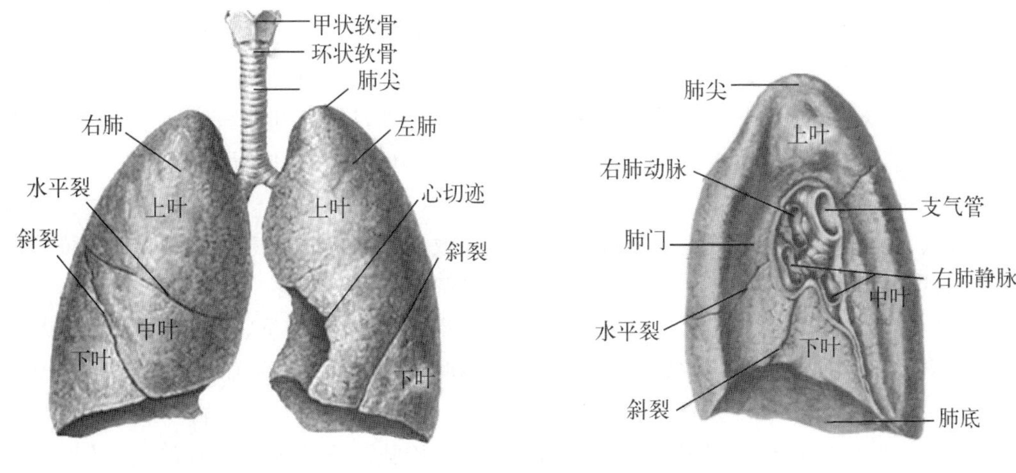

图 13-6-1　肺的正面观

图 13-6-2　右肺内侧面

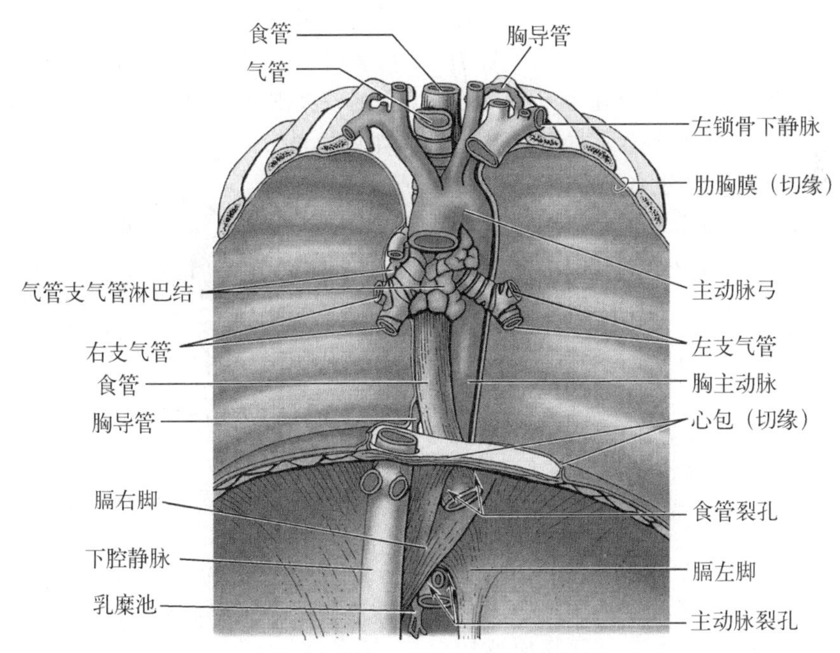

图 13-6-3　肺的毗邻关系

后上方的喉返神经，右上纵隔的上腔静脉、奇静脉，右下韧带后方的食管，左下韧带及左肺门后方的胸主动脉等，若不慎损伤血管、神经或食管，均会造成严重的后果。

三、病因与发病机制

统计材料和动物实验证明，长期大量吸烟是肺癌的一个最重要的病因，不但吸烟者本人易患肺癌，与吸烟者同居的被动吸烟者，发生肺癌的危险可上升 35%～53%。另外肺癌的发生可能还与长期接触某些化学制剂（如石棉、镍、铬、无机砷和芳香族碳氢化合物），以及慢性阻塞性肺病、肺部慢性感染等有关。

四、临床表现和诊断

(一)临床表现

1. 肿瘤本身引起的症状 刺激性咳嗽、干咳、无痰和少痰,常类似伤风感冒而延误诊治。常见痰中带血或少量血丝,大咯血较少见。肿瘤阻塞较大支气管时,产生阻塞性肺炎,患者会出现胸闷、哮鸣、呼吸困难、畏寒发热。

2. 肿瘤蔓延和转移所产生的症状 ①侵犯膈神经,使膈肌麻痹导致膈肌上抬和反常呼吸;②压迫上腔静脉引起上腔静脉阻塞综合征,表现为头面部、颈部和上肢水肿以及前胸部淤血和静脉曲张;③压迫食管致吞咽困难;④心包受侵使心包积血出现心脏压塞;⑤头痛、运动障碍为肿瘤颅内转移所致的压迫症状;⑥压迫喉返神经导致声嘶。

3. 副癌综合征 ①内分泌紊乱症状。少数患者,尤其是小细胞肺癌为非内分泌性的内分泌肿瘤,有异位内分泌作用,可产生相应的内分泌综合征。其分泌促肾上腺皮质激素样的肽类物,会引起库欣综合征,表现为氢化可的松增多的症状;分泌促性腺素引起男性乳房肥大,常伴有骨关节病;分泌甲状旁腺样激素,引起多尿、烦渴、便秘、心律失常、高血钙、低血磷等;合成、分泌血管升压素,可引起稀释性低血钠综合征。②神经肌肉综合征。表现为重症肌无力、小脑性运动失调、眼球震颤、多发性周围神经炎等,多见于小细胞肺癌,其发生可能与自身免疫或免疫反应有关,也可能与癌肿细胞产生箭毒样物质或代谢异常、内分泌紊乱有关。

(二)分型

肺癌起源于支气管黏膜上皮,肺癌的分布情况右肺多于左肺,上叶多于下叶。

1. 按病理组织学分

(1)鳞状细胞癌:是肺癌最常见的类型,约占50%,近年来有下降趋势,约占肺癌的30%。多起源于较大支气管,分化程度高低不一,但生长发展较为缓慢,早期的鳞状细胞癌手术切除效果很好。通常经淋巴转移,到晚期才发生血行转移扩散。

(2)腺癌:约占肺癌的50%,多起源于较小支气管,早期一般没有明显症状,虽然生长较慢,但容易发生血行转移扩散。

(3)未分化癌:一般起源于较大支气管,少数起源于较小支气管,未分化癌又可分为大细胞癌和小细胞癌。小细胞癌较多见,恶性程度高,癌肿转移较早,15%～30%的患者在就诊时就有淋巴转移和血行转移,预后最差。

(4)肺泡细胞癌:发病率最低,女性多见,起源于肺泡前的细支气管的上皮细胞,又称为细支气管癌。淋巴和血行转移发生都较晚,但对放疗和化疗均不敏感,预后较差。

2. 按肺癌生长部位分

(1)中央型肺癌:发生于肺段支气管口以上的较大支气管的癌肿靠近肺门,称为中央型肺癌,占70%～75%(图13-6-4)。

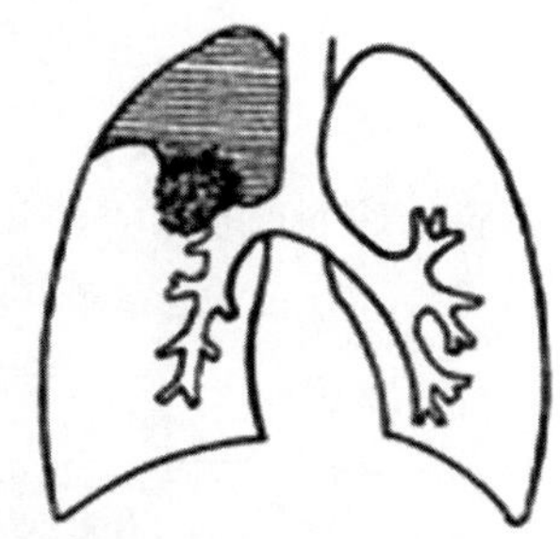

图13-6-4 中央型肺癌(阴影部为肺不张)

(2)周围型肺癌:发生在肺段支气管以下较小支气管的癌肿,称为周围型肺癌,约占30%(图13-6-5)。

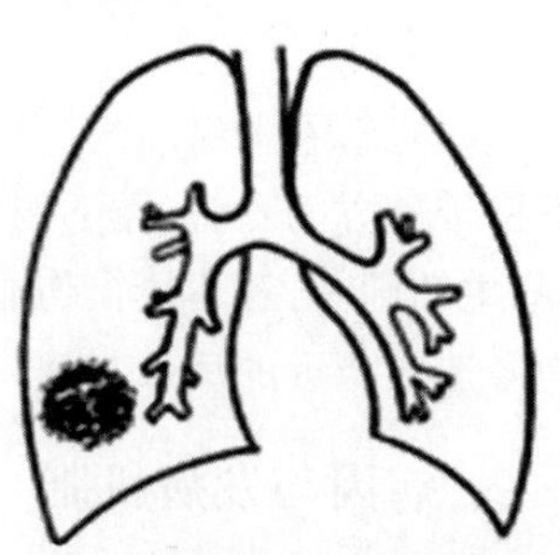

图13-6-5 周围型肺癌

(三)诊断

1. X 线检查　包括透视、胸片、CT、磁共振(MRI)。胸部 X 线片可以根据病变部位区分周围型或中央型肺癌(图 13-6-6)。CT 可确定原发病灶的大小,有无良性特征和周围结构的相互关系及邻近组织的受累情况。

2. 纤维支气管镜检查　可帮助诊断、分期和检查病变以外的气管和支气管(图 13-6-7)。可使用 5 种方法:直接活检、经支气管镜针吸活检、刷检、生理盐水灌洗(细胞学试验)、电视荧光屏引导下经支气管活检、刷检或经支气管镜针吸活检。通常联合使用 2 种以上方法可以提高诊断率。

3. 经胸壁穿刺活组织检查　对不能接受剖胸探查、怀疑为肺小细胞肺癌的肺部肿块的患者可考虑经胸壁穿刺活组织检查。但这种检查可致气胸、血胸及癌细胞沿针道播散。

4. CT 与 MRI 检查　两者分辨率比普通 X 线高,特别有助于观察普通 X 线检查不易发现的隐蔽区,如肺尖、膈上、脊柱旁、心脏后、纵隔等处(图 13-6-8)。

五、治疗原则

(一)外科治疗

外科手术是早期非小细胞癌首选治疗方法,实施根治性肺切除术,总的原则是在最大限度地切除癌组织和清除肺门淋巴结的同时尽可能的保留健肺。中央型肺癌常需实施全肺切除术(图 13-6-9),周围型肺癌选择肺叶切除术(图 13-6-10)。有统计表明国内外肺癌切除术后 5 年生存率在 20%～40%,袖式肺叶切除术 5 年生存率高于肺叶切除术、全肺切除术;肺部分切除术 5 年生存率最低,故在选择手术术式时尽量不做肺部分切除术。

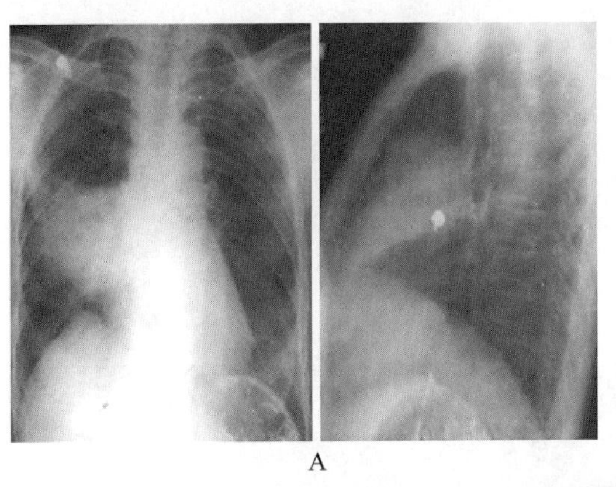

A

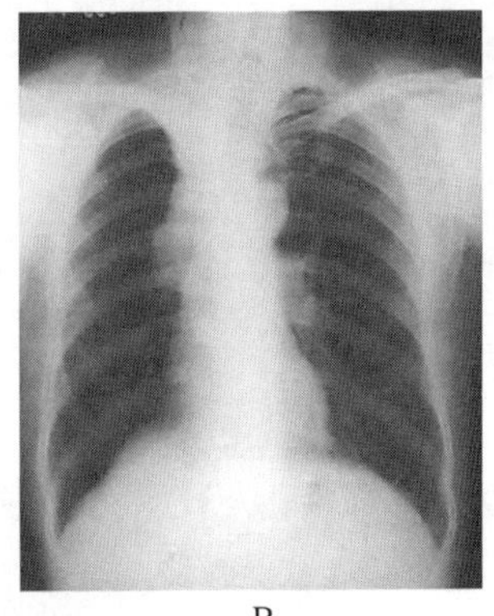

B

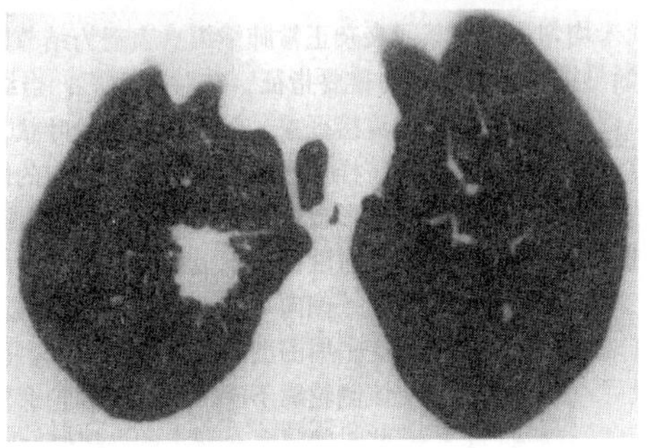

C

图 13-6-6　X 线检查

A. 右侧中央型肺癌,正侧位 X 线片显示右肺门肿块;B. 右侧中央型肺癌,右上肺不张、下缘呈反 S 形;C. 右上肺周围型肺癌

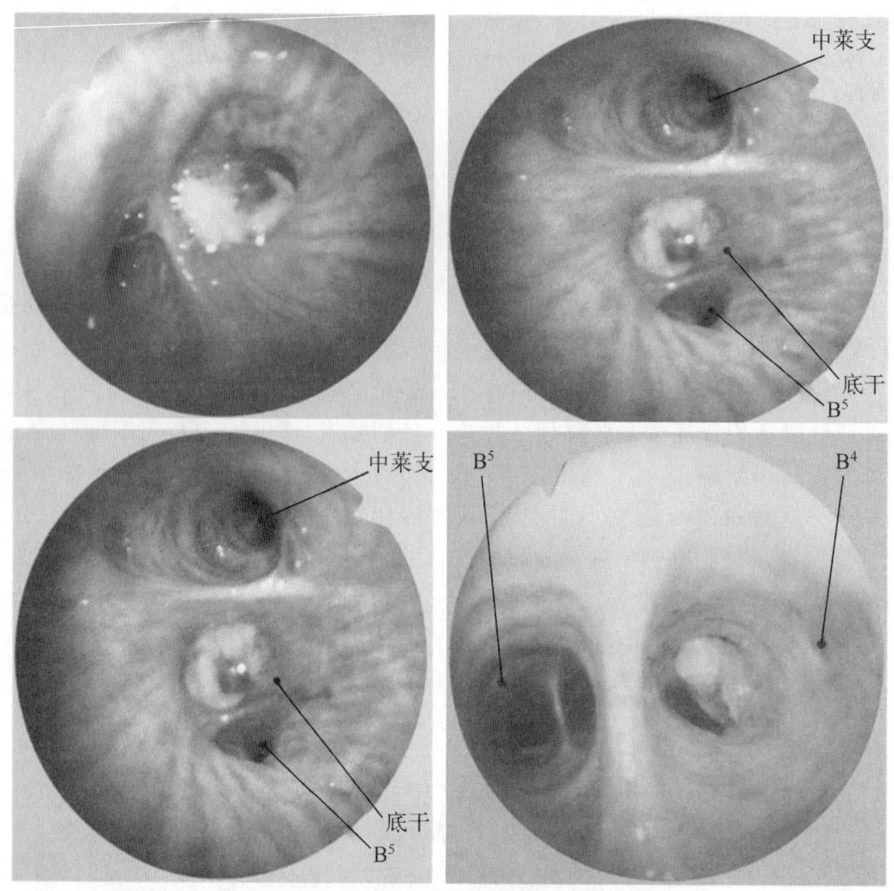

图 13-6-7　纤维支气管镜检查

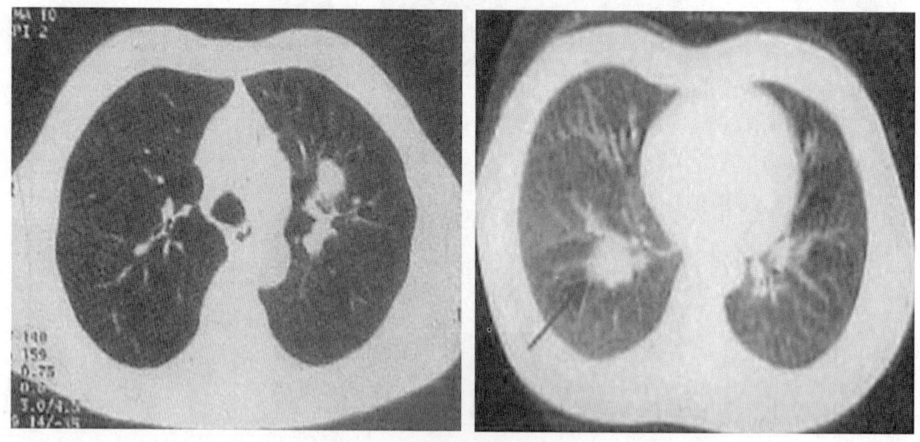

图 13-6-8　CT 检查示肿瘤位置及大小

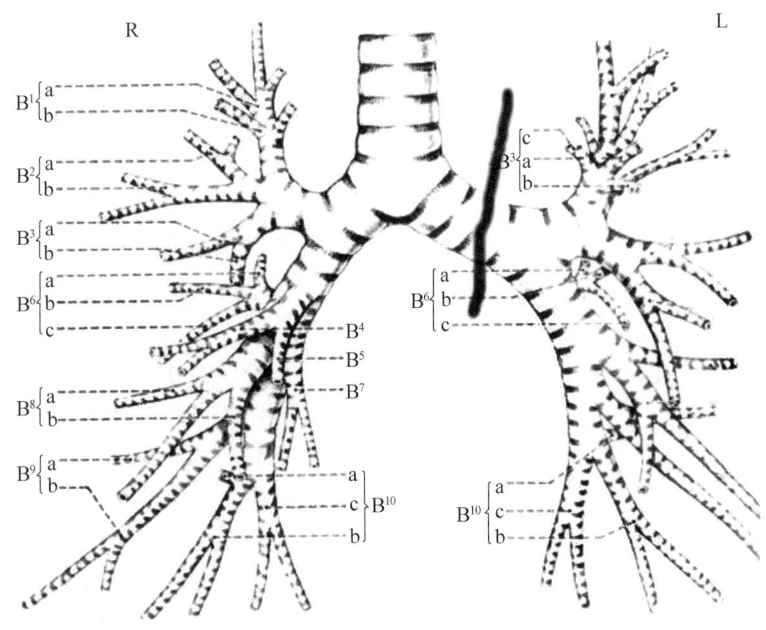

图 13-6-9　全肺切除术

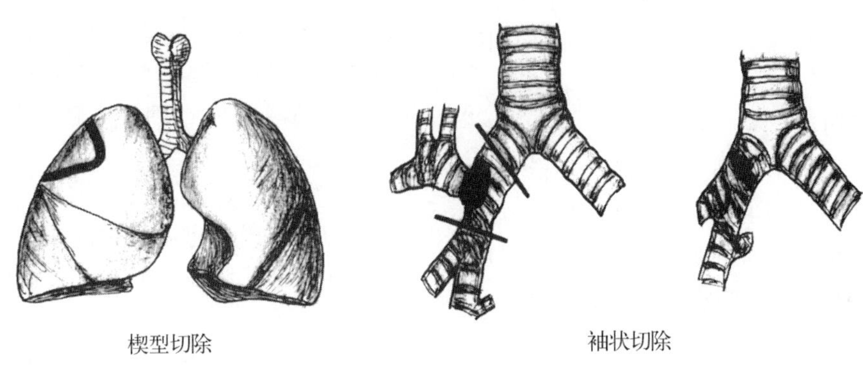

图 13-6-10　肺叶切除

(二)放射治疗

放疗可用^{60}Co、直线加速器等。肺癌中，未分化癌对放疗最为敏感，鳞癌次之，腺癌和肺泡细胞癌都不敏感。对放疗敏感的肺癌经放疗后，可明显改善症状，减轻痛苦。放疗也可作为手术前后的辅助治疗，如怀疑纵隔淋巴结转移的病例可先行放疗，一个疗程后再择期手术，可提高手术切除率和疗效。放疗可引起白细胞计数下降、疲乏及消化道症状和局部放射性肺炎、肺纤维化，如患者全身状况差，肺功能不全或已有两肺广泛转移都不宜行放射治疗。

(三)化学疗法

化学疗法不能清除全部癌细胞，通常只能用于治疗晚期或广泛转移的病例，以缓解症状。也可与手术治疗和放射治疗合并应用，以防止癌转移和复发。常用药物有顺铂、环磷酰胺、多柔比星、氟尿嘧啶、丝裂霉素等。但化疗药物对造血系统有抑制作用，若患者白细胞计数下降到 4.0×10^9/L 须立即停用。

(四)免疫疗法

免疫疗法分为特异性免疫疗法和非特异性免疫疗法。特异性免疫疗法是用自身肿瘤细胞制成针剂做皮下注射。非特异性免疫疗法是用卡介苗、转移因子、干扰素、白细胞介素等药物来激发人体免疫功能。

(五)中医治疗

中医治疗可以促进身体恢复,增强免疫功能,能发挥抗癌作用,防止肿瘤复发和转移,提高生存率。在肺癌的不同治疗阶段,可以选择不同的中医治疗方法,其基本原则是:在手术、放疗、化疗及恢复期,不宜运用攻伐太过的中药,应以扶正为主;在手术、放疗、化疗后,视患者具体情况,采取或补、或攻、或攻补兼施的治疗;对于稳定期的患者,要定期采用大剂量的散结抗癌之攻伐中药,以防患于未然;对于不能接受手术及放、化疗的患者,如体质尚可,可以攻伐为主,辅以扶正治疗,如体质虚弱,则以扶正为主,以攻为辅的中医治疗。

(六)靶向治疗

靶向治疗属于病理生理治疗,是指在肺癌分子生物学基础上,将与肺癌发生、发展、预后等密切相关的特异分子作为靶点,利用靶分子特异制剂或药物进行治疗的方法。这种以肺癌细胞特异分子为靶点的治疗包括细胞生长因子受体抑制药、血管生成抑制药及信号传导抑制药等药物。目前肺癌的靶向治疗发展迅速,但其治疗的特异性和有效性尚待进一步明确。

六、术后常见护理问题

(一)疼痛

见本章第五节食管癌术后常见护理问题。

(二)清理呼吸道无效

见本章第五节食管癌术后常见护理问题。

(三)低效型呼吸形态

见本章第五节食管癌术后常见护理问题。

(四)生活自理能力缺陷

见本章第五节食管癌术后常见护理问题。

(五)焦虑、恐惧

见本章第五节食管癌术后常见护理问题。

(六)潜在并发症——肺栓塞

肺栓塞是指各种内源性栓子或外源性栓子阻塞肺动脉或其分支引起肺循环障碍的一种临床病理综合征。

1. 相关因素　与手术创伤的应激反应使纤维蛋白溶解系统受到抑制、凝血功能亢进;术中、术后卧床时间长以及术中体位摆放不当、高龄患者或合并有下肢静脉曲张患者血流相对缓慢有关。

2. 临床表现　突然的剧烈胸痛、呼吸困难、心动过速、发绀、晕厥甚至猝死,往往发生在患者术后经一段时间卧床后初次下地活动行走时。

3. 护理措施

(1)术中固定患者体位时应避免器具压迫下肢影响下肢血液回流,术中做好保暖措施。

(2)鼓励和协助患者卧床期间积极的下肢活动、定时翻身、尽可能的早期下床活动。

(3)对于年老体弱给予下肢按摩,以促进下肢的血液循环。

(4)患者下床活动时应注意观察有无面色苍白、心率加快,呼吸困难、胸痛、出冷汗等,及时发现肺栓塞的早期症状,及早抢救以避免造成严重后果。

(七)潜在并发症——支气管胸膜漏

支气管胸膜漏是支气管树与胸膜腔之间形成的交通,是肺切除术后最严重的并发症之一,常导致患者死亡。

1. 相关因素　①肺组织切除过多;②支

气管缝合处张力过大；③支气管残端血运不良、感染；④术前放、化疗；⑤糖尿病；⑥营养不良。

2. 临床表现　胸痛、呼吸急促、咳嗽加重、咳脓血痰，胸腔引流管持续排出大量气体，随体位改变有刺激性咳嗽、咳铁锈色或暗褐色痰、发热。

3. 护理措施

(1)严密观察患者的体温、呼吸情况。

(2)观察患者的咳嗽情况和痰液的量、颜色，如随体位改变发生顽固性突发性咳嗽，且咳吐大量稀薄的暗褐色或铁锈色痰液，应高度警惕支气管胸膜漏的可能。

(3)保持胸腔闭式引流通畅，观察有无大量气体持续排出，观察引流液的量及颜色有无异常。

(4) 密切观察患者气管的位置。通常全肺切除术后的患者气管将偏向术侧，一旦发生支气管胸膜漏，气管又重新回到正中位置。如术侧发生张力性气胸，气管会偏向健侧。

(5)如若一旦确诊发生支气管胸膜漏，应采取患侧卧位或半卧位，防止引流液流向健侧和避免支气管残端浸泡于胸腔积液中；及时予以胸腔闭式引流，进行引流液的细菌培养和药敏试验，遵医嘱使用合适的抗生素抗感染治疗和全身支持治疗。小的漏口一般通过积极的胸腔引流和抗感染治疗可自行愈合；也可采用气管镜下漏口处硝酸银烧灼注射血管硬化剂等促进漏口的愈合。

(八)潜在并发症——肺水肿

1. 相关因素　①肺部手术导致血管床的减少；②手术对淋巴引流系统的损伤；③输液量过多或输液速度过快；④手术创伤的应激反应；⑤低氧血症；⑥手术中余肺萎陷，术后突然余肺复张产生单侧肺水肿；⑦手术长时间的侧卧位导致上面的肺高通气低灌注，而下面的肺高灌注低通气产生肺水肿(又称为 the down lung 综合征)。

2. 临床表现　气急、呼吸浅快、端坐呼吸或不能平卧、咳大量粉红色泡沫样痰、严重者发绀；听诊肺部湿啰音。

3. 护理措施

(1)严格控制液体入量，全肺切除后患者24h 总入量不得超过 2000ml。

(2) 控制液体的滴速和单位时间的液体量，对于老年人、小儿或原本伴有心脏病的患者要尤其注意，输液量一般不超过 100ml/h。

(3)行胸腔穿刺引流胸内积液不可过快过多，应缓慢引流，一般每次不超过1 000ml，以防止复张性肺水肿的发生。

(4)严密观察患者有无呼吸困难、气急、发绀及痰液的情况，一旦怀疑急性肺水肿，应及时汇报医生，并配合做好以下措施：①减慢或暂停输液，采取坐位或半卧位，两腿下垂，减少静脉回流，减轻心脏负担；②给予高流量氧气吸入(5～10L/min)，并用 20%～30%的乙醇湿化氧气，可降低肺泡内泡沫的表面张力，使泡沫破裂而改善通气；③遵医嘱给予强心、利尿、扩血管、镇静等治疗；④保持呼吸道通畅，协助患者咳嗽、咳痰，必要时可经鼻吸痰，以防止呼吸道梗阻，遵医嘱予氨茶碱0.25g 稀释后缓慢静脉注射以解除支气管痉挛，减轻呼吸困难；同时给予地塞米松 5～10mg 静脉注射，可降低毛细血管通透性并增强患者应激能力；⑤必要时还可采用止血带或血压袖带进行四肢轮流结扎，以阻断静脉回流，但动脉血仍能通过，每隔 5～10min 放松一个肢体，可有效降低静脉回流量，减轻心脏负担；⑥病情严重，经上述处理无效，氧分压仍持续低于 60mmHg 时，须立即行气管插管，呼吸机辅助通气。

(九)潜在并发症——气胸

1. 相关因素　①手术中损伤胸膜腔；②合并肺气肿；③胸腔引流管阻塞、脱管、引流瓶破损；④水封瓶未注水或瓶内管口未完全没入水面使胸膜腔与大气相通；⑤剧烈咳嗽。

2. 临床表现　小的闭合性气胸可无明显症状，但肺压缩超过 20%可出现胸闷、胸痛、呼吸困难、发绀、皮下气肿；严重的开放性或张力性气胸可推移纵隔、使气管偏移，患者出现心慌、心悸，甚至休克。

3. 护理措施

(1)加强监测：对于有肺气肿、肺大疱的患者要密切观察有无呼吸困难、气管位置如何、有无皮下气肿等，发现异常应配合医生及时处理。若出现张力性气胸，紧急情况下，可用粗针头在锁骨中线第2肋间穿刺排气，并行胸腔闭式引流。

(2)妥善管理胸腔闭式引流管。①观察术后胸腔闭式引流管安置是否妥当。一般上肺切除术的患者术后留置2根胸管，一根置于锁骨中线第2肋间用于排气；另一根置于腋中线第8肋间用于排液。②护理人员应熟悉胸腔闭式引流的原理、装置的组成和各部件，正确连接和使用，避免错接引起气胸。③妥善固定引流瓶和管道，经常检查接头处的连接情况，各装置必须衔接紧密，防止漏气。④在搬运患者或进行活动时应注意保护引流管，避免牵拉，引起引流管接头处滑脱或意外拔管。⑤经常检查水封瓶内液面情况，确保连接胸管的玻璃管浸没于水面下，水量过少或玻璃管没入液面过短，随着呼吸或咳嗽可使空气进入胸膜腔有造成气胸的危险。⑥遵医嘱适当使用持续负压吸引，排出胸膜腔内气体。

(十)潜在并发症——乳糜胸

1. 相关因素　与手术损伤胸导管有关。

2. 临床表现　肺部手术后4～5d或在患者进食后，胸腔引流液突然增多并呈乳白色浑浊液体或胸片复查突然大量的胸腔积液；患者出现胸闷、气急、心悸、脉搏加快、血压下降等循环不足的表现，严重者休克。

3. 护理措施

(1)观察胸腔引流液的颜色、性状及量。如引流液量多且无减少趋势，胸液为乳白色不凝液体，静置后分3层：上面为油层；加入乙醚后可澄清，可确诊为乳糜胸。也有部分患者表现为胸腔引流减少后再次增多或进食后引流液增多为乳白色；但禁食或在饥饿状态下，引流液呈淡血性或清亮液体，24h引流量超过1000ml，乳糜胸发生一般在术后2～4d，少数发生在术后24h。

(2)观察患者有无胸闷、气急、心悸、脉搏加快、血压下降等循环不足的表现，一旦出现乳糜胸，应做好：①嘱患者禁食，因进食可增加淋巴回流量，同时使淋巴漏出量增加，影响漏口的愈合；②胸腔穿刺抽液或胸腔闭式引流，促使肺膨胀，利于胸膜粘连；③遵医嘱补液、肠外营养，保持水、电解质平衡，纠正营养不良；④做好再次开胸手术的准备。25%～50%的患者漏口可在2周内自行愈合，若成人引流量超过1500ml/d，及出现代谢并发症，应行胸导管结扎术。

(十一)尿潴留

见本章第五节食管癌术后常见护理问题。

(十二)失用综合征

见本章第五节食管癌术后常见护理问题。

七、康复与健康教育

(一)术前指导

呼吸功能的锻炼：告知患者深呼吸及有效咳嗽的意义，及早指导患者按术前练习的方法，进行有效咳嗽和咳痰，防止肺部并发症的发生。

腹式呼吸：指导患者取仰卧位，双手置于腹部，用鼻吸气，吸气时保持胸部不动，腹部上升膨起，屏气1～2s，以使肺泡张开，呼气时让气体从口中慢慢呼出，尽量将腹壁下降呈舟腹状，呼吸缓慢均匀，频率以8～12/min为宜。

咳嗽训练：让患者采取坐位，深吸气后屏气3～5s后用力从胸部深处咳嗽，不要从口腔后面或咽喉部咳嗽，也可轻轻进行肺深部咳嗽，将痰引至大气管处，再用力咳出。

(二)术后活动指导

1. 活动指导　告知患者早期活动的意义，鼓励协助其早期活动。根据病情与患者及家属共同制定适宜的活动计划，促进耐力的恢复。术后第 1 天即可指导患者进行抬臂、翻身或术侧肩臂上举、旋转等床上运动；术后第 2 天，病情允许可在床尾拴根粗绳，患者可借助绳子的拉力练习自己坐起，以增加肺活量。引流管拔除后就可自由下床活动，并逐步增加活动量。

2. 引流管指导　告知患者和家属各引流管的作用及注意事项，妥善固定各引流管，防止管道扭曲、阻塞、脱落或过度牵拉；防止引流液倒流，保持引流管通畅。

胸腔闭式引流管：引流胸腔内积液及积气，平衡胸膜腔内压力，有利于肺膨胀。对于胸腔引流管的密闭装置，如发生脱管、引流瓶损坏等意外情况及时报告医生。上肺叶切除术患者术后放置上、下两根引流管；下肺叶切除术患者术后放置 1 根引流管，以充分引流胸膜腔内积气、积液。全肺切除术早期，患侧胸腔闭式引流管要求夹闭不开放，目的使患侧部分血液机化，胸壁稍塌陷，使左右两侧胸膜腔的压力基本相等，以防纵隔摆动。如出现呼吸困难、烦躁不安、出冷汗等情况，要及时告诉医护人员，以便及时发现和处理患侧胸膜腔内因压力过高使气管和纵隔向健侧移位，影响健侧肺功能。

3. 饮食指导　术后第 1 天进食半流质饮食，2～3d 后逐渐过渡到普食。注意少食多餐，食富含高热量、高蛋白质、高维生素饮食，如鸡蛋、牛奶、蔬菜、水果等，每天合理搭配各种饮食。进食速度一定要慢，防止咳嗽，避免食物误吸入肺内引起肺部感染。

(三)出院指导

1. 生活指导　生活规律，劳逸结合。注意饮食卫生，忌暴饮暴食。戒烟、酒，保持心情舒畅。

2. 复查　术后患者均需定期复查，一般 3～6 个月 1 次，并确定是否需要进行放疗、化疗、免疫等综合治疗。

（邱文娟）

第七节　胸　腺　瘤

一、概　　述

胸腺瘤是纵隔肿瘤的一种，占成人纵隔肿瘤的 20％～40％。胸腺瘤生长缓慢，多为良性，但临床上有潜在的侵袭性，易浸润周围组织和器官。胸腺瘤的发病与自身免疫紊乱密切相关，常伴有重症肌无力、粒细胞减少症、红细胞发育不良、低丙种球蛋白血症、胶原血管病等副瘤综合征。胸腺瘤可发生于任何年龄，好发年龄为 50—60 岁，儿童罕见发病，发病率在男女之间没有差异。

2004 年 WHO 根据上皮细胞形态及淋巴细胞与上皮细胞的比例，将胸腺瘤分为 A、AB、B1、B2、B3 和 C 型（表 13-7-1）。1981 年 Masaoka 根据肿瘤的侵袭力和转移的特征性对胸腺瘤进行分期（表 13-7-2），用于判断病变的程度和预后。

表 13-7-1　WHO 胸腺瘤病理组织分型方案（2004 年）

分型	特点
A 型胸腺瘤	髓质型或梭型细胞胸腺瘤
AB 型胸腺瘤	混合型胸腺瘤
B 型胸腺瘤	
B1 型胸腺瘤	富含淋巴细胞的胸腺瘤、淋巴细胞型胸腺瘤、皮质为主型胸腺瘤或类器官胸腺瘤
B2 型胸腺瘤	皮质型胸腺瘤
B3 型胸腺瘤	上皮型、非典型、类鳞状上皮胸腺瘤或分化好的胸腺癌
C 型胸腺瘤	即胸腺癌，组织学上此型较其他类型的胸腺瘤更具有恶性特征

表 13-7-2 胸腺瘤分期和特点

分期	特点
Ⅰ期	肿瘤局限在胸腺内,肉眼及镜下均无包膜浸润
Ⅱa 期	肿瘤镜下浸润包膜
Ⅱb 期	肿瘤肉眼可见侵犯邻近脂肪组织,但未侵犯纵隔胸膜
Ⅲ期	肿瘤侵犯邻近组织或器官,包括心包、肺或大血管(Ⅲa 期不侵犯大血管,Ⅲb 期侵犯大血管)
Ⅳa 期	肿瘤广泛侵犯胸膜和(或)心包
Ⅳb 期	肿瘤扩散到远处器官

二、应用解剖特点

纵隔(图 13-7-1)是两侧纵隔胸膜之间的区域,前为胸骨,后为胸椎,上连颈部,下止于膈肌。临床上常采用"四分法"将纵隔分为四个部分:以胸骨角与第 4 胸椎下缘的水平线为界,将纵隔分为上、下两部分。下纵隔再以心包前后界分为前、中、后三部分。在心包前面的间隙为前纵隔,在心包后方的间隙为后纵隔。胸腺(图 13-7-2)多位于前上纵隔中央,胸骨柄之后,心脏及升主动脉前方。胸腺前面与胸骨、第 1～4 肋骨相邻;后面与心包、主动脉弓及其分支、左头臂静脉、气管等相邻;上界为左头臂静脉水平,下界在右肺动脉之水平段。绝大多数胸腺瘤位于前纵隔,附着于心包,少数发生在纵隔以外部位,如胸膜、心膈角、肺实质内、肺门或颈部。

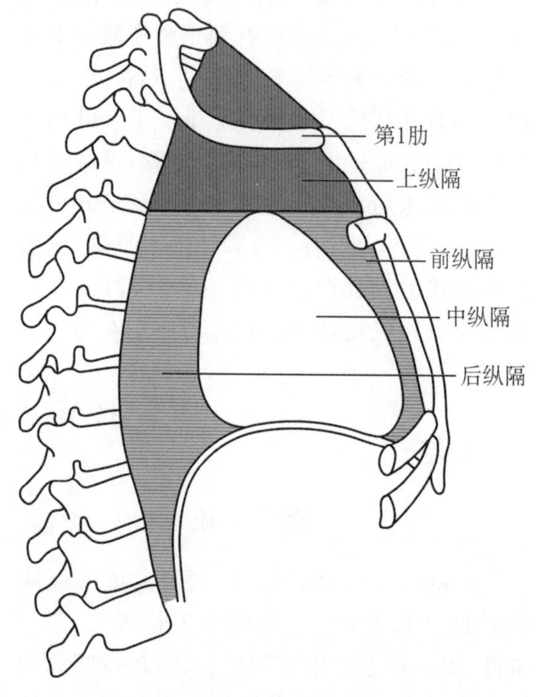

图 13-7-1 纵隔四分法

胸腺表面有结缔组织被膜,内为实质,被膜的结缔组织深入实质形成无数个小囊,将胸腺分隔成若干小叶,小叶直径 0.5～2mm,此为胸腺的基本结构。胸腺小叶外层为被膜下区,以下为皮质区,小叶内部为髓质。由于皮质不能完全包裹髓质,故相邻小叶的髓质彼此相通,皮质与髓质的交界处有大量血管。皮质和髓质均由上皮性网状细胞作支架,其中充满淋巴细胞即胸腺细胞,胸腺细胞为 T 淋巴细胞的前身。

胸腺的大小因年龄而异。新生儿的胸腺约 13g,在出生后两年内快速生长,青春期是胸腺生长发育最旺盛的时期,此时重量为 25～40g,青春期以后胸腺实质逐渐萎缩。成人胸腺虽然保持原来形状,但其中的胸腺细胞大多被脂肪组织所取代。

胸腺作为中枢性淋巴器官,是机体免疫系统的重要组成部分,参与机体免疫功能。胸腺基质细胞、细胞外基质和细胞因子等组成胸腺微环境。当来自骨髓、脾等部位的原始淋巴细胞进入胸腺后,在胸腺微环境内,通

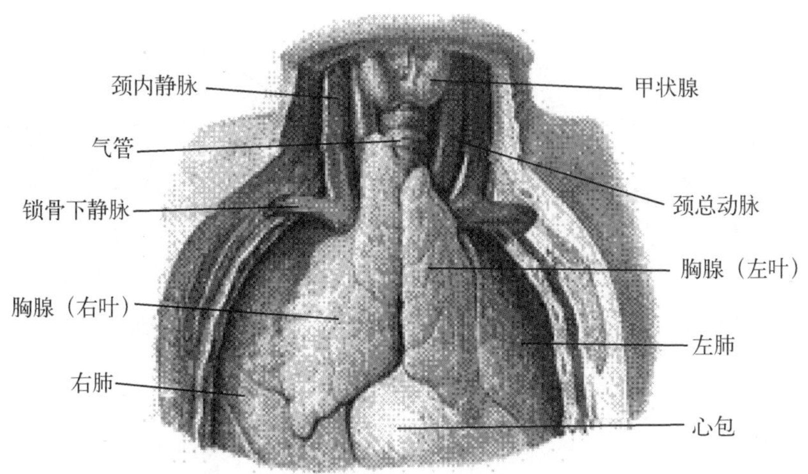

图 13-7-2　胸腺

过胸腺细胞分泌的胸腺素的作用，使原始淋巴干细胞完成准备阶段的发育，使其分化发育为成熟的 T 细胞，迁出胸腺进入淋巴循环，分布于周围淋巴器官，参与机体细胞免疫反应。

三、病因与发病机制

胸腺瘤起源于胸腺上皮，生长缓慢，大多无明显症状，通常为良性，一部分浸润周围组织或区域转移，属于恶性胸腺瘤。

人体的免疫是由免疫球蛋白调节的，而免疫球蛋白是通过 T 淋巴细胞和 B 淋巴细胞共同作用而产生的，其中的 T 淋巴细胞是由胸腺淋巴细胞进入胸腺后增殖、成熟而获得免疫功能的，所以胸腺发挥着重要的免疫功能。

胸腺瘤相关疾病大多是以自身免疫学机制为特点的，病因复杂，主要包括内分泌异常、重度感染及其他异常。胸腺瘤相关疾病的发病机制与 T 淋巴细胞成熟受限和胸腺的异常造成自身抗体产生有关，近年来的研究主要聚焦于调节性 T 淋巴细胞及抗细胞因子抗体等因素在发病机制中的作用。

胸腺瘤与自身免疫紊乱密切相关，常伴有重症肌无力、各种血液系统疾病，结缔组织疾病及全身其他系统疾病等，其中以重症肌无力最为常见。重症肌无力是乙酰胆碱受体抗体介导的，细胞免疫依赖及补体参与的神经-肌肉接头处传递障碍的自身免疫性疾病（图 13-7-3）。其发病机制可能与胸腺在病毒感染后发生胸腺炎肌样上皮细胞及其他细胞表达的乙酰胆碱受体有关，此受体可作为一种抗原物质直接作用于巨噬细胞，有抗原递呈作用的巨噬细胞将这些乙酰胆碱抗原转送到 T 淋巴细胞表面后激活 T 淋巴细胞，激活后的 T 淋巴细胞促进 B 淋巴细胞转化为浆细胞，分泌抗乙酰胆碱抗体，导致肌反应受抑制。虽然胸腺瘤合并重症肌无力的具体发病机制还不清楚，但是可以肯定的是，与其他自身免疫疾病一样，其发病机制错综复杂，有许多因素和环节均影响着疾病的发生、发展及转归。

四、临床表现与诊断

胸腺瘤的症状包括瘤体对周围器官的压迫症状和肿瘤本身的综合征。小的胸腺瘤多无临床症状，也不易被发现。多于行 X 线检查时发现纵隔肿物阴影。

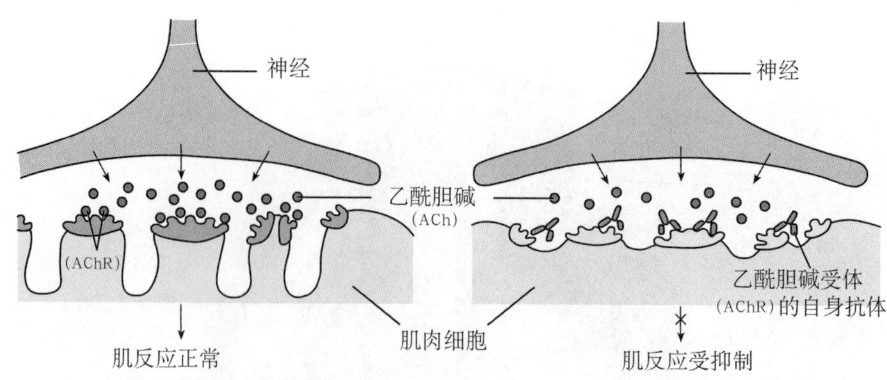

图 13-7-3 肌无力发病机制

(一)局部症状

随着肿瘤体积的增长，瘤体侵犯或压迫邻近纵隔结构引起胸部局部症状，一般表现为胸痛、气短和咳嗽。严重的胸痛、上腔静脉阻塞、侵犯膈神经造成半膈麻痹、侵犯喉返神经造成声音嘶哑、出现胸膜腔积液或心包积液是恶性胸腺瘤转移的信号。

(二)系统性疾病症状

有40%的患者可有一种胸腺瘤之外的综合征，33%有两种或两种以上胸腺瘤之外的综合征。常见的胸腺瘤相关的临床综合征见表13-7-3。

1. *重症肌无力*　最为常见，大约30%的胸腺瘤患者出现此综合征。

(1)发病初期患者往往会感觉眼睛或肢体酸胀不适，视物模糊、容易疲乏，随着病情的进展，骨骼肌明显疲乏无力，显著特点是肌无力于下午或傍晚劳累后加重，晨起或休息后减轻，称之为“晨轻暮重”。

(2)临床分型：①Ⅰ型，眼肌型，肌无力症状局限于眼外肌；②ⅡA型，轻度全身型，四肢肌群常伴眼肌受累，表现为轻度全身肌无力，但不影响呼吸肌，无咀嚼、吞咽困难或构音不清等症状；③ⅡB型，四肢肌群常伴眼肌受累，有假性球麻痹的表现，多在半年内出现呼吸困难；④Ⅲ型，重度激进型，发病迅速，多由数周或数月发展到呼吸困难；⑤Ⅳ型，迟发重症型，多在2年左右由Ⅰ型、ⅡA型、ⅡB

表 13-7-3 胸腺瘤相关的临床综合征

综合征	相关性疾病
神经肌肉综合征	重症肌无力、肌无力综合征、强直性肌营养不良症、肌炎
血液系统综合征	红细胞减少、红细胞增多、全血细胞减少、巨核细胞减少、T-淋巴细胞增多、急性白血病、多发性骨髓瘤
免疫缺陷综合征	低丙种球蛋白血症、T-淋巴细胞缺乏症
皮肤病	天疱疹、慢性念珠菌感染
胶原性疾病和自身免疫性疾病	系统性红斑狼疮、类风湿关节炎、干燥综合征、心肌炎、硬皮病
内分泌疾病	甲状腺功能亢进、慢性淋巴细胞性甲状腺炎、原发性肾上腺功能不足
肾脏疾病	肾病综合征、微小病变肾病
骨疾病	肥大性骨关节炎
恶性肿瘤	恶性淋巴瘤、癌(肺、结肠和其他)

型演变；⑥Ⅴ型，肌萎缩型，少见。

（3）临床特点：①30 岁以后胸腺瘤患者易伴发重症肌无力，男性多于女性；②病理分型以 B1、B2 及 AB 型多见，表明良性胸腺瘤易发生重症肌无力；③胸腺瘤是肌无力危象的一个主要危险因素，所以胸腺瘤合并肌无力危象发生率高且病情重。

2. 红细胞再生障碍性贫血　胸腺瘤患者中有约 5%合并红细胞再生障碍性贫血，然而据统计约 50%红细胞再生障碍性贫血患者合并有胸腺瘤。其临床特点如下。①好发于中老年，女性多见。②临床表现为面色发白、乏力、头晕等。③胸腺瘤的大小与病程和预后无关。其病理类型国内以混合型为主，而国外则以梭形细胞型多见。④血象表现为血红蛋白降低，网织红细胞数目减少，而白细胞计数则正常。骨髓象显示，核细胞增生活跃，红系明显减少，幼稚红细胞＜5%。粒系和巨核系在病程的各阶段均正常。红系严重减少时，粒系的百分比相对增加，但各阶段比例正常。同时，三系细胞形态均正常，无病态造血。⑤少数患者还合并其他自身免疫性疾病，以重症肌无力最为常见，此类患者预后差。

3. 免疫球蛋白缺乏　胸腺肿瘤，特别是梭形细胞类型的胸腺瘤，大约有 10%的患者合并获得性低丙种球蛋白血症，主要发生于年长患者，多数患者的 T 淋巴细胞数量正常，而 T 淋巴细胞抑制可阻止免疫球蛋白的合成，因此，胸腺切除对于此类患者无益，预后较差。

（三）诊断

1. 临床诊断　根据患者的病史和临床表现，尤其是伴有重症肌无力的患者，要考虑胸腺瘤的可能。

2. 影像学诊断　前、后位及侧位 X 线胸片是发现胸腺瘤的可靠方法。在前、后位 X 线胸片上，胸腺瘤呈光滑或有分叶状的肿块，位于心脏和大血管交界处，多数突向一侧胸腔，较少平均向两侧突出。当肿块较小使心前间隙变模糊的时候，侧位 X 线胸片是提示病变最简便的方法。胸部增强 CT 能够显示肿瘤病变范围、有无周围组织浸润和远处转移、评估肿瘤分期，对胸腺瘤的治疗和预后有重要的指导意义（图 13-7-4，图 13-7-5）。

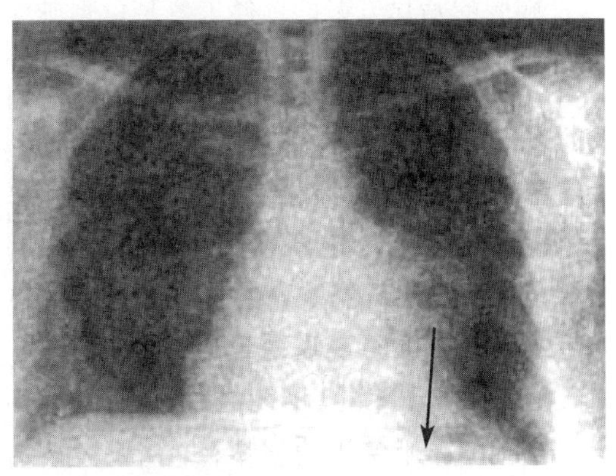

图 13-7-4　胸部 X 线平片

显示左心缘旁团块状影

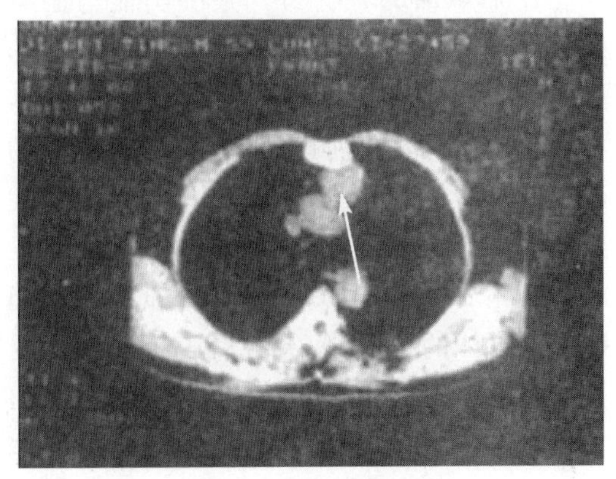

图 13-7-5　胸部 CT

显示左前上纵隔团块状影

3. 病理诊断

（1）穿刺活检诊断：细针抽吸活检、经纤维支气管镜或食管镜穿刺活检、超声引导下的纵隔肿瘤穿刺活检、CT 引导下经皮穿刺纵隔肿瘤活检等方法，它们共同的特点是创伤小、操作简单、安全、有效，但这些方法获得的组织少，常无法给出明确的病理诊断，而且不能确定胸腺瘤、淋巴瘤和胸腺增生之间的病理分化。

(2)手术诊断:纵隔镜、胸腔镜、小切口开胸手术取病理进行诊断适用于部分复杂的晚期患者。

五、治疗原则

胸腺瘤治疗方案的选择主要是依据肿瘤被膜是否完整以及与其邻近结构的关系。外科手术切除是整个治疗方案中的重点,放射治疗多数认为在Ⅱ期和Ⅲ期胸腺瘤是必要的,而化学治疗仅在局部不能切除或出现远处转移的病例中应用。但是,近年来越来越多的证据表明,术前化疗对于开始进展的局部病灶或局部复发的病例有重要作用。

(一)药物治疗

合并重症肌无力的胸腺瘤患者的主要治疗药物有胆碱酯酶抑制药、肾上腺皮质激素、免疫抑制药、血浆置换和丙种球蛋白等。

1. 胆碱酯酶抑制药　是一类能与胆碱酯酶结合,并抑制胆碱酯酶活性的药物,其作用是使胆碱能神经末梢释放的乙酰胆碱堆积,延长并增加乙酰胆碱的作用,临床常用的药物有新斯的明和吡啶斯的明,是治疗重症肌无力患者的首选药物。

2. 肾上腺皮质激素　通过抑制乙酰胆碱受体抗体的合成,使突触后膜免受或少受自身免疫攻击,使突触前膜易释放乙酰胆碱,促使兴奋传导,增加突触后膜乙酰胆碱受体数目。临床常用药物有肾上腺皮质类固醇,适用于单纯眼肌型重症肌无力患者、用胆碱酯酶抑制药治疗不理想、准备行手术治疗的全身型重症肌无力患者、病情恶化不适于或拒绝做手术的患者。

3. 免疫抑制药　是对机体的免疫反应具有抑制作用的药物,能抑制与免疫反应有关细胞(T淋巴细胞和B淋巴细胞)的增殖及其功能的发挥,能降低抗体免疫反应。临床常用药物有环孢霉素、环磷酰胺、硫唑嘌呤等,适用于肾上腺皮质激素治疗效果不佳的患者。

4. 血浆置换　通过置换血浆减少血中乙酰胆碱抗体受体,可用作急救并发呼吸衰竭的危重患者,由于新鲜血浆可能有高敏反应故不常用。目前,血浆置换被用作胸腺切除的术前准备。

5. 丙种球蛋白　可导致乙酰胆碱受体的结合功能紊乱,适用于任何类型的肌无力危象患者。

(二)手术治疗

无远处转移的胸腺瘤一经诊断应立即行外科手术切除,以防止肿瘤继续生长增大,压迫邻近组织器官产生明显临床症状。而且,单纯从临床和X线表现难以判断肿瘤的良、恶性,良性肿瘤也可恶性变,因此无论良性或恶性胸腺瘤都应尽早切除。胸腺瘤复发常局限在胸腔内,因此局部复发仍可行外科手术,再次手术后5年生存率与未复发的患者相近,因此手术切除是治疗胸腺瘤最有效的方法。根据肿瘤的大小和外侵程度可以选择胸腔镜、全部或部分经胸骨正中切口、胸前外侧切口、胸骨扩大切口、联合胸前外侧切口或做"T"型切口。近年来前胸正中切口应用增多,除摘除胸腺瘤外同时摘除对侧胸腺,防止日后出现重症肌无力。

(三)放射治疗

放射治疗是侵袭性胸腺瘤综合治疗的一个组成部分。在有完整被膜的肿瘤(Ⅰ期)治疗中其作用并不肯定,同时由于Ⅰ期肿瘤复发率低,因此建议Ⅰ期肿瘤患者不常规使用放射治疗。

Ⅱ期患者术后放疗的争论较多,一些学者认为Ⅱ期患者术后放疗是预防复发的重要措施,但也有不同观点认为肿瘤完全切除的Ⅱ期患者,术后放疗与否与复发率无明显相关性,并且认为放疗并不能减少胸膜或心包的种植。

对于Ⅲ期和Ⅳ期胸腺瘤患者,大多数研究结果表明术后辅助放疗能减少肿瘤局部复发率，延长生存期和提高生活质量。对于Ⅲ期和Ⅳa 期不能手术或局部晚期胸腺瘤患者，放疗可使肿块缩小，从而可能获得手术机会。

(四)化学治疗

目前采用的化疗方案有单一化疗和联合化疗两种治疗方案。常用的化疗药物有：顺铂、丝裂霉素、环磷酰胺、阿霉素和泼尼松。由于单一化疗(顺铂)方案用药量较大，毒副作用也大，现已较少使用，多采用以顺铂为基础的联合化疗方案。化疗可作为Ⅲ期和Ⅳ期患者术后的辅助治疗，也可以术前化疗使肿块缩小从而提高手术切除率，对于晚期不能手术或复发、转移的患者化疗可以作为一种姑息治疗方法。

(五)综合治疗

对于胸腺瘤分期中的Ⅲ期和Ⅳa 期胸腺瘤患者多主张采用综合治疗，即术前行化疗、术后继续行化疗或放疗。一系列研究显示，综合治疗能提高Ⅲ期和Ⅳa 期患者病灶切除率，延长生存期。

六、常见护理问题

(一)潜在并发症——肌无力危象

1. 相关因素　①抗胆碱酯酶药物用量不足；②呼吸道感染；③手术应激；④过度疲劳；⑤情绪大幅波动；⑥发热等。

2. 临床表现　呼吸微弱、发绀、烦躁、吞咽和咳痰困难，语言低微直至不能出声，最后呼吸停止，可反复发作或迁延成慢性。

3. 护理措施

(1)遵医嘱服用抗胆碱酯酶抑制药改善症状。

(2)及时清理呼吸道分泌物，保持呼吸道通畅，持续吸氧，配合医师进行气管插管或气管切开，呼吸机辅助呼吸。

(3)建立静脉通道，利于抢救药物的输注和维持水、电解质平衡。

(4)给予心电监护，密切观察患者体温、脉搏、呼吸和血压的波动，进行血氧饱和度的持续监测。

(5)控制肺部感染。

(6)密切观察患者呼吸频率和节律，及时发现患者病情进展。

(7)做好生活护理，增强患者舒适度。

(二)潜在并发症——胆碱能危象

1. 相关因素　抗胆碱酯酶药物使用过量。

2. 临床表现　除呼吸困难等症状外，尚有乙酰胆碱蓄积过多症状，包括毒碱样中毒症状，如呕吐、腹痛、腹泻、瞳孔缩小、多汗、流涎、气管分泌物增多、心率变慢等；烟碱样中毒症状，如肌肉震颤、痉挛和紧缩感等；中枢神经症状，如焦虑、失眠、精神错乱、意识不清、抽搐、昏迷等。

3. 护理措施

(1)立即停用抗胆碱酯酶药物，输液促进抗胆碱酯酶药物排出，待药物排出后再调整用量。

(2)及时清理呼吸道分泌物，保持呼吸道通畅，持续吸氧，配合医师进行气管插管或气管切开，呼吸机辅助呼吸。

(3)建立静脉通道，遵医嘱对症治疗，促进抗胆碱酯酶药物排出。

(4)评估患者意识及配合程度，必要时保护约束，预防意外事件发生。

(5)密切观察患者体温、脉搏、呼吸和血压的波动，进行血氧饱和度的持续监测。

(6)加强生活护理，增强患者舒适度。

(三)潜在并发症——反拗性危象

1. 相关因素　①呼吸道感染；②电解质紊乱；③对抗胆碱酯酶药物失敏等。

2. 临床表现　胆碱酯酶抑制药的剂量未变，但突然对该药失效而出现严重的全身肌肉无力，引起呼吸肌麻痹、呼吸困难等一系列严重危及生命的表现。

3. 护理措施

(1)立即停用抗胆碱酯酶药物，待药物敏

感后遵医嘱调整剂量。

(2)持续吸氧,保持呼吸道通畅,及时清理呼吸道分泌物,配合医师行气管插管或气管切开,呼吸机辅助呼吸。

(3)建立静脉通道,输液对症处理。

(4)定时抽血查患者电解质情况,遵医嘱纠正电解质紊乱。

(5)给予心电监护,密切观察患者呼吸频率和节律,及时发现患者病情变化。

(四)潜在并发症——肺炎、肺不张

1. 相关因素　①术后长时间留置气管插管;②气管切开;③清理呼吸道无效;④用药后呼吸道分泌物增加但不能有效排出。

2. 临床表现　①痰液增多,听诊有痰鸣音;②胸闷;③X线胸片检查示肺不张征象;④氧饱和度下降;⑤体温增高等。

3. 护理措施

(1)及时清理呼吸道分泌物,保持呼吸道通畅。

(2)呼吸机辅助呼吸期间按需吸痰,拔除气管插管后督促患者及时将痰液排出。指导患者深呼吸,加强翻身拍背、胸部体疗、定期雾化、早期下床活动,使用排痰机,促进痰液排出,利于肺复张。

(3)吸痰时注意无菌操作,以免引起肺部感染;操作动作轻柔,每次吸痰时间小于15s,避免引起肺不张而加重缺氧。

(4)密切观察患者呼吸幅度、频率、氧饱和度的情况,听诊两肺呼吸音的情况。

(5)加强全身营养。

(五)潜在并发症——跌倒

1. 相关因素　①合并重症肌无力导致全身肌力下降;②外科术后乏力;③术后早期活动时体位变换速度过快,导致体位性低血压。

2. 临床表现　①四肢乏力;②步态不稳。

3. 护理措施

(1)准确评估患者的肌力情况,观察患者用药后肌力变化,及时发现肌无力危象的发生。

(2)如患者发生肌无力危象导致全身肌力下降,嘱患者卧床休息,避免下床活动。

(3)制订适宜的活动方案,下床活动前先在床上坐起适应5～10min后再下床活动,根据患者的劳累情况调节活动的时间和程度,避免因过度活动导致虚脱乏力。

(4)加强患者和家属的健康教育,告知防跌倒的重要性及其措施。

(5)长期卧床者下床活动时应有专人陪护,并向其告知循序渐进的活动原则。

(6)提供安全环境,告知患者避免在有水渍的地方行走,清除病室内障碍物。

(六)自理能力下降

1. 相关因素　①突发肌无力危象导致肌无力;②手术创伤;③术后乏力;④术后疼痛;⑤情绪紧张,过度焦虑。

2. 临床表现　长期卧床,无法独立完成进食、穿衣等动作,生活无法自理。

3. 护理措施

(1)应用Barthel指数等自理能力评估工具准确评估患者的自理能力,了解自理缺陷的项目、程度、范围,制订生活护理计划,满足患者的需求。

(2)加强与患者沟通,解释说明加强自我护理对促进康复的意义,增加患者自我护理的意识,主动参与自我护理。

(3)吸氧,减轻患者缺氧症状。

(4)采取有效的方法减轻患者疼痛等不适。

(5)妥善固定各根管道,为患者活动提供方便。

(6)与患者及家属共同探讨能够自理的范围,教会患者正确掌握活动量的标准,制订自我护理计划,促进自护能力的提升。

(7)观察患者活动时有无呼吸困难、心悸、发绀等表现,掌握患者活动能力的恢复情况,及时给予指导和帮助。

(七)焦虑

1. 相关因素　①术前情绪紧张;②病程较长且病情反复;③突发肌无力危象;④术后进入监护室,对监护室环境和工作人员的陌生感,与家属的隔离感、分离感;⑤术后管道留置及手术伤口,各种治疗护理引起的不适;⑥术后出现各种不适;⑦对疾病知识缺乏,担心预后。

2. 临床表现　①情绪紧张,过度激动或沉默;②不能配合治疗及护理;③睡眠型态紊乱;④严重者出现精神失常。

3. 护理措施

(1)评估患者焦虑的临床表现和程度。

(2)鼓励患者说出焦虑的心理感受,并描述程度,分析其原因。

(3)加强与患者的沟通,增加和患者与家属交流次数及时间,取得患者及家属的信任。

(4)向患者介绍疾病的发病机制、临床表现和治疗方法,了解患者的经济承受能力,与患者共同探讨可以接受的最佳治疗方案。

(5)向患者介绍手术过程和术后注意事项等内容,取得患者及家属的配合,树立信心,战胜疾病。

(6)向患者介绍相似病例康复的典型例子,帮助患者树立信心。

(7)指导患者正确使用减轻或消除焦虑的自我调节方法。

七、康复与健康教育

(一)疾病知识的讲解

大多数胸腺瘤患者缺乏疾病的相关知识,故要详细向患者介绍胸腺的解剖和生理功能、胸腺瘤的临床表现、诊断和治疗等。重点向患者介绍胸腺瘤手术治疗的护理和重症肌无力患者的用药及自我监护,使患者对胸腺瘤有较全面的了解,正视疾病,树立战胜疾病的信心。

(二)心理支持

胸腺瘤患者因需手术治疗,患者及家属易产生紧张和焦虑的情绪,担心手术治疗效果。合并重症肌无力的患者由于病程较长,且病情易反复,导致患者焦虑。责任护士应多介绍成功病例,以减轻或消除其心理反应,改善心理状态,增强患者对疾病康复的信心。

(三)合并重症肌无力患者健康教育

1. 用药指导　胆碱酯酶抑制药是治疗重症肌无力的首选药物,常用的有新斯的明和吡啶斯的明,在使用此类药物期间嘱咐患者:①严格遵医嘱服药,不可随意停服或漏服药;②有吞咽困难者,药物应在餐前 30min 服用;③注意自我监测,出现呼吸困难加重、大量出汗、流涎、呼吸道分泌物增加、肌肉震颤、意识障碍等症状时,可能发生肌无力危象应及时就诊;④肌松药、氨基糖苷类抗生素包括庆大霉素、丁胺卡那霉素、链霉素等、麻醉药物如吗啡、地西泮(安定)等会加重肌无力症状,用药前应咨询医生。

2. 饮食指导　指导患者进食高蛋白、高维生素、高热量、高钾、高钙的饮食,以补充营养,减少糖皮质激素治疗的不良反应。咀嚼无力或吞咽困难者,以软食、半流质、糊状物或流质等为宜。进食前充分休息或在药物生效后小口缓慢进食,以免发生窒息或误吸。进食过程中由于咀嚼肌无力,患者常常感到疲乏,无法连续进食,此时应给予患者充足的进食时间,不要催促或打扰患者进食。在饮食的种类上也要指导患者:①少吃萝卜、海带、西瓜、苦瓜等寒凉食物;②多食温补肉类,如牛肉、羊肉、猪肉等,多食水果和蔬菜;③鱼类、牛奶、蛋类等高蛋白食物是重症肌无力患者的重要饮食;④维生素 C 对重症肌无力患者的免疫功能和神经肌肉接头阻滞很重要,适当食用维生素 C 可增强自身免疫力,防止肌纤维的萎缩和退行性变。

3. 照护者指导　重症肌无力患者由于肌无力导致自理能力下降,对家属等照护者的依赖性增加,而随着病程的延长,照护者会出现精力疲乏,情绪焦虑的表现,应多与照护者沟通，给予心理支持，指导其理解关心患者，帮助其提高生活照顾能力，学会病情观察，如出现呼吸困难等肌无力症状或症状加重时应及时就诊。

（四）休息与活动的指导

胸腺瘤患者应以休息为主，保证足够的睡眠，养成定时作息的良好习惯，同时根据医师的建议和自身的身体状况，参加一些适当的体育锻炼。告诫患者合理安排休息与运动，注意劳逸结合，避免劳累。指导患者运动时注意安全，有眼睑下垂、复视者在日常生活中应防止跌伤，住院期间起居应有人陪护。

（五）出院指导

患者病情平稳可以出院时，责任护士应嘱咐患者：①遵医嘱服药；②避免剧烈活动，活动量应逐渐增加，以不出现心悸、气短、乏力等症状为宜；③加强体质锻炼，增强机体抵抗力，预防感冒；④饮食上宜少量多餐，一次进食不宜过饱，保持大便通畅，注意饮食卫生，忌暴饮暴食；⑤戒烟、酒，保持心情舒畅；⑥手术患者若出现伤口疼痛、红肿，剧烈咳嗽、胸痛或咯血等应立即治疗；⑦遵医嘱定期复查。

（倪逸倩）

参考文献

［1］ 赵继军.疼痛护理学［M］.北京：人民军医出版社，2010.

［2］ 朱建英，韩文军.现代临床外科护理学［M］.北京：人民军医出版社，2008.

［3］ 张伟英，叶志霞.外科护理查房［M］.上海：上海科学技术出版社，2011.

［4］ 朱晓东，张宝仁.心脏外科学［M］.北京：人民卫生出版社，2007.

［5］ 张宝仁，徐志云.心脏瓣膜外科学［M］.北京：人民卫生出版社，2007.

［6］ 徐志云，张浩.心脏手术患者必读［M］.上海：上海科学技术出版社，2011.

［7］ 王树伟，苏存华，阎岩，等.急性A型主动脉夹层术后肾衰竭的危险因素分析［J］.第二军医大学，2014，3(2)：136-140.

［8］ 殷慧智，崔玉玲，巩越丽，等.29例A型急性主动脉夹层患者围手术期目标血压的管理［J］.中华护理杂志，2014，49(10)：1188-1190.

［9］ 汪梅，曹涌.主动脉夹层动脉瘤术前护理.实用医学杂志，2012，28(16)：2708.

［10］ 朱佳琪，马跃文，谷天祥冠状动脉旁路移植术后患者Ⅰ期心脏康复治疗的临床疗效研究［J］.中国全科医学杂志，2015，18(20)：2388-2392.

［11］ 马超，法宪恩，柳兵，等.冠状动脉旁路移植术后严重神经系统并发症发生的危险因素［J］.郑州大学学报：医学版，2015，50(3)：404-406.

［12］ 胡文琳，王俞丹，夏守燕，等.冠状动脉旁路移植术后患者的疾病医学管理行为现状调查.中国实用护理杂志，2015，31(18)：1391-1394.

［13］ 张伟英，邱文娟，顾君君，等.谵妄护理干预方案在冠状动脉旁路移植术后患者中的应用［J］.中华护理杂志，2015，50(8)：917-920.

［14］ 倪逸倩，苏传芹，张伟英，等.瓣膜性心脏病伴巨大左心室行瓣膜置换术患者的监护体会［J］.解放军护理杂志，2011，28(5A)：59-60，66.

［15］ 张伟英，叶文琴.冠状动脉旁路移植术患者自我效能的研究现状［J］.解放军护理杂志，2012，29(5B)：35-37.

［16］ 王婷，张伟英，邱文娟，等.9例婴幼儿法乐四联症根治术后急性肾损伤行腹膜透析的护理［J］.中华护理杂志，2013，48(7)：643-644.

［17］ 王爱华，王多有，何学志.104例高龄非体外循环冠状动脉旁路移植术患者呼吸系统的围手术期护理［J］.中华护理杂志，2009，44(4)：344-346.

［18］ 郭康，周脉耕，石娅娅，等.2006—2012年中国人群食管癌死亡趋势分析［J］.现代预防医学，2015，42(7)：1153-1156.

［19］ 覃海航.胸腔镜在肺癌中的应用进展［J］.临床肺科杂志，2012，17(9)：1679-1680.

［20］ 汤挺，于在成.食管癌微创手术进展［J］.临床医学，2012，32(4)：112-115.

［21］ 张柯，胡高峰，李慧敏.食道贲门癌手术治疗648例临床分析［J］.中国实用医药，2013，8(7)：88-90.

[22] 张伟英，涂岚，王万娟，等.86 例三尖瓣置换术的围术期护理.中华护理杂志，2013，48(4)：297-299.
[23] 李燕，程垚，徐斌，等.食管癌患者术前营养风险评估与干预的效果评价[J].中华护理杂志，50(2)：166-170.
[24] 高杨，李岩，周海英，等.食管癌患者术后肺部感染的影响因素分析[J].中华医院感染学杂志，2014，24(13)：3281-3282.
[25] 冯慧，李清，罗向红，等.食管癌根治手术围术期多模式镇痛的临床研究[J].重庆医学，2014，43(29)：3904-3906.
[26] 田烨，周凌霄，任光国.1208 例食管癌患者术后吻合口瘘风险因素分析[J].重庆医学，2014，43(15)：1924-1927.
[27] 林哲莹，姚晓冬，吴桂真.快速康复外科理念在胸腹腔镜食管癌切除术患者围手术期护理中的应用[J].中国实用护理杂志，2015，31(8)：580-582.
[28] 韦海涛，李丽，王作培，等.全胸腔镜手术与传统开胸手术治疗食管癌近期临床疗效比较[J].中华胸心血管外科杂志，2015，31(2)：108-109.
[29] 陈民彪.不同微创手术方案在肺癌患者中的应用效果对比[J].重庆医学，2015，44(5)：662-664.
[30] 刘志强，何斐，蔡琳.吸烟、被动吸烟与肺癌发病风险的病例对照研究[J].中华疾病控制杂志，2015，19(2)：145-149.
[31] 方忠民，蓝斌，杨彦龙，等.非小细胞肺癌微创手术与开放手术的疗效比较[J].实用医学杂志，2015，31(1)：89-91.
[32] 涂英华，练祖平，白广德.肺癌住院患者医院感染的临床分析[J].中华医院感染学杂志，2015，25(1)：142-144.
[33] 王栩轶，张媛，霍兰兰，等.289 例开胸术后患者胸腔闭式引流管感染预防的管理[J].中华医院感染学杂志，2012，22(21)：4764-4765.
[34] 杨帆，胡奕，戚维波，等.急性脓胸的治疗及临床特征分析[J].广东医学，2015，36(3)：425-429.

第14章

泌尿外科疾病与护理

第一节 前列腺增生

一、概述

良性前列腺增生(benign prostate hyperplasia,BPH)是引起中老年男性排尿障碍最为常见的一种良性疾病,发病率随年龄的增长而增加。男性在40岁以后前列腺就可出现不同程度的增生,50岁以后可出现临床症状,到80岁时发病率可高达83%～88%。最突出的临床表现就是排尿困难症状的进行性加重,严重影响到患者的生活质量。随着人口老龄化的到来及人类保健意识的增强,该疾病已成为泌尿外科的主要疾病之一。

二、应用解剖特点

前列腺(prostate gland)呈圆锥体状,底向上与膀胱颈相接,尖向下至尿生殖膈之膈上筋膜。长约2.5cm,底的横径约3.5cm,厚约2.5cm,成人重约18g。前列腺属盆腔内器官,位于耻骨联合下缘耻骨弓之后直肠之前(图14-1-1),尿生殖膈之上(图14-1-2)。前列腺围绕前列腺部尿道,1/3在尿道的前面,2/3在尿道的后面(图14-1-3)。

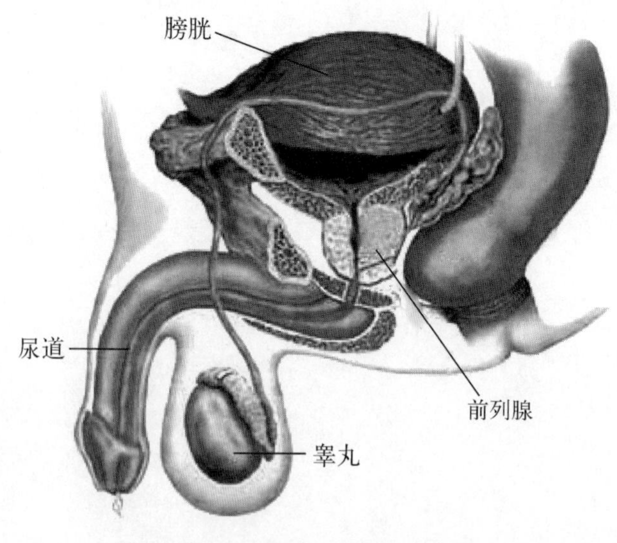

图 14-1-1 前列腺与盆腔的位置

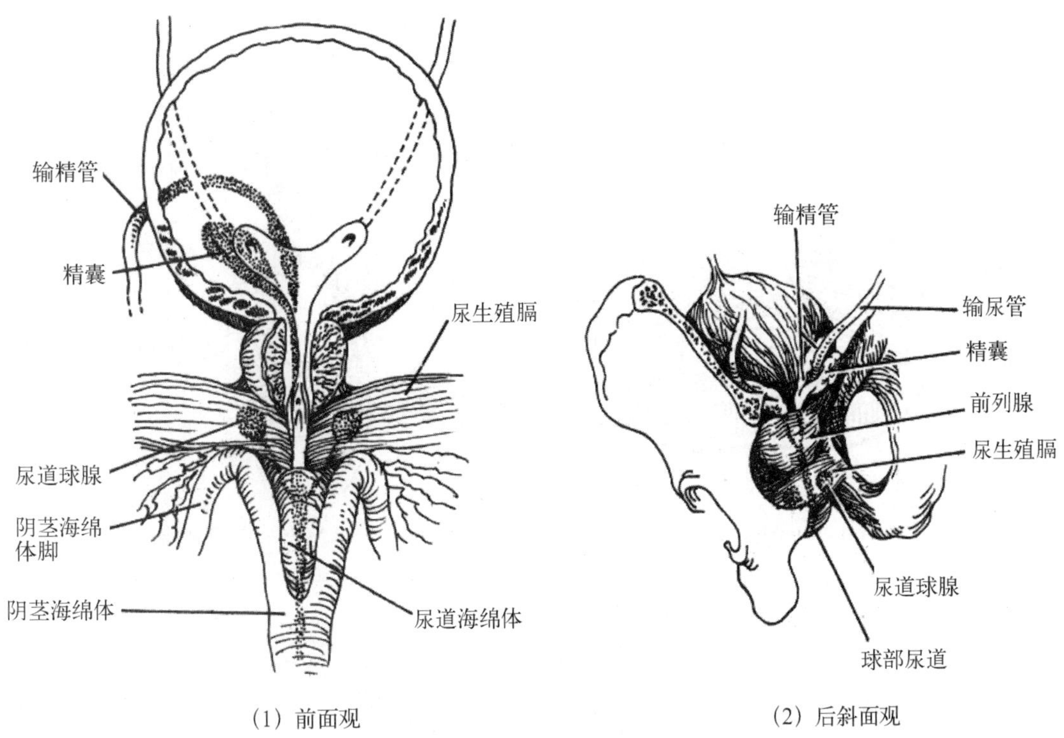

图 14-1-2　前列腺与尿生殖膈

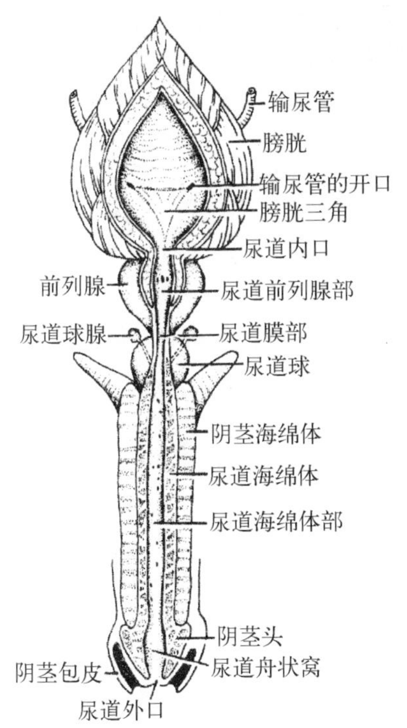

图 14-1-3　前列腺与男性尿道

前列腺是一个肌纤维和腺性器官，腺体组织占 70%，肌肉纤维组织占 30%。Lowsley 于 1912 年根据对胎儿前列腺标本的研究把前列腺分为五个叶，即前、中、后和两个侧叶(图 14-1-4)。McNeal 将前列腺分为外周带区、中央区、移行区和尿道周围腺体区(图 14-1-5)。所有 BPH 结节发生于移行区和尿道周围腺体区。

供应前列腺的动脉主要是来自髂内动脉前支的膀胱下动脉。膀胱下动脉末端分为两支，即尿道支和包膜支。尿道支在膀胱前列腺交界处之后外侧进入腺体，营养前列腺的尿道周围部分。包膜支由外侧面 5、7 点钟的部位分别进入腺体，营养前列腺边缘部分实质(图 14-1-6，图 14-1-7)。前列腺的静脉经膀胱下静脉汇入髂内静脉(图 14-1-8)。在前列腺和膀胱颈部有丰富的 α 肾上腺素能受体，尤其是 α_1 受体(图 14-1-9)，激活这种肾上腺素能受体可以明显提高前列腺尿道阻力。

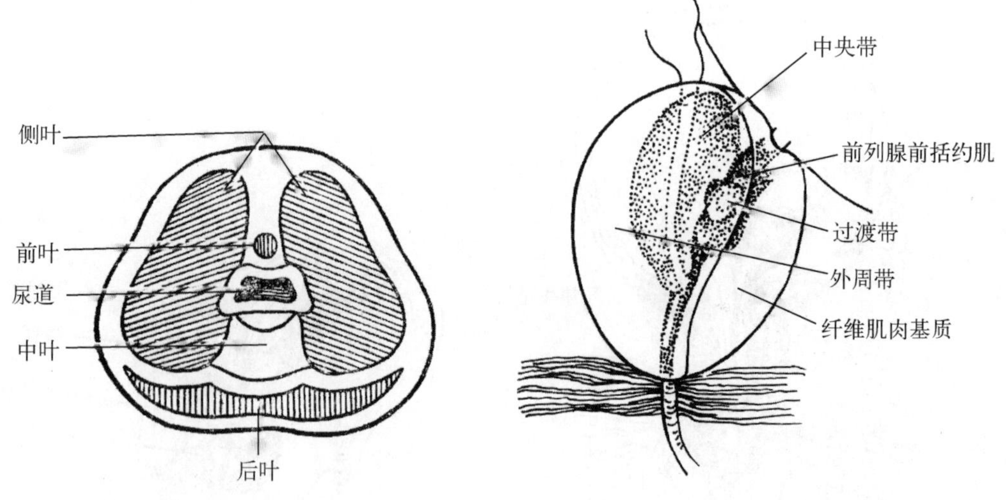

图 14-1-4 Lowsley 分叶

图 14-1-5 McNeal 前列腺结构图

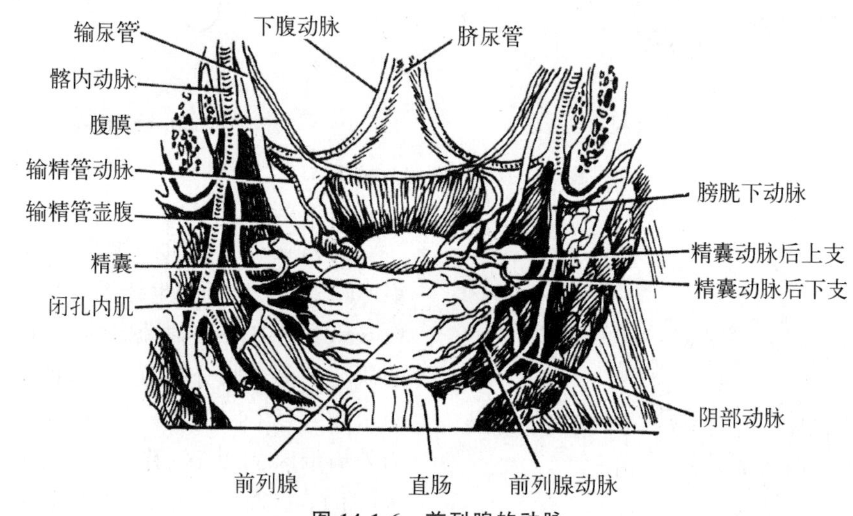

图 14-1-6 前列腺的动脉

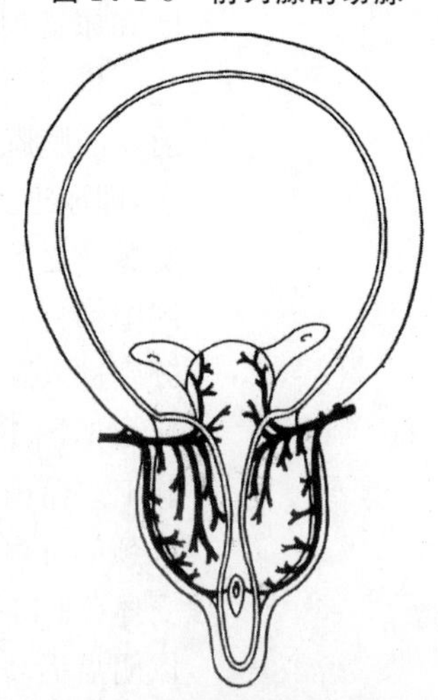

图 14-1-7 前列腺动脉分支

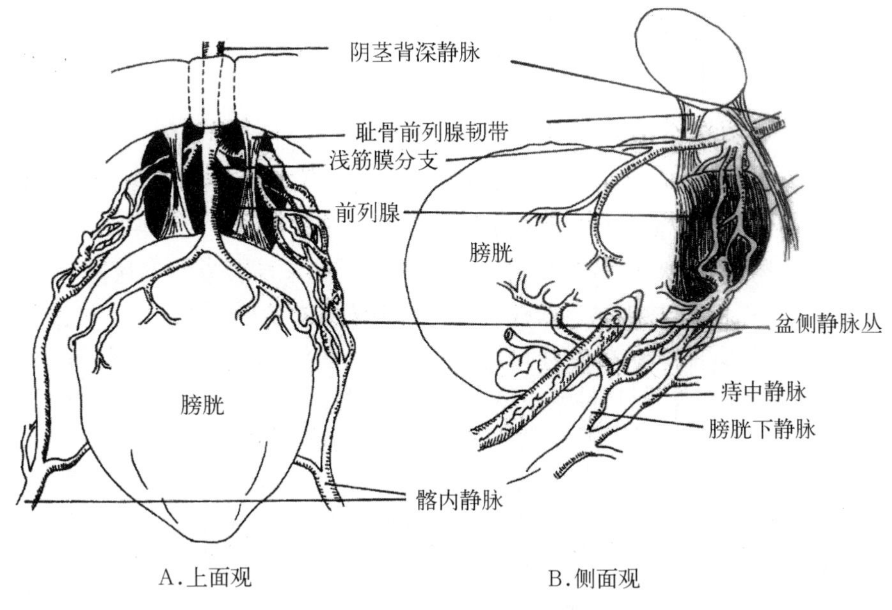

图 14-1-8　前列腺的静脉

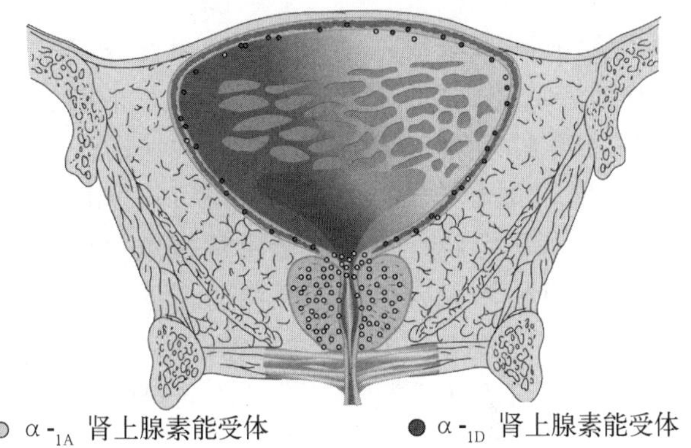

图 14-1-9　α 受体在膀胱和前列腺的分布

三、病因与发病机制

前列腺增生必须具备睾丸存在及年龄增长两个重要条件。有关前列腺增生的发病机制研究颇多，但其发生的具体机制尚不明确，可能是由于上皮和间质细胞增殖及细胞凋亡的平衡性破坏引起。相关的因素有：雄激素及其与雌激素的相互作用、前列腺间质-腺上皮细胞的相互作用、生长因子、炎症细胞、神经递质及遗传因素等。

前列腺增生后导致后尿道延长、弯曲、受压变形、狭窄，并使排尿阻力增加，引起膀胱高压并出现相关排尿期症状。随着膀胱压力的增加，出现膀胱逼尿肌代偿性肥厚、逼尿肌不稳定并引起相关储尿期症状。如梗阻长期未能解除，逼尿肌失去代偿能力。

前列腺增生后，增生组织将真正的前列腺组织向外周压迫，被挤压的组织发生退行性变，转变为纤维组织，形成灰白色坚硬假膜——外科包膜，两者有明显分界。增生部分经手术摘除后，遗留下受压腺体，因此术后直肠指诊及影像学检查仍可以探及前列腺腺体。

四、临床表现与诊断

(一)临床表现

前列腺增生的主要临床表现是下尿路症状(lower urinary tract symptoms,LUTS)以及尿路梗阻引起的相关并发症。LUTS症状包括储尿期症状、排尿期症状和排尿后症状。储尿期症状包括尿频、尿急、尿失禁以及夜尿增多等;排尿期症状包括排尿踌躇、排尿困难以及间断排尿等;排尿后症状包括排尿不尽、尿后滴沥等。

1. *尿频* 为早期症状,一般先为夜尿次数增加,每次尿量不多。随之白天也出现尿频。下尿路梗阻时,50%～80%的患者可出现尿急或急迫性尿失禁。如伴有膀胱结石或感染,尿频更明显,可伴有尿痛。

2. *排尿困难* 当增生的前列腺向尿道内突出,后尿道延长、弯曲、变窄,尿道阻力增加,膀胱逼尿肌必须过度收缩才能开始并维持排尿,患者出现排尿起始延缓,排尿时间延长,尿线细而无力等症状。当膀胱逼尿肌处于失代偿状态时便出现残余尿。有些患者遇到受凉、饮酒、憋尿或有其他原因引起交感神经兴奋时可发生急性尿潴留。

3. *血尿* 前列腺黏膜毛细血管充血及小血管扩张并受到增大腺体的牵拉,当膀胱收缩时,可引起镜下或肉眼血尿。

4. *膀胱结石* 前列腺增生导致膀胱出口梗阻,特别是出现膀胱排空困难而引起残余尿增多时,尿液中小结晶沉积于膀胱,以此为核心形成结石。

5. *泌尿系感染* 下尿路梗阻易导致泌尿系感染。发生膀胱炎时,尿急、尿频、排尿困难等症状加重,且伴有尿痛。继发上尿路感染时,出现发热、腰痛及全身中毒症状,肾功能也将受到进一步损害。

6. *肾功能损害* 系对长期排尿异常未察觉,下尿路梗阻未得到合理治疗所致。可表现为食欲不振、贫血、血压升高、嗜睡或意识迟钝。

(二)诊断

1. *病史询问* 包括患者的一般情况、下尿路症状的特点、持续时间以及伴随症状等,同时进行国际前列腺症状评分(international prostate symptom score,IPSS)和生活质量指数(QOL)测评。IPSS(表14-1-1)是前列腺患者下尿路症状严重程度的主观反映,包括尿频、尿急、夜尿等7项症状评分,每项按不同程度分0～5分,总分越高症状越严重,0～7分为轻度,8～19分为中度,20～35分为重度。

表14-1-1 国际前列腺症状评分(IPSS评分)

症状	无	少于1/5	少于1/2	约1/2	多余1/2	几乎总是
1. 过去1个月有排尿不尽感						
2. 过去1个月排尿后1小时以后又要排尿						
3. 过去1个月排尿时间断						
4. 过去1个月排尿不能等待						

续表

症状	无	少于 1/5	少于 1/2	约 1/2	多余 1/2	几乎总是
5. 过去 1 个月感觉尿线变细						
6. 过去 1 个月感觉排尿费力						
7. 过去 1 个月夜间睡眠时需要起床排尿次数						
下尿路症状(IPSS)总分= 将表格中的选择 7 个问题答案的分数累加得到 IPSS，如果累计分在： 0～7 分，为轻度症状 8～19 分，为中度症状 20～35 分，为重度症状						

2. 直肠指诊(digital rectal examination，DRE)　是前列腺增生患者重要检查项目之一，需在排空膀胱后进行。直肠指诊(图 14-1-10)可以了解前列腺的大小、形态、质地、有无结节及压痛、中央沟是否变浅或消失，以及肛门括约肌张力情况。

3. B 超检查　有经腹和经直肠超声两种方法。经腹超声检查可以了解前列腺形态、大小、有无异常回声、突入膀胱的程度以及残余尿量。经直肠超声(transrectal ultrasonography，TRUS)(图 14-1-11)还可以精确前列腺体积(测量公式为 0.52×前后径×左右径×上下径)。

4. 尿流率检查　尿流率检查可初步判断梗阻的程度。有两项主要指标：最大尿流率(Qmax)和平均尿流率(Average flow rate，Qave)。最大尿流率存在个体差异和容量依赖性。因此，尿量在150～200ml时进

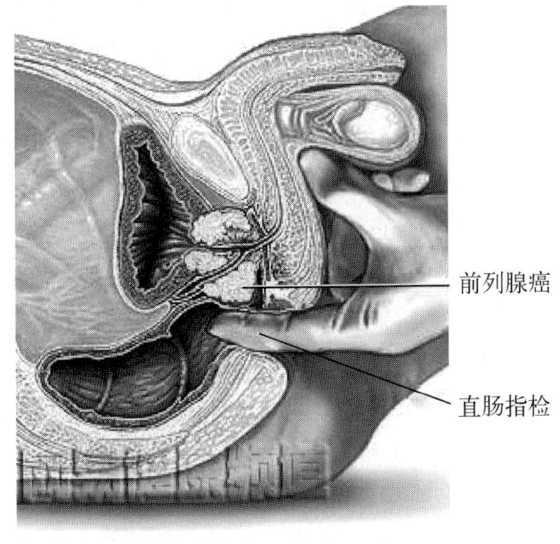

图 14-1-10　直肠指诊

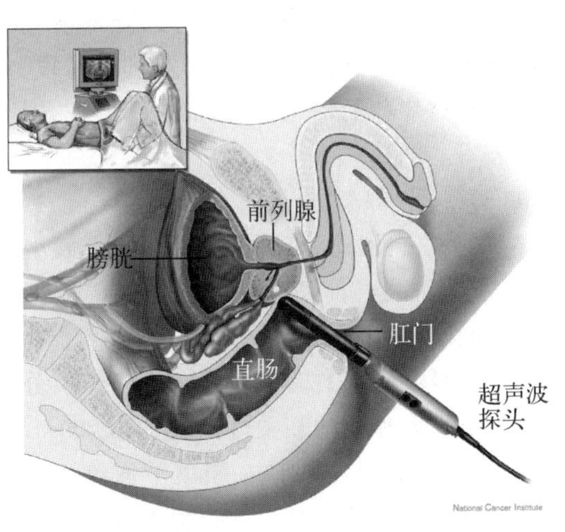

图 14-1-11　经直肠超声

行检查较为准确。多数 50 岁以上的男性，最大尿流率 15ml/s 即正常。

5. 血清前列腺特异抗原(PSA)测定 前列腺体积较大、有结节或较硬时，应测定血清 PSA 以排除合并前列腺癌的可能。泌尿系感染、前列腺穿刺、急性尿潴留、留置导尿、直肠指诊以及前列腺按摩等会影响血清 PSA 值。

五、治疗原则

1. 观察等待 观察等待是一种非药物、非手术的治疗措施，包括患者教育、生活方式指导、定期监测等，适合于轻度下尿路症状(IPSS≤7)的患者，或者中度以上症状(IPSS≥8)但生活质量尚未受到明显影响的患者。

2. 药物治疗 在减少药物治疗不良反应的同时保持患者较高的生活质量是前列腺增生药物治疗的总体目标。

(1)α 受体阻滞药：主要是通过阻滞分布在前列腺和膀胱颈部平滑肌表面的肾上腺素能受体，松弛平滑肌，达到缓解膀胱出口动力性梗阻的作用。分为非选择性 α 受体阻滞药(酚苄明)、选择性 α_1 受体阻滞药(多沙唑嗪、阿夫唑嗪、特拉唑嗪)和高选择性 α_1 受体阻滞药(坦索罗辛、萘哌地尔)。

(2)5α 还原酶抑制药：通过抑制体内睾酮向双氢睾酮(DHT)的转变，进而降低前列腺内双氢睾酮的含量，达到缩小前列腺体积、改善下尿路症状的治疗目的，如非那雄胺、度他雄胺等。

(3)M 受体拮抗药：通过阻断膀胱毒蕈碱(M)受体，缓解逼尿肌过度收缩，降低膀胱敏感性，从而改善前列腺增生患者的储尿期症状，如托特罗定、索利那新等。

(4)植物制剂：作用机制复杂，具体成分的生物活性和疗效的相关性尚难具体判断。

3. 手术治疗 具有中、重度下尿路症状并已明显影响生活质量的前列腺增生患者可选择手术治疗，尤其是药物治疗效果不佳或拒绝接受药物治疗的患者。治疗效果主要反映在患者主观症状(IPSS 评分)和客观指标(如最大尿流率)的改变。前列腺增生的微创治疗方法种类较多，治疗方式的选择应当综合考虑医师个人经验、患者的意见、前列腺的大小以及患者的伴发疾病和全身状况。

(1)经尿道前列腺电切术(transurethral resection of the prostate，TURP)：目前仍是治疗前列腺增生症的"金标准"。主要适用于治疗前列腺体积在 80ml 以下的前列腺增生患者。随着各种微创技术的发展，近年来 TURP 的比例有所下降。

(2)经尿道前列腺切开术(transurethral incision of the prostate，TUIP)：适用于体积小于 30ml，且无中叶增生的患者。

(3)经尿道前列腺电汽化术(transurethal electrovaporization oftheprostate，TUVP)：适用于凝血功能较差和前列腺体积较小的前列腺增生患者，止血效果较好，但术后尿路刺激症状、排尿困难和尿潴留的发生率略高于 TURP。

(4)经尿道前列腺等离子双极电切术(bipolar transurethral plasmaKinetic prostatectomy，TUPKP)和经尿道等离子前列腺剜除术(transurethral plasmakinetic enucleation of the prostate，TUKEP)：TUPKP 是使用等离子双极电切系统以与 TURP 相似的方法手术，但术中采用的是以生理盐水作为冲洗液，很少发生电切综合征(transurethralresection syndrome，TURS)。TUKEP 在减少出血、减少冲洗液灌注、留置导尿管时间及出院时间上均优于 TURP 术。

(5)经尿道激光手术：激光具有凝固止血效果好和非导电特性，近十余年来，已成为前列腺增生的重要治疗方式。主要包括 Ho：YAG 激光(钬激光)、KTP 激光(绿激光)、2um 激光(铥激光)。激光手术的共同特点是术中出血少、无电切综合征，尤其适用于高危因素的患者。但是各种激光的作用原理及其激发波长均不同，因此具有各自的组织作用特性及不同的手术效果。经尿道钬激光剜除术(transurethral homium laser enucleationof prostate,HoLEPer)因疗效突出目前已在临床上被广泛采用。

(6)开放性前列腺摘除术:主要应用于前列腺体积大于 80ml 的患者,特别是合并膀胱结石或合并膀胱憩室需一并手术者。常用的术式有耻骨上前列腺摘除术和耻骨后前列腺摘除术。

(7)其他治疗:包括经尿道微波热疗、经尿道针刺消融术、前列腺支架等方法。

六、常见护理问题

(一)疼痛

1. 相关因素　①前列腺窝处气囊导尿管(根据前列腺大小注水量常达 30～60ml,最大时可达 100ml)牵拉压迫引起;②膀胱冲洗、引流不通畅;③膀胱痉挛;④导尿管持续牵引引起的耻骨区疼痛和不适感;⑤开放手术切口疼痛引起。

2. 临床表现　①自诉耻骨上、膀胱区胀痛感、尿道口急迫的排尿感、肛门坠胀感或伤口处痛感;②烦躁、焦虑、呻吟等表现;③睡眠型态改变;④长海痛尺评分＞4 分;⑤膀胱痉挛时膀胱压力增高,冲洗液速度变慢或莫菲式滴管液面升高甚至冲洗停止。

3. 护理措施

(1)保持导尿管引流通畅,注意引流管位置是否妥当,有无扭曲、受压,管腔有无血块堵塞,必要时注射器加压冲洗。

(2)保持冲洗通畅。根据术中出血情况及引流液颜色随时调整冲洗速度。出血导致引流管梗阻时可挤捏引流管数次,通过增加管腔局部压力将导尿管内的血块分解后引流,也可以将三腔导尿管的主腔和次腔互相交换并调快冲洗速度数分钟后再恢复细管冲洗、粗管引流的顺序,必要时冲洗器局部加压冲洗。冬天注意将冲洗液加温以减轻膀胱痉挛的发生。

(3)确保导尿管有效牵引的前提下使用最小拉力及气囊注水量,减小气囊局部刺激感和牵拉力量。

(4)及时更换牵引足部位置,病情平稳后及时与医师沟通停止牵引。

(5)注意患者主诉,共同寻找疼痛原因,及时评估疼痛程度,必要时遵医嘱使用镇静镇痛药物。

(6)协助患者采取舒适的卧位,减少外界刺激,为患者提供安静的休息、睡眠环境。

(7)合理安排治疗、护理操作,动作轻柔。

(8)指导、鼓励患者有效咳嗽,减轻对伤口的刺激。

(9)争取良好的家庭支持、理解、关心和安慰患者。

(二)牵引效能降低或失效

1. 相关因素　①患者未了解、掌握牵引的目的和方法;②患者不能耐受牵引引起的耻骨区的疼痛;③患者因睡眠姿势改变或卧床时因重力作用身体下滑导致牵引力减弱;④老年患者配合性差。

2. 临床表现　①患者腿部弯曲或屈膝,未保持伸直位;②三腔导尿管冲洗引流不通畅,引流液颜色逐渐转红;③患者主诉腹部胀痛感。

3. 护理措施

(1)术前充分宣教,详细讲解牵引的目的、方法,使患者认识到牵引直接关系到手术成败,提高依从性。

(2)护理过程中经常检查牵引的有效性,注意患者的体位,指导督促。

(3)每班及时评估牵引的有效性和患者的承受情况以及皮肤完整性,定时轮流更换双侧足部的牵引部位,减少局部刺激。

(4)鼓励安慰患者,提高耐受性。

(5)必要时遵医嘱使用镇静药。

(三)潜在并发症——电切综合征

1. 相关因素　①初学者手术技巧不够娴熟;②前列腺体积大导致手术时间过长,出血多;③前列腺周围静脉窦被切开或包膜穿孔造成大量冲洗液被吸收入血;④术前患者营养不良，合并有贫血及低蛋白血症未予纠正；⑤老年患者。

2. 临床表现 ①早期患者可出现烦躁不安、恶心、呕吐；②血容量增加可导致心跳加快，血压、中心静脉压升高；③病情进一步发展，可出现表情淡漠、脉搏慢、肺水肿，低氧血症，甚至出现昏迷、心力衰竭、呼吸困难；④血清钠浓度减低，＜120mmol/L 以下，血糖有不同程度的升高。

3. 护理措施

(1)术中出现时应立即减慢冲洗液速度或关闭冲洗液暂停手术。

(2)遵医嘱静脉使用利尿药促使水分排泄，恢复血容量。

(3)吸氧，改善肺水肿和缺氧状态。

(4)血钠＜125mmol/L 时静脉补充3%～5%高渗氯化钠 200ml，纠正低渗、低血钠。

(5)预防脑水肿，做好用药护理。

(6)加强巡视，注意观察患者神志、血压、呼吸变化。

(7)监测血糖、电解质和中心静脉压变化，为临床用药提供准确依据。

(8)若病情还需行膀胱冲洗时，保持冲洗通畅，严密监测入出量。

(9)做好安全措施，防止坠床。

(四)潜在并发症——暂时性尿失禁

1. 相关因素 ①术前存在不稳定性膀胱或膀胱顺应性降低；②术后前列腺窝局部炎性水肿，刺激外括约肌导致关闭不全；③增生的腺体长期挤压外括约肌使其过度伸长，术后暂时性回缩不良；④术中处理前列腺尖部时，高频电流对外括约肌一过性的损伤；⑤气囊导尿管过度牵拉或气囊压迫前列腺窝过久。

2. 临床表现 导尿管拔除后出现尿滴沥，患者不能主动控制排尿。

3. 护理措施

(1)心理护理：向患者多途径、多形式解释暂时性尿失禁发生的原因、处理办法，及时给予安慰，鼓励，减轻患者心理压力。

(2)指导患者加强会阴部皮肤护理，防止湿疹或皮肤异味发生。

(3)注重医护合作，及时沟通，指导患者有效进行盆底肌训练(即提肛肌训练)，增强外括约肌功能，增加盆底肌的支持力量。

(4)必要时重新留置导尿管 1～2d。留置尿管期间做好相应护理。

(5)有条件者行生物反馈治疗。生物反馈治疗是将极其微弱的肌活动信息放大为可见的波形和可听到的声音，通过视觉、听觉器官送回机体，通过复杂的条件和非条件反射反馈到视觉和听觉大脑皮质，在大脑皮质和肌肉间建立直接联系，使患者在一定程度上靠意识控制其肌肉舒缩。方法：采用生物反馈治疗仪，在患者的肛门内置直肠电极，反馈测量患者盆底肌肉肌电，结合患者的情况为患者设计专用治疗程序(如收缩 5s、放松 10s 为 1 次，8 次为 1 组等)。

(6)若出现永久性尿失禁者，可行生物反馈治疗。指导患者正确使用集尿器，避免尿路感染、皮肤溃烂，提高生活质量。

(五)潜在并发症——拔管后尿潴留

1. 相关因素 ①术后尿管拔除时间过早；②术后局部尿道黏膜水肿；③膀胱内残留的前列腺组织、血块或创面脱落的焦痂堵塞尿道；④膀胱急性功能障碍。

2. 临床表现 导尿管拔除后不能排尿，患者主诉膀胱胀，体检膀胱膨隆。

3. 护理措施

(1)心理护理，安慰患者，指导患者在安静环境下使用听流水声等方法诱导排尿。

(2)鼓励患者多饮水，同时注意观察膀胱膨胀程度。

(3)必要时重新留置导尿管。留置尿管期间做好相应护理。

(六)潜在并发症——尿道狭窄

1. 相关因素 ①使用的电切镜型号较粗；②术中操作晃动动作较大，造成尿道外口黏膜挫裂伤；③术中切除不彻底，腺体残留过多,时间长引起梗阻;④手术切除过多,前列腺包膜被切除,肉芽组织增生引起狭窄;⑤创面焦痂脱落,引起继发出血;⑥尿路感染。

2. 临床表现　手术后排尿通畅,尿线粗,过一段时间后尿线变细,排尿呈滴沥状,排尿不尽。多发生在术后 1 个月左右。

3. 护理措施

(1)术前、术后加强健康宣教,增强患者对尿道狭窄发生原因、发生时的处理、注意事项等各方面知识的了解。

(2)术后及时向手术医师了解手术情况,可以进食后指导患者多饮水。

(3)术后拔除导尿管后观察第一次排尿情况,了解尿线粗细程度。

(4)出院前加强患者对每次排尿量、尿线粗细程度的观察,早期发现,及时就诊行尿道扩张术。

(5)出院时遵医嘱使用抗生素。

(七)潜在并发症——下肢深静脉血栓

1. 相关因素　①高龄;②术前有糖尿病或潜在的心血管病变;③手术体位,术中使用截石位,小腿后部在支架上受压时间较长;④术后为压迫止血需进行导尿管持续牵引,一侧肢体需保持伸直位;⑤术后卧床时间过长。

2. 临床表现　①下肢肿胀、疼痛;②浅表静脉曲张;③严重者可出现低热、心动过速、身体乏力等症状。

3. 护理措施

(1)根据深静脉血栓评分表情况,术前、术后指导患者正确使用弹力袜。

(2)手术结束回病房时护士注意检查下肢尤其是小腿后部局部皮肤情况,注意有无压红、肿胀。

(3)术后适当抬高双腿,膀胱冲洗时注意保持冲洗的有效性。

(4)指导患者床上定时按摩双下肢,注意做距小腿关节(踝关节)的伸屈活动。

(5)早期下床活动。

(6)必要时遵医嘱使用药物。

(八)潜在并发症——脑卒中

1. 相关因素　①高龄,血管脆性增加;②合并症,如高血压、冠心病、糖尿病、陈旧性心肌梗死等;③术后大便硬结、排便用力过度。

2. 临床表现　患者下床活动(尤其是首次下床活动)或上厕所时出现脑血管意外。

3. 护理措施

(1)重视围手术期宣教,指导患者术前、术后如何合理膳食,保持大便通畅。

(2)加强护理评估,责任护士每天了解患者排便情况,便秘者适当给予缓泻药。

(3)患者第一次下床和排便应有护士陪伴,指导患者循序渐进下床。

(4)做好家属的指导宣教作用。

七、康复与健康教育

(一)口服药物指导

1. α 受体阻滞药　常见的不良反应包括头晕、头痛、乏力、困倦、直立性低血压、异常射精等。老年合并心血管疾病或同时服用血管活性药物的患者容易出现直立性低血压。故应在临睡前服用。服药期间注意安全,防止直立性低血压的发生。

2. 5α 还原酶抑制药　最常见的不良反应包括勃起功能障碍、射精异常、性欲低下和其他,如男性乳房女性化、乳腺痛等。一般用药 3 个月以上有效。应鼓励患者坚持用药。

3. M 受体拮抗药　主要的不良反应包括口干、头晕、便秘、排尿困难和视物模糊等,多发生在用药 2 周内和年龄＞66 岁的患者。用药期间注意安全。

(二)盆底肌训练(提肛肌训练)

尿失禁是前列腺电切术后的并发症之一,有效的盆底肌训练对预防和治疗尿失禁有积极的作用。前列腺增生患者的腺体长期挤压外括约肌可使尿道外括约肌过度伸长,术后会导致暂时性回缩不良,电切术中处理前列腺尖部时,高频电流可能会对外括约肌有一过性的损伤,这些都有可能引起术后暂时性的尿失禁。正常排尿是在神经支配下由膀胱逼尿肌、尿道内括约肌和尿道外括约肌共同协调来完成的。随着年龄的增加,尿道外括约肌的张力也会逐渐退化。提肛肌与尿道外括约肌同属于盆底肌结构,收缩运动均受来自阴部神经的躯体神经的支配。提肛肌收缩训练,目的在于通过强化提肛肌收缩,增加尿道筋膜的张力,增加尿道外括约肌的收缩力,增加尿道关闭功能,从而使尿道始终处于保持高于膀胱内压的阻力而达到控制排尿的目的。患者入院后就可在护士指导下进行有效的提肛肌训练,逐渐掌握并熟练训练方法。提肛肌训练的具体方法是护士戴手套,示指涂液状石蜡后轻插入患者肛门,指导患者做肛门会阴收缩动作(即腹部、会阴、肛门同时收缩),感觉肛门收缩有力,且每次持续时间 30s 以上为有效,每天至少 3 次,每次不少于 100 次,体位不限,以后依据患者的耐受性而定。目前也有一些训练操配合盆底肌的训练,如夹球训练等。

(三)生活指导

1. 饮食中应注意多摄入含粗纤维丰富的食物,如蔬菜、水果、燕麦等。香蕉、甘薯等有利于润滑肠道,可以适量增加。少食易胀气、油脂类食物,避免辛辣食物。乙醇和咖啡具有利尿和刺激作用,可以引起尿量增多、尿频、尿急等症状,尽量避免。注意饮食卫生。多饮水,保证每天饮水量在 2000～3000ml,并注意科学安排饮水时间,减少夜间排尿次数,保证足够的睡眠。有条件者可以饮用绿茶,因绿茶中含有植物雌激素,对缓解前列腺增生有帮助。

2. 重视个人卫生　尿失禁期间注意保持皮肤干燥,防止出现异味,影响患者自我形象。每次如厕时注意观察排尿的通畅度,尿液颜色、尿线的粗细。避免因受凉、劳累、饮酒、便秘而引起急性尿潴留。术后 1～2 个月内避免剧烈活动,如跑步、骑自行车、性生活等,防止继发性出血。

3. 自我观察　TURP 患者术后有可能发生尿道狭窄。术后若尿线逐渐变细,甚至出现排尿困难,应及时到医院检查和处理。有狭窄者,定期行尿道扩张,效果较满意。附睾炎常在术后 1～4 周发生,故出院后若出现阴囊肿大、疼痛、发热等症状应及时去医院就诊。术后前列腺窝的修复需 3～6 个月,因此,术后可能仍会有排尿异常现象,应多饮水。

4. 性生活指导　前列腺经尿道切除术后 1 个月、经膀胱切除术 2 个月后,原则上可恢复性生活。前列腺切除术后常会出现逆行射精,不影响性交。少数患者可出现阳萎,可先采取心理治疗;同时查明原因,再进行针对性治疗。

5. 门诊随访　定期行尿液检查、复查尿流率及残余尿量。

(王彤彤　万　蓬)

第二节　前列腺癌

一、概　　述

前列腺癌是老年性疾病,其发病率随年龄而增长,发病率有明显的地理和种族差异,欧美地区较高,亚洲及北非地区较低。世界范围内,前列腺癌发病率在男性所有恶性肿瘤中位居第二。前列腺癌新诊断患者中位年龄为 72 岁,高峰年龄为 75—79 岁。在我国,小于 60 岁的男性前列腺癌发病率较低,超过 60 岁发病率明显增长。

二、应用解剖特点

见本章第一节应用解剖特点相关内容。

前列腺及其包膜有丰富的交感神经和副交感神经,分别来自骶前神经丛和盆神经。盆神经丛与前列腺包膜血管束构成神经血管束(neurovascular bundles,NVB)(图 14-2-1),而神经血管束向下走行则是主要支配阴

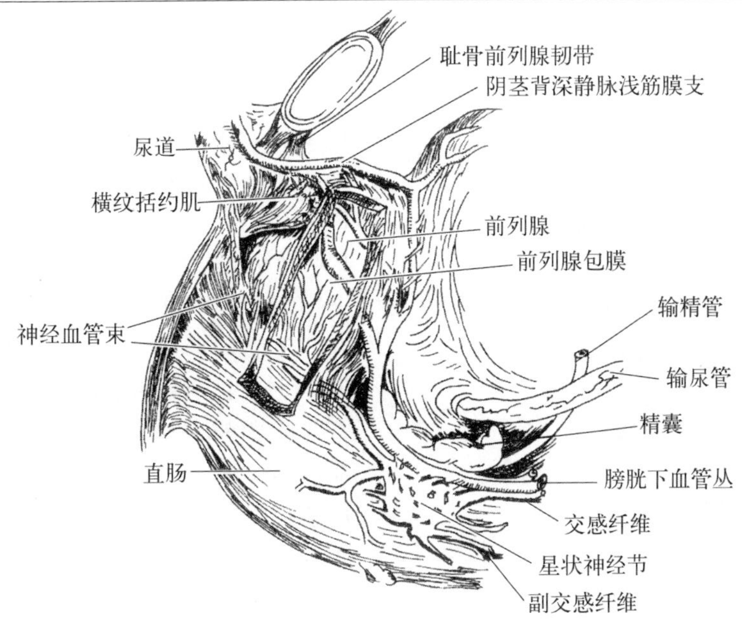

图 14-2-1　神经血管束位置

茎海绵体的神经。神经血管束与前列腺被膜间的距离非常窄，只有几厘米，在行前列腺癌根治术分离前列腺时容易损伤神经血管束，造成患者阳痿。

三、病因与发病机制

引起前列腺癌的危险因素尚未明确，已经被确认的相关因素包括年龄、种族和遗传性。正常细胞转变为恶性细胞需要经过一系列遗传学改变，细胞分裂是肿瘤发生机制中的最基本环节。前列腺细胞的分裂受雄激素的控制，人类血循环中的雄激素主要为睾酮，睾酮弥散到前列腺上皮中，经 5α-还原酶的作用转变为双氢睾酮。双氢睾酮与雄激素结合，结合后的复合物会跨膜转移到细胞核内，激活受雄激素诱导的基因，包括控制细胞分裂的基因。研究者认为，如果细胞分裂在前列腺癌的发生中起重要作用，那么探讨遗传学及环境对雄激素分泌和代谢的影响有助于进一步明确前列腺癌的病因。

外源性因素会影响从潜伏型前列腺癌到临床型前列腺癌的进程。这些因素的确认尚在讨论中，但高动物脂肪饮食是一个重要的危险因素，其他危险因素包括维生素 E、硒、异黄酮的摄入不足。西红柿中含有的番茄红素是很强的抗氧化剂，是前列腺癌潜在的保护因素。

四、临床表现与诊断

（一）临床表现

前列腺癌无特异性症状。由于癌灶多发生于前列腺边周带，早期常无临床症状，当肿瘤增大或侵犯尿道周围腺体时可出现与良性前列腺增生相似的膀胱出口梗阻症状，表现为尿流缓慢、尿频、尿急、尿流中断、排尿不尽、排尿困难等，但其排尿困难进展较快。临床上有很多患者是以转移症状就诊，如排便困难（直肠受累），腰骶部疼痛及骨盆持续性疼痛（骨转移），尿毒症症状（双侧输尿管受累）。其他转移性病变的症状有下肢水肿、淋巴结肿大、肝大、病理性骨折、截瘫以及由脑转移所致的神经功能障碍。

（二）诊断

1. 直肠指检(DRE)　前列腺的后面邻近直肠，故经直肠可以触及(图 14-2-2)。直肠指检是诊断前列腺癌的重要手段之一。检查时应注意前列腺大小、外形、有无不规则结节，结节的大小、硬度,前列腺的活动度等情况。早期患者无症状时直肠指检检查常可发现有前列腺硬结。

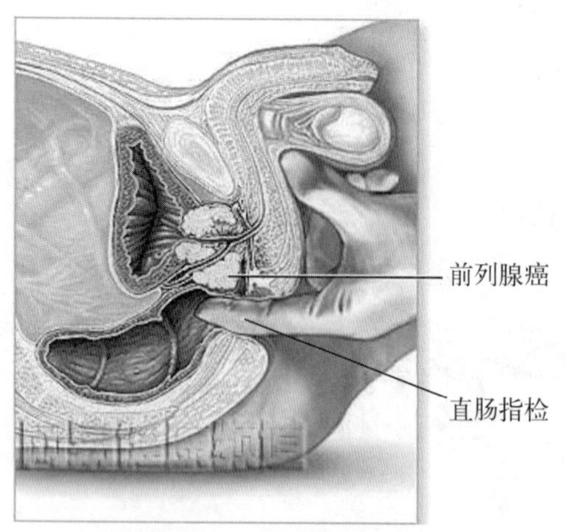

图 14-2-2　直肠指检

2. 实验室检查　检测前列腺癌肿瘤标记物在血清中的浓度,主要是前列腺特异性抗原(prostate specific antigen,PSA)和前列腺酸性磷酸酶(prostatic acid phosphatase,PAP)。

(1)PSA:是由前列腺上皮细胞分泌的糖蛋白,直接分泌到前列腺导管系统内,生理作用与精液液化有关,可迅速水解射精后产生的精液凝块,导致精子活动力提高。由于前列腺导管系统周围环境的屏障作用,维持其在血循环中的低浓度,正常值在 0～4ng/ml。前列腺癌使前列腺腺体结构发生病理改变,正常上皮的血屏障被破坏,PSA 从前列腺腺泡扩散进入基质,并通过淋巴管和毛细管进入血循环系统。但 PSA 的血浓度受多种因素的干扰,因此 PSA 检查应在射精后 24h 后,膀胱镜检查、导尿等操作 48h,前列腺直肠指检后 1 周,前列腺穿刺后 1 个月进行。美国泌尿外科学会(AUA)和美国临床肿瘤学会(ASCO)建议 50 岁以上男性每年应接受例行 DRE 和 PSA 检查。

(2)PSA 比值:PSA 在血清中以 3 种不同的分子形式存在:①以游离分子形式存在的 PSA,即游离 PSA(f-PSA);②与 α_1 抗糜蛋白酶形成复合物的 PSA,即 PSA-ACT;③与 α_2 巨球蛋白酶形成复合物的 PSA,即 PSA-α_2M。f-PSA 和 PSA-ACT 可被目前的免疫方法检测到,代表着血清中的总 PSA(t-PSA),其中 PSA-ACT 约占 85%,f-PSA 约占 15%。为提高 PSA 检测的特异性,有学者认为血清 PSA 在 4～10ng/ml 时应测定 f-PSA,计算 F/T。目前国内推荐 f-PSA/t-PSA＞0.16 为正常参考值(或临界值)。F/T＜0.10 时前列腺癌可能性高达 56%,F/T 在 0.10～0.25 时,应行前列腺活检, F/T＞0.25 时发生前列腺癌的可能性只有 8%。

(3)PSA 密度(PSA density,PSAD):即血清总 PSA 值与前列腺体积的比值。前列腺体积是经直肠超声测定计算得出,PSAD 正常值＜0.15。PSAD 有助于区分前列腺增生和前列腺癌造成的 PSA 升高。

(4)PSA 速率(PSA velocity,PSAV):即连续观察血清 PSA 水平的变化,前列腺癌的 PSAV 显著高于前列腺增生和正常人。其正常值为每年＜0.75ng/ml。

3. 经直肠超声检查(transrectal ultrasonography,TRUS)和前列腺穿刺活检　TRUS 典型的前列腺癌的征象是在外周带的低回声结节。前列腺系统性穿刺活检是诊断前列腺癌最可靠的检查。

4. 辅助检查

(1)B 超检查:超声检查有助于前列腺癌的早期诊断及连续观察治疗效果。有经腹和经直肠两种检查方式。

(2)骨扫描:有助于发现有无骨转移。前列腺癌患者病程中 70%～80%最终会发生成骨性骨转移。该检查对疾病分期、治疗方案的选择和预后有重要意义。

(3)CT 和 MRI:CT 有助于观察中晚期前列腺癌的局部浸润和腹膜后淋巴结转移情况。MRI 可以进行多方位的成像,显示肿瘤局部侵犯的范围,作出分期诊断。

5. 前列腺癌的分期与分级　前列腺癌的分期目前临床上多采用 Whitmore-Jewett 分期法和国际抗癌协会 UICC 的 TNM 分期法(表 14-2-1)。

表 14-2-1　Whitmore-Jewett 分期法和国际抗癌协会 UICC 的 TNM 分期法

美国分期体系	TNM 体系(UICC)		
偶发的(临床上不能检出)			
A_1 一局限、分化好	T_x(与手术标本种类有关)	N_x	M_0
A_2 一弥漫或分化差			
限制性的(在前列腺包膜内)			
B_1 一小于 1.5cm,侵犯一叶	T_1 一小于整个前列腺体积的一半	N_x	M_0
B_2 一大于 1.5cm 或不止侵犯一叶	T_2 一大于整个前列腺体积的一半		
局部性的(包膜外侵犯)			
C_1 一小于 70g	T_3	N_x	M_0
C_2 一大于 70g 或侵犯膀胱颈、三角区或精囊	T_5	N_x	M_0
晚期(扩散或广泛播散)			
D_1 一侵犯膀胱、输尿管、直肠或髂总以下淋巴结	任何 T 或 T_4	$N_{1\sim2}$	M_0
D_2 一侵犯髂总或其上淋巴结或远处转移	任何 T	任何 N、M_1 或 $N_{3\sim4}$	

前列腺癌的分级临床上常采用 Gleason 评分法。前列腺癌组织分为主要分级区和次要分级区,每区的 Gleason 分值为 1～5 分,两者级数相加就是组织学所得评分,应为2～10 分。再加临床分期,A 期 1 分,B 期 2 分,C 期 3～4 分,D 期 5 分。最后组织学分级评分与临床分期评分相加应为 3～15 分。

前列腺癌中 95%以上是腺癌,主要经局部、淋巴和血行三个途径扩散。骨转移是最常见的血行转移。根据血清 PSA、Gleason 评分和临床分期将前列腺癌分为低、中、高危三个等级,以便于指导治疗和判断预后(表 14-2-2)。

表 14-2-2　前列腺癌危险因素等级

	低危	中危	高危
PSA(ng/ml)	<10	10～20	>20
Gleason 评分	≤6	7	≥8
临床分期	≤T_{2a}	T_{2b}	≥T_{2c}

五、治 疗 原 则

前列腺癌的治疗应强调个体化的治疗方案,并非所有的前列腺癌患者都应立即进行药物或手术治疗。研究表明前列腺癌的生物学特性差异很大,部分早期患者即使不治疗也可长期生存。故治疗方案应考虑到患者的预期寿命、家庭经济状况等情况。

1. *等待观察(watchful waiting,WW)和主动监测(active surveillance,AS)*　等待观察适用于不愿意或体弱不适合接受主动治疗的前列腺癌患者。主动监测主要针对临床低度风险有根治性治疗机会的前列腺癌患者。选择主动监测的患者必须有充分知情权。

2. *放射治疗*　是使高能射线剂量集中给到前列腺的肿瘤部位,有效控制前列腺癌的生长和转移,局部控制率可高达 65%～88%。

3. *内分泌治疗*　目的是去除雄激素对前列腺癌细胞的"促生长"作用。

(1)双侧睾丸切除术:可彻底消除睾丸来源的睾酮,即去除了体内雄激素的主要来源,被认为是前列腺癌激素治疗的金标准。

(2)雌激素治疗:能抑制腺垂体释放促黄体激素,从而间接抑制睾酮的产生,降低雄激素对前列腺癌细胞的刺激,抑制前列腺癌细胞过度生长,起到治疗前列腺癌的作用。最常用的药物是己烯雌酚。目前已经很少使用。

(3)促黄体激素释放激素(LHRH)类似物治疗:LHRH类似物可从下丘脑水平抑制引起睾酮释放,并使体内睾酮水平迅速下降到去势水平。临床上常用的有亮丙瑞林(抑那通)。

(4)抗雄激素治疗:雄激素拮抗剂直接同雄激素受体结合,是一种对双氢睾酮的竞争性抑制药。临床上常用的有氟他胺、康士得。

(5)雄激素联合阻断治疗:一方面减少睾酮的产生,另一方面再使用雄激素拮抗剂来阻断雄激素受体。临床上常用的方法有睾丸切除或使用LHRH类似物再加抗雄激素制剂。如亮丙瑞林和氟他胺联合使用。

(6)新辅助治疗:是指在术前应用内分泌治疗以降低前列腺癌分期、降低手术切缘阳性率、减少手术中出血、提高根治性手术成功率。多数学者认为治疗时间为3个月。

4. 化疗　主要用于激素治疗不敏感的前列腺癌或雄激素非依赖前列腺癌患者。

5. 手术治疗

(1)根治性前列腺切除术:主要术式有开放性经耻骨后路径、经会阴路径以及近年发展的腹腔镜前列腺癌根治术和机器臂辅助下腹腔镜下前列腺癌根治术(robot-assisted laparoscopic prostatectomy, RALP)。随着机器人手术的普及,RALP已逐渐成为临床局限性前列腺癌治疗的金标准手术方案。成功的根治性前列腺切除术6周后应该不能检测到PSA。仍然升高说明体内有产生PSA的组织,即残留的前列腺癌病灶。目前认为连续两次血清PSA水平超过0.2ng/ml提示前列腺癌生化复发。

(2)经尿道前列腺切除术(TURP):只是一种姑息治疗,最常用于治疗前列腺癌所致的膀胱出口梗阻,使尿路通畅,改善排尿症状,提高晚期患者的生活质量。

六、常见护理问题

(一)疼痛

见本章第一节常见护理问题相关内容。

(二)牵引效能降低或失效

见本章第一节常见护理问题相关内容。

(三)潜在并发症——尿失禁

见本章第一节常见护理问题相关内容。

(四)潜在并发症——膀胱尿道吻合口漏

1. 相关因素　①术中膀胱颈与后尿道的吻合不佳;②切口内尿液及细菌污染,术中处理不彻底;③术后导尿管堵塞或不在位导致引流不通畅;④术后腹胀等原因导致吻合口张力增高。

2. 临床表现　①伤口引流液量突然增多,色清淡;②引流液生化检查确定为尿液;③伤口渗出增多。

3. 护理措施

(1)妥善固定导尿管,必要时可行缝合固定或用纱布条打结固定,防止扭曲、受压、脱落;导尿管气囊破裂脱落时及时更换导尿管,必要时膀胱镜直视下插管。

(2)保持膀胱冲洗、导尿管引流通畅,注意观察颜色、量,血块堵塞时及时加压冲洗。

(3)保持伤口引流管负压,定时挤压引流管,观察引流液的量与性质。注意伤口有无渗血、渗液,有渗出通知医生及时换药,保持伤口干燥。

(4)术后补充足够的液体,注意输液速度,保证足够的肾血流灌注;进食后鼓励多饮水,多排尿,以保持尿道通畅。

(5)术后早期保持胃管通畅,防止出现腹胀。

(6)倾听患者主诉,了解胃肠道恢复情况,及时处理腹胀,减轻吻合口局部张力。

(五)潜在并发症——勃起功能异常

1. 相关因素　①年龄;②术前性功能情况;③肿瘤侵犯范围;④术中损伤支配阴茎海绵体的血管神经束的程度;⑤术后海绵体缺

乏经常性的勃起使海绵体缺氧、坏死不利于性功能恢复。

2. 临床表现　患者主诉性生活时阴茎不能勃起或晨间勃起消失。

3. 护理措施

(1)有效宣教:重视术前术后的解释与宣教,消除患者的疑虑。

(2)心理护理:应以诚挚的态度倾听其陈述,给予有效的心理疏导。

(3)争取患者配偶的密切配合,关心、爱护、体贴患者,使患者精神放松,提高生活质量。

(4)指导患者积极配合各类治疗。

(六)潜在并发症——下肢深静脉血栓

见本章第一节常见护理问题相关内容。

七、康复与健康教育

(一)经直肠前列腺穿刺活检前后注意事项

前列腺穿刺需经直肠操作(图 14-2-3),为防止检查后出现感染,在检查前应排空大便,必要时使用开塞露,穿刺前应用抗生素防止感染;穿刺时患者取屈腿侧卧位(图 14-2-4),穿刺结束后肛门内给予填塞纱布一块起压迫止血作用;检查后应多饮水,检查后 4h 及时取出填塞的纱布,遵医嘱服用抗生素,同时注意观察有无发热、腹泻、明显的血尿、血便等症状。

(二)导尿管夹管训练

前列腺癌根治术后导尿管一般留置10～14d,拔管前需试行夹管 1～2d,以观察吻合口是否有漏尿。开始时每小时放尿 1 次,并记录每小时尿量以观察膀胱容量,以后逐渐延长时间,膀胱容量达 200～250ml 时拔管。

(三)有效肛提肌锻炼

尿失禁是前列腺癌根治术后最常见、最主要的并发症,术后 1～3 个月内出现尿失禁程度因人而异,有效的肛提肌锻炼对预防尿失禁有积极的作用。术前可在护士指导下进行有效的肛提肌锻炼,术后开始肛提肌锻炼的前提是吻合口愈合,因此必须征得医生同意。肛提肌锻炼的具体方法是护士戴手套,示指涂液状石蜡后轻插入患者肛门,指导患者做肛门会阴收缩动作(腹部、会阴、肛门同时收缩),感觉肛门收缩有力,且每次持续时间 30s 以上为有效,每天至少 3 次,每次不少于 100 次,体位不限。最新的研究表明,有效的提肛肌训练次数每日应大于 1500 次。

(四)会阴部皮肤的自我护理

尿失禁常导致患者会阴部出现湿疹,严重者全身充满尿液味,甚至出现自卑心理。指导患者重视个人卫生,介绍各种有效的保持会阴部皮肤干燥的方法,如日间采用阴茎部套用保鲜袋储尿,夜间使用尿垫等方法,必要时局部使用金霉素或洁肤霜。

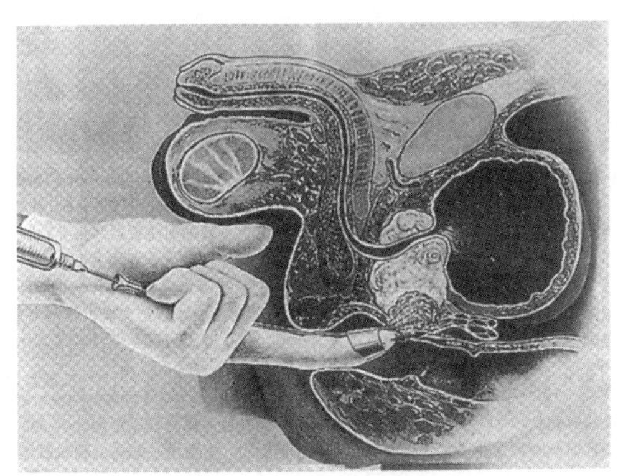

图 14-2-3　经直肠前列腺穿刺活检

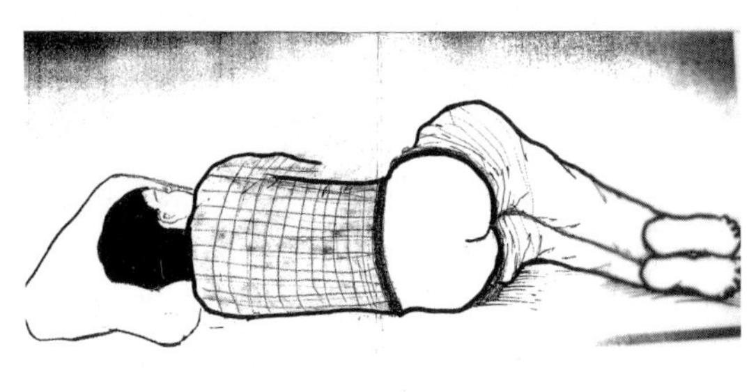

图 14-2-4　前列腺穿刺时卧位

(五)生活习惯与饮食指导

大量流行病学研究揭示前列腺癌与饮食、环境、嗜好以及生活方式密切相关。高脂肪可使血浆睾酮升高;蔬菜、水果中富含的维生素C、维生素D、维生素E等是保护因子,番茄红素对预防前列腺癌有积极作用。因此日常饮食中应减少红色肉类、蛋类、高脂奶制品的摄入,增加豆制品、蔬菜、水果的摄入,并积极控烟。

(伍仙玉 万 蓬)

第三节 肾脏肿瘤

一、概 述

肾细胞癌(renal cell carcinoma,RCC)是起源于肾实质泌尿小管上皮系统的恶性肿瘤,又称肾腺癌,简称为肾癌。占肾脏恶性肿瘤的80%~90%,包括起源于泌尿小管不同部位的各种肾细胞癌亚型,但不包括来源于肾间质以及肾盂上皮系统的各种肿瘤。肾癌占成人恶性肿瘤的2%~3%,各国或各地区的发病率不同,发达国家发病率高于发展中国家。

二、应用解剖特点

肾脏为成对的实质性器官,成人肾脏长12~15cm,宽5~6cm,厚3~4cm,重120~150g。两肾脏位于腹膜后,表面有3层被膜包绕,肾外缘凸面,内缘凹面,凹面中心部为肾门,肾门向内扩张,形成一个间隙,称为肾窦,肾脏血管、神经、淋巴管均由此进入肾脏,肾盂或输尿管则由此出肾外。肾门部进出组织称为肾蒂。由于肝脏对右肾的压迫,右肾低于左肾,右肾门中心对着第2腰椎横突,左肾门中心对着第1腰椎横突(图14-3-1)。肾脏在横膈之下,可随着呼吸移动,移动范围在4cm左右。肾脏的包膜分为真包膜、脂肪囊和周围筋膜三部分:真包膜是紧贴于肾实质表面上的纤维膜;脂肪囊系真包膜外层,是极其丰富的脂肪组织,对肾具有保护和稳定作用;肾周围筋膜在两肾的外侧分为两叶,分别包围两个肾脏和肾上腺。肾脏的稳定依赖着肾周围的脂肪组织、肾周筋膜、肾蒂及邻近器官的紧密排列,腹肌的张力以及胰腺对左肾也起到一定支架的作用。肾脏是一实质性器官,肾脏其实质分为皮质和髓质。肾皮质主要由肾小球和部分肾曲小管组成。皮质不仅分布在肾表层,而且部分深入到髓质各锥体间形成肾柱。接受尿液的漏斗称为肾小盏,2~3个小盏汇成一个大盏,3~4个大盏合并为肾盂。髓质为4~18个肾锥体所组成,以7~9个最为常见,其底部朝外与皮质相连,其尖端(乳头部)朝内对着各个小盏。锥体主要的组织为髓襻和集合管,后者彼此结合成为乳头管,每个乳头有12~30个乳头管向肾小盏开口,尿液经小盏、大盏、肾盂和输尿管排入膀胱(图14-3-2)。

肾盂是由输尿管上端的扩张部分形成的一个漏斗状结构,位于肾动脉后,由肾门经肾窦进入肾实质,然后分为2个或3个大盏。肾盂大部分在肾门内的,称为肾内肾盂,在肾门外的称为肾外肾盂。肾盂容量一般为8~12ml。

肾脏的血管分布:肾动脉的第一级分支在肾门处通常分两支,即前支和后支,前支较粗,再分成4个二级分支与后支一起进入肾实质内。肾动脉的5个二级分支在肾内呈阶段性分布(图14-3-3),分为大叶间和小叶间动脉;大叶间动脉由锥体间走向皮质。冠状弯转后分出肾小球入毛细血管小动脉(图14-3-4)。

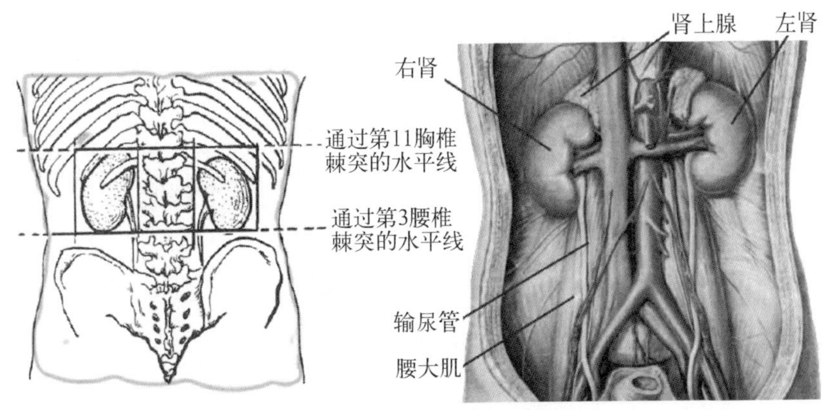

图 14-3-1 肾的位置和毗邻

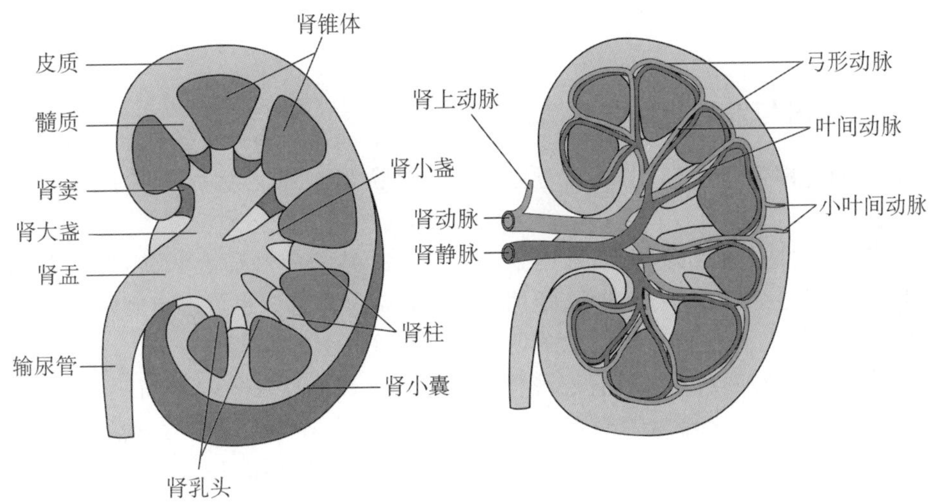

图 14-3-2 肾脏结构

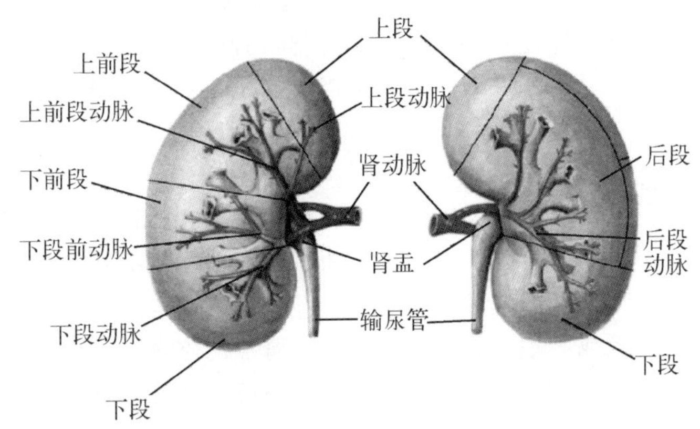

图 14-3-3 肾动脉分布

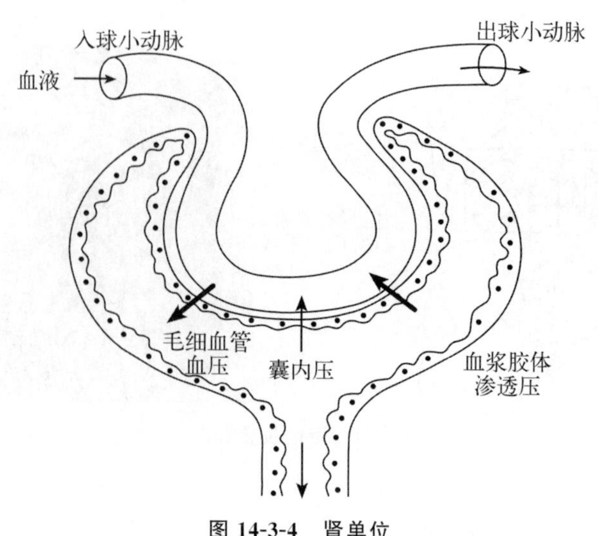

图 14-3-4　肾单位

三、病因与发病机制

肾脏肿瘤的病因尚不明确，其相关危险因素如下。

1. 一些特殊类型的肾细胞有明确的遗传因素，染色体 3p25-26 的 *VHL* 基因、透明细胞癌的 *C-met* 基因，与遗传性乳头状透明细胞癌有关。遗传性肾癌或家族性肾癌占肾癌总数的 2%～4%。非遗传因素引起的肾癌称为散发性肾癌。

2. 吸烟可增加发生肾肿瘤的危险，且与吸烟量有关。镉暴露的从业者肾肿瘤的患病率较高，焦炉工、印刷工和从事石油化工类工作的工人肾肿瘤患病率相对较高。另外，肥胖、糖尿病、输血史、放射、饮酒、食物等因素可能与肾肿瘤发病有关。

四、临床表现与诊断

(一)临床表现

肾细胞癌早期无特殊表现，患者可以无自觉症状，偶尔因健康体检或其他原因行 B 超检查时发现。以往常根据血尿、腰痛、腹部肿块来诊断肾癌，但此“肾癌三联征”大多为晚期肾癌表现，预后不良，随着 B 超、CT 等检查的广泛应用，肾癌的诊断准确率有了很大的提高。

1. *血尿*　多为突发性全程性肉眼血尿，有时会出现条索状血块，间歇发作可自行停止。

2. *疼痛*　肿瘤生长快，肾包膜膨胀，导致腰部胀痛感。也可由于血尿形成血块阻塞输尿管而引起绞痛。

3. *腹部肿块*　早期肾癌不易发现腰部肿块，肿瘤增大到一定程度后可在腹部扪及肿块，肿块质硬而坚实，不易活动。

4. *副瘤综合征*　10%～40%的患者出现副瘤综合征，表现为高血压、贫血、体重减轻、恶病质、发热、红细胞增多症、肝功能异常、高钙血症、高血糖、红细胞沉降率增快等。当肿瘤压迫精索内静脉或肾静脉被癌细胞栓塞时，会出现精索静脉曲张。

5. *转移症状*　临床上 25%～30%为转移性肾癌，可由于肿瘤转移所致的骨痛、骨折、咳嗽、咯血等症状就诊。

(二)诊断

肾癌的临床诊断主要依靠影像学检查。实验室检查作为对患者术前一般状况、肝肾功能以及预后判定的评价指标，确诊则需依靠病理学检查。

1. *实验室检查*　实验室检查包括血尿

便常规检查以及病毒指标、血生化和血液肿瘤标志物检查，目前尚没有公认的可用于肾癌诊断、鉴别诊断以及预后判断的肿瘤标志物。

2. 影像学检查

(1)B 超：能够准确地区分肿瘤和囊肿，查出 1cm 以上的肿瘤，发现肾癌的敏感性高。目前已经作为普查肾肿瘤的方法。

(2)X 线检查：泌尿系统平片(KUB)可见肾外形增大。静脉尿路造影(IVP)可见肾盏肾盂因肿瘤挤压或侵犯，出现不规则变形，狭窄、拉长、移位或充盈缺损。

(3)CT、MRI：CT 是目前诊断肾癌最可靠的影像学方法，可明确肾肿瘤大小、部位、邻近器官有无受累等，有助于肿瘤的分期和手术方式的确定。

(4)CTA：可以显示新生血管、动静脉瘘和腔静脉病变，对比剂池样聚集、肾包膜血管增多是肾癌的标志。肾癌出现肿瘤坏死、囊性病变、动脉栓塞时血管造影可不显影。目前常用于较大的或手术困难的肾癌，术前进行造影和动脉栓塞，可以减少手术出血量。临床上怀疑有肾静脉、下腔静脉癌栓时，可行肾静脉和下腔静脉造影以明确癌栓的大小、部位和静脉血管壁的关系，有助于手术摘除癌栓并切除其粘连的静脉壁。

(5)CTU：一种无创伤性检查，操作简便，扫描时间短，图像分辨率高、具有多种成像方式、多方位观察病变、无需肠道准备和腹部加压等优点。可根据需要显示泌尿系统全程或者重建所需要的图像，并在一定程度上反映了肾脏分泌、排泄功能，对病变的显示更清晰直观，集合了传统 CT 和 IVP 及 B 超的优点，较其他泌尿系检查方法更容易做出定性诊断。在泌尿外科疾病的诊断、鉴别诊断上有重要的应用价值。但由于 CTU 对比剂的用量也大于 IVU，因此对儿童和肾功能不全患者应谨慎使用。

3. 肾穿刺活检与肾血管造影检查　肾穿刺活检和肾血管造影对肾癌的诊断价值有限。对年老体弱或有手术禁忌证的肾癌患者，或不能手术的晚期肾癌患者需化疗或其他治疗(如射频消融、冷冻消融等)的患者，治疗前为明确诊断，可选择肾穿刺活检获取病理诊断。

4. 肾癌的分期　2010 年肾癌 TNM 分期，与 2002 年版肾癌 TNM 分期相比有以下变化。

(1)T_2 期进一步分为 T_{2a}(肿瘤最大径为 7～10cm)与 T_{2b}(肿瘤最大径≥10cm)。

(2)肾上腺受侵由(T_{3a})修改为 T_4(肾上腺受侵)与 M_1(肾上腺转移)。

(3)肾静脉瘤栓由 T_{3b}期降为 T_{3a}期。

(4)淋巴结转移由 N_{0-2} 简化为 N_0(无淋巴结转移)与 N_1(有淋巴结转移)，远处转移取消 M_X(远处转移无法评估)。

2010 年 AJCC 定义肾脏的区域淋巴结包括：肾门淋巴结、下腔静脉周围淋巴结、腹主动脉周围淋巴结。推荐采用 2010 年 AJCC 的 TNM 分期和 AJCC 分期组合(表 14-3-1，表 14-3-2)。

表 14-3-1　2010 年 AJCC 肾癌的 TNM 分期

分期	标准
原发肿瘤(T)	
T_X	原发肿瘤无法评估
T_0	无原发肿瘤的证据
T_1	肿瘤局限于肾脏，最大径≤7cm
T_{1a}	肿瘤最大径≤4cm
$T1_b$	4cm＜肿瘤最大径≤7cm
T_2	肿瘤局限于肾脏，最大径＞7cm
T_{2a}	7cm＜肿瘤最大径≤10cm
T_{2b}	肿瘤局限于肾脏，最大径＞10cm
T_3	肿瘤侵及肾静脉或除同侧肾上腺外的肾周围组织，但未超过肾周围筋膜

续表

分期	标准
T_{3a}	肿瘤侵及肾静脉或侵及肾静脉分支的肾段静脉(含肌层的静脉)或侵犯肾周围脂肪和(或)肾窦脂肪(肾盂旁脂肪),但是未超过肾周围筋膜
T_{3b}	肿瘤侵及横膈膜下的下腔静脉
T_{3c}	肿瘤侵及横膈膜上的下腔静脉或侵及下腔静脉壁
T_4	肿瘤侵透肾周筋膜,包括侵及邻近肿瘤的同侧肾上腺
区域淋巴结(N)	
N_X	区域淋巴结无法评估
N_0	没有区域淋巴结转移
N_1	有区域淋巴结转移
远处转移(M)	
M_0	无远处转移
M_1	有远处转移

表 14-3-2 2010 年 AJCC 肾癌分期组合

分期	肿瘤情况		
Ⅰ期	T_1	N_0	M_0
Ⅱ期	T_2	N_0	M_0
Ⅲ期	T_3	N_0 或 N_1	M_0
	T_1,T_2	N_1	M_0
Ⅳ期	T_4	任何 N	M_0
	任何 T	任何 N	M_1

五、治疗原则

综合影像学检查结果评价临床分期(clinical stage grouping, cTNM),根据cTNM分期初步制订治疗原则。依据术后组织学确定的侵袭范围进行病理分期(pathological stage grouping, pTNM)评价,如pTNM与cTNM分期有偏差,按pTNM分期结果修订术后治疗方案。

(一)局限性肾癌的治疗

到目前为止外科手术仍是局限性肾癌首选治疗方法。

1. *根治性肾切除手术* 是得到公认可能治愈肾癌的方法。经典的根治性肾切除范围包括肾周筋膜、肾周脂肪、患肾、同侧肾上腺、从膈肌脚至腹主动脉分叉处腹主动脉或下腔静脉旁淋巴结以及髂血管分叉以上输尿管。

2. *保留肾单位手术(nephron sparing surgery,NSS)* 适应证为肾癌发生于解剖性或功能性的孤立肾,根治性肾切除术将会导致肾功能不全或尿毒症的患者,如先天性孤立肾、对侧肾功能不全或无功能者以及双侧肾癌等。

3. *腹腔镜手术* 手术方式包括腹腔镜根治性肾切除术和腹腔镜肾部分切除术。手术途径分为经腹腔、腹膜后及手助腹腔镜。切除范围及标准同开放性手术。腹腔镜手术适用于肿瘤局限于肾包膜内,无周围组织侵犯以及无淋巴转移及静脉瘤栓的局限性肾癌患者。

4. *da Vinci 机器人手术* 是一项新的微创技术,与传统腹腔镜比较,它的技术优势包括放大的高清晰度三维立体视野、7个自由度的仿腕型的器械操作系统、缩小移动比例和减少震颤、符合人工工程学的操作台,手术操作更加精确、灵活、稳定和舒适。适应证同腹腔镜手术。

5. *微创治疗* 微创治疗适应证为不适于开放性外科手术者、需尽可能保留肾单位功能者、有全身麻醉禁忌者、肾功能不全者、肿瘤最大径<4cm且位于肾周边的肾癌患者。

6. *肾动脉栓塞* 对于不能耐受手术治疗的患者可作为缓解症状的一种姑息性治疗方法。

(二)局部进展性肾癌的治疗

局部进展期肾癌首选治疗方法为根治性肾切除术,术后尚无标准辅助治疗方案。

1. *区域或扩大淋巴结清扫术* 对术后

淋巴结阴性患者只对判定肿瘤分期有实际意义；阳性患者多伴有远处转移，手术后需联合内科治疗。

2. 肾动脉和(或)腔静脉瘤栓的外科治疗　传统手术创伤大、风险高，手术方式也一直发展变化，而介入技术的发展和应用，使此类手术更为安全和方便。

3. 术后辅助治疗　不推荐术后对瘤床区进行常规放疗，但对未能彻底切除干净的Ⅲ期肾癌可选择术中放疗或参照转移性肾癌的治疗。

(三)转移性肾癌的治疗

应采用以内科为主的综合治疗，外科手术为辅助治疗手段。

1. 手术治疗　肾原发病灶的手术治疗、转移灶的手术治疗。

2. 内科治疗　口服药物治疗，索拉菲尼、舒尼替尼、替西罗莫斯、贝伐珠单抗联合干扰素-α、帕唑帕尼、依维莫斯、厄洛替尼已作为转移性肾癌的一、二线治疗用药；细胞因子治疗及分子靶向治疗；化疗只作为转移性非透明细胞癌患者的基本治疗推荐。

3. 放疗　对骨转移、局部瘤床复发、区域或远处淋巴结转移患者，姑息放疗可达到缓解疼痛、改善生存质量的目的。

六、常见护理问题

无论是开放性手术或腹腔镜手术治疗肾癌均有可能发生出血、感染、肾周脏器损伤(肝、脾、胰腺、胃肠道)、胸膜损伤、肺栓塞、肾衰竭、肝衰竭、尿漏等并发症，应注意预防和适当处理。严重者可因手术导致患者死亡，术前应向患者及家属告知手术风险及可能发生的并发症。

(一)恐惧与焦虑

1. 相关因素　术前情绪紧张；对疾病知识缺乏，担心预后；术后多管道留置及手术伤口引起的不适。

2. 临床表现　情绪紧张，过度激动或沉默；不配合治疗及护理；睡眠形态紊乱。

3. 护理措施

(1)对因疾病相关知识缺乏而恐惧的患者，护理人员应主动关心，及时与医师及家属沟通，对患者提出的疑问和顾虑，给予解答，以稳定患者情绪。

(2)对怀疑手术治疗效果及担心并发症发生的患者，护理人员应加强宣教，必要时可通过已手术患者的现身说法，告知患者手术治疗的良好疗效，消除患者的恐惧心理。

(二)潜在并发症——营养失调

1. 相关因素　因术后长期绝对卧床，推迟胃肠道蠕动的恢复，以致长期禁食引起营养摄入不足(主要发生于保留肾单位手术患者)；与血尿、肿瘤消耗及手术创伤有关。

2. 临床表现　患者出现消瘦、全身乏力；头晕、眼花，特别是改变体位后，如突然坐起或站立；实验室检查提示低蛋白血症及贫血；因患者进食减少引起的低钾血症。

3. 护理措施

(1)对于未恢复胃肠道蠕动者，绝对卧床期间可以间断热敷，按摩腹部，促进胃肠道蠕动恢复；可下床活动的患者则建议适度行走或床上抬臀。有必要的情况下尽早给予静脉高营养。

(2)给予患者高蛋白、高热量、丰富维生素，易消化的饮食。

(3)贫血患者可指导进食补铁补血食物，如木耳、大枣、动物肝脏、深色蔬菜等，必要时输全血或红细胞。

(4)低蛋白血症患者补充血浆或白蛋白。

(三)潜在并发症——皮肤完整性受损

1. 相关因素　手术中体位保持时间过长；术后活动受限，长时间卧床；术后营养支持不足；术后大量出汗；床单不平整；生活护理不到位。

2. 临床表现　皮肤压红；受压处疼痛；压疮。

3. 护理措施

(1)保持床单位干燥、清洁、平整。

(2)鼓励根治性肾切除患者早期活动;保留肾单位手术患者常规使用气垫床,直到患者可以下床行走。

(3)增加患者全身营养。

(4)加强皮肤的检查工作,及时发现和处理患者的皮肤问题。

(四)潜在并发症——出血

1. 相关因素 继发出血:术后由于钛夹、hem-o-lok 等松开、脱落导致的大出血;术中由于存在气腹压力,一些小的血管损伤在术中被压扁不会出血,一旦气腹压力消失,术后可继发出血。牵拉出血:患者活动过度造成的伤口再次出血。

2. 临床表现 伤口引流管引流出大量血性引流液;切口渗血或血肿;尿液颜色变红;全身冷汗、面色苍白、脉搏细数、血压下降甚至休克。

3. 护理措施 一旦发现大出血立即给予抗失血性休克抢救,并迅速准备再次手术探查。如少量出血,可根据引流量、血压等生命体征变化情况,选择输血、卧床制动等保守处理。

(五)潜在并发症——淋巴漏、淋巴脓肿形成

1. 相关因素 处理肾蒂周围淋巴组织时没有充分结扎;过多钝性分离。

2. 临床表现 术后留置引流管的引流液呈乳白色;乳糜定性试验阳性。

3. 护理措施 卧床休息;减少高脂高蛋白摄入;保持引流管通畅;引流管窦道形成后可经引流管注入泛影葡胺或者 50%葡萄糖封闭淋巴管瘘口;如形成淋巴脓肿可采取穿刺引流,再注入泛影葡胺或者 50%葡萄糖局部注射。

(六)潜在并发症——下肢静脉血栓

1. 相关因素 手术时间长;体位;术后长期卧床。

2. 临床表现 患者患侧下肢肿胀、疼痛、皮温升高。

3. 护理措施 卧床,抬高患侧下肢;术前患者穿静脉血栓分级弹力袜预防,术后继续穿弹力袜,促进血液回流;术后落实生活护理,患者每日温水泡足,按摩患者双下肢,尤其是患侧,因患侧患者主动运动不佳,以便促进血液回流。

(七)潜在并发症——急性肾衰竭

1. 相关因素 有效循环血容量不足;感染;静脉张力降低;肾动脉狭窄等。

2. 临床表现 少尿或者无尿;酸碱平衡紊乱。

3. 护理措施 术后准确记录 24h 尿量,如果术后 6h 无尿或尿量<30ml/h 或 40ml/24h,则提示肾功能有障碍,应立即通知医师,并遵医嘱及时用药,防止肾衰竭,同时要避免使用对肾功能有损害的药物,必要时行血液透析进行辅助治疗。

七、康复与健康教育

(一)精神卫生指导

良好的心理状态可增强机体的抵御能力,疾病的康复与精神状态密切相关,术后应给予患者及时心理安慰,精神疏导,稳定情绪,有利于疾病的康复。

(二)功能锻炼的指导

1. 呼气功能的锻炼 让患者了解深呼气及有效咳嗽的意义,指导患者进行有效咳嗽和咳痰,防止肺部并发症的发生。

2. 活动指导

(1)根治性肾切除:使患者知晓早期下床活动的意义。术后当天指导患者床上抬臀,翻身,活动四肢;术后第 1 天避免重体力劳动。

(2)保留肾单位手术:患者术后第 1 天床头可抬高 5°,术后绝对卧床 7~10d,患者患侧下肢可被动活动,健侧主动活动,指导家属帮助患者腰部减压,以缓解因长期卧床所致的腰椎压迫而引起的腰部酸痛感,注意避免因动作用力过大而造成的牵拉出血;术后3~

5d 可遵医嘱床上平移。术后 2～3 个月内鼓励静养，一年内避免重体力劳动。

(三)饮食指导

术后当天至肛门排气为禁食水，等胃肠道功能恢复后开始进流食，次日改半流或者软食(保留肾单位手术根据肠道功能恢复程度)，术后 3～4d 可恢复普食，可进食一些高蛋白、高热量、丰富维生素，清淡易消化饮食，忌烟酒，多食用增加机体抗癌功能的食物，如黄豆、香菇、蘑菇、大麦等。如禁食后腹胀明显，可行药物治疗，必要时行肛管排气。

(四)健康教育

1. 保证充分的休息，适度身体锻炼及娱乐活动，避免重体力活动、戒烟，加强营养，增强体质。

2. 术后 1～3 个月门诊复查，检查血、尿常规、肾功能、生化、B 超和 CT 等，及时发现肾癌复发或转移。

3. 出院后应遵医嘱按时服用药物，并注意服药后有无不良反应，避免服用肾毒性较大的药物，如非甾体类抗炎药、某些抗生素等。如有不适及时门诊就诊。

4. 每日自我测量尿量，保持出入平衡。如尿量突然减少，少于 400ml/24h 时及时就诊治疗。

(程　欣　丁洁安)

第四节　膀胱肿瘤

一、概　　述

膀胱癌是泌尿系统最常见的肿瘤，在欧美国家是男性恶性肿瘤的第 4 位，仅次于前列腺癌、肺癌及结肠癌，在我国则是第 7 位最常见的肿瘤。膀胱癌可发生于任何年龄，男性发病率是女性的 3.3 倍，城市中膀胱癌的发病率是农村的 2 倍。近 10 年，膀胱癌发病率呈现逐年增长趋势。

膀胱癌有两种生长方式，一类向膀胱腔生长成为乳头状瘤或癌，一类在上皮内浸润性生长，形成原位癌或浸润性癌。组织学上将膀胱肿瘤分为来源于上皮组织和非上皮组织的肿瘤，95%的膀胱肿瘤来自于上皮组织，其中移行上皮性肿瘤占 95%以上，其余为鳞癌、腺癌和未分化癌。膀胱肿瘤的恶性程度以“级”表示，WHO 1973 分级法根据癌细胞的分化程度分为高分化、中分化和低分化 3 级，分期则是指膀胱肿瘤浸润深度及转移情况，是判断膀胱肿瘤预后的最有价值的指标之一，可分为非肌层浸润性膀胱癌和肌层浸润性膀胱癌。对于分期相同的膀胱癌，女性的预后比男性差。膀胱癌可发生在膀胱的任何部位，但以三角区和输尿管口附近为最多，占一半以上，其次依次为侧壁、后壁、顶部、前壁。肿瘤可侵犯整个膀胱。

二、应用解剖特点

膀胱是储存尿液的囊状器官，其形态、位置、大小等随尿液充盈的程度而异。膀胱空虚时呈锥形(图 14-4-1)，充盈时呈横卧扁圆形，排尿时呈圆球形。成人平均容量为 350～500ml，最大容量可达 800ml。新生儿的膀胱约为成人的 1/10。老年人由于膀胱肌张力减低，容量增大，女性膀胱容量稍小于男性。

膀胱位于盆腔前部，系腹膜外器官。膀胱的顶部及上部有腹膜覆盖。膀胱充盈时，腹膜随膀胱上升而上升，当膀胱胀满时，在耻骨联合上方之腹前壁形成一无腹膜区(图 14-4-2)。故尿潴留时可行耻骨上膀胱穿刺造瘘，不致误伤腹腔脏器。膀胱的顶部为乙状结肠，由腹膜相隔。膀胱的后面，在男性是直肠，女性为子宫与阴道。膀胱的底部，在男性与前列腺部尿道相连接(图 14-4-3)，在女性膀胱直接与尿生殖膈相接，向下连于尿道(图 14-4-4)。

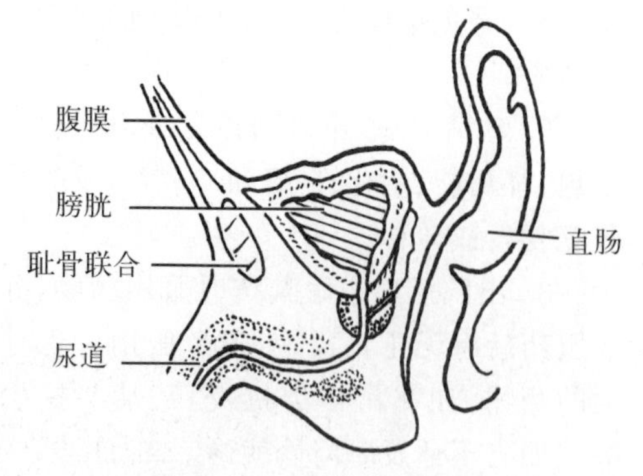

图 14-4-1　膀胱空虚时位置

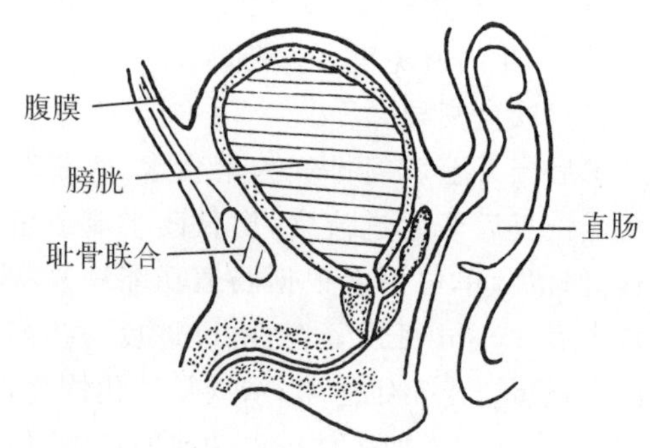

图 14-4-2　膀胱充盈时与腹膜关系

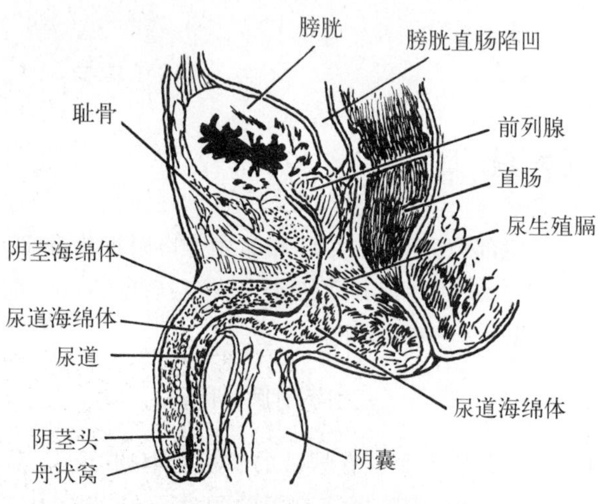

图 14-4-3　男性膀胱与毗邻

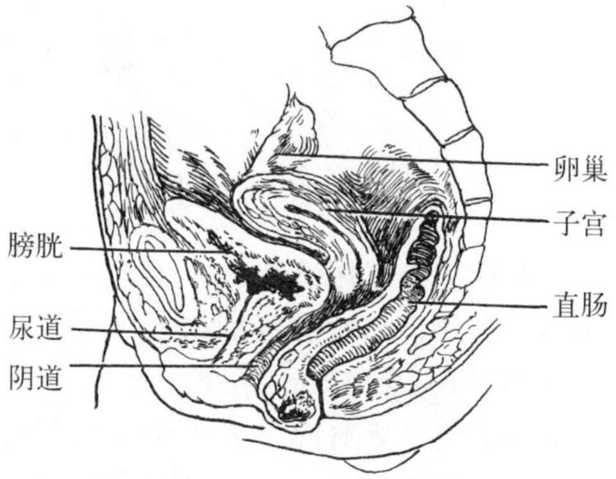

图 14-4-4　女性膀胱与毗邻

膀胱分为体、底、顶、颈四部分(图 14-4-5)。膀胱底的内面有三角区。膀胱三角区是膀胱的重要标志,两侧输尿管分别开口于膀胱三角区的两侧顶角上,很多膀胱病变发生于这一区域内。膀胱三角区(图 14-4-6)的界线为:两侧输尿管口至膀胱颈之连接线为三角区的两侧缘,两输尿管口之间的连接线(输尿管间嵴)为三角区的底线,三角区的尖即尿道内口的后唇。三角区的特点是微微隆起,黏膜与肌层之间无黏膜下层而紧密粘连,故黏膜平展,在膀胱空虚时也无皱褶。而膀胱其他部分肌层与黏膜之间有黏膜下层,膀胱充盈时黏膜伸展,使外观平整,而空虚时形成皱襞。膀胱顶部、前壁及侧壁由逼尿肌组成,三角区由浅、深两层肌肉组成,膀胱颈部的肌肉习惯上称之为尿道内括约肌,具有括约肌功能。

膀胱的血供主要来自髂内动脉的前支。膀胱上动脉来自髂内动脉的分支脐动脉,主要供应膀胱顶部、侧壁上部和中部血供。膀胱下动脉为髂内动脉的分支,分布于膀胱下部、精囊、前列腺和后尿道。此外还有直肠中动脉、子宫动脉(女性)、闭孔动脉、阴部内动脉等侧支循环的供应(图 14-4-7)。膀胱的静脉不与动脉伴行,具有瓣膜,在膀胱壁形成丰富的静脉丛,汇集成膀胱静脉,注入髂内静脉。膀胱的淋巴管起自黏膜,在肌层及肌层外形成淋巴毛细管网。淋巴引流至髂外、髂内淋巴结。髂内淋巴结是膀胱癌最常见的转移部位。

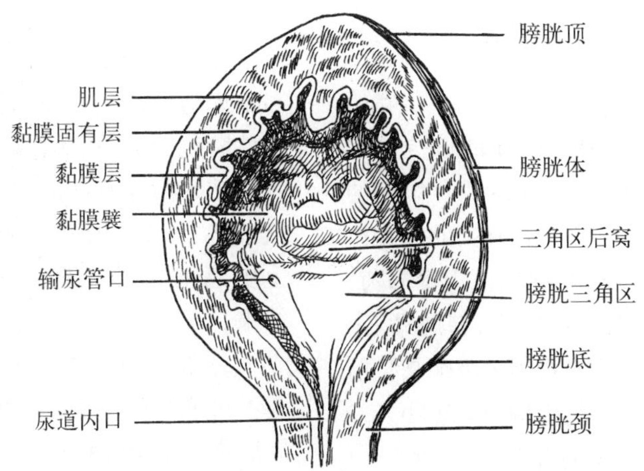

图 14-4-5　膀胱的内部结构

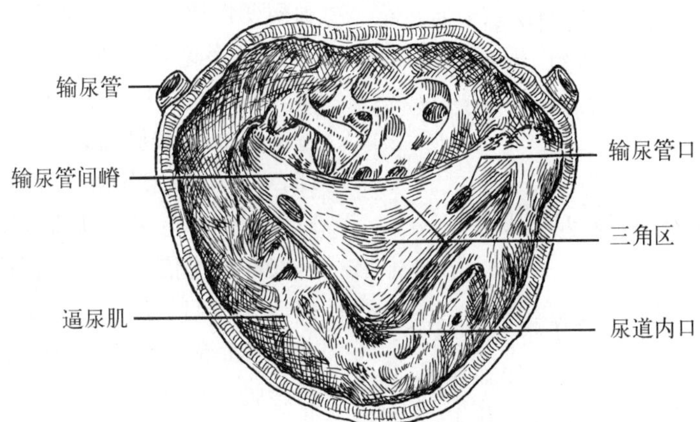

图 14-4-6　膀胱三角区

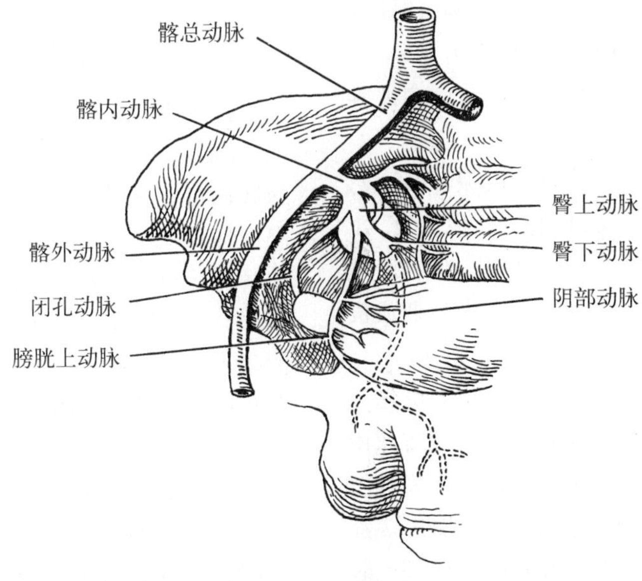

图 14-4-7　膀胱的动脉

三、病因与发病机制

膀胱癌的发生是复杂、多因素、多步骤的病理变化过程，发病主要与内在的遗传因素和外在的环境因素有关，系多种因素作用的结果。据报道与膀胱癌的发病有关的外在因素有吸烟、职业暴露、饮用咖啡、滥用镇痛药、人工甜味剂、细菌和寄生虫感染、膀胱结石、盆腔放疗、细胞毒性化疗药物等。吸烟是目前最为肯定的膀胱癌致病危险因素，为30%～50%。吸烟可使膀胱癌的危险率增加2～4倍，其危险率与吸烟强度和时间成正比。另一重要的致病危险因素是长期接触工业化学产品，约20%，包括从事纺织、染料制造、橡胶化学、药物制剂和杀虫剂生产、油漆、皮革及铝和钢生产。

四、临床表现与诊断

(一)临床表现

1. 血尿　是最常见的症状。血尿分为肉眼血尿和镜下血尿，85%为肉眼血尿，特点是无痛性、全程肉眼血尿，常间歇发作，容易让经过治疗的患者有“治愈”的错觉而耽误诊断。肉眼血尿的膀胱癌发病率为17%～18.9%，镜下血尿的膀胱癌发病率为4.8%～6%。血尿出现的时间及出血量和肿瘤恶性程度、分期、大小、数目、形态并不一致。

2. 膀胱刺激症状　即尿频、尿急、尿痛，约占10%，有时甚至发生急迫性尿失禁，出现耻骨上区、阴茎及会阴部疼痛。凡有膀胱刺激症状或排出过“腐肉”者，多为晚期或浸润性肿瘤，为预后不良的表现。

3. 其他　癌肿位于膀胱颈或大块坏死脱落的癌组织阻塞膀胱颈口时可出现排尿困难的症状。癌肿累及输尿管口时可引发腰背部疼痛、肾盂积水。偶尔患者以晚期癌症症状就诊，如下肢水肿、盆腔包块、体重下降、腹痛、骨痛、消瘦、贫血等。

(二)诊断

1. 尿脱落细胞学检查　是膀胱癌诊断和术后随诊的主要方法之一，尤其适用于职业性膀胱癌普查筛选和不适合行膀胱镜检者。结果阳性意味着泌尿系的任何部位(包括肾盏、肾盂、输尿管、膀胱和尿道)存在尿路上皮癌的可能。有20%～30%的假阴性结果。

2. 膀胱镜检查　是诊断膀胱癌最重要而不可或缺的方法。在膀胱镜下可直接观察膀胱尿道情况、肿瘤的大小、位置、数目、形状、基底部及周围情况，并通过常规取活检明确病变性质、恶性程度等。

3. 影像学检查　①超声检查可通过经腹、经直肠、经尿道三种途径进行，可发现超过1cm的膀胱肿瘤，并可检查肿瘤的浸润深度，对肿瘤临床分期有帮助，但无法诊断膀胱原位癌。彩色多普勒超声检查可以显示肿瘤基底部血流信号，但血流征象对术前肿瘤分期、分级帮助不大。②泌尿系造影、CT检查、MRI等X线检查对膀胱癌的诊断价值不及膀胱镜检查、活组织检查等方法敏感准确，但有益于膀胱癌的分期、上尿路是否伴发肿瘤、有无输尿管梗阻以及了解肾脏情况。

五、治疗原则

被覆尿路的上皮统称为尿路上皮(urothelium)或移行细胞(transitional cell)。膀胱癌可分为非肌层浸润性膀胱癌和肌层浸润性膀胱癌。原位癌也属于非肌层浸润性膀胱癌(但分化差，向肌层浸润性进展的概率高，属于高度恶性的肿瘤)。膀胱癌的治疗主要从非肌层浸润性和肌层浸润性两个角度给予不同的治疗。治疗包括以下几种方法。

(一)手术治疗

1. 经尿道膀胱肿瘤电切术(tansurethral resection of bladder tumor，TURBT)　适用于表浅性膀胱肿瘤和低级别、只有浅肌层浸润的膀胱肿瘤患者。该手术无切口，可反复进行，对患者打击小，术后恢复快。

2. 膀胱部分切除术　适用于单发的、不能经尿道切除的较大肿瘤，切除范围应包括肿瘤周围 2cm 的膀胱黏膜。该手术较简单，能保留部分膀胱，术后缩小的膀胱可逐渐扩大至原有容量，易为患者接受。随着腔内技术的不断改进，此种手术日渐减少。

3. 根治性膀胱切除术　是治疗浸润性膀胱癌的标准方法，也适用于复发快，且每次复发肿瘤的恶性程度升高或浸润程度加深的患者。手术切除整个膀胱及周围脂肪组织、输尿管远端，包括男性的前列腺和精囊，女性的子宫、部分阴道前壁、附件，并行尿流改道术或膀胱重建术，常规行盆腔淋巴结清扫。

尿流改道术可分为不可控性（需要外部集尿袋）和可控性（不需要集尿袋）膀胱术两大类。不可控性膀胱术常见的手术方式有输尿管皮肤造口术（cutaneous ureterostomy）、回肠通道术（ileum conduit）等。可控性膀胱术（continent urinary diversion）又可分为三大类：一类是利用直肠贮尿的可控性膀胱术，如输尿管乙状结肠术等；第二类是经腹壁造口的可控性膀胱术，是将一段游离肠襻剪裁形成人工贮尿囊，再行贮尿囊腹壁造口术，术后需要定期清洁间歇性导尿，常见的有 Kock Pouch 术，Indiana Pouch 术等；第三类则是原位可控性膀胱术，是将贮尿囊新膀胱与尿道残端直接吻合，保留患者经尿道排尿的正常生理功能，不改变生活习惯，常见的有原位新膀胱术（orthotopic neobladder）。

目前根治性膀胱切除术的方式可以分为开放手术和腹腔镜手术两种。随着腹腔镜技术的普及，腹腔镜手术和机器人辅助的腹腔镜手术已应用于多种尿流改道术。

（二）辅助治疗

1. 膀胱灌注化疗　常用药物有吡柔比星、表柔比星、多柔比星、羟喜树碱、丝裂霉素等。对于非基层浸润性膀胱癌，为了预防肿瘤细胞种植，应在 24h 内完成膀胱灌注化疗。目前建议术后即刻灌注化疗，原理是术后即刻灌注化疗能够杀灭术中播散的肿瘤细胞和创面残留的肿瘤细胞。

2. 经膀胱免疫治疗　通过膀胱内灌注免疫制剂，诱导机体局部免疫反应，使膀胱壁内和尿液中细胞因子表达增加、粒细胞和单核细胞聚集，以预防膀胱肿瘤复发、控制肿瘤进展。常用药物有卡介苗（BCG）、干扰素、白介素 2（IL-2）等。

3. 放疗或化疗　化疗是肌层浸润性膀胱癌在根治性膀胱切除术之外重要的辅助治疗首要手段，放射治疗大多仅用于不宜手术的患者。已有转移的膀胱癌以化疗为主。

六、常见护理问题

（一）膀胱痉挛

1. 相关因素　①手术操作粗暴，刺激或损伤了膀胱黏膜；②导尿管气囊、血块等对膀胱三角区的刺激；③导尿管、膀胱冲洗液等异物使膀胱敏感性增高；④冲洗液温度过低对膀胱逼尿肌的刺激；⑤精神紧张、焦虑。

2. 临床表现　①患者自觉症状：包括膀胱胀满感，急迫排尿，痉挛性疼痛等；②患者因痉挛疼痛出现烦躁、焦虑、呻吟等表现；③可观察症状，包括膀胱冲洗不通畅、冲洗液反流、血性尿液颜色加深、导尿管周围有尿液溢出等。

3. 护理措施

（1）保持膀胱冲洗通畅。根据术中出血情况及引流液颜色随时调整冲洗速度。引流液色清，可减慢冲洗速度，色深则加快冲洗速度。

（2）保持导尿管引流通畅，注意引流管位置是否妥当，有无扭曲、受压，管腔有无血块或肠腔分泌物堵塞，必要时注射器加压冲洗，必要时更换引流管。

（3）必要时遵医嘱使用解痉药物，注意用药效果及不良反应。

(4)心理护理:精神紧张、焦虑可诱发、加重膀胱痉挛,膀胱痉挛次数增加可引起出血,血块堵塞管道加重膀胱痉挛,从而形成恶性循环。护理人员应耐心解释、疏导,有效缓解患者心理压力,避免膀胱痉挛的发生。

(二)膀胱造瘘管引流不畅或堵塞

1. 相关因素　全膀胱切除术后使用的回肠等肠腔分泌肠黏液。

2. 临床表现　①引流管内引流出大量肠黏液;②引流管引流不通畅,尿量明显减少;③患者有腰部胀痛的功能症状。

3. 护理措施

(1)每日清洗造口,5%碳酸氢钠或生理盐水冲洗肠代膀胱每日 3～4 次,防止黏液堵塞。

(2)经常检查、挤压引流管。

(3)保持管道各部位引流通畅,防止扭曲、受压。

(三)造口乳头坏死或狭窄

1. 相关因素　①手术技术等原因导致游离的回肠襻缺血;②造口底板过小导致造口乳头缺血;③尿液长期刺激造瘘口造成慢性炎症或者吻合口瘢痕挛缩导致造瘘口狭窄。

2. 临床表现　造口乳头坏死时乳头颜色由暗红色转变为青紫色,造瘘口狭窄则可出现排尿不畅或排尿困难。

3. 护理措施

(1)术后 72h 注意观察造口乳头血运情况,检查有无缺血坏死。

(2)更换底板时注意底板口大小合适。

(3)定期扩张造瘘口。

(四)造口周围皮肤溃烂

1. 相关因素　黏液阻塞引流管或造口底板过大等原因导致尿液浸渍皮肤。

2. 临床表现　造口周围皮肤红肿、糜烂。

3. 护理措施

(1)定期挤压引流管排出黏液;5%碳酸氢钠冲洗。

(2)结合实物详细讲解集尿袋的结构、性能,示教使用方法,尤其是造口底板内圈口径大小应合适;指导使用氧化锌软膏保护周围皮肤;温水清洗皮肤,避免刺激性。

(五)自我形象紊乱

1. 相关因素　①尿流改道术后生活上的不便;②术后造瘘口管理的复杂性;③对手术效果的不确定。

2. 临床表现　患者有情绪低落、绝望、不敢面对现实等心理。

3. 护理措施

(1)注意以优质的服务以及持续性的关怀取得患者的信任,建立良好的护患关系,及时了解患者的心理状态,以便制定适合个体需要的护理计划。

(2)心理护理:护理中应以支持的态度倾听患者的感受,运用良好的沟通技巧帮助患者能以正确的态度对待自己的形体改变的现实,适时调整心理状态。

(3)争取家庭配合,共同参与。

(4)根据患者的具体情况及施行的手术方案各个环节给予详细的指导与示范,传授生活中自我护理技巧,通过实践增强患者自信心,实现自我完整概念。

(六)皮肤完整性受损

1. 相关因素　尿流改道术后腹壁造口,并需要佩戴集尿袋。

2. 临床表现　腹部有造口。

3. 护理措施

(1)以支持的态度注意倾听患者的感受,运用良好的沟通技巧帮助患者能以正确的态度对待自己的腹部造口,帮助患者调整心理状态。

(2)结合患者自身的知识水平和对疾病的了解,有针对性地讲解疾病相关知识,让患者对于腹部造口有更多的认识,提高自我护理水平。

(七)潜在并发症——高氯性酸中毒

1. 相关因素　肠道黏液有分泌 HCO_3^-，吸收水和 Cl^- 等功能，当含高 Cl^- 和低 HCO_3^- 的尿在肠代膀胱潴留时可发生水的重吸收，Cl^- 的被动重吸收和 HCO_3^- 的主动分泌，即 Cl^--HCO_3^- 交换而导致 HCO_3^- 的净丢失，导致高氯血症。

2. 临床表现　精神萎靡、神志恍惚、深大呼吸，血液检验结果支持。

3. 护理措施

(1)保持输尿管支架管、回肠代膀胱引流管通畅，减少尿液在回肠膀胱内的滞留时间。

(2)每日 5%碳酸氢钠低压冲洗。

(3)拔管后排尿指导，注意有无恶心、腹胀、肌无力等表现。

(4)排气通畅进食后多饮水。

(5)定期检测电解质。

(6)处理：5%碳酸氢钠静脉滴注，充分引流。

(八)潜在并发症——吻合口瘘(肠瘘、尿瘘)

1. 相关因素　①手术技术；②术后肠吻合口水肿；③吻合口血运障碍；④肠黏液堵塞造瘘管；⑤全身状况差，如贫血、低蛋白血症或曾行放疗等治疗；⑥术后行代膀胱冲洗所致。

2. 临床表现　①膀胱造瘘管等引流的尿液减少，而伤口引流液量逐渐增多或引流出尿液；②引流液检查提示为尿液；③伤口引流液引流出黄色粪样物；④CT 检查可见新膀胱周围有大量液性暗区。

3. 护理措施

(1)定时冲洗造瘘管，保持各引流管引流通畅，充分引流，观察伤口引流管与膀胱造瘘管引流量。

(2)注意观察造瘘管、伤口引流管引流液性质有无改变。

(3)注意患者有无腹胀、腹痛主诉。

(4)肠瘘处理：禁食；取半卧位；持续胃肠减压；确保胃肠减压管、伤口引流管引流通畅；遵医嘱静脉高营养支持；加强抗感染。

(九)潜在并发症——肠梗阻

1. 相关因素　①术中需截取部分肠管，肠管暴露时间长导致肠吻合口水肿；②术中止血不彻底致腹膜后大血肿；③血钾低；④腹膜粘连；⑤肠吻合口狭窄。

2. 临床表现　①术后患者无排气、排便；②患者主诉腹胀；③肠鸣音减弱或消失；④X 线检查提示肠梗阻表现；⑤恶心、呕吐严重者可出现电解质紊乱。

3. 护理措施

(1)术前充分彻底的肠道准备。

(2)术后保持胃肠减压通畅，有效减轻胃肠张力。

(3)严密观察肠鸣音恢复情况及腹部症状，注意患者主诉，及时了解排便情况。

(4)术后早期活动。早期活动可使全身各系统的代谢增强，改善支配内脏的自主神经功能，降低交感神经的兴奋性，提高副交感神经的张力，加速胃肠道运动功能的恢复。

(5)加强静脉营养，合理安排补钾，注意补钾速度，防止补钾过快出现心律失常、血钾过高表现。

(6)有条件者可使用芒硝腹部外敷。

(十)潜在并发症——下肢深静脉血栓

见本章第一节常见护理问题相关内容。

七、康复与健康教育

(一)尿脱落细胞检查的留取

收集尿标本的容器必须清洁，留取新鲜尿液，即第 2 次晨尿或新排出的尿液。因晨起第 1 次尿液往往是夜间在膀胱内停留时间较长，易发生细胞退行性变，影响诊断。

(二)膀胱镜检查后的注意事项

膀胱镜检查过程中器械的取放对尿道黏膜有一定的刺激，检查后患者排尿时常有不同程度的疼痛、血尿等症状，持续 1～3d。常见的并发症有发热、血尿、尿道或膀胱损伤等。检查后应多饮水，注意观察第1次排尿及以后的症状，必要时口服抗生素和止血药物。

(三)膀胱药物灌注的配合

行TURBT及膀胱部分切除术的患者，为预防肿瘤的复发及进展，术后常行膀胱内化疗或免疫药物灌注治疗。灌注当日少饮水，减少尿量以免药物在膀胱内过早被稀释，影响治疗效果。灌注前应排空膀胱，稀释后的药物经导尿管灌注入膀胱后取平、俯、左、右侧卧位，每15分钟转换体位一次，共2h，以使药液充分接触膀胱。灌注后尽量延长排尿时间，增加药物对膀胱黏膜的作用时间。因为药物的反应以及导尿管的刺激等，患者灌注后常出现一些并发症，如膀胱刺激症状、接触性皮炎等，用药后注意观察，并坚持疗程以达到最佳疗效。

(四)术前肠道准备的目的

术前准备的内容包括术前3～5d予少渣、高蛋白、高热量饮食，术前24h进全流质饮食；术前3日起补充维生素K、维生素C和复合维生素B等；术前晚、术晨清洁灌肠。

(五)造口位置的选择

在施行各种需要外部造口的手术前，医护人员应与患者共同选择合适的外造瘘口的位置并做好标记。造瘘口一般应选在左、右下腹部，脐和髂前上棘连线上，患者在坐位和站立位均无脂肪皱纹处，并避开瘢痕，以免影响术后集尿袋的粘贴。

(六)术后定期复查

膀胱癌易复发，行TURBT或膀胱部分切除术后应严格定期检查。传统的随诊检查包括最初2年内的每3个月1次膀胱镜检查，随后2年内，每6个月1次膀胱镜检查，以后是每年1次。

(七)原位肠代膀胱排尿功能锻炼

目的是让患者尽早建立起随意控制排尿机制，提高生活质量。①术后2～3周指导患者行膀胱造瘘管夹管以阻断尿液，并定时定量放尿，训练代膀胱的储尿功能。开始时从每30～60分钟放1次尿开始，循序渐进，容量从每次50ml直至每次200～250ml。夹管期间可出现腰部胀痛、发热等症状，护士应注意观察，倾听患者的主诉。②指导患者进行盆底肌训练。原位肠代膀胱术后拔除造瘘管和导尿管后因膀胱容量较小、尿道外括约肌处于松弛状态，常可出现排尿次数多，可控性差的现象。盆底肌训练可以加强盆底肌肉的收缩力，增强代膀胱睡眠时的闭锁压，从而治疗尿失禁(具体训练方法见本章第一节)。③腹压增加训练，如采取蹲位或半坐位，双手向下挤压下腹部，利用腹压自行排尿。夜间因感觉缺如等原因排尿可控性差，可采取减少饮水量、闹钟定时排尿等办法。一般3～4h排尿1次，容量250ml左右。

(八)尿流改道术后自我护理方法

1. 造口底板更换技巧与周围皮肤护理

目前市场上有一件式集尿袋(图14-4-8)和两件式集尿袋两种，后者由可更换尿袋和底盘两部分组成(图14-4-9)。更换造口底板时，小心慢慢撕脱贴在皮肤上的底盘，避免过度刺激皮肤，底板更换不宜太快，太勤，用清水或温和的清洗液清洗皮肤，避免使用碱性用品或消毒药水，其可使造口周围皮肤干燥，容易受损。根据造瘘口的大小，裁剪底盘内圈的口径(图14-4-10)，使其稍大于造瘘口的口径。注意袋口选择大小适中。袋口过大，造口周围皮肤失去保护，长时间接触尿液，皮肤会受损，出现红肿、疼痛现象；袋口过小，易对造口形成挤压，引起造口乳头缺血，坏死。揭去底盘内面的透明保护纸，将其贴敷于造瘘口周围的皮肤上，再将尿袋卡在底盘上，连接妥当(图14-4-11)。若对造口用品有敏感反应，应立即停用，及时与医师联系，选用其他适合的用品。

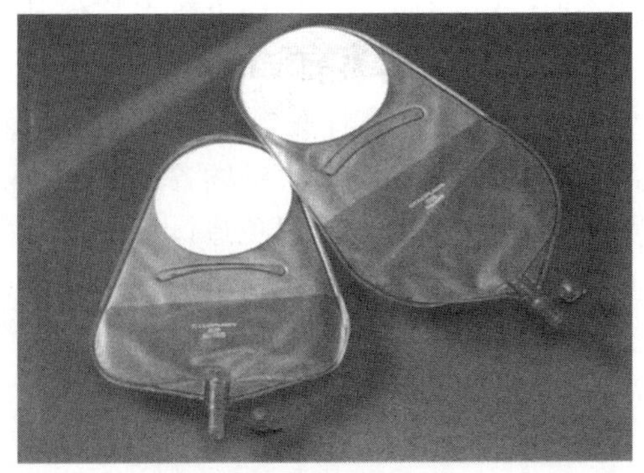

图 14-4-8　一件式集尿袋

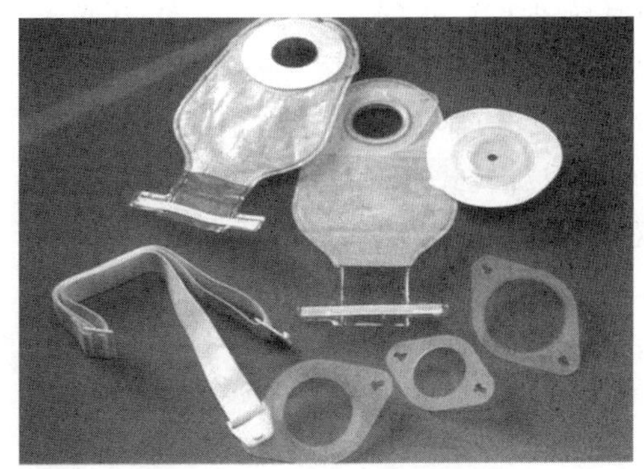

图 14-4-9　两件式集尿袋

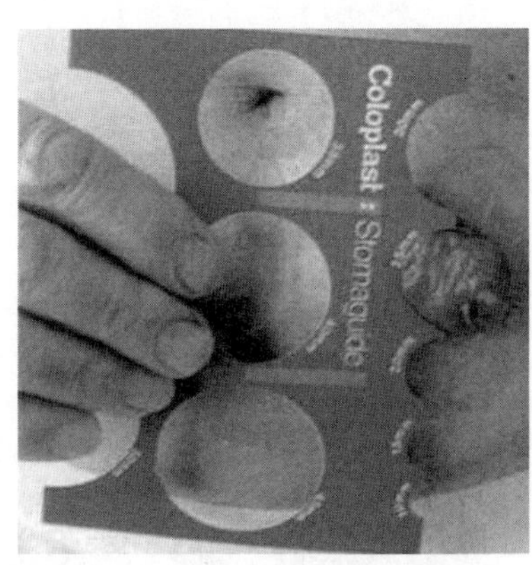

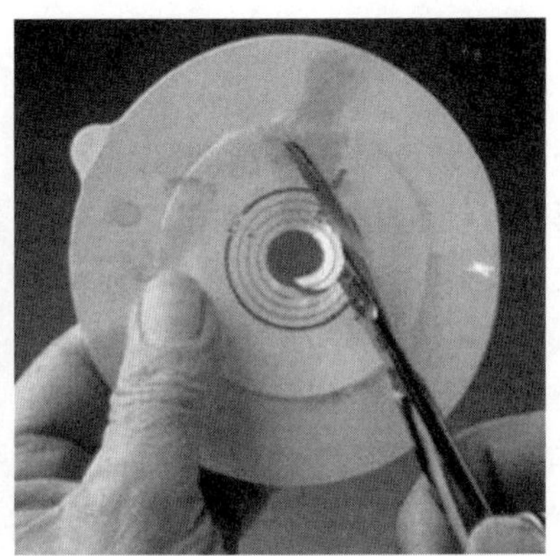

图 14-4-10　造瘘口的测量与裁剪

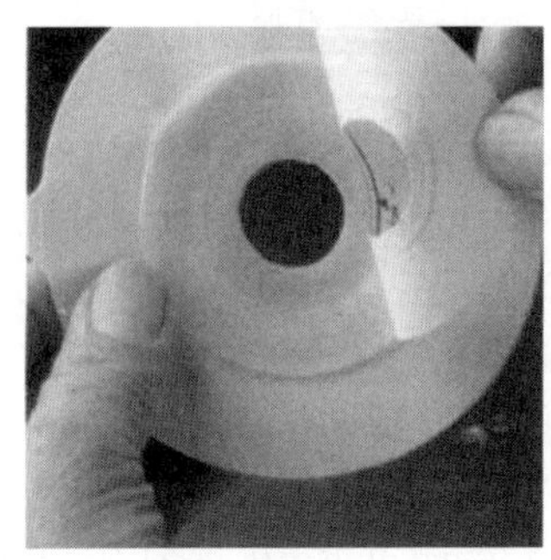

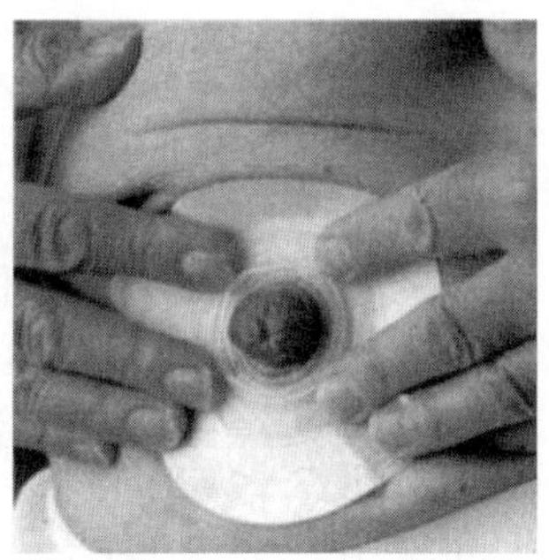

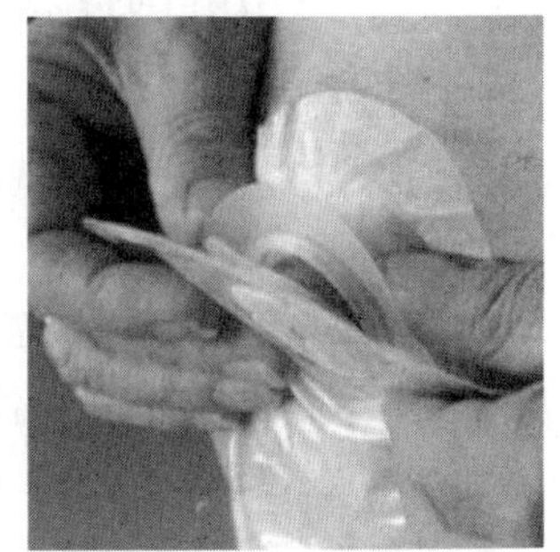

图 14-4-11　造口袋的安装

2. 造口乳头的护理　经常观察乳头的大小、色泽、湿润度，清洁乳头时，用力适当，防止乳头表面微细血管受损，一旦发现异常，应及时联系医师就诊。注意定期用小指扩张乳头，防止堵塞。注意肠黏液分泌量，每日清洗。回肠黏膜在尿液中长期浸泡会出现绒毛萎缩，并随着时间的增加而呈进行性加重。因此，随着时间的延长，分泌物会逐渐减少。术后 3 个月内主张定期行造口扩张，每日 1 次。

3. 可控性膀胱自我导尿方法　掌握导尿的时间、方法、插管深度。一般白天每 2～

3 小时导尿 1 次，夜间每 4 小时 1 次，还可根据代膀胱内有尿意再放尿。插管的深度一般在 10cm 以上，导尿管上涂以消毒的液状石蜡，然后以旋转式缓慢置入，注意动作轻柔，避免损伤黏膜。

4. 生活指导　避免穿过紧衣服，以免造口受压。多饮水，多进食含维生素 C 的食物、饮料，以提高尿液酸度，减少感染机会。沐浴时，造口护理器周围贴上防水胶布，避免水分渗入底板下，缩短使用时间。若底板需要更换，沐浴时，可将底板除去，同正常人沐浴。若术后恢复良好，可继续各种运动，但应尽量避免摔跤等运动，以免造口意外受损；避免举重，以减少疝气发生的机会。

（任　凭　万　蓬）

第五节　泌尿系统结石

一、概　　述

泌尿系统结石是泌尿外科的常见病之一，在泌尿外科住院患者中占居首位。泌尿系统结石在我国发病率为 1%～5%，南方高达 5%～10%；年新发病率为 150～200/10 万人，其中 25%的患者需住院治疗。近年来，泌尿系统结石在我国的发病率有增加趋势，是世界上 3 大结石高发区之一。泌尿系统结石简称尿石症，是具有多种病理改变的一类疾病。

二、应用解剖特点

（一）肾的解剖

见本章第三节应用解剖特点相关内容。

（二）输尿管的解剖

1. 输尿管的形态　输尿管是对称的肌性器官，质地柔软，较为细长，左右各一，自肾盂出口至膀胱内，长 20～30cm。输尿管管径粗细不均，平均直径为 0.5～1cm。全长可分为腹部、盆部和壁内部 3 段，腹部和盆部输尿管以骨盆上缘为界。输尿管位于腹膜后，是腹膜外器官。输尿管有 3 个生理性狭窄：①在肾盂输尿管连接部；②输尿管与髂血管交汇处；③在输尿管壁内段，这是输尿管的最窄处。结石经常会在这 3 个狭窄处滞留(图 14-5-1)。

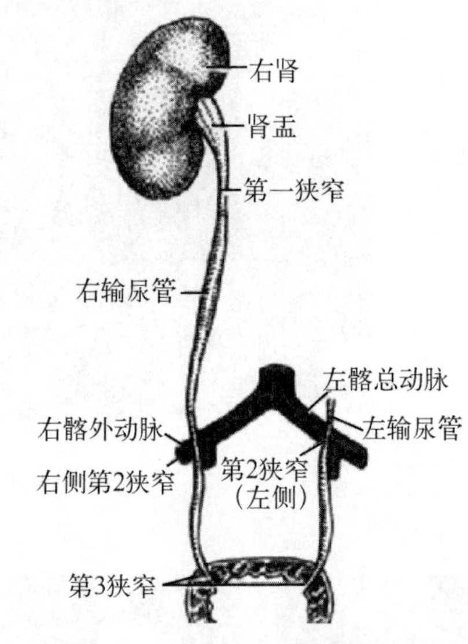

图 14-5-1　输尿管的三个狭窄

2. 输尿管的管壁结构　输尿管管壁为肌肉组织，黏膜为移行上皮，下段管壁肌层为内纵、中环和外纵 3 层，肌层呈蠕动性收缩将尿液自肾盂输送至膀胱。外膜为疏松结缔组织，表面有滋养血管并发出分支至肌层。

（三）膀胱的解剖

见本章节第四节应用解剖特点相关内容。

（四）尿道的解剖

1. 男性尿道解剖　男性尿道为管状器官，起于尿道内口，止于阴茎头部的尿道外口，全长 18～22cm。男性尿道可分为前列腺部、球部和海绵体部 3 段，另外还存在 3 个生理狭窄、3 个膨大部和 2 个生理性弯曲。其 3 个生理狭窄分别为尿道内口、尿道膜部和尿道外口，其中尿道膜部较为狭小，尿管及器械易损伤该部位；3 个膨大部分别为尿道前列腺部、尿道球部和舟状窝，其中以舟状窝最为膨大；2 个生理性弯曲分别为耻骨下弯和耻骨前弯，其中耻骨前弯位置较为固定。

2. 女性尿道解剖　女性尿道较短，长 3～5cm，直径较宽。尿道外口为矢状裂口，位于阴道内口的上方和阴蒂的下方。在尿道的下端，有尿道括约肌环绕，起控尿功能（图 14-5-2）。

三、病因与发病机制

泌尿系统结石形成的原因比较复杂，有许多理论试图解释尿中晶体形成、生长、聚集，最终形成结石的过程，如饱和结晶学说、结石形成的促进物与抑制物学说等，但其中的许多机制仍未了解清楚。目前认为结石形成是多种因素综合作用，受社会环境、个体因素及泌尿系统局部因素的共同影响。

（一）流行病学因素

包括年龄、职业、性别、社会经济地位、饮食成分和结构、水分摄入量、气候、代谢和遗传等因素。无论上尿路结石还是下尿路结石，都是男性多于女性，原因是男性尿钙、草酸和尿酸的排泄比女性多。女性一方面尿道较宽、较短，不易发生尿滞留；另一方面由于雌激素的作用能增加尿中枸橼酸排泄，减少结石形成的机会。近年来女性结石患者有增加的趋势。

（二）环境因素

1. 自然环境　自然环境可以直接或间接对人体起作用，主要表现为气候、土壤和水对结石的影响。结石病夏秋季发病多，冬春季发病少，原因是夏季温度高，容易出汗，体液散失多，导致尿液减少，尿液在膀胱内滞留的时间相对较长，每日仅排出很少量的尿液，尿液浓缩，不仅导致结石盐的过饱和，还可以引起尿中结石形成的促进物的聚合，向结石的基质转变时尿液中大晶体物质增多，容易产生结石。另外，干热地区和夏季日照时间长，体内维生素 D 活性增强，促使胃肠道对钙质的吸收增多，钙质在肠道内的浓度相对较低，与肠道内的草酸结合相对较少，易吸收的草酸盐浓度相对较高，而导致草酸的吸收增加，因此钙和草酸的吸收都增加，经尿液排出增加，容易形成草酸钙结石。还可以通过

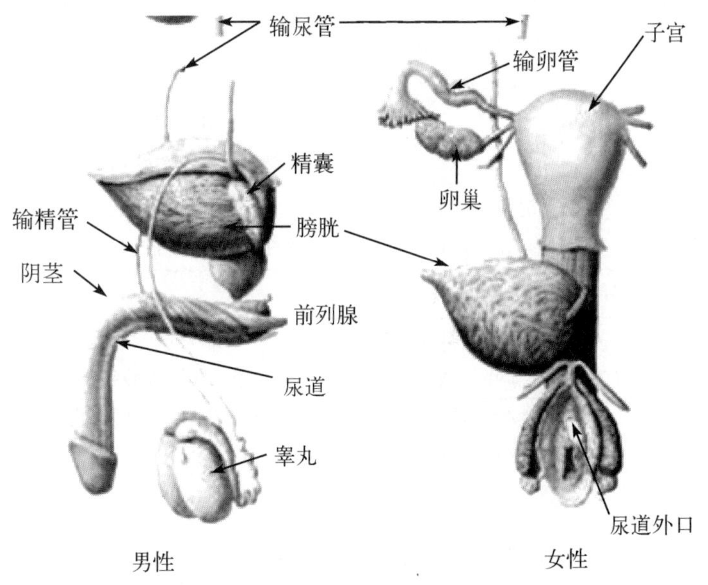

图 14-5-2　男性及女性泌尿系统

食物间接影响结石的发病，地区不同、饮食结构不同、所摄入的各种成分也不同，尿内排出各种成分的浓度也必然不同，因此形成结石的机会也不同。

2. 社会环境 社会生产水平对结石的影响在国内外流行病学调查中都得到证明，经济条件好、生活水平高的地区，上尿路结石较多；反之下尿路结石较多。

(三)代谢异常

1. 尿液酸碱度 正常人体排出的尿液偏酸性，含钙结石在正常尿液中即较易形成，感染性结石在碱性尿液中较易形成，尿酸结石则是在酸性尿液中较易形成。不同的尿液酸碱度对形成结石的盐类的溶解度影响很大。

2. 高钙血症 引起高钙血症的常见疾病包括甲状旁腺功能亢进、乳-碱综合征、结节病或类肉瘤病、维生素D中毒、恶性肿瘤等。

3. 高钙尿症 原发性高钙尿症分3型：吸收性高钙尿症、肾性高钙尿症和重吸收性高钙尿症。此外，一些病因明确的代谢性疾病也能引起继发性高钙尿症及含钙结石的形成。

4. 高草酸尿症 原发性高草酸尿症很少见。继发性高草酸尿症的原因包括维生素C的过量摄入、饮食中草酸及其前体物质的过量摄入、饮食中钙的摄入减少、肠源性高草酸尿症和维生素 B_6 缺乏等。

(四)局部病因

尿路梗阻、感染和尿路中存在异物是诱发结石形成的主要局部因素，梗阻可以导致感染和结石形成，而结石本身也是尿路中的异物，后者会加重梗阻与感染的程度。

(五)药物相关因素

药物引起的肾结石占所有结石的1%～2%，分为两大类：一类为尿液的浓度高而溶解度比较低的药物，这些药物本身就是结石的成分；另一类为能够诱发结石形成的药物，这些药物在代谢的过程中导致了其他成分结石的形成。

四、泌尿系结石分类

泌尿系结石分类见表14-5-1。

表14-5-1 泌尿系结石分类

根据	分类			疾病
病因	代谢性结石	草酸代谢异常	原发性高草酸尿症	Ⅰ型高草酸尿症、Ⅱ型高草酸尿症
			肠源性高草酸尿症	
			继发性高草酸尿症	
		钙代谢异常	高血钙性高钙尿症	原发性甲状旁腺功能亢进、维生素D中毒 结节病、恶性肿瘤、皮质醇症、制动综合征
			正常血钙性高钙尿症	远端肾小管性酸中毒、饮食性高钙尿症 特发性高钙尿症：吸收型、重吸收型、肾型和肾漏型
		胱氨酸代谢异常	胱氨酸尿症	
		尿酸代谢异常	嘌呤形成增加	焦磷酸-磷酸核糖合成酶亢进
			嘌呤形成失调	焦磷酸-磷酸核糖酰胺转移酶缺乏
			嘌呤再利用障碍	次黄嘌呤-鸟嘌呤磷酸核糖转移酶缺乏
		枸橼酸代谢异常	低枸橼酸尿症	
	感染性结石			
	药物性结石		磺胺类、乙酰唑胺、乳-碱综合征等	
	特发性结石			

续表

<table>
<tr><th>根据</th><th colspan="2">分 类</th><th colspan="2">疾 病</th></tr>
<tr><td rowspan="2">晶体成分</td><td>含钙结石</td><td colspan="3">草酸钙、磷酸钙/碳酸磷灰石、碳酸钙</td></tr>
<tr><td>非含钙结石</td><td colspan="3">胱氨酸结石、黄嘌呤结石、尿酸/尿酸盐结石、磷酸镁铵结石、基质结石/纤维素结石</td></tr>
<tr><td rowspan="6">部位</td><td rowspan="4">上尿路结石</td><td rowspan="3">肾结石</td><td>肾集合管结石</td><td>海绵肾畸形</td></tr>
<tr><td colspan="2">肾盏(肾盏憩室)结石、肾盂结石</td></tr>
<tr><td>鹿角形结石</td><td>完全性和不完全性</td></tr>
<tr><td>输尿管结石</td><td colspan="2">输尿管上段结石、输尿管中段结石、输尿管下段结石</td></tr>
<tr><td rowspan="2">下尿路结石</td><td colspan="3">膀胱结石</td></tr>
<tr><td>尿道结石</td><td colspan="2">前尿道结石、后尿道结石</td></tr>
<tr><td rowspan="2">X 线</td><td>阳性结石</td><td colspan="3">不透过 X 线,腹部 X 线尿路(KUB)显影的结石</td></tr>
<tr><td>阴性结石</td><td colspan="3">透过 X 线,腹部 X 线尿路平片(KUB)不显影的结石</td></tr>
</table>

五、临床表现与诊断

(一)临床表现

临床表现因结石所在部位不同而不同。以突然发生的剧烈腰痛、尿频、尿急、尿痛、尿色浑浊,甚至尿中有血或砂石为主要临床表现。

(二)诊断

1. 影像学检查

(1)B 超:超声检查简便、经济、无创伤,可以发现 2mm 以上 X 线阳性及阴性结石。但是,由于受肠道内容物的影响,超声检查诊断输尿管中下段结石的敏感性较低。超声可作为泌尿系结石的常规检查方法,尤其是在肾绞痛时作为首选方法。

(2)尿路平片(kidney ureter bladder,KUB 平片):尿路平片可以发现 90%左右 X 线阳性结石,能够大致地确定结石的位置、形态、大小和数量,并且初步地提示结石的化学性质。

(3)静脉尿路造影(intravenous urography,IVU):又称排泄性尿路造影,静脉尿路造影应该在尿路平片的基础上进行,其价值在于了解尿路的解剖,确定结石在尿路的位置,发现尿路平片上不能显示的 X 线阴性结石,鉴别平片上可疑的钙化灶。肾绞痛发作时,由于急性尿路梗阻往往会导致尿路不显影或显影不良。

(4)CT 扫描:泌尿系结石的诊断通常不需要做 CT 检查。但是能够检出其他常规影像学检查中容易遗漏的小结石。

(5)逆行或经皮肾穿刺造影:仅在静脉尿路造影不显影或显影不良,以及怀疑是 X 线阴性结石、需要行进一步的鉴别诊断时应用。

(6)磁共振水成像(motion reference unit,MRU):磁共振水成像能够了解上尿路梗阻的情况,而且不需要造影剂即可获得与静脉尿路造影同样的效果,不受肾功能改变的影响。因此,对于不适合做静脉尿路造影的患者(例如造影剂过敏、严重肾功能损害、儿童和孕妇等)可考虑采用。

(7)放射性核素:放射性核素检查可以显示泌尿系统的形态,提供肾脏血流灌注、肾功能及尿路梗阻情况等信息。此外,肾动态显影还可以用于评估体外冲击波碎石对肾功能的影响情况。

2. 实验室检查

(1)常规检查:结石患者的实验室检查

应包括血液分析、尿液分析和结石分析(表14-5-2)。

表 14-5-2 结石患者的常规实验室检查

结石分析	血液分析	尿液分析
每个患者至少分析 1 颗结石	钙	禁食、清晨、新鲜尿液
	白蛋白	试纸法检测
	肌酐	pH
	尿酸	白细胞/细菌
		胱氨酸检查

(2)复杂性肾结石的尿液分析:指结石反复复发、有或无肾内残石和特别的危险因素的患者可选择进一步的尿液分析。收集24h尿液分析钙、草酸、枸橼酸、尿酸、镁、磷酸、尿素、钠、钾、肌酐含量测定。

3. 检查结果评价 测定血清/血浆钙有助于甲状旁腺功能亢进(HPT)或其他与高钙血症有关疾病的诊断。若血钙浓度高(>2.60mmol/L),则应测定甲状旁腺激素水平,以确诊或排除HPT。X线阴性结石伴有高尿酸血症者应考虑尿酸结石,在CT片上可显示。禁食晨尿pH>5.8可考虑为完全性或不完全性肾小管性酸中毒,应同时做酸负荷试验及血液pH、钾、碳酸氢盐和氯化物测定。

(三)结石成分分析

结石成分分析是确诊结石性质的方法,也是制订结石预防措施和选用溶石疗法的重要依据,此外,它还有助于缩小结石代谢评估的范围。结石分析方法包括物理方法和化学方法两种。物理分析法比化学分析法精确,常用的物理分析法有红外光谱法等。红外光谱法既可分析各种有机成分和无机成分,又可分析晶体和非晶体成分,所需标本仅为1mg。临床上比较重要的结石成分见表14-5-3。

表 14-5-3 不同成分的结石及其一般特征

类 型	比率(%)	晶 体	性状	pH对溶解度的影响	X线密度(骨骼=1.0)	力学特性
草酸钙类	86.7	一水草酸钙	呈褐色,铸型或桑椹状,质地坚硬	影响不大	0.50(不透X线)	脆性
		二水草酸钙	呈白色,表面有晶莹的刺状突起,质地松脆			
磷酸钙类	5.0	羟基磷灰石 碳酸磷灰石 二水磷酸氢钙 磷酸三钙	浅灰色,坚硬,可有同心层	<5.5时升高	1.0(不透X线)	脆性
磷酸铵镁	3.0	六水磷酸铵镁	深灰色,鹿角形,松散易碎	<5.5时升高	0.20(半透X线)	脆性
尿酸类	5.1	无水尿酸 二水尿酸 尿酸铵 一水尿酸钠	黄色或砖红色,圆形光滑,结构致密,稍硬	>6.8时升高	0.05(透X线)	脆性
胱氨酸	0.2	胱氨酸	土黄色,蜡样外观,表面光滑,可呈鹿角形	>7.5时升高	0.15(半透X线)	韧性

六、治疗原则

(一)疼痛治疗

1. *药物治疗*　肾绞痛是泌尿外科的常见急症,需紧急处理,应用药物前注意与其他急腹症仔细鉴别。目前缓解肾绞痛的药物较多,各地可以根据自身条件和经验灵活地应用药物。

(1)非甾体类镇痛抗炎药:常用药物有双氯芬酸钠(扶他林)和吲哚美辛(消炎痛)等,它们能够抑制体内前列腺素的生物合成,降低痛觉神经末梢对致痛物质的敏感性,具有中等程度的镇痛作用。

(2)阿片类镇痛药:为阿片受体激动药,作用于中枢神经系统的阿片受体,能缓解疼痛感,具有较强的镇痛和镇静作用,常用药物有二氢吗啡酮、哌替啶、强痛定和曲马朵等。阿片类药物在治疗肾绞痛时不应单独使用,一般需要配合阿托品、654-2 等解痉类药物一起使用。

(3)解痉药:①M 型胆碱受体阻断药,常用药物有硫酸阿托品和 654-2,缓解痉挛;②黄体酮可以抑制平滑肌的收缩而缓解痉挛,对止痛和排石有一定的疗效;③钙离子阻滞药,硝苯地平 10mg 口服或舌下含化,对缓解肾绞痛有一定的作用;④α 受体阻滞药(坦索罗辛),近期国内外的一些临床报道显示,α 受体阻滞药在缓解输尿管平滑肌痉挛,治疗肾绞痛中具有一定的效果。但是,其确切的疗效还有待于更多的临床观察。

对首次发作的肾绞痛治疗应该从非甾体抗炎药开始,如果疼痛持续,可换用其他药物。吗啡和其他阿片类药物应该与阿托品等解痉药一起联合使用。

2. *外科治疗*　当疼痛不能被药物缓解或结石直径>6mm 时,应考虑采取外科治疗措施。治疗过程中注意有无合并感染,有无双侧梗阻或孤立肾梗阻造成的少尿,如果出现这些情况需要积极的外科治疗,以尽快解除梗阻。

(1)体外冲击波碎石治疗(extracorporeal shock-wave lithotripsy,ESWL),将 ESWL 做急症处置的措施,通过碎石不但能控制肾绞痛,而且还可以迅速解除梗阻。

(2)输尿管内放置支架,还可以配合 ESWL 治疗。

(3)经输尿管镜碎石取石术。

(4)经皮肾造瘘引流术,特别适用于结石梗阻合并严重感染的肾绞痛病例。

(二)排石治疗

临床上绝大多数尿路结石可以通过微创的治疗方法将结石粉碎并排出体外,只有少数比较小的尿路结石可以选择药物排石。

1. *排石治疗的适应证*

(1)结石直径<0.6cm,结石表面光滑。

(2)结石以下尿路无梗阻,结石未引起尿路完全梗阻,停留于局部少于 2 周。

(3)特殊成分的结石,对尿酸结石和胱氨酸结石推荐采用排石疗法。

(4)经皮肾镜、输尿管镜碎石及 ESWL 术后的辅助治疗。

2. *排石方法*　包括一般方法、中医中药、溶石疗法和中西医结合等方法。

(1)每日饮水 2000~3000ml。

(2)双氯芬酸钠栓剂肛塞:双氯芬酸钠能够减轻输尿管水肿,减少疼痛发作风险,促进结石排出,推荐应用于输尿管结石。

(3)口服 α 受体阻滞药(坦索罗辛)或钙离子通道拮抗药:是一种高选择性 α 肾上腺素能受体阻滞药,使输尿管下段平滑肌松弛,促进输尿管结石排出。

(4)中医中药:治疗以清热利湿、通淋排石为主,佐以理气活血、软坚散结。

(5)溶石疗法:推荐应用于尿酸结石和胱氨酸结石。口服枸橼酸氢钾钠或碳酸氢钠片,以碱化尿液维持尿液 pH 在 6.5~7.2。

(6)适度运动:根据结石部位的不同选择体位排石。

(三)肾结石的治疗

1. *治疗选择* 目前常用的治疗方法包括体外冲击波碎石术(extracorporeal shock-wave lithotripsy,ESWL)、经皮肾镜取石术(percutaneous nephrostolithotomy,PCNL)、输尿管软镜、腹腔镜取石术以及开放手术等。

由于ESWL具有创伤小、并发症少、无需麻醉等优点,因此,成为目前治疗直径≤2cm或表面积≤300mm² 的肾结石的标准方法。经皮穿刺行介入溶石治疗可以完全清除感染性结石的残留碎片,降低结石复发的危险性。这种治疗方法也可作为胱氨酸结石的辅助治疗手段。对于尿酸结石,口服溶石药物是首选的治疗措施。另外,碎石后再行溶石治疗可提高溶石的速度,因而适用于尿酸结石较大的患者。

2. *体外冲击波碎石术(ESWL)* ESWL治疗的禁忌证包括孕妇、不能纠正的出血性疾病、下尿路有梗阻、严重肥胖或骨骼畸形,以及高危患者如心力衰竭、严重心律失常和泌尿系活动性结核等。ESWL的疗效除了与结石的大小有关外,还与结石的位置、化学成分以及解剖异常有关;结石过大,击碎后排出困难,反而造成肾功能的损害,因此一般碎石最好选择直径2cm以下的结石,但也与医务人员的水平和患者的具体情况有关。

3. *经皮肾镜取石术(PCNL)* 经腰背部第12肋下至第10肋间,腋后线到肩胛线之间的区域细针穿刺后进入肾盏,方向指向肾盂,扩张皮肤至肾内通道,放入肾镜。其优点是直视下可取石,而且能够通过激光、气压弹道超声、液电击碎石排出。手术完毕后放置肾造瘘管引流管可以压迫穿刺通道、引流肾集合系统、减少术后出血和尿外渗,有利于再次处理残石,而且不会增加患者疼痛的程度和延长住院的时间。其不足是易导致出血及肾周脏器损伤。如果术中出血较多,则需停止操作,并放置肾造瘘管,择期行二期手术。当肾造瘘管夹闭后,静脉出血大多可以停止。

4. *输尿管镜取石术* 逆行输尿管镜治疗肾结石以输尿管软镜为主,其损伤介于ESWL和PCNL两者之间。随着输尿管镜和激光技术的发展,逆行输尿管软镜配合钬激光治疗肾结石(<2cm)和肾盏憩室结石取得了良好的效果。采用逆行途径,将输尿管插入导丝,经输尿管硬镜或者软镜精鞘(10~13F)扩张后,可直视下放置输尿管软镜,随导丝进入肾盏并找到结石,使用200μm激光传导光纤传导钬激光,将结石粉碎成易排出的细小碎粒。缺点:①输尿管输送鞘置入过程中,可出现输尿管损伤甚至断裂等并发症,必要时可术前置入双J管扩张1~2周;②输尿管输送鞘置入时未达肾盂,结石负荷过大,手术时间过长,均可导致肾盂内压过高,从而引起机体水吸收增加,合并感染时极易导致尿源性脓毒症的发生。

5. *开放性手术* 现开放性手术在肾结石治疗中运用已经显著减少。在一些结石治疗中心,肾结石病例中开放手术仅占有1%~5.4%。但是开放性手术取石在某些情况下仍具有极其重要的临床应用价值。

6. *溶石治疗* 溶石治疗是通过化学的方法溶解结石或结石碎片,以达到完全清除结石的目的,是一种有效的辅助治疗方式,常作为体外冲击波碎石、经皮肾镜取石、输尿管镜碎石及开放手术取石后的辅助治疗。

(四)输尿管结石的治疗

1. 治疗选择:目前治疗输尿管结石的方法有ESWL、输尿管肾镜碎石术、腹腔镜及开放手术、溶石治疗和药物治疗。

2. 体外冲击波碎石术(ESWL):大多数输尿管结石行原位碎石治疗即可获得满意疗效,并发症和不良反应的发生率较低。

3. 输尿管镜取石术

(1)适应证:输尿管下段结石、输尿管中段结石、ESWL失败后的输尿管上段结石、ESWL后的"石街"、结石并发可疑的尿路上皮肿瘤、X线阴性的输尿管结石、停留时间长的嵌顿性结石而 ESWL 困难者。

(2)并发症及其处理:并发症的发生率与所用的设备、术者的技术水平和患者本身的条件等有明显关系。目前文献报道并发症的发生率为 5%～9%,较为严重的并发症发生率 0.6%～1%。

近期并发症及其相应处理如下。①感染:应用敏感抗生素积极抗感染治疗。②黏膜下损伤:放置双"J"支架管引流 1～2 周。③假道:放置双 J 支架管引流 4～6 周。④穿孔:为主要的急性并发症之一,小的穿孔可放置双"J"支架管引流 2～4 周,如穿孔严重,应进行手术修补(输尿管端端吻合术等)。⑤输尿管黏膜撕脱:为最严重的急性并发症之一,应积极手术重建(自体肾移植、输尿管膀胱吻合术或回肠代输尿管术等)。远期并发症及其处理:输尿管狭窄为主要的远期并发症之一,其发生率为 0.6%～1%,输尿管黏膜损伤、假道形成或者穿孔、输尿管结石嵌顿伴息肉形成、多次 ESWL 致输尿管黏膜破坏等是输尿管狭窄的主要危险因素。

远期并发症及其处理如下:①输尿管狭窄,输尿管狭窄内切开或狭窄段切除端端吻合术;②输尿管闭塞,狭窄段切除端端吻合术或输尿管膀胱再植术;③输尿管反流:轻度者随访,重度者行输尿管膀胱再植术。

4. 经皮肾镜取石术。

5. 输尿管结石的开放手术和腹腔镜治疗。

6. 溶石治疗。

(五)膀胱和尿道结石的治疗

1. *膀胱结石* 膀胱结石的病因主要有两方面。一是肾、输尿管的结石进入膀胱,尤其是输尿管下段的结石。在治疗这类膀胱结石的同时也要治疗肾、输尿管的结石。二是原发于膀胱的结石,这类结石往往伴随着下尿路梗阻的存在,在治疗的同时要纠正这些梗阻病变。

(1)治疗选择:膀胱结石治疗原则:①取出结石;②纠正形成结石的原因。膀胱结石外科治疗的方法包括内腔镜手术、开放性手术和 ESWL。

(2)腔内治疗:经尿道膀胱结石的腔内治疗方法是目前治疗膀胱结石的主要方法,可以同时处理下尿路梗阻病变,例如尿道狭窄、前列腺增生等。

开放手术治疗的相对适应证:①较复杂的儿童膀胱结石;②巨大结石;③严重的前列腺增生或尿道狭窄者;④膀胱憩室内结石;⑤膀胱内围绕异物形成的大结石;⑥同时合并需开放手术的膀胱肿瘤。

2. *尿道结石* 尿道结石比较少见,多以男性为主。常见于膀胱结石排出时停留嵌顿于尿道,好发部位为前列腺部尿道、球部尿道、舟状窝及尿道外口。少数为发生于尿道狭窄处、尿道憩室中的原发性尿道结石。

(1)治疗选择:随着碎石技术的发展,腔内手术已经取代了开放手术,具有相同的治疗效果。减少了手术并发症和患者的痛苦。

(2)并发症:开放手术和腔内技术治疗尿道结石术后的主要并发症是尿道狭窄,术后留置导尿管可以减少尿道狭窄的发生。

七、常见护理问题

(一)焦虑与恐惧

1. *相关因素* 术前紧张;对疾病知识缺乏,担心术后多管道留置及手术伤口引起的不适。

2. *临床表现* 情绪紧张,过度激动或沉默;不配合治疗及护理;睡眠型态紊乱。

3. *护理措施*

(1)对因疾病相关知识缺乏而恐惧的患者,护理人员应主动关心,及时与医师及家属沟通,对患者提出的疑问和顾虑,给予解答,以稳定患者情绪。

(2)对怀疑手术治疗效果及担心并发症发生的患者,护理人员应加强宣教,必要时可通过已手术患者的现身说法,告知患者手术治疗的良好疗效，消除患者的恐惧心理。

（二）疼痛

1. 相关因素　手术切口；术中患者体位；与术后患者被动卧位有关。

2. 临床表现　腰部酸胀、钝痛；导管牵拉不适。

3. 护理措施

（1）评估疼痛的程度。

（2）遵医嘱给予镇痛药。

（3）教会患者使用 PCA 泵。

（4）通过分散患者注意力、放松运动、想象的方式缓解疼痛。

（5）记录患者的疼痛性质、持续时间及缓解情况。

（三）潜在并发症——脓毒血症

1. 相关因素　致病菌数量多、毒力强；机体抗感染能力低下；局部病灶处理不当。

2. 临床表现　高热；腹泻、恶心呕吐、腹胀；脉搏细数；感染性休克；代谢失调；白细胞计数升高；血细菌培养阳性；导管留置时间过长。

3. 护理措施

（1）冰袋物理降温（体温＞39℃应用50%酒精擦浴）；监测生命体征，记录 24h 出入量。

（2）遵医嘱使用抗生素预防感染。

（3）换药、处理各种引流管道及进行静脉输液管道护理时严格无菌操作及手卫生。

（4）密切观察管道置入部位有无感染征象：红肿、发热、疼痛、引流管异常。

（5）在病情允许时尽早拔除导尿管及其他侵入性导管以预防感染。

（6）鼓励患者大量饮水（每天至少 6～8 杯水，有禁忌者除外）。

（四）潜在并发症——出血

1. 相关因素　术中止血不彻底；引流管移位；肾损伤。

2. 临床表现　肾造瘘管引流出大量血性液体；切口渗血或血肿。尿液颜色变红；全身冷汗、面色苍白、脉搏细数、血压下降甚至休克。

3. 护理措施

（1）告知患者绝对卧床休息，接心电监护密切观察生命体征及腹部体征，建立静脉通道。

（2）密切观察引流液性状及量；短时间内有大量的血性液引流出或每小时引流液超过 200ml 时及时汇报医师处理。

（3）遵医嘱夹闭肾造瘘管 2h，使收集系统内形成凝血块，利用升高的肾内压止血。

（4）观察尿液颜色性质量。

（五）潜在并发症——深静脉血栓

见本章第一节常见护理问题相关内容。

八、康复与健康教育

（一）尿路结石的预防

1. 含钙尿路结石的预防　由于目前对各种预防含钙结石复发的治疗措施仍然存在着一定的争议，而且，患者往往需要长期甚至终身接受治疗，因此，充分地认识各种预防措施的利弊是最重要的。含钙尿路结石患者的预防措施应该从改变生活习惯和调整饮食结构开始，保持合适的体重指数、适当的体力活动、保持营养平衡和增加富含枸橼酸的水果摄入是预防结石复发的重要措施。只有在改变生活习惯和调整饮食结构无效时，才考虑采用药物治疗。

（1）增加液体的摄入：增加液体的摄入能增加尿量，从而降低尿路结石成分的过饱和状态，预防结石的复发。推荐每天的液体摄入量在 2.5～3.0L 以上，使每天的尿量保持在 2.0～2.5L 以上。应避免过多饮用咖啡因、红茶、葡萄汁、苹果汁和可口可乐。推荐多喝橙汁、酸果蔓汁和柠檬水。

（2）饮食调节：维持饮食营养的综合平衡，强调避免其中某一种营养成分的过度摄入。①饮食钙的含量：饮食钙的含量每天低于 800mg(20mmol) 就会引起体内的负钙平衡。摄入正常钙质含量的饮食、限制动物蛋白和钠盐的摄入比传统的低钙饮食具有更好的预防结石复发的作用。推荐多食用乳制品(牛奶、干酪、酸乳酪等)、豆腐和小鱼等食品。成人每天钙的摄入量应为 800～1000mg(20～25mmol)。②限制饮食中草酸的摄入:虽然仅有 10%～15%的尿液草酸来源于饮食,但是,大量摄入富含草酸的食物后,尿液中的草酸排泄量会明显地增加。草酸钙结石患者尤其是高草酸尿症的患者应该避免摄入诸如甘蓝、杏仁、花生、甜菜、欧芹、菠菜、大黄、红茶和可可粉等富含草酸的食物。其中,菠菜中草酸的含量是最高的,草酸钙结石患者更应该注意忌食菠菜。③限制钠盐的摄入:高钠饮食会增加尿钙的排泄,每天钠的摄入量应少于 2g。④限制蛋白质的过量摄入:低碳水化合物和高动物蛋白饮食与含钙结石的形成有关。高蛋白质饮食引起尿钙和尿草酸盐排泄增多的同时,使尿的枸橼酸排泄减少,并降低尿的 pH,是诱发尿路含钙结石形成的重要危险因素之一。推荐摄入营养平衡的饮食,避免过量摄入动物蛋白质,每天的动物蛋白质的摄入量应该限制在 150g 以内。其中,复发性结石患者每天的蛋白质摄入量不应该超过 80g。⑤减轻体重:研究表明,超重是尿路结石形成的至关重要的因素之一。推荐尿路结石患者的体重指数(body mass index,BMI)维持在 11～18。⑥增加水果、蔬菜、粗粮及纤维素饮食的摄入,减少维生素 C 的摄入,维生素 C 经过自然转化后能够生成草酸。服用维生素 C 后尿草酸的排泄会显著增加,形成草酸钙结晶的危险程度也相应增加。推荐他们每天维生素 C 的摄入不要超过 1.0g。⑦限制高嘌呤饮食:伴高尿酸尿症的草酸钙结石患者应避免高嘌呤饮食,推荐每天食物中嘌呤的摄入量少于 500mg。富含嘌呤的食物有:动物的内脏(肝脏及肾脏)、家禽皮、带皮的鲱鱼、沙丁鱼、凤尾鱼等。

(3)药物预防性治疗:用于含钙结石预防性治疗的药物虽然种类很多,但是,目前疗效较为肯定的只有碱性枸橼酸盐、噻嗪类利尿药和别嘌醇。①噻嗪类利尿药:噻嗪类利尿药(如苯氟噻、三氯噻唑、氢氯噻嗪和吲达帕胺等)可以降低尿钙正常患者的尿钙水平,降低尿液草酸盐的排泄水平,抑制钙的肠道吸收。另外,噻嗪类药物可以抑制骨质吸收,增加骨细胞的更新,防止伴高钙尿症结石患者发生骨质疏松现象。因此,噻嗪类利尿药的主要作用是减轻高钙尿症,适用于伴高钙尿症的含钙结石患者。②正磷酸盐:正磷酸盐能够降低 1,25(OH)2-D 的合成,主要作用是减少钙的排泄并增加磷酸盐及尿枸橼酸的排泄,可以抑制结石的形成。③磷酸纤维素:磷酸纤维素和磷酸纤维钠可以通过与钙结合形成复合物而抑制肠道对钙的吸收,从而降低尿钙的排泄。④碱性枸橼酸盐:碱性枸橼酸盐能够增加尿枸橼酸的排泄,降低尿液草酸钙、磷酸钙和尿酸盐的过饱和度,提高对结晶聚集和生长的抑制能力,能有效地减少含钙结石的复发。⑤别嘌醇:别嘌醇可以减少尿酸盐的产生,降低血清尿酸盐的浓度,减少尿液尿酸盐的排泄。此外,别嘌醇还可以减少尿液草酸盐的排泄。

除以上药物以外还有镁剂、葡胺聚糖、维生素 B_6、中草药等对含钙结石具有一定预防作用,但是尚缺乏临床疗效观察的报道。

2. *尿酸结石的预防*　预防尿酸结石的关键在于增加尿量、提高尿液的 pH 和减少尿酸的形成和排泄 3 个环节。

(1)大量饮水:使每天的尿量保持在 2000ml 以上。

(2)碱化尿液:使尿的 pH 维持在6.5～6.8。

(3)减少尿酸的形成:血尿酸或尿尿酸增高者,口服别嘌醇 300mg/d。叶酸比别嘌醇能够更有效地抑制黄嘌呤氧化酶活性,推荐口服叶酸 5mg/d。

3. *感染结石的预防*　推荐低钙、低磷饮食。氢氧化铝或碳酸铝凝胶可与小肠内的磷离子结合形成不溶的磷酸铝，从而降低肠道对磷的吸收和尿磷的排泄量。推荐根据药物敏感试验合理使用抗生素治疗感染。酸化尿液能够提高磷酸盐的溶解度，可以用氯化胺1g，2～3/d，或蛋氨酸500mg，2～3/d。严重感染的患者，应该使用尿酶抑制药。

4. *胱氨酸结石的预防*　注意大量饮水以增加胱氨酸的溶解度，保证每天的尿量在3000ml以上，即饮水量至少要达到150ml/h。碱化尿液，使尿的pH达到7.5以上。宜多摄入以蔬菜及谷物为主的低蛋白饮食，避免过多食用富含蛋氨酸的食物（大豆、小麦、鱼、肉、豆类和蘑菇等），低蛋白质饮食可减少胱氨酸的排泄。限制钠盐的摄入，推荐钠盐的摄入量限制在2g/d以下。

5. *其他少见结石的预防*

（1）药物结石的预防：①含钙药物结石的预防，补钙和补充维生素D引起的结石与尿钙的排泄增加有关，补充大剂量的维生素C可能会促进尿液草酸的排泄；②非含钙药物结石的预防，最好方法是充分饮水，每日进水量达到3000ml以上，可以防止药物晶体的析出。酸化尿液使尿pH在5.5以下，可有利于药物晶体的溶解。

（2）嘌呤结石的预防：嘌呤结石（主要包括2,8-二羟腺嘌呤结石和黄嘌呤结石）在预防上应该采取低嘌呤饮食；别嘌醇能够抑制黄嘌呤氧化酶，可减少2,8-二羟腺嘌呤的排泄，从而起防止结石发生的作用。

（二）尿路结石的随访

尿路结石临床治疗后的随访　尿路结石临床治疗的目的是最大限度地去除结石、控制尿路感染和保护肾功能。因此，无石率、远期并发症的发生情况和肾功能的恢复情况是临床随访复查的主要项目。

（1）无石率：定期（1周、1个月、3个月、半年）复查X线照片、B超或者CT扫描，并与术前对比，可以确认各种治疗方法的无石率。尿路结石临床治疗后总的无石率以PCNL最高，开放性手术次之，联合治疗再次，而ESWL最低。

（2）远期并发症：不同的治疗方法可能出现的并发症种类不一样，其中，PCNL的远期并发症主要是肾功能丧失、肾周积液、复发性尿路感染、集合系统狭窄、输尿管狭窄和结石复发等；联合治疗的远期并发症主要是肾功能丧失、复发性尿路感染、残石生长和结石复发等；单纯ESWL的远期并发症包括肾功能丧失和结石复发等；开放性手术的远期并发症有漏尿、输尿管梗阻、肾萎缩、结石复发和反复发作的尿路感染等。术后注意定期复查，有利于尽早发现并发症的存在。

（3）肾功能：术后3～6个月复查排泄性尿路造影，以了解肾功能的恢复情况。

（程　欣　丁洁安　孟宪丽）

参考文献

[1] 那彦群，叶章群，孙颖浩，等.2014版中国泌尿外科疾病诊断治疗指南[M].北京：人民卫生出版社，2013.

[2] 张跃辉，施国伟，王洋，等.前列腺增生并发膀胱结石形成原因探讨[J].现代泌尿外科杂志，2012，17(5)：272-273.

[3] Yamada S，Kuraka S，Osano A，et al.Characterization of bladder selectivity of antimuscarinic agents on the basis of in vivo drug-receptor binding.Int Neurourol [J]，2012，16：107-115.

[4] ZHU LI，CHEN S，YANGS，et al.Plasmakinetic enucleation versus bipolar transurethral resection of the prostate forprostates larger than 70ml：a prospective，randomised trialwith 5-year follow-up[J].2012，189(4)：1427-1431.

[5] 申吉泓，官润红.经尿道前列腺电切术的注意事项[J].现代泌尿外科杂志，2014，19(3)：141-144.

[6] 夏同礼.前列腺癌的基础与临床.北京：科学技术出版社，2000：2-7.

[7] 朱建英,郑文婷.提肛肌训练对前列腺电切术后暂时性尿失禁的影响.中华护理杂志,2002,37(11):813.

[8] 孙颖浩.耻骨后前列腺癌根治术.实用肿瘤杂志,2006,21(5):393.

[9] 鲍萍萍,彭龚.中国 2008 年前列腺癌发病、死亡和患病情况的估计及预测.中华流行病学杂志,2012,33:1056-1059.

[10] 那彦群,叶章群,孙颖浩,等.中国泌尿外科疾病诊断治疗指南,2014:3-20,61-89.

[11] 顾方六.肾肿瘤//吴阶平.吴阶平泌尿外科学.济南:山东科学技术出版社,2004:889-917.

[12] 张思维,陈万青,孔灵芝,等.中国部分市县 1998—2002 年恶性肿瘤的发病与死亡.中国肿瘤,2006,15:430-448.

[13] Wein AJ,Kavoussi LR,Novick AC,et al.郭应禄,周立群 主译.坎贝尔-沃尔什泌尿外科学.9 版.北京:北京大学医学出版社,2009,1651-1733.

[14] 李鸣,何志嵩,高江平,等.多中心肾癌临床特征分析.中华泌尿外科杂志,2010,31(2):77-80.

[15] 盛锡楠,李峻岭,郭军,等.重组人源化白细胞介素-2 治疗转移性肾癌的Ⅲ期临床研究.中华肿瘤杂志,2008,30:129-133.

[16] 周爱萍,龚侃,于世英,等.索拉非尼治疗转移性肾癌的临床研究.中华泌尿外科杂志,2009,30:10-14.

[17] 陆皓,王养民,乔够梅,等.泌尿外科专科护士手册,2015:24-29.

[18] 张志文,陈学明,李晨宇,等.血管介入技术在治疗肾癌伴下腔静脉瘤栓中的应用.国际外科学杂志,2013,40(9):628-630.

[19] 孙颖浩,沈周俊,王林辉,等.机器人泌尿外科手术学,2015,8:22.

[20] 张宁,周利群.各种前列腺癌根治术的发展特点及并发症.中华泌尿外科杂志,2003,24(4):282.

[21] 谢小燕,李雪梅.全膀胱切除行 Bricker 术式尿流改道并发症的观察与防护.重庆医学,2003,32(3):383.

[22] 周华琴.可控性回结肠代膀胱术的术后护理.世界今日医学杂志,2006,7(5):244.

[23] 田春娟,康复霞.膀胱全切术后患者自我形象紊乱的护理.解放军护理杂志,2006,23(6):77.

[24] 代海涛,陈志强.草酸、草酸钙晶体-上皮细胞相互作用与肾结石[J].国际泌尿系统杂志,2006,26(2):254-257.

[25] 宋海龙."总攻疗法"治疗上尿路结石 46 例[J].滨州医学院学报,2006,29(2):144-145.

[26] 孙西钊.医学冲击波[M].北京:中国科学技术出版社,2006:14-26.

[27] 孙颖浩.激光技术在我国腔内泌尿外科应用的现状[J].中华泌尿外科杂志,2005,26(1):15-16.

[28] 吴在德.外科学[M].6 版.北京:人民卫生出版社,2005:675,701-702.

[29] 丁炎明,孙燕,等.实用泌尿外科护理及技术,2008:9,148-151,155-157.

[30] 陆皓,王养民,乔够梅,等.泌尿外科专科护士手册,2015:1,2-7.

第15章

神经外科疾病与护理

第一节　椎管肿瘤

一、概　　述

椎管内肿瘤(intraspinal tumor)也称为脊髓肿瘤(spinal cord tumor),主要来源于脊髓以及和脊髓相关的椎管内组织细胞,如终丝、神经根、硬脊膜、蛛网膜、血管及椎管内脂肪组织等。占中枢神经系统肿瘤的10%～15%。原发性椎管内肿瘤人群发病率一般为每10万人口每年0.9～2.5人,也有达12.9人的报道。原发性椎管内肿瘤较原发性脑瘤发病率低3～12倍。椎管内肿瘤可发生在任何年龄,以20—40岁组最多见,儿童约占19%。在性别发生比例上,男性多于女性,约为1.6∶1。肿瘤的特点:①根据肿瘤与脊柱水平部位的关系可分为颈段、胸段、腰段及马尾部肿瘤。②按肿瘤的性质与组织学来源可分为良性肿瘤与恶性肿瘤,前者有神经鞘瘤、脊膜瘤(图15-1-1)、血管瘤、皮样囊肿、表皮样囊肿、脂肪瘤及畸胎瘤等,后者有胶质瘤(图15-1-2)、侵入瘤及转移性肿瘤。③根据肿瘤与硬脊膜的关系可分为硬脊膜外肿瘤和硬脊膜内肿瘤,后者又分为髓内肿瘤和髓外肿瘤(图15-1-3)。

二、应用解剖特点

脊髓节段分布:成人脊髓平均长44.5cm。分为颈段、胸段、腰段、马尾段。脊髓共发出31对脊髓神经,其中包括颈髓神经8对、胸髓神经12对、腰髓神经5对、骶髓神经5对、尾髓神经1对(图15-1-4)。

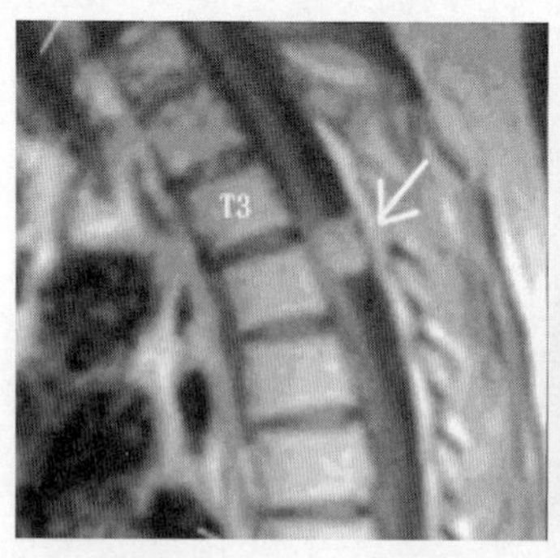

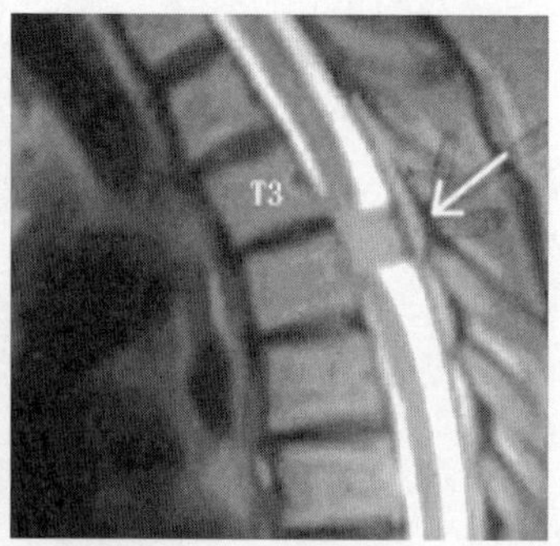

图15-1-1　胸椎脊膜瘤

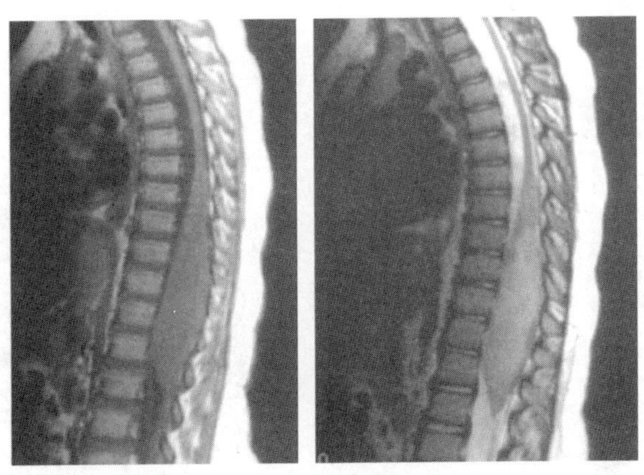
图 15-1-2　椎管内低级别星形胶质细胞瘤

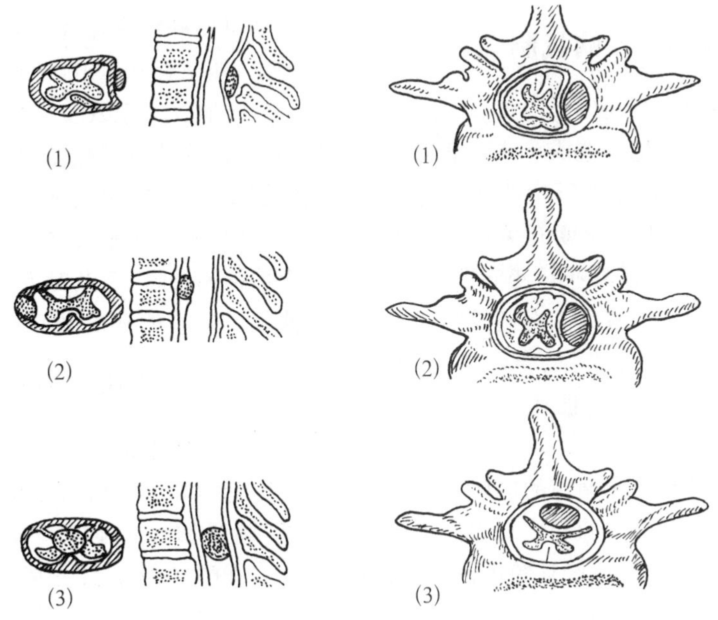

图 15-1-3　椎管内肿瘤
(1)硬膜外肿瘤；(2)髓外硬膜下肿瘤；(3)髓内肿瘤

脊髓位于坚硬的骨质椎管内，除马尾神经外，脊髓其他部位与椎管之间并无很大空隙，再加上脊髓被相应节段的齿状韧带和神经根所牵连而相对固定，使之向上下左右活动的范围有限，代偿和适应能力受限，一旦外界压迫超过脊髓的代偿能力，脊髓受压症状立即加重（图 15-1-5）。脊髓的被膜总称脊膜，从外向内依次为硬脊膜、蛛网膜和软脑膜。

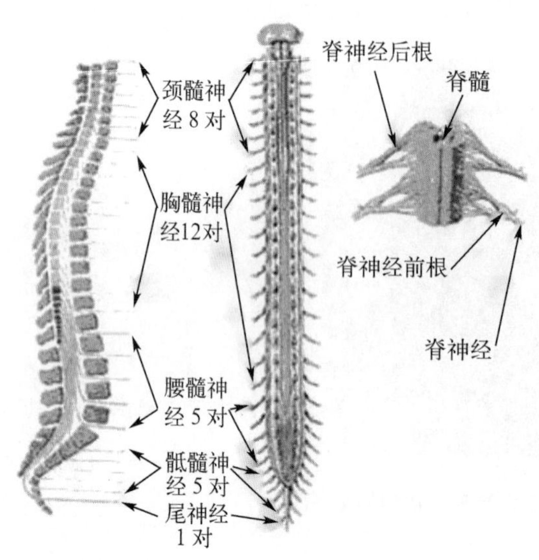

图 15-1-4 脊髓神经分布

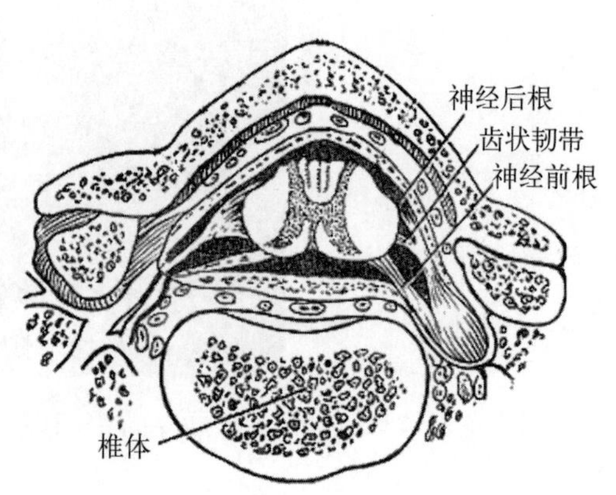

图 15-1-5 脊柱横截面

三、病因与发病机制

(一)肿瘤压迫脊髓

肿瘤对脊髓的压迫是造成一系列病理生理变化的基本原因,脊髓受压后的变化与受压部位、肿瘤性质和生长速度有关系。髓内肿瘤有些呈扩张性生长,有些呈浸润性生长,后者对脊髓造成的损害较大。脊髓及神经根受压之初,先是神经根受牵拉、脊髓移位,继而脊髓被压扁、变形直至变性坏死．从而引起该部位的神经功能障碍。

(二)肿瘤对脊髓血液循环的影响

肿瘤压迫邻近的根动脉和软脊膜的小动脉使之发生狭窄和闭塞,该区脊髓供血不足、缺氧和营养障碍,引起脊髓变性、软化及坏死,此种缺血性坏死范围常越过肿瘤压迫的节段,而静脉受压致血液回流受阻更进一步加重了脊髓的损害。

(三)肿瘤硬度与脊髓损害

软性肿瘤生长缓慢,脊髓有调整其血液循环的充分时间,对肿瘤造成的压迫也有一定适应性,病理变化有一定程度的可逆性,解除压迫后神经功能可以完全恢复。质硬的肿瘤即使体积很小也易嵌入脊髓内,任何脊柱的活动可使肿瘤摩擦脊髓造成损伤及引起胶质增生,即使解除压迫,神经功能也难完全恢复。从脊髓受压至发生完全性瘫痪的过程越长,截瘫持续的时间越短,解除压迫后脊髓功能的恢复也越快、越完全。反之,生长快的肿瘤,尤其是恶性肿瘤。很容易引起脊髓急性完全性横断损害,要及时手术解除脊髓压迫,即使是 1～2h 的延误也可造成严重后果。

四、临床表现与诊断

(一)临床表现

椎管内肿瘤依据病程发展过程分为 3 个阶段:刺激期——神经根痛,脊髓部分受压期——脊髓半横断综合征和脊髓完全受压期——脊髓横贯性损害。

1. *刺激期* 病变早期肿瘤较小时,主要构成对神经根和硬脊膜的刺激,表现为神经根痛或运动障碍。神经根痛常为髓外占位病变的首发定位症状。60%～70%的肿瘤位于脊髓后方或后侧方,少数位于前方或前侧方,故病变早期神经根易受刺激引发疼痛。

2. *脊髓部分受压期* 随着病程的发展,肿瘤长大而直接压迫脊髓,出现脊髓传导束受压症状,表现为受压平面以下肢体运动和感觉障碍。由于运动神经纤维较感觉神经纤维粗，容易受压力的影响而较早地出现功能障碍。由于运动束和感觉束在脊髓内的排列是颈部、上肢、躯干和下肢顺序依次向外排列，所以髓内肿瘤引起的传导束症状是从上向下发展；而髓外肿瘤则相反，是由下向上发展，最后到达肿瘤压迫的节段（图 15-1-6）。一般脊髓部分受压期比刺激期短，往往难与刺激期作出明显的时间分界。

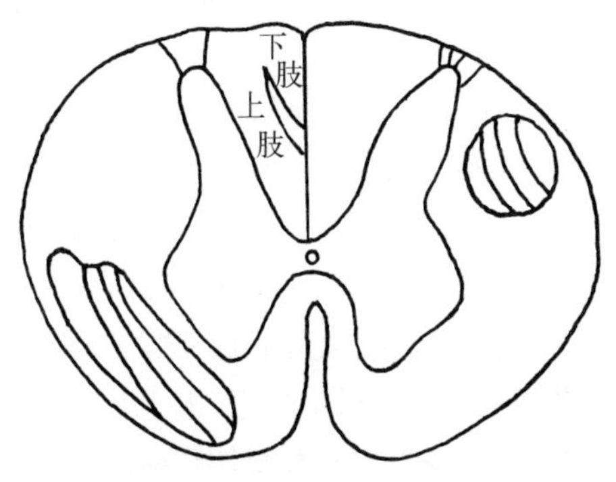

图 15-1-6　脊髓横断面神经纤维排列

3. 脊髓完全受压期　此期脊髓功能已因肿瘤的长期压迫而导致完全丧失，肉眼虽无脊髓横断表现，但病灶的压迫已传至受损节段横断面的全部，表现有压迫平面以下的运动、感觉和括约肌功能完全丧失。病损平面以下肢体瘫痪、反射消失、痛觉、温觉、触觉缺失或减退，自主神经功能障碍：尿潴留、尿失禁、大便潴留、大便失禁、便秘、皮肤干燥、无汗或大汗等。此期脊髓损害为不可逆性，即解除压迫，脊髓功能也难以恢复。因此，对椎管内肿瘤的早期诊断、早期治疗是至关重要的问题。

（二）诊断

1. 病史与体格检查　脊髓肿瘤起病缓慢，个别也有起病较急的。要注意首发症状及病程发展的先后顺序。早期的神经根痛及起至脚、趾远端的上行性感觉、运动障碍是髓外肿瘤的表现。

2. 肿瘤平面定位　当脊髓的某节段受到肿瘤压迫性损害时，该节段的定位依据是：①它所支配的区域出现神经根痛，或根性分布的感觉减退或感觉丧失现象；②它所支配的肌肉发生弛缓性瘫痪；③与这一节段有关的反射消失；自主神经功能障碍。

（1）高颈段（C_{1-4}）肿瘤：颈、肩或枕部痛。四肢呈不全性痉挛瘫痪，肿瘤平面以下深、浅感觉丧失，大小便障碍。颈$_4$肿瘤时，可出现膈神经麻痹，出现呼吸困难或呃逆。

（2）颈膨大部（C_5-T_1）肿瘤：双上肢呈松弛性瘫痪（软瘫），双下肢痉挛性瘫痪（硬瘫），手、臂肌肉萎缩，肱二、三头肌腱反射消失，或眼交感神经麻痹：同侧瞳孔及眼裂缩小，眼睑下垂，眼球轻度凹陷（霍纳综合征）；大、小便障碍。

（3）上胸段（T_{2-8}）肿瘤：胸、腹上部神经痛和束带感，双上肢正常，双下肢痉挛性瘫痪，腹壁及提睾反射消失。

（4）下胸段（T_{9-12}）肿瘤：下腹部及背部根痛和束带感，双上肢正常，双下肢痉挛性瘫痪。肿瘤平面以下深、浅感觉障碍，中、下腹反射消失，提睾反射消失。

（5）圆锥部肿瘤（S_{2-4}）：发病较急，会阴部及大腿部有对称疼痛，便秘及尿潴留，性功能障碍，跟腱反射消失。

（6）马尾部肿瘤（L_2 以下）：先一侧发病，剧烈根痛症状以及会阴部、大腿及小腿背部明显，受累神经支配下的肢体瘫及肌肉萎缩，感觉丧失，膝、跟腱反射消失。大、小便障碍不明显。

3. 椎管 CT 及 MRI 扫描检查　根据临床症状和体征初步确定肿瘤的脊柱平面后，病变节段 CT 扫描对确定诊断有重要帮助。不但能观察到肿瘤的部位和大小，而且还能见到肿瘤突出椎管外破坏椎间孔的改变。最有诊断意义的为磁共振检查（MRI），MRI 可显示椎管内解剖结构、肿瘤的部位、范围及其与脊髓神经根的关系，有助于定位、诊断及治疗。

五、治疗原则

(一)手术治疗

手术切除是椎管内肿瘤唯一有效的治疗方法,因椎管内良性肿瘤占多数,大多数患者手术切除肿瘤后可痊愈。

(二)放射治疗

凡属恶性肿瘤在术后均可进行放疗,多能提高治疗效果。放射剂量为4~5kR肿瘤量,疗程为4~5周。

(三)化学治疗

胶质细胞瘤用脂溶性烷化剂如卡莫司汀(BCNU)治疗有一定的疗效。转移癌(腺癌、上皮癌)应用环磷酰胺、甲氨蝶呤等。

六、常见护理问题

(一)恐惧

1. 相关因素 ①四肢活动障碍,大小便失禁等;②死亡的威胁,如:高颈段肿瘤、恶性肿瘤等;③害怕手术。

2. 临床表现 ①主诉心神不安、恐慌、疼痛加重;②哭泣、躲避;③失眠、噩梦,拒绝配合治疗和护理。

3. 护理措施

(1)鼓励患者表达并耐心倾听其恐惧的原因,评估其程度。

(2)对待患者态度要和蔼,语言要亲切,体贴患者,使患者感到温暖,增加患者对医护人员的信赖和安全感。

(3)向患者讲述治愈病例或请同类病情的患者现身说法,对于稳定患者的情绪、配合治疗,增强治愈信心有积极作用。

(4)减少和消除引起恐惧的医源性因素,如治疗、护理前耐心解释其目的,指导患者如何配合。

(5)鼓励患者面对现实,树立战胜疾病的信心。

(二)疼痛

1. 相关因素 ①脊神经后根或脊髓后角细胞受刺激;②脊髓感觉传导束受刺激;硬脊膜受压;③体位改变牵拉脊髓引起疼痛。

2. 临床表现 ①疼痛的首发部位固定且沿神经根分布区域扩散,于躯干呈带状分布、于四肢为线条状分布。疼痛性质多为电灼、针刺、刀切或牵拉感。初期发作为阵发性疼痛,每次持续数秒至数分钟。任何增加胸腹腔内压的动作,如咳嗽、喷嚏和用力大便等,均可使椎管内压力增高而诱发疼痛或使其加剧。发作间歇期可无任何不适,但也可有局部麻木、发痒或灼热感等异常感觉。②夜间痛或平卧痛是椎管内肿瘤较为特殊症状,患者常被迫“坐睡”。此种表现是由于平卧时容易使脊柱自然弯曲度减少,使脊柱纵轴变长,从而使神经根受牵拉而易被肿瘤压迫。③疼痛程度也与肿瘤的位置有关:髓外肿瘤尤其是硬脊膜外肿瘤及脊髓背侧生长的肿瘤,由于其靠近神经根,疼痛较为多见。硬脊膜外转移癌的疼痛最严重,范围也广。髓内肿瘤的疼痛除与感觉传导束受损有关外,肿瘤可挤压后角间接将脊神经后根压于椎管引起疼痛。

3. 护理措施

(1)与患者亲切交谈,了解疼痛的部位、性质、持续时间及伴随症状以及患者心理状态。仔细观察患者表情及行为,评估其语言性暗示的异常程度。

(2)评估是否存在加重患者痛苦的周围环境因素,如空气、噪声、设备,并设法改善,如空气清新、卧具或坐具舒适、环境清洁、光线柔和。

(3)分散患者注意力,如听收音机、聊天、看书报等,以降低机体对疼痛的感受性。

(4)适当向患者解释引起疼痛的原因,指导患者采取减轻疼痛的方法,如肢体疼痛者,可按摩患肢,协助患者采取舒适体位。

(5)应用长海痛尺疼痛评分(见本书第5章外科围手术期患者的疼痛护理相关章节),评估疼痛的程度,遵医嘱合理使用止痛药,并观察药物治疗效果。

(三)脊髓功能障碍

1. 相关因素　①肿瘤平面以下及其神经受压;②手术创伤。

2. 临床表现　①运动障碍:在肿瘤的平面,由于神经前根或脊髓前角受压而表现为支配区肌群下运动神经元瘫痪(松弛性瘫痪)及反射减弱或消失。在肿瘤压迫平面以下,由于椎体束向下传导受阻而表现为上运动神经元瘫痪(痉挛性瘫痪)及反射亢进。圆锥和马尾部肿瘤因只压迫神经根,故只表现为下运动神经元瘫痪。②感觉障碍:当感觉纤维受压而功能尚存时,主要表现为感觉不良和感觉错误,前者有麻木、束带或蚁行感等,后者有将冷误为热、抚摩误为刺痛等。当感觉纤维的功能完全被破坏后则产生感觉丧失。③呼吸费力、浅快:见于胸段以上肿瘤。④膀胱直肠功能障碍:膀胱反射中枢位于腰骶节脊髓内,故腰脊髓节段以上肿瘤压迫脊髓时,膀胱反射中枢仍存在,当膀胱充盈时可产生反射性排尿(自动性膀胱),腰骶节段肿瘤使反射中枢受损,从而失去排尿反射产生尿潴留,但当膀胱过度充盈后可产生尿失禁(自律性膀胱)。腰节以上脊髓受压时产生便秘,腰节以下脊髓受压产生大便失禁。⑤自主神经功能障碍:皮肤干燥,无汗或大汗淋漓。

3. 护理措施

(1)完善术前准备,尽早手术,如患者在短时间内发生肢体活动障碍,应急诊手术,去除病因,可使肢体早期恢复。如遵医嘱皮试、备皮、备血等。密切观察呼吸、肢体活动情况,出现异常,及时报告医师。

(2)颈胸段肿瘤患者,床旁备呼吸机及气管切开包。

(3)搬运患者时需3～4人,动作要一致。保持脊柱水平位,头、颈、躯干在同一水平面,不可扭曲,术后卧硬板床。颈椎手术的患者应颈部制动,保持颈部功能位。

(4)观察感觉障碍平面及肢体活动情况,术后注意观察患者浅感觉。尤其是痛觉的改变,并与术前的感觉、运动相比较。若感觉障碍平面上升标志脊髓功能进一步受损,提示有脊髓水肿或血肿形成,立即报告医生,同时做好术前准备,以备再次手术。为此,应耐心地跟患者及家属解释其原因。只要术前症状不严重,手术又遵循了显微手术的原则,术后效果较好,甚至术后症状稍有加重,半年之内几乎都可恢复。使患者及家属树立信心,配合术后治疗护理。

(5)遵医嘱吸氧,密切观察生命体征变化,并详细记录。

(6)翻身每2小时一次,翻身时呈“卷席样”,使头、颈、躯干在同一直线上,防止脊髓扭转受压。

(7)鼓励进食含纤维素丰富的食物。

(8)尿潴留留置导尿管者,保持尿管通畅,每4小时放尿1次,以训练膀胱功能。

(9)保持大便通畅。

(10)保持肢体功能位置,预防关节畸形,协助肢体康复训练。

(11)由于手术后自主神经功能紊乱,四肢及躯干无汗液分泌,高热时皮肤散热不佳,要做好降温措施,四肢感觉异常需不断更换体位。严格掌握热水袋、冰袋使用指征,防止烫伤、冻伤。

(12)密切观察并记录肌力恢复情况。肌力测定标准:0级,肌肉完全不能收缩;1级,可见肌肉收缩,但无肢体定动;2级,能沿床面移动,但不能抵抗地心吸力;3级,在对抗地心引力的方向能做随意运动;4级,在一定外周阻力下能做随意运动,力弱;5级,能抗拒外周阻力、正常肌力。

(四)呼吸型态改变

1. 相关因素　①高颈段肿瘤手术后可出现两侧膈肌麻痹、咳嗽无力加上麻醉药的刺激,分泌物多不易咳出,而引起呼吸困难;②颈$_4$以上脊髓肿瘤患者腰穿后可致脊髓急性受压,出现呼吸麻痹。

2. 临床表现　①呼吸费力,胸式或腹式

呼吸减弱或消失；②呼吸节律不齐，呼吸浅快、浅慢；③意识继发性改变，大汗，面色苍白或发绀；④呼吸机辅助呼吸，气管切开；⑤血气分析显示：PaO_2 ＜ 80mmHg、$PaCO_2$ ＞ 45mmHg。

3．护理措施

（1）高位颈段脊髓肿瘤手术患者常常伴有呼吸功能受损或呼吸肌麻痹。护士要密切观察患者呼吸道是否通畅和呼吸频率的变化。如呼吸每分钟少于10次，可行气管插管或气管切开呼吸机辅助呼吸。床边常规备气管切开包（或气管插管）、吸引器、氧气、人工呼吸机等抢救器械和药品，以备急救用。指导并鼓励患者有意识的深呼吸，保持呼吸次数12/min，防止呼吸停止。密切观察患者面色、四肢末梢及口唇有无缺氧的症状，呼吸型态每小时监测1次 SaO_2，出现异常，及时报告医师。

（2）遵医嘱吸氧，保持呼吸道通畅。增加有效呼吸、减轻脑组织的缺氧。

（3）对颈$_4$以上脊髓肿瘤患者慎做腰穿，并注意呼吸情况。

（4）鼓励患者咳嗽排痰，气管切开患者及时清除呼吸道分泌物。

（五）便秘

1．相关因素　①脊髓肿瘤术后由于自主神经功能紊乱，胃肠道蠕动减少，腹胀、便秘极常见；②卧床、进食不合理；③不适应床上排便。

2．临床表现　①连续3d以上未排便；②排便费力、疼痛、大汗，大便干、硬；③左下腹部触及包块。

3．护理措施

（1）合理进食，增加纤维素、水果摄入，补充足够水分。

（2）指导并教会患者顺肠蠕动方向按摩腹部。

（3）指导患者在病情允许时活动肢体，做收腹活动。

（4）督促患者养成定时排便的习惯。

（5）为患者创造排便环境：鼓励患者床上排便，并用屏风遮挡；开窗通风、换气；协助进行肛周清洁。

（6）必要时用润滑剂、缓泻剂、灌肠或抠出粪结石方法解除便秘。

（六）瘫痪

1．相关因素　脊髓损伤。

2．临床表现　损伤平面以下感觉、运动障碍，被动体位。

3．护理措施

（1）预防压疮发生：轴线翻身2h一次，并按摩受压部位，保持床单清洁干燥。

（2）保持大小便通畅。

（3）鼓励和指导患者最大限度地自理部分生活，如穿、脱衣服、洗脸吃饭、使用便器和轮椅。

（4）指导功能锻炼，减轻瘫痪程度：肢体上举、屈伸运动；正确使用辅助运动器材：拐杖；鼓励诱导患者主动训练的积极性。

（5）行高压氧治疗的患者，指导其注意事项，如不穿化纤衣服入舱，防止感冒。

（七）潜在并发症——感染

1．相关因素　①腰骶部肿瘤术后伤口污染，如大小便失禁；②气管切开；③留置导尿管、引流管。

2．临床表现　①局部红肿、渗液，迁延不愈；②呼吸道分泌物增加，肺部有干湿啰音，呼吸困难；③引流液增加且性状浑浊；④尿液浑浊；⑤体温升高＞37.5℃。

3．护理措施

（1）充分术前准备：术前晚、术晨分别灌肠1次，以防止术中排便污染术区。

（2）腰骶部手术患者，术后3d内给予流质饮食，以减少术后大便污染的机会。

（3）保持伤口敷料干燥：大小便污染、渗湿后及时更换。圆锥、尾骶部肿瘤由于手术切口近肛门、会阴部、尿失禁的女患者极易污染伤口，因此将敷料外面用塑料薄膜盖住，另外排尿时采用俯卧位不让尿液弄湿敷料，如敷料污染要及时更换。

（4）保持呼吸道通畅：及时清除呼吸道分泌物，协助翻身、叩背、排痰。

（5）预防尿路感染：因为脊髓手术后排尿困难将有一个阶段，做好导管护理、防止并发症尤为重要。保持外阴及导尿管的清洁。定时夹、放导尿管，锻炼膀胱括约肌的收缩功能。鼓励患者多饮水以排出尿中尿酸盐类结晶物。自觉有排尿感觉要考虑拔管，但先要测量残余尿，若残余尿多于 50ml 时，仍需插尿管。

（八）预感性悲哀

1. 相关因素　①便秘、尿潴留、尿失禁；②肢体瘫痪；③生活方式改变：卧床、轮椅等。

2. 临床表现　①悲伤、流泪、叹气、自责和责备他人，易怒，甚至有自伤或伤人行为；②丧失生活信心，不配合治疗护理；③生活方式改变。

3. 护理措施

（1）术前反复讲述手术的必要性、术后可能出现的后遗症，使患者理解并有心理准备。

（2）鼓励患者正视现实，配合康复训练，以减轻后遗症。

（3）教会患者适应生活方式的变化。学会使用轮椅、拐杖；参与健康有益的活动，如残疾人联谊活动。

（4）指导家属关心患者出院后的生活，使患者享受人生的乐趣。

七、康复与健康教育

脊髓肿瘤切除是一种较复杂的手术，手术可能对呼吸中枢、肢体运动、感觉带来一定影响，患者术后出现暂时或永久的肢体运动和感觉功能障碍，需要进行长时间、正确有效的锻炼。因此帮助指导患者进行早期康复运动，对于功能恢复、自我形象重建具有十分重要的作用。

（一）心理指导

脊髓功能恢复是一个缓慢的过程，部分患者常常会因效果不明显而失去耐心，在情绪上常有伤感、易激动的表现。因此医护人员要进行心理治疗和心理护理：告诉患者脊髓恢复的程序，增强患者的自信心，积极主动参与康复目标制定的全过程。告知患者只有他们的配合才能使康复取得最佳效果。

瘫痪患者一般都要经过痛苦期、达观期、悲观期或奋发期。

（1）痛苦期：患者突然由健康变为瘫痪，预想不到，也不知何故，不知所措，心理打击沉重，悲痛万分。表现为激动，痛哭，不思茶饭，甚或有轻生的念头；情感脆弱，激惹性高；有的受挫折后，有攻击对抗行为，如拒绝治疗护理、拒绝见人、破坏物品等。

心理干预措施有：①对患者行为（除外危险与破坏性行为）要理解迁让。此期过多的安慰鼓励，过多的体贴关怀，会反遭患者拒绝与反感。绝不能强行制止患者感情的自然发展，先任其发泄与表现，然后适时适度地劝说与安慰。②关照患者生活是此期的首要任务。患者的痛苦固然首先是在精神上，但随之而来的是肉体上的痛苦以及随后的肉体-精神交错的痛苦，如排泄、沐浴、性生活等痛苦。护士要从帮助患者日常生活的困难着手，来表示关怀与体贴，并给患者心理上的启迪，解除或减轻其精神痛苦。给患者安排舒适与安全的体位。病房要温暖，被褥要保暖，避免患者受凉。对具有一定文化素养的患者，提供文学艺术作品的阅读与欣赏。聆听音乐，观赏电影电视，也会给患者一种精神寄托，以减轻痛苦。③动员患者的亲友来做安抚工作。应选择患者最信赖且对患者最具影响作用的人来陪伴。陪护者要同医护人员步调一致，谈吐病情与预后要提法一致，说话应慎重，不具有暗示性。主要从细节的照顾上来体现同情、爱护与鼓励。

（2）达观期：经过一阶段后，患者也晓得

瘫痪已成定局，残疾在所难免，对疾病已有了一定认识。对个人的一切安排也已有所准备与打算，生活上也逐渐有所适应。心理上也有了消极的适应，认为是好是坏皆如此，无可奈何。表现情感较为淡漠、消沉，强压内心苦痛，时而高兴，时而不乐；意志较为薄弱，遇事欲做不能；易受暗示性，久病乱求医。

心理干预措施有：①护士应加强“暗示”的心理引导。此期患者的基本心理活动仍是消极的，只是作了某些掩饰，有很大的可塑性，或可向积极转化，也可一直为消极。因此，通过暗示来引导心理状况的转化是重要的。有计划地同患者谈话，接受他们的要求，理解他们的苦衷，引导他们的发泄，了解他们的困难，借助语言的直接暗示来解除其思想苦闷，安抚其思想痛创；有步骤地安排患者的户外活动，接触大自然的阳光、新鲜空气、花草树木，以转移其注意，舒畅其胸怀，激励其对生活的向往。②有意识提供有积极意义的文艺作品给患者阅读，从美的形象中得以启发，从英雄形象中求得学习的目标；有组织地解决好患者与周围人之间的关系。消除某种歧视与情感的疏远，解决朋友之间的矛盾，消除夫妻之间的误解与隔阂，动员其亲友给予他热情与温暖，通过组织给予解决某些经济困难与家庭纠纷，这些都是促进心理积极转化所不可少的。加强基础护理与康复功能的锻炼，也是很重要的。如按摩、床上的被动运动、适当的下床活动锻炼等，都能体现医护人员的关怀，促进其向积极方面转化。

(3)悲观期或奋发期：达观期的转化所向取决于患者康复情况、文化教养、意志特征、人际关系与医护人员的态度等诸因素。

悲观期：表现自悲、自卑、焦虑、神经质、甚至产生轻生自杀的念头。护士对这类患者要特别注意，一方面要经常激励与安慰，促进其心理转化，另一方面要严密观察，防止意外事故发生。护士不应歧视患者，也不宜严厉地斥责患者，帮助教育患者正确对待残废、生死等措施要寓于心理护理之中。应更多地考虑其心理变态，在护理工作中表现出粗疏与简单是错误的。

奋发期：表现有坚定顽强的信念，有强烈的生活欲望，有战胜残废的信心，不仅能积极地适应残废生活，而且以坚忍不拔的毅力贡献于社会(如写作、翻译、绘画、医疗等)。护士对这类患者主要应从照料其生活与帮助解决困难着手。

护士做好心理护理的措施是在生物护理的基础上完成的，其目的不但是照料躯体使之舒适，更重要的是唤醒心灵使之奋发。患者心理活动是会反复的，患者会触景生情，有可能触发其苦衷，重又产生悲观之念，因此，护士在言行中要小心谨慎，要细致观察，防微杜渐，做好心理保护。

(二)饮食指导

营养是机体生长、组织修复和维持正常生理功能的物质基础，是患者康复不可缺少的条件。椎管内肿瘤患者因术中牵拉及麻醉刺激，术后可出现恶心、呕吐、腹胀等胃肠道反应。术后制动、卧床、疼痛引起患者活动减少，使肠蠕动减弱。无基础疾病患者术后饮食以高热量、高蛋白、高维生素、清淡易消化不胀气食物为主，可进食适量纤维素多的食物以防便秘。每日饮水 2000ml 左右对预防便秘也能起到一定作用。

(三)肢体功能锻炼

采取传统的全椎板切除技术的椎管内肿瘤患者，术后必须卧床 4 周后才可试行起床活动。而采取半椎板切除技术的椎管内肿瘤患者，术后第 2 天麻醉药作用消失后即可取直坐位或下床活动，但须避免脊柱过度弯曲受力。经显微手术切除椎管内肿瘤的患者，术后第 2 天进行早期肢体功能锻炼有利于脊髓功能和肌肉力量的恢复。全椎板入路切除肿瘤后经复合体回植固定的患者，术后 3～5d 行腰背肌及下肢肌的康复训练，术后 4 周可在腰围保护下下床行走，如行脊柱内固定的患者在戴好保护性支具的情况下，术后次日即可下床活动。佩戴颈托和腰围有制动和保护脊椎、增加腰椎稳定性的作用，能避免脊神经受损，预防呼吸窘迫，有助于组织恢复和症状缓解。

1. 颈段椎管内肿瘤术后　由于椎板切除破坏了脊柱稳定性，因此术后应卧硬板床，6h 内平卧以压迫切口减少出血，6h 后协助轴线翻身，颈部术后患者肩下垫薄枕使颈部稍向后伸，颈部制动时两侧予以沙袋固定。4 周内绝对卧床休息，4 周后可予颈围固定后进行功能锻炼。对于瘫痪患者，将肢体放置功能位，做瘫痪肢体的被动活动及肌肉按摩，2～3/d，每次 30～60min，防止关节僵硬、肌肉萎缩和下肢静脉血栓形成。运动应从轻到重，切忌粗暴。上肢锻炼包括屈、伸、展等活动（图 15-1-7），下肢可做直腿抬高训练，距小腿关节的背伸和跖屈等运动。患者长期卧床，一旦直立或坐起时会出现直立性低血压，因此练习应从仰卧→半卧→床上坐起→双腿下垂→直立行走进行。

2. 胸腰段椎管内肿瘤术后　6h 内去枕平卧头偏向一侧，以压迫切口减少出血，6h 后协助患者轴线翻身，整个躯体同时转动，避免脊柱扭曲，防止引发或加重脊髓损伤。术后次日，指导并协助患者双下肢直腿抬高，以防神经根粘连（图 15-1-8）；术后 10～14d 拆线后，指导患者进行腰背肌锻炼，以提高腰背肌力，增强脊柱的稳定性；术后 3～4 周根据患者个人体质及病情恢复情况佩戴腰围下床行走，嘱患者出院后不做左右过度扭曲动作，少取坐位，减少胸腰椎间盘承受的压力，半年内避免腰部负重及过度弯腰，禁止剧烈活动及从事重体力劳动。

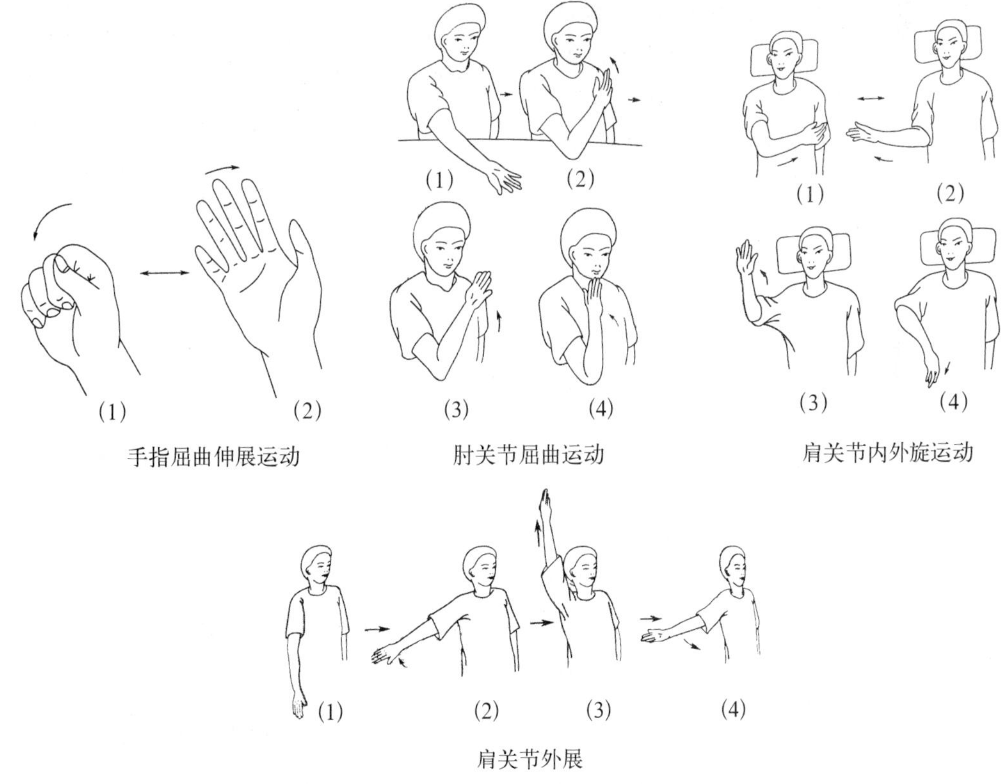

图 15-1-7　上肢功能锻炼

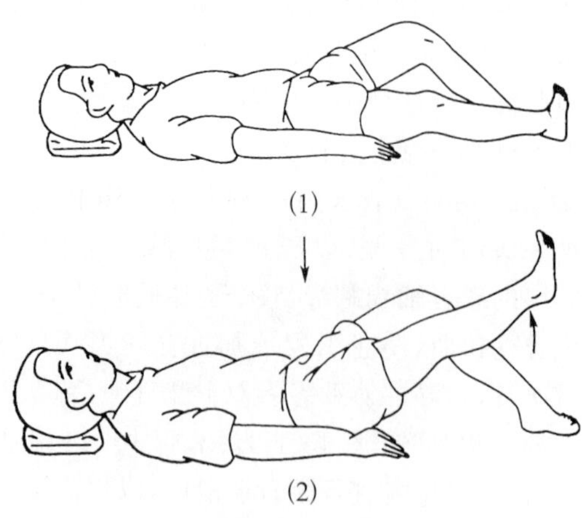

图 15-1-8　下肢伸展位时上抬

(四)膀胱功能锻炼

脊髓损伤后，膀胱或括约肌失去神经支配而产生排尿功能障碍，以至发生尿潴留、尿路感染等，病情严重者可导致死亡。因此做好患者膀胱功能锻炼，降低并发症，提高其生存质量成为极为重要的环节。①患者留置导尿管期间应间断开放尿管，白天输液期间每2小时开放一次，晚夜间每4～6小时开放一次，患者出现尿意预兆，如脸红、寒战、起鸡皮疙瘩或出冷汗时及时放尿1次。②Crede手法排尿，圆锥及以下损伤患者，当膀胱充盈，膀胱底达脐上2指时即进行手法按摩排尿，操作者用单手由外向内均匀按摩患者下腹部，由轻而重，待膀胱缩成球状时，一手托住膀胱底向前下方挤压膀胱，排尿后，将左手放在右手手背上加压排尿，待尿液再次外流，松手再加压1次，力求排尽；对尿失禁患者用力要稍大，方向朝向会阴部。③激发排尿，圆锥及以下损伤通过寻找扳机点，刺激腰骶皮肤神经节段，如牵拉阴毛、挤压阴蒂或阴茎或用手刺激肛门诱发膀胱反射性收缩，产生排尿(扳机排尿)。④排尿意识与体位训练，指导患者于每次排尿时有意识地做正常排尿动作，使协同肌配合，以利于排尿反射的形成。让患者充分认识膀胱功能障碍是可以控制的。利用疗效显著的患者谈成功的体验，向患者说明训练的目的及方法，取得配合。⑤指导家属或患者行自我导尿术，建立专用记录单，记录导尿时间、渗尿量、自解量、手法解量、导出量、摄水量等，并做好日间及24h的小结。⑥嘱患者保持良好的卫生习惯，每日会阴消毒2次，便后及时清洗。除正常饮食外，每日摄水量保持约2000ml。

(李冬梅　刘　燕)

第二节　垂体腺瘤

一、概　　述

脑垂体分为腺垂体和神经垂体，垂体瘤(pituitary tumor)是起源于腺垂体的良性肿瘤，是颅内最常见的肿瘤之一。人群发生率一般为1/10万。在颅内肿瘤中仅低于脑胶质细胞瘤和脑膜瘤，约占颅内肿瘤的10%。垂体腺瘤主要从下列几方面危害人体：①垂体激素过量分泌引起一系列的代谢紊乱和脏器损害。②肿瘤压迫使其他垂体激素低下，引起相应靶腺的功能低下。③压迫蝶鞍区结构，如视交叉、视神经、海绵窦、脑底动脉、下丘脑、第三脑室，甚至累及额叶、颞叶、脑干等，导致相应功能的严重障碍。垂体腺瘤好发年龄为青壮年，对患者生长、发育、劳动能力、生育功能有严重损害，并造成一系列社会心理影响。

二、应用解剖特点

垂体位于颅底蝶鞍窝内(图15-2-1)。呈卵圆形，为1.2cm×1.0cm×0.5cm大小，平均重量为750mg。上方为鞍膈，分开视神经和第三脑室底部，下方为蝶窦。通过鞍膈孔的垂体柄与下丘脑相连。它的侧方为海绵窦及其位于窦外侧壁的动眼神经、滑车神经、展神经和三叉神经第一支通过(图 15-2-2)。垂体具有复杂而重要的内分泌功能，分为腺垂体和神经垂体。腺垂体分泌 6 种具有明显生理活性的激素，即生长激素、催乳素、促肾上腺皮质激素、促甲状腺素、卵泡刺激素、黄体生成素。神经垂体无分泌功能，是由下丘脑视上核和视旁核团神经所分泌的血管升压素，内含血管紧张素胺和缩宫素，沿下丘脑垂体束。输送并储存于神经垂体。

三、病因与发病机制

目前认为垂体腺瘤来源于腺垂体细胞，单激素细胞肿瘤，生长激素、泌乳素细胞腺瘤等来源于分泌相应激素的腺细胞。

(一)内分泌因素

库欣综合征患者双侧肾上腺切除后约 30％的患者产生垂体瘤，长期甲状腺功能低下的患者也常并发垂体增生与垂体瘤，这些均与垂体受到长期过度的反馈刺激有关。

(二)基因与细胞因素

垂体内一种细胞不是只能分泌一种相应的激素，这类多激素细胞腺瘤，其发生机制一般认为与瘤细胞的基因表达有关，可能牵涉到基因的不稳定性和优势选择，也可能是细胞表型的变化，而没有基因潜能的变化。

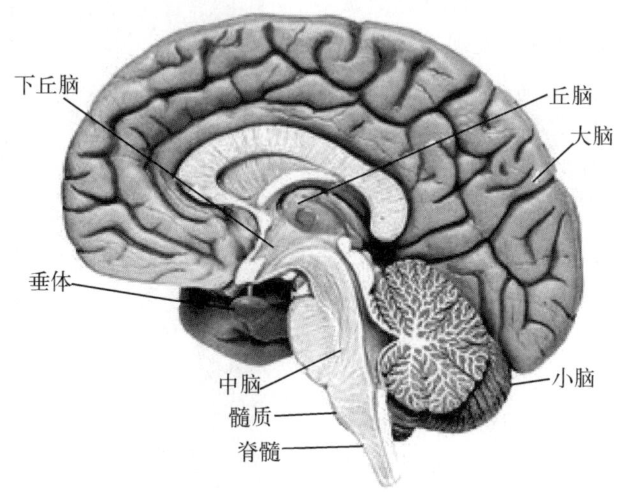

图 15-2-1　垂体解剖示意图

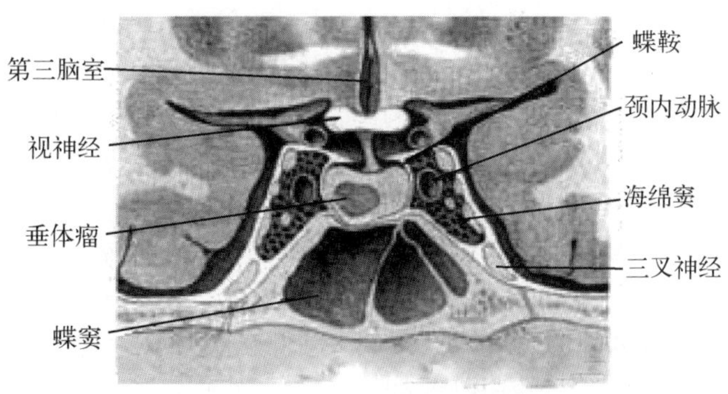

图 15-2-2　垂体瘤冠状位模式图

四、临床表现

垂体腺瘤主要表现为内分泌功能障碍和局部压迫两组症状。

(一)内分泌功能障碍

包括分泌性垂体腺瘤分泌过多相应激素引起的内分泌亢进症状，垂体腺瘤压迫、破坏垂体造成的正常垂体激素分泌不足所致的相应靶腺功能减退症状。

1. 垂体肿瘤激素分泌过多产生的内分泌症状

(1)泌乳素腺瘤：①女性多见于20—30岁，典型临床表现为闭经-泌乳-不育三联症。部分患者出现绝经期症状，少数患者出现毛发脱落、肥胖、高血压等其他症状；②男性早期主要症状为性功能表现，为性欲减退或缺失、阳萎、精子减少。部分患者表现为男性乳房发育、泌乳、不育、睾丸萎缩等表现。

(2)生长激素腺瘤：①心血管系统表现，肢端肥大症患者全身脏器增生肥大，但心脏肥大的程度往往比其他脏器更为明显。患者常有动脉硬化，尤其是冠状动脉粥样硬化。②肿瘤分泌过多生长激素，在青春期前骨骺未闭合表现为垂体性巨人症。③成年期骨骺闭合后，则出现肢端肥大症的表现(图15-2-3，图15-2-4)。④其他分泌代谢的变化：大部分患者性腺发育迟缓，生殖器发育不良；男性患者的睾丸、阴茎幼稚，女性患者的阴道、大阴唇发育差，乳腺发育不良。甲状腺、肾上腺功能可为正常或继发性减退。

(3)促肾上腺皮质激素腺瘤：①表现为库欣综合征(图15-2-5)，如向心性肥胖，满月脸，水牛背，腹部、股、臀、大腿等皮肤出现紫纹。②85%的患者出现精神症状，可表现为情感障碍(抑郁症、欣快)、认知障碍(注意力和记忆力减退)和自主神经功能障碍(失眠、性欲减退)等。部分患者可有精神分裂症。③性腺功能减低是比较常见的症状，75%的绝经期前患者有月经稀少或闭经，常常伴有不育。男性患者

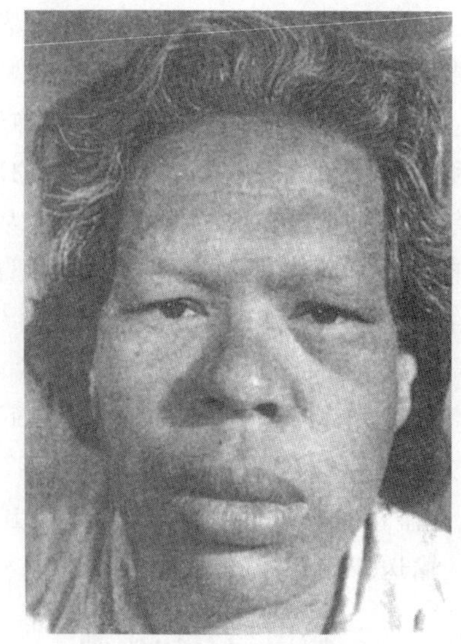

图15-2-3　肢端肥大患者的面部改变

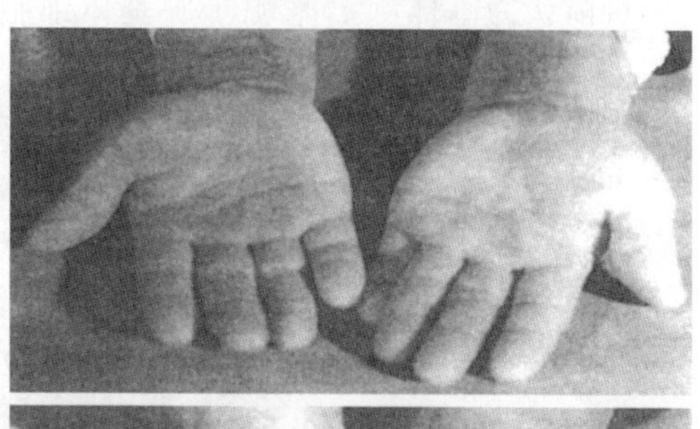

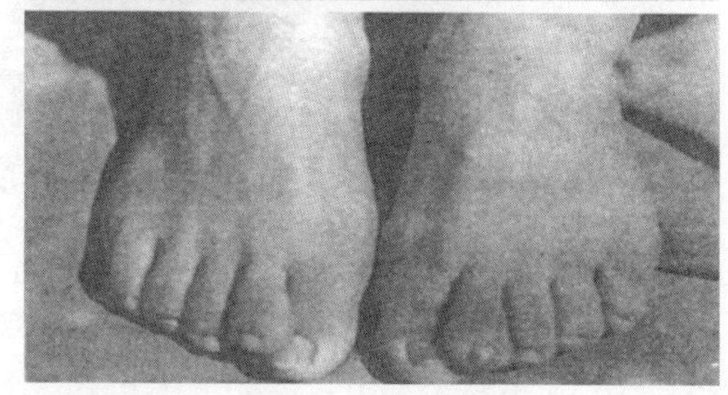

图15-2-4　肢端肥大患者的手部及足部改变

表现为性欲低下和阳萎，精子生成减少。④代谢障碍，20%患者有显性糖尿病。

(4)促性腺激素腺瘤(FSH、LH腺瘤)：中年男性多见，表现为性腺功能降低，后期多有头痛、视力障碍及视野缺损。

(5)促甲状腺激素(TSH)腺瘤：表现为甲状腺肿大，可扪及震颤，向鞍上生长可产生视力视野改变。

(6)无分泌功能腺瘤：成年男性多见，产生各种垂体功能减退症状。

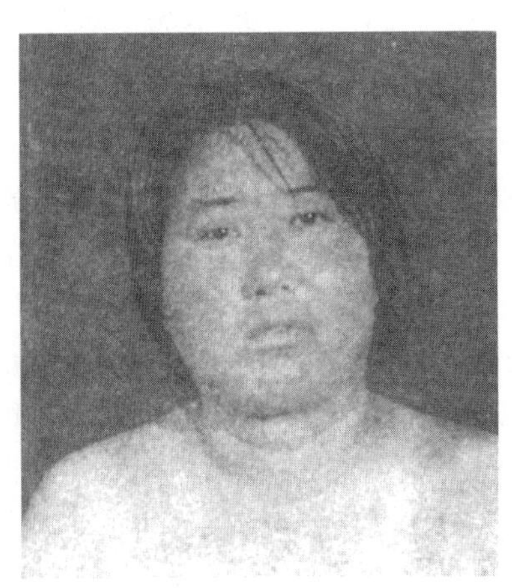

图 15-2-5　库欣综合征患者的面部改变

2. 腺垂体功能减退症状

(1)促性腺激素分泌不足：男性表现为性欲减退、阳萎、外生殖器萎缩、睾丸和前列腺萎缩、精子量减少、第二性征不明显、皮肤细腻、体毛黄软稀少和阴毛呈女性分布；在女性则主要表现为月经稀少或闭经、不孕、子宫和附件萎缩、性欲减退、阴毛和体毛稀少。

(2)促甲状腺激素分泌不足：主要表现为畏寒、疲劳乏力、精神不振、食欲减退、嗜睡。

(3)促肾上腺皮质激素分泌不足：主要表现为虚弱无力、厌食、恶心、抵抗力差、血压偏低、低血糖；在急性严重肾上腺功能分泌不足时表现为极度淡漠、无力、甚至急性腹泻水样便。

(4)生长激素分泌不足：儿童可影响生长发育。神经垂体激素分泌不足极为少见，垂体腺瘤术前出现尿崩极为罕见。

(二)局部压迫症状

1. 头痛　头痛常位于双颞侧、前额、或眼球后，呈间歇性发作或持续性隐痛。头痛(图 15-2-6)与肿瘤大小有关，垂体微腺瘤头痛常常较为显著，可能是肿瘤刺激局部鞍膈和硬膜所致，一旦肿瘤明显向鞍上发展，头痛也随之减轻；头痛也与肿瘤的分泌类型有关，生长激素腺瘤头痛常常较为显著，可能与生长激素异常大量分泌造成骨及软组织增生有关。

头痛
A. 肿瘤压迫硬膜；B. 脑积水（很少见）

视野缺损
肿瘤压迫鼻侧视网膜纤维

颅神经麻痹和颞叶癫痫
肿瘤向侧方生长所致

脑脊液鼻漏
肿瘤向下方生长所致

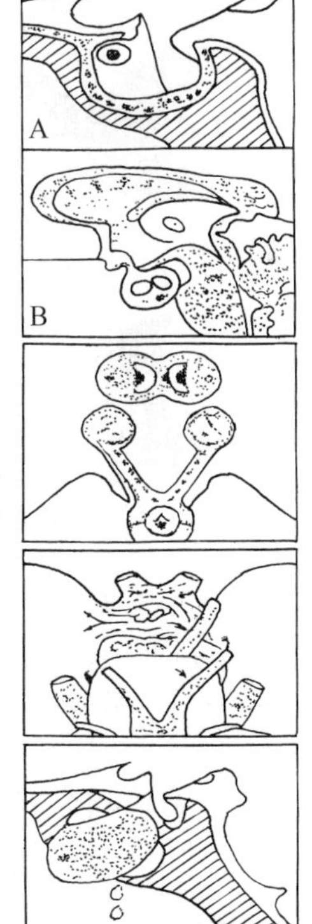

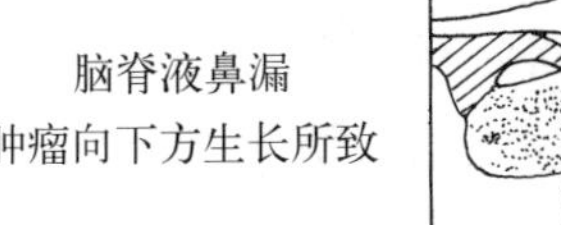

图 15-2-6　垂体腺瘤的几种症状及产生的原因

2. 视力损害　初期主要表现为视野障碍(图 15-2-7),随后再出现视力受损。双颞侧偏盲为最常见的视野障碍,两侧视野改变的程度可以并不相同,当肿瘤偏侧向鞍上发展时可表现为单侧视野障碍。尽管多数肿瘤向鞍上发展的形态较为规则,然而视力减退几乎从一侧开始。视力减退可以是渐进性的,也可以是迅速发展的,经眼科治疗可以有一过性好转。垂体腺瘤的眼底改变表现为视神经萎缩。视神经萎缩的程度一般与视力损害的程度成正比。

3. 邻近其他结构受压表现　肿瘤显著向海绵窦内发展,可以导致展神经或动眼神经麻痹(图 15-2-8),出现患侧眼球内斜或患侧上睑下垂、瞳孔散大、眼球内斜。肿瘤显著向鞍上发展,可以影响下丘脑出现嗜睡、多食、肥胖、行为异常等症状。肿瘤向蝶窦和鼻腔发展,可出现鼻出血、脑脊液漏。但即使肿瘤体积巨大也极少引起颅内压增高和梗阻性脑积水。

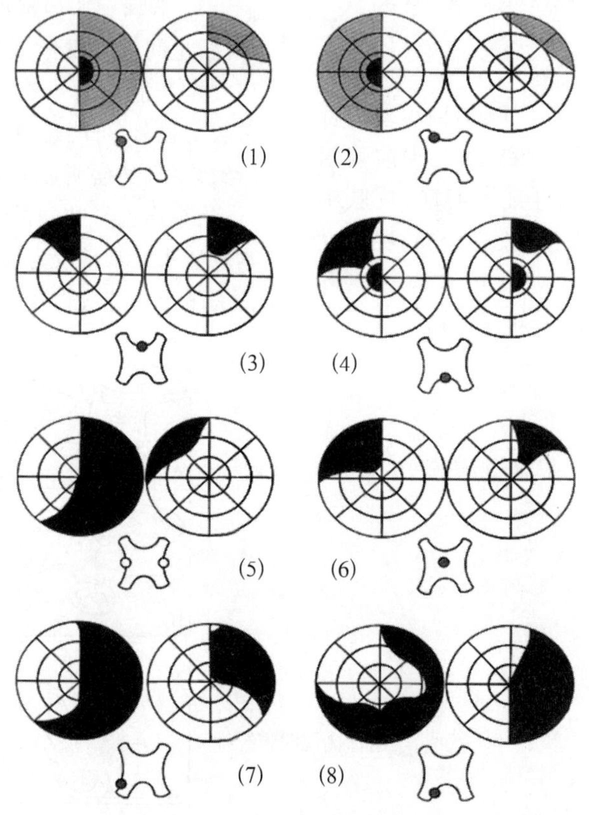

图 15-2-7　视交叉病变的视野缺损

(1)同侧偏盲兼交界暗点;(2)双颞侧偏盲;(3)视交叉前部受压;(4)视交叉后部受压,波及黄斑纤维;(5)左侧颈动脉瘤,双鼻侧偏盲;(6)视交叉正中被压;(7)视交叉束端之外侧受压(同侧偏盲);(8)视交叉视束端之内侧

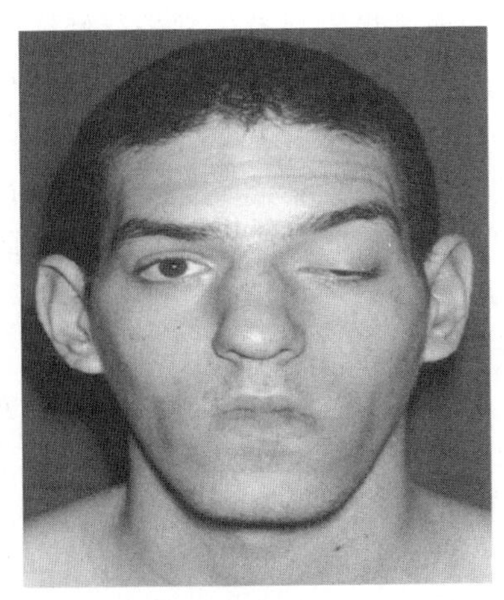
图 15-2-8　肿瘤卒中导致左侧动眼神经麻痹

五、诊　　断

(一)症状和体征

主要依据不同类型垂体腺瘤的临床表现,视功能障碍及其他脑神经和脑损害。

(二)内分泌检查

早期的微腺瘤,内分泌学检查不典型。生长激素腺瘤活动期血清生长激素水平大于5μg/L,泌乳素腺瘤血清泌乳素大于200μg/L,促肾上腺皮质激素腺瘤血清肾上腺皮质激素或皮质醇水平增高,促甲状腺激素腺瘤甲状腺激素水平明显升高。

(三)神经眼科学检查

早期为视力减退或视力缺损,晚期有单眼或双眼失明,一般有双颞侧偏盲,逐渐发展严重。

(四)蝶鞍平片

可见蝶鞍扩大或骨质破坏,但微腺瘤蝶鞍形态和大小正常。

(五)MRI扫描

MRI扫描显示鞍区有病变。

六、治疗原则

(一)手术治疗

手术是治疗垂体腺瘤的根本方法。手术治疗的目的:①纠正内分泌失调,恢复正常垂体功能;②消除占位效应,恢复正常神经功能;③获得确切的组织病理学诊断。垂体腺瘤的手术入路主要有经蝶窦入路手术(图15-2-9,图15-2-10)和开颅入路手术(图15-2-11,图15-2-12)。

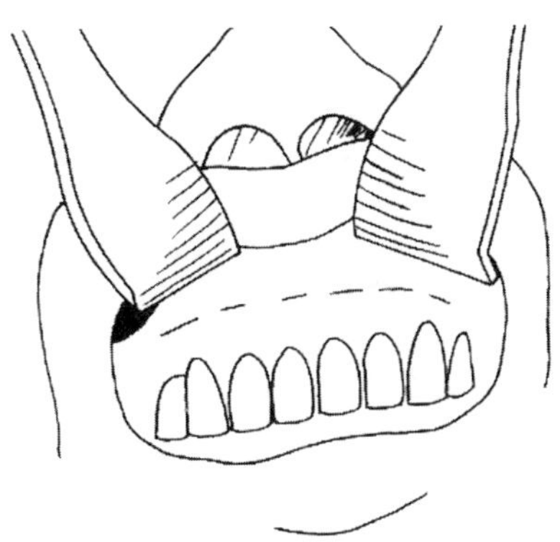
图 15-2-9　上龈横切口

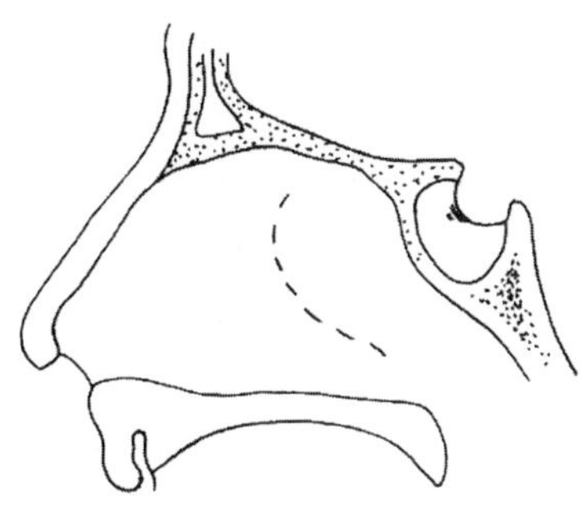
图 15-2-10　鼻中隔黏膜切口

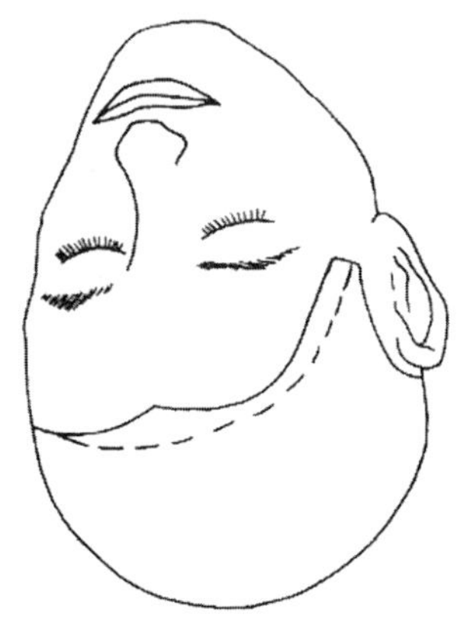
图 15-2-11　额下入路切口

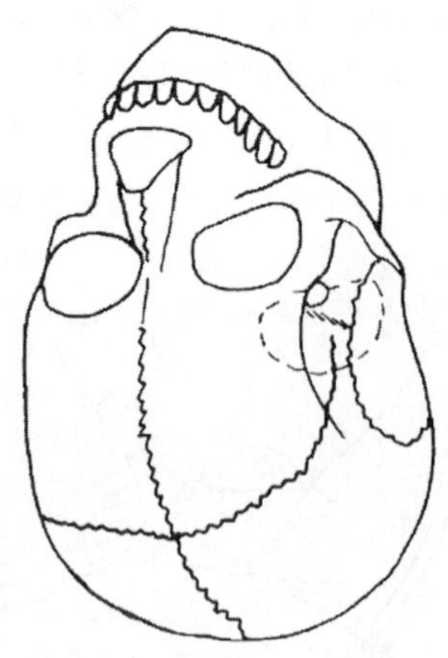

图 15-2-12 翼点入路骨瓣

(二)非手术治疗

1. 放射治疗 对垂体腺瘤有一定的效果,可以控制肿瘤发展。适用于手术不彻底或可能复发的垂体腺瘤及原发腺癌或转移病例。

2. 药物治疗 口服溴隐亭可治疗泌乳素(PRL)腺瘤、垂体生长激素(GH)腺瘤、促肾上腺皮质激素(ACTH)腺瘤。生长抑素可治疗 GH 腺瘤。无功能腺瘤及垂体功能低下者,可采用激素替代疗法。

3. 免疫治疗 采用微生物或合成制剂接种,促进机体免疫力。临床上常用的有卡介苗、淋巴素、干扰素等。

七、常见护理问题

(一)自我形象紊乱

1. 相关因素 功能垂体瘤分泌过多激素。

2. 临床表现 巨人症、肢端肥大症、库欣综合征伴黑色素沉着、闭经、溢乳、性功能障碍等。

3. 护理措施

(1)与患者交谈,鼓励患者表达自己的感受,给予正面的引导,让患者充分了解垂体瘤经积极治疗可以痊愈,并能改善临床症状,使患者增加战胜疾病信心,配合医生治疗。

(2)鼓励患者保持经常进行修饰的习惯和改善个体形象的方法:恰当的衣着和恰当的修饰。

(3)帮助患者适应日常生活,参与社会活动及人际交往,提高自身的内在素质,敢于面对现实。

(二)舒适的改变——头痛

1. 相关因素 肿瘤压迫垂体周围组织。

2. 临床表现 持续性头痛,位于前额、双颞侧、眶后等处,也可呈胀痛伴阵发性加剧。

3. 护理措施

(1)嘱患者卧床休息,保持室内环境安静、室温适宜,尽可能减少不良因素的刺激,便于患者睡觉和放松。

(2)协助患者满足生活需要。

(3)指导患者使用缓解疼痛的技术:①想象;②分散注意力技术;③放松技术。

(4)头痛加剧时立即报告医师。

(三)感知改变——视觉改变

1. 相关因素 肿瘤压迫视神经、视交叉及视神经束。

2. 临床表现 视力减退、视野缺损、眼底改变。

3. 护理措施

(1)向患者详细介绍病室环境,提供适当的光源。

(2)把水、餐具、呼叫器等常用物品放在患者视力范围内。

(3)移去环境中的障碍物,室内用物相对固定,如用物摆放位置发生改变要告诉患者。

(4)避免让房门半开,一定要全开或全关。

(5)保持床位低水平,床边有扶栏。

(6)当患者行走时要搀扶,提供适当的辅助用具并练习使用。

(四)潜在并发症——垂体危象

1. 相关因素 ①垂体瘤压迫正常腺垂体,引起腺垂体功能低下。②感染、呕吐、腹泻、手术、饥饿、寒冷、外伤及使用各种镇静、安眠药等应激状况。

2. 临床表现　精神失常、谵妄、高热、低温、恶心、呕吐、低血糖症、昏厥、昏迷等。

3. 护理措施

(1)遵医嘱静脉滴注 50%葡萄糖 40～60ml,以抢救低血糖及失水等。继而补充10%葡萄糖盐水,氢化可的松静脉滴注,以缓解急性肾上腺功能减退危象。高热者根据具体情况选择降温方法。禁用或慎用吗啡、巴比妥类、氯丙嗪等及各种降糖药,以防诱发昏迷。

(2)循环衰竭者按休克原则治疗,有感染败血症者应积极抗感染治疗,有水中毒者主要应加强利尿。

(3)低温者给予小剂量甲状腺激素,保暖复温,高温者根据具体情况选择降温方法。

(4)严禁或者慎用吗啡、巴比妥类、氯丙嗪等各种镇静药,以防诱发昏迷。

(五)潜在并发症——尿崩症

1. 相关因素　①蝶鞍区附近病变或损伤造成视上核到神经垂体后叶的纤维束损伤;②手术创伤。

2. 临床表现　①口渴、多饮、多尿,尿量>4000ml/d,甚至可达 10 000ml/d,尿比重<1.005,尿糖阳性;②神志淡漠,精神差或意识障碍加重,皮肤黏膜干燥、弹性差;③低钠血症(Na^+<130mmol/L)、低氯血症(Cl^-<95mmol/L)。

3. 护理措施

(1)监测尿量、尿糖、尿比重,每 0.5 小时至 1 小时 1 次,准确记录 24h 出入水量。根据患者排尿量补充液体以维持水电解质平衡。

(2)密切观察神志、瞳孔、生命体征,每 1～2 小时 1 次。

(3)当尿量>200ml/h,尿比重<1.005,尿糖阳性时:①及时报告医师,遵医嘱应用抗利尿药物(垂体后叶素或长效崩停)及胰岛素,并观察用药效果;②鼓励并指导患者喝盐水、以补充丢失的水分和盐;③禁止摄入含糖食物、药物,以免血糖升高,产生渗透性利尿,使尿量增加;④监测血糖 2～8h 一次;⑤遵医嘱抽血查生化(K^+、Na^+、Cl^-、CO_2CP)并及时追查化验结果,以指导治疗。

(4)随时更换尿湿、渗湿的衣被。

(六)潜在并发症——脑脊液鼻漏

1. 相关因素　术中鼻中隔破损所致。

2. 临床表现　①脑脊液鼻漏;②低颅压所致头痛。

3. 护理措施

(1)绝对卧床休息,去枕平卧。

(2)禁用棉球、纱条填塞鼻腔,以防感染。

(3)禁止用力擤鼻涕,以免加重脑脊液鼻漏。

(4)给予抗生素治疗,防止颅内感染。

八、康复与健康教育

(一)术前指导

1. 术前做好心理护理,部分患者由于内分泌紊乱出现肥胖、皮肤粗糙造成形象丑陋,出现脾气暴躁、焦虑等心理障碍,护士应向患者耐心解释,使其增强信心,配合治疗。

2. 部分患者肿瘤压迫视神经及视交叉出现视力减退和视力缺损,应告知家属及患者要专人陪护,避免单独外出,以免发生意外。

3. 为提高患者对手术的耐受性和防止垂体功能低下,术前 3d 口服泼尼松(强的松)5mg,3/d。

4. 术前常规检查。内分泌功能的检测,如生长激素、催乳素、促肾上腺皮质激素、促甲状腺素、卵泡刺激素、黄体生成素等。视力及视野的检查。

5. 术前常规做心电图、X 线片、CT、MRI,术前做抗生素皮试、备血等。术前 1d 病情许可情况下行沐浴更衣或床上擦浴。

6. 术前禁食水 6～8h。开颅手术术晨剃光头,用 1∶1000 苯扎溴铵酊清洁皮肤,并戴上无菌手术帽。经蝶窦入路者，术前3d用棉球塞鼻孔锻炼张口呼吸，以缓解术后不适，术前1d剪鼻毛，并用0.25%氯霉素眼药水滴鼻，每12小时1次，2滴/次，以清洁鼻腔，预防术后感染。

7. 术晨取下义齿及各种首饰，术前30min肌内注射术前用药并带上CT及MRI检查结果由专人推至手术室。

(二)术后指导

1. 术后神志清醒，血压平稳，头部抬高30°，有利于颅内静脉血回流，保持呼吸道通畅。

2. 术后24h禁食水，氧气经口腔吸入，干渴者可用棉签蘸少量温水湿润口唇。

3. 术后第2天可逐渐进流汁，第3天进半流质饮食，手术1周以后予以普食。

4. 经蝶窦手术后可出现眼部灼痛是由于消毒液刺激所致，点滴0.25%氯霉素眼药水2滴/次，6/d，可缓解症状。若感到喉咙口有异物，可能为鼻填塞物，切勿强行拔除，以免出血，可告知医务人员及时处理。

5. 经蝶窦手术术后2～3d取出鼻腔填塞海绵，可有少量鲜血渗出，患者不要紧张，应及时告知护士或医生处理，经用药后可止血。术后平卧2～3d，若患者鼻腔中有清亮液体流出。此时患者应绝对卧床，去枕平卧2～3周。保持鼻腔清洁，禁忌冲洗、滴药、尽量避免屏气、咳嗽、打喷嚏、擤鼻，并保持大便通畅，防止逆行感染，可采用足量抗生素，一般可自行愈合。

6. 保持口腔清洁，每次进食后用朵贝尔漱口液漱口。

7. 术后留置尿管观察尿量，及时发现尿崩。指导患者口服补液，选择含钾、钠的饮料，如橙子、香蕉、鲜榨果汁。

(三)药物指导

1. 指导患者根据医嘱服用激素　口服泼尼松(强的松)，应按时、按量服用，逐渐减量，不可骤停。第1周5mg 3/d，第2周2.5mg 2/d，第3周2.5mg 1/d。

2. 药物不良反应指导　①长期使用泼尼松(强的松)可出现向心性肥胖、满月脸、痤疮、乏力、水肿等类似肾上腺皮质功能亢进的症状，一般停药后可自行消失；②若出现畏寒、纳差、精神萎靡、发热则提示激素水平过低，应及时与医生联系；③诱发和加重感染；④诱发和加重溃疡等。

(四)出院指导

1. 康复期饮食以清淡为主，鼓励患者多吃带皮的水果和各种蔬菜，保持大便通畅1～2/d，禁饮刺激性饮料、酒、浓茶等，戒烟。

2. 避免重体力劳动，避免情绪激动，以免颅内压增高影响伤口愈合。

3. 患者因手术抵抗力降低，为了预防交叉感染，出院后注意保暖，尽量避免去公共场所，预防感冒。

4. 经蝶窦手术后鼻塞症状可持续几个月，可用呋喃西林麻黄碱液滴鼻数次，鼻腔干燥者可用消毒液状石蜡滴鼻。

5. 3～6个月后门诊复查。

（甘丽芬　李冬梅）

第三节　颅内胶质瘤

一、概　述

神经胶质细胞瘤(neurospongioma)简称胶质瘤(图15-3-1)。肿瘤起源于神经外胚层如神经间质细胞(神经胶质、室管膜、脉络丛上皮及松果体等)和神经实质细胞(如神经元)。占脑肿瘤总数的40%～50%，是一种最常见的颅内恶性肿瘤。其特点为：①多数肿瘤浸润性生长，无明显边界，手术难以完全切除；②胶质细胞瘤发病年龄有两个高峰，一是 7—13 岁，以成神经管细胞瘤、小脑星形细胞瘤、室管膜瘤、视神经胶质细胞瘤和松果体细胞瘤多见；二是 25—45 岁，以大脑星形细胞瘤、多形性成胶质细胞瘤、少突胶质细胞瘤多见；③肿瘤周围有不同程度水肿，肿瘤恶性程度越高脑水肿(图 15-3-2)越明显；④胶质细胞瘤一般不发生颅外转移；⑤胶质瘤分许多类型，其中星形细胞瘤分为Ⅳ级，Ⅰ～Ⅱ级为良性，Ⅲ～Ⅳ级为恶性。

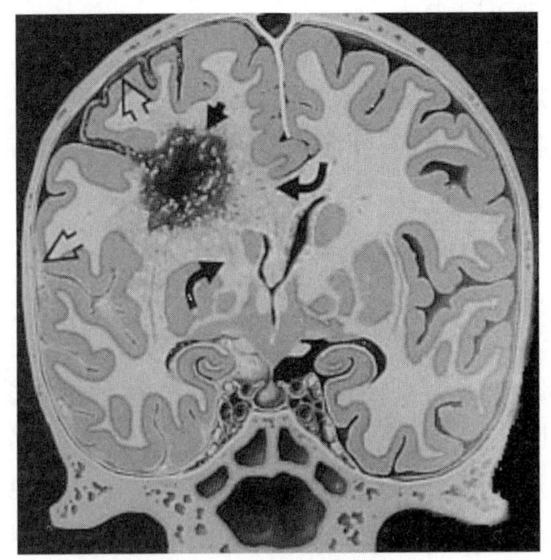

图 15-3-1　胶质瘤

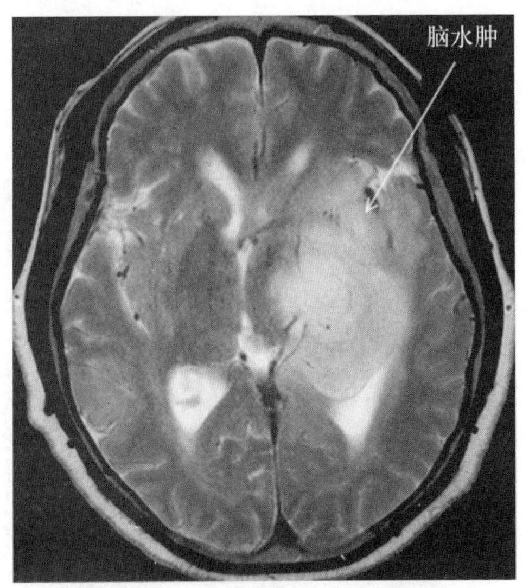

图 15-3-2　左侧半球胶质瘤伴瘤周水肿

世界卫生组织把神经上皮组织的肿瘤分为6 类：①星形细胞瘤(图 15-3-3)；②少突胶质细胞瘤；③室管膜和脉络丛肿瘤(图 15-3-4)；④松果体细胞瘤；⑤神经元肿瘤；⑥低分化及胚胎性肿瘤，包括成胶质细胞瘤和成神经管细胞瘤。

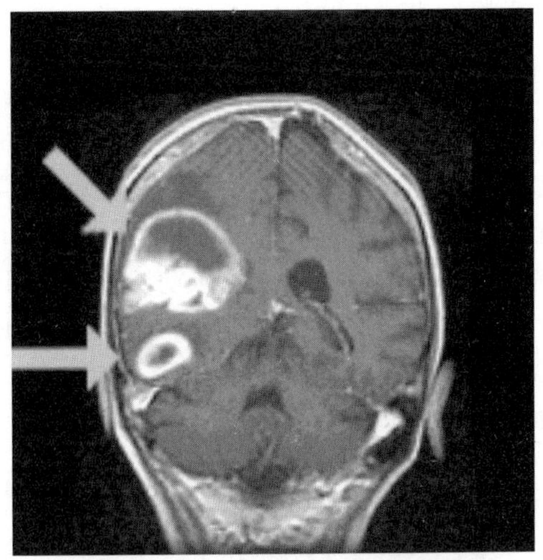

图 15-3-3　星形细胞瘤

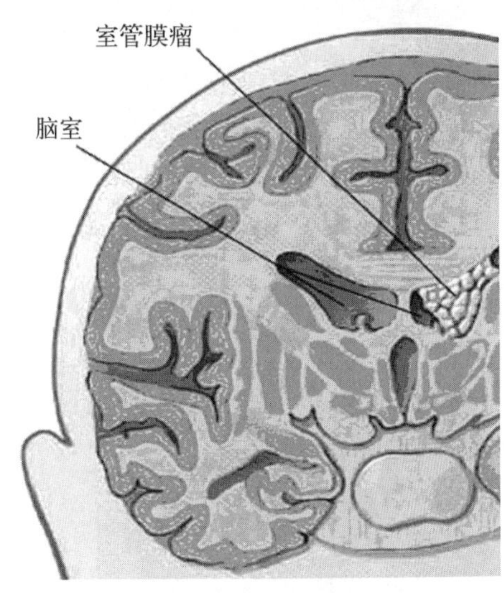

图 15-3-4　左侧脑室室管膜瘤

二、病因与发病机制

胶质瘤的发病原因目前尚不清，但有证据表明胶质瘤的形成可能与一定的内环境改变和基因变异有关，是一个多因素、多步骤的多种癌基因和(或)抑癌基因参与的协同积累过程。近年来,随着分子生物学的飞速发展,对胶质瘤的病因研究有一定进展,研究表明胶质瘤的发生可能与染色体畸变、癌基因扩增和重排、抑癌基因的缺失和变异有关。

三、临床表现

1. *星形细胞瘤*　颅内压增高及其伴发症状,如头痛、呕吐、视盘水肿(图 15-3-5)、视力减退、复视、癫痫发作和精神症状等。另一方面是脑组织受肿瘤的压迫、浸润、破坏所产生的局灶定位(图 15-3-6)症状:额后中央前回者,可有不同程度的对侧偏瘫;优势半球语言中枢者可出现失语;顶叶可产生对侧感觉障碍、失读、失写。颞枕叶可有同向偏盲、幻视等。

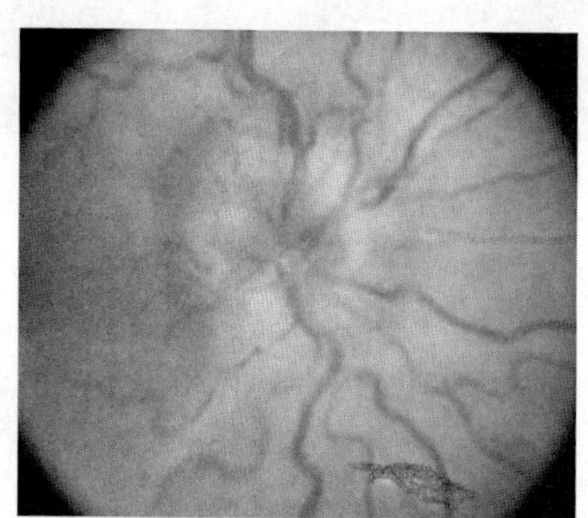

图 15-3-5　视盘水肿

2. *少突胶质细胞瘤*　常见症状和体征与星形细胞瘤基本相同。由于肿瘤生长缓慢,病程较长可达数年,50%～80%患者的首发症状为癫痫,颅内压增高出现较晚。

3. *室管膜瘤*　①第四脑室室管膜瘤出现颅内压症状较早,头痛为首发症状,伴有头晕、呕吐、颈部疼痛等;②侧脑室室管膜瘤出现颅内压症状较晚;③第三脑室室管膜瘤少见,因引起阻塞性脑积水(图 15-3-7),主要表现为颅内压症状。

4. *松果体细胞瘤*　①病程早期表现为头痛、呕吐、视盘水肿等颅内压增高的症状;②脑局部症状,肿瘤压迫四叠体上丘,产生双眼上视障碍,压迫下丘或内侧膝状体出现耳鸣及听力减退;③内分泌障碍,可出现性早熟、骨骼生长异常及肥胖等。

5. *神经元肿瘤*　多见于儿童及青少年,发生率较低,颅内压症状同星形细胞瘤或多形性成胶质细胞瘤。

6. *多形性成胶质细胞瘤*　①起病较急,症状发展较快,表现为头痛、呕吐、视力减退、复视等颅内压增高的症状;②癫痫发作;③局部症状较突出,患者有不同程度偏瘫、失语、对侧感觉障碍、偏盲、幻视等。

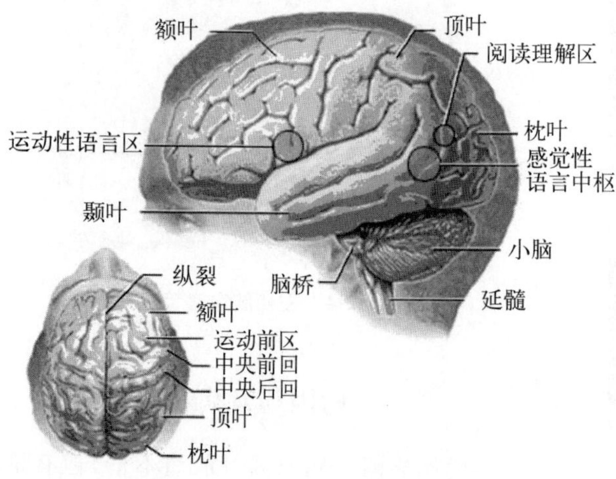

图 15-3-6　大脑半球及皮质功能区

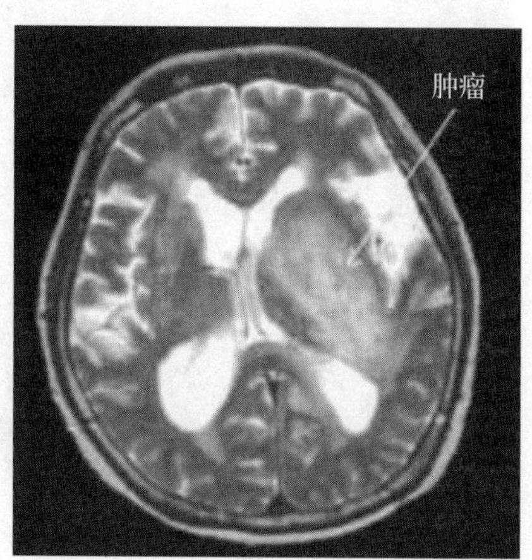

图 15-3-7　肿瘤压迫脑室引起脑积水

四、诊　断

1. 影像学诊断　目前影像学检查在胶质瘤诊断中占非常重要的地位。CT 与 MRI 是诊断胶质瘤的主要手段，它们不仅能确定肿瘤的位置、大小和数目，还可依据影像学特点推断肿瘤病理性质。MRI(f-MRI)不仅可通过观测肿瘤血容量推测肿瘤的良恶性程度，还可协助外科医生制定手术计划，避开邻近肿瘤的功能区。磁共振血管造影(MRA)能显示肿瘤与大的动脉、静脉间的关系。

2. 病理学诊断　胶质瘤的确诊需要组织学证据。近年神经病理学家将过去杂乱的分类进行了统一。2000 年 WHO 将胶质瘤制定了国际的统一标准。随着神经病理的发展，该病理标准不断更新。近年来，快速发展的分子病理学使胶质瘤的诊断提高到了一个崭新水平，这不仅保证了诊断的精确，而且可以估计预后，成为胶质瘤病理诊断中的一个重要部分(图 15-3-8)。镜下病变可见多数星形胶质瘤细胞呈弥漫性浸润性生长，细胞核有圆形，椭圆形，核染色较深，少数见核分裂。

3. 实验室检查　脑脊液蛋白正常或轻度升高，白细胞计数正常。

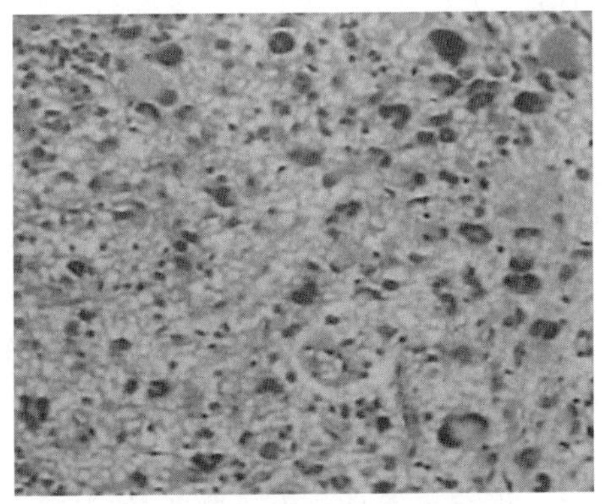

图 15-3-8　胶质瘤病理染色图

五、治疗原则

(一)降低颅内压治疗

降低颅内压最根本的办法是彻底摘除肿瘤。临床措施可分为：①针对脑水肿肿胀采取的药物治疗，即脱水治疗；②针对脑脊液通路，主要是脑室系统(图 15-3-9)梗阻所采取的临时措施，即脑脊液外引流。

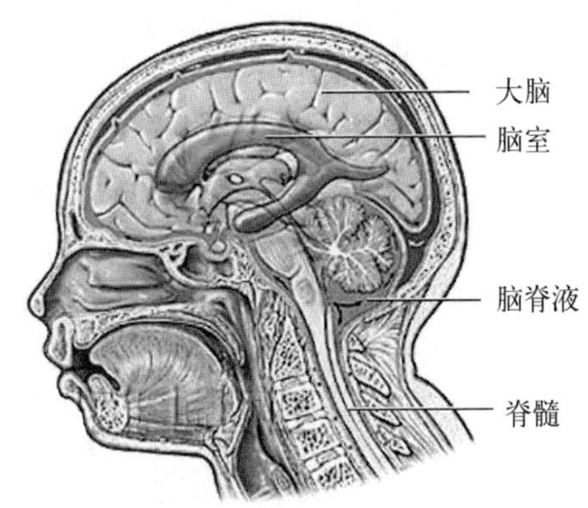

图 15-3-9　脑室系统

(二)手术治疗

手术治疗在当今仍然是颅内肿瘤最常采用也是最为有效的治疗方法，即使是恶性肿瘤也通过手术治疗，手术的目的是切除肿瘤，消除或减少颅内占位效应，缓解颅内压增高，至少可以收到延长患者寿命的效果。

(三)放射治疗

手术方法完全切除或不能完全切除的肿瘤，术后辅以放射治疗可推迟肿瘤复发，延长患者寿命。另外因其部位深而不宜手术、或因肿瘤浸润重要功能区手术会带来严重的神经系统功能缺损或因患者全身状况不允许手术，放射治疗可作为首选治疗方法。有的学者更进一步主张，个别对射线极敏感的肿瘤如髓母细胞瘤，经活检确诊即可完全依赖放射治疗。

(四)化学治疗

中枢神经系统肿瘤在生物学行为和生长环境等方面与颅外其他部位的肿瘤有着很大的差异。因此，在化疗药物的选择力面，有着自己的特点。其原则为：①选择脂溶性高、分子量小、非离子化、对正常脑组织毒性较小的药物。②对于不能通过血脑屏障的药物，应选择适用于瘤腔内放置或鞘内给药。此外，还可以经动脉用高渗性药物或罂粟碱开放血-脑屏障，随后动脉内注射化疗药物。③根据肿瘤细胞动力学原理，选择作用于不同周期的药物联合应用。可先选用对增殖期细胞和非增殖期细胞均有杀伤作用的细胞周期外特异性药物，行大剂量短期突击疗法，然后再改用细胞周期特异性药物，交替使用，以提高疗效。④对脑转移癌患者，参考原发肿瘤的病理类型，选择合适的化疗药物。脑瘤常用的化疗药物有亚硝基脲类、抗代谢类、抗生素类、植物类等。

六、常见护理问题

(一)颅内压增高

1. 相关因素 ①脑脊液回流障碍，如脑室内肿瘤；②脑组织水肿，肿瘤压迫局部组织所致；③脑缺氧、脑血液回流障碍。

2. 临床表现 ①颅内压增高三主征：头痛、呕吐、视盘水肿。头痛：呈搏动性，夜间、清晨较重，咳嗽、用力、弯腰、低头时加重。呕吐：呈喷射性，与饮食无关。②生命体征改变：呼吸深慢＜14/min，脉搏慢而有力＜60/min，血压升高，以收缩压增高＞140mmHg 显著。③意识改变、癫痫发作、脑疝，脑干出血，消化道出血等。

3. 护理措施

(1)加强对患者的巡视，每 15～30min 1 次，密切观察神志、瞳孔、生命体征，出现异常，及时报告医师。

(2)患者绝对卧床休息，抬高床头 15°～30°，并保持病室安静。

(3)尽量避免各种不良刺激，以免影响患者情绪和睡眠。

(4)患者呕吐时，头偏向一侧，随时清除呕吐物，以防窒息。

(5)遵医嘱使用脱水、利尿药，以减轻脑水肿，降低颅内压。

(6)避免引起颅内压升高的诱因：①翻身时动作轻稳，避免颈部屈曲、扭转；②吸痰时，避免反复强烈刺激患者而导致剧烈咳嗽；③便秘时，用润滑药通便或低压灌肠；④控制或减少癫痫发作。

(7)配合医师做好脑脊液外流术，以减少脑脊液量。

(二)有脑危象的可能

1. 相关因素 ①肿瘤压迫脑组织，使颅内压升高；②脑水肿、脑缺氧持续存在。

2. 临床表现 ①剧烈头痛、跳动不安和频繁呕吐；②意识障碍进行性加重；③继发一侧或双侧瞳孔散大；④继发性肢体瘫痪；⑤生命体征改变：呼吸＜14/min，脉搏＜60/min，血压升高，收缩压＞140mmHg。

3. 护理措施

(1)密切观察神志、瞳孔、生命体征及肢体活动，出现脑危象征象之一者，立即报告医师。遵医嘱快速静脉滴注 20%甘露醇 100～125ml(小儿 50～100ml)，并观察用药效果。

(2)高流量输氧，保持呼吸道通畅。

(3)必要时配合做好脑室穿刺脑脊液外流，以解除局部脑组织受压，抢救患者生命。

(4)配合做好急诊开颅术前准备：①备头皮，交叉配血；②禁食，禁饮；③必要时遵医嘱使用镇静药。

(三)自理缺陷

1. 相关因素 ①意识、精神、视力障碍；②瘫痪；③卧床，活动限制；④耐力下降，使活动能力下降；⑤ 舒适状态改变：头痛。

2. 临床表现 ①患者不能独立完成进餐、洗漱、沐浴、大小便等日常生活；②患者不能有目的地完成翻身动作。

3. 护理措施

(1)做好患者日常生活护理，如口腔护理 2/d；擦浴夏季 2/d，冬季 1/d；定时喂饮食。

(2)大小便后及时清洁肛周及会阴，随时更换尿湿、污染的衣被。

(3)协助患者翻身、拍背，每 2 小时 1 次。

(4)随时清除口、鼻分泌物、呕吐物，保持呼吸道通畅。

(5)意识、精神障碍患者，使用床栏、约束带，必要时专人守护。

(6) 严格掌握热水袋、冰袋使用指征，防止烫伤或冻伤。

(四)语言沟通障碍

1. 相关因素　①气管插管或气管切开不能发音；②意识、精神障碍不能言语或语言有错误；③文化程度低、方言；④幼儿表达能力差。

2. 临床表现　①说话或发音困难、含糊不清；②不说话或不能言语；③用词不当或表达不清。

3. 护理措施

(1)热情接待患者，主动关心和询问患者的感受及需要。

(2)耐心倾听患者的言语，鼓励患者表达清楚。

(3)气管插管、气管切开患者发音不清时，鼓励并教会其使用手语表达自己的需要。

(4)文化程度低的患者表达自己的需求时应不厌其烦、多次反复倾听，不可表露出厌烦情绪。

(5)对不能理解医务人员语言的患者，可借助于同乡、亲友帮助解释。

(五)脑组织灌注量不足

1. 相关因素　①颅内出血，使脑血流灌注减少；② 颅内压升高，使脑血液循环障碍；③ 脑水肿，造成脑组织发生功能和结构上的损害；④ 脑缺血/脑梗死，局部脑组织缺血、缺氧；⑤脑缺氧，造成脑细胞代谢障碍。

2. 临床表现　①患者主诉头痛、恶心或喷射性呕吐；②意识障碍加重或意识改变，瞳孔散大、对光反射减弱或消失，生命体征改变，癫痫发作，继发性偏瘫，脑疝；③颅内压升高：头痛、呕吐、视盘水肿。

3. 护理措施

(1)患者静卧，全麻清醒后取抬高床头15°～30°体位，意识障碍者取头侧卧位，禁卧患侧，并保持头部正直，防止呼吸不畅。

(2)高流量输氧，保持呼吸道通畅。

(3)吸痰前先吸入纯氧或过度通气，防止脑缺氧。

(4)监护仪连续监测心电、呼吸、脉搏、血压、血氧饱和度、颅内压等，以及时发现病情变化。

(5)监测神志、瞳孔、生命体征、尿量、尿比重、伤口敷料等 30～60min 1 次，出现异常，及时报告医师处理。

(6)视病情调节输液速度，准确记录 24h 出入水量。

(7)保持各种引流通畅，防止管道位置过高、过低、扭曲、脱出，并密切观察引流液量、色，出现异常，及时报告医师，并协助处理。

(8)遵医嘱及时、准确留取各种检验标本。

(9)避免引起颅内压升高的护理活动。

(六)意识障碍

1. 相关因素　① 脑水肿致脑组织发生功能和结构上的损害；② 脑缺氧致脑细胞代谢障碍；③颅内压升高致脑血循环障碍。

2. 临床表现　①嗜睡，为早期较轻微的意识障碍，患者处于睡眠状态，给予轻微刺激即可清醒，唤醒后能回答问题；②蒙眬，患者对人、物、时间、地点的意识能力均有障碍，反应迟钝，回答问题不正确；③浅昏迷，意识大部分丧失，仅存在吞咽、咳嗽、角膜和睫毛反射，对疼痛刺激有痛苦表情和防御反射；④深昏迷，意识完全丧失，对外界刺激毫无反应，一切反射消失；⑤GCS 计分＜13 分。

3. 护理措施

(1)监测神志，并以 GCS 评分标准记录患者对外界刺激的反应，0.5～1h 1 次。

(2)保持患者体位舒适，并予以翻身拍背，每 2 小时 1 次。

(3)保持呼吸道通畅。

(4)预防继发性损伤：①以床栏、约束带保护患者，防止坠床；②吞咽、咳嗽反射障碍时不可经口喂饮食，以免引起吸入性肺炎、窒息；③患者眼睑闭合不全者，以氯霉素眼药水滴眼 3/d，四环素眼膏涂眼每晚 1 次，并以眼垫覆盖患眼，以免发生暴露性角膜炎。

（5）做好生理护理：①随时更换尿湿、渗湿的床单、被褥及衣裤；②翻身时注意保持肢体功能位置。

（七）清理呼吸道无效

1. 相关因素　①气管插管、气管切开或呼吸机的作用，使咳嗽、排痰受到限制；②因意识障碍而不能自行排痰；③后组脑神经损伤致咳嗽反射障碍；④卧床使痰液淤积。

2. 临床表现　①清醒患者诉胸闷、呼吸不畅或不敢咳嗽；②患者喉部痰鸣音、面色发绀、呼吸困难或鼾声呼吸；③患者行气管插管、气管切开或呼吸机辅助呼吸；④SaO_2＜95%，血气分析示：PaO_2＜80mmHg、$PaCO_2$＞45mmHg；⑤肺部听诊有干湿啰音。

3. 护理措施

（1）鼓励并指导清醒患者咳嗽、排痰。

（2）保持病室清洁、维持室温 18～22℃、相对湿度 50%～60%，避免空气干燥。

（3）密切观察患者呼吸、面色、意识、瞳孔变化每 30～60 分钟 1 次。

（4）监测体温每 4 小时 1 次。

（5）保持呼吸道通畅，防止脑缺氧：①随时清除呼吸道分泌物、呕吐物；②翻身时予以拍背，以使呼吸道痰痂松脱，便于引流；③吸痰前先吸入纯氧或过度通气，每次吸痰时间＜15s，防止脑缺氧；④痰液黏稠时，遵医嘱气管内滴药 1/h，气道湿化或雾化吸入每 4～8 小时 1 次，必要时行气道冲洗，以湿化痰液；⑤意识障碍、吞咽咳嗽反向障碍者，备气管切开包于床旁；⑥气管切开者，注意无菌操作，做好气管切开术后护理；⑦给鼻饲流汁患者喂饮食时抬高床头，进食 1h 内不搬动患者，防止食物反流入气道。

（八）中枢性高热

1. 相关因素　丘脑下部、脑干、上颈髓损害或病变，导致中枢性体温调节失常。

2. 临床表现　①高热，体温＞39℃。多出现于术后 48h 内，患者主诉发热、不适；②常伴有意识障碍、瞳孔散大、呼吸增速及脉搏增快等。

3. 护理措施

（1）监测患者体温，1～4h 1 次。

（2）体温＞38℃以上，即采取降温措施①体温 38～39℃时，予以温水擦浴；②体温＞39℃时，以 30%～50%乙醇 200～300ml 擦浴，置冰袋于大血管处，头部置冰帽；③夏季可用电扇、空调降低环境温度，必要时撤除棉被；④降温毯持续降温；⑤冰盐水保留灌肠等。

（3）降温 30min 后复测体温并记录。

（4）经上述处理，体温仍不下降者，可用冬眠低温疗法降低体温：①用药前注意观察患者生命体征，如有脉搏过快、呼吸减慢、血压偏低，应报告医生更换药物；②用药 30min 后配合使用物理降温；③降温速度不宜过快；④定时测体温并观察全身情况，降温以肛温 32～34℃为宜，以免发生并发症；⑤患者出现战栗、鸡皮疙瘩、肌紧张时，应暂时撤除冰袋，待加用镇静药后再用；⑥由于机体代谢率降低，胃肠功能减弱，一般不从胃肠进食，液体输入每天不宜＞1500ml；⑦冬眠低温治疗时间不宜过长，一般为 3～5d，以防肺部感染、冻伤、压疮等并发症发生；⑧停止冬眠治疗时，应先停物理降温，并为患者盖上被褥，使体温自然回升，必要时以热水袋复温或遵医嘱使用激素等药物。

（5）降温过程中应注意：①酒精擦浴时禁擦前胸、后颈及腹部，以免反射性心跳减慢，酒精过敏者，不可酒精擦浴；②擦浴时头部置冰袋，足部置热水袋；③热水袋，冰袋应以双层棉布或双层布套包裹，每 30 分钟 1 次更换部位，防止烫伤、冻伤；④随时更换汗湿的衣被，保持床单干燥，防止患者受凉。

（6）鼓励患者多饮水，进食清淡、易消化、高热量饮食，以补充机体消耗的热量和水分。

(7)加强口腔护理，及时翻身。

(九)有体液不足的危险

1. 相关因素　①高热、呕吐、腹泻、消化道出血；②尿崩症造成水、盐丢失；③高渗利尿药使用；④脑脊液外漏；⑤神经源性糖尿病，产生渗透性利尿。

2. 临床表现　①体温持续升高、出汗、呕吐、腹泻、黑粪、脑脊液耳漏或鼻漏；②胃内抽出咖啡色液体，尿多＞200ml/h，尿糖阳性；③脑水肿使用脱水利尿药物。

3. 护理措施

(1)按医嘱输液，准确记录 24h 出入水量，出现异常，及时报告医生。

(2)高热、尿多时，鼓励患者喝盐开水，以补充丢失的水分或盐。

(3)高热时及时采取降温措施。

(4)呕吐、腹泻、便血时暂禁食，以免加重胃肠负担、加重腹泻、便血及呕吐。

(5)遵医嘱合理使用止呕、止泻、止血药物。

(6)尿量＞4000ml/d 或＞200ml/h、尿糖阳性时，遵医嘱使用抗利尿及降糖药物，如加压素、胰岛素等。

(7)严格掌握高渗利尿药使用指征，并注意观察利尿效果。

(8)脑脊液外漏时，准确记录漏液量。

(十)有受伤的危险

1. 相关因素　①意识障碍；②精神障碍；③癫痫发作；④感觉障碍；⑤肢体活动障碍。

2. 临床表现　①意识障碍，精神异常，癫痫发作，感觉迟钝或消失，肢体瘫痪；②翻身、热敷、冰敷、保护措施等操作方法不当。

3. 护理措施

(1)卧床患者使用气垫床。

(2)协助患者变换体位时动作轻稳、方法正确。

(3)对躁动、精神兴奋、幻觉等患者约束四肢时，不可环形缠绕肢体，松紧以约束后能容纳一个手指为宜，防止造成肢端血液回流障碍、肢体远端缺血坏死。

(4)对躁动、精神障碍患者派专人守护，必要时遵医嘱给予镇静药。

(5)癫痫发作时，正确使用牙垫，勿强行按压肢体，以免造成舌咬伤及骨折。

(6)做好日常生活护理。

(7)严格掌握热水袋、冰袋使用指征，使用方法正确，防止烫伤及冻伤。

(十一)营养失调：低于机体需要量

1. 相关因素　①因意识障碍或吞咽障碍而不能进食；②呕吐、腹泻、消化道出血；③高热，代谢增加；④机体修复，需要量增加。

2. 临床表现　①持续发热，体温＞37.2℃，反复呕吐、腹泻、消化道出血；②意识障碍、吞咽反射障碍。

3. 护理措施

(1)术后 6h 患者清醒、无呕吐及吞咽障碍者，予以少量流质饮食。

(2)意识障碍、吞咽障碍患者术后 24h 鼻饲流食。

(3)患者出现腹胀、呕吐、腹泻、胃肠道出血症状，及时报告医师处理，症状解除后以少量流食试喂，若无异常，即逐渐增加饮食次数及量，并逐渐过渡到高蛋白饮食。

(4)保证胃肠营养的热量供给。流质饮食 6～8 /d，每次 200ml；软食 4～5/d；高蛋白饮食 3/d；每天热量供给在 3000～4000kcal及以上。

(5)保持输液及静脉营养的通畅，遵医嘱输入 20％脂肪乳剂 200～500ml/d，20％清蛋白 50ml 等。

(十二)有皮肤受损的可能

1. 相关因素　①患者因意识障碍、肢体瘫痪、伤口疼痛而不能自行改变体位，致局部长时间受压；②限制体位；③全身营养不良；④局部物理、化学刺激。

2. 临床表现　①意识障碍、肢体瘫痪、

伤口疼痛；②术后限制体位，尿液、汗液刺激；③老年、全身消瘦、水肿、皮肤瘙痒。

3. 护理措施

(1)评估患者全身营养状况、皮肤情况。

(2)定时协助患者改变体位，并按摩骨隆突部。限制体位者，受压部位轮流减压。

(3)及时更换汗湿、尿湿、渗湿的衣被，并及时抹洗局部。

(4)为患者洗澡时，使用中性肥皂，水温在50℃左右，避免用力擦、搓，受压部位扑爽身粉。

(5)患者皮肤瘙痒，应适当约束双手，以免抓破皮肤。

(6)勤剪指甲，防止自伤。

(7)加强饮食护理，改善全身营养状况，增强机体抵抗力。

(十三)有引流异常的可能

1. 相关因素　①术后留置脑室引流、创腔引流、脓腔引流、硬膜下引流；②引流袋位置过高、过低，引流管脱出、扭曲。

2. 临床表现　①引流量过多或不畅；②引流液颜色由淡变深；③患者出现头痛、呕吐、意识障碍、瞳孔散大等颅内压增高表现。

3. 护理措施

(1)术后患者，立即接引流袋挂于床头。

(2)保持引流通畅，引流管不可受压、扭曲、折叠。

(3)适当制动头部，翻身及护理操作时避免牵拉引流管。

(4)每天更换引流袋，准确记录引流量、色。

(5)引流袋一般放置3～4d即拔管，以免逆行感染。

(6)脑室引流的护理：见第10章第一节外科引流相关内容

(7)瘤腔引流的护理：①术后48h内，引流袋置于与头部瘤腔一致的位置，以保持瘤腔内一定的液体压力，避免脑组织移位；②术后48h，逐渐放低引流袋，使瘤腔内液体较快引流，以消灭局部无效腔、防止颅内压增高；③与脑室相通的瘤腔，应适当抬高引流袋，以免引流量过多。

(8)脓腔引流的护理：①引流袋低于脓腔30cm以上，患者卧位时脓腔位于高位，以期较快地引流脓液；②术后24h后方可行囊内冲洗，以免引起颅内弥散性感染；③冲洗时，每次冲洗量10～20ml，缓慢注入，再轻轻抽出，不可过分加压；④冲洗后注入药液并夹闭引流管2～4h，以维持药效；⑤引流管逐渐向外退出，直至拔管。

(9)硬脑膜下引流的护理：①患者平卧，以利体位引流；②引流袋低于创腔30cm；③术后不使用脱水剂，不限制水分摄入，以免颅内低压使硬脑膜下隙不易闭合。

(十四)潜在并发症——颅内出血

1. 相关因素　①颅内压改变，使瘤床处再次出血；②术中止血不够彻底；③ 凝血功能障碍。

2. 临床表现　①意识改变，患者意识清楚后逐渐由嗜睡进入昏迷状态；②一侧瞳孔散大，对光反射迟钝，双侧瞳孔散大，对光反射消失；③高热，抽搐，生命体征紊乱等。

3. 护理措施

(1)监测意识、瞳孔、生命体征，出现异常，及时报告医师。

(2)避免颅内压升高：①遵医嘱及时准确使用脱水药物；②翻身时动作轻稳，避免头部扭曲使呼吸不畅；③保持呼吸道通畅；高流量输氧；④保暖，防止因感冒发热而增加脑耗氧；⑤保持患者大便通畅，嘱患者勿用力排便；⑥控制或减少癫痫发作；⑦正确护理各种引流管。

(3)一旦发现颅内出血征象，立即报告医师，并遵医嘱处理：①准确应用脱水药物，观察脱水效果；②配合做好CT检查以确定出血部位及出血量；③配合做好再次手术准备。

(十五)潜在并发症——癫痫

1. 相关因素　①外伤致大脑皮质激惹或损伤;②颅内占位、脑血管疾病;③脑缺氧。

2. 临床表现　①癫痫大发作:意识突然丧失,全身痉挛性抽搐,多持续数分钟;②癫痫小发作:短暂意识丧失或局部肌肉抽动;③局限性发作:局部肌肉抽搐或感觉异常;④精神运动性发作:以精神症状为主,出现多种幻觉、错觉、自动症等。

3. 护理措施

(1)患者卧床休息,减少体力消耗,使代谢率降低。

(2)高流量输氧,保持呼吸道通畅,以防止脑缺氧。

(3)遵医嘱及时给予镇静、抗癫痫药物,如苯妥英钠、苯巴比妥,预防癫痫发作。

(4)消除或减少发病诱因:①患者睡眠充足,非治疗需要不打扰患者睡眠;②关心体贴患者,避免患者情绪激动;③按时用药,勿骤停、骤减、骤换药物;④保暖,防止感冒;⑤忌辛辣、刺激、兴奋性食物和药物。

(5)加强癫痫发作时的护理:①专人守护;②大发作时上、下臼齿之间置牙垫,防止舌咬;③不强行按压患者肢体,防止关节脱臼或骨折发生;④有义齿者迅速取出,及时解开衣服、衣扣、裤带,头偏向一侧,防止呼吸道堵塞及限制呼吸;⑤高流量输氧,以改善脑缺氧;⑥发作停止时,患者意识未完全恢复,不可喂水,以免引起饮水呛咳,甚至窒息;⑦详细记录发作时间、性质、持续时间,以协助治疗。

(6)短期内频繁大发作、间歇期意识不清者(癫痫持续状态),遵医嘱控制发作和纠正内环境失衡。

(十六)潜在并发症——消化道出血

1. 相关因素　① 丘脑下部损伤、脑干损伤;②鞍区、第三脑室、第四脑室、脑干附近手术。

2. 临床表现　①患者呕出或从胃内抽出咖啡色、暗红色液体,伴有呃逆、腹胀、黑粪或便血;②贫血、休克。

3. 护理措施

(1)密切观察患者有无呃逆、腹胀、呕吐、呕血、便血等。

(2)患者出现消化道出血时暂禁食,以免加重胃肠负担。

(3)消化道出血的护理措施:①安慰清醒患者、家属,嘱勿紧张,配合护理;②意识障碍及呕吐患者头偏向一侧,防止误吸、窒息发生;③遵医嘱立即经胃管抽吸胃内残余液后,以冰盐水300ml加去甲肾上腺素1mg反复洗胃,然后注入氢氧化铝凝胶30～50ml以止血,保护胃黏膜;④遵医嘱静脉或肌内注射止血药;⑤出血停止后,试喂少量牛奶,以后逐渐增加饮食量。

(4)密切观察生命体征、止血效果,及时记录出血时间、次数及量。

(5)多次反复出血者,遵医嘱输血。

(6)便血患者,随时清理床单,清洁肛周,抹洗会阴及臀部,必要时用抗生素油膏保护会阴、肛周,防止肛周溃烂。

(十七)潜在并发症——感染

1. 相关因素　①外伤致皮肤破损;②气管切开后呼吸道与外界相通;③ 脑脊液外漏;④有创颅内压监护;⑤留置引流管:脑室引流、留置导尿等。

2. 临床表现　①局部红肿、渗液、溃烂;②呼吸道分泌物增加,肺部有干湿啰音,呼吸困难;③意识改变或意识障碍加重;④引流量、色异常,如脑室引流液浑浊,絮状物、引流量增加;⑤ 体温升高 $>$ 37.5℃、ICP $>$ 15mmHg。

3. 护理措施

(1)进行无菌操作时,严格遵守操作规程。

(2)密切观察患者感染的征象,遵医嘱合理使用抗生素。

(3)控制探视,减少外源性感染因素。

(4)鼓励并协助患者进食营养丰富的食

物,以增强机体抵抗力。

(5)正确护理气管切开及其他管道:①气管内导管消毒及伤口换药,4~6h 1 次,吸痰时注意无菌操作;②引流袋不可抬高,防止逆行感染;③更换引流袋 1/d;④对留置导尿管患者尿道口清洁、消毒 2/d,女患者月经期保持会阴部清洁。

(6)监测体温,4~8h 测量 1 次。

(十八)预感性悲哀

1. 相关因素 ①肢体瘫痪;②面神经损伤,面瘫、眼睑闭合不全;③社会角色改变,男性乳房发育,女性长胡须,幼年体型等;④生活方式改变,卧床、轮椅、跛行、性欲减退等。

2. 临床表现 ①悲伤,流泪,叹气、自责或责备他人、易怒,甚至有自伤或伤人行为;②不愿与外界接触,拒食,对生活丧失信心;③生活方式、自身形象改变。

3. 护理措施

(1)术前向患者讲述和解释手术的必要性,使患者了解术后可能出现形象改变和生活方式改变。

(2)对于后遗症患者加强心理护理,鼓励患者正视现实,积极配合治疗,使后遗症减轻:①对面瘫患者,随时清除其口角分泌物,行面部按摩 3/d;每次 30min;②眼睑闭合不全者,用氯霉素眼药水滴眼,3/d;四环素眼膏涂眼,1/晚,戴眼罩,防止暴露性角膜炎;③肢体瘫痪者,坚持肌肉训练。

(3)指导患者家属关心患者出院后的生活:①对生活自理能力丧失者,协助其日常生活,不随意责备患者;②随时和患者交谈,沟通思想,允许患者适当发泄悲哀、哭泣,同情患者的感受;③了解患者心理状态,有自伤、伤人倾向时,避免让患者独处,不让其接触能伤人的物品;④让患者参与健康有益的活动,如残疾人联谊会,使患者感受到人生的乐趣。

(4)为患者提供修饰的技巧:骨瓣缺损患者,宜留长发、戴帽,并防止硬物碰伤。

(5)教会患者重新设计自我形象,适应病后生活方式:①轮椅的使用及注意事项;②拐杖的使用及注意事项;③卧床生活注意事项。

(十九)躁动

1. 相关因素 ①脑水肿、颅内血肿、脑缺氧所致颅内高压早期表现;②尿潴留、排便反射;③物理刺激:呕吐物或大小便浸渍、卧位不适,肢体受压,冷热、饥饿等。

2. 临床表现 患者处于无意识的躯体过度活动状态:坐起、四肢乱动,伴有呓语、呼叫、不合作行为。

3. 护理措施

(1)密切观察病情,分析躁动的原因。

(2)加床栏,以防坠床,必要时专人守护。不可过度约束,以免增加能量消耗,使颅内压进一步增高。适当约束时,约束带不可约束过紧及缠绕肢体,以免造成肢体末梢血液回流障碍,以约束后能容纳一个手指为宜。

(3)遵医嘱适当使用镇静药,并观察用药效果。

(4)妥善固定、保护各种管道,防止管道扭曲、脱出、折叠。

(5)加强皮肤护理:大小便后及时更换污染、渗湿的衣被;保持床单平整清洁、无渣屑、防止擦伤。修剪患者指甲,必要时给患者戴手套,防止抓伤。

(6)消除造成患者躁动的诱因:①积极处理脑水肿和颅内高压;②及时翻身,防止肢体受压,使患者体位舒适,并注意保暖;③尿潴留患者,用手掌环形按摩下腹部、开塞露纳肛等物理刺激使其排尿,必要时可采用导尿术解除尿潴留。

(二十)有植物生存的可能

1. 相关因素 ①脑胶质瘤术后广泛性脑水肿;②脑深部肿瘤不能完全切除;③脑室肿瘤切除后仍不能缓解颅内高压增高。

2. 临床表现 ①长期昏迷状态;②似睡

非睡状态，眼球可以追随人或物移动，四肢肌张力较高，被动强伸时可有痛苦表情或呻吟，浅反射如角膜反射、吞咽反射存在，不能自行改变体位、进食、排便。

3. 护理措施

(1)防止营养不良发生。

(2)防止压疮发生。

(3)防止肢体萎缩及畸形：①按摩瘫痪肢体，每 2 小时 1 次，10～30/min，以促进肢体血液循环；②行肢体被动运动，3/d，尤其是髋、膝、踝、足趾关节，保持肢体功能位置，防止关节僵硬；③给患者穿"丁"字鞋或用"丁"字板固定足部，防止足下垂。

(4)防止尿潴留或泌尿系感染：①留置导尿管期间，定时夹闭引流管，每 4 小时放松 1 次，每次 30min，以训练膀胱功能；②导尿管尿道口以 1∶1000 苯扎溴铵棉球消毒 2/d，女患者月经期随时保持会阴部清洁；③补充水分 1500～2000ml/d，以达到冲洗尿道的目的。

(5)防止发生便秘：①合理饮食，多食含纤维素丰富、润肠的食物，如蔬菜泥、水果泥、蜂蜜；②按摩下腹部 3/d，10～15min/d，以促进肠蠕动；③保持大便 1/d，必要时使用润滑药通便，如开塞露纳肛或低压灌肠。

(二十一)知识缺乏——脑胶质瘤康复知识

1. 相关因素　①从未接受过相关知识教育；②文化程度较低。

2. 临床表现　①患者、家属对脑胶质瘤康复知识一无所知，对康复无任何要求；②患者、家属经常求助于医师、护士，询问康复的程序，疾病对工作、生活带来的影响等；③缺乏正确的促进康复行为，如强行扶患者下床等。

3. 护理措施

(1)向患者、家属讲解下述知识：①胶质瘤的类型、分级，以了解病情轻重、预后；②CT、MRI 检查结果；③护理计划及病情变化信息，取得理解和配合；④家属避免与患者谈论有关病情不良预后的话题。

(2)协助家属制订康复训练计划，指导康复训练计划的实施。

语言沟通训练：①患者有意识时，每项操作都向患者解释，取得最大限度的合作；②有目的地和患者说话；③从发单音、数数开始教会患者发音，说常用词句(如自己或亲友姓名)，并进行语句关联训练：如早晨——太阳、晚上——月亮、1+1=2 等；④让患者听病前喜爱的音乐、歌曲、认知亲近、熟悉的人和物。

记忆力训练：①教会患者认识新友；②教会患者认记周围环境、物品；③与患者一同回忆往事、朋友；④鼓励患者表达自己的喜、怒、哀、乐。

书写能力训练：①无肢体瘫痪者，教会患者握持笔；②指导并鼓励患者在纸上画写。

肌肉活动训练：①瘫痪肢体被动运动，3/d，每次 30min；②肢体按摩，每 2 小时 1 次；③鼓励并指导患者刷牙、洗脸、端碗(吃饭)活动；④鼓励并指导患者下床活动。

平衡功能训练：①病情允许时扶助患者半坐→坐位→下地站立→行走；②协助患者移动下肢；③指导患者正确使用扶手、轮椅等辅助用具。

七、康复与健康教育

1. 术后 3～5d 为脑水肿高峰期，患者会出现剧烈头痛，影响进食和睡眠，应鼓励患者正确认识疾病，树立战胜疾病信心，避免因精神因素而引起疾病的变化，多进食高营养食物，保证充足营养。

2. 术后为预防癫痫，常口服抗癫痫药物，应坚持按时服药，并在医生指导下减服或停用。切忌自行停药。

3. 有精神症状的患者，在医生指导下服用药物。

4. 术后需放疗的患者，应按时治疗。治疗期间应定时检查血常规，治疗期间会出现全身不适、纳差等症状,停止治疗后即可缓解。

5. 术后有眼睑闭合不全者按时滴眼药水或涂金霉素眼膏,加用眼罩或纱布覆盖。

6. 有步态不稳等症状患者,户外活动须有人陪伴,防止意外发生。

7. 对恶性胶质瘤或手术中脑组织水肿严重者,可做去除骨瓣、去除或游离骨瓣,成为骨窗或游离骨瓣。骨瓣去除后脑组织外只有头皮保护,易受伤,应加强保护。外出要戴帽,尽量少去公共场所,以防发生意外。通过骨窗还可直接观察到颅内压变化情况,如骨窗处张力较大或脑组织膨出,说明颅内压增高,应采取措施降低颅内压。

8. 为防止肿瘤复发,须定期复查 CT 或磁共振检查。

9. 严密观察生命体征,肢体活动,特别是意识及瞳孔的变化。当患者意识由清醒转为嗜睡或躁动不安,瞳孔逐渐散大且不等大,对光反应迟钝或消失,伴对侧肢体活动障碍加重,同时脉缓、血压升高,要考虑颅内出血或脑疝的可能,应急时就诊,立即使用脱水剂进行救治。

10. 用脱水药注意事项。遵医嘱使用 20%甘露醇液是临床常用脱水药,应注意输入速度,一般 20%甘露醇液 250ml 应在 20～30min 内输完,防止药液漏于血管外,以免造成皮下组织坏死,不可与其他药物混用;血压过低时禁止使用。

11. 注意观察有无下丘脑症状。中枢性高热应采用物理降温。如使用降温毯、局部冰袋降温、乙醇擦浴。水电解质紊乱患者应定时查血钾、钠、氯,根据回报结果调整输入的电解质。尿崩的患者应保持出入量平衡,记录每小时出入量,量出为入。

12. 功能锻炼。术后患者仍有偏瘫或失语,要加强患者肢体功能锻炼和语言训练。协助患者肢体被动活动,按摩肌肉,防止肌肉萎缩。耐心辅导患者进行语言训练,指导患者从简单发音开始,逐步发多个音,鼓励患者家属建立信心,平时给患者听音乐、广播等,刺激其听觉中枢,及早恢复健康。

（李冬梅）

第四节　脑　膜　瘤

一、概　　述

脑膜瘤(meningiomas)主要起源于蛛网膜上皮细胞或硬脑膜内的上皮细胞,为颅内常见的良性肿瘤,占颅内肿瘤 18.3%。常为单发,偶有多发,较大的肿瘤可呈分叶,肿瘤多为球形或扁平形,包膜完整,良性,偶有恶性(图 15-4-1)。

二、应用解剖特点

硬脑膜表面有三层膜,由外向内依次是硬脑膜、蛛网膜和软脑膜(图 15-4-2)。脑膜瘤的好发部位(图 15-4-3)是与蛛网膜纤毛分布情况相平行的,多分布于矢状窦旁、大脑镰、海绵窦、小脑幕、小脑脑桥角(图 15-4-4)、脑室内(图 15-4-5)、鞍结节(图 15-4-6)等。

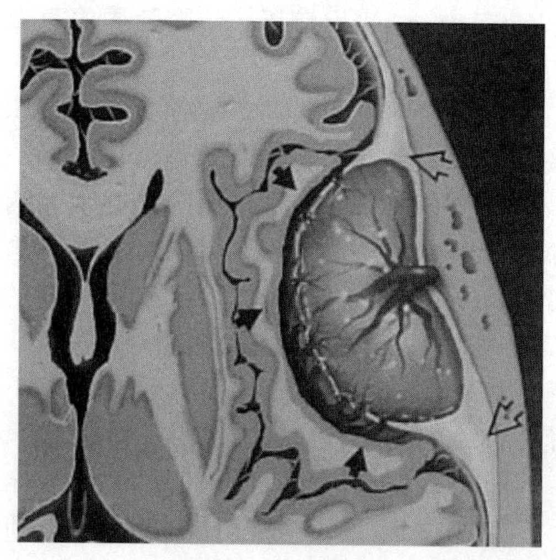

图 15-4-1　脑膜瘤

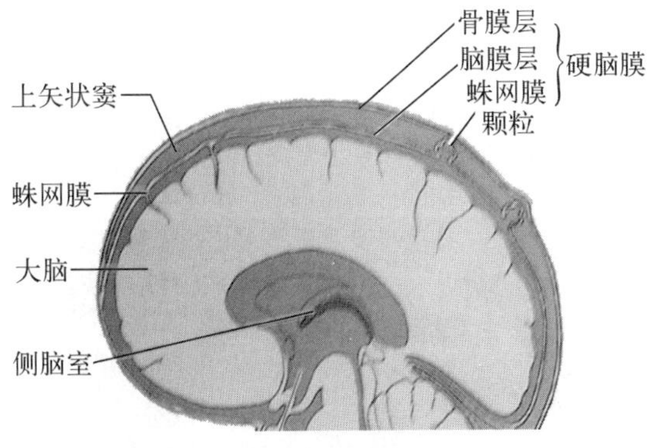

图 15-4-2　脑膜

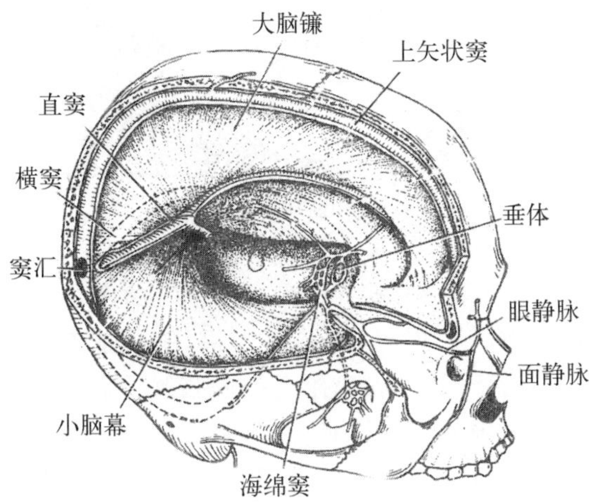

图 15-4-3　脑膜瘤好发部位

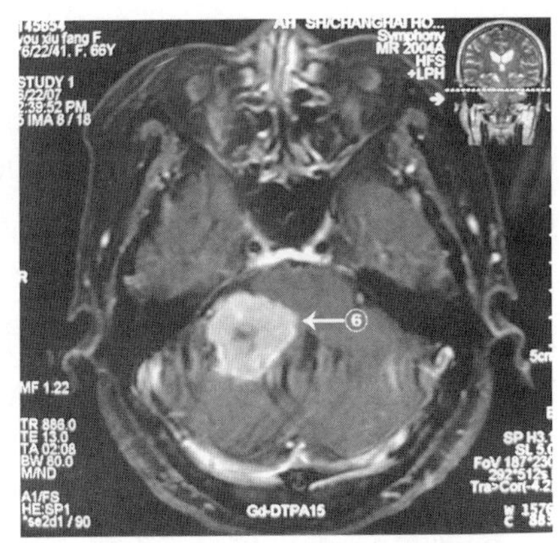

图 15-4-4　右侧小脑脑桥角脑膜瘤

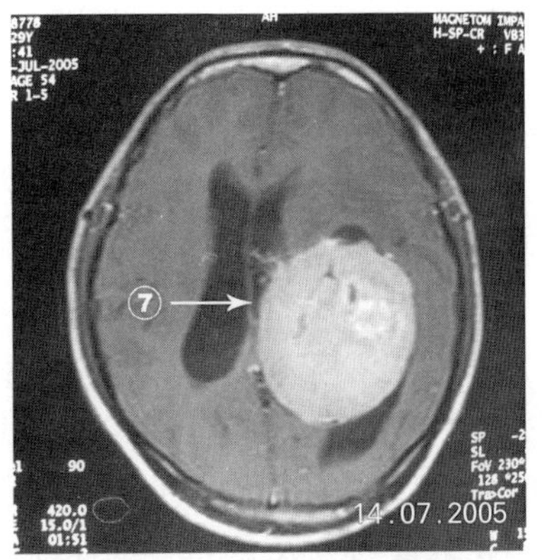

图 15-4-5　脑室内脑膜瘤

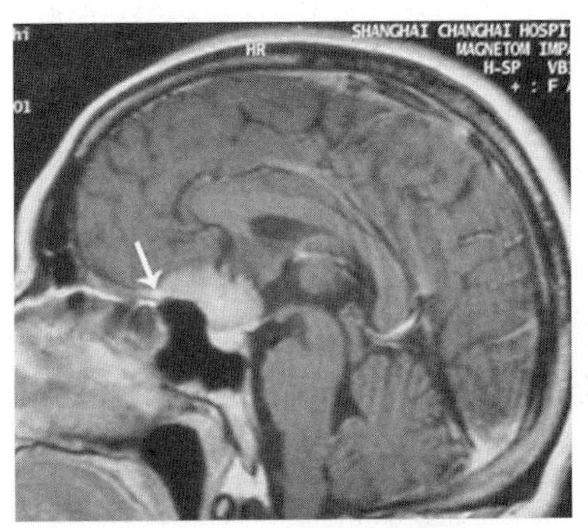

图 15-4-6　鞍结节脑膜尾征

三、病因与发病机制

任何脑膜细胞均有能力发生脑膜瘤，绝大多数脑膜瘤起源于蛛网膜粒的特殊细胞即蛛网膜帽细胞，少数者来源于硬脑膜的成纤维细胞或附于脑神经、脉络丛的蛛网膜组织。脑膜瘤的发生可能与一定的内环境改变和基因变异有关，并非单一因素造成的。

1. 先天因素　胚胎发育过程中原始细胞或组织异位残留于颅腔内，在一定条件下又具备分化与增殖功能，可发展成为颅内先天性肿瘤。这类肿瘤生长缓慢，多属良性。

2. 遗传因素　人体基因缺陷或突变可形成颅内肿瘤，常染色体显性遗传性肿瘤，约半数患者有家族病史。

3. 物理因素　一般认为，创伤可引起

脑、脑膜瘢痕组织间变异而成为肿瘤。研究发现，放射区域的细胞突变是肿瘤形成的基础。此类肿瘤以恶性为多。

4. *化学因素* 诱发的肿瘤可为胶质细胞瘤、脑膜瘤、肉瘤、垂体腺瘤和松果体瘤等。

5. *生物学因素* 常见的致瘤病毒有腺病毒、肉瘤病毒、脱氧核糖核酸病毒、核糖核酸病毒、多瘤病毒及猴空泡病毒等，这些病毒可诱发脑膜瘤。病毒的致瘤机制是它们进入细胞后，在胞核内合成DNA时(即细胞的S期)，迅速地依附并改变染色体的基因特性，使细胞增殖与分裂功能发生畸变而形成肿瘤。

四、临床表现与诊断

(一)临床表现

1. *慢性颅内压增高的症状* 脑膜瘤属良性肿瘤，生长慢，病程长，颅内压增高症状多不明显。尤其是高龄患者，因肿瘤生长缓慢，所以往往数年或10年后当肿瘤达到一定的体积才引起头痛、呕吐及视力减退等。有时患者视盘水肿很严重，甚至出现继发性视神经萎缩，而头痛不剧烈，没有呕吐。当肿瘤长得很大，而脑组织无法代偿时，才会出现颅内压增高的表现。少数患者呈急性发作，短期内出现脑疝。

2. *局灶性症状* 因肿瘤呈膨胀性生长，患者往往以头痛和癫痫为首发症状，根据部位不同，出现局部定位症状和体征。如矢状窦旁或大脑镰旁及大脑凸面脑膜瘤多有癫痫、偏瘫、失语等；鞍区脑膜瘤可出现进行性视力下降和视野缺损，可有内分泌失调；颅后窝脑膜瘤小脑平衡失调、眼球震颤、听力下降及脑干与后组脑神经功能障碍为主要表现。邻近颅骨的脑膜瘤常可造成骨质的变化，头皮局部可见颅骨隆起。

3. *颅内压增高*

(二)诊断

1. *颅骨X线平片检查* 可有骨质增生和慢性颅内压增高的表现。

2. *头颅CT* CT扫描密度增高的肿块伴有广泛密度减低的脑水肿区(图15-4-7)，增强后更为明显。

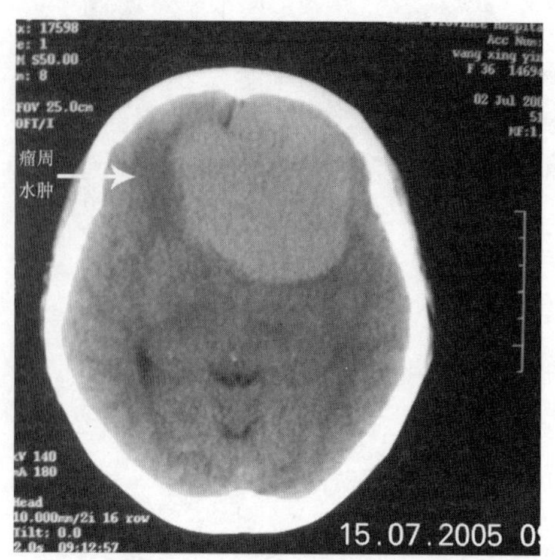

图15-4-7 脑膜瘤脑水肿区

3. *MRI扫描* 对脑膜瘤定位、定性准确。在静脉注射Gd-DTPA后，脑膜瘤有显著均匀增强，脑膜瘤附着处的脑膜受肿瘤浸润有显著增强，叫“脑膜尾征”(见图15-4-6)，有特性，可基本确诊。对于特殊病例，增强扫描能获得更多信息，提高诊断的准确率。

五、治疗原则

(一)手术切除

与其他颅内肿瘤一样，手术切除脑膜瘤是最有效的治疗手段。脑膜瘤是颅内常见的良性肿瘤，但大型脑膜瘤通常血供丰富，术中出血多，加之肿瘤瘤体巨大，影响视野，导致手术中难以全切肿瘤。术前数字减影血管造影(digital subtraction angiography，DSA)检查可以明确肿瘤的供血情况，为手术提供直接的参考信息，而术前选择性栓塞可有效减少肿瘤血供，有效控制术中出血，提高肿瘤全切率，增加手术安全性。

(二)立体定向放射外科治疗

肿瘤位于脑深部的重要结构无法手术全切除者，如斜坡、海绵窦区、小脑幕裂孔区等。

手术切除后剩余的瘤体可采用 γ-刀或 X-刀治疗。

(三)放疗或化疗

恶性脑膜瘤在手术切除后,须辅以放疗或化疗防止肿瘤复发。

六、常见护理问题

同颅内胶质瘤。

(李冬梅　肖妮妮)

第五节　帕金森病

一、概　　述

帕金森病(Parkinsons disease,PD)是一种以肌肉震颤、肌肉僵直、活动起动困难,姿势反射丧失为特征的疾病。它由英国医师 James Parkinson 于 1817 年首先描述伴有震颤的运动障碍患者,称之为震颤麻痹(paralysis agitans)。1889 年法国医生 Charcot 观察到本症除了震颤外,还有肌强直,并将其改称为帕金森病。研究表明,PD 属于老年人慢性神经系统退行性疾病,发病率随年龄增长而增加。世界各国的发病率为 5～24 人/10 万人口,60 岁以上为 1000/10 万;我国发病率和患病率显著低于世界其他地区,发病率为 1.5 人/10 万人口;不同地区存在差异,中南地区最高,华北地区最低。

二、应用解剖特点

大脑皮质下的基底神经节是一组神经细胞核团,包括纹状体,杏仁核和屏状核(带状核)(图 15-5-1)。纹状体位于两侧大脑半球深部,包括尾状核和豆状核两部分,而豆状核又分为内侧的苍白球和外侧的壳核,根据种系发生把尾状核和壳核称为新纹状体,新纹状体直接受大脑皮质的影响,与维持肢体的固定姿势有关;称苍白球为旧纹状体,分内节和外节,接受壳核,尾状核,丘脑,大脑皮质束的纤维,并发出纤维至丘脑,黑质(图 15-5-2)。其功能已证明与肢体的肌张力和姿势有关。

黑质是中脑最大的核团,纵贯中脑全长,由脑桥灰质上界延伸至丘脑底核平面,呈半月形,分背侧的致密带和腹侧的网状带。网状带细胞质富含黑色素颗粒,能合成并贮存多巴胺(图 15-5-1,图 15-5-2)。

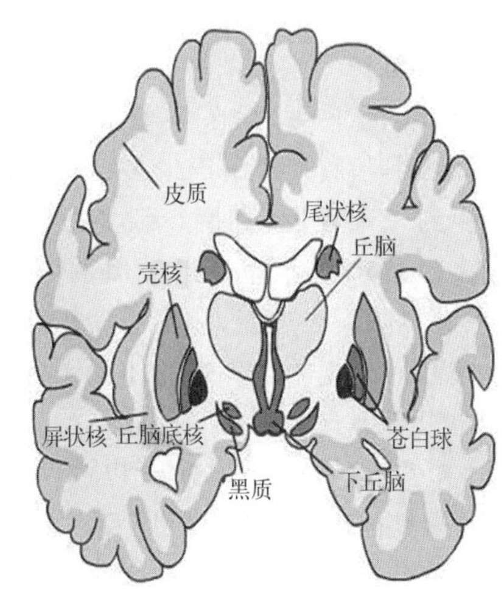

图 15-5-1　基底神经节模式图

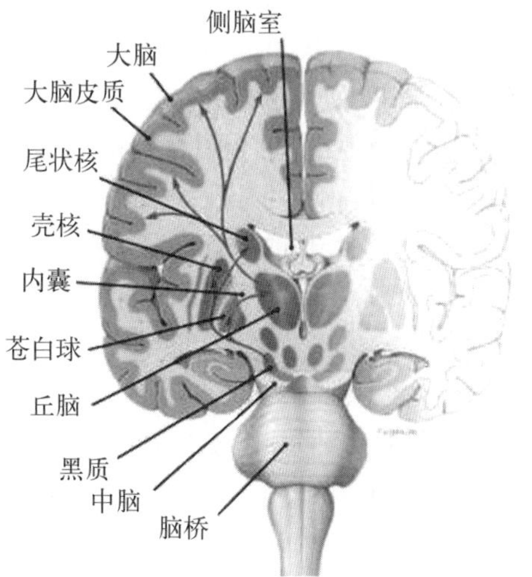

图 15-5-2　基底神经节

多巴胺是一种神经递质，它是大脑指挥身体其他部分运动的启动信号，促发所有的基本运动。乙酰胆碱也是大脑内许多化学递质中的一种，它在大脑纹状体中的含量比较多。和多巴胺能神经元一样，神经细胞兴奋时释放乙酰胆碱神经递质的神经元称为胆碱能神经元。在大脑内多巴胺和乙酰胆碱之间维持着一种平衡，这两种化学递质和相应的神经细胞之间有一种相互抑制的关系，多巴胺能够抑制胆碱能神经细胞。

三、病因及发病机制

(一)病因

PD的病因不明，但医学研究发现，PD是由于大脑中基底神经节产生多巴胺的神经细胞减少到一定程度，直接导致多巴胺的缺乏。当多巴胺水平下降到正常值的80%左右，调节机制即失去功能，使人的动作行为不能自主控制而出现帕金森病的体征。目前认为可能与以下因素有关。

1. *环境因素*　环境因素与PD有关的主要证据来自流行病学调查和临床观察两方面。临床观察中最具有说服力的事实是1983年美国加州一些吸毒者误用一种吡啶类衍生物1-甲基-4-苯基1,2,3,6 -四氢吡啶(MPTP)后，出现了典型的PD样症状，抗PD药物治疗取得良好的疗效。MPTP是人工合成二醋吗啡的中间产物(哌替啶类衍生物)，本身并无直接的毒性，进入机体代谢后具有神经毒性。故提示环境中与MPTP分子结构类似的环境毒素可能是本病的病因之一。支持PD与环境因素有关的另一证据是流行病学调查结果。在农药厂、工业化工厂、钢铁厂等周围存在PD小流行，提示接触农药和除草剂等环境因素可能与PD有关。

2. *老年化因素*　PD作为老年性疾病，其发病率与年龄增加密切相关。有人认为PD是"正常老化"的加速，或为带有部位选择性的老化。研究发现，黑质多巴胺能神经元、酪氨酸羟化酶和多巴脱羧酶活力、纹状体多巴胺递质，自30岁以后随年龄增长而逐年减少或降低。但生理性神经元退变不足以引起本病，而只有黑质多巴胺能神经元减少50%以上、纹状体多巴胺递质减少80%以上时，临床上才会出现PD运动症状。因此，年龄老化只是PD发病的促发因素。

3. *遗传因素*　近年来发现遗传因素在发病中起着重要作用。部分病例遗传缺陷作为单一因素即可致病，而另一些病例的发病可能是遗传易感性与环境因素相互作用的结果。通过流行病学调查，病例对照研究发现，有10%～15%的PD患者有家族患病情况。遗传因素可使患病易感性增加，但只有在环境因素及年龄老化的共同作用下，通过氧化应激、兴奋性毒性、免疫异常、细胞凋亡等过程，导致黑质多巴胺能神经元大量变性而发病。

4. *免疫因素*　免疫异常可能与PD的发病机制有关的观点由Abram Sky等于1978年提出，近年来多数学者支持这一观点，血清免疫学研究显示：PD患者外周血中IgA、IgG、IgM比同年龄组正常人低，且随着年龄增大而降低。以震颤为主要症状者，IgA、IgG、IgM减低最显著，显示免疫异常在PD发病机制中的重要意义。

(二)发病机制

帕金森病患者的脑组织中乙酰胆碱的含量是正常的，只是由于多巴胺的含量降低，减弱了对胆碱能神经细胞的抑制作用，胆碱能神经细胞的功能因而就相对亢进，并引起了一些帕金森病的症状。由于中脑多巴胺神经元丧失，多巴胺合成不足，使得黑质纹状体束的神经末梢内多巴胺储存严重不足，出现乙酰胆碱相对功能增强，从而引起帕金森综合征(震颤、肌强直、运动减少)。

研究证实，当出现临床症状和体征时，中脑黑质多巴胺能神经元显著减少，常常只残留正常的20%左右，基底核区的多巴胺神经递质含量通常也已耗竭到正常的10%～15%(图15-5-3)。

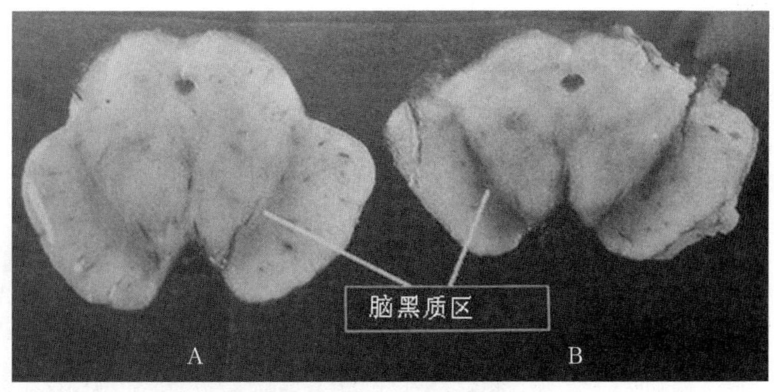

图 15-5-3　脑黑质区

A. PD 患者黑质；B. 正常人黑质

四、临床表现与诊断

(一)临床表现

1. 震颤(tremor)　是因驱动肌和拮抗肌节律性交替收缩所致的异常运动。70%帕金森病患者的首发症状是频率为 3～5Hz 的静止性震颤，典型表现为拇指与示指间呈"搓丸样"动作(图 15-5-4)。发病时常表现为非对称性，多由一侧上肢远端手指开始，逐渐扩展到同侧下肢及对侧肢体，下颌、口唇、舌及头部通常最后受累。病情早期震颤于静止时出现，运动时减轻或消失，情绪激动和精神紧张时加重，夜间睡眠时消失；晚期强烈的震颤在运动时也不消失。少数患者尤其是 70 岁以上发病者可不出现震颤。部分患者可合并姿势性震颤。

2. 肌强直(rigidity)　即肌张力增高，几乎 95%以上的患者都存在。表现为屈肌和伸肌张力均增高，当肢体做被动运动时，增高的肌张力始终保持一致，感到有均匀一致的阻力，犹如在伸屈一根铅管时的感觉，称之为"铅管样强直"。如果患者合并震颤时，伸屈肢体就会表现出在均匀的阻力上有断续的停顿，犹如齿轮在慢速转动一样，称之为"齿轮样强直"(图 15-5-5)。肌强直在四肢、躯干、颈部及面部均可受累。患者出现特殊姿态，头部前倾，躯干俯屈，上肢肘关节屈曲，腕关节伸直，前臂内收，双手置于前方，下肢的髋关节及膝关节均略为弯曲(图 15-5-6)。手足姿势特殊，指间关节伸直，手指内收，拇指对掌，形成特征性屈曲的"猿猴姿势"(图 15-5-7)。

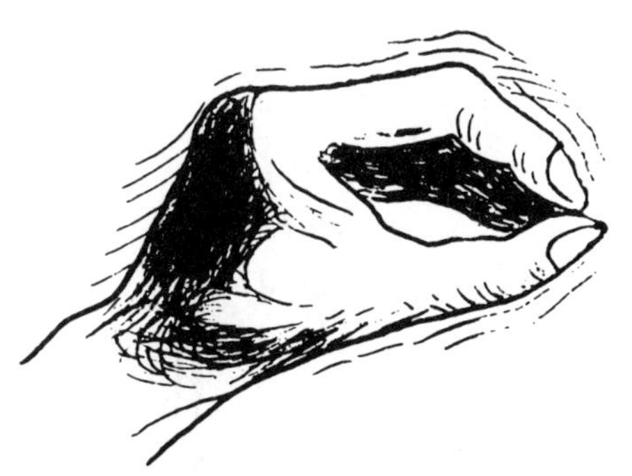

图 15-5-4　"搓丸样"动作

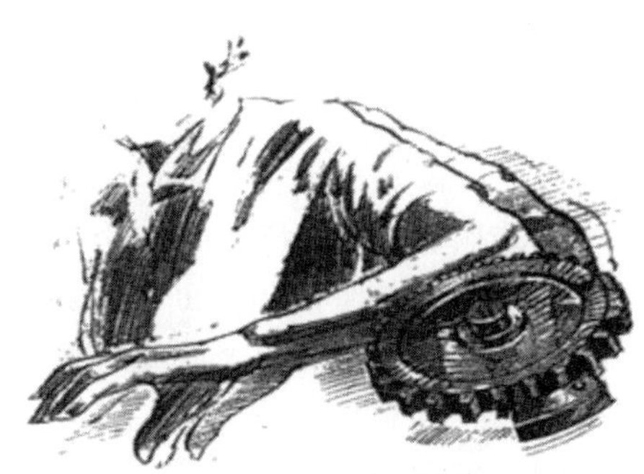

图 15-5-5　齿轮样强直

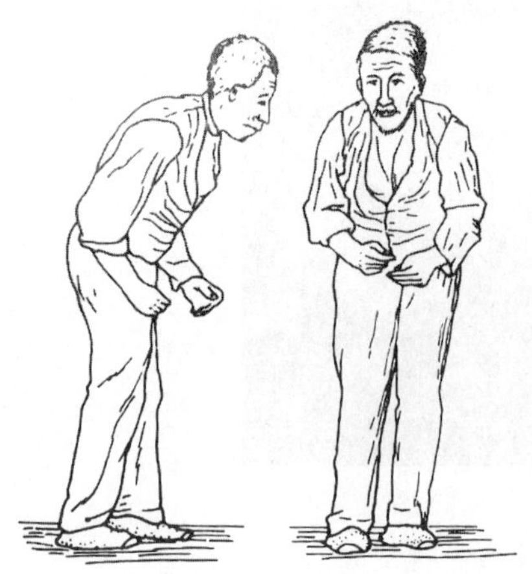

图 15-5-6 帕金森患者特殊姿态

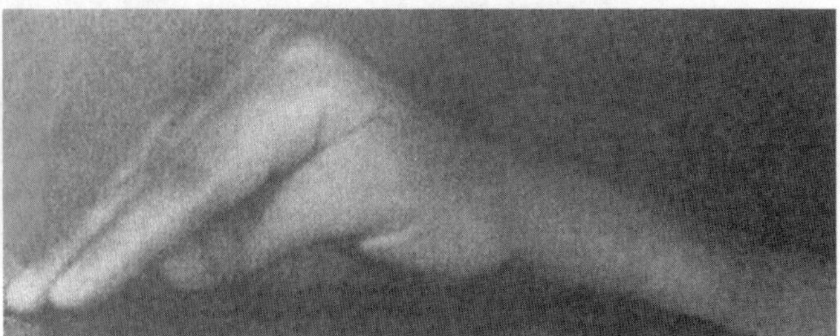

图 15-5-7 特征性屈曲的“猿猴姿势”

3. *运动迟缓*(bradykinesia) 以随意运动减少为主,且发生随意运动困难(即启动困难),如起步和转身、卧床时翻身困难,在准确时间改变和终止动作时也困难;面部表情肌活动减少,常常双目凝视,瞬目减少,呈现“面具脸”(图 15-5-8);手指的精细动作完成困难,如解系鞋带、扣纽扣等,且容易疲乏;写字也逐渐变得困难,笔迹弯曲,越写越小,呈现“字体过小”(图 15-5-9)。

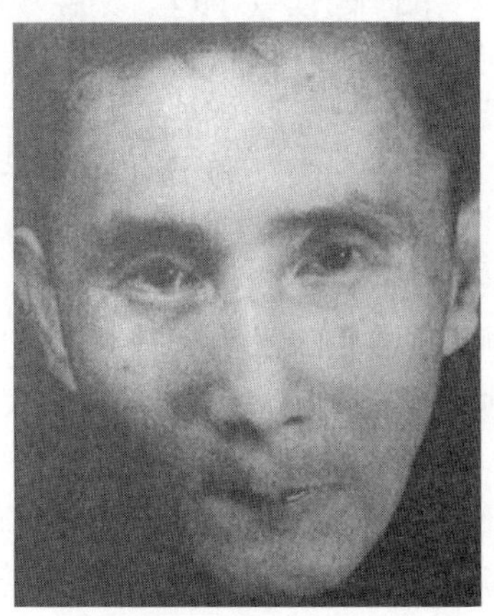

图 15-5-8 面具脸

4. *姿势障碍* 姿势反射的重要作用是维持机体的平衡。PD 患者的姿势反射障碍,常表现出立位和行走时的姿势异常。如头部和躯体前倾,前臂内收,下肢髋、膝关节轻度屈曲的僵硬姿势(图 15-5-10)。行走时,双上肢摆动减少或消失,小步前冲,脚步拖地而行,停步困难,需要小步行走绕圈才能转身,称慌张步态。此与姿势平衡障碍导致的重心不稳有关,在下坡时更为突出。

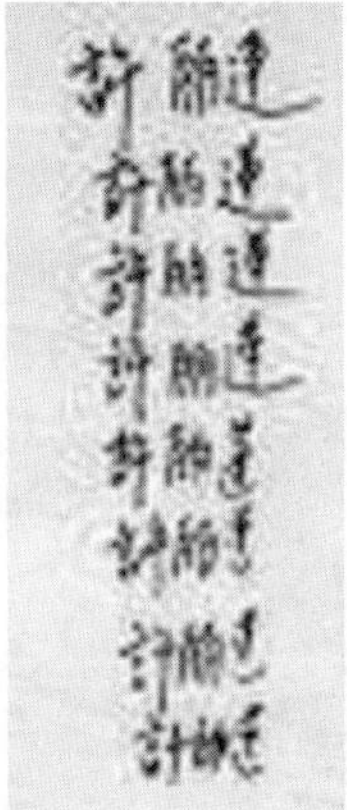

图 15-5-9 字体过小症

5. *其他症状* 自主神经功能障碍较为普遍,如皮脂腺分泌亢进所致的脂颜,汗腺分泌亢进所致的多汗,胃肠道蠕动功能障碍引起的顽固性便秘,交感神经功能障碍所致的直立性低血压等。口、咽、腭肌运动障碍,讲话缓慢,语音低沉单调,流涎,严重时可有吞咽困难。少数患者可合并认知功能障碍,痴呆或抑郁等精神症状。

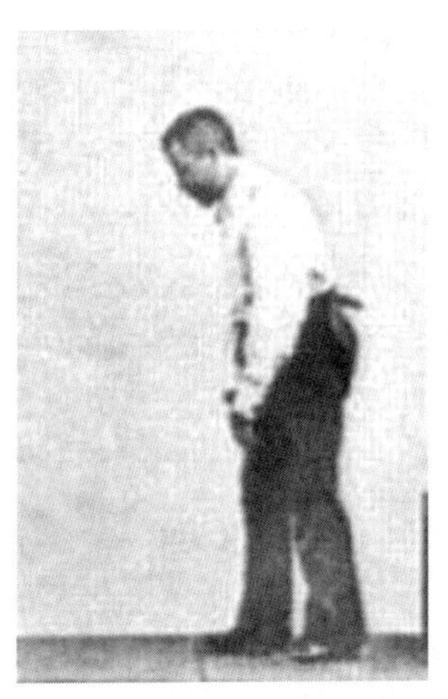

图 15-5-10　PD 病人的特殊姿势

(二)诊断

1. 脑 CT 和磁共振扫描。帕金森病患者表现正常或有脑萎缩表现,无特异性改变,对诊断不能直接提供确诊的价值。

2. 其临床诊断主要根据临床症状和体征,临床具有三大主征即可拟诊帕金森病,抗震颤麻痹药物疗效明确,即可临床确诊。

3. 最近发现用单光子发射断层成像(SPECT)和正电子发射断层扫描(PET)在该病早期检查可发现特异性改变,从而为早期诊断提供客观影像学资料。

五、治疗原则

(一)药物治疗

主要提高脑内多巴胺的含量及其作用及降低乙酰胆碱的活力,多数患者的症状可因此得到缓解,但不能阻止病变的自然进展。

1. 抗胆碱能药　此类药物有抑制乙酰胆碱的活力,相应提高脑内多巴胺的效应和调整纹状体内的递质平衡。适用于早期轻症患者的治疗和作为左旋多巴的辅助药物。常用药物如苯海索、丙环定、甲磺酸苯扎托品。

2. 多巴胺能药　补充脑内多巴胺的不足。外源性多巴胺不能进入脑内,但左旋多巴则可通过血-脑屏障,入脑后经多巴脱羧酶的脱羧转变成多巴胺,以补充纹状体内多巴胺的严重不足而发挥效用。常用药物如左旋多巴、息宁。

3. 多巴胺受体激动药　直接作用于纹状体上的多巴胺受体而起到治疗作用,可与左旋多巴合用或在左旋多巴失效时应用。常用药物如吡贝地尔(泰舒达)、培高利特(协良行)、溴隐亭。

4. 其他　如金刚烷胺,能加强突触前合成和释放多巴胺,减少多巴胺的重吸收,尚有抗胆碱能作用。可与抗胆碱能药或左旋多巴合用。

(二)手术治疗

PD 患者系由于黑质多巴胺能神经元变性,产生的多巴胺减少,多巴胺缺乏的结果,引起丘脑底核及其纤维投射靶点苍白球内侧过度兴奋,是 PD 的主要病理生理特征。因此,利用手术治疗阻断上述病理环路是治疗 PD 的有效方法之一。

1. 苍白球切开术即毁损术　20 世纪 60 年代开展毁损术治疗 PD,在临床获得了一定效果。90 年代用微电极导向立体定向毁损术,即“细胞刀”使靶定位更准确,此手术的特点是较便宜。缺点是此手术并发症会对患者的脑造成毁坏,其疗效长短不一。

2. 深部脑电刺激(deep brain stimulation, DBS)埋植术　又称为脑起搏器,DBS 手术是现在国际上流行的治疗帕金森病的方法。DBS 系统组成见图 15-5-11。

(1)原理:DBS 是通过植入大脑电极,发放高频电脉冲,刺激大脑中控制运动的相关区域,如丘脑底核、丘脑腹中间核、苍白球内侧部,抑制这些异常的神经电活动,将运动控制环路恢复新的运动平衡状态,从而减轻运动障碍性疾病的症状。

(2)优点:采用手术和药物的联合治疗,大大提高了手术的安全性和有效性,可延缓

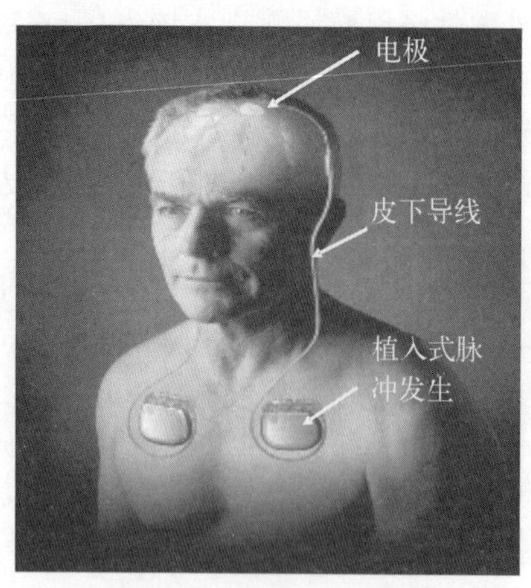

图 15-5-11　DBS 系统组成

帕金森病症状的发展，避免药物严重不良反应的出现，可明显改善患者的症状，使患者获得比较正常的生活，提高患者的生活质量；而且它的疗效长，据国外报道有患者使用了 8 年还有很好的效果，因此被称为帕金森病的“绿色治疗”。

(3)缺点：在脑内植入异物，有潜在导线断裂，局部感染的可能，数年后更换电池，手术费用较昂贵。

(4)手术过程简介见图 15-5-12。

(5)随着科技的发展，新产品的开发，电池类型多样化，2013 年开始患者可以选择可充电电池。可充电电池的使用时间延长，患者每天可以自己对电池进行充电，电池寿命可达 9 年。在家也可以通过控制器调节刺激参数。新 DBS 系统组成见图 15-5-13。

3. *脑细胞移植和基因治疗*　帕金森病脑细胞移植术和基因治疗已在动物实验上取得很大成功，但最近临床研究显示，胚胎脑移植只能轻微改善 60 岁以下患者的症状，并且 50%的患者在手术后出现不随意运动的不良反应，因此，目前此手术还不宜普遍采用。基因治疗还停留在实验室阶段。

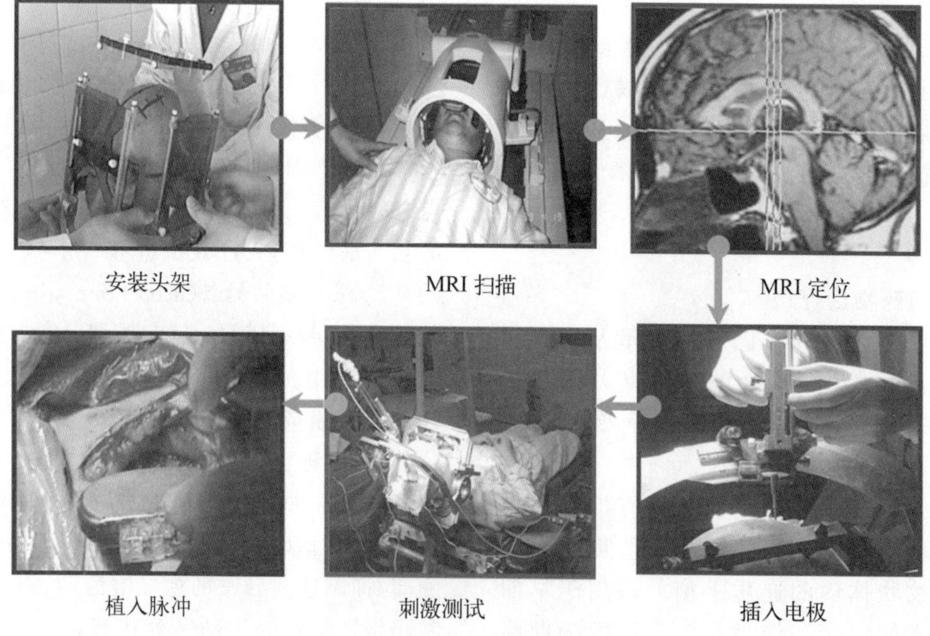

图 15-5-12　DBS 手术过程简介图

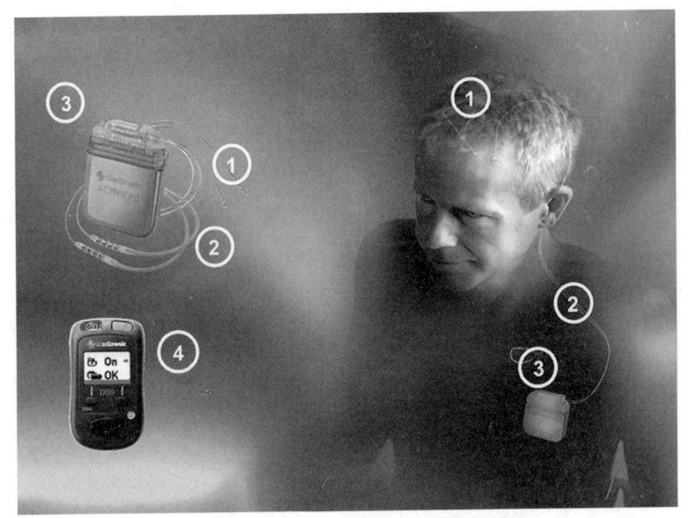

图 15-5-13　新 DBS 系统组成图

1. 电极；2. 延伸导线；3. 神经刺激器；4. 患者控制器

六、常见护理问题

(一)受伤的危险

1. 相关因素　①肌强直发作；②运动障碍一姿势反射失调；③直立性低血压致头晕或体位不稳。

2. 临床表现　①患者随意运动减少，始动困难(起坐、起床时)；②肢体震颤、抖动，持物困难；③行走时步距减小，体态屈曲、前冲，容易跌倒。

3. 护理措施

(1)患者的活动及日常生活需要有人照顾，外出检查有专人护送，其活动之处、厕所、浴室都设有安全设施，确保环境安全。

(2)患者如厕下蹲及起步困难时，予以高位坐厕。

(3)定时巡视病房，主动了解患者的需要，既要指导和鼓励患者增强自我照顾能力，又要适当协助患者做好生活护理。

(4)指导患者不穿拖鞋，鞋子尽量采用防滑鞋底，训练患者行走时身体直立，双眼平视，上下肢体保持协调，动作合拍。迈步时尽量足尖先抬起，脚跟先着地，加大步幅；地面无水、无障碍物。

(5)应将呼叫器置于患者床旁，日常生活用品放在患者伸手可及处，嘱患者如需要帮助及时呼叫护士。

(6)患者动作笨拙，常有失误，勿将过烫食物直接放置在患者床头柜上，谨防其进食时烫伤；端碗持筷困难者，尽量提供不易打碎的不锈钢餐具。

(二)有误吸的危险

1. 相关因素　与口、咽、腭肌运动障碍有关。

2. 临床表现　①舌肌运动缓慢；②言语不清；③进食呛咳；④吞咽困难。

3. 护理措施

(1)每餐进食时取坐位或半坐位。

(2)进食时安排愉快的气氛，给予患者充分的时间进食；应将食物事先切成小块或研磨，并给予粗大把手的勺子或汤匙，使患者易于进食。

(3)经口进食可给予糊状食物，饮水时尽量使用吸管。

(4)药片、唾液在口腔内残留，可能会出现呛咳，造成隐匿性吸入导致吸入性肺炎，指导患者服药时采用坐位或半坐卧位，头稍向前倾，先把药片溶解于水中，用小勺把药送到舌根处，若实在不能吞咽，可置胃管。

(三)自尊紊乱

1. 相关因素　①身体形象改变；②生活依赖他人照顾。

2. 临床表现　①不配合、不参与治疗护理活动；②不愿进入公共场合，不参与社交活动，回避人际交往；③沉默寡言，整日闷闷不乐。

3. 护理措施

(1)鼓励患者表达并注意倾听其心理感受。

(2)与患者讨论身体健康状态改变对自身的影响。

(3)鼓励患者及其家属正确面对疾病，努力提供一切可能的支持系统。

(4)纠正错误观念，提供正确信息。

(5)教会患者必要的自我护理方法，努力提高自我护理能力，提高生活质量。

(6)必要时提供隐蔽的环境，尤其是协助饮食、起居、排泄等生活护理时。

(四)便秘

1. 相关因素　①药物的不良反应，如溴隐亭；②缺乏运动；③胃肠道中缺乏唾液(因吞咽能力丧失，唾液由口角流出)；④液体摄入不足；⑤PD患者对肠壁膨胀的正常反射性反应减弱，以及粪便中的水分不断被肠黏膜吸收，久而久之粪便干结变硬，很难排出。

2. 临床表现　肠鸣音减弱，数天无排便，腹胀，食欲下降，腹部膨隆，有肠形。

3. 护理措施

(1)评估并记录患者腹部胀满的程度，注意有无肠鸣音。

(2)生活和排便要有规律，建立排便条件反射，养成定时排便的习惯，不忽视便意。

(3)给患者摄取足够的营养和水分，多食含纤维素丰富的蔬菜和水果，蔬菜如茭白、韭菜、菠菜、芹菜、藕、西红柿等，水果如柿子、葡萄、杏、香蕉等，必要时服用缓泻药。

(4)顺时针按摩腹部以促进肠蠕动，2～3/d，每次10～20来回。

(5)指导患者排便时应先吸气后闭气，利用增加腹压的方法排便。

(6)排便困难者，可给予开塞露20～40ml纳肛，必要时给予灌肠。

(五)营养失调

1. 相关因素　①吞咽困难引起饮食减少；②震颤所致机体消耗量增加。

2. 临床表现　①患者体重下降；②患者倦怠无力，精神萎靡；③食物摄入相对/绝对不足。

3. 护理措施

(1)评估患者的饮食习惯，饮食营养状况。

(2)调整合理的饮食结构，根据患者的体重计算脂肪、蛋白质入量。

(3)鼓励患者少量多餐，以保证其有足够的热量。

(4)监测电解质、蛋白质等相关化验值，监测体重变化。

(5)有呛咳者不要勉强进食，可予鼻饲喂养，流质饮食6～8/d，每次200ml；以使每天热量供给在1.25～1.67kJ(3000～4000kcal)。

(6)患者震颤加剧及肌强直发作后予补充足够的营养。

(7)每周测体重1次，动态观察体重变化。

(六)潜在并发症——颅内出血

1. 相关因素　①与手术操作不当；②反复微电极记录，发生率为3%～5%；③与出血有关的疾病，如：高血压、糖尿病等。

2. 临床表现　①头痛，呕吐，原有症状加重；②意识障碍加重或意识改变，一侧或双侧瞳孔散大，对光反射减弱或消失；③生命体征改变；癫痫发作，继发性偏瘫、脑疝。

3. 护理措施

(1)患者静卧，全麻清醒后取抬高床头

15°～30°斜坡卧位，意识障碍者取头侧卧位，禁卧患侧，并保持头部正直，防止呼吸不畅。卧床 2d。

(2)监护仪连续监测心电、呼吸、脉搏、血压、血氧饱和度、颅内压等，以及时发现病情变化。

(3)严密观察患者的意识、瞳孔变化，有无头痛、恶心、呕吐等颅内压增高症状；观察患者肢体活动情况及有无癫痫发作；观察伤口有无出血及分泌物。出现异常，及时报告医师处理。

(4)给予低流量持续吸氧，保持呼吸道通畅，防止脑缺氧。

(5)遵医嘱给降颅压药物甘露醇静脉滴注，注意药量准确；250ml 应在 20～30min 内输入；期间记录患者的尿量，监测电解质变化。

(6)视病情调节输液速度，准确记录 24h 出入水量。

(7)遵医嘱及时、准确留取各种检验标本。

(七)自理能力缺陷

1. 相关因素　①颅脑手术后限制卧床；②意识、精神障碍；③耐力下降，使活动能力下降；④舒适状态改变：头痛。

2. 临床表现　①患者不能独立完成进餐、洗漱、沐浴、大小便等日常生活；②患者不能有目的地完成翻身动作。

3. 护理措施

(1)给予一级护理，呼叫器放在患者触手可及处，并教其使用。

(2)做好患者日常生活护理，如口腔护理 2/d；擦身夏季 2/d，冬季 1/d；四送到床边：送饭、送水、送药、送便器。

(3)大小便后及时清洁肛周及会阴，随时更换尿湿、汗湿、污染的衣被。

(4)协助患者翻身、拍背每 2 小时 1 次，安置舒适的卧位。

(5)随时清除口、鼻分泌物、呕吐物，保持呼吸道通畅。

(6)意识、精神障碍患者，使用床栏、约束带，必要时专人守护。

(7)严格掌握热水袋、冰袋使用指征，防止烫伤或冻伤。

七、康复与健康教育

(一)术前指导

1. 术前应做好心理护理，详细解释疾病的病因，科学地、通俗易懂地讲解手术的知识，手术的必要性及手术成功的病例，给予精神方面的支持和安慰。

2. 嘱患者适当增加卧床时间，保持充足睡眠，保证有充足体力承担手术应激；根据症状合理安排活动，尽可能在家属陪护下室内活动，必要时限制其活动，进行定时的被动活动，防止关节僵硬。

3. 术晨禁食，如患者震颤严重影响安置头架，术晨的口服药继续服用；必要时可用镇静剂，并清除患者身上任何金属物质。

(二)术后指导

1. 手术当天患者神志清醒后即可予以床头抬高 15°～30°，有利于颅内静脉回流，减轻脑水肿。让患者安静卧床，植入脉冲器侧上肢制动，避免大幅度扭动颈部，以免电极移位及防止局部皮下血肿形成。

2. 术后 1d 卧床时即开始肌肉收缩练习，如转腕、屈肘、抓物，距小腿关节和趾关节可以进行主动的背伸和跖屈练习等，帮助患者按摩各关节及进行四肢的被动活动。

3. 术后 2～3d 鼓励患者在护士陪护下下床活动，方法是先在床上坐起，如无头晕可坐床沿再适应，然后在陪护下锻炼行走，以防跌倒。

4. 术后 3d 鼓励患者进行自主行走并锻炼日常生活自理能力，注意运动的强度与幅度，循序渐进。

5. 指导患者如何避免切口感染，具体如下。

(1)经常彻底清洗双手,特别是在如厕、触碰动物或处理食物之后。

(2)保持切口处干燥,在医师告知之前,请勿清洗切口,并且暂时避免淋浴,直到切口处完全愈合。

(3)勿在切口处使用药水或药膏,除非是经由您的医师指导。

(4)确认帽子、围巾、枕套等干净,且让宠物远离床铺。

(5)勿推挤伤口、按摩头皮。

6. 术后5d开始练习床上体操,具体方法如下。

(1)翻身体操:头转向一侧,一小腿放在头转向一侧的小腿上,双臂上举,摆动双臂左右几次后,顺势向头转侧用力摆动,带动躯干转动,再复至仰卧位,按上述方法向另一侧翻身,每次各做5次。

(2)仰卧起坐:仰卧,双臂放在体侧,头、上身抬起,可借助双手推床帮助坐起,各做5次。

(3)抓行体操:双膝、双手跪位,双肘屈曲,双臂向前爬行,再向后爬,复至原位,来回10次。

(三)药物指导

1. 用药原则　手术不能根治本病,只能控制症状,药物加手术治疗是当今PD治疗的最新观点,术后要在医生指导下缓慢减量用药,直至维持量。

2. 药物不良反应指导　①抗胆碱能药物有口干、便秘、排尿困难、视物模糊等不良反应,对前列腺肥大或青光眼者禁用;由于抑制中枢的乙酰胆碱,可使记忆和认知功能减退,对>70岁老人不宜采用。②多巴胺能增强剂主要不良反应有踝部水肿、网状青斑、精神症状(幻视、幻听常见)。与苯海索有协同作用,对晚期患者无效。大剂量可加重充血性心力衰竭,肾功能不良者慎用。③应用DA受体激动药有40%~60%的患者出现不良反应,如精神症状、直立性低血压、消化道溃疡、红斑性肢痛、肺及腹膜后纤维化等。应用时应由小剂量开始,缓慢加量,维持剂量不宜过大。④单胺氧化酶抑制药偶有幻觉、失眠、多动等,停药后1周内消失。

(四)饮食指导

食物多样,多吃谷类和蔬菜瓜果。①指导患者适量及适时吃奶类和豆类,牛奶含有丰富的钙质,其蛋白质影响左旋多巴药效,晚上睡前饮用牛奶。豆类含天然的左旋多巴,可延长药物的释放时间。②限量吃肉类:蛋白质中的一些氨基酸成分影响左旋多巴药物进入脑部,选择精瘦的畜肉、禽肉或鱼肉,为使白天药效更佳,可以尝试一天只在晚餐安排蛋白质食物,尽量不吃肥肉、荤油、动物内脏。③服药30min后进餐,以便药物能更好的吸收。初服左旋多巴药患者,可能服药后会出现恶心症状,可在服药的同时吃一些低蛋白质的食物,如饼干、水果或果汁等,喝姜汁可缓解恶心、呕吐的症状。④保证充足的水分对身体的新陈代谢有利,充足的水分能使身体排出较多的尿量,减少膀胱和尿道细菌感染的机会,也能使粪便软化、易排,防止便秘的发生。

(五)出院指导

1. DBS术后患者

(1)定期回医院程控中心随访,根据患者体征来调节刺激参数(图15-5-14)。

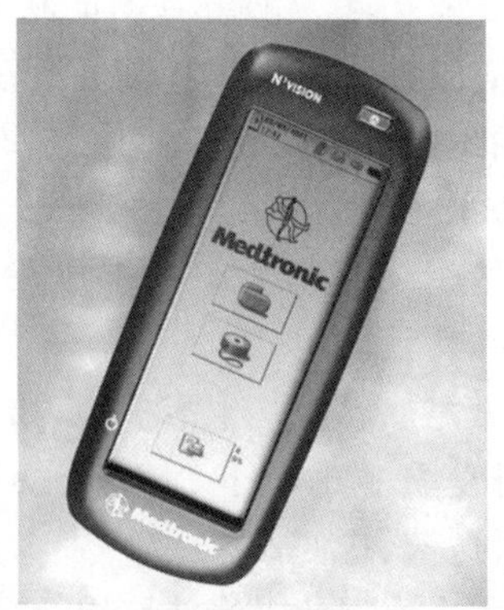

8840 N Vision®

图15-5-14　临床医生用程控仪

(2)医生指导下用简易患者程控仪自行调节参数(图15-5-15)。

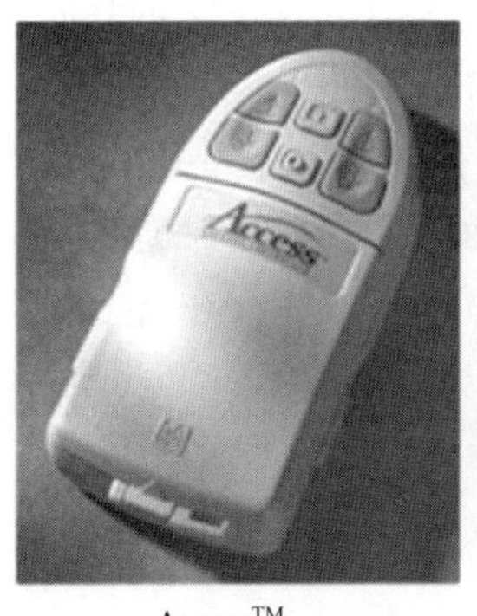

AccessTM

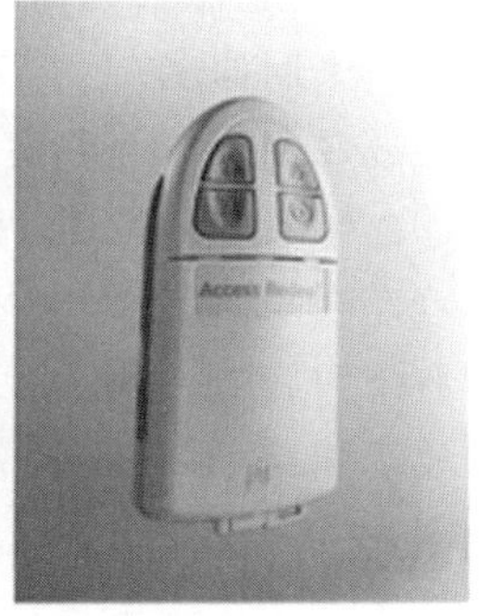
AccessTM

图 15-5-15　患者用程控仪

2. 指导患者正确使用遥控磁铁开关，患者将此小巧可握式控制器置于神经刺激器上方，按压其上的按钮可控制神经刺激器的开与关，检测系统的开关状态，以及检查电池状态；患者可将控制磁铁置于神经刺激器上方以控制刺激器的开关。

3. 使用遥控磁铁开关时，应远离冰箱、音响等有磁场的区域，以免影响脑起搏器的正常工作。

4. 如患者要接受磁共振超声等特殊检查应咨询手术医生。

5. 因脑内起搏器中的脉冲发生器可能会引起机场安全门和商场防盗门报警，建议患者随身携带植入识别卡以获得帮助。

6. 患者每年须随访 1～3 次，进行相应的检查和程控。

7. 脑起搏器系统的电池一般可以使用 5～6 年，如果电池耗尽，需要更换脉冲发生器。电池和导线不须更换，这可以通过简单的外科手术进行更换。

8. 告知患者运动锻炼的目的在于防止和推迟关节僵直和肢体挛缩，以克服运动障碍的不良影响，可参考下述方法进行锻炼。

(1)躺姿锻炼(图 15-5-16)：①躺姿上半身伸展运动，双手举物同时向上举，放下；②躺姿全身伸展运动，双手举物同时向上举，慢慢地将脚往上抬、放下，换另一只脚，抬起；③躺姿上半身旋转运动，双手握物往前举，左右旋转，头也可以跟着转；④躺姿旋转运动，先将腿弓起来，双手握物往前举，上半身和下半身做反方向旋转，即上半身往左，下半身往右。以上每项练习 5～10 次，一天 3～5 回。

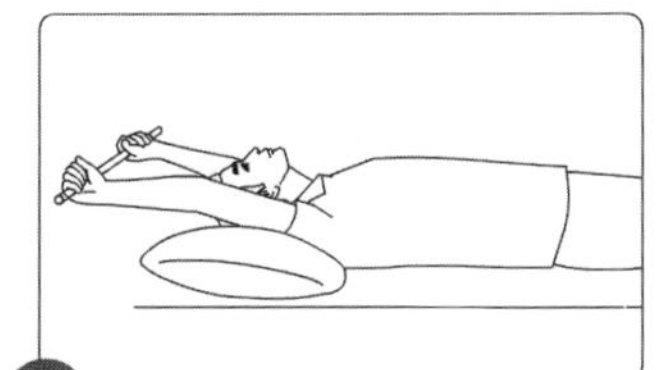

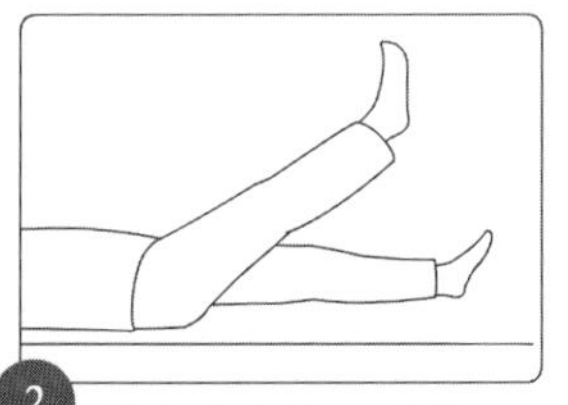

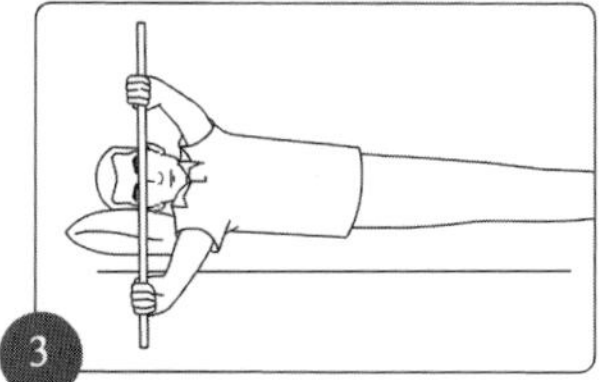

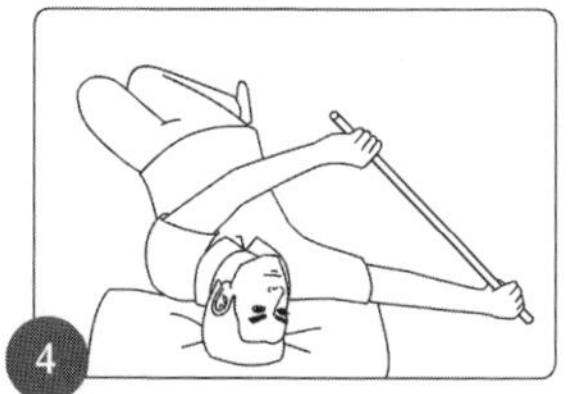

图 15-5-16　躺姿锻炼

(2)趴姿锻炼(图 15-5-17):①趴姿伸展运动,在下巴下面垫个枕头,不要盖住口鼻,两手握紧棍棒,头往上仰,双手同时往前举,双眼直视单拐,放下;②轮流将腿部往上抬高。以上每项练习 5～10 次,一天 3～5 回。

(3)坐姿锻炼(图 15-5-18):①上半身伸展运动,双手握紧棍棒,同时往上举,头往上仰,双眼直视单拐,放下;②上半身左右侧弯运动,两手握紧棍棒同时往上举,头往上仰,左右来回伸展;上半身前胸伸展运动,先将棍棒放在身后,两手握紧棍棒,尽量往上举;③上半身旋转运动,两手握紧棍棒往前举,接着左右来回旋转,也可以将棍棒放在肩上,左右来回旋转;④也可以做抬腿的运动,将棍棒放于腿部,来回抬腿。以上每项练习 5～10 次,一天 3～5 回。

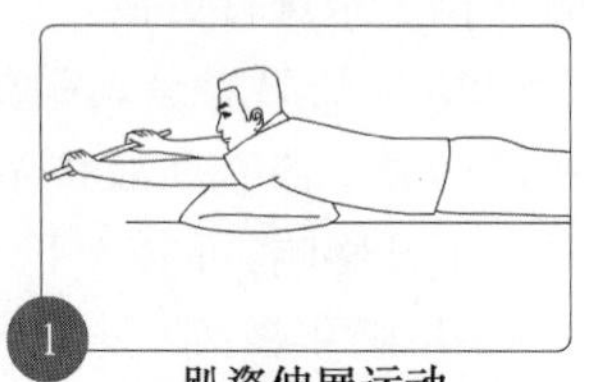

趴姿伸展运动

在下巴下面垫个枕头，不要盖住口鼻（动作难度较高，请勿勉强执行），两手握紧棍棒，头往上仰，双手同时往前举，双眼直视单拐，放下

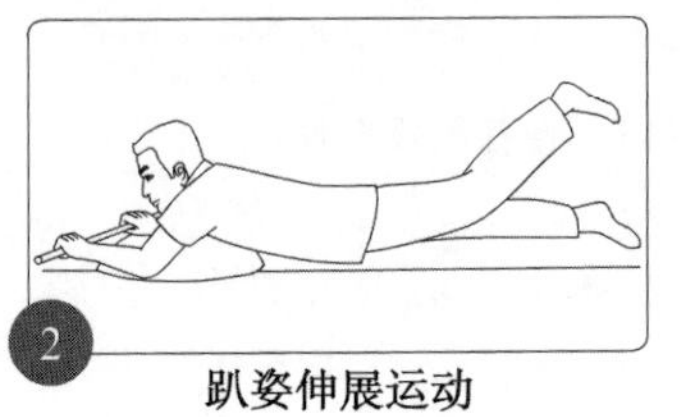

趴姿伸展运动

轮流将腿部往上抬高

图 15-5-17 趴姿锻炼

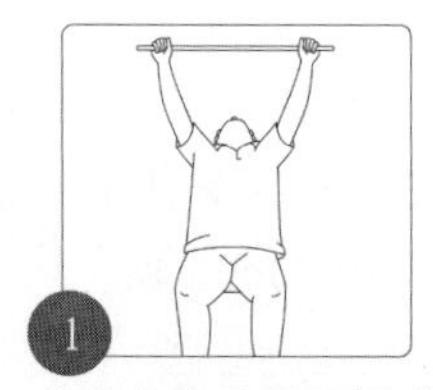

坐姿上半身伸展运动

两手握紧棍棒，同时往上举，头往上仰，双眼直视单拐，放下

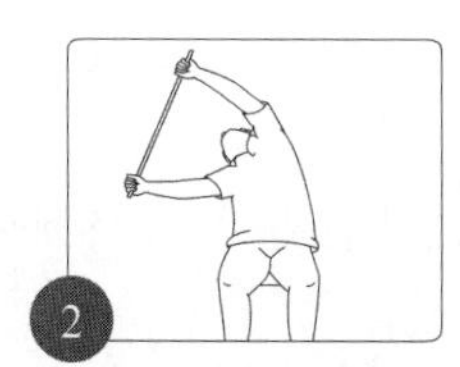

坐姿上半身左右侧弯运动

两手握紧棍棒同时往上举，头往上仰，左右来回伸展（侧弯时注意需有家属在旁执行，以防跌倒）

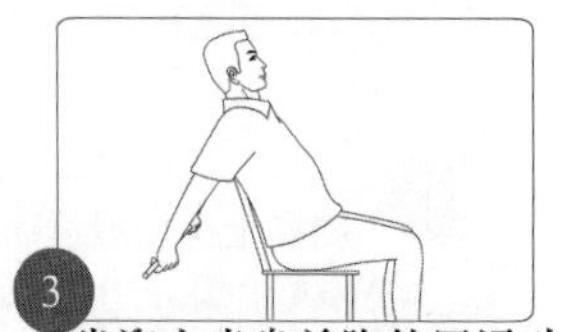

坐姿上半身前胸伸展运动

先将棍棒放在身后，两手握紧棍棒尽量往后举高

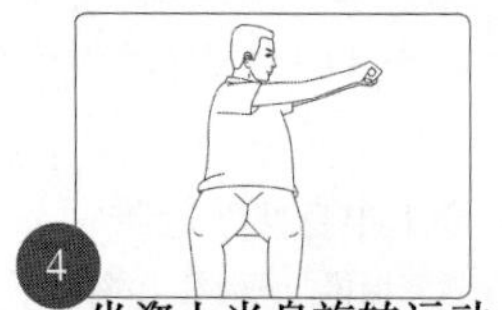

坐姿上半身旋转运动

两手握紧棍棒往前举，接着左右来回旋转，也可以将棍棒背在肩上，左右来回旋转

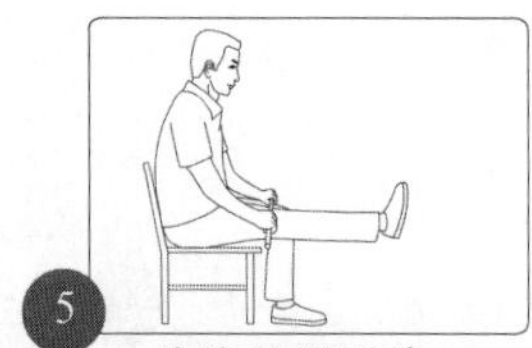

坐姿抬腿运动

将棍棒放置在大腿位置，小腿往上抬，换另一小腿往上抬

图 15-5-18 坐姿锻炼

(4)站姿锻炼(图 15-5-19):①伸展运动,两手握紧棍棒,同时往上举,双眼直视单拐,放下;②侧弯运动,两手握紧棍棒,同时往上举,左右来回伸展;③旋转运动,棍棒放在身体腰部后方,两手握紧,身体来回旋转;④前胸伸展运动,将棍棒放在身体后方,握紧,尽量向后举高;⑤抬腿运动:将棍棒放在身体前方,当做支撑,大腿轮回往后或往旁边抬高。以上每项练习 5~10 次,一天 3~5 回。

(5)行走锻炼:步行时思想放松,尽量迈大步。向前走时,抬高脚,脚跟着地,尽可能两脚分开,背部停止,摆动双臂,目视前方,抬高膝部,跨过想象中的障碍物。

(6)呼吸和放松训练:①宽衣,在安静处放暗灯光,身体姿势尽可能舒服,闭眼;②开始呼吸,经鼻吸气,腹部在吸气时鼓起,呼气时放松,由唇缓慢呼出气体,5~10min;③随着呼吸,逐渐使上肢和颈部同时活动,以扩大肺部的活动度;④轻柔地进行关节和躯干四肢的转动。

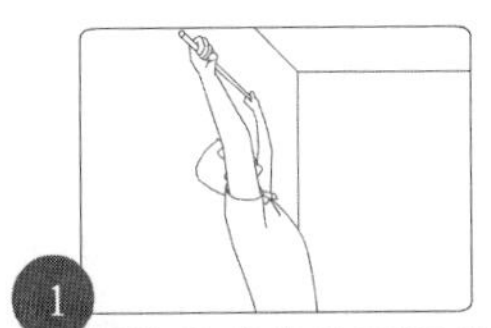

1 站姿上半身伸展运动
(请注意须靠墙执行,以防跌倒)两手握紧棍棒,同时往上举,双眼直视单拐,放下

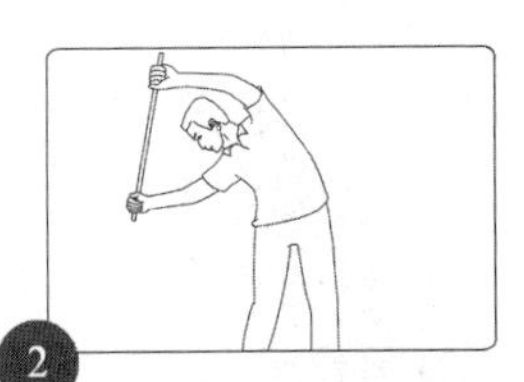

2 站姿上半身侧弯运动
两手握紧棍棒,同时往上举,左右来回伸展(侧弯时注意需有家属在旁执行,以防跌倒)

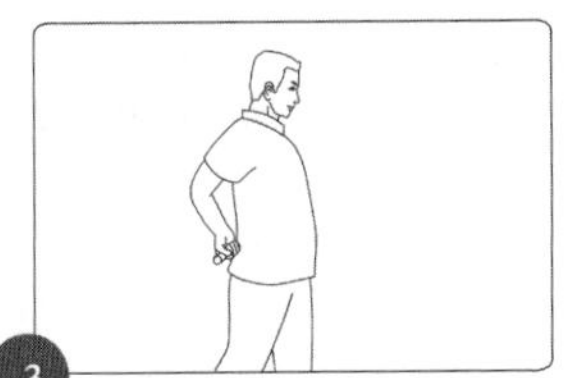

3 站姿上半身旋转运动
棍棒放在身体腰部后方,两手握紧棍棒,身体左右来回旋转

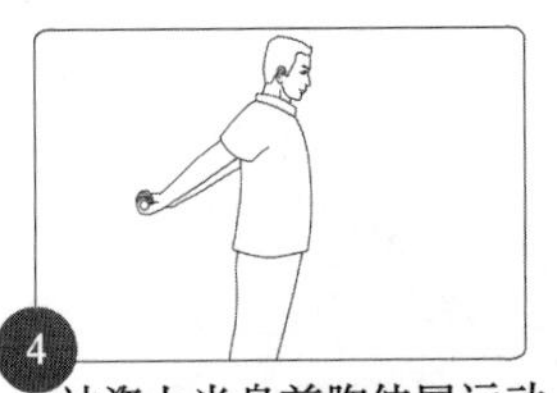

4 站姿上半身前胸伸展运动
棍棒放在身体腰部后方,两手握紧棍棒,尽量往后举高

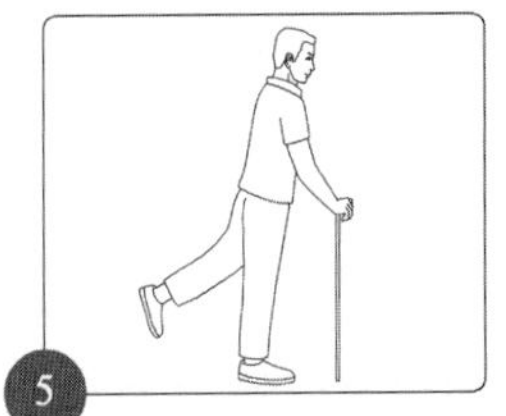

5 站姿下半身抬腿运动
棍棒放在身体前方,当作支撑,两手握紧棍棒往前举,大腿轮换尽量向后举高

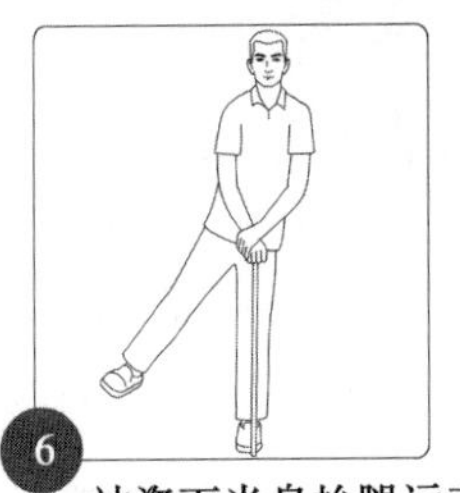

6 站姿下半身抬腿运动
大腿轮换向旁举高

图 15-5-19　站姿锻炼

(李冬梅　吴东红)

第六节　颅内动脉瘤

一、概　述

颅内动脉瘤(intracranial aneurysm)是颅内动脉壁局部异常膨出(图 15-6-1),主要是动脉管壁局部缺陷和管腔内压力增高所致,由于瘤体一般很小,在其破裂出血之前难以察觉。早在 17 世纪有人在尸体解剖中发现颅内动脉瘤,并认识它是引起自发性蛛网膜下腔出血最常见的原因。目前颅内动脉瘤发生率为 0.7%～7.9%,在脑血管病变中,其发生率为第 3 位,仅次于脑血栓和高血压脑出血。颅内动脉瘤可发生于任何年龄,最常见于 40—60 岁,其瘤体直径按照大小分为小型动脉瘤(≤0.5cm)、中型动脉瘤(0.5～1.5cm)、大型动脉瘤(1.5～2.5cm)以及巨大型动脉瘤(≥2.5cm)。按形状动脉瘤分囊状、梭形和夹层动脉瘤。

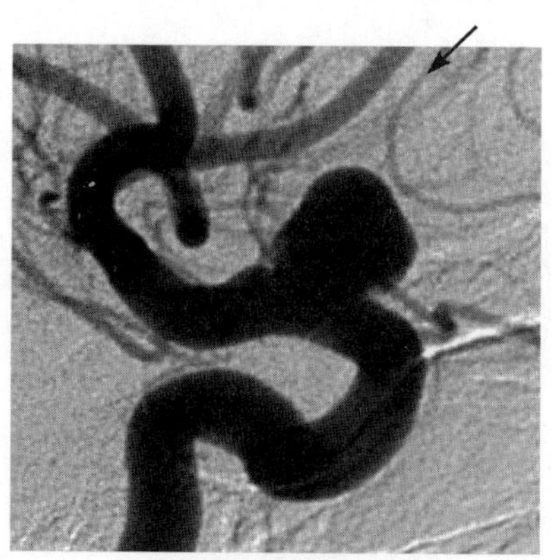

图 15-6-1　颅内动脉瘤

二、应用解剖

颅脑主要由 4 条动脉供血,即双侧颈内动脉和椎动脉,这 4 条动脉进入颅内后,组成大脑动脉环,又称 Willis 环,位于脑底下方、蝶鞍上方,视交叉、大结节、乳头体周围,由前交通动脉、两侧大脑前动脉起始段、两侧颈内动脉末段、两侧后交通动脉和两侧大脑后动脉起始段吻合而成,当构成此环的某一动脉血液减少或被阻断时,通过循环调节,血液重新分配,以供应缺血部分,维持脑的营养和功能活动。颅内动脉瘤主要发生在颅内血管分叉处,以 Willis 环多见(图 15-6-2)。

颅腔内容物为脑组织、脑血液和脑脊液。脑脊液分布于蛛网膜下隙中,与脑室及脊髓蛛网膜下腔相通,通过蛛网膜颗粒引流入颅内静脉窦。当颅内动脉瘤破裂出血后,血液流进蛛网膜下隙,即形成蛛网膜下腔出血(subarachnoid hemorrhage,SAH),血液会引起蛛网膜颗粒的闭塞,导致脑脊液循环受阻,颅内压增高;同时,由于蛛网膜下腔积血的直接刺激和红细胞溶解释放多种血管收缩物质,引起脑血管痉挛(vasospasm),严重的脑血痉挛,可造成脑缺血或脑水肿,从而加重颅内高压。

三、病因与发病机制

(一)病因尚未明确,发病机制理论如下

1. *先天学说*　1930 年 Forbus 认为动脉瘤是由于脑的动脉分支处有先天性中层缺陷,动脉瘤正是从这个薄弱处膨出而形成。目前认为这种中层缺陷并非是形成动脉瘤的必需因素,而且极为常见,且随年龄的增长而增多。至于遗传性结缔组织疾病并发颅内动脉瘤,因这种疾病非常罕见,至少不是大多数动脉瘤形成的原因。而多囊肾和主动脉弓狭窄症常有高血压病,而高血压则是引起动脉瘤的后天性因素。但先天学说仍是解释婴儿或小儿颅内动脉瘤和家族性动脉瘤的论据。

2. *后天学说*　由于发生颅内动脉瘤的高峰年龄为 40—70 岁,血管壁的内弹力层是承受血管壁牵张力的主要结构,而高血压、动脉粥样硬化和血流动力学的冲击正是损坏内弹力层的主要因素,故由 Stehbens 倡导的后天学说已被广泛接受。

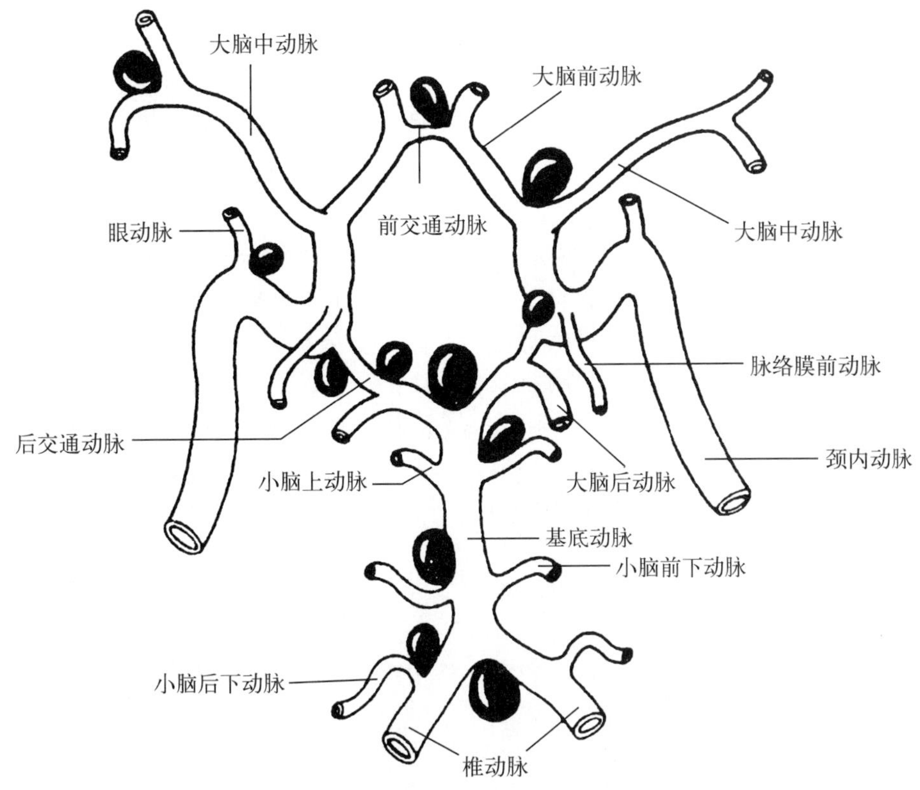

图 15-6-2　颅底 Willis 环的组成及动脉瘤的好发部位

3. *综合学说*　Crawford 认为，动脉壁发育性中层缺陷、动脉硬化和高血压是发生动脉瘤的主要因素，这 3 个因素在不同的年龄起着不同的作用，在儿童期以前，发育缺陷是主要因素；在中年期以后，动脉硬化和高血压是发生动脉瘤的主要原因。

(二)颅内动脉瘤按其不同病因分为 5 类

1. *先天性动脉瘤*　最为常见，占 80%～90%，由于颅内血管与外周血管在结构上存在较大的差异，缺乏外弹力层，且中层较为薄弱，血管分叉部位缺如，当大脑动脉环发育异常时，动脉瘤多发生于负担血流较重的动脉上；在动脉分支或交叉部受到血流冲击的最大的部位是分叉的隆突部和分支的远侧角，这正是最常发生颅内动脉瘤的部位。

2. *动脉硬化性动脉瘤*　占 10%～18%，动脉硬化引起的动脉壁退化或创伤与炎症导致血管壁损伤，常发生于 40—60 岁年龄段。

3. *感染性动脉瘤*　占 2%～3%，由于细菌栓子经血液播散停留在脑动脉终末支或动脉分支部，侵蚀动脉壁而形成。

4. *外伤性动脉瘤*　占 1%，主要是颅脑外伤，手术创伤等直接伤及动脉管壁形成假性或真性动脉瘤。

5. *肿瘤性动脉瘤*　比较少见，约占 0.1%，多由于肿瘤直接侵犯血管或远侧瘤栓的种植，然后浸润并破坏血管壁而致，绝大多数是“先天性动脉瘤”。

四、临床表现及诊断

(一)临床表现

1. *警兆症状*　颅内动脉瘤体积一般都很小，在未破裂之前无临床症状，只有少数体积较大的动脉瘤因压迫邻近神经组织而引起症状。有半数(20%～60%)的病人在动脉瘤发生大量出血前有警兆症状，其中最常见的症状是头痛和头晕，而最具警兆症状的动眼神经麻痹常见于后交通动脉瘤病人(动眼神经走行于大脑后动脉及小脑上动脉之间，指向后下方的后交通动脉瘤常可直接压迫动眼神经致其麻痹)(图 15-6-3)，警兆症状的原因为动脉瘤膨胀或微量漏血。

2. SAH 的症状和体积　动脉瘤性 SAH 的典型临床表现是突然发作的剧烈头痛、呕吐、畏光、烦躁不安，随后有短暂的意识丧失，清醒后有各种神经功能障碍和脑膜刺激症状。

(1)头痛：为常见的首发症状，病人常描述为"裂开样头痛"。多数为全头痛和颈后部痛，头痛剧烈时存在呕吐，颈项强直，畏光，眼球转动时痛。头痛的原因为急性颅内压增高。头痛可持续 1 周左右。

(2)意识障碍：约有半数的病人有意识丧失，一般不超过 1h，但也有持续昏迷。意识障碍的原因是动脉破裂时颅内压力突然增高，使脑灌注压降低，脑循环瞬间突然停止。

(3)神经功能障碍：因动脉瘤部位不同可出现各种神经功能障碍。后交通动脉瘤破裂常引起动眼神经麻痹，大脑中动脉瘤破裂可引起偏瘫和失语，前交通动脉瘤破裂可能造成记忆缺失和柯萨可夫综合征，基底动脉瘤破裂可引起双侧展神经麻痹或脑干症状，眼动脉瘤破裂可发生视力减退或使已有视力障碍加重。

(4)全身症状和并发症：SAH 后常有发热。前交通动脉瘤破裂出血可导致丘脑下部损害，下丘脑损害会引起中枢性高热，尿崩症，胃肠道出血，急性肺水肿等，此外还可发生抗利尿素分泌失调，引起心律失常，糖尿，抽搐和水电解质平衡失调等。

3. 临床分级　采用 Hunt 和 Hess 分级法(表 15-6-1)对动脉瘤性 SAH 的临床状态进行分级以选择手术时机和判断预后。

表 15-6-1　Hunt 和 Hess 分级法

分类	标准
0 级	未破裂动脉瘤或破裂动脉瘤半年以上未再次出血
Ⅰ级	无症状或轻微头痛和颈项强直
Ⅱ级	中至重度头痛、脑膜刺激征、脑神经麻痹
Ⅲ级	嗜睡，或有局灶性神经功能障碍
Ⅳ级	昏迷、中或重度偏瘫、有早期去脑强直或自主神经功能紊乱
Ⅴ级	深昏迷、去大脑强直、濒死状态

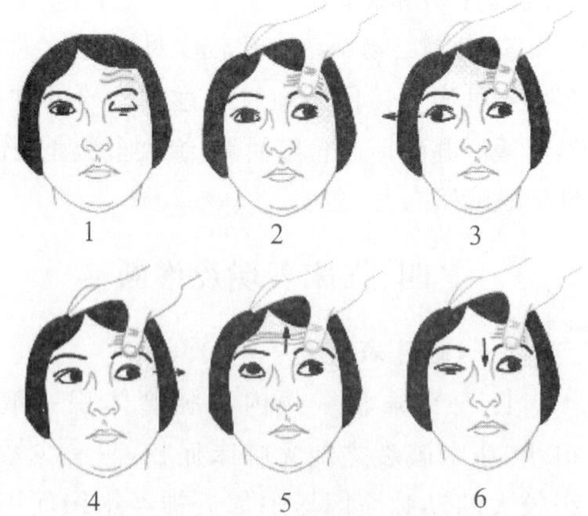

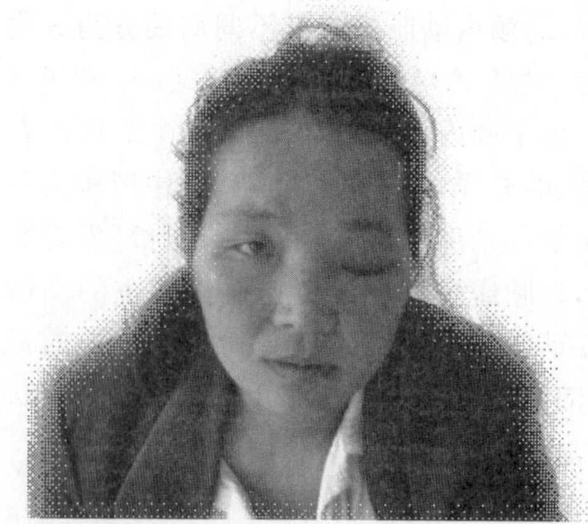

图 15-6-3　后交通动眼神经麻痹

（二）诊断

1. 动脉瘤破裂的诱因　从血流动力学角度来看，作用于动脉瘤壁的因素是血压，即使在休息、睡眠中也持续存在，调查发现 1/3 的动脉瘤病人是在睡眠中破裂出血，1/3 的病人找不出明确的诱因；其余 1/3 的病人可以找出破裂的诱因。这些诱因有：起身或弯腰、情绪激动、排便、负重、咳嗽、分娩、创伤、外科手术或性生活等。

2. CT 与 MRI 的检查　CT 具有辅助诊断价值，可了解出血的部位、血肿的大小、有无脑受压、脑积水等。MRI 可判断动脉瘤内有无血栓，并从出血部位可以间接推断动脉瘤可能发生的部位；在 CT 片上可见蛛网膜下腔出血，如前交通动脉瘤出血，鞍上池积血较多，后交通动脉瘤和大脑中动脉动脉瘤，侧裂池的积血较多。CT 血管造影（CT angiography，CTA）和磁共振血管造影（MR angiography，MRA）（图 15-6-4，图 15-6-5），可以清晰地显示颅内动脉瘤，对于直径在 2mm 以上的动脉瘤的准确率达到 98%以上，并清楚显示动脉瘤的几何形态学特征及其与载瘤动脉的关系，为血管内治疗提供一个信息参考。

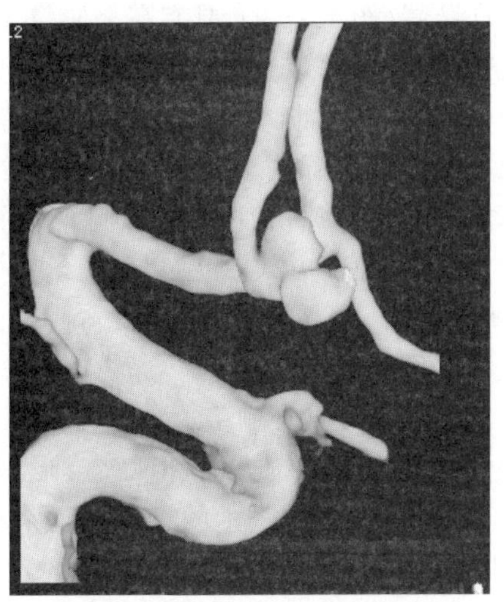

图 15-6-4　前交通动脉瘤（MRA）

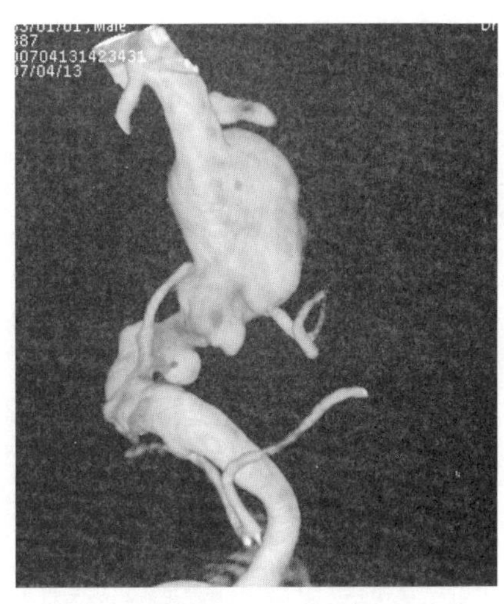

图 15-6-5　基底动脉动脉瘤（MRA）

3. 脑血管造影（DSA 及 3D-DSA）　脑血管造影是目前颅内动脉诊断的“金标准”。它不仅能查明出血的原因、动脉瘤的部位、大小、形状、数目、瘤颈宽窄、瘤颈伸展的方向，侧支循环和有无动脉粥样硬化，瘤腔内有无血栓及血管痉挛程度（图 15-6-6，图 15-6-7）。

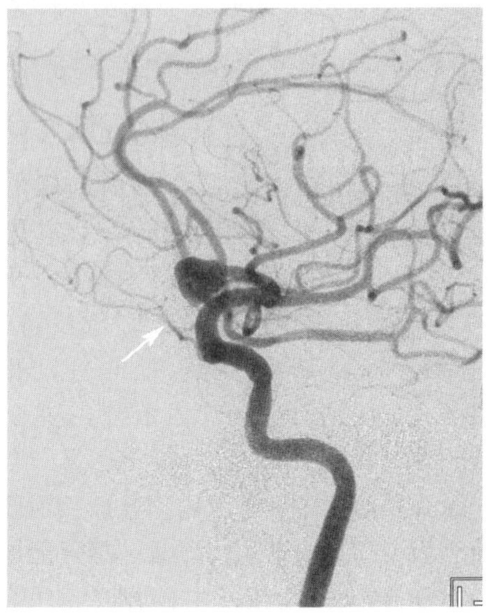

图 15-6-6　前交通动脉瘤介入术前（DSA）

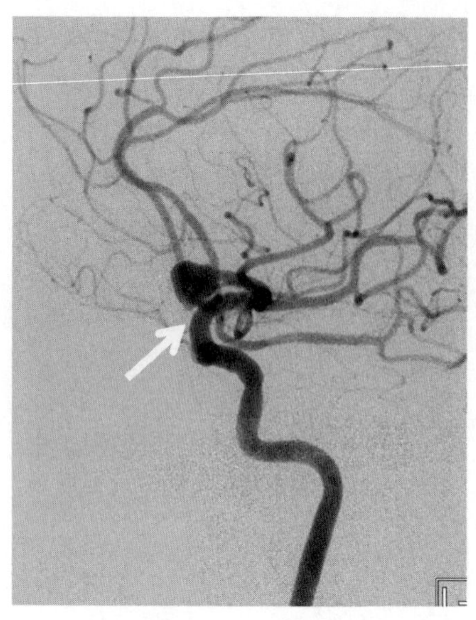

图 15-6-7　前交通动脉瘤介入术后(DSA)

五、治 疗 原 则

颅内动脉瘤的手术治疗主要包括血管内介入治疗和开颅夹闭治疗两种办法，二者互为补充。随着显微手术和血管介入技术的进步，临床决策中需要根据患者和动脉瘤的特点选择适宜的手术方法。

(一)血管内治疗

近年来随着介入材料和介入技术的不断发展，血管内治疗已成为颅内动脉瘤的首选治疗方法。血管内介入治疗以其微创的特点，也迅速为广大神经外科医师及颅内动脉瘤患者所接受。随着影像设备、微导管、微导丝和弹簧圈的性能改进以及栓塞技术的普遍提高，血管内治疗的安全性也获得显著提高。

微弹簧圈瘤内栓塞颅内动脉瘤目前已成为血管内治疗最为通用的方法。尽可能地填塞动脉瘤囊，使其血流发生显著改变并快速形成血栓是神经介入长期追求的目标。随着不同形状设计、更加柔软的弹簧圈不断研发，使动脉瘤的栓塞更加安全并达到最大化的填塞密度(图 15-6-8)。

颅内宽颈动脉瘤早期被认为不适于采用介入治疗，多采用开颅夹闭治疗。但随着神经介入医师经验的积累以及新型介入材料的出现，颅内宽颈动脉瘤的介入治疗可以通过采用微导管(丝)辅助技术、多微导管技术、球囊辅助技术和支架辅助技术等实现。这几种方法互为补充，其中球囊辅助技术和支架辅助技术应用较多。研究结果表明，支架的应用可以提高颅内宽颈动脉瘤的疗效，降低复发率。

对于颅内大型或巨大型动脉瘤、梭型动脉瘤等，采用传统的介入栓塞技术治疗效果常不理想，即刻致密栓塞率低，远期复发率较高。在多支架治疗颅内动脉瘤的基础上，美国和欧洲等国家相继推出了两种投入临床应用的血流导向装置，即 Pipeline 和 Silk。其目的在于将进入动脉瘤内的血流导向远端以促进动脉瘤内血栓的形成，同时为瘤颈部位的内皮化和载瘤血管重建提供结构上的支撑。血流导向装置代表了颅内动脉瘤治疗方法的技术革新，我国自主研发的 Tubridge 血流导向装置(图 15-6-9)，具有高金属覆盖率、低孔率的特征，可以重塑动脉瘤局部的血液流向，将载瘤动脉向动脉瘤内的冲击血流通过血流导向装置导向远端正常血管内，减少局部血流对动脉瘤的冲击，使动脉瘤内血流减少、减慢及血流方式改变，以致瘤内血栓形成、闭塞。

(二)开颅手术治疗

应用动脉瘤夹开颅手术夹闭动脉瘤是治疗颅内动脉瘤的传统方法，但随着神经介入技术的发展，采用此手术的患者将越来越少(图 15-6-10)。

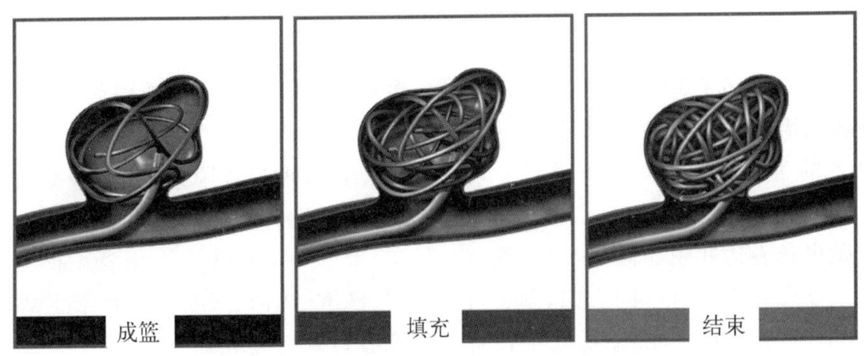

图 15-6-8　铂金微弹簧圈紧密填塞动脉瘤的程序

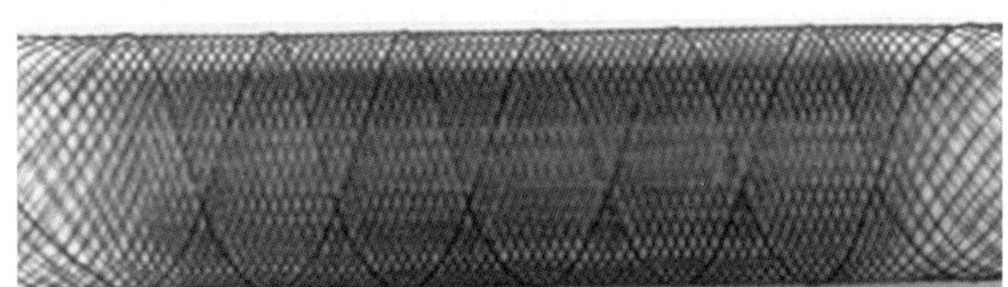

图 15-6-9　新型血流导向装置 Tubridge

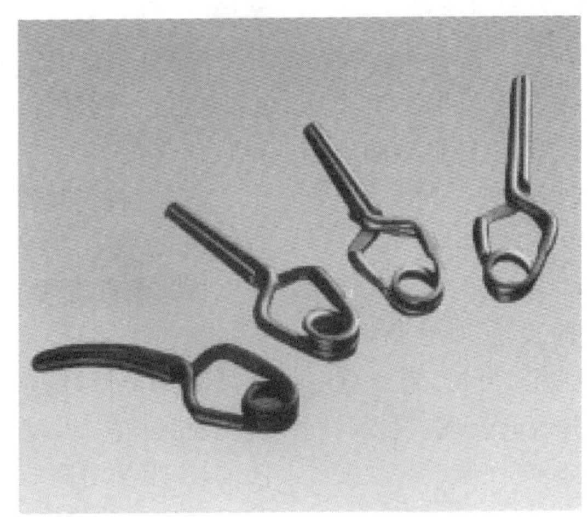

图 15-6-10　各种型号的动脉瘤夹

六、常见护理问题

(一)焦虑/恐惧

1. 相关因素　①突然起病,病情重,毫无思想准备。心理、生理都会受到极大程度伤害,担心自己是否致残或致死。②疾病的不良预后:如瘫痪,失语,植物生存。③环境刺激:监护和抢救设备,抢救场面,以及邻床患者死亡。④担心出血或缺血后缺乏自理能力。⑤担心家庭经济承受能力。

2. 临床表现　①自诉心神不安,恐慌,失眠,头痛加重,担心手术费用给家庭造成困难等负性心理状态;②哭泣,躲避,肌张力增高,拒绝治疗和护理;③担心疾病不能治愈,精神压力大。

3. 护理措施

(1)护士针对患者心理问题开展心理护理,除做好各项治疗外,要特别注意患者的表情,通过患者的言行、情绪表现掌握其心理活动。

(2)鼓励患者表达并耐心倾听,采用安慰性的语言,鼓励患者表达自己的意愿,倾诉自己的痛苦及对未来的担忧,使患者处于良好的心境,建立良好的护患关系。

(3)向患者介绍手术成功、预后良好的病例,帮助其树立战胜疾病的信心。

(4)适当减少探视,尽可能安排单人房间,保持病室安静。

(5)家属是患者最重要的看护者和社会支持来源,医护人员要对家属给予充分的支持与理解,热情主动地做好解释工作。

(6)护理人员应给予术后指导,同时告知患者采取护理措施的意义,取得其理解。

(二)疼痛

1. 相关因素 ①蛛网膜下腔出血引起的脑血管痉挛;②脑血管狭窄、脑缺血致脑组织灌注减少引起颅内压增高。

2. 临床表现 主诉疼痛。

3. 护理措施

(1)观察患者疼痛时的表现,如血压、心率、呼吸、瞳孔变化,有无恶心、呕吐,有无强迫体位,有异常时报告医师及时处理。

(2)正确评估疼痛的部位、性质、程度、发作特点,以及持续时间。

(3)提供安静舒适的休养环境,减少外界的刺激。

(4)耐心倾听患者的感受,并给予同情。

(5)解释头痛的原因,根据医嘱合理使用镇痛药,观察并记录止痛效果。

(6)抬高床头 15°~30°,病情允许时可以予头部冷敷。

(7)鼓励患者多吃水果和蔬菜,避免用力排便致头痛。

(三)自理能力缺陷

1. 相关因素 ①动脉瘤破裂出血后需卧床,活动限制;②出血引起躁动、意识障碍,以及缺血造成神经功能障碍引起的感觉、语言、运动、视力等障碍;③头痛致舒适度的改变;④活动无耐力。

2. 临床表现 ①患者不能独立完成进餐、洗漱、沐浴、大小便等日常生活;②患者不能有目的地完成翻身动作。

3. 护理措施

(1)讲解绝对卧床的重要性,做好患者的日常生活护理,如口腔护理 2~3/d,擦身 1/d,以及洗脸、洗脚,定时饮食。

(2)保持呼吸道通畅,及时清除呼吸道的分泌物和呕吐物。

(3)协助完成翻身、叩背,每 2 小时 1 次,预防坠积性肺炎。

(4)及时更换床单、衣裤,保持床单位的整洁。

(5)对于意识不清、躁动、精神障碍的患者,使用好床栏和约束带以确保患者安全,必要时派专人守护。

(6)严格掌握热水袋、冰袋使用指征,防止烫伤、冻伤。

(四)意识障碍

1. 相关因素 ①脑动脉瘤破裂出血,使脑灌注压降低,脑血流循环瞬间突然停止;②脑血管痉挛后,脑缺血、缺氧致脑细胞代谢障碍,产生颅内高压;③脑水肿、颅内高压致脑组织发生功能和结构上的损害。

2. 临床表现 ①嗜睡:为早期轻微的意识障碍,患者处于睡眠状态,给予轻微刺激可清醒,并能正确回答问题。②蒙眬:患者对人、物、时间、地点的意识能力均有障碍,反应迟钝,回答问题不正确,但自己可以在床上翻身。③浅昏迷:意识大部分丧失,对疼痛刺激有痛苦表情,部分反射存在,如吞咽、咳嗽、角膜和睫毛反射。④深昏迷:意识完全丧失,对外界刺激无反应,一切反射均消失,大小便失禁。⑤Glasgow 昏迷评分法：评定睁眼、语言及运动反应，三者得分相加表示意识障碍程度，最高 15 分，表示意识清醒，8 分以下昏迷，最低 3 分，分数越低表示意识障碍越重。

3. 护理措施

(1)严密观察意识、瞳孔、生命体征的变化，定时监测并记录，如患者意识进行性障碍，有可能为颅内再出血或脑水肿加重，应及时汇报医师行进一步探查或处理。

(2)给予氧气吸入，备好抢救药品和物品。

(3)保持呼吸道通畅，及时吸出口腔和鼻腔分泌物。

(4)给予患者舒适体位，允许头部抬高 15°～30°，有利于呼吸，减轻脑水肿。

(5)对于躁动患者需要约束时，应小心谨慎，防止约束不当导致患者颅内压增高。

(6)保护患者的安全，防止坠床，给予床栏防护。

(7)翻身时注意保持肢体功能位置，并做好患者的生活护理。

(五)有受伤的危险

1. 相关因素　①与意识障碍有关；②与神经系统功能障碍导致的视力障碍、肢体感觉运动障碍、语言功能障碍有关；③意识障碍、躁动、癫痫发作时有坠床，自伤的可能。

2. 临床表现　①意识障碍，精神异常，以及癫痫发作时神志不清、感觉迟钝或消失，肢体瘫痪；②翻身、热敷、冰敷、保护措施等操作方法不当。

3. 护理措施

(1)做好患者的日常生活护理。

(2)协助患者变换体位或翻身时动作轻稳，方法正确。

(3)给躁动患者，兴奋、幻觉等患者四肢约束时，松紧适宜，最好以能容纳一手指为宜，防止造成肢端血液回流障碍，肢体远端缺血坏死。

(4)对躁动、精神异常、癫痫发作患者派专人守护，必要时可根据医嘱给予镇静药。

(5)一旦发生癫痫，正确使用牙垫，并勿强行或按压肢体，以免造成舌咬伤及骨折。

(6)严格掌握冰袋使用指征，禁用热水袋，使用方法正确，防止冻伤。

(六)脑组织灌注异常

1. 相关因素　①动脉瘤破裂出血，颅内压升高，使脑血液循环障碍；②动脉瘤破裂出血，使脑血流灌注减少，脑组织缺血、缺氧；③脑水肿，造成脑组织发生功能和结构上的损害；④蛛网膜下腔出血引起脑血管发生痉挛。

2. 临床表现　①患者主诉剧烈头痛或喷射样呕吐；②意识进行性障碍，瞳孔由小到大，对光反射减弱或消失，生命体征改变，血压升高；③颅内压升高（ICP＞200mmH$_2$O），血气分析示 SaO$_2$＜95％，PaO$_2$＜80mmHg，PaCO$_2$＞45mmHg。

3. 护理措施

(1)患者静卧，全麻清醒后取抬高床头 15°～30°体位，意识障碍者取头侧卧位，禁卧患侧，并保持头部正直，防止呼吸不畅。

(2)吸氧，保持呼吸道通畅。吸痰前先吸入纯氧或过度通气，防止脑缺氧。

(3)监护仪连续监测心电、呼吸、脉搏、血压、血氧饱和度、颅内压等，以及时发现异常，及时报告医师处理。

(4)监测神志、瞳孔、尿量、尿比重、伤口敷料，每 0.5～1 小时 1 次，一旦出现异常，及时报告医师处理。视病情调节输液速度，准备记录 24h 出入量。

(5)保持各种引流通畅，防止管道位置过高、过低、扭曲、脱出，并密切观察引流量、色，出现异常，及时报告医师，并协助处理。

(6)遵医嘱及时、准确留取各种检验标本。

(7)避免引起颅内压升高的护理活动。

(七)便秘

1. 相关因素　①患者因颅内出血或手

术后卧床，肠蠕动减慢，排便反射减弱；②卧床生活不能自理，但又有怕麻烦护理人员或家属的顾虑，每日饮水量减少；③排便习惯的改变，如排便的方式、时间，以及病房内无私密性保护措施；④饮食结构不合理。

2. 临床表现 超过3d未排大便或排出大便困难，肠鸣音减弱，食欲下降。

3. 护理措施

(1)根据患者的生活习惯，养成每天同一时间排便。

(2)采用腹部按摩，刺激排便产生。

(3)饮食指导，给予含糖及高纤维膳食(如糙米、全麦食品、水果等)，增加粪便的液体容积及粪便的流动性，可提高肠内部被吸收的负离子数量。并摄入适量的液体，每日以2L为宜。

(4)经常巡视病房，及时帮助患者解决生理需要，给患者以合适环境及充足时间排便，并用屏风或布帘遮挡。

(5)药物治疗：口服缓泻药，如酚酞、硫酸镁、液状石蜡，或直肠栓剂开塞露，软化粪便，刺激肠蠕动，引起反射性收缩而排便。

(八)有股动脉穿刺部位血肿的危险

1. 相关因素 ①术后未正确压迫；②患者动脉硬化、血管弹性差、术中抗凝治疗或凝血障碍；③术后穿刺肢体活动频繁等。

2. 临床表现 患者腹股沟穿刺处出血不止或皮下瘀斑。

3. 护理措施

(1)听取患者有无不适主诉。

(2)严密观察穿刺部位伤口敷料情况，观察穿刺点局部有无渗血、瘀斑、血肿。

(3)术后6h内测足背动脉搏动，1/h。

(4)观察患者足背皮肤温度及末梢血运情况。

(5)嘱咐患者卧床24h，1kg沙袋加压压迫12h，穿刺侧肢体制动24h，保持伸直，不可弯曲。

(九)潜在并发症——颅内出血(再出血)

1. 相关因素 ①患者活动(剧烈)；②高血压；③情绪激动；④用力排便；⑤癫痫发作；⑥剧烈咳嗽。

2. 临床表现 ①患者头痛、呕吐；②出现“两慢一高”症状，即血压增高，呼吸或心率减慢。

3. 护理措施

(1)密切监测意识、瞳孔、血压、脉搏、呼吸，每15～30分钟1次，出现异常及时报告医师。

(2)避免颅内压升高：遵医嘱及时准确使用脱水药物；翻身时动作轻稳，避免头部扭曲使呼吸不畅；住院期间，避免一切可以引起颅内压增高的因素，如情绪激动、精神紧张、剧烈运动、用力排便、咳嗽等。

(3)保持呼吸道通畅，给予吸氧。

(4)注意保暖，防止因感冒发热而增加脑耗氧量。

(5)保持患者大小便通畅，嘱患者勿用力排便。

(6)暂停抗凝药，给予止血治疗。

(7)“3H疗法”：扩容、升压和血液稀释，即增加血容量，提高血压改善脑灌注，血液稀释。

(8)保持各引流管道通畅，准确记录引流液的色、质、量。

(9)一旦发生颅内出血征象，立即报告医师，并遵医嘱处理：准确应用脱水药，观察脱水效果；配合做好CT检查以确定出血部位及出血量；配合做好再次手术准备。

(十)潜在并发症——脑血管痉挛

1. 相关因素 ①出血后血液分解产物刺激脑血管所致；②栓塞材料的机械刺激等因素；③造影剂药物刺激。

2. 临床表现 一过性的神经功能障碍，如头痛、短暂意识功能障碍、肢体麻木等。

3. 护理措施

(1)密切意识、瞳孔、血压、脉搏、呼吸，每15～30分钟1次，尽早察觉脑血管痉挛症状，出现异常，及时报告医师。

(2)保持呼吸道通畅，给予吸氧。

(3)注意保暖,防止因感冒发热而增加脑耗氧量。

(4)根据医嘱持续泵入钙离子拮抗药尼莫地平 24～48h,维持血压在 140/90mmHg,以提高脑组织血液灌注,减少脑细胞损害。

(十一)潜在并发症——下肢动脉血栓形成

1. 相关因素　患者肢体制动,股动静脉的过度受压。

2. 临床表现　患肢肿胀,剧烈疼痛,活动受限,足背动脉触及不到(微弱或消失)。

3. 护理措施

(1)严密观察患者生命体征,观察有无呼吸困难、心慌、胸闷等症状,重点观察足背动脉搏动状况,下肢皮肤颜色、温度。测量双下肢腿围是否一致,询问患者有无下肢疼痛、肿胀感等不适症状,发现异常及时报告,采取进一步措施。

(2)予以棉被、衣物或是普通枕头塞于患肢下以垫高患肢。

(3)促进下肢血液循环。包扎止血完毕后指导患者进行肌肉等张收缩运动,间断按摩肢体,无禁忌情况下,可嘱患者早期轻微活动,以避免其发生血栓。

(4)病情允许的情况下,为防止血液高凝状态,嘱患者多饮水以促进造影剂排泄,进食应为清淡多纤维素、少产气食物,严格禁烟。

(5)对于术后血液高凝状态者,皮下注射低分子肝素钠(钙)等抗凝药和(或)口服阿司匹林片(或波立维)等抗血小板聚集药物。

(张　瑜　倪宝英)

第七节　颅内动脉狭窄

一、概　　述

颅内动脉狭窄是由于动脉粥样硬化使血管内膜增厚或斑块形成,血管内径逐渐缩小,另外,动脉炎、动脉夹层或其他一些不明原因都可能会造成颅内动脉狭窄,导致局部脑血流灌注不足或血栓形成。当血管狭窄到一定的程度,如果不及时治疗,最终结果是血管闭塞而导致严重的卒中发作。它是导致人类致残的第 1 位疾病,死亡率高达 30%以上。对于颅内动脉狭窄的自然机制,目前还不太清楚,随访发现,狭窄大于 80%的患者卒中发作率比狭窄大于 50%～80%的患者高。随着介入技术的不断成熟,血管内支架成形技术可以在狭窄血管没有完全闭塞之前恢复正常血流,间接提高脑灌注,达到重建狭窄血管。

二、应用解剖

脑组织由颈内动脉和椎动脉双重供血,双侧颈内动脉主要供应颅脑的前部(额颞顶叶),供血占全脑供血量的 80%～90%;双侧椎动脉主要供应颅脑的后部(枕叶及小脑),供血占 10%～20%(图 15-7-1,图 15-7-2)。

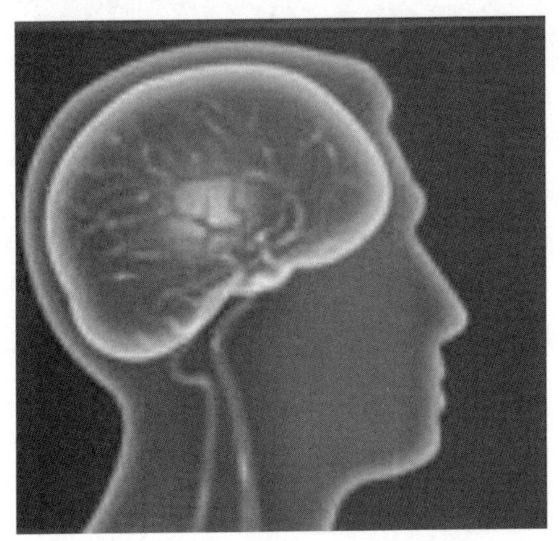

图 15-7-1　颈动脉和椎动脉系统

正常人脑组织仅重约 1500g,而脑血流却占了心排血量的 15%～20%,因此对脑血流灌注的改变非常敏感。脑血流中断 30s 就发生脑代谢的改变,中断 60s 神经元功能丧

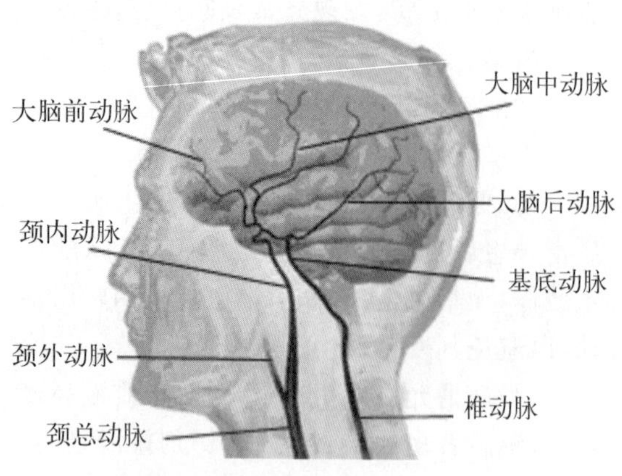

图 15-7-2 左颈动脉和左椎动脉

失，中断 4～8min 即有不可逆性脑梗死。当脑供血动脉发生狭窄或闭塞时，若侧支循环良好，可以不发生临床缺血症状；如果侧支循环不良，则有可能发生该动脉供血区域的梗死，产生相应的神经功能缺损和临床症状。颅内动脉狭窄好发部位是以颈内动脉起始部最为多见（图 15-7-3）。

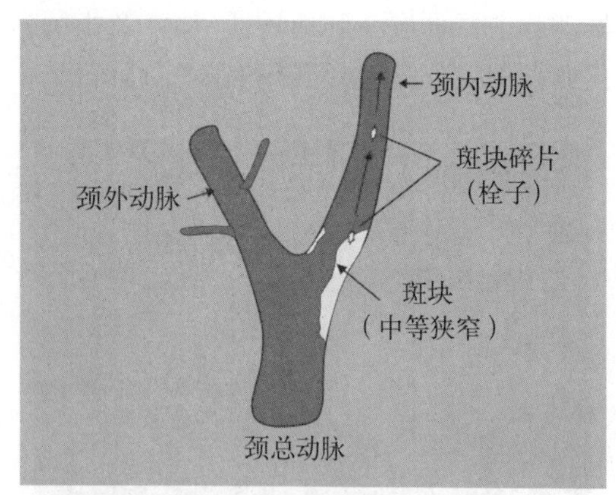

图 15-7-3 颈内动脉狭窄的好发部位

三、病因及发病机制

造成脑供血动脉狭窄或闭塞的主要原因是动脉粥样硬化，动脉夹层，肌纤维发育不良，放射性损伤等，其中动脉粥样硬化性狭窄最为常见。粥样硬化斑块由脂质核心和纤维帽组成，纤维帽内含有胆固醇结晶，钙化组织，平滑肌组织及血栓。它可以使血管内膜增厚以及脂质斑块沉积于血管壁，使血管内径逐渐减少，导致脑的供血动脉狭窄或闭塞，当狭窄程度超过了侧支循环代偿能力后，即会产生临床症状。随着疾病的发展，尤其是炎症破坏及血流冲击，纤维帽发生破裂，血流冲击脂质核心可造成碎片的脱落，造成远隔部位的脑梗死；也可以形成动脉夹层或斑块溃疡；另外，脂质核心还可以释放多种活性组织因子，易诱导血小板聚集及血栓形成，从而使脑供血动脉狭窄不断进展，最终引起临床症状（图 15-7-4）。

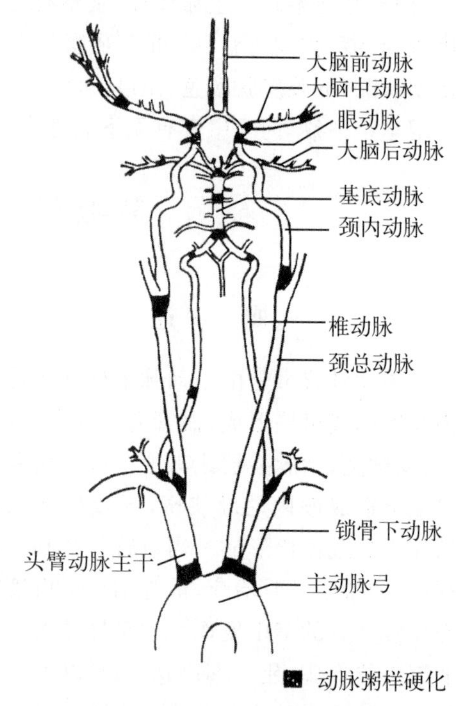

图 15-7-4 动脉粥样硬化斑块好发部位

造成脑供血动脉狭窄的高危因素有：高血压，糖尿病，肥胖，高血脂，血小板高凝聚性，血液高凝状态，吸烟，饮酒，遗传因素等。

四、临床表现与诊断

（一）临床表现

1. 短暂性脑缺血发作（transient ischemic attack，TIA） 主要表现为局限性神经功能障碍，多无意识障碍，持续时间不超过 24h，神经系统无阳性体征，颈动脉系统 TIA 可突发对侧肢体麻木，感觉障碍，失语及黑矇。椎动脉系统 TIA 可突发眩晕，复视，共济失调，构音及吞咽困难。

2. 可逆性缺血性神经功能障碍(reversible ischemic neurologic deficit, RIND)　为局限性神经功能缺失，症状与 TIA 相似，但神经功能障碍的持续时间超过 24h，3 周内可完全恢复。

3. 完全性卒中(complete stroke, CS)　可迅速发展成脑梗死，在发病后数分钟至 1h 达到高峰，最迟不超过 6h，神经功能障碍长期不能恢复。

(二)诊断

经股动脉插管施行全脑血管造影(DSA)可显示病变动脉的部位、性质和狭窄程度，斑块和溃疡的大小，为诊断动脉狭窄的金标准(图 15-7-5)。急性脑梗死发作早期即可通过 MRI 弥散成像显示病灶(图 15-7-6)。CTA 及 MRA 可初步显示动脉系统的狭窄和闭塞，颈动脉彩超和经颅多普勒(TCD)(图 15-7-7)探测亦有助于诊断。

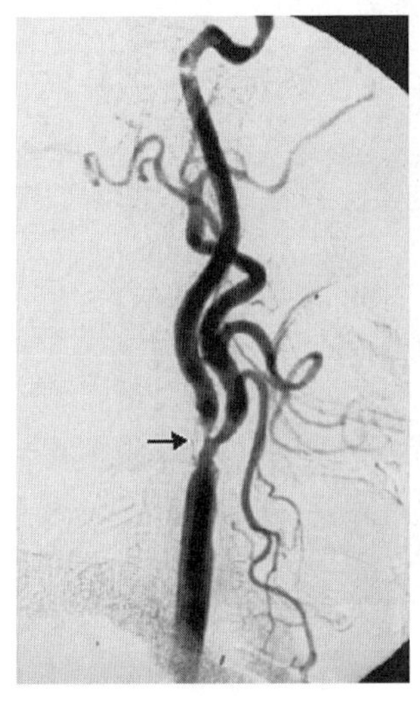

图 15-7-5　左侧 DSA
(箭头所示为狭窄的脑血管)

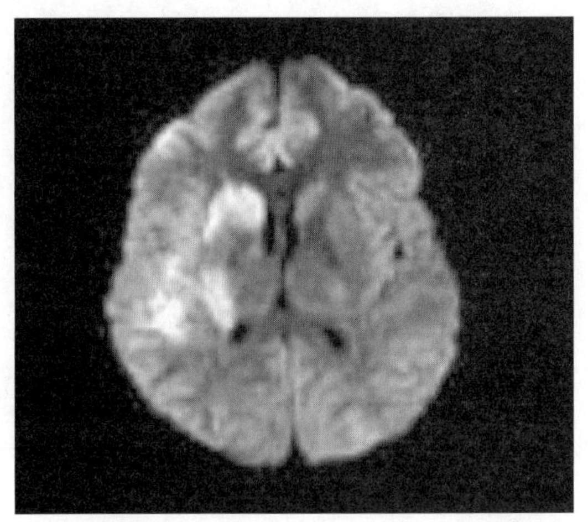

图 15-7-6　左侧 MRI 弥散上高信号为超急性期脑梗死灶

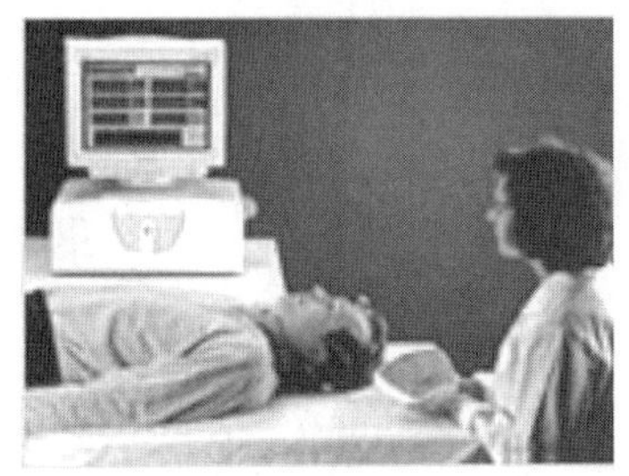

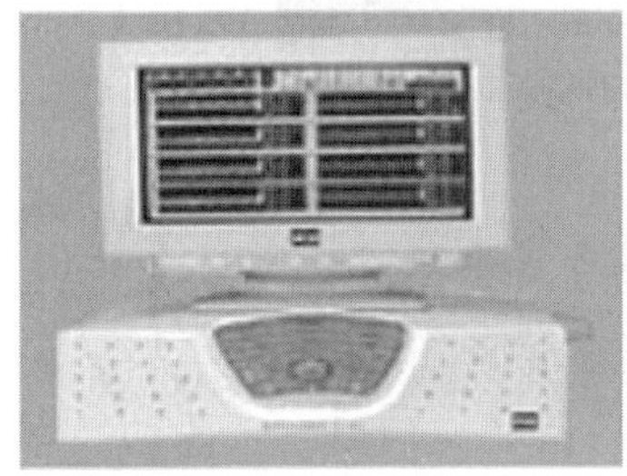

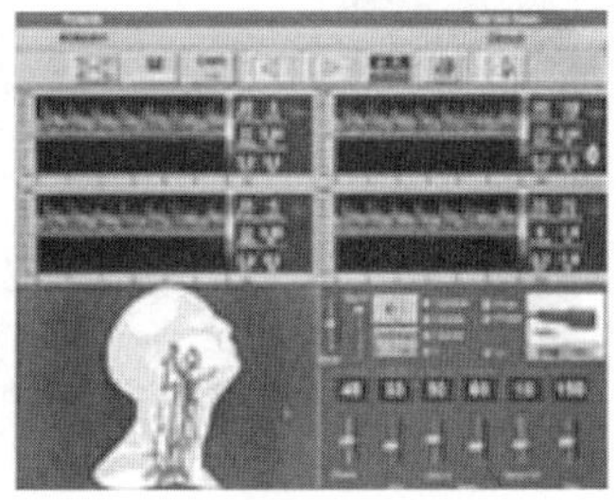

图 15-7-7　TCD 的检查仪器及显示参数

五、治疗原则

(一)非手术治疗

1. 绝对卧床休息　头部抬高 15°～30°,以降低颅内压、减轻脑水肿。

2. 保持呼吸道通畅　吸氧。

3. 扩充血容量及降低血液黏滞度　根据病情适当给予脱水药,地塞米松,右旋糖酐-70 等。

4. 抗凝治疗　给予口服阿司匹林 300mg,1/d,波立维 75mg,1/d,治疗中注意出血危险性。

5. 早期高压氧治疗　对生命体征平稳患者应尽早实施,可明显改善缺血区脑组织血氧,改善脑功能。

(二)血管内介入治疗

目前脑动脉狭窄尚无药物治疗方法,手术损伤大,且深部脑动脉狭窄手术难以实施。因此血管内介入治疗是目前最佳的治疗方式。采用支架置入术,即利用支架的弹性作用将狭窄的动脉撑开,以增加脑血流,改善脑组织缺血情况(图 15-7-8,图 15-7-9)。

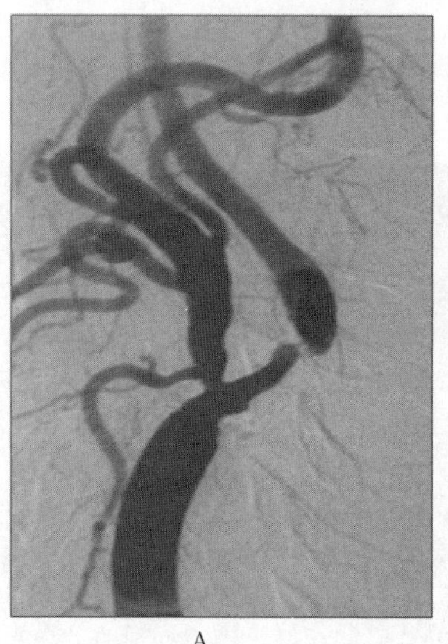

A

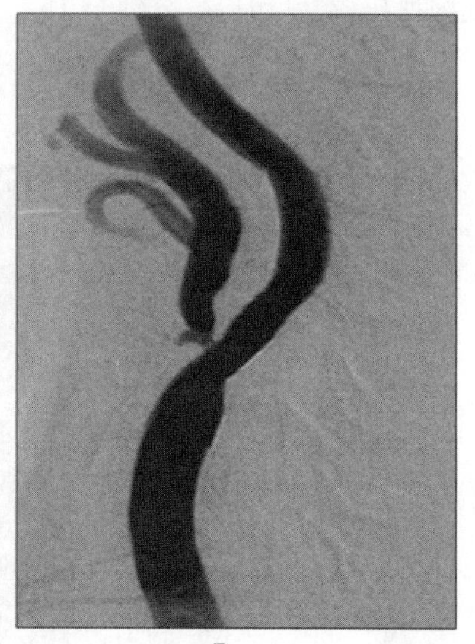

B

图 15-7-8　脑动脉狭窄支架术

A. 植入术前;B. 植入术后

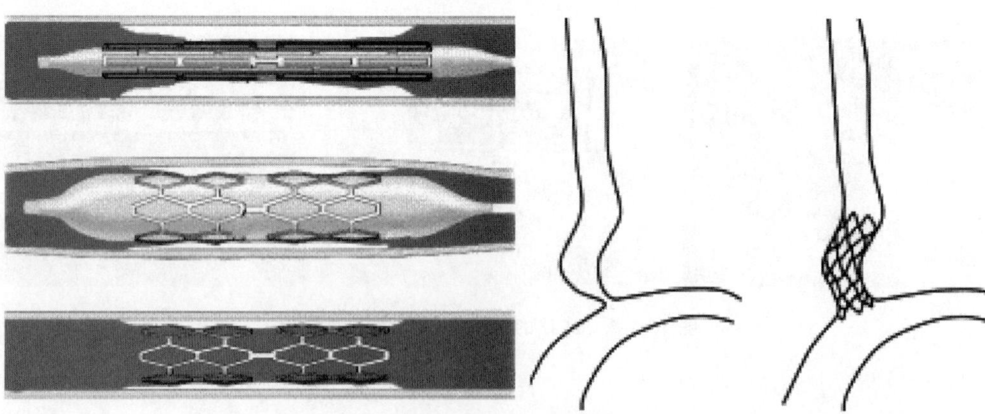

图 15-7-9　支架材料

六、常见护理问题

(一)焦虑/恐惧

见本章第六节相关内容。

(二)有股动脉穿刺部位血肿的危险

见本章第六节相关内容。

(三)潜在并发症——颈动脉窦反应

1. 相关因素　因支架的膨胀挤压或球囊扩张刺激颈动脉窦,大量传入冲动到达孤囊核,导致迷走神经张力增高。

2. 临床表现　心动过速,心排血量减少,血压下降,严重时出现心跳骤停,甚至死亡。

3. 护理措施

(1)严密观察意识、瞳孔、生命体征的变化,定时监测并记录,密切观察心电图波形改变,S-T 段的改变。

(2)给予氧气吸入,备好抢救药品和物品。

(3)保持呼吸道通畅,及时吸出口腔和鼻腔分泌物。

(4)给予患者舒适体位,允许头部抬高 15°～30°,有利于呼吸,减轻脑水肿。

(5)若心率下降程度不大,则不必处理,一般几分钟后可自行缓解。当心率<50/min,则静脉推注阿托品 0.5～1.0mg,一般 10～30min 即可恢复,发生血压下降至正常水平以下时(<12.0kPa),应立即报告医师及时处理。

(四)潜在并发症——高灌注综合征

1. 相关因素　见于颈动脉支架成形术或颅外、颅内动脉狭窄的血管成形术中,由于低灌注区脑血流量突然增加超过其代谢需要引起的一系列症状和体征。

2. 临床表现　头痛、癫痫发作、谵妄和颅内出血,也可出现面及眼痛、恶心、呕吐、意识障碍、高血压及局灶性神经功能缺损等。

3. 护理措施

(1)监护仪连续监测心电、呼吸、脉搏、血压、血氧饱和度、颅内压等,尤其是血压变化,将血压控制在 13.0～16.0kPa,保持两侧脑血流平衡,及时发现异常,及时报告医师处理。

(2)吸氧,保持呼吸道通畅。吸痰前先吸入纯氧或过度通气,防止脑缺氧。

(3)应对术后患者密切观察意识状态,头痛的部位、性质及持续时间,伴随症状,是否有意识障碍、恶心、呕吐及脑膜刺激征等,遵医嘱及时准确给予降脑压、钙离子拮抗药和血管扩张药等药物。

(4)患者静卧,全麻清醒后取斜坡卧位,抬高床头 15°～30°,意识障碍者取头侧卧位,禁卧患侧,并保持头部正直,防止呼吸不畅。

(5)评估患者的神经系统功能,并与术前比较,如发现新的体征出现,及时汇报医师,行头颅 CT 检查。

(6)避免引起颅内压升高的护理活动。

(7)一旦发生癫痫,正确使用牙垫,并勿强行或按压肢体,以免造成舌咬伤及骨折。

(五)潜在并发症——颅内出血

1. 相关因素　术中、术后常规使用抗凝药物,增加了患者的出血风险。

2. 临床表现　①患者头痛、呕吐;②出现“两慢一高”症状,即血压增高,呼吸或心率减慢。

3. 护理措施

(1)密切意识、瞳孔、血压、脉搏、呼吸,心率每 15～30min1 次,出现异常及时报告医师。

(2)观察皮肤有无瘀斑、无渗血等,同时还应观察身体各个部分有无出血倾向(如牙龈、黏膜、消化道等)。

(3)保持呼吸道通畅,给予吸氧。

(4)注意保暖,防止因感冒发热而增加脑耗氧量。

(5)一旦发生颅内出血征象,立即报告医师,并遵医嘱处理:准确应用脱水药,观察脱水效果;配合做好 CT 检查以确定出血部位及出血量;配合做好再次手术准备。

(6)协助医师定期监测凝血功能及血生化。

(7)若发生颅内出血,暂停抗凝药,给予止血治疗。

(六)潜在并发症——脑血管痉挛

1. 相关因素 微导管、微导丝、对比剂、脑保护装置等刺激血管内膜所致。尤其是脑保护装置对血管的支撑刺激,可使颈内动脉远端痉挛,产生缺血性病理生理改变。

2. 临床表现 出现头痛、血压增高、头晕、癫痫发作、意识障碍、肢体麻木或无力等神经系统症状和体征。严重的血管痉挛可致手术失败,甚至引起永久性神经功能缺失、死亡。

3. 护理措施

见本章第六节相关内容。

(七)潜在并发症——下肢动脉血栓形成

见本章第六节相关内容。

(张 瑜 倪宝英)

第八节 脑血管畸形

一、概 述

脑动静脉畸形(arteriovenous malformation,AVM)是指局部脑血管发育障碍引起的脑血管局部数量和结构异常,并影响正常脑血流,是一种先天性局部脑血管发育异常,由扩张的、存在动静脉之间的杂乱血管集聚构成。发病高峰期一般认为在20—40岁,在颅内各部位均有可能发生,主要存在颅内异常扩张的动静脉直接交通,无中间的毛细血管床,包括供血动脉、畸形血管团和引流静脉3个部分,发病率约为颅内动脉瘤的1/10。

二、应用解剖

脑动静脉畸形是发育异常的畸形血管团,动静脉之间缺乏毛细血管间隔,形成直接的短路或分路。血管团大小不等,小至几乎不可见,大到足以覆盖整个大脑半球(图15-8-1)。大体形态分为如下几种。

1. 一单元型 只有一条供血动脉形成一个动静脉瘘及一条引流静脉,多为小型动静脉畸形,约占10%。

2. 多单元型 由多根动脉与静脉组成血管团,其中含有多处动静脉瘘,以皮质与白质交界处多见,基底部位于皮质的畸形血管团,最多见,约占82%。

3. 直线型 由一根或多根动脉直接与静脉或静脉窦相通,较少见,多见于婴幼儿,常见的为大脑大静脉瘤,约占3%。

4. 混合型 由颅外或颅内动脉双重供血,回流静脉也可为颅内或颅外,约占3%。

5. 静脉壁型 完全由颅外动脉直接与颅内静脉窦相连,或由颅外动脉发出头皮、颅骨、硬脑膜分支后直接导入颅内大静脉窦,与脑皮质静脉无任何联系。

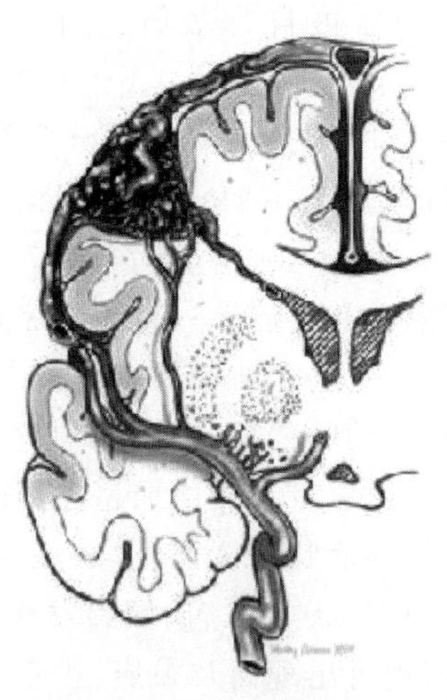

图 15-8-1 脑动静脉畸形解剖图

三、病因与发病机制

据估计，AVM 出现在胚胎发育期的第 4 周和第 8 周，也有假说认为，AVM 在出生后会继续生长。AVM 确切的病因尚不清楚，目前有以下几种说法：①AVM 是在毛细血管丛间的永存的动静脉直接相通；②AVM 是动态变化的，源于无序的血管生长，如“增生性毛细血管病”；③AVM 源于毛细血管和静脉之间结合部再塑形的功能异常；④AVM 可能代表着瘘性的脑动脉瘤。

AVM 常以颅内出血和脑盗血引起的症状起病。发病的根本原因是 AVM 病灶中动静脉之间缺乏毛细血管结构，动脉血直接流入静脉，血流阻力骤然减少，导致局部脑动脉压下降、脑静脉压增高，于是产生一系列血流动力学的紊乱和病理生理过程。

四、临床表现与诊断

(一)临床表现

AVM 常见的临床表现有以下几种。

1. 出血　最常见症状，约占临床表现的 53%，并且超过 50% 以上表现为颅内血肿，其次是蛛网膜下腔出血和脑室出血。与畸形相关严重的血管痉挛偶尔被提及，但并不常见。

2. 癫痫　约有 50% 以上患者有癫痫发作，表现为大发作或局灶性发作。以额叶、顶叶及颞叶的 AVM 抽搐发病最多，尤其是大型、大量盗血的患者。癫痫发作可为首发症状，也可发生于出血或伴有脑积水时。

3. 头痛　50% 以上患者有长期头痛史，类似偏头痛，局限于一侧，可自行缓解。出血时头痛较平时剧烈，多伴呕吐。

4. 进行性神经功能障碍　主要为运动或感觉性功能障碍。常发生于较大的 AVM，因大量脑盗血引起脑缺血，出现轻偏瘫或肢体麻木，最初短暂性发作，随着发作次数增多，瘫痪可加重并成为永久性。此外，脑内多次出血亦可引起神经功能损害加重。脑盗血导致脑组织长期缺血，可出现脑萎缩且进展较快，神经功能障碍进行性发展亦较快、较重。

巨大型 AVM 尤其是涉及双侧额叶的 AVM 可伴有智力减退，癫痫及抗癫痫药物亦可影响智力发育，或促使智力障碍的发展。较大的 AVM 涉及颅外或硬脑膜和伴有硬脑膜动静脉瘘时患者自觉颅内有杂音。幕下的 AVM，除 SAH 外，较少有其他症状，不易发现。

(二)诊断

1. CT 扫描　约 30% 患者可发现 AVM。脑 AVM 无血肿者，CT 平扫可认出团状聚集或弥散分布的蜿蜒状及点状密度增高影，其间则为正常脑密度或囊状低密度灶。增强后上述密度轻度增高影像更加显著，提示主要为畸形血管内含血量增多所致，病灶外有供血动脉和粗大引流静脉。如有新鲜血肿，血管畸形的影像可被掩盖和难以辨认。在血肿附近如发现蜿蜒状轻度高密度影有助于 AVM 的诊断(图 15-8-2)。

2. MRI 和 MRA　MRI 可显示脑 AVM 及周围脑组织和脑膜的病变情况，主要表现是蜂窝状或葡萄状血管流空低信号影(图 15-8-3)。当发生出血或梗死时亦能清楚显示出异常信号。MRA 能显示畸形血管的形态、大小、部位、供血动脉和引流静脉。但血管影像并不十分清楚，对较小和较细的血管畸形则难以辨认。

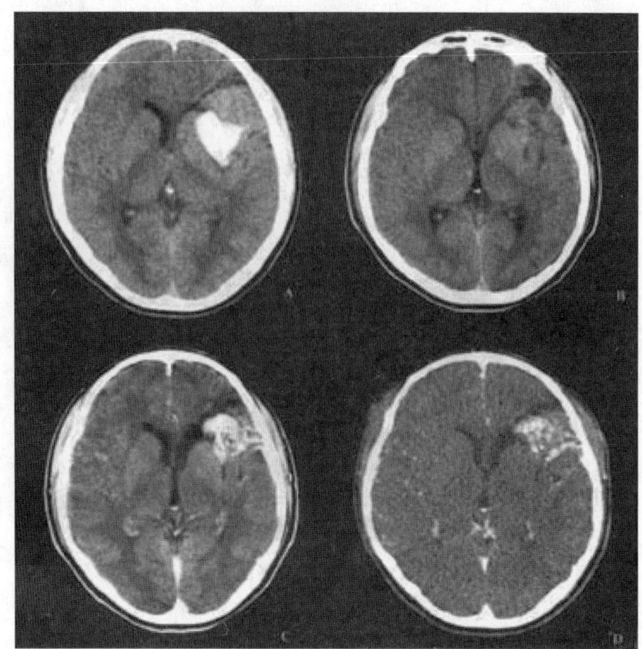

图 15-8-2 AVM 的 CT 表现

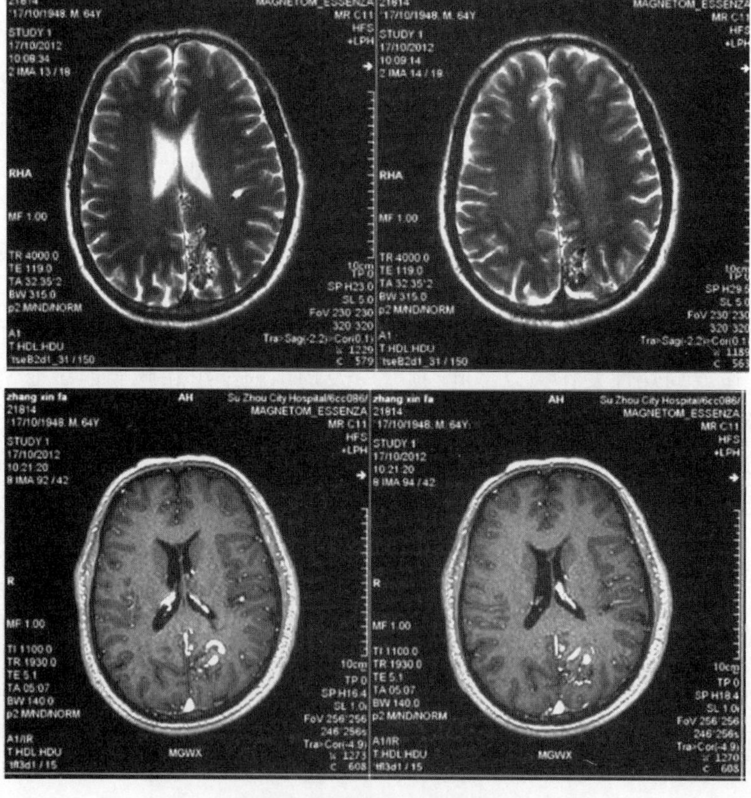

图 15-8-3 AVM 的 MRI 表现

3. 脑血管造影　脑血管造影是诊断脑动静脉畸形最有价值的金标准。可准确地显示畸形血管呈一团状不规则的血管影，可见明显的异常供血动脉和一条或多条引流静脉，可为治疗提供有价值的参考(图 15-8-4)。

五、治疗原则

(一)一般治疗

对于年龄较大、仅有癫痫症状且能通过药物有效控制、位于脑重要功能区、脑深部或病变广泛的患者，可以考虑临床随访观察及保守治疗。

(二)血管内栓塞治疗

AVM 的血管内栓塞治疗是通过栓塞材料闭塞畸形血管团达到治疗目的的治疗方法。随着材料学的进步，液体栓塞材料 Onyx 胶因其黏附性低、对病灶渗透能力强以及透视下显影良好等优点逐步取代其他栓塞材料(图 15-8-5)。

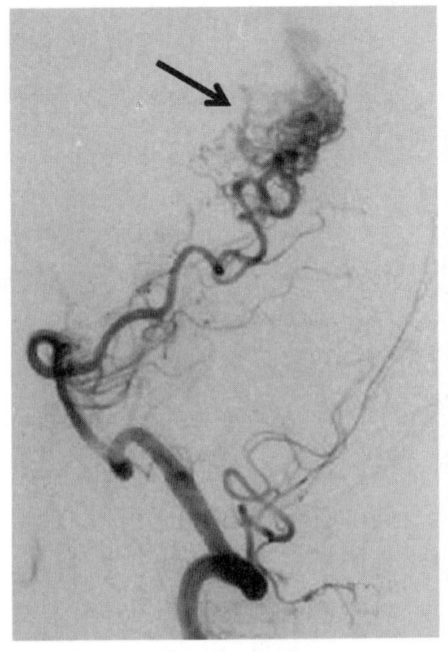

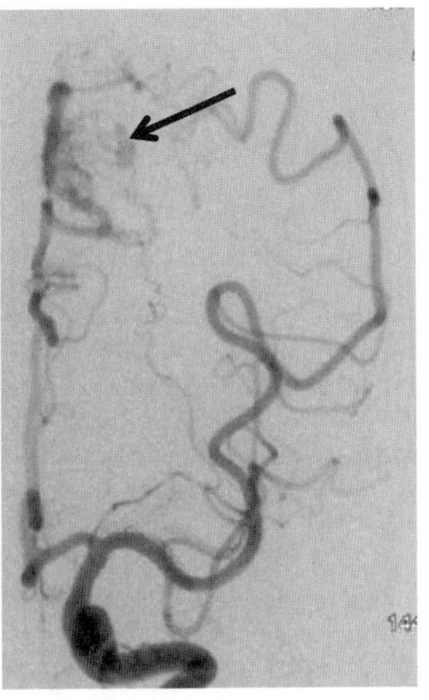

图 15-8-4　AVM 的 DSA 表现

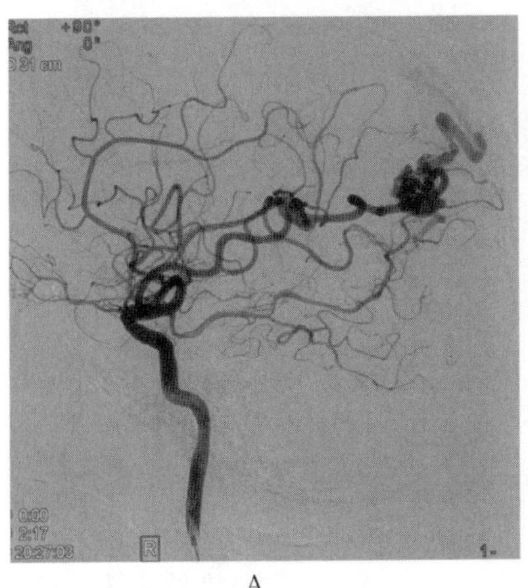

A

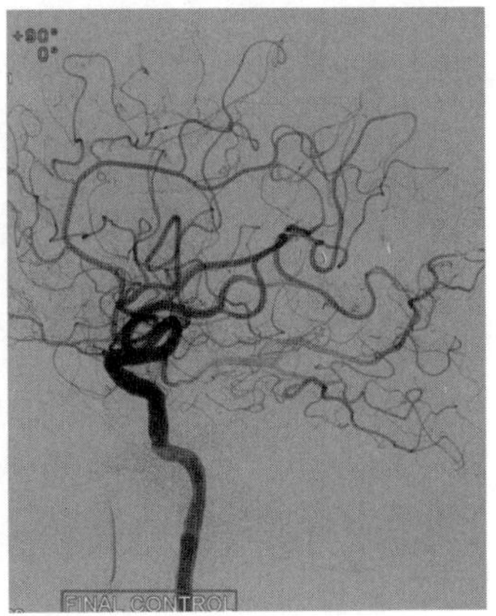

B

图 15-8-5　AVM 栓塞治疗前(A)后(B)

(三)显微外科手术治疗

显微外科手术治疗因其可以切除病灶、合并出血时可以清除血肿,减少血肿对周围脑组织的压迫损伤,目前仍是治疗 AVM 的重要方法。

(四)立体定向放射治疗

利用现代立体定向技术和计算机技术,将单次大剂量高能质子束从多个方向和角度聚集到治疗靶点上,使之产生局灶性坏死而达到治疗疾病的目的。主要有 γ 刀、X 刀和粒子刀等,其中 γ 刀因创伤小、无出血、并发症少而应用最广泛。γ 刀原理:放射线引起的畸形血管内皮增生、血管壁发生结构破坏逐渐被胶原性物质代替,最后血管壁增厚硬变,进行性血管腔狭窄以及随之而出现的血流速度缓慢,最终导致血栓形成和 AVM 闭塞。

六、常见护理问题

(一)焦虑/恐惧

见本章第六节相关内容。

(二)疼痛

1. 相关因素 ①AVM 出血引起的脑血管痉挛;②脑缺血致脑组织灌注减少引起颅内压增高。

2. 临床表现 主诉疼痛。

3. 护理措施 见本章第六节相关内容。

(三)自理能力缺陷

1. 相关因素 ①AVM 出血后需卧床,活动限制;②出血引起躁动、意识障碍以及缺血造成神经功能障碍引起的感觉、语言、运动、视力等障碍;③头痛致舒适度的改变;④活动无耐力。

2. 临床表现 ①患者不能独立完成进餐、洗漱、沐浴、大小便等日常生活;②患者不能有目的地完成翻身动作。

3. 护理措施 见本章第六节相关内容。

(四)潜在并发症——正常灌注压突破

1. 相关因素 ①脑 AVM 使脑内血流发生动力性紊乱,病灶内的盗血使病灶周围的脑组织长期处于低压、低灌注状态,使血管内皮细胞缺血、缺氧,血管自动调节功能减弱或损害。一旦病灶切除或经栓塞后,病灶周围脑组织的小血管不能收缩以适应灌注压的急剧上升,而不能保护病灶周围脑组织的毛细血管床,结果导致毛细血管床的破裂,发生病灶周围脑组织的水肿和出血。②静脉引流障碍是造成 AVM 治疗后严重并发症的主要原因,主要引流静脉自发性血栓形成,并造成阻塞性充血。

2. 临床表现 头痛、眼胀、恶心、呕吐、血压增高等,此类头痛为突发的、剧烈的爆炸性头痛。

3. 护理措施

(1)密切观察病情,如生命体征、意识和瞳孔变化,有无剧烈头痛、烦躁不安及双侧肢体活动异常情况。

(2)吸氧,保持呼吸道通畅。吸痰前先吸入纯氧或过度通气,防止脑缺氧。

(3)控制性低血压是防止正常灌注压突破的有效手段,无论手术前有无高血压,术后均应给予严格的血压控制,使用心电监护仪随时密切观察血压变化,术前有高血压者术后使用微量泵静脉给予降压药物,如硝普钠、硝酸甘油及血管扩张药尼莫地平等,使血压维持在低于其基础血压的 20%~30%。

(4)防止任何可诱发血压升高的刺激性操作,护理操作时动作轻柔,严防癫痫发生,因癫痫发作会使血压骤然升高。

(5)严格控制液体输注速度和输入总量,注意体液平衡,记录 24h 出入量。

(6)保持舒适、正确的体位,头部抬高 15°~30°,增加静脉回流,降低颅内静脉压。

(7)避免剧烈咳嗽,避免精神刺激,控制情绪波动。

(8)合理安排饮食和作息,多吃富含维生素的易消化食物,嘱患者术后多饮水,保持大便通畅,勿用力排便。

(五)癫痫

1. 相关因素　是由多种病因引起的一种慢性脑功能障碍性疾病，均以在病程中有反复发生的大脑神经元过度放电所致的中枢神经系统功能失常为特征。

2. 临床表现　以中枢神经系统功能失常为特征，以肌肉抽搐和(或)意识丧失为其重要表现，另外还可表现为感觉、运动、行为、自主神经(植物神经)等方面的障碍，具有发作性、复发性及通常能自限等特点。

3. 护理措施

(1)防止口舌咬伤和舌后坠：牙关紧闭者使用开口器，口中放置牙垫，有舌后坠者使用舌钳将舌头拉出。口唇发绀者给予鼻导管吸氧。

(2)保持呼吸道通畅：将患者头偏向一侧，及时吸出口腔和鼻腔内的分泌物。解开患者的衣领、腰带，取出义齿。并发呼吸功能衰竭者，可给予经鼻气管插管术，进行吸痰和人工辅助呼吸。

(3)防止坠床和创伤：放置床档，防止患者在发作时坠床；切勿用力按压肢体，以防止骨折和软组织损伤，用约束带约束患者，防止自伤。并发高热者给予物理降温，有条件的给予冰帽或冰毯降温。

(4)强直期防护：注意防止颈椎压缩性骨折或下颌脱臼，可一手托着患者枕部稍用力，防止其颈部过伸，一手托下颌，以对抗其下颌过张。

(5)患者意识恢复时，可给予口服抗癫痫药物，意识障碍者给予鼻饲抗癫痫药物。

(六)潜在并发症——颅内出血

1. 相关因素　①术中微导管或导丝刺破畸形的血管团、微导管粘连后牵拉导致畸形团出血；②术后正常脑血流灌注压突破，当动静脉循环时间越短，盗血现象越严重，脑出血越容易发生；③某些畸形血管团行部分栓塞术，残留的畸形血管团在内压增高时可出现颅内出血；④情绪骤然波动、精神紧张、排便困难、烦躁不安等诱因。

2. 临床表现　颅内压增高的症状、神经定位体征及意识瞳孔的改变。

3. 护理措施

(1)术前用通俗易懂语言向患者详细讲解栓塞术的过程，术中、术后可能出现的不舒适及应对措施，使患者提高对治疗的信心。

(2)术后密切观察意识、瞳孔、血压、脉搏、呼吸，心率，每 15～30min1 次，出现异常及时报告医师。

(3)早期指导患者尽量卧床休息，为患者营造安静、舒适的休养环境，教会患者床上排便，并解释其必要性。

(4)在病情允许的情况下鼓励患者多饮水，进食易消化、清淡饮食，可适当增加水果、蔬菜的量，以保持排便通畅，对于便秘患者可使用缓泻药。

(5)告知患者避免过量活动、剧烈咳嗽、打喷嚏等使颅内压骤然升高的因素，每 30～60 分钟观察患者意识、瞳孔、生命体征及肢体活动等情况，注意有无头痛、恶心、呕吐等颅内压增高的症状，一旦出现颅内出血征象，立即报告医师，紧急行头颅 CT 扫描，并做好开颅手术准备。

(七)有股动脉穿刺部位血肿的危险

见本章第六节相关内容。

(八)潜在并发症——脑血管痉挛

见本章第六节相关内容。

七、康复与健康宣教

脑血管病是一种危害人民身体健康的严重疾病。其发病较急，且由于脑实质神经细胞的损伤，使患者运动、感觉、言语和认知等功能不同程度地受到损害，最终导致患者不同程度地丧失独立生活及工作能力，需要依赖他人而生存，给个人、家庭和社会造成巨大的负担。康复治疗是脑血管病后期治疗中的重要措施之一，对提高人民的生活质量和减轻家庭与社会负担都有非常重要的意义。我们应针对患者不同时期的运动、感觉、言语和认知等功能进行综合评估，并根据这些结果制定一个康复计划。

（一）心理指导

心理康复与神经功能康复密切相关，互相促进。脑血管病患者中，心理问题不仅具有普遍性和特殊性，而且与健全人相比更具有复杂性。在身心痛苦折磨下的患者的心理往往会发生异常，包括恐惧、绝望、烦躁、焦虑。因此，应积极做好患者的心理康复护理。首先，与患者建立良好的护患关系，稳定患者的思想情绪，以便促进有效沟通，振奋患者精神。其次，运用心理疏导，帮助患者从认识上进行重新调整：细心观察患者表现出来的痛苦和需要，鼓励患者通过各种方式倾诉内心痛苦体验，对患者的需要给予理解和支持，给患者安慰、激励、解释与积极暗示，以转移患者不良心境。指导其从正面、有效的方面看待现实，增强心理应激能力。如安排看电视、报纸、听音乐等，摆脱疾病带来的困扰，帮助他们从心理上树立战胜疾病的信心。再次，面对患者的悲观绝望等心理障碍，家庭和社会对病人要热情，关心，多与他们交谈，主动帮助他们，并多安排一些他们愿意做的事情，充分发挥他们的生活能力，鼓励患者参加和学习力所能及的社会活动、家庭活动和娱乐活动，适当参加体育锻炼，增强患者对生活的乐趣，保持稳定良好的情绪，分散他们对疾病的注意力。

（二）体位

介入手术后给予去枕平卧，穿刺侧下肢伸直，禁止弯曲，术后6h拔除动脉鞘管，穿刺部位加压包扎，1kg沙袋压迫止血12h，穿刺侧下肢制动2h，以防穿刺部位出血和皮下血肿，必要时以约束带约束下肢，从拔鞘开始计时，24h拆除绷带，穿刺点碘酊消毒后贴膜覆盖（图15-8-6）。

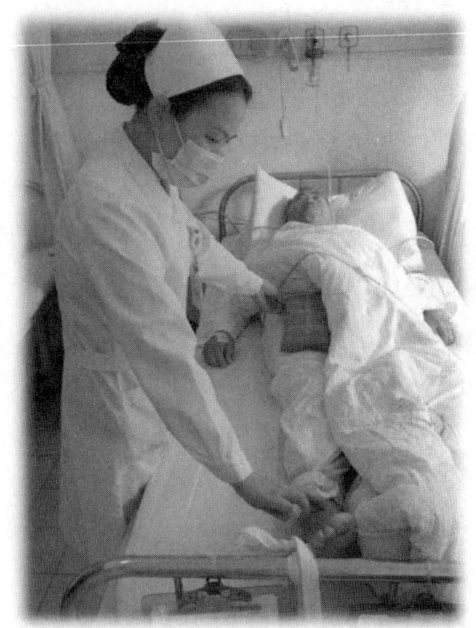

图15-8-6　介入术后体位

（三）饮食

全麻病人当天禁食，术后第1天给予半流食，以后逐渐进普食，局麻病人术后6h可进食，饮食上应根据个人的生活习惯及季节的变化来决定。原则上以清淡、低盐、低糖、低脂、低胆固醇、高蛋白、高纤维素且营养丰富的食物为主。做到定时定量，不要过饱过咸，少吃肥肉、辣椒等辛辣刺激的食物，多吃一些水果、蔬菜、豆制品。具体如下：限盐，每人每日平均食盐量＜2g，脂肪＜50g，增加新鲜蔬菜每日400～500g，水果100g，肉类50～100g，鱼虾类50g，蛋类每周3～4个，奶类每日250g，每日食油20～25g，少吃糖类和甜食。每餐不可过饱，进食要有规律，忌暴饮暴食及吸烟和酗酒，对一些不宜消化的如油煎、腌腊食品应忌食，并应经常变化食谱增加患者的食欲。

（四）药物

抗凝药的使用关系到手术的成败，术后并发症中最危险的是急性颈动脉闭塞，主要原因是斑块下出血或斑块破裂后继发性血栓形成。术后常规使用肝素或速避凝皮下注射，使用期间应观察出血情况，延长局部压迫时间，预防皮下出血，应观察皮肤黏膜有无出血或紫癜，大小便颜色及其他脏器有无出血倾向，皮肤大片瘀斑，牙龈出血，血尿，消化道出血或拔针后针眼流血不止等。支架植入术后的患者将要长期口服抗凝药如波立维和阿司匹林，此药可以有效防止脑血栓的形成，但长期口服此药，部分患者会出现轻度胃肠道反应，如恶心、食欲下降，个别患者甚至有皮肤过敏，严重者会引起血糖下降和肝、肾功能影响，应向患者和家属交代服药的重要性以及注意观察有无出血征象，如牙龈出血、注射后针眼出血不止，皮肤瘀斑或有血尿，并注意避免与维生素 K、复合维生素并用，定期来院监测出、凝血时间。

(五)活动

1. 急性期(早期卧床期)康复　保持良好体位，进行被动运动，床上运动训练和开始日常生活活动能力训练。训练应循序渐进，基本程序如下。

(1)正确的卧位姿势：患侧卧位、健侧卧位、仰卧位(过渡性、时间不宜过长)(图 15-8-7)。

(2)床上坐位：首先要保持患者躯干的直立，为此可以用大枕垫于身后，髋关节屈曲 90°，双上肢置于移动小桌上，防止躯干后仰，肘及前臂下方垫枕，以防肘部受压。

(3)维持关节活动度的训练：应早期开始，急性期可在病房实施。2/d，每次 10～20min。做各关节及各方位的运动 2～3 次。

(4)正确的椅子及轮椅上的坐姿：与卧床相比，坐位有利于躯干的伸展，可以达到促进全身身体及精神状态改善的作用。因此在身体条件允许的前提下，应尽早离床，采取坐位。但是，坐位时只有保持正确的坐姿，才能起到治疗和训练的目的。治疗者应该随时观察患者的坐姿，发现不良坐姿并及时纠正。

(5)转移动作训练：可分为床上的转移(仰卧位的侧方移动和翻身)，床上起坐、自床向轮椅的转移、起立等(图 15-8-8)。

(6)上肢自我主动辅助训练：肩部及肩关节的活动性在很大程度上影响上肢运动功能的恢复。因此，必须从早期采取措施，既能对容易受损的肩关节起到保护作用，又能较好地维持其活动性。主要应用 Bobath 握手的方法进行练习(图 15-8-9)。

(7)活动肩胛骨：活动肩胛骨可以在仰卧位和健侧卧位或坐位下进行。

(8)按摩也是瘫痪病人康复的重要手段，经常坚持按摩能改善局部血液循环，刺激本体感受器引起反射冲动，从而调节神经营养功能及新陈代谢，防止或减轻肌肉萎缩，促进肌力恢复。

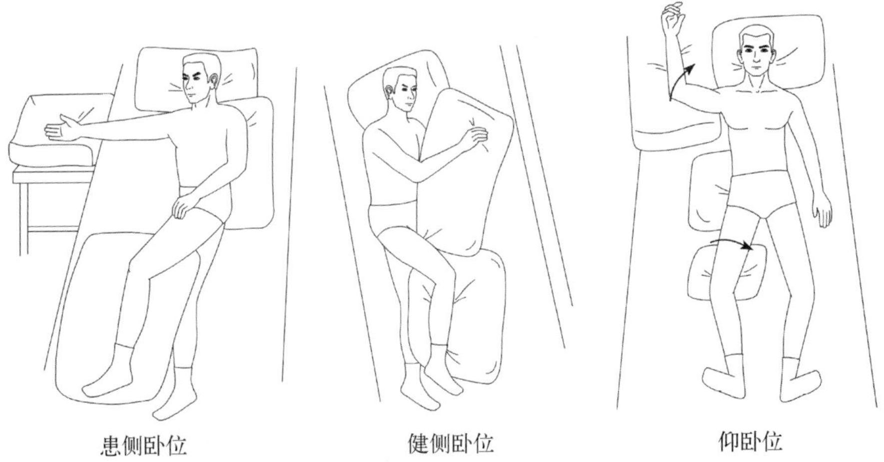

图 15-8-7　正确的卧位姿势

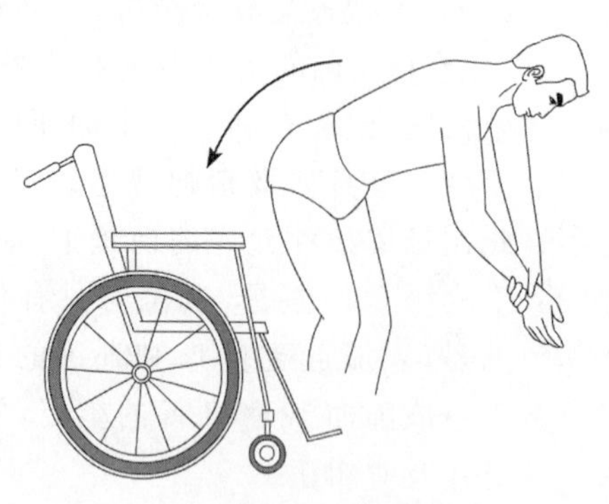

图 15-8-8　转移训练

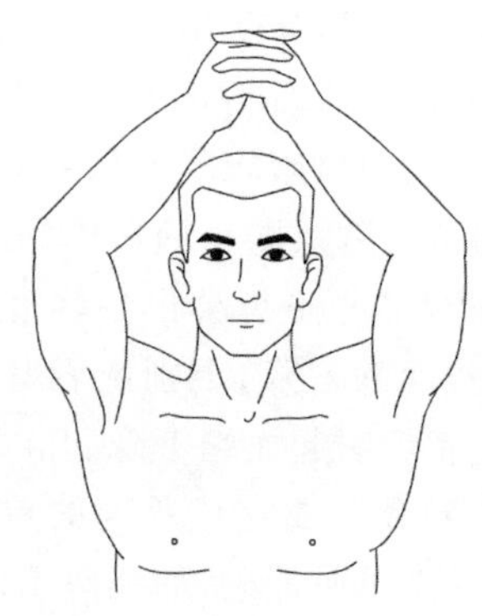

图 15-8-9　Bobath 握手

(9)日常生活的锻炼。①穿脱衣服:健手将一侧衣袖穿进患侧上肢,拉至肩部;用健手将另一侧衣袖从背后拉到健侧并穿进健侧上肢;整理衣服,扣上扣子。②穿脱裤子:患者取坐位,将患腿放在健腿膝盖上;用健手穿患侧裤腿并尽量上提,患足着地;再用健手穿健侧裤腿,站起。将裤子提到腰部,系好腰带;脱裤则先脱健侧,后脱患侧。③吃饭:坐在桌旁,将患手放在桌面上,用健手使用饭勺或筷子进食(图 15-8-10)。

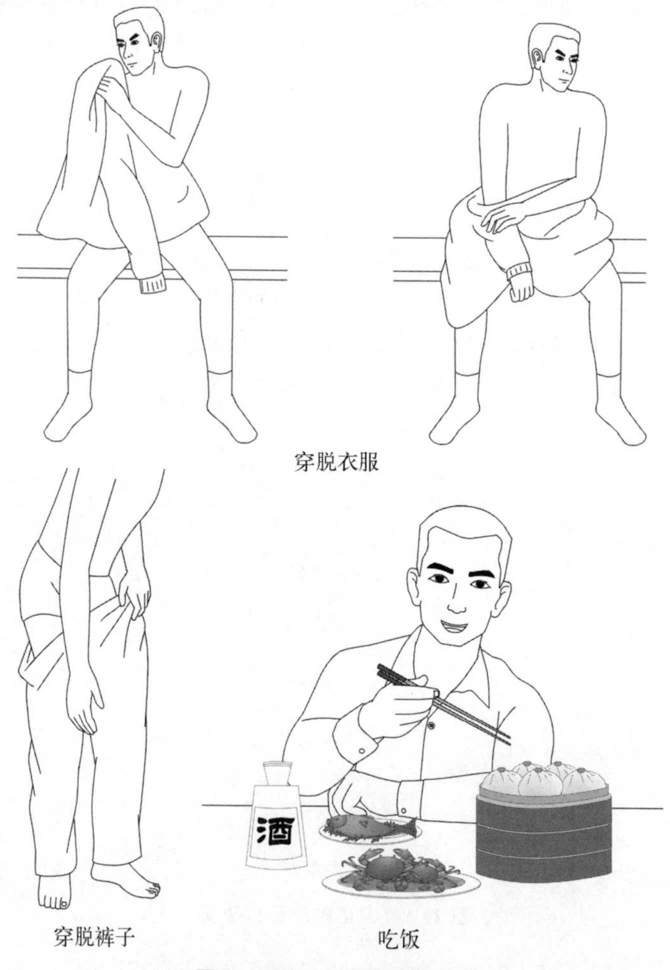

图 15-8-10　日常生活的锻炼

2. 恢复期康复　①上肢功能训练：在这个阶段应通过运动疗法和作业疗法相结合的方式，将运动疗法所涉及的运动功能通过作业疗法充分应用到日常生活中，并不断训练和强化，使患者恢复的功能得以巩固。因此，这个时期运动疗法师和作业疗法师应密切的配合，确定患者所存在的关键问题，充分理解训练内容和项目的主要目的。②下肢功能训练：恢复期下肢功能训练主要以改善步态为主。具体的训练方法有：距小腿关节选择性背屈和跖屈运动、双下肢做步行状、自立位向前迈出患侧下肢，患侧下肢负重及平衡能力，向后方迈步，骨盆及肩胛带旋转。

(六)感觉障碍的康复

很多偏瘫患者在运动障碍同时伴有感觉障碍，出现感觉丧失、迟钝、过敏等，会严重影响运动功能。因此若将感觉训练、运动训练截然分开收效甚微，必须建立感觉-运动训练一体化的概念。在偏瘫恢复初期，往往把训练和恢复的重点放在运动功能方面，这是一个误区，治疗者应该对运动障碍和感觉障碍给予同等重视并加以训练。

1. 上肢运动感觉功能的训练　经常使用木钉盘，如将木钉盘上的木钉稍加改造，如在木钉外侧用各种材料缠绕，如砂纸、棉布、毛织物、橡胶皮、铁皮等，在患者抓握木钉时，通过各种材料对患者肢体末梢的感觉刺激，提高其中枢神经的知觉能力，就可以使运动功能和感觉功能同时得到训练。

2. 患侧上肢负重训练　是改善上肢运动功能的训练方法之一。这种运动不仅对运动功能有益，对感觉功能也有明显的改善作用。

(七)记忆康复

脑血管病患者常有记忆缺失症状，记忆康复要列入常规治疗的内容：①看图片治疗或照片；②记数字、记时间和日期；③写日记；④药物治疗。

(八)出院指导

1. 告知患者避免导致再出血的诱发因素，控制不良情绪，保持心态平稳，避免情绪波动。避免进食刺激性食物，保持大便通畅，半年内避免参加剧烈运动及危险性工作。

2. 高血压患者应特别注意气候变化，规律服药，将血压控制在适当水平，切忌血压忽高忽低。有癫痫病史者按时口服抗癫痫药物，预防癫痫。

3. 告知患者及家属如患者出现剧烈头痛、喷射性呕吐等颅内压增高症状及时就诊；专科门诊随访，3～6 个月后复查 DSA。

(张　瑜　严晓霞)

参考文献

[1] 何永生.新编神经外科学.北京：人民卫生出版社，2014：832-839.

[2] 赵欣.半椎板入路显微手术切除椎管内肿瘤的护理.现代临床护理，2012，11(5)：41-42.

[3] 盛海红.高位颈椎管内肿瘤切除术患者的观察与护理.上海护理，2012，12(2)：41-42.

[4] 管理勤.椎管内肿瘤的治疗与术后护理进展.解放军护理杂志，2011，28(7A)：33-34.

[5] 刘惠玉.椎管内肿瘤的围术期护理.基层医学论坛，2011，15(7)：2613-2614.

[6] 庄巧华.椎管内肿瘤手术患者围手术期护理.护理实践与研究，2012，9(8)：65-66.

[7] 王鹿婷.显微外科手术治疗椎管内肿瘤患者的护理.中国实用护理杂志，2011，27(22)：22-23.

[8] 邢为红.心理护理干预促进椎管内肿瘤患者术后康复的影响.中外医学研究，2014，12(27)77-78.

[9] 兰莉萍.显微外科手术治疗椎管内肿瘤的护理.护士进修杂志，2010，25(5)：1398-1399.

[10] 靳玉萍.早期护理干预对减少椎管内肿瘤术后并发症的意义.临床护理杂志，2012，6(11)：34-36.

[11] 徐伟莉.16 例颈髓椎管内肿瘤并截瘫患者的围手术期护理.天津护理，2012，20(2)：91-92.

[12] 邹雪霞.椎管内肿瘤围手术期护理体会.护理

研究,2014,10:452.

[13] 杜可爱.康复训练对脊柱脊髓损伤伴神经源性膀胱功能障碍的影响.中国实用护理杂志,2010,26(5):21-22.

[14] Raj Kumar.Management and functional outcome of intramedullary spinal cord tumors:A prospective clinical study.Asian J Neurosurg,2014 Oct-Dec,9(4):177-181.

[15] 钱培芬.临床护理丛书.北京:科学出版社,2010:20.

[16] 陈茂君.神经外科护理手册.北京:科学出版社,2011:232-238.

[17] 甘丽芬.垂体卒中患者的围手术期护理.中国实用护理杂志,2010,26(9):33-34.

[18] 胡雪芝.垂体瘤经颅切除术 60 例术后并发症观察及护理.齐鲁护理杂志,2011,17(5):80-81.

[19] 邬闻文.垂体瘤手术后并发尿崩症的护理进展.上海护理杂志,2012,12(6):70-72.

[20] 倪燕.生长激素腺瘤合并糖尿病患者行经鼻蝶窦垂体瘤切除术的护理.解放军护理杂志,2012,29(7B):42-43.

[21] 陈佳英.围术期护理路径在经鼻蝶入路手术治疗垂体瘤患者中的应用.齐鲁护理杂志,2013,19(16):18-20.

[22] 何永生.新编神经外科学.北京:人民卫生出版社,2014:465-466.

[23] 李继,顾卫宏.荧光引导脑胶质瘤患者的围手术期护理.国际护理学杂志,2014,33(9):2555-2556.

[24] 涂小妹.额叶胶质瘤合并癫痫的临床护理.国际护理学杂志,2014,33(12):3440-3442.

[25] 李冬梅.恶性胶质瘤患者动脉内灌注化疗的观察与护理.上海护理杂志,2014,14(4):54-55.

[26] 鲁静.复发性脑胶质瘤再手术的护理干预.中国实用神经疾病杂志,2013,7(13)98-99.

[27] 裴莉萍.胶质瘤治疗及术后护理的研究进展.全科护理,2012,11(11):2958-2959.

[28] 许健.脑胶质瘤围手术期观察与护理.中国实用神经疾病杂志,2014,8(16):126-127.

[29] 张运香.额叶胶质瘤显微手术 8 例围术期护理.齐鲁护理杂志,2014,20(14):85-86.

[30] 任琳.全程无缝隙护理模式在胶质瘤术后患者中的应用.护理学杂志,2013,28(6):19-21.

[31] 何永生.新编神经外科学.北京:人民卫生出版社,2014:523-524.

[32] 陈文.选择性栓塞在大型脑膜瘤手术治疗中的作用.重庆医学,2014,8(23):2986-2990.

[33] 何永生.新编神经外科学.北京:人民卫生出版社,2014:923-928.

[34] 李菊花.脑深部电刺激术治疗帕金森病患者的围手术期护理.护士进修杂志,2013,28(2):150-151.

[35] 赵蕊.帕金森病脑深部电刺激术术后并发症的护理.中国实用护理杂志,2012,28(2):30-31.

[36] 郭小兰.脑深部的手术配合.解放军护理杂志,2011,1(28):38.

[37] 王静.立体定向治疗帕金森的围术期护理.中国实用护理杂志,2012,10(1):124-125.

[38] 王平.运动指导护理对帕金森病康复患者的效果观察.国际护理学杂志,2014,33(2):378-379.

[39] 江仙菊.Ⅲ~Ⅳ期帕金森病患者康复训练护理探讨.护士进修杂志,2014,29(24):2253-2255.

[40] Fiorela D,WoHH,Albuquerque FC,et al.Deifnitive reconstruction of circumferential,fusiform intracranial aneurysms with the pipeline embolization device[J].Neurosurgery,2008,62 :1115—1120.

[41] 肖妮妮,李冬梅,吴东红,等.新型血流导向装置 Tubridge 治疗颅内动脉瘤 14 例围手术期护理.齐鲁护理杂志,2014,20(2):80-81.

[42] 杨鹏飞,刘建民,黄清海,等.新型血流导向装置 Tubridge 治疗颅内动脉瘤的初步经验.介入放射学杂志,2011,20(5):357-358.

[43] 何永生,黄光富,章翔.新编神经外科学.北京:人民卫生出版社,2014:788,790-792.

[44] 周良辅.现代神经外科学.上海:复旦大学出版社,2015:1066-1069.

[45] 毛燕君,许秀芳,李海燕.介入治疗护理学.2版.北京:人民军医出版社,2013:195-196.

[46] 刘建民,黄清海.基于血流动力学的颅内动脉瘤血管内治疗新理念.中华神经外科疾病研

究杂志,2013,12(6):481-482.

[47] 李爱芹.颅内动脉瘤介入栓塞 34 例围术期心理护理.齐鲁护理杂志,2013,19(12):95-96.

[48] 贾秀华.颅内动脉瘤介入治疗并发症的护理进展.护士进修杂志,2009,24(11):975-976.

[49] 汤薇.颈内动脉狭窄血管支架置入后并发症的观察及护理.护士进修杂志,2013,28(10):947-948.

[50] 刘丽娟,王爱平.脑血管支架成形术后高灌注综合征的预防及护理.护理研究,2008,22(4):992-993.

[51] 夏瑞琴,那娜,韩建玲.颈动脉狭窄血管内支架成形术 56 例术后护理.齐鲁护理杂志,2011,17(5):90-91.

[52] 王富英,张海林,柴守霞.脑动静脉畸形术后预防迟发性正常灌注压突破的护理.护理研究,2009,23(11):2972-2973.

[53] 张晓琳,卢昆.脑血管疾病后 145 例早期康复护理指导.中国误诊学杂志,2011,11(32):8018-8019.

第16章

血管外科疾病与护理

第一节　下肢动脉硬化闭塞症

一、概　论

在周围血管，动脉粥样物质的不断扩大和继发性血栓形成，可引起动脉管腔狭窄、闭塞，使肢体出现慢性或急性缺血症状，这种疾病称之为动脉硬化闭塞症（arteriosclerosis obliterans，ASO）。下肢常见的粥样硬化斑块发生部位有小腿胫腓动脉、股腘动脉及主髂动脉。在我国，该病的发病率呈增高趋势，已成为老年人最常见的疾病之一。本病的发病年龄大多在50—70岁。男性患者比女性患者多见，女性患者仅占20%左右。

二、应用解剖特点

（一）下动脉血管壁特点

动脉壁有3层被膜：外膜、中膜、内膜（图16-1-1），动脉包括大动脉、中动脉、小动脉和微动脉4种类型，不同类型的动脉其厚度和被膜的组成不同。下肢动脉硬化闭塞症常出现于下肢中动脉，因此重点讲述中动脉管壁结构特点（图16-1-2）。

中动脉内膜层由内皮及内皮下层组成：内皮为单层扁平上皮，紧邻腔面，较薄；内皮下层为薄层结缔组织，深面有一层内弹性膜，波浪状由弹性蛋白组成，膜上有孔。中膜层较厚，主要由20～40层环形平滑肌组成。中动脉又名肌性动脉。平滑肌的收缩可控制管径的大小，调节器官的血流量。外膜层由疏松结缔组织组成，其中含有营养血管及神经。

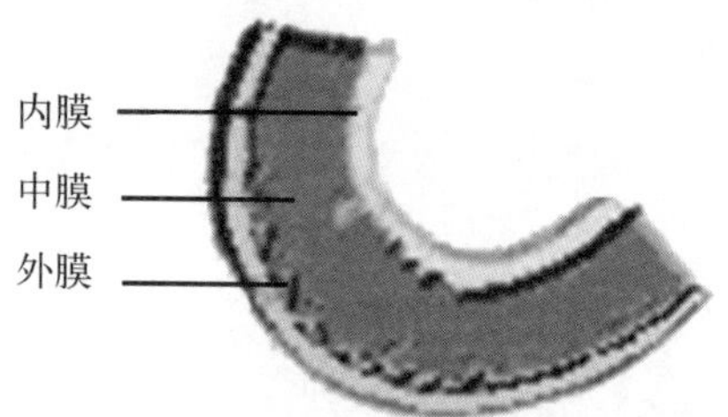

图16-1-1　动脉血管壁结构

（二）下肢动脉血管走行

人体下肢动脉由腹主动脉结束向下分出两侧髂总动脉，在盆腔内髂总动脉分出髂内动脉后向下延续为髂外动脉。该动脉于腹股沟韧带以下延续为股总动脉并发出数支小动脉供应腹壁和外生殖器。股总动脉延续2～4cm后分出股深动脉分布至大腿部，为大腿肌肉和股骨的主要营养血管。股总动脉于分出股深动脉后继续向下延续为股浅动脉，后者于腘窝上缘延续为腘动脉，沿途发出小分支，营养大腿部肌肉。腘动脉于腘窝下缘水平分出胫前动脉后称为胫腓干。该段血管延续4～5cm后分成胫后动脉和腓动脉。胫

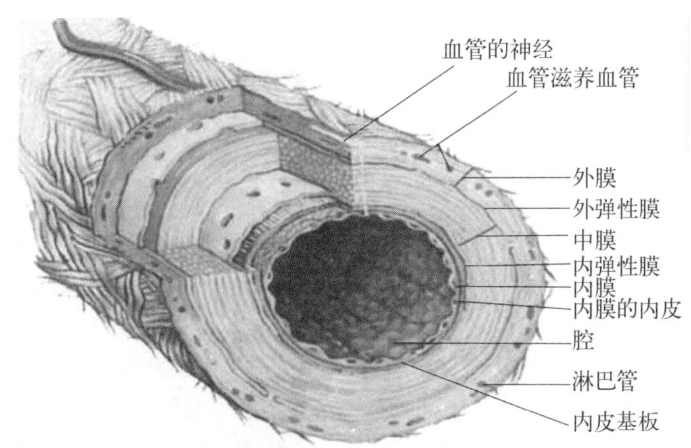

图 16-1-2　动脉血管壁结构

前、胫后、腓动脉为小腿的主要供血动脉。最终胫前动脉于踝部以下延续为足背动脉(图 16-1-3)。

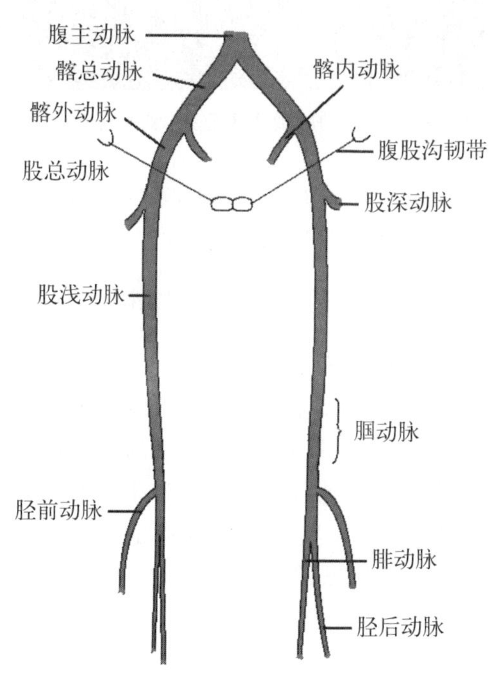

图 16-1-3　下肢动脉

三、病因与发病机制

(一)病因

目前对本病的发病原因还不明了,经临床研究认为下肢动脉硬化闭塞症是多因素作用的疾病,而脂质在动脉内膜下的沉积及其导致的一系列病理改变构成了动脉粥样硬化闭塞症的病理基础。其诱发因素如下。

1. *高脂血症*　有资料表明 ASO 在各类型血脂异常患者中发病率均较高,因此不论何种类型的血脂异常均是 ASO 的危险因素。高浓度的低密度脂蛋白(LDL)、三酰甘油(TG)促进粥样斑块的发展和血栓的形成。

2. *糖尿病*　糖尿病患者下肢动脉硬化闭塞症的发生率比正常人高 2～3 倍(VLDL、TG)

3. *吸烟*　吸烟是动脉粥样硬化的主要危险因素,对于人类在心血管方面的危害超过了吸烟导致的肺癌。血管内皮舒张功能损害是动脉粥样硬化最早期的改变,研究证实主动和被动吸烟均可引起血管舒张功能降低。烟草损害内皮依赖性的血管舒张功能可发生在大、中动脉及微血管,应用烟草提取物或类尼古丁样物质在体外的多个研究表明,烟草对血管内皮舒张功能的抑制作用与一氧化氮(nitricoxide,NO)的合成减少及活性降低有关。吸烟可使多个炎症标志物——白细胞介素-6、C 反应蛋白、肿瘤坏死因子升高,促进动脉内膜炎症反应。此外吸烟者较非吸烟者血浆中胆固醇、三酰甘油和 LDL 水平明显升高,高密度脂蛋白降低。

4. 高血压 高速血流的应力作用，促使脂蛋白沉积于动脉壁。

5. 年龄 60岁以上发病率较高，男女比例为6∶1，且男子比女子早发病约5年。

6. 其他 遗传、性别、病毒、肥胖、超重等均促进动脉硬化闭塞症的发生。

(二)发病机制

1. 类代谢紊乱 高浓度的LDL能提高单核细胞和内皮细胞之间的黏附能力，内皮细胞在氧化低密度脂蛋白的作用下经活化作用，最终导致自身受损；高胆固醇血症时，凝血酶对内皮细胞、单核细胞、平滑肌细胞和血小板等发生作用，促进动脉粥样硬化的形成；此外高胆固醇血症有增加血小板聚集的趋势；在内皮受损部位，血小板聚集和纤维蛋白沉积产生微血栓，增加了粥样斑块的纤维成分和细胞成分。纤维斑块成熟后，斑块表面坏死、破裂，钙盐沉积，血管壁弹性下降。

2. 动脉壁异常负载 高血压病人的动脉粥样硬化，其发生率比正常人高2～3倍，且血压的高、低与动脉硬化及组织学改变的程度成正比，高压血流对动脉壁产生张力性机械性损伤，促使局部血栓形成，脂肪变性沉积物促进动脉粥样硬化形成。此外血管分支或分叉的对角处所产生的湍流和涡流的持续性压力可导致内膜细胞损伤和增殖，因此下肢动脉粥样硬化症通常位于血流冲击部位，即大动脉的分叉处(图16-1-4)。

(三)病理改变

1. 内膜和内膜下改变 血管壁最有意义的改变是在内膜下组织的动脉粥样硬化斑块的形成和过量的纤维物质(特别是无血管的胶原纤维)沉积，并因此使内膜结构增厚。动脉粥样硬块呈黄色，突入管腔。组织学所见为内皮细胞、成纤维细胞、泡沫细胞增生和大量脂质浸润，后期可见钙质沉积。由于内膜改变有利于血栓生成，几经反复使管腔发生阻塞。

2. 中层改变 内膜病变的同时，中层也

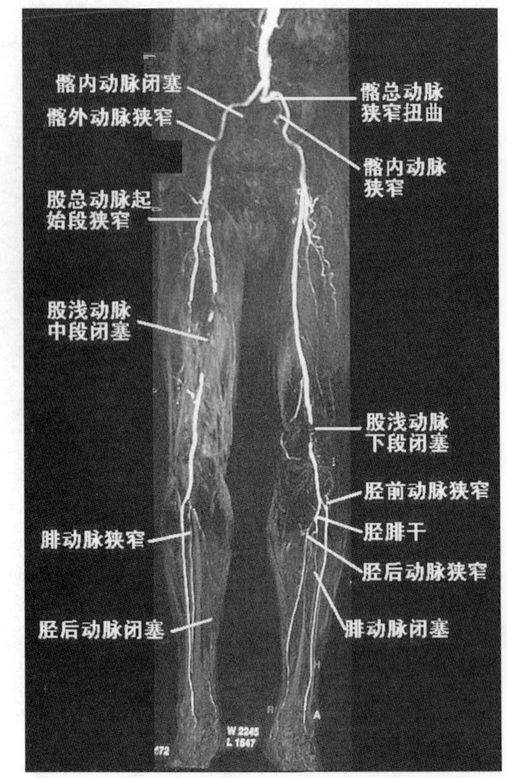

图16-1-4 下肢动脉硬化闭塞症(多处狭窄或闭塞)

发生变性改变，包括肌纤维萎缩和坏死，代之以胶原纤维和其后钙质的沉积。

四、临床表现与诊断

(一)临床表现

动脉硬化闭塞症导致的下肢缺血可表现为间歇性跛行、静息痛、皮肤溃疡、肢体坏疽。缺血程度的不同导致不同的临床表现。

1. 无症状期 又称轻微症状期，在疾病早期，多数患者无症状或者症状轻微，患者仅有患肢轻度发凉感、麻木、活动后易感疲乏。

2. 间歇性跛行 指运动后出现、休息后可缓解的反复发作的下肢主要肌群疼痛，通常不累及足和关节。此类患者的动脉血供可满足休息时下肢的需要，但无法满足下肢运动时肌肉耗氧的增加，导致局部的乏氧代谢和代谢性酸中毒，发生间歇性跛行时受累的肌肉总是在阻塞动脉的远端。

3. 静息痛　表现为患者在夜间感觉足趾和跖骨部位疼痛。站立、行走或将小腿悬于床沿下可获得暂时的缓解，原因为神经组织对低氧血症最为敏感，重力使下肢静脉回流减缓，毛细血管血流速度减慢，利于组织利用氧而使疼痛缓解。持续的夜间疼痛和睡眠周期的破坏使患者疲劳、易激动。

4. 肢体溃疡和坏疽　下肢缺血加重，出现肢端的溃疡，严重时出现缺血性肢体的坏疽。缺血性肢体的坏疽有干性和湿性坏疽两种表象，两者区别明显。干性坏疽是不伴有蜂窝织炎的、无脓液的木乃伊样坏死(图 16-1-5)；合并周围组织进行性感染即为湿性坏疽(图 16-1-6)。严重缺血的肢体是细菌良好的培养基，其感染通常有恶臭和大量的脓液，预后不良。

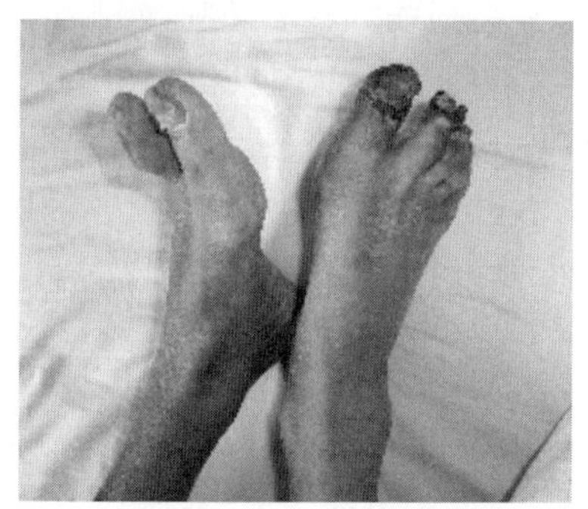

图 16-1-5　干性坏疽

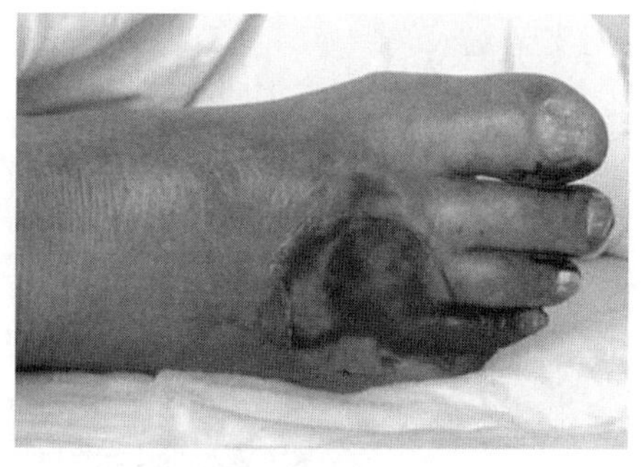

图 16-1-6　湿性坏疽

(二)诊断

1. 一般检查　包括血脂、血糖测定，心电图和运动试验检查等。

2. 试验性辅助判断　包括行走试验，可初步提示病变的部位及严重度；患肢抬高及下垂试验与毛细血管充盈时间，可判断是否存在缺血情况及缺血程度。

3. 超声血管检查

(1)踝肱指数测定(ABI)：ABI 是踝部和肱部动脉压之比，正常值大于 1.0。若 0.5<ABI<0.9 提示患肢有缺血，<0.5 为严重缺血。如患肢症状典型，而足部血压接近臂部血压，则应在患肢运动后再测定。

(2)彩色超声多普勒检查：可直接检出血管的狭窄程度和动脉粥样斑块的病变状况。

4. X 线检查

(1)平片检查：可发现病变动脉处有不规则的钙化斑，提示为闭塞病变的部位(图 16-1-7)。

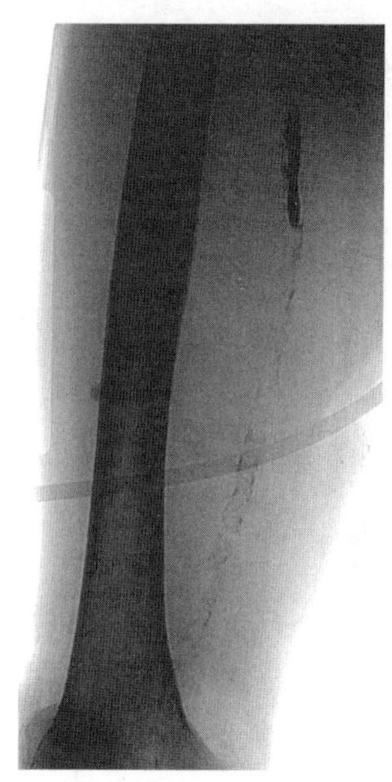

图 16-1-7　股动脉硬化狭窄 X 线片

(2)动脉造影(DSA)：是诊断下肢动脉硬化闭塞症的“金标准”，动脉造影是利用经皮穿刺技术，经股动脉导入造影导管至腹主动脉，注入造影剂显示下肢动脉，可了解患肢动脉的阻塞部位、范围和程度，以及侧支循环建立的情况(图 16-1-8)。但动脉造影是有创性检查，其并发症包括：碘剂过敏、造影剂肾损害、穿刺部位出血等。近年来,磁共振血管造影(MRA)发展迅速,诊断下肢动脉硬化闭塞症的准确性日益提高,使DSA的使用主要转向确定诊断后的腔内治疗。

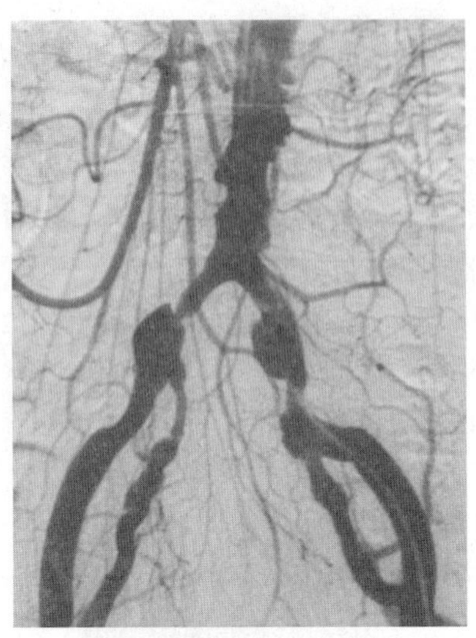

图 16-1-8 腹主-髂动脉硬化(Leriche综合征)

五、治疗原则

(一)基础治疗

动脉粥样硬化是一种持续进展的疾病,阻止其发展的最有效途径是对其危险因素的控制。戒烟、控制高血压、饮食习惯的改变会减少动脉粥样硬化发病的危险性。体育锻炼有助于提高高密度脂蛋白水平,改善血脂的转运功能。

无症状期患者和间歇性跛行患者通过戒烟和Buerger运动锻炼可促进侧支循环的建立,使症状暂时缓解。溃疡的患者如溃疡扩大或有发展为肢体坏疽的趋势,应加强足部局部护理。

(二)药物治疗

下肢动脉硬化闭塞症患者常是全身动脉硬化的局部表现,因此大部分患者常合并其他重要器官的动脉硬化性病变,如冠心病、脑动脉硬化等,药物治疗方面主要有降血脂药物,目前临床上主要有辛伐他汀类(舒降脂);动脉硬化的患者有40%~50%伴有高血压,降血压药物常用的有硝苯地平控释片(拜新同)、美托洛尔(倍他乐克);血管扩张药物可促进侧支循环,常用的药物有西洛他唑(培达)、贝前列素钠片、前列腺 E_1(凯时注射液);降低血黏度药物有拜阿司匹林肠溶片;中草药制剂主要起到活血化瘀的作用,对改善微循环,促进侧支循环有一定的作用,目前临床上主要使用的有复方丹参酮注射液、银杏达莫注射液等。

(三)微创腔内治疗

1. *血管腔内治疗* 即球囊扩张或支架置入,多数节段性的下肢动脉狭窄,尤其是髂动脉狭窄,适于经皮腔内血管成形术(PTA)治疗。PTA技术是经皮穿刺导入球囊导管(图16-1-9)至动脉狭窄部位,充胀球囊破坏粥样斑块,扩张动脉壁,使动脉管腔扩大。腔内动脉支架的使用可使扩张后的动脉维持扩张状态,保持通畅。在髂动脉,90%的短段狭窄病变经PTA治疗可获得良好的疗效(16-1-10),其术后2年通畅率超过70%。股浅动脉狭窄的PTA治疗疗效稍差,手术即刻成功率约75%,术后2年通畅率约50%。腘动脉远端的动脉狭窄病变PTA治疗的术后1年通畅率仅40%~50%,故PTA技术仅适用于不能耐受手术的腘动脉远端动脉阻塞病。一般认为支架置入主要是用于扩张后出现夹层的病例,扩张后血管通畅无夹层者可以不用支架置入。

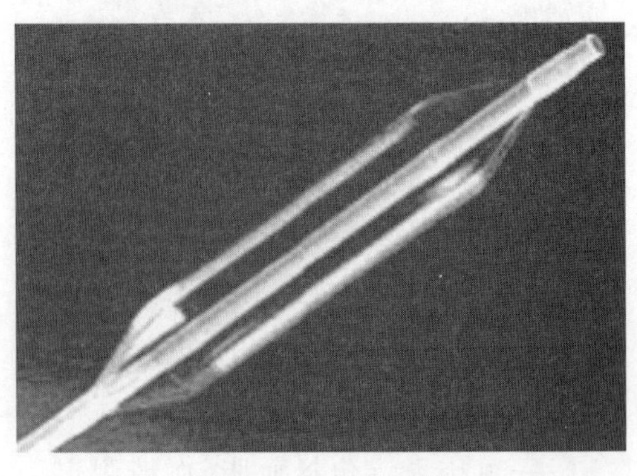

图 16-1-9 扩张球囊

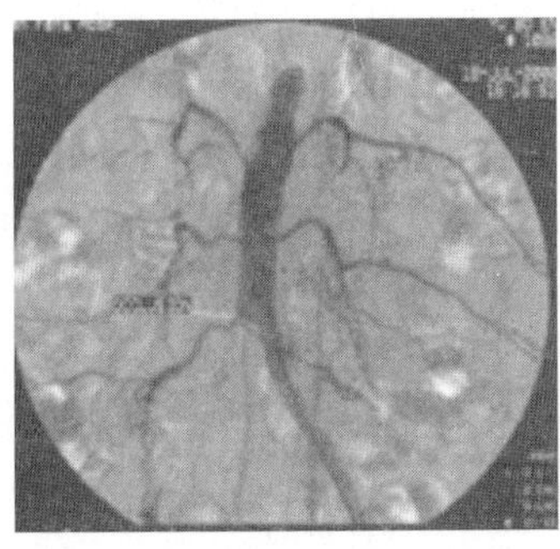
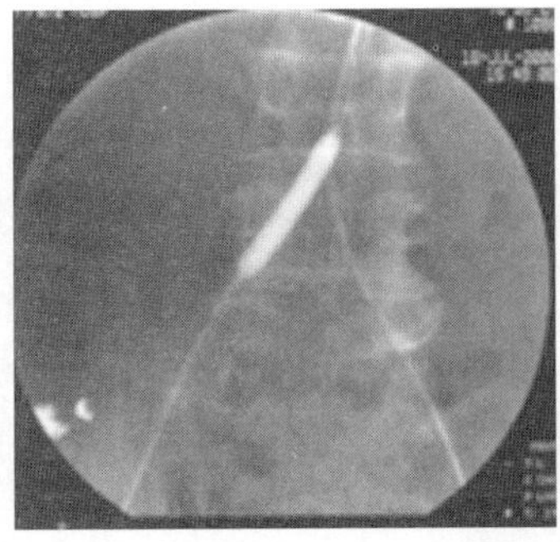
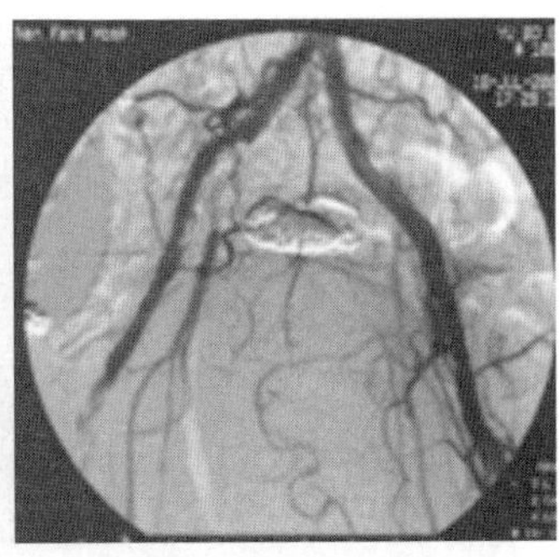

图 16-1-10　右髂总动脉起始段闭塞，经局部溶栓和球囊扩张后血管开通造影

2. *微创治疗(置管溶栓)术*　溶栓导管通过动脉鞘管进入患者病变的血管(图 16-1-11)。溶栓导管的末端带有喷液侧孔口，喷射溶栓药物，由于溶栓导管直径较细，通常只有 3～5F，同时此导管内部为了增加溶栓时药液喷射的压力有一根金属钢丝，因此溶栓导管绝对不能打折，一旦打折可能带来溶栓导管不通畅，也会延误患者的治疗。

常规动脉置管溶栓有两种给药方法：一种是持续输注法，一种是脉冲喷射法，持续输注法是通过微量注射泵或加压输液袋将溶栓药物匀速、持续地经溶栓导管推注到患肢局部。脉冲喷射法(图 16-1-12)是通过三通将溶栓导管与注射器、输液袋加压的溶栓药物相连接，通过三通使用注射器抽取溶栓药物以脉冲喷射法将药液快速推注至病变处，这种方法可以起到冲刷的作用，并可使药液分散到血栓中。根据情况，可以在持续滴注的基础上间断采取脉冲喷射法。

(四)手术治疗

1. *动脉旁路手术*　是治疗周围动脉阻塞病的常规手术，可选择人工血管或自体血管进行移植，成功率高，远期效果好。病变广泛、合并动脉瘤和粥样硬化栓子是旁路移植术的适应证。经腹部和双侧腹股沟切口，置入分叉型人工血管，近端吻合于腹主动脉，远端吻合于股(髂)动脉。单纯长段股浅动脉闭塞常采用股腘动脉旁路术。由于下肢动脉闭塞常为多发，因而动脉旁路术式灵活多变，主要根据不同病变部位、不同病变范围来决定个体化方案(图 16-1-13)。

动脉旁路术后的远期并发症有：吻合口狭窄闭塞、流出道动脉硬化闭塞、移植物血栓形成、移植物感染、假性动脉瘤形成等。

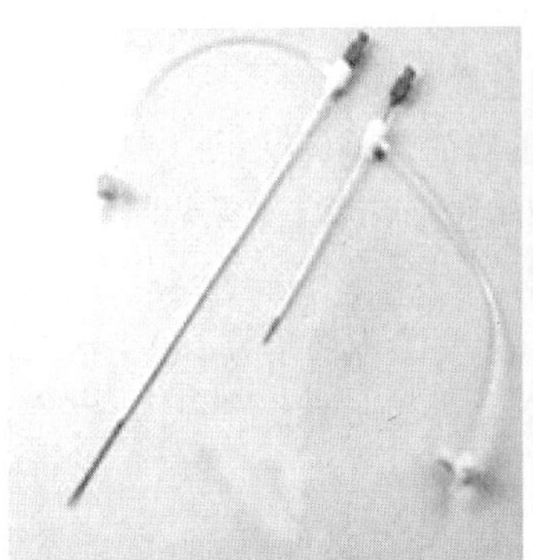
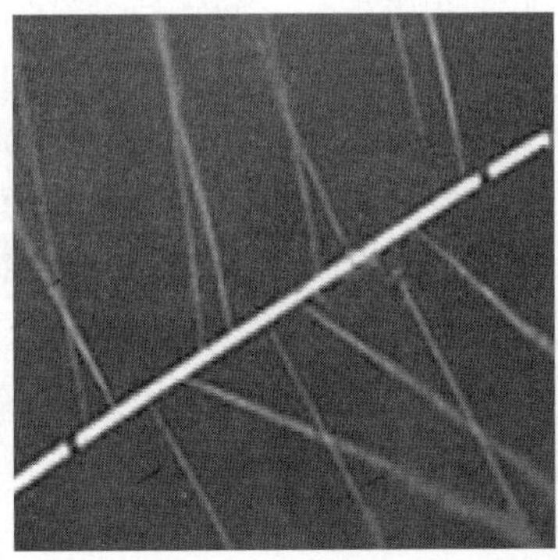
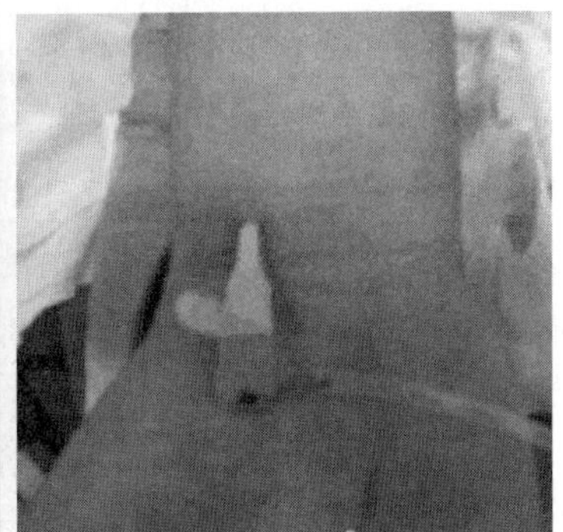

图 16-1-11　带有喷液侧孔口的溶栓导管

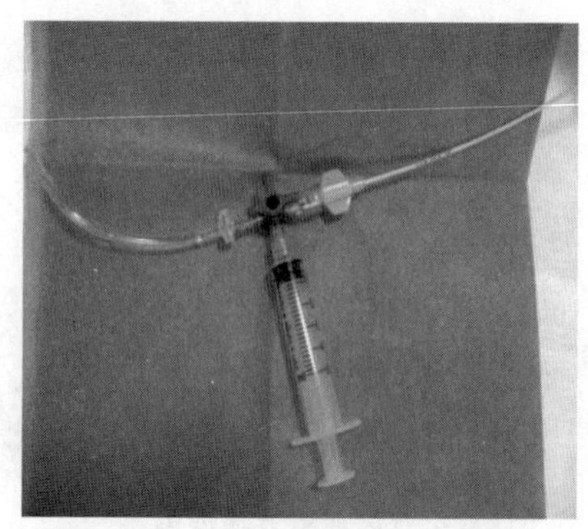

图 16-1-12　脉冲喷射法连接方式

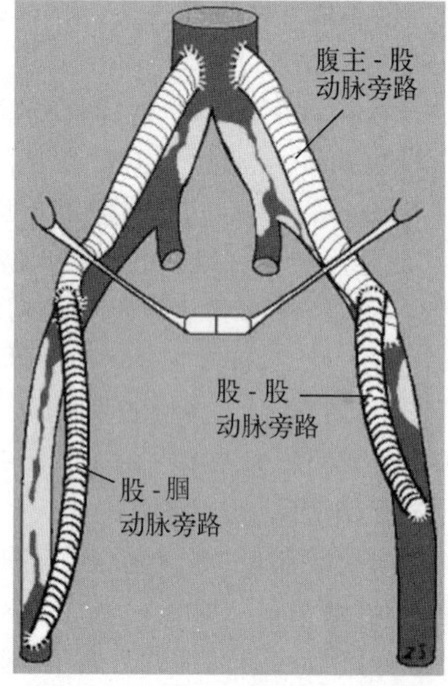

图 16-1-13　下肢动脉多种旁路手术

2. 截肢　对于因不能耐受血管重建手术或因无流出道无法行动脉旁路术的静息痛和下肢坏疽患者，截肢是其唯一选择。对于成功的远端动脉旁路术可仅进行足部已坏疽组织的截肢。远端截肢包括足趾、半足、踝部截肢。如果动脉血运不良或无法行动脉旁路手术，则行膝下或膝上截肢。

正确地选择截肢平面是创面愈合的保证。如果股浅动脉闭塞且无法重建，远端无血流，膝下截肢是创面能愈合的最低平面。如果腘动脉的压力超过 50mmHg，ABI＞0.6，膝下截肢创面愈合的概率超过 70%。保留膝关节是很重要的，因为膝上假肢的运动功能远不如膝下假肢。

在股深动脉闭塞、坏疽平面超过膝关节时，需要进行膝上截肢。膝上截肢的创面即使是在严重缺血病例一般也可完好愈合。

六、常见护理问题

（一）疼痛

1. 相关因素　动脉粥样硬化病变引起下肢血管管腔狭窄或闭塞，病变远端因血液供应不足而产生组织缺血，引发疼痛。

2. 临床表现　间歇性跛行或静息痛，夜间疼痛加剧，屈膝抱足，下垂肢体可以部分缓解，活动后加剧。

3. 护理措施

（1）遵医嘱给予血管扩张药等血管活性药物，保证药物正确、匀速、持续输入，确保药物疗效。

（2）密切观察患肢末梢血循环，包括足趾的颜色、温度及足背、胫后动脉搏动情况，详细记录。

（3）患肢注意保暖，避免过冷过热刺激，为减轻疼痛，保持患肢低于心脏水平或垂于床下。

（4）提供充足的营养与休息：疼痛和焦虑影响患者神经内分泌系统的正常生理功能，降低机体免疫能力。应加强营养，进高热量、高蛋白、高维生素饮食，少食动物脂肪及胆固醇含量较高的食物，多饮水。

（5）进行正确的疼痛评估，根据疼痛评估结果遵医嘱使用止痛药物。

（二）焦虑

1. 相关因素　①患肢疼痛；②生活自理能力下降；③久治不愈；④经济损失、家庭负担加重。

2. 临床表现　①主诉疼痛；②忐忑不安；③悲观失望；④无法集中注意力；⑤睡眠质量下降甚至失眠。

3. 护理措施

(1)耐心听取患者主诉,密切观察病情,正确评估疏导患者,缓解疼痛程度。

(2)增加巡视次数,采取有效的安全措施。

(3)安排有助于睡眠的环境,如:保持安静,避免大声喧哗,病房内温湿度适宜,夜间尽量不开灯。

(4)建立比较规律的睡眠时间,病情允许的情况下,适当增加日间活动量,减少日间睡眠次数和时间,晚夜间减少对患者的干扰,患者休息期间减少不必要的治疗及护理活动。

(5)增加患者与医护人员的相互信任,经常巡视及陪伴患者,加强指导及宣教,向其解释病情、治疗、检查方面的情况,加强康复的信心,经常与患者谈心,分散其对疼痛的注意力。

(6)避免与同样焦虑的患者接触。

(7)必要时遵医嘱给予止痛药及催眠药。

(8)取得家属的支持及配合。

(三)皮肤完整性受损

1. 相关因素　与局部缺血坏死及继发感染有关。

2. 临床表现　足趾、足跟部皮肤溃疡,足底部形成较大的、灰白色的坏死灶,严重者出现干性坏疽,如继发感染可出现湿性坏疽。

3. 护理措施

(1)指导并协助患者保持肢端皮肤清洁,避免外伤,选择宽松的棉制的衣裤、袜及厚底软鞋。

(2)若患者感到下肢凉,可以用棉褥保暖,禁止用热水袋取暖以避免烫伤。

(3)按摩需适当,应避免长时间持续大力的按摩,由于汗腺减少,油脂分泌下降,皮肤干燥,过度按摩会造成皮肤发红甚至搓伤。

(4)对慢性溃疡如不伴有细菌严重定植或感染可用生理盐水清创后使用水胶体类辅料保护并促进伤口愈合。

(5)已严重定植或感染的慢性溃疡及湿性坏疽可用银离子类辅料外加吸收渗液的二级辅料予以换药。

(6)对干性坏疽者,应尽量保持干燥(如在足趾间夹入棉片等),防止细菌感染。

(7)严密监测有无感染征象,若体温、白细胞及中性粒细胞升高提示可能有感染,应对创面分泌物做细菌培养,以对症使用抗生素或对已产生坏疽的组织进行外科处理。

(8)改善患者全身营养状况,提高患者自身免疫力。选择高蛋白、高维生素、高营养易消化的饮食,如全身营养状况很差,呈负氮平衡,纳差,血浆蛋白指数较低,可经静脉补充清蛋白。

(9)对于足跟、外踝等骨突处需要特别注意减压、保护皮肤。因下肢动脉缺血情况严重组织和皮肤对于缺血的耐受程度比正常组织低,所以除对患者做好健康教育外对于卧床、体位被动的患者要采取积极主动的预防压疮的护理措施。

(四)潜在并发症——缺血再灌注损伤

1. 相关因素　①术后血流重建造成大量自由基释放,损伤组织和器官(主要为心脏和肾脏);②双下肢动脉硬化闭塞先行单侧手术患者,术后由于血流的重新分配,加重对侧肢体缺血。

2. 临床表现　①患肢肿胀、张力增高、压痛明显,严重时足背动脉搏动减弱或消失;②再灌注损伤严重时可能出现心功能下降,表现为血压升高、心率加快、心律失常等;③对肾的损伤会出现少尿、无尿、高钾、肌酐升高等。

3. 护理措施

(1)注意观察患肢有无疼痛、压痛、肿胀等,警惕筋膜间隙综合征。

(2)早期预防,适当抬高患肢,减少动脉血流和增加静脉回流。

(3)密切观察患肢血供变化,可根据皮温、皮肤色泽、观察足背动脉或胫后动脉(图16-1-14)搏动情况、末梢毛细血管充盈时间、感觉和运动功能等指标来判断血供。及时倾听患者主诉，询问患者是否存在患肢的感觉异常等症状，有异常情况应报告医师。

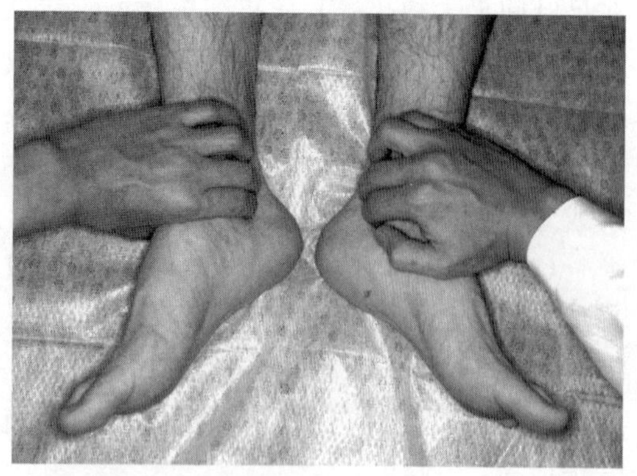

图 16-1-14　触摸胫后动脉搏动方法

（4）术前及术后严密监测心功能和肾功能，严密观察生命体征，遵医嘱给予相应的保护器官的药物。

（五）潜在并发症——出血

1．相关因素　术后使用抗凝祛聚药物。

2．临床表现　出血部位包括 PTA 术后股动脉穿刺点、静脉输液治疗穿刺点、皮下或肌内注射处出血；鞘管阀门出血、管道连接脱落出血以及身体其他部位出血（如消化道系统、泌尿系统、颅内出血）。表现为血尿、血便、意识淡漠、偏瘫、失语、剧烈头痛等。

3．护理措施

（1）按医嘱正确合理使用抗凝祛聚药物，定时抽取血标本检查凝血指标，监测药物对于凝血功能的影响，及时通知医师调整药物的剂量和间隔时间，保证用药安全。

（2）做好术后健康指导，PTA 术后如未在动脉穿刺点安装封堵器需平卧 24h，如安装封堵器需平卧 6h，术后 2d 内避免做下蹲动作及剧烈活动。

（3）建议患者刷牙要使用软毛牙刷，必要时行口腔护理，以便观察患者牙龈有无出血倾向。

（4）输液时应选择可以留置的输液工具，并保证是满足治疗需要的最小针头。避免反复穿刺，穿刺点尽量选择平坦易固定的部位。

（5）重视患者主诉，监测生命体征。需要特别注意的是消化道出血和腹膜后血肿，患者往往没有明显自觉不适，可能仅诉头晕、胸闷或出冷汗，而且常出现在半夜，此时应特别警觉大出血，患者一旦出现此类症状应立即汇报医师并测量血压，并行血常规检测。

（六）潜在并发症——感染

1．相关因素　①与动脉置管有关；②与伤口有关。

2．临床表现　体温超过 38.5℃，血常规中的白细胞和中性粒细胞上升。

3．护理措施

（1）护士在连接动脉置管各接口部位时应严格落实无菌操作。

（2）密切观察患者术后体温和血常规中白细胞、中性粒细胞的变化。

（3）及时检查导管、鞘管及三通等接口部位有无血液的渗出。如有血液渗出，应在医师的指导下及时用消毒液擦拭，避免滋生细菌。

（4）观察伤口局部有无红、肿、热、痛等表现，遵医嘱按时使用抗生素。

（七）潜在并发症——栓塞或血栓

1．相关因素　①手术过程中钙化的粥样斑块有可因球囊的扩张挤压或内膜剥脱而造成小量的脱落，随动脉血流到达远端肢体，形成栓塞；②手术对血管内膜的破坏以及术后未使用抗凝祛聚药物或用药剂量不足。

2．临床表现　患肢疼痛、皮温凉、皮肤苍白、足背动脉搏动减弱或消失、皮肤张力增高等。

3．护理措施

（1）严密观察患肢或穿刺侧肢体有无疼痛、皮温凉、苍白、皮肤张力增高的表现，仔细触摸足背、胫后动脉搏动情况。

（2）正确合理使用抗凝祛聚药物，出现后可遵医嘱使用扩张血管药物，如前列地尔注射液等静脉注射可缓解症状。

(八)组织完整性受损——截肢

1. 相关因素　组织缺血造成的肢体溃疡或坏疽危及患者生命而选择实施截肢。

2. 临床表现　生理功能障碍及心理障碍。

3. 护理措施

(1)截肢给患者造成身体的创伤和精神打击,破坏了身体形象的完整性,使患者自理能力减退,自由活动受限。护士可通过家人知晓如何与患者沟通,了解患者对截肢的态度,针对情况做有效的心理护理。

(2)告知患者截肢手术的必要性,可解除因肢体缺血造成的终日难以忍受的疼痛及截除部分肢体达到挽救生命的治疗目的。

(3)帮助患者完成生活护理。尊重鼓励患者,在保证安全的情况下协助完成力所能及的事情,进行功能锻炼和恢复功能的训练,增强其自信心。

七、康复与健康教育

(一)心理指导

运用护理手段去影响患者心理活动,针对患者的心理状态进行语言交流与沟通,耐心讲解与本病有关的健康知识,使患者消除顾虑、树立信心,主动配合手术治疗。从收集到的护理资料中认真寻找护理问题,掌握其心理变化,针对护理问题确定健康教育的重点,如害怕心理、经济负担重、家庭或工作问题等,做到有的放矢。根据文化层次、接受能力不同,介绍病情、手术步骤和过程、优越性、安全性等。对文化层次高、接受能力强的患者要简单、明了,使其对病情、治疗、护理心中有数、积极配合。

(二)禁烟

向患者宣教吸烟是一种极为不良的生活习惯,烟草内含有尼古丁,可使血管收缩,血压升高,心率增快;能造成动脉痉挛,使血液里促进动脉粥样硬化的物质,如胆固醇、低密度脂蛋白的浓度升高,并使这些物质沉积在血管壁内,促使下肢动脉缺血的发生。因此患者必须戒烟。护士在患者入院时即应加强戒烟的健康教育,告知患者吸烟的危害,戒烟对于治疗的重要意义,取得患者及家属的全力配合。

(三)饮食指导

少食动物脂肪,戒烟限酒,可多食富含不饱和脂肪酸的鱼类。补充富含维生素的新鲜蔬菜水果,如胡萝卜、洋葱、海带、木耳等,并宜食用能软化血管的黑木耳、香菇等。

(四)患肢护理

告知患者每天用温水洗净患肢后应彻底擦干,尤其是趾缝间,擦拭动作要轻柔,足趾之间用棉签把水吸干。由于患肢血供不足,营养欠佳,感觉较差,应注意保暖,以减少血管收缩加重缺血。避免冷热刺激,因遇冷刺激可引起动脉收缩或痉挛,温度升高可使组织代谢增加耗氧增加,而加重患肢疼痛。禁用热水袋或电热褥等直接接触病变局部,以免烫伤。患肢足部避免太过干燥,以免引起皲裂,每日可用凡士林滋润皮肤。注意勿抓破患肢皮肤,减少局部受压及摩擦,必要时可使用支被架。对于足部有溃疡的患者,可用1∶5000的高锰酸钾泡足,起到消炎作用,预防感染。

(五)改善血循环,促进侧支循环建立

向患者宣教,应有计划循序渐进地进行锻炼,增加肌肉的活动,促进侧支循环的建立和增加末梢组织的灌注。

(六)腔内术后护理

腔内动脉支架成型术及 PTA 的患者术前常规排空大便。术后患肢自然伸直,平卧制动 24h。

对于置管溶栓的患者,首先必须保持溶栓导管良好的固定,因为溶栓导管的末端带有喷液侧孔口,必须确保侧孔位于血栓部位,一旦导管移位可能意味着给药部位的不正确,不仅延误治疗,而且容易导致导管周围血栓形成。因此护士应使用透明敷贴妥善固定溶栓导管，如患者出汗较多不易固定时应及时更换敷贴，必要时给予自粘绷带外固定，并告知患者与家属置管溶栓期间应保持术侧肢体伸直制动，以防止术肢移动造成导管的移位。另外必须确保导管与输液管道连接可靠，一旦脱落将导致大出血。为预防脱落，管道连接均采取螺纹接头拧紧。

行动脉旁路手术的患者第1～3天患肢自然伸直，在床上做轻微活动，预防下肢深静脉血栓形成。活动时应避免移植血管受压的动作及影响动脉供血的体位，如跷二郎腿、腘窝下垫枕及过度屈髋等。术后患肢出现轻微肿胀为正常反应，2周后会逐渐消退。遵医嘱口服抗凝药，防止移植血管血栓形成。

（七）截肢护理

血管疾患导致的截肢与外伤性等其他因素的截肢是有区别的，前者由于组织的急慢性缺血造成，局部组织创伤和末梢循环不良，易造成残端水肿，伤口愈合不良。术后应抬高患肢24～48h，保持各关节于功能位，保证残端加压包扎适当有效。密切观察伤口情况，积极预防切口感染，遵医嘱抗感染治疗。

（八）观察出血倾向

自发性出血是溶栓、抗凝药物如尿激酶、肝素等的主要不良反应。在用药过程中，应注意观察口腔黏膜、皮肤、牙龈等处有无出血点，穿刺点有无渗血及血肿发生。嘱患者采用软毛牙刷，禁食含有鱼刺、骨等食物。

（九）出院指导

出院后继续服用抗凝、祛聚扩血管药物诸如华法林、阿司匹林、西洛他唑等，严格遵医嘱按时按量服用抗凝药物，定时复查凝血酶原时间，切忌擅自停药改药。一旦有出血倾向时，应及时到医院就诊，复查凝血酶原时间，根据凝血酶原时间的结果来调整抗凝药物的剂量。若因其他疾病就诊，带好病历及时就医，并向医师说明病史及治疗经过。

避免剧烈运动，适当进行功能锻炼，严禁吸烟，天气寒冷应做好防寒保暖工作，但不宜穿过紧鞋袜以防影响血液循环，参加力所能及的活动，保持轻松平和稳定情绪，定时复诊。

（王利丽　周洁松）

第二节　下肢深静脉血栓

一、概　　述

下肢深静脉血栓形成（deep venous thrombosis，DVT）是指下肢深静脉在各种病理因素的影响下，管腔内部形成血栓，以至静脉回流障碍所导致的一系列症状，包括病变静脉远心端肢体或脏器的肿胀、侧支静脉曲张等静脉高压表现和病变静脉局部的管壁及周围组织炎症。严重者还可以影响动脉供血，并使静脉瓣膜受损，遗留永久性的下肢深静脉功能不全，影响生存质量。急性下肢深静脉血栓所引发的肺栓塞是临床猝死的常见原因之一，因此对该疾病的积极预防及治疗，对挽救患者的生命可起到重要意义。

二、应用解剖特点

静脉负责把血液从毛细血管床运送至心脏。下肢静脉血液的向心回流，除胸腔吸气运动和心舒期产生的负压吸引等作用外，主要依靠小腿肌肉泵的挤压作用，并借助于静脉瓣膜单向开放功能，从而使血液由远端向近端、由浅静脉向深静脉流动。

静脉按大小分3类：小静脉、中静脉和大静脉。最小的静脉是微静脉，这些静脉互相汇合形成较大的静脉。较大的静脉又常常吻合成静脉丛，中静脉分布于四肢及血液流动需要克服重力的部位，这类静脉具有静脉瓣膜，能防止血液产生倒流，大静脉的特征是具有发达的外膜。

小腿静脉与动脉伴行，收集足部和小腿回流血液，汇入腘静脉，进一步向上延续为股浅静脉。近腹股沟处与收集大腿部血液的股深静脉汇合，成为股总静脉。穿过腹股沟后延续为髂外静脉，并与收集盆腔血液的髂内静脉汇合成为髂总静脉，最后双侧髂总静脉汇合形成下腔静脉。上述静脉称为深静脉系统(图 16-2-1)。下肢静脉尚有位于肢体皮下的浅静脉系统，包括大隐静脉和小隐静脉系统。前者在腹股沟附近的隐静脉裂孔汇入股浅静脉，后者在腘窝下缘汇入腘静脉。

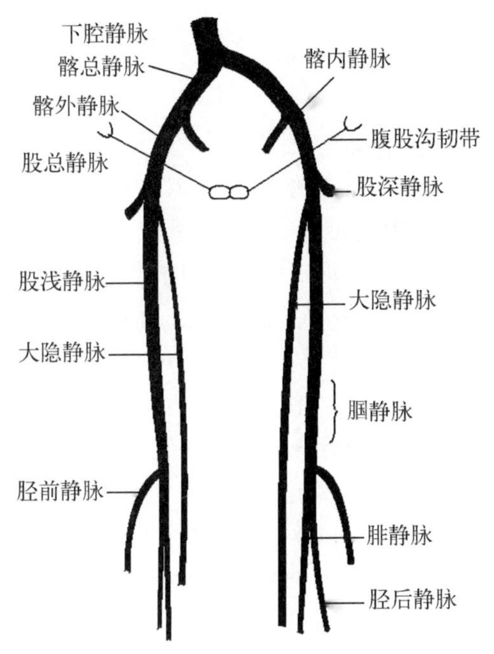

图 16-2-1　下肢静脉系统

三、病因与发病机制

深静脉血栓形成是一个较复杂的过程。血栓形成过程中，先是血小板黏附、聚集在血管内膜局部、释放某些活性物质，同时又使血小板进一步聚集。随着病情的发展，血小板堆积逐渐增多，形成许多珊瑚状血小板小梁，使血流减慢，被激活的凝血因子逐渐增多，纤维蛋白形成及沉积亦随之增多，并网罗血细胞，终成血栓。血栓形成早期，只有起源处附着于血管壁，几乎是漂浮状态，很容易脱落。继而血栓收缩，挤出血清，血栓变为相对干燥，坚实的结构。开始血栓仅是通过纤维蛋白附着于血管壁上，但内膜的内皮纤维细胞迅速入侵，使血栓固定、机化。因为由血栓挤出的血清中有激活的凝血因子及凝血酶，所以在一定条件下，很容易有新鲜的血凝块沉积于正在机化，甚至已经机化的血栓上，使血栓不断的扩展延伸，最终堵塞静脉管腔。血栓也可逆行扩展，而导致全下肢深静脉主干血栓形成。血栓的蔓延、滋长，可以在任何时候终止，也可以不断的顺行或逆行发展。

血栓形成后，向近侧扩展和向远侧繁衍继发血栓，逐渐与血管壁粘连，激发静脉壁和静脉周围炎症反应，然后停止扩展、繁衍，并发生纤维形成性机化。新生的肉芽组织由血管壁向血栓内生长，将纤维蛋白和组织碎片等血栓成分逐渐溶解、吸收，最终被机化的结缔组织取而代之。

四、临床表现与诊断

(一)临床表现

小腿肌肉静脉丛血流缓慢，是血栓的好发部位；股髂静脉通过股管，特别是左髂总静脉受右髂总动脉的跨越而可能受压，影响回流，是另一好发部位。依血栓位置，下肢深静脉血栓形成可分周围、中央、混合 3 型(图 16-2-2)。

1. 中央型　指髂股静脉内血栓形成，左侧多见，表现为臀部以下肿胀，下肢、腹股沟区及患侧腹壁浅静脉扩张，皮温升高，股三角区及股内收肌管部位有明显压痛，在股静脉处可扪及条索状并有压痛。

2. 周围型　血栓开始发生于小腿肌肉静脉丛，因血栓局限，许多病人没有症状，或极轻微，常被手术创伤所掩盖。有症状者主要表现为小腿疼痛、轻度肿胀，活动受限，症状与血栓形成时间一致。主要体征为足背屈

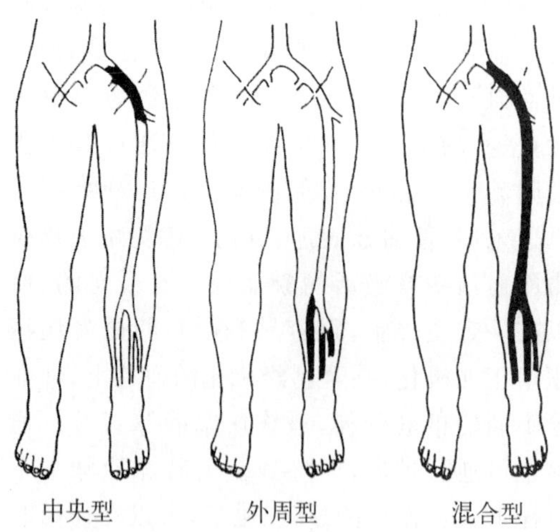

图 16-2-2　深静脉血栓分型

时牵拉腓肠肌引起疼痛（Homans 征阳性）及腓肠肌挤压痛（Neuhof 征阳性）。

3. 混合型　由周围型血栓向近侧顺行扩展或中央型血栓向远侧逆行繁衍而成。患肢肿胀明显，Homans 征阳性或阴性，浅静脉压升高，内收肌管部位、腘窝和小腿深部均可有压痛（图 16-2-3）。

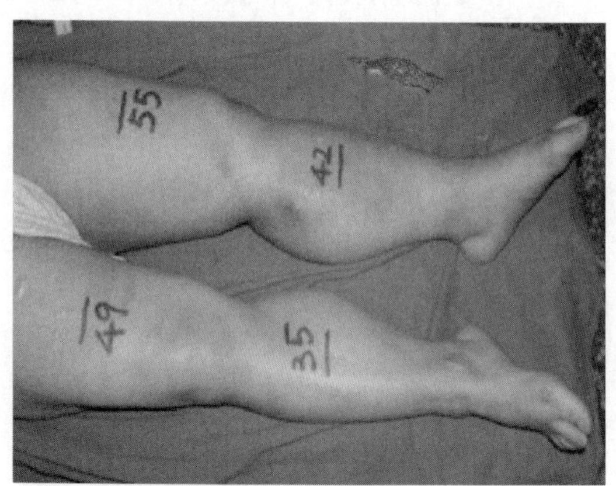

图 16-2-3　深静脉血栓患肢肿胀对比

股青肿和股白肿是下肢深静脉血栓的少见类型。当髂股静脉及其侧支全部被血栓阻塞，下肢呈现高度水肿，由于淤血严重，临床上表现为疼痛剧烈，患者皮肤呈暗紫色，称为股青肿（图 16-2-4）。严重的肿胀导致下肢筋膜腔压力增高，当刺激动脉持续痉挛，使下肢血液供应出现障碍时，可表现为肢体肿胀、皮肤苍白，称为股白肿。股白肿是下肢深静脉血栓的紧急状况，需及时手术取栓才有挽救患肢的希望。

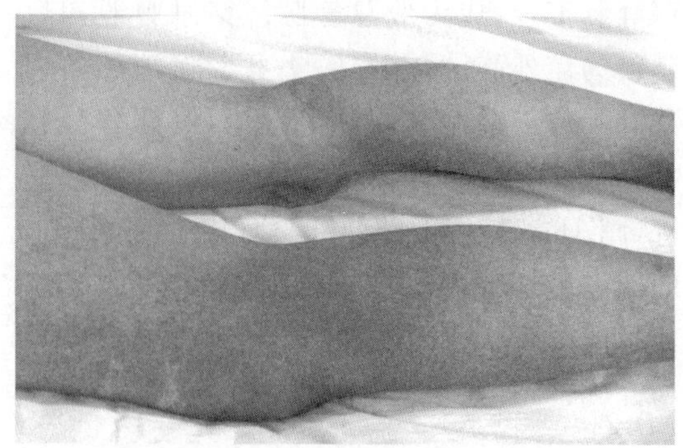

图 16-2-4　深静脉血栓（股青肿）患肢皮肤颜色呈暗紫色

（二）诊断

周围型血栓形成，症状不明显，早期诊断较困难；中央型血栓，有明显临床表现和体征，不难诊断，以下检查有利于早期诊断。

1. Duplex 超声检查　又称多普勒及实时双功超声，是最常用的无创检查方法，其准确性大于 95%。多普勒超声扫描可发现压迫肢体远端及呼吸时的正常静脉血流的回声消失。目前高频超声探头的广泛使用可使位于小腿静脉的血栓也能准确发现。

2. 电阻抗体积描记法检查　无创伤性，使下肢静脉达到最大充盈后，观察静脉最大流出率，都能相当可靠地判断主干静脉是否有阻塞。但对小静脉血栓形成，效果并不满意。

3. 放射性纤维蛋白原试验　标记 ^{125}I 的人体纤维蛋白原能被新鲜血栓摄取，其量超过等量血液摄取的 5 倍。因而能早期检出周围型的隐匿型血栓形成，但须先阻断甲状腺的吸碘功能，所以目前都用来对高发病人的筛选检查。

4. 下肢静脉造影　有创伤性，但能使静脉直接显像，可以有效地判断有无血栓、血栓的位置、范围、形态和侧支循环情况，是可靠的诊断方法，常用顺行静脉造影。

5. 磁共振静脉显像(MRV) 对近端主干静脉(如下腔静脉、髂静脉、股静脉等)血栓的诊断准确率很高，与下肢静脉顺行造影相比较，MRV 为无损伤检查方法，但对于体内有置入金属物品的患者无法行 MRV 检查。

五、治疗原则

深静脉血栓的治疗有预防肺动脉栓塞和防止深静脉血栓进展两个目的。其基本治疗包括：卧床休息，防止血栓脱落引起肺栓塞；抬高患肢，促进静脉回流。进一步的治疗可分为手术和非手术疗法 2 大类。

(一)非手术疗法

1. 抗凝治疗 目的在于阻止血栓的继续滋长和繁衍，抗凝剂有肝素和香豆素衍化物两种，一般先用前者，接着使用后者。肝素抗凝治疗要持续静脉滴注肝素调整部分凝血活酶时间延长至正常的 1.5～2.5 倍。在充分肝素抗凝后，患者可长期口服华法林抗凝，华法林治疗需监控凝血酶原时间。华法林在体内起效慢，一般在服药 2～3d 后开始起效，因此临床上常同时将它与低分子量肝素一起使用，待华法林达到治疗作用时，停用低分子量肝素。

2. 溶栓治疗 抗凝治疗可防止血栓的进一步发展，但并不溶解已经存在的血栓，溶栓治疗是利用溶栓药物激活体内纤溶酶原，使之变成有活性的纤溶酶，促进血栓的溶解，达到清除新鲜血栓的目的。常用的是尿激酶和链激酶，它们是纤维蛋白酶原激活药的第一代产品，仅分解血浆中蛋白，对纤维蛋白无特异性，现逐渐被第二代产品替代，如 DNA 技术重组的组织纤溶酶原激活药(rt-PA)。血栓形成后 3d 内开始溶栓治疗者可取得较好的疗效。

3. 祛聚治疗 作为辅助疗法，能降低血液黏稠度和防止血小板聚集，改善微循环。可静脉滴注低分子右旋糖酐，口服双嘧达莫和阿司匹林。

4. 抬高患肢 患者应卧床休息，患肢抬高超过心脏 20～30cm，促进静脉回流，有利于消肿。急性期患者，避免患肢按摩，避免血栓脱落，导致肺动脉栓塞。卧床时间一般 2 周左右，2 周后，可穿着Ⅱ级治疗型弹力袜或使用弹力绷带包扎患肢下床活动，走动时依靠小腿肌肉的收缩和阶梯性弹力袜的作用，有助于腿部静脉回流。

(二)微创腔内治疗

1. Fogarty 导管取栓 适用于原发于髂股静脉血栓形成而病期不超过 5d 者，最好控制在 72h 内。取腹股沟切口，切开股总静脉，插入 Fogarty 导管将血栓取出至股静脉近心端至下腔静脉后将球囊扩张，拉出血栓，反复几次直至无血栓拉出为止(图 16-2-5)。术后应辅以抗凝疗法，防止再发。取栓手术通常只用于严重的有肢体坏死危险的深静脉血栓患者，甚至对于伴有严重肿胀的完全性髂股静脉血栓，取栓手术的疗效不确切，其复发率超过 50%。再血栓率如此之高的原因可能有：血栓广泛而无法取净；血栓过于陈旧与静脉内膜粘连，取栓时导致内膜损伤，血小板黏聚造成再次形成血栓。

2. 腔内行下腔静脉滤器置入术 目的是预防致命性并发症肺动脉栓塞的发生，主要是通过在下腔静脉内放置滤网，使下肢深静脉血栓脱落不致引起肺梗死。通常选择健侧股静脉作为穿刺点，穿刺成功后，导鞘送至下腔静脉，然后在导鞘内插入滤网释放器，在定位下放置滤网释放器。

3. 腔内行下肢静脉溶栓术 血管穿刺部位可在对侧或同侧的股静脉，在血管造影明确血栓闭塞部位后，溶栓导管放置于血栓闭塞部位，同时灌注尿激酶，部分血栓溶解后，导管仍需放置在血管内，在病房内进一步溶解残留的血栓，连续灌注尿激酶行溶栓治疗。

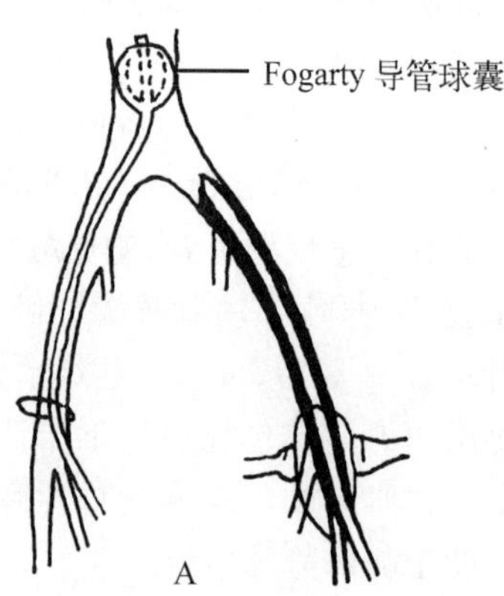

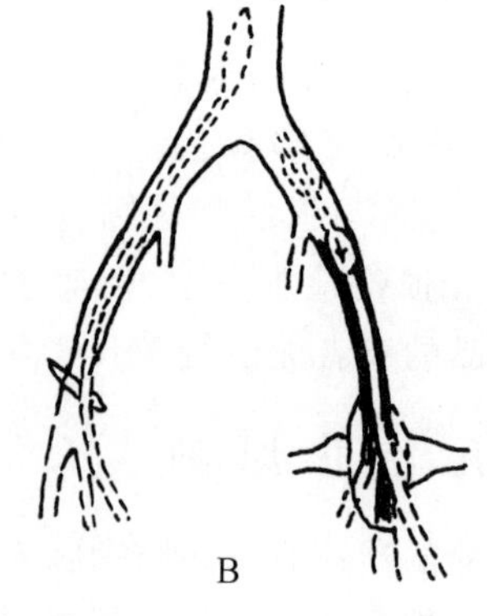

图 16-2-5　Fogarty 导管取栓

4. 髂静脉 PTA 加支架成形术　这是近年来出现的新技术，即经股静脉切开，经狭窄的静脉管腔插入导丝至下腔静脉，引入球囊导管扩张狭窄闭塞髂静脉段，然后放置金属支架以维持静脉管腔的通畅，主要适用于髂股段静脉血栓发病 3 个月之内的患者，发病时间过长的患者常因导丝无法通过而不能完成手术。该技术的远期效果仍在评价之中。

(三)手术疗法

Palma 手术(大隐静脉-股静脉耻骨上转流术)适用于髂股静脉阻塞患者，即游离健侧大隐静脉至足够长度后切断远心端，牵引血管穿过耻骨上皮下隧道与患侧股静脉行端侧吻合，使患者静脉血经对侧髂静脉回流(图 16-2-6)。为减少吻合口血栓形成，常需在吻合口远端附加动静脉瘘成形术。类似的下肢静脉转流手术还有髂-股静脉搭桥术等。

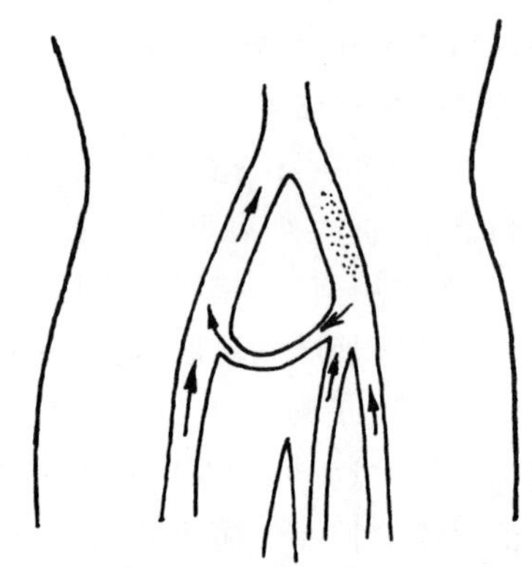

图 16-2-6　大隐静脉转流

六、常见护理问题

(一)躯体移动障碍

1. 相关因素　患肢肿胀疼痛、需抬高下肢并绝对卧床休息。

2. 临床表现　①生活无法自理；②体位不适；③改变体位困难。

3. 护理措施

(1)向患者讲解保持下肢抬高促进静脉回流和绝对卧床休息的重要性，取得患者的配合。

(2)定时协助患者翻身，改变体位，避免尾骶部压力过大引起疼痛和皮肤损伤。

(3)将呼叫器及常用物品放置在患者易于取用的位置。

(4)经常巡视床位，及时满足患者洗漱、进食、排泄、个人卫生活动等，满足日常生活需求，帮助解决一些因卧床带来的生活不便，使患者能够真正做到绝对卧床、安心养病。

(二)疼痛

1. 相关因素　①受累静脉内血液淤滞，回流受阻；②动脉痉挛；③栓子引起的炎症反应。

2. 主要表现　①主诉患肢剧烈疼痛；②患肢明显肿胀，皮肤发绀，足部动脉搏动消失。

3. 护理措施

(1)观察疼痛的性质、持续时间和程度。

(2)嘱病人卧床休息,抬高患肢,促进血液回流,减轻静脉内压力。

(3)按医嘱准确执行溶栓、抗凝、祛聚疗法,并观察病情变化。

(4)定时观察患肢皮肤温度、色泽、弹性及肢端动脉搏动情况并进行记录。

(5)定期测量双下肢同一部位的周径,观察肿胀消退情况,为调整治疗方案提供参考资料。

(6)同情、关心患者,对其进行心理护理,指导其看书、听轻音乐等,分散注意力,减轻对疼痛的感觉。

(三)体温过高

1. 相关因素　①静脉壁损伤;②栓子引起的炎症反应;③患肢整个静脉系统全部阻塞,同时引起动脉强烈痉挛(股青肿、股白肿)致毒素吸收。

2. 主要表现　①主诉唇干舌燥,咽喉疼痛;②烦躁不安、呻吟、神志模糊;③体温升高。

3. 护理措施

(1)病人体温超过 38.5℃时,给予物理降温,如温水擦浴、乙醇浴、冰敷等,必要时给予药物降温,降温 30min 后复测体温,观察并记录降温效果。

(2)鼓励病人多饮水。

(3)口腔护理 2/d,一般选用生理盐水,起到清洁口腔、预防感染的作用。

(4)提供流质或半流质清淡饮食,防止过硬、过咸以及辛辣刺激性食物,以免损伤和刺激口腔黏膜,口唇干裂者,涂以少许甘油保护。

(四)知识缺乏

1. 相关因素　缺乏预防知识。

2. 临床表现　患者及家属缺乏疾病相关知识,不能建立良好的生活习惯预防疾病的发生;患者不能理解并正确掌握减少下肢静脉血液淤滞及水肿的方法。

3. 护理措施

(1)患肢观察与护理:指导患者每天测量双下肢周径并记录(方法:髌骨下方 10cm 处画一横线,线下测量小腿周径;髌骨上方 15cm 处画一横线,线下测量大腿周径);同时观察用药效果。

(2)告知患者香烟中尼古丁刺激会引起静脉收缩,加重病情并可能引起血栓,使患者了解吸烟的危害,主动配合戒烟。

(3)术后指导患者进行适度运动:增加血液流动速度,增加血管弹性,提高输送血液能力,避免血管受压,保持下肢血流通畅;对长期卧床患者,如产后、手术后、石膏固定后、脑血栓或脑出血偏瘫等患者,在病情允许的情况下应定时变换体位,定时做下肢的主动运动和被动运动。

(4)指导患者避免负重,保持大便通畅,防止感冒,以减少腹内压增高而影响下肢静脉血液回流。多饮水,清淡饮食,避免久坐久站,防止血液淤滞。

(五)潜在并发症——出血

见本章第一节护理问题相关内容。

(六)潜在并发症——肺栓塞

1. 相关因素　血栓脱落。

2. 临床表现　出现呼吸困难、气促、胸痛、咯血、咳嗽、血压下降、脉搏增快等症状。

3. 护理措施

(1)治疗期间嘱患者绝对卧床休息,患肢制动或轻微活动。

(2)指导患者避免按摩、搓揉患肢等动作,避免突然变换体位和剧烈翻动而发生肺栓塞。

(3)注意患肢保暖,避免冷热刺激。

(4)对采用溶栓药物治疗的患者要了解发病原因及发病时间,针对病情给药及观察。为使溶栓药物能直接作用血栓部位,可采用四肢浅静脉血流阻断带(图 16-2-7),在患肢远端进行浅静脉穿刺置管给药。方法为：在患肢远端浅表静脉穿刺点上方绑扎阻断带（图 16-2-8），有效地暂时阻断浅表静脉血流，使药物通过浅、深静脉之间的穿支顺利进入深静脉，达到更快更好的治疗效果。

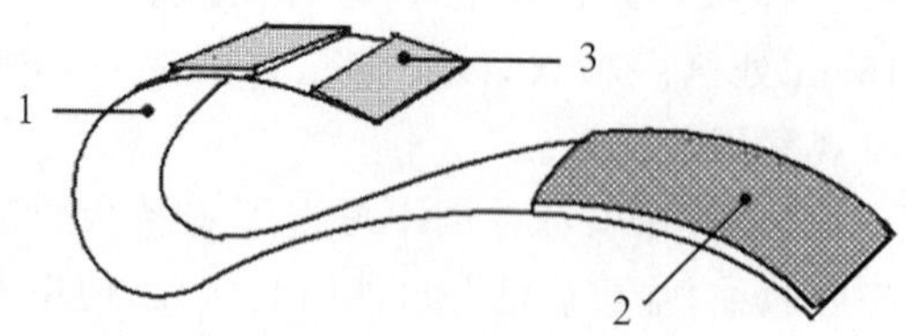

图 16-2-7　四肢浅静脉血流阻断带

1. 纵向可伸缩松紧带；2、3. 黏性搭扣

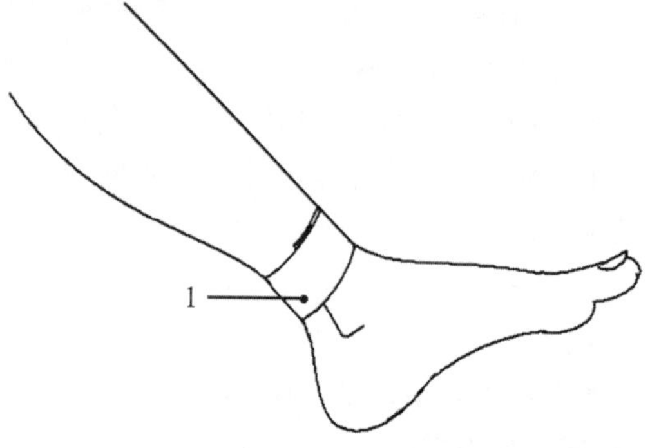

图 16-2-8　患肢穿刺点上方绑扎四肢浅静脉血流阻断带

（5）若出现胸痛、呼吸困难、血压下降等异常情况，应高度警惕肺栓塞的可能，立即将患者平卧，避免做深呼吸、咳嗽、剧烈翻动，同时给予高浓度吸氧，报告医生及时抢救。

（七）潜在并发症——下腔静脉阻塞综合征

1. 相关因素　髂静脉血栓向上发展或延伸。

2. 临床表现　①对侧下肢肿胀，双下肢、腹部及腰背部浅静脉怒张；②累及肝静脉出现布加综合征；③累及肾静脉形成肾变性综合征。

3. 护理措施

（1）对于血栓范围广泛、位置较高的患者要特别注意警惕下腔静脉综合征的出现，注意观察对侧肢体的周径有无变化，患者有无主诉对侧肢体疼痛、肿胀。

（2）严密监测患者尿量及肝肾功能指标，如发现异常要及时向医师汇报以尽早处理。

七、康复与健康教育

1. 禁烟酒，养成良好的生活习惯。

2. 选择清淡易消化饮食，多饮水，有利于稀释血液浓度。保持大便通畅，避免负重，防止腹内压增高，影响下肢静脉回流。

3. 急性期 10～14d 绝对卧床休息，禁止按摩患肢，防止血栓脱落。患肢抬高，高于心脏水平 20～30cm。避免膝下垫枕，注意保暖。恢复期的患者应鼓励做力所能及的运动，如在床上做自主屈伸下肢各关节的运动，逐渐增加行走距离和下肢肌肉的活动量，以促进下肢深静脉再通和侧支循环的建立。防止再生血栓形成。

4. 下床活动时，正确使用弹力绷带或穿弹力袜，促进静脉回流。理想的弹力袜应自上而下地对下肢产生循序递减的压力，起到支持下肢静脉并促使下肢静脉血液向深静脉回流，以有效地缓解或改善下肢静脉和静脉瓣膜所承受的压力。弹力袜的大小应根据个人腿部周径（测量踝部最细处及小腿最粗部位的数值）来选择。穿着时必须保证弹力袜平直无皱褶。使用中经常更换以保持弹性。清洗注意轻柔搓洗，挤干晾晒，不可烘烤及直晒，以延长使用寿命。

5. 正确使用抗凝或溶栓药物，选择静脉用药时在拔针后嘱患者加长按压穿刺部位时间，避免出血。注意监测出凝血时间，避免碰撞，观察大小便颜色，穿刺部位、全身皮肤及牙龈有无出血倾向；如有胸闷、气急、呼吸困难等情况应及时报告医生。

6. 观察用药效果。测周径，每天测量双下肢周径并记录，进行对比以便观察用药疗效。方法：髌骨韧带下方 10cm 处画一横线，在线下测量周径；髌骨韧带上方 15cm 处画一横线，在线下测量周径。

7. 出院宣教，病情稳定后仍需继续口服抗凝药物。遵医嘱按时、准确服用药物，不可自行调整用药。用药期间注意监测有关血液指标，观察有无牙龈出血、血尿、黑粪等出血倾向，若出现异常带好病历及时就医，并向医生说明病史及治疗经过。

8. 定期到医院复查随访。

（王利丽　周洁松）

第三节　腹主动脉瘤

一、概　　述

腹主动脉瘤(abdominal aortic aneurysm，AAA)是最常见的动脉扩张性疾病，指腹主动脉的局段性扩张，当扩张的腹主动脉直径超过正常值的 1.5 倍时，即称为腹主动脉瘤。如果动脉直径增加＜50％，则定义为扩张。它的主要危害是主动脉瘤的不断增大直至破裂大出血，患者中约 60％死于腹主动脉瘤破裂，其破裂的概率与腹主动脉瘤的直径略成正比，是一种高危性疾病。男性 50 岁以上发病率明显升高，80 岁左右达到高峰。女性发病年龄在 60 岁左右。男性与女性的比率为 5∶1。

二、应用解剖特点

人体主动脉包括升主动脉、主动脉弓、降主动脉三部分。降主动脉胸段称为胸主动脉，腹段称为腹主动脉，二者以膈肌主动脉裂孔为分界。腹主动脉平均长度 14～15cm，远端直径平均 1.7cm 左右。

腹主动脉的分支血管包括壁支和脏支两部分。壁支包括膈下动脉、腰动脉和骶正中动脉，脏支包括腹腔动脉、肠系膜上动脉、肾动脉、肠系膜下动脉和生殖腺动脉等。

腹腔动脉、肠系膜上下动脉之间有丰富的交通。肾动脉起始部位和支数均可发生变异，约 10％存在副肾动脉。髂总动脉是腹主动脉的延续，分为左、右髂总动脉。髂总动脉逐渐分为髂外和髂内动脉。髂内动脉降入骨盆后分出多个分支，髂外动脉与下肢动脉延续(图 16-3-1)。其正常成人动脉段的参照直径见表 16-3-1。

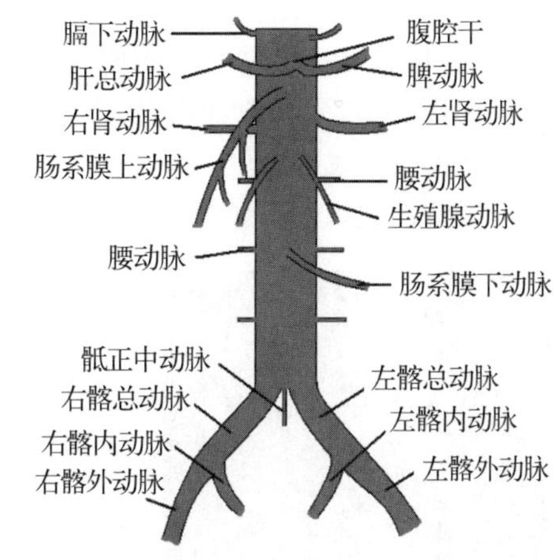

图 16-3-1　腹主动脉及其分支

表 16-3-1　正常成人动脉段的参照直径

动脉	直径(cm)	性别
胸主动脉		
根部	3.50～3.72	女
	3.63～3.91	男
升主动脉	2.86	女/男
降主动脉段	2.45～2.64	女
	2.39～2.98	男
膈肌平面动脉	2.40～2.44	女
	2.43～2.69	男
腹主动脉		
腹腔干上段	2.10～2.31	女
	2.50～2.72	男
腹腔干	0.53	女/男
肠系膜上动脉	0.63	女/男
髂总动脉	0.97～1.02	女
	1.17～1.23	男
髂内动脉	0.54	女/男

腹主动脉瘤是一部分主动脉的扩张（增宽或膨胀），通常发生在腹主动脉下段或主动脉壁的薄弱部位。

三、病因与发病机制

(一)病因与发病机制

正常动脉壁中层富有弹力纤维，随每次心搏进行舒缩而传送血液。当动脉中层受损，弹力纤维断裂，代之以纤维瘢痕组织时，动脉壁即失去弹性，不能耐受血流冲击，因而动脉在病变段逐渐膨大，形成动脉瘤（图 16-3-2）。引起腹主动脉瘤的主要原因如下。

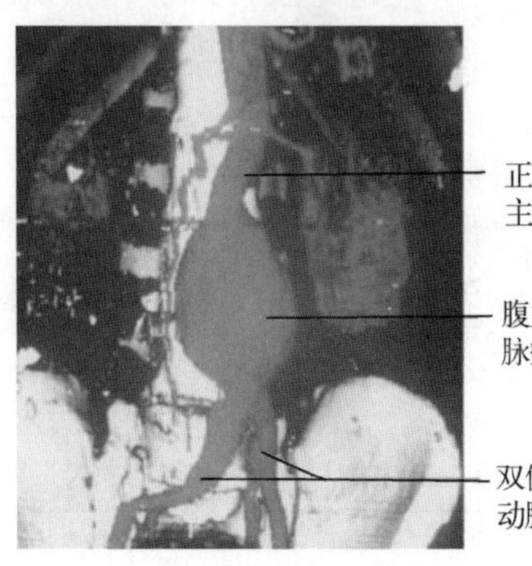

图 16-3-2　腹主动脉瘤

1. 动脉粥样硬化　为最常见的原因。粥样斑块侵蚀主动脉壁，破坏中层成分，弹力纤维发生退行性变。管壁因粥样硬化而增厚，使滋养血管受压，发生营养障碍，或滋养血管破裂而在中层积血。

2. 感染　以梅毒为显著，常侵蚀胸主动脉。败血症、心内膜炎时的菌血症使病菌经血流到达主动脉，主动脉邻近的脓肿直接蔓延，或在粥样硬化性溃疡的基础上继发感染，都可形成细菌性动脉瘤。致病菌以链球菌、葡萄球菌和沙门菌属为主。

3. 囊性中层坏死　为一种比较少见的病因未明的病变。主动脉中层弹力纤维断裂，代之以异染性酸性黏多糖。主要见于升主动脉瘤，男性较多见。遗传性疾病如马方综合征、性腺发育不全[特纳（Turner）综合征]、埃-当（Ehlers-Danlos）综合征等均可有囊性中层坏死。易致夹层动脉瘤。

4. 外伤　贯通伤直接作用于受损处主动脉引起动脉瘤，可发生于任何部位。间接损伤时暴力常作用于不易移动的部位，如左锁骨下动脉起源处的远端或升主动脉根部，而不是易移动的部位，受力较多处易形成动脉瘤。

5. 先天性　以主动脉窦瘤为主。

6. 其他　包括巨细胞性主动脉炎，贝赫切特综合征（白塞病），多发生大动脉炎等。

(二)病理分类

根据结构、形态、部位等不同，腹主动脉瘤分类如下：

1. 按结构分类

(1)真性主动脉瘤：动脉瘤的囊由动脉壁的一层或多层构成。

(2)假性主动脉瘤：由于外伤、感染等原因，血液从动脉内溢出至动脉周围的组织内，血块及其机化物、纤维组织与动脉壁一起构成动脉瘤的壁。

(3)夹层动脉瘤：动脉内膜或中层撕裂后，血流冲击使中层逐渐成夹层分离，在分离腔中积血、膨出，也可与动脉腔构成双腔结构。

2. 按形态分类

(1)囊性动脉瘤：瘤体涉及动脉周界的一部分，呈囊状，可有颈，成不对称外凸。

(2)梭形动脉瘤：瘤体涉及整个动脉周界。外伤性动脉瘤常呈囊状，粥样硬化常呈梭状。

(3)另外还有相对少见的蜿蜒状、舟状等动脉瘤。

四、临床表现与诊断

(一)临床表现

腹主动脉瘤在早期常无临床症状，多在体检时腹部触诊或 B 超发现腹部搏动性包块，进而经彩超、CT 等检查确诊。腹主动脉瘤增大后症状如下。

1. 腹部搏动性无痛包块　这是腹主动脉瘤最常见、最重要的体征，肿块多位于脐周或偏于左上腹，肿块上界与肋弓之间可容纳二横指者常提示动脉瘤位于肾动脉以下。

2. 压迫症状　常见的有肠道压迫症状，如腹部不适、饱胀、食欲下降等；泌尿系压迫症状，如肾盂积水等；胆道压迫症状，如肝区不适、黄疸等；压迫髂静脉或下腔静脉症状，如下肢肿胀等。

3. 栓塞症状　出现率低，可累及下肢、肾、肠系膜动脉，出现下肢间歇性跛行、肾性高血压、肠功能紊乱等症状。

4. 疼痛　多见于腰背部，突然加剧的疼痛通常是腹主动脉瘤破裂的先兆。

5. 出血　腹主动脉瘤突然破裂引起大量出血，常致命。80％的腹主动脉瘤破裂出血首先局限在腹膜后间隙，随着出血量的增加再破入腹腔内，表现为背部和腹部的放射性疼痛，继而出现出血性休克的表现。

（二）诊断

1. X 线片　少数动脉瘤，在正、侧位 X 线片能显示瘤体壁呈蛋壳状钙化阴影。创伤性动脉瘤有时能见到金属异物阴影。

2. 动脉造影　可显示动脉瘤的部位、大小（图 16-3-3），了解动脉受累的具体范围和侧支循环情况。动脉造影无疑可提供腹主动脉最直接的影像，但其缺点是瘤体内有血凝块时不能直接正确显示瘤体的实际大小。

3. 腹主动脉多普勒彩超　可确诊腹主动脉瘤（图 16-3-4），同时可显示瘤体大小、位置，瘤腔内有无血栓以及瘤体与周围脏器关系，具有无创、廉价等优点，是腹主动脉瘤的首选检测方法。还广泛用于术后随访对照。

4. 螺旋 CT 血管成像（SCTA）　SCTA 胸主动脉和腹主动脉瘤显影，是血管腔内治疗术前评估的依据。CT 扫描能发现很小的腹主动脉瘤，也能发现主动脉壁的钙化和瘤内血栓，还能发现动脉瘤破裂形成的腹膜后血肿，而 SCTA 则能立体显示动脉瘤及其远近端动脉的形态。

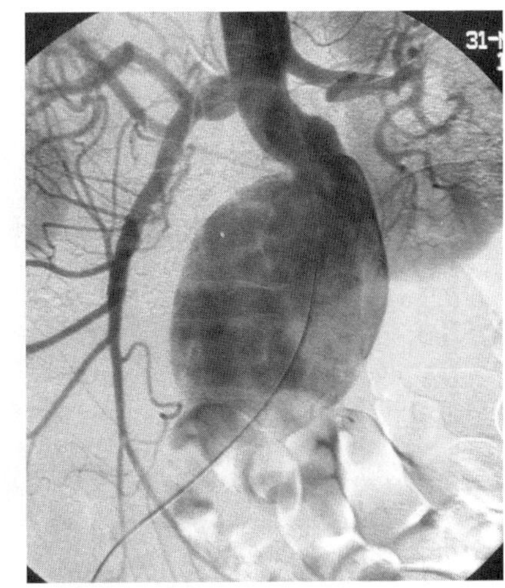

图 16-3-3　腹主动脉 DSA（腹主动脉瘤）

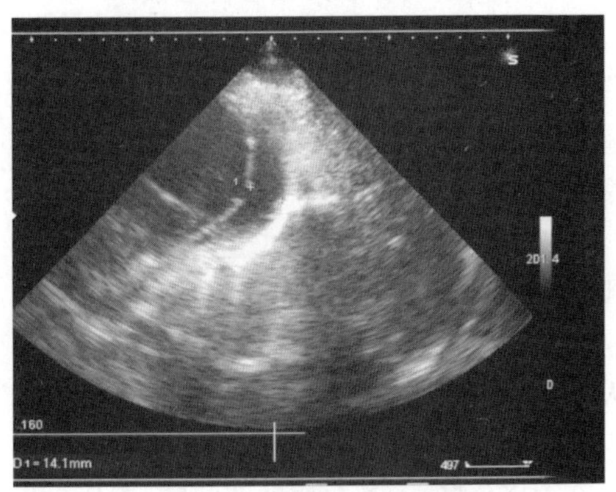

图 16-3-4　腹主动脉瘤超声

5. 磁共振血管造影（MRA）　无创，可显示腹主动脉瘤的二维、三维图像，是目前最常用的影像学检查方法图（16-3-5）。

五、治疗原则

绝大多数直径超过 5cm 腹主动脉瘤患者应接受手术治疗。合并其他严重疾病，如冠心病、肾功能不全、肺功能不全的患者，则倾向于选择行腹主动脉瘤腔内隔绝手术或保守治疗。

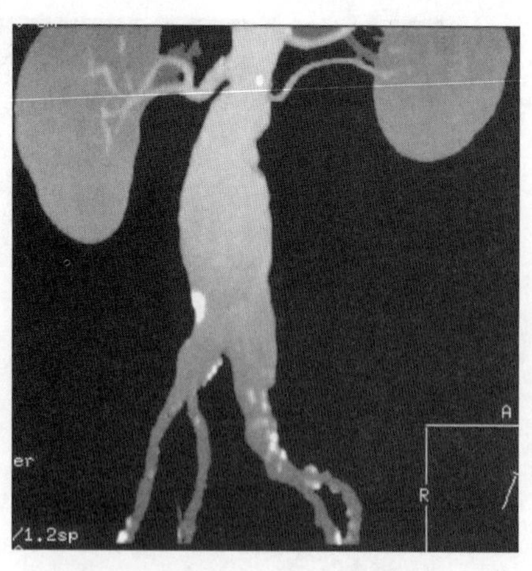

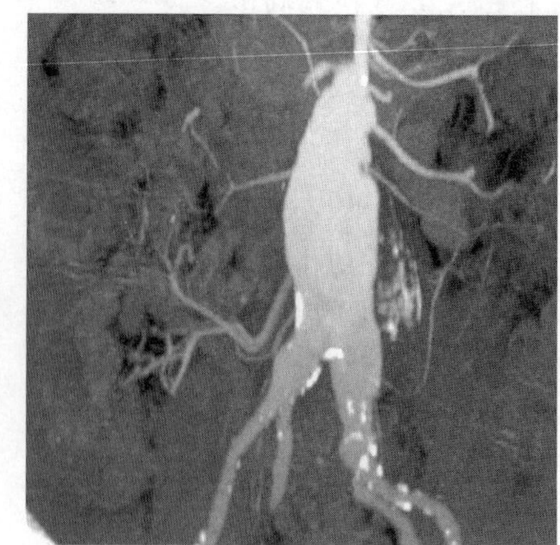

图 16-3-5 腹主动脉瘤 CTA、MRA

(一)腹主动脉瘤人工血管置换术

1. *手术适应证* ①直径＞5cm 的无症状的 AAA；②直径＜5cm，但瘤体扩张速度超过每半年 0.5cm 者；③无论瘤体大小，有腹痛、压迫、缺血等症状者。

2. *手术方法* 该术式是 20 世纪 50 年代以来的经典术式，20 世纪 80 年代以来将瘤体切除改为切开，部分瘤壁切除，然后置换人工血管。手术创伤较大，围手术期死亡率为3%～5%。具体步骤为：解剖腹主动脉瘤上至左肾静脉，下至双侧髂总动脉，瘤体远近端阻断后“T”型切开瘤体，缝扎腰动脉，人工血管与瘤颈及髂总动脉吻合(髂总动脉明显扩张时吻合于髂外动脉)，修剪后的瘤壁包裹于人工血管(图 16-3-6)。

3. *手术并发症* 主动脉瘤择期手术后的近期并发症包括：心肌梗死(3%～16%)、肾衰竭(3%～12%)、结肠缺血(2%)、远端动脉栓塞、出血等。

(二)腹主动脉瘤腔内隔绝术(腔内修复术、腔内覆膜支架成形术等)

导管技术和影像设备的发展促进了腹主动脉瘤腔内隔绝术的出现，该术式是 20 世纪 90 年代出现的微创手术方法，具有创伤小，术后恢复快，并发症率、死亡率低的优点，尤其适用于因并存病多而无法耐受传统手术的

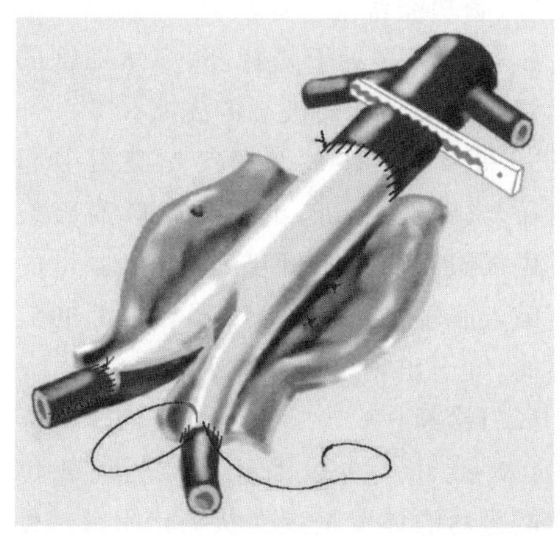

图 16-3-6 腹主动脉瘤人工血管置换术

患者(图 16-3-7)。

1. *手术适应证* 与传统手术相似，但对瘤体形态有特殊要求：①瘤颈长度＞1.5cm 且不伴严重钙化；②瘤颈扭曲角度＜60°；③髂动脉严重狭窄或扭曲。近来因该技术微创的特点，对传统手术适应证所要求的瘤体直径＞5cm 的标准有放宽指征的趋势。

2. *手术方法* 虽然不同种类的腔内隔绝术移植物操作方法略有不同，但基本原理相同。主要包括游离出股总动脉，穿刺造影后股动脉导入腔内移植物主体至肾动脉开口下缘，固定后释放移植物主体，分叉型移植物需经对侧股动脉导入髂动脉移植物与移植物

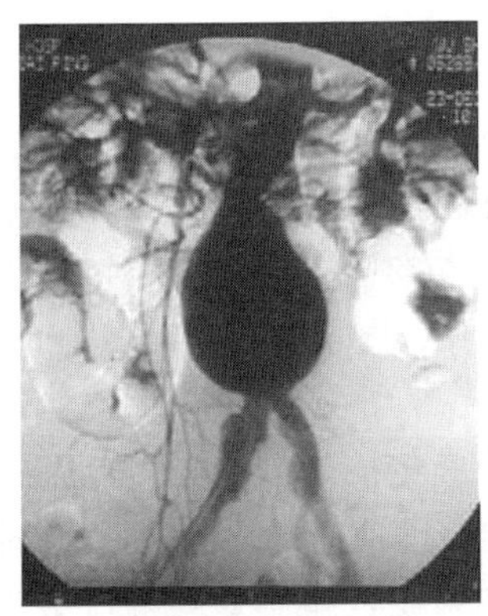

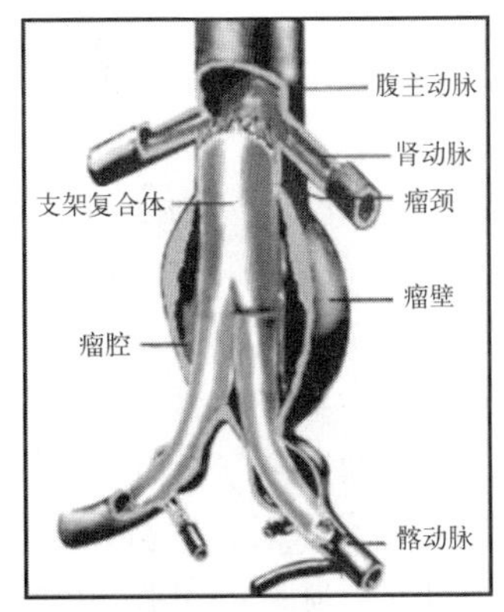

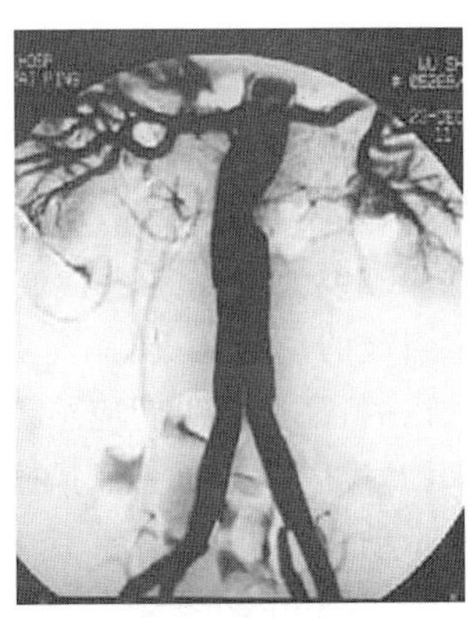

图 16-3-7　腹主动脉瘤腔内隔绝术前后 DSA 影像

主体对接释放，一体化移植物需从对侧牵引将髂支固定。定位释放后可使腹主动脉血流完全经移植物腔内流过而避免对瘤壁的冲击，从而消除腹主动脉瘤破裂的机会。

3. 并发症　腔内隔绝术与传统腹主动脉重建手术相比，优点是：手术失血量、术后呼吸支持时间、ICU 监护时间、住院时间均明显减少，严重并发症的发生率降低，其安全性及微创性已经被认可。腔内隔绝术后内漏是其特有的并发症，手术后即刻的发生率为 21%，手术后 1 个月的内漏发生率为 9%，1 年后为 6%。腔内隔绝术后持续的内漏可导致患者腹主动脉瘤破裂而死亡，即使是已经缩小的瘤体在内漏持续存在时也有破裂的危险。早期内漏的原因包括瘤颈和髂动脉封闭不完全，移植物渗漏，髂内动脉、腰动脉、肠系膜下动脉反流，晚期内漏的原因有移植物的移位，瘤体形态的改变，如腔内隔绝术后瘤颈的扩大等。

六、常见护理问题

(一)焦虑/恐惧

1. 相关因素　①瘤体巨大，生长在关键部位；②对手术效果有顾虑；③对破裂死亡的恐惧；④手术费用高，患者经济负担较重。

2. 临床表现　①主诉忐忑不安，不敢活动，担心瘤体自破危及生命或手术不成功；②精神极度紧张，睡眠紊乱，食欲缺乏，对自身疾病相关知识反复询问、核实。

3. 护理措施

(1)热情接待病人，介绍负责医师和护士，提供安静、舒适、无不良刺激的环境。

(2)对病人的恐惧表示理解和同情，鼓励病人表达自己内心感受，并耐心倾听。

(3)对病人提出的疑问，进行有效、可靠、肯定的答复。

(4)在病人面前要镇静，用平静的语气向病人讲解疾病的有关知识，说明术前相关检查、治疗、护理的目的和必要性，以及手术治疗的重要性，以取得病人的合作，消除其恐惧心理。

(5)做好病人家属的思想工作，使他们对病人更关心、更体贴，避免对病人表露不愉快的情绪，以解除病人的孤立无助感，增强其对诊治效果的信心。

(6)告知病人减少腹内压增加的因素，如感冒打喷嚏、剧烈咳嗽，负重物及便秘造成的大便用力，屏气等。养成每天定时大便的习惯，对有便秘患者每晨可空腹喝蜂蜜温水 300ml，有润肠增加肠蠕动的功效。避免做腰腹过屈、深蹲等体位及剧烈运动，防止瘤体破裂。

(二)疼痛

1. 相关因素　与动脉内膜剥离有关。

2. 临床表现 主诉疼痛，血压波动幅度大。

3. 护理措施

(1)监测生命体征：密切观察血压变化。动脉瘤破裂大出血是死亡的主要原因，任何因素引起的动脉压升高，都是引起动脉瘤破裂的诱因，高血压患者应给予降压药物。

(2)遵医嘱执行止痛措施：出现剧烈腹痛则预示动脉瘤趋于破裂，应立即遵医嘱镇静止痛，并观察用药效果。若血压先升后降，脉搏加快，示动脉瘤破裂，需立即建立静脉通道，紧急手术治疗。

(三)自理能力缺陷

1. 相关因素 ①担心瘤体自破而不敢活动；②住院病人角色意识增强；③手术后需卧床 2 周以上。

2. 临床表现 ①主诉无能力或术后病情不允许独自完成日常生活护理；②做事谨小慎微，低估自我能力，夸大疾病危险程度，表现依赖情结。

3. 护理措施

(1)多与病人接触，了解其生活习惯和以往自理能力。

(2)协助病人完成洗漱、进餐、沐浴、排便等生理护理。

(3)术前指导、训练病人在床上大、小便。

(4)给病人进行心理疏导，帮助其正确对待疾病，认识自我能力，克服依赖他人的心理障碍。

(5)将常用物品如口杯、痰杯、毛巾、尿壶、便器等，放在病人伸手可及的地方。

(四)潜在并发症——大出血

1. 相关因素 ①术前瘤体自破或外力致瘤体破裂；②人工血管重建术后吻合口破裂。

2. 临床表现 ①主诉腹痛加剧或突然剧烈腹痛；②大汗淋漓、呼吸急促、面色苍白、脉搏细数、血压下降等失血性休克的先兆症状。

3. 护理措施

(1)病人宜卧床休息，取仰卧、下肢屈曲位，降低腹部张力，从而减轻对瘤体的直接压力或对血管吻合口的牵拉力。

(2)嘱病人避免突然坐起、强烈扭曲上身、突然弯腰等动作，减少或避免引发出血的诱因。

(3)劝慰病人避免情绪激动、过度紧张、兴奋和悲伤，造成交感神经兴奋，心血管活动增强，诱发瘤体破裂或重建血管吻合口破裂而大出血。

(4)保证充足的睡眠，必要时按医嘱睡前服用镇静、催眠药，并观察其效果。

(5)向病人交代预防感冒的重要性，防止突然剧烈咳嗽、打喷嚏致腹压增加。

(6)对存在便秘的患者每日晨起可空腹喝蜂蜜温水 300ml，多进食高纤维素易消化的食物，保持大便通畅，防止排便腹压过高。

(7)备好抢救用物及药品，随时准备抢救。

(8)疑瘤体破裂，立即用腹带加压包扎，在积极抗休克的同时，送手术室急救。

(9)人工血管重建术后禁止用力叩背咳痰，以防止动脉瘤的破裂。

(10)高血压患者要根据医嘱将血压控制在适当的范围，并严密监控生命体征的变化，以减少动脉瘤破裂的可能。

(五)潜在并发症——栓塞和血栓

1. 相关因素 ①手术过程中腹主动脉瘤切除、粥样斑块脱落；②人造血管移植、动脉内膜损伤形成血栓；③术后长期卧床。

2. 临床表现 根据不同的栓塞部位有不同的临床表现：①累及肠系膜动脉可出现腹痛、腹胀、腹膜刺激症状；②累及双下肢动脉可出现动脉搏动减弱、消失，皮温凉，色苍白等动脉缺血表现；③累及脑部血管可出现偏瘫、失语、一侧肢体活动障碍等临床表现。

3. 护理措施

(1)严密监测，若出现以上临床表现，应

警惕栓塞和血栓的发生。

(2)发现异常情况及时汇报医生,配合医生进行积极有效的治疗以减轻并发症带来的后果。

(3)同时做好相关健康教育及解释工作。

(六)潜在并发症——肾功能损伤

1. 相关因素　①人工血管重建术中需阻断腹主动脉造成肾动脉缺血时间过长或缺血再灌注损伤;②腔内隔绝术中使用带膜支架释放位置欠佳,造成肾动脉医源性阻断。

2. 临床表现　①尿少;②难以控制的高血压,甚至出现头痛、头晕;③肾功能各项指标异常。

3. 护理措施

(1)术后严密监测尿量、尿比重,监测尿常规,血尿素氮、肌酐等各项指标,每小时尿量不得小于 30ml/h。

(2)严密监测血压,在正确使用降压药物后血压仍持续升高,难以控制应警惕肾动脉缺血或再灌注损伤的存在,及时通知医生给予处理。

(3)认真听取患者主诉,注意有无腰痛、头晕、头痛等临床表现。

(4)注意术后治疗中尽量减少使用具有肾毒性的药物。

(5)避免情绪激动,减少家属探视和过多的活动,术后早期尽量卧床休息。

(七)潜在并发症——肺部感染

1. 相关因素　气管插管全麻术后,咳嗽无力或无效,广谱抗生素的使用导致菌群失调。

2. 临床表现　体温升高,肺部有痰鸣音或湿啰音,呼吸浅快,咳黄脓痰等。

3. 护理措施

(1)全麻术后常规雾化吸入。可使用糜蛋白酶、庆大霉素及生理盐水混合。湿化呼吸道时要注意如发生胸闷主要是由于干稠分泌物湿化后吸收水分膨胀堵塞支气管所致,应尽快协助患者排出。

(2)指导鼓励患者进行深呼吸、有效咳嗽咳痰。病人坐位,身体稍前倾,进行数次深而缓慢的腹式呼吸,深吸气未屏气,然后缩唇(噘嘴),缓慢呼气,在深吸一口气后屏气 3～5s,身体前倾,从胸腔进行 2～3 次短促有力咳嗽,张口咳出痰液,咳嗽时收缩腹肌,或用自己的手按压腹部伤口,帮助咳嗽。

(3)注意气道湿化和雾化过程中的无菌操作。防止医源性感染。

(4)术后早期协助患者半坐卧位,平卧时也要经常协助其变换体位。如采用人工血管重建术式可进行叩背排痰,如采用腔内隔绝术则不得叩背以防止支架移位造成手术失败等严重后果。

(5)保持室内温度在 24～26℃,相对湿度在 55%～60%,防止过于干燥导致痰液黏稠。

(6)禁食期间注意保证液体入量,进食后鼓励患者多饮水,并经常评估痰液的黏稠度。

(7)禁食期间使用碳酸氢钠溶液进行口腔护理,防止真菌感染。

七、康复与健康教育

1. 禁烟酒,养成良好的生活习惯。

2. 保持心情舒畅,适量活动,避免劳累及受凉,避免情绪紧张,防止因情绪不稳引起血压升高。

3. 饮食清淡,每人每天食盐不超过 6g,禁止食用腌制品,如咸菜、香肠等。如高盐摄入,能引起水、钠潴留,导致血容量增加,同时细胞内外钠离子的增加可导致细胞水肿,血管腔狭窄,外周血管阻力增大,引起血压升高。同时多饮水,多食蔬菜、水果等易消化食物,保持大便通畅,减少腹内压增高。

4. 高血压患者应遵医嘱按时服用降压药物,指导患者每日正确测量血压,并做好记录。理想血压控制在(收缩压)<140mmHg,如长期血压过高,会导致其他部位的血管有发生动脉瘤的危险。

5. 指导患者应避免双腿盘曲,影响下肢

血流的通畅，导致腹主动脉压力增高，再次形成动脉瘤。

6. 注意保暖，尽量减少感冒，以免合并细菌附着在支架内，引起移植物感染。

7. 出院后若出现腹痛、持续发热应及时就诊。

8. 经常自我检查有无搏动性肿块。

9. 术后 3 个月、6 个月，之后每年进行复查。多采用 CTA 复查，了解移植物通畅度、有无变形、移位及其他异常情况。

10. 其他护理同第 13 章第三节。

（曹　园　李海燕）

第四节　原发性下肢静脉曲张

一、概　　论

下肢浅静脉曲张（varicose veins）极为常见，是多种病共有的临床综合征，可以是原发性下肢深静脉瓣膜功能不全的共发病，也可以是下肢深静脉血栓、盆腔肿瘤、妊娠期子宫压迫髂外静脉等疾病的继发病。而原发性下肢静脉曲张，也称大隐静脉曲张症或单纯性下肢静脉曲张，系指病变仅累及下肢浅静脉，即由于大隐静脉瓣膜或穿通静脉瓣膜功能不全而导致的浅静脉曲张。主要表现为浅静脉伸长，纡曲而呈曲张状态，多发生在从事持久站立工作、重体力劳动或久坐少动的人。

二、应用解剖特点

（一）下肢静脉系统的基本组成

包括浅静脉、深静脉、交通静脉及相应的静脉瓣。

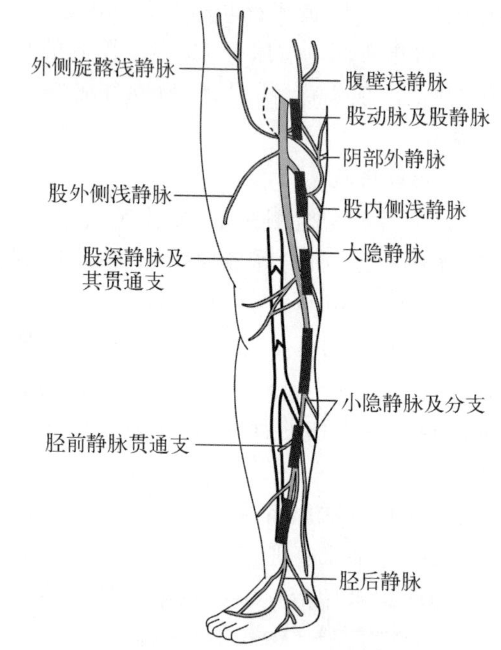

图 16-4-1　浅静脉五大属支

1. 浅静脉位于筋膜浅层，包括大隐静脉和小隐静脉，分别起自足背静脉网内外侧。大隐静脉沿下肢内侧上行，于腹股沟下方汇入股静脉，此前接受股内侧静脉、股外侧静脉、旋髂浅静脉、腹壁浅静脉和阴部外浅静脉五大属支（图 16-4-1）。小隐静脉在膝关节下方进入腘静脉（图 16-4-2）。

2. 深静脉主要由胫前、胫后和腓静脉组成，位于肌层内，与同名动脉伴行。腓静脉和胫后静脉汇合成胫腓干，与胫前静脉连接后成为腘静脉，进入内收肌管后成为股浅静脉，再与股深静脉汇合成股总静脉，越过腹股沟韧带后为髂外静脉。

3. 交通静脉连接于深、浅静脉之间，向外穿出深筋膜至皮下组织，与隐静脉相交通。

4. 瓣膜在深、浅静脉和交通静脉内均有存在，尤其是主干静脉分支处。瓣膜包括瓣叶、游离缘、附着缘和交会点，与静脉内壁形成窦状的瓣膜袋（图 16-4-3）。瓣膜功能正常时只允许血液向心单向流动，血液倒流时则双瓣张开，阻止倒流，保证下肢静脉血由下而上，由浅入深单向回流。

（二）下肢静脉系统的基本功能

下肢静脉系统的基本功能是使下肢毛细

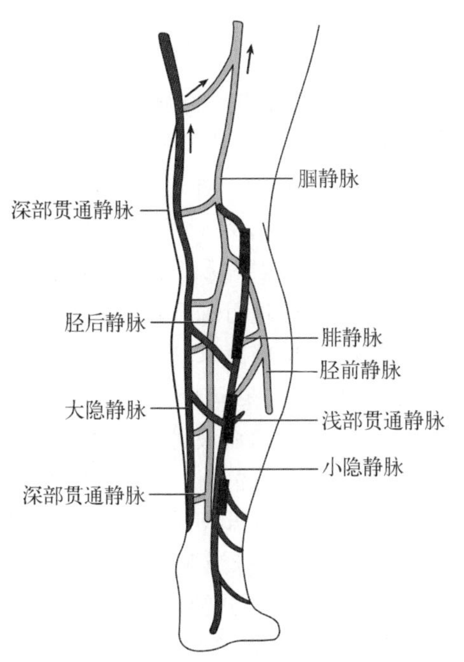

图 16-4-2　小腿浅静脉

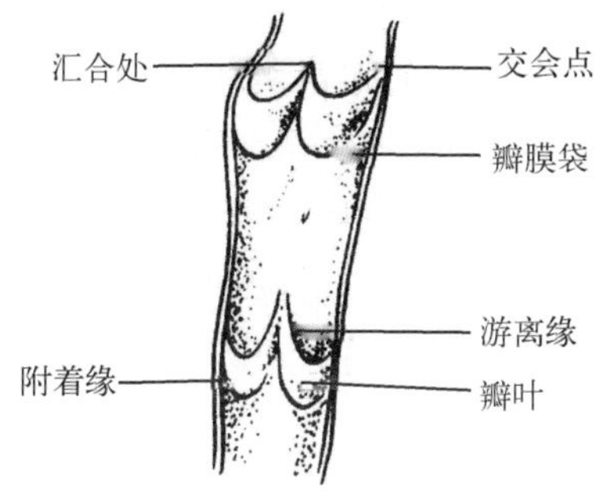

图 16-4-3　静脉瓣膜

血管床的血液回流到心脏。正常状态下的下肢静脉血液回流，是由于心脏搏动产生的舒缩力、下肢肌肉收缩的挤压，以及胸腔吸气期和心缩期产生的负压，形成压力梯度的结果。瓣膜则保证血液的单向回流。

三、病因与病理生理

静脉壁薄弱、瓣膜功能不全和静脉压力持续增高是引起浅静脉曲张的主要原因，三者相互影响。

先天因素：静脉壁薄弱、瓣膜功能不全是全身支持组织薄弱的一种表现，与遗传因素有关。有些患者下肢静脉瓣膜稀少，有的甚至完全缺如，造成静脉血逆流。

后天因素：增加下肢血柱重力和循环血量超负荷是造成下肢静脉曲张的后天因素。任何增加血柱重力的因素，如长期站立、重体力劳动、妊娠、慢性咳嗽、习惯性便秘等都可使静脉瓣膜承受过度的压力，逐渐松弛而关闭不全。循环血量经常超过负荷，造成压力升高、静脉扩张可导致瓣膜相对性关闭不全。

静脉壁和瓣膜离心越远越薄弱，而静脉压力却是离心越远越升高，故浅静脉曲张在小腿部明显。长期静脉高压和淤血缺氧，使部分静脉壁中层萎缩，发生囊状扩张，易受损出血。另一部分静脉壁则因纤维增生，成不规则结节状。曲张静脉内可继发血栓形成，钙化后成为静脉石(phlebolite)。由于毛细血管通透性增高，液体外渗，造成患肢水肿(edema)，并且渗液中的蛋白质、红细胞等可引起纤维增生和色素沉着。因为缺氧，静脉周围组织发生营养不良，皮肤变薄且抵抗力下降，易并发感染、溃疡(ulceration)等。

四、临床表现

1. *浅静脉曲张*　原发性下肢静脉曲张早期多无局部症状，逐渐发展可出现进行性加重的浅静脉扩张、隆起和纡曲(图 16-4-4)，尤以小腿内侧为明显，小隐静脉曲张主要位于小腿外侧。

2. *患肢肿胀、疼痛和沉重感*　患者多有下肢酸胀不适感觉，伴肢体沉重乏力，轻度水肿，久站或傍晚时感觉加重，但平卧或肢体抬高或晨起时明显减轻。可伴有小腿肌痉挛现象。

3. *下肢皮肤营养障碍性病变*　重度病例可出现皮肤萎缩、脱屑、色素沉着、皮肤和皮下组织硬结、湿疹样皮炎和难愈性溃疡(图 16-4-5)，溃疡侵蚀或外伤致破裂可发生急性出血，有时可并发血栓性静脉炎和急性淋巴管炎。

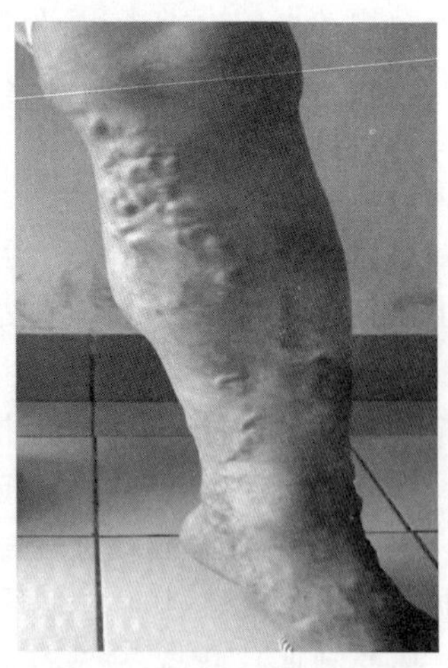

图 16-4-4　下肢静脉曲张

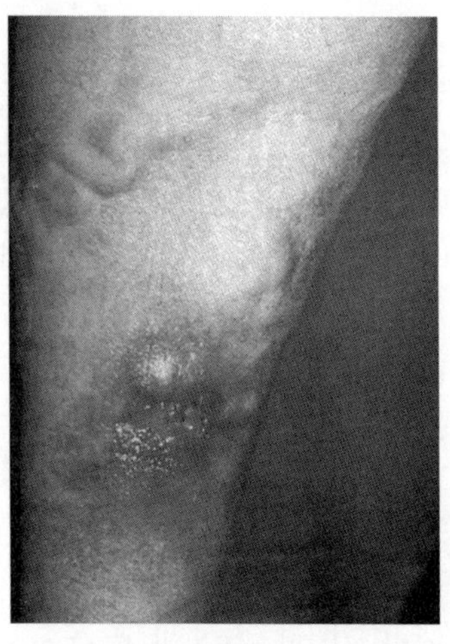

图 16-4-5　足靴区溃疡

五、检查与诊断

要诊断单纯性下肢静脉曲张，必须排除原发性下肢深静脉瓣膜功能不全、深静脉血栓后综合征、深静脉壁外压迫等疾病的伴发或继发症状。同时，为了了解下肢深静脉回流和交通静脉的瓣膜功能情况，以便选定正确的治疗方法，应进行如下检查。

1. 大隐静脉瓣膜及交通静脉瓣膜功能试验（Trendelenburg 试验）　平卧位抬高患肢，使曲张浅静脉内血液排空，在大腿根部扎上止血带压迫大隐静脉。嘱患者站立，10s 内松开止血带，迅速出现自上而下的大隐静脉充盈说明大隐静脉瓣膜功能不全；站立后如不松开止血带，半分钟内浅静脉充盈说明交通静脉瓣膜关闭不全（图 16-4-6）。

2. 交通静脉瓣膜功能试验（Pratt 试验）　平卧位高举患肢排空充盈的浅静脉，在大腿根部扎上止血带，分别由足趾向上至腘窝、由止血带向下至腘窝缠缚两条弹力绷带。嘱患者站立，同时向下分别解开和继续缠缚这两条绷带，如在二者间隙中出现了曲张静脉，即提示此处交通静脉瓣膜功能不全（图 16-4-7）。

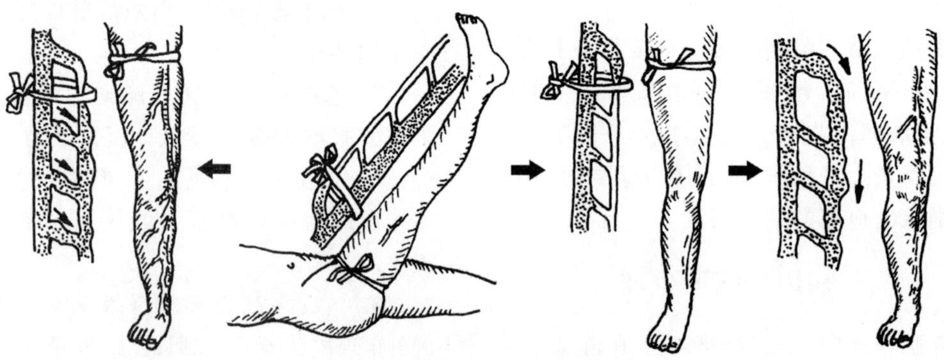

图 16-4-6　Trendelenburg 试验

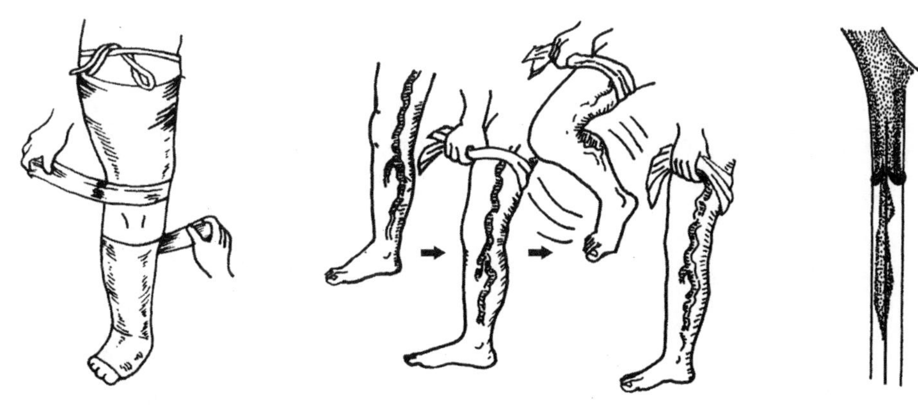

图 16-4-7　Pratt 试验

3. 下肢深静脉通畅试验（Perthes 试验）　用止血带在大腿上 1/3 处阻断大隐静脉后，嘱患者做下蹲运动或快速踢腿 20 次。如深静脉回流不畅，增加的下肢供血将使浅静脉曲张加重或静脉压力升高；如深静脉通畅，下肢肌肉收缩使深静脉回流加速，浅静脉血液排空而塌陷，或张力明显降低。

4. 彩色多普勒超声检查　能检测深静脉瓣膜功能，判断 Valsalva 动作、咳嗽等情况下，是否出现逆向血流，以及逆向血流持续时间。

5. 下肢静脉造影　通过静脉造影显示下肢静脉系统瓣膜的形态及功能，明确有无回流及受阻。

（1）顺行深静脉造影：踝部扎止血带阻断浅静脉，然后经足背静脉注入泛影葡胺等造影剂，于直立位和半直立位观察深静脉通畅度和有无倒流，以及交通静脉瓣膜的功能。

（2）逆行深静脉造影：患者仰卧呈 60°半直立位，在腹股沟处穿刺股静脉注入造影剂 40ml，进一步了解深静脉瓣膜功能和倒流程度。

（3）腘静脉穿刺造影：俯卧位，经腘静脉穿刺置管注入造影剂，同时嘱患者做 Valsalva 活动（尽力屏气以增加腹压），观察股-腘静脉中各对瓣膜功能。功能正常时，瓣膜在造影剂逆向高压下呈“竹节状”膨出；功能不全时，可见造影剂倒流。

六、鉴别诊断

原发性下肢深静脉瓣膜功能不全（primary lower extremity deep vein valve insufficiency）常继发有下肢浅静脉曲张，必须排除深静脉瓣膜功能不全后才能诊断原发性浅静脉曲张，但其临床表现较后者重，患肢常有沉重酸胀感，久站或长时间行走后疼痛和肿胀明显。下肢彩色多普勒超声和逆行下肢静脉造影，常可鉴别。

1. 深静脉血栓形成后综合征（post-thrombosis syndrome，PTS）　由于血栓形成后，造成深静脉回流障碍及瓣膜功能的破坏，出现与原发性下肢深静脉功能不全相似的症状。可同时出现肢体均匀一致性肿胀，常有患足背屈时腓肠肌牵拉疼痛（Homans 征阳性），Perthes 试验呈阳性。下肢彩色多普勒超声可显示静脉内血栓形成情况及瓣膜功能受损情况，必要时可行静脉造影。

2. 动静脉瘘（arteriovenous fistula）　可表现为浅静脉曲张，但患肢可触及震颤和闻及血管杂音。先天性动静脉瘘患者，常有患侧肢体较健侧增粗增长。抬高患肢后，曲张静脉难以缓解。彩色多普勒超声可显示动静脉瘘，必要时可行动脉造影（图 16-4-8）。

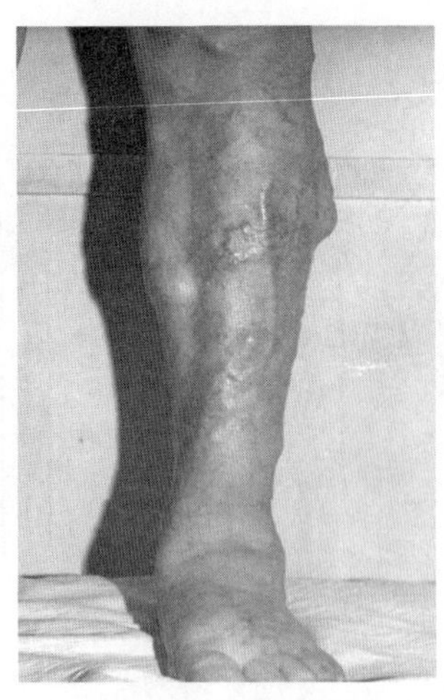

图 16-4-8 动静脉瘘

3. 先天性静脉畸形骨肥大综合征(Kippel-Trenaunay syndrome,KTS) 常有静脉曲张和深静脉瓣膜功能不全的表现。静脉曲张范围广泛,患肢比健侧增粗增长,下肢外侧皮肤出现大片葡萄酒色斑是其特征性病变。彩色多普勒超声和静脉造影,常可显示畸形的深静脉情况。

七、治疗原则

(一)非手术治疗

适用于早期轻度浅静脉曲张,或因其他严重疾患无法耐受手术者,也用于手术治疗后防止复发。目的是促进下肢静脉血液回流,方法主要包括抬高患肢、卧床休息、药物治疗和弹力支持治疗。弹力支持治疗是最有效的非手术治疗方式,通常是患肢穿弹力袜(图 16-4-9)或用弹力绷带,也可用充气加压带等机械性梯度压力装置,借助远侧高而近侧低的压力差,以促进静脉回流。选择弹力袜时,应根据患者不同病情选择踝部压力20~60mmHg 的弹力袜,充气加压治疗是否有足底静脉泵渐进性充气加压等。日常生活中避免久站久坐或长时间行走,可间歇抬高患肢,有助于血液回流。口服迈之林片、地奥司明片等药物,外涂多磺酸粘多糖乳膏(喜辽妥),可增加静脉回流,降低毛细血管通透性,减少微循环淤滞,对减轻患肢肿胀有较好的作用。一般适用于:①病变局限,症状轻微而又不愿手术者;②妊娠期发病,常在分娩后曲张静脉可能自行消失;③全身情况差,难以耐受手术者。

(二)手术治疗

确诊且有症状者可行手术治疗,但术前必须确定深静脉没有阻塞。术式主要是大隐静脉主干高位结扎后抽剥,点状剥除曲张属支(图 16-4-10)。较新的腔内治疗为通过激光、射频、微波等方法将曲张浅静脉的主干和属支闭合,创伤较小,可满足人们对肢体美观的要求。手术目的是永久性消除静脉高压来源的曲张静脉。适用于:①大范围的静脉曲张;②确定隐静脉有轴性反流;③大腿中或前内侧静脉曲张形成;④伴有疼痛、肢体酸胀感和长时间站立或坐位产生小腿疲劳感;⑤反复发作浅静脉血栓性静脉炎;⑥浅表静脉血栓形成;⑦湿疹性皮炎,色素沉着,脂质性硬皮改变;⑧静脉破裂出血;⑨静脉性溃疡形成。

(三)硬化剂注射治疗

可用于下肢浅静脉的治疗和毛细血管扩张。网状静脉扩张和直径<4mm 的浅静脉曲张。利用硬化剂注入曲张静脉后引起炎症反应发生闭塞。一般适用于:毛细血管扩张、网状静脉形成或小范围的局限性曲张病变,以及手术后残留的和局部复发的曲张静脉。一些高龄患者不愿接受手术,也可采用注射疗法。常用硬化剂(美国 FDA 批准使用的仅两种)为 5%鱼肝油酸钠和 3%十四烷硫酸钠。聚多卡醇、聚桂醇还在临床试用阶段,但已在临床广泛使用。硬化剂注射后应予以弹力绷带包扎压迫,应避免硬化剂渗漏引起组织炎症、坏死或进入深静脉并发血栓形成(图 16-4-11)。

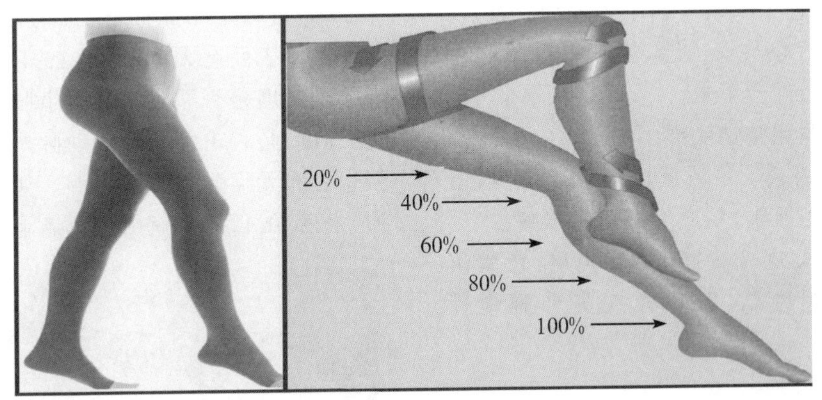

图 16-4-9　弹力袜

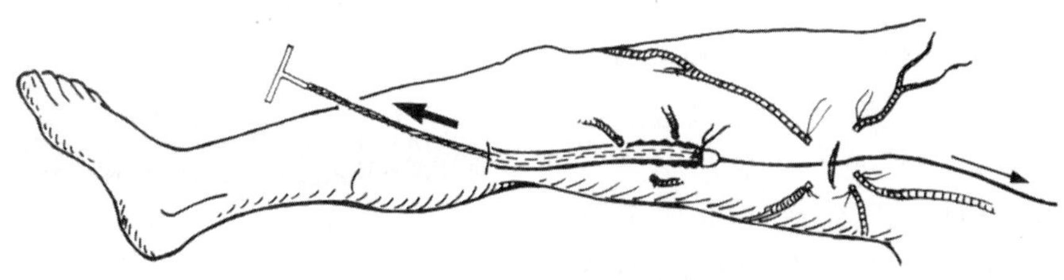

图 16-4-10　点状抽剥

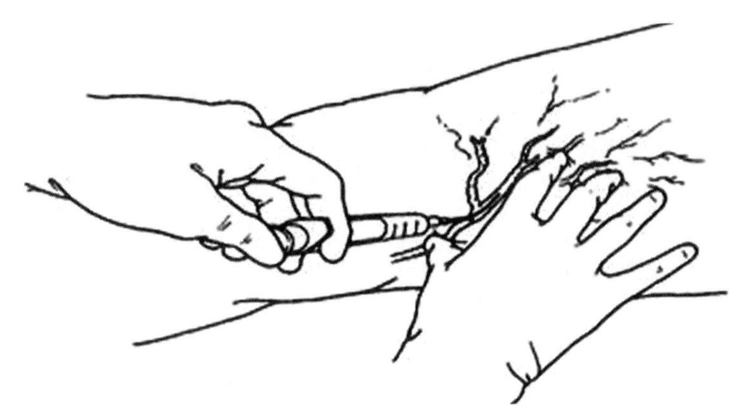

图 16-4-11　硬化剂注射

八、常见护理问题

(一)焦虑

1. 相关因素　与缺少疾病相关知识有关。

2. 临床表现　紧张,坐立不安。

3. 护理措施

(1)术前宣教,认真讲解疾病发病原因、治疗、手术等,使患者对手术有直观认识,消除其恐惧和焦虑。

(2)完善术前准备,术前 1d 使用记号笔标记曲张静脉,术前禁食水 8h;术晨会阴部备皮,下肢毛发浓厚者,需刮除患肢腿毛;术前训练床上排便等。

(3)请同种手术康复期患者现身说教，以增加患者的信心及安全感，使其以最佳心理状态主动积极配合手术。

(二)皮肤完整性受损

1. 相关因素 足靴区内踝软组织少，营养性障碍最为严重，易产生湿疹和溃疡。

2. 临床表现 皮肤萎缩、脱屑、色素沉着、皮下组织硬结、湿疹样皮炎和难愈性溃疡。

3. 护理措施

(1)观察患肢情况：观察患肢远端皮肤的温度、颜色，是否有肿胀、渗出，局部有无红、肿、压痛等感染征象。

(2)患肢护理：湿疹溃疡患者应保持局部清洁干燥，以等渗盐水或1∶5000高锰酸钾溶液清洗，待感染控制后再行手术

(3)下肢浅静脉曲张术后，溃疡常可愈合，经久不愈者，可在溃疡面清洁或切除后植皮，同时结扎、切除周围的曲张静脉和功能不全的交通静脉。疑有癌变者应做活检。

(4)维持良好姿势，坐时双膝勿交叉，以免压迫影响静脉回流，卧床休息时抬高患肢，高于心脏20～30cm，促进下肢回流，减轻血液淤滞及水肿。下地行走时使用弹性绷带或穿弹力袜。

(三)活动无耐力

1. 相关因素 下肢静脉回流障碍，术后卧床休息。

2. 临床表现 间歇性跛行。

3. 护理措施

(1)保持合适体位：采取良好坐姿，坐时双膝勿交叉过久，以免压迫腘窝、影响静脉回流；卧床或休息时抬高患肢30°～40°，以利静脉回流。

(2)避免引起腹内和静脉压增高的因素：保持大便通畅，避免长时间站立，肥胖者应有计划减轻体重。

(3)大隐静脉抽剥术后去枕平卧6h，抬高患肢高于心脏20～30cm，促进静脉回流。

(4)监测生命体征，观察伤口情况，观察弹性绷带表面有无渗血(图16-4-12)，注意绷带的松紧度是否适宜。观察患肢末梢皮肤颜色、温度，是否可触及足背动脉搏动。主动询问患者有无疼痛等不适主诉。如患者疼痛剧烈，术后6h可以松解绷带重新包扎。

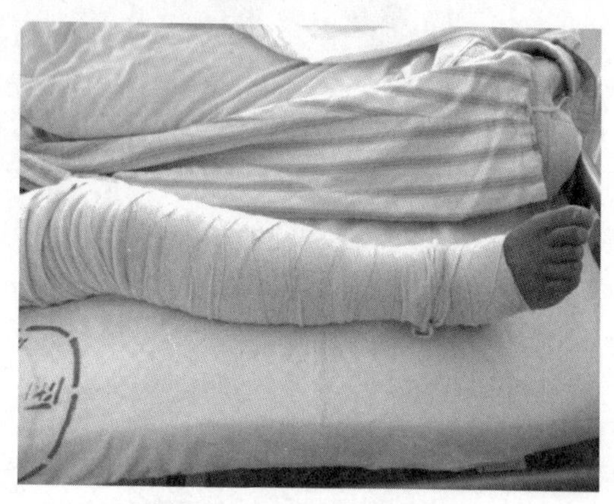

图16-4-12 术后患肢加压包扎

(5)术后麻醉清醒，下肢有知觉后，指导患者在床上行足背伸屈运动，术后12～24h鼓励患者下床活动，以促进下肢静脉回流，防止下肢深静脉血栓形成。下床时注意对患者的保护，可以使用助步器或他人搀扶行走。

(6)穿弹力袜或缚扎弹力绷带：指导患者行走时穿弹力袜或使用弹力绷带，促进静脉回流。手术后弹力绷带一般需维持2周方可拆除。

(7)术后约有50%患者感觉大隐静脉分布区域皮肤感觉障碍或麻木感，与术中刺激隐神经有关，告知患者此症状常常在1年之内逐渐消失。

(四)并发症——血栓性静脉炎

1. 相关因素 曲张静脉内血流迟缓和内膜不平滑，足部细菌侵入。

2. 临床表现 曲张静脉疼痛，呈红肿硬索，有压痛。

3. 护理措施

(1)给予抬高患肢，局部热敷，卧床休息以及应用抗生素等，待静脉炎控制后，再行手

术治疗。

(2)术后早期活动:患者卧床期间指导其行足部伸屈和旋转运动;术后 24h 鼓励患者下地行走,促进下肢静脉回流,避免深静脉血栓形成。

九、康复与健康教育

(一)行为指导

避免久站久坐,休息时抬高患肢,坐时双膝勿交叉过久。继续应用弹力绷带或穿弹力袜至少 1～3 个月,避免穿用过紧的腰带、紧身衣物,积极治疗慢性咳嗽。

(二)饮食宣教

合理膳食,多进食新鲜蔬菜、水果,防止便秘。

(三)复查指导

出院后 3～6 个月到门诊复查。

(四)穿弹力袜或缚扎弹力绷带

指导患者行走时穿弹力袜或使用弹力绷带,促进静脉回流。穿弹力袜时应抬高患肢,排空曲张静脉内的血液后再穿,注意弹力袜的薄厚、压力及长短应符合患者的腿部情况。弹力绷带应自下而上包扎,包扎不应妨碍关节活动,应注意保持合适的松紧度,以能扪及足背动脉搏动和保持足部正常皮肤温度为宜。手术后弹力绷带一般需维持 2 周方可拆除。

(五)弹力袜保养

穿弹力袜最佳时间是晨起时,因为此时腿部血管系统处于启动最大功能的状态,肿胀还没有发生。夜间睡觉前脱下弹力袜。特别注意在穿脱弹力袜时,不要让钻饰或长指甲刮伤弹力袜。勤剪手脚指甲,在干燥季节要预防足后跟皮肤皲裂,避免刮伤弹力袜。洗涤要用中性洗涤剂在温水中水洗,不要拧干,用手或干毛巾吸除多余水分,放置于阴凉处风干,勿置于阳光下或人工热源下晾晒或烘烤。

(王金萍 李海燕)

第五节 颈动脉闭塞

颈动脉硬化闭塞性病变已被证实是全身动脉粥样硬化病变的重要组成部分,是引起脑缺血性疾病的重要因素。现在欧美国家,脑卒中(脑中风)的发病率为 200/10 万,其中 80%为缺血性脑卒中,20%为出血性脑卒中。而在缺血性脑卒中者中,大约 50%的患者存在颅外颈动脉硬化性病变。近年 Norris 对无症状性颅外颈动脉硬化狭窄病变进行自然病程的研究,发现 3/4 的脑卒中发生于同侧颈动脉严重狭窄的患者中。

一、应用解剖

颈总动脉(common carotid artery)是供血到头、面和颈部的主要血管,位于颈内静脉内侧。左侧颈总动脉直接起自主动脉弓,右侧颈总动脉则发自无名动脉,一般上行至甲状软骨上缘水平分为颈内动脉和颈外动脉。在颈总动脉分为颈内、外动脉的分叉处,有两个重要的结构:颈动脉窦和颈动脉小球。颈动脉窦为颈内动脉的起始处的梭形膨大部,壁内有压力感受器,受到刺激可反射性地引起心率的变化,以调节血压。颈动脉小球是一个椭圆形小体,位于颈内、外动脉分叉处的后方,借结缔组织连于动脉壁上,颈动脉体瘤即发生在此。颈动脉小球内有化学感受器,当血内的二氧化碳的浓度改变时,可反射性地调节呼吸频率、深度及心率、血压(图 16-5-1)。

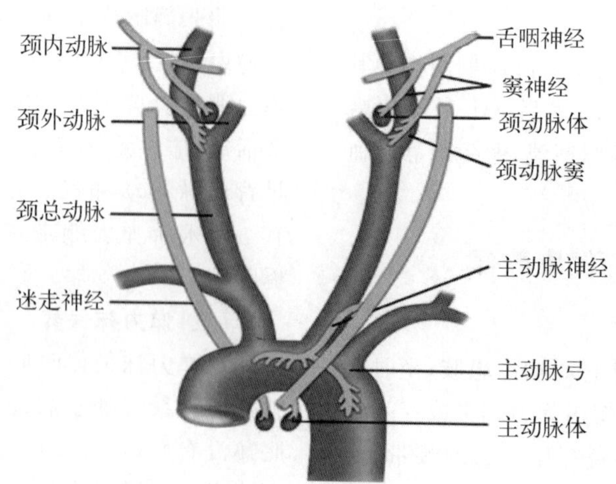

图 16-5-1　颈动脉血管解剖

颈内动脉(internal carotid artery)是大脑的主要供血动脉,颈总动脉和颈内动脉损伤后必须修复和重建,结扎一侧颈总动脉和颈内动脉后可能导致 1/3～1/2 患者发生脑血流循环障碍,脑软化或半身瘫痪。

锁骨下动脉(subclavian artery)左侧起自主动脉弓,右侧起自头臂干,从胸锁关节后方斜向外至颈根部,呈弓状经胸膜顶前方,穿斜角肌间隙,至第 1 肋外缘延续为腋动脉。

脑供血动脉自主动脉弓发出,通常发出 3 个主要分支:头臂干、左侧颈总动脉和左侧锁骨下动脉。双侧椎动脉一般起源于同侧锁骨下动脉近顶端。双侧颈内动脉和椎动脉是最主要的脑供血动脉。双侧颈内动脉通过颈动脉管入颅,经过破裂孔和海绵窦后进入蛛网膜下隙,沿途分出眼动脉、后交通动脉、脉络膜前动脉等分支后在颈动脉池分叉为大脑前动脉和大脑中动脉,大脑中动脉是颅内动脉的延续。双侧椎动脉入颅后汇合成基底动脉,并向脑干、小脑和脊髓分出若干分支,顶端位于脚间池,终于双侧大脑后动脉。双侧大脑前动脉之间存在前交通动脉相连,双侧颈动脉和大脑后动脉之间通过后交通动脉相连,前、后循环通过前、后交通动脉形成基底动脉环,又称为 Willis 环,是脑供血动脉在正常变异或者病理情况下血流代偿的重要通道。

二、病因与发病机制

颈动脉粥样硬化闭塞是颈动脉闭塞性疾病的主要原因。由于高血压、慢性高脂血症、糖尿病、吸烟、感染等因素,导致动脉内膜损害,血浆中的脂质进入受损部位,刺激平滑肌细胞增生。脂质沉积、增生的平滑肌细胞、泡沫细胞一起移到内膜下,形成动脉粥样硬化斑块。

全身动脉硬化性病变的特征性好发部位是主动脉的分支起始部和动脉分叉处。一般认为,颈动脉斑块诱发脑缺血主要通过以下两种途径:一是严重狭窄引起血流动力学改变而导致大脑低灌注,即所谓"颈动脉狭窄理论";二是斑块产生的微栓子或斑块表面微血栓脱落引起脑栓塞,即所谓"微栓塞理论"。然而这两种机制究竟何者占优势仍未有定论。

三、临床表现与诊断

根据颅外颈动脉闭塞性疾病是否产生脑缺血性神经症状,临床表现分为有症状性和无症状性两种。

（一）症状

1. *脑部缺血症状*　可有耳鸣、视物模糊，头晕、头痛、记忆力减退、嗜睡或失眠、多梦等。也可有短暂性脑缺血性发作，如眩晕、黑曚，重者可有发作性昏厥，甚至偏瘫、失语、昏迷，少数患者有视力下降、偏盲、复视，甚至突发性失明。颈动脉狭窄以后可引起眼部的缺血表现，如角膜白斑、白内障、虹膜萎缩、视网膜萎缩或色素沉着、视盘萎缩、静脉出血等。患者失明多因白内障引起。当锁骨下动脉第 1 段闭塞时，可因锁骨下动脉窃血导致或加重脑部缺血症状。

2. *脑缺血性神经功能损害症状*　常见于动脉硬化闭塞性颈动脉狭窄。临床上又将脑缺血性神经功能损害症状分为三种类型，即短暂性脑缺血发作（TIA）、可逆性缺血性神经损害（resolving ischemic neurologic deficit，RIND）和缺血性脑卒中（ischemic cerebral infarction）。

（1）TIA：局部的神经症状或功能丧失在发病后 24h 内完全恢复，一般持续仅几分钟，不超过 30min。影像学检查无局灶性病变。临床症状主要包括一侧肢体感觉或运动功能短暂性障碍、一过性的单眼黑曚或失语。

（2）RIND：脑缺血性局灶性神经障碍持续 24h 以上，但在 1 周内完全恢复。

（3）缺血性脑卒中：脑缺血神经障碍恢复时间超过 1 周或有脑卒中后遗症，并具有相应的神经系统症状、体征和影像学特征。脑卒中意味着脑梗死。大的栓子或动脉硬化碎片脱落造成终末血管永久性闭塞。另外，栓塞的部位也很重要，发生于内囊的梗塞即使缺血时间很短也可导致永久性神经功能障碍。

3. *无症状的颈动脉硬化闭塞性疾病*　是指临床上没有任何神经系统的症状和体征的患者，仅在进行相关的检查时才发现颈动脉高度狭窄。

（二）体征

颈动脉搏动减弱或消失。听诊时在颈根部和颈动脉行径可以听到杂音。颈部听诊检查，一般选颈根部、颈中部（相当于颈总动脉分叉部）和颈上部（相当于颈内动脉）三个部位。如颈总动脉分叉部有杂音并向远端放射，提示颈总动脉分叉部有狭窄。如颈总部分叉部无杂音，并不能排除该处无狭窄，因约有 40%的患者颈动脉造影射片上虽有狭窄，但临床无杂音。同时还要注意其他部位动脉的情况。神经系统检查可以有阳性体征，有助于了解脑缺血的程度和部位。眼底检查也可了解颅内动脉的情况。

（三）辅助检查

1. *数字减影血管造影*　DSA 是普通动脉造影基础上发展而来的新型的动脉造影方法，它显著地提高了血管病变的空间分辨率，同时可减少检查中造影剂的用量，目前仍是诊断颈动脉狭窄的"黄金标准"（图 16-5-2）。可以详细了解病变的部位、范围和程度以及测定形成情况。动脉造影为手术和介入治疗提供病变动脉段闭塞或狭窄、侧支血管以及动脉硬化斑块的情况。DSA 作为有创伤性检查手段，文献报道有 0.3%～7%并发症的发生率，并发症主要包括：造影剂过敏和肾功能损害、血管损伤、诱发脑血管痉挛或栓塞等。

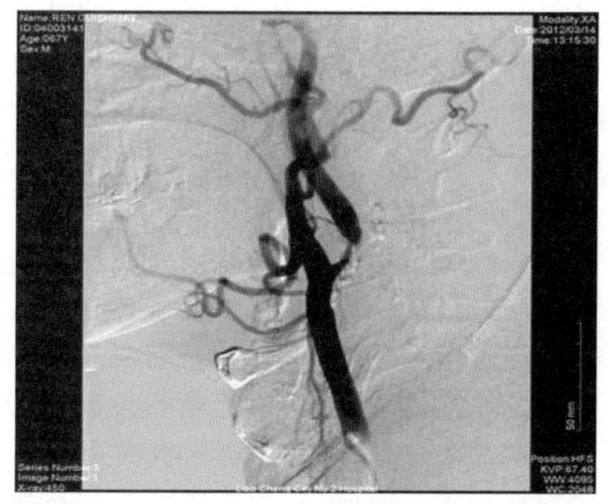

图 16-5-2　颈动脉造影

2. B超-多普勒双功仪(Duplex scaning)检查　Duplex超声是将多普勒血流测定和B型超声实时成像有机地结合在一起的一项新技术，在血管外科领域，其最早应用于对颈动脉疾病的研究。作为无创检测手段，具有安全、简便和费用低廉等特点，已广泛应用于颅外颈动脉狭窄病变的筛选和随访。B超-多普勒双功仪为目前最佳颈动脉无创检查，它不但可显示颈动脉的解剖图像，还显示动脉内血栓及血流量、流速、血流方向等。诊断颈动脉通畅程度的准确性在95%以上。经颅多普勒可评价Willis环的血流量和血流方向。

3. 磁共振显像(MRA)　MRA近年已广泛运用于颈动脉狭窄的检查，流入性增强效应和相应效应是MRA的两个基本成像原理。MRA对颅外颈内动脉狭窄的评估分为：①Ⅰ级狭窄(0～29%)，动脉轮廓正常或轻度不规则；②Ⅱ级狭窄(30%～69%)，血管明显变细或狭窄，但无节段性信号缺损；③Ⅲ级狭窄(70%～99%)，狭窄远端局限性信号中断但再远端信号重视或呈“线样征”；④Ⅳ级(闭塞)，病变远端无血流信号。

磁共振显像是一种无创性的血管成像技术，能极清晰地显示颈动脉及其分支的三维形态、结构，并且能够同时重建颅内动脉影像。可以确切地显示血栓、斑块、有无夹层动脉瘤以及颅内动脉的情况等。对于动脉内膜和管壁的早期病变参考价值大，对诊断和确定治疗方案亦有帮助。

4. 眼底检查　眼底检查包括常规眼底检查、荧光素血管检查、电子视网膜照相检查。颈动脉重建狭窄或闭塞者可致眼部缺血，眼底检查可发现视网膜缺血性变性或萎缩等病变。荧光素血管检查可见视网膜静脉扩张、动静脉短路、新生血管及缺血管区。据报道，约35%的患者有无症状性视力功能损害。因此，有学者建议常规行眼底检查。

5. X线平片检查　一些动脉硬化的病例，有时可在X线平片上发现钙化斑块。

(四)诊断

仔细询问病史：临床上诊断TIA，主要是靠患者本人提供的典型病史，而神经系统检查基本正常。

1. 诊断要点

(1)突然短暂的局灶性神经功能缺失发作：一侧眼暂时性黑矇；对侧肢体感觉和功能障碍；以及复视、眩晕、晕厥等。症状可在24h内完全恢复。

(2)症状可反复出现，发作期间无神经系统体征。

(3)年龄在50岁以上伴有动脉硬化病史。

2. 体格检查

(1)血管听诊：在颈动脉分叉处可闻及颈动脉杂音，锁骨上区、颈后或头后部亦可闻及杂音。三级以上高调收缩-舒张双期杂音提示高度颈动脉狭窄。在一部分TIA患者可闻及血管杂音。大约有15%的患者血管杂音是唯一的阳性体征。

(2)眼底检查：在眼底动脉分叉处可见栓子。来源于颈动脉病灶最常见的是胆固醇结晶栓子，呈闪光的橘黄色；由血小板与纤维蛋白组成的栓子呈灰白色，长形，常固定不动，易引起栓塞后出血；来自心内膜的钙质栓子呈白色，短小。

3. 颅外颈动脉硬化闭塞性疾病高危因素和高危人群　对疾病危险因素的认识有利于在临床实践中提高颅外颈动脉硬化闭塞性疾病的筛选和诊断率。年龄(60岁以上)、性别(男性)、长期吸烟、糖尿病史和高脂血症等是颅外颈动脉硬化闭塞性疾病发病的危险因素。高危人群包括缺血性脑卒中(尤其TIA)患者、下肢动脉硬化闭塞症、冠心病(尤其是需要行冠状动脉旁路移植术或介入治疗)者以及体检中发现颈动脉血管杂音的患者。

四、治疗原则

治疗颅外颈动脉闭塞性疾病的目的是预防脑缺血(缺血性脑卒中和 TIA)的发生。主要治疗方式有脑卒中危险因素的有效控制、药物治疗、外科治疗和腔内介入治疗等。

(一)脑卒中危险因素的控制

脑卒中的危险因素包括高血压、心脏疾病、吸烟、高脂血症、高纤维蛋白原血症、糖尿病等,对于上述危险因素的有效控制可减少脑卒中的发生率。其中控制血压和戒烟尤其重要。

(二)药物治疗

1. *抗血小板治疗*　至今已有很多随机的前瞻性临床试验证实,抗血小板药物预防性应用可以显著降低脑缺血性疾病的发生率。临床上常用的包括肠溶阿司匹林(ASA)和噻氯匹定(抵克立得 ticlopidine)。

阿司匹林的作用机制是抑制血小板聚集,从而破坏血管内血栓形成过程。阿司匹林可以通过干扰血小板内环氧化酶的合成来预防血栓环素的产生,而后者在人体内可促进血小板的聚集。目前我国常用剂量是 50～100mg/d。ASA 的主要不良反应是胃肠道出血、胃肠道毒性反应和增加手术出血等。

噻氯匹定同样可以抑制血小板聚集。与阿司匹林的作用机制不同,它通过抑制血小板 ADP 活性和减少血小板膜上纤维蛋白原受体的位点达到抑制血小板聚集和黏附的作用。其药效一般在服药后 5d 达高峰,停药后 4～8d 血小板活性恢复正常。近年有报道噻氯匹定在预防缺血性脑卒中和 TIA 方面优于 ASA。该药严重的不良反应有中性粒细胞减少症和血小板减少症,因此许多学者推荐服用噻氯匹定的 3 个月中,每 2 周必须检查一次血常规,其他常见不良反应有腹部不适、腹泻和皮疹等。目前通用的口服剂量是 250mg,2/d,与阿司匹林同时服用有协同作用。

2. *抗凝治疗*　新型的低分子肝素(lower molecular weight heparin,LMWH)用于预防 TIA 和缺血性脑卒中的研究已有报道,但由于皮下注射,使用不方便,费用高,未列入常规。而口服抗凝药物(如华法林等)有潜在的出血危险,目前不作为颅外颈动脉闭塞性疾病预防脑缺血的一线用药。

(三)手术治疗

颈动脉闭塞性疾病外科治疗的首要目的是预防脑卒中的发生,其次是预防和减缓 TIA 的发作。颈动脉内膜切除术(carotid endarterectomy,CEA)、颈动脉血管成形和支架置入术(carotid angioplasty and stenting,CAS)是常用的手术方式(图 16-5-3)。CEA 目前被认为是颅外颈动脉狭窄的标准治疗方法。但是,一些临床试验将颈动脉血管成形术和颈动脉内膜剥脱术进行对比,结果表明,在 CEA 手术高危的患者(有严重的并发症、对侧的颈动脉闭塞、内膜切除术后再狭窄、放疗引起的狭窄、颈部根治性手术后),CAS 优于 CEA,但是对于低危患者和无症状颈动脉狭窄患者,CEA 仍是首选治疗方法。

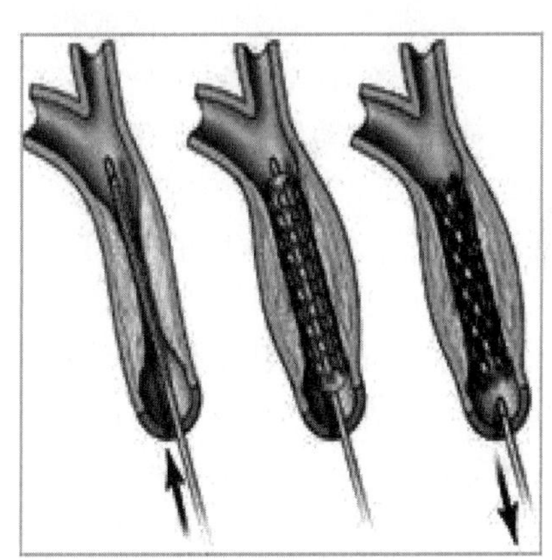

图 16-5-3　支架置入术

1. *颈动脉内膜切除术手术指征*　美国心脏协会(AHA)对有症状、无症状颈动脉硬化闭塞性疾病提出了详细的手术指征。

(1)肯定的指征:主要是针对有症状的患

者。包括:①6个月内1次或多次短暂性脑缺血,表现为24h内明显的局限性神经功能障碍或单盲,且颈动脉狭窄≥70%;②6个月内1次或多次轻度非残性脑卒中,症状或体征持续超过24h且颈动脉狭窄≥70%。

(2)相对指征包括:①无症状性颈动脉狭窄≥70%;②有症状或无症状性颈动脉狭窄<70%,但血管造影或其他检查提示狭窄病变处于不稳定状态,如狭窄表面不光整、溃疡或有血栓形成;③有症状的CEA术后严重再狭窄。

手术时机也是极其重要的考虑内容:急性脑梗死应于发病后6周施行手术:如为双侧病变,两侧手术间隔至少2周以上,而且以狭窄严重和(或)有症状侧优先手术为宜。颈动脉完全闭塞者不宜手术。

2. 颈动脉硬化闭塞症的腔内治疗

(1)CAS的适应证:①有症状的颈动脉狭窄>70%;②无症状的颈动脉狭窄>80%或狭窄合并明显溃疡或斑块者;③年龄在80岁以上;④颈动脉无严重的动脉纡曲及血管壁钙化;⑤动脉内膜切除术后再狭窄者;⑥血管解剖因素,颈总动脉分叉较高或颈动脉狭窄延伸至颅内者,颈动脉钳夹后高危脑缺血的患者,对侧颈内动脉闭塞及颅内Willis环异常的患者等。

(2)CAS的禁忌证:①由于血管因素,导管或支架不能到位;②非动脉粥样硬化性狭窄,且处于非稳定期的狭窄病变;③有与狭窄侧相关的严重的神经功能障碍,如偏瘫、失语、昏迷等;④近期有严重的出血倾向;⑤有严重的全身性疾病,如严重的心肾功能障碍;⑥主动脉弓部严重的扭曲或钙化等。

五、常见护理问题

(一)焦虑

1. 相关因素 ①病人为老年人,又伴有高血压、糖尿病等疾病,病人及家属对手术既抱有希望,又担心预后;②TIA反复发作。

2. 临床表现 失眠、食欲下降等。

3. 护理措施

(1)主动与患者交流,建立良好的护患关系。

(2)耐心讲解手术的意义、术前准备、手术的过程、术后可能发生的并发症及预防措施。

(3)介绍成功病例及本科的技术力量。

(4)请同种手术康复期患者现身说教,以增加患者的信心及安全感,使其以最佳心理状态主动积极配合手术。

(二)活动无耐力

1. 相关因素 ①脑缺血;②反复TIA发作。

2. 临床表现 耳鸣、视物模糊、头晕、头眩晕、嗜睡或失眠等。

3. 护理措施

(1)合理安排休息和活动量,调整日常生活方式,如病情许可,有计划增加运动量和改变运动方式,如室内走动、室外活动、散步等,逐渐提高肺活量和活动耐力。评估患者目前的活动量,活动和休息方式,与患者共同制定日常活动计划。活动时以不感到疲劳过度为宜,适当增加休息时间,维持充足的睡眠。

(2)保持环境安静,避免嘈杂。安排通风良好的环境,夏天使用空调,保持室温凉爽而恒定。从而保证患者充足睡眠。

(3)协助患者完成日常的生活自理,如洗漱、进餐、如厕等。对于大量出汗的患者,加强皮肤护理,应随时更换浸湿的衣服及床单,防止受凉。

(4)协助患者选择合适、舒适的体位。脑梗死偏瘫患者2h帮助其翻身1次。加强安全防护措施,夜间加床栏,防止患者发生意外伤害。

(三)脑缺血及脑卒中

1. 相关因素 ①颈动脉狭窄患者术前由于颈动脉血流受限,脑组织本身就处于缺血状态,会导致严重低灌注,有突发卒中的可能；②术后脑卒中分为两类，即缺血性和出血性。缺血性脑卒中主要原因有术中阻断性缺血、术中斑块碎屑脱落、术后颈内动脉夹层、术后颈内动脉或补片血栓形成等。出血性脑卒中的危险因素有术后脑组织缺血再灌注损伤和持续的高血压状态。

2. 临床表现　可有耳鸣、视物模糊，头晕、头痛、记忆力减退、嗜睡或失眠、多梦等。也可有短暂性脑缺血性发作如眩晕、黑矇，重者可有发作性昏厥甚至偏瘫、失语、昏迷。

3. 护理措施

(1)术前颈动脉狭窄患者脑缺血的诱因：洗热水澡、突发体位变化、活动量加大、情绪激动、术前降压。避免诱因，如淋浴时水温不要太高，避免突然的体位变化，运动要适量等。

(2)脑卒中多发生在术中到术后 3h 内，患者表现为语言障碍、对侧患肢神经功能障碍。当栓子堵塞大血管导致颅内大面积脑栓塞，患者可出现头痛、呕吐、意识不清、瞳孔不等大等脑疝的危险。术后密切观察患者生命体征变化及肢体活动情况，特别是手术对侧肢体有无偏瘫、失语、肢体活动障碍等，同时观察同侧视力、视野，判断有无视力障碍。

(3)加强安全防护措施，告知患者及家属注意事项，下床有人搀扶，加用床栏，防止患者发生意外伤害。

(四)潜在并发症——脑灌注综合征

1. 相关因素　颈动脉高度狭窄被解除后，同侧脑血流量成倍增加超过脑组织的代谢需要是其致病基础。

2. 临床表现　头痛、癫痫发作、谵妄、局灶性神经功能缺损及颅内出血等

3. 护理措施

(1)CHS(脑灌注综合征)的护理关键在于早期发现，及时判断患者头痛性质、癫痫及神经功能缺损症状。当发生 CHS 时，患者除精神、神经症状外，血压是观察和护理最为直接的生理指标，可在一定程度上反映脑血流灌注状况。

(2)CEA 术后患者血压不超过 120～140/80～90mmHg 为宜，发现血压升高及时通知医师并遵医嘱合理使用降压药物，以免增加脑血流量。国外一项 Meta 分析指出，应将 CEA 术后患者的血压控制在 135mmHg 以下为宜。

(3)患者血压过高时，除常规应用降压药物外，还应遵医嘱用 20%甘露醇 125ml 静脉滴注，地塞米松静脉推注及应用利尿药，以充分起到降血压、降颅压的目的，同时注意患者尿量及电解质的变化。

(4)一旦发生 CHS，密切观察患者的意识、瞳孔，加强巡视，给予持续低流量吸氧。

(5)及时与患者交流、沟通，鼓励患者积极配合治疗，避免因情绪波动导致血压升高而加重 CHS。

六、CEA 术后护理问题

(一)颈部血肿或出血

1. 相关因素　切口张力性血肿发生率为 1.8%，由于术中全身肝素化，术后抗凝治疗，血液处于持续低凝状态，切口易出血及形成皮下血肿。

2. 临床表现　吞咽困难，伤口疼痛且局部肿胀，当血肿增大到一定程度时可压迫气管引起气管偏移甚至呼吸困难。

3. 护理措施

(1)术后 2h 内每 30 分钟观察一次伤口，查看伤口渗血情况及引流液的性状和量。密切注意观察伤口敷料情况。

(2)麻醉清醒后给予患者抬高床头 30°卧位，嘱患者避免用力打喷嚏、咳嗽，减少颈部活动，以免增加颈部压力造成出血。

(3)必要时遵医嘱给予 1kg 沙袋或盐袋压迫伤口 6～8h，并给予冷敷。

(4)保持颈部引流管固定、通畅，术后 24h 内密切观察引流液的颜色、量、性质及患者情况。若皮瓣下引流管引流量＞50ml/h，

或切口内出现张力性血肿，紧急送手术室给予止血处理。

(5)手术当天床旁备气管切开包篮(无菌气管切开包1个、无菌气管插管和连接管1套、无菌手套2副)(图16-5-4)，一旦血肿压迫气管造成呼吸困难，医师可立即行气管切开。

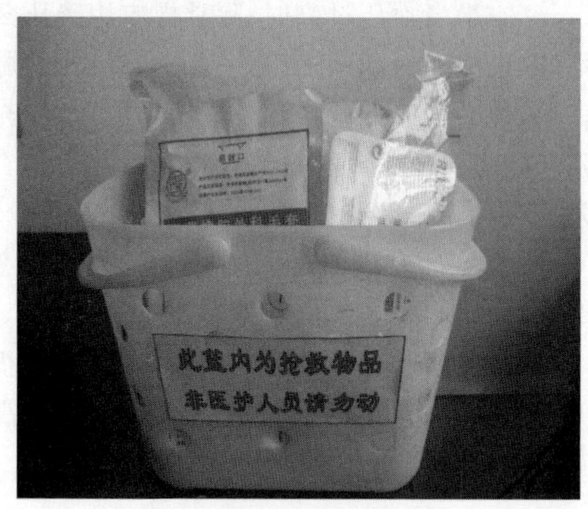

图16-5-4　气管切开包篮

(二)清理呼吸道无效

1. *相关因素*　①术中气管插管致呼吸道黏膜损伤；②术后颈部疼痛不敢咳嗽；③术后卧床。

2. *临床表现*　咳嗽，咳痰无力。

3. *护理措施*

(1)全麻患者术前3d戒烟，并行肺功能锻炼，如指导患者做深呼吸、缩唇呼吸等锻炼呼吸肌，延长呼气时间。

(2)为患者提供安静、整洁舒适的病房，保持室内空气新鲜、洁净，注意通风。维持合适的室温(18～20℃)和相对湿度(50%～60%)，以充分发挥呼吸道的自然防御功能。

(3)注意患者的饮食习惯，避免油腻、辛辣刺激食物，以免影响呼吸道防御能力。每天饮水1500ml以上，足够的水分可保证呼吸道黏膜的湿润和病变黏膜的修复，利于痰液稀释和排出。

(4)促进有效排痰。

①经常变化体位有利于痰液咳出。

②氧气雾化疗法：适于痰液黏稠和排痰困难者。氧气雾化治疗法主要应用氧气压力将水分和药物形成气溶胶的液体微粒或固体微粒，并沉积于呼吸道和靶器官。临床上常在雾化液中加入痰溶解剂、抗生素、平喘药等，达到祛痰、消炎、止咳、平喘的作用。

③胸背部叩击：患者侧卧位或在他人协助下取坐位，叩击者两手手指弯曲并拢，使掌侧呈杯状，以手腕力量，从肺底自下而上、由外向内、迅速而有节奏地叩击。注意事项：叩击力度适中，以患者不感到疼痛为宜；每次叩击应安排在餐后2h至餐前30min完成，避免治疗中发生呕吐；操作时应密切注意患者的反应。操作后患者休息，协助做好口腔护理，去除痰液气味。

(三)感染

1. *相关因素*　①咳痰无效；②细菌感染。

2. *临床表现*　发热，咳嗽、咳脓性痰，伤口红肿、热痛，长期不愈合。

3. *护理措施*

(1)保持切口清洁、干燥，及时更换敷料，引流管于术后24～48h拔除。

(2)卧床期间行口腔护理，3/d，保持口腔清洁。协助患者翻身、拍背。

(3)指导患者有效咳嗽、咳痰。痰液黏稠者行超声雾化吸入，2～3/d，预防肺部感染，遵医嘱正确使用抗生素，同时加强全身营养支持。

(四)颅内神经损伤

1. *相关因素*　缝扎引起的神经损伤属永久性，钳夹、牵拉或血肿压迫所致损伤者多为暂时性。

2. *临床表现*　舌下神经和面神经的下颌缘支损伤，可导致舌向术侧偏移，同侧唇沟变浅。喉上神经损伤外支(运动支)受损可使环甲肌瘫痪，引起声带松弛和声调降低。内支(感觉支)受损会使后部黏膜感觉丧失，在进食，特别是饮水时，患者因喉部反射性咳嗽的丧失而易发生误吸或呛咳。单侧喉返神经损伤,大都引起声音嘶哑;双侧喉返神经损伤依损伤平面的不同,可因双侧声带麻痹致失声、严重者发生呼吸困难,甚至窒息。

3. 护理措施

(1)鼓励患者术后发音,注意有无声调降低或声音嘶哑,以及早发现喉返神经损伤的征象、及早对症护理。

(2)暂时性颅内神经损伤,经理疗等处理后,一般在3～6个月内可逐渐恢复,若严重损伤所致呼吸困难和窒息者多需即刻做气管切开。

(3)患者在进食,尤其饮水时,易发生误咽和呛咳,故要加强对该类病人在饮食过程中的观察和护理,并鼓励其多进食固体类食物。

七、CAS术后护理问题

(一)股动脉穿刺部位血肿

1. 相关因素 ①患者股动脉硬化、血管条件差、术后血压高;②术者多次穿刺、穿刺点压迫不正确。

2. 临床表现 皮下瘀斑、包块或假性动脉瘤。

3. 护理措施

(1)术后应当严密观察伤口敷料,局部有无渗血、肿胀以了解有无皮下出血、血肿发生。

(2)术后患者穿刺点加压包扎,嘱其绝对卧床24h(股动脉穿刺点安置血管封堵器患者6h后如伤口无渗血、渗液可给予半卧位或在床上活动),沙袋压迫8h,前12h术侧肢体伸直制动,向患者及家属宣教制动的原因和重要性。

(3)指导患者咳嗽时用手按压穿刺点,严密观察穿刺部位有无出血或皮下血肿,穿刺侧下肢皮肤颜色、温度及足背动脉搏动情况,发现异常立即通知医生处理。

(4)术后24h病情稳定者可下床适当活动,若血压不稳定应当继续卧床,直至都恢复正常水平方可下床活动。

(二)术后低血压

1. 相关因素 ①术中球囊或支架扩张刺激颈动脉窦的压力感受器,可反射性引起血压下降、心率减慢;②患者紧张、疼痛刺激、牵拉血管以及术后伤口压迫过重反射性引起迷走神经兴奋。

2. 临床表现 心率减慢,血压降低。

3. 护理措施

(1)血压过低可导致脑灌注不足,患者因出现TIA症状而发生危险,如跌倒等。当患者的收缩压下降超过基础值的30%或绝对值<80mmHg时,即为低血压。长时间低血压可导致心、脑及其他重要脏器的低灌注,导致患者出现少尿或代谢性酸中毒,严重者可出现心肌缺血、中枢神经功能障碍等。

(2)应严密监测心率、血压变化,持续心电监护,并与术前基础血压、心率对比,发现异常及时处理。遵医嘱给予阿托品、多巴胺静脉推注。

(3)掌握因血管迷走神经反射引起的低血压的临床表现,即血压下降同时伴有心率<50/min、恶心、面色苍白、四肢冰冷、胸闷、头晕等症状。

(4)加强观察:密切观察患者的意识、尿量、心电图及血气分析等变化;注意患者有无皮肤弹性差、少尿、代谢性酸中毒、心肌缺血及中枢神经功能障碍等表现。

(5)做好患者及家属解释工作,消除患者紧张情绪,以防反射性迷走神经兴奋。

(三)支架内再狭窄

1. 相关因素 由于支架对血管平滑肌的机械性刺激,可引起血管内皮细胞反应性增生,远期可能会再次发生狭窄。

2. 临床表现 同颈动脉狭窄临床表现。

3. 护理措施

(1)术后严格遵医嘱继续抗凝治疗,如无出血等并发症给予:低分子肝素4000U皮下注射，每12小时1次，连用3～5d；氯吡格雷75mg/d，连用3个月；肠溶阿司匹林100mg/d，长期口服。

(2)用药期间应严密监测凝血功能，患者是否有头晕、头痛症状，防止脑出血；大便是否带血，防止胃肠道出血；小便是否带血，防止泌尿道出血；皮肤是否出现大片淤青，防止皮下出血。

(3)做好相应的知识宣教，指导患者出院后的用药，如出现头晕、无力等脑缺血症状及时就诊。

(4)支架术后再狭窄一般发生在术后4～12个月，嘱患者按时随访3个月、6个月、1年。

(四)肾功能下降

1. 相关因素　某些造影剂高渗性、化学毒性以及抗凝药的作用等可造成术后出现血尿，尤其合并糖尿病、高血压病、肾功能不全等基础疾病。

2. 临床表现　血尿，少尿，甚至无尿。

3. 护理措施

(1)仔细询问病史、了解过敏体质、患者肾功能情况以及减少造影剂用量是预防造影剂反应的重要环节。

(2)术后嘱患者多饮水，一般术后6～8h内饮水1000～2000ml。

(3)给予静脉补液，以利于造影剂的排出。对于心功能不全的患者补液量不宜过大，以免诱发心力衰竭。

(4)血压过低也可引起肾缺血，导致急性肾功能不全甚至肾衰竭，遵医嘱控制好血压。

(5)同时禁用有肾毒性的抗生素，观察尿液的颜色、量，定期化验尿常规，发现异常及时处理。

(五)下肢血栓形成

1. 相关因素　术后患肢制动、血流缓慢、穿刺点加压包扎等，可导致血栓形成。

2. 临床表现　术侧肢体远端疼痛、足背动脉搏动消失、皮温降低、肤色苍白。

3. 护理措施

(1)术后应密切观察术侧肢体末端动脉搏动及循环情况。

(2)如术侧肢体远端疼痛、足背动脉搏动消失、皮温降低、肤色苍白，可能为急性动脉栓塞，应及时报告医师，可行急诊动脉溶栓治疗。

(3)术后24h内指导患者床上行足背伸屈运动，24后根据情况指导患者下床活动。

(4)嘱患者多饮水，一般术后6～8h内饮水1000～2000ml。

八、康复与健康教育

(一)行为指导

生活有规律，保证睡眠。勿大喜大悲，保持情绪稳定，精神愉快。劝告患者坚持戒烟。因烟中的尼古丁可使动脉血与氧的结合力减弱，血黏稠度增加，容易导致血栓形成，尼古丁还能间接导致血管痉挛，诱发脑血管痉挛，从而引起脑卒中的发生。指导患者练习颈部运动，防止瘢痕挛缩。

(二)饮食指导

适宜的食物可延缓血糖、血脂升高，如大豆及其制品。指导患者进食低脂、清淡易消化饮食，保持大便通畅。多食粗纤维的食物如糙米、玉米、绿叶蔬菜，食用优质蛋白如瘦肉、蛋，进食水果时应选择含糖量低的水果。以植物油代替动物油。

(三)用药指导

患者往往需要长期服用小剂量的抗凝药，要使患者能够坚持服用，应交代清楚所服药物的目的及重要性，避免间断不规律的用药，以取得患者的理解和合作。用药期间定期复查凝血倾向，及时就医。

(四)随访与复查

随访时间与复诊时间为1个月、3个月、6个月、12个月，随访内容为用药指导、恢复及症状有无复发等。告知患者术后2～3个月复查颈部血管超声，以便及时发现异常；若出现脑血管病的发病先兆如头晕、头痛、视物模糊等不适，应及时就诊。

（王金萍 李海燕）

参考文献

[1] 嵇鸣，苗华栋，叶春涛，等．三维动态增强MRA在下肢动脉病变中的应用．老年医学与保健，2003，12(4)：227-248.

[2] 宋晓华，庄舜玖，戚韶红，等．下肢深静脉血栓形成的疗效分析．上海医学，2002，25(8)：490.

[3] 荣文平．中西医结合治疗下肢深静脉血栓形成32例．山东中医杂志，2002，21(4)：227-228.

[4] 符伟国．腹主动脉瘤腔内隔绝术的治疗．中国实用外科杂志，2000，20(6)：329-331.

[5] 景在平，冯翔．腔内血管外科的进展与展望．中国实用外科杂志，2000，1(20)：7.

[6] 张培华，蒋米尔，陆民，等．临床血管外科学．北京：科学出版社，2003：179-202.

[7] 许丽华，张晓波，蔡文斌．动脉注射治疗下肢缺血性疾病的疗效观察及护理．中国护理杂志，2007，4(9)：77.

[8] 王子亮，李天晓，翟水亭，等．下肢动脉硬化闭塞症的腔内成形治疗．临床医学，2007，27(10)：1-3.

[9] 沈小英．下肢动脉硬化闭塞症介入治疗的临床护理．现代中西医结合杂志，2007，16(30)：4573-4574.

[10] 朱蓓，陶政．下肢动脉硬化闭塞症患者的围手术期护理．现代医药卫生，2007，23(20)：3110-3111.

[11] 王玉琦，叶建荣．血管外科治疗学．上海：科学技术出版社，2003：136-141；216-229.

[12] 景在平，陆清声．腹主动脉瘤．北京：人民军医出版社，2009：1-3.

[13] 田迎春，张勤奕．106例颈动脉内膜剥脱术患者的术前护理．护理学报，2014，7(14)：42-44.

[14] McClelland S 3rd. Multimodality Management of Carotid Artery Stenosis: Reviewing the Class-Ⅰ Evidence [J]. J Natl Med Assoc, 2007, 99(11): 1235-1242.

[15] 顾巧华，朱燕，方芸，等．颈动脉内膜剥脱术患者围术期的护理干预，2013，17(4)：40-44.

[16] 凌峰，焦力群．颈动脉内膜剥脱术与支架成形术对颈动脉粥样硬化性狭窄治疗的初步研究．中国脑血管病杂志，2006，3(1)：4.

[17] 李海燕，朱建英，曹园．颈动脉术后备用气管切开包篮的设计与应用．护理研究，2012，26(1)：286-287.

[18] 张青．颈动脉狭窄支架置入后发生低血压危险因素分析及护理．齐鲁护理杂志，2011，17(22)：80-81.

[19] 王明霞，尚晓霞，陈静．颈动脉狭窄支架植入术后患者的护理．中国实用神经疾病杂志，2013，11(22)：106-107.

[20] 吴雪影，陈淑良，任晓棠．颈动脉狭窄支架置入术后并发症分析及护理对策．护理与康复，2012，11(12)：1142-1143.

[21] 胡德英．血管外科护理．北京：中国协和医科大学出版社，2008.

[22] 王深明．血管外科学．北京：人民卫生出版社，2011.

第17章

烧伤与护理

第一节 概 述

烧伤作为一种劳动和生活中常见的损伤，是指由物理和化学因素造成的体表和深部组织三维度量的损害，是致伤因素作用于体表所造成的皮肤、皮下以及更深层组织的损伤，还包括波及眼部的角膜与结膜及眼部深层结构和呼吸道全程与消化道开口处黏膜的损害。烧伤在平时会影响劳动力和生活安定，战时可以造成战斗和非战斗减员。烧伤不仅会给伤病员带来肉体和精神上的痛苦，而且还会导致残疾，甚至死亡。

一、应用解剖特点

皮肤是人体最大的组织器官。它覆于人体表面，总重量占体重的5%～15%，总面积为1.5～2m^2（新生儿约为0.21m^2），平均厚度（不包括皮下脂肪）为0.5～4mm。

皮肤由表皮、真皮和皮下组织3部分组成。其间分布着较为丰富的血管、淋巴管、神经和皮肤附属器如毛囊、汗腺、皮脂腺等（图17-1-1）。皮肤具有防御、感觉、调节体温、分泌排泄、呼吸、吸收以及参与新陈代谢等生理功能。

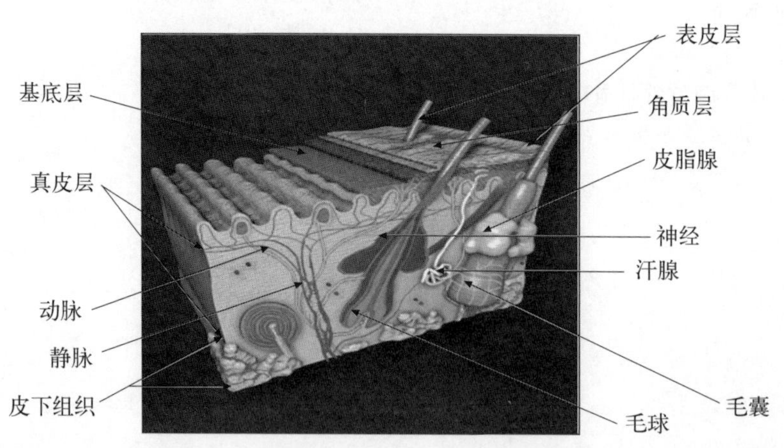

图17-1-1 皮肤结构图

1. 屏障作用

(1)对机械损伤的防护：表皮坚硬而致密的角质层可以抵抗各种压力和摩擦；真皮内粗大柔韧的胶原纤维、弹力纤维，可以抵御各种机械牵拉；厚实而具有弹性的皮下脂肪，可以缓冲外力和冲击。

(2)对物理性损伤的防护：表皮角质层是电的不良导体，对电流可产生一定的阻抗；表皮中的黑色素细胞反射和吸收太阳光中大量的紫外线，使内部器官、组织免受其害。

(3)对化学性损伤的防护：表皮厚而坚实的角质层具有抗腐蚀作用，对酸、碱有一定的抵抗力，同时作为一种天然屏障，一定程度上可阻止化学物质的渗入。

(4)对生物性损伤的防护：表皮的角质层可阻止细菌、病毒等直接进入体内；皮肤表面的弱酸性(pH 4.0～7.0)又不利于病菌的生长；皮脂中分离出来的游离脂肪酸也有抑制某些病菌的作用；另外，皮肤的屏障作用还表现在防止体内营养物质丧失，限制体外物质直接透入等方面。

2. 调节作用

(1)调节体温：皮肤通过浅层血管的舒缩与汗液的蒸发进行体温调节，保持人体温度的相对恒定。

(2)感觉作用：外界刺激作用于皮肤，通过神经总支传递到中枢神经，产生触觉、冷觉、痛觉等感觉，使之做出有利于机体的反应。

(3)排泄作用：皮肤可在一定程度上通过排泄，维持机体内环境的相对稳定。

3. 自稳作用　皮肤的自稳作用是指皮肤自身正常生理状态稳定的能力。一是皮肤各种细胞按固有速度进行分裂更新，发挥功能，以维持皮肤的正常状态，当异常情况出现时，皮肤相应做出反应，以达自稳目的。如随着皮肤紫外线照射量的大小不同，黑色素细胞产生黑色素的量也不同。二是皮肤受到损伤后，立即有细胞外液或血液布满疮面形成痂皮代替缺损的皮肤暂时发挥屏障作用，等到创面新生组织长成时痂皮自行脱落。如缺损过深过大，表皮基底层细胞无法修复时，则结缔组织大量增生形成瘢痕。三是保持皮肤的润泽和弹性。皮脂腺分泌的皮脂在皮肤表面形成一层薄膜，可防止水分蒸发，同时皮脂本身也有润泽毛发作用。

4. 代谢作用　皮肤是整个机体的组成部分，人体的主要代谢活动如糖、脂肪、蛋白质、水电解质的代谢都在皮肤中同样进行。调节人体代谢的方式：神经调节、内分泌调节、酶调节等也都在调节皮肤代谢中发挥作用。

二、烧伤原因与机制

烧伤致伤原因较为复杂，致伤作用主要取决于温度、传热性能、作用时间和化学药剂浓度，以及其他损伤因素，如电流、放射线、激光、微波等。而且与人体暴露和接触的体表、深部组织的耐受程度和易损性有密切关系。不同原因、不同环境、不同条件和不同部位等发生的烧伤差异较大，预后也不同。

(一)热力损伤

热力为最常见和最主要的致伤因素，包括火焰、烟雾、热水、热液和热的半流体、半固体、固体等各种有关的致伤因素。

1. 火焰　为确切的致伤原因。火焰除本身的致伤作用之外，还可能会有伴随的损伤和中毒。密闭环境和开阔地的火势与温度不同。火焰是常见的较强的致伤因素，损害一般较严重。

2. 烟雾　为物质燃烧中或某些物质在热解中散发出来的燃烧不完全的物质。其成分随燃烧或热解的物质不同而各异。烟雾会刺激眼睛，妨碍逃离现场；浓烟刺激咽喉可以引起喉痉挛发生窒息；烟雾吸入呼吸道可致吸入性损伤，而吸入性损伤不仅是烟雾造成的损伤，而且是高温和化学物质共同引起的损伤，可发生化学物质吸收中毒。

3. 热水 水温高达45℃以上，持续接触便会发生烫伤。水温越高，所需致伤时间越短。水温高达90℃以上，瞬间可发生烫伤。水温虽然不及火焰的温度，但因其热导性能较强，致伤作用不可低估。

4. 热流体和半流体 如热汤、牛奶、稀饭、粥等。除去热水因素外，还应考虑其中油的成分及其黏附体表持续致伤的作用。

5. 高热蒸汽 开水壶嘴和锅盖边冲出的蒸汽温度较高，是常见的致伤原因之一，特别是高压蒸汽管道冲出的高温、高压蒸汽气流所致的致伤作用不可低估。由于蒸汽的热容量比干热空气高2000倍，吸入蒸汽引起的呼吸道损伤不仅深而且严重。

6. 热融半固体 为可熔的固体加温后，由固体变成半固体状态。处于半固体时，多处于高温状态，且多呈黏性，较牢固地黏附于皮肤表面，使皮肤持续受到热力而导致较严重的损伤，以沥青烫伤最为常见和典型。

7. 固体 多为金属类的物品或设备，导热性能较强常见为取暖器、炊具、烙铁造成的烧伤，热滚筒会造成热挤压伤。

8. 热压伤 是一种复合伤，除了皮肤热损伤外，还有挤压作用造成的损伤，常伴有肌腱、神经、血管、骨和(或)关节损伤。

局部大多为三度烧伤，皮下损伤范围常超过皮肤烧伤范围。局部明显肿胀，如果累及静脉，可引起回流障碍，局部肿胀明显，疼痛剧烈；如果动脉壁受损伤则可引起进行性血管栓塞，使坏死范围扩大，从远端向近端发展，最终手指或全手坏死。如出现进行性血循环障碍和组织坏死，截指率高。由于手部热压伤伤残率高，故其预后较单纯的创伤差。一般热压伤患者均应手术。

(二)化学烧伤

能够造成皮肤和皮下深层组织损害的化学物质或药剂，如酸、碱、苯和苯的衍生物、磷等。

1. 酸 酸烧伤的种类较多，常见的致伤强酸有硫酸、硝酸、盐酸等无机酸，以及石炭酸、氢氟酸、冰醋酸、甲酸等有机酸。由于氢离子浓度和吸湿作用，能使皮肤和深层组织的蛋白凝固，遇到组织中的水能够产热，既使组织损伤，又使组织脱水。引起疼痛性、凝固性皮肤坏死，可不出现水疱。其损伤虽然比较严重，但所形成的硬痂能够防止酸的进一步入侵。

2. 碱 能使皮肤和深层组织脂肪皂化，并不断深入深层组织，特别是脂肪组织，因而损伤较深且严重。碱烧伤后，碱性物质使局部细胞脱水坏死，形成可溶性碱性蛋白盐和皂化脂肪，皂化过程中产生大量的热，因此碱烧伤可以使深层组织受损，并呈进行性加重，烧伤创面肿胀明显，渗出液多，伴有剧烈疼痛，深者有皂化性焦痂。

3. 苯和苯的衍生物 为芳香族的有机化合物，品种很多，多作为检测部门的试剂、工业原料和产品。这类致伤物质在损伤的基础上多伴有不同程度的中毒。

4. 黄磷(或白磷) 由于燃点很低，在空气中能够自燃，既损伤皮肤，又引起火焰烧伤，且经创面吸收可引起全身中毒。磷曾被用于制作武器，如燃烧弹、凝固汽油弹等。

5. 化学战剂

(三)电烧伤

是指电流作用于人体表面和深层组织造成的损伤，包括电接触烧伤、电弧烧伤和由电导致的火焰烧伤。电接触烧伤引起的损伤最为严重，尤其是高压电烧伤。当电流流经人体时，电能在体内转变为热能，造成机体组织的坏死。损伤多深达神经、血管、肌肉、肌腱和骨骼等组织，常引起严重的功能障碍和残疾。

1. 电接触烧伤 与电流直接接触，形成闭合电流所造成的损伤。一般在受损伤的皮肤上均有电流入口和出口两个或两个以上的创面。电流通过身体组织，不仅造成深部组织损伤，而且还会引发很多并发症，如继发性大出血、肾衰竭、气性坏疽等。

2. 电弧烧伤　为电场放电引起的损伤，一般属于电场高温所致。除电流出入口的两个创面外，在关节的屈曲部位，可因电流引起关节屈曲，使屈侧皮肤互相接触，局部产生电弧效应，引起小范围的皮肤损伤。

3. 电火花烧伤　电流发生短路时，会放出电火花，可引起闪光性烧伤，特点为温度高、时间短。创面外观似较严重，实际却因热力穿透的时间短暂损伤创面并不深。

4. 雷电击伤

(四)放射烧伤

常见于骨科医师在放射线下为骨折和关节脱臼进行复位，累积照射量造成慢性烧伤。恶性肿瘤接受放疗，计量失误或设备故障造成照射量过大也会引起放射烧伤。至于其他放射性物质泄漏或流失，属于意外事故，多发生急性放射病，放射烧伤罕见。

(五)其他

1. 激光　意外接触和掌握不适当会造成烧伤，对人体组织可造成汽化性损伤。

2. 微波　近年来，微波广泛地用于科学实验、工业、农业和医学。医学上多用于治疗疾病，如微波治疗前列腺增生等。微波亦可致人烧伤。

三、烧伤伤情判断

(一)烧伤面积估计

国内外文献记载的烧伤创面的面积估计的方法种类很多，可简单划分为区域估计法(Wallace 九分法、中国新九分法、十分法、Berkow 法、Lund and Browder 法、三角测量法等)和手的掌侧估计法两类，以前者的估计方法使用较多，临床工作中常结合搭配使用。

1. 中国新九分法　将人体体表面积划分为 11 个 9%，另加 1 构成 100%。此法适用于大面积烧伤的评估(图 17-1-2)。

2. 手掌法(图 17-1-3)　患者本人五指并拢的手掌面积为体表总面积的 1%。五指自然分开的手掌面积为 1.25%。此法适用于小面积烧伤的评估。

(二)烧伤深度估计

通用的三度四分法(图 17-1-4)，建立在烧伤创面的局部损害严重程度的基础之上，与烧伤创面的局部治疗有着密切的联系。

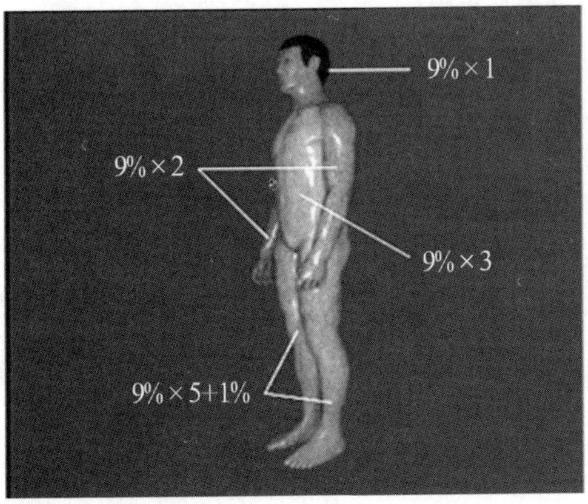

中国新九分法

部位		占成人体表%		占儿童体表%
头颈	发部	3	9	9+(12-年龄)
	面部	3		
	颈部	3		
双上肢	双上臂	7	9×2	9×2
	双前臂	6		
	双手	5		
躯干	躯干前	13	9×3	9×3
	躯干后	13		
	会阴	1		
双下肢	双臀	5*	9×5+1	9×5+1-(12-年龄)
	双大腿	21		
	双小腿	13		
	双足	7*		

*成年女性的臀部和双足各占6%

图 17-1-2　中国新九分法

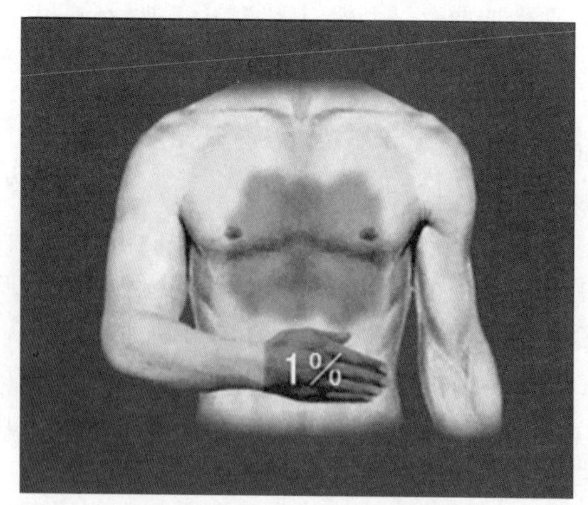

图 17-1-3 烧伤面积手掌评估法

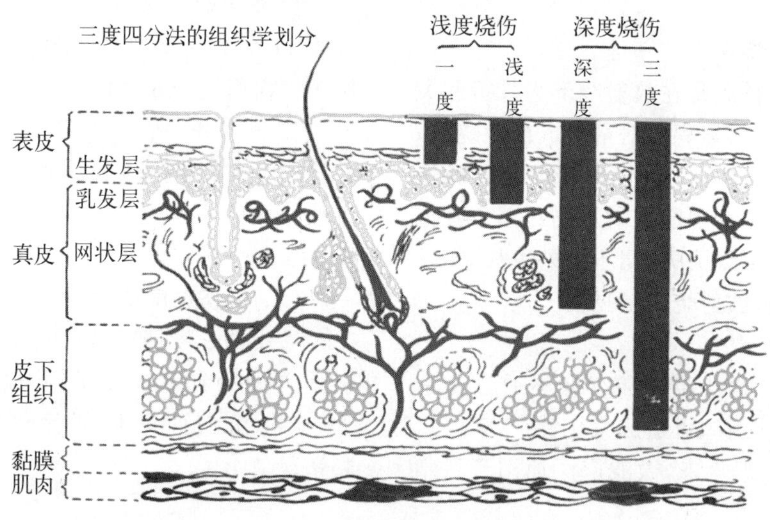

图 17-1-4 烧伤深度评估图

一度烧伤(红斑性烧伤)(图 17-1-5):表皮浅层受到损伤,表浅毛细血管扩张,潮红,皮肤的完整性没有遭受破坏,局部有烧灼痛,约 3d 逐步缓解,5～7d 局部呈现脱屑。伤后无明显全身病理生理改变。

二度烧伤:皮肤断层损害,分为浅度和深度。

浅二度烧伤(水疱性烧伤)(图 17-1-6):损伤达表皮深层生发层,即达真皮乳头层,表皮生发层的基底部分细胞残存。局部病理生理变化明显,皮肤完整性遭到破坏,局部毛细血管受损,通透性增强,有体液渗出。局部呈淡红棕色,可呈现水疱。表皮破损游离,流出草黄色浆液性渗出液,基底淡红湿润。局部对刺激敏感,疼痛明显。但还有表皮和附件中足够的角化细胞或表皮细胞自行上皮化,创面 1～2 周可获痊愈,一般不会遗留瘢痕,部分会有色素变化。

深二度烧伤(图 17-1-7):表皮全部损害,损伤深达真皮,甚至达真皮深层(网状层),局部略呈苍白。病理生理变化较为严重,表皮可松动,少量积液。表皮破损游离,流出无色

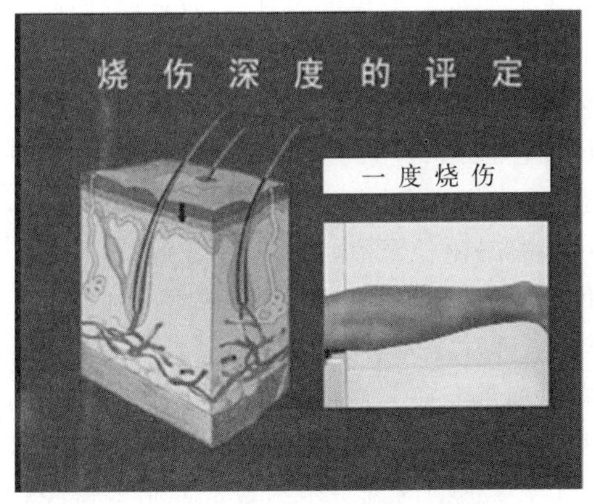

图 17-1-5　一度烧伤

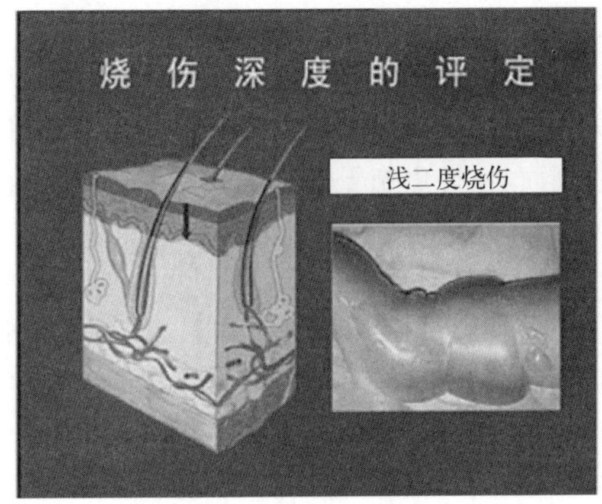

图 17-1-6　浅二度烧伤

稀薄的渗出液，呈现红白相间的湿润基底，无明显渗液。深部毛细血管扩张渗出，参与全身病理生理改变，局部对刺激较为迟钝，疼痛不很明显。拔毛试验阳性。皮肤附件存在程度不同，虽然尚有自行愈合的可能，但自行上皮化的难度较大，过程较长。溶痂易致感染，可使创面加深。坏死真皮完整者，可获痂下愈合。一般需 3 周左右才能愈合。偏深的创面具有近似三度损伤的特点，治疗难度较大，愈后会遗留瘢痕和功能障碍。

三度烧伤（焦痂性烧伤）：皮肤全层和皮下不同程度的损害。局部表皮和附近的上皮细胞完全坏死，烫伤多呈软性创面，局部苍白，刺激无痛，拔毛试验阴性。表皮游离后，

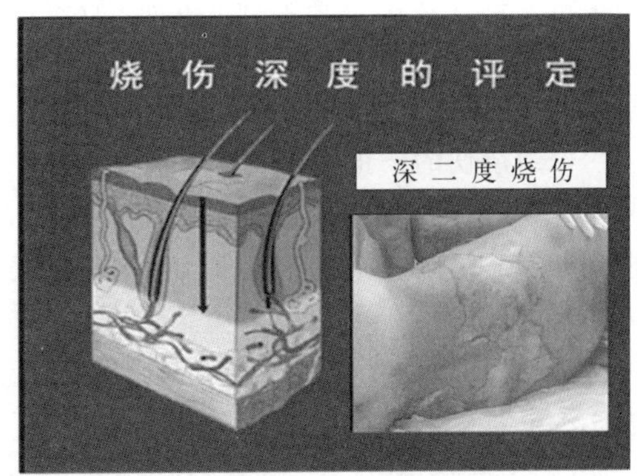

图 17-1-7　深二度烧伤

显示苍白干燥基底。火焰烧伤多呈苍白、棕黄色干痂。半透明焦痂呈现黑色网状或树枝样的损伤血管。参与全身病理生理改变，感染的机会较大。除很小的三度创面可由创周上皮细胞增殖覆盖修复和畸形愈合外，一般需行早期切痂、削痂或植皮手术封闭创面。治愈后，遗留有不同程度的瘢痕和功能障碍（图 17-1-8）。

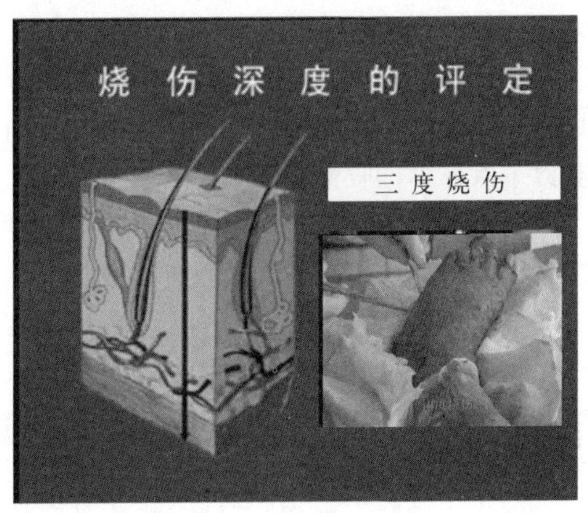

图 17-1-8　三度烧伤

2002 年，中华医学会烧伤外科学会常务委员会扩大会议审议了烧伤深度估计的修订方案，即四度五分法。

四度烧伤：为超越三度的更深度的烧伤，损伤程度严重达深筋膜以下。有不同程度肌肉损害，可能损害深部的重要解剖结构，如重要的腱、血管、神经、器官。深部重要解剖结

构暴露损害容易发生感染等并发症，后果严重。因此，需尽早行扩创、皮瓣移植手术修复，以争取获得较好的治疗效果。

(三)烧伤的严重程度

1. 1970 年在上海召开的全国烧伤会议，根据烧伤深度与面积判断提出以下分类方法：

(1)轻度烧伤：二度烧伤面积不超过 10%。

(2)中度烧伤：二度、三度总烧伤面积为 11%～30%，或三度面积不超过 10%。

(3)重度烧伤：二度、三度总烧伤面积达 31%～50%；或三度面积为 11%～20%；或上起虽未达到上述标准，但有下列情况之一者：休克，中、重度吸入性损伤，特殊原因烧伤，复合伤，合并伤。

(4)特重度烧伤：二度、三度总烧伤面积超过 50%或三度面积超过 20%。

2. 2002 年，中华医学会烧伤外科学会常务委员会扩大会议审议了烧伤严重程度五级划分标准修订方案。

一级：烧伤面积≤10%，其中不包括三度烧伤。由各级医院门诊或诊疗所治疗，或由县以下医疗单位收治。

二级：烧伤面积 10%～25%，其中三度烧伤≤10%。由地区或县医院外科收治。

三级：烧伤面积 25%～50%，其中三度烧伤≤30%。由市、地区、县烧伤外科或市医院外科收治。

四级：烧伤面积 50%～70%，其中三度以上烧伤≤60%。由省、直辖市烧伤外科或市烧伤中心收治。

五级：烧伤面积≥70%，其中三度以上烧伤≥60%。由医学院校烧伤研究所、烧伤中心，省、市烧伤中心或研究所收治。

四、病室特殊设备

由于大面积烧伤后患者活动受限，不能根据肌肉的疲劳程度而自主地(反射性地)及时翻身进行调节，局部易长时间受压。烧伤创面由于屏障破坏及炎症反应，渗出较多，受压面往往因得不到及时翻身换气而较为潮湿，加之作为良好培养基的坏死组织的存在，细菌容易生长繁殖，创面容易潮解；而且烧伤创面真皮及脂肪变性坏死或炎症充血，抗切、抗压、弹性等力学性能下降，稍长时间的受压即可加重炎症充血或淤血组织的循环障碍，使创面加深，造成局部屏障功能的进一步破坏，导致感染的进一步扩散。如果能避免创面的持续受压，则在很大程度上能避免创面的加深和感染的扩散。因此，应用降低压力的病床，对于烧伤患者具有非常重要的意义，是大面积烧伤治疗的客观要求，气垫床、翻身床与悬浮床能很好地减少创面受压，充分暴露创面，保持焦痂干燥。本节重点介绍翻身床与悬浮床。

(一)翻身床

1. *工作原理及用途*　用具有弹性的钢丝床加厚层的海绵作为床面，以重新分配重力对整个受压面的压力，减轻局部受压；同时利于及时翻身，使原有受力面得到休息。翻身床还有利于换药、手术等治疗措施的实施，大小便时亦可不移动等，为大面积烧伤患者的成功救治创造了条件。目前临床使用的翻身床有手动和电动两种(图 17-1-9)。

2. *构造*　翻身床由下列主要部件组成：底座、输液架、撑被架、俯卧床片、搁手板、搁脚板、转盘轴心、升降手摇柄、撑脚、轮脚等(图 17-1-10)。

3. *优点*

(1)更换体位，避免局部创面长期受压而加重感染和防止压疮的发生，减轻患者痛苦。

(2)便于创面换药、植皮手术、运送，可免去患者因搬动而造成的痛苦。

(3)便于处理大小便。

(4)利于肺部引流，促进痰液排出。

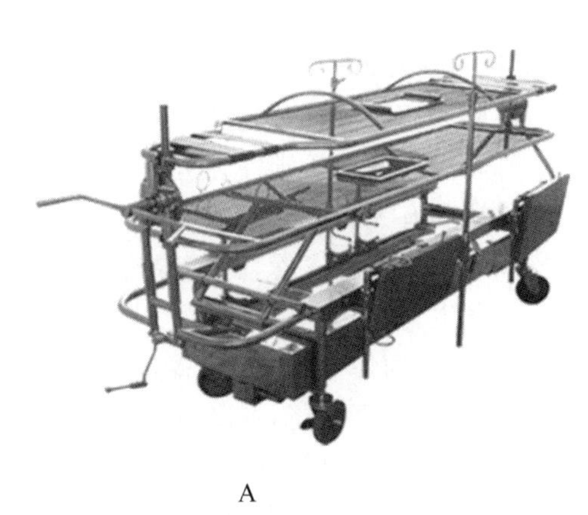

A

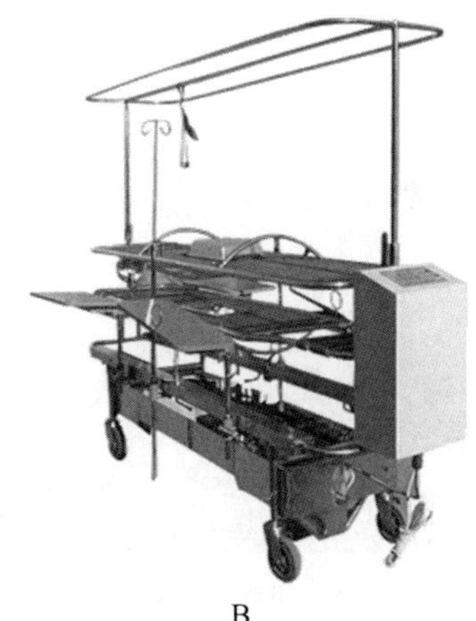

B

图 17-1-9　翻身床

A. 手动翻身床；B. 自动翻身床

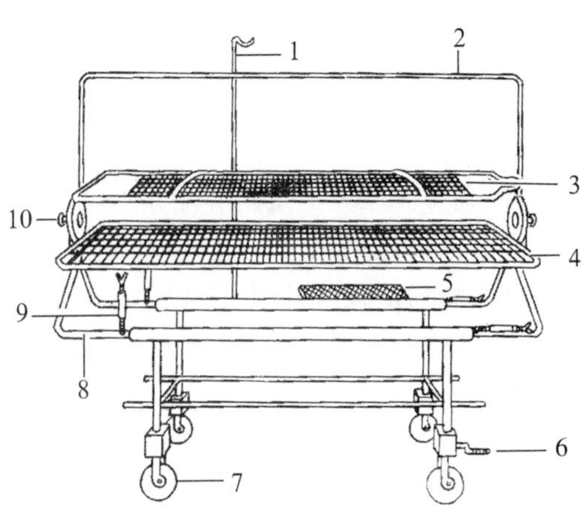

图 17-1-10　翻身床结构

1. 输液架；2. 撑被架；3. 俯卧床片；4. 仰卧床片；5. 搁手板；6. 升降手摇柄；7. 轮脚；8. 底座；9. 撑脚；10. 转盘

4. 使用前准备

(1)仔细检查翻身床是否部件齐全、安全好用，尤其是床片撑脚、转盘轴心及其弹簧保险，确保各部件性能良好，并备护身带或专用绳等。

(2)准备好翻身时用的大孔海绵垫及消毒治疗巾或无菌制式敷料等。

(3)床片和海绵垫铺法无论仰卧或俯卧均要按上下两节分铺，留出会阴部分，便于大小便。

(4)骶尾部、足跟、枕部、髋关节等骨突部位保护好，用棉垫等悬空，防压疮发生。

5. 翻身步骤

(1)神志清醒的患者应解除其顾虑及恐惧，预先说明翻身的意义和方法及安全性，取得合作。

(2)创面上铺以消毒治疗巾或无菌制式敷料，俯卧改仰卧时，在腰上及臀部两侧垫无菌制式敷料各一块，腰上为长条形，臀部两侧为长方形，特别消瘦者可于脊柱两侧垫长条形无菌制式敷料各一块(图 17-1-11)。而仰卧改俯卧时，于肩锁部、腹股沟部及腹部、额头各垫一块制式敷料，其上再放置大孔海绵垫。

(3)放置床片，床片的便孔对准患者的会阴部。

(4)旋紧床片固定螺丝，使上下床片合拢。床片之间的压力适中，不宜过紧或过松。

(5)用护身带或翻身床专用绳将床片及患者固定，护身带固定在肩关节至大腿中部的部位上，如果是用绳子固定，必须有两根，分别固定于肩背部及大腿近膝关节处。压力适宜，以防患者滑动或坠床等。

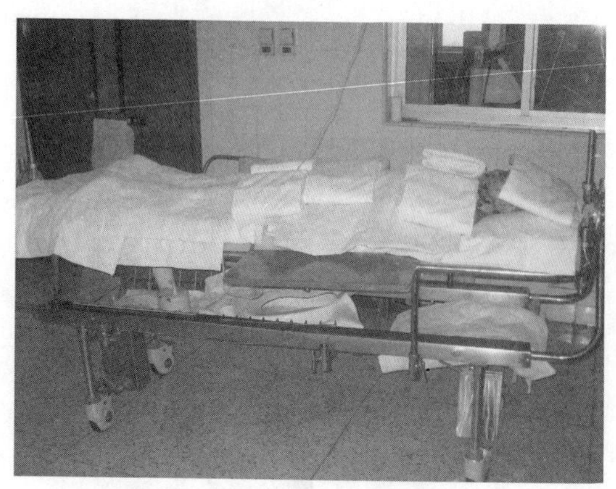

图 17-1-11 翻身时皮肤保护

(6)移除翻身床的附件及杂物、便盆、便壶等,以免妨碍翻身。

(7)放开撑脚,拔去转盘上安全弹簧,由两人于翻身床两头均匀转动床轴 180°即可(图 17-1-12)。

(8)翻身后立即按紧安全弹簧,固定撑脚后方可拧松床片螺丝,去除护身带(绳)及上面的海绵垫与床片。

(9)妥善固定四肢,放于功能位并适当约束,充分暴露创面,防止坠床。

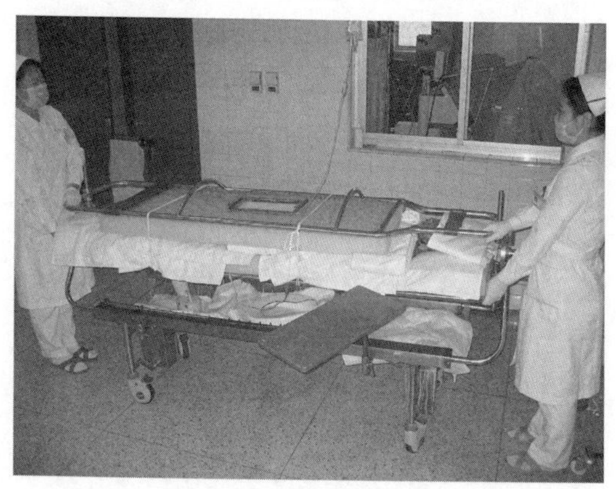

图 17-1-12 翻身时两人协作

6. 翻身注意事项

(1)休克期最初 48h 内,呼吸道烧伤、心力衰竭、全身极度水肿以及使用冬眠药物者,禁忌翻身。

(2)初次俯卧时间不宜过长,严重烧伤患者、面颈部有烧伤伴严重水肿、怀疑有吸入性损伤而未做气管切开的患者,第 1 次翻身俯卧一般以 30min 为限,经观察 2～3 次,逐渐适应或病情渐趋稳定后才可以酌情增加俯卧时间。医护人员须守在旁边,严密观察呼吸、脉搏和有无异常情况发生,严防喉头水肿致窒息或是已行气管切开患者的套管脱落等意外发生。

(3)病情危重、神志昏迷者,尽量不予翻身,以便观察病情,及时抢救。腹胀及有严重胃扩张者,翻身俯卧时间不宜过长。

(4)俯卧时头部靠额部的一条布带承受,头带位置必须适当,太前头部易滑脱致气道受阻,太后容易损伤眼睛。

(5)翻身床较窄,患者有精神症状或不合作时应注意固定、约束四肢,防止坠床。

(6)翻身时注意勿使静脉输液管拉脱或阻塞。

(7)翻身床压力的重新分配并不充分,体表突出部分仍然持续受压过大,骨突处注意用棉垫或海绵垫减压,以防发生压疮。

(8)海绵床垫容易窝藏细菌,必须定时更换。

(二)悬浮床

1. 悬浮床工作原理及作用 悬浮床(图 17-1-13)在气囊内加入玻璃微颗粒,增加阻力作用,还加入钠石灰以吸潮、抑菌。这些材料之上加用一层滤单,防止特殊微颗粒直接与患者接触,但允许悬浮空气透过。由鼓风机送来的空气通过散布板,在这些特殊微颗粒之间穿过。当气流达到 60cm/min 的速度时,这些微粒就悬浮在空气流中,像沸腾的牛奶一样,对皮肤产生按摩作用。微粒与气流形成的介质密度约是水的 1.5 倍,这使躺在悬浮床上的患者身体承受的压力不会超过 19mmHg 或 20mmHg,避免因压力造成的创面疼痛。患者的身体由于受悬浮后微热空气流的冲刷而保持干燥,减少感染的危险,焦痂得以良好保持。悬浮微粒的设计还有利于

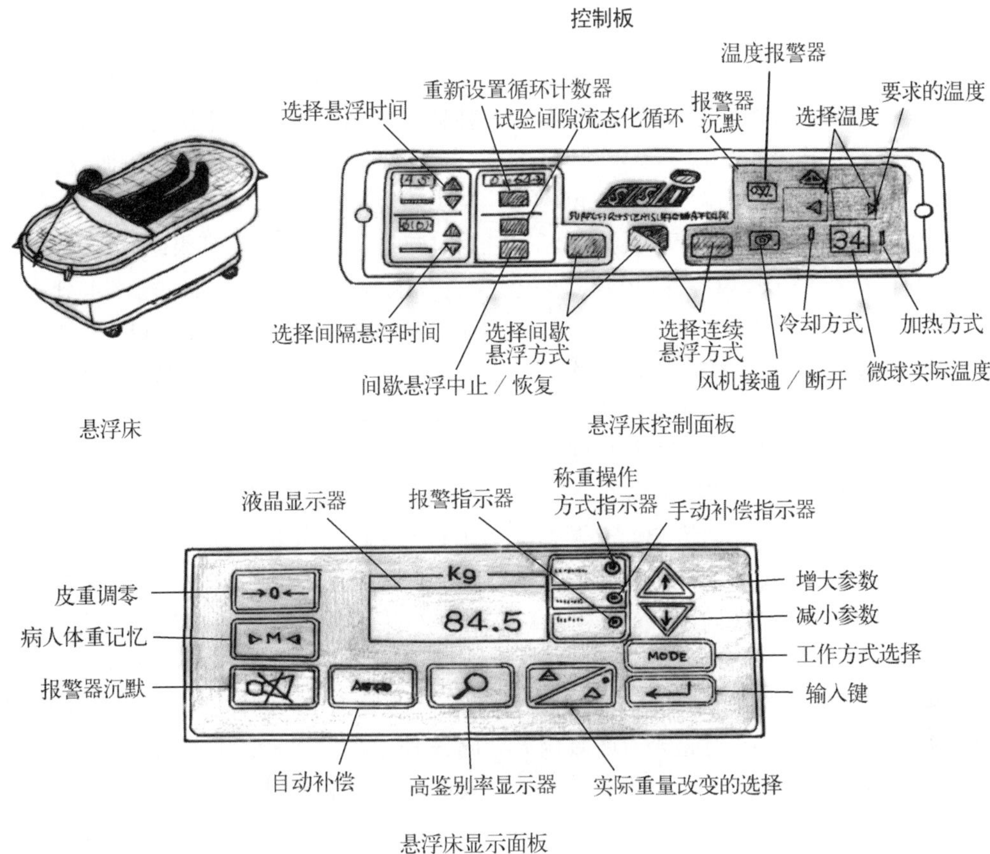

图 17-1-13　悬浮床

翻身操作，只需一名护理人员即可以把最重的患者轻松的独立翻身，医师可以更快地施行清创及换药操作，没有定位拘束，方便后部的移植操作；另外由于压力的减少，可以减少烧伤创面加深的机会。适用于身体后部烧伤，环形烧伤，大面积烧伤，躯干后部的皮肤移植术后的患者，还适用于截瘫、癌症及长期卧床的患者，可减少压疮的发生；对于烧伤创面位于不易受压的身体前部或其他休克、极度躁动、生命体征不平稳及须行心肺复苏时的患者则不适合。

2. 放置流体悬浮床的环境要求　悬浮床应置于单人空调房，减少人员流动。保持室内空气洁净，温度 24～34℃，相对湿度 40%～50%。

3. 卧悬浮床前的准备

(1)取出过滤网，对微球粒过筛，检查有无潮湿及油污，铺上干净的滤单，用橡皮套罩紧，防止微球粒漏出。

(2)在滤单上铺上无菌透气的大单、无菌制式敷料，防止渗液污染。

(3)提前 1～2h 启动悬浮床，了解悬浮床的运转情况，并使床升温。大部分患者适应 32～36℃的床温，休克期患者适应 36～38℃的床温，28～34℃的室温进行保暖。

(4)放入或搬出患者之前应暂停充气漂浮，以免损坏滤单。

(5)在两个患者使用期间，至少要保留 24～48h 的悬浮流以达到消毒防止交叉感染的目的。

4. 床温的监测

(1)观察床的充气悬浮情况。

(2)观察床的排水情况。

(3)观察有无出现温控板接触不良:床温的监测,不能只看操作屏上的温度显示,而应根据患者的自身感觉以及用温度计测试窗内的实际温度与床显示的温度进行比较,判断两者是否相符,并作为交接班、巡视记录的重要内容。

5. 体温的监测 悬浮床的可调控床温设置对患者的保暖和降温起到了非常重要的作用。因为此床有持续的干热风流吹到创面,所以,在给患者监测体温时,应考虑体温计放置的部位是否会受床温的影响。有调查显示,测腋温易受床温、创面渗液等环境因素的影响,测肛温影响较小,准确性较高。

6. 呼吸的监测与呼吸道管理

(1)严密观察呼吸:观察呼吸时胸廓起伏的幅度,有无焦痂限制呼吸,对是否有呼吸困难难以辨别时,可暂停悬浮,认真观察患者呼吸的深浅度、频率、节律及方式,警惕呼吸衰竭的发生。

(2)加强翻身、拍背:由于悬浮状态难以产生足够的反作用力,患者可能不能进行有效的咳嗽运动,这就必须做好防止呼吸道不畅的物理治疗,如定期的翻身、拍背。

(3)做好气道湿化,保持呼吸道通畅,防止肺部感染:由于干燥温暖的空气会造成气道黏膜的干燥,因此要注意做好气道湿化工作。鼓励患者多饮水,行雾化吸入每天4~6次,气管切开者可用微泵予0.45%氯化钠溶液100ml+庆大霉素8万U+糜蛋白酶4000U以4~6ml/min或10~15ml/h持续气道内滴注,有利于痰液排出。指导患者进行有效的咳嗽,协助患者侧身拍背,行体位引流排痰,持续30min,每天2次。

(4)预防误吸的发生:卧悬浮床患者,应以透气的纱垫稍垫高头部,头偏一侧,气管切开或插管的危重患者,应采用带气囊的气管套管,并经常检查气囊有无漏气,防止呕吐物等误吸。

(5)准确记录出入量,预防高渗性脱水:卧悬浮床的患者由于床温可在28~40℃调节,微热空气的不断吹拂,使创面保持干燥,减少感染,它的不良反应是可能一开始创面因过热过干而加快(局部组织脱水)体液流经太快;床内持续干热气流使机体水分丢失增加,据估算可比正常增加2倍以上。如果不相应增加水分补充,容易产生高渗性脱水、高钠、高氯血症。1980年法国WASSERMANN提出如下补液公式:在最初3d中每天补液量(ml)=3×烧伤面积(%)×体重(kg)+2000。亦可参考如下补液公式:伤后第一个24h,胶体液量(ml)=0.6×烧伤面积(%)×体重(kg);电解质液量同胶体液量,水分补入量=2000ml+(40.93±7.43)/1%烧伤面积;第二个24h的胶体、电解质液量计算方法同普通患者。每天监测水、电解质、酸碱平衡及肝肾功能情况,根据结果调整补液种类及量。休克期患者的水分补充应该增加,休克期后的水分补充同样需要增加,因为还存在干热空气持续带走水分的情况。

7. 严密观察创面渗液情况,防止大出血 一般患者使用悬浮床24~48h创面即变干结痂,随着使用时间的延长,创面变得越来越干,深二度创面可不用手术,达到痂下愈合。因更换床单、转换体位时容易引起创面干裂出血,所以操作动作应轻柔,先把患者移至床中央再翻身,避免四肢创面过分挤压而出血。一旦出血,应用无菌纱布加压止血,并密切观察有无新鲜渗血,防止大出血的发生。耳郭、枕部、肩胛部、腋窝、肘部、双肋部、臀部等受压隐蔽部位的出血,不易观察,即使出血,亦易被干热气流吹干或渗透至滤单、微粒球中,难以估计出血量,应加强观察。

8. 做好心理支持,必要时使用镇静药 正常床铺床面较硬,骶棘肌等肌肉的张力适应于这种硬度,能够得到充分休息。当患者卧于压力较小的悬浮床，支撑体重的支点发生了变化，势必会使全身肌肉的张力发生变化，加之不能自由翻身，可能会使某些肌群持续地处于紧张状态，因而得不到很好的休息；加上烧伤本身的影响，鼓风机、监护仪、呼吸机等发出的噪声的干扰，灯光的影响，患者情绪的变化，血中毒素、细菌的干扰，内环境的紊乱等原因，造成患者睡眠障碍，甚至会出现精神症状。因此应尽量减少对患者的不良刺激，做好心理安慰，必要时使用镇静药。

9. 适当增加翻身次数，减少肌肉疲劳　悬浮床的良好随形性，会使重量集中的部位下陷严重，而较轻的部位被顶向上，造成姿势不良：如两肩的内转，足下垂等，由于头部相对于躯干较轻而上浮，颈部难以取过伸位，不能很好地暴露颈部创面，后期还容易引起颈部瘢痕挛缩。因此，应及时调节体位，适当增加翻身次数至每 2 小时 1 次。如已经发生了不良姿势，应尽早进行物理治疗。

10. 注意事项

(1)尽管悬浮床的微颗粒通过滤单与患者机体隔绝，但它毕竟还存在空气能通过的微孔，这种微孔的存在使得病原体可能在床面与气囊之间交流，因此，除了勤更换消毒床单外，还应定期更换填充的微颗粒，检查滤单的隔绝性能，避免填充颗粒与创面接触，造成损伤。

(2)保证使用前至少 48h 没有其他病员使用，以减少交叉感染；系统温度应至少为 39℃，以减少大部分病原体的生长繁殖；在安放或转移烧伤病员前要停止悬浮，并检查滤单没有被嵌入特殊微颗粒中。

(3)当患者需要用另外的支架支撑覆盖创面用的棉床单时，要确保护架不会损坏滤单。因为只要有大于 70μm 的小孔，都会有微颗粒从滤单下泄漏。

(4)带有细菌的患者体液(血液、渗液)、换药油膏、患者排泄物等穿透滤单并与特殊微颗粒渐渐形成小团。这些团块由于重力会降落到悬浮舱底部的筛子上。因此，需要每周清洁舱底。为保持微颗粒在悬浮舱内的水平，每年需要加入新微颗粒。此外，每半年需要把微颗粒全部清理一次，而悬浮舱必须用加入甲醇的乙醇清洗一次。

五、病室消毒隔离要求

(一)一般隔离制度

1. 工作人员　工作人员进入病区应穿戴好工作服、帽，接触患者前后用洗手液及清水洗手，进行治疗、换药操作时必须戴口罩、帽子。

2. 患者　进入病室前，应视病情进行卫生整顿：擦身、更换病员服，除必需的生活用品外，其他用物不得带入室内。每天视病情更换被服、衣裤，若患者禁止搬动，应用消毒湿巾扫床，做到一床一巾。

3. 病室　保持整洁、空气新鲜，室内紫外线照射，每天 2 次，每次 30～40min。有条件时可采用空气灭菌净化机持续空气消毒净化或设置层流病房。用 500～1000mg/L 的三氯消毒液拖地 2/d、擦床头柜及床架 1/d。

4. 洗手装置　病室内设脚踏式或感应式自来水水池，旁边备有洗手液和擦手纸巾，有条件可装烘手机。

5. 终末消毒　患者出院、死亡或转换病室后，病室内的一切物品，包括墙、窗、地板都要彻底消毒。

(二)分级隔离制度

1. 一级隔离　适用于烧伤面积≥70%或三度面积≥50%。要求：住单床隔离病室；特别护理；专职医生负责；病情平稳、创面基本修复者，可转至二级隔离病室。患者转出后，室内需终末消毒备用。

2. 二级隔离　适用于烧伤面积 50%～69%或三度面积≥30%～49%者，或从一级隔离病室转入者。要求：每间收治 2～3 名患者，但新旧患者应分室收治；由一组特别护理和专职医生负责。

3. 三级隔离 适用于上述一、二级隔离以外的轻度烧伤及康复中的患者。要求：每间收治患者4～6人，尽量做到新旧患者分室收治；严格执行床边隔离制度和防止换药时交叉感染。

(三)家属探视制度

1. 烧伤病房住院患者不得由家属陪伴，如有生命体征不稳定，可嘱家属在病室外静候(有条件时可设家属接待室)；如病情稳定，患者家属可留下电话号码或通讯方式，以便随时联系。

2. 探视应在外走廊进入，可安排在治疗护理操作较少的时间段进行。探视时间一般不超过2h，如遇抢救则停止探视。

3. 探视人员应听从医护人员指导，不得擅自进入内走廊和病区；不得谈论有碍患者健康和活动的事宜；不允许吸烟，保持病区内安静整洁。

4. 若要了解病情，可与管床医生或主治医生联系，医师将按具体情况，及时向家属交代病情。

5. 探视结束后用500～1000mg/L的三氯消毒液拖地。

六、成批烧伤的救治组织管理

成批烧伤的救治是从烧伤发生的现场急救开始，继以转送和后续医院救治的一整套有组织的救护工作。

(一)现场急救

现场急救是否及时有效，对减轻损伤程度，减轻患者痛苦，减少烧伤后的并发症和降低病死率都有十分重要的意义。

1. 组织 重大事故或灾难有大量人员伤亡，应利用民防体系动员和组织当地力量成立急救队投入救援工作。急救队一般由消防队、医务人员和警察等组成。急救队的指挥人员应是有组织指挥能力的烧伤专科或急救科的专家或高职称的医师，负责组织伤情分类和实施复苏治疗。

2. 现场急救 现场处置最基本的要求是迅速移除致伤原因，终止烧伤，并使患者尽快脱离现场和及时给予适当的急救处置。

(1)迅速脱离致热原，脱离现场。①灭火：尽快脱去燃着的衣服或扑灭火焰，或协助倒地滚动，用身躯压灭火焰，可用附近水源灭火，或跳进水中灭火。随后，尽快清除衣服碎片，用冷水湿敷伤处，减轻损伤和缓解疼痛。②终止或减轻化学烧伤：迅速脱去被化学物质浸渍和污染的衣物。最重要的是用大量清水反复彻底冲洗。如果酸作用时间较长或创面较深者，在冲洗后可用碱性肥皂水或2%碳酸氢钠溶液中和，中和后再用大量清水冲洗。冲洗时一般用冷水，冷水可降低组织温度，减轻损伤程度，还可引起血管收缩，减少毒物吸收。为防止冲洗过程中化学物质遇水而产生一定热量，应予持续冲洗，使热量逐渐消散。冲洗时间视具体情况而定，一般要求在30min以上。对石灰烧伤，因其遇水反应生成氢氧化钙，并放出大量的热量，因此在碱烧伤同时还伴有热烧伤，表面有水疱性红斑或黏滑的焦痂。急救处理时，应先将创面上的生石灰粉末擦拭干净，再用大量清水冲洗。用无菌敷料或清洁布单保护创面，现场避免应用外用药或油质敷料。对氨水烧伤，尤其有头面部烧伤者要仔细检查口、鼻、咽喉部黏膜有无烧伤，因其易挥发氨气，经呼吸道吸入后可造成不同程度的吸入性损伤，高浓度氨气吸入可导致急性喉头水肿、喉痉挛、气道梗阻，还可引起下呼吸道烧伤。如发现有进行性呼吸困难等气道梗阻症状时，应立即行气管切开，创面处理同一般碱烧伤。烧伤后溅入眼内的酸，用清水冲洗后再用2%碳酸氢钠溶液冲洗，然后予抗生素液滴眼等处理。严禁使用手或手帕揉擦眼睛，酌情使用阿托品扩瞳。

(2)抢救生命，处理合并伤：不论何种原因引起的心跳、呼吸停止的患者，应立即行心脏按压和人工呼吸；对危及患者生命的合并伤，如大出血、窒息、开放性气胸、急性中毒等，应迅速进行相应的急救处理。

(3)保持呼吸道通畅：必要时气管插管或气管切开。

(4)保护烧伤创面：中小面积烧伤的四肢创面可行冷疗(15℃以下的冷水冲洗或浸泡0.5～1h)，忌涂抹甲紫、红汞等有色的外用药，避免影响对烧伤创面深度的判断，也增加清创的困难；可采用清洁敷料包扎或用干净被单覆盖创面，以免再受损伤或污染。

(5)预防休克：现场输液、口服含盐饮料。口渴者可口服淡盐水或烧伤饮料(每片含氯化钠 0.3g，碳酸氢钠 0.15g，苯巴比妥 0.03g，糖或糖精适量，以 100ml 开水冲服)，但不可大量饮用，以免引起呕吐，更不宜单纯喝大量白开水，防止发生水中毒。严重烧伤患者或伴有消化功能紊乱(腹胀、呕吐等)的患者，如有条件应尽快进行静脉输液。

(6)镇静止痛：有颅脑外伤或吸入性损伤或呼吸功能障碍者忌用；年老体弱者、婴幼儿慎用。

(7)填写伤票(单)、书写医疗文书，尽快转送。

(二)转送或后送

原则上应尽早、尽快，按照救治网络，有组织、有计划、有准备地转送或后送。

1. 面积在 30%以下者视情况，随时转送。

2. 面积在 31%～50%者，应在伤后 4h 内送到指定医院。

3. 面积为 51%～70%者，应在伤后 2h 内送到指定医院，或就地复苏抗休克，待伤情稳定达 24h 之后再行转送。

4. 面积在 71%以上的患者，最好能在伤后 1～2h 之内送到附近医院，先进行抗休克治疗，待复苏平稳 48h 之后再行转送。

转送时机是争取的条件，并不是教条。救治过程中应权衡利弊，做出符合患者利益的决定，并选派有经验的医师或护士护送，确保按计划进行医疗和护理，保证转送中治疗不中断。

(三)医院内救治

和平时期，除少数大医院外，一般医院均没有固定的烧伤救治组织，不少医院还缺乏烧伤救治的经验。但接受成批烧伤救治任务的医院不论是否有烧伤专科设置，均可根据任务的性质组建医院抢救领导小组和医疗护理小组，全面负责组织、救治、医疗、护理及后勤供应等工作。

抢救组人员包括：党政干部或基层医院负责人，烧伤专科医生多人(具体人数根据病员数而定)，麻醉医生 1 人，内科医生 1～2 人，护士数人(根据病员数而定)，检验人员与药剂人员各 1～2 人，后勤人员若干。具体工作中，将抢救人员再编成 4 组，各组具体职责如下。

1. *领导小组*　包括领导干部、有经验的烧伤科医生、护士长和后勤人员。负责统筹安排和救治工作，如工作人员的调配、物资的供应、对病员重大处理的决定和主持会诊工作等。如病员人数特别多，须分住几个医院时，则可组成地区性的领导小组。

2. *医疗组*　由医生组成，分成若干小组，每组设主诊医师(教授)1 人，主治医师 1～2 人，住院医师数人。在患者抵达医院后，根据患者数量和病情轻重分组，各组医生负责各自小组患者的治疗，具体为拟定医疗计划、处理和观察病员，做好各项治疗记录等。

3. *护理组*　采取护理分级决策体系进行管理和组织开展护理工作(图 17-1-14)。

接到突发成批伤员救治任务或相关通知后，医院管理层面的《突发成批伤救治组织实施预案》将会立即启动，相对应的《突发成批伤护理应急预案》随之启动，护理决策体系由平时状态转入应急决策状态。其体系构成主要包括主干决策、单元决策、职能决策和应急决策四个主要部分。①主干决策：由护理部

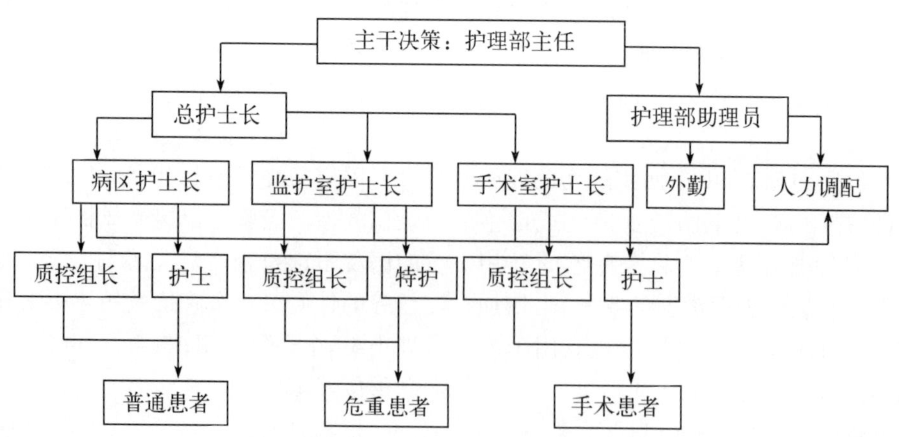

图 17-1-14 护理分级决策体系应用流程

主任担任主干决策负责人，各片总护士长和护理部助理员作为主干决策成员。职责：主要负责组织护理人员参加抢救工作的组织调配、机动床位协调安置等指挥工作，根据收治患者的实际人数、病情估算工作量，组织护理力量开展工作。重大决策需经过主干决策成员共同讨论决定。②单元决策：由相关科室护士长担任各救治单元的决策人，包括：急诊科、烧创伤中心、创伤外科和手术室护士长。职责：主要负责急诊救治、病区护理工作、手术室护理的组织与实施，包括急诊快速预检分诊的组织协调、绿色通道优化流程的落实、护理技术指导、重大护理问题决策、护理质控、督查、与主管医生进行救治交流和协调、护理人力分工、排班、床位设置、区域划分、病情管理、救治物资统筹等工作的决策。③职能决策：由各单元决策人指定当日病区护理组长或护理骨干担任决策人。职责：主要负责急诊、病区和手术室重点伤员的护理决策、疑难护理问题决策及高难度护理操作，包括日常护理工作的实施和质控、重要护理处置的实施或指导、高难度护理技能操作的实施、与床位医生进行交流与协调、解决疑难护理问题，等等。④应急决策：由主干决策负责人按工作计划，制订应急决策者值班表，由主干决策成员每日轮流值班，要求每 2～4 小时巡视重点区域一次，主要为 ICU。职责：主要负责突发情况的护理决策，重点区域和重点伤员护理决策请示的批示，跨单元护理工作的协调等工作决策。

4. 后勤组　设后勤外送人员 1～2 人，负责各种标本的外送，病区物品的补充、请领等。要做好以下工作。①做好消毒隔离工作，防止交叉感染。为尽可能使室内空气净化，各班护士根据气温情况定期开窗通风、换气，使用空气净化器、紫外线照射等方法，保证空气的净化；各病室用具专用，工作人员进入病室戴口罩、帽子，接触患者前后洗手，用 500mg/L 三氯消毒液拖地（4/d），擦拭室内用品、桌面（2/d），污染物品分类放入污物桶。②药材和敷料供应保障：在救治大批烧伤患者时，常在极短时间内需要大量药品和敷料，事先即有计划和储备。高速度、高效率保证物品、药品供应。成批烧伤患者入科后，物品及药品用量大，如烧伤敷料、大液体及药品等，要安排专人请领，并主动与有关科室，如消毒供应室、药材科、仪器科、临床兄弟科室等协调联系，以保证物品、药品、静脉切开包、气管切开包、清创包、呼吸机、监护仪等各种抢救器械设备及时补充供应。

七、烧伤患者的镇静与镇痛

疼痛往往是烧伤患者的第一反应，在烧

伤后的整个治疗过程中，都会存在不同程度疼痛。烧伤疼痛程度常与烧伤深度、病程进展、治疗措施和患者的个体因素有关。

(一)烧伤疼痛与烧伤深度

1. 一度烧伤因伤及表皮，使部分真皮乳头层痛觉神经末梢暴露，所以常表现为皮肤感觉过敏，局部有烧灼感。

2. 二度烧伤根据烧伤深度的不同，疼痛感觉差异较大。浅二度烧伤伤及基底层和真皮乳头层，由于丰富的神经末梢受到刺激，所以皮肤感觉过敏，局部剧烈疼痛。深二度烧伤伤及真皮网状层，由于神经末梢部分被毁，所以皮肤一般感觉迟钝，局部疼痛轻。

3. 三度烧伤伤及皮肤全层，甚至皮下脂肪、肌肉和骨骼，由于神经末梢几乎全部被毁，所以皮肤感觉迟钝，常表现为无疼痛或仅有轻微疼痛。

(二)烧伤疼痛的相关影响因素

1. 烧伤病程　根据烧伤临床发展过程的不同阶段，可将其人为地分为体液渗出期、急性感染期、创面修复期和康复期，各期之间互相重叠、互相影响，不同时期的疼痛特点不同。

(1)体液渗出期：由于皮肤突然受热力损伤破坏，神经末梢暴露或毁损，所以根据烧伤深度的不同，表现为剧烈疼痛或疼痛消失。

(2)急性感染期：由于创面暴露，水分丢失，创面结痂干燥，所以疼痛常表现为持续性钝痛，此期由于毛细血管的张力渗透压逐渐恢复，渗出在组织间的液体和电解质开始回收，同时，烧伤后的炎性介质如组胺、5-羟色胺及前列腺素等也回收入血，也可引起疼痛。

(3)创面修复期：由于长期卧床、翻身、反复的灯烤、输液、换药、手术，体位的限制和一些医源性操作使患者在感受持续性钝痛之外，还遭受突发、强烈的剧痛。

(4)康复期：疼痛表现为刺痛奇痒和牵拉痛，由于深二度和三度创面愈合后均可产生瘢痕，造成挛缩畸形，瘢痕形成时刺痛奇痒，使患者无法忍受；功能锻炼时关节、肌肉的牵拉疼痛也常使患者想放弃锻炼。

2. 医疗行为　在积极治疗烧伤引起的全身病理生理变化，包括疼痛反应的医疗行为中，不可避免地在一定程度上又会加重疼痛的不愉快感。如大面积烧伤时采用烤灯照射保持创面干燥，却可引起体内水分的丢失并促使创面毒素吸收，严重时甚至使得烧伤程度加深；创面切痂植皮致使皮肤产生的切口，并且可能需要多次手术植皮；长期的体位受限使躯体局部受压或牵拉、创面反复换药、输液以及后期的功能锻炼等都可增加患者的痛苦。

3. 个体因素　不同的个体在烧伤疼痛的表现程度上亦有明显的差异。如患者的年龄、性别、文化程度、职业及心理素质等，相对而言，儿童比成人、女人比男人不易耐受疼痛，文化程度高者比文化程度低者易理解疼痛，体力劳动者比脑力劳动者、心理素质好者比心理素质差者能忍受疼痛。

(三)疼痛对烧伤预后的影响

烧伤会使机体产生短期的变化和严重疼痛，而患者会因疼痛刺激出现焦虑、烦躁等症状。

1. 当疼痛难以忍受时，不断的挣扎会造成植皮存活率减低。

2. 疼痛可能会导致局部血管收缩，影响创面愈合。

3. 疼痛增加机体代谢率。

4. 疼痛可以导致长期健康状态的改变，给患者留下永久的心理阴影。

(四)镇痛镇静目的

体表烧伤作为一种强烈的刺激引起机体包括神经内分泌系统在内的一系列病理性反应，反复的持久疼痛可扰乱中枢神经系统的功能。大面积烧伤患者病程中出现焦虑和抑郁等症状的持续时间长短与伤后早期疼痛的剧烈程度呈正相关。因此对烧伤患者实施镇痛治疗是减轻或消除机体对痛觉刺激的应激及病理生理损伤所采取的非常有效的治疗措施。在镇痛的基础上给予患者适当的镇静治疗，会很好地帮助患者克服焦虑，进行诱导睡眠和遗忘的进一步治疗。镇痛与镇静治疗并不等同，对同时存在疼痛因素的患者，应首先实施有效地镇痛治疗，尽可能采用各种非药物手段去除或减轻一切可能的疼痛影响因素。

(五)镇痛镇静的方法

1. 药物镇痛

(1)阿片类药物：包括吗啡、羟考酮、芬太尼、瑞芬太尼、阿芬太尼、美沙酮等，是烧伤疼痛控制的基石。吗啡的效果维持最长，适合间断性给药，但必须注意吗啡所导致的血管扩张及低血压，在肾脏功能不全的患者，吗啡代谢物可能会延长药效。由于重症患者常合并有肝肾功能受损，阿片类常见的不良反应——呼吸抑制、低血压均可能发生在血流动力学不稳定的个案及没有呼吸支持者。其次，意识混乱及妄想也可能发生。因此，需要做好患者安全防护。此外，肠道的蠕动减慢及肠阻塞也可能发生。

(2)非阿片类药物：主要包括非甾体类抗炎药，如扑热息痛。扑热息痛联合使用阿片类药物时，其协同效应可发挥比高剂量阿片类药物更强的镇痛效果。

(3)其他镇痛药物。①加巴喷丁、氯胺酮、可乐定等。有研究显示烧伤患者从烧伤第3天开始，联合使用加巴喷丁3周后对吗啡的需求减少，并一直持续到加巴喷丁停药3周后。②安桃乐：具有弱麻醉和强大的止痛性能，通常吸入给药。其镇痛效果明显且几乎无不良反应。

2. 非药物镇痛

(1)香熏疗法：国外学者研究，芳香精油可缓解烧伤患者疼痛，患者或睡着，或变得安静或要求继续。

(2)虚拟现实系统：虚拟现实系统利用电脑模拟产生一个虚拟三维空间，使用者身临其境观察空间内事物。有研究表明，虚拟现实系统可降低烧伤儿童烧伤换药疼痛评分。

(3)多模式分散注意力技术：其原理类似视频游戏，多用于儿童。

3. 药物镇静　常用方法有人工冬眠、患者自控镇痛(PCA)、超前镇痛；常用的途径有静脉、肌内和口服。大面积烧伤患者由于伤后渗出、组织水肿，肌内注射吸收较差，多采用药物稀释后静脉注射。中小面积烧伤患者根据疼痛的程度可选择口服、肌内或静脉途径给药。

(1)人工冬眠。①目的是用药物阻断或减弱神经内分泌的过度反应，作为烧伤休克期的辅助治疗，可抑制中枢神经的过度兴奋，减弱交感神经系统的反应强度，改善微循环，降低代谢和减少组织氧耗量，对于改善烧伤休克期的一系列过强的神经内分泌反应有利，但应用冬眠治疗必须在补足有效循环血容量的前提下，严密观察患者生命体征。②配制冬眠合剂：配方为哌替啶100mg，异丙嗪50mg，盐酸氯丙嗪50mg加入5%葡萄糖溶液500ml或生理盐水溶液500ml配成一个剂量，静脉滴注。如输入液体量需要适当限制时，可将合剂浓缩一倍，配成250ml剂量。③注意事项：使用前必须补足血容量，可应用血浆在短期内快速输入，提高胶体渗透压，维持容量；第一次应用冬眠合剂开始时滴注宜慢，专人监测血压、脉搏、体温、呼吸和尿量，若无不良反应，可加快滴速至60～100滴/分，使患者较快地进入冬眠状态，以减少冬眠药物的用量，每个患者对冬眠药物的敏感性不一，每次用量应掌握在患者安静入睡、呼吸慢而深、对轻度刺激无反应的状况下；在滴注冬眠药物的开始阶段，患者心率会逐渐加快，呼吸浅快，但冬眠药物量达到治疗需要时，其心率会逐渐平稳，呼吸变深、变慢；患者使用冬眠药物后给予平卧位，禁忌翻身、搬动及转运以免发生直立性低血压；为防止发生呕吐导致窒息或吸入性肺炎，饱食后受伤的患者应慎用，用药期间应禁食；冬眠药物呈酸性，不宜与碱性药物接触，并对血管壁有刺激，需选用较大静脉或深静脉输入。

(2)患者自控镇痛：患者自控镇痛(PCA)指当出现疼痛时，通过 PCA 装置(图 17-1-15)由患者控制给药，单次剂量预先由医师设定，以每给药一次即可产生有效的镇痛效果，同时不产生明显的过度镇静或呼吸抑制为理想剂量。

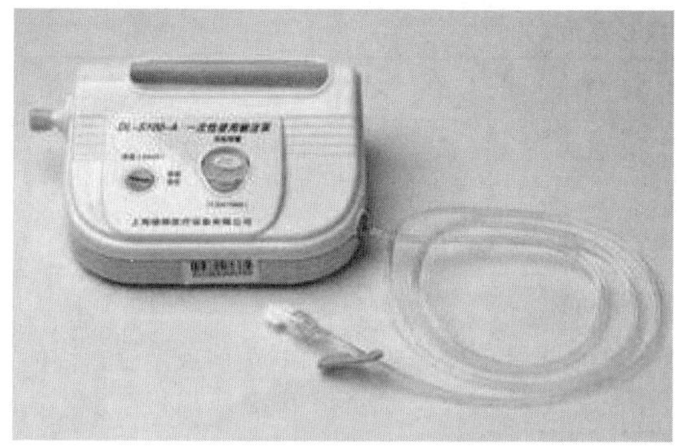

图 17-1-15　PCA 装置

(3)超前镇痛：指在换药或操作开始前30min即使用，目的是能让药物有足够的作用时间被前列腺素合成细胞(如巨噬细胞、中性粒细胞等)，在创伤出现前即阻断前列腺素的合成。

(4)非药物治疗方法：①物理疗法；②认知行为疗法；③分散注意力(如听音乐、看电视、玩电子游戏或玩具)；④放松或生物反馈；⑤指导性想象；⑥患者教育或患者间的信息交流；⑦针灸或理疗、经皮电刺激；⑧水疗，以冰、液体、蒸汽的形式用于局部体表或行热水浴；⑨局部制动，给予外部支持或固定体位；⑩按摩，可徒手按摩，也可以应用香料。

(六)疼痛评估

1. VAS 量表　该表用于 3 岁以上意识正常儿童各种性质疼痛评估(图 17-1-16)。

2. 长海痛尺　适用于 3 岁及以上认知正常的人群(图 17-1-17)。该疼痛评估量表符合 Jensen 选择痛尺的标准，保留 0-10 和 0-5 两个常用痛尺的功能，解决了单用 0-10 痛尺评估时的困难和随意性，解决了0-5痛

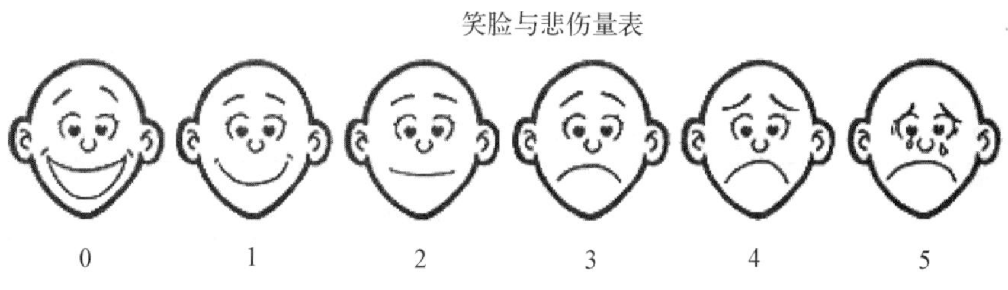

图 17-1-16　VAS 量表

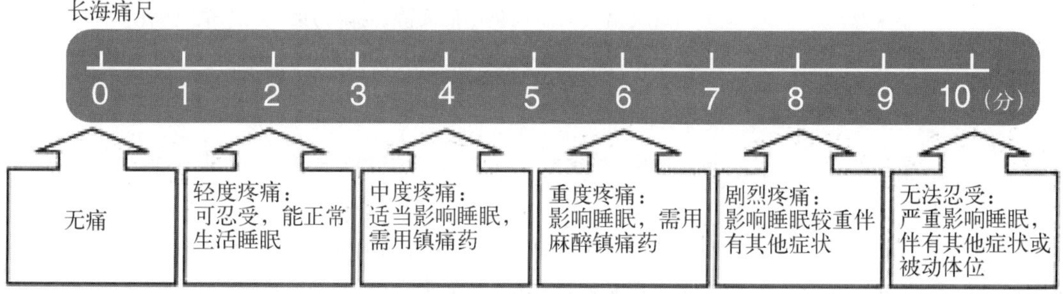

图 17-1-17　长海痛尺

尺评估精度不够的问题。因此，该量表较常规 VAS 量表更准确，直观。

3. FLACC 量表　该表用于 2 个月婴儿到 17 岁儿童(表 17-1-1)。其内容有：脸部表情、体位、活动、啼哭和安慰。故该表对认知欠缺儿童进行疼痛评估时非常有效。

(七)镇静评估

烧伤患者理想的镇静水平，是既能保证患者安静入睡又容易被唤醒。常用的主观镇静评分量表有 Ramsay 评分、躁动评分(SAS)等(表 17-1-2，表 17-1-3)。

表 17-1-1　FLACC 量表

项目	0 分	1 分	2 分
面部表情	无特殊表情或微笑 姿态正常或放松姿态	偶尔面部扭曲或皱眉、孤独、淡漠	经常下颌颤抖，紧闭牙关
下肢动作	安静卧床，姿态正常，活动正常	不自然，不安静，紧张，身体扭曲，辗转不安	踢腿或下肢紧张 脚弓反张，强直或抽动
活动哭闹	不哭(清醒或安睡)	呻吟或抽泣，偶有不适主诉	不停哭闹、尖叫或抽泣，常有不适主诉
是否易安慰	满足，放松	偶尔进行交谈即可安慰，注意力不集中	难安慰和难以使其感到舒适

表 17-1-2　Ramsay 评分表

程度	评分标准
1	患者清醒、焦虑及躁动不安(或两者均具备)
2	患者清醒、合作、定向力正常及轻度镇静
3	患者清醒，能对指令有反应
4	患者入睡，对光或声音有轻微的反应
5	患者入睡，对光或声音有缓慢的反应
6	患者入睡，对光或声音无反应

表 17-1-3　躁动评分表

分数	特质	患者行为举例
7	危险性躁动	拔气管套管，企图拔除导尿管、爬床栏、攻击性、左右两侧翻腾
6	非常躁动	虽然反复语言安慰但仍不能安静、需要约束、会拔气管套管
5	躁动	焦虑及中度躁动、企图坐起、以言语能平稳情绪
4	平静及合作	平稳、容易醒来、跟随指令
3	镇静	困难叫醒、对言语及轻微的摇动能醒来，但随即退缩，能跟随简单的指令
2	非常镇静	对身体刺激能清醒，但不能沟通或跟随指令，能自动移动
1	无法叫醒	对外界刺激没有或有极微小的反应，无法沟通或跟随指令

(八)烧伤疼痛的护理措施

1. *心理护理*　护士应从第一时间开始就与患者建立良好的关系,获取患者的信任,解释病情,让患者心理放松,避免情绪激动,主动配合治疗。随着治疗的开始,应逐渐向患者解释烧伤疼痛的原因、病程进展、治疗的基本过程、各项操作的目的意义,使患者树立战胜疼痛和疾病的信心,可播放舒缓的音乐给患者听,缓解患者焦虑的情绪,提高患者依从性,增加患者治疗信心。在康复锻炼期,应让患者了解功能锻炼的必要性,使其可以愉快地接受康复训练,妥善保护新生皮肤,避免摩擦、受热,减轻皮肤瘙痒和疼痛的程度。

2. *体位护理*　一度、浅二度创面采用包扎疗法可有效保护创面,防止组织坏死加深;包扎固定患肢处于功能位,均匀用力,观察肢体末梢循环,避免影响血液循环;适当抬高患肢有利于静脉回流,以减轻组织肿胀、疼痛;翻身时应注意安全,应平整铺上消毒的柔软棉垫,以减少硬物的刺激。

3. *操作护理*　在进行各项治疗护理操作前,都应与患者说明目的、意义和过程,操作中切忌语言生硬、动作粗暴,争取患者和家属最大程度的配合。此外,应合理安排操作的时间和频率,尽量集中操作,避免不间断地对患者进行各项处置,使患者能少耗体力、多休息,以减轻痒和疼痛的不适刺激。尤其注意保护创面,尽量减少损害,做到如下方面。

(1)合理安排注射部位:静脉穿刺时尽量避免经过创面,应选择易穿刺、好固定、便于患者活动的部位;穿刺时应注意保护血管,尽量做到一次成功;如需长期输液,可放置静脉留置管;应严格无菌操作,防止发生静脉炎;肌内注射时也应避免经创面注射,注射部位应交替更换,减少硬结形成;护士操作时应严格无菌,做到“二快一慢”。

(2)合理进行创面处理,减轻医源性疼痛:烧伤早期应把握好清创时机,选择好清创方法;应合理选择包扎或暴露疗法,尽量保持创面或敷料干燥;如渗出液多或有脓液时,应及时换药或湿敷,加强引流;创面浸浴以伤后两周左右开始为宜,既可清除创面脓汁、脓痂及坏死组织,减少细菌及毒素,还可使敷料去除容易,可减轻换药时的疼痛。

4. *合理应用药物*　根据疼痛评分必要时遵医嘱合理使用镇痛药物。

(周万芳　雷永慧　王小芳)

第二节　烧伤护理

一、烧伤临床分期特点及护理

烧伤不仅造成局部组织的损伤,而且引起全身反应。全身反应的轻重随烧伤面积的大小和深度的不同而有很大差异。烧伤创面的存在和变化(如体液渗出、感染和组织修复等)贯穿烧伤治疗的全过程。临床上根据烧伤创面引起全身病理生理变化的阶段性,一般将烧伤病程经过分为休克期、急性感染期、修复期。各期有不同的特点,各期之间紧密联系而有重叠,并非截然分开。

(一)休克期(体液渗出期)

1. *原因和发生机制*　休克期(体液渗出期)即烧伤后 48～72h 内大量体液渗出,2～3h 最快,8h 达到高峰,48h 开始回吸收。此期易发生低血容量性休克,可分为两个时相。

(1)立即时相:烧伤后立即出现,与组胺、5-羟色胺、激肽及前列腺素有关。在微静脉内皮细胞连接处出现裂隙,使血管内液体漏出。40～60min 后消失。

(2)延迟时相:烧伤 1～2h 以后出现,持续时间长。此时微静脉和毛细血管均受到侵犯,而以毛细血管内皮细胞之间裂隙的漏出为主。由于具有半透膜作用的毛细血管壁被毁坏，大量血浆样液体自血循环渗到组织间隙形成水肿或自创面丢失，因而丧失了大量的水分、钠和血浆蛋白，其中蛋白质的含量相当于血浆蛋白浓度的50％～80％，水肿液所含钠、钾离子呈等渗状态。在严重烧伤，这些变化不仅发生在局部，而且身体其他未烧伤的部位以及内脏等均有渗出。烧伤面积越大、越深则水肿越重，休克发生越早。当烧伤面积较大（成人10％或小儿5％以上的二度、三度烧伤面积），人体不足以代偿迅速的体液丧失时，则循环血量明显下降，导致血流动力学变化，进而发生低血容量性休克。特重烧伤在伤后2～4h，重度烧伤在4～8h即可陷入严重休克状态。

毛细血管通透性改变的同时，烧伤区及周围组织或因热力的损伤或因水肿压迫、血管内血栓形成等原因造成组织缺氧，细胞膜功能改变（水、钠向细胞内转移，钾释出）与代谢障碍，从而加重水、电解质与酸碱平衡失调（低血钠和代谢性酸中毒）。缺血、缺氧严重者尚可有大量血管舒张活性物质、凝血活酶等释出，进一步使毛细血管扩张与通透性增加，血流缓慢，淤滞，渗出更多，甚至导致血管内凝血，微循环障碍。肾脏可因血容量减少、肾血管痉挛、溶血及毒素作用等，导致尿少、尿闭、血红蛋白尿，甚至引起急性肾衰竭。

2. 临床表现与诊断　烧伤休克基本为低血容量休克，故其临床表现与创伤或出血性休克相似，其特点如下。

（1）脉搏增快：烧伤后血管活性物质分泌增多，使心肌收缩能力增强，心率增加，以代偿地提高心排血量。所有烧伤早期均有心率增加。严重烧伤可增至130 /min以上。若心率过速，则每次心排血量减少，加以周围血管阻力增加，脉搏则表现为细数无力，严重休克时，脉搏更显细弱。心率过快也需排除疼痛、发热等因素。

（2）尿量减少：肾脏是反映组织灌注最为敏感的器官，故尿量监测是休克期补液观察最有效的指标之一。大面积烧伤患者休克期尿量要求1ml/(h·kg)，根据病情和治疗需要进行调整。烧伤早期尿量减少，主要因为有效血容量不足，肾血流量减少所致，但也与血管加压素、醛固酮分泌增多，限制了肾脏排出水分与钠盐有关。

（3）口渴：是烧伤休克较早的表现。可能与细胞内、外渗透压改变及血容量不足有关，同时也受下视丘-垂体-肾上腺皮质系统的控制。经补液治疗后，轻度患者多可解除，而严重患者则难以消失、可持续到回吸收期以后。

（4）烦躁不安：引起烦躁的原因有容量不足导致脑组织缺血缺氧，疼痛，惊吓，呼吸道梗阻造成的缺氧或脑水肿、早期感染等，临床上应仔细辨认，忌贸然使用镇静药，以免掩盖病情，甚至会加重病情。若病情继续发展，患者可由烦躁转为神志淡漠，甚至呼之不应。

（5）呼吸增快：为休克早期的表现之一，但紧张、疼痛、呼吸道损伤均会造成呼吸增快，临床上应结合其他监测指标综合判断，给予相应处理。

（6）恶心与呕吐：是烧伤休克早期症状之一。常见原因也是脑缺氧。呕吐物一般为胃内容物，严重休克时，可有咖啡色或血性呕吐物，提示消化道黏膜严重充血水肿或糜烂。呕吐量多时，应考虑急性胃扩张或麻痹性肠梗阻。

（7）末梢循环不良：较早的表现是浅静脉充盈不良，皮肤发白肢体发凉。严重时，可出现发绀和毛细血管充盈不良。

（8）血压和脉压改变：大面积烧伤休克早期血压往往呈代偿性升高，或仅表现为脉压差减小，故血压不是反映循环变化的灵敏指标。如若未能进行及时有效的液体复苏，血压会下降，若血压降至正常以下，已进入失代偿期，提示休克已较严重。如有条件可测中心静脉压来综合判断容量情况。

（9）氧饱和度下降：血液氧饱和度指与氧

结合的血红蛋白量占血红蛋白总量的百分比，正常值为95%以上。休克期氧饱和度下降，可能为休克造成的缺血缺氧，也有可能为患者有吸入性损伤、肺部损伤严重造成缺氧，床边应备好气管切开包和呼吸机。

3. 休克期的护理

（1）病情观察：大面积烧伤早期，通过对尿量、神志、生命体征、周围循环、呕吐物及大便等方面的观察，及时发现病情变化，及时采取措施。①尿量：尿量能反映肾脏灌流的情况。虽然组织pH、CO_2 和胃黏膜 CO_2 指标最接近外周组织灌流状况，而尿量、MAP变化滞后，但尿量仍然是当前休克期液体复苏最简便而有效的监测指标，应留置导尿管，监测单位时间内的尿量，保持尿量 0.5～1.01ml/(h·kg)，否则应考虑血液灌流不足。并观察尿的颜色、质量、有无血红蛋白尿或沉淀出现。②神志、精神状态：如果患者安静，神志清楚、合作，表示脑循环良好，如出现嗜睡、精神萎靡或烦躁不安、躁动等，应及时报告，排除呼吸道梗阻、体液不足、脑水肿等情况，及时处理。③体温：一般每4小时测量1次体温，根据创面情况，测口温或腋温，大面积烧伤建议测量肛温。体温不超过38.5℃，一般不需特别处理，如体温持续在39.0℃以上，则要积极寻找原因，遵医嘱降温。④心率：应严密监测，成人心率＞120/min，小儿心率＞140/min，婴幼儿心率＞160/min，常表示血容量不足，应加快补液。⑤呼吸：应注意呼吸的频率及节律，尤其是有头面部及呼吸道烧伤的患者。应保持呼吸道通畅，持续吸氧，监测血氧饱和度变化，如果发现声音嘶哑、呼吸困难、血氧饱和度持续不升，应立即通知医师，必要时配合行紧急气管切开。⑥周围循环：应注意观察末梢毛细血管充盈情况、皮肤温度、色泽、足背动脉搏动情况以及患者有无口渴、畏寒的主诉。⑦呕吐物的颜色及有无黑便：烧伤早期反应重，则上消化道的应激反应也较重，应注意有无呕吐及呕吐物的颜色，有无黑便及大便颜色的观察，可静脉注射 H_2 受体阻滞药或质子泵抑制药等预防应激性溃疡。

（2）补液护理：休克期的液体疗法为最早、最重要的疗法，也是抢救大面积烧伤成败的关键。一般选用股静脉、大隐静脉、颈外静脉、肘正中静脉进行静脉穿刺置管输液，体液要快速补，必要时开放两条大静脉输液通道。护士应准确记录24h出入量，在液体复苏时遵循先盐后糖、先晶体后胶体、先快后慢的原则，电解质、葡萄糖液和胶体应交替输入，切忌在短时间内输入大量水分而引起稀释性低钠血症、间质性脑水肿和肺水肿。避免短时间内输入大量的全血或血浆而引起心力衰竭。休克期输液速度快，应及时巡视，防止液体滴空而发生空气栓塞。对躁动者应保护好静脉导管，防止脱出。

（3）烧伤创面的处理：严重烧伤者，因其创面大，破坏皮肤屏障功能，易感染，应注意观察创面的渗出情况，保持创面清洁，外敷料干燥，及时更换敷料及床单。可用红外线烤灯照射创面，每2小时翻身1次，防止创面受压及潮湿。严格无菌操作，凡接触创面的用物必须无菌。头面部烧伤者必须剃除头发，及时清除眼、耳、口、鼻的分泌物，以0.25%的氯霉素滴眼液滴眼，行口腔护理每日2次，用氯己定棉球擦洗尿道口每日2次，避免在创面上穿刺。

（4）病室环境：见本章第一节病室消毒隔离要求所阐述内容。

（5）心理护理：该类患者多为意外受伤，病情严重，后期创面常会留有不同程度的瘢痕或肢体功能障碍，患者常不能接受现实，表现为恐惧、沮丧，情绪不稳定。护理人员要及时察觉其心理变化，适时安慰患者，耐心细致地进行沟通，运用多种方式帮助其树立战胜疾病的信心。

（二）急性感染期

1. 烧伤感染原因与发生机制　烧伤创面的坏死组织和富含蛋白的渗出液都是细菌

生长的良好培养基，给患者造成另一严重威胁。严重烧伤患者由于体表、体腔防御屏障的破坏，全身免疫功能的下降，广泛坏死组织的存在和外界、自身菌群的侵袭，感染的威胁可以说自烧伤伊始，继休克后或休克的同时，急性感染即已开始，水肿回收期为高潮，以后发生率有所下降。但伤后 14d 左右深度创面开始“自溶脱痂”，富于蛋白的溶解组织又是细菌生长的良好条件，故一直延续至伤后 3～4周健康肉芽屏障形成后才逐渐减少，延续至创面愈合。烧伤感染途径如下。

(1)创面感染：因烧伤后皮肤保护屏障的破坏，回吸收期大量体液从创面和“第三间隙”进入淋巴、循环系统，大量坏死组织存留，以及局部血液循环障碍，烧伤创面依然是烧伤感染中明显而主要的病原菌侵入途径。以伤后 3～10d 内并发脓毒症机会最多。其次是焦痂分离期后 3～4 周。后期感染为1～1.5 个月，残余创面未愈所致的感染。

(2)呼吸道感染：严重烧伤后，由于吸入性损伤，有害物质气体吸入，导致呼吸道黏膜水肿、充血，甚至黏膜坏死，脱落感染，呼吸道成为全身性感染的重要途径，特别是合并吸入性损伤、气管切开的患者。

(3)肠源性感染：肠道是人体中最大的储菌所。休克时肠壁缺血缺氧，肠黏膜出现溃疡，防御屏障严重削弱，肠道细菌又过度繁殖，细菌对肠黏膜的穿透力增加；烧伤后滥用抗生素导致的菌群微生态平衡紊乱，致使肠黏膜破坏，失去屏障作用，以及免疫功能受抑，均导致细菌移居至肠系膜淋巴结、肝、肺，播散于全身形成脓毒血症。

(4)泌尿系统感染：尿道可成为病原菌入侵的途径，主要见于严重烧伤患者长期留置导尿者，其次可见于会阴部烧伤之后，细菌逆行感染所致。致病菌种以大肠埃希菌、铜绿假单胞菌多见，有时也可见肠球菌。

(5)静脉导管感染：烧伤临床的静脉切开或深静脉内置管，若处理不当是病原菌入侵机体的主要途径之一。

2. 临床表现与诊断

(1)创面特点：烧伤创面感染常见菌种为铜绿假单胞菌(绿脓杆菌)、金葡菌、大肠埃希菌(大肠杆菌)，近年来真菌、厌氧菌、病毒感染也逐渐增多。正常烧伤创面分泌物为淡黄色血浆样渗出、无异味或有轻微血腥味。一旦创面的颜色、气味和量发生异常变化则提示可能创面发生感染：如绿脓杆菌感染的创面常见有绿色或黄绿色分泌物，具有腥味；金葡菌感染的创面分泌物呈黏稠、淡黄色；大肠杆菌感染的创面分泌物较稠、浑浊。

而一旦创面变成暗灰或有黑色斑点，边缘水肿和呈暗紫色，烧伤创面逐渐加深或不按期愈合，皮下组织有出血点，已干燥的焦痂开始潮解，有点状虫咬样变化，在痂皮或焦痂下出现脓液，烧伤创面的剥脱提前或程度加重，形成大小不等的脓肿等均说明感染症状加重。

口腔黏膜白斑往往先于创面的白色念珠菌培养阳性，所以，常规的口腔黏膜检查和培养是必须的。

在真菌中曲菌感染的表面特征：有白色、灰白色、淡绿色、淡黄色和褐色的斑点，可向四周发展，融合成片状的绒毛物或呈粉状，不能简单认为创面局部曲菌感染只是污染真菌感染，在全身衰竭下同样可成为播散性曲菌病，或合并念珠菌病或革兰阴性菌脓毒血症。

(2)全身表现：①体温，大面积烧伤患者体温突然升高到 40℃以上，伴有战栗，或下降到 36℃以下；②心率与呼吸，心率加快，成人 140/min 以上，儿童 160～180/min 以上。呼吸急促，血压下降多为晚期现象，脓毒症早期会出现血压下降；③创面，有出血点，创缘明显炎性浸润，肉芽暗红，上皮生长停滞，创缘凹陷，出现紫黑的出血性坏死斑伴恶臭；④精神，早期表现为兴奋、烦躁、谵妄、呓语、幻觉、躁动等，以后转入抑制，表情淡漠、反应迟钝、嗜睡；⑤胃肠功能变化，早期食欲减退，随后会出现腹胀或伴有腹泻，肠鸣音减弱或消失。

(3)烧伤感染的实验室检查。①血象变化：烧伤后可导致白细胞反应性升高，重症感染时白细胞反而下降，老年人白细胞反应不敏感等诸多影响。血象变化仅供参考。②创面分泌物培养及药敏测定：是较可靠的诊断方法。③组织活检：切除创面下或其周围正常组织，送细菌培养和病理切片，是检查深部组织感染的最好方法，但因烧伤创面感染常是多灶性的，故此法亦有一定的局限性。

3. 感染期的护理

(1)感染期烧伤患者的一般护理：继续实行保护性隔离，温湿度适宜；定期对烧伤病房进行清理，使用消毒液对地板、病床、床头柜等进行擦洗消毒。烧伤患者处于感染期时，其口唇容易干燥开裂，当创面出现败血症或者脓血症时其舌象也会出现变化，医护人员应加强对患者口腔黏膜的观察，必要时增加口腔护理次数，并注意患者的舌象变化，若发现异常情况，应及时报告，进行处理。

(2)烧伤患者的补液：应当采用深静脉置管的方式，由于烧伤患者皮肤受损严重，适用于静脉置管的皮肤有限，而且置管处容易引起细菌繁殖。因此，在对烧伤患者行深静脉置管时，应当严格执行无菌操作技术，尽量采用上腔静脉进行穿刺，用无菌敷料覆盖穿刺处，定期更换无菌敷料，防止穿刺处感染。

(3)烧伤患者的创面护理：当烧伤患者创面感染情况出现恶化，出现败血症或脓血症时，医护人员应当格外注意创面坏死斑的数量及扩展速度，患者未发生烧伤的皮肤也有出现坏死斑和出血点的可能，因而也需要密切注意；对于暴露在空气中的创面应当密切观察痂下是否有积脓的情况发生，对于创面使用包扎疗法的患者，当患者出现烦躁不安、创面疼痛加剧以及体温升高时，医护人员应当及时将敷料揭开，检查创面是否出现感染。对于烧伤病房应尽量保持空气干燥，常规使用去湿机，此期对于烧伤患者的创面应当尽可能保持干燥，可以采用加强翻身、悬空创面的办法，条件允许时可以采用悬浮床、翻身床等，避免患者的创面受压。增进创面血液循环，加快创面愈合的速度；对于烧伤患者使用的敷料和床单位应做到勤洗勤换，确保患者创周的干燥和清洁，对于患者的隐蔽部位及皮肤褶皱较多的地方，应将其尽量伸展，使隐蔽部位或褶皱的皮肤处充分暴露在空气中，必要时可以考虑使用电吹风吹创面、烤灯照射等方法来保证患者创面的干燥，从而有效地避免细菌繁殖。

(三)修复期

伤后第 5～8 天开始，直到创面痊愈称为修复期。没有明显感染的浅二度烧伤可在 8～14d 愈合。深二度 17～21d 痂下愈合。三度烧伤，面积很小的(直径在 3～5cm 以内者)可由四周的上皮长入而愈合，面积较大的需要经过植皮方可愈合。明显感染的深二度烧伤的痂皮，或三度烧伤的焦痂于 2～3 周开始与健康组织分离而自溶脱痂。此时大量坏死组织液化，感染或重，脱痂后大片创面外露，体液渗出多，又加重代谢紊乱，仍可发生焦痂溶解期败血症。因此，积极主动地清除坏死组织，及早植皮覆盖创面，才能从根本上控制感染，加速愈合。

深二度和三度创面治愈后常遗留瘢痕或挛缩畸形，可用弹性绷带包扎或穿弹性套去预防，还要逐步练习肢体功能活动，重烧伤患者内脏器官亦需要一个恢复过程，临床上称为康复期。

修复期的护理应注意以下内容。

1. 修复期的烧伤患者仍有大量残留的肉芽组织，病房应严格消毒隔离，防止创面感染。

2. 加强营养扶持机体修复功能，增强机体抵抗力。

3. 以预防为主，有计划地进行功能锻炼。

（1）早期运动：可于烧伤后 48h 开始，但要做好患者心理护理，消除怕痛恐惧心理；未烧伤肢体关节活动，2～3/d，预防关节粘连、异位钙化，促进血循环；烧伤肢体关节活动时，活动范围要小，1/d，每次 15～30min；植皮手术 1 周内暂停运动；不活动时，摆放肢体、关节于对抗挛缩功能位。

（2）后期运动：一般在烧伤后 15～25d 开始，局部水肿及疼痛明显减轻，炎症基本消失以尽快恢复肢体功能；手部活动以握拳、拇指末节掌面与其四指末节掌面做对掌运动；健手帮助烧伤手的掌指、指间关节做屈曲运动；肘部烧伤做伸屈、旋转运动；肘前瘢痕，提重物对抗屈曲挛缩；颈前瘢痕做仰卧、肩背下垫枕使颈处于过伸位；颈一侧瘢痕，头向健侧转动；腋部烧伤上臂外展 90°或上举过头；膝部烧伤后瘢痕俯卧位膝伸直腘窝伸展；前侧瘢痕时屈膝位。

（3）加压疗法：深二度、三度烧伤创面愈合后，均可产生瘢痕甚至瘢痕增生，应使用合适弹力套、弹力绷带以预防瘢痕增生；弹力套要 24h 穿戴，戴带时间需 0.5～1 年。

二、烧伤创面护理

（一）早期创面的护理

1. 创面护理的原则　①控制烧伤创面细菌滋生和创面感染；②尽快祛除烧伤创面上的失活组织；③维持一个促进愈合的局部环境；④防止创面加深；⑤减轻疼痛；⑥对愈合的创面没有损伤。

2. 入院清创护理　①烧伤患者入院清创前，如果外周循环充盈不良，应首先建立静脉通路，实施液体复苏；②如果呼吸浅快或表现有通气障碍，必须首先改善通气和维持患者呼吸；③清创时注意保暖，一般室温保持在 28～30℃，冬天清创时应用温生理盐水或氯己定溶液清洗创面；④清创时严密监护生命体征，如有变化应首先处理危及生命的征象。

3. 包扎创面护理　包扎疗法是用灭菌吸水厚敷料包扎创面，使与外界隔离，以保护创面；同时创面渗液可被敷料吸收，故引流充分（图 17-2-1）。

（1）内层敷料：清创后，先用一层油纱布（麻油、液状石蜡、凡士林油纱等均可，但凡士林不宜太厚，以免妨碍引流）、中西药液纱布或脱脂干纱布等紧贴创面，理想的内层敷料应引流好、交换时不与创面粘着。

（2）外层敷料：内层敷料外加脱脂纱布多层或脱脂棉垫，均匀加压包扎。早期包扎敷料的厚度应达 3～5cm，以免敷料湿透而发生感染。当创面渗出减少后，敷料厚度可酌情减少。由于脱脂纱布或棉垫吸水性较强，有

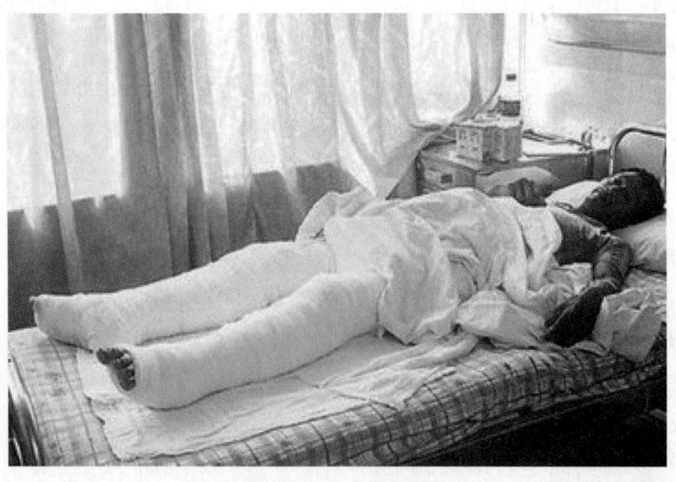

图 17-2-1　包扎创面

时敷料虽已很厚，但仍可能有少量渗液透到敷料表面。可在外层再加用几层不吸水或不脱脂的敷料，如此可防止敷料浸透又不影响渗液的蒸发，但忌用油纸、塑料布等不透气材料，因其可致使创面浸溃，易感染。

(3)均匀加压包扎：包扎范围一般宜超出创缘 5cm，各层敷料要铺平，有时为使创面压力均匀，也可将小纱布块完全抖松包扎。包扎时应均匀加压，但不宜太紧，以免影响肢体血液循环，或在包扎躯干时，影响进食、呼吸。但也不宜太松，致敷料松脱创面外露。包扎肢体时，应从远端开始，伤肢远端即使没有烧伤也应一并包扎，以免肢体远端肿胀。但指(趾)末节应外露以便观察血液循环情况。

(4)四肢、关节部位的包扎：应注意固定在功能位置。髋关节应保持伸直位；膝关节应伸直或微屈；踝关节成直角；足趾间填塞敷料以免形成并趾畸形；腋下烧伤时上臂应外展；肘关节一般应保持在微屈位，但若以屈侧烧伤为主，可固定在伸直位，而已伸侧烧伤为主时，则可保持在屈曲位；手烧伤时，手指应分别包扎，指间用敷料隔开，五指尽量张开，掌心放置一灭菌绷带卷或纱布团，使拇指尽量外展、对掌、微屈，掌指及指间关节保持屈曲在 130°～150°，为了对抗手烧伤后挛缩畸形(掌指关节过伸，指间关节屈曲)，也有的常规采用掌指关节屈曲，指间关节伸直位，腕关节取伸直位或微背屈；腕掌烧伤腕关节稍背屈；腕背烧伤则稍掌屈。

(5)肢体包扎：肢体包扎后应抬高以促进静脉与淋巴回流，减少体液渗出期组织肿胀。由于包扎敷料较厚，肢体的制动已符合要求，若无骨折、脱位等骨关节合并伤，通常无需再加夹板或石膏。

(6)定期翻身：使包扎的创面交替受压，以免包扎的创面长期受压后，妨碍局部蒸发，致敷料易浸透，创面潮湿，容易招致感染。

(7)敷料更换：可作如下考虑。①包扎不久，敷料部分被浸湿时，可加盖无菌棉垫包扎；如浸湿多或大小便污染时，应即更换外层敷料。②首次更换敷料的时间，必须根据具体情况而定。如创面污染较重则应及早更换，一般在伤后 3d 左右。如为深度烧伤，虽污染不重，亦不宜包扎过久，应在伤后 3～5d 更换。早期污染不重的浅二度烧伤，则可酌情于 10～14d 更换，或争取一次包扎即愈合。但在包扎疗法过程中，如体温突然升高、创面疼痛加剧、白细胞数升高、创面渗液增加并有恶臭时，表示创面可能感染应立即更换敷料。有时臭味系由于敷料吸收的大量渗液中的蛋白分解所致，应结合其他临床现象考虑，不能单凭有臭味即认为有感染。

4. 暴露创面(图 17-2-2)的护理

(1)头皮护理：入院后即剔除毛发并用肥皂水进行清洗，清洗后使用氯已定溶液进行涂擦并暴露。注意保持清洁并减少头皮受压，对脓液等进行定期清理以避免出现多发毛囊炎等情况。

(2)眼部护理：保持眼部清洁，及时清除分泌物。可用生理盐水进行眼部冲洗，顺序：由内眦向外眦，角膜烧伤时，要用大量金霉素眼膏涂在眼内，如眼睑不能闭合时可先涂金霉素眼膏，再以氯已定油纱覆盖眼睛，以防角膜干燥并继发溃疡。俯卧时应注意防止眼部受压。

(3)耳部护理：及时用棉签拭去耳道内外的分泌物，以防流入耳内。侧卧位时，用耳郭垫垫起，防止耳郭受压。

(4)鼻腔护理：鼻内多带有细菌，烧伤后容易感染，引起创面糜烂，且头面部烧伤患者多需从鼻腔插入氧气管或鼻饲管。因此，鼻腔清洁尤为重要。应剪去鼻毛，除去鼻腔内痂皮，清除分泌物，必要时滴入抗生素并涂液状石蜡。

(5)口唇护理：烧伤早期由于水肿．而致上下唇向外翻，口不能闭合，使口腔黏膜经常暴露在空气中。应及时拭去分泌物及脱落的黏膜并覆盖盐水纱布，保持湿润。口腔黏膜

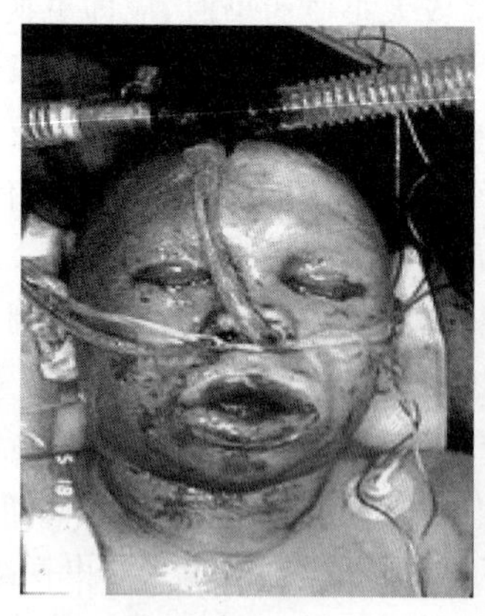
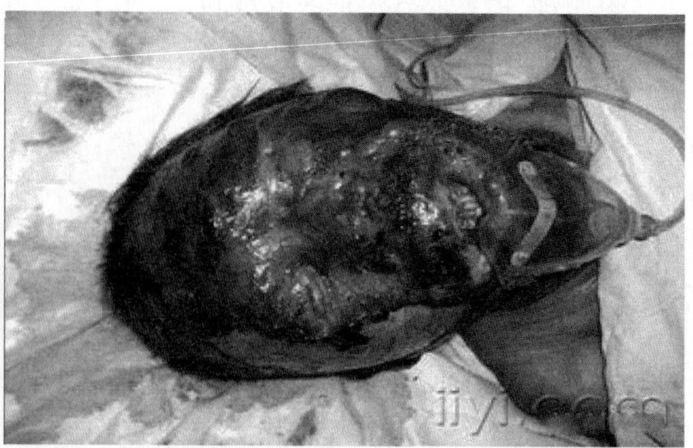

图 17-2-2　暴露创面

烧伤时，应及时清洗或漱口，发现有黏膜溃烂或真菌生长时，可用制霉菌素清洁口腔。

(6)会阴部护理：大面积烧伤合并会阴烧伤的患者最好采用翻身床，小儿可卧大字床或悬吊法，使会阴暴露以便大小便护理。双腿外展，暴露创面，每次便后用温盐水冲洗会阴部，留置尿管的患者应间断放尿，每日用氯己定或碘伏棉球消毒尿道口两次，防止泌尿系感染。大小便护理时应选用完整的便器，保持清洁和干燥，固定使用。用后用清水洗净、消毒备用。①大便时仰卧位，患者将两大腿分开，臀下垫便盆。如果使用翻身床，可打开排便孔，用便器接取。俯卧位，两大腿充分外展，按上述方法排便。②接取小便时，男患者可用阴茎套引流，女患者可用女式尿壶，便时用纱布或卫生纸遮盖会阴，将尿液引流入便器。留置尿管的患者要做好留置尿管的护理工作。③阴囊及阴茎严重水肿者，俯卧向下时，应予以托起。女性外生殖器烧伤后，应注意分开阴唇，防止粘连以及愈合后阴道闭锁。

(7)调节合理温湿度：室温冬天应为32～34℃，夏天为28～30℃，相对湿度为18％～28％。

(8)躯干部环形深度烧伤，由于环形焦痂缩窄，可影响呼吸，如发现有呼吸运动受限、呼吸困难等压迫症状时，应立即进行焦痂切开减压术，以改善呼吸。

5. 半暴露创面的护理　纱布和创面必须紧贴无空隙，以免脓液积聚于间隙中，如有积脓，用尖头剪刀在纱布上剪数个小孔探查，有脓液时应更换纱布或改用其他方法。

6. 湿敷创面的护理

(1)换药次数：根据感染程度，决定换药次数，感染严重、脓液多时，每天应更换2～4次，感染控制、脓液减少时，可减少换药次数。

(2)身体护理：肢体或头面部湿敷时，应用绷带包扎固定，以免湿敷纱布移动滑脱，并应使湿敷纱布紧贴创面，以利引流。

7. 水疗(图 17-2-3)护理

(1)水疗前：首先应做好解释工作，使患者了解水疗的过程，减轻焦虑和紧张。水疗前应先排出大小便。

(2)水疗中：①维持水温在38～40℃，并在水中添加各种消毒剂、洗剂，但要使水保持为等渗溶液；②采用包扎疗法的患者，除去外层敷料后，内层敷料可在浸泡过程中待其松动后逐渐揭除，以减少出血，减轻疼痛；③烧伤创面用纱布或海绵擦拭，并检查如有痂皮可用纱布擦掉或用剪刀和镊子清除，动作须轻柔，以免过度用力引起出血和增加疼痛，影响创面的愈合；④正常皮肤可用肥皂清洗，已愈合的创面也要清洗；⑤患者如有脉搏、呼吸增快、出冷汗、面色苍白等虚脱现象时，应立即停止浸浴。

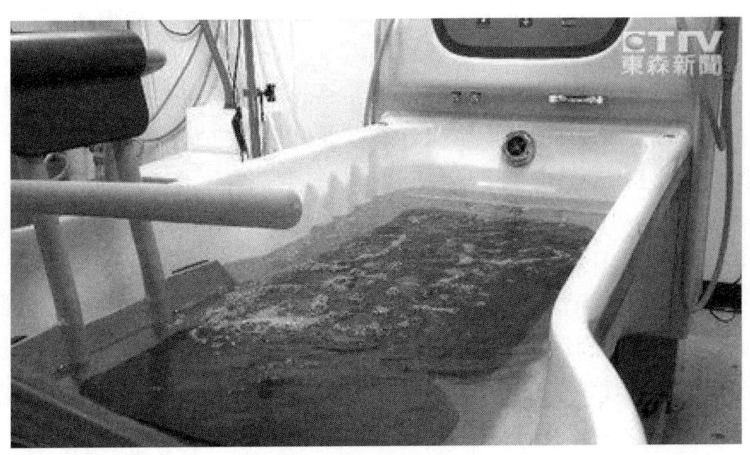

图 17-2-3 水疗池

(3)水疗后:①患者若有寒冷感,应迅速用干纱布拭干,根据创面情况给予暴露、半暴露、湿敷或包扎处理;②水疗所用物品以2000mg/L三氯泡腾片浸泡60min后用清水冲洗干净后备用。

(二)晚期创面护理

1. *残余创面护理* 大面积烧伤患者后期由于瘢痕皮肤的结构特点,如缺乏真皮层,无皮肤附件,抗摩擦、抗感染能力差等因素,易发生新生皮肤的破溃。形成散在的小创面,合并感染后迅速扩大,导致创面重新开放。并发全身感染后威胁患者生命,如处理不当可造成患者死亡。故晚期保持创面清洁,给予烧伤沐浴、换药等措施是非常必要的。

(1)烧伤沐浴每日或每两日1次,沐浴液首选婴儿用品,如:强生婴儿沐浴液、强生婴儿洗发液等,温和刺激性小。

(2)沐浴后给予残余创面以包扎、暴露或半暴露疗法视创面而定。

(3)创面以碘伏洗必泰油纱覆盖,或爱康肤银剪成创面大小外贴,必要时以无菌纱布包扎,不必过厚;局部小创面可先外喷生长因子,再外涂富林蜜或安尔舒凝胶促进愈合。

(4)保护新生皮肤,协助翻身及执行各项操作时动作轻柔。

2. *瘙痒护理* 烧伤患者创面愈合后4~5个月瘙痒随瘢痕的旺盛增生而达到高潮,烧伤后特别是大面积深度烧伤创面愈合后,患者存在瘢痕瘙痒难忍问题,因瘙痒而影响睡眠、情绪和饮食,甚至自行挠抓,导致愈合创面再度破溃、感染。瘙痒症状常无规律可寻,个人耐受情况以及瘙痒程度不尽相同。

(1)全身用药:可使用10%葡萄糖溶液10ml+10%葡萄糖酸钙10ml静脉推注。口服氯苯那敏、积雪苷片、肤康片、开瑞坦及止痒中药。镇静安眠药物,如阿普唑仑片睡前口服。

(2)局部用药:应用瘢痕止痒软膏康瑞宝、积雪苷霜等止痒霜剂涂抹患处,每日3~4次。因患者烧伤后皮脂腺、汗腺不同程度受到破坏,瘢痕易于干裂瘙痒,可于温水浸浴后,外涂开塞露、凡士林等油性擦剂。

(3)压力治疗:烧伤创面愈合后,穿戴弹力绷带和弹力衣。刚穿戴时,一般都会不舒服,但连续穿戴1周后患者会感觉很好。

(4)做好患者心理护理,让患者了解,在烧伤创面愈合过程中,瘙痒是常见症状。多与患者交流,尽量为患者提供音乐、电视、亲友陪伴等良好的休养环境,以分散其注意力,减轻临床症状。

(5)做好患者的生活护理,保持皮肤清洁,减轻机体分泌物对皮肤的刺激。经常更换体位，防止局部受压。穿宽松、棉质内衣，注意及时更换床单，保持床单位清洁、平整和舒适，减少对皮肤的不良刺激。使用支被架及选用透气性好的敷料。对小儿及不能配合的患者，可用敷料包扎双手，防止自行抓伤。大面积烧伤患者因肢体功能异常，应协助患者解决瘙痒问题。如卧翻身床的患者俯卧时感到背部瘙痒，可用敷料盖于背部，然后用双手轻轻拍打，可减轻患者的临床症状。

(6)忌食辛辣食物，忌饮酒。

(7)外出时注意保护，避免阳光直射创面。夏天出汗多，常用温水擦洗，避免汗液刺激引起瘙痒。夏季气温较高，使用空调降低室内温度，一般保持在20～26℃。

3. 瘢痕增生护理 ①穿弹力衣、弹力袜，抑制瘢痕增生；②康复理疗，软化瘢痕；③手术切除高出平面的瘢痕(图17-2-4)。

(三)植皮术前后创面护理

1. 植皮前护理

(1)供皮区护理。①普通供皮区准备：手术当日清晨进手术室前，须剃除供皮区的毛发，用肥皂、清水初步清洁局部皮肤，再以肥皂、清水洗净，皮肤准备的范围同外科手术。②头皮供皮区准备：备头皮，防止破损出血，再以肥皂、清水清洗干净。若为反复取皮的头皮，因头皮刚愈合，表皮层与真皮连接较脆弱，可以液状石蜡湿敷去除表皮上的干痂，再用剪刀尽量将头发剪短、洗净。③足底供皮区准备：术前3d开始行供皮区准备，可涂抹厚的尿囊素维生素E乳膏，外包裹保鲜膜，促使局部皮肤软化。用刀片刮除表皮的角质层，如此反复多次，每日重复进行，直至刮净老化的角质层为止。

(2)植皮区护理。①普通植皮区准备：做好周围的皮肤清洁工作，清除脱屑、痂皮，用清水毛巾擦去创面周围正常皮肤上的污垢，再用肥皂水、温水擦洗清洁。②会阴部、肛周植皮区准备：做好肠道清洁工作，手术前一日晚，以肥皂水灌肠。女性患者需留置导尿管。

2. 植皮后护理

(1)供皮区护理：(图17-2-5)①采用包扎或半暴露包扎疗法时一般在术后2周更换敷料，如取皮厚度不超过0.2mm，无感染时，2周左右可愈合；②发现有渗血、异味、疼痛，应及时打开敷料检查，保持外层敷料的清洁；③采用半暴露疗法可用红外线灯照射以促进干燥，但温度不宜超过50℃，应该距离创面35～45cm；④有渗血、渗液时，应随时用无菌纱布吸干，半暴露创面未愈合前切记更换贴于供皮区的纱布，以免出血和感染。

(2)植皮区护理：(图17-2-6)：①密切观察局部出血情况；②术后创面观察有无积血、积液；③避免移植皮片或生物敷料移位；④密切观察植皮肢端的血运情况；⑤体位活动相

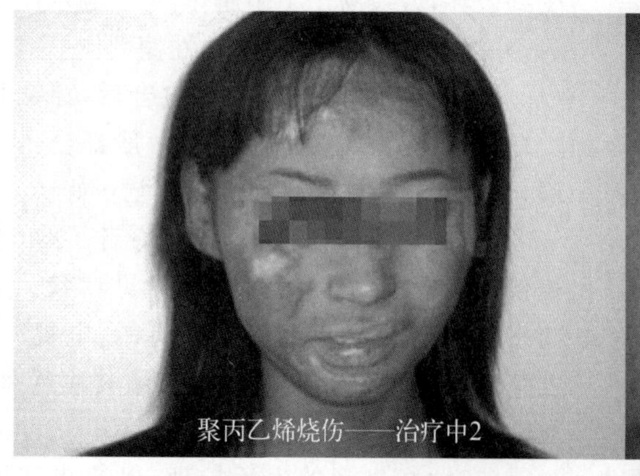

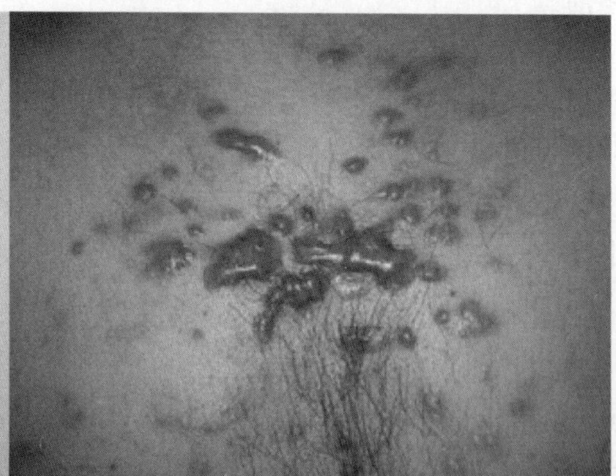

图17-2-4 瘢痕增生

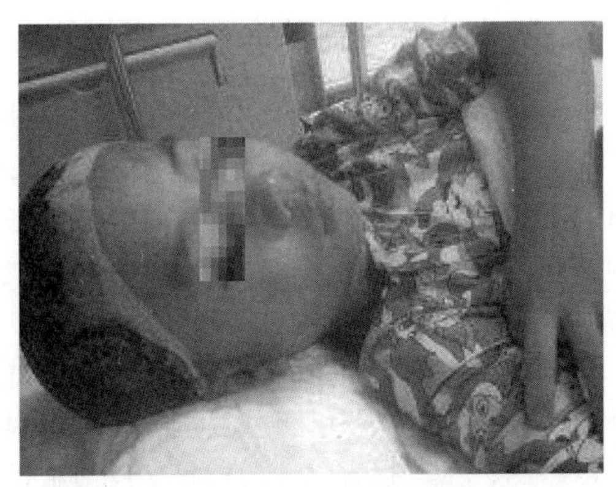

图 17-2-5　头皮供皮区

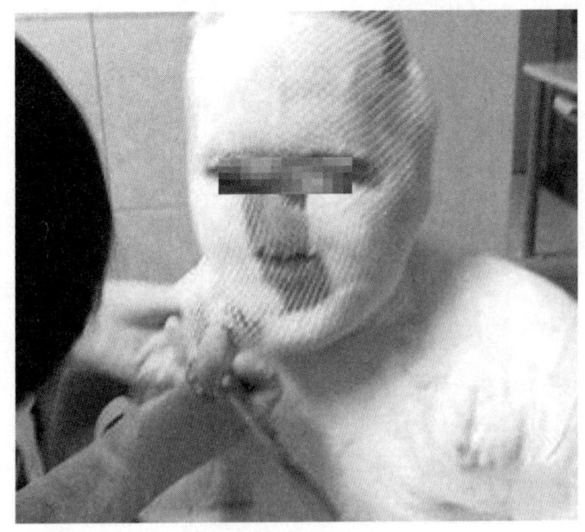

图 17-2-6　植皮区

对较小，要抬高再移动，不可摩擦；⑥躯干手术应注意有无因包扎过紧而影响呼吸；⑦下腹部手术要鼓励患者排尿；⑧术区以自然的风促进外敷料清洁干燥；⑨可遵医嘱辅以药物改善局部微循环。

(四)创面用药的护理

烧伤患者抗感染作用的常用药物有磺胺嘧啶银、磺胺米隆、碘伏等；促进表皮生长的常用药物有重组人/牛碱细胞生长因子等；去腐生肌的药物有长海医院自制中药脱痂膏；另有市面上常见的伤口愈合凝胶富林蜜等。

1. 抗感染药物

(1)磺胺嘧啶银：用于烧伤早期创面换药，银离子具有明显的抗菌作用。使用时应观察如下内容。①磺胺类过敏可能会导致剥脱性皮炎等严重并发症；孕妇、新生儿应慎重使用。②换药前向患者做好解释，疼痛并不是由药物引起，该药本身不会引起疼痛，疼痛是由换药刺激创面所致。③勿暴力擦洗，清洁创面前可适当使用止痛药物。④如果创面疼痛加剧或有皮疹出现应首先考虑药物过敏。如诊断确切，应立即将药物去除，并遵医嘱使用抗过敏药及对症处理。同时监测白细胞计数(因其可引起短暂的白细胞减少)和肝、肾功能。

(2)磺胺米隆：因其可穿透焦痂，故可用于焦痂创面，尤其是有铜绿假单胞菌(绿脓杆菌)感染的创面。使用时应观察如下内容。①磺胺米隆可减少肾脏对碳酸氢盐的重吸收，引起代谢性酸中毒。②儿童、老年人和有肺部并发症的患者观察血电解质和血气分析。③会有磺胺类药物过敏可能，用药后应注意观察。

(3)碘伏：碘伏是由碘和表面活性剂络合而成，性能稳定，对细菌繁殖体、芽胞及真菌均有较强的杀菌作用，可用于皮肤黏膜消毒以及手术切口、烧伤创面、压疮等的消毒防腐处理，化脓性感染创面的换药。使用时应观察如下内容。①过敏反应、接触性皮炎、输液反应、感染、甲亢、角膜上皮剥脱等。②碘伏具有收敛作用，能促使局部组织脱水，吸收创面渗出液达到干燥抑菌作用，有利于上皮组织再生和修复。③碘伏易挥发，因此每 6 小时打开外包扎的纱布，在碘伏纱布上倒碘伏溶液，创面就能保持一定的湿润度，使伤口不至于干燥，而有一个自然的愈合环境。如果创面渗出较多，更换敷料 1/d。敷料也不容易粘住伤口，便于剥离，换药揭开敷料时患者几乎没有痛感，可以接受。

2. 促表皮生长药物

(1)扶济复(外用重组人碱性成纤维细胞生长因子)。①作用机制：促进成纤维细胞的增殖，促进新毛细血管的生成，促进上皮细胞增殖和感觉功能，同时抑制胶酶的表达，防止形成病理性瘢痕，有促进修复再生作用，促进创面愈合，可用于烧伤创面（包括浅二度、深二度、肉芽创面）、慢性创面（包括慢性肉芽创面、溃疡和压疮等）和新鲜创面（包括外伤、手术伤等）。②使用时将安瓿或西林瓶中的重组人碱性成纤维细胞生长因子干粉用注射用水或生理盐水溶解后直接涂抹于（或用喷雾器喷于）清创后的伤患处，或在伤患处覆以适当大小的消毒纱布，将药液均匀滴加于纱布，适当包扎即可。③注意事项：大面积创面使用安全性尚未确立，当创面大于体表面积30％以上时慎用；包装瓶有破损或过期失效不可使用；注射中发现患者有不良反应，应停止使用。

（2）贝复济（外用重组牛碱性成纤维细胞生长因子）：具有促进修复和再生作用，用于烧伤创面（包括浅二度、深二度、肉芽创面）、慢性创面（包括体表慢性溃疡等）和新鲜创面（包括外伤、供皮区创面、手术伤等）。对该药物过敏者慎用。①用法：同扶济复。②注意事项：该药物为无菌包装，用后请立即盖上喷盖，操作过程中，尽量保持无污染；勿将本品置于高温或冰冻环境中；高浓度碘酒、乙醇（酒精）、双氧水、重金属等蛋白变性剂可能会影响该药物活性，因此，常规清创后，可用生理盐水冲洗后再使用该药物。

3. *去腐生肌药物* 脱痂膏：具有一定的促进脱痂功效，其作用机制尚不明确。但大面积脱痂过程中坏死组织的分解产物可能引起过度的分解反应，因此临床使用面积应适当控制。

4. *伤口愈合凝胶* 富林蜜伤口愈合凝胶：是亲水性敷料，能保持创面的湿润。对创面无刺激，无粘连，换药时，底层纱布经湿润后易于揭除，患者疼痛感较轻。同时，富林蜜伤口愈合凝胶能在伤口表面形成一层具有保护性的半透性薄膜，可使蒸汽透出，达到冷却镇痛的作用。

三、吸入性损伤及大面积烧伤的气道管理

大面积烧伤特别是头面部烧伤伴有吸入性损伤的患者（图 17-2-7），由于颜面部肿胀、呼吸道黏膜损伤、喉头水肿而致呼吸困难，常需行气管切开，建立人工气道。气管切开后上呼吸道加温湿化功能丧失，此时未经湿化的空气直接吸入气道，可使气道分泌物黏稠，气道黏膜干燥，损害黏膜的柱状上皮细胞，纤毛运动受限，易诱发肺不张和肺部感染，因此确实有效的气道管理非常重要。

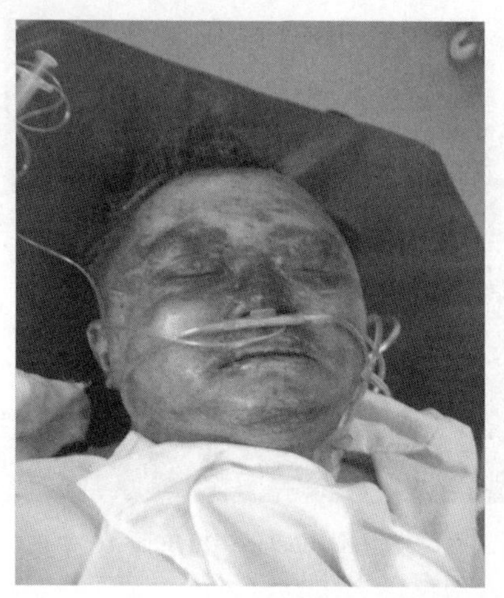

图 17-2-7 头面部烧伤伴重度吸入性损伤

（一）发生机制

吸入性损伤的致伤原因主要是热力作用，但同时吸入大量未燃尽的烟雾、炭粒、有刺激性的化学物质等，同样损伤呼吸道及肺泡。因此，吸入性损伤是热力和化学物的混合损伤。

1. *热力对呼吸道的直接损伤* 热力包括干热和湿热两种。火焰和热空气属于干热，热蒸汽属于湿热。

2. *有害物质对呼吸道的损伤* 吸入烟雾中除颗粒外，还有大量的有害物质，包括一氧化碳、二氧化氮、二氧化硫、过氧化氮、盐酸、氰氢酸、醛、酮等。这些物质可通过热力

作用对呼吸道造成直接损伤。有毒气体可刺激喉及支气管痉挛，并对呼吸道具有化学性损伤。烟雾中一氧化碳被人吸入后，将导致一氧化碳中毒，重者可当场死亡。吸入含5%一氧化碳的空气时，即可引起中毒。火灾时，同时产生高浓度的二氧化碳，二氧化碳可加重一氧化碳中毒症状，并加重组织缺氧。

(二)病理生理改变

吸入性损伤时，由于热力及化学毒物的刺激、损伤，造成呼吸道黏膜充血、水肿，分泌物增多，小支气管可发生痉挛，使呼吸道阻力增加，引起通气障碍(图 17-2-8)。烟雾颗粒的吸入，使肺表面活性物质失活，肺泡表面张力下降，肺泡处于萎缩塌陷状态。根据其损伤程度可分为：①轻度吸入性损伤，损伤在声门以上，包括鼻咽部和声门的损伤；②中度吸入性损伤，气管隆突水平以上，包括喉和气管的损伤；③重度吸入性损伤，支气管和肺泡单位的损伤，受伤即刻或数小时内出现严重的呼吸困难，表现为缺氧、发绀、谵妄或昏迷，重者伤后数小时死于呼吸衰竭或窒息。

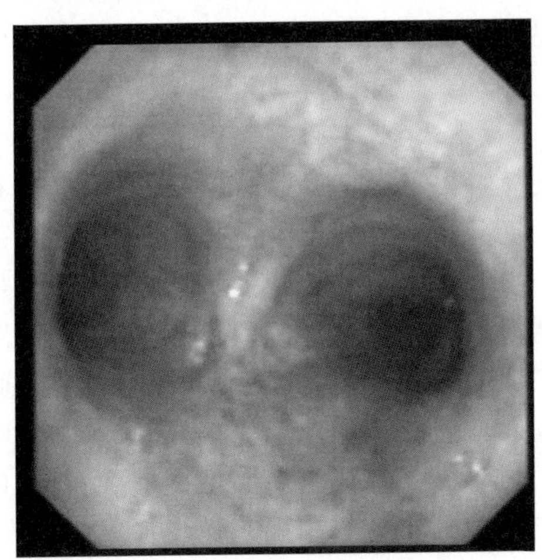

图 17-2-8　气管隆凸部损伤

1. 早期缺氧　燃烧生成的一氧化碳与血红蛋白结合，使血红蛋白失去携氧能力，加之所形成的 HbCO 增加可使氧离解曲线左移，使氧难以解离引起组织严重缺氧。物体燃烧会消耗周围空气中氧气，使空气中氧含量降至 15%以下，在密闭环境中吸入低氧浓度的空气，可在伤后即刻引起缺氧。

2. 通气功能障碍　正常通气功能主要靠胸廓运动来完成，与肺顺应性、气道阻力及非弹性阻力有关。吸入性损伤后这几方面都有改变。

(1)肺顺应性降低：肺顺应性包括胸廓和肺组织顺应性。单纯吸入性损伤主要引起肺组织顺应性下降。肺组织的顺应性和肺泡表面张力及肺泡内的表面活性物质有密切关系。肺表面张力是呼气时肺泡回缩的一种力量，占肺顺应性的 65%～75%。PS 是一种磷脂，由肺泡上皮Ⅱ型细胞合成分泌，分布于肺泡表面，随呼吸运动增厚或变薄。吸气时肺泡内磷脂层变薄，作用减弱，表面张力增强，避免了肺泡的过度扩张，呼气时肺泡内磷脂层变厚，使表面张力减少。正常情况在 PS 的作用下，即使呼气压力降至零，肺仍保持一定程度的扩张，这种残余容积称为滞后现象。所以，PS 的主要作用是降低肺泡表面张力，使肺泡处于一定程度扩张状态，防止肺泡萎缩。

(2)气道阻力增加：影响气道阻力的因素有气管腔的直径，管壁光滑度、气流速度和气体特性等。气道阻力与管腔半径的 4 次方呈反比，半径减少一半，阻力增加 16 倍。绝大部分的阻力来自隆凸的远侧。支气管、细支气管的管径有所变化，气道阻力就明显增加。吸入性损伤使气管、支气管上皮细胞纤毛运动消失，局部充血、水肿，气管内分泌物积存、黏膜剥脱、溃疡和假膜形成都能增加气道阻力甚至造成不完全或完全气道阻塞。吸入毒性物质和炭粒可以刺激气道黏膜引起支气管痉挛，使气道阻力急剧加大。

(3)非弹性阻力增加：主要为胸廓的惰性和移动产生摩擦力、一般来说，非弹性阻力的75%～80%来自呼吸道阻力，10%～15%来自胸廓。胸腔脏器随呼吸运动产生的摩擦力，也可以产生部分非弹性阻力、吸入性损伤伴有大面积烧伤者非弹性阻力甚至可高达60%以上。头面、颈、胸部分焦痂创面，以及局部组织水肿易压迫气管或移动，使管腔变细，增加非弹性阻力，严重影响患者的呼吸运动。

3. 换气功能障碍　肺泡通气量和血流量的比值约为0.8。如果肺泡通气量大于血流量，则死腔通气增加，反之血流量大于通气量则动静脉分流增加。吸入性损伤后通气与血流比明显异常，肺内分流增加，反映在血气的变化是肺泡动脉氧压差持续升高。一方面是休克、组织缺氧和应激反应造成外周血管尤其是肺血管阻力增加，肺组织血流障碍，减少气体交换面积，生理死腔增加。另一方面是支气管痉挛、气道阻塞、肺不张、肺萎陷使肺泡膜弥散面积减少，或者肺水肿、肺透明膜形成等造成肺泡膜弥散厚度增加，最终导致气体交换不良。

4. 肺组织含水量增加和肺水肿　肺含水量增加和肺水肿是肺血管内液体渗入肺间质和肺泡，使肺血管外渗量增多呈病理状态。

(三)伤情分度

根据烧伤范围和呼吸道黏膜受损的程度，分为轻度、中度、重度三型。

1. 轻度吸入性损伤　损伤在声门以上，包括鼻、咽和声门的损伤。声带以上的黏膜充血水肿，甚至黏膜糜烂坏死。可在伤后24h或数日内引起气道阻塞。

2. 中度吸入性损伤　指气管隆凸水平以上，包括喉及气管的损伤。

3. 重度吸入性损伤　指支气管和肺泡单位的损伤。受伤即刻或数小时内出现严重的呼吸困难，表现为缺氧、发绀、谵妄或昏迷，重者伤后数小时死于呼吸衰竭或窒息。

(四)病程分期

轻度吸入性损伤临床常无明显分期，严重吸入性损伤的病理变化过程中则呈现出明显不同的分期。各期相互重叠不能截然分开。1969年Stone等将吸入性损伤分为三期，即呼吸功能不全期(伤后0～2d)、肺水肿期(伤后1～4d)和感染期(伤后3～11d)。但纵观从损伤到修复的全过程，结合病理和病理生理变化特点，可划分为以下四期，对临床可能更有指导意义。

1. 初期　由于损伤的类型和严重性不同，持续时间一般在伤后0～6h。此期临床症状较轻，表现为咳出灰黑色含炭粒痰，或有刺激性咳嗽，严重者出现急性呼吸困难或呼吸窘迫。虽然多数初期的临床症状不明显，但其实已存在病理改变。局部检查可见声带室襞水肿，肺组织间隙含水量也增加。因此应积极治疗，不可轻视。

2. 急性变化期(肺水肿期)　绝大多数都进入急性变化期。一般在伤后6～48h以内。此期气道肺泡的病理改变和肺功能变化非常显著，以肺水肿和肺不张为主要特征。检查显示，声门以上呈进行性肿胀声带室襞向中线靠拢；间质性肺水肿进一步加重，严重者发展为肺泡水肿。损伤越重，肺水肿发生也就越早、越严重、预后越差。临床上主要表现为呼吸困难、痰液量增多、出血、血性泡沫痰，听诊有湿啰音及哮鸣音。

3. 坏死组织脱落与感染期　伤后2天～3周之内。特征是气道坏死黏膜脱落和肺部感染。由于气道内干稠的分泌物及脱落的气管、支气管坏死黏膜会堵塞支气管，出现间隙性呼吸困难，严重者可引起肺不张和肺部感染。损伤越严重，感染发生得越早。肺部听诊呼吸音减弱或消失，有哮鸣音和湿啰音。肺部感染主要是中心型支气管肺炎，以损伤严重的支气管周围区域炎症反应突出，如不及时控制，往往导致急性呼吸衰竭。

4. 修复期　此期可持续很长时间。鼻咽部黏膜修复一般在4～7d，气管支气管轻度损伤1周内修复，小片薄层黏膜坏死2周内修复，若大片黏膜坏死，管状黏膜脱落，基底形成溃疡面，修复时间需3周左右。在气道的坏死黏膜脱落后而新生上皮未形成前，创面肉芽组织脆弱，易有咯血，新生上皮细胞短期内无功能纤毛活动低易并发肺炎。严重者可因瘢痕形成而遗留气道狭窄和支气管扩张等后遗症。无并发症的吸入性损伤，伤后2周左右呼吸功能开始恢复，1个月后接近正常。但也有患者伤后肺功能长期异常，可能需要2～3年才能恢复正常。

(五)临床表现

1. 病史

(1)受伤环境：采集病史要特别注意烧伤现场环境、燃烧物性质和受伤时情景。在密闭或通风不良环境中受伤患者，要警惕有吸入性损伤的可能。有毒气和腐蚀性化学制品、木材和合成建筑材料不完全燃烧、化学物品燃烧等都有可能引起吸入性损伤。火药、煤气爆炸时能放出大量一氧化碳及其他化学物质，会引起一氧化碳中毒，在现场有呼喊或意识丧失等情况，也可给诊断提供重要线索。

(2)烧伤部位：面颈部烧伤说明热力等致伤因素有可能对呼吸道造成损伤。一般而言伴有面、颈和前胸部烧伤，特别是口、鼻周围深度烧伤均应考虑有吸入性损伤的可能。但吸入刺激性腐蚀气体者不一定伴有面颈部烧伤，在问诊、体检时要注意。

2. 口咽部征象　多数可见鼻毛烧焦，口咽部黏膜充血、水肿、水疱、黏膜剥脱和烟垢残留。

3. 呼吸道梗阻　伤后第一个24h内常出现声音嘶哑、咽痛、刺激性咳嗽、吸气性喘鸣或进行性呼吸困难等症状，表明有上气道受损。其中声嘶和喘鸣是早期最常见而具诊断意义的症状。声嘶表明喉部损伤；喘鸣则表示声门上有水肿、气道痉挛、变窄，应引起高度重视。当出现呼吸困难、发绀、烦躁、喉鸣时，应实施紧急抢救建立人工气道。

刺激性咳嗽是另一个常见症状，表明气管支气管已经发生炎症水肿，常呈“铜锣声”并有疼痛感。早期可能为干咳，痰液较稀薄，以后变稠，也可咳出含炭痰。如果出现咳嗽反射消失，常表明气道损伤已达黏膜下层，出现肺泡性肺水肿时，可咳出大量泡沫性痰，有时为粉红色痰中带血，甚至咯血。中度吸入性损伤患者，受损的气管支气管黏膜坏死、脱落，由痰中咳出，严重时甚至可见管状坏死黏膜脱落。

重度吸入性损伤累及细支气管、肺泡时，呼吸困难常表现为呼吸浅快，频率可达40/min以上，多伴有哮鸣音，伤后数小时可出现湿啰音，表面出现肺水肿。

4. 一氧化碳中毒　在早期患者常表现为欣快、幻觉、搏动性头痛、头晕、无力、恶心，心率和呼吸增快，定向力障碍。一氧化碳中毒典型的“樱桃红色”皮肤常在伤后4h内出现。严重者表现为意识丧失，全身麻痹等中枢神经系统抑制状态，急性心力衰竭或心肌梗死等。由于一氧化碳中毒仅仅影响氧与血红蛋白的结合，而不影响溶解氧的浓度，所以血气分析可能无明显改变。通过定量或定性测定血中一氧化碳血红蛋白，可以准确地诊断一氧化碳中毒，但要求在伤后4h内进行检测，因为一氧化碳血红蛋白的半衰期为4h。

5. 缺氧　吸入性损伤早期缺氧的重要表现是意识障碍，轻者烦躁不安，重者躁动、谵妄，甚至昏迷。但需与严重休克引起的烦躁鉴别。

(六)吸入性损伤的气道管理

由于吸入性损伤程度判断困难，病情变化迅速，易失抢救机会，因此在病情观察时应引起高度重视。吸入性损伤患者呼吸困难的发生、发展有两个明显高峰期。烧伤后12h内为首个高峰期，24～72h为第2个高峰期，工作中需加强巡视，伤后72h内严密观察呼吸频率、型态；与患者交谈时，注意有无声音嘶哑、吞咽困难、刺激性咳嗽，观察痰液的性状、量及颜色等；呼吸困难有无进行性加重等。头面部肿胀程度、呼吸频率和声音嘶哑是判断吸入性损伤进展的重要指标。即使在动脉氧分压和血氧饱和度正常情况下，也不能排除发生呼吸困难的可能性。对于中度以上吸入性损伤患者,如分泌物多、黏稠,为便于清理气道分泌物,保障患者翻身后的气道通畅,气管切开是抢救危重患者的生命线。

1. 妥善固定预防气管切开套管脱出 吸入性损伤患者早期由于颈部创面肿胀,48h 后又进入回吸收期,消肿明显。每班交接时须检查并根据颈部创面肿胀情况,随时调整系带松紧度,以容纳 1 指为宜。翻身前先吸痰,并检查内套管是否固定完好,特别是翻身床俯卧位时,由于重力作用或管道的牵拉,容易导致套管滑出。密切观察患者的生命体征及血氧饱和度,帮助患者叩背,鼓励有效咳嗽,促进其主动排痰。气管切口长度一般为 3～4cm,超过 5cm 者通知医生适当缝合。颈部粗且肥厚者用加长型气管套管;当吸痰管置入困难或吸痰管置入长度约是气管套管的长度时,可判断套管已不在气道,应予以重置。后颈部的系带用直径 0.5～1.0cm 的塑料管道套住保护,因塑料管道易擦拭消毒,既可以保持系带的干净,避免因系带被创面渗液浸湿后干结而导致松动不牢,又可防止细小的系带对颈部创面的勒痕。

2. 人工气道的湿化 有研究表明,0.45%氯化钠溶液湿化效果优于生理盐水,原因在于生理盐水浓度较高,水分易蒸发,盐分沉积于肺泡、支气管,会形成高渗状态而造成支气管肺水肿,而与 0.45%氯化钠溶液相比,1.25%碳酸氢钠则更能有效降低肺部感染发生率。气管内用微泵持续泵入 0.45%氯化钠溶液气道湿化液,速度根据痰液黏稠度进行调整,泵入量一般 200～250ml/d。还可配合雾化吸入 3～4/d,雾化后予以叩背,指导患者咳痰,观察痰液性质及量。保持室温夏季 24～26℃,冬季 28～30℃,相对湿度 50%～60%。

四、常见护理问题

(一)体液不足

1. 相关因素 丢失过多,与烧伤面积及深度有关;摄入不足;老年患者调节功能下降,口渴感差;烧伤后胃肠功能紊乱;缺乏经口服补充丢失液的重要性方面的知识。

2. 临床表现 液体的排出量大于摄入量;口渴,唇干,尿少、比重高,烦躁不安,表情淡漠或意识模糊,甚至昏迷;脉搏、呼吸加快,血压下降;皮肤黏膜干燥,皮肤弹性差;血细胞比容增高,血清钠增高;皮肤苍白,肢端发凉,出冷汗;烦躁不安,表情淡漠,反应迟钝。

3. 护理措施

(1)取头低足高位,以保证脑部血液供应。

(2)伤后 48h 内观察每小时尿量、颜色、比重、认真做好记录,并根据尿量调节输液速度。

(3)观察意识和表情,注意有无表情淡漠、烦躁、意识模糊;观察皮肤色泽及肢体温度。

(4)进食流质饮食。口渴是烧伤脱水、血容量不足的早期表现,口渴明显者,结合其他方面的表现,进行全面分析。无限制的饮水,有引起水中毒的危险。可给予少量多次口服淡盐水或烧伤饮料(每瓶 100ml 含氯化钠 0.3g,碳酸氢钠 0.15g,苯巴比妥 0.03g,糖适量),但每次口服量不应超过 200ml。

(5)严密观察,监测生命体征及中心静脉压、血氧分压并记录。

(6)迅速建立静脉通路。大面积烧伤患者休克期一定要选择中心静脉补液,或者做静脉切开,最好建立两条静脉通路,以保证抗休克的效果。输液原则为:①遵循先快后慢,先盐后糖,先晶后胶的补液原则,维持胶体渗透压及水、电解质平衡。合理安排补液顺序,切忌补液速度忽快忽慢。晶体、胶体、水分应交替输入,避免短时间内单一液体输入过多。②记录尿量和出入量,1/h,每 8 小时进行出入量小结,每 24 小时进行出入量总结。严密监测尿 pH、尿比重的变化,及时判断回吸收期的到来,以调整补液的量和种类。③严密监测神志、心率、呼吸、血压的变化。④休克期补液速度很快，因此必须加强巡视观察，以防液体滴空。

(7)定时更换衬垫的敷料，保持创面干燥；尽量少搬动患者，以防止体内血液分配不均而引起某些脏器的缺血。

(8)受伤48h后逐渐加强营养，进食高蛋白、高热量、高维生素、易消化的饮食，提高机体免疫力，增强抗病能力。

(二)脱管的可能

1. 相关因素　①常规气管套管过短是意外脱管的原因之一；②气管切开套管的系带固定太松；③气管切开的位置技术水平与止血情况等；④气囊注气不足或放气时是脱管发生的“好发期”；⑤体位的牵拉等。

2. 护理措施

(1)严密观察套管系带的松紧度：气管插管系带应系双道死结并系紧，与颈部的间隙以一横指为宜。切忌在烧伤水肿期过早调节松紧度。除非非常必要，原则上尽量不动，更因遵循“调松从严，调紧从宽”的原则。进入回吸收期，颈部肿胀程度开始减轻，原来合适的系带松紧度开始变松，每天应密切注意检查并及时调整。伤后1周内调整系带的松紧原则上由医生操作。伤后1周内尽可能不更换系带，如需更换必须由2名医生操作，并且有一名为主治医生以上。套管系带松紧度列入护理交班报告，并作为床边交接班时必需检查内容。

(2)对于体型肥胖的大面积烧伤患者，建议使用加长型气管套管(图17-2-9)。伤后1周更换为普通套管。加长型套管的优点是安全，不易脱管，其缺点为与气道黏膜接触面多，刺激大，易引起呛咳，管道弧度大，顺应性差，故呼吸道阻力增大，痰液不易咳出。故在伤后1周，水肿基本消退、气管切开处窦道已形成、更换套管较安全的情况下更换为普通套管，加强痰液的引流，减少肺部并发症。

(三)有窒息的危险

1. 相关因素　①严重缺氧和一氧化碳中毒；②呼吸道吸入性损伤；③呼吸道黏膜水肿；④痰液黏稠；⑤气道分泌物和坏死组织梗阻；⑥翻身俯卧时，气管前方受压；⑦全身和局部免疫能力下降，机体反应能力低，休克、感染、肺水肿、广泛性支气管痉挛、肺不张、呼吸道黏膜出血；⑧缺乏安全抢救措施。

2. 临床表现　突然出现呛咳、呼吸急促或困难，烦躁不安，心率增快，全身冷汗，发绀，声嘶或发音困难。

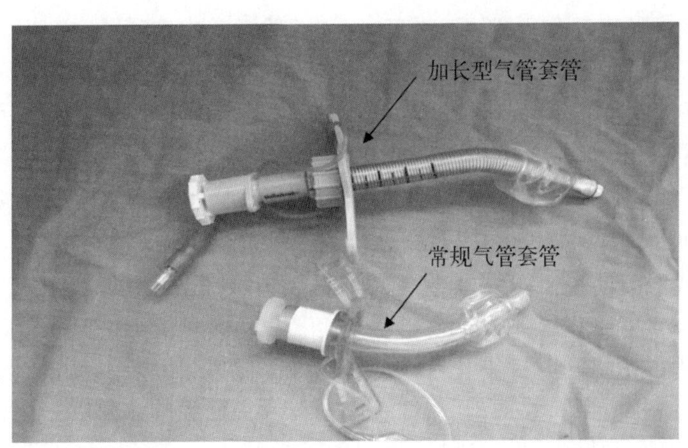

图17-2-9　加长型气管套管与常规气管套管

3. 护理措施

(1)询问病史，了解患者受伤经过：是否有呼吸道烧伤的可能；检查喉头是否水肿，有无声嘶症状；掌握吸入性损伤的病理及病理生理变化，特别是吸入性损伤各阶段的诊断及其护理要点，熟悉窒息易发期，做到心中有数和充分的预见性。随时保持警惕，密切观察。

(2)床边备气管切开包、气管镜，以便必要时行气管镜下夹出坏死组织或行气管切开术。

(3)稀释痰液，预防感染。气道湿化的方法如下。①气道滴入：0.45%盐水用微泵持续气道滴入，6～8ml/h。根据气道分泌物的性质和患者的咳嗽反射调整滴入液的量。②气道冲洗：1.25%碳酸氢钠 5ml 用注射器直接向气管内注入，待患者充分咳嗽后，再进行吸痰。根据痰液的性质确定气道冲洗的时间，一般 1～2h 冲洗 1 次。③雾化吸入：0.45%盐水40ml＋药物超声雾化吸入，药物根据病情选择，常用有庆大霉素、糜蛋白酶、盐酸氨溴索。

(4)疑有呼吸道烧伤或痰液较多、黏稠者，床头备吸痰装置；观察痰液的量、性质。吸痰注意点：①严格无菌技术操作，防止交叉感染。②选择合适的吸痰管，大面积烧伤合并吸入性损伤的患者，气道黏膜有损伤，应选用较软的吸痰管。③吸痰动作要轻柔，吸痰前后给予纯氧吸入。④吸痰过程中，观察患者的面色、呼吸、氧饱和度的改变，同时观察痰液的性质、量、颜色。⑤如从气道内吸入或咳出可疑组织，应立即用 95%乙醇固定后送检，以协助判断气道损伤的程度。⑥病情许可准备拔管时，应先行半堵管，24h 后患者无不适，可行全堵管，全堵管 24h 后无异常情况，胸片及血气分析提示正常时可拔管，拔管后应保持伤口的清洁和干燥。

(5)重视体位护理在保持呼吸道通畅，预防窒息中的重要作用：选择合理体位。吸入性损伤多伴颜面部烧伤、头面部水肿，患者采取半卧位，同时气道保持成直线，有利痰液吸出和呼吸道通畅：患者卧普通床护理时，可给予半卧位；行翻身床护理时，应将翻身床头部前轮抬高给予头高脚低位；行悬浮床护理时须用枕头将头部抬起。

(6)特别应注意的是每次翻身前后均应密切观察呼吸变化，结合血流动力学监测指标，警惕“翻身窒息”。翻身时头、胸前稍垫高，避免引起喉头水肿。

(7)出现病情变化时，应立即查明原因，如果声门水肿或黏膜脱落堵塞气道，应立即徒手将患者翻转平卧，清理气道，使头后仰，抬高下颌，并吸取痰液。必要时气管插管或气管切开。

(8)病情好转进入恢复期后，患者痰液增多，除鼓励患者主动咳痰，并给予有效的拍背外，还可将床头降低，采用头低脚高位，体位引流排痰。

(四)疼痛

1. 相关因素　①烧伤的深度；②治疗护理操作；③创面换药及所用药物的刺激作用；④创面包扎过紧；⑤创面受压时间过长；⑥长期卧床；⑦功能锻炼、肌肉、腱牵拉、活动不当等。

2. 主要表现　①主诉明显疼痛或疼痛难忍；②伴有痛苦表情及保护性体位；③呻吟、哭泣等发泄行为；④烦躁不安，活动受限；⑤血压上升，脉搏增快，出汗；⑥对时间的认知改变，不喜言谈；⑦思维过程受影响，精力不易集中；⑧持续疼痛时引起胃肠功能紊乱。

3. 护理措施　见本章第一节烧伤患者镇静与镇痛相关护理措施。

(五)生活自理缺陷

1. 相关因素　①卧床；②烧伤严重程度、部位；③疼痛；④病情不允许；⑤身体虚弱；⑥头面眼睑水肿，视物模糊、视力减退甚至消失。

2. 主要表现　①双手不能独立进行操作；②只能平卧或俯卧。

3. 护理措施

(1)评估患者的自理能力。

(2)说明自理能促进血液循环、预防关节僵硬及肌肉的失用性萎缩等,鼓励其自理。

(3)根据患者的饮食习惯和营养需要制定出饮食计划,以保证充分的营养摄入,恢复体力,加快创面愈合;进餐前协助患者稍抬高床头,胸前垫毛巾。

(4)进食后协助患者洗脸,漱口;协助更衣,健康皮肤擦浴,1/d;及时提供便器,协助做好便后卫生工作。

(5)患者常用物品及呼叫器放在容易拿到的地方。

(六)有发生压疮的危险

1. 相关因素　①烧伤面积、深度、部位;②全身营养状况差;③局部组织受压过久,翻身间隙时间过长;④疼痛;⑤组织水肿;⑥皮肤不良刺激:大小便、汗液、脓液污染皮肤;⑦免疫功能低下;⑧翻身方法不当。

2. 主要表现　①骨突处出现红斑,局部充血,继而淤血,皮肤青紫,出现轻度硬结;②表皮出现水疱或脱落,组织肿胀,发绀颜色加深,硬结明显;③溃疡形成。

3. 护理措施

(1)向患者及家属讲述引起压疮发生的危险因素,讲解皮肤自护方法。

(2)保持床单位的干燥、清洁、无渣、无排泄物及呕吐物等污染。

(3)根据患者烧伤面积、深度及部位选择病床及翻身时间,小儿躯干、会阴部、臀部烧伤,宜睡小儿人字形床,一般翻身每 2 小时 1 次。中小面积散在烧伤、大面积烧伤休克期患者,宜睡气垫床;头面部双手烧伤者,宜睡普通摇床;躯干环行烧伤、会阴部、臀部或大面积、特大面积及严重烧伤者,宜睡烧伤翻身床;常规翻身,每 4 小时 1 次。

(4)病情危重及初上翻身床者,俯卧时间宜短。鼓励、督促患者进食高蛋白、高热量、高维生素食物,以改善全身营养状况;指导患者及家属正确使用便器;高热出汗后,及时擦澡、更衣;皮肤瘙痒者,积极用止痒药,禁用手抓,对于小儿患者及意识障碍者,适当使用约束带,以防抓伤;鼓励患者及早下床活动。

(5)翻身注意点:翻身时骨突处先行按摩,再用棉垫或海绵垫、圈衬垫减压;用棉垫、海绵垫或枕头垫高患肢;换药翻身后创面潮湿,要用红外线烧伤治疗架或其他烤灯烤干;翻身床较窄,注意加用搁手、脚板,当患者因精神症状约束四肢时,防止皮肤机械损伤及坠床。注意床旁隔离,防止交叉感染。

(七)体温过高

1. 相关因素　①烧伤、创伤后渗液回吸收;②机体脱水和排汗能力减退;③创面处理不妥;④环境温度过高;⑤某些药物及输液、输血的不良反应;⑥创面及全身感染;⑦二重感染;⑧机体调节功能差。

2. 主要表现　①体温升高、超出正常范围,心率、脉搏增快;②皮肤潮红,肢端温暖;③战栗高热,痉挛或惊厥;④主诉闷热,口渴;⑤胃肠功能紊乱,出现食欲减退,恶心呕吐;⑥烦躁、谵妄、呓语、幻觉,表情淡漠,甚至昏迷;⑦创面出现小出血点和坏死斑。

3. 护理措施

(1)测体温每 4 小时 1 次、脉搏、呼吸 1/h,体温骤升时随时测量。

(2)遵医嘱按时、按量科学合理使用抗生素。

(3)协助医生正确处理创面。

(4)观察药物及输液输血反应,异常时遵医嘱及时处理。

(5)高热时采用温水擦浴、乙醇擦浴、冰敷等方法降温;遵医嘱使用药物降温并观察效果。

(6)保持室温在 28～32℃;高热出汗后及时擦浴更衣、更换敷料。

(7)鼓励患者多饮水,通常每天水分的摄入量可增至 3000ml,以防因脱水严重而造成体温升高,补充高热后排汗过多丢失的水分。

(8)加强营养,进食高蛋白、高维生素、高热量、易消化的饮食,提高机体抗感染能力。

(9)提供清洁、安静的环境,保证患者充分休息。

(10)口腔护理 2～3/d,口唇涂液状石蜡或凡士林预防嘴唇皲裂。

(八)营养失调——低于机体需要量

1. 相关因素　①烧伤后机体代谢率增高;②经创面丢失过多;③创面感染;④高热;⑤疼痛、药物不良反应及情绪紧张、焦虑、恐惧等导致食欲下降;⑥胃肠功能紊乱,吸收障碍;⑦营养知识缺乏:偏食;⑧因经济困难,摄入量不能满足机体的需要;⑨喉头水肿致吞咽困难。

2. 主要表现　①体重减轻,低于标准体重的 20%,消瘦;②食欲减退,恶心、呕吐,腹泻;③贫血,低蛋白血症;④皮肤弹性差;⑤创面苍白、水肿、延迟愈合;⑥机体免疫力下降。

3. 护理措施

(1)对患者进行口服营养的健康教育指导,鼓励进食高蛋白、高热量、高维生素食物;推荐食物营养成分表,介绍食品的种类,传授调制食品的技术。

(2)和患者及其家属一起制定切实可行的饮食计划,即根据患者当时的全身情况、饮食习惯、经济状况来定,力求高蛋白软食、半流食、流食相结合,进食次数 5～6 餐/天,并做到色香味俱全。

(3)为患者提供洁净、清新的就餐环境,及时祛除病室中的异味或床单位上的血迹、排泄物、分泌物等。

(4)重视饮食计划的落实,并协助准备及喂食等。

(5)注意集中治疗和护理,动作轻柔,操作技术熟练,以减轻对患者的不良刺激和痛苦;当患者创面疼痛明显时,按医嘱在进餐前给予止痛药。

(6)进餐前调整好患者的体位,一般取半坐卧位或抬高床头。就餐前 30min 嘱患者少喝水;进食前后做口腔护理,保持口腔清洁,防止口腔炎,促进食欲;进餐时不催促患者,允许其慢慢进食,进食中间可以适当休息。

(7)按医嘱静脉补充能量;如体温过高,应按医嘱及时使用退热剂;准确记录出入水量,计算出每天口服营养热量并与标准热量比较,以估计患者目前的营养状况。

(8)根据其各期的病情及心理特点,进行开导、安慰、鼓励及健康教育,以增加其战胜疾病的信心。

(九)有口腔黏膜改变的危险

1. 相关因素　①面部烧伤后水肿,张口不便;②创面疼痛,患者害怕张口;③机体抵抗力下降;④缺乏口腔卫生知识;⑤高热;⑥长期使用抗生素。

2. 主要表现　①口腔黏膜干燥,舌苔黄厚;②口腔黏膜破溃,疼痛不适;③患者进食、饮水时感疼痛;④重者言谈受限。

3. 护理措施

(1)介绍口腔卫生保健知识;及时清除口腔周围的创面分泌物,以防流入口腔内,引起口腔感染。

(2)头面部烧伤及高热者,每天氯己定(或益口漱口液)或生理盐水口腔护理 2～3 次,每次进食后漱口;无头面烧伤或病情较轻者,协助刷牙,并宣传口腔清洁的重要性。

(3)提供温度适宜的食物和饮水,避免过冷过烫;进食后及时饮水、漱口。

(4)教会和练习用鼻呼吸,防止口腔黏膜干燥、疼痛;定时观察牙齿、牙龈、口腔黏膜、唇、舌的情况,及时发现和预防二重感染。

(5)加强营养,提高机体抵抗力。

(十)睡眠型态紊乱

1. 相关因素　①疼痛;②环境改变;③治疗护理的干扰;④焦虑;⑤病情重,躯体不舒适。

2. 主要表现　①患者主诉难以入睡,入睡后易醒;②精神不振,易疲劳;③食欲减退,恶心,呕吐;④寡言少语,不愿与人交谈;⑤有时答非所问，精力难以集中；⑥记忆力差。

3. 护理措施

(1)做好心理护理，解除焦虑情绪，促进睡眠。

(2)定时熄灯，嘱患者按时就寝。

(3)尽量保持环境噪声不超过 40dB，工作人员操作做到“四轻”，嘱同室病友在就寝时间不闲聊。

(4)协助患者采取舒适体位；有计划地安排护理活动，尽量减少对患者睡眠的干扰；牛奶有安神镇静作用，睡觉前嘱患者喝适量牛奶；睡前 20min 温热水泡脚或洗热水澡，还可做背部按摩；指导患者使用放松技术，如缓慢的深呼吸、听轻音乐等。

(5)及时处理疼痛及全身不适症状；遵医嘱给予镇静催眠药，并评价效果。

(十一)潜在并发症——感染

1. 相关因素　①烧伤创面暴露、污染；②创面处理不当；③长期、联合、大量使用抗生素；④伤后免疫功能减弱；⑤缺乏消毒隔离专业知识；⑥营养不良；⑦治疗护理的侵入性操作，如静脉留置导管、留置尿管；⑧长期卧床。

2. 主要表现　①患者体温升高、脉搏增快；②创面可见血性或脓性分泌物；③创面培养出病原菌；④外周血白细胞计数增高；⑤食欲下降。

3. 护理措施

(1)向患者说明预防感染的重要性及宣传消毒隔离常识。

(2)保持环境清洁，室内定时通风、消毒、保持相对湿度 50%～60%，温度 28～32℃。

(3)嘱患者不可用手揭开敷料或用手触摸创面；实行床旁隔离，严格执行无菌技术操作，防止交叉感染；擦洗正常皮肤 2/d，口腔护理 2～3/d，并保持清洁。

(4)高蛋白、高热量、高维生素饮食，并遵医嘱纠正营养不良和低蛋白血症，提高机体抵抗力。

(5)创面处理(及时清除创面分泌物，更换敷料)；监测体温、脉搏的变化，大面积烧伤患者测体温、脉搏 1/4h，异常时及时配合医师处理。

(6)限制探视陪护人数，减少外源性感染。

(十二)焦虑

1. 相关因素　①陌生的医院环境；②对预后的顾虑；③疼痛；④经济因素；⑤家庭和支持系统；⑥治疗和护理措施，如烧伤的暴露疗法、困难的静脉穿刺及换药引起的疼痛等。

2. 主要表现　①忧郁、不安、丧失信心、压抑；②易激动、无耐心、易怒、哭泣，爱谴责他人；③失眠、易疲劳和虚弱感；④思想集中困难，答非所问。

3. 护理措施

(1)经常与患者亲切交谈，耐心倾听患者的诉述，了解患者焦虑的原因。

(2)提供舒适与安全的环境，使患者感受到心理和生理上的舒适。

(3)充分调动患者的积极性，鼓励患者表达自己的感受，对患者的焦虑表示理解。

(4)向患者介绍烧伤的治疗和护理方法，强调面对现实和密切配合的重要性；与患者讨论其病情与治疗方案、疾病的转归及预后，让其做到心中有数，树立信心；争取家属及单位的关心与支持，并提供经济保障，使之无后顾之忧。

(5)遵医嘱交替使用止痛药，并观察药物效果；给小儿患者提供玩具及娱乐节目，以转移注意力，减轻创面疼痛。

(6)给患者以生活上的协助，如协助进食、大小便、保持创面及周围健康皮肤的清洁、舒适；尊重患者的人格，勿以床号取代患者的姓名。

(十三)自我形象紊乱

1. 相关因素　①烧伤治疗护理方法的特殊性；②因疼痛而处于某种保护性体位；③与伤前的自我形象比较；④他人的评价；

⑤与同伴比较;⑥心理社会因素。

2. 主要表现 ①心情沮丧,对自我缺乏信心;②沉默寡言;③精神不振,睡眠差;④胃肠功能紊乱;⑤重视以往的能力、力量和外表;⑥重视他人的评价。

3. 护理措施

(1)耐心做好心理护理,使患者面对现实,正确认识自己。

(2)讲解疾病的特殊性,治疗护理方法的特殊性及配合治疗、护理的重要性。

(3)对患者的某些积极的处世态度及观点给予适度地赞扬。

(4)保持床单位的整齐、清洁、美观,及时更换渗湿的敷料。

(5)保持正常皮肤的清洁。

(6)尽早协助患者进行各关节的功能锻炼,防止关节僵硬、肌肉萎缩。

(7)协助患者重新设计自我新形象,如女患者进行头发护理、戴假发,男患者经常修面。

(十四)有失用综合征的危险

1. 相关因素 ①大面积深度烧(创)伤的瘢痕粘连;②活动受限;③因疼痛而害怕活动;④缺乏正确的功能锻炼;⑤长期卧床;⑥年老体弱,无力活动。

2. 主要表现 ①瘢痕粘连引起关节外观畸形;②受伤后愈合部位不能行正常生理功能或仅有微弱的功能;③肌肉萎缩。

3. 护理措施

(1)评估患者引起骨骼、肌肉、运动系统功能退化的危险程度;向患者反复强调有关失用综合征的不良后果。

(2)保持各关节部位的功能位:①手的功能位。腕关节背屈30°,掌指关节屈曲135°,拇指处于对掌位。手部受伤后,应尽量固定于这一位置,包扎时掌心置敷料,指间用敷料分开。必要时用石膏固定,并注意抬高,以利于末梢血液循环(图17-2-10A)。②上肢的功能位。肘关节微屈,但应保持伸直位。肩关节外展,固定于90°,向前10°,上肢稍抬高(图17-2-10B)。③下肢(包括足)的功能位。仰卧时膝关节应保持微屈伸直位,距小腿关节成直角,防止足下垂。睡翻身床仰卧时足底可垫敷料或用“脚撑”,俯卧时应将小腿垫高,足跟悬空,距小腿关节呈90°,切勿让足平放于床褥上(图17-2-10C)。④大面积烧伤患者,应将四肢外展10°~15°,形似“大”字(图17-2-10D)。⑤颈部有创面时,宜采取去枕平卧,头向后仰的颈过伸位(图17-2-10E)。

(3)按时翻身改变体位;采用减轻或控制患者疼痛的方法,减轻患者痛苦;经常与患者交谈,帮助患者树立信心,鼓励并指导患者在床上进行主动和被动的功能锻炼:①大关节活动法:对踝、肘、腕、掌关节进行按摩,主要目的是松动肌肉,而后进行伸屈、旋转等动作;②指关节牵拉活血法:各指关节均有特殊的活动功能,手可进行捏、抓、挟、握的动作,治疗时以主动动作为主,重点进行掌指关节的被动活动;③肌肉粘连松解法:这种方法多用于大关节活动部位,操作时必须用轻按摩法,这是因为早期的瘢痕很娇嫩,很容易磨破和出现水疱。按摩时必须勤换部位,动作轻柔。

(4)遵医嘱使用抗生素,避免创面感染。

(十五)知识缺乏——出院后自我护理知识

1. 相关因素 患者未接受过相关知识教育。

2. 主要表现 患者表现出好问,如问医师、护士或病友;患者表现出沉默以及对出院后的生活缺乏信心。

3. 护理措施

(1)给患者以耐心细致的出院指导。

(2)尽量避免对创面新生皮肤的碰撞、搔抓、摩擦等,以免损伤。

(3)尽量避免日光直射新生皮肤及瘢痕区,以减少色素形成。

(4)注意生活规律,加强营养,高维生素饮食;做到不吸烟、不喝酒。

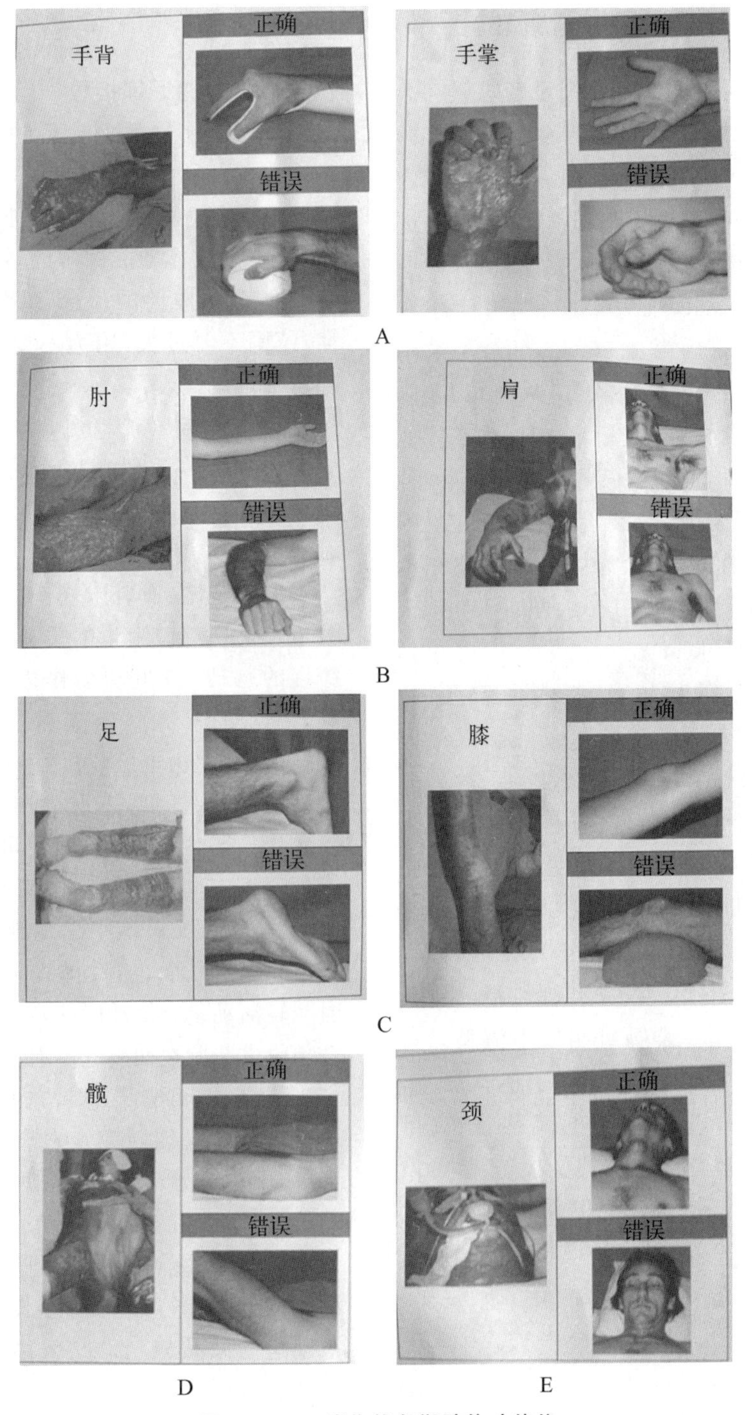

图 17-2-10　烧伤修复期肢体功能位

(5)遵医嘱继续进行有关预防瘢痕的治疗；坚持功能锻炼，以免肌肉萎缩、关节强直，并进行力所能及的工作。

(6)新生皮肤及瘢痕干燥时，可适当涂搽润滑剂。

(7)一般出院 3 个月后门诊复查。

五、烧伤各期康复与健康教育

(一)烧伤后各期饮食原则及营养量

1. 休克期 因胃肠功能紊乱或有胃肠表浅溃疡,第1～2天禁食。患者烧伤前胃内有残留食物,易发生胃扩张和呕吐,故暂不进食。待肠蠕动恢复,可先给休克期流食,如淡茶、绿豆汤、西瓜水、维生素饮料、果汁冰块等,逐渐增加。伤后第2～3天,可给予米汤为主的试餐,每日3次,每次50～100ml。以清淡易消化饮食为宜,逐渐增加牛奶等其他流质,也可逐渐增加包含多种营养素的各种配方膳食,如能全力、安素、百普素等。原则以清热、利尿、消炎、解毒为主。每日补充蛋白质10～15g,糖90～100g,热量1680～1932kJ(400～460kcal)。

2. 感染期 高维生素、高热量、高蛋白、低脂饮食,及时补充营养物质及热量以补充消耗,保证供皮区再生及植皮成活率,改善负氮平衡。强调补充优质蛋白质,并占全日蛋白质补给量的70%左右。每日补充蛋白质120～200g,脂肪70～100g,糖350～450g,热量10 542～14 700kJ(2510～3500kcal),如各种粥、面食、鱼、虾、肉类、禽类、肝、蛋、牛奶、巧克力、各种蔬菜。食物可制成半流型。每天5～6餐。

3. 修复期 进食高蛋白、高热量、高维生素、丰富而有全价营养的膳食。蛋白质120～220g,脂肪80～100g,糖350～450g,热量10 920～15 036kJ(2600～3580kcal)/d。如各种面食、米饭、肉类、禽类、鱼、虾、牛奶、蛋类、各种蔬菜、水果;每天4～6餐。

(二)排便指导

1. 腹胀时停食糖类、牛奶等产气食物。

2. 腹泻时注意观察粪便的性质和颜色,记录大便的次数和总量,指导留取粪便常规送检做细菌培养和涂片检查,查粪球杆比,以明确有无菌群失调。

(三)创面健康宣教

见本章第二节烧伤创面护理相关内容。

(四)功能锻炼指导

深度烧伤创面愈合后的患者,可有瘢痕挛缩或关节活动受限,日久可出现肌肉萎缩及关节僵硬,必须做好关节伸屈、旋转等功能锻炼,熟悉肢体功能锻炼的活动范围和姿势、各种主动和被动的关节活动方式。活动初期,范围不要过大,用力不要过猛,循序渐进地增加活动量。

1. 烧伤后功能锻炼的时机及方法

(1)早期:一般在烧伤后15～25d,病情逐渐好转,局部水肿及疼痛明显减轻,可开始做适当运动。

锻炼范围:所有未烧伤部位,未被固定的关节及烧伤部位附近的关节,可做小量、速度缓慢的运动,以主动动作为主,被动动作为辅,动作简单。

锻炼方法:上肢,可做手指伸屈,对掌,各关节的内收、外展;下肢,可做伸膝动作。为防止烧伤部位瘢痕挛缩,还可鼓励患者做与患处挛缩方向相反的动作练习。

注意点:如锻炼中出现脉搏增快、血压下降、呼吸急促、面色苍白等,应立即停止,必要时减轻活动量。活动时注意保护创面,防止愈合部位皮肤撕裂而引起出血或影响创面愈合。植皮部位,在拆线后1周,方可开始锻炼。

(2)中期:创面完全愈合,局部炎症基本消失,即可开始锻炼,以尽快恢复病员的肢体功能,预防和矫正各种瘢痕挛缩和关节畸形。

锻炼方法:可以尽量利用各种器械和各种体疗方法进行锻炼,以主动活动为主,配合被动运动及按摩(图17-2-11)。活动中应特别注意对抗挛缩的强制活动,挛缩在伸直位,可做屈曲动作;挛缩在屈曲位,可做伸直动作。活动从小量、轻微、反复多次的主动被动运动开始,禁暴力牵拉。

注意点:上肢肘关节尽量多做伸屈锻炼(图17-2-12)。手腕前臂部位,可做腕关节背

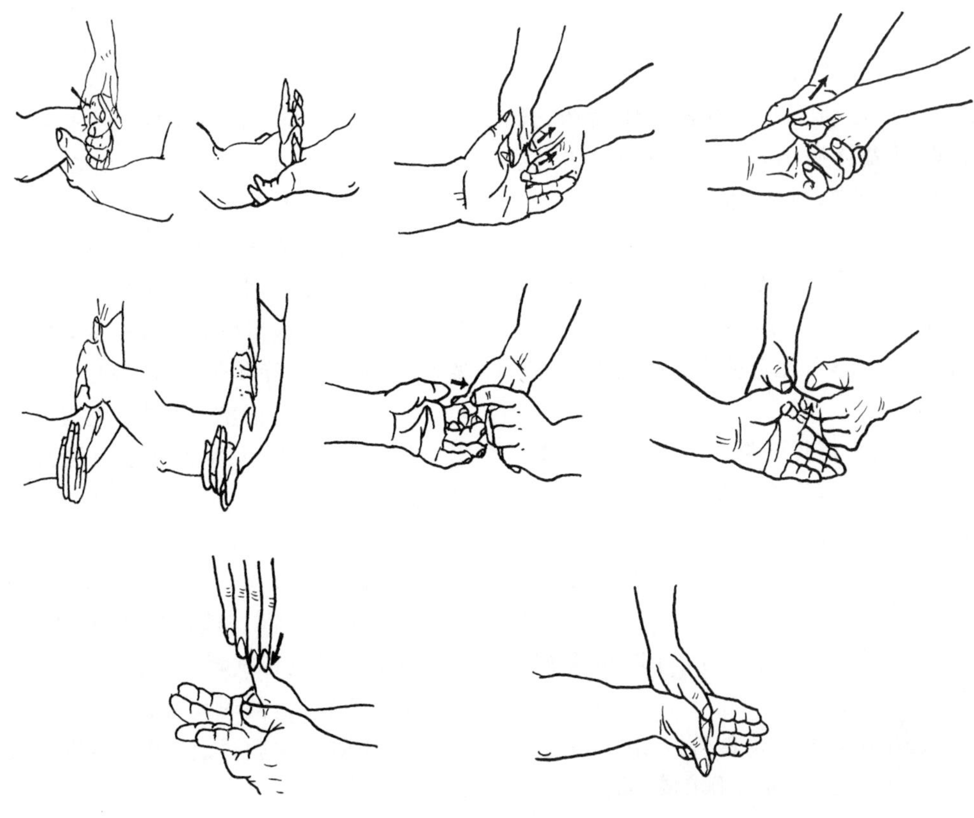

图 17-2-11　手的被动功能锻炼

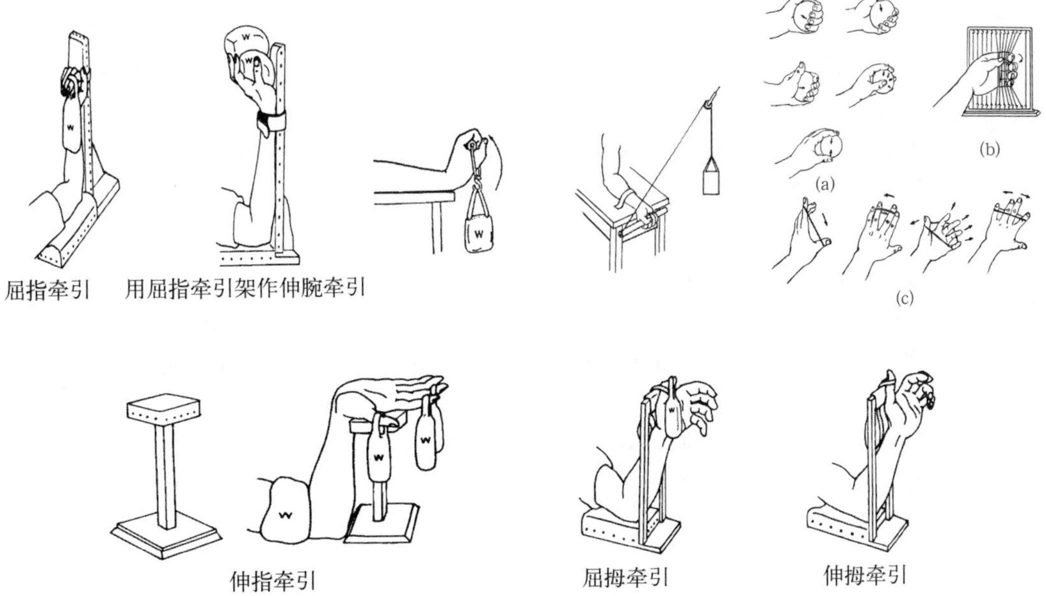

图 17-2-12　上肢牵引

屈、掌屈、环绕锻炼和前臂旋前、旋后动作，日常生活如开门、旋转门把手等。肩关节可做外展、屈、伸及内旋、外旋动作，逐渐增加关节活动和运动。可让患者下床沿床边走动，同时可做体操。此外，应鼓励患者尽量做到生活自理，如吃饭、穿脱衣服、洗脸等。

(3)后期：全身关节及烧伤部位的关节明显恢复，唯力量尚差，除继续练习关节运动外，应增加运动量，可配合使用铁哑铃及扩胸张力器锻炼。

锻炼方法：可进行球类活动，走、跳、上下楼梯、登山等。改善肩关节功能，家庭中比较简便的方法可做爬墙练习，双足并立墙前10cm处，健侧手臂按于墙上，患手也按于墙上，手指逐渐上移，直至不能再上移时，在该处做一记号。如此反复练习，可取得良好效果。

2. 锻炼中主动和被动锻炼结合，以主动动作为主。时间适宜，勿急于求成，防止过于疲劳。

3. 大面积烧伤患者，因长期卧床，在初次起坐、下地活动时，可能会出现头晕、眼花、面色苍白、出冷汗等虚脱症状，注意循序渐进，护士在旁协助和观察，一旦出现上述情况及时平卧或休息。

4. 下肢烧伤患者，皮下组织少，静脉回流不畅，可先用弹力绷带包扎后再下地活动。使用弹力绷带包扎时由足趾根部逐渐向小腿、大腿方向包扎，包扎力均匀，需跨越一个关节，松紧合适。

5. 烧伤瘢痕挛缩所致日常生活或职业操作受限的患者，应坚持日常生活自理(如起床、洗漱、饮食、如厕、行走等)，坚持职业操作(如持锤、持锯、切菜、扫拖地、抹桌、书写、打字、绘画、编织等)训练，训练时除需得到医护人员的指导外，最关键的要树立信心，从易到难，坚持训练。

6. 如果锻炼中出现水疱，破损后形成小创面，注意保持清洁，但不应停止锻炼。

7. 新愈皮肤护理

(1)新愈合烧伤创面的表皮薄而嫩，应避免外伤，皮肤瘙痒时，不可过度摩擦和搔抓，勤剪指甲，小水疱形成后不能挤压，让其自行吸收，如破溃，可涂碘仿、莫匹罗星等。

(2)保持皮肤清洁，保护新生皮肤，每日用1:5000高锰酸钾溶液浸泡及清洗，或用3:1乙醇、消毒液状石蜡交替擦洗，有预防破溃及感染的作用。

(3)坚持温水(38～39℃)浸浴，浸浴前应先将浴盆进行消毒处理，浸浴时用柔软的毛巾涂以中性浴液轻拭瘢痕，去除皮屑，但需注意不要损伤表皮，同时要注意活动烧伤各关节部位，为防止虚脱，浸浴时间不宜过长，一般为30min。

(4)皮肤瘙痒及闷热的处理：愈合皮肤出现瘙痒是烧伤后常见的现象。教育患者勿乱抓。冬季创面可涂润肤膏、尿素霜等保护，夏天局部采用冰敷可使症状缓解，室内可装空调。及时、合理使用合适的弹力套或弹力绷带，每日加压包扎，坚持半年以上(小儿10个月以上)，以预防或减轻瘢痕增生的程度，包扎前可涂积雪苷霜、康瑞宝膏，或结合瘢痕敌等使用效果更佳。

(5)尽量避免一切不利因素的刺激，如尘埃、吸烟、晒太阳、出汗、激烈活动等。

(6)注意少食或不食辛辣食品，多食易消化的高蛋白、高维生素食物，如牛奶、鸡蛋、鸡、鸭、鱼肉、蔬菜、水果等。

(冯 苹 王海霞)

第三节　烧伤治疗新技术及护理

一、点阵激光

(一)原理

点阵激光疗法(图 17-3-1)是选择性光热分解疗法的延伸，以程序控制激光光束照射皮肤，产生特定的分布均匀的热损伤带，照射区域不相互重叠，可以保留正常皮肤且保证组织快速愈合，具有微创、治疗效果明显、不良反应小、恢复时间短等优势。与传统的激光一样，点阵激光分为剥脱性点阵激光和非剥脱性点阵激光。点阵激光以微小柱状的微热光造成损伤带，深度可达真皮层。二氧化碳点阵激光波长为 10 600nm，是组织水分子的吸收峰值之一，结合长波长的特性，弥补了其他激光热刺激作用较弱和热损伤深度不够等不足。瘢痕组织中水含量丰富，大多数点阵激光的直径为 50～150μm，可深达真皮组织内 400～1000μm，每一个微热区周围都是正常组织。真皮组织热损伤后，可持续表达热休克蛋白，刺激周围胶原增生及结构重建，进而达到重塑组织治疗瘢痕的目的(图 17-3-2，图 17-3-3)。在治疗过程中根据皮肤类型，选择适当的能量及点阵密度，可以在保证疗效的同时，尽可能减少副作用的发生。

(二)护理

1. 治疗结束后，不可立即用手触摸局部，以防造成细菌感染。

2. 治疗部位有微红、微灼热感，这是正常现象，可以局部冰敷处理，以减轻肿胀与疼痛。

3. 治疗后 24～48h 之内有红肿，灼热感等属于正常反应，可自行用冷毛巾湿敷局部，如有很强烈的疼痛感或其他不适时应及时联系医生处理。

4. 治疗后一般需要换药，每 2 天 1 次，治疗区禁水，坚持 14d，换药的药物听取医生建议。

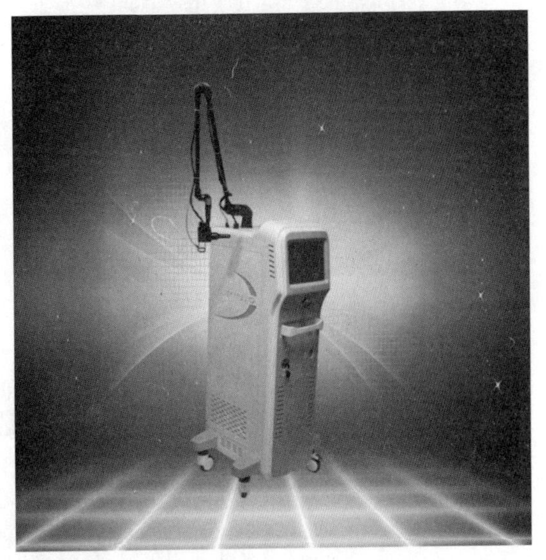

图 17-3-1　点阵激光治疗仪

5. 面部治疗后 5d 内不宜用热水洗脸，2 周内避免使用化妆品、禁止蒸面，减少面部表情及避免洗桑拿浴、避免用力按摩治疗部位以及出汗的运动。

6. 治疗后第 3 天局部开始形成微小颗粒的痂皮，7～10d 天痂皮会脱落完毕。有轻微干燥、脱屑、结痂时，请勿自行抠抓剔除结痂，一定让痂皮自行成熟脱落。

7. 有部分患者会出现色素沉着(深肤色的皮肤易出现)，一般在 3～6 个月会减淡，配合药物治疗会加速色素沉着的消退。

8. 治疗后 3 个月内必须避免强烈日晒(使用 SPF≥30～50 的物理防晒霜，出门前 30min 涂抹；在室内活动也要涂抹防晒霜)。

9. 治疗后 14d 内禁食辛辣、刺激及海鲜、羊肉等食物(防皮肤过敏)，尽量减少食用色素含量较高的食物或饮料(糖果、果脯、果汁、黑豆、黑芝麻等)及感光食物(柠檬、白萝卜、芹菜、莴苣、油菜、茄子、紫菜、菠菜、红豆、芒果)。可多食番茄、卷心菜、草莓等防晒食物。

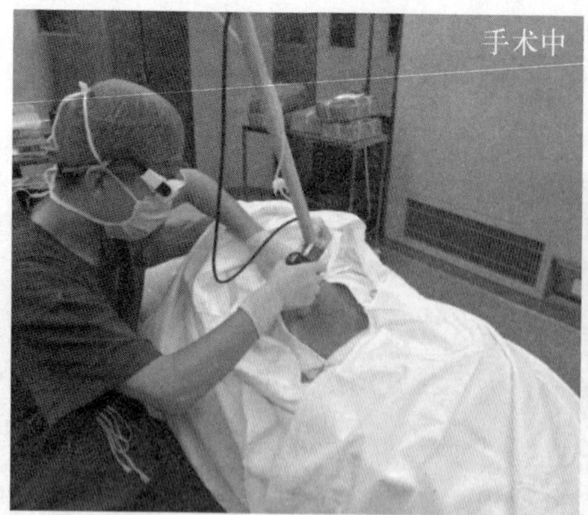

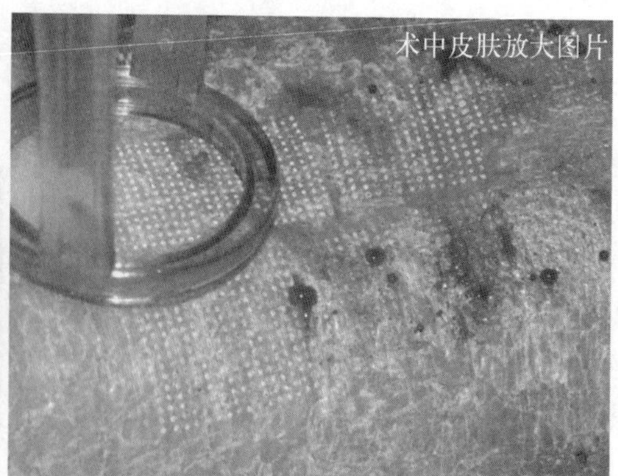

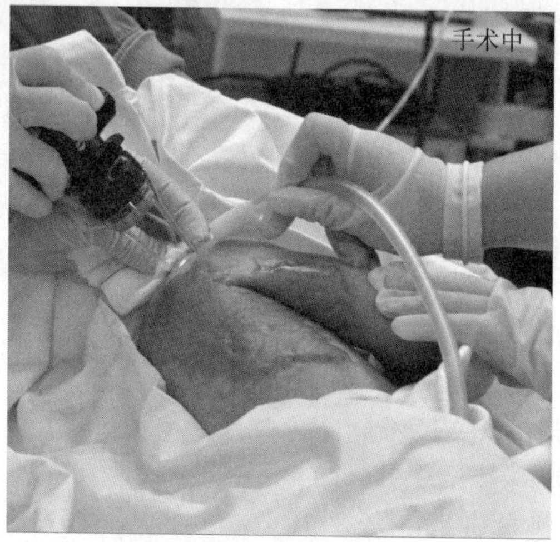

图 17-3-2　点阵激光疗法

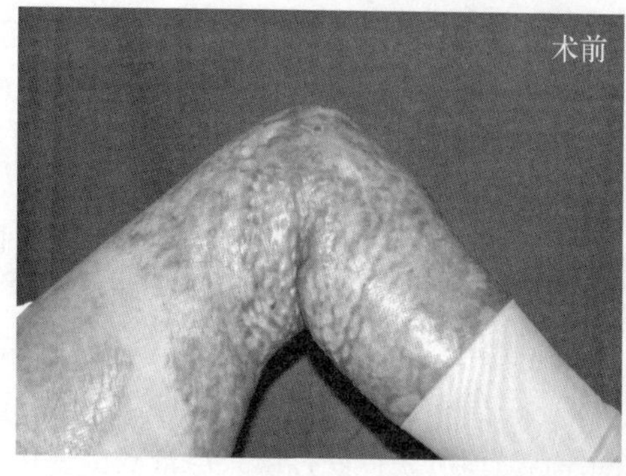

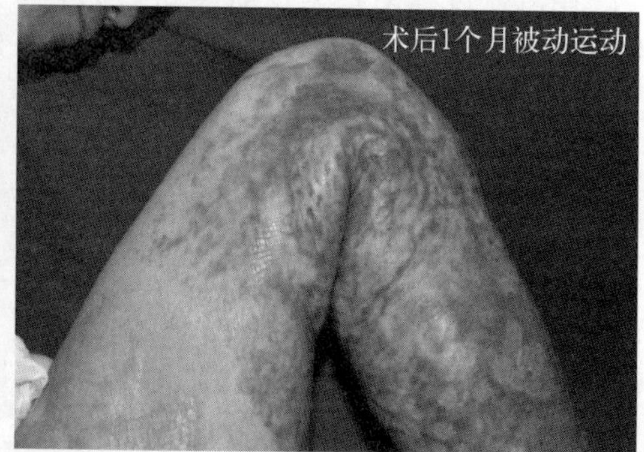

图 17-3-3　治疗瘢痕效果

该图由长海医院烧伤科吕开阳副教授提供

二、激光多普勒烧伤创面深度诊断仪

(一)原理

由于血液在组织微循环中流动，按照激光多普勒效应的物理特性，理论上可用它探查目标位置血流及其动力学情况。当皮肤烧伤后由于热力作用，局部血流动力学发生改变，其变化程度与皮肤受损情况在一定条件下成相关性。

(二)用途

1. 评估创面自发愈合潜力：激光多普勒血流灌注成像技术可测得体内皮肤层存在微循环，就可以推测其相应层次的皮肤附件存在，进一步判断烧伤深度、创面愈合时间及瘢痕形成情况等。

2. 推测烧伤深度：能够比较精确地评价烧伤深度，可确定适当的治疗方法，避免不必要的手术，缩短住院时间，减少住院费用。

3. 预测瘢痕形成。

三、可调节负压治疗技术

(一)原理

负压创面治疗技术是通过在创面上建立的负压系统装置(图 17-3-4)对创面持续或间断吸引，充分引流渗液、消除水肿、降低创面细菌数量、增加局部血流量，从而达到促进肉芽组织生长，加速创面愈合的一种治疗方法。不同部位的创面和不同的时期，及时调整压力，避免因压力不足或过大引起治疗无效或组织坏死加重，根据患者个体的耐受能力调节负压，一般负压调于 60～120mmHg 范围。

(二)护理

1. 负压的观察　根据不同部位的创面、愈合的时期调整负压值，关注患者的个体耐受能力。

2. 引流管的观察　保持引流管通畅，无受压和打折，观察引流液的颜色、性状、量，准确记录，如引流出大量新鲜血液，提示有活动性出血，应立即汇报医生行止血等对症治疗。当引流管阻塞或不通畅时，先查找原因，必要时，汇报医生予以冲洗或更换。

3. 创面的观察　严格无菌操作，协助医生做好换药工作，保持创面清洁，保持负压贴膜完整无漏气，观察创面周围皮肤有无红肿、感染迹象。

四、PICCO 有创监测在烧伤患者中的应用与护理

(一)原理

PICCO(pulse indicator continuous cardiac output)脉波轮廓温度稀释连续心排量测量技术，是近年应用于临床的一种微创血

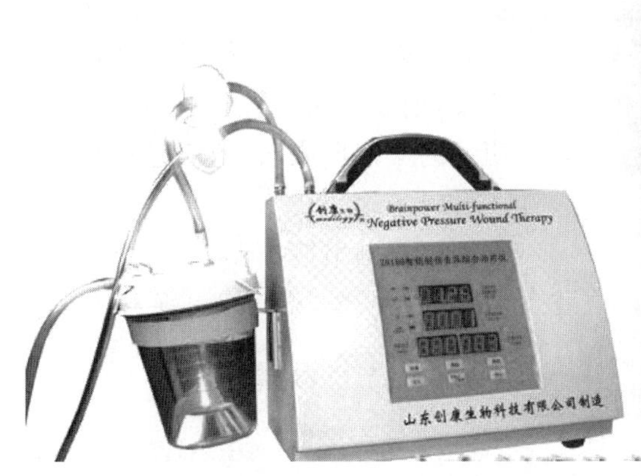

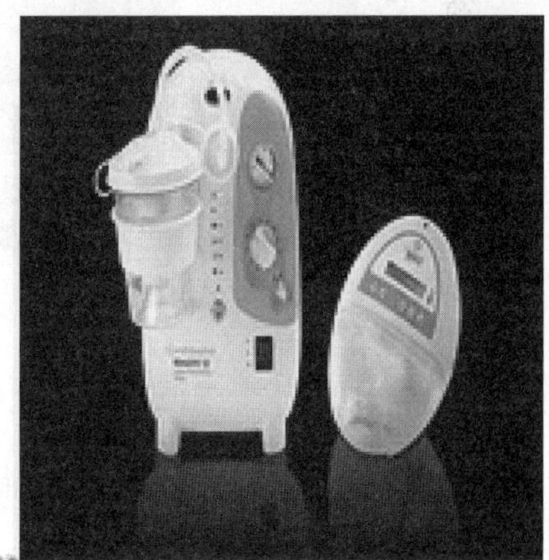

图 17-3-4　负压系统装置

流动力学监测方法，可提供反映容量、心功能、外周血管阻力等多方面指标，其容量性指标能较准确地反映心脏前负荷的变化，为临床诊断、治疗、研究提供有价值的信息。PICCO 检测仪是德国 PULSION 公司推出的新一代容量监测仪（图 17-3-5），它是一种低创伤性的可连续监测心排血量（CO）的新技术，它结合了经肺温度稀释技术和动脉波形曲线下面积分析技术。经热稀释方法可得到非连续性参数如 CO、全心舒张末期容积（GEDV）、胸腔内血容量（ITBV）、血管外肺水（EVLW）、肺血管通透性指数（PVPI）、心功能指数（CFI）、全心射血分数（GEF）。PICCO 利用相继三次冷稀释股动脉心排量的平均值作为参考校正主动脉阻力，从而获取校正后的脉搏轮廓 CO 值。PICCO 可用于烧伤患者的液体管理，尤其在危重烧伤休克期复苏补液时的重要参考。PICCO 的容量性指标（ITBV、EVLW）可较准确地监测心脏前负荷的变化，为指导临床诊断、治疗及科研提供可靠的依据。

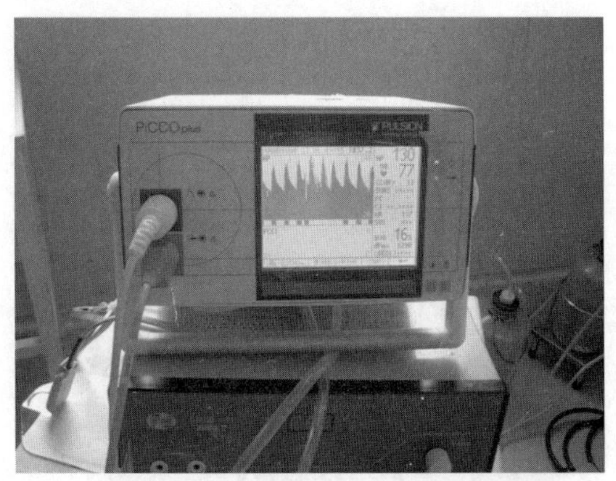

图 17-3-5　PICCO 检测仪

（二）PICCO 监测在危重烧伤救护时的应用

对于危重烧伤患者休克期复苏补液时，血流动力学的监测各项指标都极其重要，监测的敏感性、准确性和可信性可为判断病情和复苏补液的调整提供动态依据。传统监测手段，通过尿量、CVP、BP、意识等进行判断。PICCO 监测技术采用 ITBI 来反映心脏前负荷的变化，排除了血管壁顺应性的影响，为极为敏感的指标。

（三）护理

1. *严格无菌操作*　PICCO 导管包括动脉置管和中心静脉置管，危重烧伤患者留置导管通常在创面上穿刺，增加了感染的概率。穿刺处无法使用贴膜固定，可使用无菌纱布覆盖于穿刺处，8h 更换一次。另一种方法是，用碘伏纱布覆盖于穿刺处，但需要保持碘伏纱布的湿润，蒸发干燥后及时更换纱布。消毒时，采用含氯已定消毒液，规范消毒。PICCO 外接的导管应每 24 小时更换一套，接头处用无菌纱布包裹。

2. *配合操作*　PICCO 测量各项指标时，需要 2 人配合，1 人调节机器按钮，1 人匀速注入 4℃ 0.9% 氯化钠溶液 10～20ml，连续 3 次，取平均值，机器自动计算，呈现出各项指标。

五、"高压流切割刀具"清创

（一）原理

高压流切割刀具又称为水刀，是一种利用高压水射流技术对无菌生理盐水进行加压，然后通过水刀刀头上细小的喷嘴喷出，能选择性地切割人体组织，精确保护血管和神经，有效缩短手术时间。有文献报道，爆炸伤合并异物嵌入的患者，使用水刀清除，术后未见感染，创面均在 2 周内愈合，随访 6 个月未见明显的瘢痕形成，达到预期效果。

（二）护理

同植皮围术期护理。

（冯　苹　王海霞）

参 考 文 献

[1]　王斌全，商临萍，郭玉丽，等.综合 ICU 护士长岗位描述探讨[J].中华医院管理杂志，2010，26(9)：701-703.

[2] 刘慧琴.护士长在医院感染管理中的作用[J].中华医院感染学杂志,2012,22(9):1843.

[3] 刘云,潘凌蕴,孙琳,等.护理人员分级管理中护理组长的设立与管理[J].中华护理杂志,2010,45(9):824-825.

[4] 黎鳌,杨宗成.烧伤研究[M],重庆:重庆出版社,1985.

[5] 丁淑珍,白雅军.临床烧伤科护理细节[M].北京:人民卫生出版社,2008.

[6] 黄建琼,于蓉.烧伤整形美容外科护理手册[M].北京:科学出版社,2010.

[7] de Jong A,Baartmans M,Bremer M,et al.Reliability,validity and clinical utility of three types of pain behavioural observation scales for young children with burns aged 0-5 years[J].Pain,2010,150(3):561-567.

[8] 陆小英,赵存凤,张婷婷,等."长海痛尺"在疼痛评估中的应用[J].解放军护理杂志,2003,20(4):6-7.

[9] 李玉香,赵继军.稀释氧化亚氮速效镇痛的临床应用进展[J].护理研究:下旬版,2012,26(4):1065-1067.

[10] Li Y X,Han W J,Tang H T,et al.Nitrous oxide-oxygen mixture during burn wound dressing:a double-blind randomized controlled study[J].CNS Neurosci Ther,2013,19(4):278-279.

[11] Ambrose C,Sale S,Howells R,et al.Intravenous clonidine infusion in critically ill children:dose-dependent sedative effects and cardiovascular stability[J].Br J Anaesth,2000,84(6):794-796.

[12] O'Flaherty L A,van Dijk M,Albertyn R,et al.Aromatherapy massage seems to enhance relaxation in children with burns:an observational pilot study[J].Burns,2012,38(6):840-845.

[13] Mott J,Bucolo S,Cuttle L,et al.The efficacy of an augmented virtual reality system to alleviate pain in children undergoing burns dressing changes:a randomised controlled trial[J].Burns,2008,34(6):803-808.

[14] Matusz P J,Broadbent H,Ferrari J,et al.Multi-modal distraction:Insights from children's limited attention[J].Cognition,2014,136C:156-165.

[15] 苏映玉,吴桂丽,郑润红.烧伤疼痛的原因分析及护理体会[J].全科护理,2015,13(15):1422-1423.

[16] 李秀华,陈瑶,郭晶.急诊烧伤患者早期护理体会.中国烧伤创疡杂志,2014,26(6):408-410.

[17] 刘玉霞.早期康复护理干预对大面积烧伤患者生活质量的影响.国际护理学杂志,2014,(9):2397-2399.

[18] 莫春燕,秦志英,董善秋,等.关于烧伤后创面瘙痒的研究进展.中国医药指南,2013,11(21):456-457.

[19] 王桂芳.碘伏凡士林纱布用于伤口换药的疗效观察.浙江临床医学,2012,14(9):1166-1167.

[20] 莫少田.碘伏加压包扎治疗浅二度烧伤的护理.包头医学,2010,34(1):63.

[21] 赵蕾.Ⅱ度烧伤创面治疗中应用富林蜜伤口愈合凝胶效果观察.实用医院临床杂志,2013,10(6):119-120.

[22] 潘瑛梅.98 例头面部烧伤的综合护理方法及效果分析[J].医学美学美容:中旬刊,2015,24(2):469-470.

[23] 李淑花.头面部烧伤的护理体会[J].医学美学美容:中旬刊,2015,24(3):366-366.

[24] 陈慧敏,刘冬梅,李明华.头面部烧伤合并吸入性损伤的护理[J].中国医药指南,2014,12(26):359-360.

[25] 刘倩.论 52 例头面部烧伤患者临床综合护理体会[J].中国卫生产业,2014,11(9):54-55.

[26] 卢锋.磺胺嘧啶银霜剂治疗烧伤创面的临床效果探讨[J].中国社区医师,医学专业,2012,14(36):42-43.

[27] 张菲,许乐,李琳.手部烧伤病人综合健康状况及护理干预研究进展[J].护理研究,中旬版,2013,(7):2062-2064.

[28] 牛瑛.会阴部烧伤护理.医学信息,2013,(5):279-280.

[29] 闵好,田传荣,黄成凤,等.15 例皮肤软组织扩张器整复会阴部烧伤瘢痕患者的观察和护理.中华护理杂志,2011,46(2):126-127.

[30] 葛绳德,夏照帆.临床烧伤外科学.北京:金盾出版社,2006:269-270.

[31] 郇京宁.活性创面覆盖物的研究和应用[J].中

华损伤与修复杂志，2012，7(3)：225-227.

［32］ 姜丽娟，王芬.电击伤的急救与护理[J].中国基层医药，2011，18(11)：1574.

［33］ 王艳红.眼烧伤42例护理体会[J].齐鲁护理杂志，2013，12(2B)：327-328.

［34］ 薛春丽.新鲜羊膜移植治疗重度眼部碱烧伤的护理[J].国际眼科杂志，2011，11(6)：1111-1112.

［35］ 李红卫，沈宏，赵永健，指固有动脉背侧支岛状皮瓣修复手指热压伤[J].重庆医学，2014，43(7)：803.

［36］ 曹剑，崔剑，顾健腾，石胜驰，等.右美托咪定复合芬太尼用于烧伤换药的镇痛效果观察[J].重庆医学，2015，44(24)：3410.

［37］ DeBenedictis D，Bush A.The challenge of asthma in adolescence [J]. Pediatr Pulmonol，2007，42(8)：683-692.

［38］ 于爱莲.哮喘患者的生活质量调查及相关因素分析[J].中国实用护理杂志（上旬版），2011，27(9)：3-5.

［39］ 邓晖.ICU烧伤患者的心理特征分析及针对性护理研究[J].中国实用护理杂志，2011，27(19)：77-78.

［40］ 黄跃深，万建劫，董秀芹.超脉冲 CO_2 点阵激光治疗瘢痕58例临床观察[J].中国皮肤性病学杂志，2015，29(6)：637-639.

［41］ 阮晶晶，编译.爆炸伤致美学区域异物嵌入的水刀磨削疗法[J].中华烧伤杂志，2012，28(6)：450.